造血器腫瘍アトラス

改訂第5版

形態、免疫、染色体から分子細胞治療へ

編著
谷脇雅史 京都府立医科大学 名誉教授／分子診断・治療センター 特任教授
横田昇平 京都府立医科大学 血液内科学客員講師
黒田純也 京都府立医科大学 血液内科学教授

日本医事新報社

造血器腫瘍アトラス

改訂第5版

形態、免疫、染色体から分子細胞治療へ

編著
谷脇雅史 京都府立医科大学 名誉教授／分子診断・治療センター 特任教授
横田昇平 京都府立医科大学 血液内科学客員講師
黒田純也 京都府立医科大学 血液内科学教授

日本医事新報社

序文　第5版

　「造血器腫瘍アトラス」（第1版）は，阿部達生京都府立医科大学名誉教授の編著によって1988年に出版された。メイ・ギムザ染色による芽球の細胞形態を基本としたFAB分類に，免疫学的形質と染色体所見を組み込んだ白血病の診断と分類を意図したものであった。今日，形態，免疫，染色体，遺伝子に重点をおいたWHO分類が血液腫瘍の診療に大きく貢献している状況をみれば，本書の第1版が先見性のある図書であったことを改めて認識することができる。

　小冊子として出版された第1版は，版を重ねるごとに内容が豊富になり，頁数を増してきた。分子細胞遺伝学，造血幹細胞とサイトカインによる造血調節，分子標的治療薬の開発など進歩する領域の新知見を，阿部名誉教授が改訂のたびにいち早く取り入れられたためである。

　第3版からは，図譜という枠組みから離れ挑戦的な内容になった。対象となる読者を，血液学を志す学生，大学院生，臨床医，研究者，技術者と拡大したためである。その方向性は第4版へと受け継がれ，そこから7年，初版からは約30年を経過して出版される改訂第5版は，図表を駆使した造血器腫瘍学の成書として，進化した「造血器腫瘍アトラス」となった感がある。わが国における血液学の診療と研究を牽引する先生方に多数ご参画を頂いた賜物である。

　近年の血液学の進歩は著しく，ゲノム研究では次世代シーケンサーによって発見される数々の遺伝子変異，免疫療法の分野では免疫チェックポイント阻害薬と遺伝子改変T細胞療法の開発など，医学の進歩はとどまるところを知らない。

　今回の改訂にあたっては，21世紀にはいってますます進歩する血液学の臨床と基礎を網羅する一方で，図表を駆使して理解を容易にすることを心がけた。その内容は，形態（morphology），免疫（immunology），染色体（cytogenetics）に力点をおく基本理念を継承しながら，ゲノム・エピゲノム医学，分子標的療法，造血幹細胞移植，免疫細胞療法などにおける最新の知見を盛り込んだものとなっている。また，WHO分類2016年版の公表がせまる中，わが国を代表して改訂に参加された研究者から情報を頂き，該当部分をご担当の先生方には急遽修正のお手間をお願い申し上げた。臨床，教育，研究に多忙を極められるなか，ご快諾を頂きすばらしい内容として頂いた。

　血液学に関わるあらゆる分野の読者に活用して頂ければ幸いである。

　出版に際して，日本医事新報社の阿部尚子さん，村上由佳さんにご尽力頂いた。厚く御礼申し上げる。恩師阿部達生名誉教授のご指導により，本書を改訂することができた。

2016年7月

谷脇雅史，横田昇平，黒田純也

序文　第4版

　造血器腫瘍アトラスの初版は，——形態，免疫，染色体と遺伝子——という副題を付けて1988年に出版された。1990年に第2版，ミレニウムに第3版，そうして，本年早々に第4版を出版する運びとなった。

　学会などに出席の折，第3版に対して，血液学の重鎮の先生や研修医の方々からも，「よい本です」とか，「たいへん参考になりました」，というお言葉を頂戴し，編者として努力したかいがあったとうれしく思うことがあった。

　ヒトのゲノム研究は，20世紀の最後半から今世紀初めにかけて加速度をつけて進展し，2003年には悲願だったヒトの全ゲノムの解読が完了した。そのなかにあって，個々の単一細胞の集合で構成された血液，わけても末梢血リンパ球は，体細胞を代表するものとして研究対象にされることが多かった。

　白血病や悪性リンパ腫など造血器腫瘍においては，供せられる材料が，末梢血，骨髄，リンパ節であり，これらは採取や単離が容易なこと，反復採取もしばしば可能なことから，診断や研究が飛躍的に進み，その手技は，材料の入手が容易でない他の臓器や固形腫瘍の診断や研究に敷衍された。したがって，血液学の研究に従事してきた研究者の多くは，医師としての出発点で血液疾患を選んで幸運だったと思っているのではなかろうか。

　分子遺伝学の手法は1990年以降，日常の臨床に次々にとり入れられた。白血病では，遺伝子レベルでの病因の解明，遺伝的異質性の解明，疾病の細分類，さらには，得られた所見に依拠した最適な治療法の選択や分子標的治療法の開発，そして，治療後になお残存する微小残存病変（MRD）の検出法などが相次いで確立した。

　こうして血液学の臨床を行う医師の多くが，分子遺伝学の手技を手中にするなかで，今回の第4版は従来の執筆者に加えて，血液学方面でわが国を代表する先生方にお願いして内容の一層の充実をはかった。ご依頼申し上げた先生方は，日頃，教育，臨床，研究に超多忙の日々を過ごされているにもかかわらず，快くお引き受けいただけたという，編者にとってはこの上もない幸運に恵まれた。結果として本書の頁数は第3版の倍近く，総頁594頁の大著になった。

　本書はまた，WHO分類第4版（2008）が出てからいくばくも経過していない時期にタイミングよく出版されることになった。そこで，新分類の序文の一節を引用して締めくくりとしたい。"なぜ分類が必要なのかと聞かれれば，それが医学の言語に相当しているからだ，という自明の答が導き出されよう。疾病が診断され，治療され，研究されるためには，疾病が記述され，定義された病名の存在することが前提になる。分類が医学の言語であるのはそのためだ。臨床や研究で疾病の定義や述語に関してコンセンサスの得られていることが必須なのである。"平易な文章で，気負いのない含蓄ある言葉である。このような執筆者が書いた新WHO分類はベッドサイドでよき相談相手になってくれることだろう。

　第1版から第4版までをご担当いただき，今回の遅れに遅れた出版に際しても，常に前向きにひっぱっていただいた日本医事新報社出版局の阿部尚子さんにも厚くお礼を申し上げます。

2009年3月

編者を代表して　阿部達生

目次

第1章 正常血液細胞と病的血液細胞の形態学

正常血液細胞と病的血液細胞——形態学的な違い … 1

第2章 造血幹細胞の生物学

A ヒト造血幹細胞の特性 … 18

B 造血幹細胞ニッチ … 32

C 造血幹細胞を制御する遺伝子 … 37

 1 ポリコーム遺伝子ほかエピジェネティクス制御遺伝子 … 37

 2 *Notch*遺伝子 … 45

 3 FOXO／AKTシグナル関連分子 … 52

D 白血病幹細胞の特性 … 57

E 微小環境ニッチにおける白血病幹細胞の制御機構 … 65

第3章 分子遺伝学の手技と遺伝子異常の解析

A 分子生物学的診断技術 … 70

 1 造血器腫瘍の診療とサザンブロット法 … 70

 2 造血器腫瘍におけるSNP-arrayの応用 … 76

 3 造血器腫瘍の診療とreal-time PCR定量 … 81

 4 造血器腫瘍の診療におけるDNAシーケンシングと点突然変異の検出 … 89

 5 次世代シーケンサーによる造血器腫瘍解析 … 95

 6 微小残存病変解析——手法と造血器腫瘍診療への応用 … 103

	B	FISH法		111
		1	造血器腫瘍の診療における間期核FISH法	111
		2	造血器腫瘍の診療における組織FISH法	122
		3	造血器腫瘍の診療におけるspectral karyotyping法	127
	C	CGH法		135
		1	CGH法	135
		2	アレイCGH法による造血器腫瘍の微細染色体コピーの解析	140
	D	免疫学的診断技術		147
		1	フローサイトメーターによる細胞表面抗原の解析と血球の分化，造血器腫瘍診断の基本	147
		2	悪性リンパ腫診療における免疫組織化学的診断，ISH	159

第4章　造血器腫瘍の発症機構

	A	急性白血病，骨髄異形成症候群　総説		169
		1	急性白血病の染色体異常	169
		2	急性白血病の遺伝子異常	176
		3	骨髄異形成症候群に認められるゲノム異常	188
		4	癌抑制遺伝子，急性白血病	197
	B	急性白血病，骨髄異形成症候群　各論		203
		1	AML1／RUNX1転座と白血病	203
		2	MLLによる造血器腫瘍の発症機構	216
		3	Evi-1による造血器腫瘍の発症機構	224
		4	急性骨髄性白血病，骨髄異形成症候群における*AML1／RUNX1*点突然変異 ――発症における機能的意義と診療における意義について	229
		5	ダウン症候群における造血器腫瘍と遺伝子突然変異	234
		6	急性骨髄性白血病における*IDH*，*TET2*遺伝子異常	241
		7	*C-KIT*遺伝子異常と白血病	246
		8	*FLT3*遺伝子異常と白血病	253
		9	*CEBPA*遺伝子異常と白血病	261

	10	モノソミー7による骨髄性腫瘍の発症機構	**268**
	11	Epigenetic changesと白血病──CpGアイランドのメチル化やヒストン脱アセチル化	**274**
C		治療関連白血病	**280**
	1	アルキル化薬による染色体異常と骨髄異形成症候群の発生	**280**
	2	ATM欠損における染色体転座の発生機構	**286**
D		慢性骨髄増殖性腫瘍の発症機構	**292**
	1	慢性骨髄性白血病の発症機構	**292**
	2	慢性骨髄増殖性腫瘍の遺伝子突然変異と臨床的意義	**298**
	3	好酸球増加症候群，慢性好酸球性白血病における*FIP1L1-PDGFRA*融合遺伝子	**308**
E		悪性リンパ腫の発症機構	**315**
	1	悪性リンパ腫の染色体異常　総論	**315**
	2	悪性リンパ腫の遺伝子異常　総論	**324**
	3	悪性リンパ腫におけるmiRNAの発現異常と臨床応用	**331**
	4	Bリンパ球の分化異常と悪性リンパ腫発症	**338**
	5	成人T細胞白血病・リンパ腫の発症機構	**345**
	6	自己免疫疾患関連リンパ増殖性疾患について	**353**
F		多発性骨髄腫の発症機構	**360**
	1	多発性骨髄腫の染色体異常	**360**
	2	多発性骨髄腫の遺伝子異常と細胞シグナル異常	**370**
	3	多発性骨髄腫におけるmiRNA異常	**376**

第5章　急性骨髄性白血病の診断・治療・予後因子

A	反復性遺伝子異常を有する急性骨髄性白血病	**384**
B	多血球系統に異形成を認める急性骨髄性白血病	**393**
C	治療関連白血病	**396**
D	分類不能の急性骨髄性白血病	**400**
E	分化系統不明瞭な急性白血病	**407**

第6章　骨髄異形成症候群の診断・治療・予後因子

A	骨髄異形成症候群の診断と病型分類	411
B	骨髄異形成症候群のリスク分類	421

第7章　骨髄増殖性腫瘍，骨髄異形成／骨髄増殖性腫瘍の診断・治療・予後因子

A	慢性骨髄性白血病	430
B	慢性好中球性白血病	439
C	真性多血症，本態性血小板血症，原発性骨髄線維症	443
D	慢性骨髄単球性白血病	450

第8章　リンパ系腫瘍の診断と治療・予後因子

A		リンパ球系腫瘍　総論	456
B		B細胞性腫瘍	469
	1	急性Bリンパ芽球性白血病	469
	2	B細胞性前リンパ球性白血病	476
	3	慢性Bリンパ球性白血病	482
	4	ヘアリーセル白血病	488
	5	濾胞性リンパ腫	495
	6	マントル細胞リンパ腫	502
	7	MALTリンパ腫	510
	8	節性濾胞辺縁帯リンパ腫——脾臓辺縁帯リンパ腫	518
	9	びまん性大細胞型B細胞リンパ腫	521
	10	原発性体腔液リンパ腫	534
	11	血管内大細胞型B細胞リンパ腫	538
	12	バーキットリンパ腫／白血病	544
	13	多発性骨髄腫／形質細胞白血病	551

	14 原発性マクログロブリン血症	560
	15 原発性ALアミロイドーシス	567
	16 POEMS症候群	577
C	T／NK細胞腫瘍	584
	1 T細胞型リンパ芽球性白血病／リンパ腫	584
	2 T細胞前リンパ球性白血病	591
	3 T細胞大型顆粒リンパ球性白血病	596
	4 節外性NK／T細胞リンパ腫，鼻型およびアグレッシブNK細胞白血病	600
	5 成人T細胞白血病	607
	6 菌状息肉症・Sézary症候群	616
	7 未分化大細胞型リンパ腫	624
	8 血管免疫芽球性T細胞リンパ腫	630
	9 末梢性T細胞リンパ腫，非特定型	636
D	ホジキンリンパ腫	645
	1 ホジキンリンパ腫の病理	645
	2 ホジキンリンパ腫の診断と治療	652

第9章　小児白血病と乳児白血病

| 小児白血病と乳児白血病 | 663 |

第10章　組織球性腫瘍と血球貪食症候群

| **A** | 組織球性腫瘍の診断 | 669 |
| **B** | 血球貪食症候群 | 676 |

第11章　分子標的治療薬 作用と抵抗性獲得のメカニズム

| **A** | ATRA，Am80による急性前骨髄球性白血病の分化誘導療法 | 682 |
| **B** | 亜ヒ酸による急性前骨髄球性白血病の分子標的治療 | 689 |

C	チロシンキナーゼ阻害薬による慢性骨髄性白血病の治療	694
D	レナリドミドによる骨髄異形成症候群（5q–症候群）の治療	704
E	アザシチジンによる骨髄異形成症候群の治療	708
F	B細胞腫瘍に対するリツキシマブならびに新規抗体治療法	718
G	B細胞性腫瘍に対するレナリドミド治療	731
H	B細胞系腫瘍に対する新規B細胞受容体シグナル分子標的薬	738
I	プロテアソーム阻害薬による多発性骨髄腫治療	743
J	免疫調節薬による多発性骨髄腫の治療	755
K	多発性骨髄腫に対する新規抗体療法	763
L	抗CCR4抗体による成人T細胞白血病・リンパ腫の治療	770
M	CD30陽性リンパ腫に対するブレンツキシマブベドチン	775

第12章　造血幹細胞移植，免疫療法

A	自家移植——各疾患に対する適応と成績	780
B	同種造血幹細胞移植——移植の実際と適応	788
C	同種造血幹細胞移植におけるHLAの考え方	796
D	急性白血病に対する同種造血幹細胞移植	804
E	悪性リンパ腫に対する同種造血幹細胞移植	812
F	臍帯血移植	819
G	HLA半合致移植	826
H	移植片対白血病と移植片対宿主病	833
I	細胞免疫療法——樹状細胞療法とT細胞療法	840
J	白血病に対するWT1ペプチドワクチン療法——同種造血幹細胞移植後の投与を中心に	846

索引	852

執筆者一覧

〈編 集〉

谷脇雅史	京都府立医科大学 名誉教授／分子診断・治療センター 特任教授
横田昇平	京都府立医科大学 血液内科学客員講師
黒田純也	京都府立医科大学 血液内科学教授

〈執 筆〉

堀池重夫	京都府立医科大学附属病院 輸血・細胞医療部／血液・腫瘍内科学准教授
阿部達生	京都府立医科大学 名誉教授
薗田精昭	関西医科大学大学院医学研究科 医科学専攻幹細胞生物学教授
田久保圭誉	国立国際医療研究センター研究所 生体恒常性プロジェクト長
仁田英里子	千葉大学大学院医学研究院 細胞分子医学特任助教
岩間厚志	千葉大学大学院医学研究院 細胞分子医学教授
加藤貴康	筑波大学医学医療系 臨床検査医学講師
千葉 滋	筑波大学医学医療系 血液内科教授
仲 一仁	広島大学原爆放射線医科学研究所 幹細胞機能学研究分野准教授
宮本敏浩	九州大学医学研究院 病態修復内科学（内科学第一講座）准教授
赤司浩一	九州大学医学研究院 病態修復内科学（内科学第一講座）教授
南 陽介	神戸大学医学部附属病院 輸血・細胞治療部講師
知念良顕	京都府立医科大学 血液内科学助教
堀 寿成	愛知医科大学 小児科学講座准教授（特任）
滝 智彦	京都府立医科大学大学院 医学研究科分子診断・治療医学講師
坂田（柳元）麻実子	筑波大学医学医療系 血液内科准教授
髙松博幸	金沢大学医薬保健研究域医学系 血液・呼吸器内科助教
名越久朗	京都府立医科大学 血液内科学病院助教
松本洋典	一般社団法人愛生会山科病院 血液内科・臨床検査部部長
西田一弘	前 京都府立医科大学 血液内科学
稲澤讓治	東京医科歯科大学難治疾患研究所 ゲノム応用医学研究部門分子細胞遺伝教授
田川博之	秋田大学大学院医学系研究科 血液・腎臓・膠原病内科学講座講師
北舘明宏	秋田大学大学院医学系研究科 血液・腎臓・膠原病内科学講座医員
室井一男	自治医科大学 輸血・細胞移植部教授
浅野直子	長野県立病院機構県立須坂病院 遺伝子検査科部長

中村栄男	名古屋大学大学院医学系研究科 臓器病態診断学教授
石川裕一	名古屋大学大学院医学系研究科 血液・腫瘍内科学助教
清井 仁	名古屋大学大学院医学系研究科 血液・腫瘍内科学教授
小川誠司	京都大学大学院医学研究科 腫瘍生物学（病理学第二講座）教授
三谷絹子	獨協医科大学 内科学（血液・腫瘍）教授
奥田 司	京都府立医科大学大学院医学研究科 分子生化学教授
横山明彦	京都大学大学院医学研究科 メディカルイノベーションセンター特定准教授
古屋淳史	東京大学医学部附属病院 血液・腫瘍内科助教
黒川峰夫	東京大学医学部附属病院 血液・腫瘍内科教授
水谷信介	京都府立医科大学 血液内科学病院助教
伊藤悦朗	弘前大学大学院医学研究科 小児科学教授
眞田 昌	国立病院機構名古屋医療センター臨床研究センター 高度診断研究部長
南谷泰仁	岐阜大学医学部附属病院 輸血部講師
平位秀世	京都大学医学部附属病院 輸血細胞治療部助教
松井啓隆	熊本大学大学院 生命科学研究部臨床病態解析学分野教授
稲葉俊哉	広島大学原爆放射線医科学研究所 がん分子病態研究分野教授
原田結花	文京学院大学 保健医療技術学部臨床検査学科教授
原田浩徳	東京薬科大学 生命科学部生命医科学科腫瘍医科学研究室教授
磯田健志	東京医科歯科大学 小児科（発生発達病態学）助教
高木正稔	東京医科歯科大学 小児科学教室小児・周産期地域医療学講座（寄附講座）准教授
水谷修紀	東京医科歯科大学 名誉教授
田内哲三	東京医科大学病院 血液内科准教授
山口博樹	日本医科大学 血液内科准教授
定 明子	神戸大学大学院医学研究科 内科学講座血液内科学医学研究員
松井利充	西脇市立西脇病院 血液内科部長
錦織桃子	京都大学大学院医学研究科 血液・腫瘍内科助教
赤尾幸博	岐阜大学大学院 連合創薬医療情報研究科創薬科学教授
奥山一生	東海大学総合医学研究所 造血腫瘍分野博士研究員
幸谷 愛	東海大学総合医学研究所 造血腫瘍分野教授
中畑新吾	宮崎大学医学部 機能制御学講座腫瘍生化学分野助教
森下和広	宮崎大学医学部 機能制御学講座腫瘍生化学分野教授
得平道英	埼玉医科大学総合医療センター 血液内科教授
木崎昌弘	埼玉医科大学総合医療センター 血液内科教授

執筆者一覧

花村一朗	愛知医科大学 血液内科教授（特任）
半田 寛	群馬大学医学部附属病院 内科診療センター血液内科診療教授／診療科長
齊藤貴之	群馬大学大学院 保健学研究科生体情報学教授
村上博和	群馬大学大学院 保健学研究科科長／生体情報科学教授
麻生範雄	埼玉医科大学国際医療センター 造血器腫瘍科教授
波多智子	長崎大学原爆後障害医療研究所 血液内科学研究分野准教授
魚嶋伸彦	京都第二赤十字病院 血液内科部長
志村勇司	京都府立医科大学 血液内科学学内講師
通山 薫	川崎医科大学 検査診断学教室教授
宮﨑泰司	長崎大学原爆後障害医療研究所 血液内科学分野教授
髙橋直人	秋田大学大学院医学系研究科 血液・腎臓・膠原病内科学講座教授
塚本 拓	京都府立医科大学 血液内科学大学院生
久冨木庸子	宮崎大学医学部附属病院 輸血細胞治療部講師
下田和哉	宮崎大学医学部 内科学講座消化器血液学分野教授
立川章太郎	京都府立医科大学 血液内科学大学院生
鈴宮淳司	島根大学医学部附属病院 腫瘍センター／腫瘍・血液内科教授
早川文彦	名古屋大学医学部附属病院 血液内科講師
水木満佐央	大阪大学医学部附属病院 化学療法部／血液・腫瘍内科准教授
大間知 謙	東海大学医学部 内科学系血液・腫瘍内科講師
柴山浩彦	大阪大学大学院医学系研究科 血液・腫瘍内科講師
伊豆津宏二	虎の門病院 血液内科部長
山本一仁	愛知県がんセンター中央病院 臨床試験部部長／血液・細胞療法部
戸谷治仁	名古屋市立大学大学院医学研究科 血液・腫瘍内科学分野
楠本 茂	名古屋市立大学大学院医学研究科 血液・腫瘍内科学分野講師
丸山 大	国立がん研究センター中央病院 血液腫瘍科病棟医長
木下朝博	愛知県がんセンター中央病院 副院長／血液・細胞療法部部長
冨田章裕	藤田保健衛生大学 医学部血液内科学准教授
小林 裕	京都第二赤十字病院 血液内科副院長
島田和之	名古屋大学医学部附属病院 血液内科講師
富田直人	聖マリアンナ医科大学病院 血液内科准教授
飯田真介	名古屋市立大学大学院医学研究科 血液・腫瘍内科学分野教授
渡部玲子	埼玉医科大学総合医療センター 血液内科准教授
石田禎夫	日本赤十字社医療センター 血液内科部長

中世古知昭	千葉大学医学部附属病院 血液内科診療教授
今村俊彦	京都府立医科大学大学院医学研究科 小児発達医学講師
古林　勉	京都府立医科大学 血液内科学講師
河田英里	京都第二赤十字病院 血液内科医長
山口素子	三重大学大学院医学系研究科 血液・腫瘍内科学講師
菱澤方勝	京都大学医学部附属病院 血液・腫瘍内科助教
岩月啓氏	岡山大学大学院医歯薬学総合研究科 皮膚科学分野教授
濱田利久	岡山大学大学院医歯薬学総合研究科 皮膚科学分野講師
隄　康彦	京都第二赤十字病院 血液内科医長
山田　茜	山形大学医学部附属病院 第三内科病院助教
石澤賢一	山形大学大学院医学系研究科 血液・細胞治療内科学講座教授
宮崎香奈	三重大学大学院医学系研究科 血液・腫瘍内科学助教
下山芳江	名古屋大学医学部附属病院 病理部准教授
大西　康	東北大学病院 血液免疫科講師
富澤大輔	国立成育医療研究センター 小児がんセンター血液腫瘍科医長
足立壮一	京都大学大学院医学研究科 血液・生体防御学研究室教授
山口真紀	公立八女総合病院 血液・腫瘍内科医長
大島孝一	久留米大学医学部 病理学講座教授
安川正貴	愛媛大学大学院医学系研究科 血液・免疫・感染症内科学教授
大西一功	愛知県赤十字血液センター 所長
木村晋也	佐賀大学医学部 内科学講座血液・呼吸器・腫瘍内科教授
大屋敷一馬	東京医科大学 血液内科学分野主任教授
鈴木隆浩	自治医科大学 医学部内科学講座血液学部門准教授
杉谷未央	京都府立医科大学 血液内科学病院助教
坂井　晃	福島県立医科大学 医学部放射線生命科学講座教授
李　政樹	名古屋市立大学大学院医学研究科 血液・腫瘍内科学分野助教
田村秀人	日本医科大学 血液内科准教授
石田高司	名古屋市立大学大学院医学研究科 血液・腫瘍内科学分野准教授
鈴木達也	国立がん研究センター中央病院 血液腫瘍科
内山人二	京都第一赤十字病院血液内科血液内科部長
神田善伸	自治医科大学附属病院／附属さいたま医療センター 血液科教授
諫田淳也	自治医科大学附属さいたま医療センター 血液科講師
一戸辰夫	広島大学原爆放射線医科学研究所 血液・腫瘍内科研究分野教授

大島久美	広島大学原爆放射線医科学研究所 血液・腫瘍内科研究分野講師
前田嘉信	岡山大学病院血液・腫瘍内科講師
内田直之	虎の門病院 血液内科医長
小川啓恭	兵庫医科大学 内科学講座血液内科教授
豊嶋崇徳	北海道大学大学院医学研究科 内科学講座血液内科学分野教授
門脇則光	香川大学 医学部血液・免疫・呼吸器内科学教授
保仙直毅	大阪大学大学院医学系研究科 癌幹細胞制御学准教授

（執筆順）

第1章

正常血液細胞と病的血液細胞
―形態学的な違い

堀池重夫, 阿部達生

　白血病など造血器腫瘍の疑いがある患者の診断には, 病歴聴取, 診察のあと, 顕微鏡による末梢血ギムザ染色標本の観察を最初に始める. 必要があると判断したときには骨髄穿刺を行い, ギムザ染色, ペルオキシダーゼ染色や鉄染色, さらには種々の細胞化学的な染色を行って観察する. 通常は100倍（10×対物10倍）, あるいは200倍（同×対物20倍）の低倍率で広い視野を観察した後, 油浸レンズ（同×対物100倍）を用いて観察する. ここでは主にギムザ染色による患者の末梢血や骨髄の所見を述べる.

　正常な赤血球は直径7.5μm前後であり, 他の細胞の大きさを判断する際の指標になる. 多数の血液疾患の中で, そのそれぞれには診断の要になる細胞が存在する. やや無作為であるが本章ではそのような細胞を取り上げ, 以下の各章で述べられる疾患を理解する一助となるようにした. 油浸レンズを用いると1,000倍に拡大されるので, 個々の血液細胞は, その核や細胞質についての詳しい情報が得られ, 高い精度で同定ができる. しかし観察時には, 適宜低倍率に戻して, より適切な別の視野を選んで再び油浸で観察するように心がける.

　鏡検は通常, 骨髄液を塗抹, 固定, 染色したスライドグラスの右端から2/3のところを始点にして, 左端に向かって観察していく. 引き始めから中央にかけては

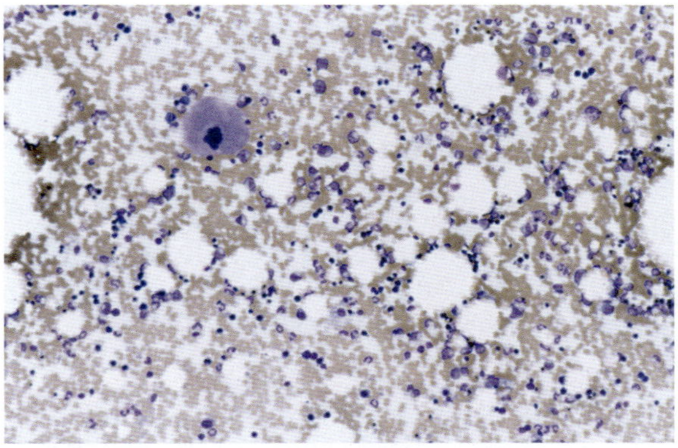

図1 ▶ 特発性血小板減少性紫斑病 (ITP) 治癒後のほぼ正常な骨髄 (×100)

この倍率では, 細胞それぞれの詳しい情報は得られないが, 全体としての骨髄を鳥瞰できる. 赤血球のほか, 赤血球系 (erythroid；E), 骨髄球系 (myeloid；M), および巨核球系 (megakaryocytoid) の系列細胞や間質が一望できる. やや空胞 (脂肪) が多いが, 正常細胞性 (normocellular) であり, ミエロイド系 (顆粒球系＋単球系) と赤芽球系との比 (M/E比) も3.0前後のほぼ正常な割合かと推定される. また左上の位置にpyknoticな核と胞体に顆粒が詰まった巨核球を認める. 骨髄塗抹標本での巨核球の量的評価は, 造血能を評価する重要な指標となる

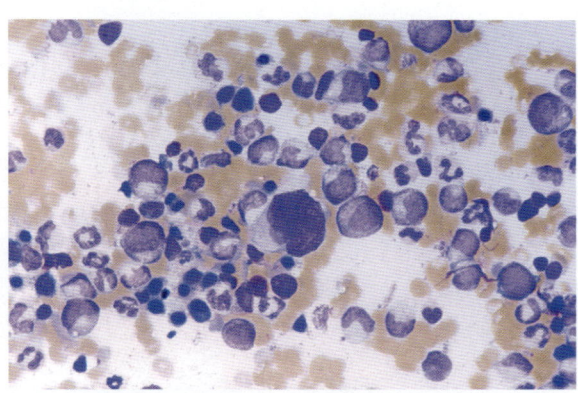

図2 ▶ ITP治療後の図1とは別症例の正常な骨髄 (×200)

対物を20倍レンズに変えると, 骨髄芽球から分節好中球まで, 青染性赤芽球, 多染性赤芽球, あるいはリンパ球などがほぼ正確に同定できる. 病理学では組織の構築を見るために低倍率の対物レンズを用いることが多いが, 血液標本の観察ではこの倍率が重宝される. 赤芽球, 顆粒球, 巨核球系細胞, リンパ網内系細胞など, 骨髄を構成している細胞がほぼ同定できる上に, それらと支持組織との関連を鳥瞰的に観察できる. 骨髄検査ではしばしばcellularityという言葉が使われるが, これは, そこに存在する細胞の密度や質, あるいは状態についての情報を意味している

細胞が重なり，観察に適さないことが多いからである。

【謝辞】
　本章で使用した図の多くは，本書前版（第4版）から該当部分を引き継ぎ，改訂を加えたものである。貴重な血液標本検索の機会を与えて頂いた京都府立医科大学病院ならびに関連諸病院の医師各位に感謝します。また，前版の原稿作成に際し当時ご協力を頂いた島根大学 山根史嗣，京都府立医大 故山根洋子，京都微生物研究所 西村千史の諸兄姉に厚くお礼を申しあげます。

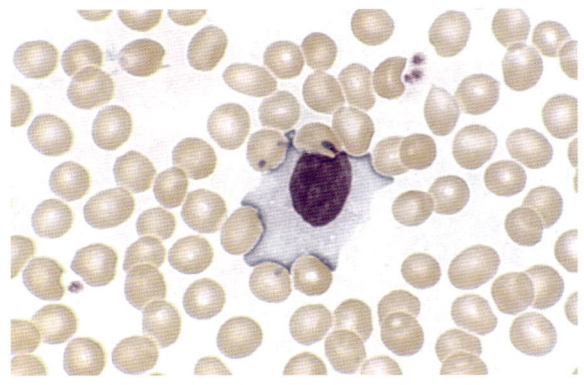

図3 ▶ 正常な末梢血中の赤血球
骨髄標本では赤血球をきちんと観察できる視野が案外と少ない。この視野は末梢血で，胞体の広いリンパ球様細胞を撮ったときのものだが，均等で染色性もよい赤血球が観察できるので，正常な赤血球として提示する

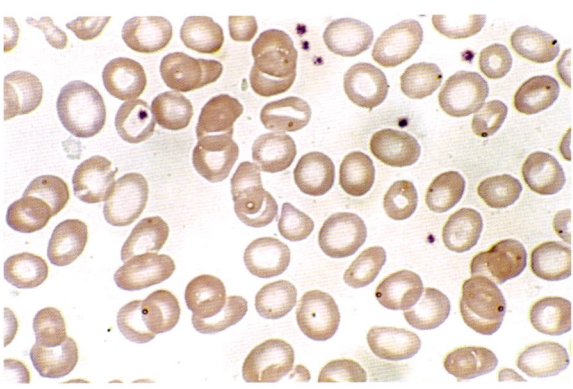

図4 ▶ 鉄欠乏性貧血
図3と比較すれば明らかだが，鉄欠乏性貧血ではヘモグロビン濃度が低いので，赤血球の中心部の染色性が低下して菲薄に見える（菲薄赤血球；leptocyte）。大小不同（anisocytosis）も目立つ。赤血球の間に点在して見える好塩基性に染まる血球は正常な血小板

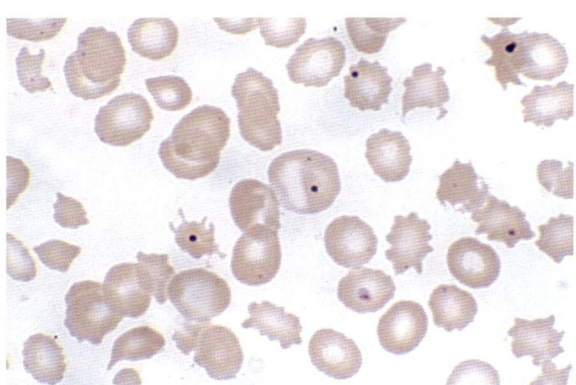

図5 ▶ Howell-Jolly小体と奇形赤血球
脾摘を受けた人では，有糸分裂時の染色体不分離で生じた染色体（断片）を持つ赤血球をトラップできないので，Howell-Jolly小体を持つ赤血球が末梢血で時に認められる。一方，小核試験（micronucleus test）は，マウスに化学物質を与えた後，赤血球に形成される小核の頻度を調べるものである。本例ではJolly小体（小核）がかなり高い頻度で観察され，同時に奇形赤血球も認められることから，遺伝毒物への慢性的な曝露，あるいは，そのような物質が誘因となって生じた慢性疾患が推定される。赤血球の損傷が強くなると溶血性貧血を生じる

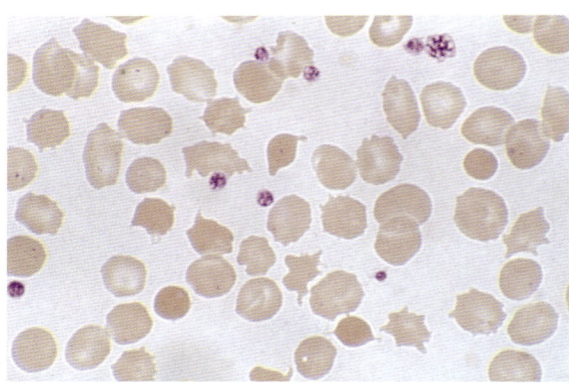

図6 ▶ 微小血管病性溶血性貧血（MAHA）
MAHAは悪性腫瘍，ことに半数以上の症例が胃の粘液腺癌（mucinous adenocarcinoma）で報告されている。播種性血管内凝固（DIC）や血管内腫瘍塞栓が疾病の本態とみなされている。前者では分泌される第X因子で血液凝固のカスケードが活性化する。また後者では血管内にできた腫瘍塞栓が血管内皮を傷害し，フィブリンの沈着や血小板粘着性を亢進させる。球状赤血球のほかhelmet cell，burr cellなど様々な破砕赤血球が認められる

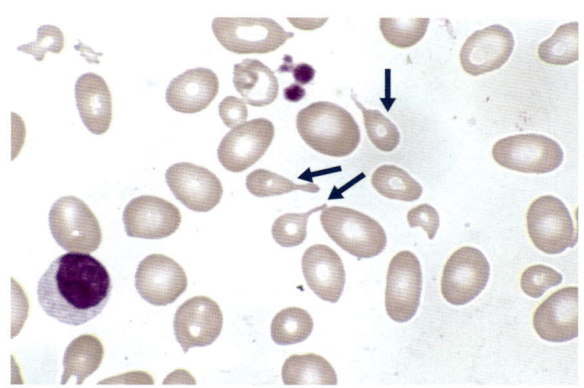

図7 ▶ 涙滴赤血球（tear drop cell）
中央に涙滴の形態をした赤血球（涙滴赤血球；dacryocyte, tear drop cell）3個のほか，楕円赤血球やそのほかいろいろな奇形赤血球を認める。涙滴赤血球は骨髄線維症に特徴的な異常とされてきた[1]。ところが，Williams Hematology[2]に，骨髄が悪性腫瘍や線維組織で置換されたmyelophthisic anemiaについて1章を設けていて，その骨髄癆性貧血で最も診断の手がかりになるのが涙滴赤血球であると記述しているのが注目に値する。myelophthisisとは，骨髄造血組織やその間質が異常細胞に置換されることによる骨髄不全をさし，髄外造血を伴う

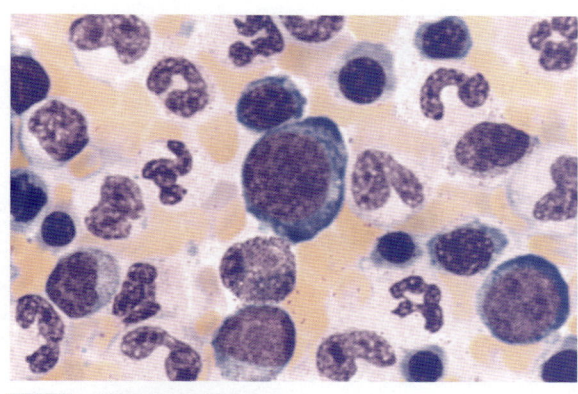

図8 ▶ 溶血性貧血の骨髄
中央に円形の核，青染した胞体を持つ大型の細胞（青染性大赤芽球，核径約15μm）のほか，青染性赤芽球や多染および正染性赤芽球を認める。ミエロイド系細胞と赤芽球系細胞との比（M/E比）はおよそ2：1である。溶血性貧血のcrisisでは一般に正染性赤芽球が著明に増加し，M/E比が低下するが，本例では著明ではない

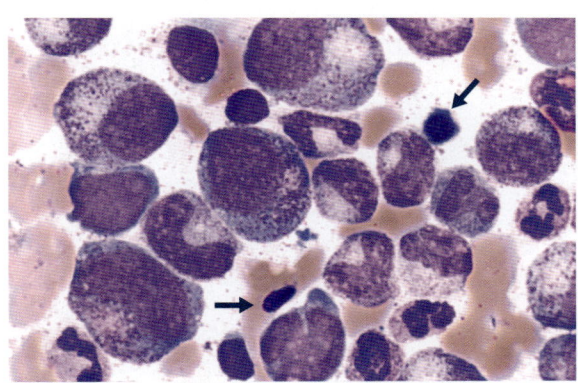

図9 ▶ 類白血病反応（leukemoid reaction）
ほとんどすべてが顆粒球系細胞で占められ，右上段近くに多染赤芽球と下方の真中に正染性赤芽球各1個（矢印）を観察するにすぎない。そのほか中央下段にリンパ球1個を認める。左端中央に核小体1個を持ち，アズール顆粒を持たない骨髄芽球（myeloblast）が存在し，その真下と右側に，計2個の前骨髄球（promyelocyte）が見える。さらに顆粒がやや減少した類円形の骨髄球（myelocyte）やクロマチンの凝縮に伴って核が変形した杆状，分節核好中球が散見される。なお，下段中央に存在する切れこみがある細胞は，骨髄芽球と考えられる。全体として，前骨髄球から後骨髄球にかけての粗大なアズール顆粒が目立つ

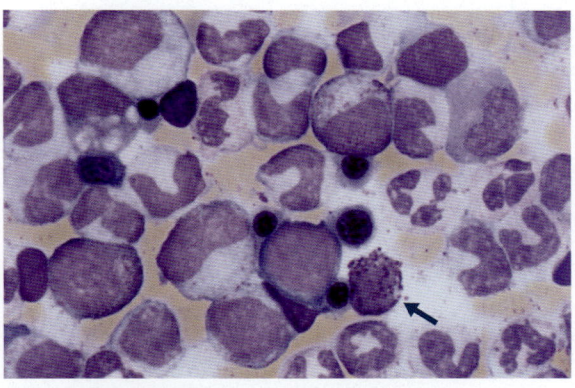

図10 ▶ 慢性骨髄性白血病（CML）慢性期
赤芽球はわずか6個で，myeloid優勢の図9とよく似た骨髄像である。ピークは骨髄球〜後骨髄球にある。診断上最も有用なのは，ほぼ中央上段より少し下がったところにある粗大な紫色顆粒を持つ好塩基球（basophil）の存在である。CMLでは1〜5%の頻度で観察され，20%以上に増加すると移行期に分類される。なお，その左側の細胞は骨髄芽球である。慢性期CMLでの骨髄芽球の頻度は高くなく，2%未満のことが多い。典型的な慢性期CMLの骨髄と言えるが，その診断確定には染色体検査が必須である。好中球アルカリホスファターゼ（NAP）の活性低下や血清ビタミンB_{12}値の上昇を確認することも大事である

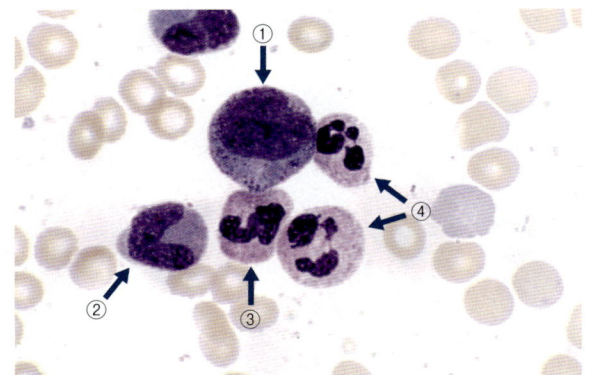

図11 ▶ 正常な骨髄球（顆粒球）系細胞

この骨髄標本では，①正常な骨髄球（myelocyte），②後骨髄球（metamyelocyte），③杆状核好中球（band formed neutrophil），④分節核好中球（segmented neutrophil）が並んで見える。クロマチンのねじれを後骨髄球と成熟好中球で比較すると，かなり違っていて，後者で強く凝縮している。さらに，後骨髄球と骨髄球を比較すると，この違いがはっきりとする。クロマチン濃縮（pyknosis）によって核DNAの遺伝子としての機能は停止する

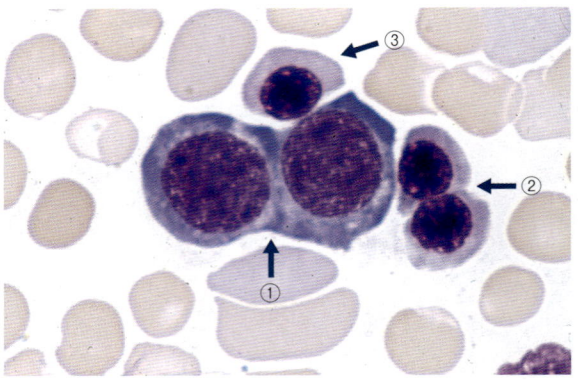

図12 ▶ 正常な赤芽球

①有糸分裂終期で細胞質分裂（cytokinesis）が完成していない姉妹青染性大赤芽球（basophilic macroblast）と②その右隣に多染性赤芽球2個，および③正染性赤芽球1個を認める。赤芽球の分類に関しては，古くにはWeickerの核型が知られていた。前赤芽球（proerythroblast。核の直径13μm前後）→青染性大赤芽球（同10.3μm）→青染性赤芽球（同8.2μm）→多染性赤芽球→正染性赤芽球（同5.2μm）→網赤血球（reticulocyte）→赤血球，と分化成熟するという説である。正染性赤芽球ではクロマチンが濃縮しており，まもなく脱核して網赤血球になる

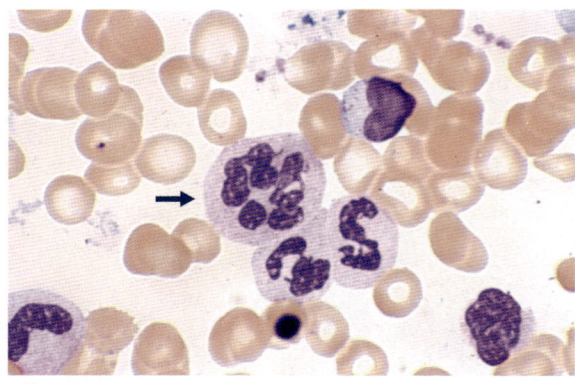

図13 ▶ 巨赤芽球性貧血で認められた好中球の過分葉

過分葉化した6葉の好中球を矢印で示す。右下には巨後骨髄球（giant metamyelocyte）らしい細胞も観察される。巨赤芽球性貧血では，好中球の5％以上にこのような5～6葉に分節した過分葉核好中球（hypersegmented neutrophils）が病初期から認められるとされる。疾病の背景にはDNAの合成障害が存在する（図14の説明参照）

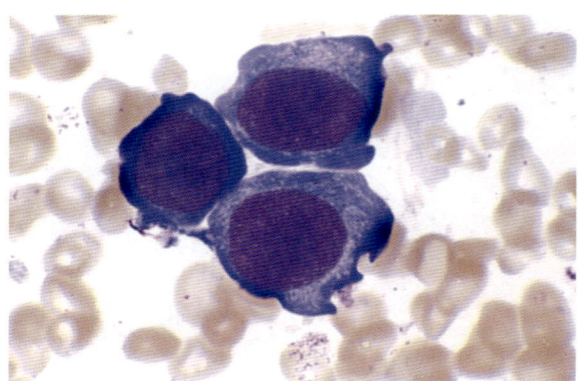

図14 ▶ 巨赤芽球（megaloblast）

悪性貧血をはじめとする巨赤芽球性貧血では，ビタミンB_{12}や葉酸の欠乏によって核酸代謝が円滑に進まず，DNA合成は遅延する。これに伴って血液細胞は白血球系を含め，核，細胞質がともに大きくなる。この変化は赤芽球で特に顕著である。図12の正常な赤芽球に比べ，粗剛と形容される核網の硬さが，巨赤芽球では著明に繊細になっている。細胞質は青紫に濃染される

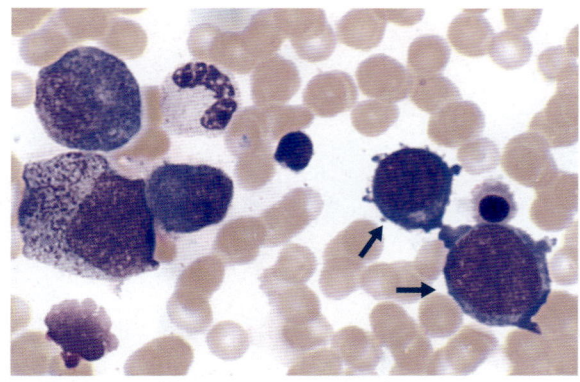

図15 ▶ ITPの骨髄で観察された巨核芽球（megakaryoblast）

写真の右半分の2個の赤芽球様の細胞が巨核芽球である。細胞表面の水疱様突起（bleb）や蕾状突起（budding）が巨核芽球の形態的な特徴である。核のサイズは骨髄芽球と同程度のものや、核内倍加で巨核になったものがある。ITPではしばしば巨核球数が増加している。その巨核球は、① 巨核芽球、② 前巨核球、③ 胞体に多数の顆粒を持つが、血小板産生がない成熟巨核球を経て、④ 血小板産生巨核球（platelet-forming megakaryocyte）になって血小板を放出後（図16）、⑤ 裸核になって消失する。しかしITPでは、③と④の間に大きなギャップができ、③の細胞が増加する一方、④は消失して観察できなくなり、次の⑤の裸核がみられる。これはITPの形態学的診断の決め手になる

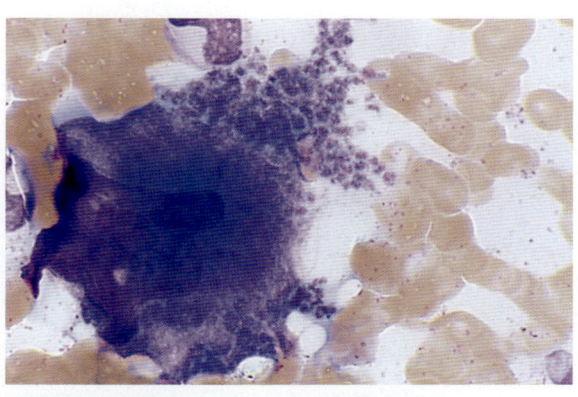

図16 ▶ 血小板放出をしている成熟巨核球

成熟巨核球の顆粒と血小板の間には区切りがなく、自然に移行しているように見える。しかし実際は、血小板分離膜系（platelet demarcation system；PDS）と呼ばれる網目構造ができて、細胞質は多数の小区画に分けられ、そのそれぞれが血小板になる様子が電顕写真でとらえられている[1]。血小板放出後、karyorrhexisを起こして崩壊する巨核球は、もともとDNA複製をするが、有糸分裂（mitosis）をスキップするという核内倍化（endoreduplication）の機序でできた巨核細胞であり、一度に多数（およそ1,000〜1,500個[3]）の血小板を産生できるように合目的に進化した細胞と言える

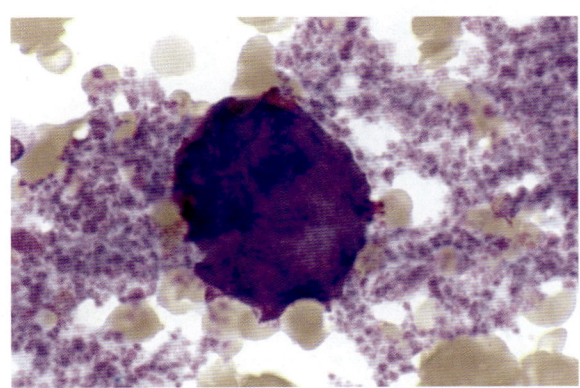

図17 ▶ 本態性血小板血症（ET）の巨核球と著明な血小板放出

著明な血小板放出をみると、ETでは巨核球の増加のみでなく、1個の巨核球からの放出量も図16と比べてはるかに多いように見える

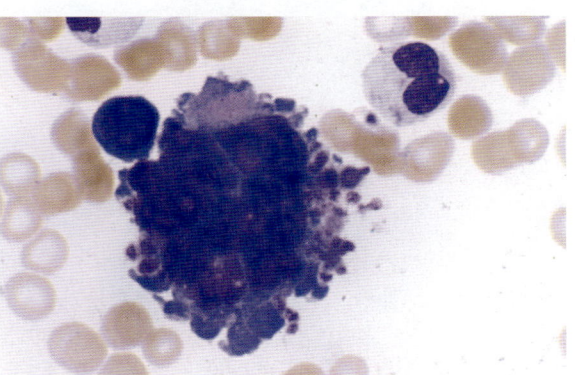

図18 ▶ 骨髄異形成症候群（MDS）で観察された巨核球の異常

芽球を26％認め、FAB分類のRAEB-tと診断した症例。現在のWHO分類では芽球比率から急性白血病と診断される。前巨核球（promegakaryocyte）レベルの細胞と思われるが、核は中央で不整に分葉している。細胞質も好塩基性が強くて十分に成熟していないが、少数の不均質な血小板が付着している

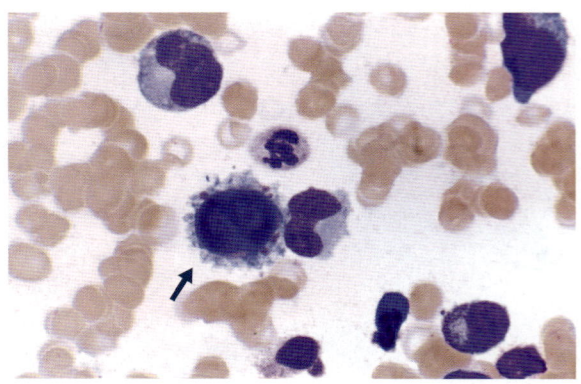

図19 ▶ MDSで観察された微小巨核球
MDSで時にみられる微小巨核球（micromegakaryocyte, 矢印）。核は矮小で濃染しており，細胞表面に蕾状突起が多数認められる。少数の血小板が付着している（図15参照）。微小巨核球は前骨髄球と同等の大きさかそれより小さいものをさす。この症例ではgiant stabをはじめ3系統のすべてに異常が認められた

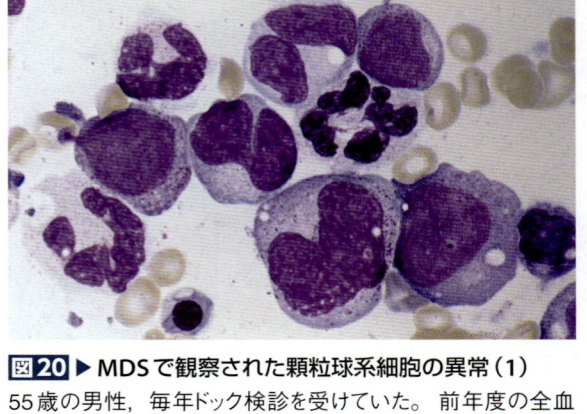

図20 ▶ MDSで観察された顆粒球系細胞の異常（1）
55歳の男性，毎年ドック検診を受けていた。前年度の全血球算定は正常だったがその翌年，WBC 2,700, RBC 374万，Hb 13.4, Ht 39.2, Plt 12.7万と低下。その5カ月後，微熱，息切れ，皮下出血を訴えて入院。血液所見は，WBC 1,600, RBC 134万, Hb 5.6, Ht 16.3, Plt 2.1万と低下し，分類で，芽球1％，骨髄球2％，リンパ球77％，好中球14％，単球4％であった。この症例では，巨大化した顆粒球系細胞がみられ，核の2分葉（偽ペルゲル・ヒューエット核異常）とその逆の過分葉，成熟好中球の脱顆粒現象がみられる

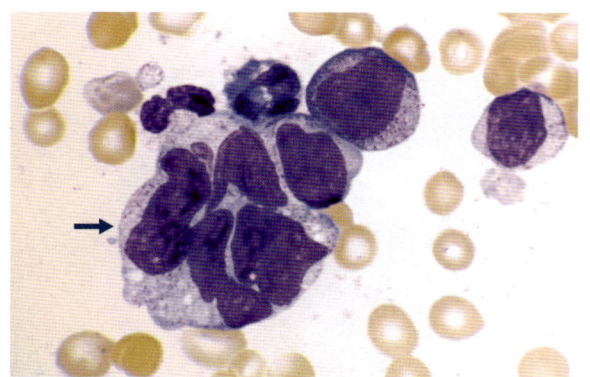

図21 ▶ MDSで観察された顆粒球系細胞の異常（2）
図20と同一症例。赤血球と比較すると，顆粒球系細胞のサイズの巨大化が明白である。また，正常好中球に存在する中性好性顆粒は減少あるいは脱落している。好中球の核網にも変化が生じて単球系細胞の核に類似するため，脱顆粒現象と相まって，単球との区別が困難となることも多い。一方で，通常の形態を示す骨髄球系細胞も，前者とほぼ2：1の比率で存在していた。赤芽球系は低形成だったが，形態異常は顕著でなかった

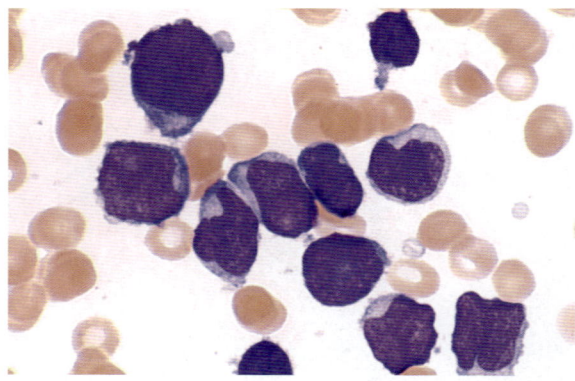

図22 ▶ M0（FAB）/AML with minimal differentiation（WHO）の骨髄細胞
細胞は大小様々だが核と細胞質との面積比（N／C比）が大きく，核は円形，卵円形，腎形あるいは切れ込みや陥凹を持つものもあって様々。細胞質は好塩基性が強く，アズール顆粒を認めない，不均質で粗剛，小突起を有するものもある。また，長い尻尾を持つ細胞もある。核小体はほぼ1個で明瞭。ペルオキシダーゼ，エステラーゼ，PAS染色はいずれも陰性。CD34, CD13, HLA-DRなどが陽性でFAB-M0と診断した

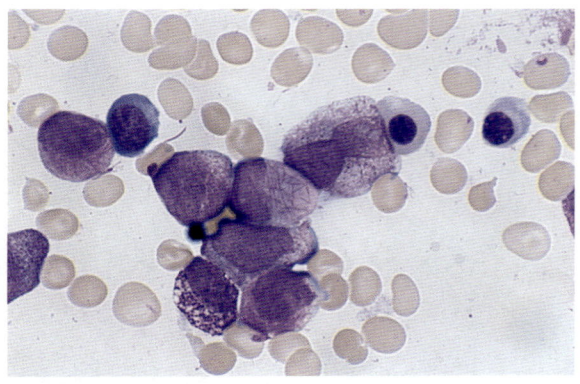

図23 ▶ M3（FAB）/AML with t（15；17）（q22；q12）；*PML/RARA*（WHO）のfaggot細胞

AML-M3ではおびただしいアズール顆粒のほかに，多数のAuer小体が束状となり，小枝の束を意味するfaggot細胞と呼ばれる特徴的形態を示す。本例でもfaggot細胞は認められるが，どちらかといえば顆粒は目立たない。15％前後の症例では本例のように顆粒が目立たないか，微細顆粒であり，FABではM3 variantとして区別されてきた[4]

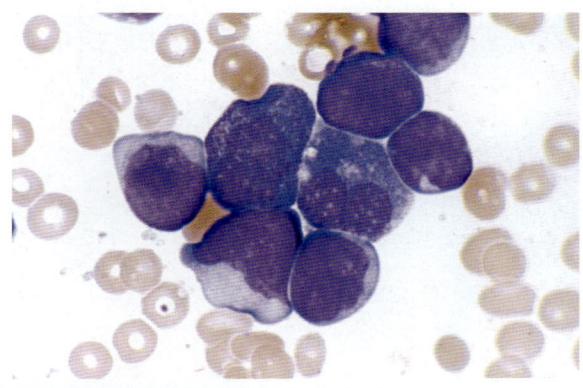

図24 ▶ AML-M4Eo（FAB）/AML with inv（16）（p13.1q22）；*CBFB-MYH11*（WHO）の異常顆粒を持つ好酸球

骨髄球，後骨髄球レベルの異常好酸球が2個確認される。好酸球が骨髄全有核細胞の5％以上に増加するとEoが付記される。M4Eoでは通常認められる好酸球に，好塩基性の粗大な顆粒が加わって，赤紫色，紫色に近いすみれ色（purple-violet），あるいは青みがかった紫（bluish-purple）と形容される異染色性を伴う

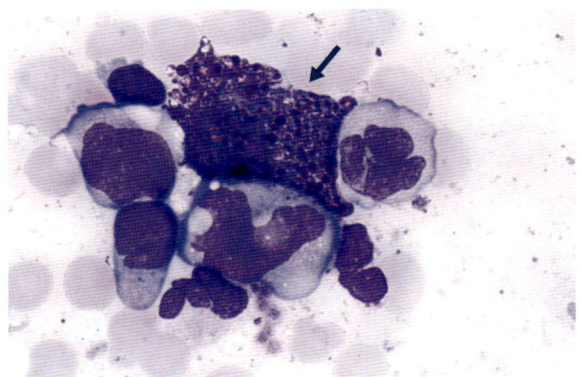

図25 ▶ AML-M5b（FAB）で観察された粗大な異常顆粒を持つ好酸球

分葉傾向が強く，典型的なM5bと診断した症例。一般に単球系細胞は分化段階に応じて単芽球，前単球，成熟単球の3段階に分類されるが，FAB-M5症例のうち，単芽球だけで単球系の80％以上を占めると分化傾向を伴わないM5a，逆に前単球と成熟単球が20％以上に増えると成熟傾向を示すM5bと分類される。本例では細胞質に好塩基性の非常に粗大な異染性顆粒がぎっしりと詰まった好酸球も認められた

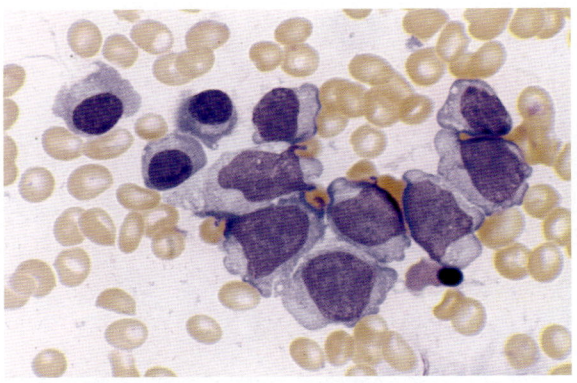

図26 ▶ AML-M5a（FAB）の骨髄細胞メイ・ギムザ染色像

核，胞体ともに大きく様々な形態を示し，分化傾向が認められず典型的な単芽球の集団（FAB-M5a）と診断した。骨髄の非赤芽球系細胞（nonerythroid cells；NEC）のうち，単球系が80％以上を占める急性白血病が急性単球性白血病（M5）であり，顆粒球系と単球系の両者がともに20％以上あれば急性骨髄単球性白血病（M4）と診断される。その分類には図28に示すエステラーゼ二重染色像を要する

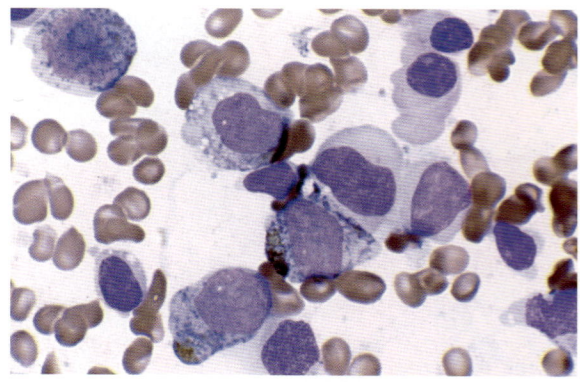

図27 ▶ AML-M5a(FAB)芽球のペルオキシダーゼ反応
芽球のペルオキシダーゼ反応。この症例では陽性細胞と陰性細胞が相半ばしている。M5a細胞のMPO反応は陰性と記述されていることが多い[1, 4]。また，Muftiら[5]は，M5a細胞の一部で限局性に強く陽性を示した細胞の観察された症例を記載している

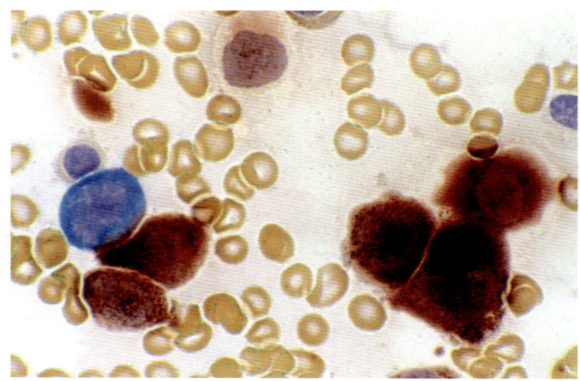

図28 ▶ AML-M5a(FAB)芽球のエステラーゼ二重染色
骨髄全有核細胞（ANC）のうち，赤芽球系だけでなくリンパ球・形質細胞・肥満細胞・マクロファージも同時に除外する非赤芽球系細胞（NEC）はAMLの病型診断の理解に重要な事項のひとつである。NECは結局，顆粒球系と単球系のみで構成され，このうち顆粒球系細胞はナフトールAS-Dクロロアセテートで青色に，単球系細胞はα-ナフチルブチレートで茶褐色に染色される

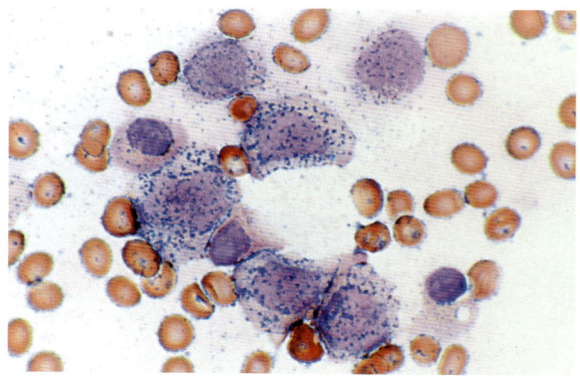

図29 ▶ AML-M5a(FAB)症例芽球のエステラーゼ二重染色後のフッ化ナトリウム阻害
茶褐色に強く染色されていた単球系細胞の染色が阻害されている。細胞内の点状の青色色素は処理後に残ったものである

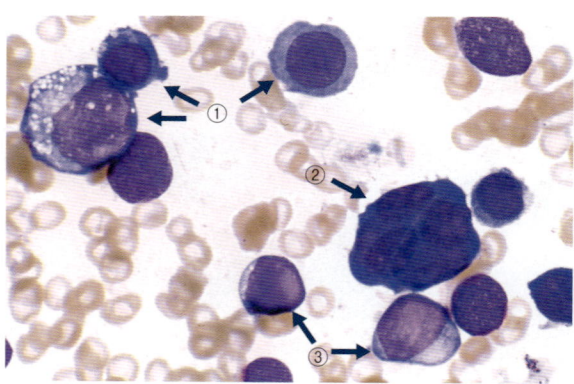

図30 ▶ AML-M6(FAB)／acute erythroid leukaemia（erythroid/myeloid）(WHO)
①大小様々，あるいは，②多核の巨赤芽球様細胞（megaloblastoid cells）と③少数の骨髄芽球を認めた。M6では赤芽球が骨髄全有核細胞（ANC）の50％以上に増加し，かつ幼若芽球は非赤芽球系細胞（NEC）の20％以上に増殖している

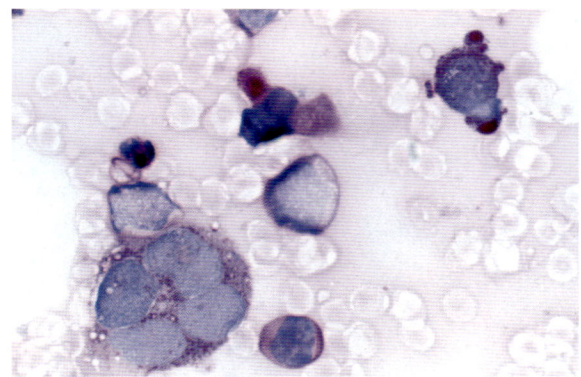

図31 ▶ AML-M6（FAB）の巨赤芽球様細胞のPAS反応

巨赤芽球様細胞（megaloblastic change）は，びまん性，顆粒状のPAS反応陽性所見を呈した。ビタミンB_{12}欠乏や葉酸欠乏に伴って出現する非腫瘍性の巨赤芽球（megaloblast）は基本的にはPAS陰性を示すので，その鑑別に有用である

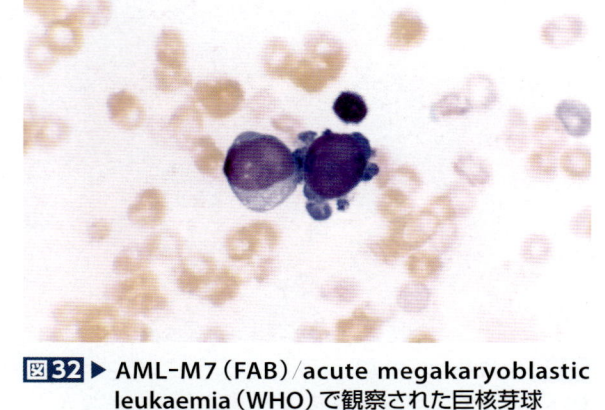

図32 ▶ AML-M7（FAB）/acute megakaryoblastic leukaemia（WHO）で観察された巨核芽球

小円形で，リンパ球様の硬い均質な核と乏しい細胞質，細胞表面に小突起や発芽様の蕾状突起を認めるのが，メイ・ギムザ染色上診断の決め手になる。巨核芽球は電顕で観察される血小板ペルオキシダーゼ（PPO）陽性であるが，光顕レベルのミエロペルオキシダーゼ（MPO）は陰性であり，免疫学的表面形質としてCD41かCD61で確認する必要がある。自験例では造血3系統の著明な異形成も認めた

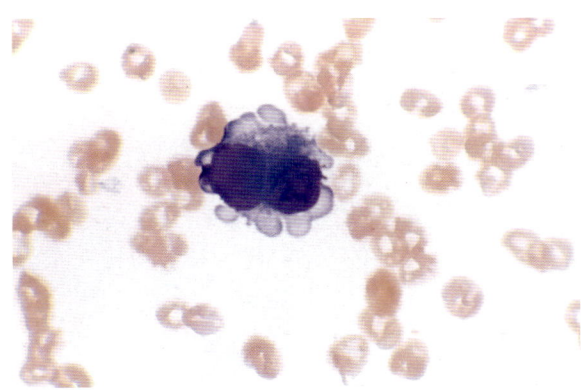

図33 ▶ 透明に近い胞体を持つやや分化した巨核球系細胞か？

巨核芽球系の細胞とみなされるが詳細は不明。成人症例では骨髄線維症を伴い，低形成のことが多い。CD41とCD61，およびCD34が陽性だった

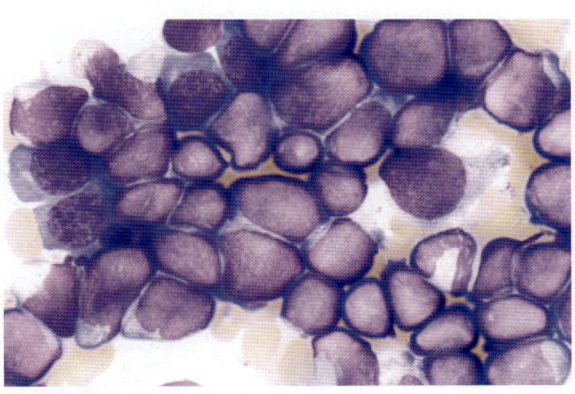

図34 ▶ ALL-L1（FAB）

比較的小型でN／C比が高く，核小体は不明瞭，均質な硬さを感じさせる核を持つ。成人ALLよりも小児ALLに多い

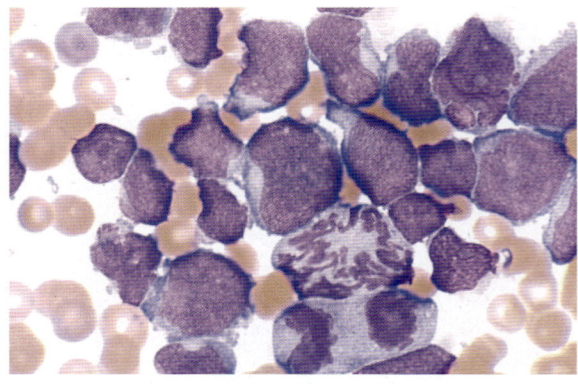

図35 ▶ ALL-L2（FAB）
核小体が明瞭な大型の核を持つが，細胞質も大きくN／C比は低い．L1に比べて核，細胞質の大小不同，変形が強い

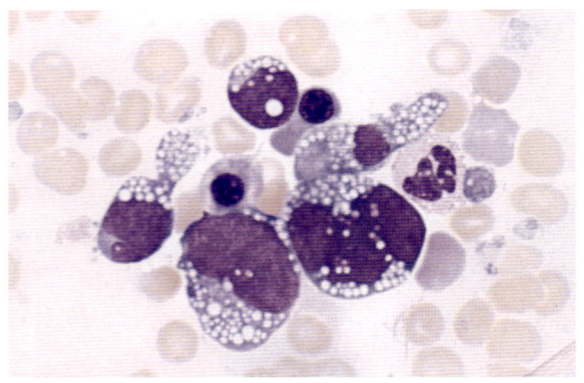

図36 ▶ ALL-L3（FAB）／ALL with t（8；14）（q24；q32）（WHO）のリンパ芽球
多数の空胞が好塩基性の細胞質に充満しているのが特徴．芽球の免疫形質はCD19$^+$，CD10$^-$，TdT$^-$，SmIg$^+$である．また染色体転座は，8q24に局在するcMYC部位と，免疫グロブリン重鎖遺伝子（14q32），κ軽鎖遺伝子（2p12），λ軽鎖遺伝子（22q11）のいずれかとの転座が病型特異的に検出される

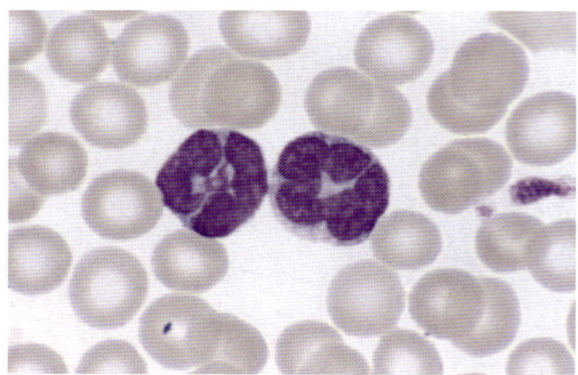
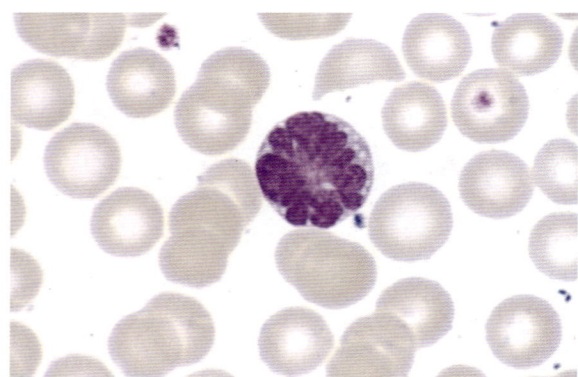

図37 ▶ ATLL（adult T cell leukaemia／lymphoma）（WHO）の異常なリンパ球
特に右側の細胞の核はあたかも10個の花弁で構成されているように見える典型的なflower細胞．その他いろいろに形容される形態を示す

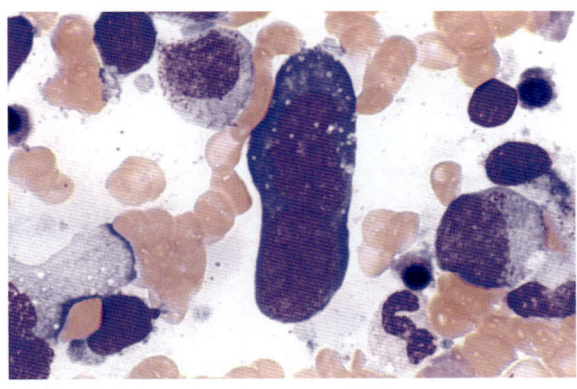

図38 ▶ 悪性リンパ腫細胞の骨髄浸潤
悪性リンパ腫で骨髄浸潤の有無は病期を判断する指標になる。中央の細胞は一見して悪性細胞と判定される。したがって，骨髄への浸潤ありとみなされる

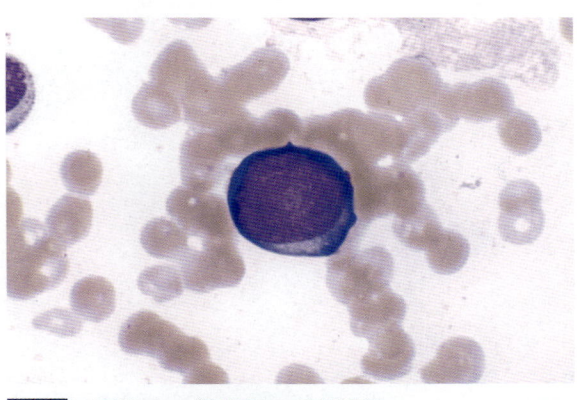

図39 ▶ 悪性リンパ腫細胞の骨髄浸潤
単独の細胞を腫瘍由来と判定するのはなかなか難しい。写真に示す細胞は，赤血球などと比較すると，骨髄細胞を逸脱した大きさである

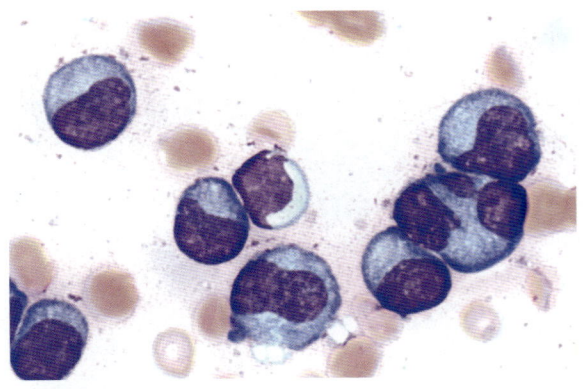

図40 ▶ 骨髄腫細胞
非定型的な形質細胞で占められており，骨髄腫と診断される。しかも，核の異型性が強く，2核細胞も認められる。典型的な骨髄腫の域を超えて，治療抵抗性，あるいは進行性を示唆する細胞群ではないかと思われる

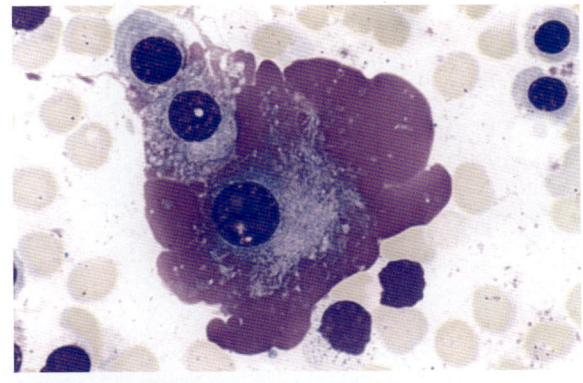

図41 ▶ IgA骨髄腫の火焔細胞（flame cell）
IgA骨髄腫で時に認められる大型の形質細胞。細胞質が火焔色に染まり，細胞周辺が不自然な形をしているので，赤く火が燃えあがっているように見えるところから火焔細胞（flame cell）と呼ばれる

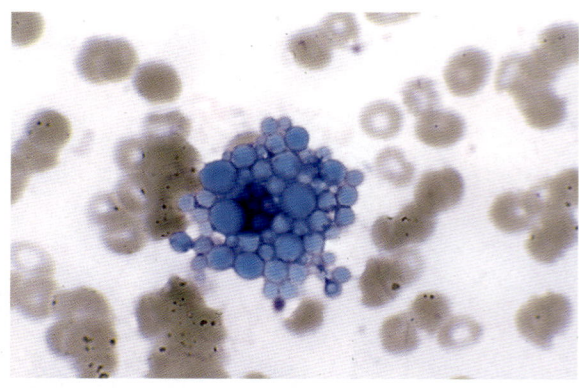

図42 ▶ 骨髄腫で観察されたグレープ細胞
骨髄腫ではしばしばGolgi野が拡大し，核が辺縁に圧排されて存在しているのがよく観察される。細胞が産生した蛋白で，いくつかの小胞体がふくらみ真珠のように見えることがある。これはラッセル小体（Russel bodies）と呼ばれる。写真は大小様々なラッセル小体が房状になっていて，グレープ細胞と呼ばれるものである

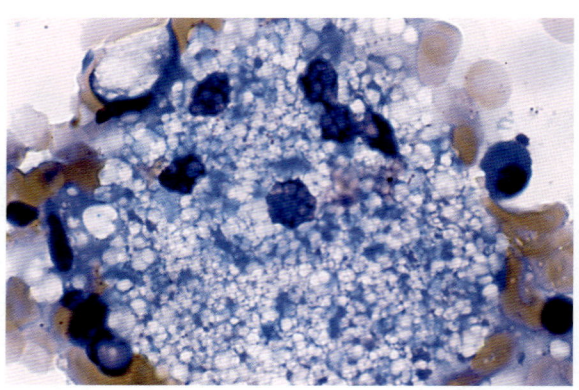

図43 ▶ 骨髄腫で観察された泡沫様形質細胞の集合か？
細胞質に空胞が多い形質細胞の中でもfoamy plasma cellが増加すると，印環細胞ができたような形を呈するようになる。さらにそれらが接し合っているうちに破れて泡状内容物が集まってくると，より"foamy"な外見になるという[5]

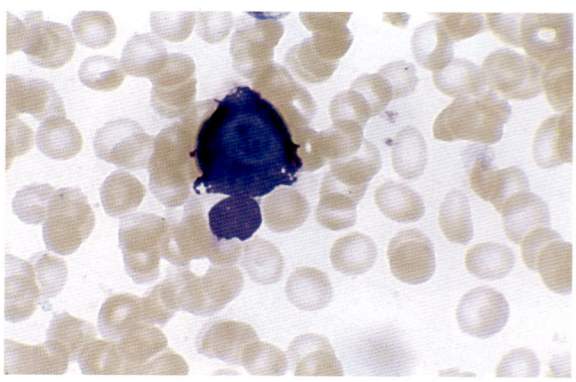

図44 ▶ 肥満細胞（mast cell）
肥満細胞（肥胖細胞）は，酸性ムコポリサッカライドのメタクロマジアで濃紫色を呈した粗大顆粒で細胞全体が覆いつくされていて，写真の細胞のように構造はよくわからない。しかし別な染色（エステラーゼ染色など）をすると，丸い核を持ち，形質細胞やリンパ球に類似した大きな核を持つ細胞であることが知られる。ヘパリンとヒスタミンを産生し，即時型アレルギー反応に関与する

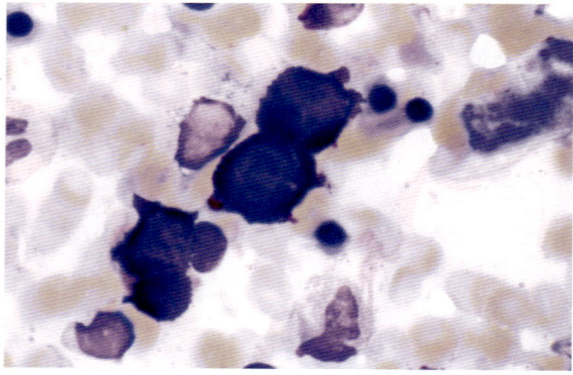

図45 ▶ 悪性組織球症でみられた肥満細胞の増加
肥満細胞増加症（mastocytosis）は皮膚疾患で限局性に認められ，しばしば皮膚病変の重症化に関連する。また，白血病，リンパ網内系腫瘍，白血病などで肥満細胞増加症が観察される

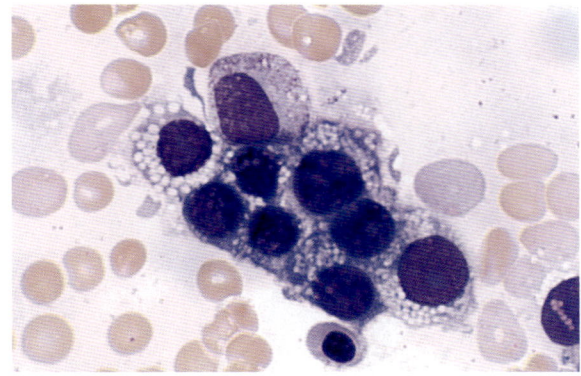

図46 ▶ 乳癌細胞の骨髄転移
核は濃染しており，核小体も存在する．やや好塩基性に染まる細胞質には，多数の空胞が存在してレース状を呈している．PAS染色陽性．骨髄細胞に類似の細胞（塊）は認められず，原発巣から乳癌細胞の骨髄転移と診断された

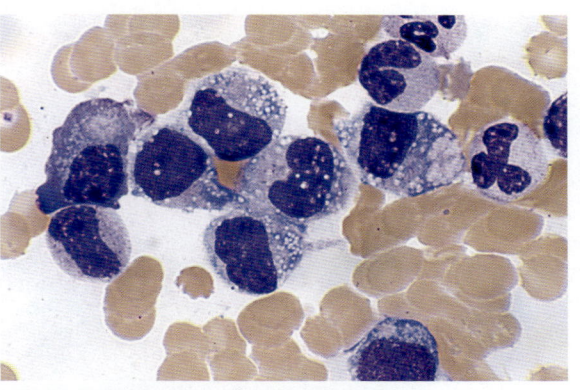

図47 ▶ 原発巣不明の癌細胞の骨髄転移
頸部リンパ節腫脹があり，悪性リンパ腫が疑われ，骨髄穿刺を行ったところ，cancer cell nestが認められた．核と胞体に多数の空胞が認められる点でも上皮性腫瘍が疑われた．その後肝にも多発性腫瘍が認められた

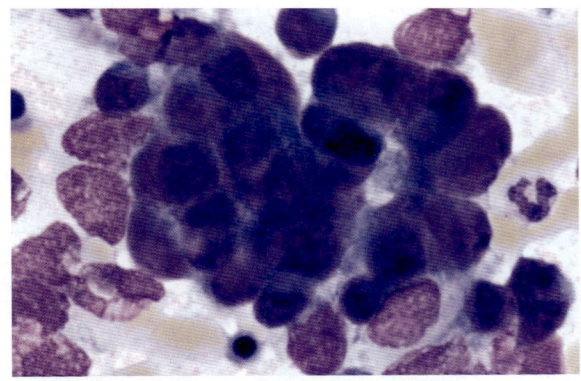

図48 ▶ 肺小細胞癌の骨髄転移
癌細胞のoriginが特定できたcancer cell nestである．細胞が重なり合って無秩序な細胞集塊になっている

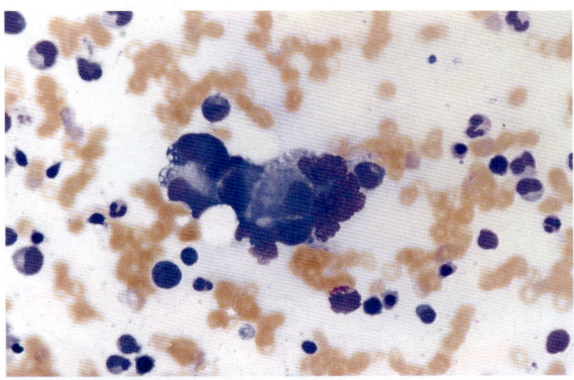

図49 ▶ 前立腺癌細胞の骨髄転移
好塩基性の胞体を持つ小型細胞がnestを形成している．視野には同じようなnestが多数観察された．細胞間の境界は不明瞭で，造血細胞との類似は認められず，前立腺癌の骨髄転移と診断した

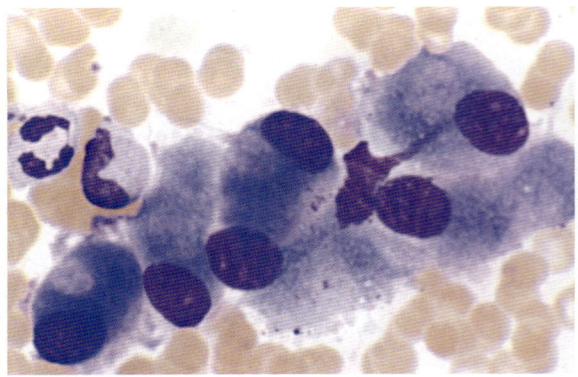

図50 ▶ 骨芽細胞（osteoblast）
核の構造は細網細胞に類似し，核が偏在性であることも類似している．細胞質は淡い青味を帯びて小点状に見える．細胞質の境界は不鮮明，核周に嫌色庭と呼ばれるすけた部分がある[4]

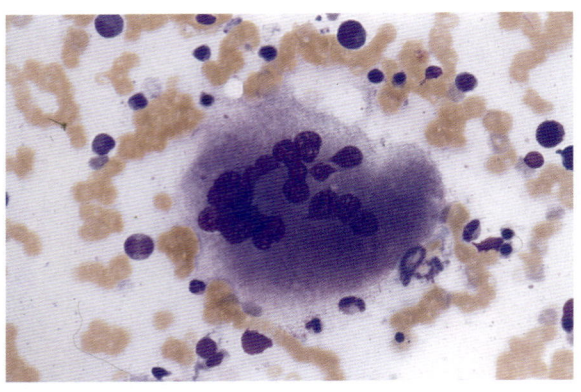

図51 ▶ 多分葉核を示す巨核球（megakaryocyte）
正常骨髄にみられる多核の大型細胞には巨核球と破骨細胞（osteoclast）が含まれる．前者は核同士が核糸でつながる多分葉核で，図16のように細胞質に血小板を認めることも多い．これに対し破骨細胞では孤立した多核を呈し，不鮮明な細胞質内には粗大顆粒がみられる

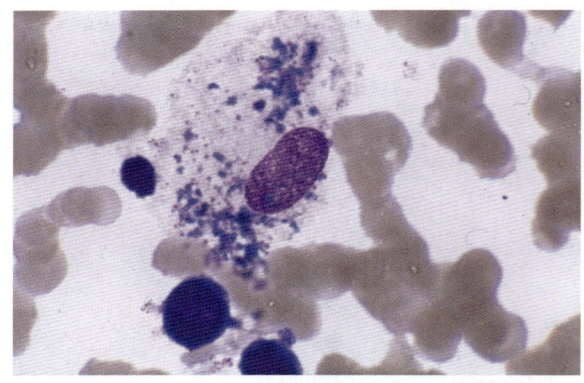

図52 ▶ ヘモジデリンを貯えた細網細胞（reticulum cell）
骨髄でよく見かける卵円形で特有な核網を呈した大きな核を持つ細網細胞．細胞質は大きく，しばしばヘモジデリンの粗大顆粒を貯えている

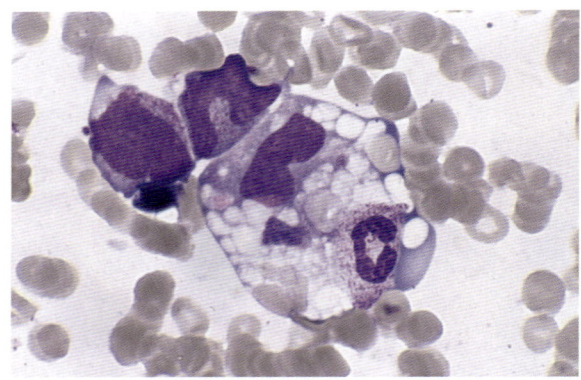

図53 ▶ 血球貪食症候群
マクロファージが赤血球，好中球や血小板を貪食しており，生じた多数の空胞によって自己の核は辺縁に押しやられている．特殊染色を行えば，空胞の内容物はしばしば同定される．マクロファージによる血球貪食症候群（hemophagocytic syndrome）には，基礎疾患として悪性リンパ腫関連（LAHS），ウイルス感染症関連（VAHS），自己免疫性疾患関連（AAHS）が知られる

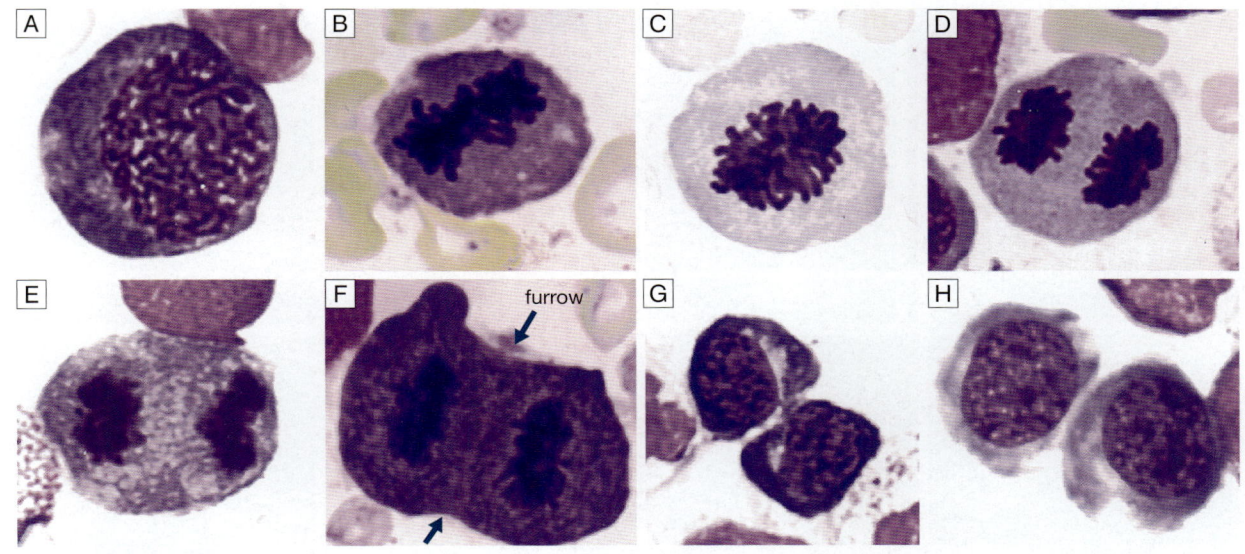

図54 ▶ 有糸分裂のシーケンス[6]

骨髄で観察された赤芽球形態に基づいて有糸分裂のシーケンスを模式的に示したものである。前期に核膜が消失し，染色体はコンデンシン（condensin）などの作用で後期に向かって漸次凝縮していく（A）。また一方で，S期に複製されて2個になった中心体（centrosome）は両極に移動する。その中心体では微小管（microtubule）が形成され，紡錘糸（spindle）となってネットワークを形成しながら染色体の着糸点（centromere）のキネトコア（kinetocore）と呼ばれる部分を相互作用によって捕獲する。こうして，両極の中心体と染色体両側のキネトコアが互いに引き合い，力の均衡によって2極性が成立したとき染色体は赤道面に整列する（B）。整列したかどうかが，監視機構MAD2などによって確認された後，姉妹染色分体と結合しているコヒーシン（cohesin）[7]をセパレースが切断すると，紡錘糸による牽引で染色分体は両極への移動を始め（C, D），中央にも紡錘体が形成され，両極に移動する染色分体を後押しする（E）。後期（anaphase）の後半になって染色分体が両極に牽引されたあとの赤道面には，アクチン-ミオシン線維の収縮環ができ，収縮に伴って分裂溝（furrow）ができ（F），細胞質分裂（cytokinesis）が起こる。再び核膜が新生し，染色体の凝縮がほどけて娘細胞が新生する（G, H）。以上が顕微鏡，位相差顕微鏡，電顕，免疫組織化学，分子遺伝学などの観察と研究に基づいた有糸分裂のシーケンスである

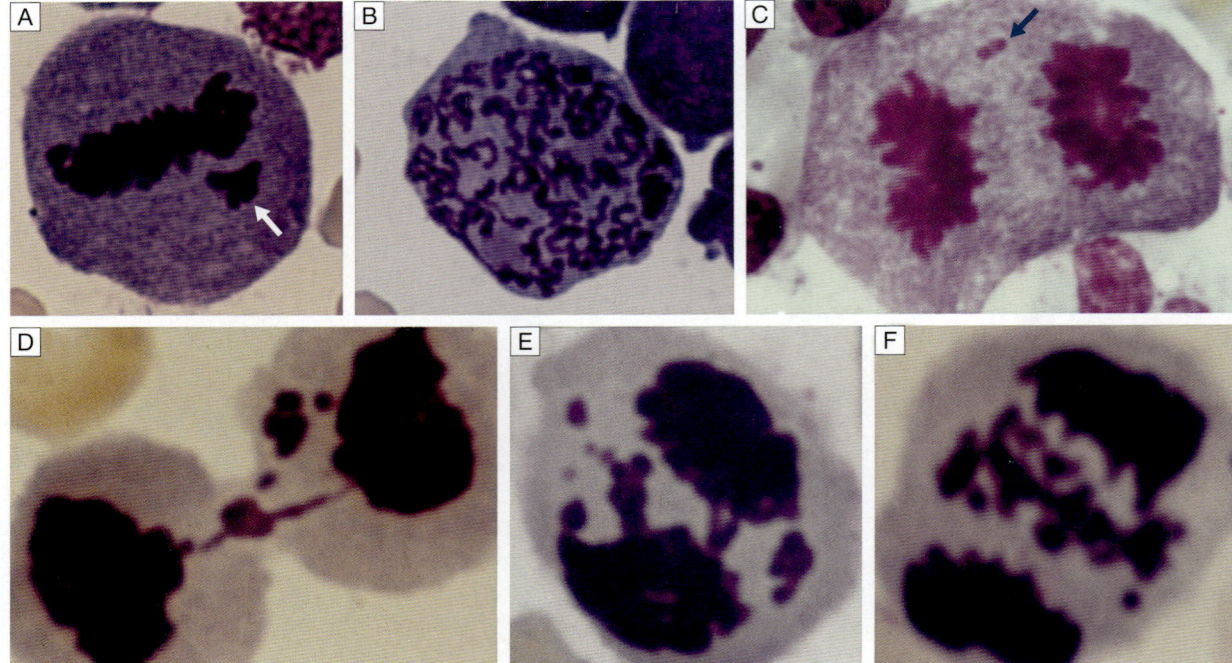

図55 ▶ MDS骨髄で観察された赤芽球の異常な中期細胞[6]

MDSで観察されたいくつかの有糸分裂の異常を示す。Aは前期で，赤道面に染色体が整列しているが，まだクロマチッドの分離が始まったかどうかはっきりとしていない時期と思われる。しかし，クロマチッドではなく染色体（?）数個がブロックになって赤道面の集団から離れようとしている（矢印）。Bはコルヒチン・マイトーシスと呼ばれてきたもので，コルヒチン処理をしたときのように染色体が散乱している。Cは後期遅滞（anaphase lagging）と呼ばれる最も単純な異常で，染色（分）体1～2個が赤道面にとり残される現象である。脾摘患者の赤芽球や赤血球で小核（micronuclei），あるいはHowell-Jolly小体としてときどき観察される。マウスに変異原物質を投与したとき小核の頻度は上昇するので，変異原物質検出法のひとつになっている。クロマチッドブリッジ（D，E，F）は，赤道面に集合した染色体（図54D，E，F参照）が，分配を制御する中心体や紡錘体などの動力学によって両極に牽引される有糸分裂の最も緊張するステージで，トラブルが起こったことを示している。特に，Fはcentral spindle／midbodyに生じた異常かと思われるが，現時点では推測の域を出ない。

いずれにしてもこれら細胞の出現は，細胞周期，ことに有糸分裂に構造的な欠陥があるときや，チェックポイントが正常に機能していないことを意味するので，異常を確認すればMDSの診断はより確実なものになる

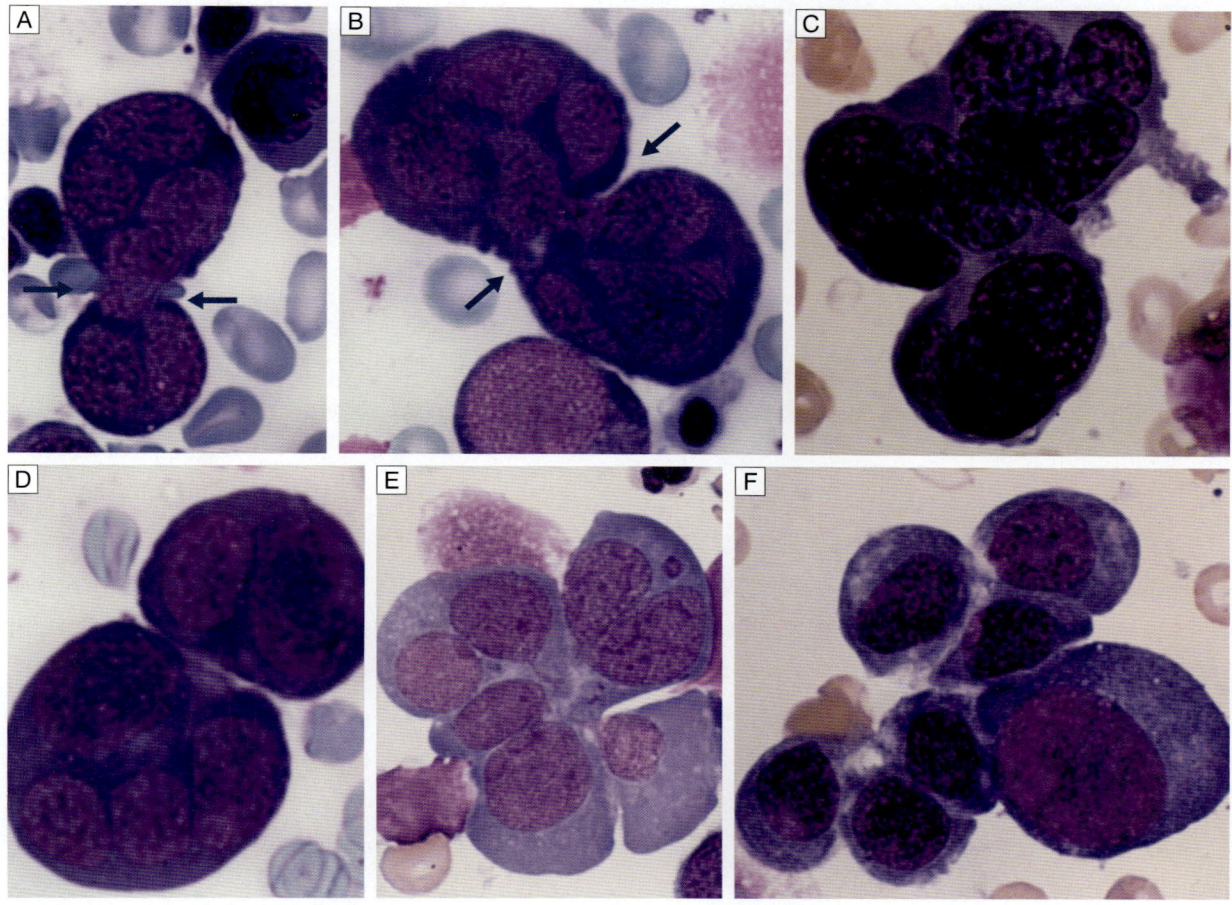

図56 ▶ アルキル化薬投与後に観察された赤芽球の異常な分離[6]

アルキル化薬投与後の骨髄像で観察された5個以上の核を持つ，ほぼ同じような形態の6個の多核赤芽球を示す．中期でなく後期（anaphase）に染色体が分配され，本来終期（telophase）に起こるべき細胞質分裂（cytokinesis）が同時進行しているので，これらの写真（A〜F）は，多核という異常細胞に生じた異様な出来事と考えられる．次に多核細胞の分離を個別にみると，約10個の核を持つ細胞（C）は7核と3核の2個の細胞に分離し，Dの細胞の6個の核は，4個と2個の細胞に分離しようとしている．また7核のFでは既に数個の単核細胞が完成している．この症例では，アルキル化薬で赤芽球系に顕著な形態異常が観察されたのは，形態異常を伴う多核細胞だった．細胞周期の制御異常が背景にあって，polyploid赤芽球がつくり続けられるような異常をきたしているのが本態だったと思われる．ただ，これらの細胞が増殖性を維持できずに死滅していく可能性は高く，腫瘍性に増殖したり，実際に赤血球を産生するかは疑問である

● 文献

1) 三輪史朗, 他：血液細胞アトラス. 第5版. 文光堂, 2004.
2) Lichtman MA, et al, ed：Williams Hematology. 7th ed. McGraw-Hill, 2006.
3) Young NS, et al, ed：Clinical Hematology. Mosby/Elsevier, 2006.
4) Löffler H, et al：Atlas of Clinical Hematology. Springer, 1999.
5) Mufti G, et al, ed：Atlas of Malignant Hematology—Cytology, Histology, and Cytogenetics—. Martin Dunitz, 1996.
6) 阿部達生, 他：造血器腫瘍アトラス. 第4版. 日本医事新報社, 2009, p198-205.
7) Nagao K, et al：Nature, 2004；430：1044-8.
8) Lengronne A, et al：Nature. 2004；403：573-8.

A ヒト造血幹細胞の特性

薗田精昭

1 はじめに

近年，造血幹細胞移植（hematopoietic stem cell transplantation；HSCT）は，白血病，悪性リンパ腫などの造血器腫瘍，再生不良性貧血などの造血不全，さらに原発性免疫不全症候群，先天性代謝異常症などの根治的な治療法として確立されている。わが国では，様々な疾患に対して年間約3,500例の同種造血幹細胞移植が行われている。このうち，約1,200例が非血縁者間臍帯血移植である。そして，このHSCTの根幹をなすものが骨髄，末梢血，さらに臍帯血中に存在する造血幹細胞（hematopoietic stem cell；HSC）である。

1980年代以降にFACS（fluorescent activated cell sorting）技術が飛躍的に進歩したことにより，HSCの細胞表面に発現している各種マーカー分子を用いる純化法が開発され，CD34抗原がHSCの陽性マーカーとして同定された（図1）[1]。確かに，CD34抗原陽性（CD34$^+$）細胞分画には，造血前駆細胞（hematopoietic progenitor cell；HPC）に由来する造血細胞コロニー形成能や，後述する重症免疫不全マウス（NOD/SCID，NOG，あるいはNSGマウス）を用いて測定されるSCID-repopulating cell（SRC）活性（SRCはヒトの未分化なHSCと考えられている）が認められる。しかしながら，骨髄，末梢血，臍帯血中に存在するヒトHSCの本体は，いまだに十分に明らかにされていない。

最近，我々は，移植細胞を直接マウス脛骨骨髄腔内に注入する方法（intra-bone marrow injection；IBMI）[2]を開発し，本法をSRC測定系に応用することにより，非常に効率的なSRC測定系を開発・確立した[2]。このIBMI法を用いることにより，SRCの骨髄腔内ニッチへのホーミングに際して重要と考えられるSDF-1（stromal cell-derived factor-1）に不応性のCD34抗原陰性（CD34$^-$）HSCがヒト臍帯血中に

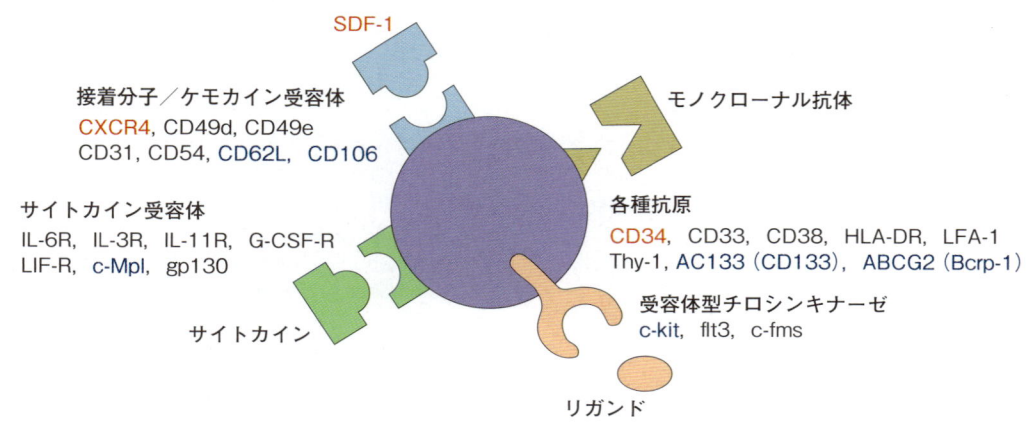

図1 ▶ 造血幹細胞の特性
幹細胞の表面に発現している各種抗原，受容体，受容体型チロシンキナーゼ

存在することを初めて明らかにしている[2]。

本項では、本書第12章で取り上げるHSCTの根幹をなすヒトHSC/HPCに焦点を絞り、その定義、本体、幹細胞特性などについて、最近の研究成果に基づいて概説する。併せて、我々が同定に成功したCD34$^-$HSCの生物学的な特性について、最新の研究成果を紹介する。

2 幹細胞の定義とその標的マーカー

造血幹細胞（HSC）は、自己複製能と多分化能を持つ細胞と定義されており、骨髄、臍帯血、末梢血中に存在することが明らかにされている。中でも、骨髄はヒト最大の臓器であり、1日で赤血球2,000億個、白血球700億個を含む1兆個もの血液細胞を供給している。HSCの骨髄中の存在頻度は、有核細胞の約10万個に1個程度と非常に低いために、その同定・分離・純化は長い間困難であった。周知のように、HSCは均一な細胞集団ではなく、未分化多能性幹細胞から様々な造血前駆細胞を経て、すべての成熟血球細胞を供給している。そして、HSCは分化に伴って自己複製能や多分化能を失っていくと考えられている。最近の研究により、最も未分化なHSCから成熟血球細胞が産生される過程（HSC/HPCの階層制、hierarchy）が明らかにされつつある（図2）[3, 4]。

HSCの幹細胞特性を明らかにするためには、その特異的な陽性マーカーを同定することが最も重要と考えられる。なぜならば、陽性マーカーを用いればnegative selection法に比べるとはるかに効率よく目的のHSCを高度に濃縮純化することができ、クローナルなレベルでの解析が可能になるからである。HSCの細胞表面には、各種（分化）抗原、サイトカイン受容体、受容体型チロシンキナーゼなどが様々なパターンで発現していると考えられている（図1）。これまでのHSCの純化に関する研究で明らかにされた重要なことは、①幹細胞の大半がG0期にあること（しかし、胎児期にはG1期あるいはS/G2＋M期の細胞もG0期の細胞と同様な造血再構築能を示すとも報告されている）、②幹細胞がCD34抗原陽性（CD34$^+$）であること[1]、の2つである。それぞれの特徴は、CD34抗原に対するモノクローナル抗体、あるいはHoechst33342というDNA結合色素を用いて、各々CD34$^+$細胞あるいはside population（SP）

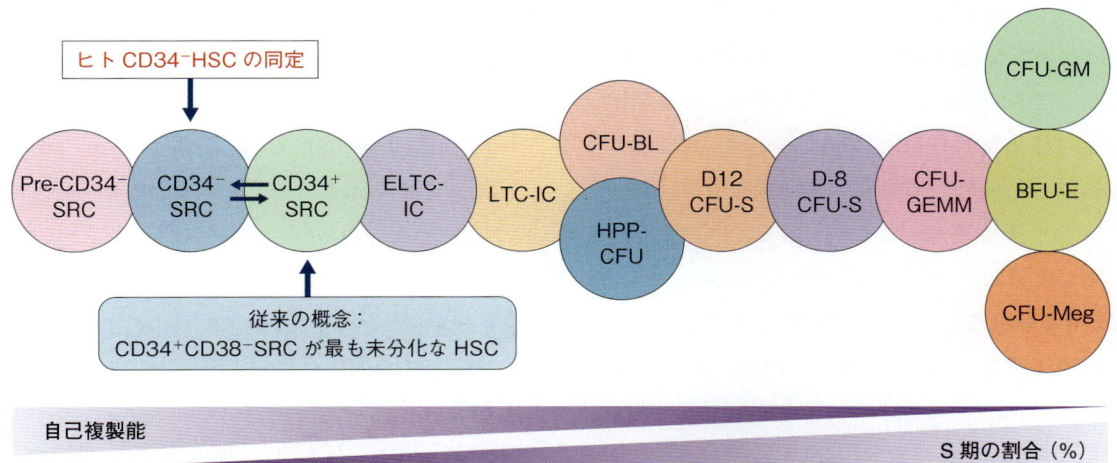

図2 ▶ *in vivo*および*in vitro*で測定可能な造血幹（前駆）細胞の種類と階層制（hierarchy）
SRC；SCID-repopulating cell, ELTC-IC；extended LTC-IC, LTC-IC；long-term culture-initiating cell, CFU-BL；colony-forming unit-blast, HPP-CFU；high proliferative potential colony-forming unit, CFU-S；colony-forming unit in spleen, CFU-GEMM；colony-forming unit-granulocyte/erythrocyte/macrophage/megakaryocyte, CFU-GM；colony-forming unit-granulocyte/macrophage, BFU-E；burst-forming unit-erythrocyte, CFU-Meg；colony-forming unit-megakaryocyte

細胞[5])をセルソーターで純化することに利用されてきた。しかし，SP細胞の大半は，CD34抗原を発現していないか，弱く発現している細胞（CD34$^{low/-}$）である[6]。このことから予測されたように，その後の研究でCD34$^-$細胞分画にもHSCが存在することがマウス[7]において明らかにされた。一方，ヒトCD34$^-$HSCについてはその存在を示唆する報告[8]がみられたが，確実な同定には成功していなかった（後述）。前述したSP細胞がもつHoechst33342色素の細胞外への汲みだしという性質は，すべての幹細胞に共通するものかもしれない。その後，この機能の責任分子としてABCトランスポーターのひとつであるBcrp-1（breast cancer resistant protein-1）が同定され[9]，さらにBcrp-1のノックアウト（KO）マウスにおいてSP細胞の活性が消失することが示された[10]。

3 in vitroあるいはin vivoで測定可能なHSC/HPCとその階層制（hierarchy）

次に，ヒトおよびマウスにおいてin vitroあるいはin vivoで測定可能なHSC/HPCについて**図2**に紹介する。**図2**の左側ほど自己複製能力の大きい未分化な細胞を示しており，右端のCFU-GM，BFU-E，CFU-Megは，各々顆粒球/マクロファージ，赤血球，巨核球/血小板を供給する分化したHPCを示している。CFU-GEMMはこれら3系統のすべての血球細胞を供給する多能性のHPCである。CFU-Sはマウス脾コロニー形成細胞であり，致死量放射線照射マウスの造血を再構築することができるHPCである。ヒトにおいてはこの方法は応用できないため，主に，in vitroで骨髄由来のストローマ細胞との共培養系で測定するLTC-IC（long-term culture-initiating cell，5週間で測定），あるいはextended LTC-IC（8週間以降で測定）がより未分化なHPCの測定系として用いられてきた[11]。

しかし，最近になり重症免疫不全（NOD/SCID）マウスを用いるSCID-repopulating cell（SRC）測定系が開発された[8]。これは重症免疫不全マウスに純化したヒトHSC分画を移植して，その造血再構築能を測定する方法であり，ヒトのリンパ球系を含めた全造血系をマウス体内で再構築することができる。現時点では，このSRC測定系が，最も未分化なヒトHSCを測定する方法と考えられている。

その後，マウスのNK細胞活性をさらに減弱したβ_2-microglobulinノックアウト（KO）マウス，あるいはcommon γ chain KO（NOG, NSG）マウス（NK活性がない）が開発された。これらのマウスでは，ヒトのHSCの生着率が改善され（ホストの免疫によって排除されにくいため），高い生着率とより効率的なT細胞系の再構築を観察することができる。**図3**に前述したHPCの測定方法と，重症免疫不全マウスを用いるSRC測定系について模式的に示す。

同様の方法として，ヒツジ胎児腹腔にin uteroでヒトHSCを移植するキメラヒツジの系も報告されている（非常に特殊な系であり，ヒツジの放牧場を持っている限られた施設でしか実施できない）[12]。この方法の利点は，免疫不全マウスと異なりホストに免疫不全がないために長期の飼育が可能であり，年余にわたってヒトの造血を再構築させることができることである。ヒトの真の未分化HSCの測定には少なくとも数年の造血再構築能の観察が必要と考えると，非常に重要な系といえよう。これらの異種間移植系（xenotransplantation system）で測定される長期骨髄再構築細胞（long-term repopulating hematopoietic stem cell；LTR-HSC）が真のHSCと考えられるのかについては，そのheterogeneityを含めて後に詳しく述べる。

4 サイトカインによるHSC/HPCの自己複製能および増殖と分化の制御

図2に示した種々の分化段階にあるHSC/HPCの増殖と分化は，基本的に骨髄ストローマ細胞（あるいはニッチ細胞）との相互作用や，細胞外因子である多くのサイトカインにより複雑かつ巧妙に制御されている。**図4**に，多くの報告に基づいてまとめたサイトカインの作用点を模式的に示す。

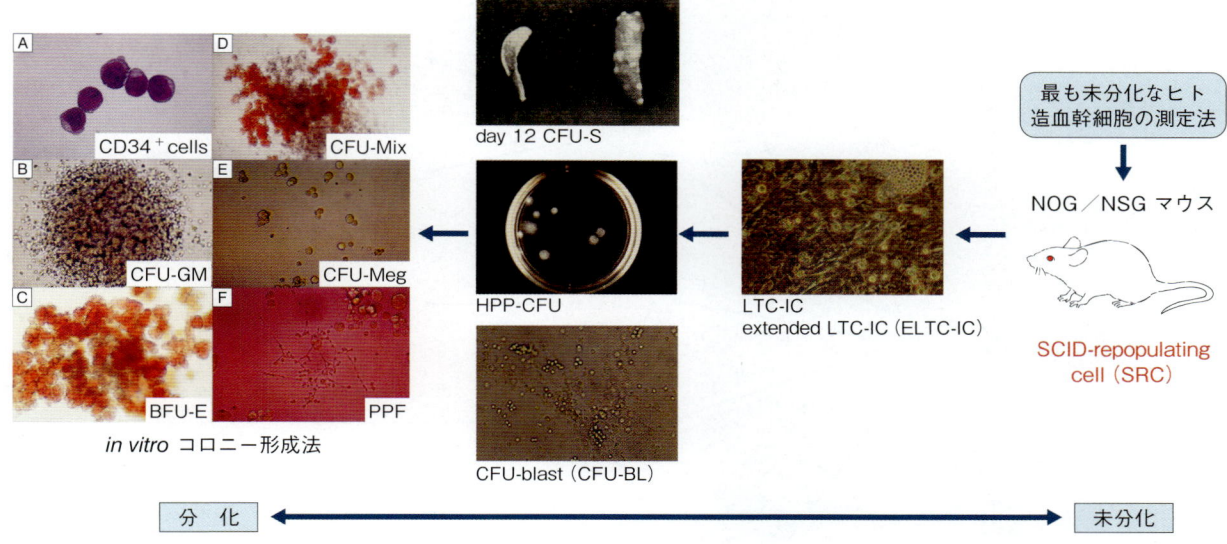

図3 ▶ 造血前駆細胞と造血幹細胞の測定方法
重症免疫不全マウス（NOD／SCID，NOG，NSG）を用いて測定するSCID-repopulating cell（SRC）が，最も未分化なヒト造血幹細胞の測定法である．一方，分化した造血前駆細胞は，in vitroでコロニー形成細胞として同定される．中間段階の前駆細胞は，ストローマ細胞との共培養系でLTC-IC，ELTC-ICとして測定される

　重要な点は，HSC/HPCの増殖と分化において，①分化段階特異的に作用する因子と，②細胞系列特異的に作用する因子とに大きく分けることができることである[13]．中でも，SCF，TPO，flt3 ligand（FL），IL-6（あるいはIL-6/sIL-6R fusion protein）などは未分化なHSCレベルで分化段階特異的に作用すると考えられている．一方，IL-3，GM-CSFなどは未分化なHPCであるCFU-GEMMの段階に作用する[13]．そして，顆粒球・マクロファージ系への分化には各々G-CSF，M-CSF，赤血球系への分化にはエリスロポエチン（Epo），さらに巨核球・血小板系への分化にはTPOが細胞系列特異的因子として作用する[13]（図4）．

　HSCに直接作用して自己複製を促進する因子についてはいまだ十分に解明されてない．しかし，マウスにおいては，c-kitあるいはc-Mplを欠損（KOマウス）させるとHSCの数が激減することから，SCFとTPOがHSCの自己複製の制御に重要な役割を果たしていると考えられている．しかしながら，我々のヒト臍帯血由来の純化HSCを用いた解析では，CD34抗原の発現の有無にかかわらず，c-Mplを発現していないHSCが最も未分化（3次移植まで可能）なことが明らかにされている[14]．このことから，ヒトとマウスでは，サイトカインによるHSCの制御機構が異なることが示唆される．一方，T細胞受容体からGrb2へのリン酸化をリンクするアダプター蛋白質であるLnkがHSCの自己複製を負に制御していることがNakauchiらにより報告[15]されている．実際，このLnkを欠損したマウスでは，骨髄中のHSC活性が亢進していることが示されている．

　ノックアウトやトランスジェニックマウスという技法が使えないヒトHSCに関しては，自己複製の制御機構の解明はマウスに比べて大きく遅れている．後述するが，現時点で最も未分化なヒトHSCはc-kit，flt3などの受容体型チロシンキナーゼを発現していないことから，これらのリガンドであるSCFやFLが，ヒトHSCの維持・増幅に有効かどうかは不明の点も多いと言える．加えて，前述のTPO/MPLシグナルで示唆されたように，マウスHSCで明らかにされた

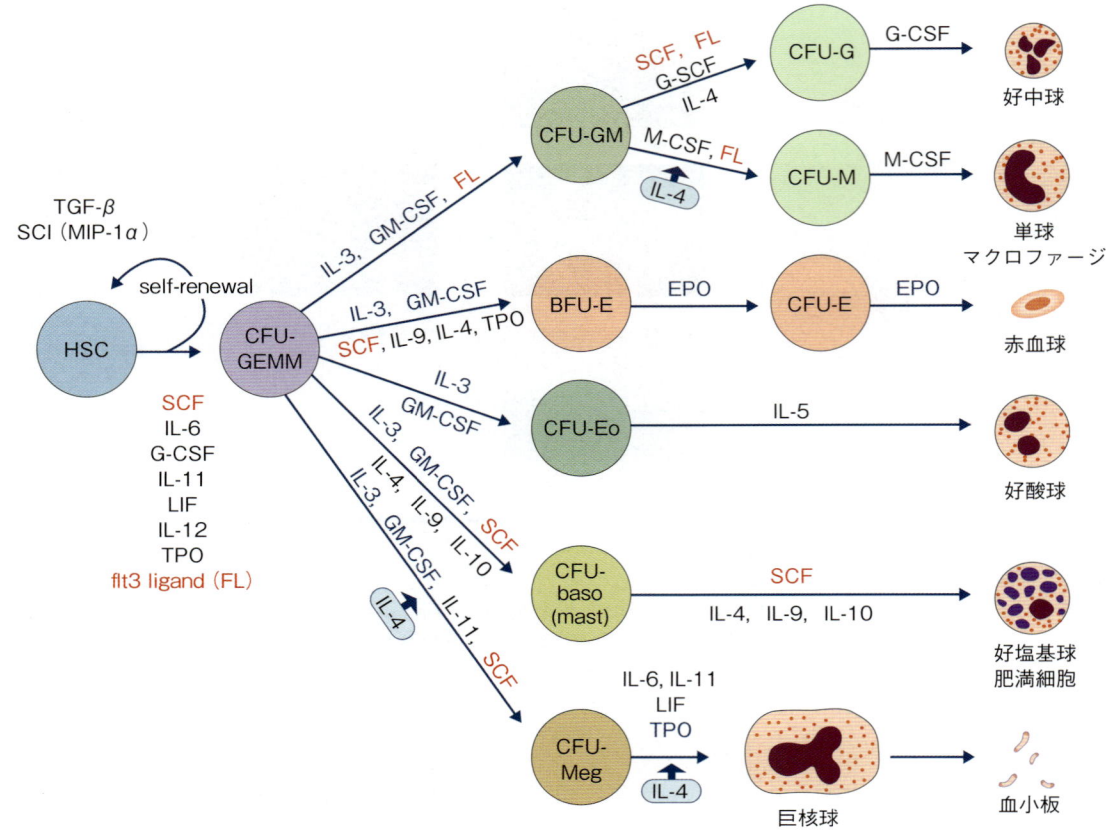

図4 ▶ 造血幹（前駆）細胞の分化とサイトカインによる制御機構
造血幹細胞の増殖分化は，多くのサイトカインにより制御されている．これまでの研究により，SCF，FLといった未分化な造血幹細胞に作用する早期作用因子（early acting factor），IL-3，GM-CSFなどの多能性造血前駆細胞に作用する分化段階特異的因子（stage-specific factor），およびG-CSF，M-CSF，IL-5，Epo，TPOといった各血球系列の最終分化を促進する細胞系列特異的因子（lineage-specific factor）に分けられることが明らかにされている

ことがヒトHSCで再現されるのかについては，純化されたヒトHSCを用いて検証・確認する必要がある．

5 HSCの純化はどこまで進んでいるのか

次に，HSCの純化はどこまで進んでいるのかについて述べてみたい．マウスに関しては，既に述べたようにlineage（Lin）陰性，c-kit陽性，Sca-1（Ly-6A/E）陽性，CD34陰性（Lin⁻c-kit⁺Sca-1⁺CD34⁻，CD34⁻ KSL）細胞が，1個の細胞の移植により致死量の放射線照射を受けたマウスの造血（骨髄球系およびリンパ球系）を300日以上にわたり再構築することか

ら，ほぼ純化されたHSCと考えられている[7]．

一方，ヒトに関する我々の検討では，臍帯血由来のCD34⁺c-kit⁻分画に未分化なHPCが存在するとの実験データを得ている[11]．この結果は，以前のc-kitの発現が赤血球系への分化に伴って発現するという自験データ[16]と一致するものである．また，Kawashimaらは，ヒト骨髄細胞由来のCD34⁺c-kit^{high/low/-}細胞をヒツジ胎児腹腔にin uteroで移植し，c-kit^{low}細胞のみが移植後1年以上のヒト造血細胞の再構築能を示したと報告している[17]．これらの報告より，ヒト未分化HSCは恐らくc-kit^{low/-}であると考えられる．いずれにしても，ヒトHSCの場合にはマウスの

Sca-1に相当する陽性マーカーが利用できないことから，いまだに完全に純化したという報告はない。

以前，Hoganらは，臍帯血由来のCD34$^+$CD38$^-$細胞分画に2次移植可能なSRCが存在することを報告している[18]。同様に，臍帯血由来のCD34$^+$CD38$^-$細胞由来のSRCが2次移植可能なSRCであり，骨髄ニッチにおいて静止期に維持されていることも報告されている[19]。この臍帯血由来のCD34$^+$CD38$^-$細胞分画に存在するSRCの頻度を限界希釈法で測定すると1/121であるが，Rhomine123という色素を用いるとCD34$^+$CD38$^-$Rho^{low}細胞分画に1/30という頻度まで濃縮純化することができることも報告されている[20]。

最近になり，Majetiらは，ヒト臍帯血由来のLin$^-$CD34$^+$CD38$^-$CD90$^+$CD45RA$^-$細胞分画に，ヒトの未分化なCD34$^+$CD38$^-$HSCが高度に濃縮されることを報告している[21]。彼らは，10個のLin$^-$CD34$^+$CD38$^-$CD90$^+$CD45RA$^-$細胞をNOGマウスに移植すると，10匹中3匹のマウスで多系統のヒト造血が再構築されることを示している。一方，Dickらの研究グループは，1個のLin$^-$CD34$^+$CD38$^-$CD90$^+$CD45RA$^-$Rho^{low}CD49f^{high}細胞を40匹のNSGマウスの大腿骨内に直接移植すると，8匹でヒトの造血が再構築されたことを報告している[22]。彼らは，この分画におけるSRCの頻度を示していないが，Lin$^-$CD34$^+$CD38$^-$CD90$^+$CD45RA$^-$CD49f^{high}細胞分画（Rho^{low}以外は前記細胞と同じ）において限界希釈実験を行い，その頻度を1/10.5と報告している。この2つの報告より，臍帯血由来のCD34$^+$CD38$^-$分画中に存在する未分化なSRC（HSC）の陽性マーカーとして，CD90とCD49fが有用であることが示されたと言える。しかしながら，自験データでは，純化したCD34$^+$CD38$^-$分画におけるCD49fの発現はmarginalなものであり，その有用性には疑問が残る[4]。

6 ヒトCD34抗原陰性HSCの同定とヒト未分化HSCの幹細胞特性

1. ヒトCD34抗原陰性HSCの同定

CD34抗原は，前述したように長い間HSCの重要な陽性マーカーと信じられてきた[1]。そのため，臨床の場においては免疫磁気ビーズを用いて純化したCD34$^+$細胞を用いる移植が，HLA不一致同種移植の場合のHLAのバリアーの克服や，自家移植の場合の腫瘍細胞のpurgingのために用いられてきた。しかし，既に述べたように1996年にOsawaらにより，マウスにおいて長期の造血再構築能を示すHSCがCD34抗原を発現していないか，弱く発現している（CD34$^{low/-}$）ことが示された[7]。その後，ヒトにおいても骨髄あるいは臍帯血中にCD34$^-$ SRCの存在することが示唆され[8]，CD34$^+$細胞移植の妥当性（特に，長期の造血再構築能）が再評価されようとしている。

臨床の場では既に数多くのCD34$^+$細胞移植が実施され，その多くで短～中期の造血回復が得られている。しかし，免疫磁気ビーズ法では，CD34$^{low/-}$分画の細胞は失われてしまうため，ここに含まれているCD34$^-$ HSCが長期（life-long）の造血再構築能を持つHSCであると仮定すると，移植後数十年で造血不全となる可能性も考えられる。事実，CD34$^+$細胞移植後の患者でCD34$^-$細胞分画の幹細胞活性（ex vivoにおけるCD34$^+$細胞の産生能で測定）の低下を認めたとする報告がみられる[23]。

しかしながら，マウスにおいては骨髄再構築能を示すHSCレベルでCD34抗原のreversionが認められるなど，CD34$^{+/-}$HSCの階層制は必ずしも明らかでない（図2）。また，ヒトにおいてもCD34$^+$あるいはCD34$^-$ SRCのheterogeneityがしだいに明らかになりつつあり，真にヒトの一生涯の造血を支えるHSCの本体はいまだに明らかにされていない。

我々は最近になり，IBMI法を開発することにより，これまで概念的にPre-SRC（図2）と報告されてきたヒト臍帯血由来CD34$^-$ HSCの確実な同定に初めて成功し（図5）[2]，その幹細胞特性について詳細な解析

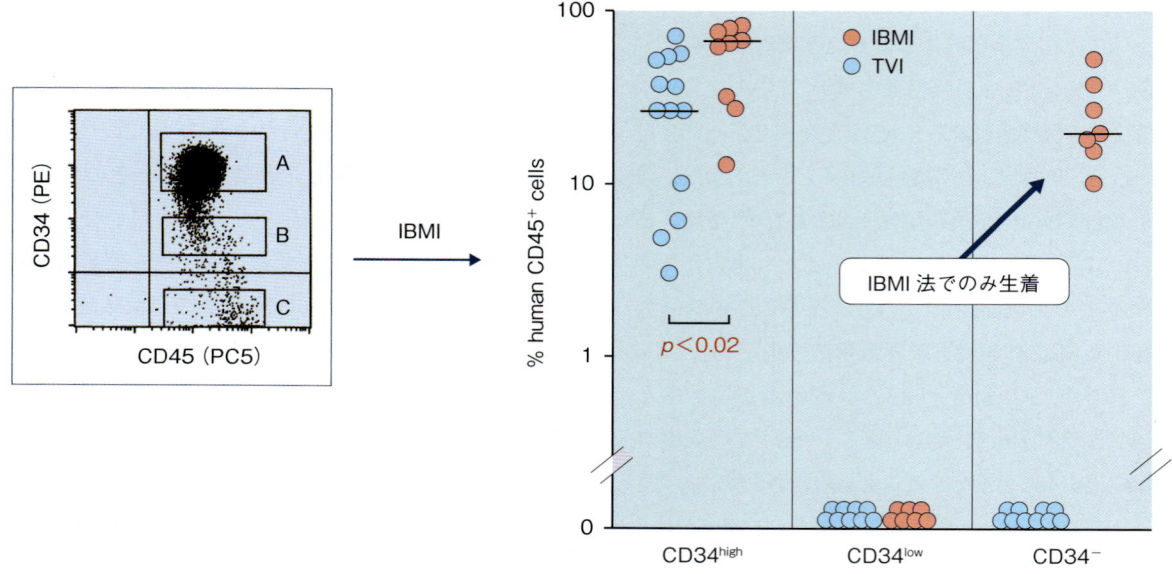

図5 ▶ ヒト臍帯血由来CD34$^{high/low/-}$細胞のSRC活性
ヒト臍帯血より純化した5万個の13Lin$^-$CD34$^{high/low/-}$細胞を従来の尾静脈注入法（TVI）あるいは骨髄腔内直接移植法（IBMI）で移植した場合のNOD/SCIDマウス骨髄中のヒトCD45$^+$細胞の割合を示す。CD34$^-$細胞は，IBMI法でのみ生着することが初めて示された。また，CD34$^+$ SRCの生着率もIBMIではTVI法に比べて有意に高い（$p<0.02$）ことが明らかになった。以上より，IBMI法は，TVI法に比較して非常に高い感度を持っていることが示された　　　　　（文献2より引用改変）

を行っている。実験データの解析から，CD34$^-$ SRCが，in vitroおよびin vivoでCD34$^+$ SRCを産生すること，CD34$^+$ SRCに比べてより深いdormancyにあることなどから，従来未分化HSCと考えられてきたCD34$^+$ SRCに比べてより未分化なHSCであることが示唆された。我々は，このCD34$^-$ SRCの免疫特性に関して詳細な検討を加え，最近その免疫特性がLin$^-$CD34$^-$c-kit$^-$flt3$^-$であることを明らかにしている（図6）[24]。flt3の発現に関しては，長期骨髄再構築能を持つマウスCD34$^-$ KSL細胞も発現しておらず，flt3の発現とともにリンパ球・顆粒球系への分化能を示すHSC（赤血球系，巨核球系細胞への分化能を失う）に分化することが報告されている[25]。このように，ヒトとマウスの最も未分化と考えられるHSCの免疫特性は，c-kitの発現を除くと一致している。

2. ヒトCD34抗原陰性HSCの純化と幹細胞特性の解明

前述したように，従来，ヒトの最も未分化なHSC

は，CD34$^+$CD38$^-$ SRCであることが報告されていた[18-22]。そこで，我々は，CD34$^-$ SRCsとCD34$^+$CD38$^{+/-}$ SRCsの幹細胞特性について，各々のin vivo増殖分化動態について比較検討した[26]。初めに，これら3つのSRCsの臍帯血由来の各細胞分画中の頻度について限界希釈法で検討した。その結果，CD34$^+$CD38$^+$ SRCが1/6,000，CD34$^+$CD38$^-$ SRCが1/40，CD34$^-$ SRCが1/25,000であることが明らかになった（図7）。次に，限界希釈法のデータに基づいて2～3個のCD34$^+$CD38$^+$ SRC，5個のCD34$^+$CD38$^-$ SRC，さらに2～3個のCD34$^-$ SRCを各々NOD/SCIDマウスにIBMI法で移植し，ヒトの造血の再構築パターンについてin vivoで解析した[26]。その結果，図8に示すように，①CD34$^+$CD38$^+$ SRCは移植後早期（2週目以降）に移植部位より他の骨に遊走して生着すること，②CD34$^+$CD38$^-$ SRCは，CD34$^+$CD38$^+$ SRCよりも遅れて遊走を開始すること，③CD34$^-$ SRCは5週後以降に最も遅れて遊走を

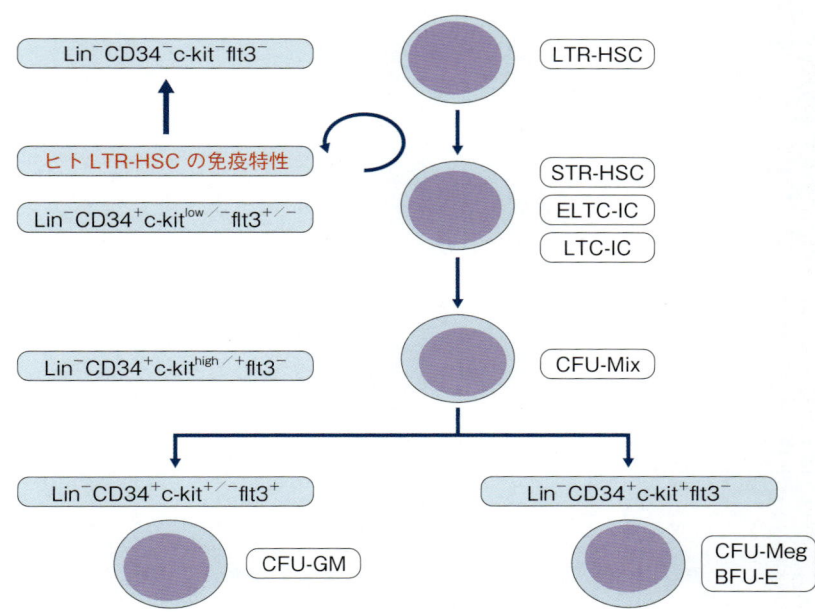
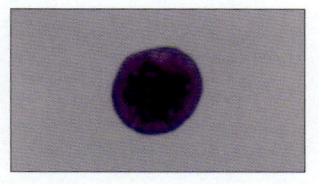

ヒト臍帯血より5カラーFACSで分取したlineage陰性CD34陰性c-kit陰性flt3陰性細胞を示す(May-Giemsa染色)．本細胞は，重症免疫不全(NOG)マウスに移植すると，6カ月以上にわたりヒトの造血を再構築することができる．現時点で最も未分化なヒト長期骨髄再構築細胞(long-term repopulating hematopoietic stem cell；LTR-HSC)であり，マウスの造血幹細胞であるCD34陰性KSL(c-kit$^+$Sca-1$^+$Lin$^-$)細胞のカウンターパートと考えられる

図6 ▶ ヒト未分化造血幹細胞の免疫特性と分化経路

ヒト未分化造血幹細胞の免疫特性について，CD34, c-kit, flt3の発現に注目して分化段階別に示す未分化なヒト造血幹細胞と考えられるLin$^-$CD34$^-$c-kit$^-$flt3$^-$細胞を挿入図に示す

（文献3より引用改変）

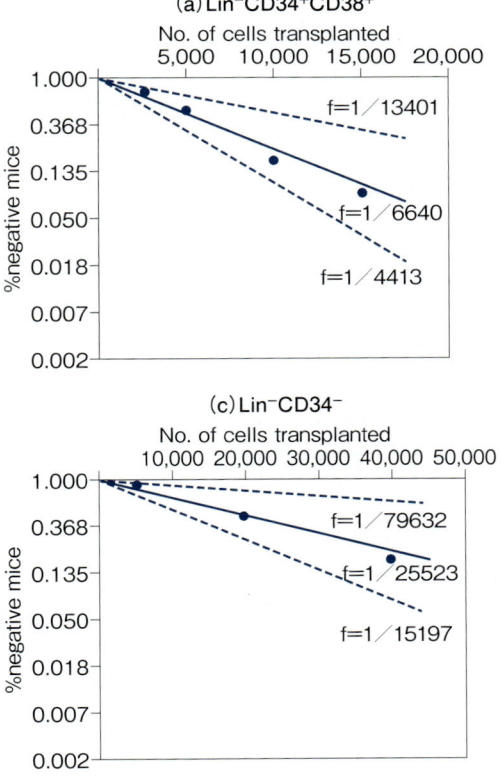
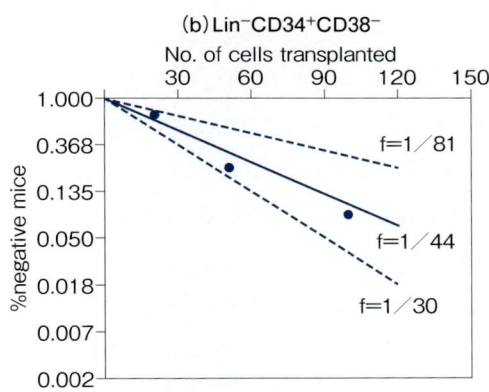

図7 ▶ CD34$^+$CD38$^{+/-}$SRCs，およびCD34$^-$SRCsの頻度（限界希釈法）

13Lin$^-$CD34$^{+/-}$CD38$^{+/-}$細胞をIBMI法を用いてNOD/SCIDマウスに移植した．12週後にマウスを犠牲死させて骨髄中のヒトCD45$^+$細胞の生着率をFCMで解析した．解析データに基づいて，CD34$^+$CD38$^{+/-}$SRCs，およびCD34$^-$SRCsの頻度についてポアソン解析を行った．実線が頻度(weighted mean estimator)，破線は信頼限界を示す

（文献26より引用改変）

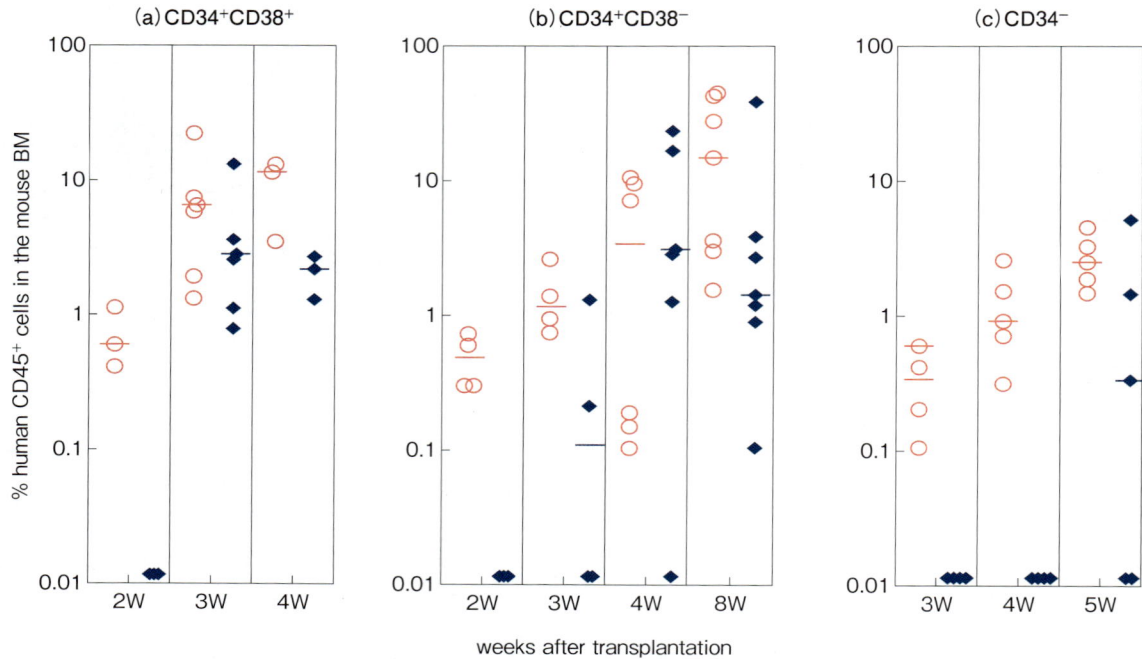

図8 ▶ CD34$^+$CD38$^{+/-}$ SRC，およびCD34$^-$ SRCsの in vivo 遊走動態
CD34$^+$CD38$^{+/-}$ SRC，およびCD34$^-$ SRCsをIBMI法でNOD／SCIDマウスに移植後，経時的に移植部位（左脛骨，○）と反対側（右脛骨，◆）より骨髄を吸引採取し，各々の部位におけるヒトCD45$^+$細胞の割合をFCMで測定した　　　（文献26より引用改変）

開始することが明らかになった。さらに，これら3つのクラスのSRCsをNOGマウスにIBMI法で移植して，6カ月間ヒト造血再構築パターンについて解析した。その結果，①CD34$^+$CD38$^+$ SRCは，移植後12週目以降に生着率が有意に低下すること，②CD34$^+$CD38$^-$ SRCとCD34$^-$ SRCは，ともに移植後6カ月間ヒトの造血を維持することが明らかにされた（**図9**）。以上より，CD34$^+$CD38$^+$ SRCは短期の造血再構築能を持ったSTR-SRC（short-term repopulating HSC）であり，一方，CD34$^+$CD38$^-$ SRCとCD34$^-$ SRCは，ともに長期造血再構築能を持った（より大きな自己複製能を持つ）LTR-SRC（long-term repopulating HSC）であることが明らかにされた。

この未分化なCD34$^-$ HSCの幹細胞特性を究明するためには，さらなる純化が必要である。そこで，従来の13種類のlineage抗体を用いる方法を改良し，新たに5種類のlineage抗体（抗CD11b，抗CD33，抗CD45RA，抗CD66c，抗CD127）を追加する18種類のlineage抗体を用いる方法を開発した[27]。本法を用いることにより，CD34$^-$ HSCの頻度は1/1,000まで高度に濃縮純化された。

ヒト未分化HSCの幹細胞特性の解明には，究極的にはその完全純化が必要である。そのためにはCD34$^-$ HSCの陽性分子マーカーの同定が必須である。我々は，ヒト臍帯血MNCより前述した18 lineage陰性（18Lin$^-$）細胞を分離し，この細胞分画における既知のHSCマーカー（接着分子などを含む）を網羅的にFACS解析することにより，CD133抗原がCD34$^{+/-}$ HSCの陽性分子マーカーであることを明らかにした（**図10**）[28]。重要なことは，すべてのCD34$^{+/-}$ SRC活性が，CD133$^+$細胞分画に認められたことである（**図11**）。限界希釈法によりその頻度を測定すると，18Lin$^-$CD34$^+$CD133$^+$細胞分画で1/99，18Lin$^-$CD34$^-$CD133$^+$細胞分画で1/142と計算された[4, 28]。

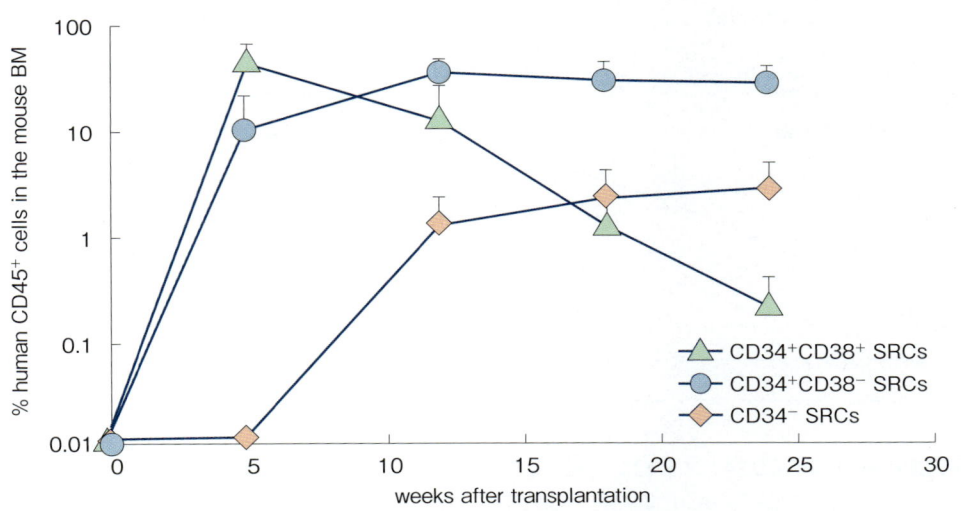

図9 ▶ CD34$^+$CD38$^{+/-}$ SRCおよびCD34$^-$ SRCsのNOGマウス移植後の *in vivo* 増殖分化動態
CD34$^+$CD38$^{+/-}$ SRCおよびCD34$^-$ SRCsをIBMI法でNOGマウスに移植後，経時的に移植部位と反対側（右脛骨）より骨髄を吸引採取し，ヒトCD45$^+$細胞の割合をFCMで測定した （文献26より引用改変）

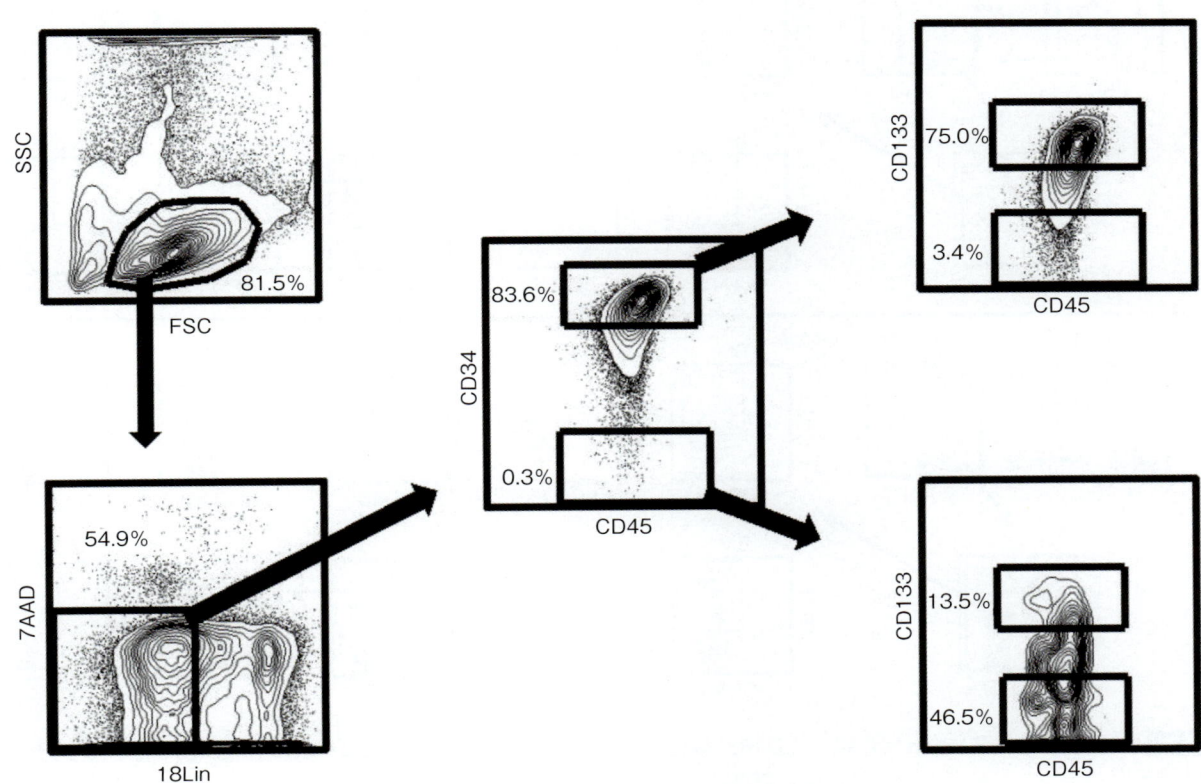

図10 ▶ ヒト臍帯血由来18Lin$^-$CD34$^{+/-}$細胞におけるCD133抗原の発現パターン
18Lin$^-$CD34$^+$細胞の75％前後，18Lin$^-$CD34$^-$細胞の14％前後がCD133抗原を発現していた （文献28より引用改変）

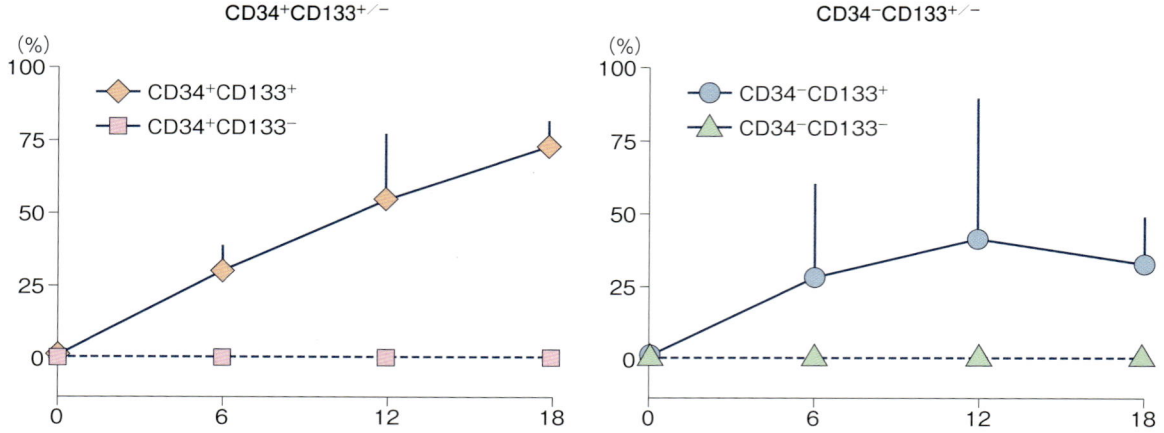

図11 ▶ ヒト臍帯血由来18Lin⁻CD34⁺/⁻CD133⁺/⁻細胞を移植したNOGマウスにおけるヒトCD45⁺細胞の経時的生着パターン

ヒト臍帯血より純化した各々5,000個の18Lin⁻CD34⁺/⁻CD133⁺/⁻細胞をIBMI法でNOGマウスの左脛骨内に移植し、移植6, 12, 18週間後に骨髄吸引法を用いて右脛骨内のヒトCD45⁺細胞の生着率を経時的に解析した。18Lin⁻CD34⁺/⁻細胞ともに、CD133⁺細胞のみが生着した

（文献28より引用改変）

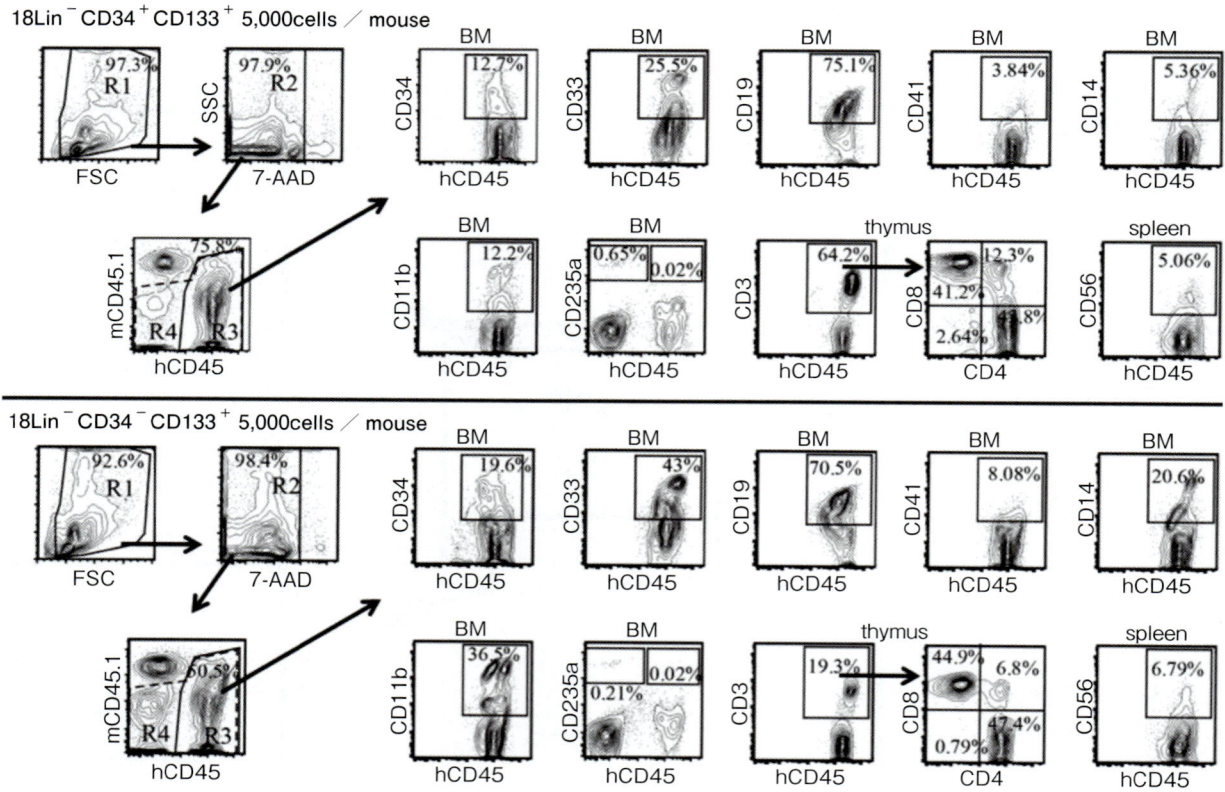

図12 ▶ ヒト臍帯血由来18Lin⁻CD34⁺/⁻CD133⁺細胞を移植したNOGマウスにおけるヒトCD34⁺/⁻ SRC（HSC）の多分化能

ヒト臍帯血より純化した各々5,000個の18Lin⁻CD34⁺/⁻CD133⁺細胞をIBMI法でNOGマウスの左脛骨内に移植し、移植18〜24週間後にマウスを犠牲死させて骨髄、脾臓、胸腺におけるヒトCD45⁺細胞の生着率、および多血球系統への分化能について解析した。CD34⁺/⁻CD133⁺ SRC（HSC）は、顆粒球・単球系（CD33, CD11b, CD14）、赤血球系（CD235a）、巨核球・血小板系（CD41）、およびリンパ球系（CD19, CD3, CD4, CD8, CD56）細胞への分化能を示した。また、未分化なHPC／HSCを含むCD34⁺細胞が維持・産生されていた

（文献28より引用改変）

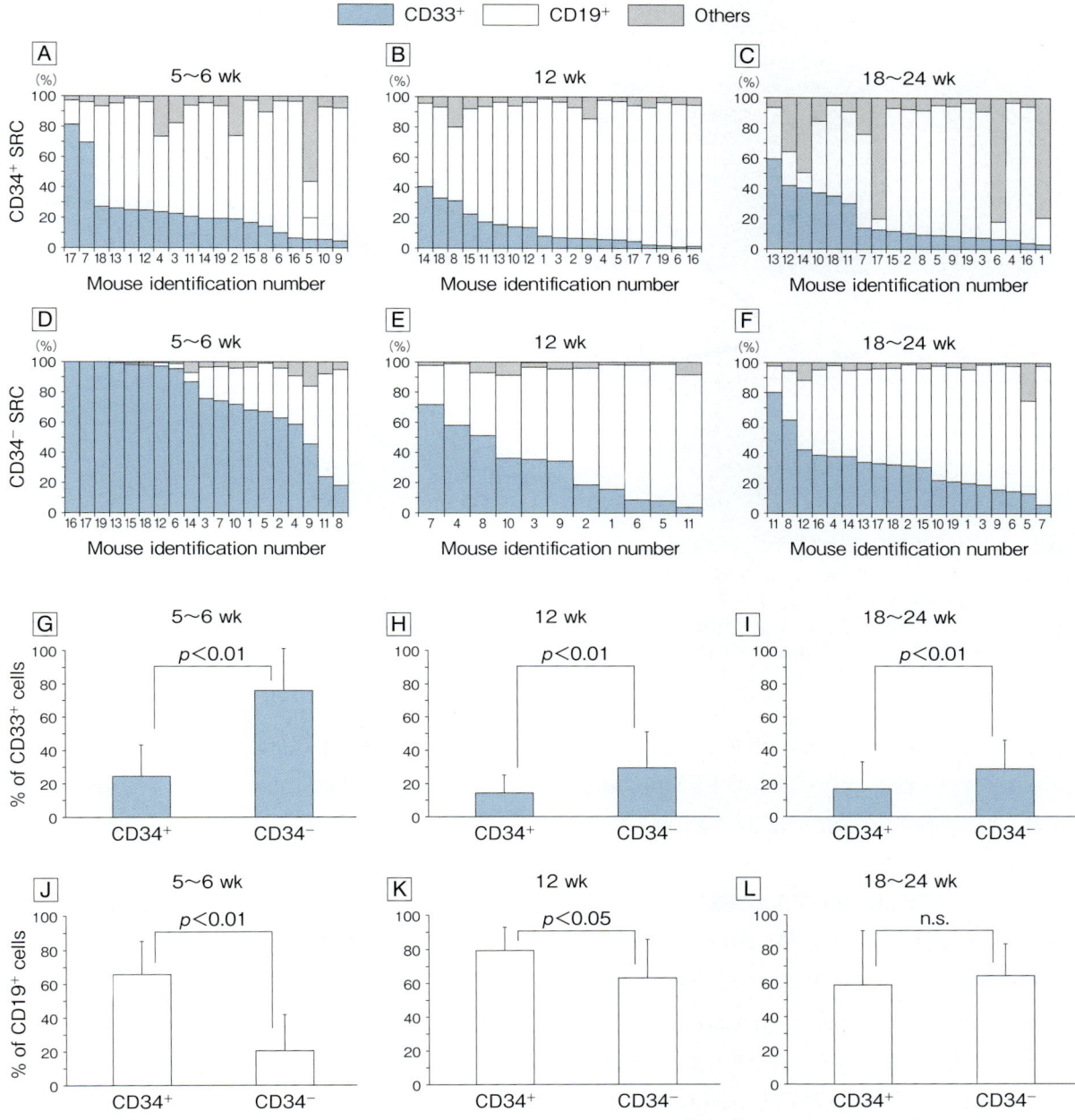

図13 ▶ ヒト臍帯血由来18Lin⁻CD34⁺/⁻細胞を移植したNOGマウスにおけるヒトCD45⁺細胞の経時的生着パターン

ヒト臍帯血より純化した各々5～50個のCD34⁺SRC，あるいは2～35個のCD34⁻SRCをIBMI法でNOGマウスの左脛骨内に移植し，移植24週目まで骨髄吸引法を用いて右脛骨内のヒトCD45⁺細胞の生着率を経時的に解析した．マウスは耳パンチ法で個体識別した．図の各カラム下段の数字はマウスの個体番号を示す．SRC数は，限界希釈法で測定した　　　（文献34より引用改変）

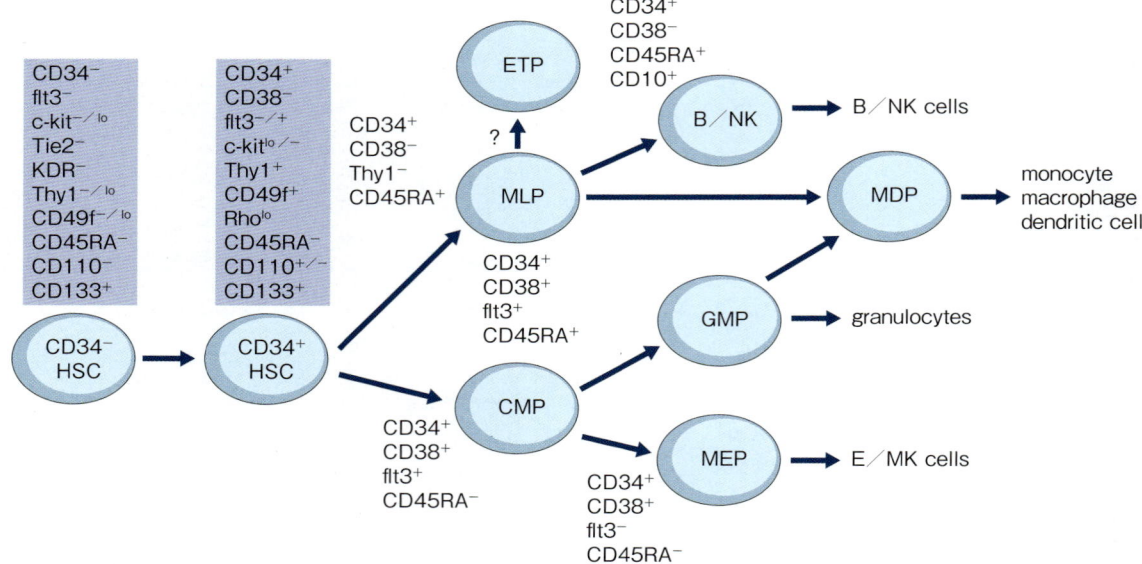

図14 ▶ ヒトHSCの新たな階層制モデルの提唱
これまでのヒトHSCに関する自験データ（文献2〜4, 14, 24, 26〜28, 33, 34）と文献データ（文献8, 18〜22）に基づいて，新たなヒトHSCに関する階層制モデルを示す．本モデルでは，我々が同定したCD34⁻HSCが，従来最も未分化と考えられていたCD34⁺CD38⁻HSCに比べて階層制上より上位のHSCであることを提唱している．その表面免疫特性は，CD34⁻flt3⁻c-kit⁻/lowTie2⁻KDR⁻Thy-1⁻/lowCD49f⁻/lowCD45RA⁻CD110⁻CD133⁺と考えられる
（文献4より引用改変）

これらの細胞5,000個をNOGマウスにIBMI法で移植すると，マウス骨髄において高いヒトCD45⁺細胞の生着と多血球系統への分化が確認された（**図12**）．

3. 新たなヒトHSC階層制モデルの提唱

最近，マウスHSCの分化経路に関して，巨核球系マーカーであるCD41陽性のHSCが，マウスHSCの階層制上頂点にあるmyeloid-biased LTR-HSCであることが報告されている[29, 30]．そして，未分化なHSCほどmyeloid系への分化能力が高いことも明らかにされている[31, 32]．このようにマウスHSCの本体の解明やその分化経路に関する研究は急速に進んでいる．一方，造血幹細胞移植の根幹をなすヒトHSCの本体に関しては，その陽性分子マーカーが不明なことや測定法の限界もあり，いまだ十分に明らかにされていない．

これまでの検討で，CD34⁻HSCからCD34⁺HSCが*in vitro*および*in vivo*で産生されることが示されたが，CD34⁺HSCからCD34⁻HSCが産生されることは確認できなかった[2]．その後の研究で，CD34⁻HSCが，従来最も未分化と考えられていたCD34⁺CD38⁻HSCに比べて，より高い増殖能力を持つこと[33]，細胞表面免疫特性が，Lin⁻CD45⁻/lowCD34⁻c-kit⁻flt3⁻であること[24]，CD34⁺CD38⁻HSCに比べて同等あるいはそれ以上の造血再構築能を持つこと[26]などを明らかにしている．

最近，我々は，ヒト臍帯血由来CD34⁺/⁻HSCを移植したNOGマウスを用いて長期（〜6カ月）の造血再構築能について経時的に骨髄吸引法で解析した．その結果，CD34⁻HSCを移植したマウス骨髄におけるCD33⁺細胞の比率は，CD34⁺HSCを移植したマウス骨髄に比べて有意に高いことが明らかになった[34]（**図13**）．また，同時にCD34⁻HSCがCD34⁺HSCに比べて高い巨核球系細胞への分化能を示すことも示された[34]．以上の研究成果に基づいて，CD34⁻HSCが，従来最も未分化とされていたCD34⁺CD38⁻

HSCと比べて，階層制上より上位の未分化HSCであるという新たなモデルを提唱している[3,4]（**図14**）。

7 おわりに

我々がIBMI法を用いて同定に成功したヒト臍帯血由来のCD34⁻ SRC（HSC）の生物学的特性について概説し，これらの未分化なHSCのHSCTにおける臨床的な意義について述べた。最近，既知のHSCマーカーをFACSで網羅的に解析し，CD133抗原がCD34⁻ HSCだけでなくCD34⁺ HSCの陽性分子マーカーであることを明らかにした[28]。その結果，CD34⁺/⁻SRC（HSC）は，18Lin⁻CD34⁺/⁻CD133⁺分画に，各々，1/99，1/142の頻度まで高度に濃縮純化された[4,28]。近い将来，CD133抗原に加えて新たな陽性分子マーカーが同定され（最近，ヒト肝臓中のCD34⁺CD38$^{low/-}$CD90⁺ HSC/HPCがGPI-80を発現していることが報告[35]されている），ヒト未分化HSCの超高度純化法の開発が可能になるものと予測される。その結果，ヒトHSCの本体や階層制が明らかになり，*ex vivo*におけるHSC増幅技術の開発など，HSC/HPCの効率的なHSCTへの応用をめざした開発研究が進展するものと期待される。

● 文献

1) Krause DS, et al : Blood. 1996 ; 87 : 1-13.
2) Wang J, et al : Blood. 2003 ; 101 : 2924-31.
3) Sonoda Y : J Autoimmun. 2008 ; 30 : 136-44.
4) Sonoda Y : Human CD34-negative hematopoietic stem cells. Adult Stem Cell Therapies : Alternatives to Plasticity. Ratajczak M, ed. Humana Press, 2014, p53-77.
5) Goodell MA, et al : Exp Med. 1996 ; 183 : 1797-806.
6) Goodell MA, et al : Nature Med. 1997 ; 3 : 1337-45.
7) Osawa M, et al : Science. 1996 ; 273 : 242-5.
8) Larochelle A, et al : Nature Med. 1996 ; 2 : 1329-37.
9) Zhou S, et al : Nature Med. 2001 ; 7 : 1028-34.
10) Zhou S, et al : Proc Natl Acad Sci USA. 2002 ; 99 : 12339-44.
11) Sakabe H, et al : Leukemia. 1998 ; 12 : 728-34.
12) Flake AW, et al : Blood. 1999 ; 94 : 2179-91.
13) Sonoda Y, et al : Proc Natl Acad Sci USA. 1988 ; 85 : 4360-4.
14) Takahashi M, et al : Functional significance of MPL expression in the human primitive hematopoietic stem cell compartment. The 54th ASH Annual Meeting (abstract 1195), Atlanta, USA, December 8, 2012.
15) Seita J, et al : Proc Natl Acad Sci USA. 2007 ; 104 : 2349-54.
16) Sonoda Y, et al : Blood. 1994 ; 84 : 4099-106.
17) Kawashima I, et al : Blood. 1996 ; 87 : 4136-42.
18) Hogan CJ, et al : Proc Natl Acad Sci USA. 2002 ; 99 : 413-8.
19) Yahata T, et al : Stem Cells. 2008 ; 26 : 3228-36.
20) McKenzie JL, et al : Blood. 2007 ; 109 : 543-5.
21) Majeti R, et al : Stem Cell. 2007 ; 1 : 635-45.
22) Notta F, et al : Science. 2011 ; 333 : 218-21.
23) Kato S, et al : Bone Marrow Transplant. 2001 ; 28 : 587-95.
24) Kimura T, et al : Stem Cells. 2007 ; 25 : 1348-55.
25) Adolfsson J, et al : Cell. 2005 ; 121 : 295-306.
26) Kimura T, et al : Leukemia. 2010 ; 24 : 162-8.
27) Ishii M, et al : Exp Hematol. 2011 ; 39 : 203-13.
28) Takahashi M, et al : Leukemia. 2014 ; 28 : 1308-15.
29) Gekas C, et al : Blood. 2013 ; 121 : 4463-72.
30) Sanjuan-Pla A, et al : Nature. 2013 ; 502 : 232-6.
31) Morita Y, et al : J Exp Med. 2010 ; 207 : 1173-82.
32) Dykstra B, et al : Cell Stem Cell. 2007 ; 1 : 218-29.
33) Kimura T, et al : Int J Hematol. 2004 ; 79 : 328-33.
34) Matsuoka Y, et al : Blood Cancer J. 2015 ; 5 : e290.
35) Prashad SL, et al : Cell Stem Cell. 2015 ; 16 : 1-8.

第2章 B　造血幹細胞ニッチ

田久保圭誉

1 はじめに

　陸生哺乳類の成体型の造血は，骨髄で造血幹細胞によって担われる。造血幹細胞は胎生期に背側大動脈の腹側壁の血管内皮細胞の一部（造血性血管内皮細胞；hemogenic endothelium）から出現する。その後，造血幹細胞は胎盤を通過した後に胎児肝へと移行して増殖しながら血球を産生し，出生前後には主に骨髄に移行する。骨髄では造血幹細胞は自身の細胞周期を静止期（G0期）にとどめながら，必要に応じて分裂し，分化血球を生み出すことで造血恒常性が維持されている。また，髄外造血においては脾臓で造血幹細胞は維持されると考えられている。すなわち，生涯にわたって造血が維持されるためには造血幹細胞が保持している自己複製能と多分化能がそれぞれの臓器で適切に維持されることが肝要である。こうした造血幹細胞維持に機能している微小環境はニッチと総称され，1978年にコンセプトが提案された[1]。今ではニッチはニッチ細胞と，主にニッチ細胞から供給されるサイトカインやケモカインといったニッチ因子から構成されて，造血幹細胞の増殖や分化血球産生，あるいは体内動態を制御することが知られている。本項では近年明らかになってきた造血幹細胞ニッチを構成する各種の要素について紹介し，それぞれが果たす機能について概説する。

2 骨髄の血管支配

　組織微小環境の恒常性を保つ重要な構成要素は血管である。造血幹細胞ニッチのある骨髄は分化血球をはじめとする多様な細胞種で満たされており，組織学的にはランドマークに乏しいように見える。しかし，血管を軸にとらえると比較的シンプルな構造としてとらえられる。骨髄の栄養動脈は，骨近傍から皮質骨を貫いて骨髄へ進入し，そこから細動脈へと分岐する。一部の動脈は皮質骨内を栄養した後に骨髄内に分布する。これらの動脈は骨髄内で分岐して細動脈となり，そこからさらに分枝する移行血管を経て，洞様毛細血管に合流する[2,3]。洞様毛細血管は基底膜を欠き，内皮細胞は開窓している。このため，分化血球の循環血と骨髄との相互移行がしやすい構造をとっている。洞様毛細血管は最終的に中心静脈へと集約され，皮質骨から骨の外へと流れていく。こうした骨髄の血管ネットワークの間隙を血球や，間葉系の骨芽細胞や脂肪細胞などの各種の細胞が埋めている。これまで骨髄の造血幹細胞ニッチには骨芽細胞性ニッチと血管性ニッチの2種類のモデルが存在するとして研究が進められてきた。

3 骨芽細胞性ニッチモデル

　骨芽細胞性ニッチは，内骨膜を裏打ちし骨形成に寄与する骨芽細胞を中心とした環境を造血幹細胞のニッチとしてとらえるモデルである（図1）。このモデルが脚光を浴びたのは，骨芽細胞が増加するマウスモデルでは造血幹細胞の数が増加することが報告されたことによる[4,5]。特に，骨芽細胞の中でもN-cadherin陽性のSNO細胞（spindle-shaped N-cadherin-positive osteoblast）と呼ばれる骨芽細胞の亜集団に細胞周期が静止状態の造血幹細胞が自身の発現するN-cadherinを介して接着している像が免疫染色か

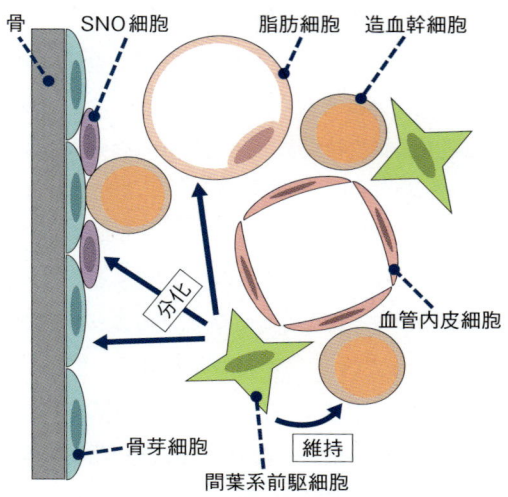

図1 ▶ 造血幹細胞ニッチを構成する間葉系細胞
骨髄の血管内皮細胞や間葉系系譜の間葉系前駆細胞はニッチ因子を造血幹細胞に供給して，造血幹細胞の維持に機能する。そこから分化する骨芽細胞や脂肪細胞，骨芽細胞のサブタイプであるSNO細胞は造血幹細胞のニッチの要素として機能すると考えられている

ら観察され，造血幹細胞のニッチとして骨芽細胞の重要性が示唆された[5]。これは，ショウジョウバエの生殖幹細胞ニッチでもcadherinを介してニッチ細胞と生殖幹細胞が接着していることが示されていることから[6]，種間で保存された幹細胞ニッチのリーズナブルなモデルとして当初は受け止められた。しかし，N-cadherinの発現をモニターできるマウスモデルを用いた検討から，骨髄細胞のうち，N-cadherinを発現しない細胞のみが幹細胞活性を持つこと，造血幹細胞にN-cadherinの発現が検出できないことが報告された[7]。さらに，Mx1-Creを用いて造血幹細胞も含む細胞でN-cadherin遺伝子を後天的に欠失させたマウスモデルが造血幹細胞異常を呈さないことや[8]，骨芽細胞系列でN-cadherinを欠失したマウスモデルでは，軽度の骨形成異常は呈するものの，造血幹細胞には異常がないことが報告されている[9, 10]。

一方，造血幹細胞ニッチ因子として不可欠であるSCFやケモカインCXCL12を骨芽細胞系統で欠失させたマウスでも，骨髄内の造血幹細胞の数や機能にはほとんど変化がないことが示されている[11-13]。これらに加えて，骨芽細胞が減少するマウスでも骨髄の造血幹細胞は減少しないことが報告された[7, 14]。こうした遺伝学的な解析結果を総合すると，定常状態の骨髄の造血幹細胞全体への骨芽細胞性ニッチ単体の寄与は限定的であると考えられる。

一方，G-CSFによる骨髄から末梢への造血幹細胞の動員の際は，骨芽細胞性ニッチは重要な機能を果たしている。G-CSF投与によって骨髄に分布する交感神経系を介した骨芽細胞機能の低下とCXCL12発現低下が誘導されることが主要なメカニズムであることが知られている[15]。すなわち骨芽細胞性ニッチは定常状態以外で急性のストレスに応答することが必要な状況で幹細胞動態を制御しているニッチとして機能する。骨芽細胞はWntシグナルなどを介して後述するニッチ細胞・間葉系前駆細胞の機能を調整することも知られており[16]，骨髄全体のニッチ機能の維持や調節を行っていると思われる。骨芽細胞でSCFを欠損させたマウスでは定常時のリンパ球系の前駆細胞数が減少しており[11]，定常状態で骨芽細胞は前駆細胞のニッチとして機能する。

4 2つの血管性ニッチとその拡張

マウスの骨髄切片を造血幹細胞の表面マーカーに対する抗体で染色してその局在を検討すると，CD150陽性で分化マーカー陰性の造血幹細胞は必ずしも骨芽細胞近傍の内骨膜領域に存在するわけではなく，骨髄全体に局在し，とりわけ血管に接触していることが報告された[17]。この観察結果に基づいて骨芽細胞性ニッチと対比して「血管性ニッチ」という概念が提唱された(図1)。

血管性ニッチの主要な構成要素としては血管内皮細胞そのものと，血管内皮細胞の周囲に存在する間葉系前駆細胞である。骨髄血管内皮細胞からはニッチ因子SCFやCXCL12が発現しており，血管内皮でこれらの遺伝子を欠損させると，骨髄の造血幹細胞の数が減

少する[11-13]。血管再生を阻害すると骨髄再生が抑制されることから骨髄の再生過程にも重要な役割を果たす[18]。

血管周囲の構造に目を向けると，骨髄の洞様血管近傍には脂肪細胞や骨芽細胞への分化能を保持した間葉系前駆細胞が存在しており，透明化した骨髄の精緻なイメージング解析から造血幹細胞は間葉系前駆細胞に接して存在すると報告されている[19]。これらの間葉系前駆細胞はCXCL12やSCF，Ang-1，Vcam1，Spp1といったニッチ因子を豊富に発現し，造血幹細胞維持に重要な機能を果たしている[20,21]。また，間葉系前駆細胞は細胞表面にアディポカインであるLeptinの受容体（LepR）を発現している[22]。間葉系前駆細胞から分化する骨髄の白色脂肪細胞は造血幹細胞の増殖に抑制的に作用することが報告されており[23]，間葉系前駆細胞の脂肪化の防止とニッチ機能の維持には転写因子FoxC1が必要であることも知られている[24]。また，骨髄にはサイトカインを産生する褐色脂肪細胞様の脂肪細胞も存在しているという報告もあることから[25]，間葉系前駆細胞からの脂肪細胞への分化制御も重要なニッチの制御機構となると考えられる。

一方，洞様血管と異なり骨髄の細動脈はNG2陽性の周皮細胞によって覆われている。このNG2陽性細胞はLepRはFACS上陰性である一方，間葉系前駆細胞としての特性を保持している[26]。また，洞様血管内皮近傍の間葉系前駆細胞よりも造血幹細胞ニッチ因子の発現が高く，細胞周期がより静止状態で，同様に細胞周期がより静止状態の造血幹細胞が近傍に局在していることが見出された。さらにNG2陽性細胞を除去すると骨髄の造血幹細胞数が減少することから，機能的な造血幹細胞のニッチ細胞であることが示唆されている[26]。造血幹細胞とこれらの間葉系前駆細胞サブセットの平均距離を測定すると，洞様血管内皮と造血幹細胞の距離は平均14.8μm，細動脈内皮と造血幹細胞との距離は平均52.0μmであり，動脈内皮と造血幹細胞の接着を介したシグナルがどの程度必要であるかについても興味が持たれる。ただしNG2-CreERT マウスを用いた細胞系譜解析では間葉系細胞が標識されないことや，全骨髄イメージングによる造血幹細胞の局在データとは差異があることから[19,22]，今後これらの細胞系譜や特性についてのさらなる解析が必要であると思われる。

骨髄血管近傍には神経線維とそれに付随するミエリン鞘を形成しないシュワン細胞が並走する。この非ミエリン型シュワン細胞は造血幹細胞のニッチ細胞であると考えられている。骨髄の非ミエリン型シュワン細胞は，骨髄に豊富に存在する不活性型のTGF-βを活性化し，造血幹細胞の細胞周期を静止期化する機能を果たすことが示唆されている[27]。このように血管内皮細胞だけでなく，血管の近傍に局在する種々の細胞が造血幹細胞を維持するニッチとして重要な役割を果たしていると考えられる。ヒト骨髄では血管近傍のCD146陽性の骨芽細胞へと分化する未分化間葉系細胞が造血幹細胞ニッチとして機能することが示唆されており[28]，マウスで見出されたニッチ細胞との位置づけについても興味が持たれる。

こうした血管性ニッチの概念は現在，骨髄以外の造血臓器に拡張されつつある。髄外造血においては脾臓に造血幹細胞が出現し，髄外造血がみられる。マウスモデルの解析から脾臓では赤脾髄の血管内皮細胞がニッチ因子SCFを，そこに随伴する転写因子Tcf21陽性の間質細胞はSCFとCXCL12を発現しており，いずれも髄外造血の際のニッチとして重要な機能を果たすことが見出された[29]。シクロホスファミドとG-CSFによって脾臓で髄外造血を誘導した際にはTcf21陽性間質細胞が増殖することで造血幹細胞を脾臓へ誘導していた。

一方，Tcf21陽性間質細胞由来のSCFは妊娠や出血後の脾臓での髄外造血や赤血球産生に必要であることも見出された。骨髄の間葉系前駆細胞はLepR陽性でTcf21は陰性であるが，Tcf21陽性間質細胞はLepRは陰性であることから，これら2種類のニッチ細胞の性状の違いや発生由来についての解析が待たれる。胎児肝における造血幹細胞ニッチとしては

Neuropilin-1陽性の動脈周囲にあるNG2陽性の周皮細胞が機能していることが見出された[30]。このように様々な状況や時期において，血管周囲の環境は造血幹細胞に重要なニッチとなることが報告されている。

5 造血幹細胞ニッチとしての分化血球

これまで述べてきたような間葉系を中心とするニッチ細胞は骨髄の中で非常に少ない分画である。一方，骨髄の大半を占めるのは血球細胞であるため，骨髄の中で造血幹細胞が直接接触している細胞の多くも血球細胞である。この実例として我々を含むグループは，巨核球はCXCL4やTGF-β，TPOといった分泌性因子を造血幹細胞に供給して，造血幹細胞の静止状態を維持することを見出した（図2）[31-34]。実際，巨核球を除去したマウスモデルでは，造血幹細胞の細胞周期の静止状態が失われていることが見出されている（図2）。また，造血ストレス後は巨核球からのFGF1が造血幹細胞の増殖を誘導する[31]。このように分化血球細胞が直接的な造血幹細胞のニッチとして機能すると分化血球細胞の産生に都合が良い。すなわち，ニッチとして機能する分化血球が喪失されると造血幹細胞の静止状態と未分化性が失われ，その結果分化血球の産生が可能となる。これは造血幹細胞の基本的な役割である分化血球細胞の供給という目的にもかなう。また，マクロファージや破骨細胞，制御性T細胞は造血幹細胞ニッチの環境を整備したり，末梢への動員に機能したりすることが報告されている（図2）[35-38]。

6 ニッチ因子としての低酸素環境

骨髄は前述したように血管は豊富であるが低酸素であることが知られている。これは，骨を貫いて骨髄を灌流する栄養動脈が限られているために血流が限定されていること，それに加えて血球細胞が旺盛な酸素消費をすることなどによると考えられている。実際，二光子顕微鏡と酸素分圧プローブを用いて骨髄内の酸素分圧を直接計測した研究から，骨髄は全体的に低酸素環境（＜32mmHg）であり，その中でも細動脈とその近傍では酸素分圧がやや高く（血管内：

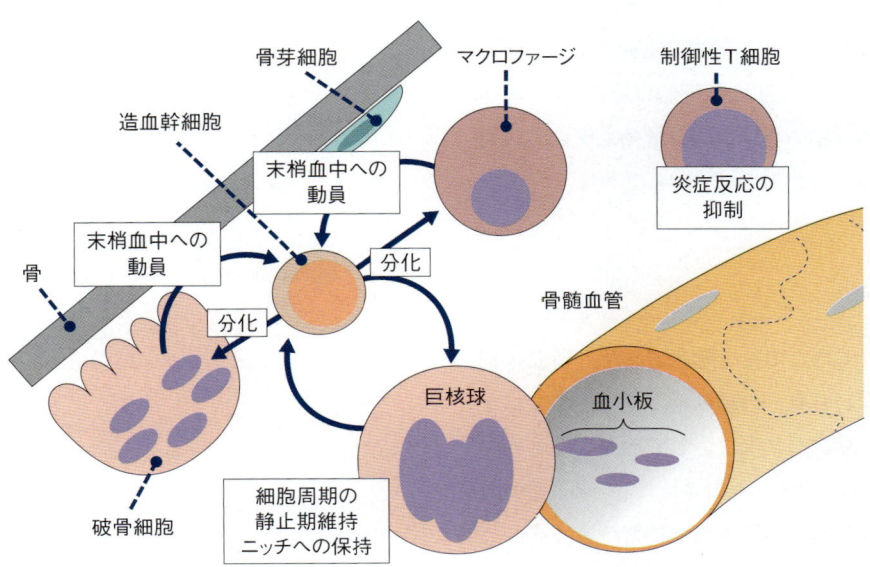

図2 ▶ "分化細胞ニッチ"による造血幹細胞制御
分化血球も造血幹細胞のニッチ細胞として機能する。巨核球は造血幹細胞の細胞周期静止期維持やニッチへの保持を行う。破骨細胞やマクロファージは造血幹細胞の末梢への動員を制御する。制御性T細胞は炎症反応を抑制することでニッチ環境を維持する

平均21.9mmHg，血管外：平均13.5mmHg），洞様血管内皮とその近傍ではそれよりわずかに酸素分圧が低い（血管内：平均17.7mmHg，血管外：平均9.9mmHg）ことが示された[39]。

骨髄の低酸素環境は低酸素誘導転写因子HIF-1α（hypoxia-inducible factor-1α）を介して造血幹細胞に感知され，低酸素応答を誘導する。通常の大気中の酸素分圧では酸素とα-ケトグルタル酸依存性の酵素であるプロリン水酸化酵素PhdによってHIF-1α蛋白の酸素依存性分解ドメインのプロリン残基が水酸化される。この水酸化プロリン残基はE3ユビキチンリガーゼであるVHLによって認識され，その結果HIF-1α蛋白はユビキチン・プロテアソームシステムによって分解される。骨髄の細動脈近傍あるいは洞様血管近傍ではPhdが酵素活性を失いHIF-1αの蛋白が安定化するために十分に低い酸素分圧（<32mmHg）である。実際，ほとんどの造血幹細胞がHIF-1α蛋白を安定化している上，骨髄で低酸素マーカーpimonidazoleで染まる部位は点在していて帯状や島状の領域を形成しているわけではない[40,41]。こうした観察結果は骨髄に特定の低酸素部位やゾーン，あるいは「低酸素ニッチ」が存在するというよりは，ニッチを含む骨髄全体がそもそも低酸素環境であると考えるほうが妥当であろう。造血幹細胞はHIF-1αの活性化を介して細胞周期の静止状態や解糖系優位の代謝特性をとっていることが知られている[40,42]。

7 おわりに

これまで得られてきた知見を総合すると，造血幹細胞ニッチとは必ずしも単一の細胞種が担うものではなく，様々なニッチ細胞が状況に応じて造血幹細胞の数や機能を制御するものであると考えられている。造血幹細胞ニッチの変調が造血器腫瘍発症に寄与すること[43]や，感染などのストレス負荷で大きく変化すること[44]が示されている。すなわち，造血幹細胞ニッチの維持と破綻のダイナミズムを精密に理解することは各種病態の治療法の一助となることが期待される。

● 文献

1) Schofield R : Blood Cells. 1978 ; 4(1-2) : 7-25.
2) Li XM, et al : Circulation. 2009 ; 120(19) : 1910-8.
3) Morikawa T, et al : Pflugers Arch. 2015 Oct 21, [Epub ahead of print]
4) Calvi LM, et al : Nature. 2003 ; 425(6960) : 841-6.
5) Zhang J, et al : Nature. 2003 ; 425(6960) : 836-41.
6) Losick VP, et al : Dev Cell. 2011 ; 21(1) : 159-71.
7) Kiel MJ, et al : Cell Stem Cell. 2007 ; 1(2) : 204-17.
8) Kiel MJ, et al : Cell Stem Cell. 2009 ; 4(2) : 170-9.
9) Greenbaum AM, et al : Blood. 2012 ; 120(2) : 295-302.
10) Bromberg O, et al : Blood. 2012 ; 120(2) : 303-13.
11) Ding L, et al : Nature. 2012 ; 481(7382) : 457-62.
12) Ding L, et al : Nature. 2013 ; 495(7440) : 231-5.
13) Greenbaum A, et al : Nature. 2013 ; 495(7440) : 227-30.
14) Yu VW, et al : J Exp Med. 2015 ; 212(5) : 759-74.
15) Katayama Y, et al : Cell. 2006 ; 124(2) : 407-21.
16) Wan Y, et al : Bone. 2013 ; 55(1) : 258-67.
17) Kiel MJ, et al : Cell. 2005 ; 121(7) : 1109-21.
18) Hooper AT, et al : Cell Stem Cell. 2009 ; 4(3) : 263-74.
19) Acar M, et al : Nature. 2015 ; 526(7571) : 126-30.
20) Méndez-Ferrer S, et al : Nature. 2010 ; 466(7308) : 829-34.
21) Omatsu Y, et al : Immunity. 2010 ; 33(3) : 387-99.
22) Zhou BO, et al : Cell Stem Cell. 2014 ; 15(2) : 154-68.
23) Naveiras O, et al : Nature. 2009 ; 460(7252) : 259-63.
24) Omatsu Y, et al : Nature. 2014 ; 508(7497) : 536-40.
25) Nishio M, et al : Cell Metab. 2012 ; 16(3) : 394-406.
26) Kunisaki Y, et al : Nature. 2013 ; 502(7473) : 637-43.
27) Yamazaki S, et al : Cell. 2011 ; 147(5) : 1146-51.
28) Sacchetti B, et al : Cell. 2007 ; 131(2) : 324-36.
29) Inra CN, et al : Nature. 2015 ; 527(7579) : 466-71.
30) Khan JA, et al : Science. 2016 ; 351(6269) : 176-80.
31) Zhao M, et al : Nat Med. 2014 ; 20(11) : 1321-6.
32) Bruns I, et al : Nat Med. 2014 ; 20(11) : 1315-20.
33) Nakamura-Ishizu A, et al : Biochem Biophys Res Commun. 2014 ; 454(2) : 353-7.
34) Nakamura-Ishizu A, et al : J Exp Med. 2015 ; 212(12) : 2133-46.
35) Winkler IG, et al : Blood. 2010 ; 116(23) : 4815-28.
36) Chow A, et al : J Exp Med. 2011 ; 208(2) : 261-71.
37) Kollet O, et al : Nat Med. 2006 ; 12(6) : 657-64.
38) Fujisaki J, et al : Nature. 2011 ; 474(7350) : 216-9.
39) Spencer JA, et al : Nature. 2014 ; 508(7495) : 269-73.
40) Takubo K, et al : Cell Stem Cell. 2010 ; 7(3) : 391-402.
41) Nombela-Arrieta C, et al : Nat Cell Biol. 2013 ; 15(5) : 533-43.
42) Takubo K, et al : Cell Stem Cell. 2013 ; 12(1) : 49-61.
43) Raaijmakers MH, et al : Nature. 2010 ; 464(7290) : 852-7.
44) Kobayashi H, et al : Cell Rep. 2015 ; 11(1) : 71-84.

第2章 造血幹細胞を制御する遺伝子

C1 ポリコーム遺伝子ほかエピジェネティクス制御遺伝子

仁田英里子，岩間厚志

1 はじめに

50年にわたる幹細胞研究によって我々は造血幹細胞について多くを理解してきたが，最近の研究解析技術の革新により，今まで知りえなかった造血幹細胞の新しい側面を目にしつつある。近年の研究の中で，幹細胞の維持・制御に非常に重要であることが明らかになったもののひとつに，エピジェネティクス関連因子がある。エピジェネティクスとは，遺伝子配列の変化を伴わずにその転写や発現を制御するメカニズムであり，エピジェネティクス関連因子には大きく分けてDNAメチル化制御因子・ヒストン修飾因子・クロマチン再構築因子のほか非翻訳RNAなどが含まれる。遺伝子改変マウスを用いた造血幹細胞解析や疾患モデルマウスの解析，また次世代シーケンサーなどを用いた造血器疾患の網羅的遺伝子解析を通じて，これらのエピジェネティクス関連因子のいずれもが，造血組織の恒常性維持やその破綻からなる疾患の発症に密接に関連することが明らかになっている。本項では，ポリコーム群複合体を中心に，これらのエピジェネティクス関連因子による造血幹細胞の維持制御機構からその造血器腫瘍への関与まで，現在知られている知見について概説する。

2 造血幹細胞の維持と分化制御

エピジェネティクス制御機構は，多くの遺伝子群の発現をダイナミックに変化させる。そのため特にその真価を発揮するのが，発生における胚の運命決定や細胞の分化に伴う系統決定である。組織幹細胞を維持するには幹細胞特異的な遺伝子群の発現を維持するとともに，白血球・赤血球・血小板などの系統特異的遺伝子群の発現を抑制する必要があり，それぞれの分化細胞を適宜供給するためには，その反対の制御が必要となる。エピジェネティクス関連因子は，このような複雑な遺伝子発現を同時進行的かつ動的に制御していると考えられ，そこに関与する因子が1つでも欠落すれば，組織の恒常性制御全体を失いかねないことが容易に想像される。

1. DNAメチル化修飾因子

DNAのメチル化は転写の抑制に関わる化学修飾であり，DNAメチル化酵素（DNA methyltransferase；DNMT）がDNAに直接メチル基を付加する。DNAメチル化は長い間不可逆な現象と考えられていたが，ten-eleven-translocation（TET）ファミリー蛋白質が5-メチルシトシン（5-mC）を5-水酸化メチルシトシン（5-hmC）へと変換する活性を持つことが発見され，DNAからメチル基が除去される機序が明らかとなった（図1）。DNAメチル化を受ける部位やその量は細胞の分化に伴ってダイナミックに変化することが知られ[1]，造血細胞の分化決定にはDNAメチル化および脱メチル化の双方が協調して機能する。

DNMTにはDNMT1, 3A, 3Bがある。DNMT1はメチル化の維持を担う酵素であり，*Dnmt1*を欠損した造血幹細胞では*Gata1*, *Id2*, *Cebpa*などの骨髄球系前駆細胞に関連する遺伝子の発現が亢進し，骨髄球の異常な増加をきたす。DNMT3Aはメチル化を新規に付加する酵素であり，造血幹細胞で欠損すると分化が阻害され，造血幹細胞分画の増加を引き起こ

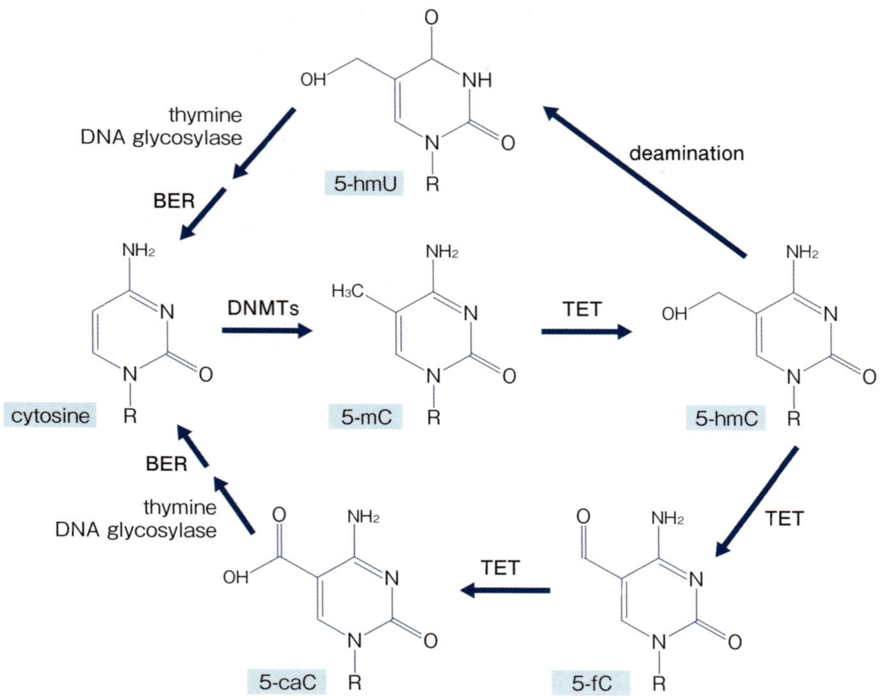

図1 ▶ TETファミリー蛋白質による脱メチル化機構

す。この際，*Runx1*，*Gata3*など一部の造血幹細胞機能を制御する遺伝子群のプロモーター領域は低メチル化傾向にあり，発現が亢進している。その一方，一部の血球分化を促進する遺伝子群においてはプロモーター領域の高メチル化を認め，発現が抑制されている。したがってDNMT3Aは造血幹細胞特異的遺伝子をメチル化によって抑制し，分化プログラムを煽動する機能を有するものと考えられる[2]。また*Dnmt3a*単独欠損マウスは長期観察後に様々な造血器腫瘍を発症することも報告されている[3]。

近年，TET2が造血幹細胞の自己複製に非常に重要な役割を担っていることが明らかにされてきた[4]。TET2の機能喪失マウスでは，造血幹細胞の自己複製能の増強，造血前駆細胞の増加，顆粒球系への分化傾向などがみられる[5]。*Tet2*変異により5-hmCレベルは明らかに低下するが，プロモーター領域のみならずエンハンサー領域のメチル化制御にもTET2は関与すると考えられており，*Tet2*変異によるDNAメチル化異常がどのように造血幹細胞の増殖優位性につながるのか解明が待たれるところである。

2. ヒストン修飾 — トライソラックス群複合体とポリコーム群複合体

DNAメチル化とともに造血幹細胞の自己複製と分化制御に不可欠なエピジェネティクスマークが，ヒストンにメチル基などを付加するヒストン修飾である。特にトライソラックス群（trithorax group；TrxG）複合体によるヒストン修飾H3K4me3とポリコーム群（polycomb group；PcG）複合体によるヒストン修飾H3K27me3は幹細胞の多分化能制御への関与が知られている[6, 7]。

PcG複合体には主にpolycomb repressive complex（PRC）1およびPRC2の2種類が存在し，PRC1はPcG蛋白質であるBMI/MEL18のほかCBX，RING1Bなど，一方のPRC2はヒストンメチル化酵素本体であるEZH2のほかEED，SUZ12などから構

成されている（図2）。一般的には，はじめにPRC2が標的遺伝子座に結合してEZH2がH3K27をトリメチル化し，これをCBXが認識してPRC1がリクルートされ，ユビキチンE3リガーゼであるRING1BがヒストンH2AK119をモノユビキチン化することにより，転写伸長の阻害とクロマチン凝集を引き起こして転写を抑制的に制御すると考えられている。最近の研究では古典的なPRC1とは構成要素の異なるcanonical PRC1によりPRC2に先行してPRC1によるヒストン修飾が生じる機構も示唆されており，ポリコーム複合体による遺伝子発現制御はより複雑なものであることが明らかにされつつある（図3）[8]。一方でTrxGはヒストンメチル化酵素であるMLLなどから構成され，ヒストンH3K4をトリメチル化して転写活性化に働く。PcGとTrxGは転写に対して拮抗的に作用することから，これらの因子群のバランスは標的遺伝子の発現制御に重要である。

① トライソラックス・ポリコーム群複合体による幹細胞の多能性維持

幹細胞は分化多能性を維持するため，細胞内外のシグナルに対応してあらゆる方向の細胞運命の決定・細胞分化を速やかに開始しうる状態，すなわち可逆的な発現抑制状態に分化制御遺伝子を制御している。このメカニズムとして，分化誘導に伴い転写が活性化される転写因子やシグナル分子のプロモーター領域にPRC2による転写抑制化（H3K27me3）とTrxGによる活性化（H3K4me3）の相反するヒストン修飾が共存することがES細胞において報告され，こ

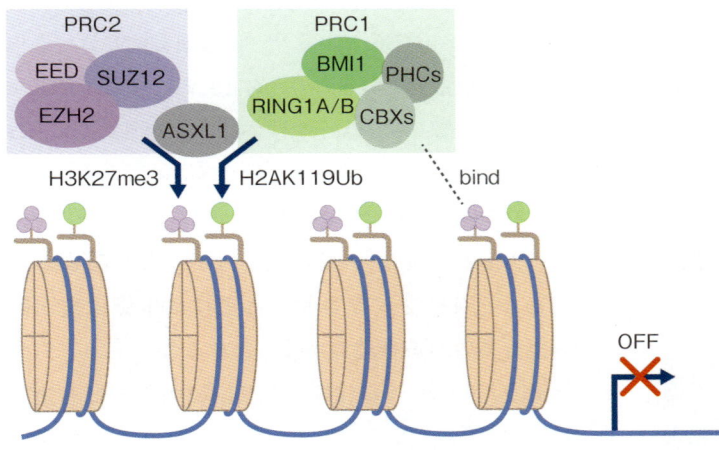

図2 ▶ ポリコーム複合体によるエピジェネティクス発現抑制制御
PRC2がクロマチンにリクルートされると，EZH1/2によりヒストンH3のリジン27（H3K27）がトリメチル化される。その後PRC1がCBXサブユニットを介してトリメチル化H3K27に結合し，RING1BがヒストンH2Aのリジン119（H2AK119）をモノユビキチン化する

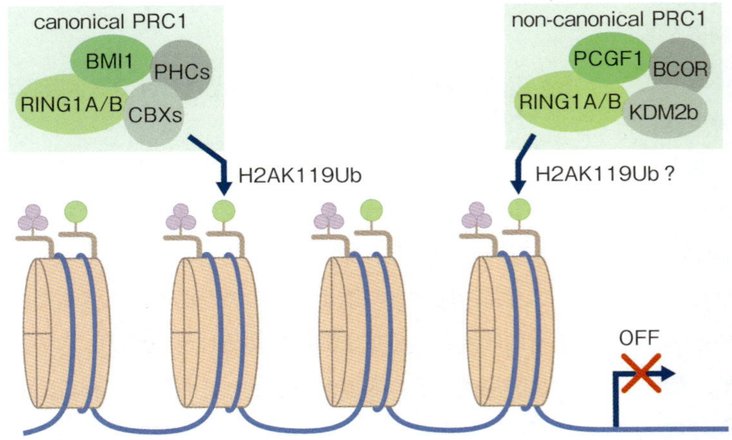

図3 ▶ canonical PRC1およびnon-canonical PRC1
最近，古典的なPRC1（canonical PRC1）とは異なる構成要素からなる代替的PRC1（non-canonical PRC1）の存在がES細胞で同定された。non-canonical PRC1はPRC2およびH3K27トリメチル化に依存せず標的遺伝子にリクルートされることが明らかになったが，その詳細な機序はいまだ不明である

のような領域はbivalent domainと呼ばれる[9-11]。bivalent domainの大半はPRC1によるヒストン修飾H2AK119Ub1も付加されている[12]。bivalent domainには転写開始型RNAポリメラーゼII（S5-RNAP）が共局在するものの転写伸長型（S2-RNAP）は排除されており，つまり分化制御遺伝子は転写開始状態つまりアクセルを踏み込みつつも，転写伸長反応は抑制されブレーキが同時に踏み込まれている状態と例えられる。ES細胞が分化シグナルを受けるとTrxGとPcGによるヒストン修飾のバランスが変化し，標的遺伝子発現のON/OFFが制御されて分化方向性が決定される。したがって分化に伴いbivalent domainは減少する。

造血幹細胞においても血球分化を制御する遺伝子領域にbivalent domainが検出される[13, 14]。筆者らは造血幹前駆細胞において，B細胞系分化制御遺伝子*Ebf1*, *Pax5*プロモーターの活性がbivalent domainにより抑制されていることを明らかにし，*Bmi1*欠損造血幹前駆細胞ではbivalent domainのPcG修飾を喪失した結果*Ebf1*, *Pax5*が異所性に発現し，B細胞分化のプログラムが早期に活性化することを報告した[15]。これらの知見は組織幹細胞においてもbivalent domainを介した多能性の維持機構が存在することを示している。

しかしながら組織幹細胞は分化全能性を持つES細胞とは異なり，たとえば造血幹細胞であれば造血系以外の他組織への分化を制御する遺伝子は恒常的に抑制されており，血球細胞のすべての系統への分化制御を司る遺伝子がbivalent domainを形成して可逆的な抑制を受けていると考えられる。ES細胞・組織幹細胞ともに，その多分化能を裏づける重要な機構がヒストン修飾による分化制御といえる。

②ポリコーム群複合体による造血幹細胞の維持制御

PcG複合体は造血幹細胞の維持においても重要であることが明らかにされている。*Bmi1*をはじめとしたPRC1構成遺伝子を欠損するマウスにおいては，胎児造血は正常に発生するものの，生後造血幹細胞は自己複製異常により進行性に減少する。一方，造血幹細胞の自己複製能と多能性維持機能の重要性を裏づけるように，*Bmi1*を過剰発現させると造血幹細胞活性が増強される[16-20]。

PRC1構成因子のうち，CBXファミリーはPRC2によってトリメチル化されたH3K27に直接結合し，標的遺伝子にPRC1をリクルートする重要な分子である。CBXファミリーのうち，CBX7は造血幹細胞において前駆細胞に特異的な遺伝子を抑制して自己複製能の保持に寄与しており，CBX7を過剰発現すると自己複製能が増強し白血病を発症する。一方でCBX2, 4, 8を過剰発現した場合には，造血幹細胞は分化方向へ向かい枯渇する。興味深いことにCBX7と8は多くの標的遺伝子を共有しており，CBX7が造血幹細胞の維持に重要であるのに対してCBX8は前駆細胞で発現し幹細胞特異的遺伝子を抑制して分化を促進する。すなわちCBXファミリーは造血細胞の分化過程で使い分けられているものと考えられ[21]，このことはPRC1が多様な構成因子を使い分けて幹細胞遺伝子および分化遺伝子の発現制御を行うメカニズムを知る糸口になるかもしれない。

一方PRC2では，H3K27トリメチル化酵素本体であるEZH1を欠損させると造血幹細胞は自己複製能を失い，成体造血が損なわれる[22]。もう一方のH3K27トリメチル化酵素EZH2は欠損しても造血幹細胞の長期再構築能は保たれ，後述するように造血器腫瘍の発症につながる[23, 24]。

3 造血器腫瘍におけるエピジェネティクス制御因子の関与

近年の次世代シーケンサー開発によるゲノム解析技術の向上などにより，造血器疾患の発症に貢献する要因が次々と示唆されているが，中でもエピジェネティクス異常の関与は特筆すべきものがある[25]。興味深いことには疾患の分類に拠らず共通したエピジェネティクス関連遺伝子の変異が同定されており，これらの分子が特定の疾患のみならず広く造血器疾患の発生や維

持に関与する可能性がある(**表1**)。

　最近，末梢血DNAを追った大規模な前向き研究の報告により，発症前の高齢者の多くに体細胞突然変異を伴うクローナルな造血を認め，65歳以上で約10%，さらに年齢に伴って増加することが明らかになった。その後造血器腫瘍と診断された症例の多くが発症前クローナル造血を認め，クローンの拡大が腫瘍化の強力なリスク因子であることが判明した。この際クローンの拡大に寄与していたのが*DNMT3A*，*TET2*および*ASXL1*のいずれもエピジェネティクス制御遺伝子の変異であり[26,27]，造血器腫瘍で高頻度に認められるその他の遺伝子変異，たとえば*FLT3*や*NPM1*の変異は発症前のクローン拡大には関与がみられなかった[28]。

　これらの結果は，これまで知られてきた造血器腫瘍の発症に直接関わる遺伝子より以前に，エピジェネティクス制御遺伝子の変異が造血幹前駆細胞にもたらした，自己複製能や多分化能の損失による造血組織の恒常性の破綻が，造血器腫瘍発症のための素地を形成し発症に大きく貢献することを明らかにしたものである。

　DNMT3A，TET2およびASXL1はいずれも正常造血幹細胞においてそのヒエラルキーの維持に重要な役割を担う分子群であり，加えてモデルマウスによる造血器腫瘍発症への関連も示唆されてきた。ASXL1はPRC2の標的遺伝子へのリクルートを幇助しヒストンH3K27me3修飾を促進する因子である。*ASXL1*遺伝子の異常は以前よりAML, MDS, MPN, MDS/MPNなど幅広く造血器腫瘍で検出され，MDSとAMLにおいては予後不良との関連が示されている[29,30]。ASXL1

表1 ▶ AMLで高頻度に認められるエピジェネティクス制御因子変異

遺伝子	機能	変異の型	頻度	そのほか
DNMT3A	DNAメチル化	frameshifts, missense-, nonsense mutations（機能欠失型変異）	6～36%	予後不良と関連
TET2	DNA脱メチル化	frameshifts, missense mutations	8～27%	*IDH1/2*変異と排他的
IDH1 and *IDH2*	*TET2*のcofactor	missense mutations	5～16%（*IDH1*），6～19%（*IDH2*）	*TET2*変異と排他的
MLL	H3K4メチル化酵素	rearrangements：fusion genes or partial tandem duplications	1～10%（fusion genes），4～7%（partial tandem duplications）	50以上のfusion partnerが報告されている
EZH2	H3K27メチル化酵素（PRC2の酵素因子）	mutations	2%	
ASXL1	PRC2を標的へリクルートする	frameshifts or nonsense mutations	3～25%	高齢者に多い
ASXL2	*ASXL1*の相同因子	mutations	RUNX1変異AMLのうち23%	*ASXL1*変異と排他的
JARID2	PRC2を標的へリクルートする	deletion（MDS/MPNからAMLへの悪性転換）		
SUZ12	PRC2構成因子	missense mutations, insertions and deletions		
JARID1	ヒストン脱メチル化	NUP98とrearrangement	小児acute megakaryoblastic leukemiaの10%	
UTX	ヒストン脱メチル化	missense mutations	まれ	

（Woulters BJ, et al：Blood. 2016；127：42-52より引用改変）

の点突然変異を有する骨髄性白血病の細胞株において ASXL1 蛋白の発現が低下していることから，造血器腫瘍に関連する ASXL1 遺伝子変異は機能喪失型と考えられている。Asxl1 遺伝子欠損マウスは HoxA9 の発現上昇を伴って MDS 様の病態を引き起こすが造血幹細胞の増殖活性は低いため[31, 32]，他の遺伝子変異の付加による造血幹細胞の増殖優位性の獲得が必要と考えられる。マウスモデルでは Tet2 欠損の付加により造血幹細胞の増殖活性が亢進し MDS 様の病態が進行して生存期間の短縮が認められた。

また ASXL1 より頻度は少ないが，PRC2 構成因子である EZH2，EED，SUZ12 の機能喪失型変異が MDS や MPN 症例で認められる。EZH2 の機能喪失型変異は MDS の 5〜10％ に認められるが，EZH2 遺伝子は 7 番染色体長腕（7q36）にあるため，MDS の 10〜15％ に認められる −7/7q− 染色体異常症例との関連も考えられる。−7/7q− 染色体異常あるいは EZH2 の機能喪失型変異を有する骨髄系腫瘍では H3K27me3 レベルが低下している。モデルマウスの解析では Ezh2 欠損単独で MDS の発症がみられ，多くの PRC2 複合体標的遺伝子群で H3K27me3 ヒストン修飾が減少し発現が上昇する[33]。これら標的遺伝子には MDS における"癌遺伝子"候補が数多く含まれており，それらの発現の活性化が病態の進行に関与するものと考えられる。

近年 T 細胞性急性リンパ芽球性白血病（T cell acute lymphoblastic leukemia；T-ALL）の 25％ に EZH2 と SUZ12 の変異を認め[34]，特に初期 T 前駆細胞性急性リンパ芽球性白血病（early T-cell precursor acute lymphoblastic leukemia；ETP-ALL）では 48％ に PRC2 関連遺伝子の変異が報告されている[35]。T-ALL マウスモデルにおいては H3K27 特異的脱メチル化酵素 JMJD3 が白血病の維持に寄与しており，JMJD3 の阻害薬 GSKJ4 により白血病細胞の増殖が抑制されたと報告されている[36]。

またダウン症候群でみられる急性巨核芽球性白血病（Down syndrome-related acute megakaryoblastic leukemia；DS-AMKL）の 33％ で EZH2 欠損や機能喪失型変異が報告され[37]，様々な造血器腫瘍における PRC2 関連遺伝子のドライバー変異としての意義が示唆されている。

興味深いことに濾胞性リンパ腫やびまん性大細胞型 B 細胞リンパ腫では EZH2 の活性型変異が報告されており[38]，一方 H3K27me3 特異的脱メチル化酵素である UTX は，多発性骨髄腫や癌で不活性型変異を認める[39]。これらの変異はヒストン修飾 H3K27me3 を増強する結果，癌抑制遺伝子や分化関連遺伝子の発現を抑制して腫瘍形成を促進すると考えられ，現在，EZH2 酵素活性阻害薬の開発が固形癌やリンパ腫を対象として精力的に行われており，今後の臨床での成果が期待されている。

一方，発生に関与する分化関連遺伝子群では Ezh2 欠損下でも H3K27me3 ヒストン修飾が保持・増強されており，EZH1 の機能によるものと推察される。実際，EZH1 は EZH2 とは対照的に悪性腫瘍における遺伝子変異の報告がなく，その存在が細胞の生存に重要であることも推察され，造血器腫瘍における EZH1 機能の解明が期待される。

このように PRC2 は造血器腫瘍により癌遺伝子と癌抑制遺伝子の相反する側面を有し様々な疾患への関与が示唆されるのに対し，PRC1 構成因子の造血器腫瘍での変異は報告が少ない[7]。BMI1 については正常組織幹細胞の維持とともに癌幹細胞の機能にも重要であるという報告がなされているが[40]，その詳細な機構については今後の解明が待たれる。

今後さらなるゲノム解析技術の精度革新などにより，ドライバー遺伝子としてのエピジェネティクス制御遺伝子の全容が明かされることが期待される。

4 おわりに

造血幹細胞の分化過程におけるヒストン修飾の変化パターンは非常に多様であることから，造血幹細胞の運命決定と制御においては高次元で緻密に調律された

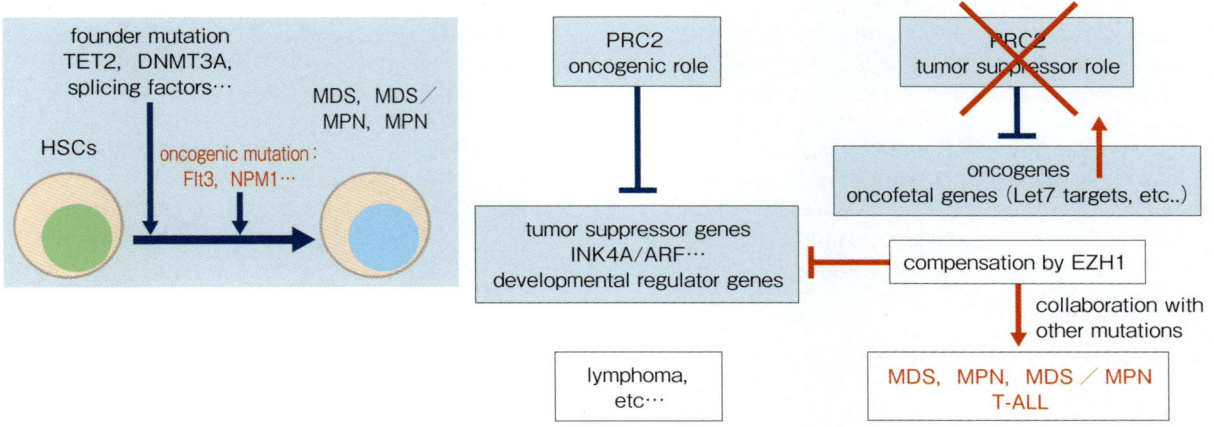

図4 ▶ エピジェネティクス制御の破綻により造血器腫瘍が発症する機序
造血幹細胞の恒常性はエピジェネティクス機構により精巧に維持されており，重要な因子の損失がドライバー変異としてクローナル造血を惹起することでその後の造血器腫瘍の発症につながる

エピジェネティクスツールが一斉に働くことが示唆される[41, 42]。最近の研究によりエピジェネティクス関連因子の造血器腫瘍ドライバー変異としての重要な位置づけが露呈したが，その事実はエピジェネティクス機構が動的かつ精巧に造血幹細胞を制御しており，その制御機構の損傷が造血組織の恒常性を失わせることを意味し，正常造血におけるエピジェネティクス制御の重要性を裏づけるものである（**図4**）。

　将来的には造血器疾患に関わるエピジェネティクスパターンの改変が，白血病などの有力な治療戦略となりうるかもしれない。既にHDAC阻害薬は皮膚T細胞性リンパ腫に，メチル化阻害薬である5-azacytidineやdecitabineがMDSやAMLの治療に応用されており，EZH2阻害薬も臨床試験が開始されている。このように近年の造血組織におけるエピジェネティクス制御の研究の発展は，既に臨床領域にまで寄与を及ぼしつつある。しかしながら個々のエピジェネティクスマークについての制御や意味は格段に理解が進んだとはいえ，それらがどのように統合的・協調的にダイナミックな制御を受け，細胞や組織を制御するかはまだまだ未知である。今後，エピジェネティクスによる造血制御研究は益々発展し，生理的な造血幹細胞の維持制御のみならず，造血器疾患の発症機構や治療にも貢献するものと期待される。

● 文　献

1) Meissner A, et al：Nature. 2008；454(7205)：766-70.
2) Challen GA, et al：Nat Genet. 2011；44(1)：23-31.
3) Mayle A, et al：Blood. 2015；125(4)：629-38.
4) Delhommeau F, et al：N Engl J Med. 2009；360(22)：2289-301.
5) Moran-Crusio K, et al：Cancer Cell. 2011；20(1)：11-24.
6) Sparmann A, et al：Nat Rev Cancer. 2006；6：846-56.
7) Sauvageau M, et al：Cell Stem Cell. 2010；7：299-313.
8) Blackledge NP, et al：Cell. 2014；157(6)：1445-59.
9) Bernstein BE, et al：Cell. 2006；125：315-26.
10) Boyer LA, et al：Nature. 2006；441：349-53.
11) Lee TI, et al：Cell. 2006；125：301-13.
12) Ku M, et al：PLoS Genet. 2008；4：e1000242.
13) Weishaupt H, et al：Blood. 2010；115(2)：247-56.
14) Cui K, et al：Cell Stem Cell. 2009；4：80-93.
15) Oguro H, et al：Cell Stem Cell. 2010；6(3)：279-86.
16) Kajiume T, et al：Exp Hematol. 2004；32(6)：571-8.
17) Park IK, et al：Nature. 2003；423(6937)：302-5.
18) Iwama A, et al：Immunity. 2004；21(6)：843-51.
19) Oguro H, et al：J Exp Med. 2006；203(10)：2247-53.
20) Nakamura S, et al：Pros One. 2012；7(5)：e36209.
21) Klauke K, et al：Nat Cell Biol. 2013；15(4)：353-62.
22) Hidalgo I, et al：Cell Stem Cell. 2012；11(5)：649-62.
23) Kamminga LM, et al：Blood. 2006；107(5)：2170-9.
24) Sashida G, et al：Nat Commun. 2012；5：4177.
25) Cancer Genome Atlas Research Network：N Engl J Med. 2013；368：2059-74.

26) Jaiswal S, et al：N Engl J Med. 2014；371(26)：2488-98.
27) Genovese G, et al：N Engl J Med. 2014；371(26)：2477-87.
28) Lawrence MS, et al：Nature. 2014；505(7484)：495-501.
29) Gelsi-Boyer V, et al：Br J Haematol. 2009；145：788-800.
30) Abdel-Wahab O, et al：Leukemia. 2011；25(7)：1200-2.
31) Inoue D, et al：J Clin Invest. 2013；123：4627-40.
32) Abdel-Wahab O, et al：J Exp Med. 2013；210：2641-59.
33) Muto T, et al：J Exp Med. 2013；210：2627-39.
34) Ntziachristos P, et al：Nat Med. 2012；18(2)：298-301.
35) Zhang J, et al：Nature. 2012；481：157-63.
36) Ntziachristos P, et al：Nature. 2014；514(7523)：513-7.
37) Yoshida K, et al：Nat Genet. 2013；45(11)：1293-9.
38) Beguelin W, et al：Cancer Cell. 2013；23：677-92.
39) Morin RD, et al：Nat Genet. 2010；42(2)：181-5.
40) Jankowska AM, et al：Blood. 2011；118(14)：3932-41.
41) Lessard J, et al：Nature. 2003；423：255-60.
42) Patel JP, et al：N Engl J Med. 2012；366(12)：1079-89.

第2章 造血幹細胞を制御する遺伝子

C2 Notch遺伝子

加藤貴康，千葉 滋

1 白血病における染色体転座とNotch

ショウジョウバエ遺伝子である*Notch*は，1980年代に細胞膜を1回貫通する受容体型蛋白質をコードすることが明らかにされた[1]。その後，小児のT細胞性急性リンパ性白血病（T-cell acute lymphoblastic leukemia；T-ALL）の一部にみられるt(7；9)(q34；q34)の転座点の解析により，7番染色体側転座点にT細胞受容体β鎖（T-cell receptor β；TCRβ）遺伝子が，9番染色体側転座点に*Notch*遺伝子のホモログ（*Notch1*）が同定された。

t(7；9)(q34；q34)転座型T-ALL細胞は，細胞外領域の大部分を欠損するNotch1蛋白質（translocation-associated Notch homologue-1；TAN-1）を発現する[2]。TAN-1のcDNAをマウス骨髄細胞に導入して移植すると，レシピエントマウスで未熟T細胞性腫瘍が発生する。すなわち，細胞外領域欠損によりNotch1は発癌活性を持つ。TAN-1はNotch1受容体がリガンド非依存性に活性化された状態の蛋白質である。

2 Notch受容体を介するシグナル伝達

哺乳動物では4種類のNotch受容体が存在する（Notch1～Notch4）。これに対し，リガンドも複数存在し，Delta1，Delta3，Delta4，Jagged1，Jegged2の5種類について解析が進んでいる。これらのリガンドは細胞膜1回貫通型蛋白質であり，Notch受容体を介するシグナル活性化には，細胞同士の直接相互作用が必要である。これらのリガンドは，N末端近傍に存在して分子間で保存性の高い領域（DSL領域）によりNotch受容体に結合する[3]（図1）。

リガンドが結合すると，Notch受容体は2段階の切断（限定分解）を受け，細胞内領域が細胞膜から遊離して核に移行する。切断はまず細胞外領域で起こり，続いて細胞膜領域内で起こる。それぞれS2 cleavage，S3 cleavageと呼ばれる。特にS3 cleavageはγ-secretaseという酵素活性により触媒される。

Notch細胞内領域（Notch intracellular domain；NICD）非存在下では，核内において転写因子RBP-Jκはヒストン脱アセチル化酵素などと複合体を形成してDNAに結合することで標的遺伝子の転写を抑制している。核に移行したNICDがRBP-Jκに結合すると，NICD-RBP-Jκ複合体はMAML1（mastermind-like1）などの共役転写因子やp300などのヒストンアセチル化酵素などをリクルートし，転写活性化複合体を形成することで標的遺伝子の転写が起きる（図2）。NICDはE3リガーゼであるFBW7を介してPESTドメイン内におけるユビキチン化などを受けることにより素早く分解され，転写は短時間のうちにOFFとなる。

RBP-Jκの標的遺伝子としては，転写抑制因子である*Hes*ファミリーや，*Nrap*（Notch-related ankyrin repeat protein），*c-Myc*，*Deltex*[4]などが知られている。

3 造血におけるNotchシグナルの役割

中枢神経，腸管上皮，色素細胞などの細胞系列では，Notchシグナルが幹細胞の未分化性維持，増幅，自己

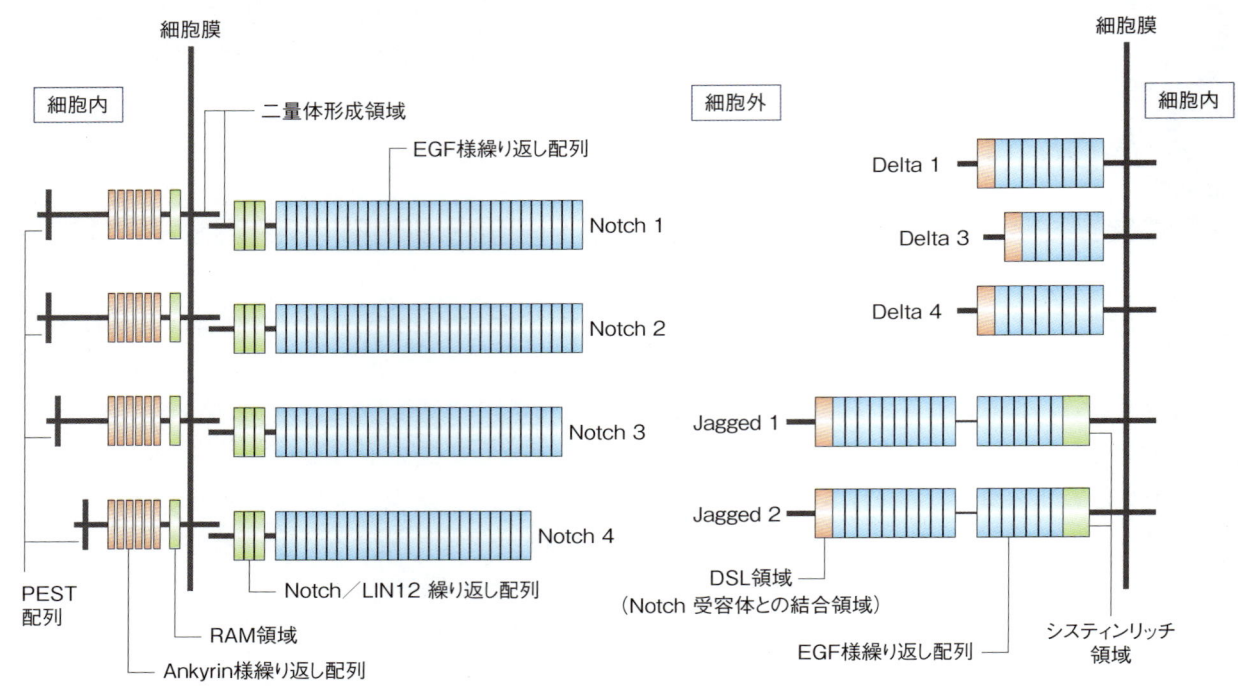

図1 ▶ Notchおよびリガンドの構造
哺乳動物のゲノムには4種類の*Notch*遺伝子（*Notch1*〜*Notch4*）が存在する。Notch受容体の細胞外領域は上皮成長因子（epidermal growth factor；EGF）様繰り返し配列（29〜36回）のほか，Notch/LIN12繰り返し配列がある。EGF様繰り返し配列はリガンドとの結合に関わり，Notch/LIN12繰り返し配列はリガンド非依存性のNotch受容体活性化を抑制する機能を持つ。細胞内領域には，蛋白質-蛋白質の相互作用に関与するRAMドメインとankyrin繰り返し配列，PEST配列（P）などが共通に存在する。リガンドも細胞膜結合型蛋白質である。Delta1，Delta3，Delta4およびJagged1，Jagged2についてリガンドとして機能が解析されている。細胞外領域のN末端にあるDSL領域がNotch受容体との結合領域である

複製などに関わり，これらの組織の恒常性維持に重要な役割を果たす。

造血系においても，*in vitro*の解析ではリガンドによる造血幹細胞の維持や増幅，未分化性の維持などが示されている。すなわち，ヒト臍帯血由来造血幹細胞の培養において，幹細胞因子（stem cell factor；SCF）やトロンボポエチン（TPO）などのサイトカインとともに，NotchリガンドDelta1の可溶型蛋白質を共存させることにより，無血清培養で免疫不全マウス（NOD/SCIDマウス）に長期生着可能な造血幹細胞を増幅しうる[5-7]。

また，Notch1ノックアウトマウスにおける胎生期造血幹細胞発生について詳細に解析され，造血幹細胞の発生に*Notch1*遺伝子が必須であることが明らかにされた[8]。

成体の骨髄でも，未熟造血細胞にNotch1やNotch2が発現し，造血支持細胞に種々のNotchリガンドが発現していることから，Notchシグナルは造血幹細胞ニッチにおける分子基盤ではないかと考えられてきたが，生体内の環境でNotchシグナルが造血幹細胞の維持に重要な役割を果たす，という実験結果は得られていない[9]。RBP-Jκコンディショナルノックアウトマウスの解析やDNMAML（dominant negative Mastermind-like1）を導入したマウス造血前駆細胞を継代移植した実験では，Notchシグナルが必ずしも造血幹細胞の維持に必要ではないことが示された[10]。リンパ球産生を含む造血環境では，幹細胞よりやや分化したレベルで，細胞の分化運命の決定にNotchシ

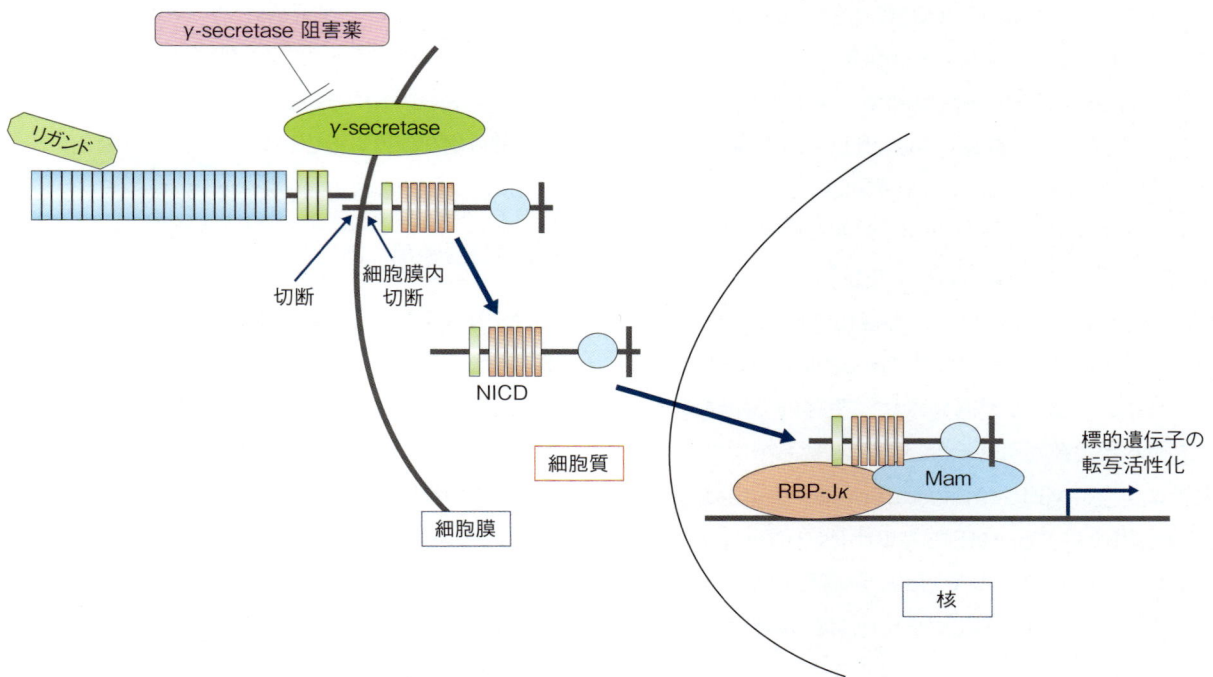

図2 ▶ Notch受容体からのシグナル伝達機構
リガンドの結合によりNotch受容体は多段階に分子内切断を受け活性化する。最終的に細胞膜内で切断され細胞内領域（NICD）が細胞膜から遊離されるが，直前の細胞膜内切断はγ-secretaseという酵素活性により担われる
NICD；Notch intracellular domain
Mam；mastermind（NICDおよびRBP-Jκに結合し，Notch-RBP-Jκシグナルに必須の役割を果たす）
γ-secretase阻害薬はγ-secretaseの活性を阻害することにより，Notchシグナルの活性化を抑制する

グナルがきわめて重要な役割を果たす。生後に造血細胞でNotch1を欠損させたマウス（Mx-CreトランスジェニックマウスとNotch1$^{flox/flox}$マウスとをかけ合わせ，インターフェロン誘導性にNotch1を欠損）では，胸腺が退縮し，胸腺内の細胞が著しく減少するだけでなく，胸腺はB細胞の細胞表面抗原を持つ細胞で占められる[11]。この結果は，骨髄から胸腺にホーミングする未熟細胞はT細胞にもB細胞にも分化する能力を持つ未熟な細胞であること，胸腺内ではNotch1受容体を介するシグナルにより，B細胞への分化が抑制され，T細胞への分化が支持されること，の2つを示唆する。現在，他の実験結果からも，このことは事実であろうと考えられている。T/Bの分岐以降の段階でも，胸腺細胞のその後の発達において，Notch1受容体を介するシグナルは様々なチェックポイントで重要である[12]。

一方，Notch2遺伝子をB細胞特異的あるいは生後にインターフェロン誘導性に欠損させたマウスでは，脾臓の辺縁帯B（marginal zone B；MZB）細胞が欠損する。このことから，Notch2受容体を介するシグナルは，MZB細胞の形成にとって必須であることがわかる[13]。

リンパ系以外の造血におけるNotchシグナルの役割については混沌としていた。

Notch1/Notch2ダブルコンディショナルノックアウトマウスではGMPs（granulocyte-monocyte progenitors）分画が増加することが報告された[14]。また各Notch受容体とHes1に対して蛍光蛋白が

ノックインされた新規の2種類のlineage-tracingマウスモデル［①Notch1-4-CreERノックインマウスとROSA26-tdRFP reporterマウスをかけ合わせ、タモキシフェン誘導性にNotch1-4の発現をRFP（red fluorescence protein）で可視化するトランスジェニックレポーターマウス、②Notchシグナルの下流ターゲットであるHes1の発現をGFP（green fluorescence protein）で可視化できるトランスジェニックレポーターマウスである内因性Hes1GFPノックインマウス］が開発され、生体内でのNotchシグナルの追跡が可能となった。これらのマウスの解析により、MEPs（megakaryocyte-erythrocyte progenitors）、preMEPsやProEs（proerythroblasts）ではNotch2やHes1が高発現しており、Notchシグナルが亢進したMEPsは巨核球よりも赤血球へ分化することが示され[15]、Notchシグナルが赤血球分化に重要であることが報告された。また貧血などのストレス下において、Notchシグナルの亢進が赤血球分化を誘導することが示された[15]（図3）[16]。

4 造血器腫瘍におけるNotchシグナル

1. Notchシグナルによる腫瘍促進

①T-ALL

Notchシグナル活性化による腫瘍化の機序についてはT-ALLで最も詳細に解析されている。1991年にT-ALL患者にみられる染色体転座t（7；9）(q34；q34)から*NOTCH1*がクローニングされたが[1]、この転座自体がT-ALLの1％以下にしかみられないことから、Notchシグナルは重要視されてこなかっ

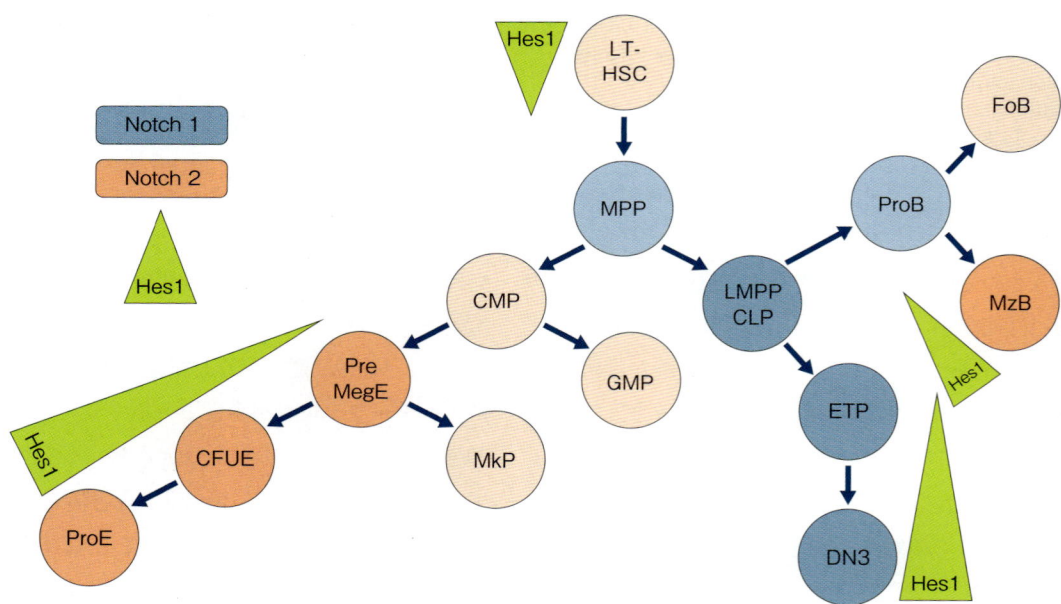

図3 ▶ 正常造血におけるNotchシグナル

正常造血におけるNotchシグナルの概略図を示す
Notch1の発現レベルを青色、Notch2の発現レベルを赤色、Hes1の現レベル（Notchシグナルの活動度）を緑色で示す
CFUE；colony forming unit erythrocyte, CLP；common lymphoid progenitors, CMP；common myeloid progenitors, DN3；double negative 3, ETP；early T-cell progenitors, FoB；follicular B-cells, GMP；granulocyte/monocyte progenitors, LMPP；lymphoid-primed multipotent progenitors, LT-HSC；long-term hematopoietic stem cells, MegE；megakaryocyte/erythrocyte progenitors, MkP；megakaryocyte progenitors, MPP；multipotent progenitor, MzB；marginal zone B-cell, ProB；pro-B cell, ProE：proerythrocyte

（文献16より引用改変）

た[2]。しかしながら，2004年にハーバード大学のグループは，96例の小児T-ALL症例サンプルを用い，*Notch1*遺伝子について二量体形成領域とPEST領域に限って変異を解析したところ，実に56％という高頻度で，少なくともいずれか一方に変異があることが報告され[17]，NotchはT-ALLの最も重要なシグナルのひとつであると考えられるようになった[17]。その後成人T-ALLについても同様の解析が行われ，やはり高頻度に*Notch1*の活性型変異が見出されている[18]。*Notch1*変異を有するT-ALLは，小児では臨床的に予後良好な一群を形成するが，成人T-ALLにおいては予後との関連は見出されていない[19]。

*NOTCH1*の変異部位のホットスポットは2カ所（PEST領域とHD領域）に集積している。HD領域の変異は40〜45％にみられ，変異の種類は1アミノ酸置換，短い挿入あるいは欠失であり，翻訳のフレームは維持される。HD領域の変異は膜外および細胞質内の2つのサブユニットの会合を不安定化させることにより，リガンド非依存的にS2部位が切断され，Notchシグナルの活性化を引き起こす。一方，C末側のPEST領域の変異は20〜30％にみられ，nonsense変異あるいはフレームシフトが多い。PEST領域を欠失することでICN蛋白が分解されずに安定化し，シグナルが増強する。Notch依存的なT細胞性白血病細胞株の大部分や，患者検体の10〜20％においては，HDとPESTの両方の領域に変異がみられる。

マウスにおいても，レトロウイルスなどによってICNを導入することにより，T-ALLを発症する[20]。ただし，HD領域あるいはPEST領域の単独の変異ではT-ALL発症には不十分であることがマウスモデルにおいて示されている[21]。T-ALLにおけるNotchシグナルの下流の標的遺伝子として最も研究されているのは，*HES1*と*c-Myc*である[4, 22]。*HES1*は造血細胞におけるNotchシグナル経路の最も重要な標的遺伝子として知られる。*HES1*は*PTEN*の発現を抑制することによりPI3K-AKT経路を活性化すると報告されたが，*HES1*ノックアウトマウスを用いた解析からこの結果は否定的である[22]。ほかに*HES1*は*CYLD*の発現を抑制することによりNF-κB経路の恒常的な活性化を引き起こしているとも報告されている[23]。

Notch阻害薬は新たなT-ALLの分子標的治療薬になる可能性が示唆され，実際米国ではNotch阻害薬を用いた臨床試験が開始されている。Notch阻害薬として使用されているのは，γ-secretase阻害薬である。γ-secretase阻害薬は，Notch受容体のS3 cleavageを阻害することによりNotchシグナルを阻害する。元来，アルツハイマー病の原因物質であるβアミロイドがAPP (amyloid precursor protein) から生成されるのを抑制する効果について注目され，アルツハイマー病治療薬として臨床開発が進められてきた経緯を持つ一群の物質であり[24]，新たに抗腫瘍薬としての行方が注目されてきた。しかしながら，γ-secretase阻害薬によるT-ALLの治療は，Notchシグナルの阻害により腸管幹細胞が分泌型ゴブレット細胞に誘導され，動物治療モデルおよび第Ⅰ相試験にて下痢などの腸管毒性を合併したため，実用化はされていない。

②T細胞性白血病以外のリンパ系腫瘍

びまん性大細胞Bリンパ腫 (diffuse large B-cell lymphoma；DLBCL) の4〜8％の症例に*NOTCH2*の活性型変異を認めることが報告され[25, 26]，MZBリンパ腫においても5〜20％に*NOTCH2*変異を認めると報告された[26, 27]。さらに，慢性リンパ性白血病 (chronic lymphocytic leukemia；CLL) の全ゲノムシーケンスにおいて，*NOTCH1*の活性型変異が高頻度に見出された。*NOTCH1*の変異は全体の12％ (31/255例) に認め，*NOTCH1*変異のある症例では変異のない症例に比較してDLBCLへのトランスフォームを起こす頻度が高く，予後が不良であった。CLLにおける変異はNotch1のPEST領域にみられ，P2515Rfsに集中していた。マントル細胞リンパ腫 (mantle cell lymphoma；MCL) の全トランスクリプトームシーケンス (RNAseq) においても約12％ (14/121例) に*NOTCH1*の活性型変異が報告

された[28]。PEST領域のnonsense変異あるいはフレームシフトの頻度が高く，半数はP2514Rfsであった。NOTCH1変異のある症例は，変異のない症例に比較して予後が悪かった。またMCL細胞株において，Notch経路を阻害することにより，増殖が抑制され，アポトーシスが誘導された。

これらのリンパ系腫瘍でみられるNotch変異はPEST領域に集積しており，nonsense変異やフレームシフトであることが多い。PEST領域はICNの分解に関与すると考えられており，Notch1変異のあるCLLやMCLではICNは分解されずNotch蛋白の安定化を介してシグナルが亢進する。

一方で，後述のように，未分化B細胞由来であるB細胞性急性リンパ性白血球（B-ALL）においては，Notchシグナルは抑制的に働くという報告があることから，ある分化段階以降のB細胞性腫瘍においては，Notchシグナルは増殖に有利に働いていると考えられる。

2. Notchシグナルによる腫瘍抑制

① B-ALL

B-ALLに関しては，Notchシグナルが腫瘍抑制的に働くことが報告されている。抑制機序として，Notchシグナル下流の標的遺伝子であるHes1はB-ALL特異的にPARP1（Poly ADP ribose Polymerase1）に結合し，アポトーシスを誘導することが示されている[29]。

② 慢性骨髄単球性白血病

慢性骨髄単球性白血病（chronic myelomonocytic leukemia；CMMoL）患者検体の12％において，Notch経路の複数の遺伝子［Nicastrin（NCSTN），APH1A，MAML1，NOTCH2］に機能抑制型と考えられる変異を認めることが報告された。これらの変異は真性多血症（polycythemia vera；PV）や本態性血小板血症（essential thrombocytosis；ET）などその他の骨髄増殖性疾患では認められていないことから，CMMoL特異的であると考えられる。さらに，γ-secretase複合体の必須コンポーネントであるNCSTNのノックアウトマウスやNotch1/Notch2ダブルノックアウトマウスにおいてもCMMoL様の病態を発症することが報告された[14]。CMMoLでのNotchシグナルによる腫瘍抑制機構としては，Hes1が骨髄系細胞分化の際に重要な転写因子であるPu.1やCEEBPαの発現を直接的に抑制することが示された[14]。

③ 急性骨髄性白血病

急性骨髄性白血病（acute myeloid leukemia；AML）に対してはNotchシグナルが腫瘍抑制的に働くことが，マウス白血病モデルおよびヒト白血病細胞株により報告された[30-32]。白血病融合遺伝子であるMLL-AF9を造血前駆細胞に導入し，これらの細胞を放射線照射マウスに移植した白血病マウスモデルにおいて，Notchシグナルを欠損させた（RBP-Jκ欠損やHes1欠損）MLL-AF9導入細胞を移植したマウスはAMLを早期に発症し，Notchシグナルを活性化させたMLL-AF9導入細胞を移植したマウスは白血病の発症が遅れることが示された。さらにNotchシグナルを高発現させるとAML-LIC（AML-leukemia initiating cell）の割合が低下し，Notchシグナルを欠損させるとAML-LICが増加しており，NotchシグナルがLIC制御に関連していることが示唆された[31,32]。またNotch-Hes1のターゲットとして抗アポトーシス遺伝子のBCL2[30]やチロシンキナーゼ遺伝子であるFLT3[32]などが示唆されている。AML患者検体における網羅的な発現解析により，AMLではNotch2受容体の高発現を認めるが，Notchシグナルが不活化していることが示された。これらの知見により，難治性AMLに対してNotch2アゴニストなどを用いNotchシグナルを活性化させることによる新規治療法の開発が期待される（**表1**）。

5 おわりに

Notchシグナルは胎生期の造血幹細胞発生に必須

表1 ▶ 造血器腫瘍とNotchシグナル

疾患（病型）	シグナルの機能	変異する遺伝子とその頻度（%）	文献
T-ALL	腫瘍促進的	*NOTCH1* 50〜60%, *FBXW7* 30%	文献16, 32
CLL		*NOTCH1* 5〜12%	文献33, 34
Burkitt lymphoma		*NOTCH1* 8〜9%	文献35
DLBCL		*NOTCH2* 8%	文献24
SMZL		*NOTCH2* 20%	文献25
B-ALL	腫瘍抑制的	no mutations	文献36
CMMoL		12% various pathway genes（*NCSTN, APH1, MAML1, NOTCH2*）	文献14
AML		Notch系の変異なし *NOTCH1*と*NOTCH2*を発現	文献29〜31

SMZL；splenic marginal zone lymphoma

である一方，成体の造血幹細胞の維持や自己複製には影響しない。またリンパ球分化や赤芽球分化の運命決定において重要な働きをしている。造血器腫瘍に関してはT-ALL，CLLやB細胞性非ホジキンリンパ腫などにおいて腫瘍促進的に働き，B-ALL，CMMoLやAMLにおいて腫瘍抑制的に働くことが明らかになってきた。腫瘍化や腫瘍抑制においてNotchシグナルは幹細胞や前駆細胞の分化プログラムを主なターゲットとしていることが考えられる。Notchシグナルの阻害薬についてはT-ALLにおいて第Ⅰ/Ⅱ相試験が行われている。一方でNotchシグナルを亢進させることにより腫瘍抑制効果を期待した薬剤の開発は現段階では行われておらず，NotchシグナルによるAML抑制機構の詳細なメカニズムの解析がAMLの新規治療法につながることが期待される。

● 文 献

1) Wharton KA, et al：Cell. 1985；43(3 Pt 2)：567-81.
2) Ellisen LW, et al：Cell. 1991；66(4)：649-61.
3) Chiba S：Stem Cells. 2006；24(11)：2437-47.
4) Weng AP, et al：Genes Dev. 2006；20(15)：2096-109.
5) Karanu FN, et al：J Exp Med. 2000；192(9)：1365-72.
6) Ohishi K, et al：J Clin Invest. 2002；110(8)：1165-74.
7) Suzuki T, et al：Stem Cells. 2006；24(11)：2456-65.
8) Kumano K, et al：Immunity. 2003；18(5)：699-711.
9) Mancini SJ, et al：Blood. 2005；105(6)：2340-2.
10) Maillard I, et al：Cell Stem Cell. 2008；2(4)：356-66.
11) Radtke F, et al：Immunity. 1999；10(5)：547-58.
12) Radtke F, et al：Nat Immunol. 2004；5(3)：247-53.
13) Saito T, et al：Immunity. 2003；18(5)：675-85.
14) Klinakis A, et al：Nature. 2011；473(7346)：230-3.
15) Oh P, et al：Cell Stem Cell. 2013；13(2)：190-204.
16) Lobry C, et al：Blood. 2014；123(16)：2451-9.
17) Weng AP, et al：Science. 2004；306(5694)：269-71.
18) Lee SY, et al：Leukemia. 2005；19(10)：1841-3.
19) Breit S, et al：Blood. 2006；108(4)：1151-7.
20) Pear WS, et al：J Exp Med. 1996；183(5)：2283-91.
21) Chiang MY, et al：J Clin Invest. 2008；118(9)：3181-94.
22) Wendorff AA, et al：Immunity. 2010；33(5)：671-84.
23) Espinosa L, et al：Cancer Cell. 2010；18(3)：268-81.
24) Iwatsubo T：Nihon Yakurigaku Zasshi. 2002；120(1)：30-3.
25) Lee SY, et al：Cancer Sci. 2009；100(5)：920-6.
26) Rossi D, et al：J Exp Med. 2012；209(9)：1537-51.
27) Trøen G, et al：Haematologica. 2008；93(7)：1107-9.
28) Kridel R, et al：Blood. 2012；119(9)：1963-71.
29) Kannan S, et al：Blood. 2011；117(10)：2891-900.
30) Kannan S, et al：J Exp Med. 2013；210(2)：321-37.
31) Lobry C, et al：J Exp Med. 2013；210(2)：301-19.
32) Kato T, et al：Leukemia. 2015；29(3)：576-85.
33) Malyukova A, et al；Cancer Research 2007；67(12)：5611-6.
34) Fabbri G, et al；J EXP Med. 2011；208(7)：1389-401.
35) Puente X, et al；Nature. 2011；475(7354)：101-5.
36) Love C, et al；Nat Genet. 2012；44(12)：1321-5.
37) Zweidler-McKa, et al；Blood. 2005；106(12)：3898-906.

第2章 造血幹細胞を制御する遺伝子

C3 FOXO／AKTシグナル関連分子

仲 一仁

1 はじめに

造血幹細胞は生体の要求に応じて多系統の成熟血液細胞へと分化する多分化能と，生涯を通して幹細胞自体を複製・維持しつづける自己複製能を併せ持つ特別な細胞である。この一見相反する，多分化能と自己複製能を巧みにコントロールすることによって生体の恒常性を維持している。近年のマウスを用いた遺伝学的解析により，造血幹細胞の多分化能や自己複製能といった幹細胞性の維持（ステムネス）には細胞周期の静止期（G_0期）での制御が必須であることが明らかとなった。通常，造血幹細胞は増殖因子などの刺激に対して不応性を示し，G_0期を保つことで未分化状態を維持している。しかし，一度，成熟血液細胞を供給する必要性が生じると，迅速に細胞周期を活性化して，個々の機能を担う血液細胞を供給する。フォークヘッドO型転写因子（FOXO）は，このような造血幹細胞の機能を維持する上で重要な鍵となる分子に位置づけられている。

2 FOXOによる造血幹細胞制御

1. FOXO

FOXOは，FOXO1（655アミノ酸残基），FOXO3a（673アミノ酸残基），FOXO4（505アミノ酸残基），およびFOXO6（492アミノ酸残基）のサブファミリーからなり，細胞周期のG_0期を維持，オートファジーや代謝制御，ストレス耐性，アポトーシス誘導などの多彩な生命現象に関わることが知られている[1]。FOXOはDNA結合能を有するフォークヘッドドメイン，核移行配列（nuclear localization signal；NLS），核外移行配列（nuclear export signal；NES），および転写活性領域を有しており，リン酸化やアセチル化などの翻訳後修飾によって，細胞内局在，DNA結合能，および転写活性などの制御を受ける（図1）[1]。

インスリンや増殖シグナルが不活性な状態において，FOXOは細胞核内で様々な転写共役因子と結合し，細胞状況に応じて標的遺伝子の発現制御を担う。一方で，増殖シグナルが伝達されるとPI3K-AKTシグナルが活性化され，FOXOはこの活性化さ

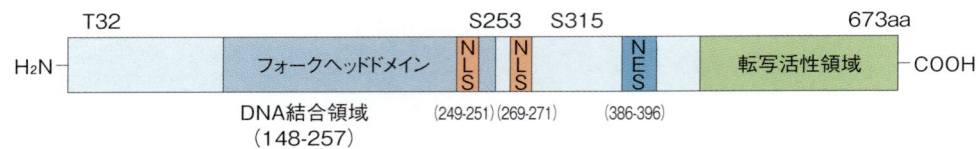

図1 ▶ フォークヘッドO型転写因子FOXO3aの構造
FOXOはDNA結合能を有するフォークヘッドドメイン，核移行配列（NLS），核外移行配列（NES），および転写活性領域を有する。AKTによるT32，S253，S315のリン酸化によって14-3-3蛋白質と結合し，核外に排出されて転写因子としての機能を失う

（文献1より引用改変）

たAKTによってリン酸化を受ける。リン酸化されたFOXOは，14-3-3蛋白質と結合して核外へと排出されて転写因子としての機能を失う。

2. FOXOによる造血幹細胞の自己複製能の維持

FOXOは生体内において造血幹細胞や神経幹細胞などの組織幹細胞の幹細胞性の維持に重要な役割を担う。

Yamazakiらは，休眠期にある造血幹細胞はAKTが不活性状態にあり，FOXOは細胞核内に局在して活性化していることを報告した[2]。反対に，造血幹細胞をサイトカイン含有条件下で培養するとFOXOは細胞核外に排出されることから，造血幹細胞の幹細胞性の維持とFOXOの活性制御との間には何らかの関連性が存在することを指摘した[2]。

Miyamotoらは*FOXO3a*ノックアウトマウス由来の造血幹細胞は，野生型マウス由来の造血幹細胞と比較して骨髄再構築能が低下していることを解明した[3]。*FOXO3a*欠損造血幹細胞はG_0期でとどまることができず，細胞分裂周期が活性化してしまうことが自己複製能の低下の原因となる。このような機能不全によって，加齢した*FOXO3a*ノックアウトマウスでは造血幹細胞が維持できなくなる。

一方，FOXOサブファミリー間での機能的相補性を明らかにするため，*FOXO1，3a，4*遺伝子のトリプルコンディショナルノックアウトマウスが樹立された[4]。*FOXO1，3a，4*遺伝子のトリプルノックアウトマウスでは，*FOXO3a*遺伝子の単独ノックアウトマウスではみられない若齢での造血幹細胞の著明な減少が観察される。さらに，これらの細胞では活性酸素種（reactive oxygen species；ROS）の上昇が認められる。このような結果から，FOXOは造血幹細胞の維持に必須な役割を担うと考えられる。

3 造血幹細胞の維持に関わるAKT-FOXO経路の制御メカニズム

1. PI3K

PI3K（phosphoinositide 3-kinase）は調節サブユニットと触媒サブユニットのヘテロ二量体を形成する。増殖因子やインスリン存在下，PI3Kは受容体型チロシンキナーゼによって活性化され，ホスファチジルイノシトール-4，5-二リン酸（PIP_2）をリン酸化してホスファチジルイノシトール-3，4，5-三リン酸（PIP_3）を産生する。このPIP_3はセカンドメッセンジャーとして機能し，AKTを細胞膜にリクルートする。そして，細胞膜に局在したAKTは，PDK1やmTORC2複合体によってリン酸化される。このリン酸化によって活性化されたAKTは細胞周期やアポトーシス抑制などに関わる様々なシグナル経路を伝達する（図2A）。同時に，FOXOをリン酸化することで不活化し，増殖抑制やアポトーシスの誘導を抑えることで細胞増殖を促進する（図2B）。

2. PTEN

PTEN（phosphatase and tensin homolog deleted from chromosome ten）はホスファターゼドメインを有する脂質ホスファターゼである。PTENはPIP_3からPIP_2への脱リン酸化を触媒し，PI3KからAKT経路に至る反応を負に制御する（図2A）。Yilmazら，並びにZhangらはMx-Creシステムを用い，造血幹細胞における*PTEN*遺伝子のコンディショナルノックアウトマウスを報告した[5,6]。この*PTEN*欠損造血幹細胞は細胞周期のG_0期での維持能力が低下しており，長期骨髄再構築能が失われていることが明らかとなった。すなわち，*PTEN*欠損によるPI3K-AKTシグナル経路の恒常的な活性化は造血幹細胞の自己複製機構を低下させると考えられる。

一方で，*PTEN*遺伝子はがん抑制遺伝子に位置づけられており，事実，*PTEN*遺伝子の欠損は造血幹細胞の細胞増殖を亢進して白血病幹細胞の発生に至る[5]。この*PTEN*欠損マウスにおける白血病幹細胞の発生では，AKTの下流のmTORC1経路が重要な役割を担う[7]。一方，*PTEN*欠損マウス由来の白血病幹細胞においてFOXOが核局在しており，機能を保持していることから，AKT経路による抑制のみならず，

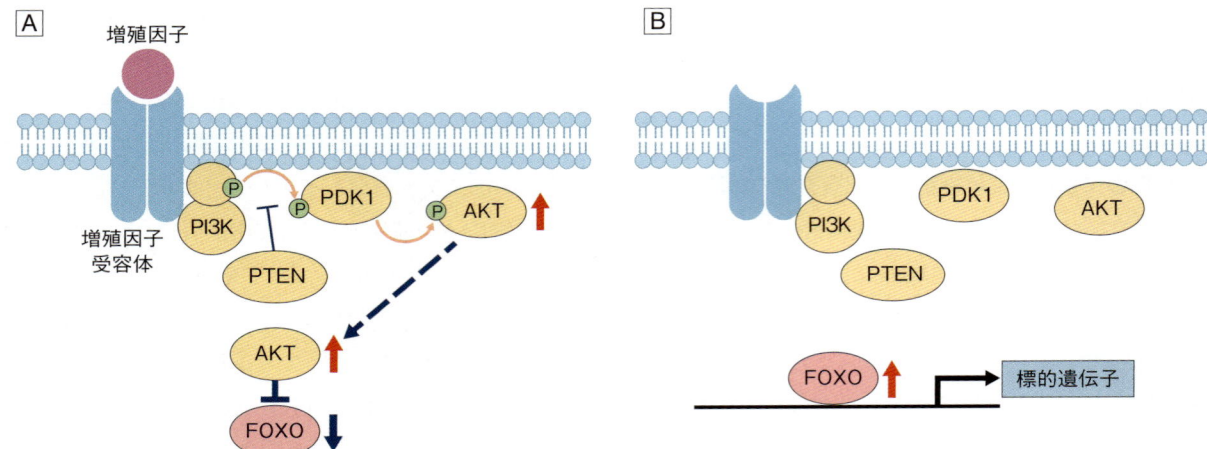

図2 ▶ PI3K-AKTシグナル経路によるFOXOの制御
A：PI3K-AKTシグナルの活性化に伴うFOXOの抑制
　増殖因子やインスリンの存在下，受容体型チロシンキナーゼはPI3Kをリン酸化する．PI3KはPIP$_2$をリン酸化してPIP$_3$を産生する．反対に，PTENはPIP$_3$を脱リン酸化する．AKTはPIP$_3$と結合して細胞膜に局在し，PDK1やmTORC2複合体などによってリン酸化され，活性化される．FOXOは活性化されたAKTによってリン酸化され，14-3-3によって核外へと排出される
B：休眠状態の細胞でのFOXOの活性化
　FOXOは，PI3K-AKTシグナルが活性化されていない細胞において，核内において転写活性を有しており，様々な下流の標的遺伝子の発現を制御する

AKT経路に非依存的なFOXOの活性化メカニズムの存在も示唆された．

4 生体内におけるFOXOの活性化機構

1．微小環境（ニッチ）におけるTGF-βシグナル

　Yamazakiらは，生体内において，造血幹細胞の自己複製能維持に関わる分子メカニズムを解析した．その結果，TGF-βシグナル経路が正常造血幹細胞のFOXOを活性化し，自己複製能を維持するニッチファクターであることを解明した[8]（**図3**）．さらに，生体内での骨髄環境においてTGF-βシグナルの活性化制御を担うニッチを解析した結果，骨髄内の非ミエリンシュワン細胞が造血幹細胞のTGF-βシグナルの活性を制御しているニッチ細胞であることをつきとめた[9]．TGF-βは活性を有していない潜在型TGF-βとして産生されるが，骨髄内の非ミエリンシュワン細胞はインテグリンβ8との結合を介して潜在型TGF-βを切断し，活性型TGF-βへと変換する．

　このような生体内環境でのTGF-βシグナルの活性制御メカニズムは，造血幹細胞の維持機構にとどまらず，造血幹細胞から発症する慢性骨髄性白血病（chronic myelogenous leukemia；CML）幹細胞の制御メカニズムを解明する上でも重要な手掛かりとなっている[10]．

2．HIF-1による低酸素環境下での造血幹細胞の維持

　造血幹細胞は低酸素環境の骨髄ニッチで維持されているが，TakuboらはHIF-1αが造血幹細胞の維持に重要な役割を担うことを報告した[11]．重要なことに，造血幹細胞においてHIF-1αによってPdk（pyruvate dehydrogenase kinase）2，Pdk4が誘導され，嫌気的環境下で解糖系が活性化されている[12]．一方，HIF-1αはFOXOの活性制御に関わることが報告されており，低酸素環境下での造血幹細胞の生存に関与している可能性が考えられる[13, 14]．

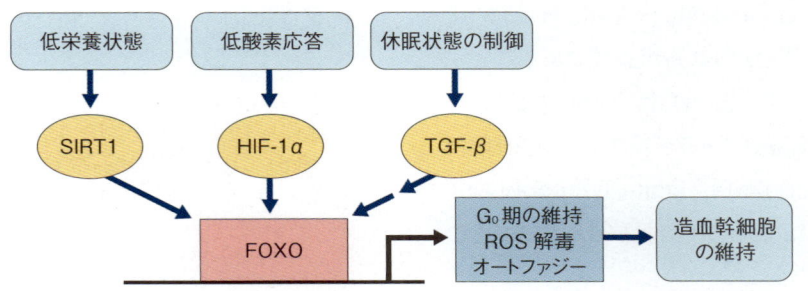

図3 ▶ 生体内環境におけるFOXOの制御機構と造血幹細胞の維持
生体内環境において，造血幹細胞の維持には休眠状態での制御が必須である．骨髄内微小環境における造血幹細胞の休眠状態の維持には，TGF-βシグナルによるFOXOの活性制御が重要な役割を担う．また，SIRT1やHIF-1αによるFOXOの翻訳後修飾は，低酸素環境や低栄養状態で造血幹細胞を維持する上で重要な分子メカニズムであると考えられる．このようなFOXOの制御メカニズムによって，細胞周期のG_0期維持，ROS解毒，オートファジーなどに関わる下流の標的遺伝子を誘導し，造血幹細胞を維持している

3．SIRT1による低栄養状態での造血幹細胞の維持

SIRT1は脱アセチル化酵素として知られており，栄養飢餓状態での細胞生存や寿命の制御に重要な役割を担う．このSIRT1はFOXOの脱アセチル化をすることで転写活性を制御している[15]．SIRT1によるFOXOの活性化を介した細胞周期の静止期制御などの自己複製能の制御は，低栄養状態での造血幹細胞の維持機構のひとつとして考えられる．事実，Matsuiらは，SIRT1欠損マウスの造血幹細胞の自己複製能は低下しており，FOXOの導入によってレスキューできることを報告している[16]．

5 造血幹細胞の維持に関わるFOXOの下流の制御メカニズム

1．細胞周期の静止期（G_0期）の維持

生体内での造血幹細胞のG_0期制御による自己複製能の維持にはサイクリン依存キナーゼインヒビター$p57^{Kip2}$が必須な役割を担う[17, 18]．この$p57^{Kip2}$はFOXOの標的遺伝子であり，FOXOによる造血幹細胞のG_0期制御の鍵となる分子であると考えられる．

2．活性酸素種（ROS）の解毒

ROSの蓄積は造血幹細胞の自己複製能を低下させる原因となる．造血幹細胞の維持に関わるFOXOの標的遺伝子としてROSを無毒化するSOD2やカタラーゼが知られており，このSOD2やカタラーゼによるROSの解毒が造血幹細胞を維持する上で重要であると考えられている[3, 4, 19]．

3．オートファジー

オートファジーは，栄養飢餓などの代謝ストレスにおいて自身の細胞内蛋白質を分解して生命を維持する生体防御機構である．造血幹細胞の長期骨髄再構築能の維持にはこのオートファジーが必要不可欠である[20]．FOXOはオートファジー関連遺伝子の発現制御を介して造血幹細胞の維持に関わることが報告されている[21]．

6 白血病幹細胞の治療抵抗性におけるFOXOの役割

造血幹細胞における自己複製能の制御は白血病幹細胞における抗がん剤抵抗性を解明する上で重要な手掛かりとなる．白血病幹細胞は非常に多くの白血病を生み出す細胞であり，治療後も根絶を逃れた白血病幹細胞は再発を引き起こす原因となる．実際，造血幹細胞はCML幹細胞の起源として知られており，FOXOはCML幹細胞のチロシンキナーゼ阻害薬（tyrosine kinase inhibitor；TKI）に対する抵抗性に関わることが明らかとなっている．同様に，急性骨髄性白血病

(acute myelogenous leukemia；AML)幹細胞の維持においてもAKT/FOXO経路が重要であることが報告されている[22]。MüschenらはFOXOがBCL-6を誘導し，CML幹細胞やフィラデルフィア染色体陽性急性リンパ芽球性白血病(Ph⁺acute lymphoblastic leukemia；Ph⁺ALL)細胞のTKI抵抗性を制御することを報告している[23-25]。

7 おわりに

生体内での造血幹細胞の自己複製能の維持におけるFOXOの制御機構，およびその役割について概説した。FOXOは，細胞状況に応じた様々な翻訳後修飾や蛋白-蛋白間相互作用によって遺伝子発現を制御していると考えられており，今後，FOXOによる幹細胞性の維持（ステムネス）に関わる分子機構のさらなる解明が待たれる[26-27]。将来，このような生体内での造血幹細胞の維持に関わる分子メカニズムは，生体の恒常性維持，老化防止，並びに再生・移植医療の向上，白血病幹細胞の発生・再発防止法の開発に寄与することが期待される。

● 文 献

1) Calnan DR, et al：Oncogene. 2008；27：2276.
2) Yamazaki S, et al：EMBO J. 2006；25：3515.
3) Miyamoto K, et al：Cell Stem Cell. 2007；1：101.
4) Tothova Z, et al：Cell. 2007；128：325.
5) Yilmaz OH, et al：Nature. 2006；441：475.
6) Zhang J, et al：Nature. 2006；441：518.
7) Lee JY, et al：Cell Stem Cell. 2010；7：593.
8) Yamazaki S, et al：Blood. 2009；113：1250.
9) Yamazaki S, et al：Cell. 2011；147：1146.
10) Naka K, et al：Nature. 2010；463：676.
11) Takubo K, et al：Cell Stem Cell. 2010；7：391.
12) Takubo K, et al：Cell Stem Cell. 2013；12：49.
13) Bakker WJ, et al：Mol Cell. 2007；28：941.
14) Emerling BM, et al：Proc Natl Acad Sci USA. 2008；105：2622.
15) Brunet A, et al：Science. 2004；303：2011.
16) Matsui K, et al：Biochem Biophys Res Commun. 2012；418：811.
17) Zou P, et al：Cell Stem Cell. 2011；9：247.
18) Matsumoto A, et al：Cell Stem Cell. 2011；9：262.
19) Yalcin S, et al：J Biol Chem. 2008；283：25692.
20) Mortensen M, et al：J Exp Med. 2011；208：455.
21) Warr MR, et al：Nature. 2013；494：323.
22) Sykes SM, et al：Cell. 2011；146：697.
23) Duy C, et al：Nature. 2011；473：384.
24) Hurtz C, et al：J Exp Med. 2011；208：2163.
25) Nahar R, et al：Blood. 2011；118：4174.
26) Daitoku H, et al：Biochim Biophys Acta. 2011；1813：1954.
27) Tenbaum SP, et al：Nat Med. 2012；18：892.

D 白血病幹細胞の特性

宮本敏浩，赤司浩一

1 はじめに

従来より悪性腫瘍は単クローン性に異常増殖する疾患と考えられていたが，近年の知見の集積により，腫瘍は均一な細胞集団ではなく，表現型や機能的に多様性を有する細胞集団により構成されることが明らかとなった。この多様性を説明する概念として，腫瘍を構成する細胞の中のごく一部の限られた特殊な腫瘍性幹細胞が自己複製を行い，腫瘍組織全体を供給するモデルが提唱され，腫瘍性幹細胞が究極的な治療標的となった。

様々な悪性腫瘍の中でも造血器腫瘍は，腫瘍性幹細胞の同定，発症機構，治療に至るまで研究の進歩が目覚ましい。正常造血幹細胞への遺伝子変異の蓄積が造血器腫瘍幹細胞の形質転換に重要であり，次世代シーケンサーによる網羅的な遺伝子解析により急性骨髄性白血病（acute myeloid leukemia；AML）などのゲノム異常の全体像が明らかとなりつつある。さらに白血病幹細胞を直接標的とした，より有効で副作用の少ない治療法の開発が進んでいる。

2 白血病幹細胞の基礎知識

1．白血病幹細胞の同定

ヒト腫瘍性幹細胞の存在が初めて証明されたのが1997年にDickらによるAMLでの白血病幹細胞の報告である[1]。CD34とCD38の発現パターンでヒトAML細胞を亜分画し，放射線照射後の免疫不全マウスに移植し，AML細胞の生着を評価した。急性前骨髄球性白血病（acute promyelocytic leukemia；APL）以外すべてのAMLにおいて正常造血幹細胞と同じフェノタイプである$CD34^+CD38^-$分画を移植したマウスにのみAML細胞の生着が得られ，さらに2次マウスへの連続移植においてもAMLが発症した。一方，大多数のAML芽球の$CD34^+CD38^+$，$CD34^-CD38^+$，$CD34^-CD38^-$細胞ではAMLを発症せず，幹細胞活性を有さなかった。この結果から，マウスにAML再構築可能な白血病幹細胞は$CD34^+CD38^-$分画に限定して存在すると報告した。さらに，レンチウイルスにて遺伝子マーキングしたAML細胞を免疫不全マウスに継代移植し，$CD34^+CD38^-$細胞には，長期にわたりAMLを再構築できる白血病幹細胞分画と短期間しかAMLを維持できない白血病前駆細胞分画が混在することを示した[1]。

以上の結果から，正常造血システムを模倣するかのように，AMLにも白血病幹細胞・前駆細胞など機能的な階層性が提唱された。この報告を端緒に，白血病幹細胞研究は飛躍的に進展した。

2．白血病幹細胞の起源

正常細胞が白血病幹細胞へ形質転換するには複数の遺伝子変異の蓄積が必要で，それが可能な細胞は自己複製能を有する造血幹細胞が最適候補と考えられる。実際，AML幹細胞の表現型が$CD34^+CD38^-$と正常造血幹細胞と同一であり，さらに白血病幹細胞は，正常造血幹細胞で機能しているBmi1，STAT5，Wnt-βcatenin，Notch系など自己複製機構を利用しているという報告もこの概念を支持する。長期にわたり遺伝子変異を蓄積した造血幹細胞は，前白血病幹細胞として存在し自己複製しながら，そのクローンサイズを

拡大し，さらに白血病幹細胞化に決定的な遺伝子変異を獲得することで，最終的に白血病幹細胞へと形質転換する（図1）。このような白血病の多段階発症機構は，後述するAMLで研究が進められてきた[2]。

以上のように，造血幹細胞が白血病幹細胞の発症母地の最適候補と考えられている。しかし白血病関連融合遺伝子を導入した造血幹細胞・前駆細胞のマウス移植実験では，MLL-GAS7は造血幹細胞でのみ白血病を発症する一方，MLL-ENL，MLL-AF9，MOZ-TIF2などは，造血幹細胞のみならず前駆細胞にも自己複製能を賦与し，白血化させうることが明らかにされた。このことは，造血幹細胞に加えて，自己複製能を喪失し分化系統が決定された前駆細胞も白血病幹細胞化の標的となりうることを示している。

3. 白血病幹細胞を標的とした新規治療法の開発

白血病幹細胞と正常造血幹細胞には共通点が多い。したがって，白血病幹細胞を標的とする治療法の確立には，白血病幹細胞と正常造血幹細胞の生物学的特性の微細な差異を明らかにし，正常造血幹細胞を温存で

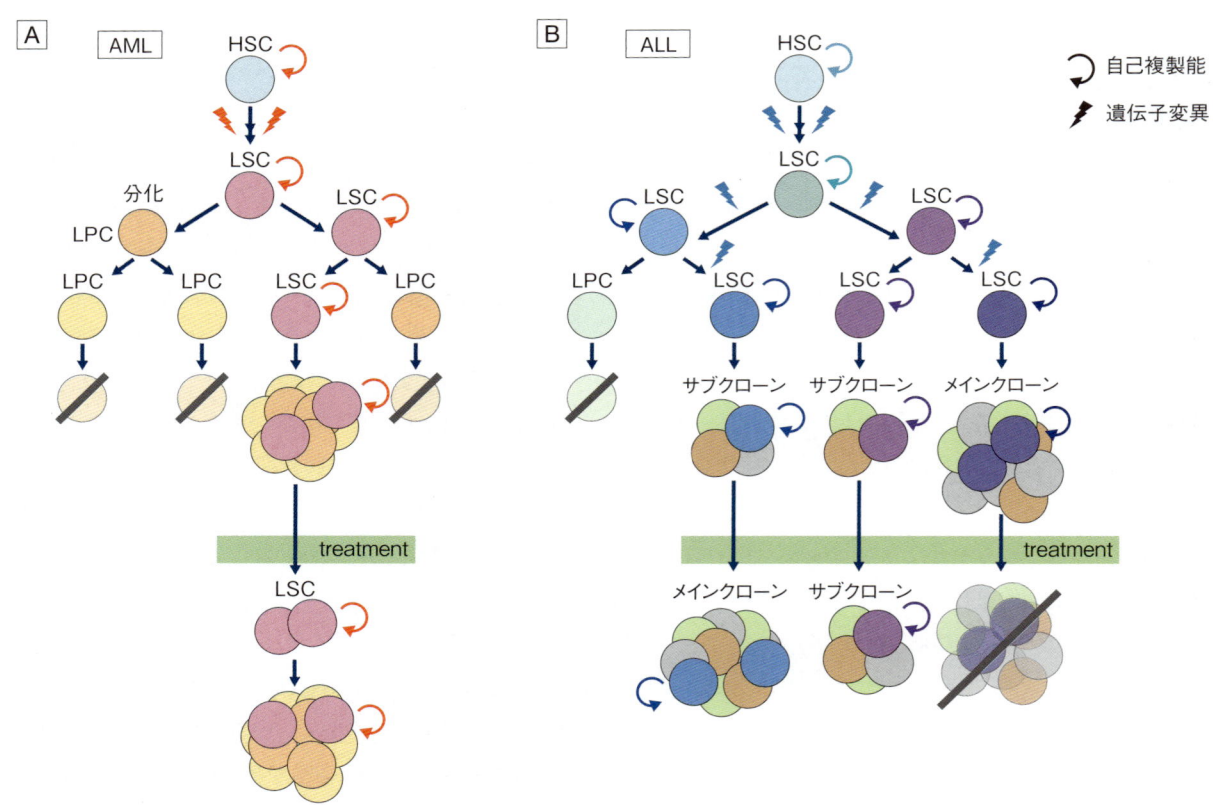

図1 ▶ 白血病幹細胞モデル
A：AMLにおける白血病幹細胞モデル。造血幹細胞に複数の遺伝子変異が蓄積し，自己複製能を有する白血病幹細胞へと形質転換する。白血病幹細胞を頂点とし，自己複製しながら分化した白血病前駆細胞を産生する白血病幹細胞システムを構築する
B：ALLにおける白血病幹細胞モデル。ALLにおいても造血幹細胞に複数の遺伝子変異が蓄積し，自己複製能を有するALL幹細胞へと形質転換する。AMLとは異なり，オリジナルのALL幹細胞は様々な遺伝子変異を獲得しながらALL幹細胞を進化させ，結果的に遺伝学的に異なる複数のALL幹細胞およびそのサブクローンが混在した腫瘍組織を形成する。それぞれのサブクローンは薬剤に対する感受性が異なり，治療抵抗性や再発の原因となる
ALL：急性リンパ性白血病（acute lymphoblastic leukemia），HSC：造血幹細胞（hematopoietic stem cell），LSC：白血病幹細胞（leukemia stem cell），LPC：白血病前駆細胞（leukemia progenitor cell）

きる治療戦略を見出す必要がある。その治療標的としては，①白血病幹細胞特異的表面発現分子（抗体療法の標的），②白血病幹細胞特異的に機能する自己複製関連分子，③白血病幹細胞で強化された細胞生存関連分子，④ニッチとの相互作用に関与する分子，⑤幹細胞性を喪失させるための細胞周期・分化関連分子などが考えられる。これらの治療法の詳細は，各疾患の項において後述する。

3 急性骨髄性白血病幹細胞

1. AMLにおける白血病幹細胞・前白血病幹細胞の成立

自己複製能を有する造血幹細胞は長期にわたり生存し，様々な遺伝子変異に遭遇し，それらを蓄積する。複数の遺伝子変異を蓄積した造血幹細胞は，前白血病幹細胞"pre-leukemia stem cell"と呼称すべき状態で，自己複製を行い，徐々に多分化能を失いながら，そのクローンサイズを拡大する。最終的に白血病幹細胞化に必須である遺伝子変異を獲得し，白血病幹細胞に形質転換する[3]。

AML幹細胞が獲得する遺伝子変異は古典的には，増殖力を賦与するclass I 遺伝子変異と細胞分化を障害するclass II 遺伝子変異に大別されてきた[4]。class I 遺伝子変異としてはFLT3，c-KIT，RASなど細胞増殖に関与するキナーゼ群の変異，class II 遺伝子変異はAML1-ETOやPML-RARAに代表される血球分化に必須の転写因子などに関与する遺伝子変異が代表的である。実験的にclass I またはclass II 遺伝子変異のどちらか1種類のみ遺伝子変異を導入し，マウスに移植しても，骨髄増殖性腫瘍の病態を呈するのみでAMLは発症しない。一方，class I と class II 遺伝子変異の両者をマウスに移植するとAMLを発症する[4]。このように，多くのAML発症には少なくともclass I と class II 双方の遺伝子変異が必要と考えられ，白血病発症の"two-hit model"として提唱されてきた。

我々はclass II 遺伝子変異であるAML1-ETO融合遺伝子が病因であるt(8;21)AMLにおいて，白血病発症機構の解明を行ってきた[2,5]。class I 遺伝子変異であるc-KIT変異を伴うt(8;21)AML患者の初診時および寛解時のCD34$^+$CD38$^-$幹細胞におけるAML1-ETOとc-KIT変異の有無をsingle cellレベルで解析し，AML1-ETOのみでは白血病幹細胞とはなりえずに前白血病幹細胞として存在し，さらにc-KIT変異を獲得することで白血病幹細胞に形質転換することを明らかにした[6]。また，c-KIT変異を伴うt(8;21)AML幹細胞の成立過程で，造血幹細胞はAML1-ETOを獲得し，次にc-KIT変異を獲得するという，遺伝子変異獲得に一定の順序があることを示した（**図2**）。また，前白血病幹細胞に発現するAML1-ETOは非常に少量であるため，分化が抑制されることなく正常造血に寄与するが，病期進展に伴い，AML1-ETO発現量が上昇して分化が停止し，白血病幹細胞化することを明らかにした[6]。このように，複数の遺伝子変異が関与して，造血幹細胞が前白血病幹細胞から白血病幹細胞へ形質転換することが明らかとなった。

2. 次世代シーケンサーによる全ゲノム解析とAMLの遺伝子異常

大規模癌ゲノムThe Cancer Genome Atlasにより次世代シーケンサーを用いたAML 200例の全ゲノム，全エクソンシーケンスによる網羅的遺伝子解析が行われた[7,8]。固形癌では100種類以上の遺伝子変異が症例ごとに認められる一方で，AMLでは1症例当たりの遺伝子変異数の平均は13種類と少なく，他の癌種と比較してゲノム不安定性の影響が少ないことが想定された。AML 200検体での遺伝子変異の総数は約1,600種類に及び，その中での高頻度変異として23種の遺伝子変異が同定された[7]。遺伝子変異をその機能などに基づいて分類してみると，AML発症に重要と考えられてきたclass I，class II 遺伝子変異だけでなく，さらに癌抑制遺伝子，エピゲノム関連遺伝子，RNAスプライシング関連遺伝子などの遺伝子変

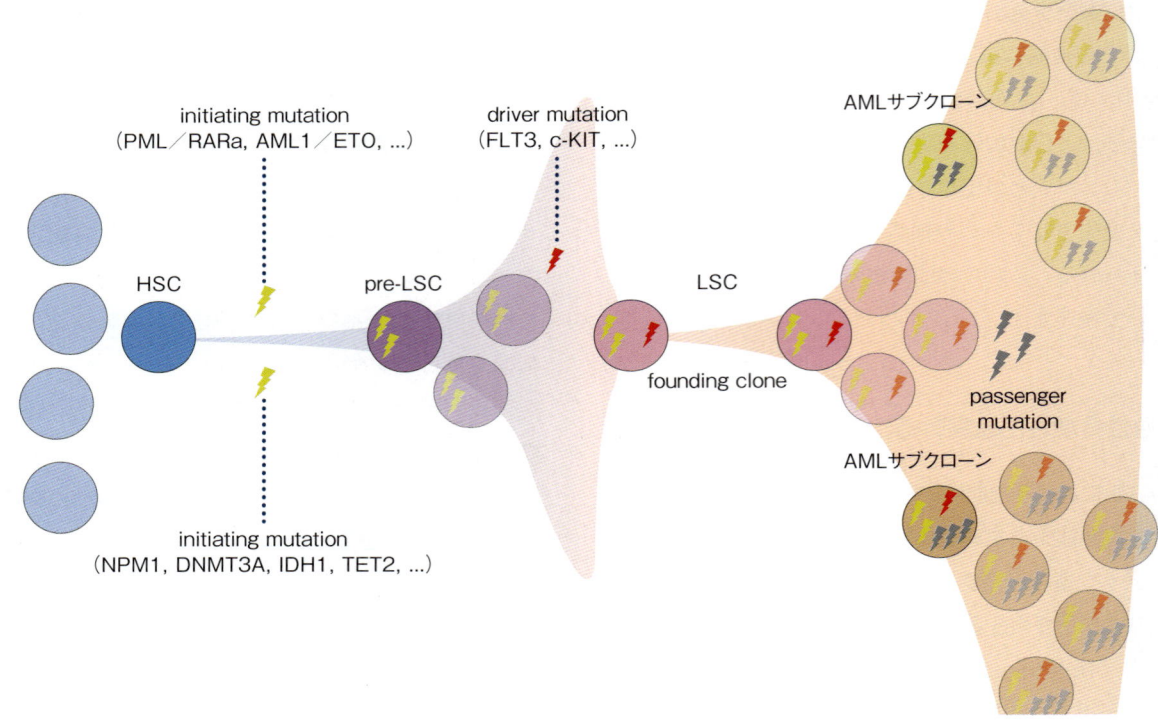

図2 ▶ 網羅的遺伝子解析に基づくAMLクローンの進展と白血病発症モデル

造血幹細胞にclassⅡ遺伝子変異，もしくはエピゲノム関連遺伝子変異がinitiating変異として獲得され，initiating cloneとなる。initiating cloneは白血化に至らず，前白血病幹細胞としてクローンサイズを拡大する。付加的にclassⅠ遺伝子変異などdriver変異を獲得し，founding cloneへ形質転換し，白血病幹細胞となる。このfounding cloneはさらに複数のpassenger変異を獲得しサブクローンを産生し，薬剤抵抗性や再発などの多様性を示す

pre-LSC：前白血病幹細胞（pre-leukemia stem cell）

異も多数見出された。これらの遺伝子変異群は協調的または排他的に作用しながらAML発症に関与すると考えられる（図3）。

3．AMLクローンの進展と白血病発症モデル

　全ゲノム解析によりclassⅠ，classⅡ遺伝子変異に加え，様々な遺伝子異常が複雑に絡み合いながら白血病が発症することが明らかとなった。さらに初診時や寛解時，再発時など様々な病期における患者検体の全ゲノム解析により，AMLクローンサイズのダイナミックな変化・進展が明らかとなり，現在の白血病多段階発症モデルは次のように理解されている。

　典型的には，造血幹細胞にclassⅡ遺伝子変異や，エピゲノム関連遺伝子変異がinitiating変異として獲得され，initiating cloneとなる。このinitiating cloneはそれだけでは白血化に至らず，前白血病幹細胞としてクローンサイズを拡大し，さらにclassⅠ遺伝子変異などdriver変異を獲得し，founding cloneへ形質転換し，白血病幹細胞となる。founding cloneはさらに複数のpassenger変異を獲得することで，薬剤抵抗性や再発に関わる複数のサブクローンを構成する[9,10]（図2）。

　免疫不全マウスにAML患者の寛解期造血幹細胞を異種移植すると，初診時のAML細胞に認められていたDNAメチル化酵素DNMT3A遺伝子変異を有する造血系細胞と，DNMT3A遺伝子変異がない造血幹細胞の生着をマウスに認めた。マウスに生着したDNMT3A変異陽性造血幹細胞は多分化能を有し，ヒ

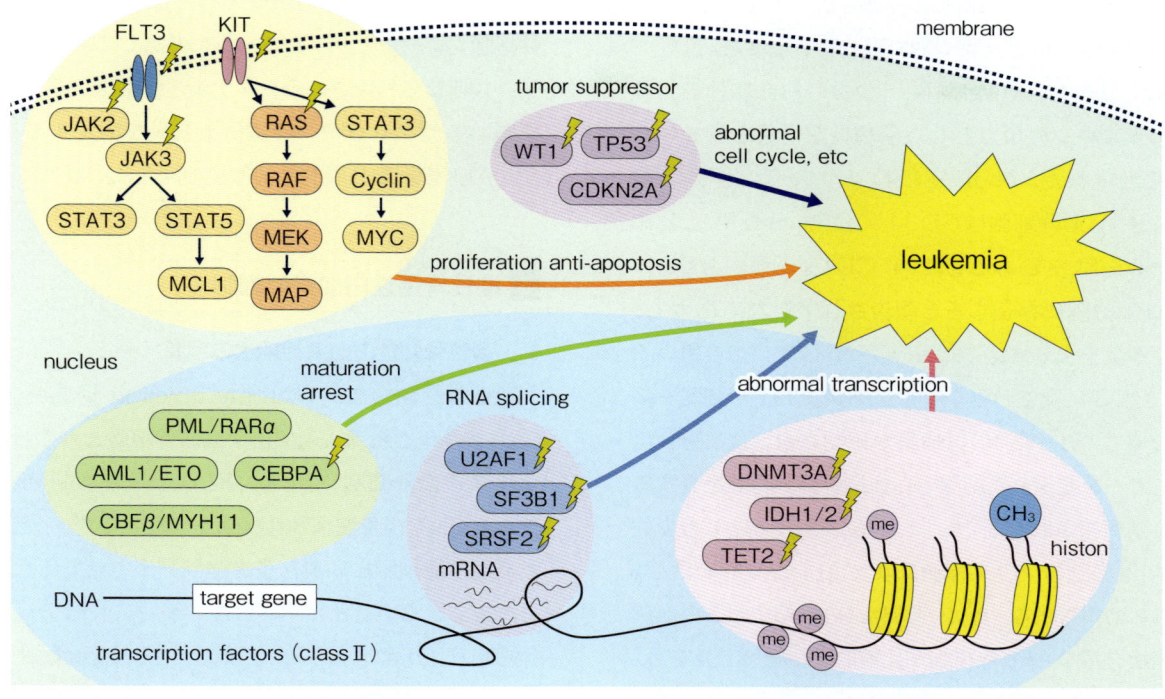

図3 ▶ 白血病発症に関与する遺伝子変異
網羅的遺伝子解析により，白血病発症には細胞増殖能強化に寄与するclass I 遺伝子変異と，分化障害をもたらすclass II 遺伝子変異以外にも様々な遺伝子変異が同定された．癌抑制遺伝子，エピゲノム関連遺伝子，RNAスプライシング関連遺伝子を含む様々な遺伝子変異が協調・競合して，白血病発症をもたらす

ト正常造血に寄与することから前白血病幹細胞と考えられた．興味深いことに，DNMT3A変異陽性の前白血病幹細胞クローンは，移植後にヒト造血幹細胞分画中におけるクローンサイズを拡大し，DNMT3A変異陰性造血幹細胞を凌駕し，かつ化学療法抵抗性となることが明らかになった．すなわち，DNMT3A変異陽性の前白血病幹細胞は，DNMT3A変異陰性造血幹細胞に対し優勢となり，クローンサイズを拡大しながら，再発や治療抵抗性に関与する遺伝子変異を獲得するリザーバーとなることが示された[11]．

4. 治療標的としての白血病幹細胞・前白血病幹細胞

AMLの治癒を得るためには，再発や治療抵抗性の温床となる白血病幹細胞や前白血病幹細胞を標的とした治療が必要である．AML幹細胞を標的とした治療候補として，白血病幹細胞表面抗原CD123，CD44，CD47，TIM-3に対するモノクローナル抗体，FLT3キナーゼ阻害薬，メチル化阻害薬やヒストン脱アセチル化阻害薬などの開発が進行中である．前白血病幹細胞に関しても，従来は技術的にその同定自体が困難であったが，全ゲノム解析により前白血病幹細胞成立に重要な遺伝子変異群が同定されれば，より効果的な標的治療の開発が期待できると考えられる．

4 急性リンパ性白血病幹細胞

急性リンパ性白血病（acute lymphoblastic leukemia；ALL）は，造血幹細胞または未分化なリンパ

球系前駆細胞に遺伝子変異を蓄積して発症すると考えられてきた。AML幹細胞を同定した手法を用いて，ALL幹細胞の同定が精力的に進められてきた。

ALLは当初AMLと同様，少数の白血病幹細胞をヒエラルキーの頂点とした階層性が構成されていると考えられた。NOD-SCIDマウスへの移植実験からB-ALL幹細胞はCD34$^+$CD38$^-$分画や，分化マーカー陰性であるCD34$^+$CD19$^-$分画，CD34$^+$CD10$^-$分画に存在すると報告されてきた。しかし，免疫不全をより強化したNOG/NSGマウスを用いると，CD34$^+$細胞のみならずCD34$^-$CD19$^+$細胞を移植しても，B-ALLの再構築が確認され，B細胞分化マーカーを発現した細胞も白血病幹細胞特性を有することが報告された[12, 13]。しかも，100個以下の少数B-ALL細胞のマウス移植によりALLを発症した[14]。これらの報告から，AMLと異なりB-ALLは，白血病発症能を持つALL幹細胞が比較的高い頻度で存在し，表面抗原にて分類される明確なヒエラルキーは存在しないことが示唆された。

また，Nottaら[15]はBCR-ABL陽性ALLの異種移植およびDNAコピー数変化解析を通して，Andersonら[16]はETV6-RUNX1陽性ALLの多重蛍光ハイブリダイゼーションと異種移植を用いて，機能的なB-ALL幹細胞に遺伝的多様性が存在することを報告した。これらの解析では，ALL細胞はdriver変異を有するオリジナルクローンに加えて，ゲノム欠失や増幅が加わって新たに派生した多様なサブクローン集団から構成されること，また初診時の主要クローンとは異なる少数派のサブクローンが再発時や異種移植マウス内で優勢になるようなクローン変化が生じることが示された。クローンの系統樹解析の結果，病期の進展に伴ってオリジナルクローンが新たな変異を獲得し，多様なサブクローンを派生する分枝構造をなすことが明らかとなった。ALLにおいてはAMLで提唱されている階層モデルとは異なり，オリジナルのALL幹細胞が様々な遺伝子変異を次々と獲得し，多様なサブクローンへダイナミックに派生していく分枝モデル(branching model)が提唱されている(**図1**)。このモデルに則ってALLの治療を考えれば，多数派ALL幹細胞クローンとサブクローンに共通して発現する分子，共通して利用されるシグナル，薬剤抵抗性や再発に関わるサブクローンの遺伝子変異を同定することが，ALL幹細胞特異的な治療法の開発に重要である。

5 慢性骨髄性白血病幹細胞

1. 慢性骨髄性白血病幹細胞の起源

慢性骨髄性白血病(chronic myeloid leukemia；CML)の発生起源は未分化な造血幹細胞と考えられ，マウス造血幹細胞に*BCR-ABL*遺伝子を強制発現させるとCML様骨髄増殖性疾患を発症するが，分化した造血前駆細胞に同遺伝子を強制発現させてもCMLを再現できないことが示された[17]。さらにヒトCML幹細胞(CD34$^+$, CD38$^-$, lineage marker陰性)およびマウスCML幹細胞(Sca-1$^+$, c-Kit$^+$, lineage marker陰性；LSK細胞)は正常造血幹細胞と同一の細胞集団に存在することが示された[18]。以上のことから，CML幹細胞はAML幹細胞と同様に，未分化な造血幹細胞由来と考えられている。

2. CMLマウスモデル

ヒトCML幹細胞分画を免疫不全マウスに異種移植し，CML細胞の生着が得られればCML幹細胞のコンセプトはより確実となり，CML研究も躍進することが期待される。しかし，ヒトCMLの異種移植生着効率は，高度免疫不全マウスを用いても良好な結果は得られていない。ヒトの造血環境をより模倣したレシピエント・マウスが必要と考えられる。

CMLマウスモデルとしては，造血幹細胞にレトロウイルスを用いて*BCR-ABL*遺伝子を導入し，マウスに移植する実験系が用いられてきた[19]。この実験では，連続移植が可能であるCML幹細胞は正常造血幹細胞分画に存在していたが，CML幹細胞は骨髄性白血病のみならず，B細胞やT細胞性リンパ性白血病も

発症した[20, 21]。レトロウイルス導入による*BCR-ABL*遺伝子強制発現の実験系では*BCR-ABL*遺伝子発現量が過剰になり，実際の病態を反映しない可能性がある。そこで，造血幹細胞・前駆細胞に発現する遺伝子のプロモーター制御下や，Tet-Onシステムを用いて*BCR-ABL*を発現制御可能なトランスジェニックマウスも開発され，CML幹細胞研究に貢献している。これらのマウスにおいてもCML幹細胞は正常造血幹細胞に存在することが報告された[22, 23]。

3. CML幹細胞の特性

CML幹細胞が*BCR-ABL*依存性か，非依存性かについては議論されている。*BCR-ABL*依存性の場合，CML幹細胞の治療抵抗性獲得機序としては，*BCR-ABL*遺伝子増幅や*BCR-ABL*遺伝子変異によりチロシンキナーゼ阻害薬（tyrosine kinase inhibitor；TKI）の効果が不十分になる可能性が考えられる。一方，*BCR-ABL*非依存性である場合，増殖能亢進をもたらす*BCR-ABL*以外の遺伝子の活性化や，TKIの細胞内濃度を低下させるトランスポーターの異常などが想定されている。興味深いことに，TKI投与によりCML幹細胞の*BCR-ABL*活性は低下するにもかかわらず，CML幹細胞は生体内で生存し，さらに*BCR-ABL*不活化状態のCML幹細胞がサイトカインに対して正常造血幹細胞と同様の反応性を示すことが報告された[24]。治療抵抗性CML幹細胞は*BCR-ABL*依存でなく，まるで正常幹細胞のように振る舞い，自己複製すると考えられている。さらにTKIによる治療開始後，分化した白血病細胞は急激に減少する一方，未分化なCML幹細胞が残存することが数理学的に示されている[25]。このように，CML幹細胞は少なくとも*BCR-ABL*だけでなく，いわゆる"幹細胞"としての特性を利用することで治療抵抗性に関与すると考えられ，CML幹細胞の特性の解明が新規治療法の開発に必要である。

4. CML幹細胞に対する治療戦略

CML幹細胞を標的とした治療はまだ実験段階ではあるが，CML幹細胞の静止期制御と自己複製能維持に関わる*PML*遺伝子を亜ヒ酸にて抑制することでCML幹細胞を静止期より逸脱させ，シタラビンでCML幹細胞を駆逐した報告[26]や，CML幹細胞を静止期に維持するユビキチンリガーゼFbxw7を阻害することでCML幹細胞は静止期から逸脱し，抗癌剤感受性となる報告[27]がある。また，CML幹細胞の維持に必須とされるhedgehogシグナル伝達経路smoothened（Smo）を抑制するSmo阻害薬が開発されている[28]。さらにCML幹細胞の静止期維持，代謝制御，ストレス耐性に関与する転写因子FOXO制御に寄与し，ニッチより産生されるTGF-βの阻害薬などといった，CML幹細胞を取り巻く微小環境であるニッチを標的とした治療の可能性も提唱されている[20]。

6 慢性リンパ性白血病幹細胞

慢性リンパ性白血病（chronic lymphocytic leukemia；CLL）は成熟B細胞の腫瘍であり，悪性リンパ腫などと同様に，末梢リンパ球由来の悪性腫瘍と考えられていた。

近年我々はCLLの病態が造血幹細胞の異常であることを明らかにした[29]。CLL細胞自体は免疫不全マウスに移植しても生着しないが，CLL症例の造血幹細胞を移植すると$CD5^+CD19^+$のCLL類似の表面形質を示す成熟B細胞集団が再構築され，これらB細胞は，クローナルな*IGH*遺伝子再構成を認めた。しかし，マウスに再構築された造血幹細胞由来のクローナルなB細胞と患者CLLクローンの*IGH*遺伝子再構成パターンは異なり，同一例の造血幹細胞を複数匹のマウスに異種移植すると，各マウスにおいて異なるB細胞クローンが出現した。マウスで再構築されるクローナルな成熟B細胞集団は，oligoclonalなことが多く，CLLの前白血病状態に相当するmonoclonal B-cell lymphocytosis様の病態を再構築したと考えられた。

さらにCLL患者における造血幹細胞の遺伝子プロファイリングを行うと，IKZF1，TCF3，IRF8などBリンパ球系初期分化に重要な転写因子が高発現していた。造血幹細胞レベルで獲得された何らかの遺伝子変異が，リンパ球系分化を誘導し，さらにリンパ球系腫瘍の前段階に相当するクローナルなB細胞増殖を可能とすると考えられた。CLL患者の造血幹細胞では，腫瘍化に関与する最初の遺伝子変異が獲得されているが，この遺伝子変異単独ではCLLの発症には至らず，遺伝子変異を獲得した造血幹細胞から分化したB細胞は，B細胞受容体を介する抗原刺激が生じる成熟B細胞の段階でクローナルな増殖が生じる。そして，前白血病状態の異常なB細胞クローンに付加的遺伝子異常が加わり，最終的に生存や増殖に有利な遺伝子変異を獲得したB細胞クローンが選択され，CLLへと進展する多段階発症機構が想定される。

　また，CLL以外の末梢性リンパ球系腫瘍においても造血幹細胞レベルでの異常が報告されている。血管免疫芽球性T細胞リンパ腫（AITL）や末梢性T細胞リンパ腫（PTCL）では，60～70％の症例においてリンパ腫細胞に*RHOA*変異，*TET2*変異，*DNMT3A*変異の3つの遺伝子変異の共存を認める一方で，同患者の造血幹細胞に*TET2*変異と*DNMT3A*変異が認められ，*RHOA*変異は認められなかった[30]。すなわち，*TET2*変異・*DNMT3A*変異陽性細胞は前腫瘍性幹細胞として存在し，*RHOA*遺伝子変異を付加的に獲得することにより末梢性リンパ系腫瘍に至ると考えられる。同様にhairy cell leukemia（HCL）においても，HCL細胞で認められる*BRAF*遺伝子変異が同患者骨髄の造血幹細胞にも認められ，HCLの病態形成に造血幹細胞レベルでの異常が関与していることが示された[31]。このように一部の末梢性リンパ系腫瘍においても，遺伝子変異蓄積の場，前腫瘍性幹細胞産生の場としての造血幹細胞，さらにそれを標的とした治療戦略への応用が期待される。

7 おわりに

　治療抵抗性や再発のリザーバーとなる白血病幹細胞・前白血病幹細胞を根絶しなければ究極的な治癒は得られない。同定すら困難であった白血病幹細胞の研究は，この数年間で飛躍的に前進した。特に次世代シーケンサーを用いた全ゲノムシーケンス解析により白血病発症に至るダイナミックな遺伝子変化が精緻に把握できるようになった。今後はさらなる解析症例の蓄積と基礎・臨床研究により，白血病幹細胞成立の機序を明らかにし，その治療応用への展開が期待される。

● 文献

1) Bonnet D, et al : Nat Med. 1997 ; 3(7) : 730-7.
2) Miyamoto T, et al : Proc Natl Acad Sci USA. 2000 ; 97(13) : 7521-6.
3) Huntly BJ, et al : Nat Rev Cancer. 2005 ; 5(4) : 311-21.
4) Gilliland DG, et al : Blood. 2002 ; 100(5) : 1532-42.
5) Miyamoto T, et al : Blood. 1996 ; 87(11) : 4789-96.
6) Shima T, et al : Exp Hematol. 2014 ; 42(11) : 955-65.
7) Cancer Genome Atlas Research Network : N Engl J Med. 2013 ; 368(22) : 2059-74.
8) Kandoth C, et al : Nature. 2013 ; 502(7471) : 333-9.
9) Ding L, et al : Nature. 2012 ; 481(7382) : 506-10.
10) Welch JS, et al : Cell. 2012 ; 150(2) : 264-78.
11) Shlush LI, et al : Nature. 2014 ; 506(7488) : 328-33.
12) le Viseur C, et al : Cancer Cell. 2008 ; 14(1) : 47-58.
13) Rehe K, et al : EMBO Mol Med. 2013 ; 5(1) : 38-51.
14) Morisot S, et al : Leukemia. 2010 ; 24(11) : 1859-66.
15) Notta F, et al : Nature. 2011 ; 469(7330) : 362-7.
16) Anderson K, et al : Nature. 2011 ; 469(7330) : 356-61.
17) Huntly BJ, et al : Cancer Cell. 2004 ; 6(6) : 587-96.
18) Graham SM, et al : Blood. 2002 ; 99(1) : 319-25.
19) Hu Y, et al : Proc Natl Acad Sci USA. 2006 ; 103(45) : 16870-5.
20) Naka K, et al : Nature. 2010 ; 463(7281) : 676-80.
21) Zhao C, et al : Cancer Cell. 2007 ; 12(6) : 528-41.
22) Koschmieder S, et al : Blood. 2005 ; 105(1) : 324-34.
23) Schemionek M, et al : Blood. 2010 ; 115(16) : 3185-95.
24) Corbin AS, et al : J Clin Invest. 2011 ; 121(1) : 396-409.
25) Michor F, et al : Nature. 2005 ; 435(7046) : 1267-70.
26) Ito K, et al : Nature. 2008 ; 453(7198) : 1072-8.
27) Takeishi S, et al : Cancer Cell. 2013 ; 23(3) : 347-61.
28) Dierks C, et al : Cancer Cell. 2008 ; 14(3) : 238-49.
29) Kikushige Y, et al : Cancer Cell. 2011 ; 20(2) : 246-59.
30) Sakata-Yanagimoto M, et al : Nat Genet. 2014 ; 46(2) : 171-5.
31) Chung SS, et al : Sci Transl Med. 2014 ; 6(238) : 238ra71.

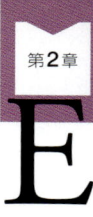

微小環境ニッチにおける白血病幹細胞の制御機構

南 陽介

1 はじめに—白血病幹細胞とニッチ

　生体組織には幹細胞を維持・制御するための微小環境からのシグナルが機能しており，この微小環境が"ニッチ"と呼ばれている。組織幹細胞の自己複製には細胞増殖，細胞死の抑制，分化抑制が関連しており，ニッチとの細胞間接着および細胞外基質との接着，未分化性を維持する因子，分化シグナルの抑制因子が重要な役割を果たしていると考えられる。白血病幹細胞（leukemia stem cell）の維持も正常造血幹細胞同様にニッチに依存しており，ニッチへのホーミングと定着において接着分子の機能が重要な意味を持つとされている。白血病の進展とともに正常幹細胞が減少していることなどを根拠として，白血病幹細胞は正常幹細胞のニッチを奪い取るかたちで幹細胞—ニッチ間の相互関係を確立していると考えられてきたが，その詳細な実体について現時点では不明であると言わざるをえない[1]。また，白血病幹細胞（ないしは白血病細胞）自体が，生存に有利となるようにニッチを変化させている可能性も示唆されつつある。

　白血病治療は，増殖能が亢進した芽球細胞を死滅させることを目標に進められてきたが，一時的な寛解が得られるものの再発率が高いことが課題とされている[2]。加えて，造血幹細胞移植など治療強度の高い治療選択が困難な高齢者白血病の予後は，依然としてきわめて不良である。従来示されてきた癌幹細胞モデルにおける階層性（自己複製能，分化段階，細胞周期パターンの違いを伴う）に，ゲノムワイドな解析に基づくクローン検討から得られた腫瘍細胞の多様性を加味することにより，抗癌剤で残存した静止期にあるサブクローンが再度腫瘍形成をきたす新たなモデルが提唱され，高頻度に再発を伴う癌治療の難しさが示唆されている[3]。また，急性骨髄性白血病（acute myeloid leukemia；AML）初診時における白血病幹細胞自己複製遺伝子発現シグネチャーとの相関の強さが，その後の抗癌剤治療反応性を規定しうることも示されている[4]。白血病の耐性・残存を克服するために，薬剤の耐性・残存につながる特性そのもの（静止状態の維持，ニッチによる保護，活性酸素による酸化ストレスなどに対するラジカルスカベンジャー産生やアルデヒドロゲナーゼなど解毒酵素の活性上昇，薬剤排出活性の上昇など）を持ち合わせていることが示されつつある白血病幹細胞とその微小環境ニッチを標的とした治療への期待が高まっている[5]。

2 白血病幹細胞のニッチでの治療抵抗性

　ヒト白血病細胞を，NOD/SCID/IL2Rγ^{null}（NOG）など免疫不全マウスに移植する白血病モデルが開発されてきた（図1）。白血病幹細胞を含む未分化なCD34$^+$CD38$^-$白血病細胞は，骨髄皮質近傍の骨芽細胞が豊富な部位に生着・存在し，G$_0$期に静止しているものが大部分である。石川らは，シトシンアラビノサイド（Ara-C）を投与したマウスの骨髄を解析し，CD34$^+$CD38$^+$細胞やCD34$^-$細胞など非幹細胞分画は有効に死滅するものの，CD34$^+$CD38$^-$細胞の骨皮質近傍における強い治療抵抗性を見出した[6]。CD34$^+$CD38$^-$白血病細胞が治療抵抗性を示すメカニズムとして，ABCトランスポーターの発現や抗アポトーシス関連遺伝子の発現などいくつかの要因が挙

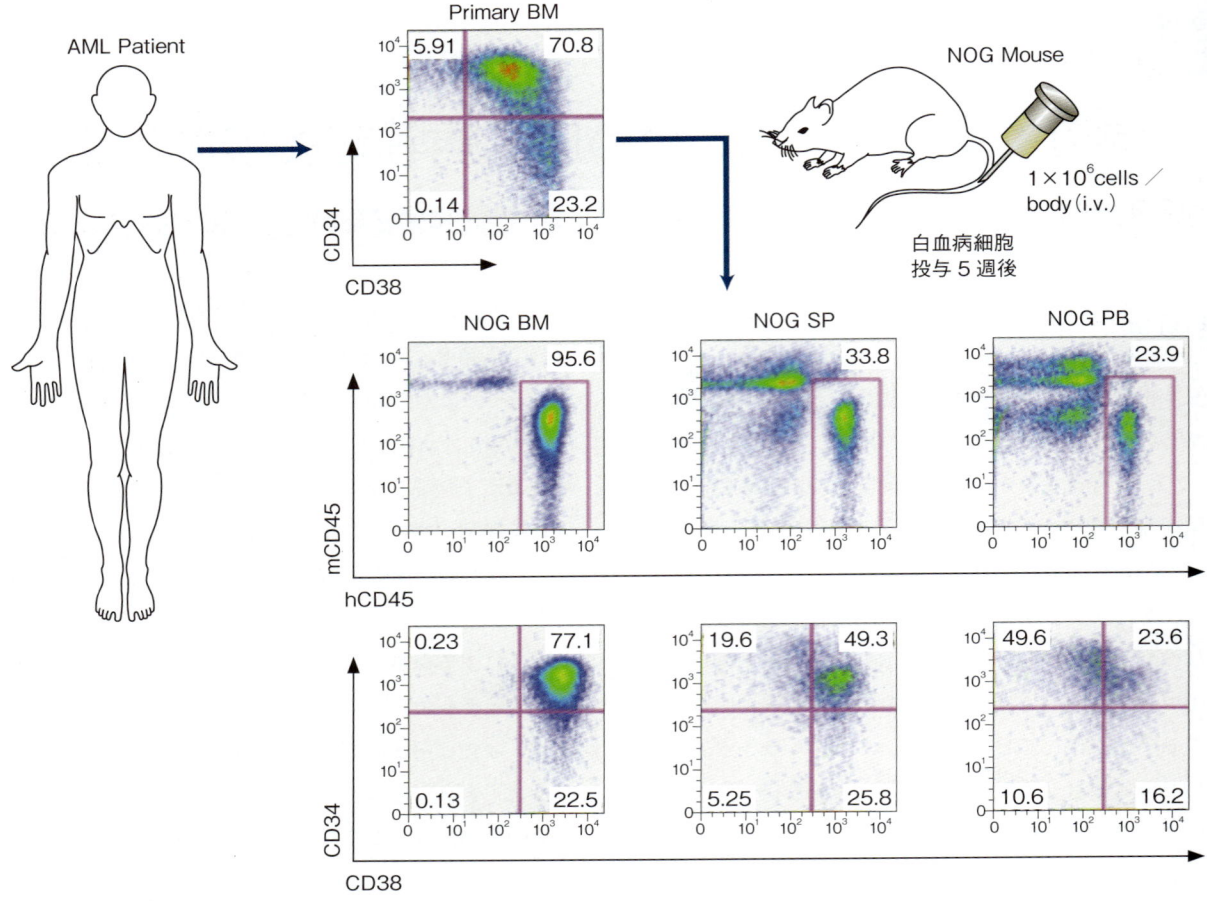

図1 ▶ 白血病NOGマウスモデル
BM：bone marrow, SP：spleen, PB：peripheral blood, mCD45：mouse CD45, hCD45：human CD45

げられるが，細胞周期が静止していることが治療抵抗性の原因となっていることが示唆された．さらに，サイトカインを投与して静止期細胞を強制的に細胞周期に乗せることで，治療感受性が付与されることが示された．また，Ninomiyaらは，白血病NOGマウス移植モデルを用いて，骨皮質近傍と同様に血管内皮細胞近傍においても抗癌剤治療後に白血病細胞残存が認められることを見出した[7]．

以上のことは，白血病幹細胞とニッチの相互作用が抗癌剤抵抗性にも関与していることを示唆しており，白血病ニッチの実態解明の必要性とニッチを標的とした治療戦略の妥当性を示している．

3 ニッチの異常と白血病発症

白血病発症は元来，血球細胞自体における遺伝子異常とその蓄積に基づいてのみ説明されてきたが，ニッチにおける異常と血球細胞との相互作用によってもたらされる発症機構についても提唱されつつあり（図2）[8]，「環境原性造血器腫瘍」という考え方も出現してきている．造血幹細胞移植後に頻度は少ないもののドナータイプ白血病の発症が認められることが知られているが，ニッチと血球細胞との相互作用を含めた詳細な機序については不明である．

ニッチ細胞の機能異常が造血疾患の発症に関わるケースが報告されている．レチノイン酸受容体のひと

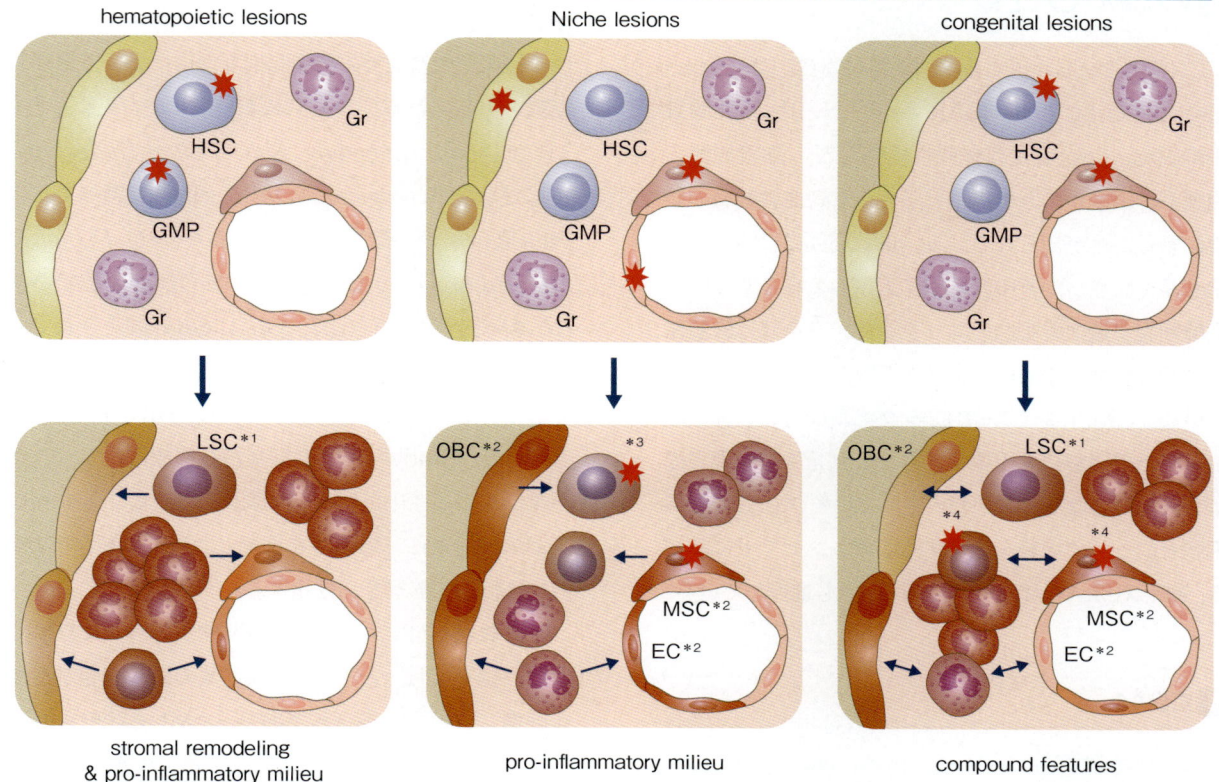

図2 ▶ ニッチの異常と白血病発症モデル
＊1：deranged perception of the niche with insensitivity to Notch／TGFβ1／Wnt pathways and altered adhesion
＊2：deregulated Notch and Wnt activity
＊3：eventual 2nd hematopoietic lesions
＊4：eventual 2nd transforming lesions

（文献8より引用改変）

つであるretinoic acid receptor γ（RARγ）の微小環境側での欠失，またRb遺伝子の微小環境側と骨髄球系細胞での欠失は，骨髄造血の障害による髄外造血，骨髄増殖性の異常を誘導する[9, 10]。骨前駆細胞におけるマイクロRNAプロセシング酵素のひとつDicer1，あるいはShwachman-Diamond-Bodian症候群で変異がみられるSbds遺伝子の欠損は骨髄異形成症候群の発症につながり，これは白血病へ進行することも示されている[11]。骨芽細胞におけるβカテニンの恒常活性型遺伝子変異に起因して，Notchシグナル経路の活性化を介したAMLの発症が誘導されるマウスモデルが示され，AML患者の骨芽細胞において同様の遺伝子変異が高頻度に認められている[12]。

白血病細胞がニッチ細胞の性質を変化させて白血病細胞に有利な微小環境を再構築することも示唆されつつある[13]。骨髄の中で増殖した白血病細胞は，間葉系前駆細胞から異常な骨系統細胞の分化を促し，白血病細胞の増殖に有利で，正常造血細胞には不利な環境に造り変えるモデルなどが示されている。固形腫瘍においても同様に，腫瘍細胞側が微小環境細胞に対して影響を及ぼしうることが報告されている。

以上のように，白血病発症とその進展に関しては，白血病幹細胞を含む血球側と微小環境ニッチ側の相互関係に基づいたとらえ方が必要だと考えられつつある[8]。

4 CXCR4/CXCL12

　CXCL12を高発現する細網細胞(CXCL12-abundant reticular cells；CAR cell)，Nestin陽性間葉系幹細胞，Leptin受容体陽性細胞など，血管周囲の間葉系幹細胞がニッチ細胞として正常造血幹細胞の維持に働くことが知られている。血管周囲には造血幹細胞が多く局在し，その幹細胞に近接して存在する間葉系幹細胞が造血幹細胞のニッチ制御，さらには骨髄微小環境の維持に中心的な働きをしていることが示されている。CXCR4/CXCL12シグナルは白血病幹細胞とニッチの接着にも重要であり，CXCR4の発現亢進は予後不良となることが報告されている[14]。白血病幹細胞とニッチの接着を阻害する治療コンセプトに基づき，抗CXCR4抗体などの研究・開発も進行している。

5 CD44

　白血病幹細胞のニッチへの接着に関わる分子として，CD44が知られている。CD44は正常造血幹細胞での発現に比べ，AML細胞に高発現しており，ニッチへの定着に重要な機能を持つことが報告されている。ヒトAML細胞を抗CD44抗体で処理し，免疫不全マウスへ移植した場合，白血病幹細胞のニッチへのホーミングと生着が抑制され，白血病発症が大幅に抑制される[15, 16]。白血病幹細胞に高発現しているCD44が骨髄中の洞様毛細血管や骨内膜上に発現しているヒアルロン酸と結合することによりニッチに定着し，この細胞接着が白血病幹細胞の自己複製能の維持に必要であると考えられている。

6 hedgehogシグナル

　ヘッジホッグ(hedgehog；Hh)シグナル伝達経路は，胎生期の臓器形成において重要な機能を担っている[17]。近年，癌におけるアベラントな活性化や，白血病幹細胞の維持を含めた癌幹細胞との関わりなども見出され，治療標的として注目が高まっている[18-20]。Hhは分泌蛋白質で，脊椎動物および無脊椎動物における初期発生過程での細胞間相互作用において重要な役割を担っている。マウスにおいては，Hh遺伝子が3種類(*Sonic Hedgehog*；*Shh*, *Indian Hedgehog*；*Ihh*, *Desert Hedgehog*；*Dhh*)，Hhの受容体である*Ptch*遺伝子が2種類(*Patched homolog 1*；*Ptch1*, *Patched homolog 2*；*Ptch2*)，転写調節因子である*Gli*遺伝子が3種類(*Gli1*, *Gli2*, *Gli3*)同定されている。Hh非存在下ではPtchが膜蛋白Smoを阻害することでシグナル伝達を抑制している。HhがPtchに結合すると，SmoがPtchの抑制から解放されて，シグナル伝達が活性化される。転写因子Gliは，Hh非存在下では標的遺伝子の転写を抑制し，Hh存在下では核内に移行して転写を活性化する。

　癌におけるHhシグナルの重要性が明らかになって以降，様々なHhシグナルの阻害薬の研究開発が造血器腫瘍においても進行しており，AMLを含む骨髄系造血器腫瘍に対するSmo阻害薬の優れた耐容性と薬理動態，治療効果の可能性が示されつつある[21]。我々のグループはこれまで，プライマリーAML細胞のCD34陽性細胞分画(免疫不全マウスで高い白血病構築能を有する)において，Hhシグナルの活性上昇が認められることや，その分画に高頻度な静止期細胞がSmo阻害薬投与によって減少し，コロニー形成や免疫不全マウス移植系におけるSmo阻害薬が白血病再構築能を低下させること，そのフェノタイプは網羅的なDNAマイクロアレイ解析やメタボローム解析によっても裏づけられることを確認している[22]。また，Smo阻害薬投与によって，静止期細胞の細胞周期回転が促されAra-Cとの併用効果があることや，ストローマ共培養下における治療抵抗性が克服されることが認められ，Hhシグナルに対する分子標的療法が，白血病幹細胞とニッチに対する新たな治療戦略となりうる可能性が示唆されている。

7 おわりに

微小環境ニッチにおける白血病幹細胞の制御については，研究成果が著しい正常造血幹細胞とそのニッチ制御から得られる知見に基づき，その相違について明らかにしていくことが重要である．白血病幹細胞と白血病幹細胞ニッチを複合的に標的とした治療法による耐性・残存の克服によって，白血病治療成績の向上が期待されている．

● 文 献

1) Morrison SJ, et al：Cell. 2008；132(4)：598-611.
2) Klepin HD, et al：JCO. 2014；32(24)：2541-52.
3) Kreso A, et al：Cell Stem Cell. 2014；14(3)：275-91.
4) Eppert K, et al：Nat Med. 2011；17(9)：1086-93.
5) 南 陽介, 他：血液フロンティア. 2014；24(12)：1777-85.
6) Saito Y, et al：Nat Biotechnol. 2010；28(3)：275-80.
7) Ninomiya M, et al：Leukemia. 2007；21(1)：136-42.
8) Schepers K, et al：Cell Stem Cell. 2015；16(3)：254-7.
9) Walkley CR, et al：Cell. 2007；129(6)：1097-110.
10) Walkley CR, et al：Cell. 2007；129(6)：1081-95.
11) Raaiijmakers MH, et al：Nature. 2010；464(7290)：852-7.
12) Kode A, et al：Nature. 2014；506(7487)：240-4.
13) Hanoun M, et al：Cell Stem Cell. 2014；15(3)：365-75.
14) Spoo AC, et al：Blood. 2007；109(2)：786-91.
15) Jin L, et al：Nat Med. 2006；12(10)：1167-74.
16) Krause DS, et al：Nat Med. 2006；12(10)：1175-80.
17) Briscoe J, et al：Nat Rev Mol Cell Biol. 2013；14(7)：416-29.
18) Amakye D, et al：Nat Med. 2013；19(11)：1410-22.
19) Irvine DA, et al：Blood. 2012；119(10)：2196-204.
20) Dierks C, et al：Cancer Cell. 2008；14(3)：238-49.
21) Martinelli G, et al：Lancet Haematol. 2015；2(8)：e339-46.
22) Fukushima N, et al：Blood. 2013；122(21)：#1298.

A1 造血器腫瘍の診療とサザンブロット法

分子生物学的診断技術

知念良顕

1 はじめに

サザンブロット法はサンプルDNAに蛍光色素や放射性同位元素でラベルされた核酸プローブを相補的に結合させ可視化する方法である。1970年代に登場し、検査目的に応じて核酸プローブが準備され、現在でもキメラ遺伝子、単一細胞の増殖（モノクローナリティ）、遺伝子再構成の検出などに利用されている。ここでは、サザンブロット法の原理について概説し、造血器腫瘍分野における実際の臨床応用例について述べる。

2 サザンブロット法の原理

DNAは温度が上がると2本鎖が乖離し1本鎖となるが、低温へ戻ると再び2本鎖となる（アニーリング）。この性質を利用して、蛍光色素または放射性同位元素を含んだDNAプローブと完全に相補的結合するDNA断片を検出する。また、DNAは水溶液中ではマイナスの電荷を帯びているため、電流を流すと移動する（電気泳動）。このときDNAがゲル中を通ると、その移動速度はDNA断片の長さに比例するため、電気泳動を行うことでDNA断片を長さ順に並べることができる。以上の性質を用いて、プローブと結合するDNA断片がどの程度含まれているか、あるいはどのくらいの長さかを可視化したものがサザンブロット法であり、得られた画像からは、用意したプローブと結合したDNA断片の長さ（単位、1,000塩基対：kb）と量（バンドの濃さ）という2種類の情報を得ることができる。

ゲル中で長さ順に整列したDNA断片は、メチルセルロースメンブレンに転写（トランスファー）され、熱や洗浄などの刺激で流出しないよう固定される。プローブとDNA断片は、温度が上がると1本鎖となるが、急に冷めると粗い結合となってしまうため、うまく温度を調節しアニーリングさせることで、完全相補的な配列のみ2本鎖となり、洗浄（ウォッシュ）の刺激に耐える結合力を有する。サザンブロット法はプローブをうまく設計することによって、任意のDNA配列を検出できる（図1）。

3 サザンブロット法の実際

サザンブロット法の実際の流れを（図2）に示す。細胞から取り出したDNAは長大であり、そのままで使うのは不適である。そこで、制限酵素を用いてDNAを適切な長さに切断処理する。制限酵素はEcoRIやHindⅢが用いられることが多く、これらの制限酵素の認識配列はヒトのDNAではだいたい数百b〜数十kbで現れるため、処理後のDNAは電気泳動すると数十kbの範囲で収まる。ヒトゲノムは解読されており、プローブに結合するDNA断片の長さは前後の制限酵素認識部位から計算して求めることができる。PCR法とは異なり、サンプルDNAは増幅されないので、検査のためには常に一定のDNA量が必要である（DNAとして5〜10μg、細胞数として$5×10^6$個程度）。

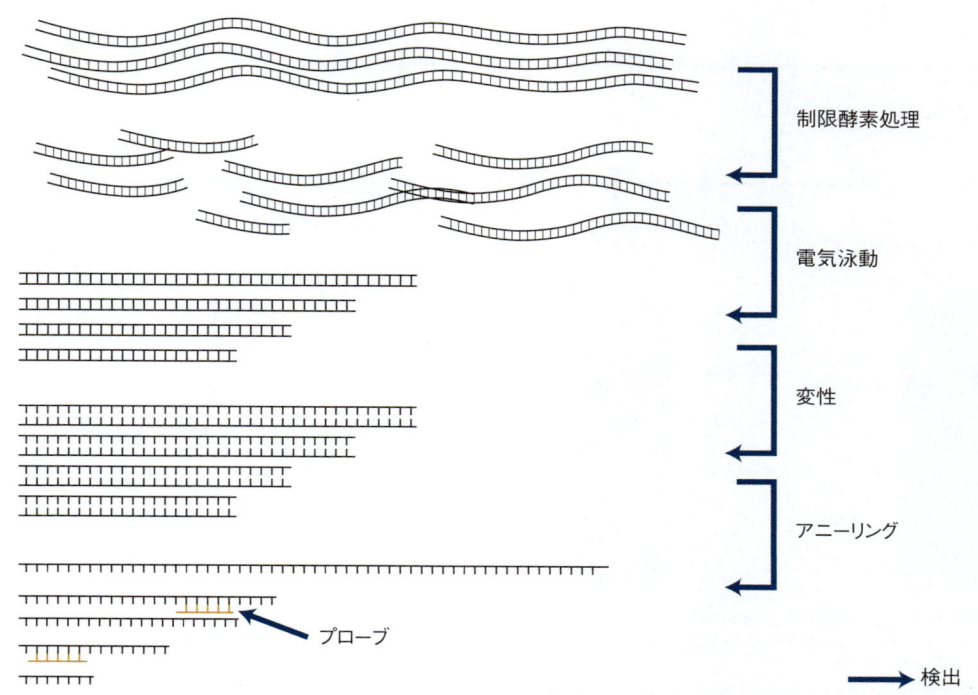

図1 ▶ サザンブロット法の流れ
細胞から抽出したDNAは長大なため，制限酵素にて適度な長さに分断して用いる

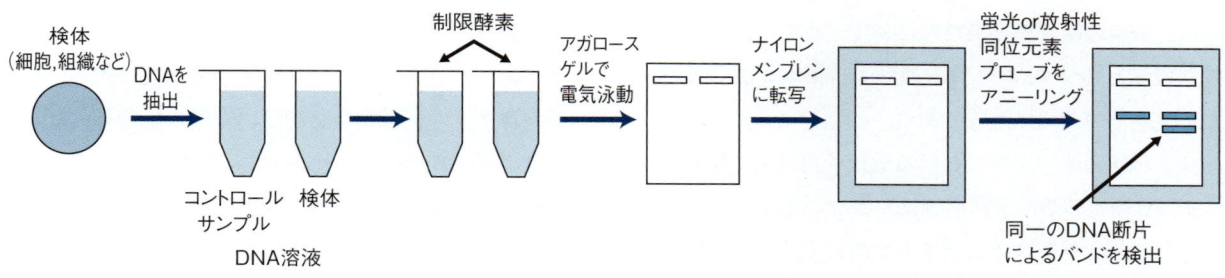

図2 ▶ サザンブロット法の作業工程

4 サザンブロット法における臨床応用

1. モノクローナリティの検出

　腫瘍の証明には病理組織学診断が一般的であるが，リンパ球は腫瘍細胞と正常細胞の形態的差異の判別が困難な場合がある。このため，腫瘍細胞の特徴であるモノクローナリティを腫瘍の根拠とすることもある。モノクローナリティを検出するため，リンパ球の細胞特性を応用した検査法がT細胞レセプター（*TCR*）または免疫グロブリン（*Ig*）の遺伝子再構成バンドの検出である。再構成されたDNA断片は細胞ごとに異なるため，プローブに相補的な配列を持ったDNA断片の長さは各細胞ごとに異なってくる。細胞がモノクローナルに増殖している場合，同じ長さの断片が多数含まれることとなるため，バンドとなって現れてくる（図3）。しかし，リンパ球の再構成はB細胞性腫瘍の12.6％に*TCR*再構成を，T細胞性腫瘍の3.4％に*Ig*再構成を認めたという報告もあり[1]，他の検査と総合

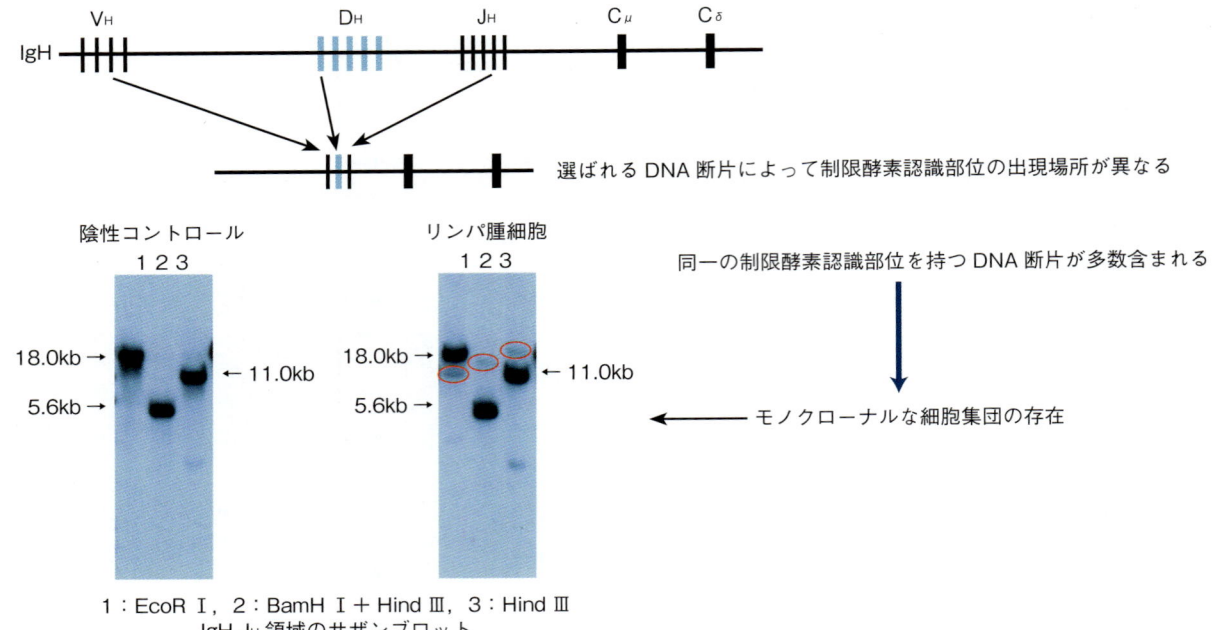

図3 ▶ サザンブロット法によるB細胞モノクローナリティの検出

的に判断する必要がある．また，リンパ球系の悪性腫瘍は，細胞起源が重要視されるので，正常リンパ球の成熟段階と*Ig*または*TCR*の遺伝子再構成が生じる時期についての知識は重要である．

リンパ球の成熟過程における遺伝子再構成を**図4**に示す．B細胞の遺伝子再構成は，リンパ節で抗原に感作される前に骨髄内で完成する．初めに，pro-B細胞の段階で14q32領域にある免疫グロブリン重鎖遺伝子（*IgH*）のD-J領域の再構成が完成し，pre-B細胞でV-D領域の再構成が起こりVDJの再構成が完成する．VDJ再構成時に使用される酵素の中にTdT（terminal deoxynucleotidyl transferase）があるため，TdT陽性細胞は未成熟リンパ球として急性リンパ性白血病（ALL）の診断に用いられる．完成した*IgH*遺伝子はストップコドンの登場なく転写可能となって初めて翻訳され，蛋白として細胞表面に現れる．しかし，この状態ではまだ軽鎖は再構成を起こしていない．surrogate軽鎖と呼ばれる蛋白と結合し，B細胞レセプター（BCR）として機能することをチェックされた

あと，軽鎖遺伝子の再構成に進む．BCRとして機能しない時点でnegative selectionを受け細胞は死に至る．また，一方のアレルの*IgH*が完成した時点で他方の*IgH*アレルに抑制がかかり，蛋白としての発現は抑制される（allelic exclusion）．negative selectionによる細胞死を免れた後，免疫グロブリン軽鎖（*IgL*）の再構成へと進む．ヒトの軽鎖はV，Jの2領域あり，再構成が行われたあと，IgM蛋白として細胞表面へ発現する．IgMを発現したimmature B cellに抗原刺激が加わると，IgMとIgDを発現したmature B cellへ分化する．

ヒトのTCRを形成する遺伝子座は4種類ある．それぞれ*TCRA*（14q11），*TCRD*（14q11），*TCRB*（7q34），*TCRG*（7p15）であり，*TCRD*遺伝子は*TCRA*遺伝子に内在している（**図5**）[2, 3]．ペアとなる組み合わせは2組に限られ，*TCRA*と*TCRB*で構成されるαβTリンパ球と，*TCRD*と*TCRG*で構成されるγδTリンパ球である．ヒトのTリンパ球のほとんど（90％以上）はαβTリンパ球で，残り数％がγδTリンパ球であ

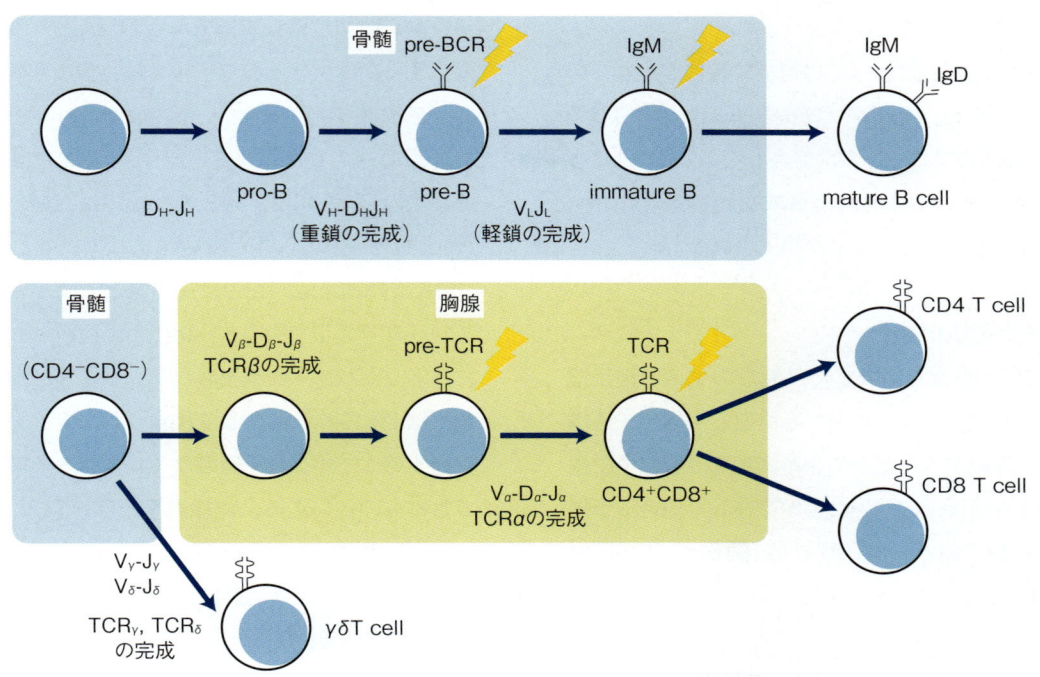

図4 ▶ リンパ球の成熟過程における*TCR*, *IgH*の遺伝子再構成

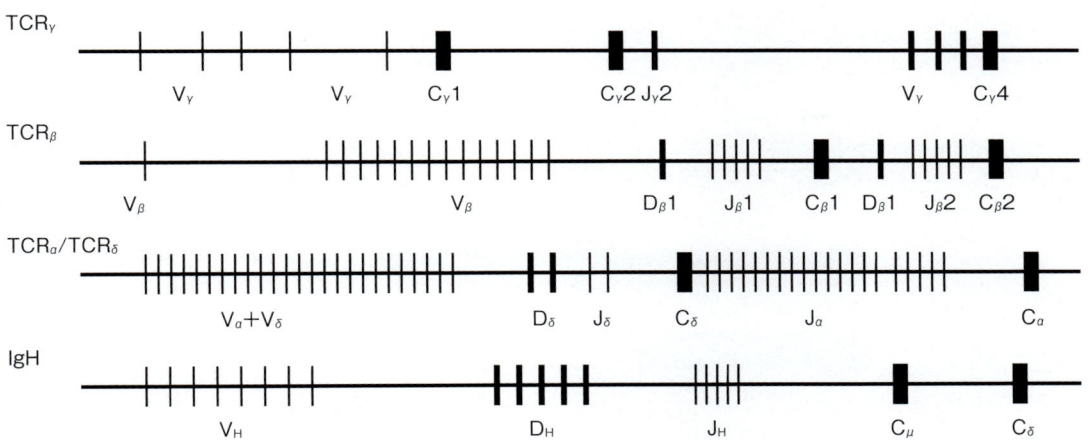

図5 ▶ *TCR*, *IgH*の遺伝子再構成
複数の定常領域（C領域）を持つ遺伝子も存在するが，生理的な差異は不明なものも多い　　　　　　（文献2, 3より引用改変）

る。*TCRD*と*TCRG*が再構成されるとγδTリンパ球になる。αβTリンパ球の場合，*TCRB*が先に再構成を受け，ネガティブセレクションを経た後で*TCRA*が再構成され，さらにセレクションを受ける。γδTリンパ球が持つTCRはMHCとは結合しないので，自己抗原との反応をチェックする胸腺を通過しない。TCRαβを完成させたTリンパ球はCD4$^+$CD8$^+$ T細胞（double positive T cell）となったあと，MHC class IIに親和性を持つものはCD4のみ陽性となり，class Iに親和性を持つものはCD8陽性となってαβ

Tリンパ球は完成する。

V領域などは細胞によっては再構成時に消失している場合もあるため，サザンブロット法による再構成の検出は，J領域にプローブが設定されることが多い。

もう片方のアレルは通常再構成を受けず，germ-line bandと呼ばれるバンドが検出される[4]。

2. 遺伝子再構成の検出

MLL遺伝子をはじめとした，複数のキメラ相手遺伝子を有する遺伝子にプローブを設定し，遺伝子再構成の有無を評価することができる。キメラ遺伝子や遺伝子再構成や遺伝子の欠失などが存在した場合，予想とは異なる長さのバンドが現れる（図6）[2]。FISHやPCRに加えて有用な検査である。

3. ウイルスのモノクローナリティの検出

EBウイルスは増殖期には線状形態をとり，ウイルス遺伝子末端の繰り返し部分（terminal repeat）をランダムに切り落とす形で環状DNAとなり細胞内に潜伏する。潜伏状態のウイルスは，宿主細胞周期に合わせて複製するのみで，そのterminal repeatの数を変えない。したがって，EBウイルスに感染した腫瘍細胞のDNAには，同一のterminal repeatを持ったEBウイルスDNAが多数含まれている。サンプルDNAにterminal repeatを対象としたプローブをハイブリダイズしてやると，terminal repeat数の種類に対応したバンドが検出される。ウイルスが単一の場合には1本のバンドとして検出され，その腫瘍細胞に存在するウイルスは1個のウイルス株から複製されてできたものといえる。同様の手法はHTLV-1ウイルスでも行われ，ATLLとHTLV-1キャリアがたまたま発症した他のT細胞性リンパ腫の可能性を否定することができる。

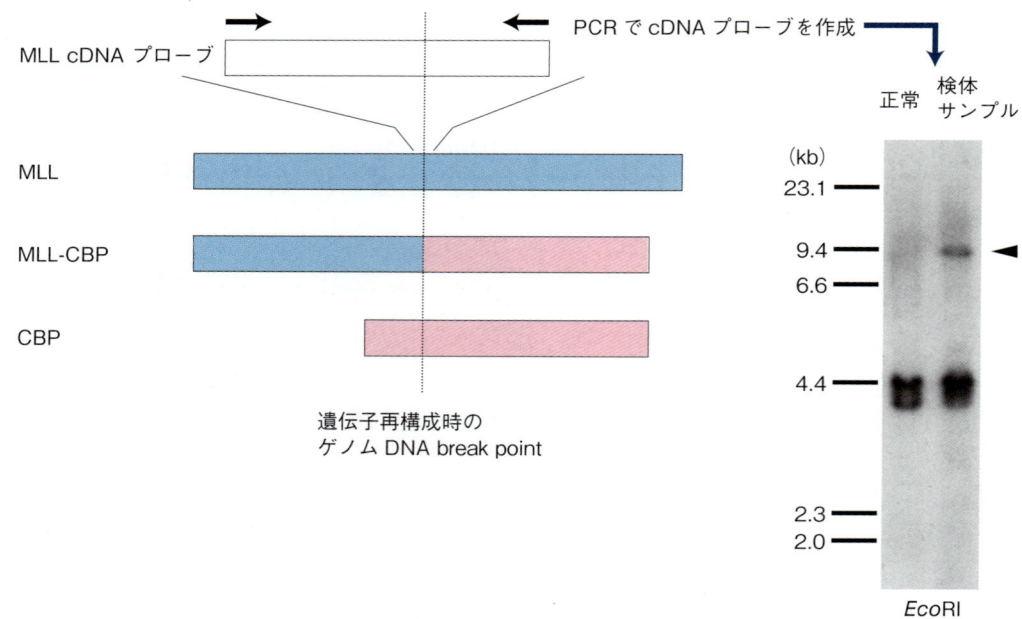

図6 ▶ AML患者検体でのMLL-CBPキメラ遺伝子の検出
ゲノムDNAの切断点（break point）を挟むようにPCRを行いプローブを作製した。サザンブロット法のプローブは，PCR法を用いて任意の場所に設定することができる

（文献2より引用改変）

5 おわりに

サザンブロット法は20年以上前に確立した手法であるが，現在でも造血器腫瘍の診断ツールとして欠かせない。フローサイトメトリーで軽鎖のモノクローナリティが明瞭でない場合，あるいは病理組織標本で腫瘍と断定しにくい場合は，サザンブロット法によるモノクローナリティの検出が診断の決め手になることも多い。一方で，解析には長鎖DNAが必要であり，新鮮な細胞や組織あるいは適切に凍結保存された検体以外では不適である。PCRはホルマリン固定のパラフィン包埋組織から抽出されたDNA断片でも検査可能であり，腫瘍細胞クローンを検出する場合には，サザンブロット法より感度の上でまさる。具体的には，サザンブロット法では腫瘍細胞が全細胞の5％以上を占めていないと検出困難であるが，PCRでは10^{-5}の感度で検出が可能である。腫瘍細胞の少ないリンパ腫検体ではサザンブロット法で再構成バンドが検出できないことがあるが，複数のプライマーを組み合わせることで特定の*TCR*，*Ig*遺伝子再構成を検出することができる。

● 文献

1) Shin S, et al：Int J Med Sci. 2013；10(11)：1510-7.
2) Krangel MS：Curr Opin Immunol. 2009；21(2)：133-9.
3) Cleary ML, et al：Proc Natl Acad Sci USA. 1984；81(2)：593-7.
4) Matolcsy A, et al：Blood. 1997；89(5)：1732-9.
5) Taki T, et al：Blood. 1997；89(11)：3945-50.

A2 造血器腫瘍におけるSNP-arrayの応用

分子生物学的診断技術

知念良顕

1 はじめに

これまでに様々な造血器腫瘍の遺伝子異常が同定されたが，それらの多くは主たる病態に関与し，診断確定や治療方針に関わる重要な情報である。加えて，従来の核型検査，FISH法では同定できない微小な異常も多数あることがわかってきた。さらに，近年の遺伝子解析技術の進歩は目覚ましく，細胞内の遺伝子配列を網羅的に解析する技術は，一般的な手法として確立されつつある。SNP-array法の登場により初めて明らかとなった造血器腫瘍の遺伝子異常も少なくないため，遺伝子を網羅的に調べるというarray技術を理解することは重要である。本項では，SNP-array法について解説するとともに，array法で明らかとなった腫瘍細胞特有の現象について触れ，臨床応用へのアプローチについて概説する。

2 array（アレイ）とは

全ゲノムを網羅するDNA断片をニトロセルロースメンブレンではなくガラス板に規則正しく配置し，蛍光標識されたDNAサンプルをハイブリダイズさせる方法である。シグナルの強弱をレーザーで検出するため，サザンブロット法よりもはるかに高密度・高精度であり，全ゲノム情報を網羅的に解析することが可能となった。array技術にはいくつかの手法が存在するが，サンプルDNAを制限酵素にて断片化し，解析チップ上に並んだDNAプローブとハイブリダイズさせる方法が主流である（図1）。Affymetrix社の高密度オリゴヌクレオチドアレイ（GeneChip®）では，25merのオリゴヌクレオチドプローブを用いており，array技術としてきわめて高精度の解析が可能となっている。

3 SNPとは

一塩基遺伝子多型（single nucleotide polymorphism；SNP）はゲノム内において300～1,500塩基に1個程度（約300万個以上）存在する塩基配列のバリエーションのことである[1,2]。遺伝子多型とは，あるゲノム上の塩基の変化が人口1％以上の頻度で存在しているものと定義され，頻度が1％未満のものは多型ではなく変異（mutation）と呼ばれる。したがって，アミノ酸が変化するものも上記の定義内であればSNPであり，遺伝子の中で蛋白質をコードしている領域に存在するSNPは，ゲノム当たり約6万～10万個あると推測されている[3]。したがって，SNPは蛋白質のアミノ酸置換や機能変化をもたらす可能性があると言われている。SNPは人種差，あるいは個人としての形質を特徴づけるものと考えられており，SNPやmutationのすべてに病的意義があるのではなく，ある特定のSNPが疾病の発症リスク，薬物の効果および副作用の出現，代謝などに影響を与えると考えられている。SNP以外の遺伝子多型として制限酵素断片長多型（restriction fragment length polymorphism；RFLP．遺伝子多型により制限酵素認識部位が新たにできる，あるいは消失する），VNTR（variable number of tandem repeat；数十塩基の繰り返し配列数の違いによる多型），マイクロサテライト（反復単位が7塩基までの多型）などが知られている。

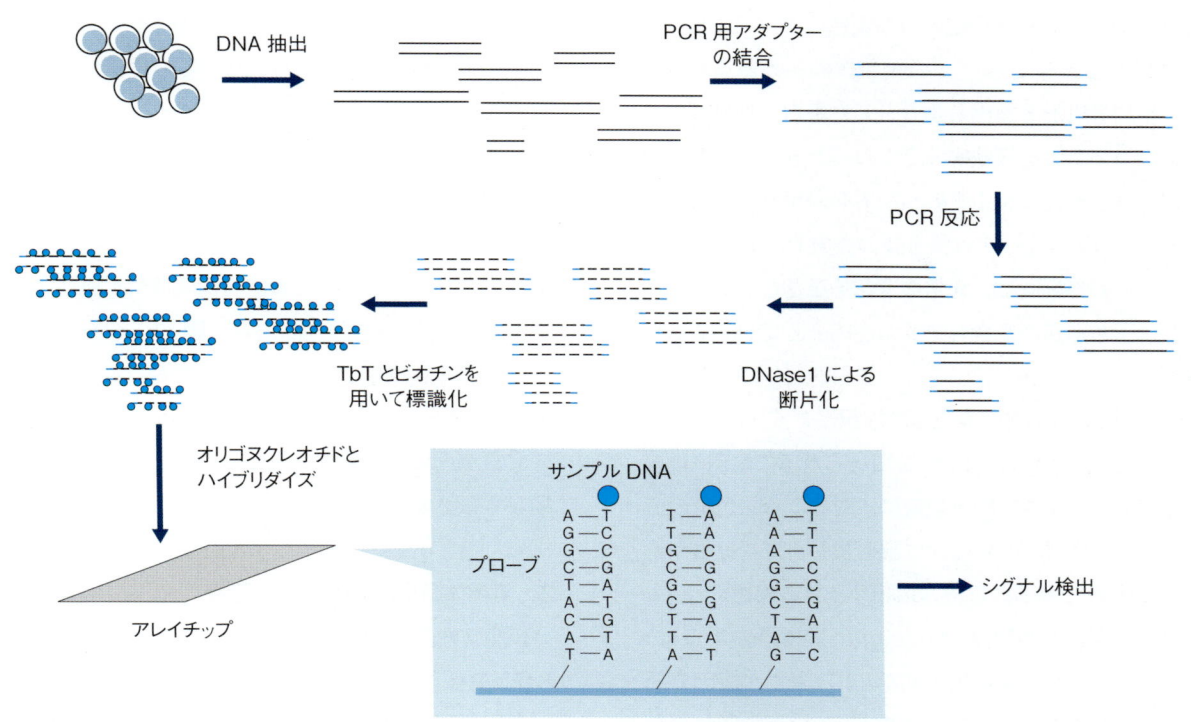

図1 ▶ array法の原理
DNAをハイブリダイズさせるという意味では，サザンブロット法やFISH法と同じだが，arrayではサンプルDNAをラベル標識させることにより，全ゲノムを解析する

SNPのデータベースはNCBIなどで公開されている（SNP database；dbSNP）。

現在確認されているSNPとハイブリダイズできるよう，同一のゲノム領域に複数のオリゴヌクレオチドを用意し配列させたものをSNP-arrayと呼ぶ。Affymetrix® Genome-Wide Human SNP-Array 6.0では，SNPとコピー数多型を検出するためのプローブを含んだ180万以上の遺伝子マーカーを，1枚のarrayチップで調べることができる。SNP-arrayを用いて腫瘍細胞を解析すれば，SNPの有無のみならず，遺伝子の再構成，癌抑制遺伝子の欠失，癌遺伝子の増幅などを診断できる。SNP-arrayから得たデータを高精度コピー数解析システム（copy number analyser for gene chip；CNAG）で解析すると，腫瘍細胞や正常細胞と腫瘍細胞の混在する検体においても，通常の染色体解析では同定困難な微細な増幅・欠失，アレル不均衡を含むゲノム異常を検出できる。SNP-arrayでは1～2kb程度の制限酵素断片をPCRにて増幅する作業を含んでおり，微小なオリゴヌクレオチドとの正確なハイブリダイゼーションが可能である。PCRによる各制限酵素断片の増幅効率の微妙なばらつきによりコピー数の正確性が失われることが懸念されるが，制限酵素断片長やCG含有量を考慮して補正することにより，信頼できるコピー数定量データを得ることが可能である[4]。

4 array技術による腫瘍細胞解析の進歩

1. LOH (loss of heterozygosity) の検出

SNP-arrayではLOHと呼ばれる現象を検出する

ことができる。腫瘍細胞のもつ染色体が一見正常のように見えたとしても，その染色体のある領域をターゲットにRFLPを検出しようとした場合，通常であれば2つのアレルを意味する2本のバンドがみられるはずが，腫瘍細胞では1本のバンドしか現れないことがある。この現象をヘテロ接合体の喪失(LOH)と呼ぶ。つまり，腫瘍細胞は，異常な遺伝子を含むアレルを複製し，正常遺伝子を含むアレルを除去していることがある。

同様の概念を表す言葉として片親性ダイソミー(uniparental disomy；UPD)も用いられる。UPDは減数分裂あるいは体細胞分裂時に，対となる染色体の一部あるいは全部がどちらかに置き換わって受け継がれていく現象である。UPDが原因となる疾患のうち，Prader-Willi症候群やAngelman症候群のように，減数分裂の異常による先天的なUPD異常が原因で起こるものが含まれる。染色体数が2nのまま変わらないLOH (copy-neutral LOH；CN-LOH) は，UPDが原因で形成されることもある。

LOHをターゲットとした詳細なゲノム解析により，これまで様々な遺伝子異常が同定されてきた。網膜芽細胞腫の13番染色体は，一見正常であったが，LOHの喪失がみられたことがきっかけで，*RB1*遺伝子の発見につながった。欠失した染色体上の断片に癌抑制遺伝子がコードされていることを示すと考えられ，*RB1*の「癌抑制遺伝子」としての位置づけが確立した[5]。骨髄増殖性疾患の原因遺伝子として重要な変異である*JAK2* V617Fはゲノムアレイによる UPD解析により発見された[6,7]。また，骨髄系腫瘍だけでなく，リンパ系腫瘍においても高頻度で異常を有し，エピゲノム修飾の機能を司る*TET2*遺伝子も，当初は4q24領域のLOH部位の変異解析から発見された[8]。

2. 遺伝子増幅・遺伝子再構成の検出

SNP-arrayとCNAGを用いた全ゲノム遺伝子解析により，キメラ遺伝子を検出することが可能な場合がある。単純な均衡型転座の場合，遺伝子コピー数が変化することはないが，染色体に増減や欠失がみられる場合，arrayデータからコピー数の増減位置を正確に知ることができ，ある遺伝子のエクソン単位の増幅を知ることができる (図2)[9]。また，エクソン単位の増減があれば，キメラ遺伝子を形成している可能性も考慮できる[10]。少量の検体かつ正常細胞も混入している患者サンプルからでも，再構成遺伝子候補をピックアップすることが可能である (図3)。一方，腫瘍細胞には直接腫瘍化とは関係のない異常 (passenger変異) も含まれており，ある遺伝子異常を認めても，その異常が真に病態形成に関わっているかどうか詳細に検討する必要がある。

3. 染色体微小領域の欠損の証明

B細胞性白血病に対するSNP-array解析により，*PAX5*遺伝子のコピー数異常またはエクソン単位の欠失を高頻度に認めることから，B細胞分化に関わる*PAX5*の重要性を解明する一助となった[11]。また，通常の染色体検査では検出できない微小領域の欠失も検出可能であり，将来治療方針を検討する上で有用な情報が得られる一例として*CDKN2A, 2B*がある。自験例では，double hitリンパ腫のうち，化学療法抵抗性でありきわめて予後不良な群では，従来の染色体検査では検出できない*CDKN2A, 2B*遺伝子の部分欠失が存在することが確かめられた (図4)[12]。G-band法やFISHプローブといった日常臨床で行うツールではこれらの異常を検出することはできず，SNP-arrayが日常診療で行われるような時代がくれば，これまでの診断・治療方針に大きな転換が訪れることが予想される。

5 SNP-arrayの限界

ゲノム全体のコピー数，LOHを詳細に検討できるSNP-arrayではあるが，各エクソンごとのコピー数の定量，あるいは遺伝子のスプライシングバリアントを検討することは困難である。近年では，array技術

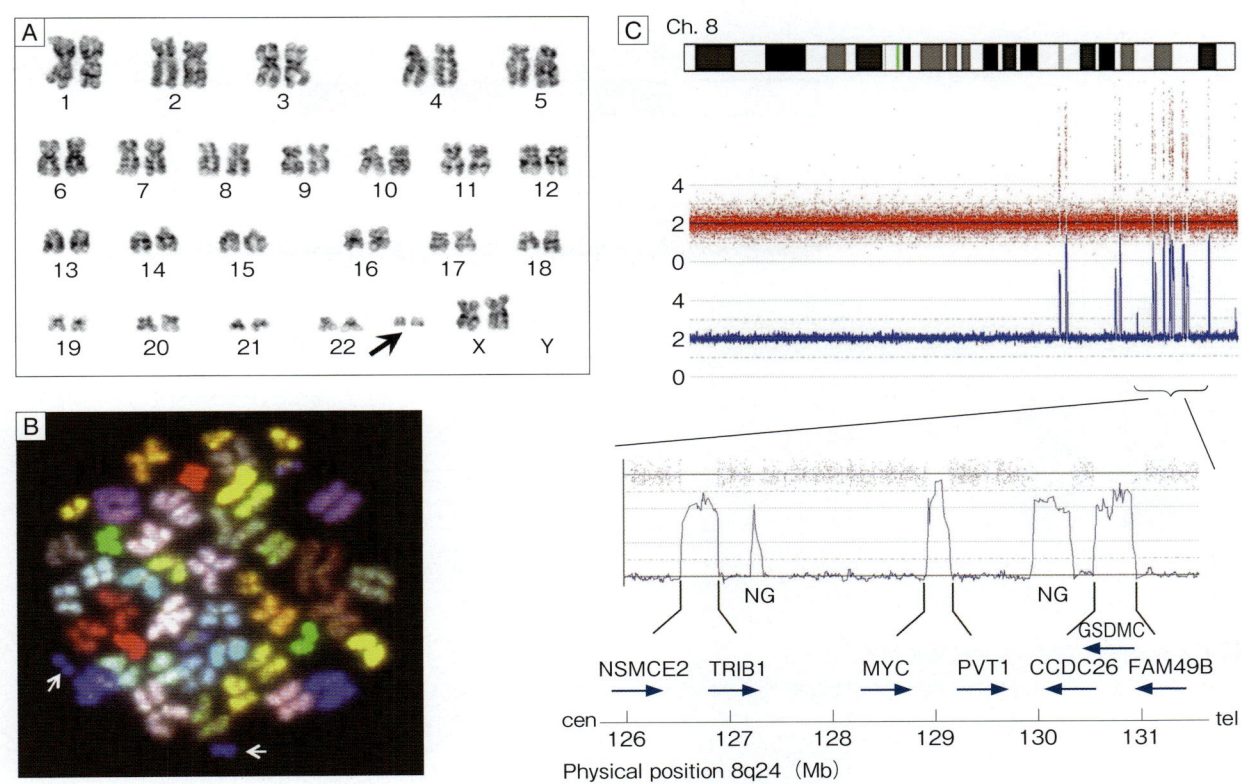

図2 ▶ SNP-arrayによる8q24領域のsegment amplificationの検出

A, B：過剰染色体を持つ急性骨髄性白血病（AML-M2）症例に対するSNP-array解析。SKY法により，過剰染色体は8番由来であることがわかったが，これ以上の解析は不可能であった。SNP-arrayでは8番染色体のコピー数のみ増幅がみられた。過剰染色体は8q24領域の異常増幅の集まりであり，*PVT1*, *MYC*など重要な遺伝子のコピー数が増大していることがわかった

C：8番染色体の特定の領域で2n以上の遺伝子増幅が見られている。増幅領域には*MYC*, *PVT1*などの重要な遺伝子が含まれていた

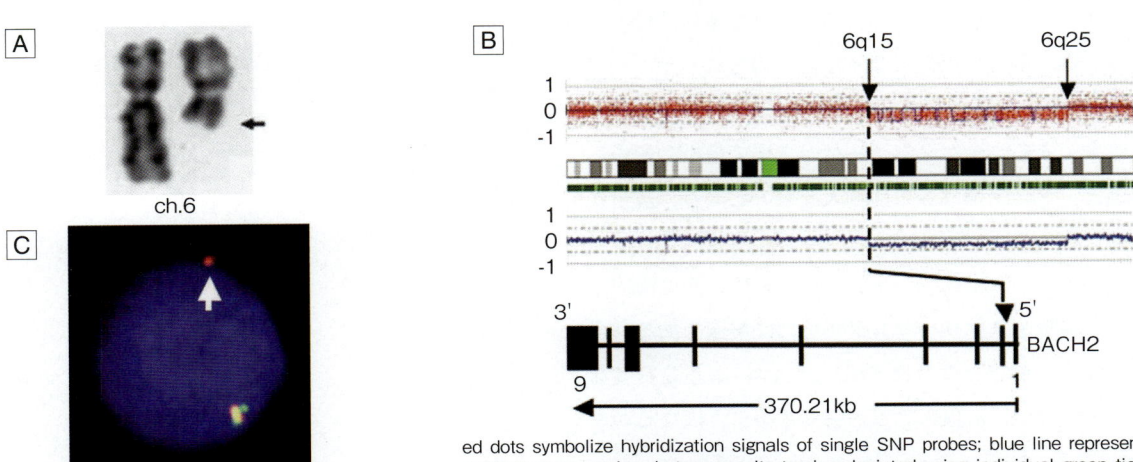

図3 ▶ SNP-array法による遺伝子再構成の検出

A, B：B細胞リンパ腫における染色体欠失の解析例を示す。遺伝子のエクソン単位でDNAコピー数を評価できる。アレイデータでは，6q15～6q25の領域でコピー数の減少がみられた。6q15付近を細かく観察すると，*BACH2*遺伝子へイントロン1の内部でコピー数が減少しており，*BACH2*のexon1のコピー数の減少が示唆された

C：*BACH2*を検出するプローブを作成しFISHを行ったところ，遺伝子スプリットが確認できる

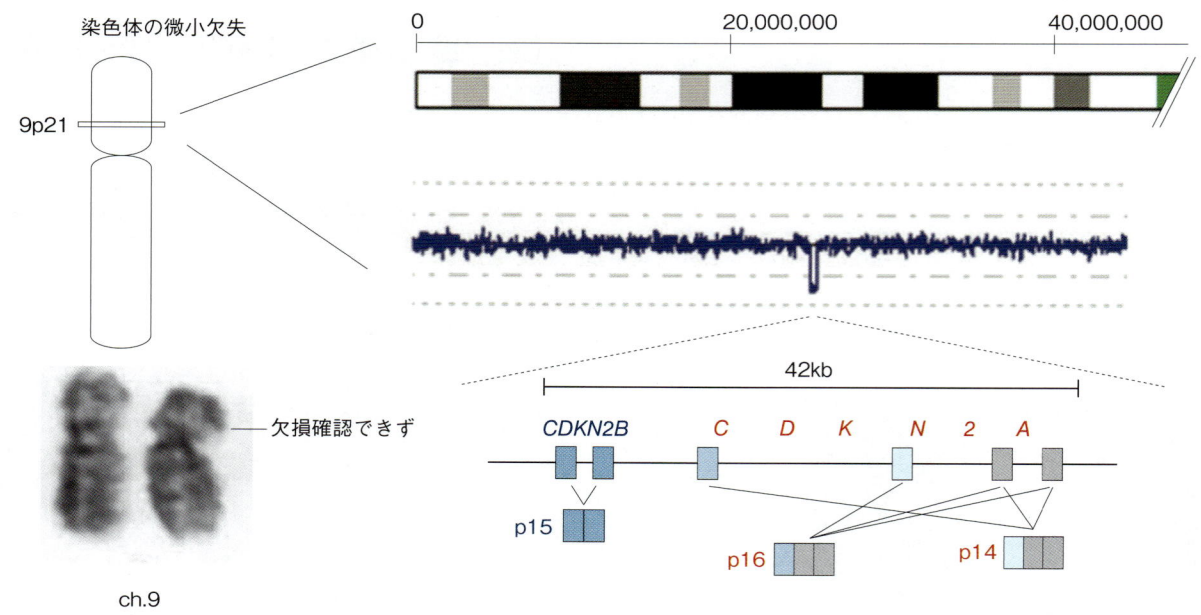

図4 ▶ 染色体の微小欠失領域の検出
SNP-arrayは，G-bandおよびFISH法では判読不能であった，9p21領域の *CDKN2A*, *B* 両遺伝子の欠失をとらえている
（文献11より引用改変）

をもとに，さらに詳細に解析することが可能となり，DNA断片を1塩基ごとに解析する技術が確立した。これは，次世代シーケンサーと呼ばれ，サンプルに含まれる全遺伝子配列を解析することが可能な技術である。次世代シーケンサーによる網羅的な遺伝子解析により詳細な解析が可能となったが，得られるデータはmRNAのみを解析した全エクソンシーケンスだけでも膨大である。全ゲノムシーケンスまで解析の幅を広げると，データ量はさらに膨大なものとなり，解析が困難になることが予想される。一方，SNP-arrayのデータ解析は次世代シーケンサーよりはるかに簡便であり，異常をスクリーニングするには最適である。今後，より低価格となればSNP-arrayによる高精度なゲノム解析が日常臨床でも応用できるようになるかもしれない。

● 文 献

1) Wang DG, et al：Science. 1998；280(5366)：1077-82.
2) 大木元明義，他：日薬理誌. 2005；125(3)：148-52.
3) Venter JC, et al：Science. 2001；191：1304-51.
4) 小川誠司，他：遺伝子医学MOOK. 2008；125-31.
5) Cavenee WK, et al：Nature. 1983；305(5937)：779-84.
6) Kralovics R, et al：Exp Hematol. 2002；30(3)：229-36.
7) Kralovics R, et al：N Engl J Med. 2005；352(17)：1779-90.
8) Delhommeau F, et al：N Engl J Med. 2009；360(22)：2289-301.
9) Chinen, et al：J Hematol Oncol. 2014；7(1)：68.
10) Kobayashi S, et al：Genes Chromosomes Cancer. 2011；50(4)：207-16.
11) Mullighan CG, et al：Nature. 2007；446(7137)：758-64.
12) Tsutsumi Y, et al：Leuk Lymphoma. 2013；54(12)：2760-4.

A-3 造血器腫瘍の診療とreal-time PCR定量

分子生物学的診断技術

横田昇平, 堀 寿成

1 はじめに

1980年代に遺伝子DNAを生化学反応で増幅するpolymerase chain reaction (PCR) 法が発明されたことで, 分子生物学の研究は飛躍的に進歩した。近年, 造血器腫瘍においても遺伝子に基づく診断が保険診療として認められるようになり, 日常診療の質はおおいに向上している。

白血病診療では, 腫瘍細胞が持つ特異的な遺伝子の変異や転座をマーカーにして, 迅速な質的診断が可能となっただけでなく, 定量PCRを行うことで, 量的な診断も可能になった。治療後も体内に残存する腫瘍細胞を微小残存病変 (minimal residual disease; MRD) と呼ぶが, これを定量して臨床にフィードバックする新たな治療戦略に大きな期待が寄せられている。

2 real-time PCR法の原理

PCRでは, 1サイクルごとにDNAが指数関数に近い形で増幅され, やがてプラトーに達する。増幅されたPCR産物の量をサイクルごと (real-time) に定量して, この様子をグラフ化したものが増幅曲線である。増幅前のDNA濃度 (コピー数) を変えて, それぞれの増幅曲線を重ねて描くと, 曲線の中央あたりでは, 各濃度の曲線が平行に並び, 互いに判別できるのがわかる (図1A)。この濃度曲線を利用し, 一定のコピー数 (閾値; サイクル数とコピー数の相関が直線的な部分で設定) に達するのに必要なそれぞれのサイクル数 (threshold cycle, CT値) を求めれば, 増幅前のDNAコピー数とサイクル数の相関を示すグラフである検量線を作成できる (図1B)。この検量線は通常直線となる。

コピー数未知のDNAを増幅し, 一定コピー数に達するのに必要なサイクル数を増幅曲線から求め, それを検量線に当てはめることで, 増幅前のDNAコピー数を推量するのが, real-time PCRによる定量の原理である。

検量線を作成するために用意する対照の検体は, 既知の濃度のDNAを10倍ずつ希釈したものを5～6本とすることが多い。

PCRサイクルごとのコピー数定量は, 増幅された産物に取り込ませた蛍光色素に励起光を照射し, 発生する蛍光を検出して行う。蛍光色素を取り込ませる方法には, インターカレーター法とTaqManプローブ法がある。以下, それぞれについて概説し比較する (表1)。

1. インターカレーター法

DNAの二重鎖に結合し蛍光を発する物質として, SYBR Green Iがよく知られている。この色素は1本鎖との結合では蛍光を発しないので, PCR増幅産物の定量に用いられる。後述するTaqMan法に比べ安価であるが, 目的以外の非特異的塩基配列が増幅された場合も蛍光を発するので, 増幅プライマーの塩基配列や反応条件の検討が重要である。

2. TaqManプローブ法

あらかじめPCR増幅用のプライマーに蛍光色素を取り込ませておけば, できあがった増幅産物を光らせることが可能である。しかし, 単に蛍光色素をプライ

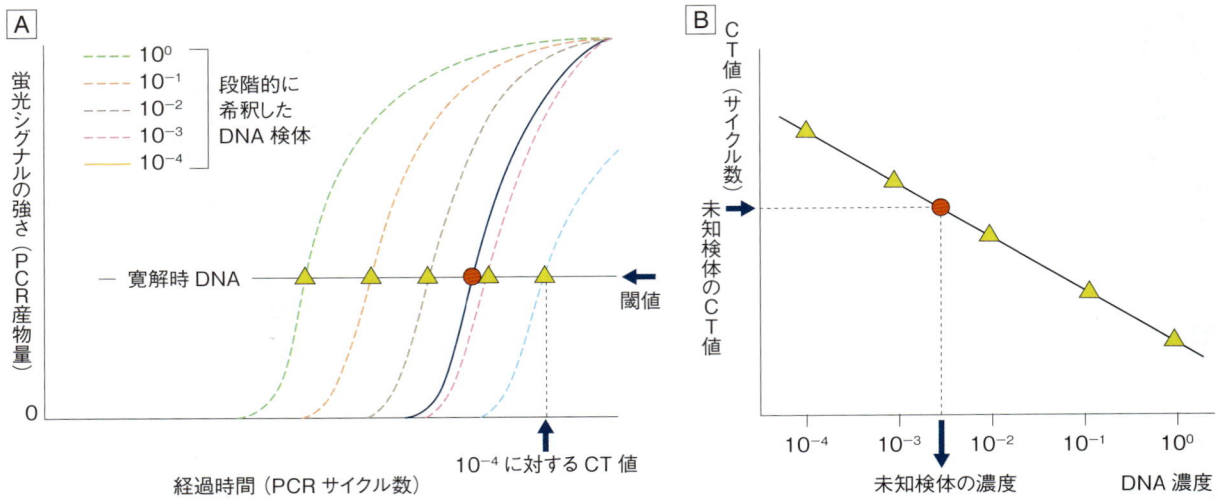

図1 ▶ real-time PCR定量の原理
A：増幅曲線。既知の異なる濃度のDNA〔倍数希釈（通常10倍）したもの〕と定量したい未知の濃度のDNAを同じ条件下に増幅し，蛍光シグナルを測定。PCRサイクル数を横軸に，蛍光シグナル強度を縦軸にして，増幅曲線を作成する。増幅曲線が直線的で互いに平行になる範囲で閾値を適当に設定し，直線を引き，各々の増幅曲線の交わる点をCT値（threshold cycle）とする。10^{-4}の増幅に対応するCT値を↓で示す
B：検量線（既知のDNA量）。縦軸をCT値，横軸を濃度（対数スケール）として，real-time PCRで得られた結果をプロットすると，既知濃度の点はほぼ直線に並ぶ検量線が得られる。未知の検体のCT値を入れると，その濃度が導きだされる

表1 ▶ インターカレーター法とTaqManプローブ法の比較

	インターカレーター法	TaqManプローブ法
検出の感度	条件により異なる	1〜10コピー
増幅の特異性	中程度	高い
再現性	中程度	高い
反応条件設定の煩雑さ	多い	少ない
試薬のコスト	安い	高い

マーに付加しただけでは，反応前のプライマーもすべて発光してしまう。

　TaqManプローブは通常のPCR増幅用のプライマーとは別個に合成された第3のオリゴヌクレオチドで，増幅用プライマーペアの中間に結合するようにデザインされる。5'末端にレポーター蛍光色素を結合させる一方で，反対の3'末端にクエンチャーと呼ばれる励起エネルギー吸収物質を結合させたものである。このプローブはPCR反応に組み込まれる前の単離状態では両端の蛍光色素とクエンチャーが近接しているので，励起光が当たっても発光しない。しかし，PCR反応で増幅用プライマーが標的とする鋳型となる塩基配列に結合したあと，DNA合成酵素による塩基の伸長が始まり，これがプローブの3'末端に達すると，プローブは分解されて蛍光物質が遊離し，クエンチャーから離れることで発光する（図2）。

3 MRD診断のマーカーとなる遺伝子

　real-time PCR法を用いたMRD診断に用いられ，白血病細胞の目印となる遺伝子マーカーは，①染色体転座や点変異の遺伝子DNAもしくはその転写

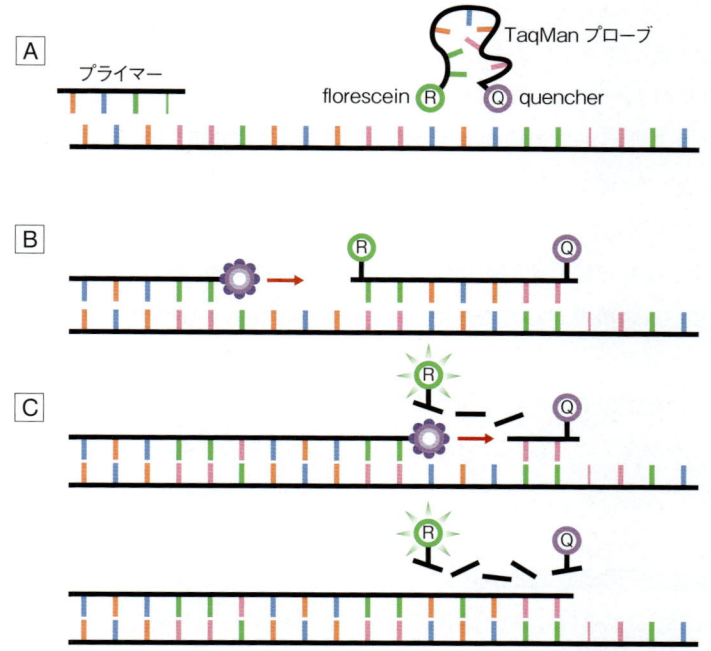

図2 ▶ TaqManプローブ法による定量的PCRの原理
A：本法では，通常の増幅用プライマーのほかに，両者の間に位置するTaqManプローブを用意する．これは5'端にレポーター蛍光物質（R），3'端に励起エネルギー吸収物質（quencher；Q）を付加した特殊なオリゴヌクレオチドである．温度が高く単離している状態では，吸収物質が作用して励起光を照射しても，蛍光物質は蛍光を発しない
B：アニーリング温度に下がると，増幅用のプライマー，TaqManプローブともに鋳型DNAに結合するが，この状態でも吸収物質の作用で蛍光を生じることはない
C：至適温度に上がると，polymeraseは鋳型DNAに沿ってDNA合成を行うが，結合したTaqManプローブに達すると，この酵素が併せ持つ5'→3'エキソヌクレアーゼ活性により，プローブは分解される．これにより，蛍光物質と吸収物質は遊離して，蛍光を発するようになる
サイクルごと（real-time）に蛍光強度を測定することで，増幅されたDNA量を定量する

産物（mRNA），②白血病細胞で強く発現している蛋白のmRNA，③リンパ球の抗原受容体遺伝子再構成（DNA）に大別される．これらの定量にはreal-time PCRがおおいに役立っている．

それぞれ，増幅の対象となる遺伝子変異や過剰発現は，白血病の病型ごとに頻度が異なり，特異性や感度も異なる．

1. 染色体転座や点変異の遺伝子DNAもしくはその転写産物（mRNA）

白血病には病型特異的染色体転座や遺伝子変異がある．光学顕微鏡では同じに見える染色体転座も，DNAレベルでみると，症例ごとに染色体が切断される部位が数百〜数万塩基対以上と大きく異なることがある．このため，特定の染色体転座といえども，一対のユニバーサルプライマーを用いて，すべての症例で転座切断点を挟んだPCR増幅を行うのは困難である．しかし，キメラmRNAの転写が起こる転座では，スプライシングにより，その転写産物の大きさや塩基配列は症例間の差異がほとんどなくなるので，逆転写酵素でDNAに変換すれば，ユニバーサルプライマーで容易にPCR増幅ができるようになる．AMLではこのタイプの染色体転座が多い．

2. 白血病細胞で強く発現している蛋白のmRNA

いわゆる汎腫瘍マーカーともいうべき蛋白にWT1

がある。WT1は白血病のほか，ほとんどの固形癌種で，80〜90％以上の頻度で強く発現しており，白血病でもこの転写産物を増幅のターゲットとすることで，MRDの定量が可能である[1]。正常の細胞でも微量のWT1発現があり，厳密には腫瘍特異的とはいえないが，健常人末梢血ではPCRの検出感度にまで発現していない。白血病患者ではもっぱら末梢血を用いた増幅を経時的に行うことで，病勢を知るのに有用である。

保険収載されており容易に測定できるのと，染色体転座やほかの遺伝子マーカーがなくとも使用できるのが，大きな利点である。

3. リンパ球の抗原受容体遺伝子再構成（DNA）

ALLなどリンパ系腫瘍では，リンパ球に分化が限定された細胞が腫瘍化する。これらの細胞には，免疫グロブリン（Ig）遺伝子やT細胞受容体（TCR）の抗原受容体遺伝子に再構成が起こっている。これらの遺伝子は抗原の多様性に対応するため，数多くのV因子，D因子，J因子と呼ばれるDNAの断片が，リコンビナーゼの作用で1つずつ選択され，V-D-Jの順に結合する。それだけでも多くの組み合わせが生まれるが，V, D, J各因子の結合部に数塩基程度のランダムな塩基の欠失と挿入が起こるため，数十億以上の多様性を生じる。

リンパ系腫瘍では，この再構成が進んだ細胞がクローン性に増殖するので，この塩基配列をその症例の白血病細胞に特異的なマーカーとして利用できる。抗原受容体のうちIgH, Igκ, TCRγ・δ・β鎖遺伝子が，ALLにおける再構成の頻度が高く，増幅しやすいなどの理由でマーカーとして利用されている[2]。頻度の高い再構成についてスクリーニングし，クローン性の再構成が認められれば，結合部の塩基配列に特異的なプライマーをデザインし，MRD検出に用いる（図3A）。このプライマーを用いて行ったreal-time PCRの結果を図3Bに示す。

4 MRD診断の意義

白血病ではtotal cell killをめざして，寛解導入後も2〜3年の間，治療が継続される。寛解導入療法により正常造血が回復するが，まだ体内には最大で10^{10}個の白血病細胞が残存しているとされる。引き続き寛解後療法を行うことで，白血病細胞は減少していき，再発しないレベル（治癒）に達すると考えられている（図4）。

寛解導入後も体内に残る微量な白血病細胞を光学顕微鏡による目視で追跡するのは困難である。このため，さらに感度の高いPCRやフローサイトメトリーを用いた診断法が開発されてきた。

高い感度でMRDを診断することで，治療効果を的確に判定できるようになり，白血病の病態や治療薬に応じた利用が進んでいる。また，定量結果に基づいた治療介入が試みられるようになり，その成果が注目されている。

1. 慢性骨髄性白血病（CML）

CMLはt（9；22）転座に基づくBCR/ABL1キメラ遺伝子が形成される。強力なチロシンキナーゼ活性を持ち増殖力大のため，予後不良で，従来の化学療法やインターフェロンなどでは染色体検査レベルで奏効しても，遺伝子検査で検出不能になるほどの寛解は得られなかった。2000年以降，イマチニブなどBCR/ABL1キメラ蛋白に対するチロシンキナーゼ阻害薬（TKI）が登場し，87％もの症例が細胞遺伝学的全寛解CCyR（complete cytogenetic response）に達するようになり，より少ない細胞を定量できるPCRレベルの効果判定が重要視されるようになった[3]。

定量的PCRでは，目的とする遺伝子と対照遺伝子のmRNAコピー数の比で量を表す。National Institute of Health Consensus Group（NIHCG）による国際指標（International Scale；IS）では*BCR*, *ABL1*, *GUSB*遺伝子のいずれか1つを対照とすることを勧めている[4]。

効果判定については，末梢血のBCR/ABL1キメラ

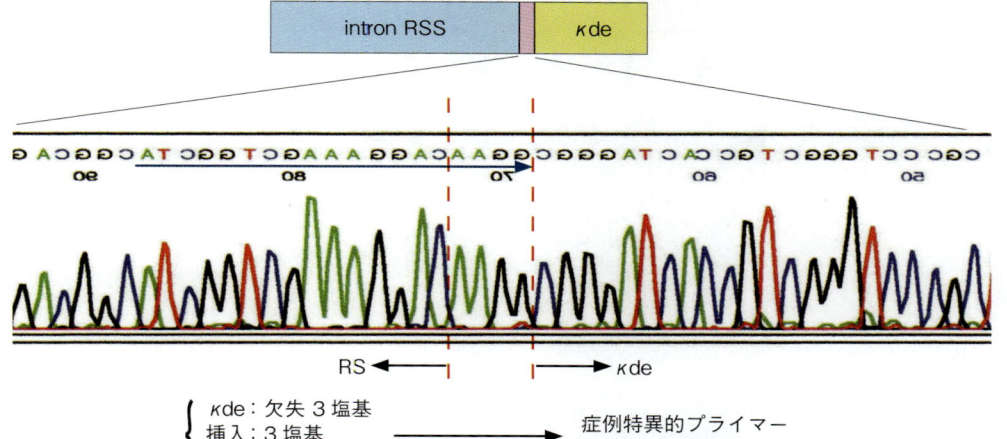

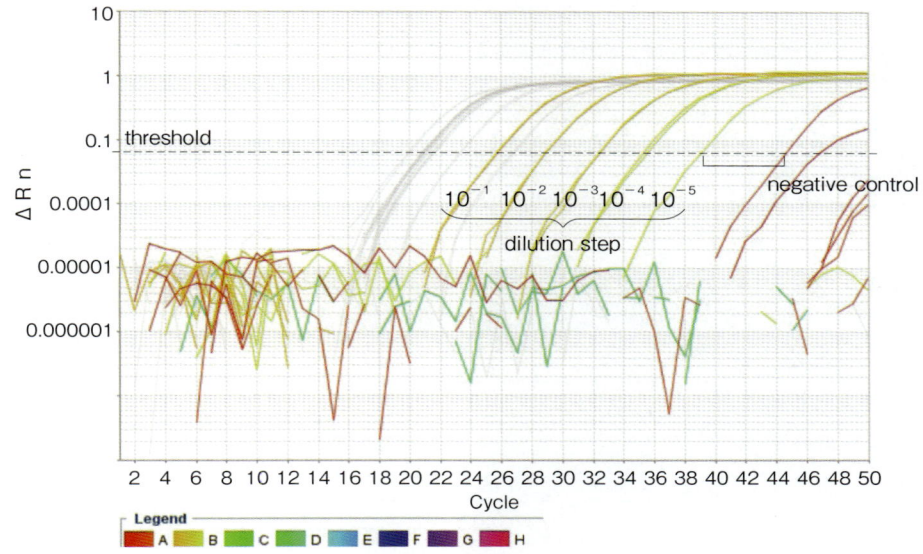

図3 ▶ Ig遺伝子再構成をマーカーとしたMRDの定量

A：Igκ鎖遺伝子再構成を持つALLの塩基配列とプライマーのデザイン。Igκ鎖遺伝子のintron RSSとκde因子の再構成結合部の塩基配列を示す。germlineと比較するとintron RSSの3'末端で3塩基，κde因子の5'末端で3塩基欠失している。この間に3塩基の挿入がみられる。この部分を含む形で，症例特異的な増幅用プライマーを合成する

B：症例特異的プライマーを用いたreal-time PCRの増幅曲線と感度の評価。初診時の骨髄DNAを健常人末梢血DNAで10^{-1}〜10^{-5}まで，10倍ずつ段階稀釈した検体を同時に増幅した2回分の結果をプロットしている。閾値（threshold）と交差する点のサイクル数を読み取り，検量線作成に用いる。最も薄い10^{-5}の曲線とnegative controlの間には十分な距離（サイクル数の差）があり，これを最大検出感度とする

mRNAのレベルが3 logの減少（0.1％）となる寛解深度をMMR（major molecular response），それより少ない4 log以上減少（0.01％）となる寛解深度をDMR（deep molecular response）という（**表2**）。

検出感度未満となる治療効果をCMR（complete molecular response）と定義するが，臨床研究ごとに最大検出感度は4〜5 logと差異がある。NIHCGではCMR判定に必要な感度を4.5 log（0.0032％）にすべきとしている[5]。

MMR達成例では細胞遺伝学的再発が少ないと報告

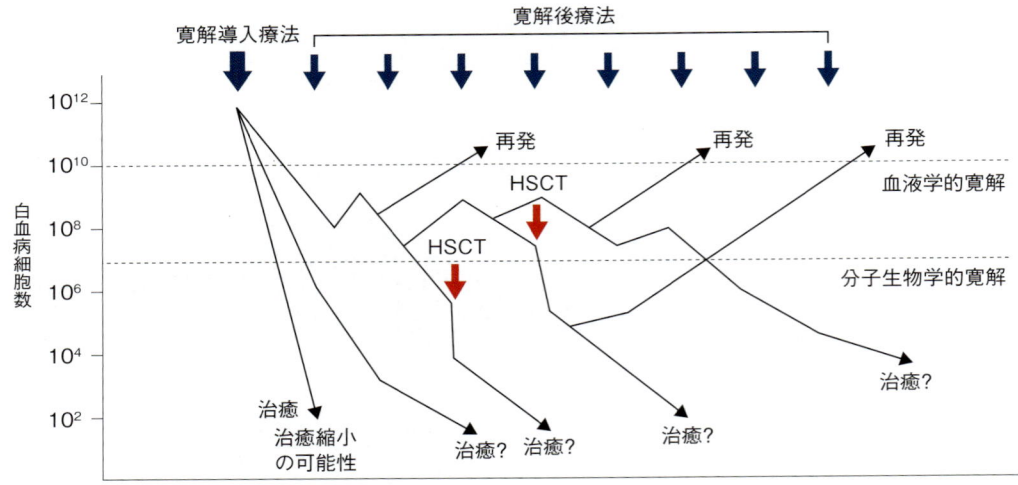

図4 ▶ 治療経過と白血病細胞数の推移―治療介入による予後・QOL改善の可能性

初診時，体内には10^{12}個の白血病細胞があるが，寛解導入療法により10^{10}個以下に減少し，血液学的寛解となる．MRDの臨床研究を通じて，治療開始早期に白血病細胞が検出感度以下に減少する症例では，深く長く続く寛解が得られ，治癒に結びつく．このような群では，治療強度をゆるめ副作用を軽減することが可能かもしれない．逆に，初期治療に治療抵抗性の症例は寛解が浅く，再発しやすい．早期にMRD陰性に達しなかった症例では，治療強度を高めることで予後が改善する可能性がある．造血幹細胞移植（HSCT）は，治療強化の有力な選択肢だが，移植前の骨髄MRDが陰性のほうが，予後がよいことがわかっている

表2 ▶ BCR/ABL1の分子生物学的および細胞遺伝学的寛解深度の比較

		BCR-ABL（%IS）	log reduction
baseline		100	
MCyR相当		10	1
CCyR相当		1	2
MMR		0.1	3
MR4	deep molecular response	0.01	4
MR4.5		0.0032	4.5
MR5		0.001	5
MR6		0.0001	6

MCyR；major cytogenetic response

されているが，DMRの意義については今後観察期間延長と症例数の集積，耐性例の解析などにより，明らかになることであろう．なお，経過中1log以上のMRD増加がありMMRを超えれば，TKIへの耐性獲得を疑い，遺伝子変異の解析を行うべきである．

2．急性骨髄性白血病（AML）

AMLのうち頻度の高い15；17転座（PML/RARα）や，8；21転座（TEL/AML1），inv16（CBFβ-MYH11）などいわゆるcore-binding factor（CBF）白血病では，これら転座由来のキメラmRNAを増幅してMRDの定量が可能である．これに，*FLT3/ITD*や*NPM1*遺伝子変異と*WT1*高発現例を加えれば，AMLの大多数でMRDモニタリングが可能である．

AMLのMRD研究は15；17転座を持つ急性前骨髄性白血病（APL）で先行し，地固め治療後もMRD

陽性の症例では陰性例に比べ，有意に再発例が増えることが確かめられた[6]。その後，APLでの手法がAMLのほかの転座症例に拡大していった。頻度の高いCBF白血病では，分子生物学的再発が血液学的再発に3〜4.5カ月先行することがわかり，これより短い間隔でモニタリングを行えば，血液学的再発を予防する治療介入が可能ではないかとされている[7]。このほかの研究からもMRD測定値と予後との相関は間違いないところだが，cut off値などの検査の標準化が進んでいないことから，National Comprehensive Cancer Network (NCCN) ではAMLでのMRDのモニタリングを，その有用性は明らかだとしながらも，正式に勧奨してはいない。

*WT1*の過剰発現例では，完全寛解導入前後の末梢血で，発現量の減少が2log以下の場合75%が再発するなど，寛解導入後の発現量と長期予後との相関が認められている[8]。

3. 急性リンパ性白血病（ALL）

ALLはAMLと比べると，キメラ遺伝子を形成する染色体転座の頻度が少ない。特に小児ALLでは12；21転座（TEL-AML1）が25〜30%みられるほか，成人ALLで頻度の高いBCR/ABL1が数%しかみられない。逆に成人ALLではBCR/ABL1は25〜40%だが，TEL-AML1は数%にとどまる。

一方，*Ig*や*TCR*などリンパ球の抗原受容体遺伝子は，ALLのほとんどの症例で再構成しており，これを指標としたMRD研究がマルチカラーフローサイトメトリーに並行して進んできた。

欧州を中心としたBFM（Berlin, Frankfult, Münster）グループの前方視研究を通じて，まず治療開始早期のMRDが小児ALLの独立した予後因子であると報告された[9]。MRDと予後との相関は寛解導入直後や地固め療法後だけでなく，寛解導入中（15〜19日目）の超早期にも認められた[10]。

このことは，地固め療法以降の治療内容の層別化，すなわち，再発リスクの大きい患者への治療強化，小さい患者への治療減弱化などの介入が可能になることを示している。

これを受けて，国内の小児がん白血病研究グループ（CCLSG）のALLMRD2000治療研究では，治療後1，3カ月目のMRDがともに10^{-3}以上の症例について，以降の治療法を強化するプロトコールを実施し，historical controlとの比較ではあるが，無病生存率の改善を認めた[11]。一方，再発ALLに対するサルベージ療法でも，治療早期のMRD定量が予後と相関する。JAPAN ALL MRD2002研究では，BCR/ABL1を持たない成人ALLでは，寛解導入後のMRDが独立した予後因子であると報告されている[12]。ドイツのGMALLSG研究では，地固め療法後もMRDが陰性化しない症例について，造血幹細胞移植を行うことで5年CR率が高まることを明らかにした[13]。

5 おわりに ― 個別化医療に向けて

これまでにMRDと白血病予後との相関が明らかになっただけでなく，これに基づいた治療介入も既に行われ，一部研究では予後を改善することが示された（**図4**）。今後もMRDを治療に応用する試みは続き，一般化されると期待される。

MRD定量の重要性が認識された一方で，検査にかかる費用と労力と効果のコストベネフィットの改善，検査の標準化や精度管理に力を注ぐ必要がある。定量的PCR法とマルチカラーフローサイトメトリーとの比較も重要である。これらが解決されれば，個別化治療の道がより多くの人々に広がるであろう。

● 文献

1) Sugiyama H, et al：Jpn J Clin Oncol. 2010；40(5)：377-87.
2) Szczepański T, et al：Lancet Oncol. 2001；2(7)：409-17.
3) Druker BJ, et al：N Engl J Med. 2006；355(23)：2408-17.
4) Hughes T, et al：Blood. 2006；108(1)：28-37.
5) Kantarjian HM, et al：J Clin Oncol. 2009；27(22)：3659-63.
6) Lo Coco F, et al：Blood. 1999；94(7)：2225-9.
7) Yin JA, et al：Blood. 2012；120(14)：2826-35.
8) Ommen HB, et al：Br J Haematol. 2008；141(6)：782-91.
9) van Dongen JJM, et al：Lancet. 1998；352(9142)：1731-8.

10) Conter V, et al：Blood. 2010；115(16)：3206-14.
11) Yamaji K, et al：Pediatr Blood Cancer. 2010；55(7)：1287-95.
12) Nagafuji K, et al：J Hematol Oncol. 2013；6：14.
13) Gökbuget N, et al：Blood. 2012；120(9)：1868-76.

> **MEMO** 「major *BCR-ABL* の国際標準 International Scale（IS）-PCR」
>
> 　2015年4月からわが国でも末梢血白血球より抽出したRNA中のmajor *BCR-ABL* mRNA/*ABL* mRNA比（国際標準値）の測定が保険診療で実施可能になった。CML治療ガイドラインではIS値による分子遺伝学的寛解（MR）による治療効果の判定が規定されており，European LeukemiaNet（ELN）2009コンセンサスでは，分子遺伝学的完全奏効（CMR）をBCR-ABL1検出感度以下と定義されたが，CMRという表現は誤解をまねく恐れもあることから改訂し，ELN 2013コンセンサスでは分子遺伝学的奏効（molecular response；MR）を細分化した上で，*BCR-ABL1*^{IS} 0.1％以下を分子遺伝学的大奏効（major MR；MMR），*BCR-ABL1*^{IS} 0.01％以下をMR^4，*BCR-ABL1*^{IS} 0.0032％以下をMR$^{4.5}$，*BCR-ABL1*^{IS} 0.001％以下をMR^{5}とした規準を採用している。
>
> 　　　　　　　　　　　　　　　　　　　　　　　　　　　　　　　　　黒田純也

第3章 A 分子生物学的診断技術

4 造血器腫瘍の診療におけるDNAシーケンシングと点突然変異の検出

滝 智彦

1 はじめに

　本書改訂第4版が発刊された2009年当時，今日では広く普及した次世代シーケンサーはまだ特別な存在であった。造血器腫瘍領域での次世代シーケンサーを用いた論文が本格的に世に出はじめたのは2011年以降のことである[1]。改訂第4版(総論3-a-Ⅳ)では本項の中で次世代シーケンサーの当時の現状と将来の展望を紹介したが，本改訂第5版では独立した項目となった。

　このように劇的に環境が変化しているシーケンシング法であるが，次世代シーケンサーが普及したことによって従来のシーケンシング法の役割が終わったわけではない。次世代シーケンサーと従来のシーケンシング法では塩基配列読み取りの方法がまったく異なっており，次世代シーケンサーで検出された塩基配列の異常が正しいかどうかの確認は，従来のシーケンシング法であるサンガー法によって行われている。その結果，図らずも"サンガーシーケンシング"という名前で，これまで教科書でしか接することがなかったシーケンシング法開発者の一人であるSangerの名前が再び脚光を浴びている。この従来のシーケンシング法が今後も重要な技術として残り続けることは明白であり，次世代シーケンサーとは異なるその原理と特徴を理解することは重要である。

2 ヒトゲノムプロジェクトとDNAシーケンシング

　1953年にWatsonとCrickによってDNAの二重らせんモデルが発表され，それまで謎だったDNAの正確な複製のメカニズムが非常に明快に説明できるようになった[2, 3]。DNAはアデニン(A)，グアニン(G)，シトシン(C)，チミン(T)の4つの塩基からなり，そのうちの2組の塩基の組み合わせ(AとT，GとC)によって相補的な二重らせん構造が形成される。複製の際は二重らせんのそれぞれのDNA鎖が鋳型となり，それに対して相補的な新しいDNA鎖が合成される。このようにしてDNAのきわめて正確な半保存的複製が行われる。4種類の塩基のうちの3つの組み合わせ(コドン)によってアミノ酸の種類が決まることが明らかになったのは1960年代初めのことで，そして，DNA二重らせんモデルの発表からちょうど50年後の2003年に，約30億塩基対からなるヒトゲノムのすべての配列が明らかになった[4]。

　このようなヒト全ゲノムの塩基配列の決定を可能にしたのは，シーケンシング法の目覚ましい進歩による。その最初の開発は1977年のMaxamとGilbert(マキサム-ギルバート法)[5]およびSangerら(サンガー法)[6]によるものだった。

3 DNAシーケンシングの原理と発展

1. マキサム-ギルバート法の概要

　マキサム-ギルバート法では，まず塩基配列を決定したいDNA断片中の4種類の塩基のうち，ある特定の塩基を化学試薬で特異的に分解する。その切断されたDNAをポリアクリルアミド電気泳動し，塩基配列を決定する[5]。本法は，プローブの調整が複雑なこと，危険な化学薬品を使うこと，一度に長い塩基配列を決定できないこと，などの理由からあまり普及しなかった。本法の詳細については他書を参照して頂きたい[7]。

2. サンガー法（ジデオキシ法）

①基本原理

現在用いられているシーケンシング法の基本的な原理はサンガー法による[6]。基本的な反応は，1本鎖DNAを鋳型としてプライマーをアニールさせ，DNAポリメラーゼにより相補的DNAを合成することである。反応の基質にはA, G, C, Tに対応するデオキシリボヌクレオシド三リン酸（dNTP：dATP, dGTP, dCTP, dTTP）と極少量のジデオキシリボヌクレオシド三リン酸（ddNTP：ddATP, ddGTP, ddCTP, ddTTP）を用いる。dNTPの3'位では別のdNTPの5'位との間で炭素原子間のホスホジエステル結合が生じ，この反応が連続することによりDNA鎖の伸長が起こる。しかし，デオキシリボースの3'位の—OH基が—H基になっているddNTPでは，その3'位には次のdNTP（ddNTPも）は結合できない（図1A）。そのためddNTPが取り込まれたときはDNA鎖の伸長がそこで止まる（図1B）。ddNTPの相補鎖への取り込みはランダムに起こり，いずれかのddNTPが3'末端についた様々な長さのDNA断片が大量に生成される。それを読み取ることで塩基配列を決定することができるようになる。

②サイクルシーケンシング法

サンガー法のオリジナルの方法ではDNAポリメラーゼによる反応を用いていたため，シーケンシングに必要な鋳型となるDNAが大量に必要であった。また，DNAポリメラーゼによる反応を行うためには，鋳型となるDNAを1本鎖にするための処理が必要であった。1985年にPCR法が開発され[8]，そこで用いられるようになったTaqポリメラーゼなどの耐熱性ポリメラーゼを用いることにより，シーケンシング法も大きく変化した。PCR反応と同様の温度サイクルを繰り返すことにより，特別な1本鎖DNAの調整作業が必要なくなり，また，ポリメラーゼ反応を何回も繰り返すことができるようになったことで，これまでよりもずっと少ない量の鋳型DNAを用いてシーケンシングを行うことが可能になった。

③自動シーケンシング

生成したDNA断片の検出には，以前は放射性同位元素による標識が行われていた。伸長反応を行う際に使用するプライマー，dNTP，ddNTPのいずれかを標識することにより，生成したDNA断片を長さの順番に検出して塩基配列を決定する。どのddNTPが3'末端についたDNA断片なのかを区別するためには，使用するddNTPごとに異なる4つのチューブの中で反応を行い，ポリアクリルアミドゲルの別々のレーンに泳動しなければならなかった（図1C）。しかし，4種類の蛍光色素によるddNTPの標識が可能になったことにより，1本のチューブの中で反応を行い，キャピラリー自動シーケンサーによる塩基配列の読み取りが可能になった（図1B）。

自動シーケンサーでは，特殊ポリマーを充填したキャピラリーの中でDNA断片を泳動させる。電圧をかけることによりDNA断片は分子量が小さいものから順番にキャピラリー中を移動する。途中にあるレーザー光を用いた検出器により，どの色の蛍光色素で標識されたDNA断片が通過したかを検出し，その検出した順番が鋳型DNAの塩基配列となる。

最初の自動シーケンサーは，1本のキャピラリーで1検体の配列を約1時間で読む（急速モードで400塩基程度）というものであったが，キャピラリーの本数はその後96本まで増え，その塩基配列解読能力は格段に向上した。

4 造血器腫瘍における遺伝子変異解析法の実際

近年の次世代シーケンサーによる解析の結果，様々な造血器腫瘍から多くの種類の遺伝子変異が同定された。それらの詳細については**4章A2, A3, E2, E5, F2**を参照頂きたい。しかし，この中で実際の臨床で検索が行われているものは非常に少ない。現在主要な検査会社で検査を受託しているのは*BCR-ABL*における*ABL*遺伝子の点突然変異，急性骨髄性白血病（主にcore-binding factor白血病）における*KIT*遺伝子の

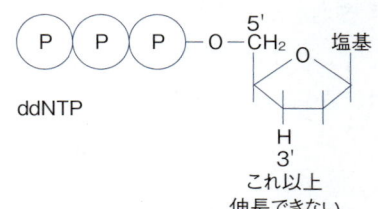
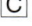
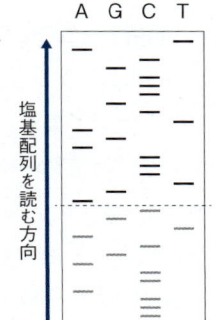
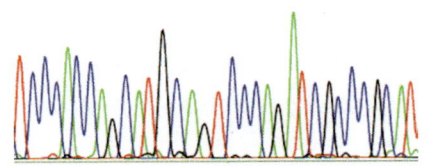

図1 ▶ サンガー法（ジデオキシ法）によるDNAシーケンシングの原理

A：シーケンシング反応に用いるデオキシリボヌクレオシド三リン酸（dNTP）とジデオキシリボヌクレオシド三リン酸（ddNTP）の構造

B：dNTPとddNTPによるDNAシーケンシングの伸長反応。鋳型DNAに対してプライマーをアニールさせて伸長反応を行うが、このときに大量のdNTP（dATP, dGTP, dCTP, dTTP）の中に少量のddNTP（ddATP, ddGTP, ddCTP, ddTTP）を混ぜて反応を行う。ddNTPの相補鎖への取り込みはランダムに起こるため、いずれかの蛍光色素で標識されたddNTPが3'末端についた様々な長さのDNA鎖が合成される。自動シーケンサーを用いた解析では、このDNA断片が特殊ポリマーを充填したキャピラリーの中を短い（分子量が小さい）ものから順番に移動し、検出器を通った順番で塩基配列が決定できる

C：ポリアクリルアミドゲル電気泳動による以前の塩基配列決定法。4本のチューブでの反応（図左）の際に、プライマーまたはddNTPを放射性同位元素で標識し、反応産物をポリアクリルアミドゲルに電気泳動する（図右）。泳動後ゲルをオートラジオグラムにかけると、このような梯子状のバンドが観察でき、バンドの下のほう（プライマーに近い分子量が小さいDNA断片）から塩基を読んでいくと、目的の塩基配列がわかる。古い論文に掲載されているシーケンシングのデータはこのような方法によって得られたものである

点突然変異，真性多血症などの骨髄増殖性疾患における*JAK2*遺伝子のV617F変異，ランゲルハンス細胞組織球症と有毛細胞白血病における*BRAF*遺伝子のV600変異ぐらいである。

5 点突然変異検出法の実際と注意点

1. 直接シーケンシング

DNAシーケンシングの最も簡単な方法は直接シーケンシングである。前述の検査会社における*ABL*や*KIT*の点突然変異の解析は，直接シーケンシングで行われている。

直接シーケンシングでは，まずPCR法により目的の部分の領域の配列を増幅する。増幅産物を精製した後，そのままこの増幅産物を鋳型としてシーケンシング反応を行う。したがって，変異がヘテロの場合には正常な塩基による波と変異した塩基の波が重なり，コンピュータが解析した電気泳動の画像データを目で観察するだけで変異の有無が確認できる（図2A）。

変異がホモの場合や，正常アレルは欠失していて変異アレルだけが存在する場合には，塩基の波の重なりは生じないので，目視による変異の確認は困難である。このような場合は遺伝子解析ソフトを用いて，解析した配列とその正常の配列との相同性（ホモロジー）を確認する。また，直接シーケンシングの鋳型となるDNAには，腫瘍細胞だけでなく正常細胞が含まれている場合もある。腫瘍細胞の割合が10％以下の場合は通常変異を検出するのは困難であり，10％以上の場合でも条件によっては変異を見逃す可能性があり，注意が必要である。

2. サブクローニングによるシーケンシング

直接シーケンシングでは，図2B上段のように，電気泳動図の途中からずっと波が重なり，塩基配列を判定することができなくなることがある。この図からはどのような変異が起こっているのかを知るのは難しい。そのような場合は，PCR産物をプラスミドベクターにクローニングして，正常アレル産物と変異アレル産物を別々にクローン化（サブクローニング）してからシーケンシングを行う（図2B）。

サブクローニングでは，1分子のプラスミドベクター中には1分子のPCR産物が挿入され，感染した大腸菌の中で増幅する。サンガー法によって得たシーケンシングの結果は多数のDNA分子の配列の総合的なものであり，1分子ごとの塩基配列情報が得られる次世代シーケンシングの塩基配列情報とは大きく異なるが，それは1 DNA分子に由来するのものである。したがって，1個のクローン中の変異の有無は明確に区別が可能である。直接シーケンシングでは検出が困難な低頻度の変異も，多数のクローンのシーケンシングを行うことで理論的には検出可能となる。

3. シーケンシング以外の点突然変異検出法

①特定の点突然変異を同定する方法

・PCR法を応用した点突然変異検出法

*JAK2*遺伝子のV617F変異や*BRAF*遺伝子のV600変異のように，特定の遺伝子の特定の部位のみに変異が限定している場合は，TaqManプローブを用いたリアルタイムPCR法，Invader法，Cycleave法などの方法により，シーケンシングを行うことなしに簡便に変異の有無を同定することが可能である。検出感度や特異度ではInvader法やCycleave法が優れているが，主要検査会社では最も簡便な方法であるTaqManプローブを用いたリアルタイムPCR法を採用している。1塩基変異に対応する2種類のTaqManプローブを用いてリアルタイムPCR法を行い，それぞれのプローブの鋳型DNA配列への結合度に大きな違いが生じることを利用して変異の有無を判定するものである。

・制限酵素断片長多型解析法（restriction fragment length polymorphism；PCR-RFLP）

点突然変異により制限酵素の認識配列に変化が生じた場合のみ利用できる方法である。本書改訂第4版で詳細に紹介した。

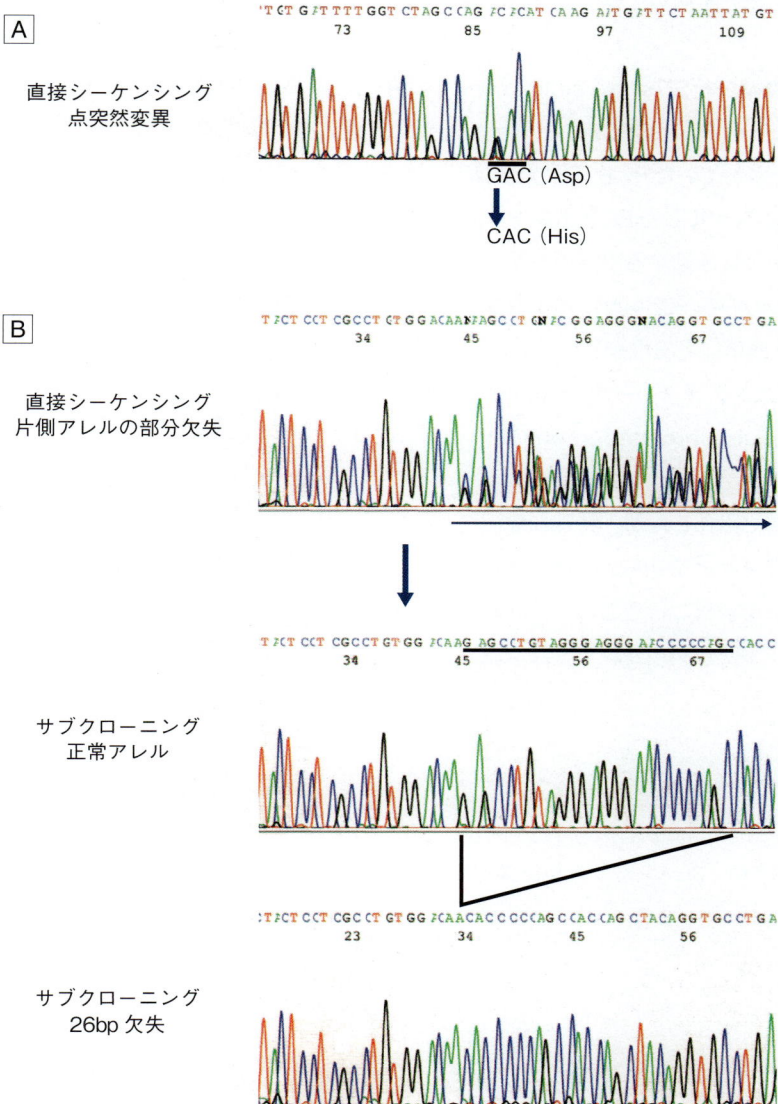

図2 ▶ DNAシーケンシングによる点突然変異の検出

A:直接シーケンシングによって検出したKIT遺伝子に生じた片側アレルの点突然変異の電気泳動図。アスパラギン酸をコードするGACというコドンの1番目のグアニン（G，黒）がシトシン（C，青）に変化し（両者の波の重なりが観察できる），ヒスチジンをコードするCACになっている

B:NOTCH1遺伝子の片側アレル部分欠失の直接シーケンシングとサブクローニングによるシーケンシングの電気泳動図。水平の矢印の部分ではほとんどの場所で2つの波が重なって観察される。このような波の重なりが観察される場合は，片方のアレルでの塩基の欠失または挿入が疑われる。PCR産物をサブクローニングしてから複数のクローンのシーケンシングを行うと，2種類の配列（正常アレルと26塩基欠失の配列）が観察できた。正常アレルと26塩基欠失の電気泳動図を重ねてみると，直接シーケンシングの電気泳動図のように途中から波が重なることがわかる

②**特定の遺伝子の未知の変異の検出が可能な方法**

キャピラリーシーケンサーを用いて様々なフラグメント解析が可能である。

- 1本鎖DNA高次構造多型解析法(single strand conformation polymorphism；PCR-SSCP)

本書改訂第4版で紹介されていたPCR-SSCP法は，原法は放射性同位元素でラベルしたPCR産物を非変性ポリアクリルアミドゲルに泳動する手間のかかる方法であったが，キャピラリーシーケンサーによるフラグメント解析としてより簡単に実施可能となった。

- 熱変性高速液体クロマトグラフィー法(denaturing high performance liquid chromatography；DHPLC)

本書改訂第4版で詳しく紹介したが，特殊な機械を必要とする方法であり，キャピラリーシーケンサーによってフラグメント解析を容易に行うことができるようになったことにより，本法が利用される機会は激減した。

7 おわりに

最初にも述べたように"サンガーシーケンシング"は今後も，少なくともしばらくの間は，重要なシーケンシング法として残り続けると思われる。未知のキメラ転写産物や疾患特異的遺伝子変異の同定などは次世代シーケンシングにかなわないが，既知のキメラ転写産物や遺伝子変異の同定には，現時点ではまだ次世代シーケンサーに比べて簡単かつ安価で行うことができるサンガーシーケンシングに優位性がある。次世代シーケンシングとの違いを理解して，目的に応じて両者を上手に使い分けていくことが重要であると思われる。

● 文 献

1) Yoshida K, et al：Nature. 2011；478(7367)：64-9.
2) WATSON JD, et al：Nature. 1953；171(4356)：737-8.
3) WATSON JD, et al：Nature. 1953；171(4361)：964-7.
4) International Human Genome Sequencing Consortium：Nature. 2004；431(7011)：931-45.
5) Maxam AM, et al：Proc Natl Acad Sci USA. 1977；74(2)：560-4.
6) Sanger F, et al：Proc Natl Acad Sci USA. 1977；74(12)：5463-7.
7) 田村隆明：マクサム-ギルバート法. 改訂 遺伝子工学実験ノート(下). 田村隆明, 編. 羊土社, 2001, p53-7.
8) Mullis KB, et al：Methods Enzymol. 1987；155：335-50.

第3章 分子生物学的診断技術

A-5 次世代シーケンサーによる造血器腫瘍解析

坂田（柳元）麻実子

1 はじめに

近年，次世代シーケンス技術の普及により，これまでにまったく予想できなかったスピードで遺伝子配列情報が明らかとなりつつある。造血器腫瘍領域においても，多数の体細胞変異が同定され，また，疾患素因をもたらす生殖細胞系列の遺伝子多型もしだいに明らかにされつつある。さらには，次世代シーケンス技術によりトランスクリプトーム解析，ヒストン修飾あるいはDNA修飾といったエピゲノム解析が網羅的に行われるようになり，造血器腫瘍の病態の理解に大きな革新をもたらしている。本項では，次世代シーケンスという革新的な技術を用いて，造血器腫瘍分野においてどのような解析が可能となったかについて解説する。

2 次世代シーケンサーを用いた造血器腫瘍の統合的解析

造血器腫瘍はDNA配列異常（点突然変異，染色体再構成，染色体コピー数異常），遺伝子発現（遺伝子発現量，スプライシングバリアント）異常，エピゲノム（ヒストン修飾，DNA修飾）異常などが集積することにより発症すると考えられている。次世代シーケンサーを用いて，これらの異常を多方面から解析することが可能である（図1）。

1. DNAシーケンス解析

ゲノムDNAの配列情報を解析する。腫瘍細胞と正常細胞の配列情報を比較することにより，腫瘍細胞に生じた体細胞突然変異を同定する。さらには，生まれつき持っている配列情報と疾患の発症の有無，薬物への感受性，副作用などの形質に関する情報を比較することにより，これらの形質をもたらす生殖細胞系列の遺伝子多型について同定することも可能である。

解析の対象となる領域により全ゲノムシーケンス解析，全エクソンシーケンス解析，ターゲットシーケンス解析に分類される。

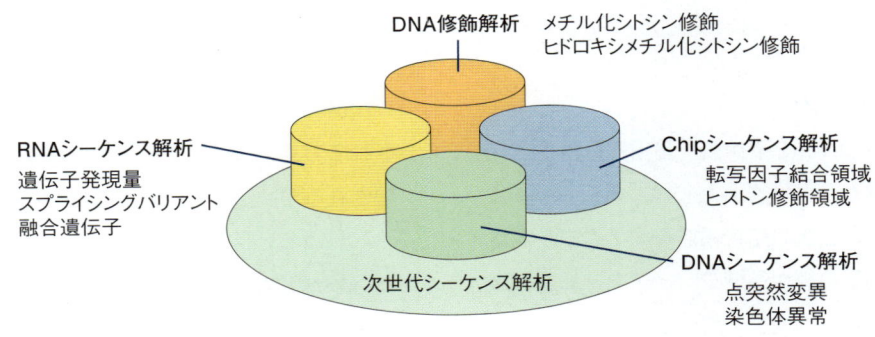

図1 ▶ 次世代シーケンス解析

①全ゲノムシーケンス解析

全ゲノムのシーケンス解析を行う。点突然変異に加えて，染色体再構成（転座，逆位），コピー数異常（増幅，欠失）についても解析可能である。これにより遺伝子コード領域，非コード領域におけるすべての配列情報が得られるという利点がある一方，膨大なデータを得る必要があることから，現時点では情報処理とコストの面で不利である。

②全エクソンシーケンス解析

ヒトの全ゲノムは約30億塩基あるが，このうち遺伝子がコードされているのは約1～2％にすぎない。一方，先天的・後天的疾患は遺伝子コード領域内の配列異常が原因となっている可能性が高いことから，遺伝子がコードされているエクソン領域のみを濃縮してから全シーケンスを行う全エクソンシーケンス解析が用いられる。

③ターゲットシーケンス解析

限られた数の遺伝子コード領域のみのシーケンス解析はターゲットシーケンス解析と呼ばれる。ある疾患において，限られた数の遺伝子内に変異があることが予測される場合などに用いられる。さらには，疾患によってはある遺伝子の特定の塩基に変異が集中している場合があり（ホットスポット変異），当該塩基のみを解析する場合がある（ホットスポットシーケンス解析）。ターゲットシーケンス解析あるいはホットスポットシーケンス解析は，解析の簡便さやコストの点でも，全ゲノムシーケンスあるいは全エクソンシーケンスより有利であることから，クリニカルシーケンスに取り入れられつつある。

2. Chipシーケンス解析

蛋白質とゲノムDNAを架橋後，蛋白質に対する抗体により免疫沈降し，共沈されたDNAをシーケンスすることにより，蛋白質の結合領域をゲノムワイドに同定する。転写因子の結合領域や，ヒストン修飾領域の同定に用いられる。

3. RNAシーケンス解析

RNAの配列情報を解析する。定量的な遺伝子発現量解析，スプライシングバリアント解析，融合遺伝子の同定に用いられる。

4. DNA修飾解析

シトシンとグアニンが連続するCpG配列のシトシンは，メチル化およびヒドロキシメチル化修飾される。以下の方法により，メチル化あるいはヒドロキシメチル化修飾された領域をゲノムワイドに同定される。

①免疫沈降法

DNAの修飾塩基を抗体（抗メチル化シトシン抗体あるいは抗ヒドロキシメチル化シトシン抗体）による免疫沈降，あるいは修飾塩基特異的に結合する蛋白質（メチル化DNA結合ドメイン）を利用して沈降し，沈降されたDNAをシーケンスすることにより，DNA修飾された領域を同定する。

②バイサルファイトシーケンス法

DNAをバイサルファイト処理した場合，修飾されていないシトシンはウラシルへ変換され，メチル化あるいはヒドロキシメチル化修飾されたシトシンは変換されない。この後，全ゲノムシーケンスを行うことにより，DNA修飾を塩基レベルで同定する。バイサルファイトシーケンス法ではメチル化シトシンとヒドロキシメチル化シトシン修飾の区別が困難であるため，さらにメチル化シトシンとヒドロキシメチル化シトシンを区別するTAB-seq法も開発されている。

❸ 次世代シーケンサーによる解析法

次世代シーケンス技術は日々大変なスピードで刷新されており，技術面での記載は瞬く間に古くなると予想されるが，ここでは現行の機種の原理を説明する。

1. 個々の次世代シーケンサーの原理

次世代シーケンサーの原理は機種ごとに異なっている。実際には，これらのシーケンサーの機種により，得

られるデータ量，リード長，ラン時間，エラーが出やすい配列，コストおよびデータ量当たりのコストは異なっていることから，これらを考慮した上でシーケンサーを選択する必要がある．必要なデータ量を見積もる際には，対象とする範囲の大きさとシーケンス読み取り深度（ゲノム上のある場所の塩基が読まれる回数）の双方を考慮する．シーケンス読み取り深度を考慮する理由は，現時点で用いられる次世代シーケンサーはまったく正確というわけではなく一定のエラーがありうること，腫瘍組織には正常細胞が多数混入していることから，腫瘍細胞に生じた体細胞突然変異を同定するには複数回読まないと検出されないことによる．

① 第2世代シーケンサー

エマルジョンPCRあるいはブリッジPCRなどで増幅された鋳型DNAによって信号強度を増強させてから配列解読する．

- Roche社GS FLX, GS Junior

DNA固定化ビーズ上でエマルジョンPCRを行う．DNA伸張の際に遊離されるピロリン酸からスルフリラーゼによりATPへ変換される反応とルシエフェラーゼの発光反応のカップリングによる信号可視化を行う．同一塩基が連続する場合の塩基のカウントミス（ホモポリマーエラー）が起きやすい一方，解読可能なリード長は比較的長い．

- Life Technologies社Ion Proton, Ion PGM

DNA固定化ビーズ上でエマルジョンPCRを行う．DNA伸張の際に放出される水素イオン（プロトン）による微細なpH変化を半導体チップ上で電気信号としてとらえることで塩基数を見積もっている．ホモポリマーエラーが起きやすく，挿入，欠失の予測には不利である．一方，解読可能なリード長は比較的長い．また，ランが速く，低コストであるという利点がある．

- Illumina社HiSeq, NextSeq500, MiSeq

ガラス基板上のプローブに固定された鋳型DNAがブリッジPCRによってDNAの集合体（クラスター）へと増幅される．このクラスターの片鎖を外して合成する過程をイメージングして配列解読を行う．1塩基を解読するごとに末端保護修飾により合成反応を停止させるという手法〔sequencing by synthesis（SBS）法と呼ばれる〕を用いることにより，ホモポリマーエラーが起きにくい．一方，3'側に進むにつれてクオリティの低下を生じやすく，リード長は短い．データ量の点できわめて優れていることから，多くのアプリケーションに用いられる．

② 第3世代シーケンサーの特徴

- PacBio社RSシステム

single molecule real time（SMRT）テクノロジーという手法により，1分子の鋳型DNA上でリアルタイムに起こるポリメラーゼの伸長反応から信号を読み取り，配列を解読する．リード長がきわめて長いのを特徴とする．

2. 次世代シーケンサーによる解析の手順

最も基本となるDNAシーケンス解析における体細胞突然変異の同定を例として，次世代シーケンス解析の手順について概説する（**図2**）．

① 解析方法の決定

配列情報を得る範囲から，全ゲノムシーケンス解析，全エクソンシーケンス解析，ターゲットシーケンス解析のいずれかを選択する．

② サンプルの準備

同一患者の腫瘍細胞／組織および正常細胞／組織からDNAサンプルを準備する．

③ ライブラリの作製

ライブラリと呼ばれる各シーケンサーでの読み取りに必要な配列が断端に付加したDNA断片を作製する．

④ シーケンス解析

各シーケンサーにより解析を行う．

⑤ マッピング

1リード当たりの長さは各シーケンサーによって異なるが，数十bpから数百bpまでにわたる．そこで，この短い断片を解析対象の配列と照合するマッピングと呼ばれる操作が必要になる．

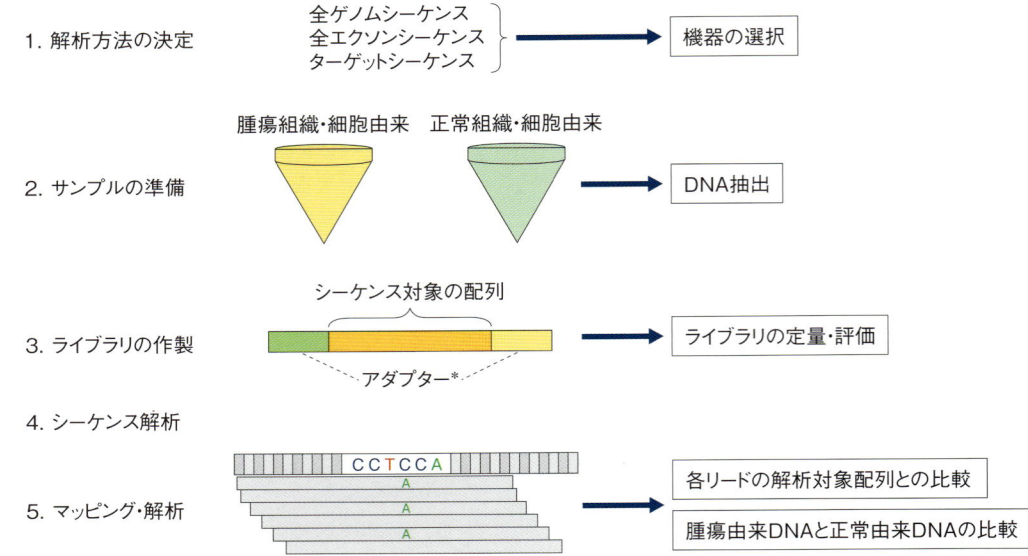

図2 ▶ DNAシーケンス解析の手順
＊：アダプター：シーケンスプライマーの結合やサンプルの識別に必要な配列

⑥解析

　正常対照と比較することにより，腫瘍特異的な遺伝子変異を解析する．さらには，変異アレル頻度，変異アレルが読まれる側の偏りや健常人サンプルを解析した際に得られる配列によるエラーの推測，データベースなどに登録されている遺伝子多型情報との比較，蛋白質の機能予測などによって，候補となる遺伝子変異を絞り込む．

4 次世代シーケンスによる遺伝子多型についての生物学的な意義

　次世代シーケンス解析では，大量の遺伝情報が一度に得られる．これらの生物学的な意義は多方面から解析される必要がある．

1．ドライバー変異，パッセンジャー変異

　ドライバー変異とはある疾患が発症あるいは進行する原因となっている変異のことであり，パッセンジャー変異とはゲノム不安定性などにより二次的に生じた変異で，疾患の発症あるいは進行の原因とはなっていない変異のことをいう．次世代シーケンス解析によって変異が見出された遺伝子には，これまでにまったく機能解析されていなかったものも多数含まれることから，ドライバー変異であることを予測するには多方面からの検討が必要となる．最終的には疾患モデルによる実験的証明が必要と考えられるが，同時にきわめて多数の遺伝子変異が同定されうることから，ドライによる予測と組み合わせながら検討する必要がある．

①当該疾患の多数例における解析

　当該疾患の複数の患者から同じ遺伝子変異が繰り返しみられる場合には，当該疾患においてこの変異が選択されていると考えられることから，ドライバー変異である可能性が高い．

②類縁疾患の解析結果からの予測

　類縁疾患において同様の変異がみられている場合には，ドライバー変異である可能性が高い．たとえば他の癌でドライバー変異として同定されている場合などが当てはまる．

③遺伝子変異の分布による予測

　偶然に発生するより多数の変異が同じ遺伝子に生じ

る場合，さらには同一の遺伝子がコードする蛋白質上の特定の箇所に変異が集中している場合には，ドライバー変異である可能性が高い。

④蛋白質の機能による予測
遺伝子がコードする蛋白質の機能に変異による変化があることが予想される場合には，ドライバー変異である可能性が高い。

⑤疾患モデルによる機能解析
細胞株やマウスなどの個体を利用した疾患モデルを作製する。変異体を導入することにより，疾患の発症や増悪などがみられた場合には，ドライバー変異である可能性が高い。

2. 造血器腫瘍の多段階的クローン進化についての解析

造血器腫瘍では，他の癌と同様に多数の変異が多段階に獲得されていると想定されている。たとえば，造血細胞にある遺伝子変異を生じ，変異を有する細胞が他の細胞より生存に有利な場合には，変異を持った細胞がクローン性に増加する。このクローン細胞に新たな変異が生じることにより，分岐した複数のサブクローンが生じ，ダーウィン進化論的な選択圧により一部は自然淘汰される。この過程を繰り返すことにより，造血器腫瘍を発症した段階では，多クローンが同時に存在する状態にある（腫瘍内多様性；intra-tumor heterogeneity）。これらのクローンの一部は化学療法によっても完全に死滅せず，やがてはクローン拡大して再発する。再発時には初発時の優勢クローンから再発するとは限らず，稀少クローンから再発する場合もあり，さらには再発時にはこれらのクローンに新たな変異が加わっている場合もある。こうした腫瘍の進展や治療抵抗性の獲得におけるクローン進化については，これまでに古典的な方法でも解析されてきたが，次世代シーケンス解析によって各遺伝子変異を十分なシーケンス読み取り深度により解析することにより，変異アレル頻度を正確に判定することが可能となり，クローン進化の過程を詳細に調べることが可能となった[1-3]。

5 クリニカルシーケンスへの応用

次世代シーケンサーの開発により新たに見出された遺伝子変異に関する知見を実臨床に応用する試みが始まりつつある。クリニカルシーケンスへ応用可能な場合を以下に挙げる（図3）。

- 臨床的診断：遺伝子変異の分布が疾患特異的である場合
- 予後予測：遺伝子変異の有無と予後が関係することが知られている場合
- 標的治療対象症例の選択：遺伝子変異による変異体をターゲットとする薬剤が開発されており，標的治療を用いる症例を選択する場合

クリニカルシーケンスにおける遺伝子変異同定には，必ずしも次世代シーケンサーを用いる必要はないが，多数の遺伝子変異を同時に解析が可能であること，アレル頻度が低い変異についても同定が可能であることなどから，次世代シーケンサーによる解析は他の解析方法よりしばしば有利である。したがって，今後はクリニカルシーケンスにも次世代シーケンサーによる解析が用いられるようになっていく可能性がある。

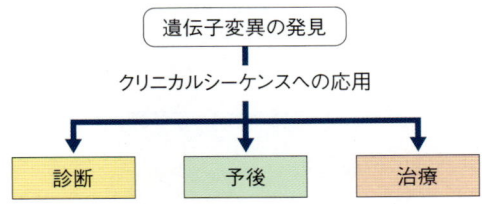

図3 ▶ クリニカルシーケンスへの応用

6 次世代シーケンスによる解析例

次世代シーケンスによる遺伝子変異解析の例として，最近我々が行った末梢性T細胞リンパ腫における解析について取り上げる（図4）[4]。

末梢性T細胞リンパ腫（peripheral T-cell lymphoma；PTCL）のうち血管免疫芽球性T細胞リン

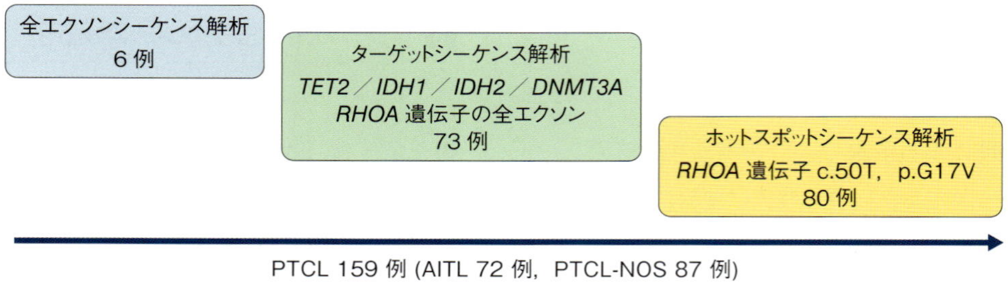

```
全エクソンシーケンス解析
6例
                    ターゲットシーケンス解析
                    TET2／IDH1／IDH2／DNMT3A
                    RHOA遺伝子の全エクソン
                    73例
                                        ホットスポットシーケンス解析
                                        RHOA遺伝子 c.50T, p.G17V
                                        80例
```

図4 ▶ 末梢性T細胞リンパ腫におけるシーケンス解析　　　　　　　　　　　　　（文献4より作成）

PTCL 159例（AITL 72例，PTCL-NOS 87例）

パ腫（angioimmunoblastic T-cell lymphoma；AITL）およびこれに類似した病態を含む末梢性T細胞リンパ腫分類不能型（peripheral T-cell lymphoma, not otherwise specified；PTCL-NOS）において，TET2, DNMT3A, IDH2遺伝子変異が高頻度にみられることが報告されていたが，これらの遺伝子変異は他の造血器腫瘍においてもみられていた。そこで，AITLに特異的な遺伝子変異を見出すために，下記のような段階的な解析を計画した。

- 全エクソンシーケンス解析：候補となる遺伝子変異の同定
- ターゲットシーケンス解析：変異がみられることが既に報告されている遺伝子と全エクソンシーケンス解析により変異がみられた候補遺伝子についての変異の同定
- ホットスポットシーケンス解析：上記でみられたホットスポット変異について多数例での検討
- 変異体の機能解析

1. 全エクソンシーケンス解析による候補遺伝子変異の同定

PTCL 6例（AITL 3例，PTCL-NOS 3例）について全エクソンシーケンス解析を行った。同一患者から，リンパ腫組織および正常対象のゲノムDNAを抽出した。正常対象としては，頬粘膜，末梢血，骨髄細胞のいずれかを用いた。Agilent Technologies社のSureSelect Human All Exon 50MbあるいはV4 kitを用いてエクソン領域を濃縮し，Illumina社のHiSeq 2000により解析した。これにより，1サンプル当たり平均12.5個の新規遺伝子変異を同定した。中でも，PTCL 6例中4例にRHOA遺伝子変異がみられ，いずれも同一の1塩基変異c.50G＞T，p.G17Vであった（図5）[4]。

2. ターゲットシーケンス解析による遺伝子変異の同定

全エクソンシーケンス結果から，AITLおよびPTCL-NOSではRHOA変異に高頻度変異がみられることが予測された。そこで，PTCL 79例（AITL 46例，PTCL-NOS 33例）について，RHOA遺伝子，および変異が既に報告されていたTET2, IDH1/2, DNMT3A遺伝子についてターゲットシーケンス解析を行った。ターゲット領域の濃縮には，Agilent Technologies社のSureSelect target enrichment systemを用い，Illumina社Hi Seq 2000により解析した。AITLでは腫瘍細胞比率が低い場合がしばしばあることから，変異アレル頻度は0.02以上の場合を変異ありと定義した。TET2変異はPTCL 54/79例（68.4％）［AITL 38/46例（82.6％），PTCL-NOS 16/33例（48.5％）］，RHOA変異は39/79例（49.4％）［AITL 32/46例（69.5％），PTCL-NOS 7/33例（21.2％）］，DNMT3A変異は21/79例（26.6％）［AITL 12/46例（26.0％），PTCL-NOS 9/33例（27.3％）］，IDH2変異14/79例（17.7％）［AITL 14/46例（30.4％），PTCL-NOS 0/33例（0％）］にそれぞれ同定した（図6）[4]。

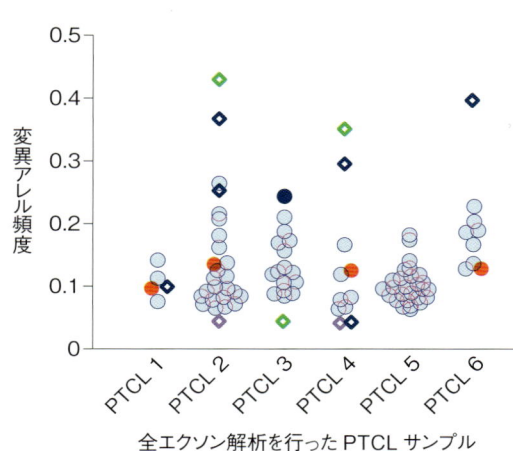

図5 ▶ 全エクソンシーケンス解析による新規遺伝子変異の同定 （文献4より引用改変）

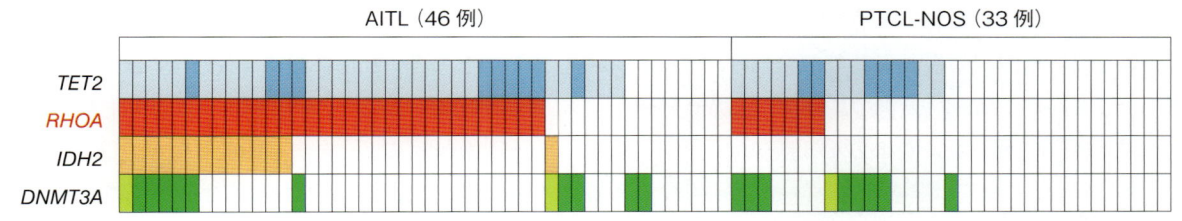

図6 ▶ ターゲットシーケンス解析による遺伝子変異の分布 （文献4より引用改変）

3. ホットスポットシーケンス解析によるより多数検体における同定

全エクソンシーケンス解析およびターゲットシーケンス解析の結果から，AITLおよびPTCL-NOSにおける*RHOA*遺伝子変異は，ある1塩基に集中していることが明らかであった（ホットスポット変異）（**図7**）[4]。そこで，この塩基についてホットスポットシーケンス解析を行うことにより，さらに多数の検体における*RHOA*変異の頻度を明らかにすることにした。*RHOA*のこの塩基を含む領域をゲノムPCR法により増幅し，PCRアンプリコンからライブラリを作製し，Illumina社のMiSeqあるいはLife Technologies社のIon Torrent PGMにより解析した。変異アレル頻度は0.02以上の場合に変異ありと定義した。

これらの解析により，最終的にはPTCL 159例（AITL 72例，PTCL-NOS 87例）について*RHOA*変異を解析し，PTCL 66/159例（41.5％）[AITL 51/72例（70.8％），PTCL-NOS 15/87例（17.2％）]に*RHOA*変異を同定した。

4. 変異体の機能解析

RHOAはsmall GTPaseのひとつであり，GTP結合（活性型）とGDP結合（不活性型）を行き来することで下流シグナルを伝達する。RHOAの17番目のグリシンはGTP結合にきわめて重要な部位に位置しており，バリンに置換されることでGTP結合部位の構造が壊されるということが予測された。

このG17V RHOA変異体の機能を解析するために，野生型あるいは変異体RHOAをNIH-3T3細胞およびJurkat細胞に発現させた。RHOTEKINはGTP結合型RHOAと結合することから，RHOTEKINとの結合性を調べることでGTP結合型（活性

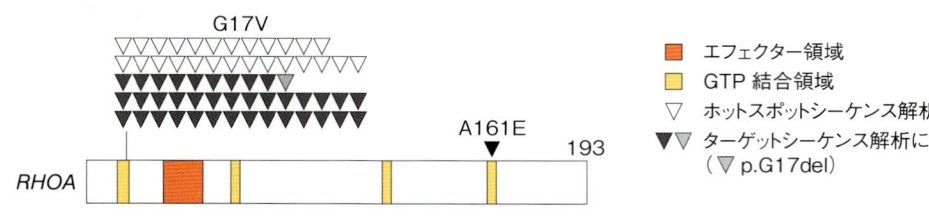

図7 ▶ ターゲットシーケンスおよびホットスポットシークエンス解析による*RHOA*変異の分布　　（文献4より引用改変）

型)への変換を調べることができる。変異体はRHO-TEKINに結合せず，GTP結合型（活性型）へ変換されないことから，RHOAシグナルという点では機能欠損型であると考えられた。さらに，Jurkat細胞に野生型あるいは変異体RHOAを発現させたところ，野生型RHOAはJurkat細胞の増殖を抑制するが，変異体RHOAは増殖抑制効果が失われていた。AITL発症におけるG17V *RHOA*変異の意義は，疾患モデルマウスを作製して明らかにする必要がある。

5. 他の癌種による報告

PTCLにおける*RHOA*変異は我々以外にPalomeroら[5]，Yooら[6]によっても報告された。これに続いて，胃癌においても高頻度に*RHOA*変異がみられることが複数のグループから報告された[7-9]。すなわち，*RHOA*変異は複数の癌に共通の腫瘍発症メカニズムである可能性がある。

6. PTCLにおける*RHOA*変異のクリニカルシーケンスにおける意義

G17V *RHOA*変異はAITLに特異的にみられることから，G17V *RHOA*変異の検出はAITLの診断に有用であると考えられる。AITLでは腫瘍細胞の割合が低い場合があることから変異アレル頻度が低い場合があり，次世代シーケンスによる解析が有利である。そこで，クリニカルシーケンスにおいて，次世代シーケンス解析による*RHOA*変異の同定がAITLの診断に取り入れられる可能性がある。

7 おわりに

次世代シーケンス技術は，造血器腫瘍におけるゲノム異常および病態における革新的理解をもたらした。一方で，遺伝子変異がそれぞれの疾患の発症あるいは増悪を促すメカニズムについては，明らかになっていないことも多い。最終的には変異体の機能解析による証明が必要となるが，次世代シーケンス解析による遺伝子変異同定のスピードに機能解析が追いついていないのが実情である。そこで，これを明らかにすることは「ポストゲノム」時代の課題のひとつである。新たに見出された遺伝子変異の一部は，疾患の診断，予後予測，標的治療対象症例の同定に有用であることから，クリニカルシーケンスに取り入れられつつある。症例ごとのゲノム異常に応じた個別化医療という医療技術革新に到達するには，新たな標的治療法の開発を含むいっそうの努力が必要であろう。

● 文献

1) Ding L, et al：Nature. 2012；481(7382)：506-10.
2) Landau DA, et al：Cell. 2013；152(4)：714-26.
3) Lohr JG, et al：Cancer Cell. 2014；25(1)：91-101.
4) Sakata-Yanagimoto M, et al：Nat Genet. 2014；46(2)：171-5.
5) Palomero T, et al：Nat Genet. 2014；46(2)：166-70.
6) Yoo HY, et al：Nat Genet. 2014；46(4)：371-5.
7) Comprehensive molecular characterization of gastric adenocarcinoma. Nature. 2014；513(7517)：202-9.
8) Kakiuchi M, et al：Nat Genet. 2014；46(6)：583-7.
9) Wang K, et al：Nat Genet. 2014；46(6)：573-82.

第3章 分子生物学的診断技術

A-6 微小残存病変解析—手法と造血器腫瘍診療への応用

髙松博幸

1 はじめに

白血病，リンパ腫，多発性骨髄腫などの造血器腫瘍の診療において，微小残存病変（minimal residual disease；MRD）検出の重要性は以前から指摘されているが，近年の新規薬剤開発や造血細胞移植技術の進歩によって，MRDがきわめて少なくなる症例が増加したために，高感度のMRD検出系の開発が期待されている。本項では，MRD検出系として，マルチパラメーターフローサイトメトリー，PCR，次世代シーケンサーについて概説する。

2 MRD測定法

1. マルチパラメーターフローサイトメトリー（multiparameter flow cytometry；MFC）法

一般的には4カラー以上の蛍光色素で標識した抗体を用いて，腫瘍特異的な表面形質を同定してMRDを検出する手法である。MFCによるMRD測定は，①初発時検体で腫瘍細胞に特異的な表面形質パターンを検出し，②フォローアップ検体で初診時と同様の表面形質を示す細胞集団を検出する，という2ステップで行っていく。実際に使用される抗体パネルは疾患によって異なっており，その詳細はこれまでの論文を参照されたい[1-3]。MFCによるMRDの検出感度は10^{-4}（10^4個に1個の腫瘍細胞を検出）程度といわれており，次で説明するPCR法と比べて10～100倍感度が劣るとされているが，MFC法は安価かつ迅速にMRDを検出できるため，実際の臨床現場では非常に有用な検査法と考えられる。反面，初発診断時とは異なる表面形質パターンに変化して偽陰性となる可能性があり[4, 5]，MFC装置の精度管理維持やデータ解析に専門的知識を有する人員も必要になる。

①白血病での臨床的意義

Inabaらは，小児・思春期急性骨髄性白血病（AML）203症例についてフォローアップ骨髄検体のMRDをMFCと白血病特異的融合遺伝子PCRを用いて評価したところ，MFCでMRD陽性症例（≧0.1%）では有意に不良なevent-free survival（EFS）と高い再発率を示した（$p<0.001$）[6]。また，Terwijinらは，60歳未満の成人でcomplete remission（CR）を達成したAML患者471人の骨髄中MRDをMFCで評価したところ，低いMRDレベル（≦0.1%）の症例が良好なrelapse-free survival（RFS）やoverall survival（OS）を示した[7]。さらに，Freemanらは60歳以上の高齢成人でCRを達成したAML 427症例についてMFCを用いてMRDを評価した。寛解導入療法後CR達成時の骨髄MFC-MRD陰性症例は，陽性症例に比べて有意に良好な3年progression-free survival（PFS）を達成し（$p<0.001$），治療初期のMFCによるMRD評価が高齢AML患者の予後予測に有用であることを示した[8]。

Bassoらは小児急性リンパ性白血病（ALL）830症例について，第15病日の骨髄中MRDをMFCで検出し，予後との関連を解析した。標準リスク（MRD<0.1%，42%），中間リスク（0.1%≦MRD<10%，47%），高リスク（MRD≧10%，11%）に分けたところ，5年累積再発率は，標準リスク群7.5%，中間リスク群17.5%，高リスク群47.2%と有意な層別化が可能であった[9]。また，Sanchez-Garciaらは同種造血幹細胞移植を受

けた成人・小児ALL 102症例について移植時MRDをMFCで評価したところ，MRD陰性（＜0.01％，72症例），MRD低値（0.01〜0.1％，12症例），MRD高値（＞0.1％，18症例）では，3年OSが，52.3％，28.6％，0％と層別化されることを示した[10]。

② 多発性骨髄腫での臨床的意義

International Myeloma Working Group（IMWG）の基準では，stringent CR（sCR）に加えてMFCでMRDが検出されない場合をimmunophenotypic CR（iCR）と定義している[11]。Paivaらは，自家移植非適応GEM05＞65y trialでpartial response（PR）以上の治療効果の得られた102症例について解析を行ったところ，iCRである20症例（20％）が，sCRであるがnon-iCRである11症例（11％）と比べて有意に良好なPFSであったと報告した（PFS中央値：not reached vs 35カ月，$p=0.02$）[12]。またRawstronらは，MRC Myeloma IXに登録した自家移植施行症例397例の移植後100日目の骨髄MRDをMFCで評価した。MRD陰性症例は陽性症例と比べて有意に良好なPFS（中央値：28.6カ月 vs 15.5カ月，$p<0.001$）やOS（中央値：80.6カ月 vs 59.0カ月，$p=0.0183$）が認められた[13]。日本からの報告では，杉原らがvery good partial response（VGPR）以上の75症例（CR 34症例，VGPR 41症例）を6カラーのMFCで解析[14]したところ，CR例の68％，VGPR例の7％でiCRが達成されていた。iCR 26症例はnon-iCR 49症例と比べて有意に良好なPFS（中央値：not reached vs 25.5カ月，$p<0.001$），OS（中央値：not reached vs 53.4カ月，$p<0.001$）が認められ，iCR達成の重要性を報告した[15]。

2. Polymerase chain reaction（PCR）法

PCR法は標的DNA断片を酵素反応によって短時間に大量に増幅する方法である。これまでにも，造血器腫瘍のMRDの検出に広く臨床応用されている。その原理は，鋳型に用いるDNAを90℃以上の高温に加熱し，2本鎖を1本鎖に解離させる（変性）。次に温度を50℃〜60℃に下げて目的とするDNA領域にプライマー（20塩基程度の合成オリゴヌクレオチド）を結合させる（アニーリング）。最後に72℃でDNAポリメラーゼを働かせて，プライマーを起点としてDNA合成する（伸長）。このサイクルをサーマルサイクラーによって30〜40回程度繰り返すと，標的DNAが数十万倍に増幅される。この原理を応用した技術として，逆転写酵素によってmRNAからcDNAを作製し，これを鋳型DNAとして増幅して標的mRNAを検出するRT-PCR（reverse transcriptase-PCR）法がある。白血病細胞内の標的DNAと比べて標的mRNAは通常コピー数が多いため，RT-PCR法の最大感度は10^{-6}（10^6個に1個の腫瘍細胞を検出）を達成でき，ごく微量のMRD検出が可能となった[16]。

さらに，前記したPCR法では定性，半定量の評価しかできなかったが，リアルタイム定量PCRを使用することでMRDの定量が可能となった。リアルタイム定量PCRでは，サーマルサイクラーと分光蛍光光度計を一体化させたシステムを用いて，増幅されたPCR産物量を蛍光シグナルによって経時的にモニタリングする。段階希釈した対照DNAあるいは初診時検体を用いてリアルタイム定量PCRを行うと，標的DNA量が多い順に等間隔で並んだ増幅曲線が得られる。ここで適切なところに閾値［図1A（1）中矢印］を設定し，増幅曲線が交わる点Ct値（threshold cycle）を算出する。Ct値と標的DNA量の間には直線関係があり，検量線を作成することができる［図1A（2）］。対照DNAと症例サンプルのPCR反応を行いCt値を算出すれば，検量線からサンプル中の標的DNA量を求めることができる。蛍光シグナルの検出方法は大きく分けてインターカレーター（e.g. SYBER Green I法）を用いる方法と，蛍光標識プローブ（TaqManプローブ法）を用いる方法の2種類がある。

さらに最近はリアルタイムPCRで使用される検量線の必要ないデジタルPCRもMRD測定に応用されている[17-19]。その測定では，サンプルを多くの反応ウェルに分割して，ターゲット遺伝子のPCRを行い，

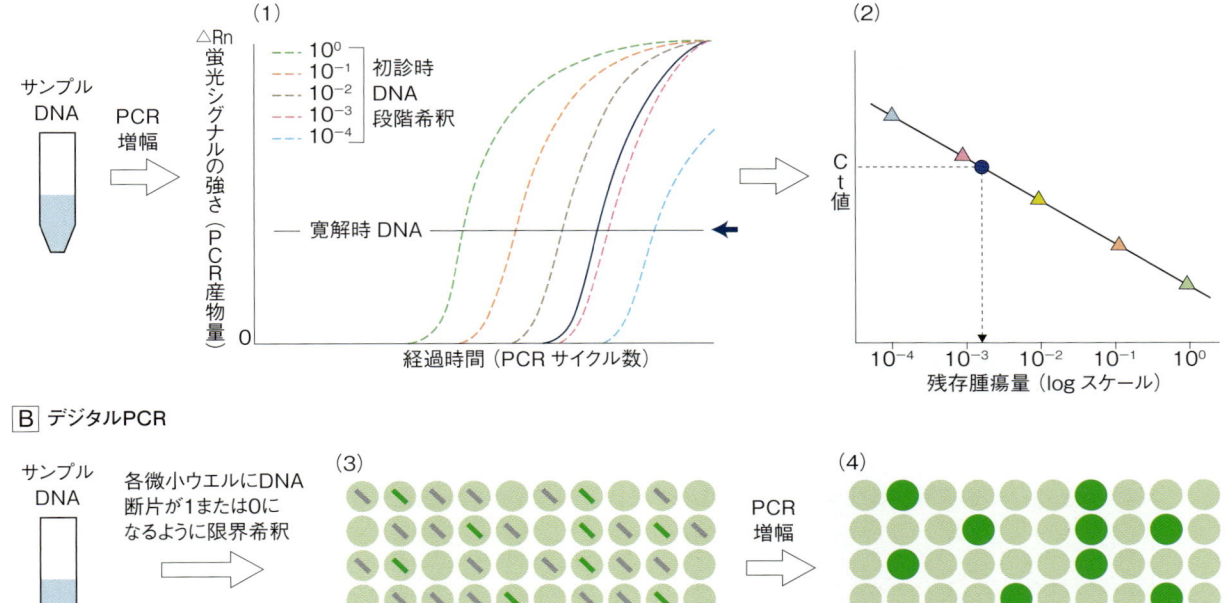

図1 ▶ PCR法
A：リアルタイム定量PCR法　(1) 初診時のDNA（mRNA）を段階希釈し，それぞれについてPCR（RT-PCR）を行い，PCRサイクル数を横軸にPCR産物量を縦軸にとって反応曲線を描く．(2) PCR増幅が指数関数的に起こっているところ〔図A(1)矢印〕で，スタンダードDNA（mRNA）量を横軸に，閾値に達したサイクル数（Ct値）を縦軸にプロットし検量線を作成する．この検量線を用いてMRD検体のCt値よりMRDの測定値が求められる
B：デジタルPCR法　(3) 微小ウエルにDNA断片が1または0になるように限界希釈して分散させ，ターゲット遺伝子のPCR増幅を行う．(4) ターゲット遺伝子が入っていた微小ウエルの増幅シグナルがポジティブ（緑），入っていなかった微小区画はネガティブ（灰色）となり，ポジティブな微小ウエルを直接カウントすることによってサンプルDNA中のターゲット遺伝子濃度を絶対定量する
（ブリストル・マイヤーズ スクイブ株式会社・上田享司先生，大塚製薬株式会社・芹生 卓先生のご厚意により提供）

ターゲット遺伝子を含むウエルはPCR増幅によって陽性ウエルとして，ターゲット遺伝子を含まないウエルは陰性ウエルとしてカウントできる．デジタルPCRは陽性ウエル（陽性比率）をカウントするので，リファレンスもしくはスタンダードサンプルとの比較を必要としない，直接的な絶対定量を可能とする点が優れている〔図1B，バイオラッドラボラトリーズ（株）資料より引用〕．

①キメラ遺伝子を用いる方法

急性前骨髄球性白血病（APL）では*PML-RARα*キメラ遺伝子検出によってMRDを評価している．Santamaríaらは，145人のAPL患者のMRDを*PML-RARα*キメラ遺伝子を用いてリアルタイムPCRで定量した．維持療法終了時点で，10コピーを超える*PML-RARα*キメラ遺伝子が検出された場合は全例（n＝7）が再発したのに対し，1コピー未満の症例（n＝62）では1例も血液学的に再発しなかった[20]．また，AMLの中で頻度が高く予後良好とされているcore binding factor（CBF）白血病〔t(8;21)およびinv(16)〕のMRDをリアルタイムRT-PCRで検出検討した報告でも，MRD陰性患者26人のうち2人のみが再発したのに対して，MRD陽性患者11人のうち10人は再発をきたした[21]．さらに，BCR-ABL1に対するチロシンキナーゼ阻害薬の開発により，深い寛解が達成できる

ようになった慢性骨髄性白血病（CML）についても，リアルタイムPCRによるMRD検出の意義が報告されている．最近，EtienneらはCCyR達成例をさらに深い分子遺伝学的寛解達成の有無により，①MMR未達成群（CCyR＋MMR−），②MMR達成/MR$^{4.5}$未達成群（CCyR＋MMR＋MR$^{4.5}$−），③MMR達成/MR$^{4.5}$達成群（CCyR＋MMR＋MR$^{4.5}$＋）に分けてEFSを解析した結果，MMR達成群（157例）の中でも，MR$^{4.5}$を達成した群（65例）では，EFSが有意に延長することを示した[22]．なお，MR$^{4.5}$とはInternational Scale（IS）-PCR法にて白血病細胞数が0.0032％まで減少することを示している[23]．さらにCCyR達成例の中でも，より深い分子遺伝学的寛解を達成すると，OSの延長がもたらされることも示されている[24]．これまで日本ではTMA法を用いたAmp-CML法がBCR/ABLの定量に使用されることが多かったが，今後は世界標準であるIS-PCR法に変わっていくと思われる[23]．

②WT1遺伝子を用いる方法

Wilm's tumor gene（WT1）は80％以上のAMLで過剰発現されているため，前記したキメラ遺伝子を標的としたPCR法によるMRD検出の代替法になりうることが報告されている．小児AML 46症例について骨髄WT1遺伝子の過剰発現を解析したところ，寛解導入療法後WT1陽性は独立した再発（$p=0.002$）および死亡リスク（$p=0.02$）で，5年OSはWT1陽性では0％，陰性では74％であった[25]．また，成人AMLについても寛解導入療法後に骨髄WT1陰性例ではOSとEFSの改善がみられ，さらに解析された44例のうちWT1レベルの上昇がみられた16例では，中央値38日で早期に再発が認められた[26]．このようにWT1検出の有用性が報告されているが，いまだ世界的に標準化されたWT1測定系とはなっておらず[27]，その標準化が今後必要になる．

③免疫グロブリン/T細胞受容体遺伝子再構成を用いる方法

本法では，遺伝子再構成によって多様性のみられる免疫グロブリン（Ig）やT細胞受容体（TCR）に症例特異的プライマーを設計し，そのプライマーを用いたPCR検査によってMRDを検出する．この検査法でのMRD検出感度は$10^{-4}〜10^{-6}$といわれている．B細胞性腫瘍の大部分にIg遺伝子の再構成が，T細胞性腫瘍の大部分とB細胞性腫瘍の一部にTCRの再構成が認められる．急性リンパ性白血病（ALL）に関しては本法による多くの検討が行われている．BassanらはNILG-ALL 09/00プロトコールに登録された成人ALL 112症例の骨髄MRDの有用性を，地固め療法終了時に評価した．MRD陰性58症例と陽性54症例の5年OSは，それぞれ75％，33％（$p=0.001$）であった．種々のリスク因子の中でMRDが再発に対する最も有意なリスク因子であった[28]．わが国でもNagafujiらがALL 39症例の寛解導入療法後のMRDを評価したところ，MRD陰性26例の3年disease-free survival（DFS）69％は，MRD陽性13症例の31％に比べて有意に良好であったことを報告した（$p=0.004$）[29]．

一方，深い寛解達成が困難であった多発性骨髄腫（MM）では本法による検討があまり行われてこなかった．しかし最近の新規薬剤を用いて寛解導入療法，自家末梢血幹細胞移植，地固め療法，維持療法を行っていく治療法でも，かなりの症例でmolecular CR（mCR）[11]が達成され，そのようなmCR症例では長期間の生存の可能性が示されている．Ladettoらは，自家移植後にCRもしくはVGPRが達成されたMM 31症例に対してボルテゾミブ，サリドマイド，デキサメタゾンの3剤併用の地固め療法を4コース行ったところ，地固め療法前にはmCRが1例（3％）であったのが，地固め療法後には6例（19％）となり，mCRが達成された場合にはPFSが100％（観察期間中央値42カ月）であったと報告した[30]．またPuigらは，治療後にCRの治療効果の得られたMM 62症例のMRDをallele specific oligonucleotide（ASO）-PCRで評価したところ，MRD陰性43症例（69％）は，MRD陽性19症例（31％）と比べて有意に良好なPFS（$p<0.001$）やOS（$p=0.008$）が得られた[31]．

我々は，①MM症例の骨髄塗抹標本や骨髄生検標本

から抽出したDNAを用いることにより，症例特異的組み換えIgH PCR用のプライマーが設計できること（50症例の64％で可能）と，②そのプライマーを用いたMRDの検出感度が$10^{-4}〜10^{-5}$であることを明らかにした．このプライマーを用いて22症例の自家移植片中のMRDを検査したところ，MRD陽性移植片を用いた8症例と比較して，MRD陰性移植片を用いた14症例ではPFSが有意に良好であった（$p=0.012$）．さらに，移植後にmCRを達成した4症例では，観察期間中央値3.9年でのPFSが100％であり，長期間の無増悪生存が達成できることを明らかにした[32]．本法の問題点としては，症例特異的なプライマーの設計成功率が42〜75％と低いことである．しかし最近Silvennoinenらはmultiplexプライマーに加えて症例特異的TaqManプローブを使用することなどで，症例特異的PCRの施行が22症例全例で可能であったと報告した[33]．

また，前記したデジタルPCRによる*NPM1*遺伝子変異[17]，BCR/ABL[18, 19]やIgH-based MRD[34]の定量の報告もあり，今後の応用が期待される．

3. 次世代シーケンサー法 (next-generation sequencing; NGS)

最近，NGSをPCR法と組み合わせることで，MRDを検出する新規の検査法が発表された．具体的には，検体から抽出したDNAの症例特異領域（IgH-VJ/DJ領域，IgK領域）をコンセンサスプライマーを用いたPCRで増幅し，次にPCR産物にタグ配列を付加し，さらにタグ配列を認識するプライマーを用いてもう一度PCRで増幅する．そのPCR産物の塩基配列を次世代シーケンサーを用いて高速に10^6回以上シーケンスすることによって，わずかに含まれるクローナルな配列を検出する測定系である（図2）．この検査法では，症例特異的PCRプライマーの設計が不要なために，MRDを安価かつ迅速に10^{-6}レベルまで検出できるとされている[35-38]．Ladettoらは3種類のB細胞性悪性腫瘍の検体を用いて，MRDに関してNGSとリアルタイム定量PCRを比較検討した．ALL 15症例のフォローアップ26検体を解析したところ，20検体（77％）で両測定法の一致をみた．再発検体での大きな不一致は，リアルタイム定量PCRで検出不能なclonal evolutionによって生じていたが，NGSで

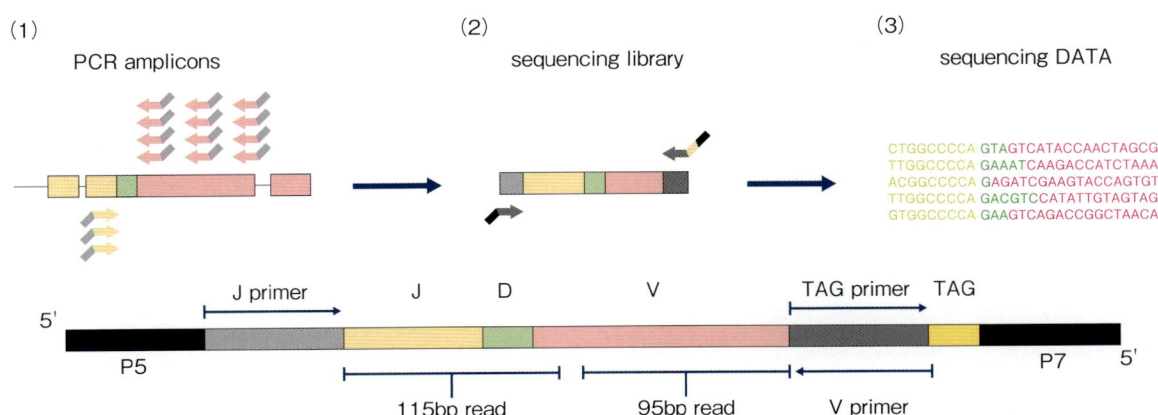

図2 ▶ 次世代シーケンサーを用いたMRD定量
(1) 検体から抽出したDNAの症例特異領域（IgH-VJ/DJ領域，IgK領域）をコンセンサスプライマーを用いたPCRで増幅し，(2) 次にPCR産物にタグ配列を付加し，さらにタグ配列を認識するプライマーを用いてもう一度PCRで増幅する．(3) そのPCR産物の塩基配列を次世代シーケンサーを用いて高速に10^6回以上シーケンスすることによって，わずかに含まれるクローナルな配列を検出する測定系である
（文献35より引用）

はその変異クローンを検出できていた[36]。Martinez-Lopezらは，CR達成MM 62症例の骨髄MRDをNGSを用いて解析したところ，MRD陰性26症例はMRD陽性36症例に比べて有意に良好なtime to progression（TTP）が達成されていた（中央値131 vs 35 months；$p=0.0009$）。また，NGSによるMRDはMFCやASO-PCRとよく相関したが，NGSでMRD陰性［$MRD^{NGS}(-)$］症例は，MFCでMRD陰性であるが，NGSではMRD陽性［$MRD^{MFC}(-)$ $MRD^{NGS}(+)$］症例と比べて良好なTTPを示し（中央値not reached vs 50 months；$p=0.05$），さらに$MRD^{MFC}(+)MRD^{NGS}(-)$ の5症例からの再発は1症例にすぎなかった。以上から，MFCと比べてNGSによるMRD検出は，より正確に予後を予測できることが示唆された[37]。ただし，この検討では十分な量のDNAが得られなかったためにMRDのカットオフ値が10^{-5}と低感度であり，NGSで検出できる10^{-6}レベルでのMRD評価をできなかった点が問題と考えられる。

我々は，自家移植を施行しPR以上の治療効果の得られたMM 109症例の自家移植片／骨髄について，骨髄腫細胞のクローナリティを検出したところ，NGSでは109症例中98症例（90％），ASO-PCRでは101症例中63症例（62％）でクローナリティが検出された。自家移植片について，NGSでは89症例中70症例（79％）でMRD陽性であったが，ASO-PCRでは62症例中28症例（45％）でMRD陽性にすぎなかった。また，MRD検出に関して，10^{-5}以上ではASO-PCR法とNGS法との間には比較的強い相関がみられたが，十分量のDNAが検査された場合にはNGS法のMRD検出感度は10^{-6}を超え，PCR法の10^{-5}よりも高感度であった。自家移植後に地固め・維持療法が施行されなかった39症例の自家移植片MRDレベルでPFS（図3A）とOS（図3B）を解析したところ，明確な層別化が可能であることがわかった。さらに，NGSによる自家移植片MRD陰性［$MRD^{NGS}(-)$］8症例と，ASO-PCRによる自家移植片MRD陰性［$MRD^{ASO}(-)$］かつ$MRD^{NGS}(+)$ 9症例とをPFSに関して比較した。その結果，ASO-PCR陰性であってもNGS陽性の症例では早期に再発がみられたため（図3C），NGSでMRDが陰性となるきわめて深い寛解が長期生存には必要であることが示唆された。また，自家移植後の骨髄MRDがNGSで陰性となった5症例は，100％のPFSを達成していたため，自家移植後に骨髄MRDが陰性となった症例では，長期間の無増悪生存が期待できる（図3D）[39]。

また，NGSによる高感度なMRD検出能力を用いれば，末梢血[40, 41]や血漿中[41]のMRD検出も可能であることが示されている。Roschewskiらは6カ月以上寛解が得られたびまん性大細胞型B細胞リンパ腫101症例の血清中MRDをNGSを用いてモニタリングした。5年event-free survivalはMRD陽性群が陰性群に比べて有意に劣る結果となった（45.9％ vs 83.0％，$p<0.0001$）[42]。

3 MRD検出法の比較（表1）

MFC法では，検査が可能な患者の割合が高く，費用・迅速性の点でPCR法より優れているが，4カラー以上のMFCでは検査の標準化が困難なために，限られた施設でしか施行できず，さらに初発診断時とは異なる表面形質パターンに変化して偽陰性となる可能性も指摘されている。また，MFC法と比較してPCR法は高感度であるが，CDR Ⅲ領域のシーケンシング，プライマーの設計には技術，時間と比較的高額な費用がかかる。さらにこれまでの報告では，プライマー設計の成功率は30〜80％程度とされている[30]。一方，最近開発された次世代シーケンサー法は，前記したようなPCR法の問題点をすべて克服し，最も高感度であるため，今後のMRD検出では主流になるように思われるが，高感度を達成するためには十分な量のDNAが必要である。また，特に骨髄腫については骨髄中の病変が不均一に分布するため，1回の骨髄穿刺では偽陰性になるという問題がある[43]。このため，骨髄検体を使用する場合にはMRD検出に限界があることを認

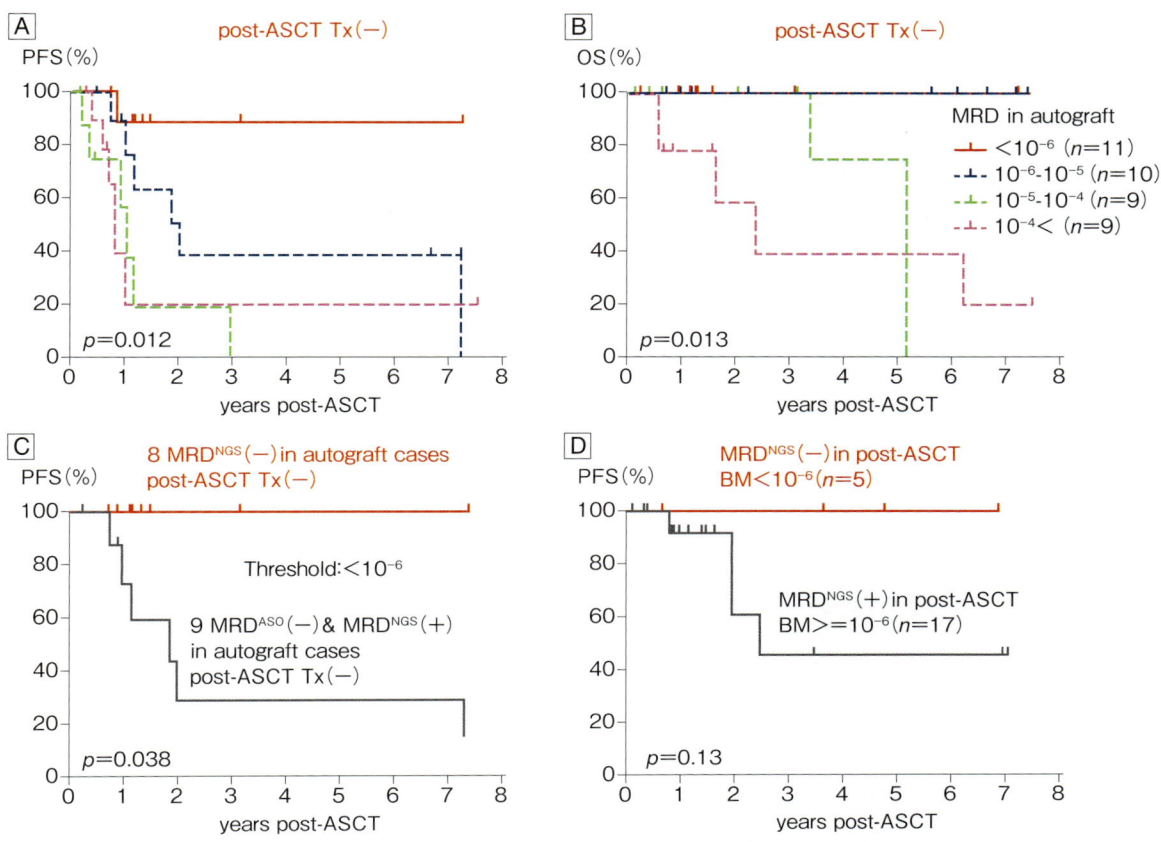

図3 ▶ 自家移植後地固め・維持療法未施行多発性骨髄腫症例における自家移植片（A〜C）/骨髄（D）MRDレベルによる予後解析

A, B：(A) next-generation sequencing (NGS) による自家移植片MRDレベルとprogression-free survival (PFS)，および (B) overall survival (OS)
C：NGSによるMRD陰性〔MRD^{NGS}（−）〕症例（$n=8$）とASO-PCRによるMRD陰性かつNGSによるMRD陽性〔MRD^{ASO}（−）MRD^{NGS}（＋）〕症例（$n=9$）でのPFS比較
D：NGSによる自家移植後骨髄MRDレベルとPFS

表1 ▶ 造血器悪性腫瘍でのMRD検出法

	マルチパラメーターフローサイトメトリー法	症例特異的PCR法	次世代シーケンサー法
使用可能患者	90％〜	〜80％	90％〜
感度	0.001％〜0.01％	0.0001％〜0.01％	〜0.0001％
長所	・迅速 ・安価	・高感度 ・一般化手法確立	・きわめて高感度 ・変異も検出 ・今後安価になる
短所	・発現抗原変化による偽陰性の可能性 ・一般化手法が確立されていない	・費用，時間がかかる ・clonal evolutionによる偽陰性の可能性 ・他検査より使用可能患者が少数	・測定可能な施設がきわめて限られている ・高感度を達成するには十分量のDNAが必要

識し，PET，CT，MRIなどの画像診断も併せて施行していく必要がある。

● 文 献

1) van Dongen JJ, et al：Leukemia. 2012；26(9)：1908-75.
2) Campana D, et al：Korean J Hematol. 2012；47(4)：245-54.
3) Arroz M, et al：Cytometry B Clin Cytom. 2016；90(1)：31-9.
4) Cao W, et al：Am J Clin Pathol. 2008；129(6)：926-33.
5) Cui W, et al：Int J Lab Hematol. 2014；36(6)：636-49.
6) Inaba H, et al：J Clin Oncol. 2012；30(29)：3625-32.
7) Terwijn M, et al：J Clin Oncol. 2013；31(31)：3889-97.
8) Freeman SD, et al：J Clin Oncol. 2013；31(32)：4123-31.
9) Basso G, et al：J Clin Oncol. 2009；27(31)：5168-74.
10) Sanchez-Garcia J, et al：Bone Marrow Transplant. 2013；48(3)：396-402.
11) Rajkumar SV, et al：Blood. 2011；117(18)：4691-5.
12) Paiva B, et al：J Clin Oncol. 2011；29(12)：1627-33.
13) Rawstron AC, et al：J Clin Oncol. 2013；31(20)：2540-7.
14) de Tute RM, et al：Leukemia. 2007；21(9)：2046-9.
15) Sugihara H, et al：Rinsho Ketsueki. 2012；53：Abstract # OS-3-24.
16) Voena C, et al：Leukemia. 1997；11(10)：1793-8.
17) Bacher U, et al：Br J Haematol. 2014；167(5)：710-4.
18) Goh HG, et al：Leuk Lymphoma. 2011；52(5)：896-904.
19) Iacobucci I, et al：Leuk Res. 2014；38(5)：581-5.
20) Santamaría C, et al：Haematologica. 2007；92(3)：315-22.
21) Krauter J, et al：J Clin Oncol. 2003；21(23)：4413-22.
22) Etienne G, et al：Haematologica. 2014；99(3)：458-64.
23) Miyamura K, et al：Rinsho Ketsueki. 2014；55(5)：534-40.
24) Falchi L, et al：Am J Hematol. 2013；88(12)：1024-9.
25) Lapillonne H, et al：J Clin Oncol. 2006；24(10)：1507-15.
26) Weisser M, et al：Leukemia. 2005；19(8)：1416-23.
27) Cilloni D, et al：J Clin Oncol. 2009；27(31)：5195-201.
28) Bassan R, et al：Blood. 2009；113(18)：4153-62.
29) Nagafuji K, et al：J Hematol Oncol. 2013；6：14.
30) Ladetto M, et al：J Clin Oncol. 2010；28(12)：2077-84.
31) Puig N, et al：Leukemia. 2014；28(2)：391-7.
32) Takamatsu H, et al：Exp Hematol. 2013；41(10)：894-902.
33) Silvennoinen R, et al：Blood Cancer J. 2014；4：e250.
34) Drandi D, et al：Blood. 2013；122：Abstract # 4290.
35) Faham M, et al：Blood. 2012；120(26)：5173-80.
36) Ladetto M, et al：Leukemia. 2014；28(6)：1299-307.
37) Martinez-Lopez J, et al：Blood. 2014；123(20)：3073-9.
38) Logan AC, et al：Biol Blood Marrow Transplant. 2014；20(9)：1307-13.
39) Hiroyuki Takamatsu, et al：Blood. 2014；124：Abstract # 2003.
40) Amitabha Mazumder MF, et al：Blood. 2012；120：Abstract # 321.
41) Armand P, et al：Br J Haematol. 2013；163(1)：123-6.
42) Mark Roschewski KD, et al：Blood. 2014；124：Abstract # 139.
43) Davies FE, et al：Best Pract Res Clin Haematol. 2002；15(1)：197-222.

B FISH法

1 造血器腫瘍の診療における間期核FISH法

名越久朗

1 はじめに

　染色体検査は先天異常に関する検査と腫瘍染色体検査に大別される。血液内科領域では，腫瘍を対象とした検査を行うことが多い。造血器腫瘍の診療において染色体異常の有無は欠かせない情報であるが，それぞれの臨床的意義を熟知した上で検査を行わなければ，結果を有力な情報として診断および治療に生かすことができない。日常臨床で行われる染色体検査には，G分染法をはじめとする分染法やFISH (fluorescence in situ hybridization) 法がある。特にFISHは分裂間期の細胞核で染色体異常や遺伝子再構成を検出するのに有用である。

　本項ではFISH法の概要，実際，結果の解釈，研究応用について概説する。

2 造血器腫瘍診療における染色体解析

　細胞は細胞分裂により増殖するが，1個のヒト体細胞の染色体数は何回分裂を繰り返しても46本である。細胞の分裂する周期を細胞周期といい，間期 (interphase) と分裂期 (mitotic phase；M期) に分類される。間期はさらにG_1期 (DNA合成準備期)，S期 (DNA合成期)，G_2期 (分裂後期) に分類される。これらの細胞周期の中でDNAが凝集し染色体として観察されるのは，M期のうちの細胞分裂中期 (metaphase) の一時期にすぎない。1971年に染色体を縞模様に染めわける分染法が発見され，以後G分染法を中心に細胞分裂中期の染色体解析が行われてきた。

　分染法は全染色体の網羅的解析ができるが，細胞分裂中期の染色体像を得るための培養が必要なため日数を要し，核型 (かくがた) の解析には専門的知識や熟練を要する。また，解像度は高くなく，1バンドレベル (10Mb程度) の変化を検出するのが限界である。細胞によっては分裂中期の染色体像が得られない場合〔多発性骨髄腫 (multiple myeloma；MM) や悪性リンパ腫 (malignant lymphoma；ML)〕もあり，その際には染色体解析が不可能である。このような分染法の欠点を補うように1980年代に確立されたのがFISH法である (**表1**)[1]。

3 間期核FISH法

　FISH法では蛍光色素などを標識したプローブDNAをスライドグラス上に展開した染色体や核にハイブリダイゼーションする。プローブと相補性のあるゲノム部位を蛍光シグナルとして観察し，染色体異常や遺伝子再構成を検出する。プローブDNAは大きく3種類に分類される。①反復配列プローブ (repeat-sequence probes，テロメアとセントロメア)，②染色体特定部位のプローブ (region-specific probes)，③染色体ペインティングプローブ (whole chromosome painting probes) である (**図1**)。FISH法は分裂・間期いずれの細胞でも行うことができるが，本項では間期核FISHを中心に述べる。間期核FISHで使用するプローブは①②である。既知の異常の検出には市販されているVYSIS® DNA FISHプローブなどを使用し，新規異常の解析には後述するBACクローンなどから作製したプローブを使用する。

表1 ▶ 染色体分染法とFISH法の比較

	染色体分染法	FISH法
対象細胞	分裂中期細胞のみ	分裂中期細胞・間期細胞いずれも可能
分析細胞数	20個	100〜1,000個
所要日数	1〜2週間	1〜2日
目的	・染色体の網羅的解析 ・数的異常・構造異常の検出	・既知の特定された染色体異常の検出 ・定量的な染色体解析
利点	・1回の検査ですべての染色体の異常が解析可能 ・低コスト ・蛍光顕微鏡が不要	・分裂中期の染色体像が得られなくても間期細胞で解析可能 ・間期核を対象とする場合，細胞培養が不要で短時間で解析可能 ・簡便に判定可能 ・微細な転座や欠失が検出可能 ・微量検体の解析が可能 ・定量的な解析が可能
欠点	・分裂中期の染色体像が得られなければ，間期細胞では解析不可能 ・細胞培養が必要であり日数を要す ・解析に熟練を要す ・微細な異常の検出が不可能 ・微量検体の解析が不可能	・使用したプローブで検出できる染色体異常以外は判定不可能 ・プローブのコストがかかる ・蛍光顕微鏡が必要 ・バックグラウンドのシグナルや二次元解析のための偽陽性・偽陰性がある

（文献1より引用改変）

1．FISH法の実際

蛍光物質が直接標識されているDNAプローブを用いる直接法と，ジゴキシゲニン標識プローブにFITC標識抗ジゴキシゲニンIgGを反応させて蛍光シグナルを得る間接法があるが，ここでは直接法の概要について述べる。手順の詳細は成書を参照して頂きたい[2]。

① 標本作製

- 末梢血や骨髄液，胸腹水などから腫瘍細胞分離，リンパ節などの生検組織の細胞浮遊液，細胞株

↓

- 10〜20％ウシ胎仔血清添加RPMI1640培地などで72時間培養

↓※

- 培養終了1時間前にコルセミド処理（細胞分裂を止める）

↓※

- 0.075M KClによる低張処理（染色体を分散させる）

↓

- カルノア液（酢酸：メタノール＝1：3）固定

↓

- スライドグラス上へ展開（蒸気乾燥法など）

↓

- エージング（室温で1〜2日保管もしくは60〜70℃で1〜2時間処理）

※：間期核FISHでは培養の過程は省略可。

② プローブの準備

プローブDNAにはファージ，コスミド，酵母人工染色体（yeast artificial chromosome；YAC），細菌人工染色体（bacterial artificial chromosome；BAC）クローンなどが用いられる。ここではBACクローンを使用したdouble-color FISHプローブ作製手順について示す※。

- 解析対象のゲノム領域をカバーするBACクローンを2種類選択〔NCBI MapViewer（http://www.ncbi.nlm.nih.gov/projects/mapview/map_search.cgi?taxid=9606）のホームページで検索できる〕

↓

A 8番染色体

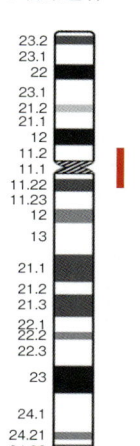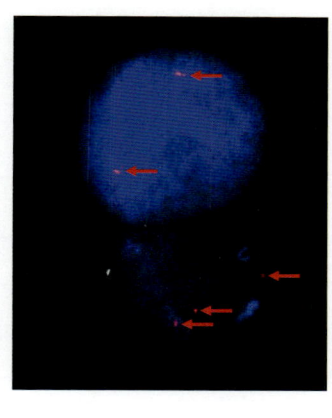

A：8番染色体セントロメアプローブを使用した間期核FISHによる骨髄異形成症候群症例におけるトリソミー8の検出（自験例，骨髄）
赤矢印は8番染色体セントロメアの存在を示す。上は正常シグナル（赤2個），下はトリソミー8を有する核（赤3個）である
使用したプローブ：CEP® 8（Abbott）

C 5番染色体

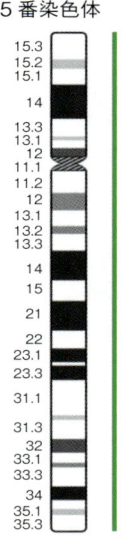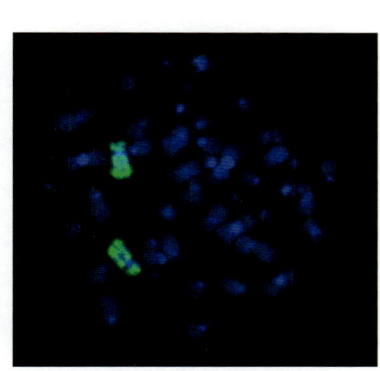

C：5番染色体ペインティングプローブによる分裂中期核FISH（自験例，骨髄）
使用したプローブ：WCP 5 SpectrumGreen Probe（Abbott）

B 11q13のプローブ

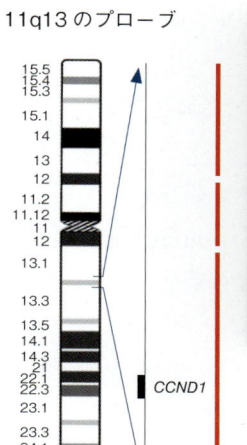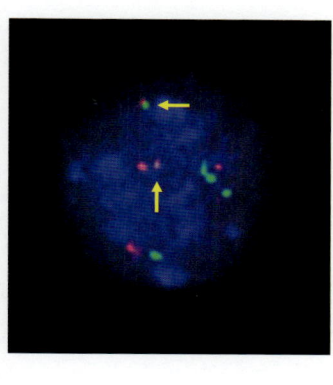

14q32のプローブ

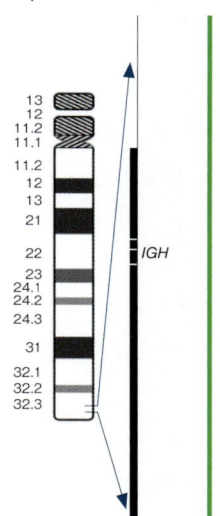

B：染色体特定部位のプローブを使用した間期核FISHによるマントル細胞リンパ腫症例におけるt（11；14）（q13；q32）の検出（自験例，リンパ節）
黄色矢印が転座により形成された融合シグナルである
使用したプローブ：Vysis® LSI® IGH／CCND1 XT Dual Color, Dual Fusion Translocation Probe（Abbott）

図1 ▶ FISH法で使用するプローブとその使用例 （染色体とプローブの位置関係をAbbottホームページより引用改変）

- ニックトランスロケーションキットを用いてDNAをビオチンやジゴキシゲニンで標識，もしくは蛍光色素で直接標識

  ※：市販のプローブを使用する場合は省略可。

③ **染色体の変性**
- ①で作製したスライドグラスを73℃，70％ホルムアミド/2×SSC（saline sodium citrate）に3分間沈めて熱変性しDNAを単鎖化

  ↓
- －20℃，70％エタノール⇒90％エタノール⇒100％エタノールにより脱水（各3分間）

  ↓
- 風乾

  ↓
- その間，②で作製したプローブや市販のプローブ溶液を73℃，5分間熱変性しDNAを単鎖化

④ **分子雑種（ハイブリダイゼーション）**
- ③で熱変性したプローブ溶液を熱変性後のスライドグラスの標本展開領域に滴下

  ↓
- カバーグラスをのせ，ラバーセメントで密封し，湿箱に入れ，遮光し，37℃で16～18時間インキュベート

⑤ **洗浄**
- カバーグラスをはずし，45℃，50％ホルムアミド/2×SSCで洗浄（3分×3回）

  ↓
- 60℃，0.1×SSCで洗浄（3分×3回）

⑥ **ブロッキング**
- 4×SSC/0.2％Tween 20/5％BSA（bovine serum albumin）のブロッキング液をスライドグラス上に滴下し，37℃，45分間インキュベート

⑦ **対比染色と観察**
- 4×SSC/0.2％Tween 20/5％BSA/DAPI（4',6-diamidino-2-phenylindole）をスライドグラスに滴下し，37℃，5分間インキュベート（DAPIによる染色体・核の対比染色）

  ↓
- 蒸留水で洗浄し，風乾

  ↓
- スライドグラスに蛍光染色用封入剤を滴下し，カバーグラスをのせる

  ↓
- 蛍光物質の励起波長に合わせて適当なフィルタを選択し蛍光顕微鏡で観察。CCDカメラで撮影し，分裂中期染色体は20個以上，間期核は100～1,000個を解析

2. 間期核FISHの結果解釈

まず，2種類のプローブがハイブリダイズするそれぞれのゲノム領域を確認する。検査項目や市販プローブ名に遺伝子名が使用されている場合があるが，プローブ領域にはその他の遺伝子が含まれている場合もあり，注意が必要である。

次に，正常所見が融合シグナルであるのか，スプリットシグナルであるのか確認し，正常と異常のシグナルパターンを明確にしておく（それぞれのプローブセットでまったく異なる）。

異常なシグナルパターンをカットオフ値以上認めれば有意な所見であるが，バックグラウンドに認められるシグナルを誤ってカウントしたり，偶然重なったシグナルを融合シグナルとカウントしてしまう（通常の蛍光顕微鏡では二次元の解析となるため），といった偽陽性や偽陰性がありうることを念頭に置く必要がある。

また，目的とした異常が認められない場合であっても，さらに解析を勧める手がかりとなることもある。たとえば，IgHプローブを用いたMMにおけるt(4；14)(p16；q32)の間期核FISHで，融合シグナルは認めなかったが，14q32の緑のシグナルを3個と過剰に認めた場合，t(4；14)は陰性であるが，それ以外の免疫グロブリン重鎖遺伝子が関与した転座を有する可能性があり，追加で解析すべきである。

間期核FISHの核型も，染色体解析と同様に核型記載の国際規約ISCN2013に準拠する[3]。

4 臨床応用

1960年Nowellらにより，微小染色体（Philadelphia染色体；Ph）と慢性骨髄性白血病（chronic myeloid leukemia；CML）との疾患特異的な関連が明らかにされて以来，病型と対応する染色体異常が数多く発見されてきた．現在，染色体分析は，白血病やMLの診断において，形態学，細胞表面形質の所見とともに欠かせないものとなり，さらにMMにおいても治療法の決定，予後の推定に大きな役割を果たしている．

染色体異常は数的異常と構造異常に分類される．数的異常には異数性と倍数性の変化がある．構造異常には，①転座，逆位，挿入，②欠失，③均一染色部位（homogeneously staining region；HSR）と二重微小染色体（double minute chromosome；dmin）があり，各々の染色体異常は切断や欠失の領域に含まれる遺伝子に変異を生じていることが多い．また，HSRとdminは遺伝子増幅の細胞遺伝学的形態である．

クローン性の核型異常と判断するには構造異常で2個，数的異常で過剰染色体が2個，欠失染色体が3個以上の細胞（核板）が必要である．特徴的染色体異常であれば1個しか解析できない場合でも異常とする．間期核FISHでは，先述した通り偽陽性や偽陰性を認める場合があり，使用するプローブそれぞれでカットオフ値を設定する必要がある．100kb〜1Mbの範囲であれば，DNA距離と物理的距離の間に比例関係が認められる．融合シグナルを検出するほうがスプリットをみるより高感度であり，赤色と緑色でラベルした2種類のプローブが100〜200kbに近接した場合には，重なって黄色シグナルが観察され，カットオフ値を1〜3％に設定できる．

実臨床において間期核FISHは①診断，②治療効果判定やモニタリング，③予後予測，④異性間造血幹細胞移植におけるキメリズム解析などに応用されている．以下に詳細を述べる．

1. 診断

①病型特異的染色体異常の検出

白血病やMLにはWHO分類に対応する疾患特異的な染色体転座が認められる．それぞれの染色体異常に関与する遺伝子再構成や疾患との関連については各項にゆずる．

例：CMLや急性白血病におけるt(9;22)(q34;q11.2)（図2）
急性前骨髄球性白血病におけるt(15;17)(q22;q12)
急性骨髄性白血病におけるt(8;21)(q22;q22)，inv(16)(p13.1q22)，11q23転座など
バーキットリンパ腫におけるt(8;14)(q24;q32)
濾胞性リンパ腫におけるt(14;18)(q32;q21)（図3）
マントル細胞リンパ腫におけるt(11;14)(q13;q32)
などの染色体転座

②クローナリティ解析

血球減少症におけるクローン性の判定などに用いる．

例：骨髄異形成症候群の診断における5q欠失や7q欠失（図4）

③微細な染色体異常の検出

G分染法などの染色体解析では検出できない微細な染色体異常を検出できる．

例：MMにおけるt(4;14)(p16;q32)（図5）

2. 治療効果判定やモニタリング（微小残存病変の検出）

上に述べた診断に用いる染色体異常は，治療が奏効すれば消失する．形態学的な治療効果判定に加えてFISHを追加することにより，正確な効果判定，微小残存病変（minimal residual disease；MRD）の有無が確認できる．FISHの感度は10^{-2}程度であり，PCR（polymerase chain reaction）の10^{-6}には劣る．白血病でみられるキメラ遺伝子形成型の転座は，PCR

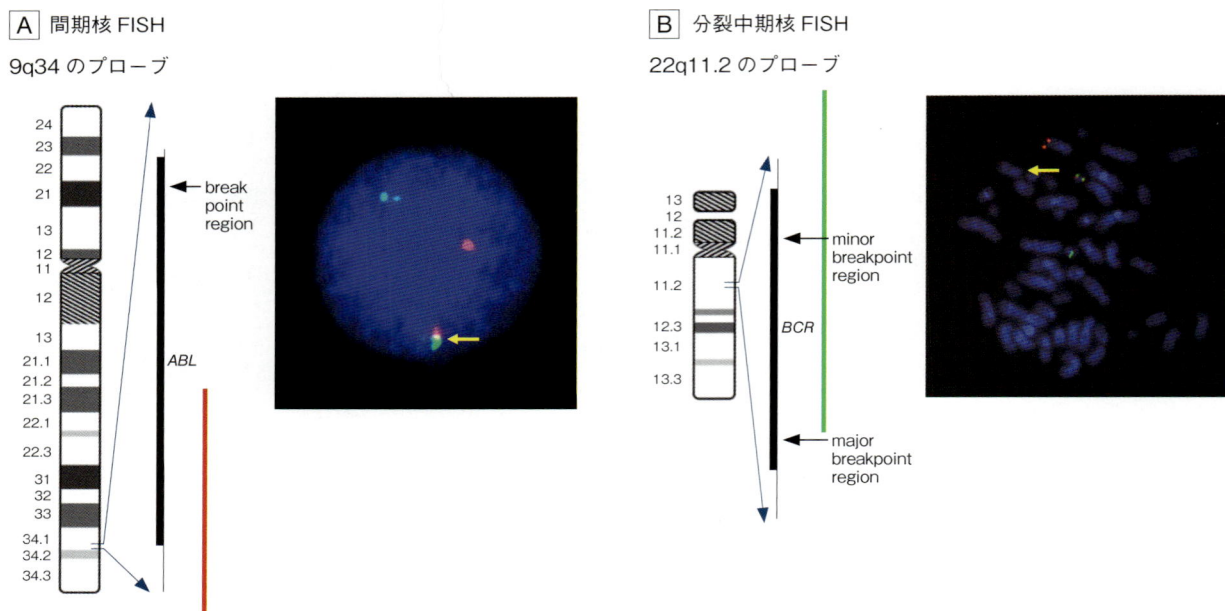

図2 ▶ CMLにおけるt(9;22)(q34;q11.2)の検出(自験例, 骨髄)
黄色矢印が転座により形成された融合シグナルである。Bの分裂中期像ではPh染色体上に融合シグナルが確認できる
使用したプローブ:Vysis® LSI® BCR/ABL Dual Color, Single Fusion Translocation Probe (Abbott)
(染色体とプローブの位置関係をAbbottホームページより引用改変)

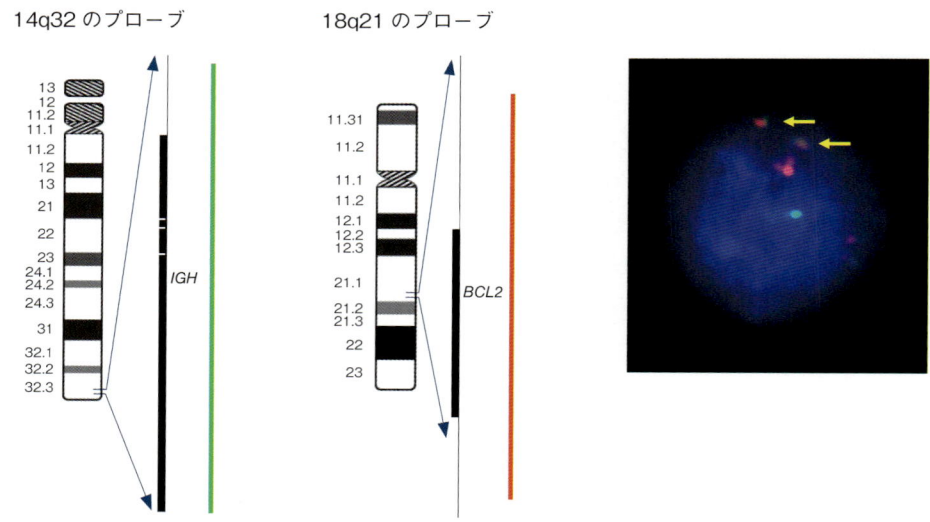

図3 ▶ 濾胞性リンパ腫におけるt(14;18)(q32;q21)の検出(自験例, 骨髄)
黄色矢印が転座により形成された融合シグナルである。症例は48歳女性。治療前の骨髄検査を行い, G分染法は46,XX[20/20]であったが, FISHの追加により腫瘍の骨髄浸潤が明らかになった(形態診断がより確実となった)。G分染法で認めた正常核型は正常血液細胞由来のものと考えられる(腫瘍細胞由来の分裂中期細胞が得られていない)
使用したプローブ:Vysis® LSI® IGH/BCL2 Dual Color, Dual Fusion Translocation Probe (Abbott)
(染色体とプローブの位置関係をAbbottホームページより引用改変)

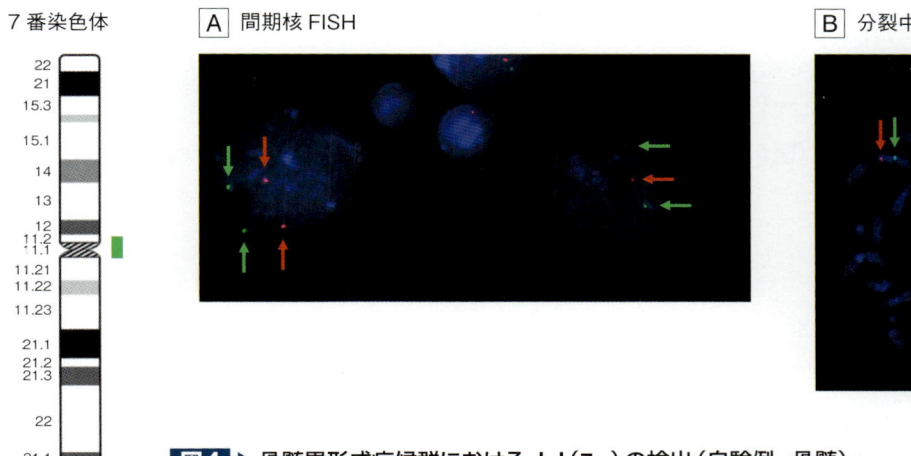
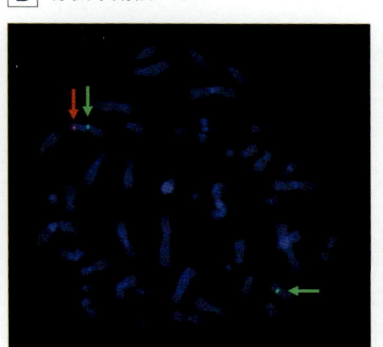

図4 ▶ 骨髄異形成症候群におけるdel (7q) の検出 (自験例, 骨髄)

赤矢印, 緑矢印はそれぞれ7q31とセントロメアプローブの存在を示す。正常シグナルは, 赤2個, 緑2個である。del (7q) を有する場合, セントロメアの緑シグナルは2個認めるが, 7q31の赤シグナルは1個のみとなる。モノソミー7の場合は赤, 緑とも1個ずつとなる

使用したプローブ：Vysis® LSI® D7S486／CEP® 7 FISH Probe Kit (Abbott)

（染色体とプローブの位置関係をAbbottホームページより引用改変）

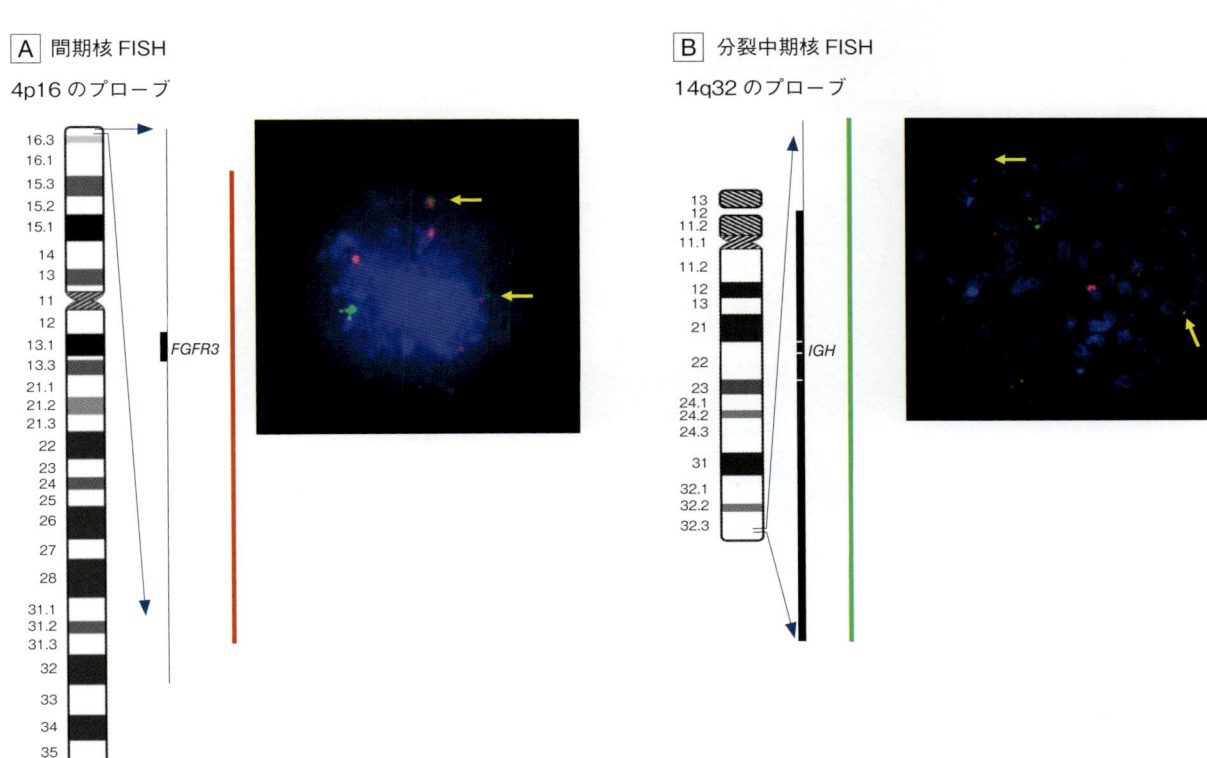

図5 ▶ 多発性骨髄腫細胞株 (LP-1) におけるt (4;14) (p16;q32) の検出 (自験例, 骨髄)

黄色矢印が転座により形成された融合シグナルである。分裂中期核FISHの融合シグナルが示すように, 本転座は4番染色体短腕の末端で生じるcripticな転座であるため, G分染法では検出困難である。間期核FISHが有用である

使用したプローブ：Vysis® LSI® IGH／FGFR3 Dual Color, Dual Fusion Translocation Probe (Abbott)

（染色体とプローブの位置関係をAbbottホームページより引用改変）

法でも検出できるが，MLやMMで認める免疫グロブリン遺伝子転座のような非キメラ型転座は，PCR法による検出が困難であり，FISH法が適している。

例：細胞遺伝学的な治療効果の判定（図6）
　　再発のモニタリング（図7）

3. 予後予測

疾患によっては染色体異常が予後予測因子となり，治療選択基準にも用いられる。

例：慢性リンパ性白血病における11qや17pの欠失
　　MDSにおける5q欠失，20q欠失，7q欠失
　　未分化大細胞リンパ腫における2p23（*ALK*）転座
　　MMにおけるt（4；14）（p16；q32），t（14；16）（q32；q23），17p欠失

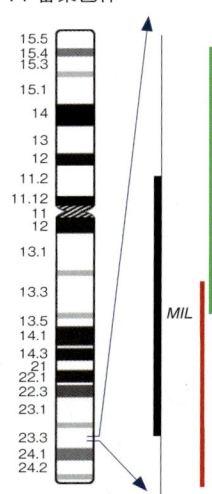

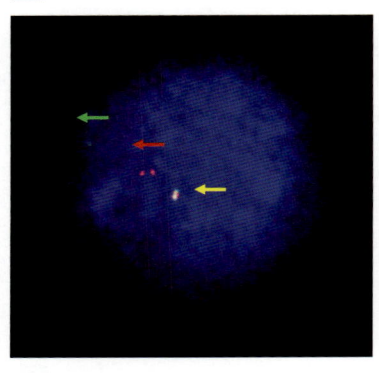

A　11q23 プローブによる間期核 FISH

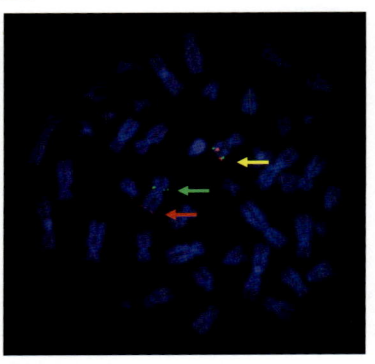

B　11q23 プローブによる分裂中期核 FISH

C　治療経過

① RT-PCR

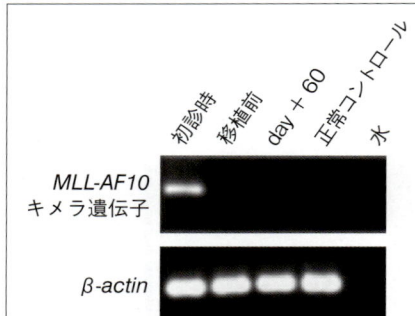

② 骨髄中の芽球および 11q23 FISH におけるスプリットシグナルの割合

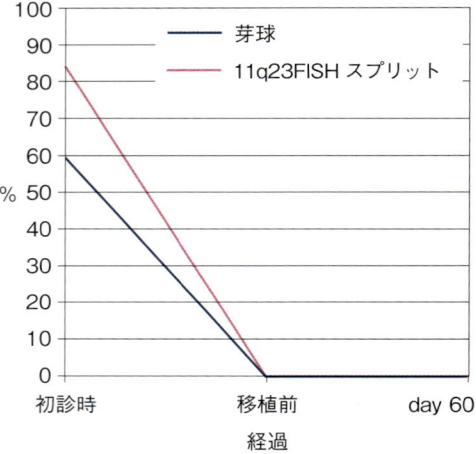

図6 ▶ 治療効果判定

A，B：黄色矢印は正常11q23の融合シグナルを示す。赤と緑の矢印は11q23（*MLL*遺伝子）の再構成によりスプリットしたシグナルを示す
　　　使用したプローブ：Vysis® LSI® MLL Dual Color, Break Apart Rearrangement Probe（Abbott）
C：症例は47歳男性。急性骨髄単球性白血病。核型：46, XY, ? ins（10；11）（p12；q14q23）
上記の転座により*MLL-AF10*キメラ遺伝子が形成されていた。寛解導入療法により完全寛解となり，間期核FISHで11q23プローブのスプリットシグナルは0％となり，reverse-transcription PCR（RT-PCR）によりキメラ遺伝子も消失した。その後，血縁者間同種末梢血幹細胞移植を施行し，FISH，RT-PCRいずれも再発所見を認めていない

（染色体とプローブの位置関係をAbbottホームページより引用改変）

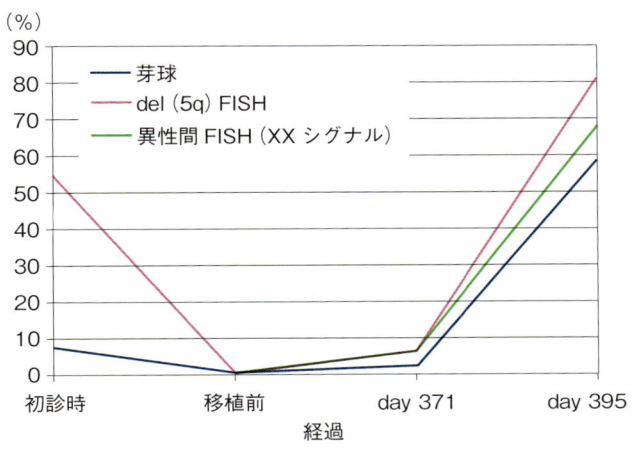

図7 ▶ 治療後のモニタリング
症例は62歳女性。骨髄異形成症候群（RAEB-1）核型：45, XX, del（5q?）, 9, add（21）（p11.2）, add（22）（q11.2）。診断時にdel（5q）を含む複雑核型を認めたが，寛解導入療法により消失した。骨髄バンク男性ドナーからの同種骨髄移植を施行し，重症移植片対宿主病（graft versus host disease；GVHD）を合併した。免疫抑制療法の強化を行いGVHDは改善した。day 371の骨髄検査で有意な芽球の増加は認めなかったがFISHではdel（5q）を7％認め，異性間FISHでは女性型（XX）のシグナルを7％認め，混合キメラとなった。その後骨髄中でも芽球が急激に増生した。FISHではより早期に，かつ客観的に再発を診断することができる

4. 異性間造血幹細胞移植におけるキメリズム解析

異性間の同種造血幹細胞移植において，キメリズムを性染色体のFISHにより解析することができる（図7）。X染色体を赤，Y染色体を緑の蛍光色素で標識し，カウントする。

5 研究への応用

造血器腫瘍の診療において染色体異常の情報が不可欠であることはこれまで述べた通りである。染色体に異常が起こると，その領域に含まれる遺伝子に変異が生じることにより，腫瘍の発生や進展に関与すると考えられるが，多くの染色体異常についてその責任遺伝子は明らかになっていない。これらを解明していくことは，造血器腫瘍に関する研究における大きな課題のひとつである。

近年，研究手法は目覚ましく進歩し，ゲノム領域の解析には全ゲノムシーケンスが欠かせない時代になってきている。しかし，FISH法をはじめとする従来の細胞遺伝学的手法に比較して，最先端の研究技術は高価であり，一般的に普及しているとは言い難い。我々の研究を例に，染色体異常の解析におけるFISH法の応用について述べる。

8番染色体長腕の8q24領域の異常は最も古くから知られる染色体異常で，バーキットリンパ腫で認める免疫グロブリン遺伝子との転座をはじめ，白血病，ML，MMいずれの造血器腫瘍にも関与している。また，MLやMMにおいて8q24異常を認める症例は治療抵抗性を示し，予後が不良である。8q24には*MYC*という癌遺伝子が存在し，従来「8q24の異常＝*MYC*の異常」と考えられてきた。しかし，*MYC*はわずか5,366bpの遺伝子であるのに対して，これまでの報告や日常臨床で使用されている8q24異常を検出するためのプローブは1,000kbp以上で*MYC*以外の遺伝子が含まれており，このプローブで異常を認めることが必ずしも*MYC*の再構成を示しているとは限らない。そこで我々は再構成している遺伝子を同定するために短いプローブを複数作製し，間期核FISH法によりMMにおける8q24再構成を詳細に解析した（図8）。その結果，MM 54症例の22.2％（12例）で8q24再構成を認めた。8q24再構成を有する12例のうち，*MYC*の再構成は33.3％（4例）であったのに対し，58.3％（7例）は*MYC*の57kbp下流にある*PVT1*遺伝子に再構成が起こっていた。さらに*PVT1*再構成を有するMM細胞株において，*PVT1-NBEA*と*PVT1-WWOX*の新規キメラ遺伝子を同定した。この研究により，MMにおける8q24異常の多くは*PVT1*遺伝子の再構成であり，*PVT1*は癌関連遺伝子とキメラ遺伝子を形成し，MMの進展に関与している可能性が示唆された[4]。*PVT1*は近年，非常に注目されて

A 解析に用いたプローブ

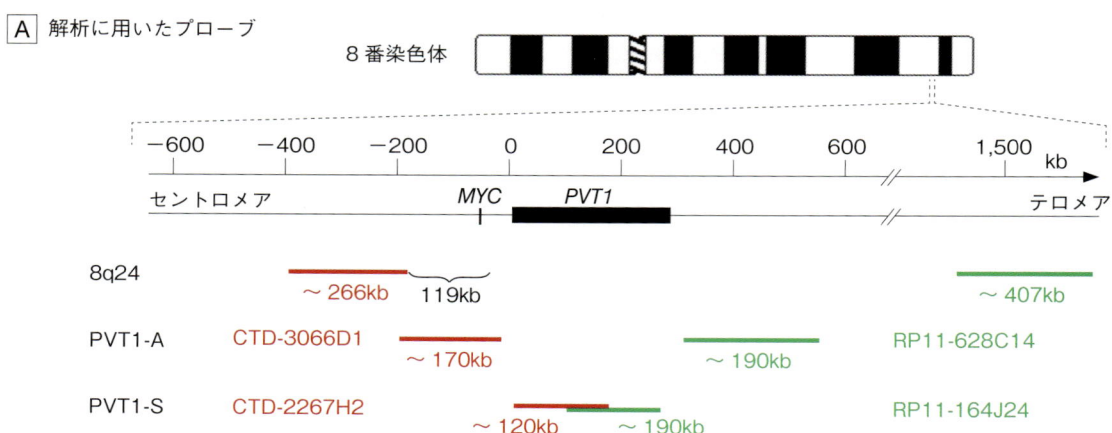

8q24プローブは市販されているVysis® LSI® MYC Dual Color, Break Apart Rearrangement Probe（Abbott）である。PVT1-AおよびPVT1-SはBACクローンから作製したプローブである

B 間期核FISH解析

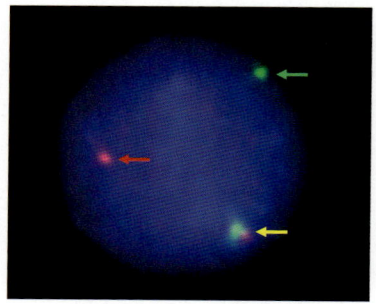

PVT1-Aプローブを使用した間期核FISHの結果である。赤と緑の融合シグナル（黄色矢印）は正常の8q24を示し、赤と緑のスプリットシグナル（赤，緑矢印）は8q24が再構成していることを示す。さらにPVT1-AプローブはPVT1遺伝子を挟み込んでいるので，PVT1遺伝子内に切断が起こり再構成（転座など）していることがわかる。同様に，MM症例，MM細胞株それぞれに対して上記の3種類のプローブを使用した間期核FISHを行い，切断点をマッピングした

C キメラ遺伝子の同定

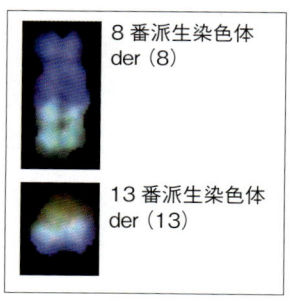
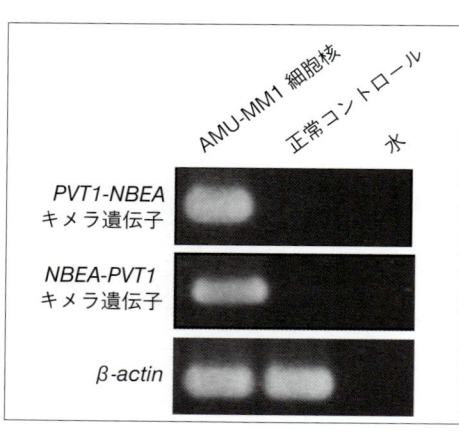
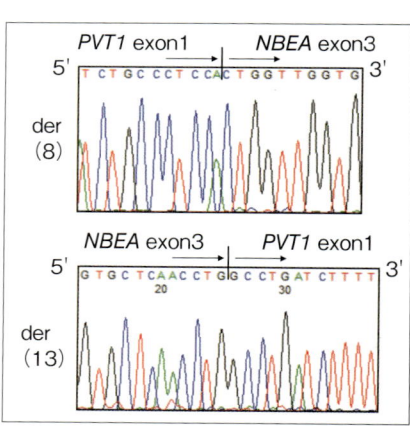

左：AMU-MM1細胞株におけるspectral karyotypingの一部
中：reverse-transcriptase PCR
右：PCR産物のシーケンス解析結果

　　AMU-MM1細胞株はt（8;13）（q24;q13）を有し（左），BのFISH解析の結果から8q24の切断点はPVT1内と考えられた。13番染色体の切断点はNBEA内に同定され，8番と13番染色体の均衡型転座によりPVT1-NBEA, NBEA-PVT1キメラ遺伝子が形成されていることが示された（中，右）。同様にder（16）t（16;22）ins（16;8）（q23;q24）の不均衡型転座を有するRPMI8226細胞株からはPVT1-WWOXキメラ遺伝子が同定された

図8 ▶ MMにおける8q24異常の解析とPVT1新規キメラ遺伝子の同定

いるlnc RNA(long noncoding RNA)のひとつで，我々は白血病においても同様に*PVT1-NSMCE2*の新規キメラ遺伝子を同定した[5]。また，他の研究グループからの報告では，肺癌や髄芽腫でも*PVT1*はキメラ遺伝子を形成することが明らかになっている[6,7]。

6 おわりに

間期核FISHを中心に造血器腫瘍の診療における染色体検査の実際と応用について述べた。FISH法が登場して久しいが，実臨床に密接した非常に有用な手法であり，今後も重要性は変わらないであろう。FISH法の特徴を正確に理解することで，検査結果もより有効に臨床に生かすことができ，また，新規の染色体および遺伝子異常を発見することが可能である。

● 文 献

1) 嘉数直樹, 他:造血器腫瘍アトラス. 第4版. 阿部達夫, 編. 日本医事新報社, 2009, p86-92.
2) 谷脇雅史, 他:組織細胞化学2012. 日本組織細胞化学会, 2012, p85-100.
3) Lisa G, et al:ISCN 2013:An International System for Human Cytogenetic Nomenclature. Karger, 2013.
4) Nagoshi H, et al:Cancer Res. 2012;72(19):4954-62.
5) Chinen Y, et al:J Hematol Oncol. 2014;7:68.
6) Northcott PA, et al:Nature. 2012;488(7409):49-56.
7) Pleasance ED, et al:Nature. 2010;463(7278):184-90.

B2 造血器腫瘍の診療における組織FISH法

FISH法

松本洋典

1 はじめに

日常臨床では，造血器腫瘍の染色体分析法として，染色体分染法（G-染色法）やFISH（fluorescence in situ hybridization）法が広く行われている。染色体分染法は，すべての染色体を検索対象として，数的もしくは構造異常の検出に用いられる。一方，反復配列プローブや位置特異的プローブを用いたFISH法は，数的異常や転座，逆位，挿入，欠失などある特定の染色体，遺伝子異常の有無だけを検出するものである。

FISH法は，従来，カルノア固定した細胞標本に行われていたが，当科では特に造血器腫瘍のホルマリン固定，パラフィン包埋した病理組織標本切片に対してFISH法を応用し（tissue-FISH, 組織FISH法）[1]，報告してきた[2-8]。

本項では組織FISH法の手順と，造血器腫瘍への応用について概説する。

2 組織FISH法の手順[1]

① 標本の作製

パラフィン包埋された組織ブロックを4〜6μmで薄切し，湯伸ばしした後，シランコートされたスライドガラス上に展開する。標本がのったスライドガラスは37℃で一晩乾燥させる。

② 検体の前処理

1. 100％キシレンに10分間ずつ3回浸透し脱パラフィン。
2. 100％，85％，70％エタノールに5分ずつ浸透し脱水後，蒸留水で5分間洗浄。
3. 0.2M HClに20分間浸透。
4. 蒸留水に浸透後，2×SSC/0.05％Tween 20で5分間洗浄。
5. 80℃の2×SSCに20分間浸透。
6. 蒸留水で1分間洗浄後，2×SSC/0.05％Tween 20で5分間洗浄。
7. 37℃の0.05mg/mL proteinase K/1×TEN bufferに5〜15分間浸透。
8. 2×SSC/0.05％Tween 20で5分間洗浄。
9. 10％ホルマリンに10分間浸透。
10. 2×SSC/0.05％Tween 20で5分間洗浄。
11. 73℃の変性溶液（20×SSC 10mL，ホルムアミド 35mL，蒸留水 5mL）に5分間浸透。
12. 70％，85％，100％エタノールに2分ずつ浸透し脱水後，風乾。

③ DNAプローブの処理

市販プローブの場合，遮光の上，プローブ 0.5μL/バッファー 7μL/蒸留水 2.5μLを73℃の恒温槽で5分，37℃で20〜30分処理。以後の処理はすべて遮光で行う。

④ ハイブリダイゼーション

1. プローブを②の風乾後の標本上に滴下し，プローブの乾燥を防止するため24×24mmのカバーガラスで覆い，90℃のホットプレートに10分間のせる。
2. 湿潤箱に入れ，42℃で一晩インキュベートする。

⑤ 洗浄

1. 42℃の2×SSCに10分間浸透。カバーガラスをつけたまま浸し，カバーガラスが自身の重さで滑り落ちるようにする。

2. 42℃の50％ホルムアミド／2×SSCで5分間ずつ2回洗浄。
3. 42℃の2×SSCで5分間洗浄。
4. 2×SSCで4',6-diamidino-2-phenylindole（DAPI）を0.03μg/mLに調節し，37℃で3分間浸透。
5. 蒸留水で速やかに洗浄後，暗所で風乾。
6. ベクタシールドでカバー。

⑥ 蛍光顕微鏡で観察，CCDカメラで撮影

3 組織FISH法の特徴

1. 組織内での腫瘍細胞の同定（図1）

single cell preparationを用いた従来のFISH法では，染色体異常を有する腫瘍細胞が組織上にどのように位置するかの情報は得られなかった。一方，組織FISH法ではDAPI染色像によって病理組織形態を観察することができる場合があり，その際には染色体異常を有する細胞の組織上での位置，局在の情報を得ることができる。また，ヘマトキシリン-エオジン（HE）染色や免疫組織化学との対比も可能である[2]。

2. 微小な検体での検討（図2, 3）

消化管病変の生検検体や針生検検体では染色体検査は困難であることが多いが，組織FISH法はこのような微小な検体にも適用可能である[1, 3-7]。

3. 古い病理組織標本への適用

DNAは安定な物質であり，数年前に作成されたパラフィン包埋組織ブロックであっても，薄切切片を作製することにより組織FISH法の適用が可能である[2]。

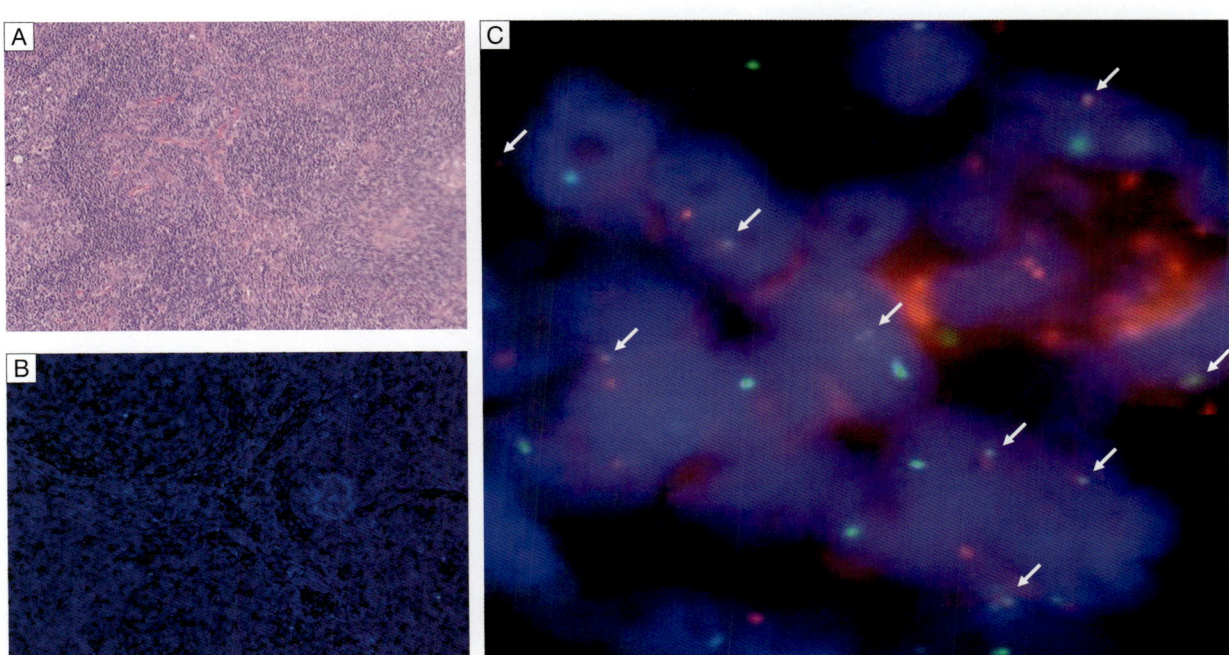

図1 ▶ 濾胞性リンパ腫症例のリンパ節生検像
HE染色（A）で認められる濾胞構造がDAPI染色（B）でも確認できる。組織FISH法（C）では濾胞内の腫瘍細胞に14q32上の*IGH*（SpectrumGreen）と18q21上の*BCL2*（SpectrumOrange）の融合シグナルを認める（LSI *BCL2*/*IGH* Dual-Color, Dual-Fusion Translocation Probe, Vysis）

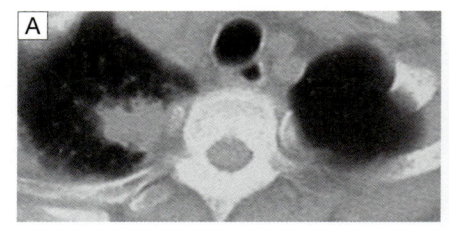
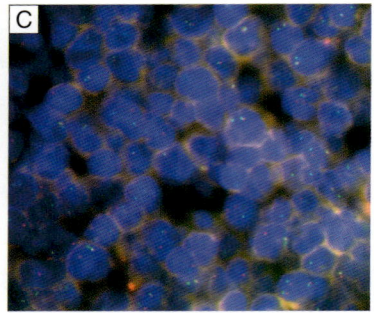
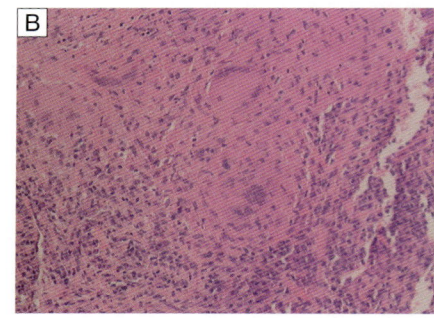
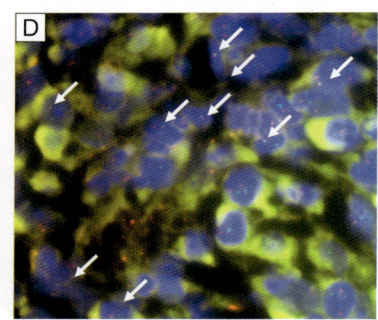

図2 ▶ 肺結核を合併した慢性骨髄性白血病（慢性期）症例（76歳，女性）
A：イマチニブ内服中であったが，血液学的非寛解であった．胸部CTで右肺尖部腫瘤を認める
B：臨床症状および画像所見では，肺腫瘤が結核か顆粒球肉腫かの確定診断は困難であった．腫瘤のCTガイド下針生検像．類上皮細胞肉芽腫を認め，喀痰培養検査で肺結核と診断した．白血病は非寛解が続いたが，肺腫瘤は抗結核薬にて縮小した
C：骨髄のクロット標本の組織FISH法で*BCR-ABL*融合シグナルを認める（LSI *BCR/ABL* Dual Color, Single Fusion Translocation Probe, Vysis）
D：肺腫瘤の組織FISH法．肺腫瘤内に*BCR-ABL*融合シグナルを有する多数の白血病細胞の浸潤がみられる

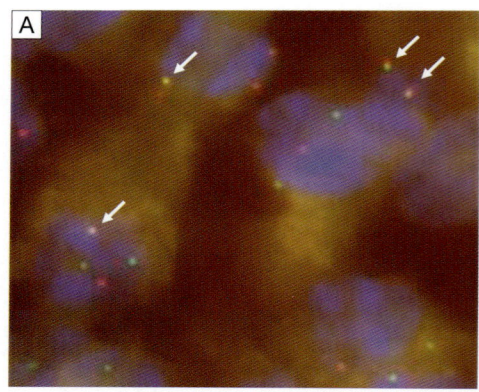
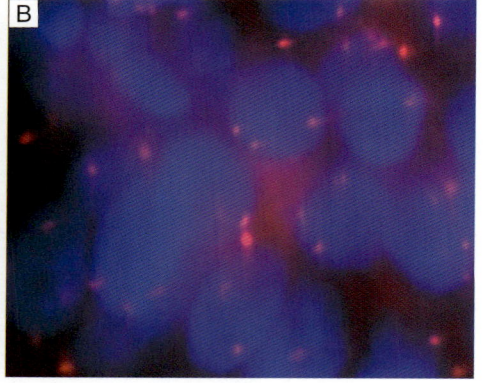

図3 ▶ 胃MALTリンパ腫の組織FISH像
A：酵母人工染色体（YAC）クローン．y966e4（11q21上の*API2*のセントロメア側, green）とy943b8（18q21上の*MALT1*のテロメア側, orange）を用いたプローブにより，*API2-MALT1*融合シグナルを検出
B：セントロメアプローブを用いたトリソミー3の検出（CEP 3 SpectrumOrange Probe, Vysis）
　組織FISH法では核が重なり合うため，数的異常は検出困難なことも多いが，本検体では標本のスライス幅を調節し核の重なりを減らすことにより，トリソミーの評価が可能となった
（文献4より引用）

4 組織FISH法の利点

1．腫瘍の臨床診断

　微小な検体しか得られないときや典型的な組織像を呈さないときなど，時に形態に基づいた病理組織学的診断が困難なことがあるが，そのような場合に組織FISH法による染色体検査は診断の補助となりうる[2]（図4）．低悪性度リンパ腫などでは経過が数年にわたることも少なくないが，以前に採取された病理組織標本にさかのぼって再検討することが可能である．

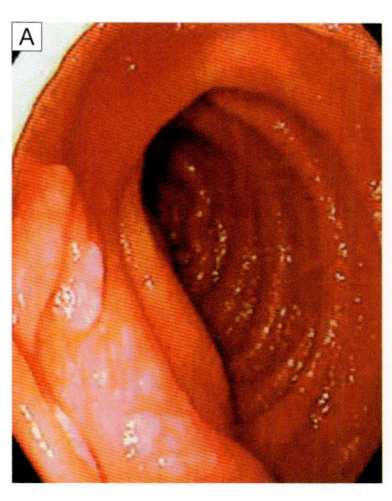
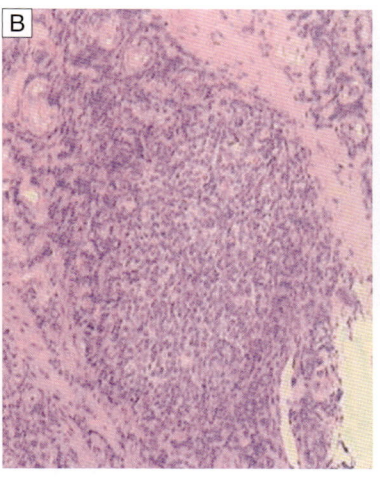
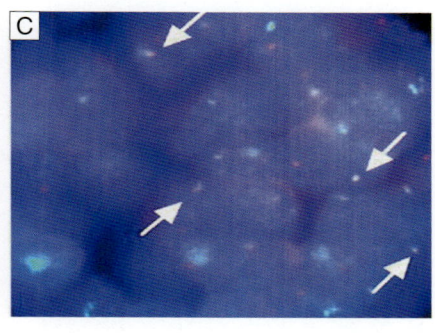

図4 ▶ 十二指腸濾胞性リンパ腫症例（57歳，女性）
A：内視鏡で十二指腸にポリープ状の多発隆起病変を認める
B：組織学的にはMALTリンパ腫との鑑別が問題になった
C：組織FISH法でIgH-BCL2融合シグナルを認め，濾胞性リンパ腫と診断された

（文献1より引用）

2. 研究としての腫瘍の染色体解析

染色体分染法は，細胞培養施行後に分裂期にある細胞のみを解析対象とするので，染色体異常を有する細胞数が必ずしも腫瘍量を反映するわけではなく，また分裂中期核板が得られない場合には検査不能となる。

polymerase chain reaction（PCR）法は，腫瘍の遺伝子異常の検出に広く用いられており，感度もきわめて良い。しかし，たとえば濾胞性リンパ腫でみられるIgH-BCL2などはPCR法を用いると健常人にも検出されることが報告されており[9]，PCR法では腫瘍特異的な遺伝子異常を検出していると判断できないことがある。

一方，FISH法は，細胞培養を行った後に固定した標本のほかに，直接固定した標本も用いることができ，分裂期核のみならず間期核でも解析できる点で優れている。特に組織FISH法を用いれば，上記のごとく微小な検体の解析や腫瘍部分に焦点を絞った解析が可能なことから，腫瘍特異的な染色体，遺伝子異常が既に知られている場合には，異常を有する症例の頻度を正確に求めることができると考えられる。また，過去の病理組織検体で解析できるので，retrospective studyにも適する[2-4, 6]。

5 組織FISH法の限界

single cell preparationを用いた場合，通常，個々の細胞が分散して標本上に固定されるため核が重なり合うことは少なく，転座などの構造異常のみならず，数的異常の検出も可能である[7]。一方，組織FISH法では，薄切した切片内で核が重なり合うことがしばしば起こりうるため，数的異常の検出は困難なことも少なくない（図3）。

時にDNAプローブがハイブリダイズしないことがある。濾胞性リンパ腫を対象とした当科自験例では，54症例中4症例がハイブリダイズしなかった[2]。

6 おわりに

造血器腫瘍では以前から多くの染色体，遺伝子異常が知られており，病理組織診断，フローサイトメトリーと並んで，染色体，遺伝子異常の検出は診断に重要な情報を提供してきた。本項では組織FISH法の造

血器腫瘍への応用について概説した。一方，近年では固形腫瘍についても新たな染色体，遺伝子異常の報告が相次いでいる。今後，悪性腫瘍全般に対して，臨床診断，基礎研究の両方で組織FISH法の重要性が増し，より広く一般に用いられる検査法となることが期待される。

● 文 献

1) Nomura K, et al：Genes Chromosomes Cancer. 2002；33(2)：213-6.
2) Matsumoto Y, et al：Cancer Genet Cytogenet. 2004；150(1)：22-6.
3) Nomura K, et al：Cancer Genet Cytogenet. 2003；140(1)：49-54.
4) Taji S, et al：World J Gastroenterol. 2005；11(1)：89-93.
5) Yoshida N, et al：World J Gastroenterol. 2004；10(17)：2602-4.
6) Yoshida N, et al：Scand J Gastroenterol. 2006；41(2)：212-22.
7) Nakayama R, et al：Leuk Lymphoma. 2014；55(5)：1198-202.
8) Matsumoto Y, et al：Intern Med. 2014；53(11)：1177-81.
9) Liu Y, et al：Proc Natl Acad Sci USA. 1994；91(19)：8910-4.

B FISH法

3 造血器腫瘍の診療におけるspectral karyotyping法

西田一弘

1 はじめに

今日，分子生物学の分野では，多数の標的遺伝子の異常を同時に解析できる新しい手技が，次々と開発されている。代表的なものに，SKY（spectral karyotyping）法や多色FISH（multi-color fluorescence in situ hybridization）法がある。これらは，分子雑種法という共通の手法で，研究施設などで行われている。1つの細胞分裂像の上で，個々の染色体を色分けして，染色体・遺伝子異常を同定する方法で，G分染法（GTG banding technique, G-bands by trypsin using giemsa）と比較すると，はるかに正確な分析結果を得られる。複雑なあるいは不明瞭な染色体再構成や染色体転座，とりわけマーカー染色体に隠れている（cryptic）場合などには，その有用性は明らかである。特異的な標的遺伝子プローブを使用するFISH法に比較して，個々の染色体ごとに色分けするといった点でも，多数の異常を検出できる。また，検出しづらい染色体内（intrachromosomal，腕内）の逆位（inversion），重複（duplication），欠失（deletion）もDAPIバンドの併用で，明瞭な傍証が得られる。これらの検査には，良好な染色体分裂像が必要で，経済的負担が重く，ルーチンの検査としては現実的ではない。SKY法は，染色体専門の検査室には，強力な味方である。

本項では，現在，染色体異常を正確に記述する上で必要欠くべからざる診断手技となっているSKY法の，有用性，ほかの分子生物学的技術との併用，そして新しい応用法について述べる。

2 SKY法の特徴

1. G分染法からSKY法へ

簡易で，再現性の高い染色体分析法の開発は細胞遺伝学の発展に不可欠な要素であった。G分染法は，現段階でも，すべての細胞遺伝学的手技における金型規準（gold standard）であり，ISCN[1]もこれに基づいている。高レベルの染色体技術を利用した多施設共同研究では，急性骨髄性白血病（acute myeloid leukemia；AML）や急性リンパ性白血病（acute lymphoblastic leukemia；ALL）にみられる数的異常および構造異常は，独立予後因子としての価値が認められている。G分染法による染色体解析は，造血器悪性腫瘍における最も重要な検査法となっている。造血器腫瘍に対して病型特異的な染色体・遺伝子異常を同定することは，診断上必要不可欠である（図1A，B）。SKY法は，確定診断に資するのみならず，追加診断にも有益な情報を提供している[2]。また，病気の経過の中での変化（倍加，複雑化，マーカー染色体への隠蔽化）を追跡することにより，治療法選択の一助となる。

黒と白のしま模様を組み合わせた染色体形態学は，評価されるただ2つの変数に従い，正常核型内の単独変化，染色体バンド内のあるいは染色体自身の大きさの変動，短腕長腕比が同定される。構造異常をきたした染色体の付加的染色体バンドの起源は，不明確なことが多かった。そのような問題点を克服するために，FISH法が1980年代に細胞遺伝学に導入され，分子細胞遺伝学という新しい分野が誕生した。しかし，近年の主たる発展は，分子細胞遺伝学へのSKY法および多色FISH法の導入であった。その展開と発展は，

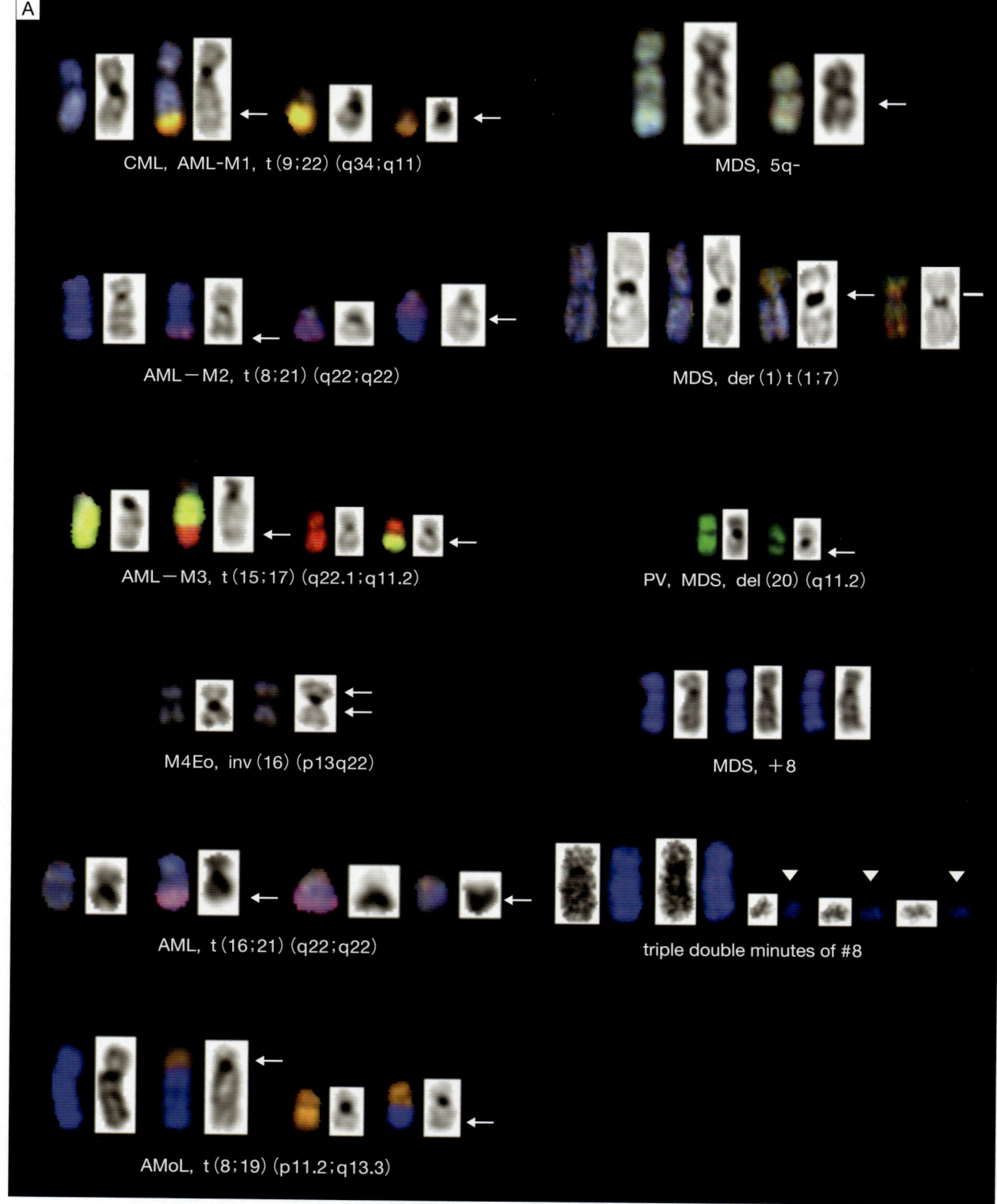

図1 ▶ WHO分類に基づいた染色体異常
A:骨髄系腫瘍にみられる染色体異常のSKY像
B:リンパ系腫瘍にみられる染色体異常のSKY像

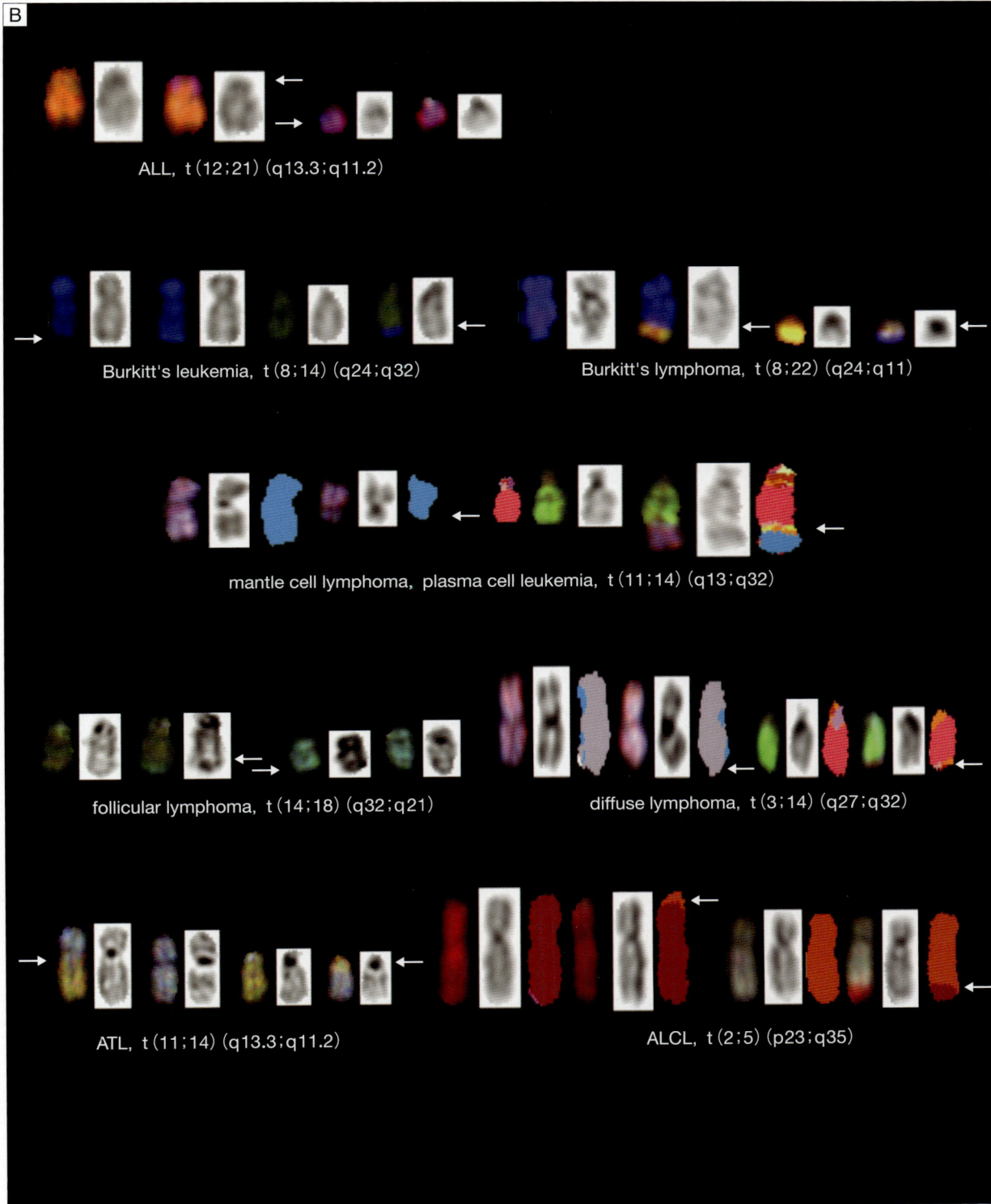

用いられる特異的プローブセットに強調される。

2. 多色FISH法に用いられるプローブセットとラベリング

多色FISH法は，特異的DNAラベルに対して，少なくとも3種類以上（DAPI counterstainを除く）のリガンド（核酸プローブ）あるいは蛍光色素を一度に利用すると定義される。青色（aminomethyl coumarin ascetic acid；AMCA）・赤色（tetramethylrhodamine isothiocyanate；TRITC）・緑色（fluorescein isothiocyanate；FITC）の3種類の蛍光色素とリガンドをもとにした組み合わせで，一度に画像化される。1996年，24色のプローブセットを用いて，初めてヒトの全染色体が識別された[3, 4]。

3. 24色の全染色体ペイントプローブセットによる多色FISH法

24種類のヒト染色体（22対の常染色体と2種類の性染色体X，Y）に対して，特異的なライブラリー（whole chromosome libraries）を用いて，別々の蛍光色素でラベルし，同時に発色させる方法は，いくつかの施設から報告された［SKY法（spectral karyotyping）[3]，M-FISH法（multiplex-FISH）[4]，multicolor FISH法[5, 6]，COBRA-FISH法（combined binary ratio labelling FISH）[7]，24-color-FISH法[8]］。これらには，組み合わせと比率によって，4ないし7種類の蛍光色素でラベルされたプローブセットが用いられる。SKY法は，spectrum orange, texas red, cy5, spectrum green, cy5.5の5種類の蛍光色素を用いている[9]。

4. 染色体G分染法とSKY法の違い

染色体G分染法では，ほぼ全例で解析（診断）可能であるが，異常核型の検出頻度は，約50～80％である。SKY法は，G分染法で得られた所見を確定診断したり，隠れた異常を検出したりすることができる（**表1**）[10]。

染色体G分染法で，異常核型と診断されたAML85例のうち77例にSKY法を施行し，28例で核型が訂正され，うち22例は隠れた転座であったと報告されている（**表2**）[11]。しかしながら，染色体G分染法で付加的異常を伴った2例に関して，SKY法ではこの異常を検出できなかった。これはSKY法では分析細胞数が少ないことに起因し，20細胞を解析するという手間を惜しまないことによって防ぐことは可能であると考えられる。一方，ALLでは，t(12;21)の同定が，SKY法の有用性の嚆矢となった。染色体G分染法で異常核型を有するALL 32例のうち，19例でSKY法が施行され，4例で追加・訂正された。うち2例は隠れた異常であった（**表2**）。

G分染法で，染色体の構造異常や染色体の一部の起源が同定できないとき，SKY法では5種類の蛍光色素を用い，異なる色調で1つの画像に描出するので，複雑核型を明瞭に図示することができる。一方で，構造異常でも，同一染色体内での逆位（inversion），欠失（deletion），挿入（insertion），重複（duplication）は，同色であるため判定困難となるので，DAPIバンド（QFH pattern, Gバンドにほぼ近似，**図1A，1B，2の右側**）による分染法の追加が必要になる。SKY法では描出されないY染色体の長腕も，QFHバンドで強く染色される。SKY像の解像度（精度）は，400kb～1.5Mb以上とされるが，高精度G分染像と併用することにより，詳細な染色体診断が可能となる。

5. アレイ分析やCGHとの比較

染色体の全体や一部分の重複（gain）や欠失（loss），あるいは増幅（amplification）などのコピー数（copy number）変化を，分裂像が得られない場合でも，少量のDNAを用いて描出することが可能である。とりわけ，SNP（single-nucleotide polymorphism）アレイ法は，最近しばしば利用されているマイクロアレイ法で，小さい領域の遺伝子異常を高精度に検出しうる全自動分析装置である。遺伝子内での再構成を検出することも可能である[12]。増幅領域やホモ欠失領域から，標的遺伝子を捕捉する特徴がある。数kb[12]の範

表1 ▶ G分染法で異常を認めた急性白血病（AML／ALL）のSKY像

単純核型*（n＝13）			複雑核型（n＝21）			
G分染法	SKY像		G分染法	SKY像		
	追加診断	確定診断		追加診断	確定診断	隠れた転座の検出
13	0	11（85％）	21	13（62％）	7（33％）	6（29％）

＊：単純核型は，1つの異常クローンのみで，ただ1つの数的あるいは構造の異常を伴うものと定義する

（文献10より引用改変）

表2 ▶ G分染法とSKY法の組み合わせ

	AML（％）n＝148	ALL（％）n＝47
Gバンド核型		
正常	63（42.6）	15（31.9）
異常	85（58.4）	32（68.1）
SKY核型		
解析数	77	19
追加診断症例数	28（36.3）	4（21.1）
隠れた転座症例数	22（28.6）	2（10.5）

（文献11より引用改変）

囲でも解析可能である．しかし一方で，遺伝子的に多クローンが混在する（heterogeneous）場合や，腫瘍細胞の比率が少ない場合には，CGH（comparative genomic hybridization）などは適していないことがある．SKY法では，細胞1つずつで解析できることと明らかな対照をなしている．

6．PCR法との比較

PCR（polymerase chain reaction）法とRT-PCR（reverse transcriptase PCR）法は，造血器腫瘍の疾患特異的染色体異常の遺伝子確定診断や，代替的診断手技となっている．PCR法は，G分染法から得られる情報量に，さらに約6.6％の相加効果が認められている[11]．PCR法では，少量のDNAで検査可能で，分裂細胞（metaphase cell）を必要としないといった利点がある．しかしながら，造血器腫瘍にしばしば認められる均衡型相互転座と不均衡型相互転座の区別や，染色体の数的異常（gainやloss）を鮮明にすることはできない．PCR法は，標的遺伝子検索を特徴とし，染色体診断より，間期核FISH法に近い検査価値があると考えられる．付加的遺伝子異常の診断価値や予後情報は，染色体診断によって得られるだろう．

3 SKY法の応用としてのSKY-FISH法

SKY法は，cosmids，BACs，YACs，P1クローンのような単一コピーの遺伝子プローブ（single copy probes）と組み合わせることができ，切断点や欠失領域を確定する．既知の遺伝子プローブ（locus-specific probes）と組み合わせることにより，転座相手が識別できる（target-cytogenetics）[2, 13, 14]（図2上段，SKY-FISH）．

4 SKY法を用いた造血器腫瘍の診断

造血器腫瘍では，SKY法により，隠れた既知の染色体異常（cryptic disease-specific rearrangements）や，隠れた未知の染色体異常（unknown novel cryptic

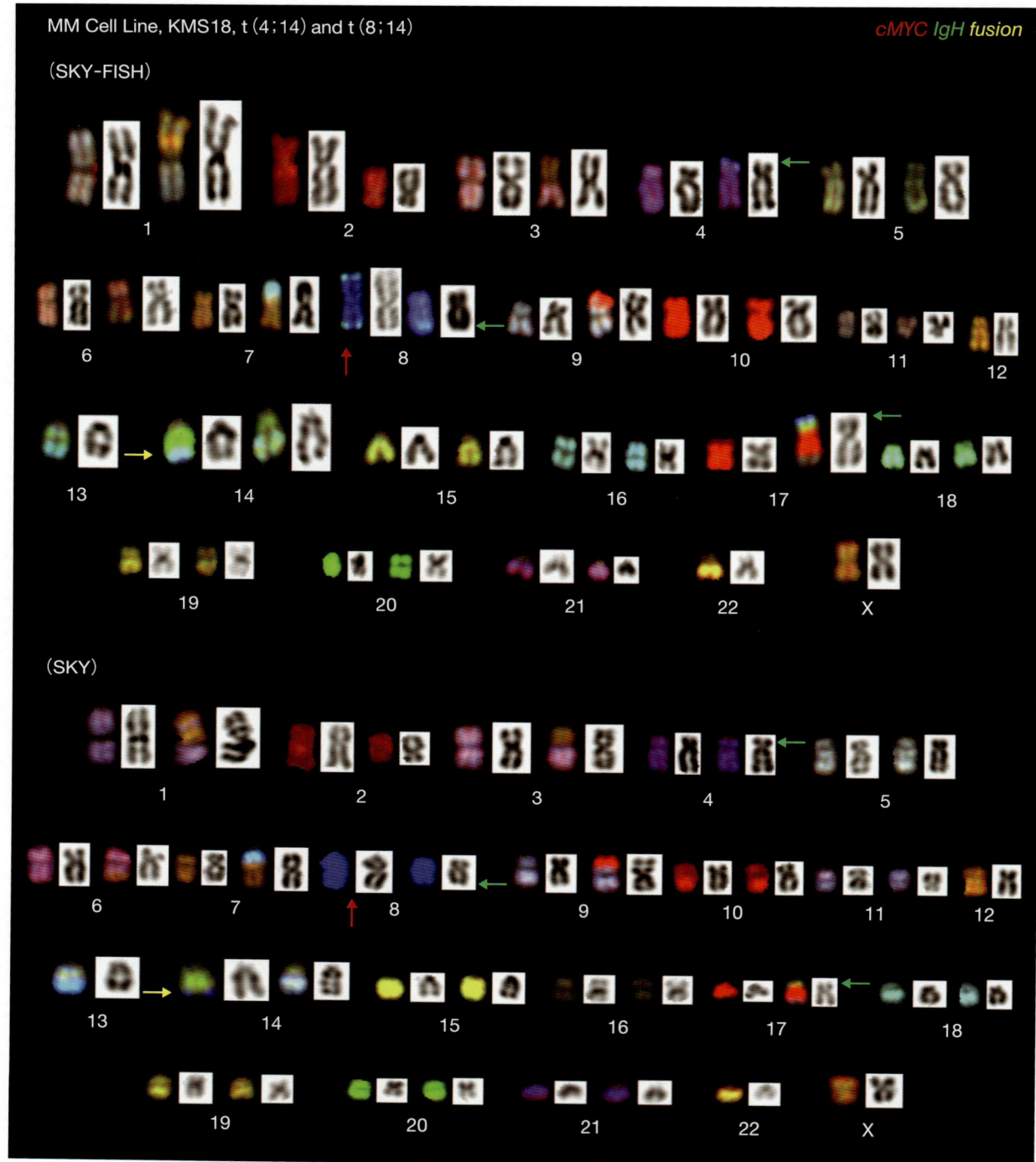

図2 ▶ SKY-FISH法

SKY-FISH法とSKY法の比較。癌遺伝子（*cMYC*）（赤色矢印）と免疫グロブリン重鎖遺伝子（*IgH*）（緑色矢印）との混合プローブを使用した。*cMYC*と*IgH*の融合シグナルが，上段の第14番染色体左側に，黄色の矢印で示されている。*cMYC*遺伝子の増幅（赤色矢印）と*IgH*遺伝子の転座・増幅（緑色矢印）も示されている。第4番染色体短腕末端部への*IgH*遺伝子の転座（緑色矢印）は，*FGFR3*との融合であった。結果的に，*cMYC*/*IgH*の融合と*FGFR3 IgH*の融合（two hits）が検出された
〔細胞は，多発性骨髄腫由来細胞株（KMS18）川崎医科大学教授・大槻剛巳先生のご厚意により提供〕 （文献2より引用）

aberrations）が同定された。WHO分類により，造血器腫瘍は，病型特異的染色体・遺伝子異常に基づいて分類されている[15]。これらの既知の染色体異常は，しばしば二次的に生じた染色体異常により同定しにくくなっていることがある。SKY法は，G分染法では分析不能であった複雑な構造異常を有するマーカー染色体を解析するための主体的役割を果たしうる。

5q-異常は，骨髄異形成症候群（myelodysplastic syndrome；MDS）の10～40％にみられる。また，5q-のみの孤発性（isolated）異常は，MDS全体の約1％と頻度は少ないが白血病への進展の危険性が低く予後良好とされている。しかしながら，一般に5q-を有するMDS症例は複雑な核型を伴うことが多く，その場合，予後はきわめて不良である。MDSと診断された症例では，治療選択の点からも，適切な時期の正確な染色体診断が重要である。このような5q-は，SKY法，FISH法やSNPアレイ法を併用することで正確な欠失部位が特定される[16]。5q-では，不均衡型転座と腕内欠失型は，約半数であり[17]，前者の切断点の大半が5q11.2であることがわかった。また，5q-症例の50～60％では17p-を伴っており，その場合予後はきわめて不良である。

完全相互転座のt(8;16)(p11;p13)やt(11;19)(q23;p13)は，G分染法では見逃されることがあり，SKY法が有用である。

造血器腫瘍由来の樹立細胞株のように，複雑な核型異常を示す場合，G分染法のみならずSKY法で正確に診断されることが報告されている[18]。採取時・樹立時・各研究施設での利用時のそれぞれの核型に，相違があるかを知ることは重要である。SKY法は，複雑な染色体異常を，明瞭に本質に近いところまで解析することができる[19]。

SKY法を適用することによって，G分染法では誤分類あるいは未確認の染色体再構成が，同定できるようになった[20]。SKY法の導入後，新たな疾患特異的染色体再構成や転座の切断点集積部位が知られるようになった[21]。

このような再構成は，造血器腫瘍においては病因となりうるもので，その生物学的意義において将来の研究を決定づけるかもしれない。さらに，SKY法を付け加えることによって，核型診断の解説の正確性を増し，正しい切断点の地図作成や，小さい腕内欠失・隠れた転座の同定を可能とする。こういったことは，分子生物学的診断に基づく治療を選択する上で重要な手段となる。FISH法もまた複雑な染色体構造異常を診断する手助けとなっている[16]。

11例の多発性骨髄腫（multiple myeloma；MM）症例をG分染法とSKY法で比較した報告では，G分染法で同定された異常を確定し，マーカー染色体の由来を明らかにし，いくつかの構造異常を明確化したとしている[20]。すなわち，Gバンド解析では，14q32（4例），1p21（3），11q13（2），16q22-23（2）などの切断点が同定された。これに対して，SKY法では，1p21（8例），22q11.2（6），8q24（4），14q32（4），Xp11（3），11q13（3），13q21（3），12q13（2）の切断点が，確定・新規発見・明瞭化された。

chromothripsis（chromosomal shattering）やchromosomal chain（copy-neutral rearrangement）のような次世代シーケンサーによって明らかにされたゲノム異常も，SKY法が発見の端緒となった[22]。自験例でtriple double minutes（**図1A**右下段）は，chromothripsis（**図3**）の結果，形成されたことが明らかとなった。

造血器腫瘍の染色体・遺伝子診断は，①SKY法あるいはG分染法，②DC-FISH法あるいはPCR法，③SNPアレイ法の順に進められている[11,23]。最近は，さらに次世代シーケンサー法を加え，遺伝子変異という二次的な遺伝子異常を検出している。SKY法は，これらの中で，方向指示標識（mile stones）となっていると言っても過言ではない。

5 おわりに

SKY法は，複雑な染色体再構成の正確な診断に，絶

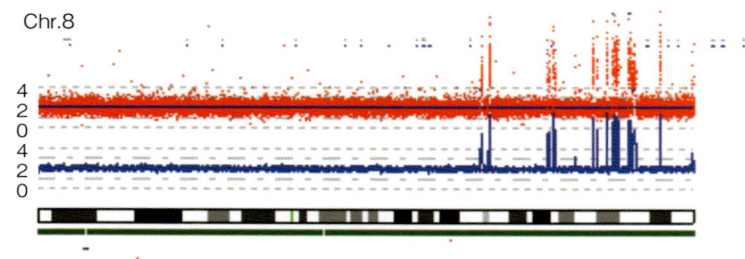

図3 ▶ chromothripsis（chromosomal shattering）
第8番染色体のSNPアレイ像を示す。染色体が粉砕（shattering）し，十数個の増幅部分がフォークの歯のように残り，微小染色体を形成していることが明らかとなった。その他の平定なゲノムは，欠失している　　　　　　　　（文献22より引用）

対必要な分子細胞遺伝学的手技である。その解析能力は，病型特異的染色体遺伝子診断や核型進展という腫瘍の再発・難治性の早期予知といった，臨床上必要欠くべからざる影響力を有する。疾病関連遺伝子の同定のみならず，腫瘍内多様性（intra-tumoral heterogeneity）[24]の早期発見などを目的とした，さらなる分子生物学的研究や分子標的治療に必須である。

● 文　献

1) Shaffer LG, et al, ed：ISCN 2013：An International System for Human Cytogenetic Nomenclature. Karger, 2013.
2) Nagoshi H, et al：Cancer Res. 2012；72(19)：4954-62.
3) Schröck E, et al：Science. 1996；273(5274)：494-7.
4) Speicher MR, et al：Nat Genet. 1996；12(4)：368-75.
5) Chudoba I, et al：Cytogenet Cell Genet. 1999；84(3-4)：156-60.
6) Tanke HJ, et al：Cytometry. 1998；33(4)：453-9.
7) Tanke HJ, et al：Eur J Hum Genet. 1999；7(1)：2-11.
8) Azofeifa J, et al：Am J Hum Genet. 2000；66(5)：1684-8.
9) Pita M, et al：Methods Mol Biol. 2014；1094：109-35.
10) Kerndrup GB, et a：Cancer Genet Cytogenet. 2001；124(1)：7-11.
11) Preiss BS, et al：Cancer Genet Cytogenet. 2006；165(1)：1-8.
12) Chinen Y, et al：Oncogene. 2008；27(15)：2249-56.
13) 西田一弘：造血器腫瘍アトラス．改訂第4版．阿部達夫，編．日本医事新報社，2009, p346-50.
14) Tonon G, et al：Genes Chromosomes Cancer. 2000；27(4)：418-23.
15) Campo E, et al：Blood. 2011；117(19)：5019-32.
16) Haferlach C, et al：Cancer Genet Cytogenet. 2008；187(2)：101-11.
17) Lindvall C, et al：Haematologica. 2001；86(11)：1158-64.
18) Pelz AF, et al：Cancer Genet Cytogenet. 2005；156(1)：59-61.
19) Bain BJ：Leukemia Diagnosis. 4th ed. Wiley-Blackwell, 2010, p64-113.
20) Sáez B, et al：Cancer Genet Cytogenet. 2006；169(2)：143-9.
21) Hidaka T, et al：Blood. 2008；112(2)：383-93.
22) Chinen Y, et al：J Hematol Oncol. 2014；7：68.
23) Wikhager C, et al：Oncol Rep. 2012；27(5)：1429-34.
24) Garraway LA, et al：Cell. 2013；153(1)：17-37.

第3章 CGH法

1 CGH法

稲澤譲治

1 はじめに

CGH (comparative genomic hybridization) 法とは，細胞核から抽出したDNAを試料に，染色体（ゲノム）DNAのコピー数変化の有無を検出する技術である．邦語では「比較ゲノムハイブリダイゼーション法」という．1992年にKallioniemiらが最初に報告した[1]．

かつては染色体標本を使用したCGH法も利用されたが，現在ではオリゴヌクレオチドを固相化したマイクロアレイやSNPアレイを使用したアレイCGH法が標準化しており，癌や先天異常症などの遺伝性疾患の染色体コピー数異常を検出するためのゲノム解析ツールとして利用されており，民間機関での研究検査の受託解析も普及している．アレイCGHで検出した染色体コピー数異常は，当初CNA (copy number aberration) という用語が充てられたが，現在では，胚細胞系列 (germ line) の多様性として検出される染色体コピー数の変化と，癌細胞などの体細胞変異 (somatic mutation) として検出される染色体コピー数の異常の，どちらの場合にもCNV (copy number variation) の用語が使われている．

2 癌のゲノム異常とアレイCGH

癌のゲノム異常には，①塩基レベルの変異 (mutation)，②染色体転座 (chromosome translocation)，③挿入 (insertion)，④欠失 (deletion)，⑤重複 (duplication，またはmultiplication)，⑥遺伝子増幅 (gene amplification) などが知られている（図1）．このうちアレイCGHでCNVとして検出されるのは，上記のうち④欠失，⑤重複，⑥遺伝子増幅である．③挿入は元来ヒトゲノムに存在するDNA断片が付加的に挿入された場合のみ，これをコピー数増

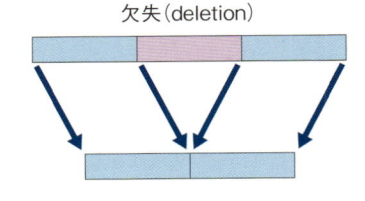
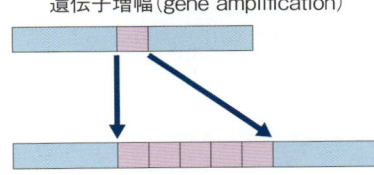
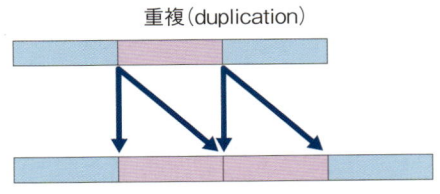

図1 ▶ ゲノムコピー数多様性 (CNV)

加のCNVとして検出する。しかし，コピー数変化を伴わない，転移後の挿入や外来ウイルスDNAの挿入はアレイCGHで検出されない。マイクロアレイの解像度は仕様により異なるが，高解像度のものを用いて100bpの超微細欠失を検出したとの報告もあるが，一般には10キロ塩基対(kb)以下の微細なCNVやコピー数変化を伴わない染色体転座を検出することは難しい。ただし，ホモ欠失の場合は当該領域に高密度のオリゴヌクレオチドプローブが配置されていれば，10kb以下の微細なものであっても検出が可能となる場合がある。いずれにおいても，マイクロアレイで検出したCNVは，FISH法やgenomic PCR法など別の方法を用いた検証を経て結果を確定することが推奨される。

一般に，染色体転座，遺伝子増幅，染色体コピー数の増加は癌関連遺伝子の機能を活性化させる。一方，染色体欠失は，両アレル欠失(ホモ欠失)と片アレルの欠失(ヘテロ欠失)に加え，対立遺伝子の機能消失型変異やプロモーター領域のDNAメチル化などによるエピジェネティック(epigenetic)制御異常によって癌抑制遺伝子が不活性化される場合がある。さらに，両アレルがそろっていることで正常な生理機能を発揮する遺伝子においては，ヘテロ欠失の場合，残っているアレルの遺伝子に変異がなくてもハプロ不全(haplo-insufficiency)によって造血発生の異常や癌化が惹起されることが，*AML1* (*CBFA2*)や*Beclin1*遺伝子などで報告されている[2,3]。最近の並列型次世代シーケンサーによる全ゲノム解析の結果，chromothripsis(染色体粉砕)と呼ばれる特定の染色体領域内に集中した数十〜数百の染色体断片コピー数異常が発見され，予後不良のバイオマーカーになることも示唆されてきている。chromothripsisは慢性リンパ性白血病(chronic lymphocytic leukemia；CLL)で比較的高頻度に出現することが報告されている[4]。

3 アレイCGHの原理法

ヒト体細胞は二倍体の常染色体と2種類の性染色体からなる。女性では46,XX，男性では46,XYである。アレイCGHはこのコピー数変化を高感度かつ高精度に検出する[5] (**図2**)。開発の当初，アレイCGH法はスライドグラスなどの基盤上にアレイ化した細菌人工染色体(bacterial artificial chromosome；BAC)でクローン化したヒトゲノムDNA(BACクローン)，あるいは合成オリゴヌクレオチドを固相化したマイクロアレイチップを用いて，①サンプルDNAと対照となる正常二倍体ゲノムDNAをそれぞれ波長の異なる蛍光色素で標識し，②マイクロアレイの各スポットに対して競合的にハイブリダイゼーションさせ，③各スポットDNA上の蛍光シグナルの強度から相対的ゲノムコピー数比を定量的に検出する方法として確立した。現在では，CGH用に加えてSNPタイピング用のオリゴヌクレオチドをプローブとして配置したマイクロアレイチップが主流となっており，ゲノムコピー数の変化とSNPを同時に検出できるようになっている(**表1**)。この方法では，試料と対照の相対的ゲノムコピー数の比較の形をとらず，マイクロアレイの各スポットの蛍光量を独自の計算アルゴリズムで定量化することによりサンプルDNAのゲノムコピー数が算出されている。

潜在的コピー数異常の検出の際に重要なポイントになる分解能は，スポットされるDNAの大きさとその間隔により決定される。オリゴアレイの場合にはプローブを密に並べることで分解能を上げることができる反面，各スポットの蛍光量が比較的弱いことからノイズの問題が生じる。このために複数のスポットの結果を総合して一定の領域のコピー数変化の信頼度を上げることが基本とされている。しかし，SNPの検出はアレルの区別が可能となることから，コピー数異常がない二倍体の染色体領域であっても，実際には2コピーが同一アレルに由来するCNN-LOH (copy number neutral loss of heterozygosity)

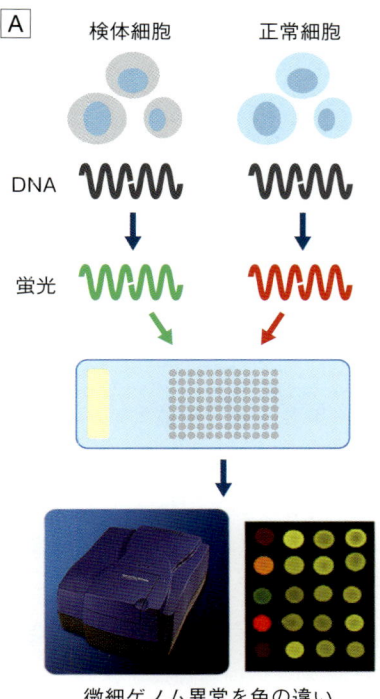
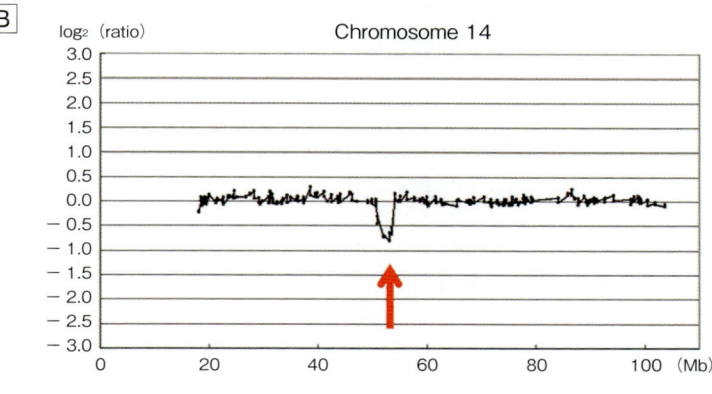
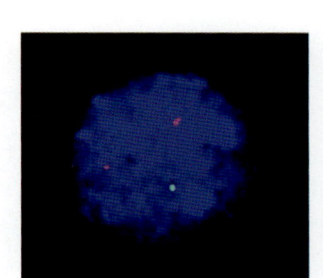

図2 ▶ アレイCGH法
A：アレイCGH法
B：アレイCGHプロファイル
C：間期核FISHによる欠失の確認

表1 ▶ CNVの検出法

製品名/製造者	プローブ数	mean/median	試料DNA量	FFPE
HumanOmni5 Illumina社	430万	平均0.68kb	400ng	利用可
SurePrint G3 Human 1x1 M Agilent社	963,000以上	平均3kb	500ng	利用可
Genome-Wide Human SNP Array 6.0 Affymetrix社	180万以上 SNPプローブ 906,600以上 CNVプローブ 946,000以上	平均0.68kb	500ng	利用可

の体細胞変異や胚細胞系列で生じた片親性ダイソミー（uniparental disomy；UPD）などの検出も可能になる。真性多血症（polycythemia vera；PV）におけるJAK2変異（JAK2V617F）アレルの9pでのCNN-LOH[6]や、慢性骨髄単球性白血病（chronic myelomonocytic leukemia；CMML）に高頻度にCNN-LOHが検出され予後不良との関連も報告されている[7]。アレル識別は腫瘍ゲノム解析にも重要な情報となっている。

4 ヒトゲノム構造の多様性とCNV

一般集団のヒトゲノムには，1塩基から数Mbレベルのvariation（多様性）の存在が知られている。古くからヒトの染色体には"形態レベルの違い"が一般集団においても観察されることがあり，染色体異形性（heteromorphism）（図3）として形態的な多様性が知られていた。アレイCGHで検出したCNVの病因性を考察するためにも多様性の知識と理解は必須となる。このために表2に代表的なヒトゲノムの多様性を示した。また，CNVとして検出するゲノム多様性の構造パターンは図1の挿入，欠失，重複の構造パターンと同じとなる。

アレイCGH解析で検出されたCNVが腫瘍で起きた体細胞変異であるか，胚細胞系列の多様性（多型）であるかの判定は重要である。大規模なコホートを対象にしたアレイCGH解析研究から，一般集団で検出されるCNVの大きさや頻度，さらに構造的特徴などが調べられてきている。約25,000人の一般成人の大規模コホートを対象としたIllumina SNPアレイによる解析では，500kb以上の比較的大きなサイズのCNVは5〜10%に検出され，さらに1Mb以上のCNVは1〜2%に検出されている[8]。別のグループによる健常者8,329人の解析では，1人当たり平均53カ所のCNV（平均サイズ1.9kb）が検出されるとのデータが示された[9]。

5 細胞遺伝学的検査におけるアレイCGHの位置づけ

表3に種々のゲノム解析技術の特徴を示す。アレイCGHを用いたゲノム解析により，ヒトゲノムには1kb以上の比較的大きなCNVが存在し，しかもこのCNVは一般集団でも決して少なくない頻度で出現することが明らかになった[10]。さらに，その領域内には蛋白をコードする遺伝子が存在する場合もある。アレイCGH法は，造血器腫瘍を含むすべての癌種を対象に体細胞レベルで生じたゲノム異常の解析にも積極的に利用されているが，おおむね研究レベルの利用である。一方，先天異常症や精神発達遅滞，自閉症などを対象にしたアレイCGHは，染

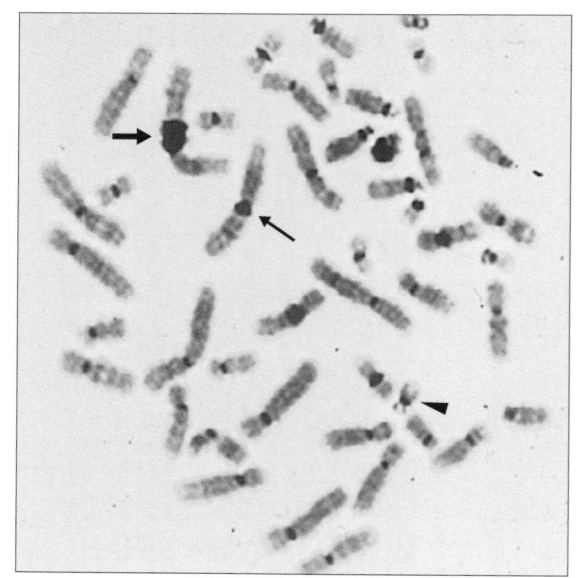 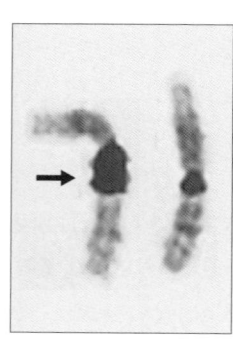

図3 ▶ 健康な日本人成人男性で観察されたヒト第1番染色体ヘテロクロマチンの異形性（heteromorphism）
右は相同1番染色体。その比較からも一方のヘテロクロマチン領域が大きいのがわかる。矢頭は第21番染色体

表2 ▶ ヒトゲノムDNAの多様性（variation）

SNP	人口の1％以上の頻度で検出する1塩基の変化	約1,000万カ所に存在
挿入／欠失（InDel）	DNAセグメント挿入／欠失多型 1kb以上の場合はCNVに分類	約100万カ所に存在
マイクロサテライト 例：(CA)nリピート	1～6bpの塩基配列の繰り返し 200bp以下の配列部位	約100万カ所に存在 ゲノムの3％を占める
ミニサテライト VNTR	6～100bpの反復配列が20～50回繰り返すDNA領域	約150,000のミニサテライト その20％は多型性
CNV	1kb以上のコピー数変化* 50kb以上のCNVはlarge-scale CNV（LCV）と呼ぶ	その詳細は不明 DECIPHERに66,741領域が登録（Nov 02, 2010）
異形性	染色体レベルの構造多様性	大きさ・形のバリエーション

＊：最近では50bp以上のコピー数多様性をCNVとする論文も多い

表3 ▶ 疾患のゲノム異常を解析する技術の比較

手法	長所	短所
FISH	・臨床検査として確立 ・間期核・染色体の形態情報が同時に得られる ・コピー数をシグナルの個数として定量化できる	・細胞遺伝学の知識と技能を要する ・目的の領域に対するプローブが必要 ・検出ターゲット領域と解像度に制限がある
マイクロアレイCGH	・低コスト ・高速かつ自動化が可能	・均衡転座または逆位を検出できない ・場合によりアレイを人種特異的に用意する必要がある ・SNPアレイによりLOH，UPDの検出が可能
並列型次世代 シーケンサー	・高解像度 ・体細胞モザイクの高精度検出が可能 ・人種差のバイアスがない	・膨大なデータ解析を要する ・情報処理，計算科学の知識を要する

色体マイクロアレイ検査（cytogenomicまたはchromosomal microarray test；CMA test）として臨床応用されている[11]。実際，通常の核型分析による染色体検査では異常が見つからない先天異常症／精神発達遅滞を対象とした大がかりな解析から，病因性CNVの検出率は，15～24％と比較的高いことが確認され[12,13]，アレイCGHは先天異常症／精神発達遅滞での細胞遺伝学的検査として最初に実施されるべきfirst-tier testとして位置づけられている[14]。

● 文献

1) Kallioniemi A, et al：Science. 1992；258(5083)：818-21.
2) Song WJ, et al：Nat Genet. 1999；23(2)：166-75.
3) Yue Z, et al：Proc Natl Acad Sci USA. 2003；100(25)：15077-82.
4) Stephens PJ, et al：Cell. 2011；144(1)：27-40.
5) Inazawa J, et al：Cancer Sci. 2004；95(7)：559-63.
6) Thoennissen NH, et al：Blood. 2010；115(14)：2882-90.
7) Palomo L, et al：Am J Hematol. 2016；91(2)：185-92.
8) Itsara A, et al：Am J Hum Genet. 2009；84(2)：148-61.
9) Cooper GM, et al：Nat Genet. 2011；43(9)：838-46.
10) Redon R, et al：Nature. 2006；444(7118)：444-54.
11) Kearney HM, et al：Genet Med. 2011；13(7)：680-5.
12) Hayashi S, et al：J Hum Genet. 2011；56(2)：110-24.
13) Uehara DT, et al：J Hum Genet. 2016；61(4)：335-43.
14) Miller DT, et al：Am J Hum Genet. 2010；86(5)：749-64.

C2 アレイCGH法による造血器腫瘍の微細染色体コピーの解析

CGH法

田川博之, 北舘明宏

1 はじめに

悪性リンパ腫や白血病などの造血器腫瘍では，これまで疾患特徴的な染色体転座が複数見出されており，特にB細胞性リンパ腫では，特定の転座に伴う遺伝子発現異常が疾患を決定づけている。たとえば，濾胞性リンパ腫におけるt(14;18)転座による*BCL2*，バーキットリンパ腫における8;14転座による*c-MYC*，マントル細胞リンパ腫(mantle cell lymphoma；MCL)における11;14転座による*CCND1*の過剰発現などである。しかし，*CCND1*トランスジェニックマウスにおける検討で明らかにされたように，染色体転座単独では腫瘍化には至らず，腫瘍病態には複数のゲノム異常とその結果生じる付加的遺伝子発現異常が関連しているとされている。その付加的ゲノムコピー数異常を調べる方法として，従来CGH (comparative genomic hybridization) 法が用いられてきた。

だが，CGH法では10Mb(100万塩基対)以下の変化をとらえることができないことや，微細な領域を確定することが困難であることなど，その感度が低いことが問題であった。そのような状況を解決するため開発された方法がアレイCGH法(array based CGH/アレイCGH)である。アレイCGH法によるゲノム異常領域の詳細な解析は，疾患特徴的なゲノム異常の探索のみならず，ゲノム増幅や欠損の標的遺伝子を数多く同定し，腫瘍病態生理の解明に大きく貢献した。本項では，アレイCGH法の簡単な紹介と，筆者らがアレイCGH法を用いて行った悪性リンパ腫のゲノム解析および標的遺伝子の同定過程を実例として概説する。

2 アレイCGH法について

1. 従来のCGH法とアレイCGH法

個々の癌患者検体について，同時にゲノム全領域にわたってゲノム異常を検討することは従来のCGH法でも行われてきた。CGH法ではゲノム異常の標的遺伝子の探索を中心に，病型特徴的なゲノム異常パターンを見出す，あるいは癌の進展に伴う付加的なゲノム異常の変化を知る手段としても応用されてきた。CGH法においても解析感度は低いながら疾患特徴的なゲノム異常や，主にゲノム増幅領域から増幅責任遺伝子のいくつかが見出された。しかしCGH法では，10Mbが最小検出限界であるなどその感度の低さや，繰り返し配列の多い染色体部位のゲノム異常を検出することが困難であるなどの弱点があり，微細なゲノム増幅や，特に欠損領域の詳細な解析は不可能であった。さらに，アレイCGH解析との比較検討で明らかとなったように，偽陽性，偽陰性の検出も問題であった。そのため疾患ごとの正確なゲノム異常の把握はできない。またCGH法では反復配列の多い1番染色体短腕の一部領域や19番染色体は，通常従来のCGH解析では対象外となってしまう。また20～22番染色体などの小さい染色体の解析も不十分である。

これらの不正確さの大きな原因は，従来のCGH解析では正常の染色体標本を用いることによる。この問題を解決するために，正常の染色体標本の代わりに，ヒト人工染色体(BAC/PACクローン)を全ゲノムにわたって網羅しスライドに配置，それに対してCGHを行う「アレイCGH」が1998年にPinkel, Gray, Albertsonらにより開発された[1]。CGH法とアレイ

CGH法の大きな違いはその検出感度にある。アレイCGH法の解析精度は1.3MbとCGH法の約10倍の感度であり，CGH法では検出することのできない欠損や増幅を検出することが可能となった（図1）。したがってアレイCGH法で癌のゲノム異常を探索することは，ゲノム異常に伴い発現異常をきたす癌遺伝子や癌抑制遺伝子の探索にとって非常に有用であり，さらに腫瘍病型に特徴的なゲノム異常を見出すためにも有効であると考えられる。アレイCGH法は現在，さらに高解像度化が進んでおり，たとえばAffymetrix社やIllumina社から供給されているSNPタイピングアレイ，あるいはNimble社，Agilent社から供給されているCGH array systemなどである。これらオリゴアレイは数万個からなるオリゴをスライド上に展開するもので，BACアレイCGHよりさらに数十倍，数百倍の高感度化が実現されており，価格も低コストになってきている。

2．BACアレイCGHの解析方法

BACアレイCGH法では，腫瘍のDNAをCy3（緑色），正常の男性のDNAをCy5（赤色）などで蛍光標識してから，BAC/PACクローンがスポットされたスライド上に両DNAを競合的にハイブリダイゼーションさせて行う（図2A）。アレイCGHの方法の概念は基本的には従来のCGHと同じである。正常コピー数のクローンは黄色（＝緑＋赤）のスポットとなる。図2B，Cは同一症例におけるCGH法とアレイCGH法の結果である。図2Bで緑色に光っている染色体部位が増幅であり，赤色が欠損である。アレイCGH法では，緑や赤の色の信号を数値化することにより，1症例の全ゲノムにわたる各領域のコピー数の異常様式，つまりゲノムプロファイル（individual genome profile）が完成する。

3 アレイCGH解析により明らかにされたゲノム異常の標的遺伝子

ここからは，筆者らが実際に悪性リンパ腫検体におけるアレイCGH解析から見出したゲノム異常の標的遺伝子の同定について実例として紹介する。

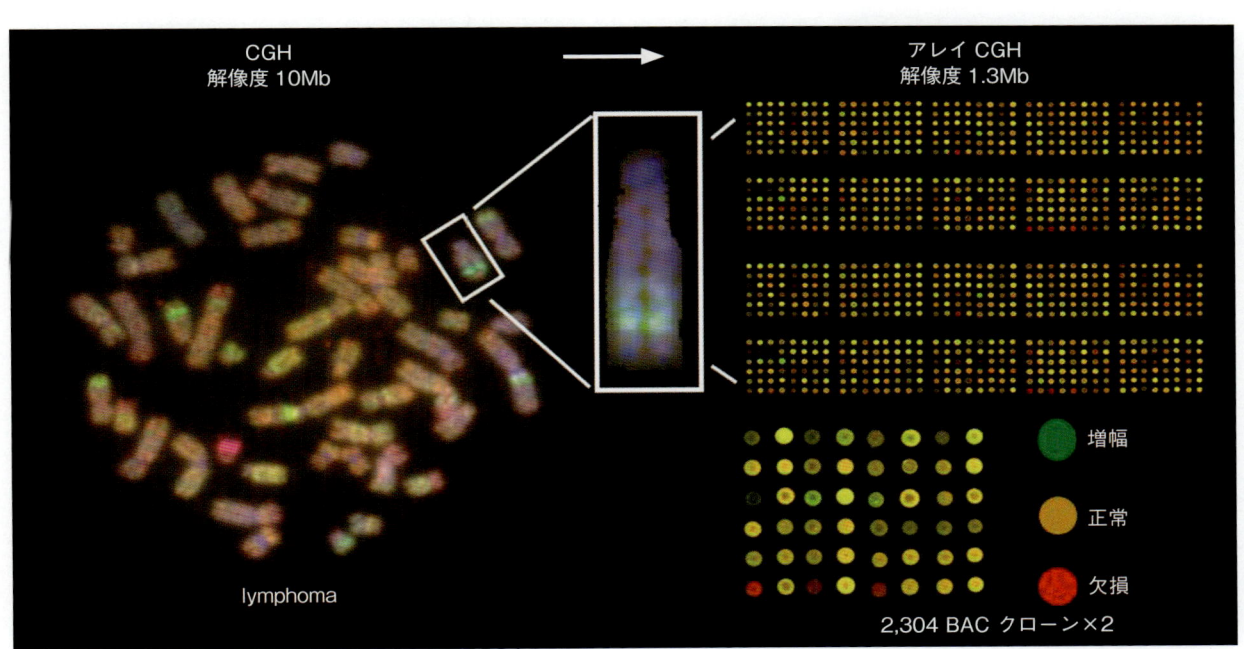

図1 ▶ 従来のCGH法とアレイCGH法

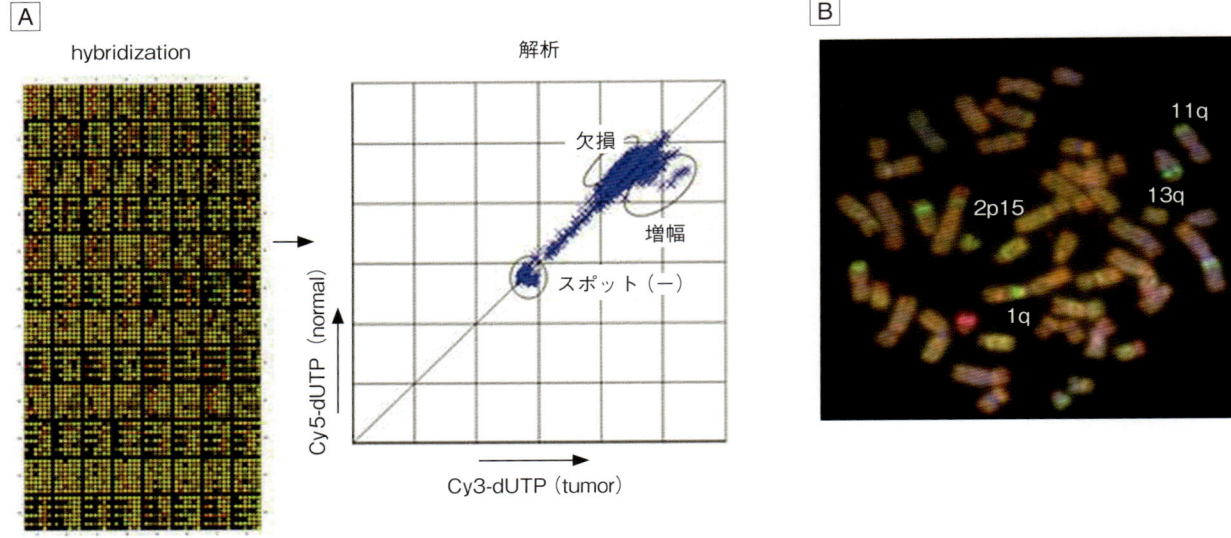

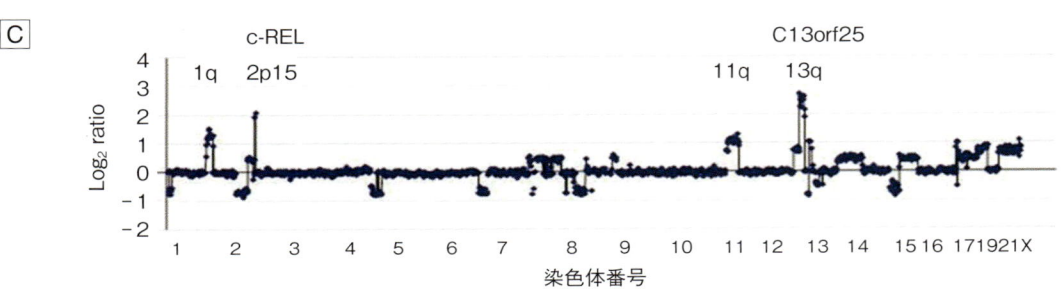

図2 ▶ 悪性リンパ腫検体のアレイCGHプロファイル
A：実際のアレイCGH法による解析を示す。BACクローンがスポットされたスライド上に腫瘍DNA，正常DNAを競合的にハイブリダイズする。得られたシグナルの数値化により増幅，欠損を同定する
B：従来のCGH法による解析である。緑色に光っている染色体部位が増幅であり，赤色が欠損である
C：アレイCGH法での解析によるゲノムプロファイルの結果である。本症例では13qの増幅，2p15の増幅などが確認できる

1. 13q増幅の責任遺伝子 *MIR17HG*（*C13orf25*），miR-17-92クラスターの発見

　13q領域の強い増幅は，B細胞性リンパ腫においてしばしば報告されていたが，筆者らが同定するまでその標的遺伝子は明らかではなかった。筆者らのグループでは13q増幅の詳細な検討により，13q31増幅の標的遺伝子が癌の発症にきわめて重要なmicroRNAクラスターであることを明らかにした（図3）。同定方法としては，アレイCGHにより13qの共通最小増幅領域を2～3Mbまで絞り込み，増幅のあるB細胞性リンパ腫細胞株，および患者検体に対して同領域に存在するすべての遺伝子断片（expression sequence tag；EST）をNCBI，Sanger centerなどの遺伝子情報を用いて調べた（図3A）。そしてこれらのRNA発現に関して細胞株を使ってnorthern blot解析により検討した。60個のESTを発現解析した結果，ゲノム増幅に伴って過剰発現するESTを2つ見出し，そのESTをRACE（rapid amplification of cDNA ends）法により伸長し，1つの遺伝子のESTであることが確かめられた。そして13qの増幅の有無で発現差のある完全長の新規遺伝子 *C13orf25*／*MIR17HG* を見出した[2]。この遺伝子は，miR-17-92クラス

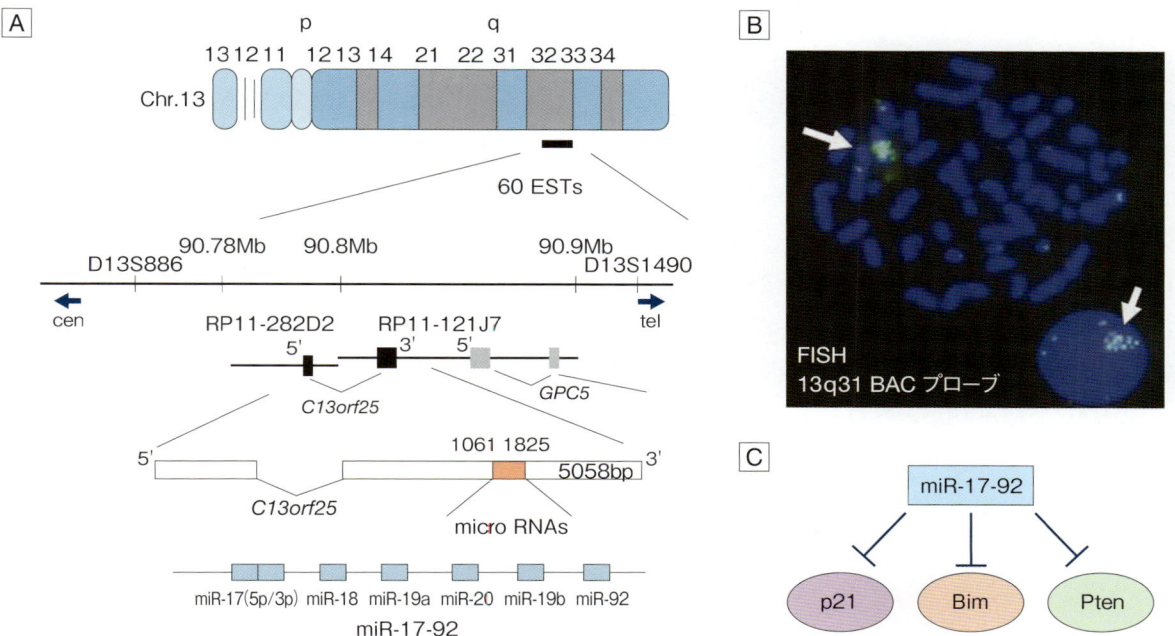

図3 ▶ 13q31増幅責任遺伝子 *C13orf25*/miR-17-92クラスターの同定
A：13qの増幅から，60のESTにまで絞り込み，最終的に新規遺伝子 *MIR17HG*（*C13orf25*）を同定した．さらにこの遺伝子は6つのmicroRNAを含むmiR-17-92クラスターであることを示した
B：BACプローブを用いたFISH解析の結果である．*C13orf25*が存在する13q31の増幅が確認できる
C：miR-17-92クラスターは腫瘍促進的microRNAとして，多くの癌抑制遺伝子を標的とする．これまでp21やBim，Ptenなどがその標的として同定されている

ターと呼ばれる6つのmicroRNA〔miR-17（5p/3p），miR-18，miR-19a，miR-19b，miR-20，miR-92〕からなるクラスターを有しており，これらのmicroRNAは13q増幅に伴い高発現していた．また，13q増幅を認めるDLBCL検体のnorthern blot解析においてmiR-17-92の過剰発現を認めた．これらのことからmiR-17-92は13q増幅の標的遺伝子であることが明らかとなった[3]．

microRNAは蛋白をコードしないnon-coding RNAであるが，現在では多くの腫瘍でその異常発現と癌との関連が報告されている．miR-17-92は筆者らの報告後まもなく，*c-MYC*との協調によるその腫瘍促進的役割がHeらにより示され[4]，世界で最初の腫瘍促進的microRNA（OncomiR1）として報告された．その後miR-17-92の過剰発現は，他の造血器腫瘍や肺癌をはじめとした固形腫瘍でも数多く報告

されている．またmiR-17-92の標的としてPtenやBim，p21など様々な癌抑制蛋白が同定されたほか，自己免疫疾患との関わりも注目されており，現在でも広く研究が行われている．

2．MCLにおける2q13欠損の標的遺伝子 *BIM*

MCLは，11；14転座に伴う*CCND1*の過剰発現が特徴的な単一疾患単位である．しかし，*CCND1*単独の異常では腫瘍化をきたさないことが*CCND1*トランスジェニックマウスでの検討から示されており，実際我々の検討でもMCLはゲノム欠損が他の悪性リンパ腫に比較し圧倒的に多く認められる．特にp16などの細胞周期調節に関連した欠損（9p21＝50％）や，p53領域の欠損（17p13＝30％），DNA修復機構に関わるATM欠損（11q22＝60％）などが高頻度に認められる．これに加えて筆者らのグループでは，

2q13欠損の標的遺伝子がアポトーシス誘導遺伝子*BIM*であることを見出した[5]。

MCLにおける2q13領域の欠損は，非常に狭い領域で生じており，我々の解析ではBACクローン内で生じているような，微細ゲノム欠損であった。またこの欠損領域は従来のCGHで検出することはできないほど微細な領域であった。2q13領域のホモ欠損はBAC 1個で生じており，このBAC438K19には，*BCL2*制御遺伝子である*BIM*を含んでいた（図4）。このBACで約800bpのプローブを作製して，Southern blot解析で詳細にホモ欠損領域を調べたところ，共通のホモ欠損領域は*BIM*遺伝子を含むわずか15〜20kbであることが明らかとなった。*BIM*遺伝子は2q13欠損に伴って発現がまったくみられず，片アレルの欠損でも，発現が著しく低下していた。通常，MCLでは抗アポトーシス遺伝子*BCL2*が高発現しているが，2q13欠損に伴う*BIM*遺伝子のdown regulationにより，*BCL2*の機能が亢進し，抗アポトーシス作用が増強していることも腫瘍化の一因であると考えられる。

3. 6p21のゲノム増幅標的遺伝子CCND3とBYSL

6pの増幅は造血器腫瘍では高頻度に認められている。6p21には*CCND3*が存在し，この遺伝子異常がMCLの*CCND3*の発現異常と同様，造血器腫瘍に深く関わっていると考えられる。我々は6p21の3Mb

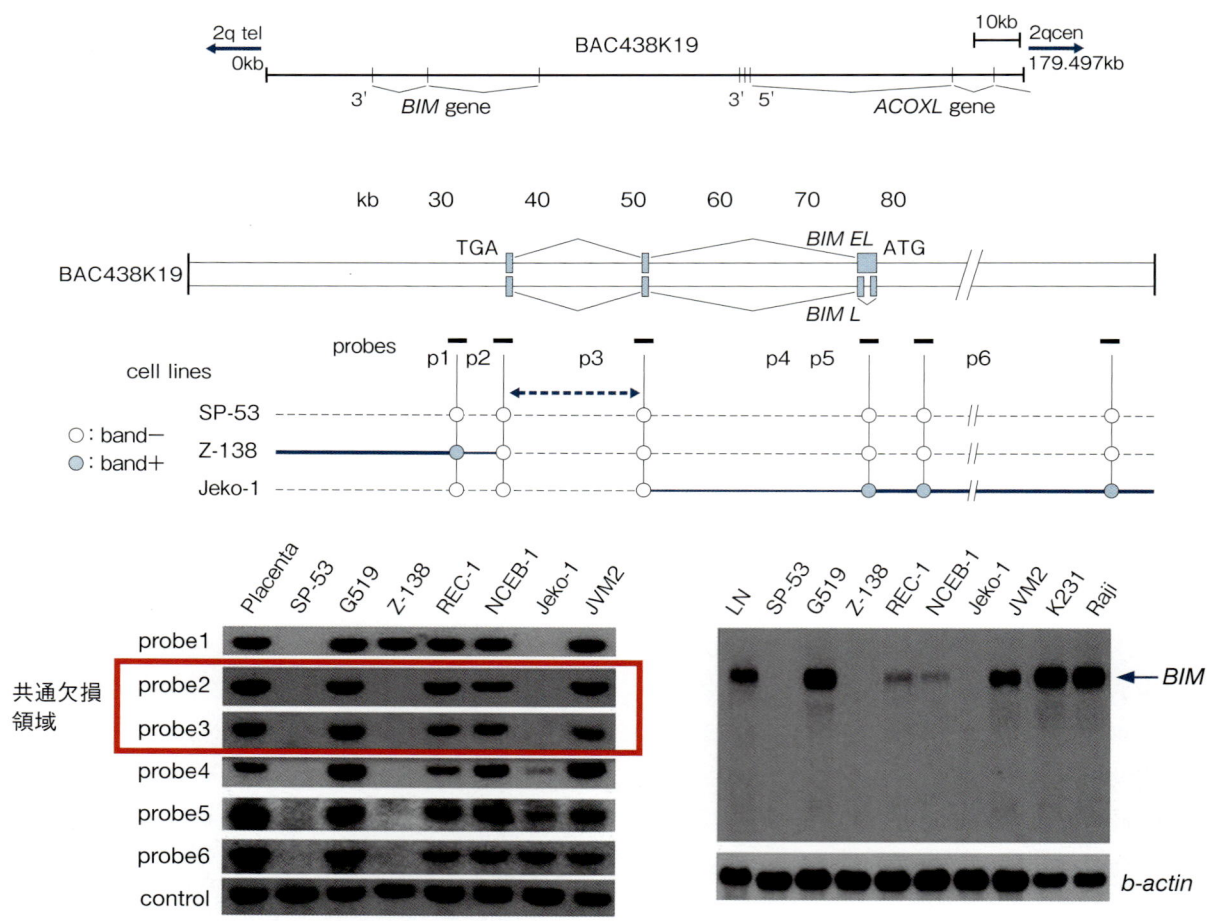

図4 ▶ MCLにおける2q13欠損の標的遺伝子*BIM*の同定

にわたる増幅領域に対してBACクローンを重なり合うように配置したcontigアレイを作製し，増幅領域を詳細に検討した．増幅領域はさらに800kb以下の狭い領域に絞り込むことができ，その領域にある15遺伝子の発現を詳細に解析した．その結果，*CCND3*およびその2kb上流にある*BYSL*が，ゲノム増幅の標的遺伝子であることを証明した．さらに，びまん性大細胞型B細胞性リンパ腫（diffuse large B-cell lymphoma；DLBCL）などの転座解析で*CCND3*は6p21と14q32の相互転座の標的遺伝子であるとの報告がある．我々は*CCND3*が6p21転座以外に6p21ゲノム増幅の標的遺伝子であることを証明した[6]．*CCND3*の発現をsiRNAで抑制したところDLBCLの細胞株であるSUDHL9の細胞増殖が抑制されたことから，*CCND3*の高発現が癌化に強く関わっていることも示唆されている．また*BYSL*はそれまで癌との関連が指摘されていなかったが，その後固形腫瘍などで腫瘍促進的役割が示されている．

4. 6q23のゲノム増幅標的遺伝子 *TNFAIP*（*A20*）

粘膜関連リンパ組織（mucosa-associated lymphoid tissue；MALT）リンパ腫には，11;18転座による*API2/MALT1*キメラ遺伝子が知られ，NF-κBの制御異常に関与するとされている．筆者らのグループでは，11;18転座を有さないMALTリンパ腫に関してアレイCGHを行い，眼付属器MALTリンパ腫に特徴的なゲノム異常として，6q23の欠失が約38%に認められることを明らかにした．さらにこの領域の詳細な検討により，6q23欠失の標的遺伝子が*TNFAIP*（*A20*）と同定した[7]．*A20*はNF-κB経路を抑制的に制御する遺伝子であり，その欠失はNF-κBの活性化に寄与すると考えられる．すなわち，MALTリンパ腫では，*MALT1*遺伝子転座陰性例においても，*A20*の欠失によって転座陽性例と同様の機構により腫瘍病態に関与していることが示唆されたのである．

4 アレイCGHデータの診断への応用

上述のようにゲノム異常とその標的遺伝子の発現異常は，悪性リンパ腫の病態に深く関与しているわけであるが，異なるB細胞リンパ腫間でのゲノム異常を比較してみると，そのゲノム異常のパターンはまったく異なることがわかる．また転座以外にも疾患特徴的なゲノム異常は明らかに存在しており，ゲノム異常の組み合わせにより疾患単位を同定することが可能であると考えられる．以下筆者らがアレイCGHの診断への応用として検討した結果を紹介する．

悪性リンパ腫の代表的疾患であるDLBCLと単一の疾患単位であるMCLを対象に，最も疾患を特徴づけるBACマーカーを選択するような診断システムを確立した．この2つの疾患はどちらもアグレッシブなB細胞リンパ腫であり，前者（DLBCL）は複数の疾患単位からなっている．この診断システムにより，2つの疾患を区別することができる数十個の「識別マーカー（discriminatory marker）」を選別し，そのマーカーを用いて"linear classification"を"weighted voting method"を用いて行い，どちらの疾患に属するかを判別する．また，"cross validation"と"permutation test"を用いて診断率を計算する．この方法でMCLとDLBCLが選別可能であるか，DLBCLがABCタイプとGCBタイプに選別可能か検討した．

その結果，"discriminatory marker selection"により選んだBACマーカーを用いて，75症例のDLBCLとMCLを選別した場合，MCLとDLBCLを94%の診断率で区別することができた．またDLBCLをABCタイプとGCBタイプとに選別する試みでも，84%の診断率で選別でき，MCLとDLBCLを識別する，DLBCLのサブタイプのABCタイプとGCBタイプを識別する「適切なマーカー」，つまり"discriminative marker"を見出すことができた[8]．

悪性リンパ腫は，様々な疾患単位からなっているが，その診断は，熟練した血液病理医の診断が不可欠であり，病理形態学，免疫組織学的検討，ならびに転座解析

などの細胞遺伝学的検討から総合的に行われている。こうした複雑な診断過程を，簡素化された方法，つまりBACマーカーや診断・治療のマーカーになりうるような少数の遺伝子変化の検討の組み合わせで，臨床診断へ応用が可能であるかを模索することは，臨床への応用として重要な点であると考えられる。

5 おわりに

このようにアレイCGH法によって，従来のCGH法では見出すことのできなかった微細なゲノム異常が探索できるようになり，ゲノム増幅や欠損の標的遺伝子が多数同定された。アレイCGH法により見出された新たな癌遺伝子，癌抑制遺伝子は現在も精力的に広く研究され，造血器腫瘍の病態解明に大きく貢献したものと思われる。現在，アレイCGH法はさらに高解像度化が進んだSNPタイピングアレイ，オリゴCGHアレイシステムなどが普及しており，これらを利用した癌ゲノム解析の報告も増えている[9,10]。また最近では次世代シーケンサーを用いた網羅的な癌ゲノム解析が登場し徐々に普及しつつあるが，解析コストや処理能力の観点などアレイCGH技術もいまだ有用なプラットフォームであると思われ，今後も癌ゲノム異常の解明に一定の貢献を果たすものと考えられる。

なお，本研究は，久留米大学病理学客員教授（前愛知県がんセンター副所長）瀬戸加大先生の監修の下で行われた。

● 文 献

1) Pinkel D, et al：Nat Genet. 1998；20(2)：207-11.
2) Ota A, et al：Cancer Res. 2004；64(9)：3087-95.
3) Tagawa H, et al：Leukemia. 2005；19(11)：2013-6.
4) He L, et al：Nature. 2005；435(7043)：828-33.
5) Tagawa H, et al：Oncogene. 2005；24(8)：1348-58.
6) Kasugai Y, et al：Clin Cancer Res. 2005；11(23)：8265-72.
7) Honma K, et al：Blood. 2009；114(12)：2467-75.
8) Takeuchi I, et al：Haematologica. 2009；94(1)：61-9.
9) Yang JJ, et al：Nat Genet. 2011；43(3)：237-41.
10) Umino A, et al：Blood. 2011；117(20)：5473-8.

第3章 免疫学的診断技術

D1 フローサイトメーターによる細胞表面抗原の解析と血球の分化，造血器腫瘍診断の基本

室井一男

1 はじめに

フローサイトメトリ(flow cytometry；FCM)は，造血器腫瘍の診断に欠かせない検査法である[1]。FCMの利点には，細胞の大きさと密度がわかる，細胞に発現している抗原がわかる，結果が迅速に得られる，結果が定量的である，データの再解析が可能である，といったものがある。欠点は，個々の細胞ではなく細胞を集団として評価するため，不均一な細胞集団に対する評価が困難なことである。造血器腫瘍は，均一な性質を有する細胞集団を構成するので，この細胞集団の抗原発現をFCMで解析することができる。十分な数の細胞が存在する検体であるなら，骨髄血，末梢血，リンパ節ばかりでなく，内視鏡で得られる生検検体，胸水，腹水，髄液中の細胞の抗原発現をFCMで評価することもできる[2]。

2 FCMの原理

1. フローサイトメーター

レーザー光を細胞に照射し，反射する光や蛍光を検知器で検出し，そのデータを処理する機械をフローサイトメーターと呼ぶ(図1)。前方散乱光(forward scatter；FSC)は細胞の大きさを反映し，側方散乱光(side scatter；SSC)は細胞質内の顆粒や核などの細胞内部構造の複雑さを反映する。蛍光色素に結合したモノクローナル抗体を細胞に反応させ，レーザー光によって蛍光色素特有の波長の蛍光を惹起させ，その蛍光を検知器で検出することによって，モノクローナル抗体が結合した抗原の強弱がわかる。異なる蛍光色素に結合したモノクローナル抗体を細胞に反応させることによって，複数の抗原の同時発現を調べることができる。よく用いられる蛍光色素に，FITC(fluo-

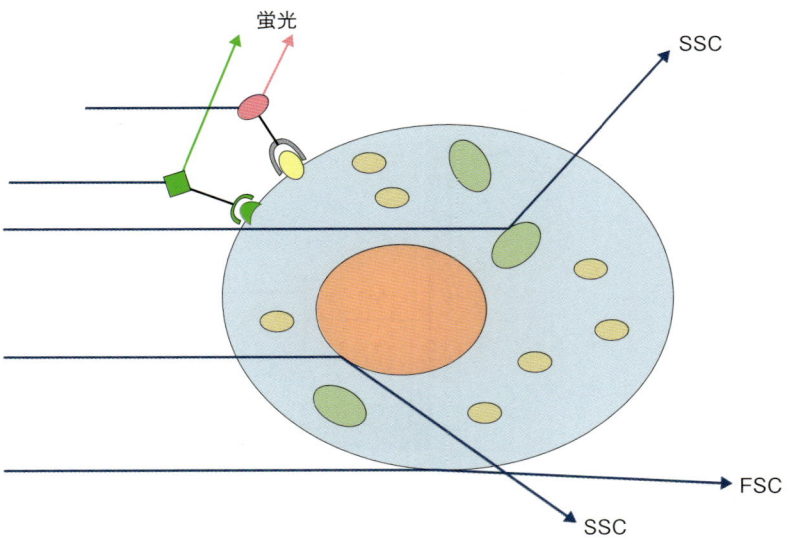

図1 ▶ FCMの原理

rescein isothiocyanate），PE（phycoerythrin），PerCP（peridinin chlorophyll）がある。

2．ゲート法

FCMで細胞の抗原発現を検討するためには，目的とする細胞集団を他の細胞集団から分離する必要がある。最も簡単な細胞の分離法は，FSCとSSCから細胞集団を展開する方法である[1]。この方法では，顆粒球とリンパ球の区別は可能であるが，急性白血病の芽球を他の細胞集団から区別することは困難である。近年，CD45の発現強度とSSCの特性から細胞集団を分離するCD45/SSCゲート法が汎用されている（図2A）[1]。この方法によれば，リンパ球，単球，顆粒球，赤芽球，芽球を明確に区別することができ，特に芽球の表現型の解析に有用である。

芽球分画中の右側（SSCがより大きい）に骨髄芽球が存在し，芽球分画中の左側（SSCがより小さい）にBリンパ芽球が存在する（図2A）。健常ヒト骨髄の芽球分画の骨髄芽球とBリンパ芽球の割合は約4：6である（図2B〜D）[3]。急性骨髄性白血病（acute myeloid leukemia；AML）や骨髄異形成症候群（myelodysplastic syndrome；MDS）では，骨髄の芽球分画の骨髄芽球に相当する細胞が増加するため，正常のBリンパ芽球は著減する。

骨髄塗抹標本の骨髄芽球の比率は，AMLの寛解判定に重要であるが，細胞形態の観察では，骨髄芽球とリンパ芽球を区別することが困難な場合がある。CD45/SSC法による芽球分画の骨髄芽球（CD33$^+$細胞）の割合と，骨髄塗抹標本で評価した骨髄芽球の割合は，r＝0.836（$p<0.001$）と強い正の相関を示した（図3）[3]。

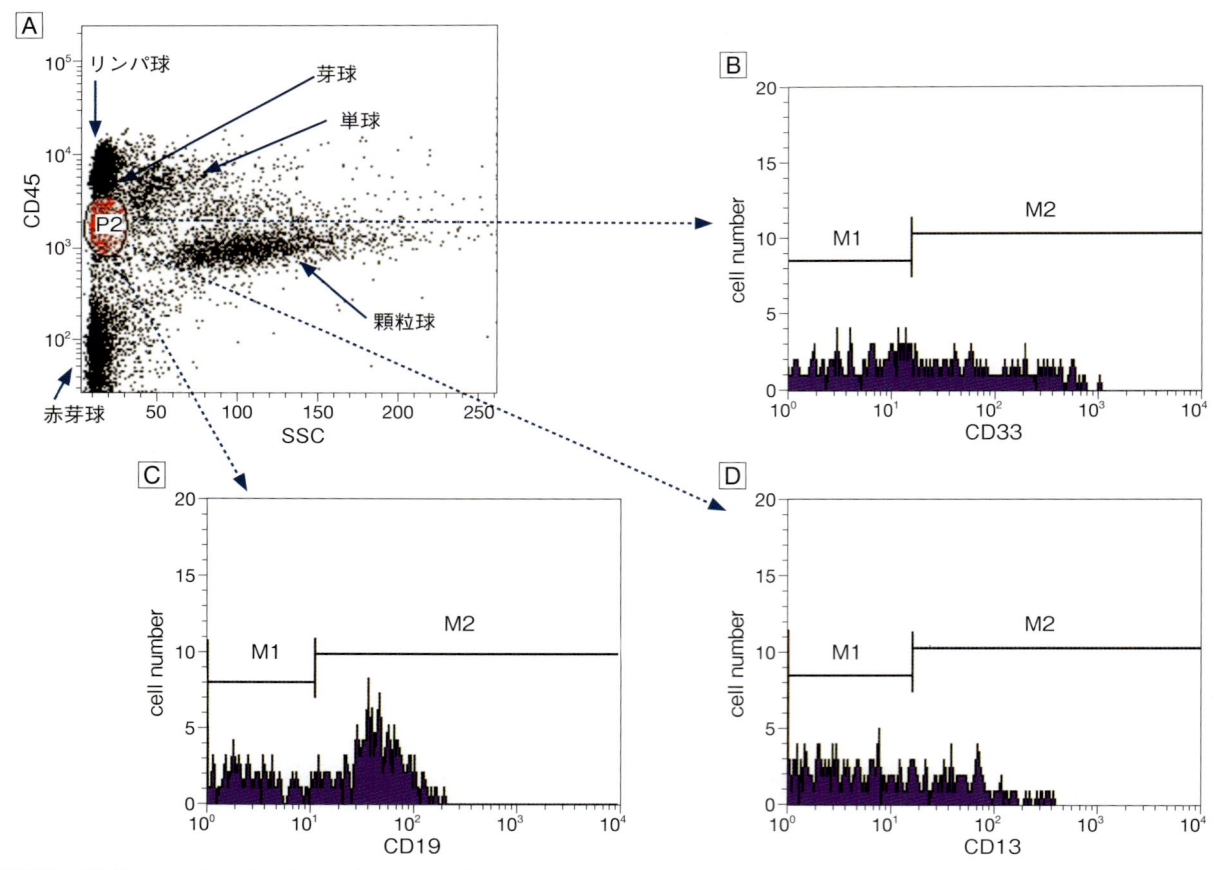

図2 ▶ 健常ヒト骨髄の芽球分画に含まれる細胞

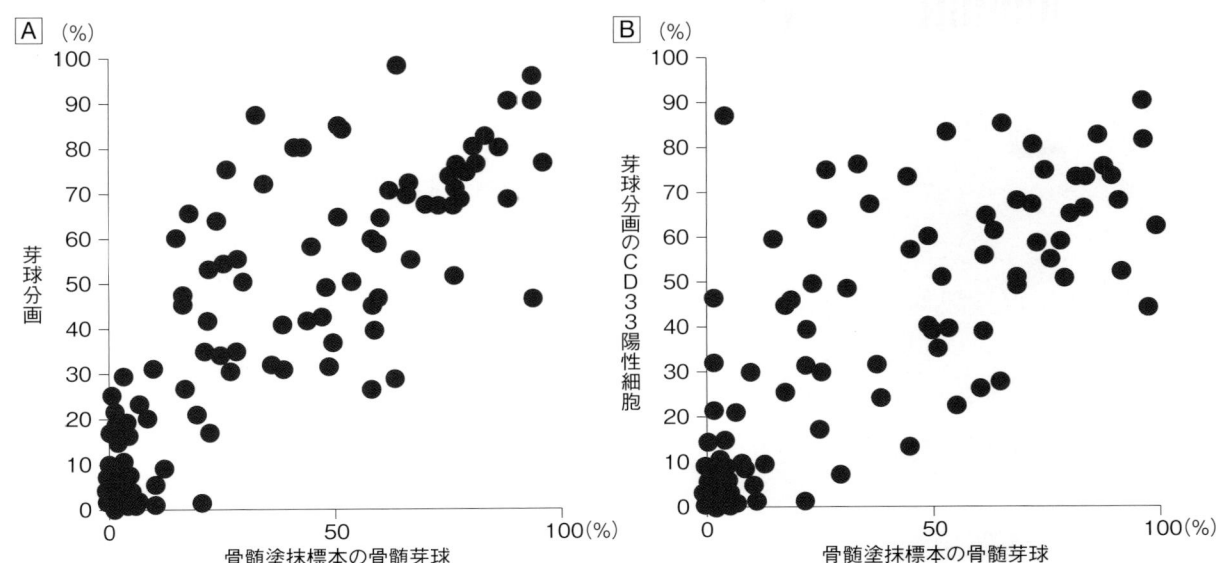

図3 ▶ 健常ヒト骨髄の芽球分画の細胞と骨髄塗抹標本の骨髄芽球との関係

Y軸に芽球分画のCD33$^+$細胞の％をとり，X軸に骨髄塗抹標本の骨髄芽球の％をとると$y=0.795x+6.195$の近似式が得られた[3]。この式から，芽球分画のCD33$^+$細胞の比率がわかれば，骨髄塗抹標本における骨髄芽球の比率を推測することが可能である。

3 造血幹細胞の分化と抗原発現

造血幹細胞は，各種の分化段階を経て成熟血球に分化するが，細胞の分化に伴い抗原発現が変化する（**図4〜7**）[4]。細胞の分化に伴う抗原の発現や減弱のパターンから，細胞の分化段階を推定することができる。造血器腫瘍細胞は，ある分化段階で細胞の分化が停止したととらえられるので，抗原発現のパターンからその細胞が属する細胞系列（lineage）を推定することができる。

骨髄系細胞の分化では，骨髄芽球はCD13$^+$，CD33$^+$，CD34$^+$，CD117$^+$，HLA-DR$^+$で，前骨髄球に分化するとCD34$^-$，HLA-DR$^-$，CD117$^+$（発現は弱い），CD15$^+$となり，骨髄球以降の細胞ではCD11b$^+$となる（**図4**）。単球系細胞の分化では，単芽球はCD34$^+$，CD117$^+$，CD4$^+$で，前単球以降になるとCD34$^-$，CD117$^-$となり，CD13，CD33，HLA-DRの発現が増強し，CD15$^+$，CD11b$^+$，CD14$^+$となる（**図5**）。B細胞系細胞の分化では，Bリンパ芽球はCD10$^+$，CD19$^+$，CD34$^+$で，その後CD20$^+$，CD34$^-$となり，成熟B細胞になるとCD10はしだいに陰性化して，細胞表面に免疫グロブリンを発現し，一時CD5$^+$やCD23$^+$となる時期がある（**図6**）。成熟B細胞は，最終的に形質細胞に分化するが，形質細胞はB細胞抗原を発現せず，CD138（syndecan-1）$^+$となる。T細胞系細胞の分化では，Tリンパ芽球は，CD5$^+$，CD2$^+$，CD7$^+$，CD34$^+$，CD10$^+$で，胸腺細胞はCD4$^+$CD8$^+$，CD3$^+$を呈し，成熟T細胞に分化するとCD4$^+$CD8$^-$，CD4$^-$CD8$^+$となる（**図7**）。通常，Tリンパ芽球と胸腺細胞は，HLA-DR$^-$を呈する。

4 FCMを用いた造血器腫瘍の診断

1. AML

AMLは，CD45/SSCで展開した芽球の分布からおおむね5つのパターンにわけられる（**図8**）。AML-

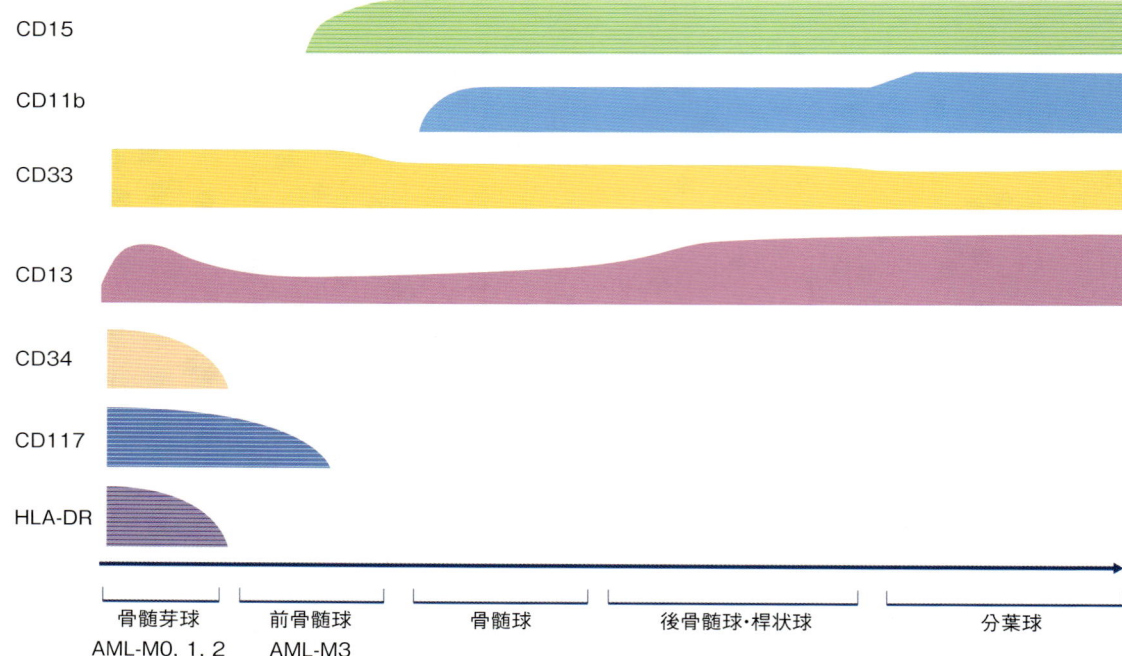

図4 ▶ 骨髄芽球から成熟好中球への分化に関わる抗原発現
AML（FAB分類のM0，M1，M2）は骨髄芽球に相当し，AML-M3は前骨髄球に相当する

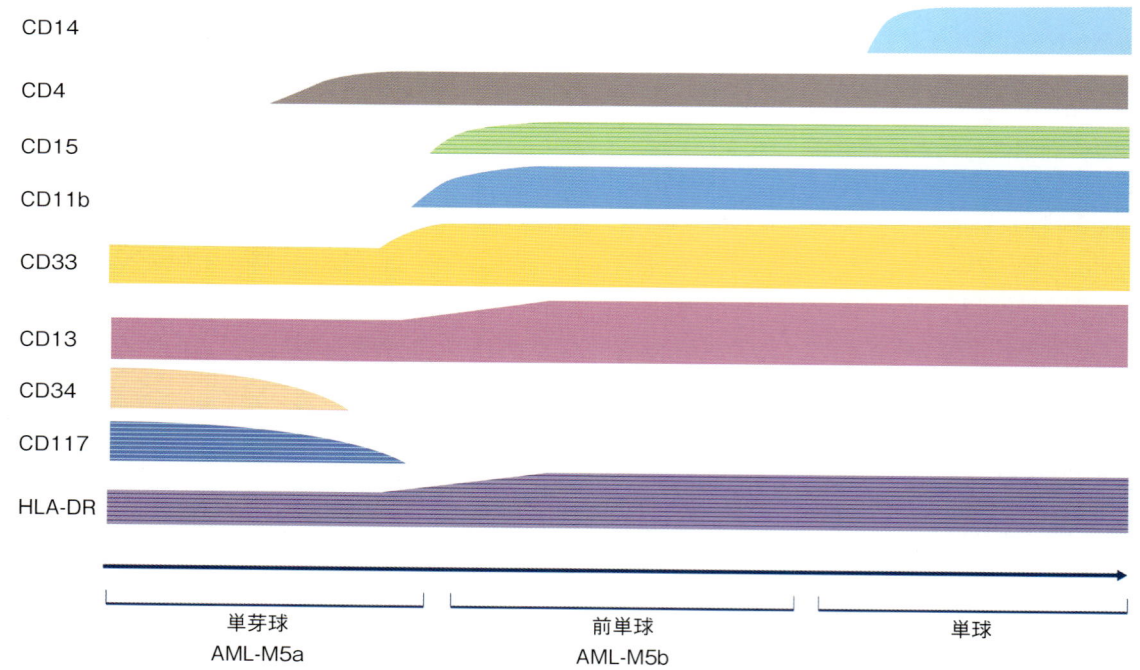

図5 ▶ 単芽球から単球への分化に関わる抗原発現
AML-M5aは単芽球に相当し，AML-M5bは前単球に相当する

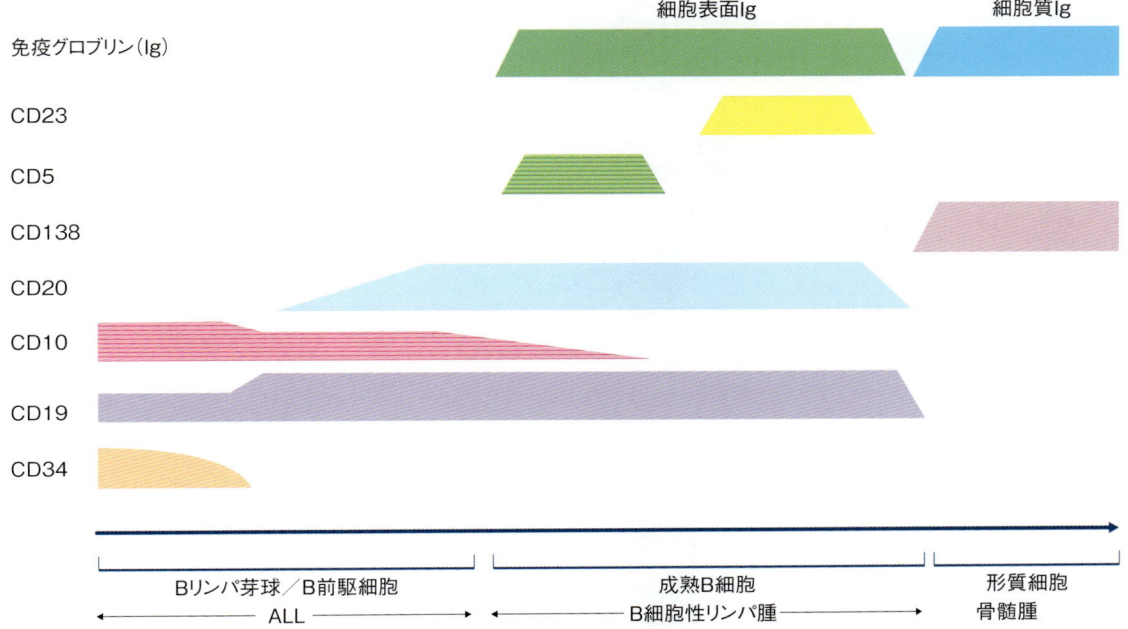

図6 ▶ Bリンパ芽球／B前駆細胞から形質細胞までの分化に関わる抗原発現
ALLはBリンパ芽球／B前駆細胞に相当し，B細胞性リンパ腫は成熟B細胞に相当し，骨髄腫は形質細胞に相当する
ALL；急性リンパ性白血病（acute lymphoblastic leukemia）

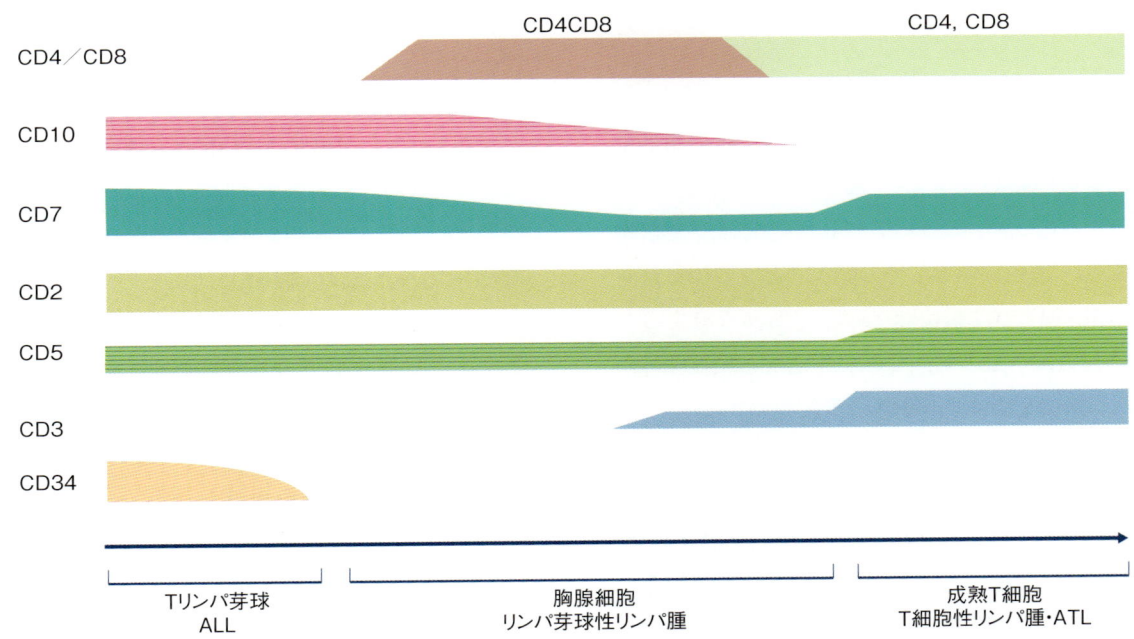

図7 ▶ Tリンパ芽球から成熟T細胞への分化に関わる抗原発現
ALLはTリンパ芽球や胸腺細胞に相当し，リンパ芽球性リンパ腫は胸腺細胞に相当，末梢性T細胞性リンパ腫は成熟T細胞に相当する
ATL；成人T細胞白血病（adult T-cell leukemia）

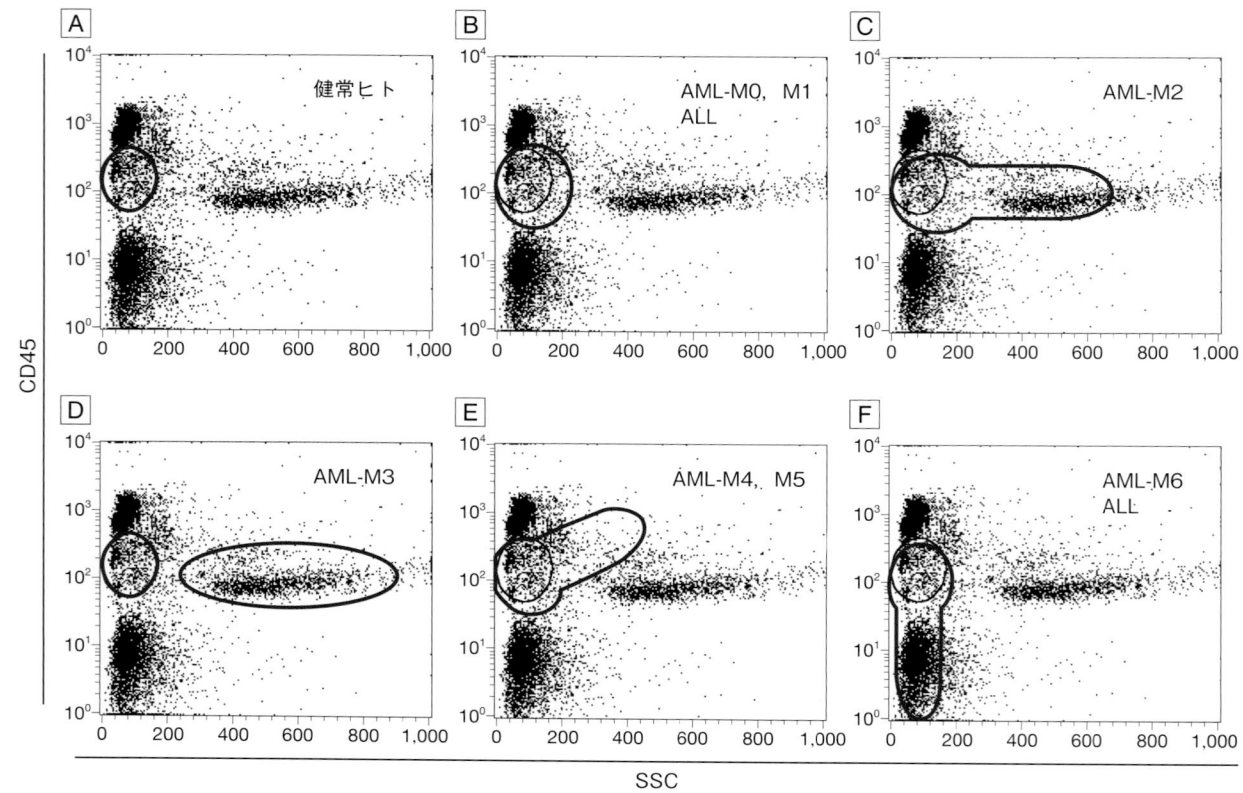

図8 ▶ AMLの各病型と白血病細胞（芽球）の細胞集団の存在する位置

M0, M1では, 健常ヒト骨髄の芽球分画付近に均一な細胞集団を形成し, 分化傾向がないため, 単球や顆粒球領域の細胞は少ない（図8B）。造血前駆細胞に発現するCD34, CD117, HLA-DRは, 通常陽性となる。逸脱抗原として, CD7$^+$となることがある。AML-M2では顆粒球への分化傾向を有するため, 芽球分画付近の均一な細胞集団から顆粒球にかけて細胞集団を認める（図8C, 9A）。t(8;21)を有するAML-M2は特徴的な表現型を呈し, CD34とCD117の発現が強く, しばしばCD19$^+$, CD56$^+$となる。AML-M3では, 顆粒球分画に細胞集団を形成し（図8D, 9B）, HLA-DR$^-$となることが特徴である。前骨髄球に類似し, CD34$^-$, CD117$^+$となることがある。AML-M3 variantでは, CD2$^+$となることがある。AML-M4, M5では, 芽球分画付近から単球領域に細胞集団を認め（図8E）, 単球に発現するCD4, CD11b, CD15, CD14が陽性となることがある。分化が単球に近いほど, 細胞集団は単球領域に存在する。逸脱抗原として, CD56$^+$となることがある。AML-M6では, 芽球分画から赤芽球領域に細胞集団を形成し（図8F）, CD235a（glycophrin A）, CD36, CD71（transferrin receptor）が陽性となる。AML-M7では, 芽球領域に細胞集団を形成し, 特徴的なのはCD41（GPⅡb/Ⅲa）が陽性となり, ペルオキシダーゼ陰性であることである。AML-M0と急性リンパ性白血病（acute lymphoblastic leukemia；ALL）との鑑別を要する。

2. ALL

ALLでは, AMLと同様健常ヒト骨髄の芽球分画付近に均一な細胞集団を形成するが, AMLよりSSCが小さいことが多い。ALLでは, 正常のBリンパ芽

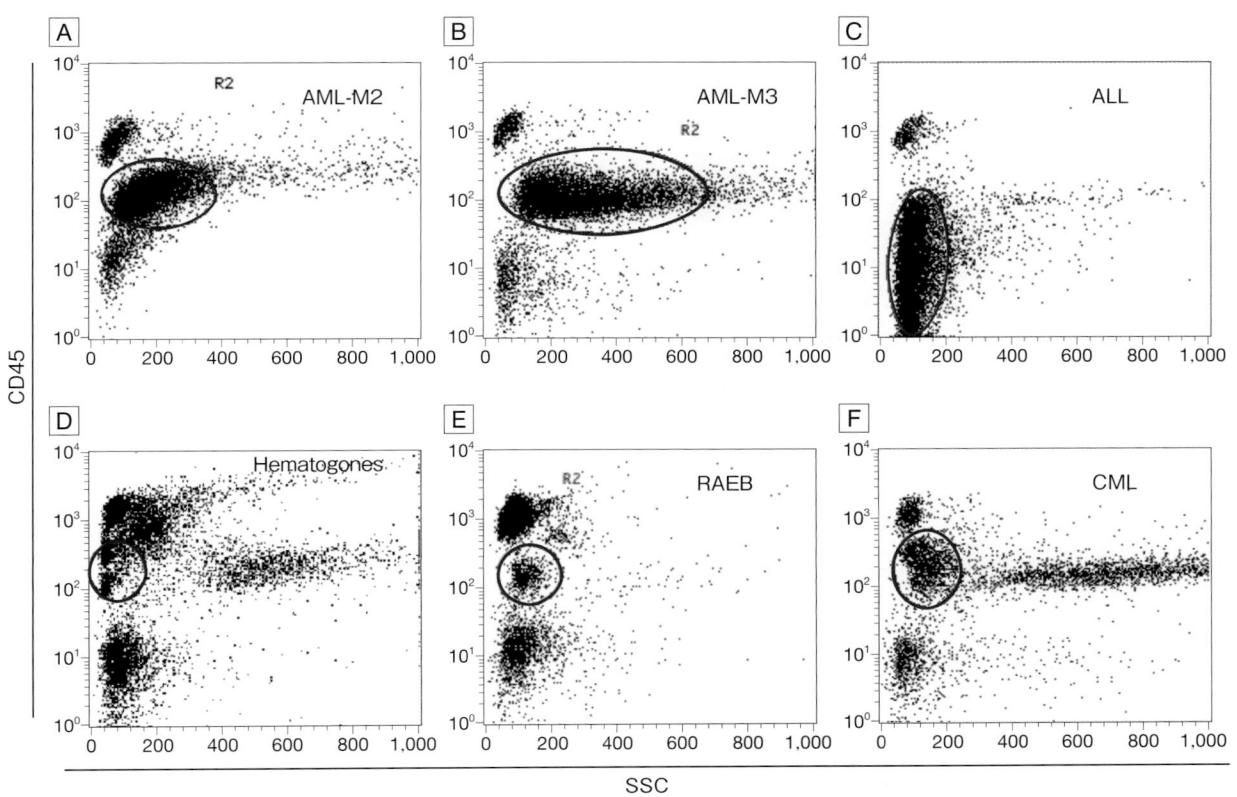

図9 ▶ 白血病細胞（芽球）の存在する位置と各疾患
RAEB；骨髄芽球増加を伴う不応性貧血（refractory anemia of excess of blasts），CML；慢性骨髄性白血病（chronic myeloid leukemia）

球またはTリンパ芽球類似の表現形を呈し，しばしばCD45の発現が低下し，赤芽球領域に細胞集団を形成することがある（図8F，9C）。通常，ALLではCD117⁻となり，AMLではCD117⁺となるため，CD117は両者の鑑別に有用である[5]。混合表現型急性白血病（mixed phenotype acute leukemia）の診断基準であるEGIL（European Group for Immunophenotyping of Leukemias）基準では，CD117は骨髄系抗原に取り入れられているが，WHO基準では，CD117は骨髄系抗原に取り入れられていない（**表1**）[6]。Ph染色体陽性のALLでは，通常CD19⁺，CD10⁺のB前駆細胞の表現型を呈するが，しばしば骨髄系抗原であるCD13⁺，CD33⁺となる。t(4;11)を有するALLは，CD10⁻，CD19⁺，CD15⁺の特徴的な表現型を呈する。

AMLやALLへの寛解導入療法後の骨髄回復期に，骨髄で正常のBリンパ芽球が増加することがありhematogones（血球小芽細胞）と呼ばれている。ALLでは，再発との鑑別を要するが，hematogonesでは抗原発現に異常がなく，正常の芽球分画内に細胞集団を形成する（**図9D**）。

3．非ホジキンリンパ腫

FCMによって，B細胞性リンパ腫のクローナリティ（clonality）と病型と関連する表現型を知ることができる。B細胞性リンパ腫では，1つのクローンから由来するため，細胞表面の軽鎖の発現はκ鎖とλ鎖のいずれか1つとなり，κ鎖とλ鎖の割合（κ/λ比）に偏りを生じる（**図10C，D**）。正常リンパ球のκ/λ比は0.5〜3.0の範囲にあるので，それを逸脱した場

表1 ▶ 細胞のlineageの同定に有用な抗原

	骨髄系抗原	B細胞系抗原	T細胞系抗原
EGIL	MPO (2) CD117 (1), CD13 (1), CD33 (1), CD65s (1) CD14 (0.5), CD15 (0.5), CD65s (0.5)	CD79a (2) cyto IgM (1), cyto CD22 (1), CD19 (1) CD10 (1), CD20 (1) TdT (0.5), CD24 (0.5)	cytoまたは膜CD3 (2) TCRαβ(1), TCRγδ(1), CD2(1), CD5(1) CD8(1), CD10(1) TdT (0.5), CD7 (0.5), CD1a (0.5)
WHO	MPO または単球への分化である（NSE, CD11c, CD14, CD64, lysozyme）の中の2つ	CD19の強発現と以下の抗原の1つ以上の強発現（CD79a, cyto CD22, CD10），またはCD19の弱発現と以下の抗原の2つ以上の強発現（CD79a, cyto CD22, CD10）	cyto CD3または膜CD3

MPO；myeloperoxidase, cyto；細胞質内, NSE；non-specific esterase（非特異的エステラーゼ）
EGIL；European Group for Immunophenotyping of Leukemias
EGILの括弧内の数字は，重みづけのポイント数を示す

（文献6より引用改変）

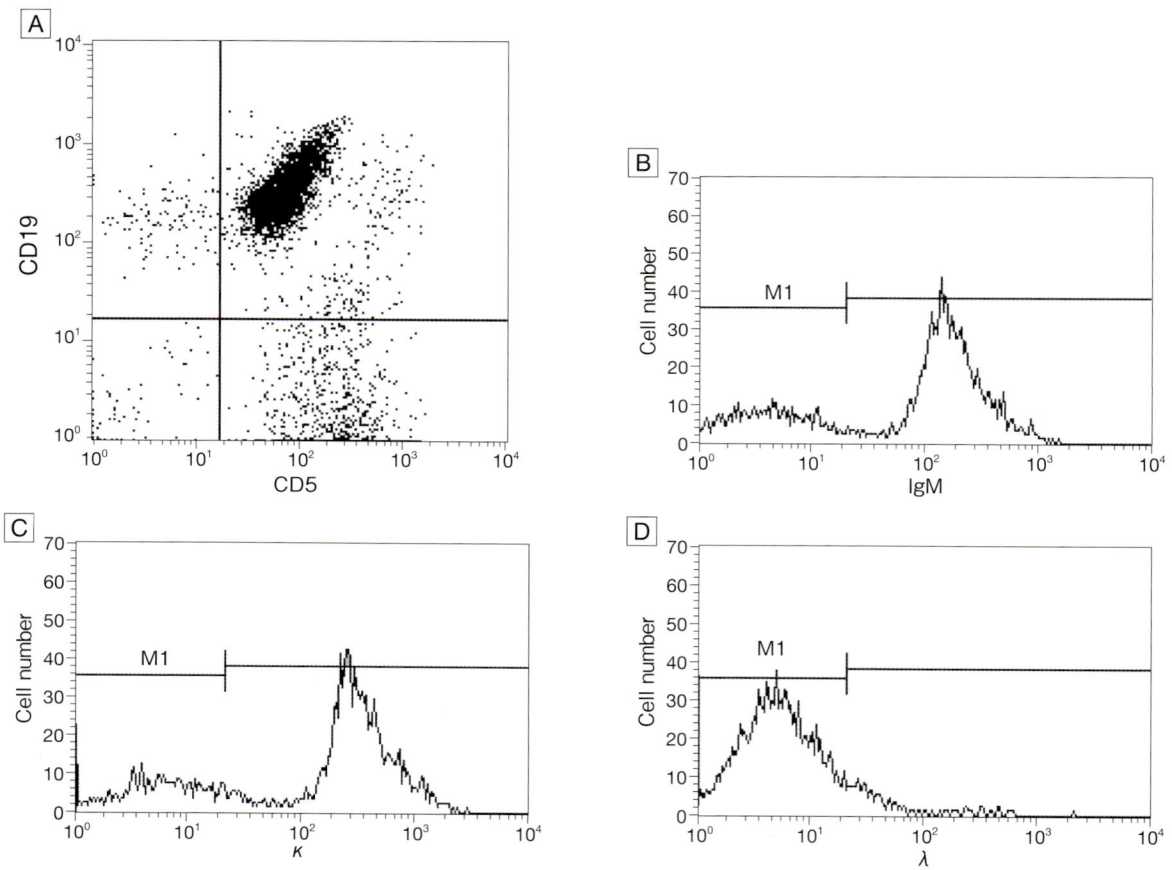

図10 ▶ マントル細胞リンパ腫
軽鎖はκ優位であり（C），IgM⁺（B），CD19⁺CD5⁺（A）である

合，B細胞は腫瘍性（クローナリティがある）と判断する[7]。B細胞性リンパ腫では，表面抗原のパターンから各病型を推定することができる（図11）。

T細胞性リンパ腫では，FCMでクローナリティを判断することはできないが，成熟T細胞性腫瘍（末梢性T細胞性リンパ腫）の場合，通常腫瘍細胞はCD4またはCD8のどちらか一方のみを発現するので，CD4/CD8比に偏りが生じる（図12A）。正常のCD4/CD8比は約1.0〜3.0であるので，この範囲から大きく逸脱した場合，T細胞が腫瘍性であることを疑う。また，T細胞性リンパ腫では，しばしばCD7などのT細胞性抗原が減弱・欠損することがあり（図12D），このような場合T細胞の腫瘍性を疑う根拠となる。成人T細胞性白血病／リンパ腫（adult T-cell leukemia/lymphoma；ATL）は，通常$CD4^+$，$CD25^+$，$CCR4^+$である（図12）。CCR4に対するモガムリズマブが適応となるATLと再発難治性末梢性T細胞性リンパ腫では，事前にCCR4を検査する必要がある。

4. その他の造血器腫瘍

MDSでは，RAEBに進展すると，骨髄の芽球分画の骨髄芽球の割合が増加し均一な細胞集団を形成し，顆粒球の分化障害によって顆粒球分画の細胞は減少する（図9E）。AMLに進展すると，*de novo*のAMLに類似したFCMを呈する。慢性骨髄性白血病（chronic myeloid leukemia；CML）では，骨髄の顆粒球分画の細胞が増加していることが特徴で，芽球分画の骨髄芽球が増加していることがある（図9F）。多発性骨髄腫では，CD45，HLA-DR，血液分化に伴う抗原が陰性で，CD38，CD138，細胞質内のκまたはλ鎖いずれか1つが陽性となり，しばしば逸脱抗原の$CD56^+$となる（図11）。

5 微小残存病変の検査

FCMを用いて微小残存病変（minimal residual disease；MRD）を検査することができる。AMLやALLではしばしば抗原発現の異常を伴うので（表2），逸脱抗原を指標としてMRDを検査することができる。AMLの白血病細胞は，しばしばCD7，CD56を発現するので，これらの抗原の発現を調べることによって，MRDを検査することができる（図13）。骨髄回復期の正常の未熟顆粒球では，CD56を発現する場合があることが報告されており，CD56をMRDに用

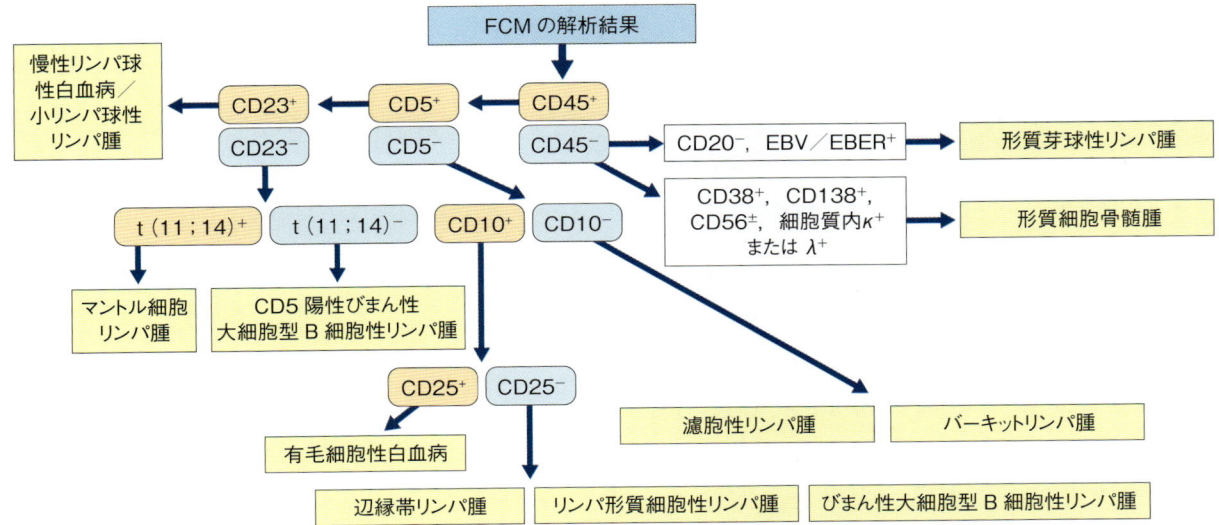

図11 ▶ 表面抗原に基づくB細胞性リンパ腫の鑑別

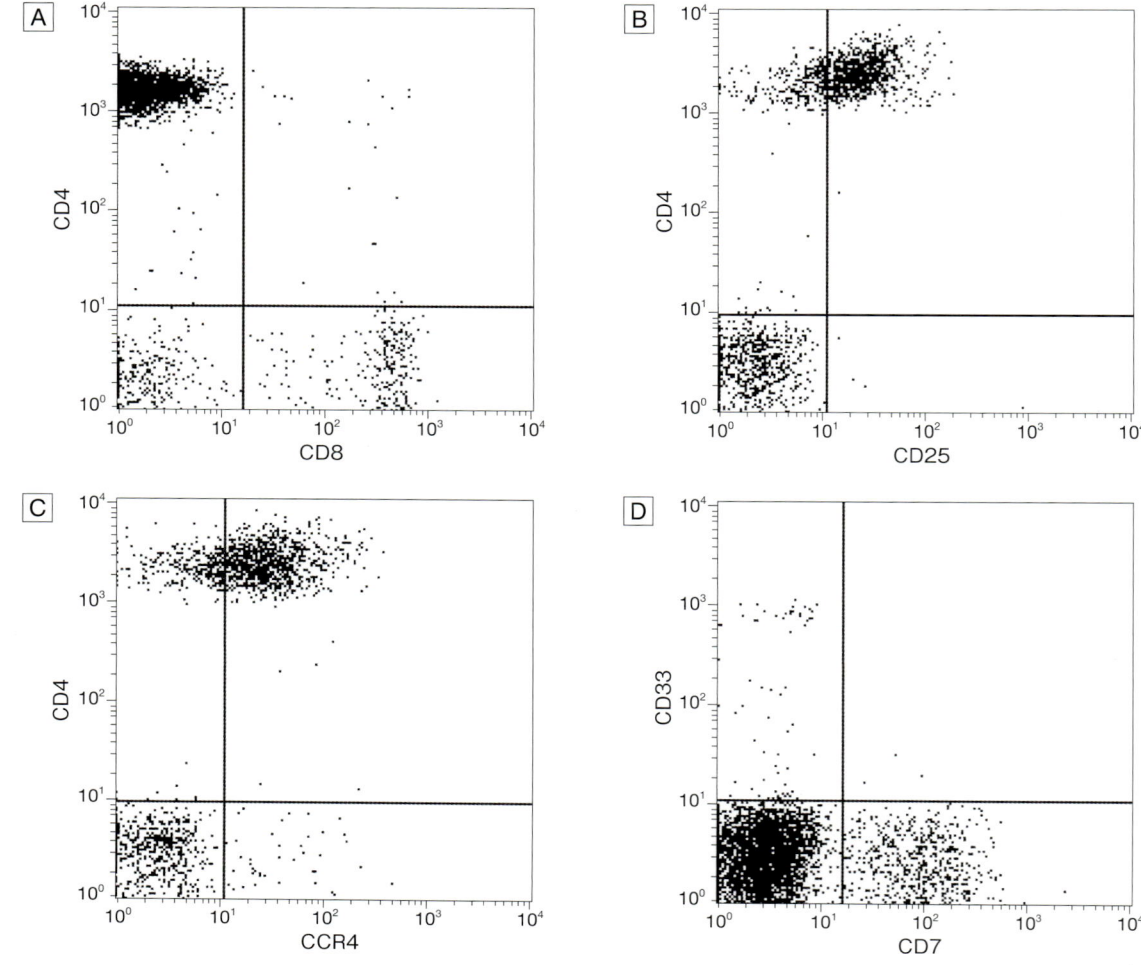

図12 ▶ ATL／リンパ腫

CD4$^+$CD8$^-$（A）で，CD4$^+$CD25$^+$（B），CD4$^+$CCR4$^+$（C）である．CD7の発現が減弱している（D）

表2 ▶ 診断とMRD検査に有用な抗原発現異常

急性骨髄性白血病	
・逸脱抗原の発現	CD2$^+$, CD5$^+$, CD7$^+$, CD19$^+$, CD20$^+$, CD56$^+$
・非同調発現	CD34$^+$CD15$^+$, CD34$^+$CD11b$^+$
・過剰発現	CD34^{++}
・抗原の欠損	CD33$^-$
B細胞性白血病	
・逸脱抗原の発現	CD13$^+$, CD15$^+$, CD33$^+$
・非同調発現	CD34$^+$surface IgM$^+$, CD34$^+$CD22$^+$
・過剰発現	CD10^{++}, CD34^{++}
・抗原の欠損	CD19$^-$, CD45$^-$

T細胞性白血病	
・過剰発現	CD7^{++}, CD34^{++}
末梢性T細胞性リンパ腫	
・抗原の欠損	CD7$^-$
多発性骨髄腫	
・逸脱抗原の発現	CD56$^+$

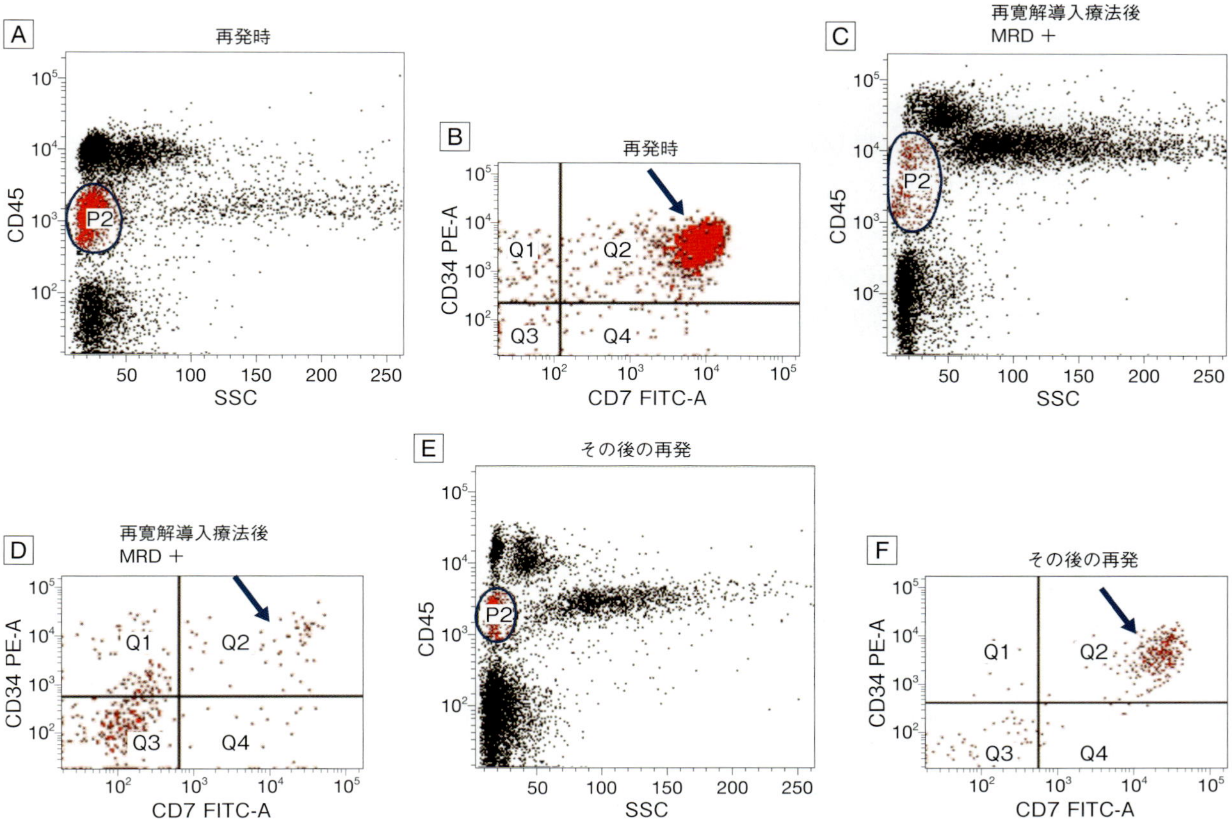

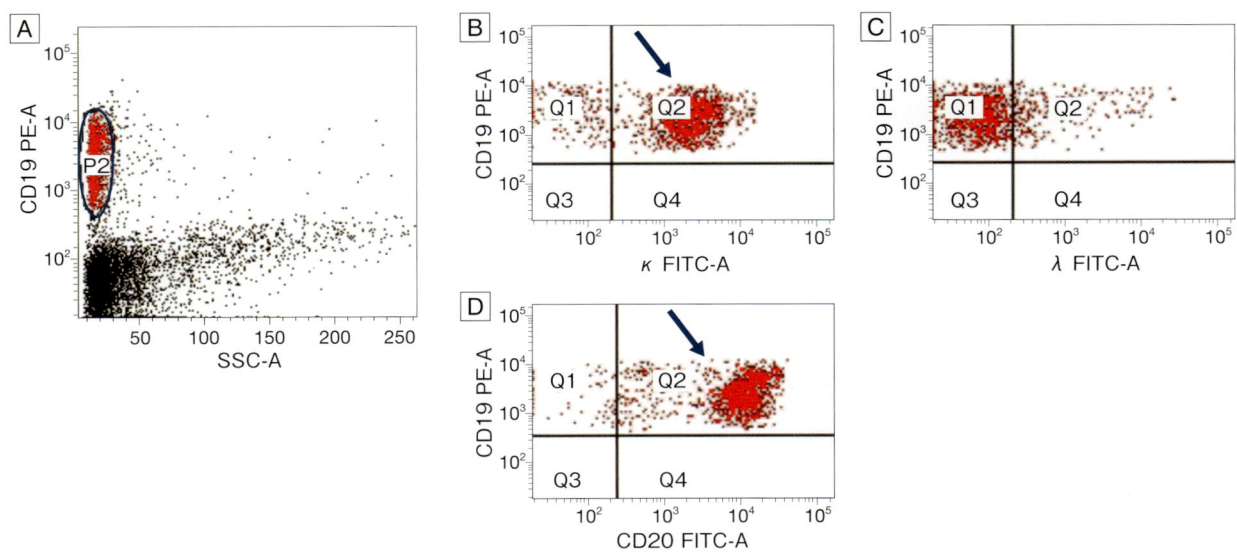

図13 ▶ CD34⁺CD7⁺細胞を指標としたMRDの検査
再発時にCD34⁺CD7⁺細胞を認める（A, B）。寛解導入療法後の骨髄の評価では，形態学的には寛解と判定されたが，CD34⁺CD7⁺細胞を認め（C, D），その後その細胞は増加した（E, F）

図14 ▶ CD19ゲート法による骨髄中のB細胞性リンパ腫の浸潤検査
κ⁺，CD20⁺のB細胞性リンパ腫細胞を認める（B, D）

いる場合注意を要する[7]。

通常，B細胞性リンパ腫はCD19$^+$であるので，CD19$^+$細胞中の軽鎖を調べることによって，骨髄中のMRDを調べることができる（図14）[8]。多発性骨髄腫はCD38の発現が強いため，CD38^{++}細胞中の細胞質内軽鎖を調べることによって，骨髄中のMRDを調べることができる[9]。これらの方法は，熟練したFCMの解析は不要のため，臨床的に有用である。

6 造血器腫瘍におけるCD25発現

CD25は，ATLやhairy cell leukemiaで発現することはよく知られているが，最近B細胞性リンパ腫，MDS，AMLの一部にもCD25が発現することが報告されている[10,11]。CD25は，これらの疾患の予後不良因子として報告されており，今後，造血器腫瘍の増殖と分化におけるCD25の意義が明らかにされることが期待される。

7 おわりに

FCMは，形態学と異なる様々な利点を有している。FCMの結果を正しく評価し，造血器腫瘍の診断と治療効果の判定に役立てることが重要である。

● 文献

1) 室井一男：血液・造血器疾患のマネジメント—血液内科医と病理医の対話．山川光徳，他編．医薬ジャーナル社，2011；p27-32.
2) Oka S, et al：J Clin Exp Hematop. 2012；52(2)：127-31.
3) Oka S, et al：Hematology. 2009；14(3)：133-8.
4) 宮崎年恭：フローサイトメトリーを用いた造血器腫瘍の診断．室井一男，他編，医薬ジャーナル社．2006；p21-35.
5) Muroi K, et al：Leuk Lymphoma. 1995；16(3-4)：297-305.
6) Weinberg OK, et al：Am J Clin Pathol. 2014；142(6)：803-8.
7) Muroi K, et al：J Clin Exp Hematop. 2013；53(3)：247-50.
8) Kawano-Yamamoto C, et al：Leuk Lymphoma. 2002；43(11)：2133-7.
9) Hassett J, et al：Cytometry. 1995；22(4)：264-81.
10) Gönen M, et al：Blood. 2012；120(11)：2297-306.
11) Fujiwara S, et al：Leuk Lymphoma. 2014；55(2)：307-13.

MEMO　「FCMを用いたhematogone（HG）の同種造血幹細胞移植後の解析」

本項でも触れたように化学療法後の骨髄回復期に正常Bリンパ芽球であるHGが出現することがあるが，Shimaらは同種造血幹細胞移植後の生着時の骨髄検体において6カラーFCM解析を行い，この際，CD34$^+$CD38$^+$CD10$^+$CD19$^+$Lin-のプロB細胞，CD34$^{-/lo}$CD38$^+$CD10$^+$CD19$^+$のプレB細胞，CD34$^-$CD38$^+$CD10$^+$CD19$^+$CD20$^+$の幼若B細胞をHGと定義し，その臨床的意義を解析している。骨髄移植後12/59症例，臍帯血移植後31/49症例において骨髄有核細胞におけるHGの比率が5%以上であり，このカットオフ値を満たした場合には，疾患種，幹細胞ソース，移植時の疾患状態にかかわらず移植後の全生存期間，無再発生存期間が有意に良好であることを見出している。またHG比率が5%以上のコホートでは急性GVHDが低頻度であり，感染症合併なども少ないこと，若年ドナーであるほどHG比率が高くなる傾向にあること明らかになった[1]。形態学的診断によるHGの正確な比率の算出は容易ではないが，多岐にわたるFCMの臨床応用において，その客観的な細胞解析能によって実現した，興味深い臨床研究の成果と言える。

1) Shima T, et al：Blood. 2013；121(5)：840-8.

黒田純也

D2 悪性リンパ腫診療における免疫組織化学的診断，ISH

浅野直子，中村栄男

1 はじめに

　悪性リンパ腫の診断には2008年に公刊されたWHO分類（第4版）に従って分別することになる。当分類は，臨床的特徴に加え，病理形態学的特徴，免疫表現型，染色体・遺伝子異常などすべてを加味し分類された疾患単位のリストである。免疫表現型の検索方法には，フローサイトメトリー法と免疫組織化学染色法が挙げられ，前者はフレッシュな検体を必要とするのに対し，後者はホルマリン固定パラフィン（FFPE）切片からの解析を可能にし，また組織学的検査であるため，陽性細胞の形態学的特徴を確認することができるという利点がある。

　このように免疫組織化学的検討は，悪性リンパ腫の診断に必須のものとなっているが，現在その診断的応用は，①腫瘍細胞の免疫学的性状の評価による組織型診断，②癌関連遺伝子産物の同定，③生物学的予後予測因子の評価，④腫瘍細胞の炎症性微小環境の解析など広範囲に展開されつつある。遺伝子発現解析などの分子レベルで得られた知見も，即時的に免疫組織化学的解析により臨床病理学的・生物学的意義が解明される時代であるとともに，分子標的治療を含めた新規治療に関連し，免疫組織化学の重要性がより強調されている。

2 悪性リンパ腫診断における免疫組織化学的評価

1．悪性リンパ腫の免疫学的性状評価

　悪性リンパ腫の病理診断に際して最も重要なことは，病変が腫瘍性か反応性かを鑑別することである。ついで，腫瘍とすればリンパ腫かあるいは非リンパ系腫瘍か，さらにリンパ腫とすればその亜型はいずれに相当するかが常に問題となる。悪性リンパ腫の診断のための免疫組織化学的検討は，これらの診断に際して必須不可欠なものである。現在の悪性リンパ腫分類は，B細胞リンパ腫，TおよびNK（natural killer）細胞リンパ腫，ホジキンリンパ腫，さらに免疫不全関連リンパ増殖異常症に大別される。BおよびT，NK細胞リンパ腫においては，さらに前駆型（precursor）と成熟型（mature）にわけられる（図1，2）[1]。ゆえに，TおよびB細胞マーカーに代表される，いわゆるlineage-specific markersの検索は第一義的なものと言える。免疫組織化学的検討に基づくリンパ腫診断の簡単なフローチャートを図3〜5に，鑑別診断上の主なマーカーを表1〜5に示す。B細胞マーカーとしてはCD20（図6A），CD79a，T細胞マーカーとしてはCD3 epsilon（図6B）の信頼性が高い。時には，これらのマーカーが認められない症例もあり，その際には他のマーカーの参照，あるいは遺伝子検査（たとえば免疫グロブリン遺伝子，T細胞受容体遺伝子の再構成）などが必要とされる。

　近年，新たな知見としてB細胞マーカーとしてのPAX5（図6C）[2]の重要性，細胞傷害性T細胞マーカー〔granzyme B（図6D），granzyme M，perforin，TIA1など〕のT/NK細胞診断への応用の必要性が特記される。PAX5は，CD20陰性B細胞系リンパ腫の診断に際し，良好なB細胞マーカーと目され，特にホジキンリンパ腫の腫瘍細胞で陽性となる（図6C）。一方，細胞傷害性T細胞マーカーについては診断のみならず，T細胞リンパ腫の生物学的予後不良因子として

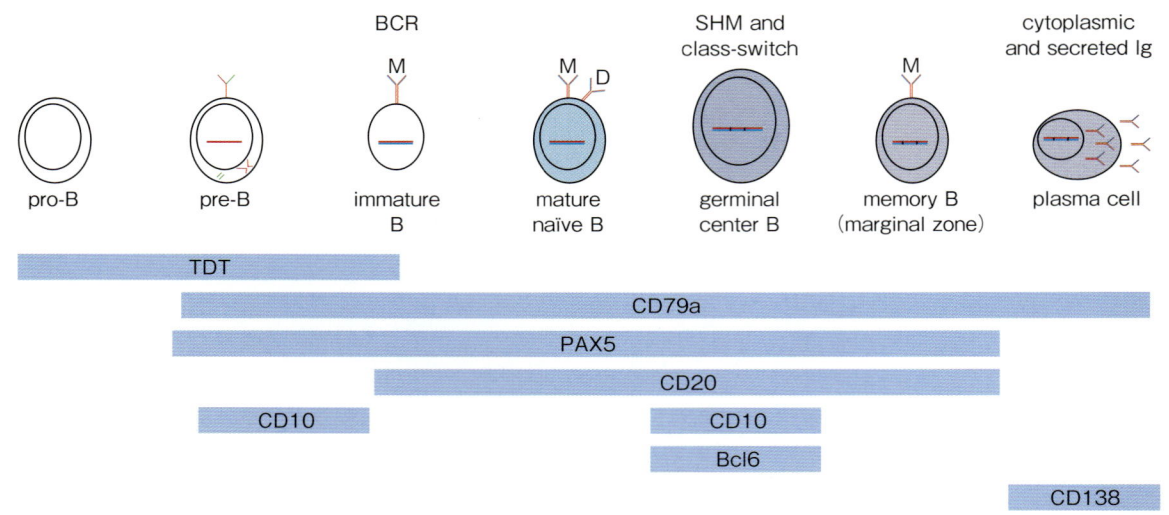

図1 ▶ B細胞の分化段階とマーカーとの相関　　　　　　　　　　　　　　　　　　　　（文献1より引用改変）

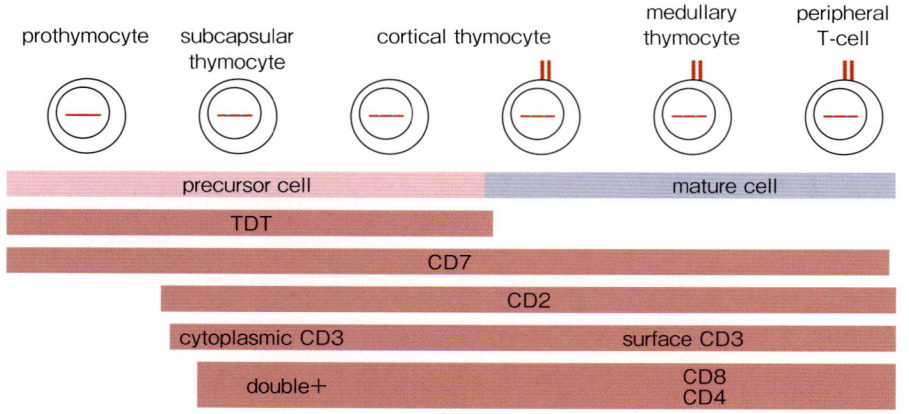

図2 ▶ T細胞の分化段階とマーカーとの相関　　　　　　　　　　　　　　　　　　　　（文献1より引用改変）

の意義が報告された[3]．さらに，clusterin（濾胞樹状細胞および未分化大細胞型リンパ腫に陽性），CD163（組織球系腫瘍に陽性，樹状細胞は陰性），CD207/langerin（ランゲルハンス細胞腫瘍に陽性），CD123/IL3 receptor α（plasmacytoid dendritic cellに陽性），CXCL13・PD1（濾胞性T細胞に陽性．**図6E，F**），IRTA1[4]・MNDA[5]（辺縁型B細胞リンパ腫に陽性）など，新たなマーカーの診断への応用が進んでいる．

2．悪性リンパ腫における"癌"関連遺伝子産物の同定

悪性リンパ腫の腫瘍化機構には，多くの場合，染色体転座に基づく特定の分子の異常発現が深く関わる．それらの同定にはFISH法を含む染色体解析，DNA・RNAレベルでのSouthern法・PCR法に加えて免疫組織化学的検討が広く用いられている．主な免疫染色の対象として濾胞性リンパ腫におけるBCL-2，マントル細胞リンパ腫におけるcyclin D1（**図6G**）[6]，未分化大細胞型リンパ腫におけるALK（anaplastic

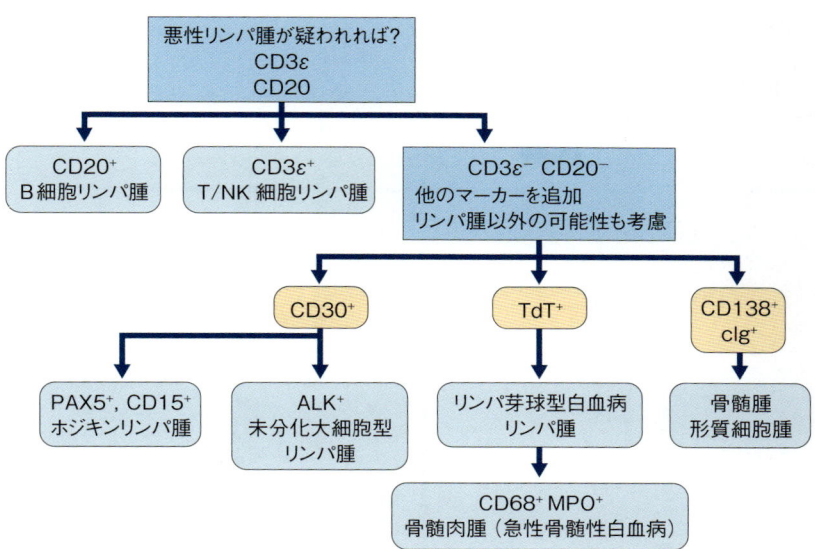

図3 ▶ 悪性リンパ腫のフローチャート 基本型
[留意点]
形質細胞はCD20では染まらない。CD138, CD79aは陽性となる。細胞質内免疫グロブリンに注目
CD79a：B細胞に対する特異性が高く有用。形質細胞にも陽性などCD20より反応域が広い。また，最近，B細胞系マーカーとしてPAX5の有用性が報告された免疫グロブリン(immunoglobulin;Ig)の免疫染色は難しいが，*in situ* hybridizationが優れる。細胞質内(cytoplasmic) Igの証明を目的とし，細胞表面(surface) Igの証明は困難

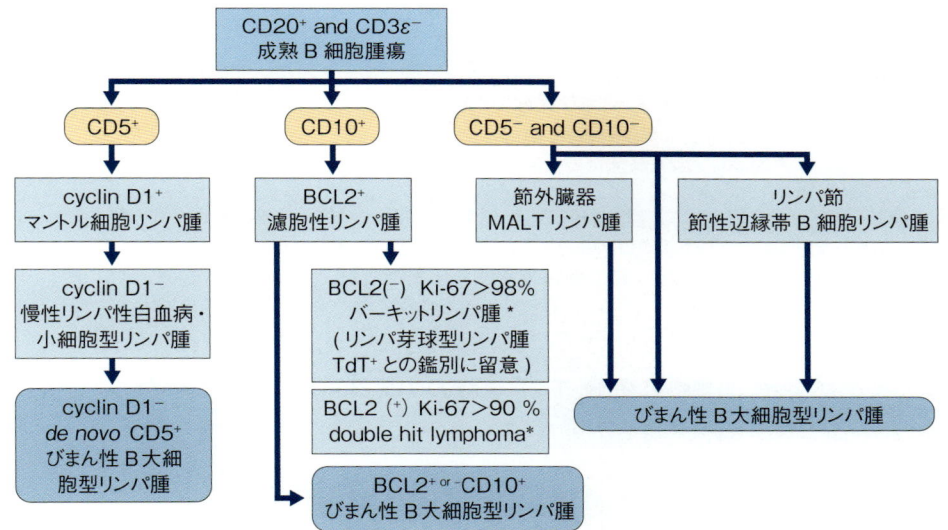

図4 ▶ 悪性リンパ腫のフローチャート—成熟B細胞腫瘍
[留意点]
BCL2は濾胞性リンパ腫と反応性濾胞過形成の鑑別に有用。他の鑑別疾患には役立たないので注意
cyclin D1はマントル細胞リンパ腫の診断の決め手。骨髄腫の一部（20～30%）も陽性になることに注意。またcyclin D1陰性マントル細胞リンパ腫はSOX11陽性
辺縁型B細胞リンパ腫のマーカーとして，IRTA1，MNDAが有用とされている
びまん性B大細胞リンパ腫に代表される高悪性度病変とそれ以外の低悪性度病変の鑑別は，BCL2, p53, Ki-67が参考となる。高悪性度病変ではBCL2陽性率が低く，p53陽性率，Ki-67陽性率がより高くなる傾向がある
最近，びまん性B大細胞型リンパ腫の中でCD10陽性症例が比較的予後良好な一群を形成する一方，CD5陽性症例，すなわち*de novo* CD5陽性びまん性B細胞大細胞型リンパ腫は予後不良な亜型を形成する[22]
バーキットリンパ腫ではKi-67がほぼ100%陽性で，MYCの陽性率が高い
intermediate lymphomaに含まれるdouble hit lymphomaでは，バーキットリンパ腫に類似した形態学的所見，MYC陽性率の増加とBCL2陽性を示す。FISHでの確認が必要である

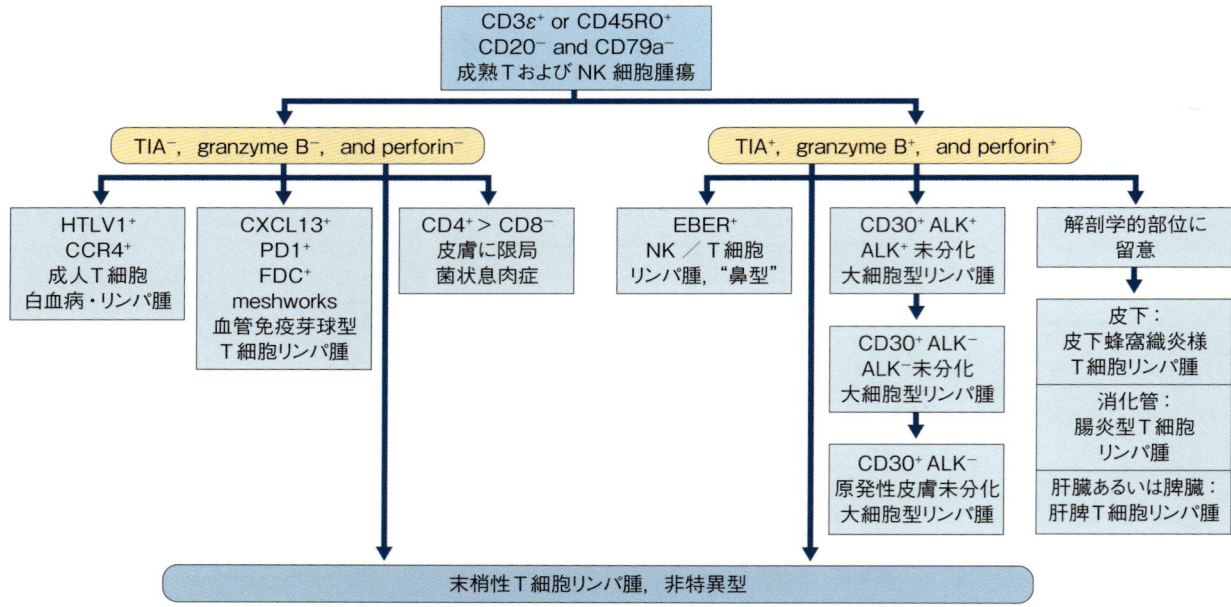

図5 ▶ 悪性リンパ腫のフローチャート—成熟TおよびNK細胞腫瘍

[留意点]
まず成熟TおよびNK細胞リンパ腫と診断することが重要。B細胞リンパ腫やホジキンリンパ腫と比較し，一般的に予後不良である
WHO分類（2008）では，白血病，皮膚，節外性，および節性に4大別される．ゆえに，これら解剖学的な部位別に鑑別診断が必要である
加えて，若年者に多く発生し，化学療法に対して感受性の高いALK⁺未分化大細胞リンパ腫，EBV⁺で放射線感受性のある鼻型NK／T細胞リンパ腫の診断を念頭に置く
血管免疫芽球型T細胞リンパ腫は，病変内に濾胞樹状細胞の増生が目立つ．濾胞樹状細胞に反応するFDC，CD21，CD23などの免疫染色が参考となる．またしばしば高免疫グロブリン血症を伴い，診断の参考となる
CD56はNK細胞以外に節外性T細胞リンパ腫，特に細胞傷害性分子陽性症例ではしばしば認められる

表1 ▶ 悪性リンパ腫の免疫染色—B細胞リンパ腫，T／NK細胞リンパ腫およびホジキンリンパ腫

抗体	B細胞リンパ腫	T／NK細胞リンパ腫	ホジキンリンパ腫[*1]
CD20	＋	－	－（〜＋）
CD79a	＋	－	－（〜＋）
PAX5	＋	－	W＋[*2]
CD3ε	－	＋	－
CD45RO	－	＋	－
CD15	－	－	＋
CD30	－〜＋	－〜＋	＋

＊1：炎症性背景を伴う点に留意
＊2：弱陽性

表2 ▶ 成熟B細胞腫瘍の鑑別

1. 低悪性度病変

抗体	follicular lymphoma	mantle cell lymphoma	marginal zone B-cell lymphoma	CLL／SLL	plasma cell myeloma
CD20	＋	＋	＋	＋	－～＋
CD79a	＋	＋	＋	＋	＋
CD5	－	＋	－	＋	－
CD10	＋	－	－	－	－
CD23	－	－～＋	－～＋	＋	－
CD56	－	－	－	－	＋～－
BCL2	＋	＋	＋	＋	－～＋
BCL6	＋	－	－	－	－
cyclin D1	－	＋	－	－	＋～－
cIg	－	－	－～＋	－	＋

cIg；cytoplasmic immunoglobulin
BCL2はfollicular lymphomaとfollicular hyperplasiaの鑑別に有用．低悪性度Bリンパ腫の鑑別診断には役立たない
cyclin D1はmantle cell lymphoma診断の決め手．myelomaの一部（20〜30％）も陽性になる
cyclin D1陰性mantle cell lymphomaの診断にはSOX11の発現が有用である
marginal zone B-cell lymphomaにおけるIRTA1やMNDAの発現が報告され，今後の診断への有用性が示唆される

2. 高悪性度病変

抗体	diffuse large B-cell lymphoma	mediastinal large B-cell lymphoma	intravascular large B-cell lymphoma	DLBCL-associted with chronic inflammation	Burkitt lymphoma（BL）	intermediate lymphoma DLBCL／BL
CD20	＋	＋	＋～－	＋～－	＋	＋
CD79a	＋	＋	＋	＋	＋	＋
CD5	－～＋*	－	－～＋	－	－	－
CD10	－～＋	－	－	－	＋	＋
CD30	－	－～＋	－	－～＋	－	－
cIg	－～＋	－	－	－	－	－
BCL2	＋～－	＋～－	＋	－～＋	－	＋
cyclin D1	－	－	－	－	－	－
EBER	－～＋	－	－	＋	－	－
Ki-67	＜90％	＜90％	＜90％	＜90％	＞98％	＞90％

cIg；cytoplasmic immunoglobulin, EBER；in situ hybridization using EBER（EBV-encoded small nuclear early region）oligonucleotides
＊：DLBCLの中でCD5陽性症例，すなわちde novo CD5⁺DLBCLは予後不良な亜型を形成する[25]
高悪性度病変と低悪性度病変の鑑別はBCL2，p53，Ki-67が参考となる．高悪性度病変ではBCL2陽性率が低く，p53陽性率，Ki-67陽性率がより高くなる傾向がある．必ずしも予後とは相関しない
pyothorax-associated lymphomaはEBV⁺，またEBNA2⁺でありlatency Ⅲ型を示す
Burkitt lymphomaではKi-67がほぼ100％陽性となる
B-cell lymphoma, unclassifiable, with features intermediate between DLBCL and Burkitt lymphoma（intermediate lymphoma DLBCL／BL）はBurkitt lymphomaに形態学的に類似している例ではBCL2は陽性である．MYC-complex karyotypeを示すことが多い

表3 ▶ 成熟T/NK細胞腫瘍の鑑別（CD3ε and/or CD45RO⁻）

1. リンパ節病変

抗体	angioimmunoblastic T-cell lymphoma	adult T-cell leukemia/ lymphoma	peripheral T-cell lymphoma, NOS	ALK⁺ anaplastic large cell lymphoma	ALK⁻ anaplastic large cell lymphoma
CD3	+	+	+	+	+
CD45RO	+	+	+	+	+
CD4/8	variable	4≫8	4＞8	4 or null	4 or null
CD10	+〜−	−	−	−	−
CXCL13	+〜−	−	−(〜+)	−	−
FDC	(++)*	−	−	−	−
CD30	+〜−	+〜−	+〜−	+	+
TIA1/GraB	−	−	−(〜+)	+	+〜−
ALK1	−	−	−	+	−
HTLV1	−	+	−	−	−
CCR4	−	+	−(〜+)	−	−

＊：濾胞樹状細胞の不規則な増生を示す

2. 皮膚病変

抗体	mycosis fungoides	adult T-cell leukemia/ lymphoma	cutaneous anaplastic large cell lymphoma	subcutaneous panniculitis-like T-cell lymphoma	extranodal NK/T-cell lymphoma
CD3 epsilon	+	+	+〜−	+	+〜−
CD30	+〜−	−〜+	+	+〜−	+〜−
CD56	−	−〜+	−	+〜−	+
TIA1/GraB	−	−	+〜−	+	+
ALK1	−	−	−*	−	−
EBER	−	−	−	−	+
HTLV1	−	+	−	−	−

＊：原発性皮膚未分化大細胞リンパ腫はALK1陰性である点に留意

3. 節外病変（皮膚を除く）

抗体	extranodal NK/T-cell lymphoma of nasal type	entropathy-type T-cell lymphoma	hepatosplenic T-cell lymphoma	subcutaneous panniculitis-like T-cell lymphoma	adult T-cell leukemia/ lymphoma
CD3ε	+〜−	+	+	+	+
CD45RO	+	+	+	+	+
CD56	+	+〜−	+〜−	+〜−	−〜+
TIA1/GraB	+	+	+	+	−
EBER	+	−	−	−	−
TCR*	−	αβ	γδ≫αβ	αβ＞γδ	αβ
CD103*	−	+	−	−	+
HTLV1	−	−	−	−	+

GraB；Granzyme B, EBER；*in situ* hybridization using EBER（EBV-encoded small nuclear early region）oligonucleotides, HTLV1；clonal integration or positive serum antibody of HTLV1

＊：TCRβ/G-11，TCRγ/CγM1はパラフィン切片で検出可能である。CD103は凍結切片による検索が必要である

表4 ▶ ホジキンリンパ腫の亜型診断と鑑別

抗体	nodular sclerosis classical HL	mixed cellularity classical HL	nodular lymphocyte predominant HL	intermediate lymphoma between DLBCL & CHL	ALK$^+$ anaplastic large cell lymphoma
CD30	+	+	−(〜+)	+	+
CD15	+	+	−	−	−
CD20	−〜+	−〜+	+	+	−
EBER	−(〜+)	+	−	−	−
ALK1	−	−	−	−	+

HL；Hodgkin lymphoma, EBER；*in situ* hybridization using EBER (EBV-encoded small nuclear early region) oligonucleotides

[留意点]
B-cell lymphoma, unclassifiable, with features intermediate between DLBCL and CHL (intermediate lymphoma DLBCL/CHL) では，ホジキンリンパ腫と形態学的に鑑別を要する例では，CD20やCD79aといったB細胞マーカーが明瞭に陽性を示す
ホジキンリンパ腫と他のEBV関連腫瘍病変（成熟T細胞リンパ腫，鼻咽頭癌転移など）との鑑別が必要な場合がある
CD15はcarcinomaにも陽性になる
fascinがH-RS細胞を見つけだす参考となる。鑑別的意義が少ない

lymphoma kinase。**図6H**)[7]などが挙げられる。マントル細胞リンパ腫に関しては，cyclin D1陰性症例の存在と，それらがSOX11（**図6I**）陽性になることが報告されている[8]。またc-Mycの免疫染色が可能になり[9]，MYCのbreak apart probeを用いたFISH法解析に加え，MYC高発現であるバーキットリンパ腫およびdouble hit lymphoma（DHL）の診断に有用になる可能性が高い（**図6J**）。節外性鼻型NK/T細胞リンパ腫，加齢性EBV関連B細胞増殖異常症など[10]，その発生にEBVが関与する腫瘍では，EBV-encoded RNA（EBER）をISH（*in situ* hybridization。**図6K**)によって検出することが有用である。これらは，疾患単位としての悪性リンパ腫の診断に直結しており，現在，日常診療の一環として病理検査室で広く検索されている。一方，これらの癌関連遺伝子産物の発現が複数の疾患で検出されることも知られているように（骨髄腫におけるcyclin D1の発現など），診断に際して常に留意するべきと思われる。

3. 悪性リンパ腫における生物学的予後予測因子の同定

悪性リンパ腫の臨床病態に影響を与えるものとして増殖関連因子，接着分子など，多くの生物学的予後予測因子が同定されつつある。これらは，当然のことながら腫瘍細胞の生物学的性状と深く関わるものであり，その臨床病理学的意義は，基本的に比較的均質な腫瘍群と目される個々の疾患単位の中で理解される必要がある。古典的なものとしてMIB-1/Ki-67の免疫染色により計測される増殖係数（proliferation index），細胞接着分子であるCD44などが知られたものである。最近報告されたT細胞腫瘍における予後不良因子として，未分化大細胞リンパ腫におけるCD56発現[11]，前述の細胞傷害性分子の発現[3]，Ohshimaら[12]によるchemokine発現パターンの解析，Ishidaら[13]によるchemokineのひとつであるCCR4発現（**図6L**）などが挙げられる。特に，CCR4は，CD25, Foxp3の免疫染色と併せ制御型T細胞（regulatory T-cell）の同定として用いられており，成人T細胞白血病リンパ腫における高発現が明らかにされた。それに従い，現在成人T細胞白血病リンパ腫においては抗CCR4抗体による治療が始まっている[14]。また新規治療関連の話題でPD-L1が挙げられる。ホジキンリンパ腫のReed-Sternberg細胞は，PD-1経路を

表5 ▶ リンパ腫と非リンパ系腫瘍の鑑別―T, Bマーカーが染まらない：何を考えるか？

1. リンパ腫と非リンパ腫系腫瘍の鑑別―幼若あるいは中型細胞

抗体	lymphoblastic lymphoma	blastic NK-cell lymphoma	PNET	rhabdomyo sarcoma	myeloid sarcoma	small cell carcinoma
CD1a	+	−	−	−	−	−
TdT	+	+	−	−	−〜+	−
CD56	−	+	+	+	−〜+	+
CD99	+	+	+	+	−〜+	−〜+
CD34	+	−	−	−	+	−
CD15	−	−	−	−	+	−〜+
CD68	−	−	−	−	+	−
MPO	−	−	−	−	+	−
desmin	−	−	−	+	−	−

2. リンパ腫と非リンパ系腫瘍の鑑別―大型細胞

抗体	anaplastic large cell lymphoma	anaplastic myeloma	plasmablastic lymphoma	carcinoma	seminoma
CD30	+	+〜−	+〜−	−〜+	+〜−
ALK1	+	−	−	−	−
cIg	−	+	+	−	−
EMA	+	+	+	+	−
keratin	−	−	−	+	−
EBER	−	−	+	−〜+	−
PLAP	−	−	−	−	+

3. リンパ腫と非リンパ系腫瘍の鑑別―メラノーマ

抗体	anaplastic large cell lymphoma	extramedullary plasma cell myeloma	extranodal NK/T-cell lymphoma	malignant melanoma
CD30	+	+〜−	+〜−	−〜+
CD56	−〜+	−〜+	+	+
ALK1	+	−	−	−
cIg	−	+	−	−
EMA	+	+	−	−
EBER	−	−	+	−
S100	+〜−	−	−	+
HMB45	−	−	−	+

PNET；primitive neuroectodermal tumor, MPO；myeloperoxidase, cIg；cytoplasmic immunoglobulin, EBER；*in situ* hybridization using EBER（EBV-encoded small nuclear early region）oligonucleotides, PLAP；plasental alkaline phosphatase

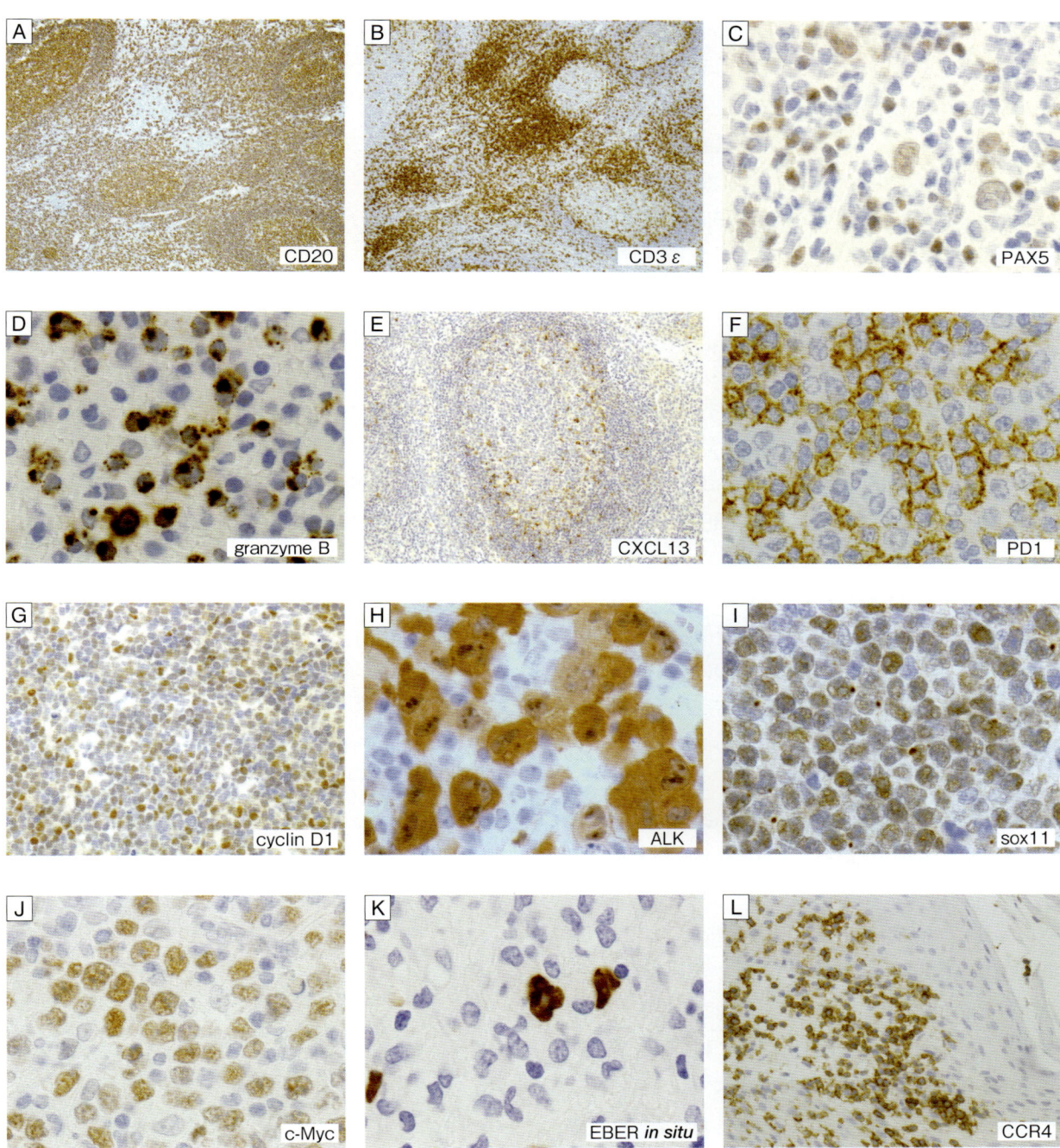

図6 ▶ 悪性リンパ腫診断に用いる代表的な免疫染色

利用して免疫監視を回避することが示唆され，PD-1のリガンドであるPD-L1の産生増加が指摘されている。最近，PD-1経路を阻害するPD-1阻害抗体（ニボルマブ）によって，再発性または難治性のホジキンリンパ腫の治療効果を得ており[15]，治療適応性に関連して，今後様々なリンパ腫に関してPD-L1発現をみる機会が増えることが予想される。一方，B細胞腫瘍では，Hansら[16]による悪性リンパ腫全体の中で最大の頻度を占めるびまん性B大細胞型リンパ腫（diffuse large B-cell lymphoma；DLBCL）がCD10[17]，BCL6，MUM1の免疫組織化学的検討により，予後的に異なるGCB（germinal center B-cell）typeとnon-GCB（non-germinal center B-cell）typeに大別されることが報告された。この免疫組織化学的検討は，DLBCLを対象としたgene expression profile[18,19]により得られたDLBCLの分別，GCBtype，activated B-cell（ABC）typeをより簡便に応用可能な形で演繹したものである。近年，DLBCLの腫瘍発生メカニズムに沿った予後解析の報告が相次ぎ，それに則した免疫組織化学的手法の確立が待たれる[20-22]。

4. 悪性リンパ腫における炎症性微小環境の解析

従来，腫瘍細胞間に浸潤する反応性細胞の多寡により予後が異なることが知られていた。最近，再びgene expression profileを用いた予後解析において，腫瘍細胞以外の細胞で発現が認められる分子種が予後との相関を有することが指摘され，脚光を浴びることとなった。すなわち，免疫組織化学的に腫瘍細胞間にある反応性細胞の性状を定量的に解析することにより，腫瘍細胞を囲む微小環境がバイオマーカーとして予後指標となることが示された。Farinhaら[23]は，CD68免疫染色により濾胞性リンパ腫におけるマクロファージ（lymphoma-associated macrophages；LAM）の多寡を検討し，LAMが多い症例の予後が悪く独立した予後指標となることを報告した。さらに，その延長上に腫瘍細胞間の制御型T細胞（regulartory T cells）の多寡と予後の関連が解明されつつある[24]。一方，現段階でそれらの結果は必ずしも一致したものではなく，今後の検証が必要とされるものと思われる。

3 おわりに

悪性リンパ腫の免疫組織化学的検討は，診断と治療選択に必須であり，今後も広範に展開されることは言うまでもない。一方，信頼に足る免疫組織化学的体制を支えるための人材の育成と施設の整備の必要性が強調される。また，その評価・解釈は，常に慎重な組織所見の把握，臨床情報の参照，またほかの検査法との連携など，総合的な判断の上でなされるべきである。

● 文献

1) Swerdlow SH, ed：Pathology and Genetics：Tumours of Haematopoietic and Lymphoid Tissues：World Health Organization Classification of Tumours. IARC, 2008, p158-351.
2) Torlakovic E, et al：Am J Surg Pathol. 2002；26(10)：1343-50.
3) Asano N, et al：Am J Surg Pathol. 2005；29(10)：1284-93.
4) Falini B, et al：Histopathology. 2012；61(5)：930-41.
5) Kanellis G, et al：Leukemia. 2009；23(10)：1847-57.
6) Yatabe Y, et al：Blood. 2000；95(7)：2253-61.
7) Nakamura S, et al：Am J Surg Pathol. 1997；21(12)：1420-32.
8) Mozos A, et al：Haematologica. 2009；94(11)：1555-62.
9) Green TM, et al：Am J Surg Pathol. 2012；36(4)：612-9.
10) Oyama T, et al：Am J Surg Pathol. 2003；27(1)：16-26.
11) Suzuki R, et al：Blood. 2000；96(9)：2993-3000.
12) Tsuchiya T, et al：Blood. 2004；103(1)：236-41.
13) Ishida T, et al：Clin Cancer Res. 2004；10(22)：7529-39.
14) Ishida T, et al：J Clin Oncol. 2012；30(8)：837-42.
15) Ansell SM, et al：N Engl J Med. 2015；372(4)：311-9.
16) Hans CP, et al：Blood. 2004；103(1)：275-82.
17) Ohshima K, et al：Histopathology. 2001；39(2)：156-62.
18) Alizadeh AA, et al：Nature. 2000；403(6769)：503-11.
19) Rosenwald A, et al：N Engl J Med. 2002；346(25)：1937-47.
20) Roberts RA, et al：Blood. 2006；108(1)：311-8.
21) Abramson JS, et al：Blood. 2005；106(4)：1164-74.
22) Gupta M, et al：Blood. 2012；120(22)：4400-6.
23) Farinha P, et al：Blood. 2005；106(6)：2169-74.
24) Yang ZZ, et al：Blood. 2006；107(9)：3639-46.
25) Yamaguchi M, et al：Blood. 2002；99(3)：815-21.

A 急性白血病，骨髄異形成症候群　総説

A-1 急性白血病の染色体異常

堀池重夫

1 白血病細胞染色体所見の表記法

　すべてのヒト染色体所見は，染色体核型記載法に関する常任委員会が定める国際規約"An International System for Human Cytogenetic Nomenclature (ISCN)"に従って表記される。先天性染色体異常や出生前染色体診断はもちろんのこと，白血病を含めた後天的腫瘍染色体所見もISCNに従って記載する。1978年以降，数年に1回の改訂が重ねられ，現在では第8版となる国際規約（ISCN, 2013）が用いられている。分染法による白血病細胞の染色体所見記載法の要点を以下に示し，**表1**には分染法による白血病細胞の核型（かくがた）記載によく用いられる略号とその意味をまとめた[1]。

1. 腫瘍性異常クローンの定義

　染色体過剰や構造異常は同一の異常が少なくとも2細胞に，染色体欠失は少なくとも3細胞に検出される場合，クローン性異常と定義される。また，正常核型と診断するためには，最低20細胞を分析する必要のあることが第1回白血病の染色体異常に関するワークショップ（IWCL）で提唱され，以来，解析細胞数は最低20細胞が目標とされてきた。検出される分裂像の数はsquare brackets記号（[ ]）内の数字で表す。

2. サブクローンの表記

　主となるクローン（stemlineあるいはmainline）を最初に記載し，それから派生するサブクローンはラテン語でsameを意味する"idem"の記号が用いられる。記載の短縮簡略化を図るのみならず，主クローンからの核型進展（karyotypic evolution）を明確にするための配慮である。たとえば

　　　46,XX,t(8;21)(q22;q22)[12]/45,idem,
　　　−X[19]/46,idem,−X,+8[5]/47,idem,
　　　−X,+8,+9[8]

と記載される白血病症例では，t(8;21)は解析した44個の細胞すべてに認められ，そのうち32個の細胞が−Xを，さらにそのうち13細胞が+8を，13細胞中8細胞が+9も併せもつことを表している。一方で，重複のないまったく異なった染色体異常がそれぞれクローン性として検出される場合には，サブクローンではなくunrelated clonesと称する。いずれの場合も各クローン間はslant line記号（/）で区切られること，正常核型は最後に付すことを原則とする。

3. composite karyotypeの表記

　同一の染色体異常が2細胞以上に検出されるもの，細胞ごとに染色体数や構造異常の組み合わせが異なることをcomposite karyotypeと呼ぶ。ただし染色体標本作製過程に生じるランダムな染色体欠失（random loss）は含まれない。染色体数は47〜55のように最少と最多の幅で表し，検出された細胞数を[ ]内に記載，解析した総細胞数には[cp20]のようにcpを付す。理解しやすい例としてISCNでの例示を下記に挙げるが，解説のために各細胞に①〜⑤を付した。

　　①42,XX,−2,−16,−21,−22
　　②44,XX,−1,−7,+8,−11
　　③44,XX,−7,+8,−12,−13
　　④44,XX,−7,−20
　　⑤46,XX,−7,+8

表1 ▶ 白血病の核型記載に用いられる略号とその意味（ISCN, 2013）

略　号	由　来	意　味
add	additional material of unknown origin	由来不明の染色体部分付加
[ ]	square brackets	検出された細胞数や分裂像数を挟む
c	constitutional anomaly	構成的な生殖細胞染色体所見
cen	centromere	動原体；セントロメア
cp	composite karyotype	複合的合成的核型
del	deletion	欠失
der	derivative chromosome	構造異常を伴う派生染色体
dic	dicentric	二動原体性染色体
dmin	double minute	二重微小染色体
dup	duplication	重複
fra	fragile site	脆弱部位
h	constitutional heterochromatin	構成異質染色質；ヘテロクロマチン
hsr	homogenously staining region	均一染色領域
i	isochromosome	同腕染色体
idem	stemline karyotype in subclones	サブクローンにおける主クローンの核型
idic	isodicentric chromosome	同腕二動原体染色体
ins	insertion	挿入
inv	inversion	逆位（動原体を含むと腕間逆位）
ish	in situ hybridization	in situ ハイブリダイゼーション
mar	marker chromosome	由来不明の染色体；マーカー染色体
p	short arm of chromosome	染色体の短腕
Ph	Philadelphia chromosome	9；22転座に伴う短い22番派生染色体
q	long arm of chromosome	染色体の長腕
?	questionable identification	確定できない染色体や染色体構造
r	ring chromosome	環状染色体
/	slant line, single	別個のクローンの境界を示す
//	slant line, double	キメラクローンの境界を示す
t	translocation	転座
tas	telomeric association	端部連合
v	variant or variable region	変異あるいは変異領域

　この5細胞の染色体所見から核型を記載する場合，－7は②～⑤の4細胞，＋8は②③⑤の3細胞に検出されるためクローン性と判断される。一方で，1，2，11，12，13，16，20，21，22番の各染色体の欠失は1細胞ずつしかみられず，クローンの一部を構成した異常とはみなさない。したがって，composite karyotypeを用いた核型は，44～46,XX,－7,＋8［cp4］と記載される。ここで－7と＋8のいずれも含まない細胞①は，総細胞数にも含まれないことに注意する。

4．構成的染色体所見の表記

　白血病を含む腫瘍染色体の結果を記載する際には，先天的な生殖細胞染色体所見と腫瘍特異的な後天的体細胞染色体所見を区別できる場合がある。前者には"c"（constitutional；構成的）の記号を付す。一般的には，PHA刺激によるリンパ球や皮膚線維芽細胞の

解析によって，先天性の構成的な染色体所見であることが確認できる。

たとえば48,XX,+8,+21c[12]/47,XX,+21c[8]とは，先天的な47,XX,+21の構成的細胞に後天的な+8が発症し，20細胞中12細胞に検出されることを意味する。染色体多型で最も多い9番染色体腕間逆位inv(9)(p11q13)は2％の頻度で検出され，白血病の核型の一部にinv(9)(p11q13)cの記載があっても多型であり，白血病関連とはみなされない。

5. 染色体本数によるploidyの分類

主クローンの染色体の本数によってモードが分類される。すなわち，染色体数が23本で1倍体（haploid＝n），46本で2倍体（diploid＝2n），69本で3倍体（triploid＝3n）と呼ばれる。23本の整数倍のときeuploidであり，それ以外の場合をaneuploidと呼ぶ。さらにhaploidyは染色体数23を中心に34本まで，diploidy領域は46本を中心に35〜57本をさし，これを35〜45本のhypodiploidy，46本のdiploidy，47〜57本をhyperdiploidyに分ける。

6. 同種移植後キメリズムの染色体表記

同種造血細胞移植を受けたのちの染色体解析結果を表す場合，レシピエント細胞由来を最初に，ドナー細胞由来を後に記載し，その間はdouble slant line（//）記号で区切ってキメリズムを表現する。46,XY[3]//46,XX[17]はレシピエント男性由来3細胞とドナー女性由来17細胞のキメラである状態を表す。さらに，//46,XX[20]は20細胞がドナー女性細胞のみからなることを表し，逆に46,XY[20]//であれば，すべての分裂像がレシピエント男性患者細胞に由来することを表す。

2 急性骨髄性白血病の染色体所見

1. 急性骨髄性白血病の染色体所見

1956年にヒト染色体の正確な数と形が明らかにされた後，1960年にはヒトの腫瘍特異的な染色体異常としてPh[1]（現在ではPh）染色体が発見された。当初は慢性骨髄性白血病（chronic myeloid leukemia；CML）に特徴的な小さな（minute）染色体の検出にすぎず，その構造が同定されたのは染色体分染法が導入された1970年代になってからのことである。Ph染色体が22番染色体長腕の部分欠失であること（1970年），実際には，これが9番と22番染色体の相互転座に由来すること（1973年）が明らかにされ，こうした流れは，8;21転座，15;17転座，8;14転座など，あとになって遺伝子融合の解明へと大きく展開していく染色体相互転座の発見へと引き継がれていく。これらは腫瘍細胞にみられる染色体異常がnon-randomであることを示す重要な発見であることは言うまでもない。さらに1980年代になって高精度分染法が開発され，染色体分析の精度が著しく向上した。AMLのほとんどの症例で染色体異常が検出されうることが想定され[2]，実際，自験例においてもAMLにおける骨髄細胞染色体異常率を62％から86％に向上できた[3]。しかしながら，解析細胞数を増やしても，いかなる高精度分染法を用いても，さらにはFISH法やSKY法など新しい手法を導入しても，正常核型と診断されるAMLは確かに存在することが明らかとなる。商業ベースで染色体解析が行われる現在では，成人AMLの半数近くが染色体正常とされる。

表2に代表的な大規模臨床試験グループにおける成人AMLの染色体所見をまとめた[4-6]。いずれも治療成績に関する臨床試験への登録症例の集計であり，高齢者AMLが含まれていないが，クローン性の染色体異常はAMLの52〜60％の症例に検出される。AML症例に繰り返して検出される染色体異常として，これまでに約200種が同定されているものの，そのほとんどは稀な異常である[7]。重複を許したカウントではあるものの，個々の異常の中では15;17転座，トリソミー8，7番染色体全体（−7）あるいは長腕の部分欠失［del(7q)］，8;21転座が多い。ただし，それらの順位は集計ごとに異なり一定していない。一方，AMLに疾患特

表2 ▶ AMLの染色体所見

cytogenetics	CALGB ($n=1,213$) age：15～86		SWOG/ECOG ($n=609$) age：16～55		MRC ($n=5,876$) age：16～59		secondary ($n=435$)/5,876	
normal	582	(48)	244	(40)	2,432	(41)	135	(31)
－5／del（5q）	86	(7)	36	(6)	335	(6)	61	(14)
－7／del（7q）	95	(8)	52	(9)	492	(8)	91	(21)
＋8	123	(10)	53	(9)	547	(10)	57	(13)
inv（3）（q21q26）／t（3；3）	12	(1)	12	(2)	69	(1)	11	(3)
abnormal 11q	66	(5)	42	(7)	328	(6)	27	(6)
－17／del（17p）	62	(5)	12#	(2)	266	(5)	35	(8)
－20／del（20q）	39	(3)	6#	(1)	101	(2)	15	(3)
t（9；22）（q34；q11）	10*		8	(1)	47	(1)	1	(0.2)
t（8；21）（q22；q22）	81	(7)	50	(8)	421	(7)	13	(3)
t（15；17）（q22；q12）	88*		27		788	(13)	24	(6)
inv（16）（p13q22）／t（16；16）	96	(8)	53	(9)	284	(5)	12	(3)
t（6；9）（p23；q34）	8	(1)	11	(2)	42	(1)	2	(0.4)
del（9q）	33	(3)	17	(3)	133	(2)	10	(2)
－X	18	(2)	9	(1)	109	(2)	9	(2)
－Y	58	(5)	20	(6)	200	(3)	14	(3)
complex abnormalities								
3 or 4 abnormalities	135	(11)	71	(12)	398	(7)	31	(7)
≧5 abnormalities	99	(8)	53	(9)	430	(7)	68	(16)

（　）内は対象症例に占める％
\# －17と－20は含まれず
* 9；22転座と15；17転座症例は治療研究から除外され，別に集計

（文献4～6より作成）

異的な相互転座としてWHO分類にも挙げられる転座であっても，6；9転座と3番染色体腕内逆位[inv（3）]は各集計とも2％未満にとどまっており，日常臨床の場では稀な異常といえる。また，二次性白血病のみの集計からは，染色体異常率が高いこと，－5／del（5q）や－7／del（7q）など，骨髄異形成症候群関連の染色体欠失が高頻度になることが明らかにされている[6]。

2. 予後因子としての意義

1977年から1982年までに4回開催された白血病染色体所見に関する国際ワークショップ（IWCL）では，AMLにおける染色体所見の臨床応用として予後因子としての意義が強調された。以来，AML診断時の染色体所見は予後に関する重要な情報を提供し，予後層別化のフレームワークをかたちづくることが示され，その後の大規模臨床試験での症例数の増加によってさらに詳細に実証されてきた。臨床研究グループごとに対象病型と登録年齢域が異なるものの，①予後良好群は8；21転座，15；17転座，16番腕間逆位あるいは16；16転座で構成される，②正常核型と＋8症例は中間群に含まれる，③予後不良群には－5／del（5q），－7／del（7q），inv（3）／t（3；3），複雑核型群

が含まれる，などの見解にはコンセンサスが得られている．5,876例に上るAMLを集積して，少数例にしか検出しない染色体所見の意義をも見出そうとした英国MRC（Medical Research Council）の解析からは，9;11転座以外の11q23転座，Ph転座，－17も予後不良群に加わることが明らかにされた[6]．

「予後良好群」を構成する3種の相互転座は，その他の付加的異常の有無にかかわらず良好群として取り扱われることが多い．「予後中間群」に関して，最も多い正常核型AMLでは，染色体所見を補完する形で遺伝子所見を加味して予後が細分化されており，本書では他項で詳述される．また，＋8症例は単独よりも他の異常とともにみられることが多く，予後の面でもヘテロな症例から構成される．＋8単独異常では確かに中間的予後を示すものの，同時にみられる他の染色体異常の影響を受けるからである[4]．

「予後不良群」の代表として，複雑異常核型が挙げられる．通常3種以上の染色体異常を同時に併せ持つ症例をさすが，この場合，相互転座1つで1種，数的異常はそれぞれを1種と数える．不均衡転座の場合，転座と過剰あるいは欠失でそれぞれ1種ずつとカウントされるので，最低2種を持ち合わせることになる．

3. monosomal karyotype

2008年，欧州グループから最も予後不良な染色体所見として，MK（monosomal karyotype）の概念が提唱された．彼らは，「1個の常染色体モノソミー」に加えて，「もう1つの常染色体モノソミー」あるいは「8;21転座やinv(16)以外（non-CBF）の構造異常」を併せ持つ症例群は，予後不良な複雑核型群の中でもさらに不良な群であり，4年OSはわずか4％にとどまることを指摘した[8]．驚くべきことに，従来予後不良とみなされてきた染色体所見であってもMKでなければ，予後は他のnon-CBF染色体異常症例と同等であることが示された．成人AMLの10％程度を占めるこのMKの予後因子としての意義は，その後の大規模臨床試験においても確認されている[6, 9]．

3 急性リンパ性白血病の染色体所見

急性リンパ性白血病（acute lymphoblastic leukemia；ALL）の発症年齢は2～5歳の小児期と50歳以上の2峰性パターンをとり，人口比率で換算すると成人に比して小児での発症頻度は3倍に達する[10]．環境因子がより大きく影響する成人集団ではなく，小児ALLにおいて人種間差や物質代謝・DNA修復遺伝子群の多型などの遺伝学的負荷が，白血病発症機構に関する研究対象となってきたのは言うまでもない．技術的な問題として，ALL細胞はAMLに比較して分裂像が得にくく，得られても染色体が短く毛羽立っていることが多いために，ALLの染色体研究は，AMLに後れをとってきた．小児を対象とする場合に，臨床材料の量的な問題も関係していたのかもしれない．正常核型と診断される症例の比率は，成人ALLの26～34％，小児ALLの8～56％と報告によって差が大きい[11]．分裂像の分染法だけでなく，FISHをはじめとする他の手法も併用して微細な構造異常も検出しうるか否かの影響を受けるからである．

1. B細胞性ALLの染色体異常

WHO分類2008年版では，B-ALLの中で特徴的な臨床像を示す7種の染色体所見が挙げられている（**表3**）．これらは一定以上の確率で反復性には検出されるものの，頻度の高いものとは限らない．

9;22転座は，小児ALLの3％未満，成人ALLの15～30％，50歳以上ALLの50％以上にみられ，高齢になるほど検出率は高まる[12]．染色体レベルでは同じPh転座であっても，融合mRNAレベルでは，CMLと同一のb2a2あるいはb3a2融合と，ALLに特異性の高いe1a2融合が存在する．成人Ph-ALLでは両者が約半数ずつに検出されるのに対し，小児例ではe1a2が80％を占める．Ph陽性ALLの表面形質はpre-B細胞性であるが，その40～65％の症例は，骨髄性の表面形質をも併せ持った混合表現型形質を示す．

11q23に局在する*MLL*遺伝子との相互転座は，特

表3 ▶ ALLの染色体所見

B細胞性ALLの染色体異常		T細胞性ALLの染色体異常	
染色体異常	関連遺伝子	染色体異常	関連遺伝子
t(9;22)(q34;q11)	BCR-ABL1	t(14q11)	TCR-α and TCR-δ
t(11q23)	MLL	t(7q35)	TCR-β
t(12;21)(p13;q22)	ETV6-RUNX1	t(7p15)	TCR-γ
high hyperdiploidy (＞49)	—	t(1;14)(p32;q11)	TAL-1
hypodiploidy (＜45)	—	t(10;14)(q24;q11)	HOX11
t(5;14)(q31;q32)	IL3-IGH	del(9)(p21-22)	CDKN2A
t(1;19)(q23;p13.3)	TCF3-PBX1	del(5)(q35)	HOX11L2
t(8;14), t(8;22), t(2;8)	c-MYC and IG	del(9)(q32)	TAL-2
t(14q32)	IGH		

徴的に乳児白血病の60～70％を占め，それ以降の年齢ではALLの10％未満にとどまる。相互転座の相手として20種以上が同定されているが，4q21，9p13，19p13，1p32が多い。なかでも4;11転座が最も多く，乳児白血病に集中するが，それ以降では小児ALLの2％，成人ALLの3～6％にすぎない。約半数が混合表現型形質であり，特に単芽球性形質を併せ持つことが多い。

もともと骨髄性白血病の転座部位12p13から単離されてきたETV6(＝TEL)遺伝子は，21q22上のAML1との融合が小児ALLで高頻度に検出される。12;21転座は微細な相互転座であるため，染色体レベルでは稀な転座であったが，FISH法やサザン法をはじめとする他の手法の導入により，現在では小児B-ALLの25％で検出されるALLで最も高頻度の染色体異常である。一方で成人例では分子生物学的手法を用いても，ALLの1％未満にとどまる。

染色体数が50本を超える高二倍体性症例は，成人例(4～9％)に比較して，小児ALLに高頻度(14～27％)であり，過剰となる染色体は＋4，＋6，＋8，＋10，＋14，＋17，＋21などが多い。小児例では前駆B細胞性に集中し，白血球数増多例は比較的少なく予後良好な一群を構成する。一方，成人例の予後は良好とはいえず，Ph染色体が同時にみられる場合にはその影響が大きい。また，高二倍体性でも染色体数が47～50本であれば予後は中間群に分類される。低二倍体性ALLは－1，－5，－6，－10，－11，－18，－19，－21，－22などのモノソミーが多く，その予後は4;11転座群や1;19転座群と同様に不良である。

t(5;14)(q31;q32)はALL全体の1％未満と稀ではありながら，IGH遺伝子との転座によるIL3遺伝子の過剰発現とその結果生じる好酸球増多など，特徴的な病態を示す前駆B細胞性ALLとしてWHO分類2008年版では独立した転座に加えられた。症例数が少なく予後の詳細は不明である。

19p13転座としてt(1;19)とt(17;19)があり，成人ALLより小児例に多い。1;19転座は相互転座の場合のほか，不均衡転座として1q23から1qter部分の部分的トリソミーを伴うものもある。前駆B細胞性ALLの免疫学的表面形質が特徴であり，小児前駆B細胞性ALLに限ると30％程度に1;19転座が検出される。

成熟B細胞性腫瘍に特異性の高い8q24(cMYC)と免疫グロブリン遺伝子との転座は，増殖活性が高くバーキット型ALLの表現型を持つ。14q32(IgH)，22q11(Igλ)，2p12(Igκ)がそれぞれ80％以上，15％，5％の頻度を占めるが，他の付加的染色体異常も同時に伴うことが多い。8;14転座は成人ALL全体の6％に上る。

通常の分染法でしか同定できない染色体異常として，同腕染色体(isochromosome)が挙げられる。ALLの7～9％にみられ，成人例にやや多い。i(7q)，i(9p)，i(17q)が多く，それぞれ染色体短腕か長腕の

欠失を伴っているが，単独異常ではなく付加的異常として検出される症例がほとんどのため，臨床像との関わりを評価するのは難しい。

2. T細胞性ALLにみられる染色体構造異常

T-ALLは小児ALL例の15％，成人ALLの25％を占め，思春期の小児に多い。形態学ではBリンパ芽球と鑑別できないが，白血球数著増や縦隔をはじめとする腫瘍形成がB細胞性よりも多く，臨床像の相違がみられる。T-ALLで最も多い染色体異常として，T細胞受容体（TCR）遺伝子再構成が知られる。TCR-αとTCR-δが局在する14q11について，TCR-βのある7q35での転座が多く，7p15のTCR-γ再構成は稀である。ただし，これらの転座に伴って新規融合遺伝子が形成されるのでなく，TCR遺伝子が近接することによる相手遺伝子の転写機能の障害がALL発症に関与している。転座相手遺伝子としては10q24に局在するHOX11が多く，なかでもt(10;14)(q24;q11)はT-ALLの4～7％にみられ，予後良好な一群を構成する。また，1p32に局在する転写因子TAL-1遺伝子の各TCR座への転座は，通常の染色体解析では検出できない微小欠失を含めると，小児T-ALLで最も頻度が高い（30％）。

1983年のSandbergらによる報告に端を発する9番染色体単腕欠失は，その後の解析から9p21に局在する$p16^{INK4A}$の欠失あるいは不活化と同義であることが知られ，小児成人ともにALLの7～13％を占め，染色体欠失としては最も多い。

3. ALL染色体所見の予後因子としての意義

化学療法によって高い治癒率が期待できる小児ALL症例群の存在が明らかにされ，それらは，染色体所見ではなく免疫学的表面形質による細分類，ならびに分子生物学的解析に基づいた微小残存病変の評価が功を奏した結果である。本書ではその詳細は他項で詳述される。その意味で，分染法を用いた染色体所見のみによるリスク層別化には限界があり，歴史的な意義しかもたないのかもしれない。

上述のIWCLでも1980年の第3回でのみ集計され，世界から346例のALLが集められ，66％に染色体異常が見出された。成人例に9;22転座が多いこと，8;14転座は全例B細胞性ALLであること，高二倍体性小児例は予後が良好であることなどが当時から明らかにされた[13]。

成人ALLの染色体所見に関してGIMEMAグループは，FAB-L3を除いた16～60歳の成人ALL 378症例の治療研究から，予後良好群として正常核型群とdel(9p)，予後不良群として9;22転座群，4;11転座群，1;19転座群を挙げ，染色体数47以上の高二倍体群とdel(6q)群は，その他の異常群とともに予後中間群に分類している[14]。ただし，このうち全症例の5％以上を占める染色体所見は，正常核型群（114例，30％），高二倍体群（25例，7％），9;22転座群（64例，17％）とその他の異常核型群（41例，11％）に限られており，成人ALLにおける予後因子としての評価の困難さをうかがわせる。ただ，Ph陽性は予後不良な急性白血病の代表格ととらえられ，同種造血幹細胞移植でのみ治癒を期待しうる。移植非適応の患者に対してチロシンキナーゼ阻害薬と化学療法との併用により良好な成績が得られているものの，長期成績についてはいまだ不十分と言わざるをえない。

● 文 献

1) Shaffer LG, et al, ed：An International System for Human Cytogenetic Nomenclature(2013). Karger, 2013.
2) Yunis JJ, et al：N Engl J Med. 1984；311(13)：812-8.
3) Misawa S, et al：Leuk Res. 1988；12(9)：719-29.
4) Byrd JC, et al：Blood. 2002；100(13)：4325-36.
5) Slovak ML, et al：Blood. 2000；96(13)：4075-83.
6) Grimwade D, et al：Blood. 2010；116(3)：354-65.
7) Hong WJ, et al：Expert Rev Hematol. 2011；4(2)：173-84.
8) Breems DA, et al：J Clin Oncol. 2008；26(29)：4791-7.
9) Medeiros BC, et al：Blood. 2010；116(13)：2224-8.
10) Faderl S, et al：Cancer. 2010；116(5)：1165-76.
11) Faderl S, et al：Blood. 1998；91(11)：3995-4019.
12) Seeker-Walker LM, et al：Leukemia. 1993；7(2)：147-51.
13) Third International Workshop on Chromosomes in Leukemia(1980). Cancer Genet Cytogenet. 1981；4：111-37.
14) Mancini M, et al：Blood. 2005；105(9)：3434-41.

A2 急性白血病の遺伝子異常

急性白血病，骨髄異形成症候群　総説

石川裕一，清井 仁

1 はじめに

　急性白血病は造血系細胞のクローン性増殖により発症するとされている。その発症には染色体異常のみならず，種々の遺伝子異常の蓄積が認められ，それらが白血病の病態形成において不可欠であると考えられている。以前より，急性骨髄性白血病（acute myeloid leukemia；AML）において，その主な遺伝子異常としては*FLT3*, *KIT*, *RAS*遺伝子変異など細胞の生存・増殖を促進するclass I 遺伝子変異，*NPM1*, *CEBPA*遺伝子変異など造血細胞の分化，自己複製に関与するとされるclass II 遺伝子変異によるtwo-hitモデルが提唱されてきた。近年，それらに加え，*TET2*, *IDH1/2*, *DNMT3A*遺伝子などDNAのメチル化・ヒストン修飾に関わるエピゲノム制御因子の遺伝子異常が高頻度に認められている。これら以外にも，細胞分裂に関わるコヒーシン関連分子や，RNAスプライシング因子における遺伝子変異の存在も明らかになってきている[1-3]（図1）。また，急性白血病では診断時と再発時を比較して，再発時には新たな染色体異常や付加的染色体異常が認められ，遺伝子変異についても変異の喪失や新たな獲得が生じることが知られていた。このようなクローン性の変化と再発，治療耐性との関係は長年にわたり検討されてきたのだが，近年のシーケンス技術の革新は，新規の遺伝子異常の発見のみならず，急性白血病の発症・再発に関わる遺伝子異常の蓄積，そのクローン性の解析をも可能にした。

2 急性骨髄性白血病

1．AML発症におけるクローン性進化と遺伝子異常

　AMLの発症・進展には複数の遺伝子変異の協調が必要であるが，それらの遺伝子変異がどのような順序で造血幹細胞（hematopoietic stem cells；HSC）もしくは前駆細胞レベルで生じるのか，次世代シーケンサーによるゲノム解析は白血病のクローン性進化についても新しい知見をもたらした。

　Welchら[4]は，FAB分類M3，急性前骨髄球性白血病（acute promyelocytic leukemia；APL）12例と，染色体正常核型のFAB分類でM1に診断された12例の計24例のAML検体で全ゲノムシーケンスを行い，変異アレル頻度の解析により白血病発症と遺伝子変異の蓄積について検討している。彼らの解析では，白血病に関わる造血幹／前駆細胞には，白血病に関わる遺伝子変異が生じる以前に，年齢に応じてランダムな遺伝子変異が存在していることを明らかにした。まず，ランダムな遺伝子変異が存在する造血幹／前駆細胞に，M3では*PML/RARA*, M1では*NPM1*, *DNMT3A*, *IDH1*, *TET2*遺伝子変異などが生じてinitiatingクローンとなり，これらのクローンが拡大する。この拡大したクローンに*FLT3*などの細胞増殖に関わる遺伝子変異driver mutationが重なることで，さらなる優位性を獲得し，AMLのfoundingクローンとなると考えられている。そして，foundingクローンが，さらに少数，およそ1〜5個のさらなる遺伝子変異を獲得することでサブクローンとなると報告した（図2）。この研究は，従来知られているAML発症・進展には複数の遺伝子異常が必要であるという

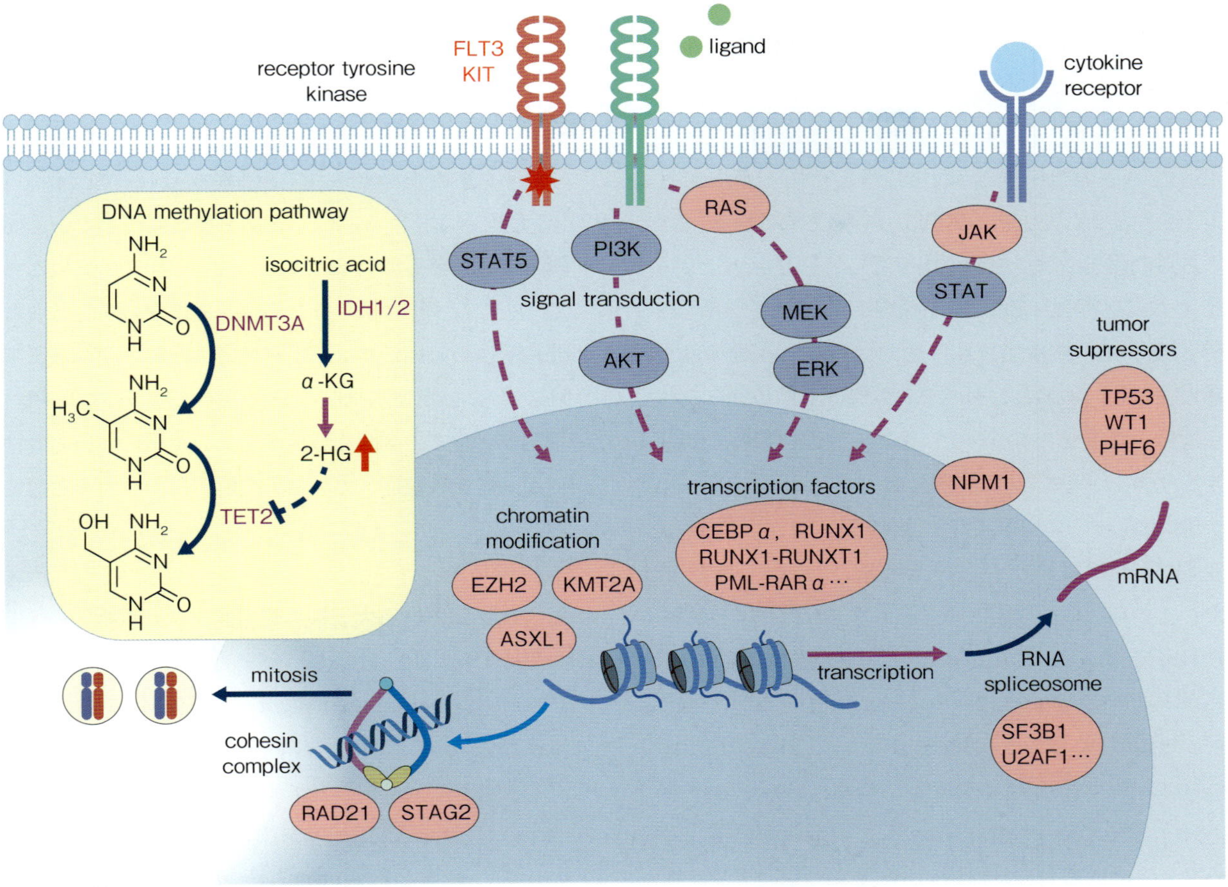

図1 ▶ AMLで認められる主な遺伝子異常

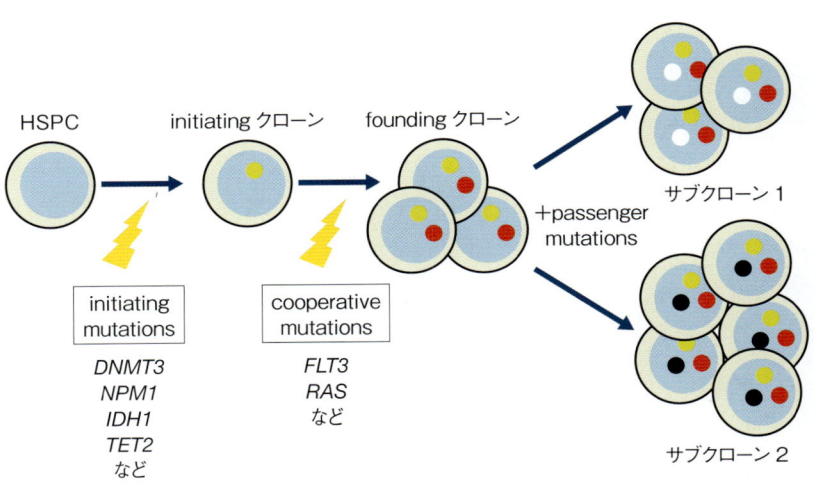

図2 ▶ AML発症におけるクローン性進化

（文献4より引用改変）

ことを示したとともに，正常HSCもしくは前駆細胞には，年齢に応じて複数の遺伝子変異が認められることを示した。

また，加齢とともに末梢血細胞に*DNMT3A*，*TET2*，*ASXL1*などの遺伝子変異が生じることが，10,000名以上を対象とした大規模研究より報告されている[5, 6]。これらの報告では，血液疾患でない70歳以上の10%超で*DNMT3A*，*TET2*，*ASXL1*，*TP53*，*JAK2*，*SF3B1*などの造血器悪性疾患で認められる遺伝子異常が存在し，加齢とともにその割合は上昇した。これら遺伝子異常を有する群は，後に血液悪性腫瘍を罹患するリスクが有意に高かった。

Shlushら[7]はAML患者においてみられた*DNMT3*変異，*IDH2*変異が存在するHSCについて報告した。この前白血病段階と考えられる*DNMT3A*変異陽性HSCを有するAML症例では，CD33$^+$白血病芽球に加え，MPP（multipotent progenitor），CMP（common myeloid progenitor），GMP（granulocyte monocyte progenitor），MEP（megakaryocyte erythroid progenitor）などの造血前駆細胞のみならず，成熟したB細胞，T細胞でも低いアレル頻度ながら*DNMT3A*変異が存在した。一方，同時に存在した*NPM1*変異は診断時にはCD33$^+$白血病芽球とGMPのみに存在し，この症例では*NPM1*変異に先立ち*DNMT3A*変異が獲得されていたことが示唆された。また，6例の検体を用いて，診断時と寛解時もしくは再発時の*DNMT3A*変異のアレル頻度を検討したところ，寛解期・再発時では診断時と同等もしくは，それ以上の変異アレル頻度が認められ，*DNMT3A*変異陽性HSCは化学療法後も残存し，寛解中もクローン拡大が起こり，再発の原因となるクローン性変化の要因となっていると考えられた。また，Yasudaら[8]は*DNMT3A*変異，*IDH2*変異が存在したドナーHSCより由来した同種移植後白血病の症例報告を行った。この症例では，後に獲得された*NRAS*遺伝子変異がdriver mutationとなりAMLの発症につながったと考えられたが，大変興味深いことに，ドナーはHSC提供後も10年以上，血液疾患を発症していない。

これらをまとめると，AMLの発症に関わる遺伝子変異の中では，class II遺伝子異常やエピジェネティクスに関わる遺伝子変異はinitiatingクローンで認められる傾向があるとされているが，これらのinitiating変異となりうる遺伝子異常を複数獲得している症例も多く存在している。また，大規模研究の結果からも，*DNMT3A*，*TET2*などの変異獲得が必ずしも血液悪性腫瘍の発症につながるわけではない。今後は正常HSCおよび白血病細胞の分化段階に基づいた，単一細胞レベルでの詳細な遺伝子変異の重複についての検討が，白血病発症メカニズムの解明につながると考えられる。

2．AMLにおける大規模な網羅的ゲノム解析

2013年，米国The Cancer Genome Atlas Research Networkより成人 *de novo* AMLにおける大規模なゲノム，エピゲノム解析の結果が報告された[9]。

本研究では，50例の全ゲノム解析（whole genome sequencing；WGS），150例の全エクソン解析と合わせて，合計200例の成人 *de novo* AML検体のゲノム解析が正常皮膚検体を対比コントロールとして行われた。ゲノム解析では合計2,315個の体細胞での1塩基変異，270個の挿入・欠失変異が遺伝子コーディング領域で認められた。2,315個の1塩基変異のうち，アミノ酸変異を生じるミスセンス変異は1,539個（66%）であり，510個（22%）は翻訳結果には影響のないものであった。挿入・欠失変異は270個と変異2,585個のうちの約10%で，うち191個（71%）はフレームシフトを生じる遺伝子変異であった。これらのコーディング領域での遺伝子変異は，1症例当たり平均すると13個（最小0個，最大51個）認められ，これは他の成人腫瘍と比較すると少数であり，さらにAMLで繰り返し認められる変異は，1症例当たり平均5個のみであった。遺伝子別にみると，合計260遺伝子において2症例以上で体細胞変異が認められ，そのうち154遺伝子でアミノ酸置換が生じる変異が1

つ以上存在した．筆者らの解析では，これらのうち23個の遺伝子のみが有意な変異とされた．これらには，*FLT3*，*DNMT3A*，*NPM1*などAMLで存在が確立された遺伝子変異とともに，*U2AF1*，*EZH2*，*SMC1A*，*SMC3*など，最近AMLにおいて報告されている遺伝子変異も含まれていた．これらの遺伝子異常の頻度は，他のグループからの報告と比べて同程度で，遺伝子変異の分子生物学的意義に着目すると，200例中199例でアミノ酸置換が生じる遺伝子変異が少なくとも1つ，病態形成に関与しているであろう9つの遺伝子カテゴリーのいずれかで認められていた．その9つのカテゴリーとその変異頻度は，転写因子の融合染色体異常（18％），*NPM1*（27％），癌抑制遺伝子（16％），DNAメチル化関連遺伝子（44％），シグナル伝達に関わる遺伝子（59％），クロマチン修飾遺伝子（30％），骨髄球系転写因子（22％），コヒーシン複合体遺伝子（13％），スプライシング複合体遺伝子（14％）であったと報告されている（**表1**）．

このようなAMLにおける大規模ゲノム解析により，多くのゲノム異常の存在が明らかになったが，それぞれの遺伝子変異がどのようにAML発症に関わっているのか，一部の遺伝子異常を除けば，ほとんど解明されていないのが現状である．次項では，AMLの遺伝子異常とその病態形成に関与する生物学的意義，予後との関係について紹介する．

3．AMLでみられる遺伝子変異の生物学的意義と予後
①*FLT3*遺伝子

FLT3はKIT，PDGF-RなどとともにⅢ型受容体型チロシンキナーゼ（RTK）に分類され，主に幼若造血細胞に発現する．骨髄内皮細胞より産生されるリガンド（FL）が結合することにより二量体を形成し，そのチロシンキナーゼが活性化され，血液細胞の分化・増殖とHSCの自己複製に重要な役割を果たしている．*FLT3*遺伝子異常は傍膜貫通領域（juxtamembrane；JM）の一部が重複して繰り返される（internal tandem duplication；ITD）遺伝子変異（*FLT3*/ITD）と，キナーゼ領域に存在する835番目のAsp残基もしくはその周辺のアミノ酸残基が変異または欠失する遺伝子変異（*FLT3*/KDM）の2種類の遺伝子変異が知られ，いずれの遺伝子変異においても白血病細胞数の増加と相関し，白血病細胞の増殖促進機構に関与していることが生物学的に明らかにされている[10]．成人AMLにおいて*FLT3*遺伝子変異は最も高頻度な遺

表1 ▶ AMLで認められる主な遺伝子異常とその頻度

転写融合遺伝子	PML-RARA	18（9％）		シグナル伝達系	FLT3	56（28％）
	MYH11-MYH11	12（6％）			KIT	8（4％）
	RUNX1-RUNX1T1	7（4％）			NRAS/KRAS	23（12％）
	PICALM-MLLT10	2（1％）			PTPN11	9（4％）
NPM1		54（27％）		骨髄系転写因子	RUNX1	19（10％）
癌抑制遺伝子	TP53	16（8％）			CEBPA	13（6％）
	WT1	12（6％）		クロマチン修飾	KMT2A融合遺伝子	11（6％）
	PHF6	6（3％）			KMT2A-PTD	9（4％）
DNAメチル化関連	DNMT3A	51（26％）			ASXL1	5（2％）
	TET2	17（8％）			EZH2	3（1％）
	IDH1/2	39（20％）		コヒーシン		26（13％）
				スプライスソーム		27（14％）

The Cancer Genome Atlas Research Networkより報告されたAML 200例のゲノム解析では，遺伝子異常は9つのカテゴリーに分けられた．それぞれのカテゴリーに属する代表的な遺伝子異常と，その頻度を示した

（文献9より引用改変）

伝子異常のひとつであり，AML全体では*FLT3*/ITDは約25％，*FLT3*/KDMは約5％に認められ，CN-AMLではそれぞれ約30％，約10％に認められる。

　FLT3/ITD変異は，寛解導入率には影響を与えないものの，APL以外のAMLについては独立した予後不良因子であり，従来，予後中間群とされているCN-AMLにおける有力な予後因子のひとつである。*FLT3*/KDM変異の長期予後に及ぼす影響については依然としてはっきりせず，大規模研究での検証が待たれる。

② *KIT*遺伝子

　KITはFLT3と同様に受容体型チロシンキナーゼであり，正常造血前駆細胞に発現し，そのリガンド（SCF）とともに正常造血には不可欠とされている。*KIT*遺伝子の活性型変異はAML全体では3～5％，CBF（core-binding factor）-AMLにおいては30～40％の高頻度で認められている[11]。AMLにおける*KIT*遺伝子変異は，主に細胞外領域（exon8），傍細胞膜貫通領域（exon10～11）とキナーゼ領域（exon17）の3つの領域に認められる。いずれの変異もKIT分子および，その下流シグナルのリガンドに非依存的な恒常的活性化をもたらすとされるが，遺伝子変異部位によって生物学的意義は異なるとされている。

　*KIT*遺伝子変異の予後に及ぼす影響については様々な報告があり，染色体型，変異が存在する部位を考慮する必要があると考えられている[12]。

③ *NPM1*遺伝子

　NPM（nucleophosmin）は核小体に存在するリン酸化蛋白であり，細胞増殖や細胞分裂の制御機構など多彩な機能を有している。2005年イタリアのFaliniらのグループにより，AML細胞の約35％において，通常核小体に認められるNPMが細胞質内へと局在変化する病型（NPMc＋AML）が存在することが明らかにされた。NPMc＋AMLは*NPM1*遺伝子のexon12にframe-shift型遺伝子変異が起こることにより生じ，AMLに認められる最も高頻度な遺伝子異常のひとつである。現在までの多数の研究グループの報告を総合すると，*NPM1*遺伝子変異は成人AMLの35％程度に認められ，特に正常染色体核型をもつ症例の50％に存在するとの報告もみられる。また*NPM1*遺伝子変異は*FLT3*遺伝子変異と強い相関関係を示し，*FLT3*遺伝子変異陽性のAMLの50％以上において*NPM1*遺伝子変異が認められている[13, 14]。*NPM1*遺伝子変異の予後に与える影響として，寛解導入に対しては独立した予後良好因子であることが多くのグループより示されている。また，長期的予後に与える影響については，*FLT3*遺伝子変異と強い相関関係をもつことより，両者の遺伝子変異に基づく層別化によりCN-AMLの予後の細分化が提唱されている。*NPM1*遺伝子変異陽性/*FLT3*遺伝子変異陰性であることは，長期予後に対して良好因子であるとされる。しかし，*NPM1*遺伝子変異はその生物学的意義については不明であり，今後その解明が期待される。

④ *CEBPA*遺伝子

　C/EBPα（CCAAT/enhancer binding protein, alpha）は顆粒球系の分化，増殖に関わる重要な転写因子で，それをコードする*CEBPA*遺伝子はCN-AMLの10～15％に遺伝子変異が存在するとされる。*CEBPA*遺伝子変異はN末端領域に認められるフレームシフトが生じる遺伝子挿入・欠失型変異と，C末端領域に認められるin-frameの遺伝子挿入・欠失型変異が存在し，いずれの変異も顆粒球系分化を阻害する。*CEBPA*遺伝子変異を有する症例は，CN-AMLにおいて予後良好とされていた。しかしながら，予後良好であるのは，C末端およびN末端変異の両方の変異が異なるアレル上にみられる重複変異が存在する症例のみであることが，大規模症例による解析で判明した[15, 16]。C末端変異のみの症例は*FLT3*/ITDとの重複も認められ，予後については不明瞭である。このように*CEBPA*遺伝子変異の予後に与える影響については，共存する遺伝子変異および単一変異か重複変異であるかに注意する必要がある。

⑤ *WT1* 遺伝子

　造血腫瘍細胞に高発現することから，AMLにおける微小残存腫瘍細胞（minimal residual disease；MRD）の検出において有用とされる *WT1*（Wilms tumor 1）遺伝子の変異が，CN-AMLの約10%に認められている。WT1はzinc finger領域を有する転写因子で，AMLではexon7および9に高頻度に遺伝子変異が存在し，exon7においては挿入・欠失型変異が，exon9においては点突然変異が認められ，いずれの変異も正常WT1分子に対してdominant negativeに作用すると考えられている。*WT1* 遺伝子変異は予後不良因子との報告もみられるが[17]，相関しないとの報告もあり，予後予測因子としての立場は明確でない。

⑥ *DNMT3A* 遺伝子

　DNMT（DNA methyltransferase）はDNAのCpGジヌクレオチドのシトシン残基をメチル化する酵素であり，DNMT3Aは非メチル化シトシンの新規メチル化に関与している。*DNMT3A* 遺伝子変異はAML全体では約20%，染色体正常核型AMLでは30%前後で存在し，*DNMT3A* 遺伝子変異は *FLT3* 遺伝子変異や *NPM1* 遺伝子変異としばしば重複して認められる[1]。その変異部位は遺伝子全域にわたるが，約半数はC末端のメチル化転移酵素活性領域のコドン882番目のアルギニン残基のミスセンス変異であり，機能欠失型変異と考えられるが，白血病発症への関わりは明らかではない。DNMT3Aノックアウトマウスは造血細胞の分化障害が認められる。染色体正常核型AMLで，*DNMT3A* 遺伝子変異は予後不良因子であることが複数の研究グループより報告され，高用量ダウノルビシンを用いた寛解導入療法で，予後が改善するとの報告もある[18]。

⑦ *IDH1*，*IDH2* 遺伝子

　IDH（isocitrate dehydrogenase）はクエン酸回路でNADP$^+$のNADPHへの変換を介して，イソクエン酸をα-ケトグルタル酸（α-KG）に変換する酵素である。IDH1, IDH2, IDH3が存在しIDH1は細胞質内に，IDH2, 3はミトコンドリア内に局在する。AMLでは *IDH1* 遺伝子変異，*IDH2* 遺伝子変異とも約10%ずつ認められる[19, 20]。*IDH1* 遺伝子変異ではコドン132番目のアルギニン残基，*IDH2* 遺伝子変異ではコドン140番目のアルギニン残基もしくは172番目のアルギニン残基にミスセンス変異が認められる。それらの変異で生じる変異型IDH1/2分子は，α-KGを2-ヒドロキシグルタル酸（2-HG）に変換する機能を有し，AMLにおける *IDH* 変異は機能獲得型変異である。

　2-HGはα-KGと競合しTET2，ヒストン脱メチル化酵素などのα-KG依存性酵素に対して阻害的に働き，DNAの脱メチル化を阻害するとされる。AMLでは後述の *TET2* 遺伝子変異と *IDH1/2* 遺伝子変異は相互排他的であり，2-HGを介したTET2機能阻害が白血病発症に関わると考えられる。予後に及ぼす影響としては，*NPM1* 遺伝子変異陽性かつ *FLT3/ITD* 変異陰性の染色体正常核型AMLでは *IDH1* 変異が予後不良因子となるとの報告，*IDH2* 遺伝子変異陽性かつ *NPM1* 遺伝子変異陽性のCN-AMLは予後良好であるとの報告もあるが，*IDH1*，*IDH2* いずれの変異も予後因子としての立場は明確ではない。

⑧ *TET2* 遺伝子

　TET2は前述のようにα-KG依存性の酵素であり，5-メチルシトシンのメチル基をヒドロキシ化し5-ヒドロキシメチルシトシンに変換する。*TET2* 遺伝子変異はフレームシフト変異，ナンセンス変異，もしくはミスセンス変異によりC末端の酵素部位の欠落，酵素活性の低下が生じた結果，過剰なDNAメチル化を生じるとされる。TET2ノックアウトマウスでは造血細胞の分化抑制，HSCの増加が認められ，骨髄増殖性疾患（MPN）様の発現系を示すことが報告されている。*TET2* 遺伝子変異はAMLの約10%で認められ，予後不良因子との報告もあるが，予後因子としての評価は定まっていない[21]。

⑨ *EZH2* 遺伝子

　EZH2（enhancer of zest homolog-2）は，PRC2（polycomb repressive complex 2）複合体の酵素活

性因子で，ヒストンH3の27番リジン残基（H3K27）のメチル化酵素活性を持つ。ヒストンH3K27トリメチル化は標的遺伝子発現の抑制に関与するが，*EZH2*遺伝子変異は機能欠失型変異であり，C末端のヒストンメチル化酵素活性が障害されることが病態に重要と推測されている。骨髄異形成症候群（myelodysplastic syndrome；MDS）では5～10%で*EZH2*遺伝子変異が認められるが[22, 23]，AMLではより低頻度であり，予後との相関は明らかではない。

⑩ *ASXL1*遺伝子

ASXL1（associated sex combs like-1）は，polycomb trithorax複合体の構成因子で，PRC2複合体と結合してEZH2とともにH3K27のトリメチル化を促進させる。*ASXL1*遺伝子変異により生じるC末端のPHDドメイン欠失が，AMLおよびMDSの病態形成に重要であると示唆されている。予後因子としては，*ASXL1*遺伝子変異は有意に予後不良と相関することが報告されている[18]。

⑪ コヒーシン関連遺伝子

近年のゲノム解析で明らかになったコヒーシン遺伝子変異は，細胞分裂の際に染色体を均等に分離する上で，重要な役割を果たす複合体を形成する*SMC1A*，*SMC3*，*RAD21*，*STAG2*に生じる遺伝子変異で，ハプロ不全，機能欠損型変異である。成人AMLで5～10%認められるとされる[24]。予後に影響は与えないとの報告もあるが，スプライシング関連遺伝子変異とともに，コヒーシン関連遺伝子変異のAMLの予後に与える影響については，今後のさらなる解析が待たれる。

3 急性リンパ性白血病

急性リンパ性白血病（acute lymphoblastic leukemia；ALL）においてもマイクロアレイによる網羅的発現解析，SNPアレイによる網羅的解析に加えて，次世代シーケンサーによるトランスクリプトーム解析，全ゲノム解析により，数多くの染色体異常，遺伝子変異の存在が明らかになった[25, 26]。また，近年見出されたPh-like ALL，early T cell precursor ALLなどのサブグループの存在と遺伝子異常の関わり，および予後予測因子が多数報告されている。また，初診時と再発時の検体を比較することにより，再発時に認められ，治療抵抗性との関連が示唆される*CREBBP*，*NT5C2*における新規遺伝子変異が発見されている。今後も網羅的な遺伝子解析により，さらなる病態解明およびそれに基づいた新規治療の開発が期待されている。B-ALLおよびT-ALL，それぞれに認められる遺伝子異常と，それらに基づいて特徴づけられた疾患について解説する。

1．ALLのWHO分類と遺伝子異常

表2に示した2016年改訂のWHO分類では，Bリンパ芽球性白血病/リンパ腫の中では，表に示した染色体異常を伴う疾患が，反復遺伝子異常を伴うBリンパ芽球性白血病/リンパ腫として独立した病型として定義されている。WHO分類で独立した疾患として扱われている染色体転座と，その臨床的特徴を以下に示す。また，WHO分類2016年改訂では，BCR-ABL1-like ALL，ALL with iAMP21，early T-cell precursor lymphoblastic leukemia（ETP-ALL）らが新たにprovisional entityとして加えられた[27]。

① t（9；22）（q34；q11.2）：*BCR/ABL1*を伴うBリンパ芽球性白血病/リンパ腫

9番染色体と22番染色体の相互転座により，*BCR-ABL1*キメラ遺伝子を生じた結果として，ABL1のチロシンキナーゼの恒常的活性化が白血病化の原因とされる。成人ALLの20～30%を占め，最も高頻度に認められる染色体異常である一方で，小児では数%しか認められない。

② t（v；11q23）：*KMT2A*再構成を伴うBリンパ芽球性白血病/リンパ腫

染色体11q23にある*KMT2A*遺伝子と他の遺伝子間の相互転座が認められる。t（4；11）（q21；q23）で生じる*KMT2A-AF4*が最も高頻度であり，t（9；11）（q22；q23）でみられる*KMT2A-AF9*，t（11；19）

表2 ▶ ALLのWHO分類

B lymphoblastic leukemia/lymphoma
B lymphoblastic leukemia/lymphoma, NOS
B lymphoblastic leukemia/lymphoma with recurrent genetic abnormalities
B lymphoblastic leukemia/lymphoma with t（9；22）(q34;q11.2)；*BCR-ABL 1*
B lymphoblastic leukemia/lymphoma with t（v；11q23）；*KMT2A rearranged*
B lymphoblastic leukemia/lymphoma with t（12；21）(p13;q22)；*ETV6-RUNX1*
B lymphoblastic leukemia/lymphoma with hyperdiploidy
B lymphoblastic leukemia/lymphoma with hypodiploidy
B lymphoblastic leukemia/lymphoma with t（5；14）(q31;q32)；*IL3-IGH*
B lymphoblastic leukemia/lymphoma with t（1；19）(q23;p13.3)；*TCF3-PBX1*
provisional entity：B lymphoblastic leukemia/lymphoma, *BCR-ABL1-like*
provisional entity：B lymphoblastic leukemia/lymphoma with iAMP21
T lymphoblastic leukemia/lymphoma
provisional entity：early T-cell precursor lymphoblastic leukemia
provisional entity：natural killer（NK）cell lymphoblastic leukemia/lymphoma

（文献27より引用改変）

(q23；q13)で生じる*KMT2A-ENL*などが，ついで高頻度に認められている。1歳未満の乳児ALLの70〜80％で認められ，小児や成人では5〜10％を占めるとされる。

③t（12；21）(p13；q22)：*ETV6-RUNX1*を伴うBリンパ芽球性白血病/リンパ腫

小児ALLでは高頻度に認められ，乳児，成人では稀である。小児では長期生存が90％ときわめて予後良好とされている。

④高二倍体性Bリンパ芽球性白血病/リンパ腫

染色体数が50本以上の異常を有するB-ALLで，多くは染色体数66本未満である。小児では最も高頻度に認められ，乳児や成人では稀である。予後良好とされている。

⑤低二倍体性Bリンパ芽球性白血病/リンパ腫

染色体数が46本未満の異常を有するB-ALLで，染色体数23〜45本までの異常が認められる。頻度は小児，成人とも数％であり，予後不良とされる。低2倍体ALLを染色体数43〜45本のnear-diploid，32〜39本のlow haploid ALL，24〜31本のnear-haploidに分類し，次世代シーケンサーによる全ゲノム，全エクソーム解析が行われた。near-haploid ALLでは，Ras経路の活性化変異が高頻度に存在し，*IKZF3*の遺伝子変異も多く認められた。low haploid ALLでは，*TP53*変異（91.2％），*IKZF2*変異（53％），*RB1*変異（41％）と高頻度に認められた[28]。

⑥t（5；14）(q31；q32)：*IL3-IGH*を伴うBリンパ芽球性白血病/リンパ腫

小児，成人ともにALLの1％以下であり，好酸球増加を伴う稀な疾患である。この好酸球の増加は腫瘍性増殖ではなく，反応性の増加とされている。

⑦t（1；19）(q23；p13.3)：*TCF3-PBX1*を伴うBリンパ芽球性白血病/リンパ腫

成人よりも小児で認められる疾患群であり，表面マーカーではCD19+，CD10+，細胞質μ鎖+のpreB-ALLの発現系を示し，preB-ALLの約25％を占めるとされる。小児では治療強度を強化した化学療法により治療成績の向上がみられている。

2. B-ALLでみられる主な遺伝子異常

前述したWHO分類で定義されている染色体異常に加えて，様々な遺伝子異常がB-ALLでも報告されている[25]。B-ALLで高頻度に認められる遺伝子異常について表3に示した。また，近年，遺伝子発現プロファイリングおよび分子異常に基づき提唱されている疾患概念についても本項で紹介する。

① *PAX5*遺伝子

PAX5はB細胞の分化に必要な転写因子とされ，小児・成人のALLのうち約30％でPAX5の異常がみられるとの報告もある。ALLにおける*PAX5*遺伝子変異は，全欠失，部分欠失，点突然変異が報告されているが，変異遺伝子はDNA結合能を失って転写活性が損なわれるとされる。また，*PAX5*を含む染色体転座では，生じたキメラ蛋白が正常PAX5に対してdominant negativeに働き，B細胞の正常分化が損なわれるとされる。*PAX5*遺伝子変異と予後との相関は明らかでない。

② *IKZF1*遺伝子

*IKZF1*遺伝子は転写因子IKAROSをコードし，IKAROSはHSCからリンパ球系前駆細胞への分化に必要とされる。80％以上の*BCR-ABL*$^+$ALL，慢性骨髄性白血病（chronic myeloid leukemia；CML）のリンパ芽球性急性転化時の66％でその欠失変異が認められた。その欠失もしくは遺伝子変異は，機能喪失もしくはdominant negative isoformを生じるとされる。

③ *JAK1*，*JAK2*遺伝子

JAK-STAT経路の恒常的活性化をもたらすとされる。Ph-like ALLの*CRLF2*を含む染色体転座を有する症例の約半数で*JAK1*，もしくは*JAK2*の遺伝子変異が存在する。また，ダウン症候群関連ALL（DS-ALL）の約20～30％で*JAK2*変異（R683変異）が報告されている[29]。

④ *CRLF2*遺伝子

CRLF2はリンパ系の細胞でIL7受容体のα鎖とヘテロダイマーを形成し，TSLP（thymic stromal lymphopoietin）のリガンド刺激により，STAT5の活性化をきたす。ALLでは点突然変異もしくは*IgH-CRLF2*，*P2RY8-CRLF2*の融合遺伝子により，CRLF2の過剰発現，それに伴う異常シグナルにより腫瘍化に関与すると考えられている[30]。*CRLF2*融合遺伝子は小児，成人ALLの5～15％でみられ，特にDS-ALLの約半数で認められる。

⑤ B-ALLの再発時にみられる遺伝子異常

診断時および再発時の白血病細胞における遺伝子異

表3 ▶ B-ALLで高頻度に認められる遺伝子異常と特徴

遺伝子変異	変異の種類	頻度	特徴
PAX5	欠失，点変異	B-ALLで約30％	予後には関連なし
IKZF1	欠失，点変異	小児の15％ Ph-ALLの70％以上	BCR-ABL陽性ALLと相関 予後不良因子
JAK1/2	再構成，点変異	DS-ALL 20～30％	JAK-STAT経路の恒常的活性化 CRLF2再構成Ph-like-ALLの約半数でJAK1/2の遺伝子変異
CRLF2	再構成，点変異	B-ALL 5～16％ DS-ALL 約50％	CRLF2再構成陽性Ph-like-ALLの約半数でJAK1/2の遺伝子変異
IL7R	挿入変異	～7％，B-ALL，T-ALL	IL-7Rシグナル，JAK-STAT経路の恒常的活性化
CREBBP	欠失，点変異	再発ALLのうち18％	ほとんどが再発時に獲得 グルココルチコイド耐性に関与
TP53	欠失，点変異	B-ALL ～12％	予後不良因子

（文献25より引用改変）

常の比較が，次世代シーケンサーを用いて複数のグループより報告されている。複数の報告をまとめると，再発時には，*IKZF1*などB細胞の発生に関わる遺伝子，*TP53*などの癌抑制遺伝子，RASシグナル経路，*CREBBP*，*SETD2*などのクロマチン修飾に関わる遺伝子，*NT5C2*などの薬物代謝に関わる遺伝子などの特異的経路での遺伝子変異が獲得されている。この中でも，*CREBBP*遺伝子異常はグルココルチコイドへの[31]，*NT5C2*遺伝子異常はヌクレオチダーゼの活性亢進を介して6-MP，6-thioguanineへの治療抵抗性との関連が示唆されている[32]。

3. *BCR-ABL1*-like ALL (Ph-like ALL)

近年，提唱されたPh-like ALLは，BCR/ABL陽性のALLと類似した遺伝子発現プロファイル，リンパ球系転写因子における遺伝子変異の存在，予後不良であることが特徴であるB-ALLサブグループである[33]。小児のPh-like ALL 15例での全ゲノムシーケンスにより，多くの新規融合遺伝子の存在が明らかになった。しかしながら，思春期および成人ALLにおいて，どのような遺伝子異常によりチロシンキナーゼの活性化が生じているかは明らかでなかった。Robertsらの報告では，Ph-like ALLの頻度は成人では27％認められ，予後不良であった。そのうち91％の症例でキナーゼ活性化を生じるような遺伝子異常が認められ，それらには*ABL1*，*ABL2*，*CRLF2*，*CSF1R*，*EPOR*，*JAK2*，*NTRK3*，*PDGFRB*，*PTK2B*，*TSLP*，*TYK2*が含まれていた(**表4**)[34]。*CRLF2*融合遺伝子を有する症例は，高頻度に*JAK2*の遺伝子変異も認められていた。また，*FLT3*，*IL7R*，*SH2B3*における遺伝子変異も頻回に認められた。サイトカイン依存性細胞株での*ABL1*，*ABL2*，*CSFR1*，*JAK2*，*PDGFRB*の融合遺伝子の発現導入は，サイトカイン非依存的な細胞増殖をもたらし，STAT5の活性化がみられた。細胞株またはヒト白血病細胞における*ABL1*，*ABL2*，*CSF1R*，*JAK2*を含む融合遺伝子の発現は*in vitro*でダサチニブに対して，*EpoR*，*JAK2*融合遺伝子の発現はルキソリチニブに対して，*ETV6-*

表4 ▶ Ph-like ALLで認められたキナーゼ融合遺伝子

キナーゼ遺伝子	チロシンキナーゼ阻害薬	転座相手	患者数	5'側遺伝子
ABL1	dasatinib	6	14	*ETV5, NUP214, RCSD1, PANBP2, SNX2, ZMIZ1*
ABL2	dasatinib	3	7	*PAG1, RCSD1, ZC3HAV1*
CSF1R	dasatinib	1	4	*SSBP2*
PDGFRB	dasatinib	4	11	*EBF1, SSBP2, TNIP1, ZEB2*
CRLF2	JAK2 inhibitor	2	30	*IGH, P2RY8*
JAK2	JAK2 inhibitor	10	19	*ATF7, BCR, EBF1, ETV6, PAX5, PPFIBP1, SSBP2, STRN3, TERF2, TPR*
EPOR	JAK2 inhibitor	2	9	*IGH, IGK*
DGKH	unknown	1	1	*ZFAND3*
IL2RB	JAK1/3 inhibitor	1	1	*MYH9*
NTRK3	crizotinib	1	1	*ETV6*
PTK2B	FAK inhibitor	2	1	*KDM6A, STAG2*
TSLP	JAK2 inhibitor	1	1	*IQGAP2*
TYK2	TYK2 inhibitor	1	1	*MYB*

（文献34より引用改変）

NTRK3遺伝子の発現はクリゾチニブに対する感受性をそれぞれ示し，今後，キナーゼ阻害薬を用いた治療の開発が期待される[35]。

4. ALL with iAMP21

ALL with iAMP21（intrachromosomal amplification of chromosome 21）は小児B-ALLの2％でみられ，成人では稀な疾患群であり，RUNX1をコードする領域を含む21番染色体の一部が，少なくとも3コピー以上に増幅されている[36]。英国よりの報告では年齢と相関し予後不良であるとされたが，治療の強化により予後も改善が報告されている[37]。

5. T-ALLで認められる遺伝子異常

T-ALLはALLのうち約20〜25％を占めるとされ，約半数で染色体異常が認められている。染色体異常としては，T細胞受容体（T-cell receptor；TCR），MLLに関連する転座，CALM-AF10転座などが認められている。

遺伝子異常としてはNOTCH1遺伝子変異が約50％，FBXW7遺伝子変異が約15％認められる。ほかにもBCL11B，JAK1，PTPN2，IL7R，PHF6，WT1，PTEN，LEF1などにおける遺伝子変異が報告されている[38]。また，early T-cell precursor-ALL（ETP-ALL）はT-ALLにおける新たな疾患概念であるが，表面マーカー発現系のみならず，遺伝子異常の側面からみても特徴が認められる。

① NOTCH1遺伝子

NOTCH1は染色体9q34.3に存在し，造血細胞のみならず様々な組織の発生や分化に関わり，TもしくはB細胞への運命決定から，T細胞の分化・増殖を制御する重要な遺伝子である。NOTCH1は膜貫通型受容体であり，リガンド刺激より細胞膜貫通領域で細胞内領域が切断され，核内に移行して転写因子として機能することが知られている。NOTCH1遺伝子変異はT-ALLの約50％前後で認められ，NOTCH1のHDドメインもしくはPESTドメインにおける2種類の遺伝子変異が存在する。HDドメインに生じた遺伝子変異は，リガンド非依存的に持続的な細胞内領域（ICN1）の切断により，NOTCH1シグナルの恒常的活性化が生じるとされる。PESTドメインでの遺伝子変異はICN1のユビキチン化過程に影響し，結果としてICN1の半減期が延長し，シグナルの恒常的活性化につながると考えられている。小児T-ALLでNOTCH1変異の予後に与える影響については，良好因子と不良因子のいずれの報告もあり，治療プロトコールの相違による影響が考えられている。

② FBXW7遺伝子

FBXW7はユビキチンリガーゼ複合体を構成し，MYC，cyclin E，NOTCH1などの分解に関わり，細胞周期調節を担っている分子である。T-ALLの10〜15％でFBXW7遺伝子変異が報告され，変異分子によってNOTCH1シグナル経路の活性化が生じ，T-ALLの病態形成に関与するとされている。予後に与える影響については今のところ明確でない。

6. ETP-ALL

ETP-ALL（early T-cell precursor lymphoblastic leukemia）は近年同定された，一部のT細胞性マーカー（CD1a，CD8，CD5）の発現を欠くとともに，幹細胞もしくは骨髄系マーカーを発現していることで特徴づけられるT-ALLのサブグループである[39]。きわめて予後不良であると報告されている。近年の次世代シーケンサーによる解析により，GATA3，ETV6，RUNX1，IKZF1の幹細胞からリンパ球系の分化に関係する遺伝子の変異，NRAS，KRAS，FLT3，JAK1/3などのRASシグナル経路の活性化に影響する遺伝子変異，さらにはEZH2，EEDなどのクロマチン修飾関連遺伝子の変異の3つの経路での遺伝子変異が高頻度に報告されている。また，成人ETP-ALLではDNMT3A変異が高頻度（16％）に認められ，成人ETP-ALLの60％以上でDNMT3A，FLT3もしくはNOTCH1のいずれか1つ以上の遺伝子変異が存在した[40]。このように，T-ALLでも，細胞の増

殖シグナルに関わる遺伝子とエピジェネティクスに関与する遺伝子に高頻度で変異が生じており，これらの変異の蓄積が病態形成に重要であると示唆された．

4 おわりに

このように近年の遺伝子発現プロファイリング解析，次世代シーケンサーによる網羅的ゲノム解析は，新たな染色体異常，遺伝子変異の存在を明らかにし，白血病の病態形成およびクローン性へのさらなる理解と新しい治療の可能性をもたらした．

今後，白血病の分子病態に基づいた層別化，遺伝子異常の白血病発症における生物学的意義を明らかにすることにより，層別化治療および分子標的治療薬を加えた治療法の開発が期待される．

● 文 献

1) Ley TJ, et al：N Engl J Med. 2010；363(25)：2424-33.
2) Kihara R, et al：Leukemia. 2014；28(8)：1586-95.
3) Patel JP, et al：N Engl J Med. 2012；366(12)：1079-89.
4) Welch JS, et al：Cell. 2012；150(2)：264-78.
5) Genovese G, et al：N Engl J Med. 2014；371(26)：2477-87.
6) Jaiswal S, et al：N Engl J Med. 2014；371(26)：2488-98.
7) Shlush LI, et al：Nature. 2014；506(7488)：328-33.
8) Yasuda T, et al：Leukemia. 2014；28(2)：426-8.
9) Cancer Genome Atlas Research Network：N Engl J Med. 2013；368(22)：2059-74.
10) Kiyoi H, et al：Int J Hematol. 2006；83(4)：301-8.
11) Paschka P, et al：Hematology Am Soc Hematol Educ Program. 2013；2013：209-19.
12) Paschka P, et al：J Clin Oncol. 2006；24(24)：3904-11.
13) Suzuki T, et al：Blood. 2005；106(8)：2854-61.
14) Döhner K, et al：Blood. 2005；106(12)：3740-6.
15) Green CL, et al：J Clin Oncol. 2010；28(16)：2739-47.
16) Wouters BJ, et al：Blood. 2009；113(13)：3088-91.
17) Paschka P, et al：J Clin Oncol. 2008；26(28)：4595-602.
18) Abdel-Wahab O, et al：Blood. 2013；121(18)：3563-72.
19) Green CL, et al：Blood. 2010；116(15)：2779-82.
20) Green CL, et al：Blood. 2011；118(2)：409-12.
21) Delhommeau F, et al：N Engl J Med. 2009；360(22)：2289-301.
22) Yoshida K, et al：Nature. 2011；478(7367)：64-9.
23) Bejar R, et al：N Engl J Med. 2011；364(26)：2496-506.
24) Thol F, et al：Blood. 2014；123(6)：914-20.
25) Mullighan CG：Hematology Am Soc Hematol Educ Program. 2012；2012：389-96.
26) Inaba H, et al：Lancet. 2013；381(9881)：1943-55.
27) Arber DA, et al：Blood. 2016：blood-2016-03-643544. [Equb ahead of print]
28) Holmfeldt L, et al：Nat Genet. 2013；45(3)：242-52.
29) Kearney L, et al：Blood. 2009；113(3)：646-8.
30) van Bodegom D, et al：Blood. 2012；120(14)：2853-63.
31) Mullighan CG, et al：Nature. 2011；471(7337)：235-9.
32) Meyer JA, et al：Nat Genet. 2013；45(3)：290-4.
33) Den Boer ML, et al：Lancet Oncol. 2009；10(2)：125-34.
34) Roberts KG, et al：N Engl J Med. 2014；371(11)：1005-15.
35) Harrison CJ：Hematology Am Soc Hematol Educ Program. 2013；2013：118-25.
36) Rand V, et al：Blood. 2011；117(25)：6848-55.
37) Moorman AV, et al：Blood. 2007；109(6)：2327-30.
38) Kraszewska MD, et al：Br J Haematol. 2012；156(3)：303-15.
39) Zhang J, et al：Nature. 2012；481(7380)：157-63.
40) Neumann M, et al：Blood. 2013；121(23)：4749-52.

A3 骨髄異形成症候群に認められるゲノム異常

小川誠司

1 骨髄異形成症候群

骨髄異形成症候群（myelodysplastic syndrome；MDS）は，急性骨髄性白血病（acute myeloid leukemia；AML）や骨髄増殖性腫瘍（myeloproliferative neoplasms；MPN）と同様，骨髄系の特徴を有する腫瘍細胞のクローン性増殖によって特徴づけられる慢性骨髄系腫瘍である．当初は，FABグループにより，同様の汎血球減少を認める骨髄不全や幼若芽球の増加を認めるAMLとの境界に位置する疾患として提唱された概念であるが，現在広く受け入れられているWHO classification systemでは，血球減少と異形成の程度，および幼若芽球の割合によって，RA（refractory anemia），RCMD（refractory cytopenia with multi-lineage dysplaia），RAEB1，2（refractory anemia with excess of blasts 1および2）と，del（5q）を単独の異常として認めるisolated del（5q）および分類不能例（MDS-U）に分類される．

旧FAB分類で同様にMDSに分類されていた慢性骨髄単球性白血病（chronic myelomonocytic leukemia；CMML）は現在では，若年性骨髄単球性白血病（juvenile myelomonocytic leukemia；JMML），非定型慢性骨髄性白血病（atypical chronic myeloid leukemia；aCML）などとともにMDS/MPNとして分類されているが，臨床的，遺伝学的観点からはMDSの近縁疾患として扱われることが多い．AMLと同様，その発症にはゲノムの異常が本質的な役割を担うと考えられるが，造血環境や免疫の異常もその病態に重要な役割を担っていることが示唆されている．AMLへの移行は約3分の1の症例で認められ（二次性AML；sAML），予後を大きく規定する因子となっているが，AMLへの移行が認められない場合にも，出血や感染症，臓器不全，骨髄不全などによってしばしば不帰の転帰をとる．近年，レナリドミドやアザシチジンなどの新たな薬剤の導入により一部の患者の予後には改善が認められたが，現在なお，治癒が期待できる治療手段としては同種造血幹細胞移植が知られるのみで，患者の大多数を占める高齢者への適応は大きく制限されることから，分子病態の理解に基づく新たな治療薬剤・治療法の開発が強く望まれるところである．

1990年代に染色体転座の解析を中心として病態解明の進んだAMLとは対照的に，MDSの分子病態に関しては，従来，不明な部分が多かったが，過去10年間の間にSNPアレイ解析や大量並列シーケンス技術の導入によって，MDSで認められるゲノム・遺伝子変異の全体像がほぼ解明され，MDSの発症に関わる主要なゲノムの異常が明らかにされた結果，現在，MDSは造血器腫瘍の中で最も遺伝学的解明の進んだ疾患のひとつとなっている．MDSではRNAスプライシング因子やエピゲノム調節因子の異常が非常に高頻度に認められ，その病態に深く関わっていると考えられる．特にAMLと比較した場合，5番染色体や7番染色体の欠失を含む不均衡型の染色体異常と並んで，RNAスプライシング因子の変異が突出して高い割合で認められる一方，RAS経路やFLT3などのシグナル伝達に関わる変異はAMLと比較して低頻度かつ，進行例で認められることから，これらの変異が両者の病態の相違を考える上で重要である．また，遺伝子変異はMDSの予後を規定する重要な因子であることが

明らかにされており，遺伝子変異の同定は，MDSの病態の理解のみならず，診断や予後予測，治療選択の決定の上でも大変重要である．

その病態に関しては，病型特異的な染色体転座の解析を中心として病態解明の進んだAMLとは対照的に，その理解は立ち後れていたが，近年解明が進み，診断や予後予測の観点からも大きな進展が認められている．

2 MDSにおけるゲノムの異常

MDSにおけるゲノムの異常については，古くは5q-の記載に始まるが，1990年代までに古典的な染色体分析によって詳細な記載が行われた結果，相互転座に代表される均衡型の異常が主体を占めるAMLと異なり，MDSでは1q+，del(5q)/-5，del(7q)/-7，+8，del(12q)，del(13q)，del(17p)/iso(17q)，del(18q)，del(21q)など，染色体の量的な変化を伴う異常が中心となっている．SNPアレイを用いた解析によるより詳細な解析では，上記の異常が確認されるとともに（図1），通常の染色体分析では同定が不可能な，ゲノムコピー数変化を伴わないようなアレルの不均衡が高頻度に認められることが明らかとなっている[1]。こうしたcopy-neutral LOHあるいはUPD（uni-

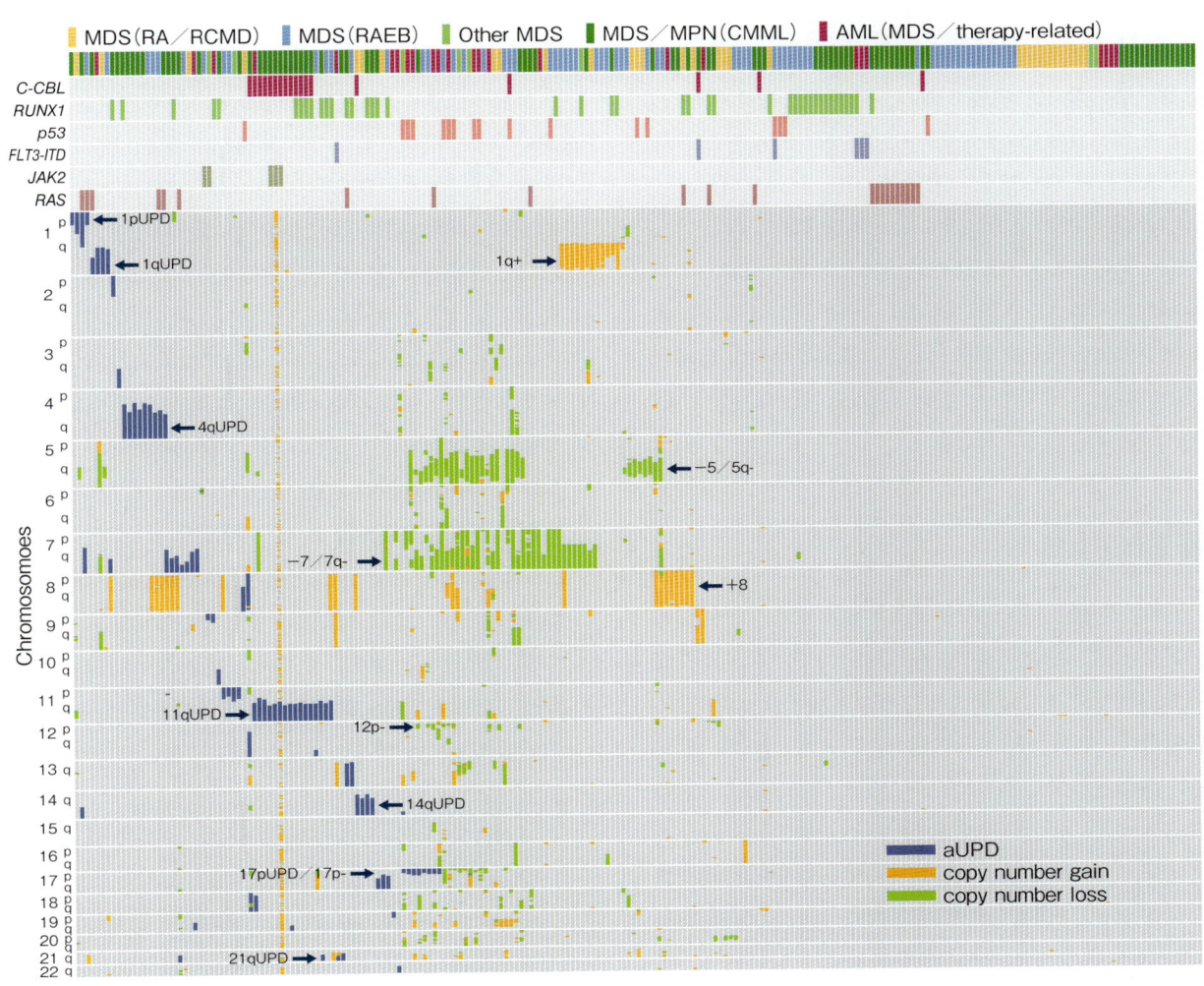

図1 ▶ MDSにおけるゲノムコピー数の異常

（文献1より引用）

parental disomy）と呼ばれる異常は，近年，癌で一般的に認められることが知られているが，MDSでは1p，1q，4q，7q，11q，13q，14q，17p，21qなどに集積するUPDが認められる。これらのUPDはほとんど常に染色体末端を含むように生じており，またその多くが，*TET2*（4qUPD），*EZH2*および*CUX1*（7qUPD）[2]，*CBL*（11qUPD），*FLT3*（13qUPD），*TP53*（17pUPD），*RUNX1*（12qUPD）など癌遺伝子，癌抑制遺伝子の変異を伴っていることから，UPDによって変異アレルのホモ接合が生じることにより，UPDを有するクローンが選択されていると考えられる[1]。一方，多くの不均衡型の異常では，非常に大きな染色体の領域が障害されることから，それらの異常の遺伝子標的を同定することは容易ではない。むしろ，多くの場合，当該領域に含まれる複数の遺伝子のコピー数の変化が病態に関わっていると考えられる。たとえば，del（5q）においては，*RPS14*や*IRF1*，*CSNK1A1*を含む複数の遺伝子のhaploinsufficiencyが病態に関わっていることが示唆されている[3, 4]。他方，染色体の欠失が比較的小さな領域に限局している場合があり，こうした例では，SNPアレイなどによる微小欠失の同定を契機として，変異が頻発する遺伝子の同定に至る場合もあり，*TET2*，*EZH2*，*CUX1*などはこれらの例である。

3 遺伝子変異

近年，大量並列シーケンスを可能とする次世代シーケンサが導入され，様々な癌種について，ゲノムの異常を塩基レベルで同定することが可能となった結果，癌の遺伝子変異に関する知見が，ここ数年の間に爆発的に蓄積されている。MDSについても，過去5年間に，次世代シーケンスを用いた解析が集中的に行われた結果，これまでまったく知られていなかった機能的なpathwayに属する変異を含めて，主要な変異遺伝子については，その全体像が明らかにされており，病型や予後との関連も詳細に解析されている。これらの解析によれば，MDSでは1症例当たり，平均して10個程度の非同義置換（アミノ酸の変化を伴う変異）が生じており，高リスクの病型ほど変異が増加する傾向が認められる。これらの多くは，無作為に生じていると考えられるが，50個程度の遺伝子については，異なる症例でランダムに生ずる確率を統計学的に有意に上回る頻度で生じており，MDSの発症への関与が示唆される。これらのうち，最も高頻度に変異が認められるのは，RNAスプライシングに関わる遺伝子群およびエピジェネシスの制御に関わる遺伝子群で，これに続いて，転写因子，コヒーシン複合体，チロシンキナーゼその他のシグナル伝達分子，およびDNA修復などが含まれる（**図2**）。

1. エピジェネシスの制御に関わる遺伝子

エピジェネシスはDNAのメチル化やヒストンの修飾によって担われており，幹細胞の未分化性の維持や分化に決定的な役割を担っているが，MDSではこれらの制御に関わる遺伝子が高頻度に変異を生じて不活化ないし機能的な変化を生ずる結果，エピジェネシスの異常が生ずると考えられる。DNAのメチル化に関わる因子としては，新規メチル化に関わる*DNMT3A*やメチル化シトシンの脱メチル化を担う*TET2*の機能喪失型の変異が15〜25%の割合で認められるほか[5, 6]，*TET2*の機能的抑制に関わる*IDH1*および*IDH2*の変異が計10%弱に認められる[7]（**図3**）。また，*EZH2*や*EED*，*SUZ12*といった，polycomb複合体2（PRC2）の構成要素もしばしば変異を生じているほか，*ASXL1*や*BCOR/BCORL1*の変異も，polycomb複合体に関連した機能異常に関与し，造血幹細胞の維持や分化の障害に関わっていると考えられる[8]。

2. RNAスプライシング因子

RNAスプライシング因子は，MDSにおいて，エピジェネシスの制御因子と並んで高頻度に変異を認める代表的な遺伝子群である。MDSの60〜70%で認められるが，AMLその他の骨髄系腫瘍における変異頻

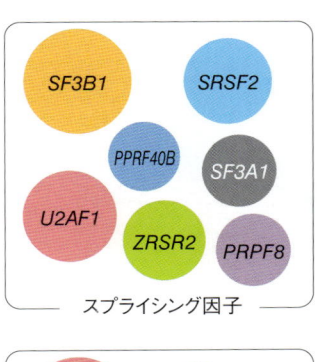
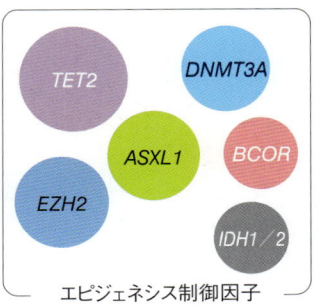
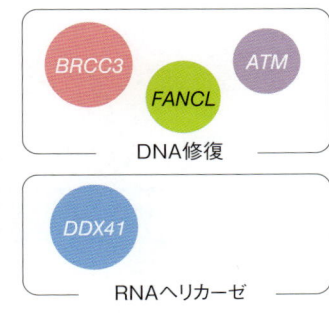
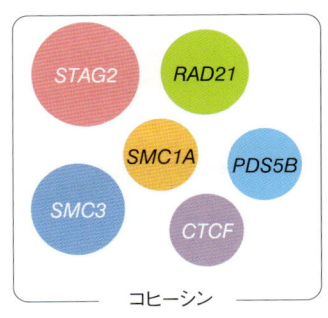
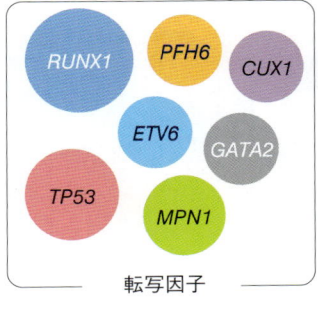
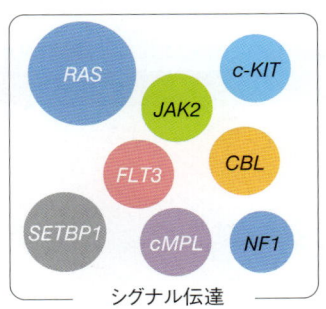

図2 ▶ MDSにおける主要な遺伝子変異

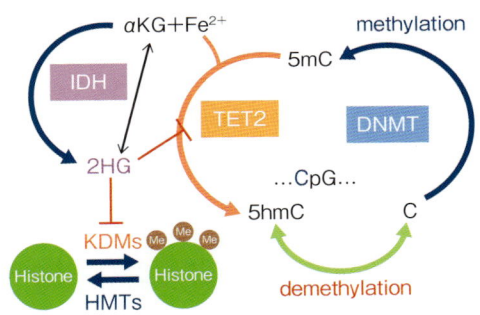

図3 ▶ AMLにおける遺伝子異常とエピジェネシス

度はおおむね10％以下となっており，MDSおよび関連疾患に特異的な変異群を形成している。これはエピジェネシス関連遺伝子の変異がAMLにおいても比較的高頻度に認められるのとは対照的である。$SF3B1$，$U2AF1$，$SRSF2$，$ZRSR2$の4つの因子に最も高頻度に変異が認められるが，$U2AF2$，$SF3A1$や$SF1$などにもrecurrentな変異が観察される。変異のほとんどは，3'スプライス部位の認識に関わる複合体の主要構成因子に生じていること，また変異はほとんど排他的に生じていること，が顕著な特徴である（図4）[9]。

$SF3B1$，$U2AF1$，$SRSF2$では，変異は特定の塩基に集中して存在しており（hotspot変異），$SF3B1$ではexon12～16，特にK700Eの変異，$U2AF1$ではS34およびQ157に，また$SRSF2$ではすべての変異はP95のミスセンス変異ないしこれを含む小欠失となっている。特にframeshiftやnonsense変異はまったく観察されないことから，これらのhotspot変異は，単なる機能の喪失ではなく，機能の質的な変化がもたらされる（機能獲得）ことを強く示唆している。$SF3B1$変異は環状鉄芽球の増加によって特徴づけら

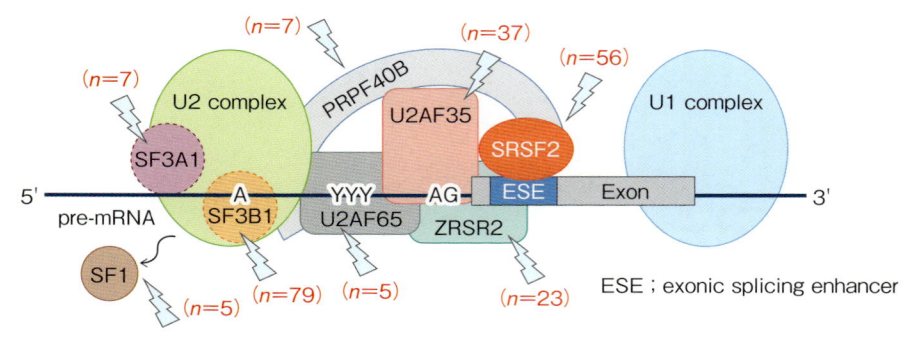
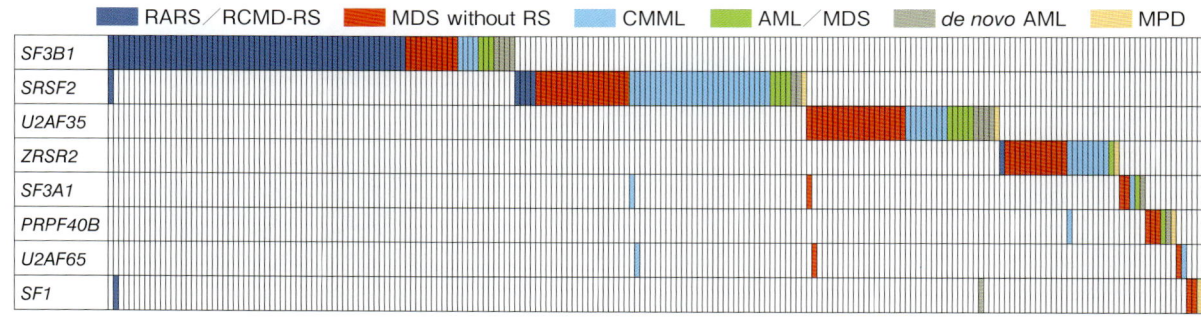

図4 ▶ スプライシング装置のパスウェイ変異
RNAのスプライシングはゲノムDNAから"転写"されたプレ伝令RNAに多数のスプライシング因子と呼ばれる蛋白が作用することによって行われる．このスプライシングは多数の過程を経て行われることが知られているが，その第一段階では，スプライス（除去）されるイントロンとエクソンの境界が，スプライシング因子によって認識されることで開始される．MDSの45〜85％の症例で，3'境界のスプライス部位の認識に関わる主要な因子である，U2AF35，SRSF2，ZRSR2，およびSF3B1をはじめとする様々なスプライシング因子（矢印）が遺伝子変異によって異常をきたしている．MDSで認められるRNAスプライシング因子の変異は，異なる因子の変異がお互いに重複しないように，すなわち排他的に生じており，このことは，これらの変異がいずれもRNAスプライシングの機能に同様の障害を及ぼすことによって，MDSの発症の重要な原因となっていることを示している

（文献9より引用）

れる病型（RARSないしRCMD-RS）との関連が強く，これらの病型の70〜80％内外で認められる[10]．一方，SRSF2変異を有する症例はCMMLの半数で認められる．

3．コヒーシン複合体

コヒーシンはSMC1A，SMC3，RAD21，およびSTAG蛋白より構成される蛋白複合体で，PDS5やNIPBL，ESCO蛋白の機能によって，2つの染色体鎖にロードされ，リング状の構造を形成して，2つの染色体鎖を結合することにより，染色体分裂時における姉妹染色体の結合や，長距離間の染色体をループしたりすることで，長距離間の遺伝子発現の制御に関わっていると考えられている（図5）．MDS，AMLその他の骨髄系腫瘍では，SMC1A，SMC3，RAD21，およびSTAG2の4つの主要構成蛋白を中心として10〜15％内外の症例で変異が認められる．変異の約半数はSTAG2に生じており，多くが機能の喪失を伴うnonsense変異ないしframeshift変異である[11]．コヒーシン変異例の多くは正常核型ないし近二倍体で，コヒーシンの細胞分裂における機能から類推されるような，機能喪失に伴う染色体分配異常による異数性は少なくとも造血器腫瘍では認められず，むしろ長距離の遺伝子発現制御の異常と白血病化の関連が示唆されるが，障害される標的遺伝子に関する詳細は今のところ明らかではない．

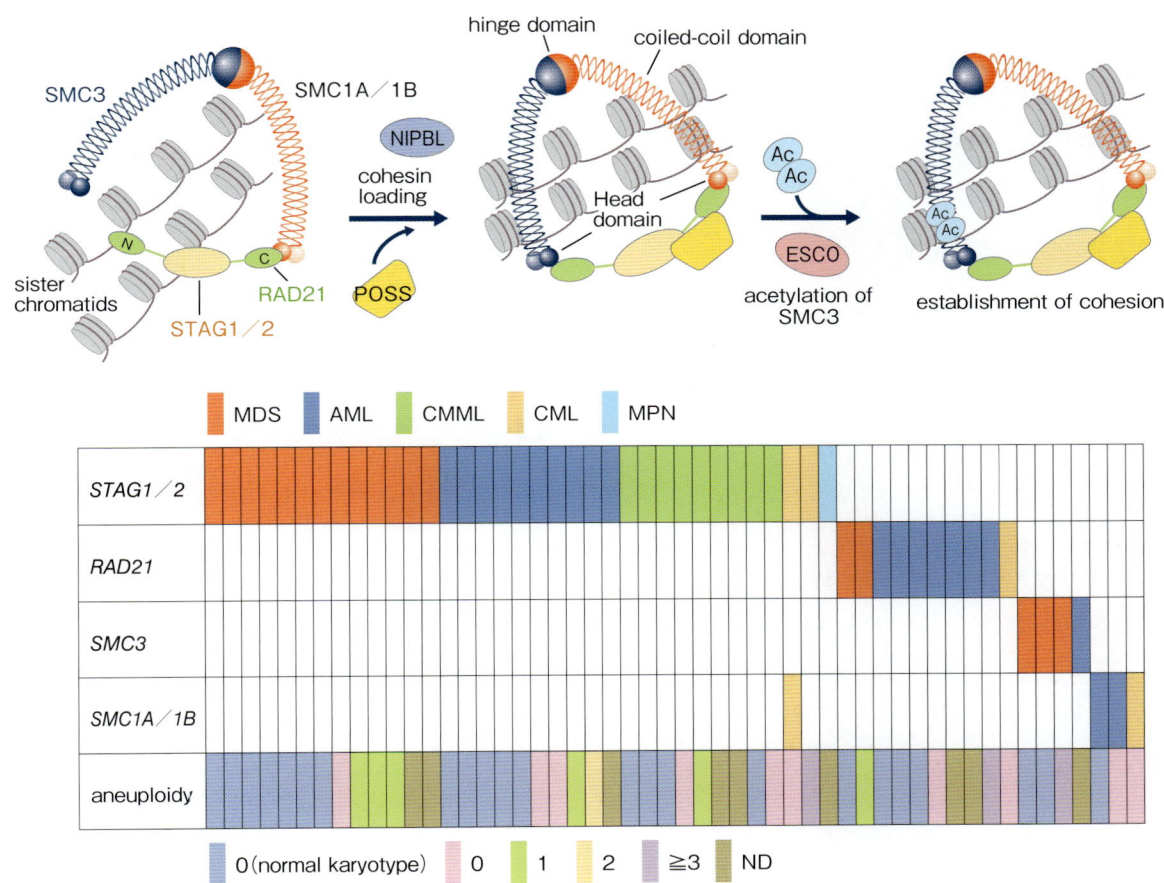

図5 ▶ コヒーシン複合体と変異
骨髄系腫瘍におけるコヒーシン変異は互いに排他的に生じており，また変異を有する症例の多くでは正常核型を認める

（文献11より引用）

4. 5q-症候群における責任遺伝子

5番染色体の長腕（5q）を含む欠失［del(5q)］は7番染色体長腕の欠失［del(7q)］やトリソミー8と並んでMDSで最も高頻度に認められる染色体異常のひとつである。特に，del(5q) 単独の異常を伴う病型は，その特徴的臨床像から5q-症候群として古くから記載され，またレナリドミドが著効することでも知られる。その責任遺伝子に関しては欠失領域が単独の遺伝子領域に集積しないことから，長い間不明であったが，近年，*RPS14*や*IRF1*，*CSNK1A1*を含む複数の遺伝子のhaploinsufficiencyがその病態やレナリドミドの薬理効果に関与していることが明らかにされている[3, 4)]。

5. その他の遺伝子変異

造血系の発生・分化に関わる転写因子もしばしばMDSで変異の標的となっている。*RUNX1*，*ETV6*に高頻度に変異を認めるほか，*CEBPA*，*GATA2*，*IRF1*，*PHF6*，*CUX1*などにも低頻度ではあるが変異が認められる。DNA修復に関わる遺伝子としては約10%内外の症例で*TP53*の変異が認められるが，これらの症例では5qや7qの異常を含む複雑核型を伴っている。その他のDNA修復に関わる遺伝子としては，最近*BRCC3*の変異が報告されたが，このほかにも*FANCL*や*ATM*の変異も低頻度に観察される。シグナル伝達に関わる遺伝子の変異は以前から報告されており，FLT3やcKIT，JAK2などのチロシンキナーゼや

NRAS, KRAS, CBL, NF1, PTPN11 などの RAS 経路が代表的な遺伝子である．また，これらのほか，SETBP1, PRPF8, DDX41 などの新たな pathway に属する遺伝子も近年同定されている[12-14]．

4 遺伝子変異の相関関係

次世代シーケンサを用いた104個の標的遺伝子に関する，944例のMDS症例の検討によれば，「10%以上の頻度で変異が認められるのは，少数の遺伝子（SF3B1, TET2, ASXL1, SRSF2, DNMT3A, RUNX1）で，変異頻度10%以下の多数の遺伝子が存在する」という，多くの癌に共通する特徴が認められる（図6）[15]．また，個々の症例を注意深く観察すると，変異を持つ遺伝子の組み合わせには規則性があることがわかる．たとえば，異なるスプライシング因子やコヒーシン変異は排他的に生ずる傾向があり，またSF3B1変異はDNMT3A，JAK2を除くほとんどの遺伝子とは排他的である．一方，STAG2変異はSRSF2, IDH2, ASXL1, EZH2, RUNX1, BCOR, NRAS変異と有意に共存する傾向が認められる（図7）．このように，特定の遺伝子変異と協調的ないし排他的に生ずる顕著な傾向があることから，遺伝子変異の間には，機能的な関連が存在し，ある遺伝子変異が生じた後にクローン選択される変異には強い選択性があることが示唆される．

5 変異が予後に及ぼす影響

変異と予後との間にも有意な相関が認められる．TP53, RUNX1, EZH2, ASXL1, ETV6をはじめとする遺伝子変異の多くは予後に悪影響を及ぼすことが示されている．唯一の例外はSF3B1変異で，同変異を有する症例は，多変量解析においても有意に良好な予後を示すと確認された[16]．現在MDSの予後予測には，IPSSないしIPSS-Rが広く日常診療で用いられ

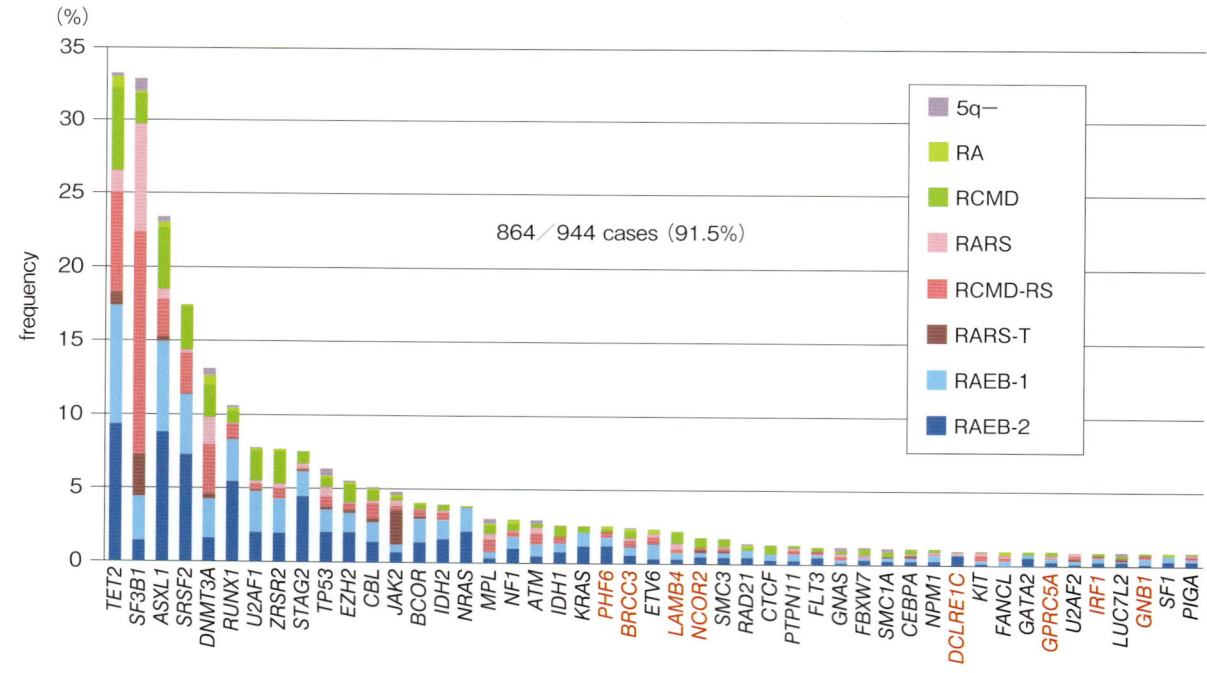

図6 ▶ MDSにおける主要な遺伝子変異とその頻度
MDSにおいて有意に変異している遺伝子とその変異頻度を示した．いずれかの変異を有する症例は944例中864例に認められている
（文献15より引用）

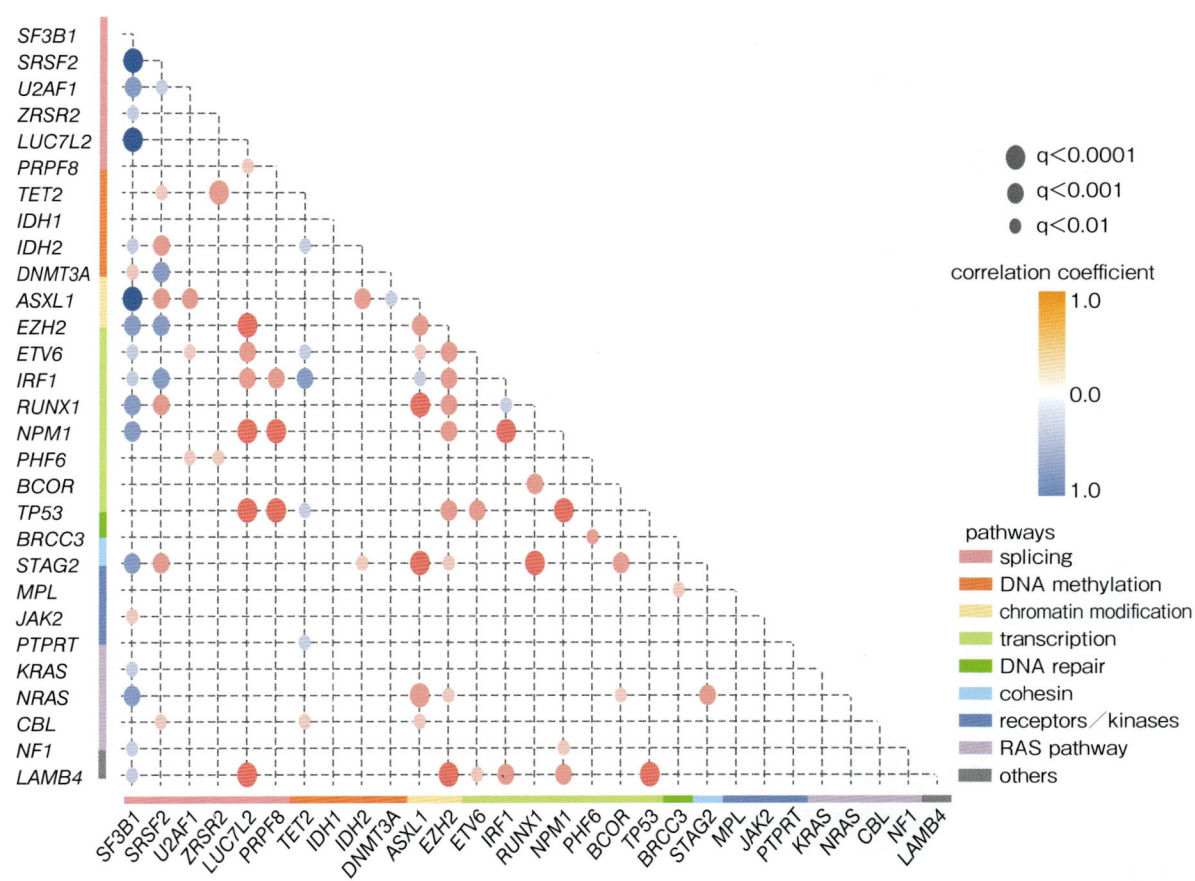

図7 ▶ 共存する変異間に認められる相関関係
縦と横の変異の組み合わせについて，有意に共存する（赤）ないし排他する（青）組み合わせを円で示した．円の大きさは統計的有意性の強さ（q値）を，円の色の濃さは，相関の強さ（相関係数）を示す （文献15より引用）

ているが，IPSS分類に遺伝子変異の情報を加えることにより予後予測がより正確になることが複数の研究によって裏づけられている[15, 17]．実際，欧米においては，既に遺伝子変異は臨床検査に導入され，予後予測のひとつの指標として用いられている．

6 まとめ

MDSのゲノム異常について近年の知見を概説した．遺伝子変異の全体像が解明されたことにより，今後MDSの分子病態の理解が進むと思われる．臨床的な観点からは，同定された遺伝子変異を標的とした分子創薬が促進されると期待されるが，変異の知見は予後予測や治療選択の観点からも有用と考えられる．

● 文 献

1) Sanada M, et al：Nature. 2009；460(7257)：904-8.
2) Thoennissen NH, et al：Am J Hematol. 2011；86(8)：703-5.
3) Ebert BL, et al：Nature. 2008；451(7176)：335-9.
4) Krönke J, et al：Nature. 2015；523(7559)：183-8.
5) Delhommeau F, et al：N Engl J Med. 2009；360(22)：2289-301.
6) Ley TJ, et al：N Engl J Med. 2010；363(25)：2424-33.
7) Mardis ER, et al：N Engl J Med. 2009；361(11)：1058-66.
8) Ernst T, et al：Nat Genet. 2010；42(8)：722-6.
9) Yoshida K, et al：Nature. 2011；478(7367)：64-9.
10) Papaemmanuil E, et al：N Engl J Med. 2011；365(15)：1384-95.

11) Kon A, et al：Nat Genet. 2013；45(10)：1232-7.
12) Polprasert C, et al：Cancer Cell. 2015；27(5)：658-70.
13) Kurtovic-Kozaric A, et al：Leukemia. 2015；29(1)：126-36.
14) Makishima H, et al：Nat Genet. 2013；45(8)：942-6.
15) Haferlach T, et al：Leukemia. 2014；28(2)：241-7.
16) Cazzola M, et al：Blood. 2013；121(2)：260-9.
17) Bejar R, et al：N Engl J Med. 2011；364(26)：2496-506.

MEMO　「再生不良性貧血におけるクローン性遺伝子異常」

　MDSと並び，骨髄不全症候群の代表疾患である再生不良性貧血は，従来，非腫瘍性疾患と考えられてきたが，時に染色体異常を伴う症例も存在することなどが知られており，そのクローン性異常の実態の解明が重要な研究課題として残されていた。本項筆者らの研究グループは，再生不良性貧血439症例から採取した668検体の血液細胞について，次世代シーケンサーによる詳細なゲノム解析を行い，約3分の1の症例で白血病やMDSをはじめとした造血器腫瘍で認められる遺伝子変異を持ったクローン性細胞が存在すること，そのうち，約75％は本項でも登場した*PIGA*, *BCOR*, *BCORL1*, *DNMT3A*, *ASXL1*の5遺伝子に集積していること，個々の変異を有する細胞の経時的な挙動は一定ではないものの，*DNMT3A*, *ASXL1*変異を持ったクローンは継時的に増加して後の白血病発症，ならびに予後不良と相関すること，一方，*PIGA*, *BCOR*, *BCORL1*変異を有するクローンは経過に従い消失する傾向が認められ，予後も良好であることなどが示された[1]。再生不良性貧血からMDS，白血病への病型移行のメカニズムの解明に迫るのみでなく，広く造血器腫瘍発症における分子生物学的ステップの解明につながりうる重要研究である。

1) Yoshizato T, et al：N Engl J Med. 2015；373(1)：35-47.

黒田純也

A4 癌抑制遺伝子，急性白血病

急性白血病，骨髄異形成症候群　総説

三谷絹子

1 癌抑制遺伝子

　正常細胞のゲノム上には多数の癌遺伝子と癌抑制遺伝子が存在する．癌遺伝子が活性化型変異を獲得する，あるいは，癌抑制遺伝子が機能的に失活することは，造血器腫瘍発症の重要なワン・ヒットになる．癌遺伝子は細胞増殖シグナルの伝達，細胞周期回転の促進，分化抑制，アポトーシスの回避などの役割を担っている．癌抑制遺伝子は細胞増殖抑制シグナルの伝達，細胞周期回転の抑制，分化促進，アポトーシス誘導などに機能する．

　急性骨髄性白血病（acute myeloid leukemia；AML）におけるGillilandらのtwo hit modelによれば，AMLが発症するには2種類の遺伝的ヒットが必要である．1つは増殖・生存を促進するclassⅠ変異であり，もう1つは分化あるいはアポトーシスを抑制するclassⅡ変異である．前者が癌遺伝子の活性化型変異，後者が癌抑制遺伝子の失活型変異に相当する．

　また近年，従来の癌遺伝子あるいは癌抑制遺伝子といった分類には当てはめにくい，エピジェネティクスの制御関連遺伝子，RNAスプライシング遺伝子，蛋白翻訳や分解に関連する遺伝子，代謝酵素遺伝子の分子生物学的失活も，造血器腫瘍発症に重要な役割を担っていることが明らかにされているが，正常な機能が損なわれると癌を発症するという意味においてこれらの遺伝子も広義の癌抑制遺伝子に含まれると考えられる．特にエピジェネティクスの制御関連遺伝子の異常をclassⅢ変異として分類する説もある．

　さらに，microRNA（miRNA）の発現変化も造血器腫瘍発症の重要な基盤となっている．miRNAはseed sequencesを介してmRNAの3'非翻訳領域と結合し，その塩基配列の一致度に応じて，標的mRNAを分解したり（完全一致の場合），標的mRNAを鋳型とした蛋白翻訳を抑制したり（不完全一致の場合）する．造血器腫瘍において発現の亢進しているものは癌遺伝子，発現の低下しているものは癌抑制遺伝子として機能していると考えられるが，1つのmiRNAには数百の標的mRNAが存在するため，腫瘍発症の標的mRNAを同定することはしばしば困難である．

2 癌抑制遺伝子失活の分子生物学的機序[1-8]

　癌抑制遺伝子が完全に機能的に失活するには，2つある遺伝子座の両方が失活する必要がある．かつては網膜芽細胞腫の例より腫瘍発症には両方の遺伝子座の失活が必須であると提唱された（Knudsonの2段階説）が，近年では片方の遺伝子座の失活のみで腫瘍が発症すると考えられており，これをハプロ欠失効果（haploinsufficiency effect）と呼ぶ．癌抑制遺伝子の失活の機序は多様であり，①ゲノムレベルでの遺伝子座の欠失，②染色体転座に伴うキメラ遺伝子形成，③翻訳領域の失活型遺伝子変異，④プロモーター領域のメチル化の亢進，⑤アイソフォームの発現様式の変化，⑥miRNAの発現亢進である（図1）．

①遺伝子座の欠失

　ゲノムレベルでの癌抑制遺伝子座の欠失は，染色体異常として検出されるもの（モノソミーあるいは短腕・長腕の部分欠失）と一塩基多型（single nucleotide polymorphism；SNP）アレイでのみ検出されるものがある．急性白血病において，癌抑制遺伝子

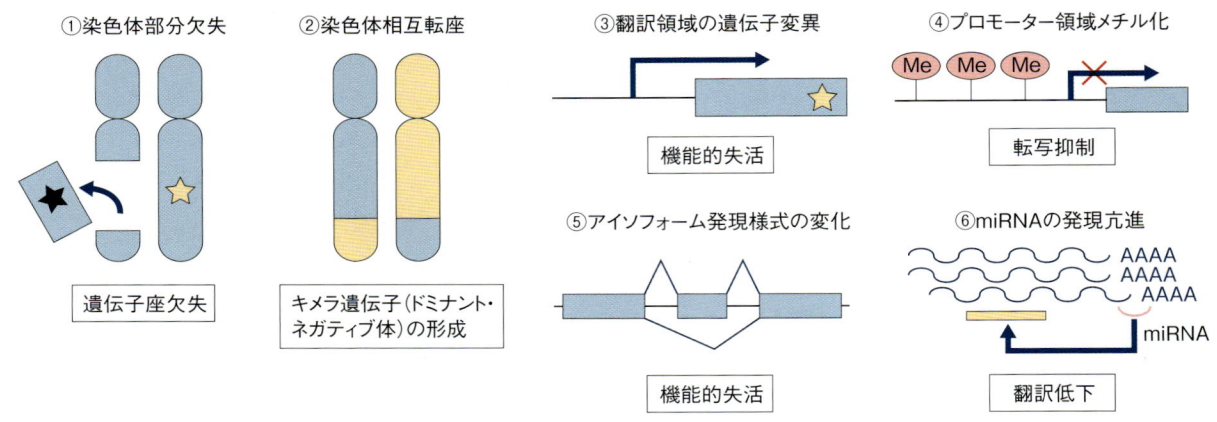

図1 ▶ 癌抑制遺伝子の失活の機序

　TP53およびETV6/TELは，それぞれ17p-および12p-に伴いその遺伝子座が欠落する。急性リンパ性白血病（acute lymphoblastic leukemia；ALL）では，細胞周期の回転を抑制するサイクリン依存性キナーゼ抑制因子遺伝子（p15CDKN2B, p16CDKN2A）がホモ欠失を起こしている。

② ドミナント・ネガティブキメラの形成

　染色体転座において形成される翻訳領域同士のキメラ遺伝子は癌遺伝子として機能する。しかしながら，転座の標的遺伝子自体は，キメラ分子のドミナント・ネガティブ効果によりその機能を失っていることがあり，その意味では癌抑制遺伝子である。代表的なものは，t（8；21）（分化型AML：FAB分類 M2）およびt（12；21）（小児前駆B細胞性ALL）によりキメラ（RUNX1-RUNX1T1およびETV6-RUNX1）を形成するRUNX1，inv（16）/t（16；16）（好酸球増多を伴う急性骨髄単球性白血病：FAB分類 M4Eo）によりキメラ（CBFB-MYH11）を形成するCBFB，t（15；17）［急性前骨髄球性白血病（acute promyelocytic leukemia；APL）FAB分類 M3］によりキメラ（PML-RARA）を形成するレチノイン酸受容体α鎖（retinoic acid receptor α；RARA）遺伝子である。これらの遺伝子はいずれも転写因子をコードしており，造血幹細胞の維持あるいは血球の分化に重要な役割を担っている。

③ 遺伝子変異

　翻訳領域の失活型変異は様々な遺伝子で観察される。蛋白の機能に必須な役割を担っているアミノ酸が置換する点突然変異，アミノ酸のフレームがずれる［フレームシフト変異（frameshift mutation）］，あるいは，ずれない［インフレーム変異（in-frame mutation）］挿入・欠失がある。アミノ酸のフレームがずれた結果，premature stopコドンができ，短縮型の蛋白が発現することがある。点突然変異が観察されるのは，RUNX1，TET2，IDH1/2，DNMT3A，EZH2，ASXL1，TP53などであり，フレームシフト変異が観察されるのは，NPM1，CEBPA（CCAAT/enhancer-binding protein-α）などである。

④ 転写抑制

　プロモーター領域のCpGアイランドにメチル基が存在すると，下流遺伝子の転写が抑制される。CpGアイランドのメチル基は，転写活性化因子のアクセスを阻害し，ヒストンメチルトランスフェラーゼをリクルートすることによりヒストンテイルにメチル基を挿入する。ヒストンテイルはアセチル化されているとヌクレオソーム構造が緩んで転写が活性化されるが，メチル化されるとヌクレオソーム構造が強固になり転写が抑制される。CpGアイランドのメチル化により，その転写が失活する遺伝子として最初に報告されたの

は，*p15CDKN2B*である．高リスクの骨髄異形成症候群（myelodysplastic syndrome；MDS）で観察される．MDSの治療にメチル化阻害薬が導入されており，癌抑制遺伝子の発現回復がその作用機序である．

⑤ スプライシング異常

アイソフォームの発現様式の変化（スプライシング異常）は，RNAスプライシング遺伝子の変異やエクソン/イントロン接合領域のゲノム変異によってもたらされると考えられる．スプライシング異常の結果，機能失活型アイソフォームあるいはドミナント・ネガティブ型アイソフォームの発現が増加することにより，癌抑制遺伝子の機能は失活する．5q-陽性MDSにおける*IRF4*のスプライシング異常，MDSより進展したAMLにおける*ETV6*のスプライシング異常，前駆B細胞性ALLにおける*IKZF1*のスプライシング異常などが知られている．

⑥ miRNAの発現亢進

miRNAの発現亢進は，蛋白翻訳の抑制を介して癌抑制遺伝子を失活させる．特にAMLにおいては，特定の染色体異常あるいは遺伝子異常を有する病型において特徴的な発現亢進が観察される．t（8；21）あるいはinv（16）を保有するCBF（core binding factor）白血病では*MIR126*，t（15；17）型白血病では*MIR382*，11q23転座型白血病では*MIR17-92 cluster*の発現がそれぞれ亢進している．一方，正常核型で*CEBPA*変異陽性例では*MIR181*の高発現が，正常核型で*IDH2*変異陽性例では*MIR1*および*MIR133A*の高発現が観察される．

3 癌抑制遺伝子失活の臨床的意義[1-8]

白血病は様々な癌遺伝子と癌抑制遺伝子，あるいは，その他の遺伝子の変異の蓄積の結果発症する．腫瘍発症に関与する癌遺伝子と癌抑制遺伝子の組み合わせが多彩であるがゆえに，その臨床像も多様であり，個々の癌抑制遺伝子異常の臨床的意義を一概に述べることは多くの場合困難である（**表1**）．しかしながら，一般的には，*TP53*遺伝子の異常は，臨床的にはきわめて予後不良の徴候である．AMLで高頻度に観察される*NPM1*（成人AMLの1/3）および*CEBPA*（全AMLの6～15％）の変異は予後良好因子である[6]．*MLL*遺伝子のpartial tandem duplication（正常核型の成人AMLの5～10％あるいは単独の+11に伴う）は予後不良因子であるが，第一寛解期の自家移植でこれはキャンセルされる．ALLにおいては*ETV6-RUNX1*が予後良好因子（小児では他の予後不良因子がなければ，9割以上が治癒する）である．

4 代表的な癌抑制遺伝子の異常

1. TP53

*TP53*遺伝子はゲノムの守護神と呼ばれる代表的な癌抑制遺伝子であり，細胞の受けたDNA損傷の程度に応じてG1/Sで細胞周期を停止させたりアポトーシスを誘導したりする．*TP53*遺伝子は，ゲノムレベルでの欠失（17p-に伴う）およびDNA結合部位の点突然変異によって機能的に失活する．*TP53*遺伝子変異は病期の進展した腫瘍〔慢性骨髄性白血病（chronic myeloid leukemia；CML）の急性転化など〕や薬剤耐性白血病で観察されるが，その変異はclonal evolutionの結果出現するのではなく，もともと腫瘍細胞集団の中に存在した*TP53*変異陽性細胞がclonal selectionの結果拡大してくることが報告されている．

2. RUNX1 [9]

RUNX1（別名*core binding factor α*；*CBFA*）遺伝子は21q22に位置し，RUNXファミリーに属する転写因子をコードしている．RUNX1はRuntドメインでDNAに結合し，16q22にマップされる遺伝子にコードされるCBFB（βサブユニット）とヘテロダイマーを形成することにより，転写因子としての機能を発揮する．CBFBはDNAには結合しないが，RUNX1のDNA結合能を増強することで，その機能を発揮する．RUNX1およびCBFBは胎生期の成体型

表1 ▶ 白血病で観察される癌抑制遺伝子（エピジェネティクス制御因子遺伝子を含む）の異常

白血病の種類	遺伝子名	遺伝子の機能	変異種類	変異の頻度	臨床的意義
AML	NPM1	核・細胞質シャトル	挿入	25～35%	正常核型/FLT3-ITD陰性例は予後良好
	CEBPA	転写因子	挿入・欠失	10～20%	予後良好
	RUNX1	転写因子	点変異・挿入	5～13%	予後不良
	GATA2	転写因子	点変異・挿入	3～5%	予後良好
	RUNX1-RUNX1T1	転写因子	キメラ	10～15%	予後良好
	CBFB-MYH11	転写因子	キメラ	3～8%	予後良好
	PML-RARA	転写因子	キメラ	5～10%	予後良好
	TET2	DNA脱メチル化	点変異・欠失	8～27%	予後不良
	IDH1/2	DNA脱メチル化	点変異	6～12%	予後不良
	DNMT3A	DNAメチル化	点変異	18～23%	予後不良
	EZH2	ヒストン3K27メチル化	点変異・フレームシフト変異	稀	不明
	ASXL1	ヒストン3K27メチル化	点変異・フレームシフト変異	3～11%	予後不良
	MLL	ヒストンK4メチル化	PTD	5～6%	予後不良
	TP53	癌抑制	遺伝子座欠失, 点変異・フレームシフト変異	7～12%	予後不良
	WT1	癌抑制	挿入	10～13%	予後不良?
ALL	PAX5	転写因子	遺伝子座部分欠失, 転座, 点変異・挿入・フレームシフト変異	31.7%	なし
	IRZF1	転写因子	遺伝子座部分欠失・点変異	小児B-ALLの15%, BCR-ABL陽性ALLの7割以上	不良
	CREBP	転写因子	遺伝子座部分欠失, 点変異	ALL再発例の19%	グルココルチコイド耐性
	ETV6-RUNX1	転写因子	キメラ	小児のB-ALLの25%	予後良好
	TP53	癌抑制	遺伝子座欠失, 点変異・フレームシフト変異	ALLの0～12%, 再発時に多い	予後不良
	CDKN2B/CDKN2A	癌抑制	遺伝子座ホモ欠失	小児B-ALLの11%, 成人B-ALLの30%	成人では予後不良

AML；acute myeloid leukemia, PTD；partial tandem duplication

造血の発生に必須であり，血球分化にも重要な役割を担っている。

　*RUNX1*および*CBFB*はどちらもAMLで観察される染色体転座の標的になっており，t(8;21)の結果*RUNX1-RUNX1T1*，inv(16)/t(16;16)の結果*CBFB-MYH11*キメラが形成される。RUNX1-RUNX1T1はRUNX1T1部分依存性にmSin3A, SMRTおよびNCORなどのコリプレッサーを介してヒストン脱アセチル化酵素と結合することにより，野生型RUNX1に対してドミナント・ネガティブ効果を発揮する。CBFB-MYH11は野生型RUNX1と結合するが，C末のMYH11部分依存性にやはり野生型RUNX1に対してドミナント・ネガティブ効果を発揮する。このドミナント・ネガティブ効果により，正常造血の分化制御が破綻することが，白血病化の機序であると考えられる。*RUNX1*転座型白血病は予後良好で，第一寛解期には造血幹細胞移植の適応にはならない。一方，*RUNX1*遺伝子の変異は，AMLの約10％の症例に観察される。特に両遺伝子座の*RUNX1*遺伝子の変異は最末分化型AML（FAB分類M0）に特徴的に出現する。RUNX1変異体には，機能失活体とドミナント・ネガティブ体がある。いずれかを発現する白血病も無病生存および全生存ともに不良である。

3. *RARA*[10]

　RARAは17q21上に存在する遺伝子にコードされる核内受容体であり，レチノイドX受容体（retinoic X receptor；RXR）とヘテロダイマーを形成し，転写因子として機能する。RARA/RXRヘテロダイマーは，リガンドの非存在下では，コリプレッサー（mSin3A, mSin3B, SMRT, NCOR）/ヒストン脱アセチル化酵素複合体と結合し転写活性化能が抑制されている。一方，リガンドであるレチノイン酸が結合すると，コリプレッサー/ヒストン脱アセチル化酵素複合体が遊離し，代わりにヒストンアセチル化酵素がリクルートされることにより，転写活性化能が回復する。RARAは標的遺伝子の転写を介して骨髄球の分化を促進する。

　*RARA*関連転座はAPLに特異的に観察される。APLの95％の症例ではt(15;17)の結果*PML-RARA*キメラ遺伝子が形成されている。PML-RARAはRARA部分で野生型のRARAよりも強力にコリプレッサー/ヒストン脱アセチル化酵素複合体と結合しているため，生理的な濃度のレチノイン酸ではコリプレッサー/ヒストン脱アセチル化酵素複合体が放出されず，正常のレチノイン酸シグナルに対してドミナント・ネガティブに作用する。すなわち，RARAによる骨髄球の分化誘導が抑制され，白血病が発症する。一方，薬理学的な濃度の全トランス型レチノイン酸（all-trans retinoic acid；ATRA）の存在下では，PML-RARA蛋白が破壊されるとともに，コリプレッサー/ヒストン脱アセチル化酵素複合体が放出され，ヒストンアセチル化酵素がリクルートされる。これによって，RARAの標的遺伝子の転写が回復するため，白血病細胞は分化する。

4. *NPM*

　*NPM*遺伝子は核と細胞質間の分子の輸送に関与しているシャペロン蛋白をコードしている。その機能は多様であり，未熟リボゾーム分子の輸送，ストレス応答，DNA修復，TP53などの癌抑制因子の安定化などの役割を担っている。*NPM*の遺伝子変異は典型的にはヘテロ変異であり，exon12に観察されることが多い。最も頻度が高いのは，956～959番目の4塩基の重複である。いずれの変異であっても，変異の結果，蛋白のC末端の核局在シグナル（nuclear localization signal；NLS）が核外輸送シグナル（nuclear export signal；NES）に変わる。野生型蛋白質が核内に局在するのに対して，変異型蛋白質は細胞質に局在するようになる。*NPM*遺伝子の変異は正常核型のAMLで最も頻度の高い遺伝子変異であり，45～60％の症例に観察される。骨髄単球性/単球性白血病であることが多く，白血球数は高値で髄外浸潤を伴う。正常核型の変異陽性例は，寛解導入に成功しやす

く，全体として予後良好である．特に癌遺伝子の変異 *FLT3-ITD*（*FLT3-internal tandem duplication*）を伴わない場合には，この傾向が強い．*NPM*変異陽性/*FLT3-ITD*陰性例の予後はCBF白血病と同等であり，移植療法によるメリットはない．

5. *CEBPA*

*CEBPA*遺伝子は，骨髄系前駆細胞の増殖・分化の調節機能を担っている塩基性ロイシンジッパー（basic region leucine zipper）ファミリーの転写因子をコードしている．*CEBPA*の遺伝子変異はAMLのみに観察され，しばしば両遺伝子座に変異が存在する．両遺伝子座とも同じ変異を保有するホモ変異の場合と別の変異を持つヘテロ変異の場合がある．*CEBPA*の変異は2種類に大別される．N末領域のフレームシフト型挿入/欠失とC末領域のインフレーム型挿入/欠失である．前者では転写活性化ドメインを欠いて転写因子としての機能を失ったアイソフォームが発現し，後者の場合はDNA結合能のないアイソフォームが発現する．頻度は，*de novo* AMLの6〜15%，正常核型AMLの15〜18%である．*CEBPA*変異例の約7割は正常核型であり，*FLT3-ITD*変異は22〜33%に陽性である．正常核型かつ両遺伝子座の*CEBPA*変異陽性例は，CBF白血病と同程度に予後良好である．*FLT3-ITD*の共存が*CEBPA*変異陽性例の予後を不良にするかどうかには議論がある．

● 文 献

1) Arber DA, et al：WHO Classification of Tumours of Haematopoietic and Lymphoid Tissues, 4ed. Swerdlow SH, et al, ed. World Health Organization, 2008；p110-78.
2) Walker A, et al：Expert Rev Hematol. 2012；5(5)：547-58.
3) Ofran Y, et al：Br J Haematol. 2013；160(3)：303-20.
4) Naoe T, et al：Int J Hematol. 2013；97(2)：165-74.
5) Larsson CA, et al：Mol Cancer Res. 2013；11(8)：815-27.
6) Chung SS：Curr Opin Hematol. 2014；21(2)：87-94.
7) Inaba H, et al：Lancet. 2013；381(9881)：1943-55.
8) Mullighan CG：Hematology Am Soc Hematol Educ Program. 2012；2012：389-96.
9) Goyama S, et al：Int J Hematol. 2011；94(2)：126-33.
10) de Thé H, et al：Nat Rev Cancer. 2010；10(11)：775-83.

第4章 急性白血病，骨髄異形成症候群 各論

B-1 AML1／RUNX1転座と白血病

奥田 司

1 はじめに

急性骨髄性白血病（acute myelogenous leukemia；AML）（FAB-M2亜型）で観察される8；21染色体相互転座は，AMLにおいて最も高頻度の疾患特異的染色体異常であり，この転座によって21番染色体に坐位する*AML1*（*acute myeloid leukemia 1, Runt-related transcription factor 1*；*RUNX1*とも呼ばれる）遺伝子と8番染色体に坐位する*MTG8*（*myeloid translocation gene on 8q22*，あるいは*eleven-twenty one*；*ETO*，あるいは*RUNX1, translocated to, 1*；*RUNX1T1*とも呼ばれる）遺伝子は融合遺伝子を形成し，そこから融合蛋白が産生される。RUNX1蛋白はヘテロ二量体である造血関連転写因子複合体core-binding factorのDNA結合サブユニットとして機能するが，その非DNA結合サブユニットであるCBFβは第16番染色体上に坐位する*CBFB*遺伝子によってコードされる。*CBFB*も急性骨髄単球性白血病（FAB-M4Eo亜型）におけるinv(16)染色体異常によって融合遺伝子形成の標的となることで白血病発症に関わる。RUNX1やCBFβの機能の解析を通じて造血制御や白血病発症の分子機構が明らかにされつつある。本項ではその概略を解説する。

2 8；21染色体相互転座と*AML1／RUNX1*遺伝子のクローニング

1．8；21染色体相互転座の同定

さかのぼること1960年代には既に，わが国の医学者や細胞遺伝学者たちによってAML症例の中にC群染色体長腕の短縮（Cq-）とG群染色体長腕の延伸（Gq+）が同時観察される症例があることがいちはやく報告されており，この2つの染色体間で相互転座が生じている可能性が疑われていた[1, 2]。しかしながら，どの染色体が実際にこうした転座に関わっているのかの特定は，1970年代に染色体分染法が導入されるのを待たねばならなかった。Rowleyはキナクリン染色による分染法（Qバンド）を利用し，これが8番染色体と21番染色体間の相互転座であることを特定した（**図1A**）[3]。この相互転座，t(8；21)(q22；q22)は，成熟傾向のある芽球の増殖を特徴とするAML（FAB-M2亜型）の約40％に見出された。8；21転座型白血病は白血病芽球の形態上の特徴が類似するだけではなく，化学療法への比較的良好な反応性，腫瘍形成傾向のみられること，二次性染色体異常としては性染色体の欠失（−Xまたは−Y）を伴いやすいこと，などといった共通した臨床的特性を持つ。WHO分類ではこのタイプの白血病を"AML with t(8；21)(q22；q22)；*AML1-ETO*"と呼び，独立した疾患単位として位置づけた[4]。

WHO分類では"AML with t(8；21)(q22；q22)；*AML1-ETO*"はinv(16)やt(15；17)を保有するAMLと同様に予後良好群に分類されている。この中でt(8；21)型とinv(16)型の白血病は総称としてCBF leukemiaと呼ばれることもある。CBF leukemiaは通常の化学療法によって85〜90％が初回寛解に入る。しかし約半数が再発のリスクを負い，5年生存率は50〜55％に落ちると報告されていることから[5, 6]，現在でもさらに予後の改善が求められている。

AML1-ETO（*AML1-MTG8*とも呼ばれ，また最近

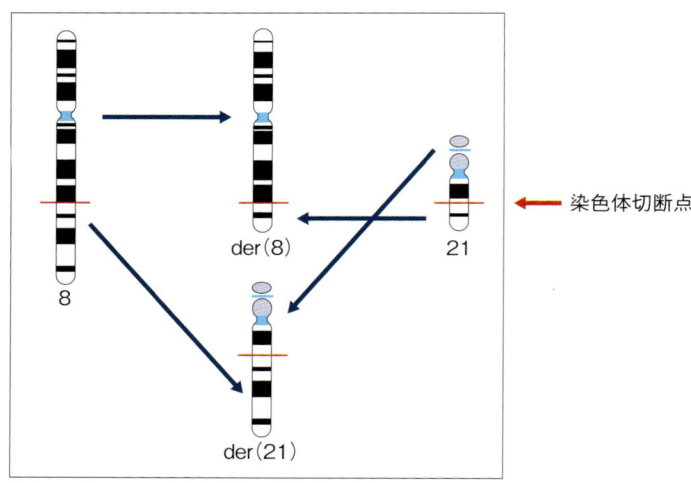
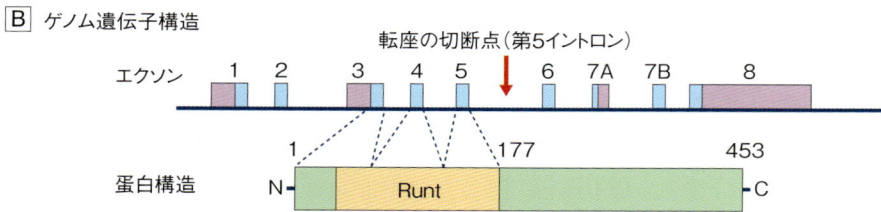

図1 ▶ 8；21染色体相互転座とAML1遺伝子の分子クローニング
A：染色体転座のイディオグラム。赤線は切断点を示している
B：第21番染色体からはAML1（RUNX1）遺伝子がクローニングされた。この転座では常にイントロン5（エクソン5の後ろ）で遺伝子再構成が生じる

ではRUNX1-RUNX1T1の呼称も用いられている。後述）融合遺伝子は強い疾患特異性を持って再現性よくこの病型で検出されることから、この白血病の発症メカニズムに深く関わっているものとみなされてきた。

2. 転座切断点の分子クローニング

1991年、わが国のMiyoshiらによって第21番染色体の切断点から新規遺伝子（当時）がクローニングされ、AML1と名づけられた（**図1B**）[7]。一方、第8番染色体の切断点にはMTG8（あるいはETO）と呼ばれる遺伝子が存在する。染色体の切断は常にAML1のイントロン5とMTG8のイントロン1との間で生じる。再構成された遺伝子座ではエクソンの読み枠が一致するため、組み換わった派生第8番染色体［der（8）］上からはAML1-MTG8と呼ばれる融合遺伝子が発現することになる（**図2**）[8]。他方、派生第21番染色体上には逆の組み合わせであるMTG8-AML1遺伝子座が存在することになるが、実際の白血病細胞ではそのmRNAは検出されない。これは、MTG8のプロモータが造血系細胞では活性化されていないためと考えられている。

3. AML1の関与する染色体転座

AML1はその後、ほかの多くの白血病関連染色体転座においても再構成を受けることが明らかにされた。たとえば慢性骨髄性白血病の急性転化時や骨髄異形成症候群（myelodysplastic syndrome；MDS）におけるt（3；21）（q26；q22）[9,10]、小児の前駆B細胞性急性リンパ性白血病におけるt（12；21）（p13；q22）[11,12]、さらに二次性白血病におけるt（16；21）（q24；q22）[13]

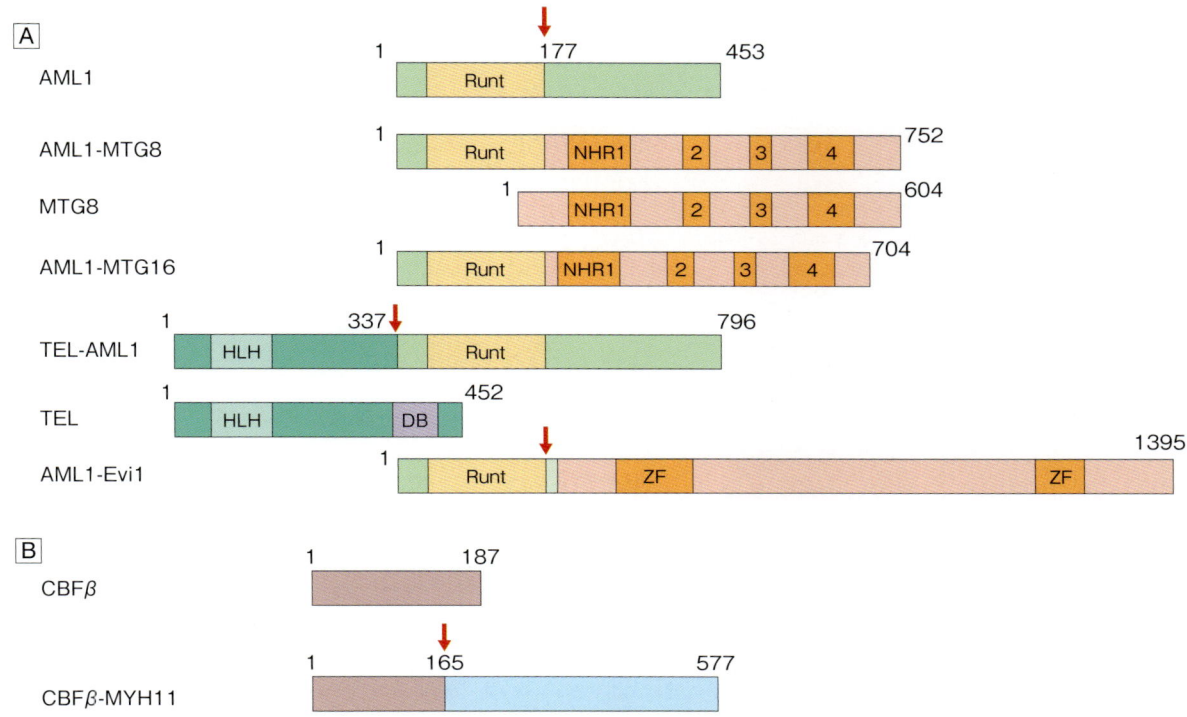

図2 ▶ 融合型AML1遺伝子産物の模式図
AはAML1関連融合蛋白を，BはCBFβ融合蛋白を示す．矢印は切断点の位置を示している

といった染色体相互転座はいずれも*AML1*の再構成をもたらし融合型遺伝子形成にあずかる（**図2A**）．ここで特定された*MTG16*遺伝子産物は，MTG8と類似のドメイン構造を持つファミリー分子であり，MTG8と同様に融合蛋白形成によって白血病発症に関わることが示され，白血病発症の分子メカニズムの理解が進んだ経緯がある．ほかにも多くの染色体転座によって*AML1*は融合遺伝子を形成する．これまでに報告されているものを**表1**にまとめた．

AML1蛋白はCBFβと呼ばれる小分子とヘテロ二量体を形成して転写因子としての機能を発揮するが（後述），このCBFβをコードする*CBFB*遺伝子は第16番染色体長腕上に存在する．急性骨髄単球性白血病（FAB-M4Eo亜型）におけるinv（16）（p13q22）やt（16；16）（p13；q22）は*CBFB*をその遺伝子再構成の標的としている（**図2B**）[14]．

加えて最近では，*AML1*遺伝子の点突然変異が白血病やMDS症例の3〜13％に合併し[15-19]，また常染色体優性遺伝疾患であり高率に白血病を発症することでも知られる家族性血小板異常症（familial platelet disorder with predisposition to acute myelogenous leukemia；FPD/AML, OMIM：601399）の原因遺伝子変異となることも明らかにされた[20]（詳細は別項を参照のこと）．このように*AML1*はヒト白血病における遺伝子変異の高頻度の標的となっている．

4. AML1-MTG8の検出

8；21転座は通常の染色体分析によって比較的容易に検出することができるが，最近ではFISH（fluorescence *in situ* hybridization）法による間期核（分裂期にない細胞の核）での染色体転座診断や，定量PCR（qPCR）法/RT-PCR法による融合遺伝子の定量（精

表1 ▶ AML1（RUNX1）融合遺伝子を形成する白血病関連染色体転座

染色体転座	白血病病型	融合遺伝子	AML1切断点	報告者
t(1;21)(p36;q22)	t-AML, AML-M2, M4	AML1-PRDM16	イントロン6	Sakai et al, 2005/Stevens-Kroef et al, 2006
t(1;21)(p35;q22)	AML	AML1-YTHDF2	イントロン5	Nguyen et al, 2006
t(1;21)(q21.2;q22)	AML	AML1-ZNF687	イントロン3	Nguyen et al, 2006
t(2;21)(q11;q22)	T-ALL	AML1-LAF4	イントロン7	Abe et al, 2006/Chinen et al, 2008
t(3;21)(q26;q22)	MDS, BC-CML	AML1-Evil	イントロン6	Mitani et al, 1994/Nucifora et al, 1994
t(4;21)(q28;q22)	T-ALL	AML1-FGA7	イントロン6	Mikhail et al, 2004
t(4;21)(q31;q22)	T-ALL, AML	AML1-SH3D19	イントロン6	Mikhail et al, 2002/Nguyen et al, 2006
t(7;21)(p22;q22)	AML	AML1-USP42	イントロン7	Paulsson et al, 2006/Giguere et al, 2006
t(8;21)(q22;q22)	AML-M2	AML1-MTG8（ETO）*1	イントロン5	Miyoshi et al, 1991
t(8;21)(q24;q22)	AML-M4	AML1-TRPS1	イントロン6	Asou et al, 2007
t(12;21)(p13;q22)	小児 B-ALL	TEL-AML1	イントロン1	Romana et al, 1995/Golub et al, 1995
t(12;21)(q12;q22)	AML-M2	AML1-CPNE8	イントロン6	Ramsey et al, 2003
t(16;21)(q24;q22)	二次性白血病	AML1-MTG16*2	イントロン5	Gamou et al, 1998
t(19;21)(q13;q22)	二次性白血病	AML1-AMP19*3	イントロン6	Hromas et al, 2001
t(X;21)(q22.3;q22)	MDS	AML1-FOG2	イントロン6	Chan et al, 2005
t(X;21)(q22;q22)	AML-M2	AML1-PRDX4	イントロン6	Zhang et al, 2004

＊1：*RUNX1T1*とも呼ばれることもある
＊2：*CBFA2T3*とも呼ばれることもある
＊3：*AMP19*配列内ではフレーム・シフトが生じ短い蛋白質が産生される
その他、相手遺伝子がクローニングされていないものの、*AML1*内で遺伝子再構成を受けていることが明らかにされている染色体転座として、t(2;21)(p36;q22), t(2;21)(p11.2;q22), t(2;21)(q21;q22), t(4;21)(q21;q22), t(5;21)(q13;q22), t(6;21)(p22;q22), t(8;21)(q13;q22), t(9;21)(p21;q22), t(10;21)(q21;q22), t(12;21)(q24;q22), t(14;21)(q13;q22), t(14;21)(q22;q22), t(14;21)(q22;q22), t(14;21)(q24;q22), t(15;21)(q22;q22), t(17;21)(q11.2;q22), t(18;21)(q21;q22), t(20;21)(q13.1;q22) などが知られている (Roulston et al, 1998; Hromas et al 2000; Slovak et al, 2002 など)

密測定）で検出することができ，保険診療に収載されていることから多くの検査会社が外注検査を受注している．RT-PCR法による検出は，一般に，感度が高く，理論的には10^{-4}〜10^{-5}のオーダーで検出可能であり，骨髄鏡検像では検出しえない微小残存病変（minimal residual disease；MRD）をモニターすることも可能となっており，実際に臨床への応用もなされている[21]（**3章A3**を参照のこと）．

5. 遺伝子の名称について

*AML1/RUNX1*は上述の白血病関連染色体転座研究のみならず，同時期に，キイロショウジョウバエの研究[22]，マウスポリオーマウイルスエンハンサーの研究[23]，そしてタイプCレトロウイルスエンハンサー結合蛋白の研究[24]などからほぼ同時期に同定された経緯を持つため，種々の呼び名で呼ばれていた．2004年には*RUNX*の呼称に統一することが提唱され，ただし*AML1*についてはヒト遺伝子に対して最初に名づけ

られた所以から別称として残すことが同意された[25]。HUGO（Human Genome Organization）のヒト遺伝子命名委員会（HGNC；http://www.genenames.org/）の認定名称（approved name）とともに**表2**に示す。

6. 染色体転座頻度

AML症例中に占める8；21転座（*AML1-MTG8*）の頻度は既知融合遺伝子の中では最も頻度が高いもののひとつであり，約12％を占める（4〜18％）ものとされている[6, 19, 26, 27]。一般に小児や若年者で頻度が高く，また，アジア人における頻度はヨーロッパ人のそれよりも高い傾向があることが知られている。対して，小児ALL（precursor B-cell ALL）における12；21転座（*TEL-AML1*）もALL症例の18〜25％という高頻度に認められるが，この染色体転座はわが国では欧米よりもやや低い頻度（9〜12％）で認められ，近隣の東アジアでも同様の傾向がある[27-29]。

3 AML1の生化学的特性

AML1の一次構造を**図3**に示す。主たるポリペプチドはAML1b（RUNX1b）とAML1c（RUNX1c）であり，それぞれ453アミノ酸残基と480アミノ酸残基からなるが，図では前者を示す。この両者はN末端側のアミノ酸配列が異なっているが，これは選択的スプライシングによって，それぞれ異なったコーディングエクソンに由来するためである。両者とも固有のプロモータが存在し，異なった転写調節を受ける。また，RUNXポリペプチドは翻訳レベルの制御も受ける。

図1Bに示すようにN末端近くの128アミノ酸の部分はRuntドメインと呼ばれ[30]，キイロショウジョウバエの転写因子であるRuntと相同性を持ち，配列特異性DNA結合（後述）とCBFβとの会合に関与する。この機能ドメインの立体構造も解明されている。そのC末端側には転写活性化や抑制に関わるサブドメインが含まれ，C末端にはRUNXファミリー分子に共通するVWRPYモチーフが存在する。こうした機能ドメインは転写のコファクターとの結合部位として機能していることが明らかにされつつある。

哺乳類においてCBFのβサブユニットをコードする遺伝子としては唯一*CBFB*のみが知られているが，αサブユニットに関してはAML1に加え，AML2（RUNX3）とAML3（RUNX2，あるいはCBFA1）の3種類の類縁分子によって遺伝子ファミリーが構成されている（**表2**，**図4**）[31]。RUNX1の認識DNA配列はTGYGGT（YはTまたはC）とされ，PEBP2サイトとも呼ばれるこの配列は多くの造血関連遺伝子の転写調節配列中に認められる。現在までに特定されている標的遺伝子群の代表例を**表3**に記載する。

表2 ▶ CBF（PEBP2）転写因子複合体遺伝子の命名法（括弧内はサブユニット蛋白の呼称）

α-サブユニット				β-サブユニット	
AML1 （AML1）	*PEBP2A2* （PEBP2αB）	*CBFA2* （CBFA2）	*RUNX1* （RUNX1）	*PEBP2B* （PEBP2β）	*CBFB* （CBFβ）
AML2 （AML2）	*PEBP2A3* （PEBP2αC）	*CBFA3* （CBFA3）	*RUNX3* （RUNX3）		
AML3 （AML3）	*PEBP2A1* （PEBP2αA）	*CBFA1* （CBFA1）	*RUNX2* （RUNX2）		

AML1；acute myeloid leukemia 1, PEBP2；polyomavirus enhancer binding protein 2, CBF；core-binding factor, RUNX；runt-related transcription factor
クローニングの際の歴史的経緯を反映して，RUNX分子群には種々の別名が用いられてきた。最初にクローニングされた分子であるため，ヒトにおいては「AML1」の呼称の使用を継続してもよいとされているが，その他においては「RUNX」の呼び名に統一することが提言されている

（文献25より引用）

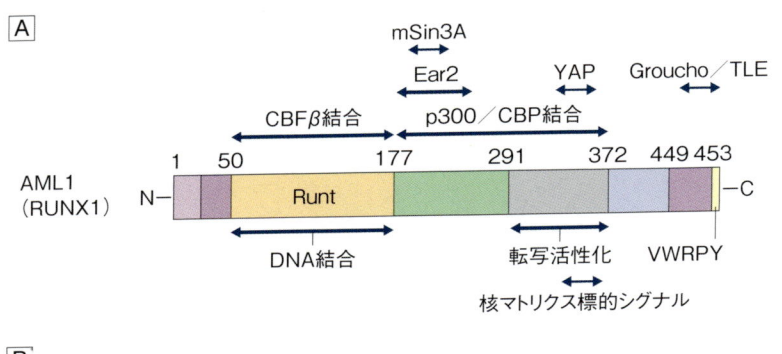

図3 ▶ AML1ポリペプチドの一次構造と生化学的特性を示す模式図
A：AML1の一次構造と機能ドメインとの関連を示す。上段にはコファクターとの会合位置が，下段には機能ドメインマップが描かれている
B：AML1（RUNX1）はRuntドメインを通じてCBFβとヘテロ二量体を形成し，転写因子複合体として機能する

表3 ▶ AML1／CBFβによって転写調節を受ける代表的標的遺伝子（例）

造血系転写因子	骨髄細胞系分子	リンパ系分子	巨核球血小板系分子	骨形成関連分子
PU.1 CEBPA	GM-CSF CSF-1受容体（M-CSF受容体） ミエロペロキシダーゼ（MPO） 好中球エラスターゼ	IL-3 CD3ζ グランザイムB T細胞受容体 CD11a BLK CD4	ALOX12 PF4 MYL9 c-MPL NF-E2 CD41 PRKCQ	オステオカルシン オステオポンチン

アポトーシス関連分子	細胞周期調節分子	マイクロRNA
bcl-2	$p14^{ARF}$ $p19^{INK4D}$ $p21^{WAF1}$ サイクリンD3	miR-24 miR-27* miR-223

＊：miR-27aはAML1の発現を制御することが知られている

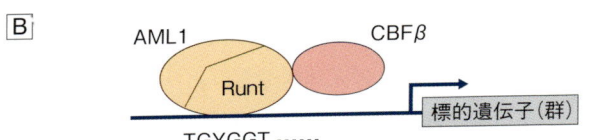

図4 ▶ RUNXファミリー分子構造の模式図
AML1（RUNX1）には構造の似通ったファミリー分子が存在する。Runtドメインのアミノ酸配列は90％以上の相同性が認められ，in vitroでは，いずれもCBFβとヘテロ二量体を形成し転写因子として機能することができる。他方，AML1／RUNX1のノックアウトマウスが造血障害を示すのに対し，RUNX2のノックアウトマウスは骨形成不全を，そしてRUNX3ノックアウトマウスは神経系や消化管粘膜の異常を生じることから，その機能分担のメカニズムについて興味が持たれている

AML1による転写調節作用のイメージを図5に示す。AML1はRuntドメインを通じて標的遺伝子のプロモータやエンハンサーのPEBP2サイトと結合する。このRUNX1とDNAの結合はDNAのシトシンメチル化による影響を受ける。AML1は転写活性化にも，転写の抑制にも働くものとされており，その働きはコファクターとの複合体の形成に依存するものと考えられている。図には示していないがAML1はコファクター群との協働作用によってその近傍のエピゲノムの変化をもたらすことがその機能の本体であるものと考えられている[32]。

4 AML1の生物作用

AML1の担う生物作用は遺伝子改変マウスの解析を通じて明らかにされた。*AML1*欠損マウスは出生せず，胎仔肝での成体型造血の欠如によって胎生中期に死亡する[33, 34]。すなわち，AML1によって転写調節を受ける遺伝子群の働きが成体型造血初期発生に必須となる。その後，この遺伝子の働きは造血幹細胞が胎生初期に大動脈・性腺・中腎（Aorta-Gonado-Mesonephros；AGM）領域の造血性血管内皮細胞（hemogenic endothel）から発生するステップにおいて必要となることが示された。*AML1*欠損表現型のレスキュー実験によって，この作用は*AML1*の転写活性化ドメインに依存していること，そしてこのAML1作用の要求性は胎生期のある短時間のウインドウにのみ認められることが示されている[31, 35-37]。

一方，AML1の成体での生物作用はマウス成獣においてこの遺伝子を欠損させる実験や，微細変異を導入した*AML1*を持つマウスによって検討された。驚いたことに，成獣でノックアウトしても致死的な骨髄造血の障害は生じない。しかしこの誘導的ノックアウトマウスや微細変異導入ノックインマウスの詳細な観察によって，この転写因子はT細胞・B細胞の分化・巨核球成熟／血小板産生，そして造血前駆細胞の分化過程に影響を持つことが明らかにされている[38-41]。

5 AML1作用の制御メカニズム

AML1自身の作用がどのようにして制御されているのかは詳細には解明されていない。転写レベル，また翻訳レベルでその発現量が制御されているのは明らかではあるが，その詳細は不明である。たとえば上記の胎生中期の造血幹細胞の初期発生においては一過性にhemogenic endothelでAML1の蛋白量が上昇することが知られ[42, 43]，これは血流による大動脈に対するずり応力（shear-stress）によって引き起こされるものと考えられているものの，こうした物理的刺激がAML1蛋白量の増加へつながる道筋の分子メカニズムにはまだ多くの不明な点が残されている。

最近AML1は翻訳後修飾によってその転写活性が

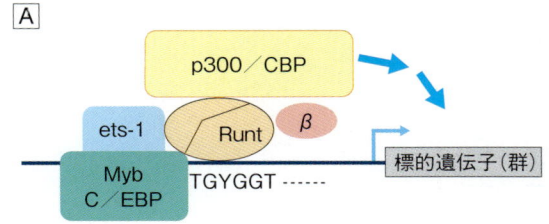

図5 ▶ AML1の転写調節における働き
AML1（RUNX1）はPEBP2配列を認識して標的遺伝子のプロモータやエンハンサーに結合し，その近傍の遺伝子の転写調節にあずかる。細胞コンテクストによって，標的遺伝子の転写促進（A）にも，転写抑制（B）にも関与することができ，それは協調分子との会合に依存するものと考えられている。図には示していないが，その分子機構は近傍のクロマチンのヒストンコードの書き換えやクロマチンリモデリング因子への介入であるものと考えられている

制御されることが明らかにされつつある。たとえばセリン／スレオニン残基のリン酸化，チロシン残基のリン酸化，アルギニン残基のアセチル化，そしてアルギニン残基のメチル化などを受けることが知られている。そしてこうした化学修飾は細胞内外からのシグナルの下流である可能性が高く，また，会合分子（コファクター）群との機能協働を変化させて，その機能制御を行っているものと考えられている[44]。現在，こうした翻訳後修飾の持つ生物学的意義の探索[45]と，その新規分子標的薬開発への応用が試みられている[44]。

6 融合型AML1遺伝子の生化学的特性

上述の通りAML1も，その共役分子であるCBFβも，いずれもが白血病関連融合遺伝子形成の標的になる。ここで融合型AML1遺伝子は常にRuntドメインを保持するかたちで形成される（図2，図6A，表1）。翻訳されて生成する融合蛋白はPEBP2サイトへのDNA結合能とβサブユニットとのヘテロ二量体形成能の両方を保ち，結果として，野生型AML1の転写制御作用に干渉することになる。実際，AML1-MTG8，AML1-EVI1，TEL-AML1，さらにCBFβ-MYH11といった融合遺伝子産物のいずれもが野生型AML1による転写活性をトランス・ドミナントに抑

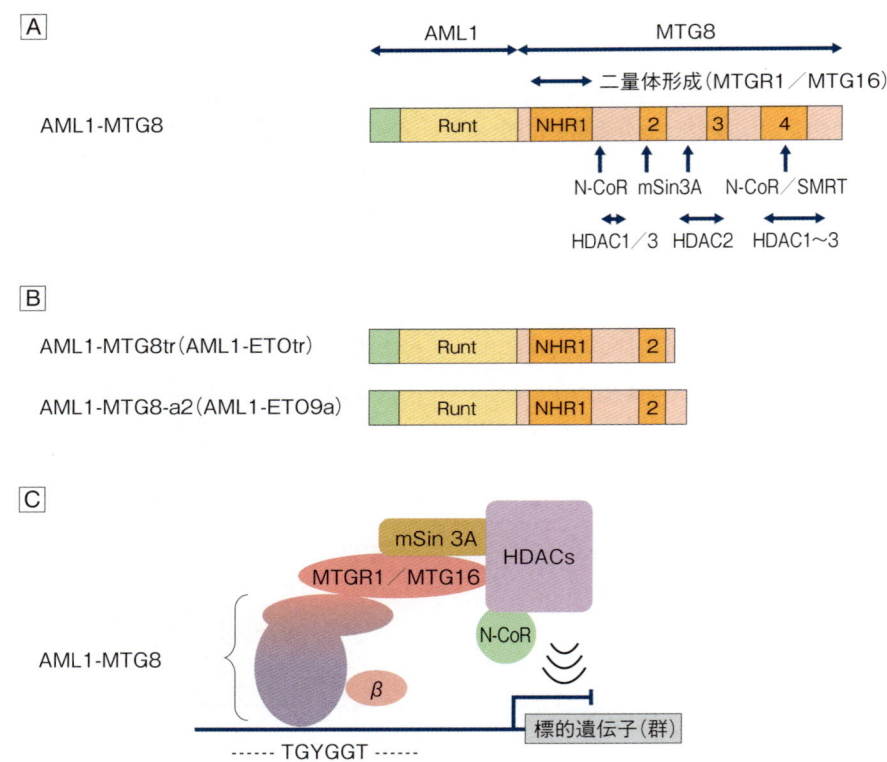

図6 ▶ AML1-MTG8の構造と機能
A：AML1-MTG8の一次構造と機能ドメインマップ
B：Zhangらによって報告された短縮型AML1-MTG8の構造
C：AML1-MTG8がヒストン脱アセチル化酵素（histone deacetylase；HDAC）複合体を形成することによってAML1の標的遺伝子群の転写を抑制する様の模式図（想像図）

制することが生化学実験によって示されている。ここではAML1の融合相手が転写のコリプレッサーをリクルートし，AML1の転写活性化作用を抑制することをその共通する生化学的基盤としている（**図6C**）。たとえばAML1-MTG8を例にとると，この融合蛋白は野生型AML1よりも強い親和性をもってPEBP2サイトやβサブユニットと結合する。加えて，MTG8のNHR2ドメインを通じてMTGR1とヘテロ二量体を形成し，N-CoR，SMRT，あるいはmSin3Aなどのコリプレッサーをリクルートし，結果的にヒストン脱アセチル化酵素複合体を形成することによって積極的にAML1の標的遺伝子の転写を抑制する（**図6A, C**）[46]。

ただし，融合型AML1産物は，すべてのAML1標的遺伝子群に対し転写抑制効果を示すのではなく，一部の標的群に対しては異なった振る舞いをすることが明らかにされている。たとえばAML1-ETOは多くの標的遺伝子群に対して抑制効果を持つが，M-SCF受容体遺伝子に対しては野生型AML1よりも強い転写活性化作用を示すことが知られている。こうした作用を通じて白血病発症へ関わるものと考えられている[47, 48]。

7 融合型AML1遺伝子の生物作用

1. AML1-MTG8融合蛋白は野生型AML1に対しドミナント・ネガティブに働く

正常AML1遺伝子の代わりにAML1-MTG8融合遺伝子が読み取られるような人工的アレルを導入したノックインマウスでは，ヘテロ接合体（すなわち片方をこのAML1-MTG8アレル，他方に正常AML1アレルを持つマウス）が出生せず，AML1遺伝子欠損マウスと同様に成体型造血の欠失と続発する中枢神経系の多発出血によって胎生中期に死亡する[49, 50]。すなわちこの融合遺伝子は正常AML1に対して個体のレベルにおいて強い競合阻害効果を持つ。このようにAML1融合遺伝子の生物作用の一端は，正常AML1機能をトランスドミナントに抑制することによる造血幹細胞の分化阻害であるものとされている。t（3；21）転座によって形成される*AML1-Evi1*融合遺伝子のノックインマウスにおいても同様の表現型を示す[51]。

2. AML1-MTG8の発現による細胞分化の障害と自己再生能の増強

*AML1-MTG8*ノックインマウスでは*AML1*欠損マウスと異なって，胎仔肝において異形成を伴う多系統コロニー形成細胞が集積し，これらの細胞は正常対照と比べて高い再培養能を獲得していた。このことは，融合型*AML1*遺伝子が細胞分化過程の撹乱と同時に造血前駆細胞の自己再生能力の獲得・長期維持に寄与し，白血病発症に関わっていることを示すものと考えられている[50]。*AML1-MTG8*の導入によるこのような自己再生能の増強は，骨髄細胞で発現させるトランスジェニック（TG）マウスや，誘導的TGマウス[39, 40]を作製・解析することによって追認された。すなわち，*AML1*遺伝子変異によってもたらされるAML1活性の低下は造血幹細胞の自己複製と分化のバランスに影響を与えていることがうかがわれる（**図7**）。

3. AML1-MTG8と協調する遺伝子変異（群）の存在

*AML1*の変異だけでは白血病発症に至らず，その発症には付加的遺伝子変異の蓄積が必要となる，ということもマウスモデルの観察を通じて明らかにされた。たとえば*AML1-MTG8*を成体マウスで誘導的にノックイン・発現させても，それだけでは白血病を発症しない。しかし，このマウスはENUなどの化学変異物質に曝露すると，正常マウスと異なって，容易に骨髄性白血病を生じる[52]。また，ヒトの8；21転座型白血病症例でしばしば観察される緑色腫（chloroma）も形成する。つまり*AML1-MTG8*の作用によって，造血前駆細胞は容易に白血病化する状態にあるものの，臨床的に白血病を発症するためにはさらにいくつかの付加的遺伝子変異が蓄積しなくてはならない。

多段階発症については，臨床症例からも状況証拠が

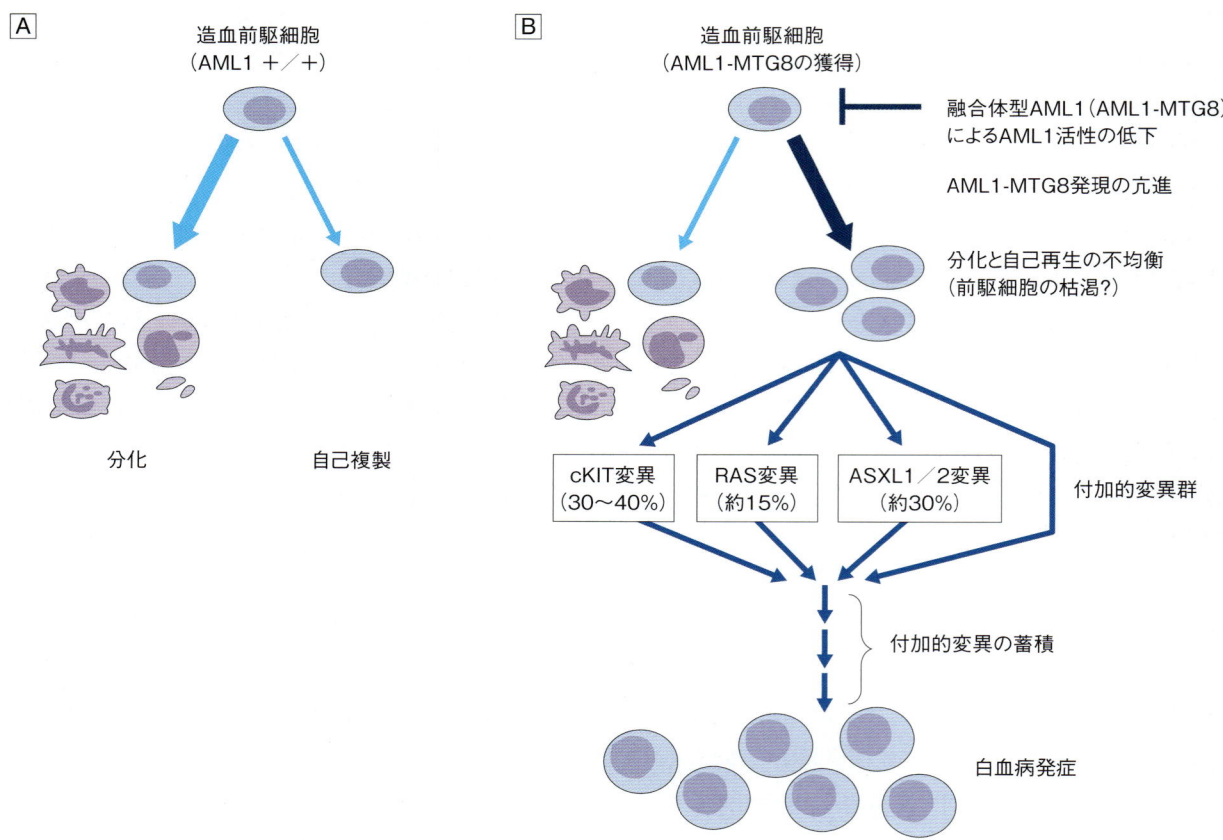

図7 ▶ 白血病発症において融合型AML1が果たす役割（想定模式図）
A：野生型のAML1（RUNX1）を持つ造血前駆細胞はバランスのとれたかたちで自己複製と分化を行い正常造血の発生・分化を支えている
B：染色体転座によって融合型AML1が出現すると，そのドミナント・ネガティブ作用によって正常AML1機能を抑制する。また，AML1-MTG8自身の発現が亢進することも重要ではないかとする報告もある。その結果造血前駆細胞の自己複製と分化のバランスが崩れはじめる。このような自己複製能の亢進した細胞集団は年月を経るに従って付加的遺伝子変異（よくみられるものとしてはcKITやRASのclass I変異やASXL1/2といったエピジェネティクス関連遺伝子変異）を獲得する。そしてさらに未同定の付加的変異を蓄積して臨床的白血病発症に至る。また，本図には示していないが，もう一方のアレルに残存する野生型RUNX1の機能も白血病発症には重要な役割を担っている可能性がある（本文参照）

得られている。たとえば化学療法が奏効し長期寛解を維持している8;21転座型白血病症例において，その骨髄・末梢血にAML1-MTG8転写産物を発現する血液細胞が残存することがしばしば観察される[53]。こうしたAML1-MTG8発現細胞は血球系分化過程に異常を示さず，正常細胞と同様に終末分化しているものと考えられている。また，成人または思春期発症の症例においても，新生児期にさかのぼってAML1-MTG8が検出される例があることも知られている[54]。

こうした症例では白血病発症前にはAML1-MTG8のmRNAの量が上昇することが観察されているが[55]，これがどのような分子機構によるものかは明らかにされていない。同様にTEL-AML1型の小児ALLの患者でも，胎生期にこの変異が獲得されていることが明らかにされている[56]。こうした事実はやはりAML1-MTG8融合遺伝子の出現だけでは白血病発症に至らず，潜伏期間中に付加的遺伝子変異をさらに集積した細胞が白血病クローンとして増殖してくるというモデ

ルを示唆しているものと考えられる(**図7**)。また，多段階発症モデルにおいて，*AML1*融合遺伝子は疾患のきわめて早期に獲得される遺伝子変異であることが示された。

8 候補となる協調遺伝子変異

　白血病における近年の遺伝子解析研究の蓄積によって，AML発症においては造血細胞の分化に関わる転写因子群の変異(class II)と細胞増殖に関わるシグナル分子の変異(class I)をそれぞれ1つずつ獲得することが発症の必要条件になっているのではないか，とする考えが提唱された[57]。一般に，前者は機能低下型の異常であり，後者は活性化変異であることが多い。*AML1-MTG8*型白血病の場合もこの条件に当てはまるものが多い。しかし，もちろんこの2者のみで発症に至るというのではなく，他の付加的遺伝子変異が蓄積されている症例や，class Iに相当する変異のみられない症例も観察され，その発症に至る道筋の解明が急務である。マウス実験や次世代シーケンサーによる臨床症例のゲノム解析を通じていくつかの協調遺伝子変異候補が挙げられているが，代表的なものを以下に述べる。

1. 細胞増殖シグナルに関与する遺伝子群

　臨床症例の検討によって*AML1-MTG8*や*AML1*の点突然変異には*FLT3*や[58]，*c-KIT*といったレセプター型チロシンキナーゼ遺伝子の活性化変異や*RAS*遺伝子の活性型変異が高頻度で合併することが知られている[59,60]。このうち*c-KIT*変異は成人症例では約3分の1の症例で合併するものとみなされているが[55,60]，小児ではさらに多いものとされている[61,62]。またマウスの骨髄移植実験によって，*AML1-MTG8*と*FLT3-ITD*(膜貫通近傍部重複型変異)の両者を同時にマウス骨髄細胞に導入すると，いずれか片方を導入した場合よりも効率よく急性白血病を誘導しうることが示されており，この両者が協調して白血病発症に関わること が示されている[59]。同様の実験で*AML1-MTG8*は*TEL-PDGFRB*とも協調することが示されている。

　*AML1-MTG8*変異型白血病における*RAS*遺伝子変異や*FLT3*変異の合併が予後に大きな影響を与えないのに対し，*c-KIT*変異合併例は予後不良となる[63]。付加的変異によって白血病細胞の特性が左右される可能性が示唆されるとともに，これは臨床的には8;21転座型白血病症例をさらに細かく層別化するための手がかりとなる可能性が示されたことになる。

2. エピジェネティクス制御分子をコードする*ASXL1/2*遺伝子の異常

　最近の臨床研究によって転座型*AML1*遺伝子変異を持つAMLの約22%に*ASXL2*(additional sex comb-like 2)の，そして10%に*ASXL1*の遺伝子変異が合併することが報告されている[64,65]。*ASXL2*と*ASXL1*の変異は同一症例では重複しない，また，*AML1*点変異やinv(16)ではそれほど多く認めないとされている。ただし，*ASXL1/2*遺伝子変異は*AML1-ETO*白血病の予後には影響を与えないものとされている。このASXL分子はヒストンテールの転写抑制マーカーのひとつであるH3K27のメチル化に働くとされ，エピジェネティクスの異常をまねいていると考えられるが，白血病化におけるその詳細な役割の解明は今後の課題である。

3. *AML1-MTG8*のC末端欠損

　*AML1-MTG8*のC末端の欠損も二次性遺伝子変異として白血病発症に関わる可能性が指摘されている。これはレトロウイルスによって*AML1-MTG8*を導入したマウス骨髄細胞の移植実験を行い，例外的に早期に白血病発症を生じたマウス個体から発見された二次的遺伝子変異である。ここでは*AML1-MTG8*の*MTG8*配列内に1塩基挿入が生じ，フレームシフトによるストップコドン出現のためNHR3とNHR4領域を含むC末端が欠失する(**図6B**)[66]。この遺伝子〔*AML1-ETO*(*MTG8*)*tr*〕は再度マウス骨髄細胞に導

入すると早期に白血病を発症した．また，これは全長型の*AML1-MTG8*と協調することも明らかにされた．重要なことにヒトの*AML1-MTG8*遺伝子座からは選択的スプライシングによって*AML1-ETOtr*と同様の短い蛋白AML1-ETO9aが産生されることも明らかにされた[67]．*AML1-ETO*と*AML1-ETO9a*の転写物の比率は症例によって大きく異なっているものとされ，白血病発症に大きく寄与している可能性が高い．

4．ほかの候補協調遺伝子

遺伝子改変マウスの骨髄細胞を用いた移植実験によっても*AML1-MTG8*の協調遺伝子は探索されている．たとえば*ICSBP*欠損のヘテロマウス[68]や，*WT1*過剰発現TGマウスの細胞を用いた移植実験によって[69]，こうした遺伝子の変異が*AML1-MTG8*と協調して白血病発症にあずかることが明らかにされている．今後，多くの候補遺伝子がこのような実験システムによって同定されていくものと考える．

9 白血病発症における残存AML1機能の役割

以上のようにこれまでの遺伝子変異の検討からは，「AML1/RUNX1の転写活性の低下」がこのタイプの白血病発症において共通する分子機構となっているように見える．また，機能低下が強いほど白血病発症への寄与が大きいように思われる．しかしながらここでは低下するもののわずかに残存するAML1の作用が白血病化に必要となることが示されている．たとえば上述（**7-1**）のように胚細胞系列で片アレルに*AML1-MTG8*をノックインさせたマウスは胎生致死となるが，その胎仔肝には異形成と増殖能の高い造血前駆細胞が出現する[50]．しかし，対側のアレルをノックアウトにする（つまり残存正常アレルを欠如する）とこうした異常細胞は消失する[70]．また，8；21転座を持つヒト白血病細胞株や*AML1-ETO*を導入した臍帯血細胞を用いた研究によって，同様に，白血病表現型維持に残存する*AML1*遺伝子作用が必要になるこ

とが示されている[71, 72]．すなわちこうした白血病ではAML1の機能を廃絶させることが新たな治療ストラテジーとなるかもしれない．

10 分子標的としてのAML1/RUNX1

*AML1-MTG8*融合遺伝子型白血病は**2-1**に記載したように比較的予後の良好なサブタイプを形成しているが，まだまだ治療法の改善は必要である．その意味で，RUNX1/CBFβをターゲットとする新たな分子標的療法の開発が強く望まれるところである．これまでの議論のように，RUNX1機能を回復させることは多くの白血病の治療上有効となることが予想され，またFPD/AMLの白血病発症予防や血小板減少の治療に有効となろう．最近，RUNX1の二量体パートナーであるCBFβの核移行を阻害する薬剤や，inv(16)の白血病融合蛋白であるCBFβ-MYH11とCBFβとの会合を特異的に阻害する小分子の開発が行われ，前者は関節炎モデルの治療として，そして後者はCBFB-MYH11と活性型RAS導入マウス白血病モデルにおいて，いずれも期待通りの効果をマウス個体レベルで示している[73, 74]．こうした研究はまだまだ端緒についたばかりであるが，今後の展開に期待したい．

11 おわりに

*AML1*融合遺伝子は白血病の確定診断や予後推定上きわめて重要な遺伝子マーカーであり，現在ではいろいろな方法でその存在を診断できるようになってきた．一方，この遺伝子によってコードされる蛋白は造血制御において重要な役割を担っており，その異常は造血幹細胞の正常な増殖・分化プロセスを攪乱することによって白血病発症に関与する．**図7**に現時点での発症メカニズムのイメージを示す．まだまだ，不明の課題は多いものの，最近のゲノム解析手法の進歩やマウスモデル作製の努力によって，この遺伝子変異による白血病発症メカニズムの全容がいよいよ解明されよ

うとしている。今後はこの分子に対する新規標的療法の開発へと研究が進んでいくものと期待される。

● 文献

1) Kamada N, et al：Lancet. 1968；1(7538)：364.
2) Makino S, et al：Cancer. 1969；24(4)：758-63.
3) Rowley JD：Ann Genet. 1973；16(2)：109-12.
4) Weinberg OK, et al：Blood. 2009；113(9)：1906-8.
5) Tallman MS, et al：Blood. 2005；106(4)：1154-63.
6) Wakui M, et al：Int J Hematol. 2008；87(2)：144-51.
7) Miyoshi H, et al：Proc Natl Acad Sci USA. 1991；88(23)：10431-4.
8) Miyoshi H, et al：EMBO J. 1993；12(7)：2715-21.
9) Mitani K, et al：EMBO J. 1994；13(3)：504-10.
10) Nucifora G, et al：Blood. 1995；86(1)：1-14.
11) Romana SP, et al：Blood. 1995；85(12)：3662-70.
12) Golub TR, et al：Proc Natl Acad Sci USA. 1995；92(11)：4917-21.
13) Gamou T, et al：Blood. 1998；91(11)：4028-37.
14) Liu P, et al：Science. 1993；261(5124)：1041-4.
15) Osato M, et al：Blood. 1999；93(6)：1817-24.
16) Harada H, et al：Blood. 2004；103(6)：2316-24.
17) Nakao M, et al：Br J Haematol. 2004；125(6)：709-19.
18) Tang JL, et al：Blood. 2009；114(26)：5352-61.
19) Cancer Genome Atlas Research Network：N Engl J Med. 2013；368(22)：2059-74.
20) Song WJ, et al：Nat Genet. 1999；23(2)：166-75.
21) Kayser S, et al：Blood. 2015；125(15)：2331-5.
22) Kania MA, et al：Genes Dev. 1990；4(10)：1701-13.
23) Bae SC, et al：Oncogene. 1993；8(3)：809-14.
24) Melnikova IN, et al：J Virol. 1993；67(4)：2408-11.
25) van Wijnen AJ, et al：Oncogene. 2004；23(24)：4209-10.
26) Look AT：Science. 1997；278(5340)：1059-64.
27) Liang DC, et al：Pediatr Blood Cancer. 2010；55(3)：430-3.
28) Nakao M, et al：Leukemia. 1996；10(9)：1463-70.
29) Eguchi-Ishimae M, et al：Jpn J Cancer Res. 1998；89(7)：783-8.
30) Kagoshima H, et al：Trends Genet. 1993；9(10)：338-41.
31) Fukushima-Nakase Y, et al：Blood. 2005；105(11)：4298-307.
32) Lichtinger M, et al：EMBO J. 2012；31(22)：4318-33.
33) Okuda T, et al：Cell. 1996；84(2)：321-30.
34) Wang Q, et al：Proc Natl Acad Sci USA. 1996；93(8)：3444-9.
35) Okuda T, et al：Mol Cell Biol. 2000；20(1)：319-28.
36) Nishimura M, et al：Blood. 2004；103(2)：562-70.
37) Goyama S, et al：Blood. 2004；104(12)：3558-64.
38) Taniuchi I, et al：Cell. 2002；111(5)：621-33.
39) Ichikawa M, et al：Nat Med. 2004；10(3)：299-304.
40) Growney JD, et al：Blood. 2005；106(2)：494-504.
41) Seo W, et al：J Exp Med. 2012；209(7)：1255-62.
42) Adamo L, et al：Nature. 2009；459(7250)：1131-5.
43) Lam EY, et al：Blood. 2010；116(6)：909-14.
44) Goyama S, et al：Oncogene. 2015；34(27)：3483-92.
45) Mizutani S, et al：Br J Haematol. 2015；170(6)：859-73.
46) Kitabayashi I, et al：Mol Cell Biol. 1998；18(2)：846-58.
47) Frank R, et al：Oncogene. 1995；11(12)：2667-74.
48) Wang L, et al：Science. 2011；333(6043)：765-9.
49) Yergeau DA, et al：Nat Genet. 1997；15(3)：303-6.
50) Okuda T, et al：Blood. 1998；91(9)：3134-43.
51) Maki K, et al：Blood. 2005；106(6)：2147-55.
52) Higuchi M, et al：Cancer Cell. 2002；1(1)：63-74.
53) Miyamoto T, et al：Proc Natl Acad Sci USA. 2000；97(13)：7521-6.
54) Wiemels JL, et al：Blood. 2002；99(10)：3801-5.
55) Shima T, et al：Exp Hematol. 2014；42(11)：955-65.
56) Alpar D, et al：Leukemia. 2015；29(4)：839-46.
57) Gilliland DG, et al：Hematology Am Soc Hematol Educ Program. 2004：80-97.
58) Nakao M, et al：Leukemia. 1996；10(12)：1911-8.
59) Schessl C, et al：J Clin Invest. 2005；115(8)：2159-68.
60) Nanri T, et al：Leukemia. 2005；19(8)：1361-6.
61) Wakita S, et al：Leukemia. 2011；25(9)：1423-32.
62) Klein K, et al：J Clin Oncol. 2015；33(36)：4247-58.
63) Shimada A, et al：Blood. 2006；107(5)：1806-9.
64) Micol JB, et al：Blood. 2014；124(9)：1445-9.
65) Krauth MT, et al：Leukemia. 2014；28(7)：1449-58.
66) Yan M, et al：Proc Natl Acad Sci USA. 2004；101(49)：17186-91.
67) Yan M, et al：Nat Med. 2006；12(8)：945-9.
68) Schwieger M, et al：J Exp Med. 2002；196(9)：1227-40.
69) Nishida S, et al：Blood. 2006；107(8)：3303-12.
70) Wu R, et al：Blood. 96：88a, 2000(ASH Meeting Abstract).
71) Ben-Ami O, et al：Cell Rep. 2013；4(6)：1131-43.
72) Goyama S, et al：J Clin Invest. 2013；123(9)：3876-88.
73) Johnson K, et al：Science. 2012；336(6082)：717-21.
74) Illendula A, et al：Science. 2015；347(6223)：779-84.

第4章 急性白血病，骨髄異形成症候群 各論

B2 MLLによる造血器腫瘍の発症機構

横山明彦

1 はじめに

MLL遺伝子に変異が起こることで白血病が引き起こされる[1]。変異の大半は遺伝子融合であり，今日までに80近くのMLL融合遺伝子が報告されている。MLL白血病は急性白血病の5～10%を占め，予後は比較的悪い。特に乳児の急性リンパ性白血病に多く，ほぼ単独で白血病を引き起こす強力ながん遺伝子である。実験的にがんをつくらせることが比較的容易なため，ここ20年あまりで機能解析が大きく進んだ。本項では，MLL融合遺伝子が癌を引き起こす分子メカニズムについて述べる。

2 野生型MLLの機能

野生型のMLLはショウジョウバエのtrithoraxとよく似た構造を持ち，共通した機能を持っている（図1A）。MLLもtrithoraxもHOX（homeobox）遺伝子と呼ばれる遺伝子群の発現を高める転写調節因子である。HOX遺伝子は発生の初期に体節特異的な発現パターンが決定され，それが成体になるまで維持されることから，細胞記憶遺伝子と呼ばれる。MLLはHOX遺伝子発現の最初の活性化には必要ではなく，その後の維持に必要であることから，転写維持因子であると考えられている[2]。MLLは造血組織において，特にHOX-A遺伝子群の発現を調節する[3]。造血組織の細胞分化においてはHOX遺伝子の発現は維持されず，分化の進行に伴って減弱する（図1B）。このことから，MLLの転写維持因子としての機能は血球分化の進行に伴って抑制されると考えられる。HOXA9などのMLLによって転写が活性化されるHOX遺伝子は，造血細胞の分化を抑制し，増殖を促進する機能を持つ。実際HOXA9遺伝子を未分化な造血前駆細胞に恒常的に発現させると細胞は不死化する。MLLは正常骨髄においてHOX遺伝子を活性化することで，未分化な造血細胞を増幅させる働きを持っている。このため，Mllを欠損したマウスはMPP（multipotent progenitors），CMP（common myeloid progenitors）などの未分化な造血細胞を十分量産生することができない[4]。これらの知見から，MLLは造血系においてHOX遺伝子の転写を活性化することで，未分化な造血細胞の増幅を促進する機能を持っていると言える。

では，MLLはいかにして標的遺伝子の転写を活性化しているのか？　この問いに対する答えはまだ完全には明らかになっていない。MLLは431kDaの巨大な蛋白質である。そのカルボキシル末端にSETドメインと呼ばれる種を超えて保存されている機能ドメインがある。このドメインはそれ自身にヒストンをメチル化する活性を持つとともに，その近傍の構造を介してWDR5，ASH2L，RBBP5などと結合する（図1A）。これらの結合因子にもヒストンをメチル化する活性があり，複合体としてヒストンH3リジン4をメチル化する[5]。しかし，SETドメインを欠損する遺伝子組み換えマウスは正常に造血細胞を産生することから，この活性がMLLによる転写の活性化に必須ではないと思われる[6]。MLLは翻訳後，taspase 1というプロテアーゼによってプロセッシングを受け，MLL^{N}とMLL^{C}という2つのフラグメントに分断される[7,8]。このフラグメントは複数の分子内結合ドメインを介して結合しており，プロセッシング後も同一複合体内に

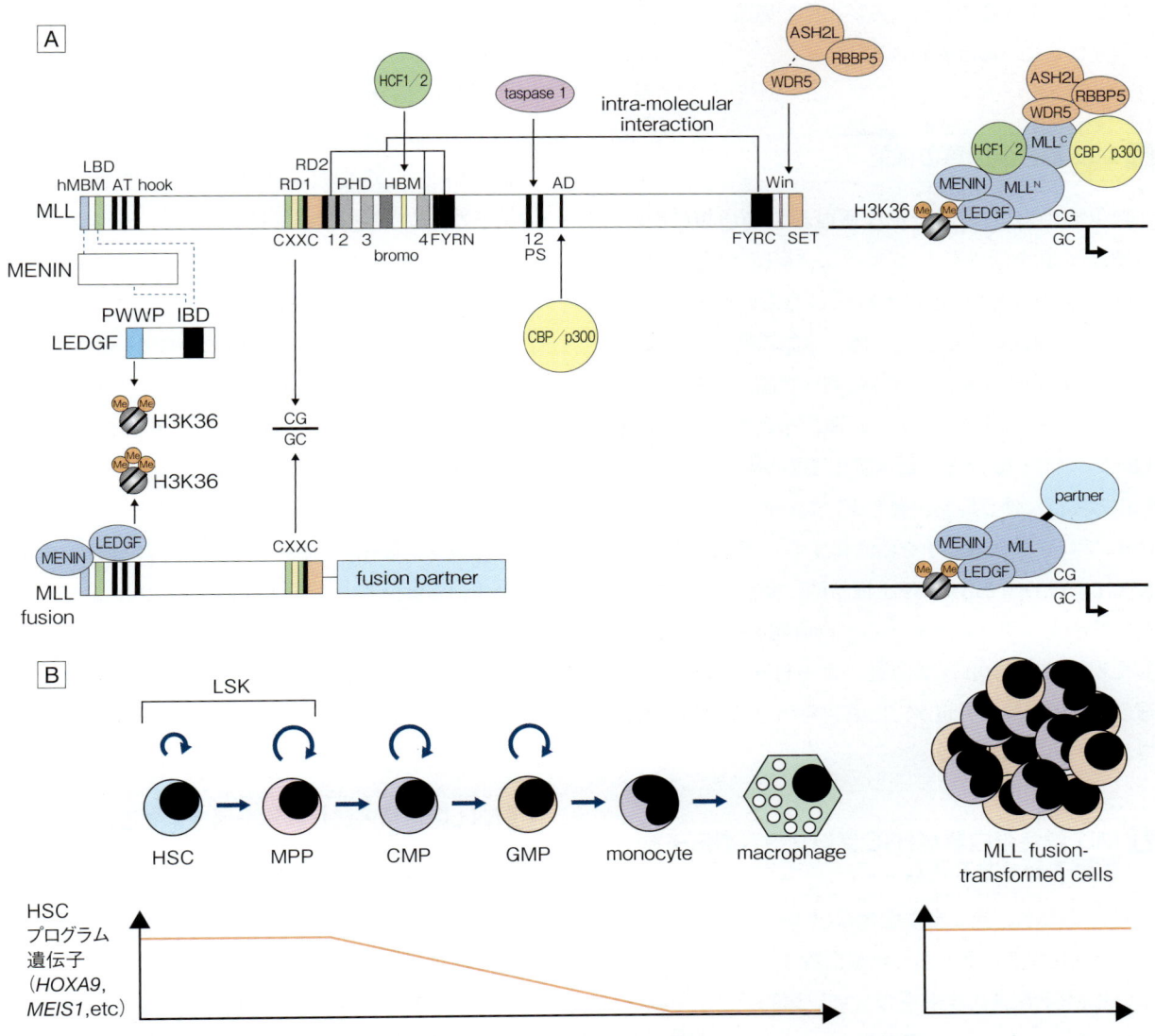

図1 ▶ MLLとMLL融合蛋白質によるHSCプログラム遺伝子の転写活性化
A：MLLとMLL融合蛋白質の構造と機能。各種蛋白質間結合ドメインとtaspase 1によるPS（processing site）を示す（左）。プロモーター近傍で形成されるMLL複合体およびMLL融合蛋白質複合体のモデル（右）
B：正常骨髄分化（左）とMLL白血病細胞（右）におけるHSCプログラム遺伝子の発現変化

とどまる。この分子内結合はそれぞれのフラグメントを安定化させる働きがあり，MLLが機能蛋白質として発現するために必要である[9]。一方で，遺伝子改変によってプロセッシングできなくしたマウスは正常に発生することから，プロセッシング自体はMLL依存的な転写活性化能に必要ではないと考えられる。MLLはこのような翻訳後修飾を受けた後，MENINや HCF1などの共作用因子と結合して成熟した複合体を形成する[10]。このうち，MENINはMLLによる細胞記憶遺伝子の転写活性化に必須であることがわかっている。また，MLLにはCBP/p300ヒストンアセチル化酵素が結合する転写活性化ドメインがある[11]。これらの知見から，MLLはMENINなどと複合体を形成し，CBPなどの転写のコアクチベーターを条件的

にリクルートすることによって細胞記憶遺伝子の転写を活性化していると思われる。

3 MLL融合蛋白質の機能

野生型のMLLが未分化な造血細胞の増幅に関わる遺伝子群を活性化するように，MLL融合蛋白質も同様の遺伝子を活性化する。これらの遺伝子群は*HOXA9*や*MEIS1*を含み，特に造血幹細胞（hematopoietic stem cell；HSC）において高く発現していることから，HSCプログラム遺伝子と呼ばれる（**図1B**）[12]。MLL融合蛋白質は野生型のMLLと異なり，分化の進行に伴う抑制制御を受けないため，恒常的にHSCプログラム遺伝子を活性化する。遺伝子導入によって*HOXA9*と*MEIS1*を恒常的に発現させた造血前駆細胞をマウスに移植すると白血病を引き起こす。したがってMLL融合蛋白質によるHSCプログラム遺伝子の恒常的な発現が，白血病発症の直接的な原因であると考えられる。

4 MLL融合蛋白質がHSCプログラム遺伝子を認識するメカニズム

MLL融合蛋白質と野生型MLLが同一の遺伝子セットを活性化することから，両蛋白質は共通に保持されているMLL部分の構造を介して，標的遺伝子を認識していると考えられる（**図1A**）。MLL融合蛋白質はこの共通構造を介してMENINと結合して複合体を形成する[13]。この複合体はMLL部分とMENINの構造を介してさらにLEDGFと結合することで標的を認識する[14]。このMLL融合蛋白質/MENIN/LEDGF複合体中の2つの構造が標的認識に必要十分である[15]。1つはLEDGFのPWWPドメインと呼ばれる構造であり，これはジトリメチル化ヒストンH3リジン36（H3K36me2/3）を特異的に認識する。これらのヒストン修飾は転写が活発に行われているところに多く存在するエピジェネティックマークである。もう1つの構造はMLLのCXXCドメインと呼ばれる構造で

あり，これはメチル化されていないCG配列を特異的に認識する。このCG配列は遺伝子のプロモーターに多く存在するDNA配列であり，メチル化されると近傍遺伝子の転写が抑制される。したがって，メチル化されていないCG配列は「抑制されていないプロモーター」であることを示すエピジェネティックマークである。MLL融合蛋白質複合体はこの2つのエピジェネティックマークを同時に認識することによって，「これまでに転写が行われていたプロモーター」と特異的に結合する。*HOXA9*などのHSCプログラム遺伝子はCG配列をプロモーター中に多く持っている。したがって，MLL融合蛋白質複合体は「これまでに転写されていたCG配列が豊富なプロモーターを認識し，転写を活性化する転写マシナリー」である。MLL融合蛋白質は，このような非常にシンプルな標的認識メカニズムを介して，これまでに発現していたHSCプログラム遺伝子を活性化し続けることで白血病を引き起こしている。

5 MLL融合蛋白質が転写を活性化するメカニズム

MLL融合蛋白質はMLL部分を介して標的遺伝子を認識する一方で，融合パートナー部分を介して転写を活性化する。MLLは様々な融合パートナーと融合蛋白質を形成しており，それぞれ異なるメカニズムで転写を活性化していると考えられる。MLL融合蛋白質が転写を活性化するメカニズムは4つのカテゴリーに分類できる。以下にそれぞれのグループを概説する。

1. MLL-AEPハイブリッドタイプ

最も高頻度に*MLL*と融合するパートナーは*AF4*である（**図2A**）。*AF4*ファミリー遺伝子である*AF5q31*や*LAF4*も*MLL*の融合パートナーである。2番目に高頻度に融合するのが*AF9*であり，3番目が*ENL*である。この2つは構造がよく似たホモログであり，*ENL*ファミリーを形成する。これらの融合パートナー遺伝子産物は，P-TEFbと呼ばれる転写伸長因子ととも

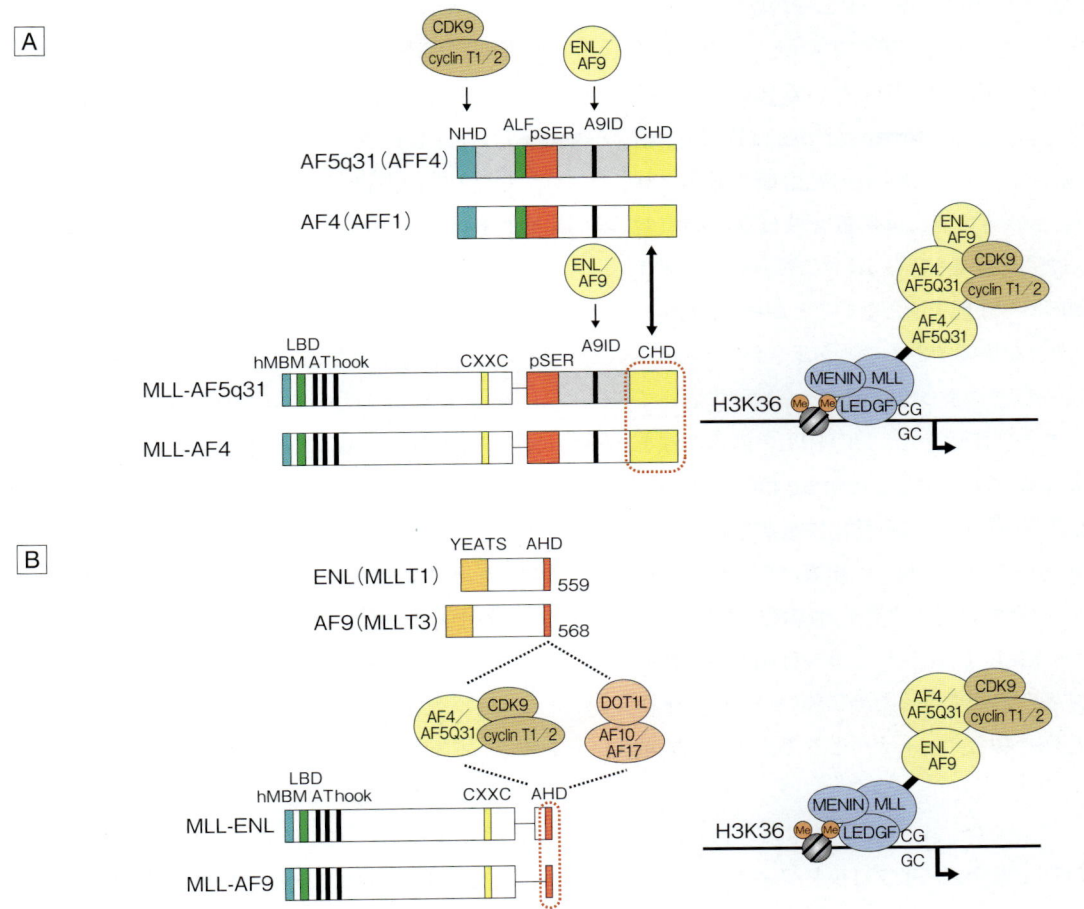

図2 ▶ MLL-AEPハイブリッドタイプによる転写活性化モデル
A：MLL-AF4ファミリー蛋白質の構造（左）とその複合体のモデル（右）。橙色の破線四角は造血細胞の不死化に必要な最小機能ドメインを示す
B：MLL-ENLファミリー蛋白質の構造（左）とその複合体のモデル（右）

にAEP複合体（AF4 family／ENL family／P-TEFb complex）を形成する[16]。MLLとAEP構成因子からなる融合蛋白質はMLL白血病症例の3分の2以上の原因となっている。さらに，ELLという比較的高頻度で二次性白血病においてみられる融合パートナーもまた，AEPと結合する[17]。これらのMLL融合蛋白質は，クロマチン上でMLL複合体とAEP複合体の混成複合体であるMLL-AEPハイブリッド複合体を形成することで転写を活性化し，白血病を引き起こす[16]。MLL-AF5q31はカルボキシル末端のCHDドメインを介して造血前駆細胞を不死化する。このドメインはホモログであるAF4と結合する構造である。これらの結果から，MLL-AF5q31はAF4をリクルートすることによって，造血細胞を不死化していると思われる。MLL-AF9やMLL-ENLなどのMLL-ENLファミリー蛋白質は，カルボキシル末端のAHDドメインを介して，AF4をリクルートすることによって転写を活性化し，造血細胞を不死化する（図2B）。したがって，これらの融合パートナーはMLL-AEPハイブリッド複合体を形成することで転写を活性化し，造血細胞を不死化するグループに属する。

また，MLL融合蛋白質は複数の機能を介して効率

的に造血細胞を不死化する．MLL-ENLファミリーはAHDドメインを介して不死化するが，このドメインはAF4だけでなく，DOT1Lというヒストンメチル化酵素（histone methyltransferase；HMT）と相互排他的に結合する[16]．AF4との結合能を減弱させるがDOT1Lとの結合能には影響を及ぼさない点変異（L504P/D505P）をMLL-AF9に導入した変異体が，造血細胞の不死化能を持たないことから，不死化にはAF4との結合が重要であることが示されている[18]．しかし，MLL-AF9によって不死化した細胞において*Dot1l*遺伝子を欠損させたり，DOT1Lの酵素活性を阻害すると増殖能が低下することから，DOT1Lの活性もMLL融合蛋白質による不死化に重要な働きをしていると考えられる[19]．これらの結果から，AF4の活性とDOT1Lの活性は両方とも白血病発症を促進する働きがあり，MLL-ENLファミリーは両者の活性をリクルートすることができるために強いがん原性を持ち，多くの症例で融合パートナーとなりやすいのであろう．

2. MLL-DOT1L複合体ハイブリッドタイプ

*AF10*は約8％のMLL白血病の原因となる融合パートナーである．そのホモログである*AF17*もまた*MLL*と融合する（図3）．AF10はDOT1L，ENL，TRRAP，SKP1およびβ-cateninとDOT1L複合体を形成する[20]．この複合体内にはAEPの構成因子であるENLが含まれるが，前述したように，DOT1LはENLのAHDドメインを介してAF4と相互排他的に結合するため，AF10はAF4とは複合体を形成しない[16]．MLL-AF10はDOT1Lとの結合ドメインを介して造血細胞を不死化する[21]．DOT1LのHMT活性ドメインとMLLを融合させた人工蛋白質が造血細胞を不死化するという結果が報告され，「DOT1L HMT活性のリクルートがMLL-AF10による細胞の不死化に必要十分である」ということが主張された．しかしこの結果は我々の手では再現できておらず[16]，また，前述のDOT1L結合能を保持したMLL-AF9変異体（L504P/D505P）が不死化能を持たないことからも，おそらく，MLL-AF10が造血細胞を不死化するためには，DOT1Lの活性をリクルートするだけでは不十分であり，DOT1L HMT以外の活性も不死化に必要であると考えられる．一方，MLL-AF10によって不死化された細胞においてDOT1Lをノックダウンすると不死化能が低下することから，DOT1L HMTの活性をリクルートすること自体はMLL-AF10によるがん化に必要であると思われる[21]．近年，DOT1LのHMT活性を阻害する低分子化合物が開発され，その臨床応用が期待されている[22]．

3. MLL二量体形成タイプ

MLLは融合パートナーの二量体形成ドメインを介して造血細胞を不死化する（図4）．おそらくこの特異

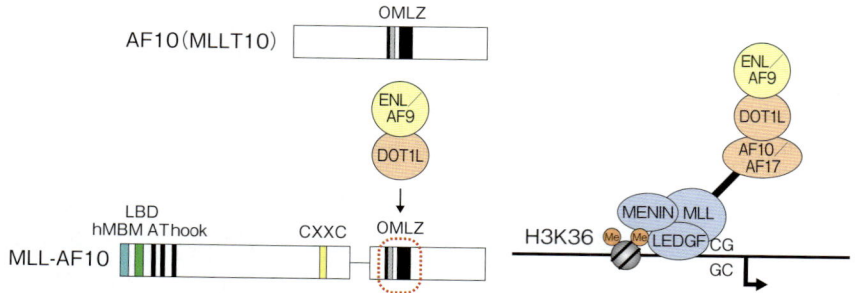

図3 ▶ MLL-DOT1Lハイブリッドタイプによる転写活性化モデル
MLL-AF10ファミリー蛋白質の構造（左）とその複合体のモデル（右）

な性質がMLLに数多くの融合パートナーが存在する理由である。このメカニズムは古くから示唆されてきたが、MLL-GAS7とMLL-AF1pの機能解析によってはっきりと示された[23]。これらの融合蛋白質の機能解析の結果、パートナー部分に含まれる二量体形成ドメインが不死化に必要なドメインであることがわかった。さらに、MLLとリガンド依存的に二量体を形成する構造を融合させた人工蛋白質が、二量体形成依存的に造血細胞を不死化することが示された[24]。二量体形成はMLL部分が2つ含まれる複合体を形成する。MLLの遺伝子異常には、染色体転座による融合蛋白質の形成以外に、MLLの一部分が増幅するMLL tandem duplication mutationがある。この変異は二量体形成ドメインがある場合と同様にMLLの一部分が2つ存在する複合体を形成することから、両者は同様のメカニズムで造血細胞を不死化しているかもしれない[24]。このメカニズムを採用する融合パートナーの中で、最も高頻度にMLL白血病を発症するのがAF6である[25]。このタイプのMLL融合蛋白質がなぜ転写を活性化するのかはよくわかっていないが、いくつかの手がかりとなる知見が得られている。MLL-AF6は直接AEPやDOT1L複合体と結合しないが、標的であるHSCプログラム遺伝子のプロモーター上で共局在している[16]。また、AEPやDOT1L構成因子をノックダウンすると、MLL-AF6によって不死化した細胞の増殖能が低下する[16, 26]。これらの知見から、この二量体形成タイプのMLL融合蛋白質は、何らかのメカニズムでAEPやDOT1L複合体を標的プロモーター上にリクルートすることによって転写を活性化し、細胞を不死化していると思われる。

4. MLL活性型タイプ

転写のコアクチベーターとして知られるCBP/p300もまた、MLLと融合遺伝子を形成する(図5)。MLL-CBPはCBPのBROMOドメインとヒストンアセチル化酵素(HAT)ドメインを介して造血細胞を不死化する[27]。CBPはこのHAT活性を介してプロモーター近傍のクロマチンを弛緩させ、転写を促進すると

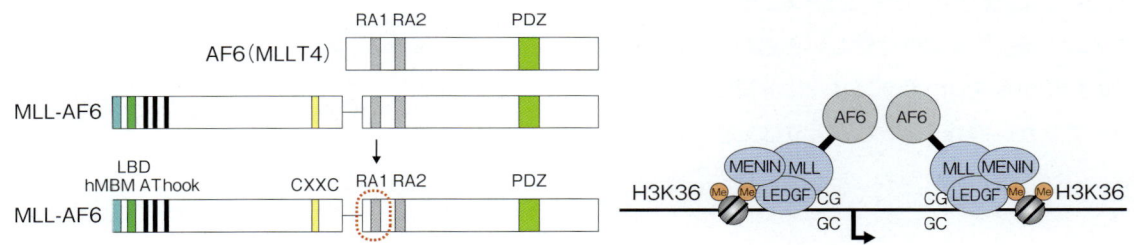

図4 ▶ MLL二量体形成タイプによる転写活性化モデル
MLL-AF6蛋白質の構造(左)とその複合体のモデル(右)

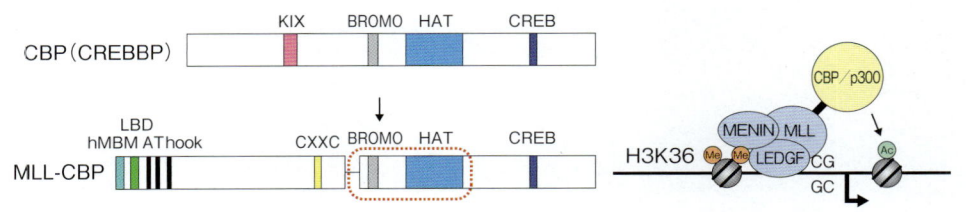

図5 ▶ MLL活性型タイプによる転写活性化モデル
MLL-CBP蛋白質の構造(左)とその複合体のモデル(右)

考えられている。野生型のMLLもまた，CBPと結合して転写を活性化する[11]。CBPは生化学的に安定なMLL複合体中には検出されないことから，MLLとは条件的に結合すると考えられる[10]。したがって，MLL/CBP複合体は遷移的に形成されるMLLの活性型であると考えられる。おそらく，MLL-CBPファミリーはMLLの活性型と同じ機能を恒常的に発現することで標的遺伝子を活性化し，白血病を引き起こすのであろう。転写因子であるAFXやFKHRL1などのMLL融合パートナーもCBPファミリーと結合することで転写を活性化する[28]。このように，CBPファミリーをリクルートすることによってMLLの活性型を模倣するメカニズムがMLL白血病においてよくみられる。

6 おわりに

過去10年の間にMLL融合蛋白質による白血病発症のメカニズムの理解が大きく進んだ。様々な鍵となる蛋白質間相互作用が明らかになり，それを標的とする分子標的薬の創製が試みられるようになった。MLLは多くの融合パートナーを持つことから，そのメカニズムの統一的な理解は難しいと思われたが，これまでの知見から4つのカテゴリーに分類できることがわかってきた。今後10年で，よりはっきりと分子メカニズムが理解できるようになり，それに基づいて新たな創薬がなされていくことが期待される。

● 文 献

1) Krivtsov AV, et al: Nat Rev Cancer. 2007; 7(11): 823-33.
2) Yu BD, et al: Proc Natl Acad Sci USA. 1998; 95(18): 10632-6.
3) Jude CD, et al: Cell Stem Cell. 2007; 1(3): 324-37.
4) Yokoyama A, et al: J Cell Sci. 2011; 124(Pt 13): 2208-19.
5) Patel A, et al: J Biol Chem. 2009; 284(36): 24242-56.
6) Mishra BP, et al: Cell Rep. 2014; 7(4): 1239-47.
7) Yokoyama A, et al: Blood. 2002; 100(10): 3710-8.
8) Hsieh JJ, et al: Cell. 2003; 115(3): 293-303.
9) Yokoyama A, et al: PLoS One. 2013; 8(9): e73649.
10) Yokoyama A, et al: Mol Cell Biol. 2004; 24(13): 5639-49.
11) Ernst P, et al: Mol Cell Biol. 2001; 21(7): 2249-58.
12) Krivtsov AV, et al: Nature. 2006; 442(7104): 818-22.
13) Yokoyama A, et al: Cell. 2005; 123(2): 207-18.
14) Yokoyama A, et al: Cancer Cell. 2008; 14(1): 36-46.
15) Okuda H, et al: Nucleic Acids Res. 2014; 42(7): 4241-56.
16) Yokoyama A, et al: Cancer Cell. 2010; 17(2): 198-212.
17) Lin C, et al: Mol Cell. 2010; 37(3): 429-37.
18) Biswas D, et al: Proc Natl Acad Sci USA. 2011; 108(38): 15751-6.
19) Bernt KM, et al: Cancer Cell. 2011; 20(1): 66-78.
20) Mohan M, et al: Genes Dev. 2010; 24(6): 574-89.
21) Okada Y, et al: Cell. 2005; 121(2): 167-78.
22) Daigle SR, et al: Cancer Cell. 2011; 20(1): 53-65.
23) So CW, et al: Cancer Cell. 2003; 4(2): 99-110.
24) Martin ME, et al: Cancer Cell. 2003; 4(3): 197-207.
25) Liedtke M, et al: Blood. 2010; 116(1): 63-70.
26) Deshpande AJ, et al: Blood. 2013; 121(13): 2533-2541.
27) Lavau C, et al: EMBO J. 2000; 19(17): 4655-64.
28) So CW, et al: Blood. 2003; 101(2): 633-9.

| MEMO | 「bromodomain-containing 4（BRD4）を標的とした MLL-AEP ハイブリッドタイプ白血病治療の可能性」 |

　本項で詳説されたMLL-AEP白血病ではMLL融合蛋白（MLL-AF4, MLL-AF9など）がP-TEFbとともにAEP複合体を形成し，転写活性化を誘導する。2011年，DawsonらはMLL-AEP白血病細胞においてBRD4がSEC/P-TEFb，ならびにRNAPolⅡ-associated PAFc（polymerase-associated factor complex）と相互に作用することで，この過程を促進していることを報告した。I-BETやJQ1などのBRD4阻害薬による処理によってMLL-AEP白血病細胞において*C-MYC*, *BCL2*, *CDK6*発現が低下し，*in vitro*では細胞増殖抑制とアポトーシス誘導効果が，また，複数のタイプのMLL-AEP白血病モデルマウスにおいて生存期間延長効果が認められている。また，白血病幹細胞に対する駆逐効果も期待できるようである[1]。同様にZuberらはRNAiスクリーニングによってMLL白血病におけるBRD4の治療標的分子としての可能性を見出し，報告している[2]。実際，BRD阻害薬の臨床試験も展開されているさなかであるが，一方で，2015年には早くも，WNT-β-catenin経路を介したBRD4阻害薬に対する耐性獲得がMLL-AF9白血病モデルにおいて明らかになっている[3]。遺伝子発現制御過程を標的とする治療戦略確立の深淵は，まだ見えない。

1) Dawson MA, et al：Nature. 2011；478(7370)：529-33.
2) Zuber J, et al：Nature. 2011；478(7370)：524-8.
3) Fong CY, et al：Nature. 2015；525(7570)：538-42.

黒田純也

急性白血病，骨髄異形成症候群 各論

B-3 Evi-1による造血器腫瘍の発症機構

古屋淳史，黒川峰夫

1 はじめに

Evi-1（ecotropic viral integration site-1）は，ウイルスが挿入されることによって活性化を受け，マウスの骨髄性白血病を引き起こす遺伝子として同定された[1]。その後，*Evi-1*は造血系において造血幹細胞特異的に発現している遺伝子で，遺伝子改変マウスを用いた解析により造血幹細胞の維持に必須の遺伝子であることが明らかとなった。また，ヒトの骨髄系腫瘍においてもその活性化が病態形成に重要な役割を果たすことが知られており，難治性造血器腫瘍の原因遺伝子のひとつとして考えられている。

2 Evi-1の構造と正常造血における役割

*Evi-1*遺伝子からは複数のアイソフォームが生成されるが，主要なものはEvi-1aとEvi-1cである（図1）。Evi-1aは2つの領域にわかれた10個のZnフィンガーを持ち，ヒトでは145kDaの蛋白質である。このZnフィンガー構造は様々な転写因子にみられ，Evi-1も核内で遺伝子の転写制御に関わる蛋白質と考えられている。Evi-1cはMDS1-Evi-1とも呼ばれ，Evi-1aのアミノ端にPRドメインと呼ばれるモチーフが付加されている。このPRドメインも複数の転写因子に共通にみられるモチーフである。Evi-1aは多量体を形成するが，Evi-1cは多量体を形成することができず，Evi-1cの持つPRドメインが多量体形成を負に制御していると考えられている[2]。

正常造血における*Evi-1*の機能を解明すべく，我々が作製した*Evi-1*遺伝子のC末端にGFP遺伝子をノックインしたレポーターマウスの解析によって，Evi-1の発現をモニターすることで，胎生期および成体の両方において長期造血再構築能を有する造血幹細胞を精度よくマークできることが明らかとなった[3]。また，我々を含めた複数の研究室からEvi-1欠失マウスがこれまで作製されてきている。これらのマウスは標的とするexonの違いによると考えられる表現型の違いは存在するものの，総じて胎生期（10.5～16.5日）で死亡する[4, 5]。このマウスの胎生期の造血組織では造血幹細胞が減少しており，その造血再構築

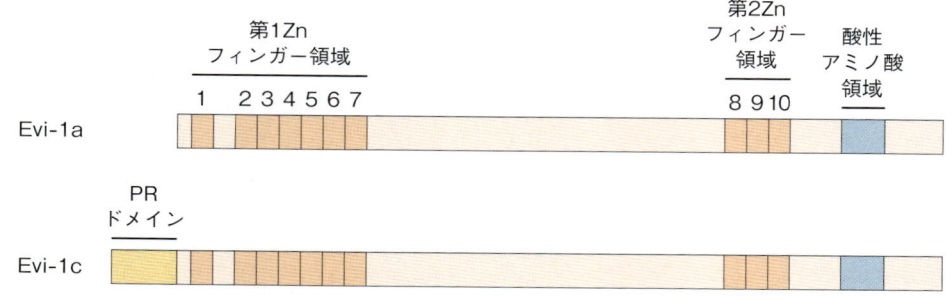

図1 ▶ Evi-1の主要なアイソフォームの構造
Evi-1は2つのZnフィンガー領域を有する145kDaの蛋白質である。Evi-1cはそれらに加えてPRドメインを持つ

能も著しく低下していた。また、同様にEvi-1条件的欠失マウスを用いた解析によって、成体造血においてもEvi-1が造血幹細胞の維持に必須であることが明らかとなった[5]。その分子メカニズムとして、Evi-1はGata-2あるいはTGF-β依存性に造血幹細胞の増殖を支持していることや[4,6]、サイクリン依存性キナーゼ阻害蛋白質のひとつであるp57の発現制御を介して、静止期造血幹細胞の維持に寄与していることがこれまでに報告されている[7]。このようにEvi-1は内在性発現レベルでは正常造血、特に静止期造血幹細胞の維持においてきわめて重要な機能的役割を果たしている。

3 Evi-1高発現骨髄系腫瘍の臨床的特徴

Evi-1はヒト染色体の3q26上に存在し、この部位を含む染色体転座を持つ白血病で活性化される（**表1**）。Evi-1の活性化をきたす染色体転座は、急性骨髄性白血病（acute myeloid leukemia；AML）と骨髄異形成症候群（myelodysplastic syndrome；MDS）を含む骨髄系腫瘍の3%程度に認められる。最も頻度が高いのはt(3；3)(q21；q26)とinv(3)(q21q26)であるが、これらの転座により本来GATA-2の発現を制御するエンハンサー領域がEvi-1の近傍に位置するようになり、そのエンハンサーの制御下にEvi-1が高発現することが近年明らかとなった[8,9]。Evi-1は前述の通り、造血幹細胞を除く正常造血細胞においてその発現レベルは低い。したがって、上記のようなメカニズムを介してEvi-1が正常の発現制御から逸脱することが骨髄系腫瘍の発症および維持へと導くと考えられる。

3q21と3q26に異常を持つ症例は血小板増加や巨核球の異型性を伴っていることが多く（**図2**）、白血病細胞はFAB分類ではM0，M1，M2に分類される未熟な細胞であることが多い。また、特徴的な細胞表面マーカーとして、造血幹/前駆細胞に多く発現しているCD34や巨核球に多く発現しているCD41が陽性であることが多い[10]。このように3q21q26を含む転座によって起こる病態はひとつの疾患群を形成しており、3q21q26症候群と呼ばれる[11]。

他の主な転座としてt(3；21)(q26；q22)とt(3；12)(q26；p13)があり、前者は慢性骨髄性白血病（chronic myeloid leukemia；CML）の急性転化（blast crisis；BC）や治療関連白血病に、後者はMDSやMDS由来白血病に認められることが多い[12]。Evi-1はt(3；21)では*AML1*遺伝子と、t(3；12)では*TEL*遺伝子とそれぞれキメラ遺伝子を形成する（**図3**）。また3q21に明らかな構造異常を持たない骨髄系腫瘍においてもEvi-1の活性化が起こるケースがあり、その一部は−7/7q−や11q23異常を伴っている[13]。これらのEvi-1関連骨髄系腫瘍は予後不良であることが知

表1 ▶ Evi-1の活性化を伴う染色体転座と白血病の病型

染色体転座	主な病型	関与する遺伝子
t(2；3)(p13；q26)	CML-BC，治療関連MDS	
inv(3)(q21q26)	MDS由来AML，CML-BC	*GATA-2, ribophorin*
t(3；3)(q21；q26)	MDS由来AML，CML-BC	*GATA-2, ribophorin*
t(3；7)(q26；q21)	CML-BC，AML	
t(3；7)(q27；q22)	AML	
t(3；12)(q26；p13)	MDS，MDS由来AML	*TEL*
t(3；13)(q26；p13-14)	AML	
t(3；17)(q26；q22)	MDS	
t(3；21)(q26；q22)	CML-BC，治療関連AML	*AML1*

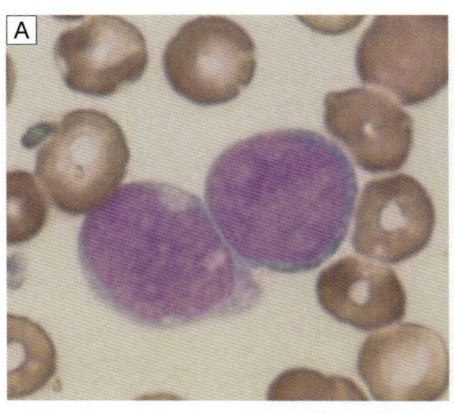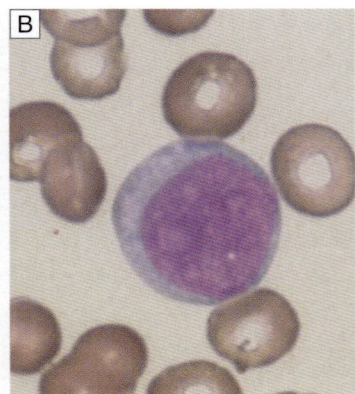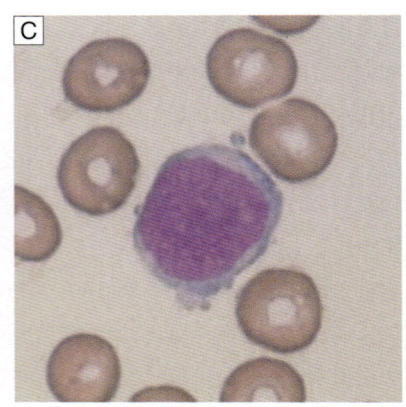

図2 ▶ t(3;3)(q21;q26)転座型白血病の骨髄にみられた白血病細胞と異型巨核球
本症例はCMLのBCに伴ってt(3;3)(q21;q26)転座が出現した。A, Bは幼若な白血病芽球, Cは微小巨核球である

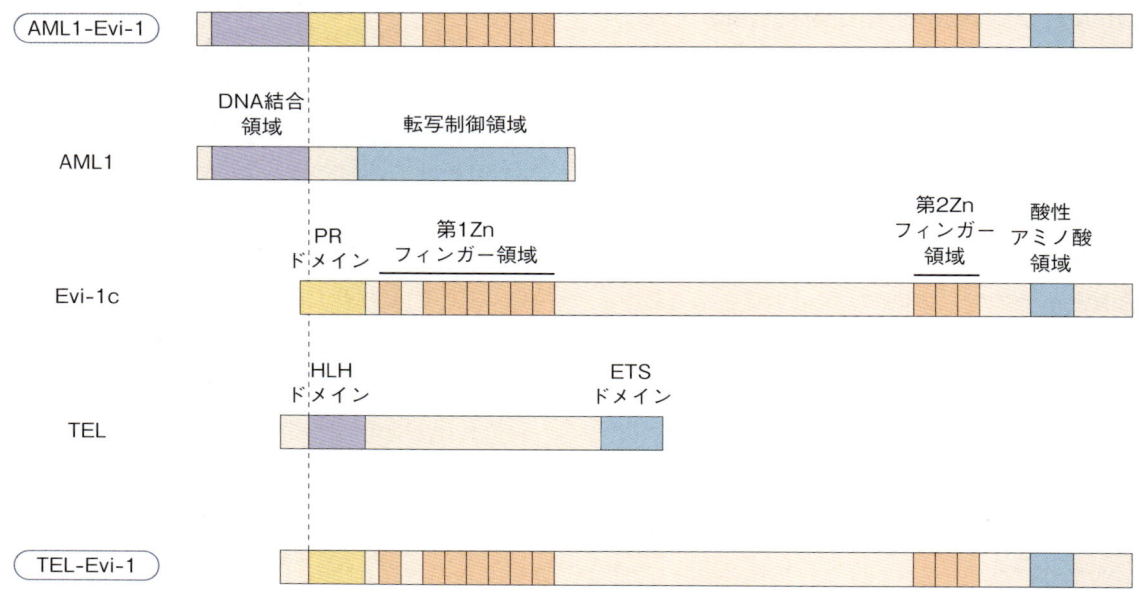

図3 ▶ Evi-1キメラ遺伝子の構造
Evi-1はt(3;21)転座では*AML1*遺伝子と, t(3;12)転座では*TEL*遺伝子とそれぞれキメラ遺伝子を形成する。いずれのキメラ遺伝子もEvi-1cのほぼ全長を含む

られており, Evi-1は難治性骨髄系腫瘍の鍵分子と言うことができる[14]。

4 Evi-1高発現マウスモデル

　Evi-1の個体における白血病原性を解析するために, これまで複数のEvi-1を高発現するマウスモデルが作製されている。Sca-1プロモーター下でEvi-1を発現するトランスジェニックマウスの骨髄細胞では, 赤芽球系コロニーの形成能が低下する[15]。一方, マウス由来のEvi-1をレトロウイルスで導入した骨髄細胞をマウスに移植すると, 約半年〜1年の間にすべてのマウスでAMLを発症して死亡することを我々は明らかにした[16,17]。また, 3q21領域と3q26領域

との間に逆位を持つ大腸菌人工染色体クローンを用いて樹立したトランスジェニックマウスにおいても実際にEvi-1の高発現を認め，約半年の経過で白血病を発症する個体が出現する[9]。これらのことからEvi-1の高発現は個体の造血細胞に分化異常と増殖能の亢進をもたらし，さらに長期的には白血病の発症に至らしめるものと考えられる。また，上述したEvi-1-GFPノックインマウスを用いたCMLモデルの解析によって，Evi-1高発現白血病細胞が高い白血病幹細胞活性を有しており，さらにチロシンキナーゼ阻害薬に抵抗性を示すことが明らかとなった[18]。ヒト白血病細胞を用いた解析でもEvi-1は白血病幹細胞を規定する遺伝子群のひとつとして報告されており[19]，造血幹細胞のみならず白血病幹細胞においてもEvi-1は重要な役割を果たしていると考えられる。

5 Evi-1による骨髄系腫瘍発症機構

骨髄系腫瘍の発症および維持におけるEvi-1の機能的役割もこれまでに多く報告されている。Evi-1をマウス骨髄球系細胞株に導入すると，G-CSF依存性の好中球分化が阻害される[20]。またEvi-1を赤芽球系前駆細胞に高発現させると，エリスロポエチンに対する反応性を失い，正常な分化をすることができなくなる[21]。上述のようにマウスモデルにおいてもEvi-1の高発現により赤芽球系造血の異常が起こることから，Evi-1は造血細胞の分化を阻害する機能を持つことがわかる。Evi-1は赤芽球分化を制御する転写因子GATA-1の機能を阻害することが報告されており，これが赤芽球造血異常の分子機構のひとつと考えられている[22]。

Evi-1の2つのZnフィンガー領域はDNAに結合する機能を持ち，最近ではクロマチン免疫沈降法と次世代シーケンシング技術を用いてEvi-1のゲノムDNA結合領域を網羅的に明らかにする試みがなされはじめているが[23]，骨髄系腫瘍の病態形成に重要な役割を果たしていると考えられる標的遺伝子として明らかになっているもののほとんどは，こうした網羅的解析の登場までに報告されたものであり，ここにその一部を紹介する。

TGF-βは細胞増殖を抑制するサイトカインであるが，Evi-1は造血細胞を含む様々な細胞でTGF-βシグナルを遮断し，その増殖抑制作用に拮抗する。この作用は，Evi-1がTGF-βシグナル伝達分子Smad3と結合してその機能を阻害することによる[24]。またEvi-1は転写抑制因子CtBPと結合するが，この結合もEvi-1による効果的なTGF-βシグナルの抑制に必要である[25]。t(3;21)転座で形成されるAML1-Evi-1も，CtBPと強く結合してTGF-βシグナルを阻害し，Evi-1cで認められなかった多量体形成能を有している[2]。PRドメインを持つEvi-1cのユニークな特徴が明らかになりつつあり，その臨床的ならびに機能的意義が注目される。

ストレスシグナルなどによって引き起こされるアポトーシスの誘導には，MAPキナーゼのひとつであるJNK(c-Jun N-terminal kinase)が関与している。Evi-1はJNKの活性化を阻害し，アポトーシスを抑制する[26]。正常なアポトーシスが阻害されると，細胞に遺伝子変異を生じやすくなるとともに，悪性の変化を生じた細胞を適切に取り除くことが困難になると考えられる。また，Evi-1がアポトーシス誘導能を持つPML(promyelocytic leukemia)を抑制することにより，インターフェロンαによる造血抑制を解除することも報告されており，サイトカイン作用やアポトーシスとEvi-1機能のさらなる関連が示唆される[27]。さらにEvi-1は直接的あるいは間接的に転写因子c-Fosの発現を誘導し，細胞の分化や増殖，アポトーシスを制御しているAP-1転写複合体を活性化することも知られている[28]。このようにEvi-1は細胞増殖の促進や増殖抑制の解除，アポトーシスの抑制など，様々な機能を介して造血細胞の悪性化に関与すると考えられる。

またEvi-1が直接転写を調節する標的遺伝子もいくつか知られてきている。*PBX1* (pre B cell leukemia homeobox 1)は白血病関連遺伝子として同定された転写因子であり,造血幹細胞を静止期に維持すると同時に,造血前駆細胞の増殖を促進する機能を有している。Evi-1は造血幹/前駆細胞において*PBX1*の転写を直接活性化しており,Evi-1を介した癌化には*PBX1*が必要であることが明らかとなっている[29]。

また,我々はEvi-1がポリコーム群(PcG)複合体構成因子と結合し,さらにZnフィンガーを介して代表的な癌抑制遺伝子であるPTENのプロモーター領域に結合することでPcG複合体を同領域にリクルートすること,およびそれによってヒストン修飾(ヒストンH3リジン27のトリメチル化)を誘導し,PTENの転写抑制を起こすことを明らかにした。その結果,癌化に関与する下流のAKT/mTORパスウェイが活性化され,AMLの発症および維持に寄与していることがわかった。実際にEvi-1高発現白血病マウスモデルにmTOR阻害薬であるシロリムスを投与したところ,マウスの生存期間は有意に延長した[16]。

また,Evi-1高発現AML細胞ではグローバルなDNAメチル化が亢進していることが知られており[30],Evi-1はDNMT3AやDNMT3BといったDNAメチル化酵素と結合することも報告されている[31]。実際にEvi-1によりmiRNA-124近傍CpGアイランドのメチル化を介してmiRNA-124の発現が抑制され,それによって細胞周期を正に制御するcyclin D3の発現が亢進することが明らかとなっている[32]。そのほかにも複数のヒストン修飾因子と複合体を形成することが報告されており,また近年ではEvi-1自体が細胞質においてヒストンH3リジン9のモノメチル化を行っていることも明らかとなっており[33],Evi-1は必要に応じて単体および様々な分子で構成される複合体を介したエピゲノム修飾によって,適切な遺伝子発現制御を行っているものと推測される。これらの機能がどのように骨髄系腫瘍の発症および維持に結びついているか,今後の解析が待たれる。

6 おわりに

以上に述べた通り,Evi-1の機能は非常に多岐にわたっている。Evi-1は正常造血幹細胞においても,その維持にきわめて重要な役割を果たしていることから,造腫瘍効果のみを打ち消すための治療標的の同定が渇望されている。特にEvi-1は正常造血幹細胞では静止期の維持に重要である一方で,白血病幹細胞におけるEvi-1の機能的役割はまだ明らかになっていないことが多い。Evi-1高発現骨髄系腫瘍の難治性克服に向けた今後の研究課題である。

● 文献

1) Morishita K, et al : Cell. 1988 ; 54(6) : 831-40.
2) Nitta E, et al : Oncogene. 2005 ; 24(40) : 6165-73.
3) Kataoka K, et al : J Exp Med. 2011 ; 208(12) : 2403-16.
4) Yuasa H, et al : EMBO J. 2005 ; 24(11) : 1976-87.
5) Goyama S, et al : Cell Stem Cell. 2008 ; 3(2) : 207-20.
6) Sato T, et al : Cancer Sci. 2008 ; 99(7) : 1407-13.
7) Zhang Y, et al : Blood. 2011 ; 118(14) : 3853-61.
8) Gröschel S, et al : Cell. 2014 ; 157(2) : 369-81.
9) Yamazaki H, et al : Cancer Cell. 2014 ; 25(4) : 415-27.
10) Nishikawa S, et al : Blood. 2014 ; 124(24) : 3587-96.
11) Pintado T, et al : Cancer. 1985 ; 55(3) : 535-41.
12) Mitani K, et al : EMBO J. 1994 ; 13(3) : 504-10.
13) Lugthart S, et al : Blood. 2008 ; 111(8) : 4329-37.
14) Lugthart S, et al : J Clin Oncol. 2010 ; 28(24) : 3890-8.
15) Louz D, et al : Leukemia. 2000 ; 14(11) : 1876-84.
16) Yoshimi A, et al : Blood. 2011 ; 117(13) : 3617-28.
17) Watanabe-Okochi N, et al : Blood. 2013 ; 121(20) : 4142-55.
18) Sato T, et al : Oncogene. 2014 ; 33(42) : 5028-38.
19) Eppert K, et al : Nat Med. 2011 ; 17(9) : 1086-93.
20) Morishita K, et al : Mol Cell Biol. 1992 ; 12(1) : 183-9.
21) Kreider BL, et al : Proc Natl Acad Sci USA. 1993 ; 90(14) : 6454-8.
22) Laricchia-Robbio L, et al : Mol Cell Biol. 2006 ; 26(20) : 7658-66.
23) Glass C, et al : PLoS One. 2013 ; 8(6) : e67134.
24) Kurokawa M, et al : Nature. 1998 ; 394(6688) : 92-6.
25) Izutsu K, et al : Blood. 2001 ; 97(9) : 2815-22.
26) Kurokawa M, et al : EMBO J. 2000 ; 19(12) : 2958-68.
27) Buonamici S, et al : J Biol Chem. 2005 ; 280(1) : 428-36.
28) Tanaka T, et al : J Biol Chem. 1994 ; 269(39) : 24020-6.
29) Shimabe M, et al : Oncogene. 2009 ; 28(49) : 4364-74.
30) Lugthart S, et al : Blood. 2011 ; 117(1) : 234-41.
31) Senyuk V, et al : PLoS One. 2011 ; 6(6) : e20793.
32) Dickstein J, et al : Proc Natl Acad Sci USA. 2010 ; 107(21) : 9783-8.
33) Pinheiro I, et al : Cell. 2012 ; 150(5) : 948-60.

第4章 急性白血病，骨髄異形成症候群 各論

B4 急性骨髄性白血病，骨髄異形成症候群におけるAML1/RUNX1点突然変異
―発症における機能的意義と診療における意義について

水谷信介

1 はじめに

AML1/RUNX1遺伝子（AML1）はヒト急性骨髄性白血病（acute myeloid leukemia；AML）において最も高頻度の染色体転座である，t(8;21)(q22;q22)における切断点の21番染色体上の遺伝子として同定され[1]，転写因子複合体であるCBF（core binding factor）のαサブユニット（DNA結合サブユニット）のひとつであるRUNX1蛋白をコードする。その生物作用に関しては，標的遺伝子の転写を活性化または抑制することにより造血初期発生や，成体での血小板/巨核球，T・Bリンパ球などの血球分化において重要な役割を担っていることが，遺伝子改変マウスの解析により明らかとなった[2,3]。AML1はほかにも骨髄異形成症候群（myelodysplastic syndrome；MDS）や慢性骨髄性白血病急性転化（chronic myelogenous leukemia, blast crisis；CML-BC）時におけるt(3;21)(q24;q22)，小児前駆B細胞性急性リンパ性白血病（precursor B-cell acute lymphoblastic leukemia；pre-B ALL）におけるt(12;21)(p13;q22)，二次性白血病におけるt(16;21)(q24;q22)など多くの染色体転座に関与し融合蛋白を形成し，またAML-M4Eo亜型に特異的なinv(16)(p13q22)やt(16;16)(p13;q22)では，AML1のヘテロダイマー形成時の共役因子であるCBFβを再構成の標的として融合蛋白を形成する。またAML1遺伝子点突然変異と血液疾患との関連についての報告も多数あり，最初に家族性血小板異常症（familial platelet disorder with a predisposition to AML；FPD/AML）で報告され[4]，続いてAMLやMDSの散発例においてもAML1の機能喪失型変異が報告され[5-7]，AML1はAMLおよびMDSにおいて最も多くの変異がみられる遺伝子のひとつであるものと認識されている（図1）。本項では主にAML，MDSにおけるAML1/RUNX1遺伝子点突然変異について概説する。

2 AMLにおけるAML1遺伝子点突然変異

これまで造血器疾患におけるAML1遺伝子点突然変異に関して様々な報告がある。de novo AMLにおいては，特に幼若な骨髄球系細胞を発生母地とし，その予後は不良であるFAB分類のAML-M0において約20〜30％と高率に両アレルのAML1遺伝子点突然変異が報告されているが，その他は少数である[5,6]。また，t(8;21)(q22;q22)やinv(16)(p13q22)，t(16;16)(p13;q22)の染色体異常を持つ症例は，"CBF leukemia"とも総称されることがあるが，これらの症例にAML1遺伝子点突然変異を同時に認めることはほとんどない[6,8]。一般にCBF leukemiaはAMLの各種予後予測分類において良好群に位置づけられているが，AMLにおけるAML1遺伝子点突然変異の臨床経過に与える影響はこれまで明らかではなかった。

近年，臨床像を含めた新規発症のAMLにおけるAML1遺伝子点突然変異の解析が行われている[9-12]。Tangらによると，急性前骨髄球性白血病（acute promyelocytic leukemia；APL）を除くAML 470症例の解析で，13.2％にAML1遺伝子点突然変異を認め，その中の半数の症例でN末端側のrunt do-

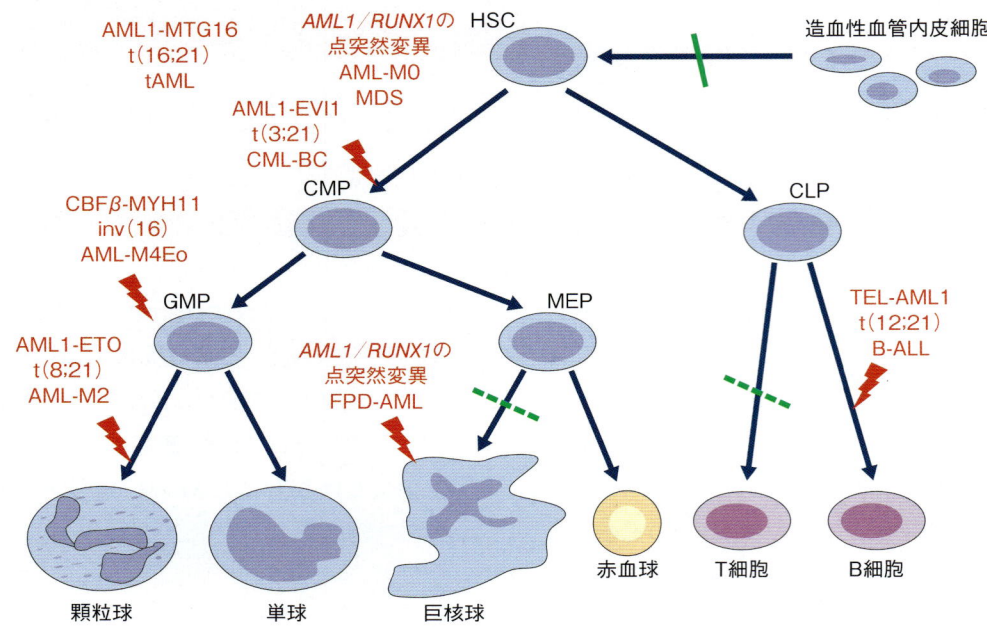

図1 ▶ 造血発生，血液分化，疾患とAML1との関係
AML1は造血初期発生や成体での血小板/巨核球，リンパ球などの血球分化において重要な役割を担っている（緑）。またヒト白血病関連遺伝子変異において高頻度にその標的となる（赤）

main内に変異を認めており，男性，高齢者，LDHの軽度上昇症例，FAB分類M0/M1に多く認める傾向にあった。また他の遺伝子変異との合併についても検討されたが，MLL-PTD（partial tandem duplications）変異とは正の相関を認める一方，CEBPAとNPM1変異とは負の相関がみられた。生命予後に関する解析では，AML1遺伝子点突然変異を有する症例においては完全寛解率が低く，無病生存期間および全生存期間の短縮がみられた。これは正常核型に絞った症例による検討では，より顕著に予後不良因子であることが示された[9]。

またGaidzikらによると，同様にAPLを除くAML 945症例の解析で，5.6％にAML1遺伝子点突然変異を認めたが，一方FAB分類のsubtypeの中では大きな偏りを認めなかった。また合併する遺伝子変異に関しては同様にMLL-PTDと正の相関を，CEBPAとNPM1変異とは負の相関を認めることに加え，IDH1/IDH2変異と正の相関を認めた。生存に関しても，無イベント生存率，非再発死亡率，全生存率において，AML1遺伝子点突然変異は予後不良因子であった[10]。

また近年，次世代シーケンサーによるde novo AML症例における50症例の全ゲノム配列解析と150症例の全エクソーム配列解析によると，23個の遺伝子が有意な遺伝子異常であることが明らかとなり，AML1遺伝子変異は全体の約10％に認め，これは染色体転座，欠失を含む有意な遺伝子変異の6番目に位置している。また，これらの遺伝子群はAMLの発症において協調的，あるいは排他的に作用する組み合わせがあり，AML1遺伝子変異に関しては，ASXL1，IDH2，PHF6と協調的に作用し，FLT3，NPM1，TP53，CEBPAとは排他的に作用することが明らかとなった[8]。

3 MDSにおけるAML1遺伝子点突然変異

de novo MDSにおいては，特に白血病に移行するリスクの高いRAEB-1/2症例に多く認めており，

MDS由来のAMLを含めると，約15〜20%に*AML1*遺伝子点突然変異を認める[13, 14]。また化学療法，放射線照射療法による治療関連MDSや，原爆被爆者に生じたMDSにおいては，約35〜50%とより高率に*AML1*遺伝子点突然変異を認め，予後不良因子となっている[15, 16]。

一方，MDSにおいても，近年，次世代シーケンサーによる大規模な症例解析が行われており，その分子病態が明らかになりつつある。BejarらによるMDS 439症例の解析において，*AML1*点突然変異は*TET2*（20.5%），*ASXL1*（14.4%）についで8.7%と高頻度で認めた。また*TP53*，*NRAS*変異とともに，重度の血小板減少と，骨髄中の芽球数増多に密接な関連性があること，また*TP53*，*EZH2*，*ETV6*，*ASXL1*とともに，MDSの予後予測分類であるIPSS（International Prognostic Scoring System）とは独立して，全生存率への負の寄与を有意に認めた。協調遺伝子としては*TET2*，*NRAS/KRAS/BRAF*，*ETV6*，*EZH2*を認めている[17]。

またHaferlachらによるMDS 944症例の解析では，10%以上の変異頻度を示す6つの遺伝子の中に*AML1*遺伝子点突然変異が含まれており（ほかに*TET2*，*SF3B1*，*ASXL1*，*SRSF2*，*DNMT3A*），単変量解析では*AML1*を含む24遺伝子が予後の増悪に関連し，またIPSS-Rなどの従来使用されている予後予測因子に*AML1*を含む14遺伝子の変異情報を組み合わせた新たな予後モデルは，IPSS-Rよりも優れた予後予測を抽出できる傾向を認めた。協調遺伝子としては*BCOR*，*STAG2*，*NRAS*，*SRSF2*，*ASXL1*，*EZH2*を認めている[18]。

4 FPD/AMLにおける*AML1*遺伝子点突然変異

*AML1*の生殖細胞系列での片アレル変異は，常染色体優性遺伝疾患であるFPD/AMLの原因となり，経過中に血球減少や異形成といったMDS様病態を示し，約40〜50%と高率にAMLを発症する[4]。

最近，FPD/AML患者13症例に対するエクソーム解析が行われ，半数以上に*CDC25C*変異の存在が同定され，AML発症前後の検体解析から，*GATA2*変異の獲得が白血病化に際し生じたと考えられた[19]。

近年の新たな取り組みとして，ゲノム編集技術による*AML1*遺伝子変異の修復の試みが最近行われた。相同組み換えによるcDNAのノックインによって変異AML1アレルを個体レベルでレスキューできることは，マウスでは既に知られており[20, 21]，実際にこの方法で*AML1*遺伝子点突然変異の生物作用解析などが行われてきた経緯がある[22]。一方，近年，FPD/AML患者の細胞からiPS細胞を樹立し，*in vitro*において造血細胞誘導が可能となることが示された[23]。このような背景はあったものの，実際の患者細胞にはゲノム配列中の個人差（SNPs）が存在することから，通常の相同組み換えを用いる遺伝子修復は困難であるものと考えられてきた。こうした中，近年開発されたゲノム編集の手法を用いて2つのグループが，FPD/AML患者の線維芽細胞から作製したiPS細胞でノックインを行って遺伝子修復し，血小板を*in vitro*で産生させることに成功した[24, 25]。FPD/AMLの罹患者は上述のように年余にわたって血小板減少が続くことから，今後，FPD/AML患者へのパーソナライズされた輸血用血小板の安定供給方法樹立の端緒となることが期待される。

5 *AML1*遺伝子点突然変異によるAML，MDSの発症機構

AML，MDSともにその点突然変異部位は，AML1の標的遺伝子のDNA結合部位であり，かつ共役因子であるCBFβとの結合部位であるrunt domain領域に数多く認めている（図2，表1）。*AML1*遺伝子点突然変異によって，アミノ酸置換によるミスセンス変異，終止コドンとフレームシフトによる終止変異などが生じるが，これらにより機能喪失による半数体不全に加え，対立アレルに存在する正常の野生型AML1に対する機能を抑制するいわゆるdominant nega-

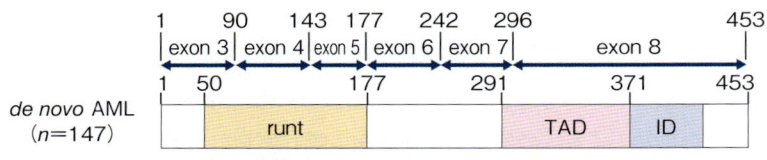

図2 ▶ RUNX1の一次構造とde novo AMLにおける変異部位

βサブユニットとの結合領域であると同時に標的遺伝子のDNA結合部位であるrunt domainに多くの変異を認める。数字はアミノ酸部位を示す
runt；runt domain, TAD；*trans*-activation domain, ID；auto-inhibitory domain

（文献12より引用改変）

表1 ▶ AML, MDSにおける*AML1*遺伝子変異と予後

疾患	症例数(n)	正常核型(n)	RUNX1遺伝子変異頻度(%)	Runt domain変異(%)	観察期間中央値(月)	寛解	予後因子 OS	予後因子 EFS	予後因子 DFS	文献
AML	93	93	16.1	80	ND	不良	不良	不良	ND	9)
AML	470	230	13.2	50	53	不良	不良	ND	不良	10)
AML	945	538	5.6	26	54	不良	不良	不良	不良	11)
AML	449	262	32.7	60	21	ND	不良	不良	ND	12)
MDS	110	ND	23.6	58	ND	ND	不良	ND	ND	13)
MDS	132	ND	13.6	50	ND	ND	不良	ND	ND	14)
MDS	439	ND	8.7	ND	ND	ND	不良	ND	ND	17)
MDS	944	648	11	ND	ND	ND	不良	ND	ND	18)

tive変異も生じる[26, 27]。そして，よりdominant negative効果の強い変異のほうがより大きく白血病発症に寄与するのではないかというのが現時点での理解となっている[28]。しかしながらこれらによってAML1の機能喪失は生じるものの，*AML1*コンディショナルノックアウトマウスや*AML1-MTG8*ノックインマウスと同様に，*AML1*遺伝子点突然変異を単独にノックインさせたマウスではAML，MDSを生じず[22, 29]，何らかの付加的遺伝子異常が疾患発症に必要と考えられる。一方でレトロウイルスベクターによる*AML1*遺伝子runt domain変異体の強制発現とマウス骨髄移植を組み合わせる実験系では効率よくMDS/AMLを誘発できることが報告され，ここでは*EVI1*や*BMI1*遺伝子の過剰発現が協調していることが示された[30, 31]。しかしながらその発症機構に関してはまだ不明な点も多く，引き続き今後の重要な研究課題と考えられる。

6 *AML1*遺伝子点突然変異と協調する遺伝子異常

従来，白血病発症に関わる遺伝子異常は，*FLT3*，*KIT*，*RAS*など細胞増殖能に関わる遺伝子の機能獲得型変異であるclass I 遺伝子変異と，*AML1*，*PML-RARA*，*GATA*など細胞分化を制御する遺伝子の機能喪

失型変異であるclass II遺伝子変異が協調的に作用することがAML発症に重要であると考えられてきた[32]。次世代シーケンサーの登場により大規模遺伝子変異解析が行われるようになり，確かにこうした遺伝子変異の組み合わせを持つ症例を多く検出するようになった。たとえばエピゲノム修飾，RNAスプライシング，コヒーシン複合体合成などに関連する遺伝子など，これまでの古典的な解析では知られなかった新たなカテゴリーの遺伝子変異が数多く同定され，疾患発症機序についてより詳細で確定的な分子機構が明らかにされようとしている[8]。*AML1*遺伝子点突然変異に関しては，AMLにおいては上述のように*FLT3*-PTDや*IDH2*，MDSにおいては*ASXL1*や*RAS*などが機能協調を持つと考えて妥当なようではあるが，AMLとMDSで協調遺伝子が異なる傾向にあることや，また報告によって相反する点もあり，今後の機能解析を含め，疾患発症機構の解明のために必須の検討課題であると考えられる。

7 おわりに

本項では主としてAML，MDSにおける*AML1*遺伝子点突然変異について概説した。近年runt domain部位を中心とした*AML1*遺伝子点突然変異は造血器悪性腫瘍にとどまらず，乳癌，胃癌，大腸癌などの固形腫瘍でも数多く報告されており[33]，*AML1*の機能解析を通じて癌種を超えた共通のメカニズムを解明できる可能性がある。

また腫瘍に関連する*AML1*の点突然変異がリン酸化，メチル化といった翻訳後修飾部位に一致することもしばしば経験される。こうした化学修飾がRUNX1の生物作用調節の標的として機能していることが明らかにされはじめており[22,34]，このような研究を積み重ねることによって，発症メカニズムに関する新たな知見がもたらされるものと期待したい。加えて次世代シーケンサーをはじめとした新規技術を用いた網羅的な解析で明らかとなってきた他の変異分子との相互作用などを手がかりに，*AML1*遺伝子変異関連疾患の，より詳細な病態解明が進み，さらには新たな治療戦略が策定され，治療成績の向上につながっていくに違いない。

● 文献

1) Miyoshi H, et al：Proc Natl Acad Sci USA. 1991；88(23)：10431-4.
2) Okuda T, et al：Cell. 1996；84(2)：321-30.
3) Ichikawa M, et al：Nat Med. 2004；10(3)：299-304.
4) Song WJ, et al：Nat Genet. 1999；23(2)：166-75.
5) Preudhomme C, et al：Blood. 2000；96(8)：2862-9.
6) Osato M：Oncogene. 2004；23(24)：4284-96.
7) Nakao M, et al：Br J Haematol. 2004；125(6)：709-19.
8) Cancer Genome Atlas Research Network：N Engl J Med. 2013；368(22)：2059-74.
9) Greif PA, et al：Haematologica. 2012；97(12)：1909-15.
10) Tang JL, et al：Blood. 2009；114(26)：5352-61.
11) Gaidzik VI, et al：J Clin Oncol. 2011；29(10)：1364-72.
12) Schnittger S, et al：Blood. 2011；117(8)：2348-57.
13) Harada H, et al：Blood. 2004；103(6)：2316-24.
14) Chen CY, et al：Br J Haematol. 2007；139(3)：405-14.
15) Harada H, et al：Blood. 2003；101(2)：673-80.
16) Christiansen DH, et al：Blood. 2004；104(5)：1474-81.
17) Bejar R, et al：N Engl J Med. 2011；364(26)：2496-506.
18) Haferlach T, et al：Leukemia. 2014；28(2)：241-7.
19) Yoshimi A, et al：Nat Commun. 2014；5：4770.
20) Nishimura M, et al：Blood. 2004；103(2)：562-70.
21) Fukushima-Nakase Y, et al：Blood. 2005；105(11)：4298-307.
22) Mizutani S, et al：Br J Haematol. 2015；170(6)：859-73.
23) Sakurai M, et al：Leukemia. 2014；28(12)：2344-54.
24) Connelly JP, et al：Blood. 2014；124(12)：1926-30.
25) Iizuka H, et al：Exp Hematol. 2015；43(10)：849-57.
26) Osato M, et al：Blood. 1999；93(6)：1817-24.
27) Michaud J, et al：Blood. 2002；99(4)：1364-72.
28) Antony-Debré I, et al：Blood. 2015；125(6)：930-40.
29) Matheny CJ, et al：EMBO J. 2007；26(4)：1163-75.
30) Watanabe-Okochi N, et al：Blood. 2008；111(8)：4297-308.
31) Harada Y, et al：Blood. 2013；121(17)：3434-46.
32) Gilliland DG, et al：Cancer Cell. 2002；1(5)：417-20.
33) Taniuchi I, et al：EMBO J. 2012；31(21)：4098-9.
34) Goyama S, et al：Oncogene. 2015；34(27)：3483-92.

第4章 急性白血病，骨髄異形成症候群 各論

B5 ダウン症候群における造血器腫瘍と遺伝子突然変異

伊藤悦朗

1 はじめに

ダウン症候群（Down syndrome；DS）は，21トリソミーが原因で起こるヒトで最も多い染色体異常症であり，600～800の出生に対して1人のダウン症候群の新生児が誕生する[1]。ダウン症候群の小児は，正常児に比べて約20倍の頻度で急性白血病を発症し，4歳以下では，そのほとんどが一般には稀な急性巨核芽球性白血病（acute megakaryoblastic leukemia；AMKL）である[2]。ダウン症候群では，約10％の新生児が一過性異常骨髄増殖症（transient abnormal myelopoiesis；TAM）という一過性の骨髄増殖性疾患を発症し，その20～30％が生後4年以内にDS-AMKLに進展する。TAMとDS-AMKLのほとんどすべての症例で，*GATA1*遺伝子の体細胞突然変異が認められる[3,4]。しかし，TAMからDS-AMKLの過程で起こる遺伝子変異については明らかではなかった。最近，次世代シーケンサーを用いた網羅的解析により，ダウン症候群に合併する骨髄性腫瘍の分子病態に関する研究が大きく前進した。本項では，DS-AMKLの多段階発症の分子機構に関する研究について概説する。

2 ダウン症候群におけるAMKL発症の経過

ダウン症候群新生児の約10％にTAMが発症すると推定されている[1,5]。一過性に増殖する芽球は，形態学的にも，細胞表面マーカーや遺伝子発現からも，AMKLと区別できない。すなわち，TAMの芽球は，AMKLと同様に巨核球の分化マーカーを発現している[2]。また，両者の芽球には，ガンマグロビンなどの赤血球特異的遺伝子や赤血球・巨核球系転写因子GATA1などが発現している。このため，両者の芽球の細胞起源はともに赤血球と巨核球の共通の前駆細胞であると考えられている[6]。

興味深いことに，約20％のTAM症例はいったん寛解した後に，骨髄異形成症候群（myelodysplastic syndrome；MDS）を経過して，4歳までにAMKLを発症する[1]。AMKLの相対危険度は，正常児に比べて500倍になると言われている。ダウン症候群では，前白血病状態と考えられるTAMから真の白血病であるAMKLに進行する過程を観察することが可能であるので，白血病発症の仕組みを研究するための大変よいモデルである。このため，ダウン症候群のAMKLの研究は，小児癌の理解に役立つばかりではなく，成人の白血病発症の仕組みを理解するためにも重要な知見を与えてくれると思われる。

3 TAMにおける*GATA1*遺伝子変異

GATA1は巨核球と赤芽球の分化に不可欠な転写因子である。GATA1はZnフィンガー型転写因子であり，2つのZnフィンガードメインを持つ。N末端には転写活性化ドメイン（N-terminal transactivation domain；NT）が存在する。我々を含め複数のグループにより，ダウン症候群のTAMおよびAMKLでは，ほとんどの症例でX染色体上の*GATA1*遺伝子に突然変異が起こっていることが明らかにされた[3,4]。突然変異のホットスポットはNTをコードしている第2エクソンに存在する。遺伝子変異の結果，premature stop codonがNTをコードしている塩基配列に導入され、50kDの完全長のGATA1蛋白がまったく産生されなくなり、代わりに84番目のメチオニンから蛋白の翻訳が起こり、NTを欠く約40kDの変異GATA1蛋白（GATA1s）が発現することが示された。

最近、Robertsらは、17名のTAMを含む200名のダウン症候群の新生児の臨床症状、末梢血検査とGATA1変異を前方視的に解析し報告している[5]。驚いたことに、TAMのない183名中178名（97.3%）でも、末梢血に芽球の出現がみられた。さらに、次世代シーケンサーを用いたターゲットシーケンス法により、通常の方法ではGATA1変異を同定できない88例中18例（20.5%）にGATA1変異が検出された。彼らは、このような症例を"silent TAM"と呼ぶことを提唱している。これらの結果より、GATA1変異陽性のTAMクローンを持つダウン症候群の新生児は約30%にも上ると推定される。DS-AMKL発症リスクを有するダウン症候群の新生児を同定するために、次世代シーケンサーによる解析は有用と思われるが、古典的なTAMとsilent TAMのDS-AMKL発症リスクに差があるかどうかも重要な問題である。

GATA1遺伝子はX染色体に存在するため、男児のTAMやDS-AMKL細胞ではもちろんGATA1sのみが発現しているが、女児でも同様の現象がみられる[4]。これは、女児ではX染色体のランダムな不活化が起こっており（lyonization）、GATA1の正常アレルが不活化され変異アレルが活性化されている細胞がgrowth advantageを獲得し、TAMやDS-AMKLを発症するためと考えられている。しかし、GATA1s蛋白は変異によってのみ生じる異常な蛋白ではなく、正常細胞においても選択的スプライシングと選択的翻訳により発現している。すなわち、TAMとDS-AMKLを引き起こすGATA1異常の本態は、GATA1s蛋白が発現することではなく、完全長のGATA1蛋白の発現がなくなることであると言える。

それでは、このGATA1蛋白異常がどのような機序でTAMやDS-AMKLを引き起こすのであろうか。GATA1を発現していないマウスの胎児肝由来の巨核球にレトロウイルスを用いて様々な変異GATA1を導入した実験では、GATA1sは巨核球を最終分化させることはできるが、GATA1欠損巨核球の持つ増殖過剰形質をレスキューできないことが示された[7,8]。また、この増殖抑制には54〜110番目のアミノ酸領域が必要であることが報告された（図1A）[8]。これらの結果から、GATA1sのみが発現している巨核球系細胞では細胞増殖を十分に制御できないため細胞増殖の亢進をきたし、TAMやDS-AMKLを発症するものと考えられている。

最近、我々はスプライシングエラー変異により、77〜119番目の43アミノ酸あるいは74〜88番目の15アミノ酸が内部欠失しているGATA1変異蛋白（GATA1-internal deletions；GATA1-IDs）を6症例のTAMで見出した。GATA1を発現していないマウスの胎児肝由来巨核球を用いた解析から、巨核球の異常増殖を抑制するGATA1の機能がGATA1-IDsでは障害されていることが明らかとなった[9]。これらの結果より、TAMの発症に重要なGATA1蛋白の領域をGATA1sよりさらに狭めることが可能となった（図1B）。今後、その分子機構のさらなる解明が期待される。

我々は、一卵性双生児のTAM症例の解析から、胎児期に既にGATA1の変異が生じていることを明らかにした[10]。症例は、在胎32週で、胎児水腫のために帝王切開で出生した一卵性双生児の女児である。出生時から白血球増加がみられ、TAMと診断された。両者のTAM細胞のGATA1遺伝子の異常を解析すると、まったく同一の突然変異が認められた。一卵性双生児であっても、両者にまったく同一の突然変異が起こる確率はきわめて低いと考えられる。一卵性双生児は60%以上が1絨毛膜の胎盤で、血管吻合のために胎児間の血流に交流があることが知られている。このため、双胎児の一方に発生したGATA1遺伝子に変異を持つTAM細胞が、血流を介してもう一方の胎児に移行したものと推定される。

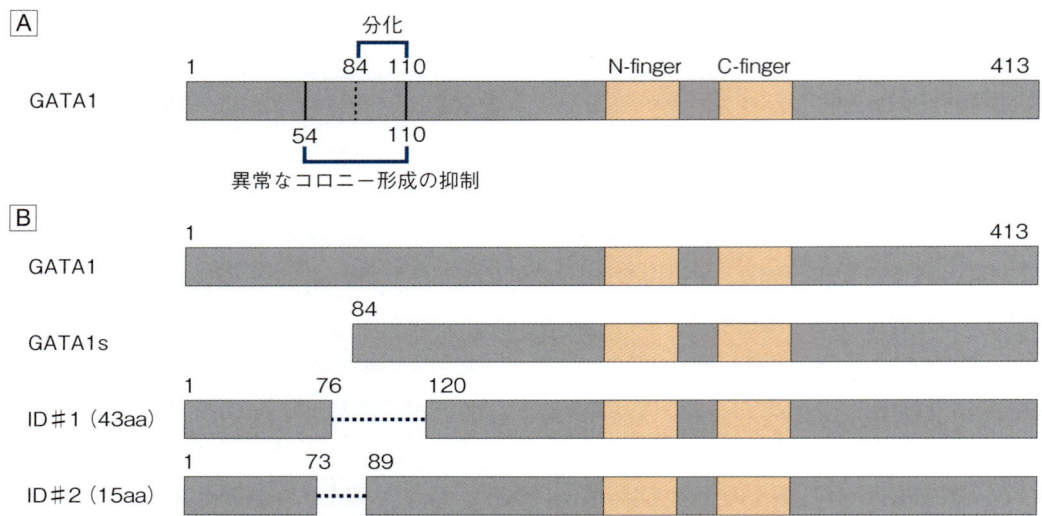

図1 ▶ GATA1転写因子の機能ドメイン概略図
A：マウスGATA1の巨核球分化に重要な領域と巨核球の異常増殖を抑制するのに必要な領域の概略
B：TAMにみられた変異GATA1の概略図。スプライシングエラー変異により，77〜119番目の43アミノ酸あるいは74〜88番目の15アミノ酸が内部欠失しているGATA1変異蛋白（GATA1-IDs）がTAM芽球で発現していた。GATA1sとIDには共通して欠失している領域が存在し，それはKuhlら[8]が見出した巨核球の異常増殖を抑える領域と重なっていた

（文献8, 9より引用改変）

4 21番染色体上の遺伝子の過剰と白血病

21番染色体上の遺伝子の過剰がない場合，*GATA1*変異のみで白血病が発症するであろうか？ Liらは，GATA1sのノックインマウスを作製し，そのphenotypeを報告している[11]。Yolk sacや胎児肝細胞を用いたコロニーアッセイでは，異常に大きな巨核球系コロニーが認められたが，出生後の造血3系に異常は認められなかった。また，白血病の発症もなかった。

ヒトでも，遺伝性の*GATA1*変異のため，GATA1sのみが発現している家系が報告された[12]。血小板数は正常であったが，マウスモデルと異なり，貧血と好中球減少が認められた。さらに，最近，赤血球造血のみが障害されるDiamond-Blackfan貧血の2家系でもGATA1s変異が認められた[13]。しかし，マウスモデルと同様に白血病の発症はみられなかった。

また，モザイク型ダウン症候群に合併するTAMやDS-AMKLは，例外なくトリソミー21を有する細胞由来であることが知られており，TAMやDS-AMKLの発症においてトリソミー21が重要であることは間違いない。また，ダウン症候群の胎児肝では*GATA1*変異がなくても巨核球・赤芽球系前駆細胞の占める割合が高く，コロニー形成能も高いことが報告されている[14]。トリソミー21により胎児肝造血に異常をきたして*GATA1*変異に感受性の高い巨核球・赤芽球系前駆細胞が蓄積し，その中で*GATA1*変異が起こった細胞がgrowth advantageを獲得して選択的に増殖し，TAMを発症するものと考えられている[15]。

以上のことより，*GATA1*変異に加え，21トリソミーが白血病の発症には必要であることが示唆される。 それでは21番染色体上のどの遺伝子がTAMやDS-AMKLの発症に関わっているのであろうか。Korbelらは非常に稀な部分的トリソミー21の症例を解析し，TAMとDS-AMKLの責任領域を8.3Mbの領域に絞り込むことに成功した（図2）[16]。 この領域には， 従来候補遺伝子として挙げられていた*ERG*，*RUNX1*，*ETS2*，*DYRK1A*が含まれていた。 特に，この中で，*ERG*と*DYRK1A*が最も有力な候補と考

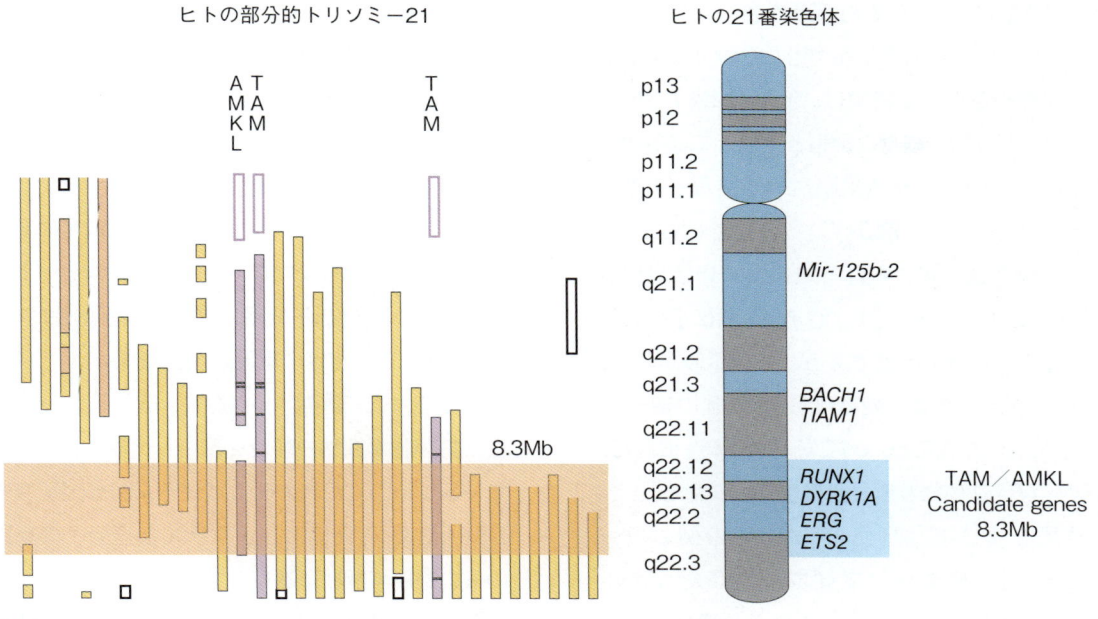

図2 ▶ 21番染色体上のTAM／DS-AMKLの責任領域
Korbelらは非常に稀な部分的トリソミー21の症例を解析し，TAMとDS-AMKLの責任領域を8.3Mbまで絞り込んだ。この領域には，*ERG*，*RUNX1*，*ETS2*，*DYRK1A*などの候補遺伝子が含まれていた
（文献16より引用改変）

えられている。ERGは，ETSファミリーの転写因子であり，DYRK1Aは，セリン／スレオニンキナーゼである。最近，マウスモデルで，*ERG*と*DYRK1A*がAMKLの発症に重要な役割を果たしていることが報告された[17,18]。しかし，TAMやDS-AMKLの発症に重要な21番染色体上の領域や遺伝子間の相互作用などの解明には，さらなる研究が必要であると思われる。

5 TAMからDS-AMKL進展に関わる付加的遺伝子異常

TAMから真の白血病であるDS-AMKLに進行するには，付加的な遺伝子異常が必要であると推定されている。白血病の発症には，増殖を刺激し，アポトーシスを抑制するシグナル伝達系の分子の活性化突然変異（class I mutation）と，分化を抑制する転写因子の機能喪失突然変異（class II mutation）が少なくとも必要であることが提唱されている[19]。*GATA1*の突然変異はclass II mutationであるが，ダウン症候群および非ダウン症候群のAMKLの症例の一部にclass I mutationである*JAK3*の活性化変異が見出された[20]。これまでに，*JAK3*変異は，TAMでは43例中6例（14%），DS-AMKLでは75例中9例（12%）で報告されている。そのほかに，少数例のTAMとDS-AMKLで，*JAK1*，*JAK2*，*FLT3*，*TP53*などの変異も報告されている[21-27]。しかし，ほとんどの症例では，TAMからDS-AMKLに進行する過程で生じる遺伝子変異は不明であった。また，これまでの研究により，トリソミー21と*GATA1*変異がTAMの発症に重要な役割を果たしていることが明らかになったが，TAMの発症にはトリソミー21と*GATA1*変異だけで十分なのか，TAMからDS-AMKLへの進展には付加的遺伝子変異が必要なのか，もし必要ならどのような付加的遺伝子変異が起こっているのか，などの問題が残されていた。これらの問題を解明するために，我々はTAMとDS-AMKLの症例について，次世代シーケンサーを用いて網羅的遺伝子解析を行った。

15例のTAM症例と14例のDS-AMKL症例について全エクソンシーケンスを行ったところ，すべての

サンプルで確認された*GATA1*変異を含め，全エクソンシーケンスで同定された1症例当たりのアミノ酸置換を伴う体細胞遺伝子変異数は，TAMでは1.7個であった[28]。これは他の様々な腫瘍と比較してはるかに少数であった。一方，DS-AMKLでは5.8個と有意に多く変異が認められた（図3）[28]。TAMでは*GATA1*変異以外に繰り返し認められる遺伝子変異は検出されず，TAMはトリソミー21と*GATA1*遺伝子の変異によって起こっている疾患であることが示唆された。一方，DS-AMKLでは*GATA1*以外の8個の遺伝子（*RAD21, STAG2, NRAS, CTCF, DCAF7, EZH2, KANSL1, TP53*）に繰り返し変異が認められた。

この結果を受けて，41例のTAM，49例のDS-AMKLと19例の非ダウン症候群に生じたAMKL（non-DS-AMKL）について，これらの遺伝子とその関連遺伝子群をターゲットシーケンスにより解析し

た。その結果，TAMでは*GATA1*以外の遺伝子変異はきわめて稀であるが，DS-AMKLではコヒーシン複合体（*RAD21, STAG2, NIPBL, SMC1A, SMC3*：53％），*CTCF*（20％），エピゲノム制御因子（45％），およびRAS/チロシンキナーゼなどのシグナル伝達分子（47％）をコードする遺伝子群に高頻度に変異が存在することが明らかになった。特に，コヒーシン複合体にみられた遺伝子変異は完全に相互排他的であり，DS-AMKLの発症に重要な役割を果たしていることが推定された（図4）[28]。また，それぞれの遺伝子変異を持つ腫瘍細胞の割合を算出し比較したところ，コヒーシン/*CTCF*およびエピゲノム制御因子の変異はDS-AMKLの発症に，シグナル伝達分子の変異はその後の腫瘍の進展に関与していることが明らかになった（図5）。なお，DS-AMKLはnon-DS-AMKLと形態学的には類似しているが，分子生物学的には大き

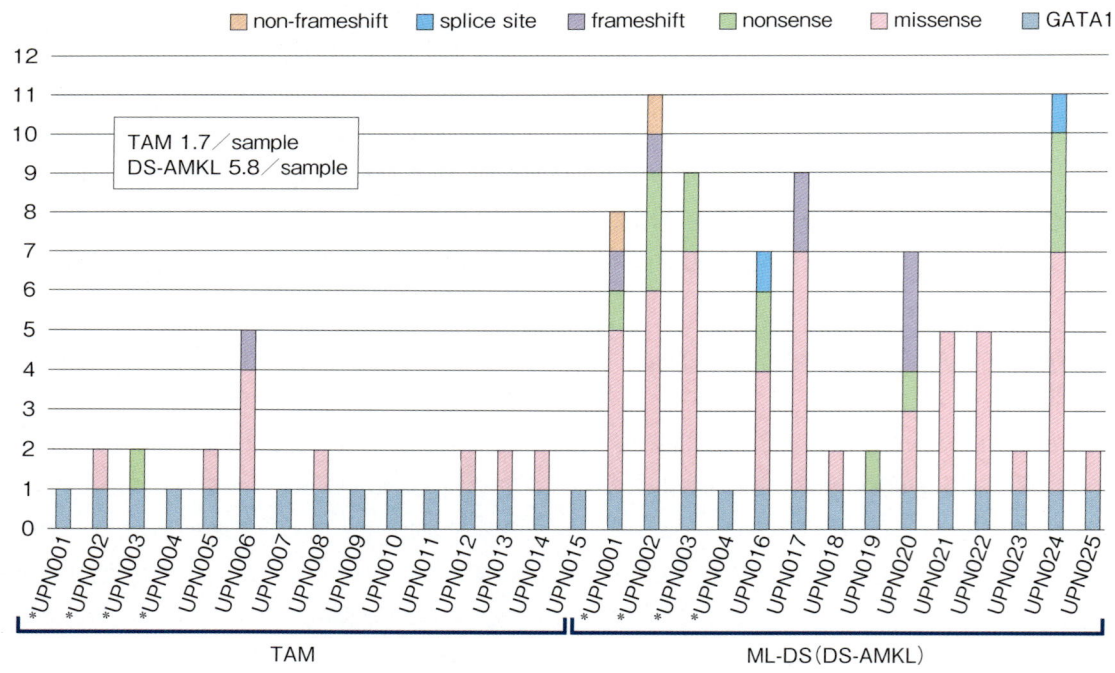

図3 ▶ 15例のTAM症例と14例のDS-AMKL症例の全エクソンシーケンスによって同定された変異の個数
サンガーシーケンスあるいはdeepシーケンスで確認できたアミノ酸置換を含む変異が107個あった。TAMでは1症例当たりの平均変異数は1.7個と少なく，一方，DS-AMKLでは1症例当たり5.8個とより多くの変異が検出された
＊：TAMとDS-AMKLの検体がともにそろっている症例
（文献28より引用）

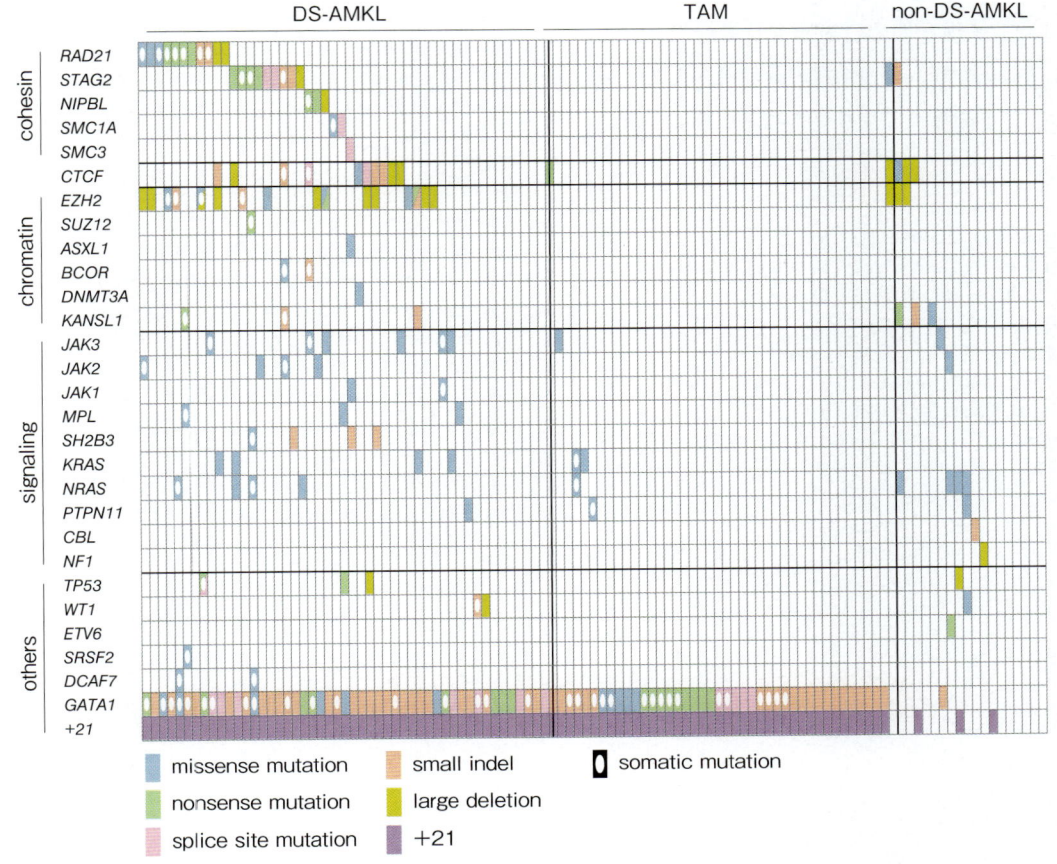

図4 ▶ DS-AMKLおよびnon-DS-AMKLにみられたドライバー変異

41例のTAM, 49例のDS-AMKLと19例のnon-DS-AMKLについて，ターゲットシーケンスにより解析した．その結果，TAMでは*GATA1*以外の遺伝子変異はきわめて稀であるが，DS-AMKLではコヒーシン複合体（*RAD21*, *STAG2*, *NIPBL*, *SMC1A*, *SMC3*）（53％），*CTCF*（20％），エピゲノム制御因子（45％），およびRAS／チロシンキナーゼなどのシグナル伝達分子（47％）をコードする遺伝子群に高頻度に変異が検出された．特に，コヒーシン複合体にみられた遺伝子変異は完全に相互排他的であり，DS-AMKLの発症に重要な役割を果たしていることが推定された

（文献28より引用）

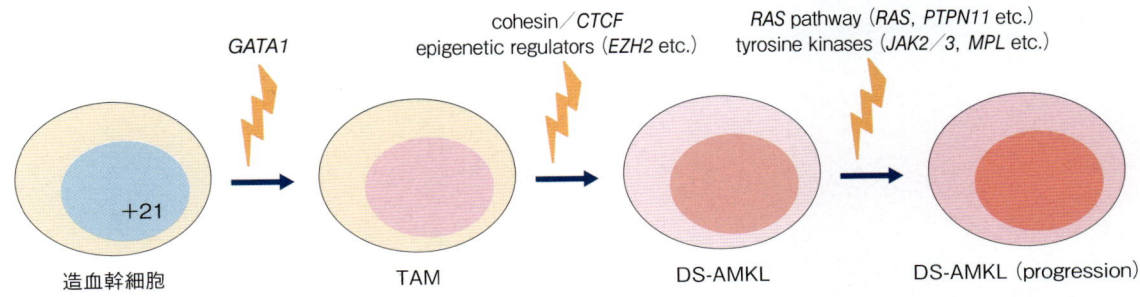

図5 ▶ DS-AMKLの多段階発症モデル

DS-AMKLの発症過程で，最初に21トリソミーを持った造血幹細胞に*GATA1*変異が起こってTAMが発症する．その後，いったんは寛解したTAMの腫瘍細胞にコヒーシンと*CTCF*の変異およびエピゲノムの制御因子などの遺伝子変異が起こって白血病（DS-AMKL）へ進展し，さらにRAS伝達系やチロシンキナーゼの変異が生じて白血病が進行する

く異なった疾患であることが再確認された。ダウン症候群の白血病は発症機構が他の白血病より単純であり，一般の小児白血病や成人の白血病の発症機序を知る上でも大きなヒントを与えてくれると考えられる。

● 文 献

1) Lange B : Br J Haematol. 2000 ; 110(3) : 512-24.
2) Hitzler JK, et al : Nat Rev Cancer. 2005 ; 5(1) : 11-20.
3) Wechsler J, et al : Nat Genet. 2002 ; 32(1) : 148-52.
4) Xu G, et al : Blood. 2003 ; 102(8) : 2960-8.
5) Roberts I, et al : Blood. 2013 ; 122(24) : 3908-17.
6) Ito E, et al : Br J Haematol. 1995 ; 90(3) : 607-14.
7) Muntean AG, et al : Blood. 2005 ; 106(4) : 1223-31.
8) Kuhl C, et al : Mol Cell Biol. 2005 ; 25(19) : 8592-606.
9) Toki T, et al : Blood. 2013 ; 121(16) : 3181-4.
10) Shimada A, et al : Blood. 2004 ; 103(1) : 366.
11) Li Z, et al : Nat Genet. 2005 ; 37(6) : 613-9.
12) Hollanda LM, et al : Nat Genet. 2006 ; 38(7) : 807-12.
13) Sankaran VG, et al : J Clin Invest. 2012 ; 122(7) : 2439-43.
14) Chou ST, et al : Blood. 2008 ; 112(12) : 4503-6.
15) Roberts I, et al : Blood Cells Mol Dis. 2013 ; 51(4) : 277-81.
16) Korbel JO, et al : Proc Natl Acad Sci USA. 2009 ; 106(29) : 12031-6.
17) Ng AP, et al : Blood. 2010 ; 115(19) : 3966-9.
18) Malinge S, et al : J Clin Invest. 2012 ; 122(3) : 948-62.
19) Deguchi K, et al : Leukemia. 2002 ; 16(4) : 740-4.
20) Walters DK, et al : Cancer Cell. 2006 ; 10(1) : 65-75.
21) Malinge S, et al : Blood. 2008 ; 112(10) : 4220-6.
22) Kiyoi H, et al : Leukemia. 2007 ; 21(3) : 574-6.
23) De Vita S, et al : Br J Haematol. 2007 ; 137(4) : 337-41.
24) Norton A, et al : Blood. 2007 ; 110(3) : 1077-9.
25) Blink M, et al : Leukemia. 2011 ; 25(8) : 1365-8.
26) Hama A, et al : Br J Haematol. 2012 ; 156(3) : 316-25.
27) Klusmann JH, et al : Leukemia. 2007 ; 21(7) : 1584-7.
28) Yoshida K, et al : Nat Genet. 2013 ; 45(11) : 1293-9.

第4章 急性白血病，骨髄異形成症候群 各論

B-6 急性骨髄性白血病における*IDH*, *TET2*遺伝子異常

眞田 昌

1 はじめに

　近年の遺伝子解析技術の進歩に伴い，腫瘍性疾患の新規標的遺伝子変異が多数同定され，新たな発癌メカニズムが明らかになってきている。その中でも，様々な癌種において，エピゲノム修飾に関わる遺伝子群の変異が高頻度に認められることは，特筆すべき発見である。様々な癌においてエピゲノム修飾異常が一般的に観察され，発癌に寄与していることは，かなり古くから研究され，治療標的としても期待されてきた。近年明らかとなったゲノムレベルの異常に基づくエピゲノム修飾分子の変化が，エピゲノム修飾異常に影響を与えることが示されつつあるが，その詳細は不明な点が多い。

　急性骨髄性白血病（acute myeloid leukemia；AML）においては，*DNMT3A*に代表されるDNAメチル化酵素の変異，*EZH2*に代表されるクロマチン修飾分子変異，*MLL*に代表されるヒストンメチル化酵素の変異に加え，DNAの脱メチル化機構において重要な5-メチルシトシン（5mC）から5-ヒドロキシメチルシトシン（5hmC）への転換を担う*TET*遺伝子などの変異が観察される[1]。本項では，*TET2*ならびに*IDH1/2*変異について，最近の知見も合わせて概説する。

2 *TET2*変異

　*TET*遺伝子は，t(10;11)(q22;q23)転座AMLにおける*MLL*と融合遺伝子を形成する遺伝子として2002年に報告[2]され，ten-eleven translocationの頭文字から*TET1*と命名[3]されたが，相同性を有する*TET2*ならびに*TET3*を含め，長らくTETの分子機能は不明であった。

　2009年にα-ケトグルタル酸（αKG, 2-oxoglutarate）および二価鉄依存的にメチル化されたシトシン（5mC）を5hmCに変換させる酵素活性を有していることが示され，DNAの脱メチル化過程において役割を有している分子であると考えられた[4,5]。また，同年，SNPアレイ解析を用いたコピー数・LOH（loss of heterozygosity）解析により，骨髄系腫瘍において，4番染色体長腕のLOHの標的遺伝子異常として*TET2*変異が報告された[6,7]。

　*TET2*変異はAMLの7〜23%，MDS/MPN（myelodysplastic/myeloproliferative neoplasms）の36〜58%，MDS（myelodysplastic syndromes）の20〜25%およびMPN（myeloproliferative neoplasms）の4〜13%と，骨髄系腫瘍において広範に観察されるが[8]，AITL（angioimmunoblastic T-cell lymphoma）の30〜83%やPTCL（peripheral T-cell lymphoma）の10〜49%など[9-11]，一部のT細胞リンパ腫においても変異が認められる。いずれの腫瘍においても，酵素活性ドメイン内のミスセンス変異と，ナンセンスならびにフレームシフト変異が認められることから，機能欠失型変異と推測される。

　MDS/MPNの変異例においては，変異＋LOHや両アレルの変異により，大半の症例で両アレルの不活化を生じているのに対し，*de novo* AMLの変異例においては，片アレルの変異のみで正常アレルが保たれていることが多く，分子病態を考える上でも興味深い。また，*TET2*遺伝子変異は，多くの症例において早期に

獲得される変異と考えられているが，明らかな造血異常を有さない高齢者においても，TET2変異を有するクローナル造血が観察されることが報告されている。

Busqueらは，X染色体の不活化に基づく末梢血のクローナリティーが観察された3症例の全エクソーム解析を行い，1例においてTET2, DNMT3Aを含む5遺伝子の体細胞変異を検出した。同定された遺伝子について，クローナリティーが確認されている65歳以上の182例に対し変異解析を行い，10例においてTET2の体細胞変異が観察されたと報告している[12]。

2014年に大規模な全エクソン解析を用いた末梢血の網羅的変異解析結果に基づき，クローナル造血が高齢者においてしばしば観察され，クローナル造血を認めた例では造血器腫瘍の発症リスクが高いことが相次いで報告された[13-15]。40歳以下においては，体細胞変異はほとんど検出されないが，高齢になるにつれ変異，すなわち，変異を獲得したクローナル造血が観察される頻度が高くなり，70歳以上では10%以上でクローナル造血が観察される。TET2変異は，DNMT3Aについで観察され，その他にASXL1, TP53, JAK2, SF3B1, CBL, SRSF2など，MDS, MPN, AMLなど骨髄系腫瘍において同定される遺伝子が観察されるがIDH変異は限られている。クローナル造血が観察された症例は，その後に造血器腫瘍を発症するリスクが高く［ハザード比：11.1（3.9〜32.6），12.9（5.8〜28.7）］，全生存期間も短いことも示されている。

3 TET2変異の分子病態

TET2異常に基づく腫瘍研究においては，マウスモデルを用いた研究が多数報告されている。TET2欠失マウスは遺伝子改変部位が異なる系統が作製されているが，各々の解析結果からは，造血幹/前駆細胞においてTET2欠失細胞が増殖優位性を獲得すると推測され，CMMLに類似した病態が再現されるが，TET2の単独異常では白血病は発症しない[9, 16, 17]。実際の造血器腫瘍検体においては，TET2変異は単独異常として観察されることは皆無であり，IDH以外のエピゲノム修飾遺伝子などの遺伝子変異と共存して同定されることから，他のdriver遺伝子の改変マウスとの交配モデルを用いた解析も進められている。

Abdel-WahabらはASXL1欠失マウスとTET2欠失マウスを掛け合わせたマウスの解析を行い，同マウスがMDS様のphenotypeを呈し，単独の欠失マウスに比し，早期死亡することを示している[18]。また，Mutoらは，EZH2欠失マウスとTET2低発現マウスを掛け合わせることにより，EZH2単独欠失マウスに比し，早期にMDS様病態を発症することを示している[19]。さらには，KamedaらはJAK2V617F変異との二重変異マウスでの検討を行い，JAK2単独の異常マウスに比し早期にMPN様病態を発症し，早期に死亡することを示している[20]。

これらのマウスモデルならびに遺伝子解析結果からは，TET2変異は造血幹/前駆細胞に前癌状態を形成するfounder mutationであり，疾患特異的な遺伝子異常と協調して，造血器腫瘍の発症・進展過程に寄与している可能性が考えられる。

4 IDH変異

悪性度の高い脳腫瘍であるglioblastoma（膠芽腫）におけるIDH1変異が2008年に報告され[21]，後にglioma（神経膠腫）およびgliomaから移行したsecondary glioblastomaで非常に高頻度にIDH1/2変異が生じていることが明らかとなった[22]。

正常核型AML（CN-AML）の全ゲノムシーケンス解析によりIDH1のR132変異が同定され，de novo AMLの約8%にIDH1変異は観察され，正常核型例において変異頻度が高い（約16%）ことが報告された[23]。その後，MDSやMPNなど比較的広範囲の骨髄系腫瘍においても，IDH1またはIDH2の変異が生じていることが明らかとなり[24]，軟骨肉腫や胆管癌，大腸癌など様々な癌種においても変異が報告されている。

de novo AMLにおいては，IDH1, IDH2, TET2

変異は，ほぼ同じ頻度で観察されるが，一方，MDSやMDS/MPNにおいて，*TET2*変異は非常に高頻度に観察されるのに対し，*IDH1/2*変異の頻度は低い。AMLにおける*IDH1/2*変異は15〜30%，CN-AML例に多く（約30%），*NPM1*変異との合併例もしばしば認められる[1, 25]。

5 IDH変異の分子病態

IDH1および2は，NADP依存的にイソクエン酸脱水素酵素として，TCAサイクルにおけるイソクエン酸からαKGへの変換を担う酵素（図1）であり，IDH1は細胞質に，IDH2はミトコンドリアに局在する。*IDH1*変異はR132に，*IDH2*変異はR140またはR172と，酵素活性に重要なアルギニン基に集中しており，変異体ではイソクエン酸からαKGへの変換が障害される一方で，αKGから2ヒドロキシグルタル酸（2HG）への変換が促進されることが示されている。

癌代謝物である2HGの蓄積は，αKG依存的酵素であるTET2の活性を阻害し，*IDH1/2*変異は2HGを介して，*TET2*の機能欠失変異と同様に，エピゲノム修飾異常を介して白血病化に関わっていると考えられ，*TET2*変異と*IDH1/2*変異の合併例は非常に稀であることとも合致する[26, 27]。

gliomaにおいては，G-CIMP（glioma CpG methylator phenotype）と称される特徴的なDNAメチル化パターンを呈する亜群は，*IDH1*変異により規定されていると考えられている[28]。また，*IDH1R132H*変異体を造血細胞特異的に発現させるconditional knock-inマウスモデルの解析結果が報告され，白血病の発症は観察されていないが，造血前駆細胞数が増加し，髄外造血が観察されるとともに，

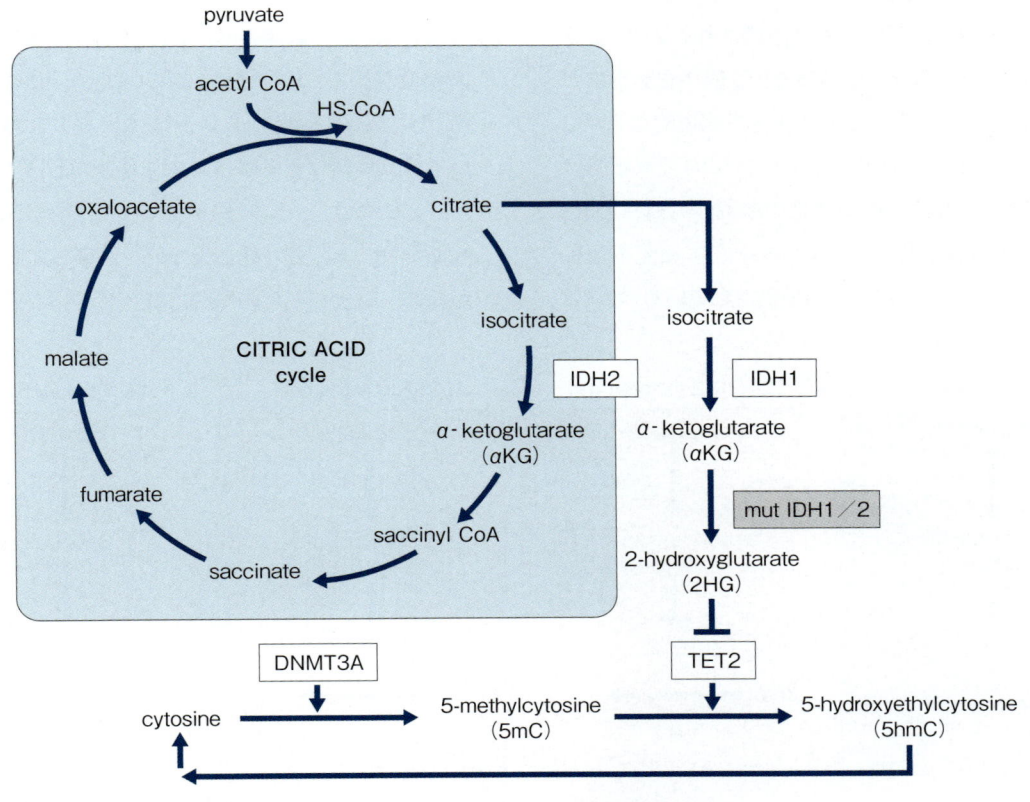

図1 ▶ IDH1/2のクエン酸回路における働きとTET2を介したシトシンの脱メチル化

*IDH*変異AMLと類似したメチル化パターンがみられることが報告されている[29]）。

*IDH*変異は*NPM1*変異をはじめ複数のdriver変異と共存して認められることが多いことから，Ogawaraらは，*IDH2*変異と*NPM1*変異，*DNMT3A*変異，*FLT3-ITD*を併せ持つ白血病発症マウスモデルを作製し，*IDH2*変異は同モデルにおけるAML幹細胞性維持に必要であり，有効な治療標的となりうることを示している[30]）。さらに近年になり，*WT1*の不活化変異も，*TET2*変異および*IDH*変異と排他的に存在し，IDH同様に，WT1変異体もTET2機能に影響を与えうることが示されている[31, 32]）。WT1はTET2に結合し，TET2の標的となる遺伝子領域に導く作用をし，WT1変異体ではTET2に結合ができなくなることにより，TET2によるメチル化シトシンのヒドロキシル化が障害されると考えられ，*IDH1/2*変異や*TET2*変異と同様のパスウェイを介した白血病化機構が想定されている（図2）。

一方で，*IDH1/2*変異により蓄積される2HGを介した阻害効果は，TET2以外のαKG依存的酵素においても生じていることが考えられる。網羅的なRNAiスクリーニングにより明らかとなったIDH変異細胞に対するBCL2阻害薬の作用機構の検討からは，2HGによるCOX阻害を介したミトコンドリア機能不全も白血病化に寄与していることが推測されている[33]）。

6 TET2・IDH1/2変異の臨床的意義

1. TET2・IDH1/2変異と生命予後との関連

*TET2*変異は60歳以下のAMLでは10%程度であるが，60歳以上のAMLでは約25%と変異頻度が増加する。AMLにおける生命予後への影響は，CALGB（Cancer and Leukemia Group B）のデータでは，正常核型AMLにおいて変異陽性例は，陰性例に比し，*FLT3-ITD*の有無によらず予後不良であると報告されている[34]）。今後，*TET2*変異が年齢や併存する遺伝子異常と独立した予後因子であるのかなど，さらなる検証が必要であると考える。なお，MDSやMPNにおける*TET2*変異の生命予後への影響は現時点では明らかとなっていない。

*IDH1/2*変異は，*NPM1*変異陽性かつ*FLT3-ITD*を有さないCN-AMLおよび中間リスク核型症例においては予後良好とするECOGの報告[35]）がある一方で，同群は*IDH*変異陰性例に比し予後不良との報告もある[36]）。若年AMLを対象とした英国MRCの大規模試験での解析結果においては，*IDH1*変異は*FLT3-ITD*の有無により予後は異なり，*IDH2*においては，R140変異は単独で予後良好因子であるが，R172変異はR140変異例よりも予後は不良と報告しており[37, 38]），*IDH1*と*IDH2*を区別して評価すべきかなど，いまだ一定の見解は得られていない。

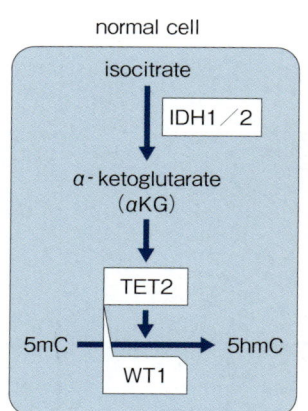
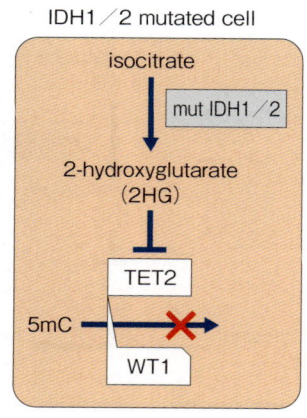
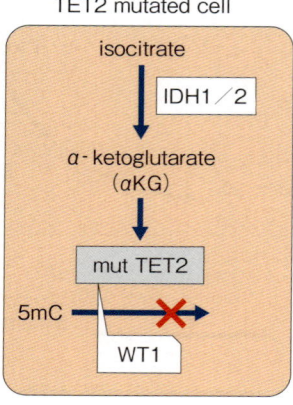
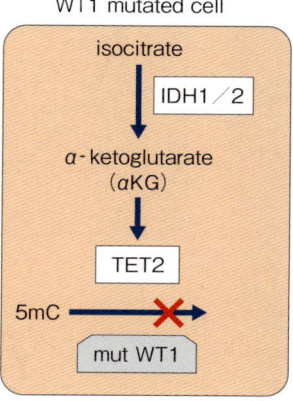

図2 ▶ IDH，TET2，WT1変異体によるメチル化シトシンのヒドロキシル化の障害

2. 治療標的としてのTET2・IDH1/2変異

TET2またはIDH変異細胞は，マウスモデルも含め，脱メチル化機構に障害をきたし，メチル化状態が維持され，高メチル化状態となることが想定されることから，メチル化阻害薬の有効性が期待される。高リスクMDS例に対し，メチル化阻害薬であるアザシチジンが国内でも認可され，MDSにおける貴重な治療薬として臨床応用され，特に高齢者AMLにおいて治癒は望めないものの，一定の効果は期待され，多くの臨床研究が行われている。標準治療となりつつあるMDSにおいても，奏効率は必ずしも高くはなく，有効性を事前予知可能なマーカーが求められている。MDSにおいては，TET2変異例はアザシチジンの反応性が高く，ことASXL1変異を有さない症例においては，その傾向が強いことが示されている。また，デシタビンもしくはアザシチジンによる治療を受けたAML 42例の後方視的研究において奏効例にIDH変異例が多く含まれていた（変異例7例中5例が奏効）との報告もある[39]。今後，臨床研究を通じて，AMLにおけるメチル化阻害薬の位置づけも含めて評価していく必要がある。

IDH変異においては，IDH1およびIDH2阻害薬が開発され，白血病細胞ならびにglioma細胞において，細胞内の2HG濃度を低下させるとともに，IDH変異細胞特異的に分化誘導効果が観察される[40,41]。現在，IDH変異陽性のAMLやgliomaなどを対象とした臨床研究が行われており，有望な中間結果が報告されている。IDH2変異体阻害薬であるAG-221，ならびにIDH1変異体阻害薬であるAG-120のphase1試験の結果は国際学会などにおいて報告されており，最大耐用量（MTD）には達せずに，単剤での治療により，半数以上の症例で奏効が確認され，CR例も報告されている。安全性・有効性の正確な評価とともに，本薬剤をどのような位置づけで白血病治療に用いるのがよいかなど，多くの課題は残されているが，今後の動向が非常に楽しみな分子標的薬剤である。さらには，IDH変異細胞はBCL2依存性が高く，ABT-199などのBCL2阻害薬が有効である可能性が示された[33]。同薬剤は既にいくつかの臨床研究が行われており，対象をIDH変異例に絞り込むことにより，感受性が期待できる症例を予知できる可能性も期待される。

● 文献

1) Shih AH, et al：Nat Rev Cancer. 2012；12(9)：599-612.
2) Ono R, et al：Cancer Res. 2002；62(14)：4075-80.
3) Lorsbach RB, et al：Leukemia. 2003；17(3)：637-41.
4) Tahiliani M, et al：Science. 2009；324(5929)：930-5.
5) Ito S, et al：Nature. 2010；466(7310)：1129-33.
6) Langemeijer SM, et al：Nat Genet. 2009；41(7)：838-42.
7) Delhommeau F, et al：N Engl J Med. 2009；360(22)：2289-301.
8) Abdel-Wahab O, et al：Blood. 2009；114(1)：144-7.
9) Quivoron C, et al：Cancer Cell. 2011；20(1)：25-38.
10) Lemonnier F, et al：Blood. 2012；120(7)：1466-9.
11) Sakata-Yanagimoto M, et al：Nat Genet. 2014；46(2)：171-5.
12) Busque L, et al：Nat Genet. 2012；44(11)：1179-81.
13) Jaiswal S, et al：N Engl J Med. 2014；371(26)：2488-98.
14) Genovese G, et al：N Engl J Med. 2014；371(26)：2477-87.
15) Xie M, et al：Nat Med. 2014；20(12)：1472-8.
16) Moran-Crusio K, et al：Cancer Cell. 2011；20(1)：11-24.
17) Li Z, et al：Blood. 2011；118(17)：4509-18.
18) Abdel-Wahab O, et al：J Exp Med. 2013；210(12)：2641-59.
19) Muto T, et al：J Exp Med. 2013；210(12)：2627-39.
20) Kameda T, et al：Blood. 2015；125(2)：304-15.
21) Parsons DW, et al：Science. 2008；321(5897)：1807-12.
22) Yan H, et al：N Engl J Med. 2009；360(8)：765-73.
23) Mardis ER, et al：N Engl J Med. 2009；361(11)：1058-66.
24) Yoshida K, et al：Leukemia. 2011；25(1)：184-6.
25) Schnittger S, et al：Blood. 2010；116(25)：5486-96.
26) Figueroa ME, et al：Cancer Cell. 2010；18(6)：553-67.
27) Xu W, et al：Cancer Cell. 2011；19(1)：17-30.
28) Noushmehr H, et al：Cancer Cell. 2010；17(5)：510-22.
29) Sasaki M, et al：Nature. 2012；488(7413)：656-9.
30) Ogawara Y, et al：Cancer Res. 2015；75(10)：2005-16.
31) Rampal R, et al：Cell Rep. 2014；9(5)：1841-55.
32) Wang Y, et al：Mol Cell. 2015；57(4)：662-73.
33) Chan SM, et al：Nat Med. 2015；21(2)：178-84.
34) Metzeler KH, et al：J Clin Oncol. 2011；29(10)：1373-81.
35) Patel JP, et al：N Engl J Med. 2012；366(12)：1079-89.
36) Marcucci G, et al：J Clin Oncol. 2010；28(14)：2348-55.
37) Green CL, et al：Blood. 2010；116(15)：2779-82.
38) Green CL, et al：Blood. 2011；118(2)：409-12.
39) Emadi A, et al：Am J Hematol. 2015；90(5)：E77-9.
40) Wang F, et al：Science. 2013；340(6132)：622-6.
41) Rohle D, et al：Science. 2013；340(6132)：626-30.

第4章 急性白血病，骨髄異形成症候群 各論

B-7 C-KIT遺伝子異常と白血病

南谷泰仁，黒川峰夫

1 はじめに

*C-KIT*は，ネコ肉腫ウイルスの癌遺伝子*v-kit*のホモログである。急性骨髄性白血病（acute myeloid leukemia；AML）の多くで高発現を認めるだけでなく，一部の症例では変異による異常な活性化を認める。本項では*C-KIT*のAMLにおける変異とその意義，治療標的の開発に関して概説する。

2 C-KITの構造と機能

*C-KIT*遺伝子はヒト染色体上の4q12に位置し，21のエクソンを持ち，976のアミノ酸に翻訳される。C-KIT分子は，血小板由来増殖因子受容体（platelet derived growth factor receptor；PDGFR），FLT3（fms-like tyrosine kinase3），CSF1R（colony stimulating factor 1 receptor）と同じⅢ型受容体型チロシンキナーゼ（receptor tyrosine kinase；RTK）に属し，SCFR（stem cell factor receptor），もしくはCD117と呼ばれることもある。その構造は，細胞外に免疫グロブリン様のドメインを5つ持ち，膜貫通ドメイン（transmembrane domain；TMD），膜近傍ドメイン（juxtamembrane domain；JMD），キナーゼインサート（kinase insert；KI）を挟む2つのキナーゼドメイン（kinase domain；KD）からなる（図1）。

C-KITは細胞表面に発現して受容体として機能する。そのリガンドはSCF（stem cell factor）であり，SCFが細胞外ドメインに結合するとC-KITは二量体を形成してキナーゼ領域のチロシン残基をリン酸化す

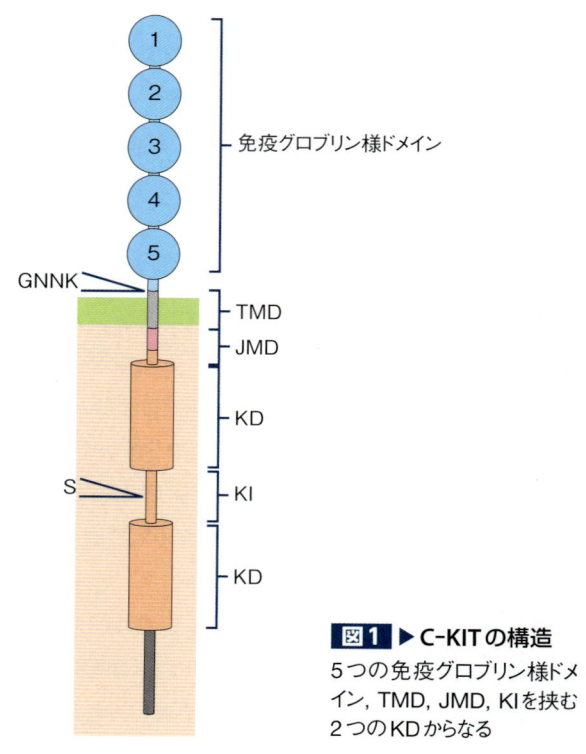

図1 ▶ C-KITの構造
5つの免疫グロブリン様ドメイン，TMD, JMD, KIを挟む2つのKDからなる

る（図2）。これらのリン酸化チロシンに様々なアダプター蛋白が結合し，下流にシグナルを伝達する[1, 2]。主に関与するシグナル系はJAK/STAT，MAPK，PI3K/AKTである。生体における主な役割は造血，メラニン形成，配偶子形成である。そのため，*c-Kit*欠損マウスは造血不全（重症な大球性貧血）によって胎生致死となり，機能欠失型変異はまだら症（限局性白皮症）の原因となる。

また，C-KITは造血系では未分化細胞のマーカーとなる。特に造血幹細胞，多能性前駆細胞，骨髄系共通前駆細胞に高いレベルの発現がみられるほか，リン

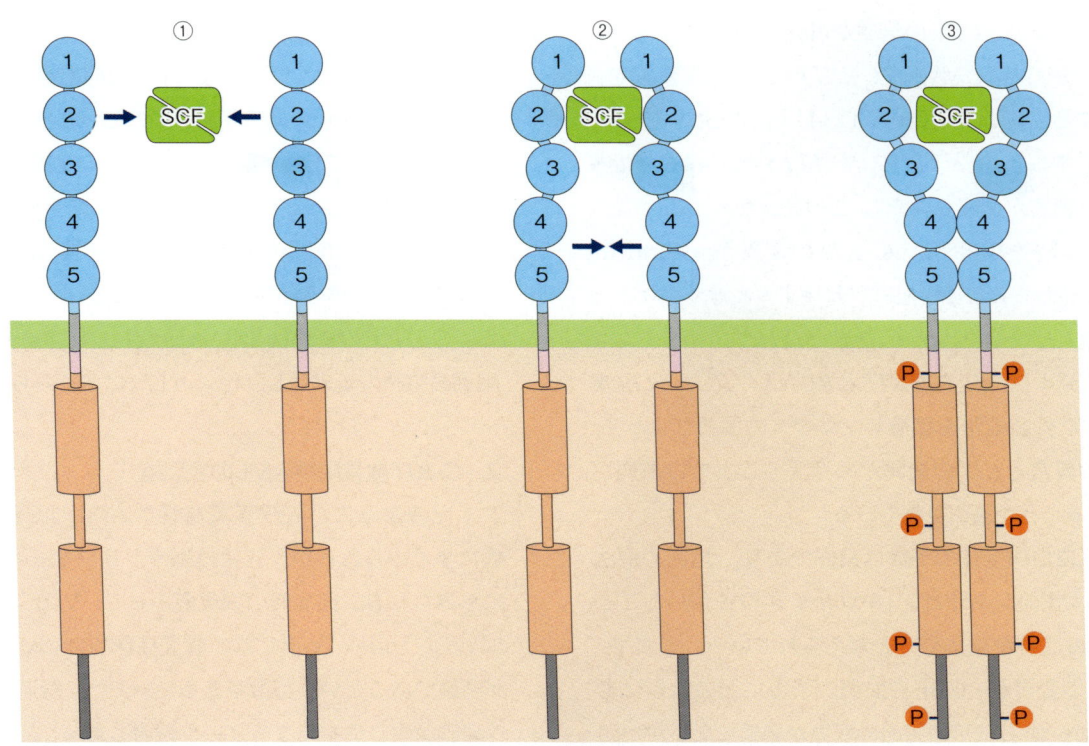

図2 ▶ C-KITの活性化
①リガンドであるSCFが近づき，2分子C-KITの免疫グロブリン様ドメインに結合する
②その結果，膜近傍の免疫グロブリン様ドメインが接近し，C-KITが二量体を形成する
③膜内のチロシン残基がリン酸化され，活性化状態となる

（文献1より引用改変）

パ系共通前駆細胞にも弱いレベルの発現がある。また，未熟なTリンパ球が骨髄から胸腺皮質に移動したDN（double negative）細胞のうちDN1，DN2の時期に一過性の高発現がみられる。成熟血球細胞には発現しない。そのほかにも肥満細胞，メラノサイト，腸管のCajal介在細胞にも発現がみられる。

3 AMLにおけるC-KITの異常

C-KITは癌原遺伝子であり，その過剰発現や活性型変異は発癌の原因となる。C-KITが関与する腫瘍は，本項で扱うAMLのほか，精巣胚細胞腫瘍，消化管間質腫瘍（gastrointestinal stromal tumor；GIST），肥満細胞腫がある。

1. AMLにおけるC-KITの変異

AML全体におけるC-KITの変異は数％と考えられている。200例のAMLにおける遺伝子変異を網羅的に調べたCancer Genome Atlas Research Networkの報告ではC-KITの変異は4％にみられ，併存する異常としてRUNX1/RUNX1T1（Fisher正確検定$p = 0.027$）とCBFB/MYH11（$p = 0.006$）が抽出された[3]。CBF（core binding factor）と呼ばれる造血に重要な転写因子が転座を生じた（RUNX1/RUNX1T1およびCBFB/MYH11）白血病をCBF白血病と呼ぶが，このようにC-KITの変異はCBF白血病に多くみられることが特徴である。増殖の亢進を生じるclass I異常と分化障害を生じるclass II異常にわけて考え，両者が生じることがAMLの発症に必要という考え方がある。この場合C-KITの変異がclass

Ⅰ異常であり，CBFの転座がclassⅡ異常とみなすことができる．RUNX1/RUNX1T1とC-KIT変異を両方有する症例の寛解時のCD34(＋)CD38(−)細胞を解析するとRUNX1/RUNX1T1を持ちC-KIT変異がない細胞が観察された．このことから，RUNX1/RUNX1T1をfirst hit，C-KITの変異がsecond hitとして加わることで白血病が発症すると考えられる[4]．変異型KITを導入したCBFB/MYH11ノックインマウスモデルや，変異型KITとRUNX1/RUNX1T1を導入した骨髄細胞を移植したマウスの解析によって，CBFの異常とKITの変異が共存することで白血病が発症することが証明されている[5, 6]．

CBF白血病全体の予後は良好であり，地固め療法として大量のシタラビン（キロサイド®）を用いることで予後の改善が見込めると考えられている．そこで，C-KITの変異が，CBF白血病の予後にどのように影響するか，さらに治療戦略の変更が必要となるかが問題となる．

AMLにおける変異は主に細胞外の免疫グロブリン様ドメイン(exon8)か，KD(exon17)にみられる[7]．また，JMD(exon11)の遺伝子内縦列重複(internal tandem duplication；ITD)を生じる症例も少数ながら報告されている（図3）．exon8の変異はリガンド非依存性のC-KITの二量体形成に関与しており，exon11やexon17の変異は分子の構造変化を通じてシグナル伝達の活性化に関与していると考えられる．GISTでの変異はJMD(exon11)に多くみられ，肥満細胞腫の変異はKD(exon17)に多くみられる．

2．C-KIT変異陽性AMLの表現型

上記のようにC-KIT変異陽性のAMLはCBF白血病に多くみられるが，正常核型やトリソミー4の症例にもみられる．発症時の表現型として，WBC数およびWBC index〔WBC数×骨髄芽球割合(％)/100〕が高値であるという特徴がある[8]．また，経過中に髄外腫瘤が生じやすくなるという報告もある[9]．さらにC-KIT変異陽性例では初診時の血清トリプターゼが有意に上昇している（15ng/mL以上）という報告があり

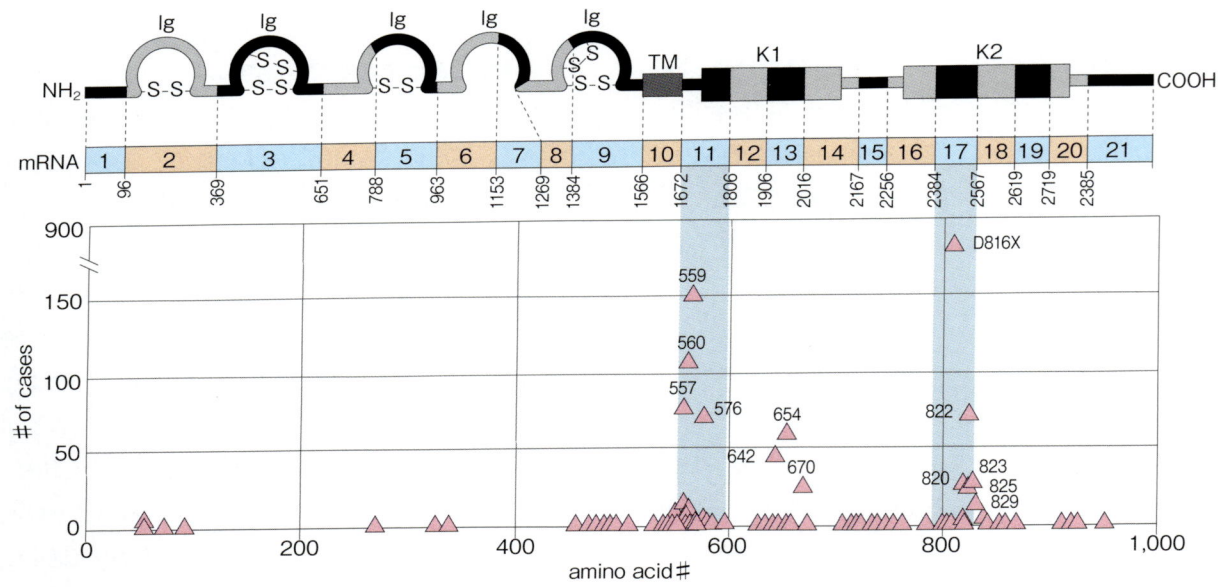

図3 ▶ C-KITの変異のホットスポット
AMLではexon8の免疫グロブリン様ドメイン，exon11のJMD，exon17のKDに変異が多くみられる．このうち，JMDではITDがみられることもある
（文献1より引用改変）

簡便なスクリーニング法の候補として興味深い[10]。

3. C-KIT変異陽性AMLの予後

大規模な臨床研究のデータから，CBF白血病におけるC-KIT変異の臨床的意義を検討する報告が複数なされており，代表的なものを紹介する。

ドイツのAMLCGから1,940症例のAMLに対してC-KIT変異の有無（D816のみ）を調べた報告がある[11]。これによると変異はAML全体の1.7%にみられ，t(8;21)（RUNX1/RUNX1T1）症例の10.5%，トリソミー4症例の14.3%，inv(16)/t(16;16)（CBFB/MYH11）症例の2.1%にみられた。特徴的な点として，t(8;21)の症例ではC-KIT変異陽性群では有意に全生存率（overall survival；OS。$p<0.001$）と無イベント生存率（event free survival；EFS。$p=0.003$）が不良となることが挙げられる。AML全体や正常核型AMLでは，C-KIT変異の有無による影響はみられなかった。

フランスの成人（Acute Leukemia French Association；ALFA）および小児（Leucémies Aigües Myéloblastiques de l'Enfant；LAME）の白血病研究グループから5つの臨床研究に登録した103例の患者を対象としてC-KIT変異（D816およびexon 8）を調べた報告がされた[12]。C-KIT変異はt(8;21)陽性群の12%およびinv(16)/t(16;16)陽性群の22%にみられた。t(8;21)陽性群ではC-KIT変異陽性群の6年OSおよびEFSは0%であり，陰性群と比較して有意に予後不良であった（OS：$p=0.03$，EFS：$p=0.006$。図4）。しかしinv(16)/t(16;16)陽性群ではOS（$p=0.75$），EFS（$p=0.29$）とも差がみられなかった。

イタリアでCBF白血病のみを対象としたretrospective studyが行われ，C-KIT全長をスクリーニングしたところt(8;21)群の45.2%，inv(16)群の48.0%と高率に変異を認めた[9]。t(8;21)群においては有意に変異陽性群の再発率が高く（$p=0.005$），OSが低い（$p=0.017$）という結果であった。inv(16)群におけるC-KIT変異の予後への影響も調べたが症例数が少なく結論を出すことはできなかった（C-KIT変異陽性12例，陰性13例）[9]。そこで，同グループはinv(16)症例の集積を58例にまで増やした続報を報告した。C-KIT変異陽性を15例（26%）に認めたが，C-KIT変異陽性例では再発が多い傾向があるものの有意差を認めず（$p=0.17$），OSにも差を認めなかった（$p=0.57$）[13]。

米国のCALGB（Cancer and Leukemia Group B）で行われた4つの臨床研究のretrospective studyでは，C-KITのexon8とexon17の変異スクリーニン

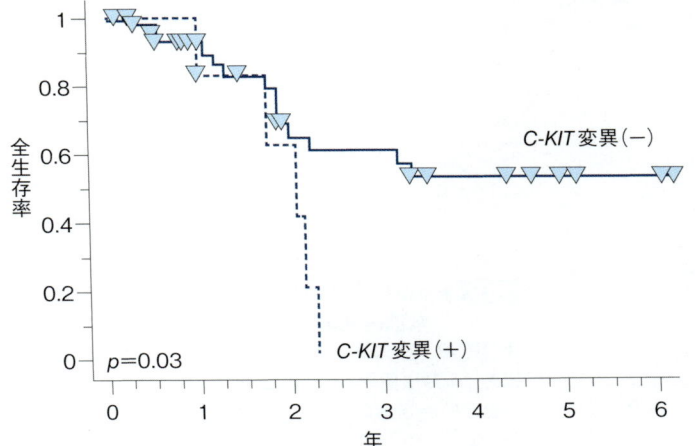

図4 ▶ t(8;21)におけるC-KITの変異とOSへの影響
フランスの臨床試験に登録した患者の後方視的解析の結果，t(8;21)陽性群ではC-KIT変異陽性群のOSは陰性群と比較して有意に予後不良であった（$p=0.03$）
（文献12より引用改変）

グを後方視的に行い，t（8；21）陽性群の22％，inv（16）陽性群の29.5％に変異を認めた[14]．この研究ではt（8；21）群において*C-KIT*変異陽性群の再発率が高いものの（$p=0.017$），OSに差を認めなかった（$p=0.49$）点が特徴である．またinv（16）群では変異群の再発率が高い（$p=0.05$）のみならずOSも有意に不良であった（$p=0.009$）．この試験では地固め療法として大量シタラビンもしくは中等量シタラビンが用いられておりその内訳が示されていない．治療の違いが結果の違いをもたらした可能性を考慮すべきである．

4. 変異の場所による影響の違い

AMLにおける変異のホットスポットは免疫グロブリン様ドメイン（exon8）か，JMD（exon11），KD（exon17）の3カ所にみられる．これらがいずれも同様の臨床的意義を示すのか否かの検討が必要である．t（8；21）陽性AMLを対象としたイタリアのretrospective studyでは，D816変異（$n=12$）を有するものは，*C-KIT*変異陰性群（$n=17$）と比較して有意に再発率が高く全生存率が低かった．一方，D816以外の*C-KIT*変異を有する群（$n=7$）は*C-KIT*変異陰性群との間に再発率・全生存率とも有意差を認めなかった[9]．

上述の米国CALGBの研究でも変異の箇所による影響を調べている．その結果，inv（16）症例における累積再発率が，exon17の変異では有意に高いもののexon8の変異では正常型症例と差を認めなかった（図5）[14]．今後は，変異の種類ごとに予後への影響を検証する必要がある．

5. *C-KIT*の発現量と予後

AMLの芽球の60～80％が*C-KIT*陽性であるが，この発現強度が予後因子となるかという検討はされていなかった．クリーブランドクリニックのグループは，152症例のAMLを対象に表面マーカー解析によって*C-KIT*の発現の強度をMFI（mean fluorescent index）を指標として定量化し，予後との関係を後方視的に検討した．その結果，単変量解析のみならず，核型異常や年齢を含めた多変量解析においても，*C-KIT*の高発現はPFS（progression free survival）（$p=0.039$）や全生存率（$p=0.027$）に対する有意な予後不良因子となった[15]．これは，*C-KIT*遺伝子の活性型変異のみではなく発現レベルの増加も*C-KIT*の下流シグナルの亢進を通じて腫瘍の難治化に寄与していると思われる．

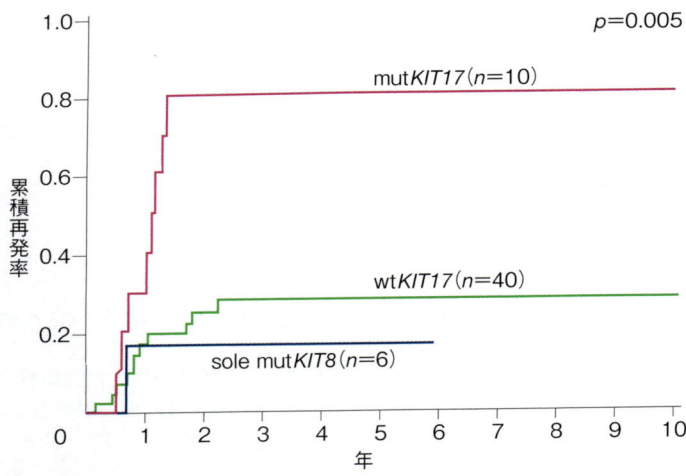

図5 ▶ inv（16）における*C-KIT*の変異の箇所と累積再発率

米国CALGBのデータの解析によると，inv（16）症例における累積再発率が，exon17の変異では有意に高いもののexon8の変異では正常型症例と差を認めなかった

（文献13より引用改変）

4 C-KIT陽性AMLに対する治療戦略

CBF白血病の標準療法はアントラサイクリン＋シタラビンによる寛解導入療法と大量シタラビンを用いた地固め療法である。現在C-KITを標的とする分子標的薬が多数開発されており、C-KIT陽性AMLへの使用が検討されている。KIT阻害薬には、野生型のみに有効なものと、変異型にも有効なものとが存在する。そのため、対象を単なるC-KIT高発現とC-KIT変異陽性とにわけて阻害薬の適応を考慮する必要がある。

1. イマチニブ（グリベック®）

チロシンキナーゼ阻害薬であるイマチニブの主な標的分子はABL、C-KIT、PDGFRである。KIT陽性GISTやFIP1L1/PDGFRA陽性好酸球増多症候群・慢性好酸球性白血病にも保険適用を有する。ドイツで化学療法抵抗性もしくは化学療法の適応とならないAML患者を対象としてイマチニブ600mgを投与する第Ⅱ相試験が行われた。全例がC-KITの発現が陽性（FACS検査にて芽球の30％以上が陽性細胞をゲーティング）である。21名中、完全寛解2名を含む5名に反応がみられた[16]。この集団でC-KITの変異はみられなかった。このことから、C-KITを発現するAMLに対してイマチニブが有効な症例が存在することが示された。一方フランスでもC-KIT陽性の再発難治AMLを対象としてイマチニブを600mgで開始し1カ月後800mgに増量するというデザインの第Ⅱ相試験が行われたが、15症例が登録されたものの反応した症例はみられなかった[17]。

このように、イマチニブはC-KIT発現陽性AMLの一部に効果を示す可能性があるもののその有効性は低い。さらに、C-KIT変異症例への使用に関しては、GIST症例への使用経験からAMLに多いD816V変異はイマチニブ抵抗性とされており、イマチニブが有効と考えられるのはexon8の変異やN822K変異を有する症例に限られることも注意が必要である。

2. ダサチニブ（スプリセル®）

ダサチニブはD816V変異への抑制能がイマチニブより高く、t(8;21)とC-KIT変異を有する細胞株の増殖抑制とアポトーシス誘導効果がみられることから、イマチニブよりも高い有効性が期待されている[18]。現在、ダサチニブを標準的な寛解導入療法に組み込む（NCT01238211）、もしくは維持療法として単剤で使用する（NCT00850382）という臨床試験が進められている。

3. スニチニブ（スーテント®）

KIT、FLT、血管内皮細胞増殖因子受容体（vascular endothelial growth factor receptor；VEGFR）、PDGFRへの阻害作用を持ち、イマチニブ抵抗性GISTへの保険適用を有する。FLT3やC-KIT変異を有するAMLの検体に対するin vitroの抑制効果が示されている[19]。しかしイマチニブと同様にD816V変異への抑制効果は弱いとされる。

4. PKC412（midostaurin）

PKC412はマルチターゲットチロシンキナーゼ阻害薬であり、FLT3変異を有する再発難治AMLに対する開発が最も進んでいる。C-KITを導入したBa/F3細胞株を用いたin vitroの検討によってD816V変異を有するKit陽性細胞の増殖抑制作用があることが示されており[11]、D816V陽性肥満細胞腫への有効例が報告されている[20]。現在、C-KIT変異もしくはFLT3-ITDを有するt(8;21)陽性AMLの治療に対するPKC412の追加効果を検討する単群第Ⅱ相試験が行われている（NCT01830361）。

5 おわりに

このように、C-KIT変異についてt(8;21)では予後不良因子となる報告が多く、inv(16)では報告間の一致がみられない。これらの違いは、患者背景、C-KITのスクリーニング範囲、地固め治療としての大量シタ

ラビンの使用の有無，自家移植の施行などによっても生じる可能性がある．現在，治療法を大量シタラビンによる地固めに統一したコホートにおける*C-KIT*変異の意義を明らかにすべく，わが国で多施設共同前向き臨床試験が進行している（UMIN000003434）．

● 文献

1) Lennartsson J, et al：Physiol Rev. 2012；92(4)：1619-49.
2) Masson K, et al：Cell Signal. 2009；21(12)：1717-26.
3) Cancer Genome Atlas Research Network：N Engl J Med. 2013；368(22)：2059-74.
4) Sima T, et al：Exp Hematol, 2014；42(11)：955.
5) Zhao L, et al：Blood. 2012；119(6)：1511-21.
6) Wang YY, et al：Proc Natl Acad Sci USA. 2011；108(6)：2450-5.
7) Malaise M, et al：Curr Hematol Malig Rep. 2009；4(2)：77-82.
8) Cairoli R, et al：Leukemia. 2003；17(2)：471-2.
9) Cairoli R, et al：Blood. 2006；107(9)：3463-8.
10) Cairoli R, et al：Leuk Res. 2009；33(9)：1282-4.
11) Schnittger S, et al：Blood. 2006；107(5)：1791-9.
12) Boissel N, et al：Leukemia. 2006；20(6)：965-70.
13) Cairoli R, et al：Am J Hematol. 2013；88(7)594-600.
14) Paschka P, et al：J Clin Oncol. 2006；24(24)：3904-11.
15) Advani AS, et al：Leuk Res. 2008；32(6)：913-8.
16) Kindler T, et al：Blood. 2004；103(10)：3644-54.
17) Chevallier P, et al：Leuk Res. 2009；33(8)：1124-6.
18) Mpakou VE, et al：Leuk Res. 2013；37(2)：175-82.
19) Goemans BF, et al：Leuk Res. 2010；34(10)：1302-7.
20) Gotlib J, et al：Blood. 2005；106(8)：2865-70.

急性白血病，骨髄異形成症候群 各論

B8 FLT3遺伝子異常と白血病

横田昇平

1 はじめに

1996年，筆者らは世界で初めて*FLT3*（FMS-like receptor tyrosine kinase 3）遺伝子の傍膜部領域（juxtamembrane domain；JMD）コード配列にITD（internal tandem duplication）というきわめてユニークな突然変異（*FLT3*-ITD）を見出した[1]。細胞のシグナル伝達の開始点である受容体型チロシンキナーゼ受容体（receptor tyrosine kinase；RTK）については，多くの研究者が精力的に遺伝子変異を探していたが，目立った成果がなかっただけに，この発見は大きな驚きをもって迎えられた。

さらに，筆者らが当初予想した通り[2]，*FLT3*-ITDがきわめて強力な予後不良因子であることが多くの追試により確認された。また，FLT3発現レベルが著しく高い症例も予後が不良であり，初診時にこれらを検査することは，患者予後推測だけでなく，治療方針の策定上の重要事項と認識されるようになった。

また，FLT3を分子標的とした薬剤開発にも期待が高まり，多くのチロシンキナーゼ阻害薬（tyrosine kinase inhibitor；TKI）が試されたが，今のところ，単剤で慢性骨髄性白血病（chronic myeloid leukemia；CML）に対するイマチニブほど高い抗腫瘍効果をあげたものはない。しかし，現在もFLT3に特異性の高いTKIの開発と治療研究が続けられており，急性骨髄性白血病（acute myeloid leukemia；AML）治療の新たな展開が期待される。

2 FLT3の機能について

RTKは，細胞の増殖と分化のシグナル伝達経路の開始点として重要である。中でも，FLT3は，KIT，FMS，PDGF-Rなどとともに第3類のRTK（class Ⅲ receptor tyrosine kinase；RTKⅢ）に分類され，FLK-2（fetal liver kinase 2），STK-1（stem cell tyrosine kinase 1）とも呼ばれている。

RTKⅢは，細胞外領域に5つの免疫グロブリン様構造を持ち，細胞内領域はJMD，キナーゼ挿入部を境として2つの部分からなるチロシンキナーゼ領域，C末端領域で構成されているなど，いくつかの共通した構造類似性がある（図1）[3]。

*FLT3*遺伝子は24のexonからなり，染色体上では13q12に位置する。FLT3は造血前駆細胞で正常の増殖と分化に重要な役割を果たしており，その発現はCD34陽性細胞に限られている。FLT3蛋白の発現は造血幹細胞のほか，脳，胎盤と肝臓で確認されている。受容体であるFLT3に結合するリガンド（FL）は骨髄のストローマ細胞で産生される。FLは他のリガンド同様，細胞膜上のTK受容体を二量体化し，自己リン酸化に伴うキナーゼの活性化を生じ，シグナル伝達経路下流のRAS/MEK，PI3K/AKT/mTORそしてSTAT5aの経路を活性化することで，細胞回転を促進し，アポトーシスを抑制する。

一部の腫瘍細胞にもFLT3は発現しており，AMLとB-前駆細胞性リンパ球白血病細胞ではFLに反応し，増殖の活性化とアポトーシス抑制が誘導されることが知られている。

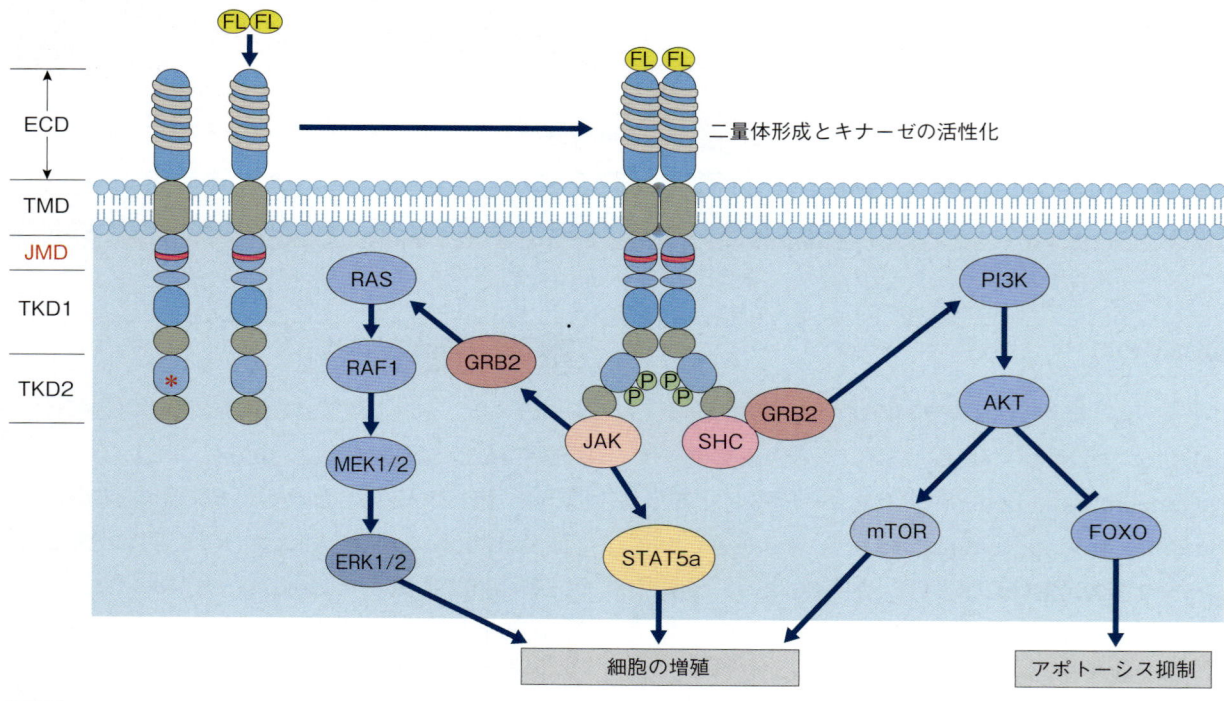

図1 ▶ FLT3受容体と細胞内シグナル伝達系
FLT3受容体は膜型チロシンキナーゼで，FLT3リガンド（FL）がECDに結合することで二量体となる。 TMDの直下にあるJMDはTKに抑制的に働いているが，二量体になることでキナーゼが活性化し，細胞内シグナル伝達系のJAK, STAT5, GRB2, RAS, PI3Kなどの経路を活性化し，細胞の増殖とアポトーシスの抑制に至る。FLT3-ITDはJMDに，FLT3-TKD（図中＊）はTKD2部位に生じる
ECD；細胞外ドメイン（extracellular domain），TMD；膜貫通ドメイン（transmembrane domain），TKD；チロシンキナーゼドメイン（tyrosine kinase domain）

3 FLT3遺伝子の突然変異について

1．FLT3-ITD変異

　筆者らは白血病細胞での微小残存病変のマーカーとしてRTK遺伝子発現をスクリーニングしていくうち，AML患者細胞で通常より数十bp大きなFLT3の転写産物があるのに気づいた。これらの塩基配列を解析し，exon11内で数十bpの塩基の重複（internal tandem duplication；ITD）があるのを発見した（図2）。これまでFLT3発現量の解析はキナーゼ領域の塩基配列をターゲットとしていたので，誰もJMDの変異に気づかなかったが，私たちはJMDを増幅してこれを発見した。

　FLT3-ITDは主にexon11にあるJMDをコードする配列の一部がhead to tail方向で重複したものである。興味深いことに，重複する領域の長さと部位は症例ごとにすべて異なっているが，in frameとなるように付加的なヌクレオチドの挿入が起こり，ITDの下流のアミノ酸配列が変化することはない（図3）[1]。したがって，機能的なキナーゼ領域は保たれたまま，JMDだけが長くなるのが，この変異の特徴である。なお，FLT3-ITDは，増幅したPCR産物をアガロースゲル電気泳動すると，野生型よりやや大きめのバンドとして同定されるので，スクリーニングは容易である（図2）。成人AMLにおけるFLT3-ITDの頻度は約20～30％である。

　FLT3-ITDの発生メカニズムについては，FLT3遺伝子のJMDにはD593～K602に一致するDNA塩基の回文配列があり，これが，1本鎖になる際，ヘアピンを含む複合二次構造をつくりやすい傾向があ

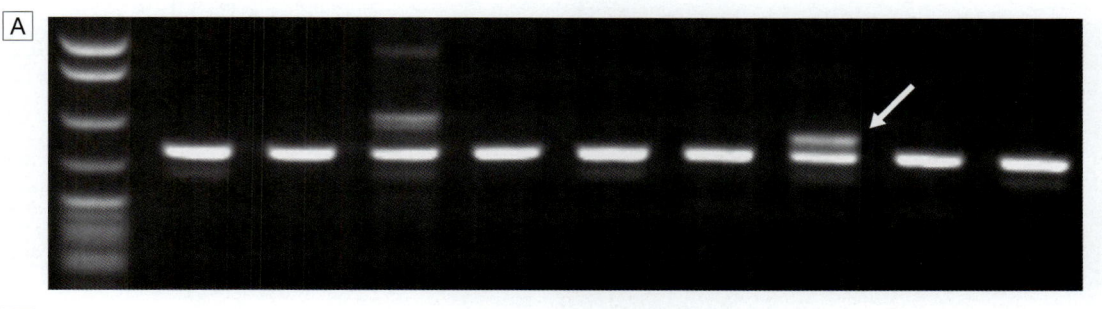

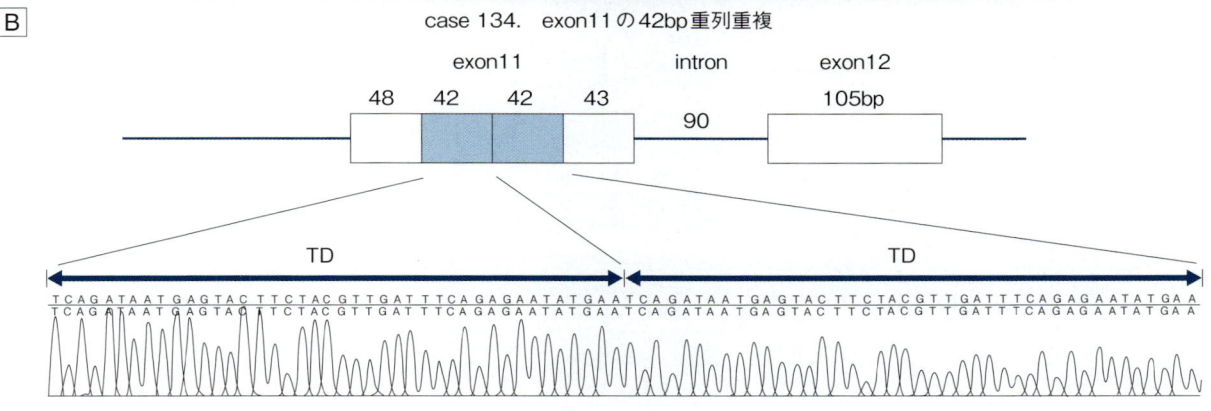

図2 ▶ *FLT3*遺伝子の重複変異
A:JMD部位のPCR増幅。野生型のバンドに加え，ややサイズの大きい変異型のバンドがみられる
B:重複している塩基配列（42bp）

り，複製ずれを引き起こして，塩基の欠失，付加，フレームシフト，重複などの突然変異が起きるのではないかと推測されている[4]。

2．FLT3のTKD変異（FLT3-KDM）

ITDの発見に続いて，チロシンキナーゼ部位の探索が行われ，点変異が見出された。最初に見つかったのはキナーゼのA loop（activation loop）内に位置する835番目のコドンのチロシンがアスパラギン酸に変化するミスセンス変異で，ATP結合部の安定化により恒常的な活性化をもたらすものであった[5]。このアスパラギン酸残基はRTK属でよく保存されており，その活性を司る重要な部分とされている。その後，同じ部位でD835V，D835E，D835N，D835YとD835Hの変異が報告された。*c-kit*遺伝子においてもloop内のD816で変異が起こることが知られており，この付近の突然変異は，キナーゼの恒常的な活性化を引き起こすと考えられる。成人AMLにおけるFLT3-KDMの頻度は約7％である。

3．FLT3変異がもたらす生物学的意義

細胞外領域にリガンドが結合することでRTK受容体は二量体化する。これにより，A loopによるキナーゼ触媒領域が開いた状態となり，ATPと基質蛋白の結合を促し，A loopの共リン酸化と触媒領域活性化が維持される。つまり，受容体の二量体化に引き続いて起こるチロシン残基リン酸化はキナーゼの活性化をきたし，これにより細胞増殖につながる複数の細胞内シグナル伝達系活性化が導かれる。

FLT3-ITDは個々の症例で重複の起こる領域や長さが異なるにもかかわらず，FLT3リガンドの結合なしにホモダイマーを形成し，チロシン残基の恒常的リ

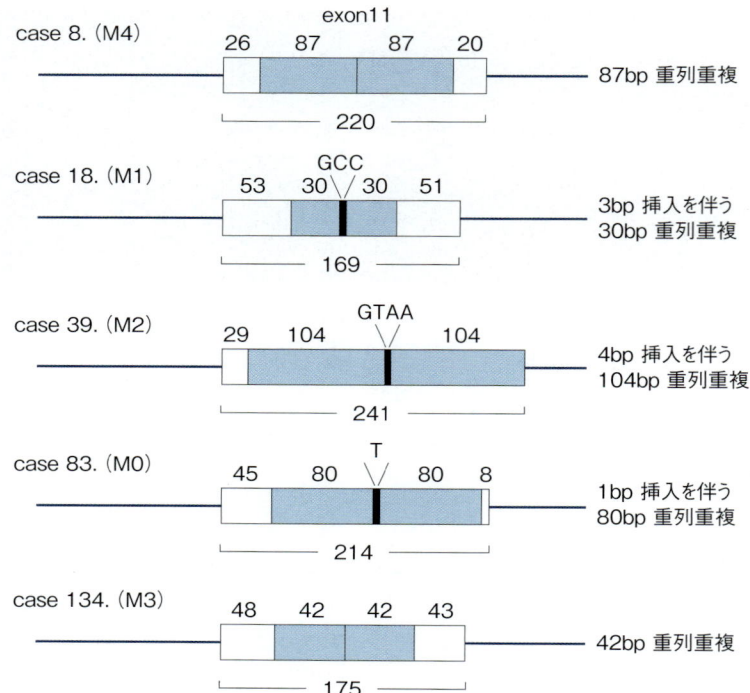

図3 ▶ 症例ごとに異なる*FLT3*遺伝子の重複変異
重複した塩基配列に加え，数塩基の挿入が起こり，3の倍数になることに注目

ン酸化を起こす。また，変異型ともう一方のアレル由来の野生型が結合したヘテロダイマーもみられる。また，もともとJMDはキナーゼ活性の自己リン酸化を抑制する機能を持っているが，ITD変異でJMDが分断されることで，恒常的なキナーゼ活性化が起こると言われている[6]。

ITDやKDMがもたらす*in vitro*での生物学的効果について，既に多くの研究が積み重ねられている。マウスインターロイキン3依存性株細胞では，FLT3の活性化によりBa/F3，FDC-P1，32Dなど，STAT5，MAPキナーゼ，SHC，AKT，BADなどシグナル伝達分子が活性化し，自律増殖能を獲得する。

一方，ITDとKDMは顆粒球コロニー刺激因子（granulocyte colony-stimulating factor；G-CSF）添加下に32D細胞の好中球成熟分化を阻害し，変異体FLT3は，白血病細胞にアポトーシス抑制作用を及ぼすことがわかった。

このように，FLT3突然変異はシグナル伝達系を活性化し，細胞の自律性増殖，分化障害，アポトーシス抑制をもたらし，白血病発生に関わると考えられている。

4 *FLT3*遺伝子変異の臨床的意義

1. FLT3-ITD変異

FLT3変異はITDとTKDを合わせるとAMLの約3分の1にみられるが，急性リンパ性白血病（acute lymphoblastic leukemia；ALL）では稀である。骨髄異形成症候群（myelodysplastic syndrome；MDS）由来のAMLや治療関連性AMLでは*de novo* AMLよりも頻度が低い。

MDS全体では，FLT3-ITD，FLT3-KDMともに，およそ3％と頻度が低いが，病期の進行（芽球の増加）とともに，その頻度は高くなり，MDS由来のAMLではおよそ15％となる[7]。

また，頻度は加齢とともに増加する傾向がある。成人AML全体の頻度はおよそ25%であるが，55歳以上の患者では31.4%と増加する。対照的に，小児ではおよそ10%にとどまる[2]。1歳未満の乳児では23人中1人(4.3%)とさらに低頻度である。

AMLでFLT3-ITDが予後を不良にすることは多くの臨床試験で追試されている[8]。AMLにおける寛解導入率を比べると，ITD変異陽性例は陰性例とほぼ同率であるが，再発率は有意に高く，再寛解導入率は低い[9]。重複する塩基配列が長い症例や両側アレルでITDを持つ場合で予後が悪い[10]。また，発現量が多い例ほど予後が悪いことがわかっており[11]，FLT3発現を抑制する薬剤への期待が高まっている。

一方で，FLT3-ITDは各種染色体異常や遺伝子変異(*NPM1*，*CEBPA*，*IDH1*，*IDH2*，*DNMT3A*など)と複合的に作用して，治療効果や予後に影響を及ぼすことが明らかになった。

FLT3-ITDは正常核型や中間危険群の染色体異常を持つAML，15;17転座で頻度が高いが，予後良好として知られる8;21転座やinv(16)などcore binding factor遺伝子を含む転座では頻度が低い[12]。

*NPM1*は核小体内のシャトル蛋白をコードする遺伝子だが，AMLでは37〜46%と高率で変異している。興味深いことに，この変異を持つ患者では寛解導入率，生存率が高いことが明らかになった。つまり，他の予後不良遺伝子変異の影響をキャンセルするよう作用するのである。

CEBPA(CCAAT/エンハンサー結合蛋白)は顆粒球分化に重要な役割を果たす遺伝子の上流にあるCCAATに結合する蛋白である。AMLの7〜11%でこの遺伝子の変異がみられる。いわゆるhot spotが2カ所(一方はミスセンス，他方はナンセンス変異)あり，2カ所同時に変異を起こしている重複変異症例(全体の4〜6%)で予後がよい[13]。

染色体異常のない正常核型で*NPM1*変異や*CEBPA*変異を持つ症例は予後がよいが，FLT3-ITDと重複することでその作用も減弱するようである。

イソクエン酸脱水素酵素1および2(*IDH1*，*IDH2*)遺伝子やDNAメチルトランスフェラーゼ3A(*DNMT3A*)遺伝子も，それぞれAMLの6〜9%，8〜12%，18〜22%で認められる。いずれも染色体転座がない症例では頻度が高くなる。*IDH1*変異と*DNMT3A*変異は予後不良，*IDH2*変異は予後との相関不明と報告されている。正常核型でFLT3-ITD陰性かつ*NPM1*変異陽性の予後良好群で*IDH*変異を伴うと予後不良となる。一方，正常核型で*NPM1*変異陰性AMLとFLT3-ITD陽性かつNPM1陽性AMLでは，*DNMT3A*変異により予後が悪くなる[14]。

FLT3-ITDを中心に，様々な遺伝子変異の組み合わせをみることで，新たなリスク分類が試みられている。NCCN(National Comprehensive Cancer Network)やELN(European Leukemia Net)のガイドラインでは，正常核型でFLT3-ITD陰性かつ*NPM1*もしくは*CEBPA*変異陽性例，両方のアレルで*CEBPA*重複変異単独例を予後良好群としている。またELNでは，染色体正常で，*NPM1*変異の有無にかかわらずFLT3-ITD陽性の症例，*NPM1*変異陰性かつFLT3-ITD陰性の症例を中間リスク群としている[15]。これに対し，NCCNでは染色体正常のFLT3-ITD陽性は，なお予後不良群に分類されており，早期の同種造血幹細胞移植(hematopoietic stem cell transplantation；HSCT)やFLT3阻害薬治験への参加を推奨している。

2. FLT3-KDM

KDMの臨床意義は不明である。寛解期間の短縮や生存率低下の報告もあるが，関連がないとする報告も多い。KDMが単独の遺伝子変異である場合，15;17転座に伴う場合，ITDに伴うKDMは予後が悪い。最近では，FLT3に対するTKI治療中に二次的なKDM(ほとんどがD835)が出現し，薬剤耐性になることが注目されている。

5 FLT3阻害薬の開発

イマチニブをはじめTKIの多くはキナーゼのATP結合部位に競合することで，自己リン酸化に続く細胞内シグナル伝達系を抑制し効果を発揮する。FLT3-ITDの発見を受けて，既知のTKIが次々とAML治療研究に導入された。

1. いわゆる第1世代のFLT3阻害薬

スニチニブ，ソラフェニブ，midosutaurin，lestaurtinibなどが挙げられる。これらの薬剤はFLT3特異的ではなく，KIT，JAK2，PDGFR，VEGFRなどにも作用するマルチチロシンキナーゼ阻害薬（multiple tyrosine kinase inhibitor；MTKI）であった。腎癌など固形癌に効果のあるスニチニブは，AMLへの単剤投与では一時的な効果しか得られなかったが，他剤との併用で高齢者のAMLには一定の効果がみられた[16]。

同じくMTKIで腎癌や肝癌に効果のあるソラフェニブは，スニチニブより安全で，とりわけITD陽性例で骨髄や末梢血の白血病細胞を減らす効果が確認された。本剤は再寛解導入後HSCTへの導入や移植後の寛解維持に効果がみられ[17]，この効果を確認する治験が続いている。

midosutaurinは，FLT3への特異性がより高い薬剤である。未治療の成人AMLに通常の化学療法と併用して投与したところ，ITD陰性例で74％，陽性例で92％の高い寛解導入率を得た。ダウノルビシンとシタラビンによる寛解導入と地固め療法にmidosutaurinを併用するフェーズⅢ研究が行われている。また，ソラフェニブと同様に，HSCT前後に用いる治験も始まっている。

lestaurtinibは*in vivo*でFLT3キナーゼ活性を強く抑制する。再発・難治例に対する単剤投与でも70％の症例で末梢血の芽球を半数以下に減少させた。単剤での臨床効果は2週～3カ月程度と短期間しか持続しないが，他の薬剤とも安全に併用できることがわかり，再発・難治例でのフェーズⅢ試験が進んでいる。通常の化学療法との併用でITD陽性症例で92％，陰性症例で74％の完全寛解が得られた[18]。今のところ併用によるCR率や生存期間延長などの有意差は得られていないようである。

再発性，難治性AMLに単剤投与を行うフェーズⅠ研究においては十分な治療効果を上げられなかったが，その原因はFLT3キナーゼに対する特異性が低いこと，薬剤投与開始後数カ月～1年以内に*FLT3*遺伝子のD835やF691などTKD領域のA loopに突然変異を生じ，耐性を獲得するためとされ，より選択性の高い薬剤や作用の異なる物質の開発が求められることになった。また，FLT3阻害薬による寛解は血小板減少が続くなど，正常造血の回復が不十分な例がたびたびあり，これも単剤での治療を難しくさせていると考えられる。

2. 新世代のFLT3阻害薬

そこで，quizartinibとcrenolanibなど，FLT3キナーゼへの特異性が高い新たな薬剤が開発され，臨床研究が始まっている。

quizartinibは小分子のキナーゼ阻害薬で，FLT3への特異度が高い。動物実験ではスニチニブより抗腫瘍作用が強く，また，その効果は濃度依存性であった。半減期は長く，血中濃度，薬効の維持にも優れている。

フェーズⅠ/Ⅱ試験では，単剤投与にもかかわらず，再発・難治性の高齢者AMLで血小板回復を伴わない例を含む完全寛解（composite complete remission；CCR）に達したのはITD陽性症例で54％，陰性例で31％と本剤のITDへの選択的効果が示された[19]。60歳未満の再発・難治性AMLでもquizartinibによる完全寛解率はITD陽性群で44％とITD陰性群34％に比べ高かった。さらに寛解例の3分の1でHSCT治療に持ち込むことができた[20]。

このほか，PDGFR阻害薬のひとつであるcrenolanibがITD変異の有無にかかわらず，強いFLT3抑制効果を持つとされている。

TKIはキナーゼのATP結合部位が活性化されてい

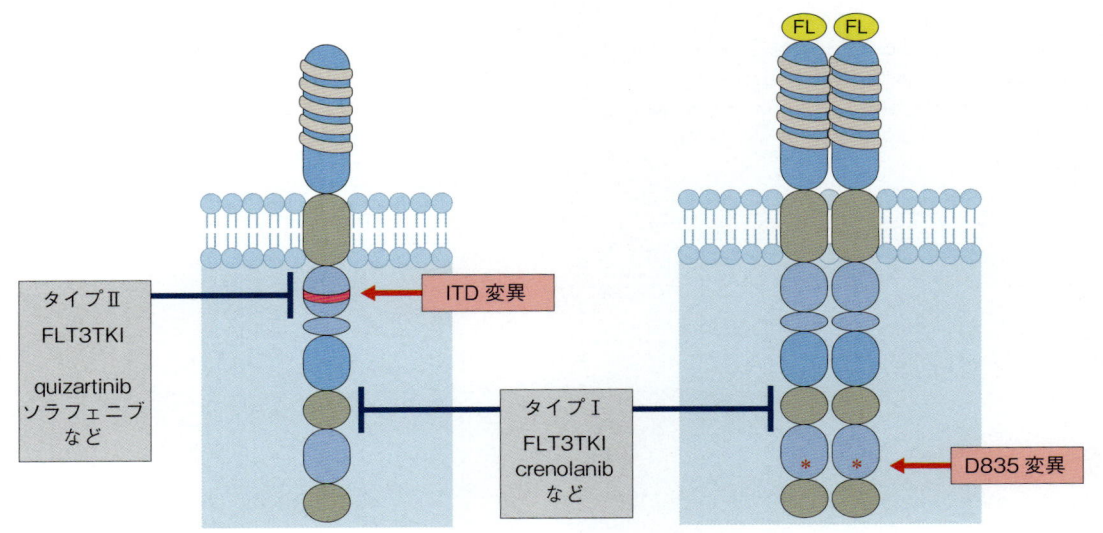

図4 ▶ FLT3受容体に対するタイプⅠ，ⅡのTKIの作用
タイプⅡのTKIは非活性化状態のFLT3キナーゼを抑制するのに対し，crenolanibなどタイプⅠのTKIはFLT3リガンド（FL）が結合して二量体となり，活性化したキナーゼも抑制する

る（A loopがリン酸化されている）場合に作用するタイプⅠと，ATP結合部位の近傍に別の結合部位をもち，キナーゼが非活性状態のときに作用するタイプⅡに分類される[21]。

これまでのFLT3白血病治療に導入されたソラフェニブやquizartinibなどのTKIはタイプⅡ阻害薬であり，非活性型のFLT3キナーゼに作用するため，ITD変異に対する選択性が高かった。これに対し，タイプⅠ阻害薬に属するcrenolanibはITDとD835のKDMの両者に作用するので，quizartinib耐性となった白血病細胞にも効果が期待できる（図4）[22]。このKDMを持つ再発・難治性AML症例に対する治験が始まっている。また，タイプⅠとⅡを併用した治療も提案されている。

PLX3397はITD特異性の高いFLT3キナーゼ抑制効果を持つことが*in vitro*で確認されており，ITD陽性AMLを対象とした治験が始まっている。このほか，G-749，TTT-3002といった新しい薬剤も臨床への応用が期待されている。

6 おわりに

筆者らが発見した*FLT3*遺伝子の突然変異は，約20年の間に多くの研究者に新たな研究のテーマを提供し，治療薬の開発と臨床研究が現在も進められている。今のところ，BCR/ABL陽性白血病に対するイマチニブに比肩するFLT3阻害薬は見出されていないが，通常の化学療法との併用効果が期待できる薬剤も登場し，これらが日常臨床で利用できる日も遠くないと思われる。

● 文献

1) Nakao M, et al：Leukemia. 1996；10(12)：1911-8.
2) Iwai T, et al：Leukemia. 1999；13(1)：38-43.
3) Matthews W, et al：Cell. 1991；65(7)：1143-52.
4) Kiyoi H, et al：Leukemia. 1998；12(9)：1333-7.
5) Yamamoto Y, et al：Blood. 2001；97(8)：2434-9.
6) Griffith J, et al：Mol Cell. 2004；13(2)：169-78
7) Horiike S, et al：Leukemia. 1997；11(9)：1442-6.
8) Fröhling S, et al：Blood. 2002；100(13)：4372-80.
9) Levis M, et al：Blood. 2011；117(12)：3294-301.
10) Stirewalt DL, et al：Blood. 2006；107(9)：3724-6
11) Thiede C, et al：Blood. 2002；99(12)：4326-35.
12) Bacher U, et al：Blood. 2008；111(5)：2527-37.

13) Green CL, et al：J Clin Oncol. 2010；28(16)：2739-47.
14) Paschka P, et al：J Clin Oncol. 2010；28(22)：3636-43.
15) Döhner H, et al：Blood. 2010；115(3)：453-74.
16) Fiedler W, et al：Br J Haematol. 2015；169(5)：694-700.
17) Sharma M, et al：Biol Blood Marrow Transplant. 2011；17(12)：1874-7.
18) Stone RM, et al：Leukemia. 2012；26(9)：2061-8.
19) Cortes J, et al：Blood. 2012；120(21)：Abs 48.
20) Levis M, et al：Blood. 2012；120(21)：Abs 673.
21) Smith CC, et al：Proc Natl Acad Sci USA. 2014；111(14)：5319-24.
22) Zimmerman EI, et al：Blood. 2013；122(22)：3607-15.

MEMO　「*FLT3* 遺伝子異常の時系列的検討から」

　　AMLの約3割において同定されるFLT3-ITD，あるいはFLT3-KDMは強力なoncogenic driverであり，AMLの病態形成，ならびに治療反応に強く関与することは異論がない。一方，これらの異常は治療経過における微小残存病変（MRD）のモニタリング分子としては不向きであることは周知である（ただし，症例によっては有用な場合もある）。すなわち，AMLの初発時にこれらの異常を有さない症例で再発時にその出現を認めたり，逆に初発時にこれらを認めた症例において再発時に消失，あるいは異なる*FLT3*異常の出現を認める症例がしばしば存在することが明らかになっているほか[1]，*FLT3*異常と*NPM*異常が共存する場合には，*NPM*異常のほうがMRD評価に適していることが報告されてきた[2]。299遺伝子についてtargeted sequencingを行った詳細な検討からは，FLT3-ITD陽性白血病細胞には，DNAメチル化，ヒストンメチル化，転写因子，細胞シグナル，細胞接着，コヒーシン複合体，スプライセオソーム形成などに関わる平均13個の遺伝子変異が共存しており，中でも*DMNT3A*遺伝子変異が経過中，最も安定的に検出されることが示されている[3]。これらは*FLT3*異常がAML発症過程において必ずしもfounder mutationではなく，むしろdriver mutationであることを示唆しており，今後のFLT3阻害薬の治療薬としての意義・役割を考察するうえでも重要な知見と思われる。

1) Kottaridis PD, et al：Blood. 2002；100(7)：2393-8.
2) Palmisano M, et al：Haematologica. 2007；92(9)：1268-9.
3) Garg M, et al：Blood. 2015；126(22)：2491-501.

黒田純也

B9　CEBPA遺伝子異常と白血病

平位秀世

1 はじめに

転写因子CCAAT/enhancer binding protein α（C/EBPα, *CEBPA*）は，好中球をはじめとした骨髄球系細胞への分化を促進するとともに，細胞周期を抑制的に制御することで，造血幹細胞・前駆細胞の運命決定に関わる重要な分子である[1,2]。白血病は造血幹細胞・前駆細胞の増殖・分化の制御が破綻した状態のひとつであり，多くの白血病においてC/EBPαの発現および機能の低下や遺伝子変異がその病態に深く関与している。本項ではC/EBPαの正常造血における機能とともに，白血病で認められている機能異常と遺伝子変異について解説する。

2 C/EBPα転写因子

C/EBPαはヒトでは染色体上の19q13.1に位置し，単一エクソンのみからなる転写因子である（図1）。構造の類似した他の5つの分子（β, δ, ε, γ, ζ）とともにC/EBPファミリーを形成している。C/EBPファミリーに共通の構造である塩基性領域およびロイシンジッパー領域は分子のC末端側に存在し，N末端側は主に転写活性化領域が占めている。ロイシンジッパー領域でホモダイマー，あるいは他の分子とのヘテロダイマーを形成し，塩基性領域を介してコンセンサス配列を持つDNAに結合して，標的遺伝子の転写を制御する。

C/EBPαの発現や機能は，転写，翻訳，蛋白修飾，蛋白質間相互作用など様々なレベルで制御を受けている。その中でもC/EBPαに特徴的な制御機構として，翻訳レベルでの制御が挙げられる[3]。C/EBPαは単一エクソンであるが，異なる開始コドンが用いられることによって分子量の異なる2つのアイソフォーム，すなわちp42およびp30が生じる。p42はいわば全長型で，p30はこれに対してN末端側の転写活性化領域が欠落している。p30はp42または他のC/

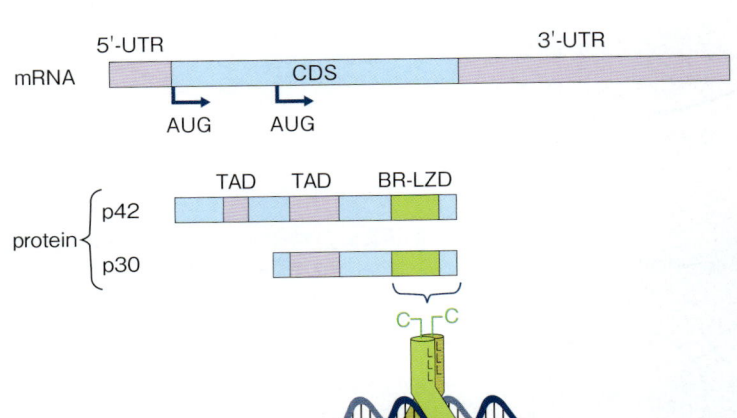

図1 ▶ C/EBPαの構造とアイソフォーム

C/EBPαは単一エクソンからなる遺伝子で，異なる翻訳開始点の使いわけでp42とp30という2つのアイソフォームがつくられる
UTR；untranslated region（非翻訳領域）
CDS；coding sequence（コード配列）
TAD；transactivating domain（転写活性化領域）
BR-LZD；basic region-leucine zipper domain（塩基性領域―ロイシンジッパー領域）

EBPファミリーメンバーに対して抑制的(dominant negative)に作用する。したがってp42とp30の量的なバランスは、C/EBPα全体としての機能において重要な意義を持つ。

3 正常造血におけるC/EBPαの機能

造血幹細胞から成熟好中球に至る分化では、骨髄球系共通前駆細胞(common myeloid progenitor；CMP)、顆粒球・マクロファージ前駆細胞(granulocyte/macrophage progenitor；GMP)などの中間段階を経て、好中球に特徴的な形態学的変化を伴う成熟過程をたどる[4]。C/EBPαは造血幹細胞では発現レベルが低く、CMP・GMPへと分化するに伴い発現が亢進する(図2)[5]。その後、好中球への分化が決定し、成熟する段階ではしだいに発現レベルが低下する。C/EBPαノックアウトマウスは代謝障害や呼吸不全によって生後間もなく死亡するため、造血の解析は胎生期に限られる。興味深いことにC/EBPαノックアウトマウスでは、胎生期の造血の場である肝臓において好中球の産生が認められない[6]。成体になってからC/EBPα欠損を誘導できるコンディショナルノックアウトマウスで骨髄中の造血を詳しく調べると、GMP以降の分化した段階の細胞集団が欠落しており、C/EBPαはCMPからGMPへの移行過程で重要な働きをしていることが示唆される[7]。

C/EBPαはその転写調節の標的としてG-CSF受容体、GM-CSF受容体、好中球エラスターゼ、ミエロペルオキシダーゼ、ラクトフェリンなど好中球の分化・機能に必須の遺伝子の発現を制御している[8-12]。さらに、実験的に白血病細胞株でC/EBPαを過剰発現させると、好中球への分化傾向を示す[13]。このようにC/EBPαは、転写因子として好中球分化を制御しているが、もうひとつの重要な働きとして細胞周期制御が挙げられる。C/EBPαは、E2FあるいはCDK2/4、c-Mycなど細胞周期制御因子の作用を蛋白質間の相互作用あるいは転写制御によって抑制し、結果として強力に細胞周期を負に制御する[14-16]。好中球の分化促進と細胞周期抑制作用を併せ持つことは、定常状態で一定数の好中球を供給するために重要な意義を持つと考えられる。

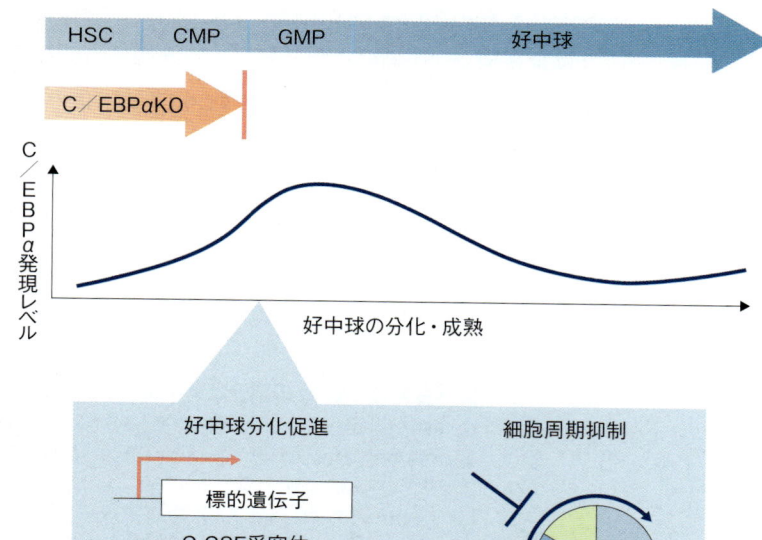

図2 ▶ 正常造血におけるC/EBPαの発現パターンと機能

C/EBPαのノックアウトマウスではCMPからGMPの移行に障害がある。C/EBPαの発現レベルはGMPで最も高く、好中球分化促進と細胞周期抑制の2つの機能を担っている
HSC；hematopoietic stem cell, CMP；common myeloid progenitor, GMP；granulocyte/macrophage progenitor

一方，感染症などのストレスで好中球産生が亢進しているような状態では，むしろC/EBPαの発現レベルは低下する[5]。また定常状態で好中球が欠損しているC/EBPαノックアウトマウスにおいても，サイトカインで刺激すると好中球分化を誘導することができる。こうした観察結果から，ストレス負荷時には別の好中球産生制御機構が作用していることが示唆され，それは同じファミリーに属するC/EBPβによって担われることが明らかとなっている[5, 17]。C/EBPβはストレスによって誘導され，C/EBPαと同様の好中球分化促進作用を有するが，細胞周期抑制能は弱い。この特徴は増大する好中球の需要に対応するという目的にかなっている。

　正常造血，中でも定常状態の好中球造血制御におけるC/EBPαの必要性は，マウスでの所見のみならずヒトの先天性疾患である重症先天性好中球減少症（severe congenital neutropenia；SCN）の病態からも明らかになっている。SCN患者の好中球前駆細胞では，転写因子LEF-1の発現が低下している。その結果，LEF-1の標的遺伝子のひとつであるC/EBPαの発現が低下し，好中球減少をもたらしている[18]。このように，好中球分化を促進し，細胞周期を負に制御するC/EBPαの作用は種を超えて保存されており，定常状態の好中球造血において，いわばマスター遺伝子というべき存在と考えられる。

4　白血病におけるC/EBPαの機能抑制機構

　C/EBPαの研究は歴史的に正常造血での機能解析が先行していたが，白血病の病態への関与が明らかとなって以来，この領域の研究が盛んに行われている。白血病は造血細胞の分化が阻害され，増殖が亢進している状態である。したがって分化促進と増殖抑制に作用するC/EBPαは，別の見方をすればanti-leukemic geneとしての作用を持っていると考えられ，実際に多くの白血病でC/EBPαの機能が様々なレベルで障害されている（図3）[19]。

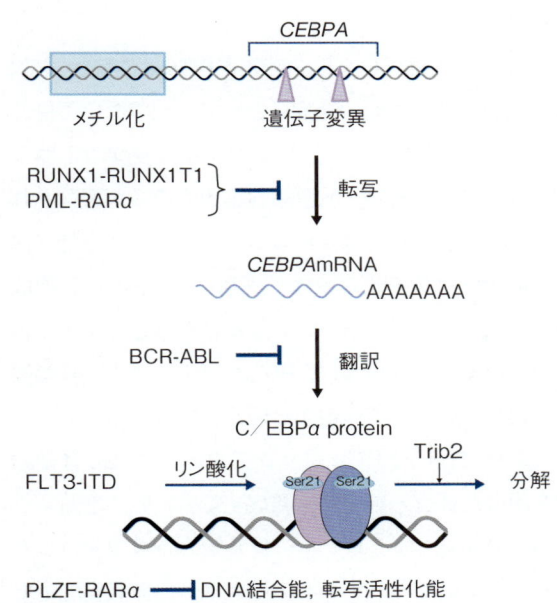

図3 ▶ 白血病とC/EBPαの機能抑制

（文献19より引用改変）

　C/EBPα遠位プロモーター領域のメチル化が，急性骨髄性白血病（acute myeloid leukemia；AML）症例の約15%で認められている[20]。また，RUNX1-RUNX1T1（AML1-ETO）やPML-RARαはC/EBPαの転写を負に制御して発現レベルを低下させている[21, 22]。BCR-ABLはC/EBPαの発現を翻訳レベルで抑制する[23]。さらに，AMLの一部の症例で発現が亢進しているTrib2は，C/EBPα蛋白質のproteasomeによる分解を亢進させることによって白血病発症に寄与している[24]。FLT3-ITDはC/EBPαの21番目のセリン残基をリン酸化することによってC/EBPαの機能を抑制する[25]。また白血病原因遺伝子のひとつであるPLZF-RARαもC/EBPαの転写活性化能を抑制する[26]。これらの知見は，C/EBPα自体に変異が認められない場合でも，白血病の発症においてC/EBPαの発現や機能の抑制が重要な過程であることを物語っている。最近，C/EBPαの抑制によって逆に発現が亢進するSOX4という分子が白血病発症に重要な意義を持つことが指摘されており，今後病態への関与解明に向けてさらに研究が進むことが

期待される[27]。

一方で，逆説的ではあるがC/EBPαの"完全"な欠損は，骨髄性白血病の発症にとって有利でない可能性がある．好中球を欠くC/EBPαのノックアウトマウスでは，造血幹細胞・前駆細胞集団の増多が観察されるが，白血病発症には至らない．また，一部の骨髄性白血病のマウスモデルでは，正常なC/EBPαの機能が発症過程で必須であるという報告が最近になって相次いでいる[28, 29]．さらに，BCR-ABLをマウス骨髄細胞に遺伝子導入して作製する慢性骨髄性白血病のモデルにおいて，C/EBPαノックアウトマウスの骨髄細胞を用いた場合，白血病は発症するものの，増殖する細胞は顆粒球・マクロファージ系統の特徴を失うことがわかっている[30]．これらの知見は，白血病細胞中でC/EBPαの機能や発現は抑制されてはいるものの，C/EBPαの残存活性やそれによる白血病細胞の分化系列の決定あるいは分化状態が，骨髄性白血病の発症の中で重要な要素となっている可能性を示唆している[31]．

5 CEBPA変異と白血病

正常造血における研究からC/EBPαのanti-leukemic geneとしての機能が明らかになりつつある頃，造血器腫瘍におけるCEBPA遺伝子の変異が探索された．その結果，AML症例全体の約5〜14%にCEBPAの変異が検出されることが判明した[32]．それ以降の解析と併せると，CEBPAの変異はFAB分類のM1およびM2で高頻度に認められ，一方でt(8；21)，inv(16)やt(15；17)などの染色体異常を持つ症例では頻度が低い．したがって，正常核型のAML症例に限ると，より高い頻度でCEBPAの変異が検出される．

AMLで認められるCEBPAの変異は，大きくN末端型変異，C末端型変異とその他の変異に分類される（図4）．報告により頻度は若干異なるが，一方のアレルにN末端型変異，他方のアレルにC末端型変異と

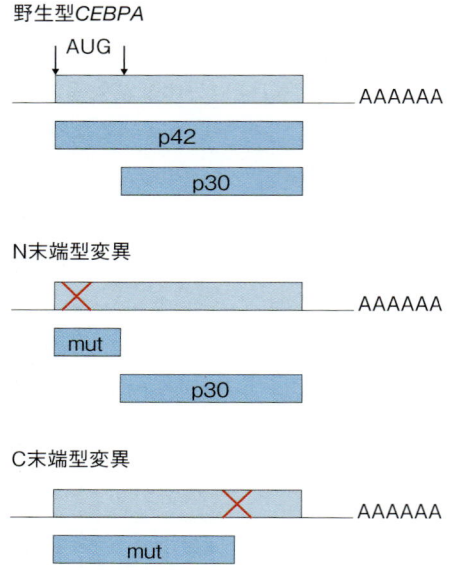

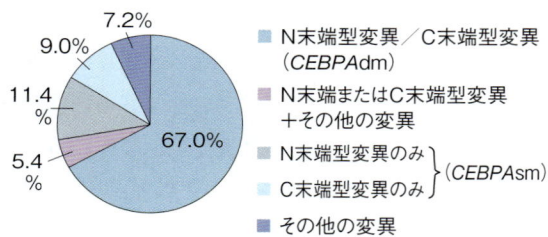

図4 ▶ CEBPAの変異と白血病
最下段はCEBPA変異を有するAML症例の中での頻度
（文献33より引用改変）

いうように，両アレルにそれぞれ異なる変異が認められる場合（CEBPA double mutants；CEBPAdm）が最も多く（約70%），N末端型変異のみ（11.4%）またはC末端型変異のみ（9.0%）が認められる場合（CEBPA single mutant；CEBPAsm）や，その他の変異（12.6%）が認められる場合もある[33]．

N末端型の変異はその多くがフレームシフト変異で，その結果約20kDあるいはそれよりも短いアイソフォームと，30kDのアイソフォーム（p30）が生じる．前述のようにp30は全長型のアイソフォームであるp42に対して抑制（dominant negative）作用があるため，C/EBPα本来の細胞周期抑制作用，分化促

進作用が障害される。実際，p42を発現せずp30のみを発現するようにした遺伝子改変マウスでは，好中球減少に引き続いて白血病を発症する[34]。C末端型変異は，通常塩基性領域とロイシンジッパードメインの接合部分に生じている。その結果生じる変異型C/EBPα蛋白質は，C末端側の本来の機能であるDNA結合能や他の蛋白質との結合に欠陥があり，N末端型変異とは異なるメカニズムで野生型C/EBPαの機能に干渉しうる。マウスモデルにおいてC末端型変異とN末端型変異は互いに協調して，白血病発症および病態の進展を促進することが証明されている[35, 36]。

CEBPAの変異は生殖細胞系列 (germline) 変異として認められる場合もある。家族性白血病の家系で，CEBPAの生殖細胞系列変異が一方のアレルに認められ，後天的に他方のアレルに異なる変異が獲得されて白血病発症に至るという例が報告されている[37, 38]。このことは，両アレルの異なるCEBPAの変異が白血病発症に必要であるということとともに，片アレルのみに変異が認められる症例では，発症に関わるCEBPAの変異以外の要因の存在が示唆される。

6 CEBPA変異の臨床的意義について

AMLでのCEBPA変異が発見された当初は，CEBPA変異AMLは臨床的に均一な集団と考えられていた。CEBPA変異が検出されない症例（野生型CEBPA群）との比較で，CEBPA変異群は予後良好とする報告が相次いだため[39-42]，2008年のWHO分類では1つの疾患単位として記載されている。しかし，その後の詳細な検討により，CEBPA変異を有するAMLの症例の中でも，CEBPAsm群とCEBPAdm群は異なる病態を示すことが明らかとなっている（図5）[43]。その概要は以下の通りである[43-48]。

CEBPAdm群はCEBPAsm群や野生型CEBPA群と比較して有意に予後良好であり，この傾向は10年に及ぶような長期の観察でも確認されている。一方で，CEBPAsm群は野生型CEBPA群との比較で，予後に明らかな差を認めない。このようなCEBPAdm群とCEBPAsm群の特徴は小児例でも認められている[49-52]。CEBPAsm群に比してCEBPAdm群は，FLT3-ITDやNPM変異との合併頻度が低い。最近，CEBPAdm AML症例の中で転写因子GATA2の変異が報告されているが，白血病発症への関与・予後への影響などについては，まだ評価が一定していない[53, 54]。現時点では，正常核型でFLT3-ITDやNPM変異のない症例において，CEBPAの変異を評価することは，リスクの層別化のために臨床上有意義であると考えられる。その他の変異の合併の頻度や，治療反応性・予後におけるインパクトについては，今後の大規模な臨床研究の成果が待たれる。

以上のように，多数の臨床研究の結果から，CEBPAdm群は臨床的に予後良好な比較的均一な集団であることは明らかである。さらに，遺伝子発現プロファイルなどからも，CEBPAdm群はきわめて均一であることが判明しており，従来のCEBPAsmとCEBPAdmが混在してとらえられていた状況から一歩進んで，最新のWHO分類2016年版ではCEBPAdm群が1つの疾患単位と定義されるに至った[55, 56]。CEBPAdm群に対する治療戦略についても，今後エビデンスの蓄積とともに検討が進むと考えられる。

CEBPA変異白血病を特異的に標的とした治療戦略は今のところ臨床応用には至っていない。しかし，CEBPAdm群は分子学的にも均一な集団を形成しているため，発症や病態の分子機構の詳細が明らかとなれば，さらなる予後改善をめざした分子標的治療の開発の余地があると考えられる。

7 おわりに

C/EBPαは，定常状態の好中球造血におけるマスター遺伝子であり，分化促進と細胞周期抑制によってanti-leukemic geneとしての役割を持っている。AMLで認められるCEBPA変異には，大きくわけてN末端型変異とC末端型変異があり，それぞれを異な

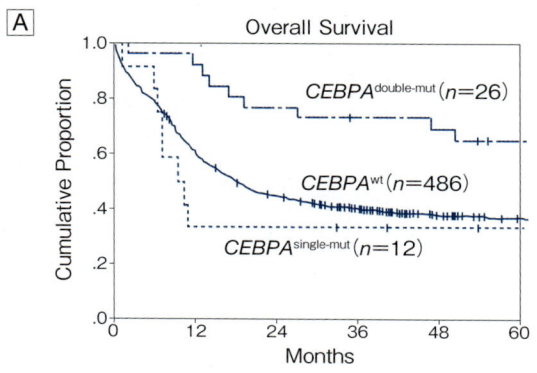

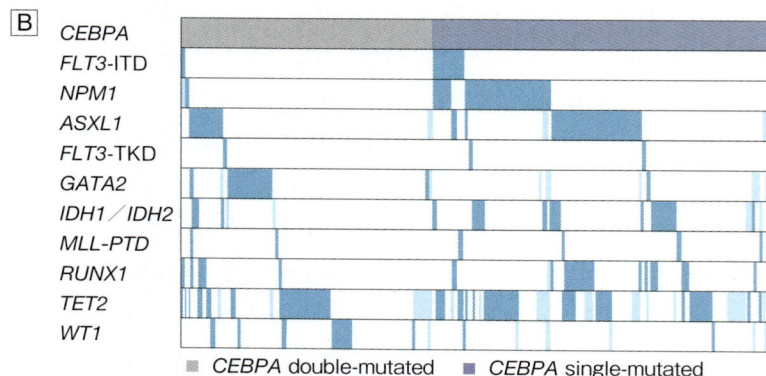

図5 ▶ *CEBPA* 変異と臨床的意義
A：*CEBPA* 変異の有無によるAML症例の全生存曲線
B：*CEBPA* 変異と他の変異との重複

（文献43より引用）
（文献55より引用）

るアレルに持つ*CEBPA*dmと，いずれかの変異を片方のアレルのみに持つ*CEBPA*smで病態が大きく異なる。*CEBPA*dm群は分子レベルで均一な集団を形成しており，*CEBPA*sm群や*CEBPA*野生型群と比して明らかに予後が良好であることから，1つの疾患単位を形成していると考えられる[56]。*CEBPA*変異，中でも両アレルの変異があるかどうかを知ることは，予後良好群の層別化につながり，患者のケア，治療方針の決定において重要なポイントと考えられる。

● 文 献

1) Tenen DG, et al：Blood. 1997；90(2)：489-519.
2) Friedman AD：Int J Hematol. 2015；101(4)：330-41.
3) An MR, et al：Mol Cell Biol. 1996；16(5)：2295-306.
4) Akashi K, et al：Nature. 2000；404(6774)：193-7.
5) Hirai H, et al：Nat Immunol. 2006；7(7)：732-9.
6) Zhang DE, et al：Proc Natl Acad Sci USA. 1997；94(2)：569-74.
7) Zhang P, et al：Immunity. 2004；21(6)：853-63.
8) Smith LT, et al：Blood. 1996；88(4)：1234-47.
9) Hohaus S, et al：Mol Cell Biol. 1995；15(10)：5830-45.
10) Oelgeschläger M, et al：Mol Cell Biol. 1996；16(9)：4717-25.
11) Ford AM, et al：Proc Natl Acad Sci USA. 1996；93(20)：10838-43.
12) Khanna-Gupta A, et al：Blood. 2000；95(12)：3734-41.
13) Radomska HS, et al：Mol Cell Biol. 1998；18(7)：4301-14.
14) Porse BT, et al：Cell. 2001；107(2)：247-58.
15) Johansen LM, et al：Mol Cell Biol. 2001；21(11)：3789-806.
16) Wang H, et al：Mol Cell. 2001；8(4)：817-28.
17) Satake S, et al：J Immunol. 2012；189(9)：4546-55.
18) Skokowa J, et al：Nat Med. 2006；12(10)：1191-7.
19) Koschmieder S, et al：J Clin Oncol. 2009；27(4)：619-28.
20) Lin TC, et al：Leukemia. 2011；25(1)：32-40.
21) Pabst T, et al：Nat Med. 2001；7(4)：444-51.
22) Guibal FC, et al：Blood. 2009；114(27)：5415-25.
23) Perrotti D, et al：Nat Genet. 2002；30(1)：48-58.
24) Keeshan K, et al：Cancer Cell. 2006；10(5)：401-11.

25) Radomska HS, et al: J Exp Med. 2006; 203(2): 371-81.
26) Girard N, et al: Proc Natl Acad Sci USA. 2013; 110(33): 13522-7.
27) Zhang H, et al: Cancer Cell. 2013; 24(5): 575-88.
28) Ohlsson E, et al: J Exp Med. 2014; 211(1): 5-13.
29) Collins C, et al: Proc Natl Acad Sci USA. 2014; 111(27): 9899-904.
30) Wagner K, et al: Proc Natl Acad Sci USA. 2006; 103(16): 6338-43.
31) Ye M, et al: Cell Stem Cell. 2015; 17(5): 611-23.
32) Pabst T, et al: Nat Genet. 2001; 27(3): 263-70.
33) Pabst T, et al: Oncogene. 2007; 26(47): 6829-37.
34) Kirstetter P, et al: Cancer Cell. 2008; 13(4): 299-310.
35) Kato N, et al: Blood. 2011; 117(1): 221-33.
36) Bereshchenko O, et al: Cancer Cell. 2009; 16(5): 390-400.
37) Smith ML, et al: N Engl J Med. 2004; 351(23): 2403-7.
38) Pabst T, et al: J Clin Oncol. 2008; 26(31): 5088-93.
39) Preudhomme C, et al: Blood. 2002; 100(8): 2717-23.
40) Leroy H, et al: Leukemia. 2005; 19(3): 329-34.
41) Renneville A, et al: Blood. 2009; 113(21): 5090-3.
42) Fröhling S, et al: J Clin Oncol. 2004; 22(4): 624-33.
43) Pabst T, et al: Br J Cancer. 2009; 100(8): 1343-6.
44) Wouters BJ, et al: Blood. 2009; 113(13): 3088-91.
45) Hou HA, et al: Br J Cancer. 2009; 101(4): 738-40.
46) Dufour A, et al: J Clin Oncol. 2010; 28(4): 570-7.
47) Green CL, et al: J Clin Oncol. 2010; 28(16): 2739-47.
48) Taskesen E, et al: Blood. 2011; 117(8): 2469-75.
49) Ho PA, et al: Blood. 2009; 113(26): 6558-66.
50) Hollink IH, et al: Haematologica. 2011; 96(3): 384-92.
51) Mizushima Y, et al: Int J Hematol. 2010; 91(5): 831-7.
52) Matsuo H, et al: Blood Cancer J. 2014; 4: e226.
53) Green CL, et al: Br J Haematol. 2013; 161(5): 701-5.
54) Greif PA, et al: Blood. 2012; 120(2): 395-403.
55) Fasan A, et al: Leukemia. 2014; 28(4): 794-803.
56) Arber DA, et al: Blood. 2016; 127(20): 2391-405.

急性白血病，骨髄異形成症候群 各論

B10 モノソミー7による骨髄性腫瘍の発症機構

松井啓隆，稲葉俊哉

1 はじめに

ギムザ染色によって分裂期細胞染色体のヘテロクロマチン，ユークロマチンを染めわける染色体分染法（G分染法）が確立されたのは1972年頃で，本手法の登場によって染色体を明確に区別できるようになった。この手法は現在も汎用されている染色体検査のゴールデン・スタンダードであるが，これが確立される以前には，染色体はその大きさとセントロメアの位置によって大まかに区別されるにすぎず，個々の染色体番号を厳密に特定する技術は存在しなかった。その当時7番染色体は，6番染色体から12番染色体までの7組とX染色体が含まれる，いわゆる「C群染色体」の中の1本として扱われていたが，1960年代前半にはこのC群染色体の欠失を呈する骨髄異形成症候群（myelodysplastic syndrome；MDS）の症例報告があり[1]，おそらくモノソミー7造血器腫瘍であったのだろうと推測される。

1980年代初頭に入ると，G分染法の普及とともに，染色体分析所見と疾患分類や生命予後とが関連づけて解析されるようになった。たとえば1984年のCancer Genetics and Cytogenetics誌では，716例の急性骨髄性白血病（acute myeloid leukemia；AML）症例の臨床像が染色体所見と併せて統計解析され，7番染色体の欠失を伴う症例は，初診時からの予後中央値が3カ月と報告されている[2]。これは，当時の正常染色体症例の予後中央値（10カ月）と比較し著しく短いものである。この報告を皮切りに，モノソミー7が予後不良な造血器腫瘍であるという知見が相次ぎ，これは今日でも同様に認識されている。厳密には7番染色体の欠失には，7番染色体全長の欠失を認めるもの（モノソミー7）と，7番染色体長腕のみを欠失するものdel(7q)，およびder(1;7)(q10;p10)があり，その疾患表現型の異同が議論されているが[3,4]，いずれにせよこれらで共通に欠失するのは7番染色体長腕(7q)であり，7q上に疾患責任遺伝子の存在が推測されてきた。なお，これ以後本項では，7番染色体欠失のことを総称して−7/7q−と記載する。

2 −7/7q−責任遺伝子単離の試み

−7/7q−を呈する造血器腫瘍（MDS，AML）が予後不良であることが明らかになるとともに，7q上の責任遺伝子（腫瘍抑制遺伝子）の単離が試みられた。歴史的には，まず複数の症例で共通に欠失している染色体領域を判定し，その後にそれら共通欠失領域内の体細胞遺伝子変異を検出するというアプローチが行われてきた。−7/7q−症例や7qUPD（uni-parental disomy：二倍体ではあるが，両アレルとも片親由来であること）症例において体細胞遺伝子変異が見つかれば，これはすなわち正常遺伝子を失っていることを意味するので，Knudsonが提唱し体系化した2ヒット仮説[5]に該当する腫瘍抑制遺伝子ということが証明される（2ヒット仮説；1つの遺伝子の両アレルに段階的に変異や欠失が起こり，完全に正常機能が失われることで腫瘍化が起こるという仮説）。

一方，共通欠失領域で見つかる体細胞遺伝子変異がヘテロ変異にほぼ限定され，かつ変異部位が遺伝子内の広範囲に及んでいる場合には，片アレルの変異あるいは欠失のみで機能保持ができなくなる，いわゆる

片アレル不全遺伝子であることが想定される。1990年代になると，それまでのG分染法に加え，FISH（fluorescence in situ hybridization）法やRFLP（restriction fragment length polymorphism）法などが実用化され，染色体共通欠失領域をより狭める試みがなされた。その結果，7q上の責任遺伝子存在領域は，セントロメア寄りの7q22領域と，テロメア側の7q32〜q35近傍が最も疑わしいという暫定的なコンセンサスが得られた[6-9]。しかしながら，これらの領域を合わせるとまだ400近くの遺伝子が包含されることがわかっており，メガベース（Mb）程度の解像度が限界となるFISH法やRFLP法では，ピンポイントで責任遺伝子を確実に単離するには至らなかった。

最新のリファレンスゲノム配列情報（UCSC genome browser, GRCh38/hg38）によると，7番染色体にはおよそ2,400弱の遺伝子が存在すると予測されている。筆者らの研究グループ（広島大学原爆放射線医科学研究所がん分子病態研究分野，稲葉俊哉教授）は，2003年より，この中からモノソミー7の発症や進行の鍵となる責任遺伝子の単離に着手した。今日，遺伝子のコピー数を検証するために最も標準的に採用されている手法は，SNPアレイ解析である。数百bp〜1kbp程度の間隔で設定したSNP配列やコピー数変異領域を検出可能な高密度SNPアレイ解析を行えば，単一遺伝子に近いレベルで，全ゲノムにわたってコピー数の増減を知ることができ，分裂期細胞が得られない場合でもコピー数情報が得られる。ただし，SNPアレイ解析では染色体転座や逆位の検出が難しく，また，単一細胞ごとのデータは得られないので複数クローンの存在をとらえにくいという欠点も有する。そのため，G分染法と併せて染色体異常を注意深く総合的に判断する必要がある。最近では大量並列解析（次世代）シーケンサーを用いたコピー数解析も普及しつつあり，こういった手法を用い，多数症例で共通にコピー数が半分（すなわち片アレル欠失）となる遺伝子を単離すれば，染色体欠失により発症する疾患の責任遺伝子単離を行うことが可能である。

一方，筆者らは独自に平均2.5kbp程度のアレイCGHプローブを作成し，正常対照DNAと比較し，腫瘍DNAの側でシグナルが低下する遺伝子を検出した。このアプローチは，微小な遺伝子欠失領域をより高解像度に検出することを目的としたものであり，セントロメア側の7q22領域とテロメア側の7q32〜q35領域に責任遺伝子が存在しそうだという先達の業績を利用させて頂いたものである。筆者らは，7q責任候補領域のうち，セントロメア側の7q21.3〜7q31.1に対して合計235個のPCR増幅プローブを作製した。このプローブを用い，見かけ上7番染色体が両アレルとも保持されている若年骨髄単球性白血病（juvenile myelomonocytic leukemia；JMML）症例を対象にして，片アレルの遺伝子欠失領域を探索したところ，当初想定していた領域よりもセントロメア側ではあったが，複数の症例で共通に，7q21.3領域に検出シグナルが正常対照の半分に低下する部位を見出した[10]。後の検討で，この部位は成人MDS/AML症例を用いたアレイCGH解析でも高頻度に片アレル欠失を呈する部位であること，また，この領域にはそれまであまり研究対象とされてこなかったMIKI（HEPACAM2），SAMD9，SAMD9Lの3遺伝子が存在することを見出した。次項より，これら遺伝子，および近年単離されたその他の有力な−7/7q−責任遺伝子について，遺伝子産物の機能解析結果を示す。

3 モノソミー7責任遺伝子産物の機能

1. MIKI

MIKI遺伝子は推定分子量約50kDaのMIKI蛋白質をコードする遺伝子で，MIKI蛋白質は，間期の細胞ではトランスゴルジ体に存在するが，細胞分裂期には，主に分裂前期から中期にかけて中心体と紡錘糸に局在するようになる[11]。筆者らは，このMIKIの局在変化が，ポリADP-リボシル化酵素（poly ADP-ribose polymerase；PARP）のひとつであるtankyrase-1によるMIKIのポリADP-リボシル化（poly ADP ribosylation；PAR化）に依存することを明らかにした．ウエスタンブロット法でMIKIを検出すると，予想された50kDaのバンドのほかに数本の，見かけ上，より高分子量に泳動されるバンドを検出した．当初これらのバンドの意義は不明であったが，細胞周期を同調させた上でMIKIを検出すると，これらのうち最も高い位置に泳動される125kDaのバンド（MIKI^{p125}）が分裂期特異的に増強されることを見出した．また，このMIKI^{p125}が単なる非特異的バンドではなく実際にMIKIに由来するものであることは，分裂期の細胞から単離した中心体・紡錘糸から125kDa付近の蛋白質を精製し，質量分析器で検証した．

　MIKI蛋白質の発現量を減少させると，細胞周期は分裂前期で完全に停止してしまい，その後多くの細胞が分裂期を完遂することなくアポトーシスに陥る．MIKIを発現抑制した分裂期細胞を観察すると，対照細胞に比べ中心体のシグナルが著しく減弱すること，および紡錘糸の張力が低下し，染色体を赤道面に適切に配列できなくなることが示された．これはMIKIのPAR化依存的に観察される現象で，tankyrase-1によるMIKIのPAR化が阻害されると，MIKIは中心体に局在できなくなり，分裂期の進行が妨げられる．こういった一連の現象から，MIKIは分裂期中心体成熟化促進因子のひとつであり，PAR化を受けることで分裂期の中心体に移動し，分裂期中心体に様々な分裂期関連因子をリクルートするようになると考えられる．

　血液腫瘍では，MIKIの発現低下は核形態異常，いわゆるmyelodysplasiaに関連するようである．モノソミー7症例由来の血液腫瘍細胞株がこれまでにいくつか樹立されており，これらの細胞株では概してMIKI^{p125}の発現は検出できないレベルに低下している．また，モノソミー7細胞株では多核・微小核といった核の形態異常や，細胞分裂期の染色体散乱像といった，分裂期の障害に起因すると想定される表現型を高頻度に認め，MIKIの発現を人為的に抑制した白血病細胞株でも同様の所見を呈することから，血液細胞においてもMIKIが分裂期の円滑な進行を担っていると考えられる．

2. SAMD9, SAMD9L

　ヒトにはSAMD9，SAMD9Lの2遺伝子が7q21.3に隣り合わせて存在し，これらはそれぞれアミノ酸レベルで約60％の相同性を有する約150kDaの関連蛋白質をコードする．マウスはSAMD9L遺伝子のみを有し，逆にラットはSAMD9遺伝子のみを有することから，2遺伝子は進化の過程でいったん2つにわかれ，その後に種によってはどちらか片方が消失したものと思われる．

　SAMD9L抗体で免疫蛍光染色を行うと，SAMD9Lは造血細胞の一部で初期エンドソーム分画に検出される[12]．初期エンドソームは，細胞表面のサイトカイン受容体がサイトカインを結合して細胞内に取り込まれた後に送られる構造物で，サイトカイン刺激後に互いに融合して大きくなり，その後に後期エンドソームへと移行し，最後はリソソームと融合して，エンドソームに取り込まれたサイトカイン受容体は分解される．SAMD9Lの発現を抑制すると，初期エンドソームの融合が阻害される結果，取り込まれたサイトカイン受容体が分解されにくくなる．サイトカインシグナルは細胞表面に発現している受容体からだけではなく，サイトカインを結合してエンドソームに取り込まれたサイトカイン受容体からも継続して伝えられるので，SAMD9L発現低下細胞では，サイトカインシグナルの遷延化が生じることとなる．JMML症例ではしばしばGM-CSFに対する高感受性が観察されるが，一部の症例においてはSAMD9Lの発現低下が関与するものと考えられる．ただし，造血幹細胞レベルで影響を受けるサイトカインシグナルの種類は今のところ特定されていない．

　筆者らは，Samd9l遺伝子欠失マウスを作製し，その表現型を観察した．このマウスはヘテロ欠失・ホモ欠失とも正常に発育し，生後1年以上異常を呈さないが，ヒトの60歳代以降に相当する20カ月以上を経過したヘテロ・ホモ欠失マウスの約半数が，多彩な細胞

形態異常を伴う造血器腫瘍を発症した。Samd9l単独の片アレル欠失では直ちには腫瘍発症に至らないが，おそらく経過中に加わる二次的な遺伝子異常が加わることで，造血器腫瘍を呈するに至るようになると考えられる。

3. CUX1

CUX1遺伝子は，7q22.1領域に存在し，DNA結合能を有する核蛋白質をコードする遺伝子で，1990年代に，HL60やHELといった白血病細胞株の分化を阻害する転写抑制因子として単離された[13]。ヒトのCUX1蛋白質には少なくとも3つのアイソフォーム（p200，p110，p75）の存在が明らかになっている[14]。このうち，最も分子量の大きいCUX1^{p200}は進化的に保存されたDNA結合ドメインを有しており，CUX1^{p110}はCUX1^{p200}のN末端側が分解を受けて生じるものと考えられている。前述のようにCUX1蛋白質は転写抑制因子として単離され，PI3K-AKTシグナル伝達経路の活性化を防ぐと想定されているが[15]，クロマチン上のDNA結合部位や直接制御する遺伝子は不完全にしか解明されていない。ChIPシーケンス法でCUX1のクロマチン結合部位を網羅的に検証したデータも一部閲覧可能であるが（NCBI，GEOアクセッション番号GSM1003622など），このデータを見る限り，CUX1は典型的な転写因子と異なりあまり急峻なDNA結合シグナルを示さないようで，これが抗体の問題なのか生理的な結合部位を反映するのかははっきりしない。いずれにせよ，CUX1が発現制御する遺伝子は，現状ではCUX1発現レベルを人為的に増減させることにより生じる遺伝子発現変化から推測するしかない。また，腫瘍抑制活性を示す転写抑制因子としての側面のほかに，塩基除去修復機構に関与するという報告[16]もあり，あるいは反対に固形腫瘍の一部ではCUX1が過剰発現し癌遺伝子として機能するとも報告[14]されており，生理的機能の解明も途上と言える。

造血器腫瘍では，現在のところ腫瘍抑制遺伝子としての側面が有力視されている。比較的頻度は低いが，最近になってCUX1遺伝子の機能欠失型変異が造血器腫瘍および多くの癌で見出された[15]。−7/7q-AML/MDS症例ではCUX1体細胞遺伝子変異はほとんど検出されないことや，変異症例ではCUX1 mRNA発現量が減少することから[17-19]，CUX1遺伝子は片アレル不全遺伝子であり，その変異は7番染色体長腕の欠失を部分的に再現する表現型を呈すると想定される。また，ゲノム上のランダムな部位にトランスポゾンが挿入されるマウスモデルを用いると，120日前後を中央値としてほぼ100％の例でT細胞性白血病の発症が認められ[15]，トランスポゾン共通挿入部位のひとつとしてもCux1遺伝子が特定されている。しかしながら，このモデルでは顆粒球系腫瘍の多発は観察されていない。早期に起こるT細胞性白血病の発症により，顆粒球系腫瘍の発症がマスクされてしまうのかもしれないが，CUX1片アレル欠失ないし変異の病的意義を証明するためには，より選択的にCux1の遺伝子改変マウスを作製し，その表現型を長期にわたり観察する必要がある。

4. EZH2

エピゲノムとは，細胞/個体ごとに規定されたDNA塩基配列に手を加えることなく遺伝子発現を調節するための，ゲノム以外のすべての情報のことである。一般的には，CpG配列中のシトシン塩基のメチル化と数多くのヒストン修飾のことをさし，エピゲノムの状態は多くの因子によって複雑な制御を受けている。EZH2蛋白質は，ヒストン修飾のうち抑制性の修飾であるH3K27me3修飾（ヒストンH3の27番目のリシン残基にメチル基が3つ付加されること）の促進を行うPRC2複合体の触媒サブユニットである[20]。EZH2遺伝子は7q36領域に位置し，2010年に，骨髄増殖性疾患やMDS症例の数％で機能欠失型変異を呈することが報告された[21, 22]。顆粒球系腫瘍では，変異は両アレル変異ないし7qUPD症例で認められることが多く，片アレル変異の頻度はあまり高くない。

一方，リンパ系腫瘍の一部では反対に機能獲得型変異が認められる。また，同じPRC2複合体のメンバーである*EED*遺伝子や*SUZ12*遺伝子でも，低頻度ではあるが同様の疾患で機能低下ないし発現消失をきたす遺伝子変異が認められるので[23, 24]，PRC2複合体の機能障害が骨髄性腫瘍の発症・進行に関与するのは間違いなさそうである。EZH2を含むPRC2複合体が発現制御する遺伝子は多岐にわたり，また実験的には*Ezh2*の欠失は相同性の高い*Ezh1*が補完する場合が多いため[25]，*EZH2*欠失や機能欠失型変異が造血器腫瘍を発症させる機序は完全には解明されていない。しかし，その生理的機能からは，抑制性ヒストン修飾の減少により，本来発現抑制されるべき遺伝子が脱抑制されることが想定され，またこれまでに，*Ezh2*欠失は*RUNX1*変異と協調的にある種の炎症機序を惹起し，正常造血細胞に対してクローン保持の点で優位に立つことが想定されている[26]。

5. その他の責任遺伝子候補

これまでに，上記以外にも複数の−7/7q−責任遺伝子候補が同定されている（**図1**）。

たとえば，7q36.1の*MLL3*遺伝子は，ヒストンH3K4のメチル化を触媒するメチルトランスフェラーゼをコードするが，MLL3発現低下の誘導により造血細胞の分化が障害され，腫瘍化に寄与することが示された[27]。

一方，7q34に位置する*LUC7L2*遺伝子は，低頻度ながらMDSで体細胞遺伝子変異が検出される[19]。本遺伝子産物はU1 snRNP複合体と協調してmRNAスプライス部位の認識に関わると考えられているが，本遺伝子変異がどのようにmRNAスプライシングに影響するかまだ詳細な解析は行われていない。

また，上記したように，これまでの多くのアプローチは，共通欠失領域の中から機能欠失型の片アレル変異を呈する遺伝子を検出するかたちで行われてきた。けれども，たとえば5q−症候群の責任遺伝子のひとつである*RPS14*遺伝子は，発現低下や片アレル欠失は認められるが，変異が検出されることはごく稀である[28, 29]。つまり片アレル欠失と機能欠失型変異とが必ずしも同義であるとは限らないことに十分注意して解釈する必要がある。7q上に未知の片アレル不全遺伝子が潜んでいる可能性も多分にあると思われる。

4 今後の展望

−7/7q−造血器腫瘍は，治療関連造血器腫瘍に多く認められることもあって予後不良であり，これを標的とした治療薬の開発が強く望まれる。しかしながら，これまでの知見から，本疾患はおそらく複数の片アレル不全遺伝子が同時にいくつか欠失することに

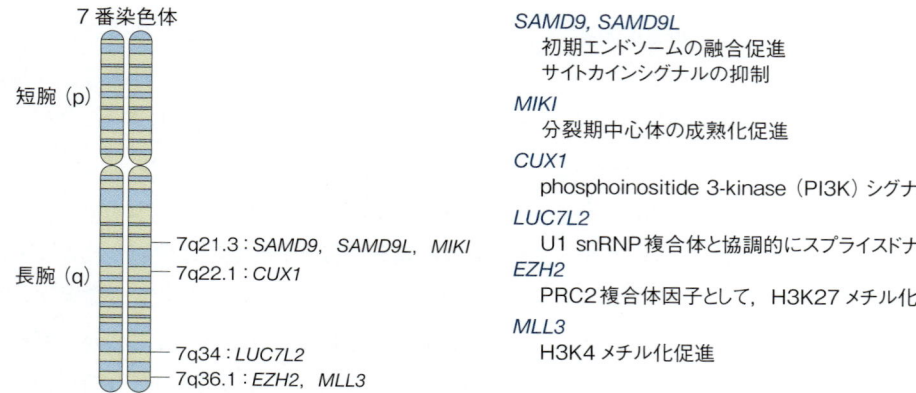

図1 ▶ −7/7q−責任遺伝子と，想定される遺伝子産物の生理機能

よって発症する疾患であると考えられ，また5q-症候群と異なり染色体異常と疾患表現型が必ずしも直結しているとは言えない。このため，治療薬の開発や標準的な治療方法の策定にはまだしばらくの期間を要すると思われるが，今後もマウスモデルやヒト造血幹・前駆細胞，さらには疾患由来iPS細胞など，あらゆるリソースを活用して，個々の遺伝子産物の生理的な機能を丹念に解明していく必要がある。また，SNPアレイによるコピー数解析や次世代シーケンサーによる遺伝子変異解析データをさらに蓄積し，より詳細に疾患表現型や治療経過などとの相関を明らかにすることが，疾患発症メカニズムの解明やより適した治療の確立に結びつくものと信じ，全面的な病態解明に向けて真摯に立ち向かうべきである。

● 文献

1) Freireich EJ, et al：Clin Res. 1964；12：284.
2) Bloomfield CD, et al：Cancer Genet Cytogenet. 1984；11(3)：332-50.
3) Hussain FT, et al：Am J Hematol. 2012；87(7)：684-6.
4) Jerez A, et al：Blood. 2012；119(2)：6109-17.
5) Knudson AG Jr：Proc Natl Acad Sci USA. 1971；68(4)：820-3.
6) Döhner K, et al：Blood. 1998；92(11)：4031-5.
7) Fischer K, et al：Blood. 1997；89(6)：2036-41.
8) Le Beau MM, et al：Blood. 1996；88(6)：1930-5.
9) Neuman WL, et al：Blood. 1992；79(6)：1501-10.
10) Asou H, et al：Biochem Biophys Res Commun. 2009；383(2)：245-51.
11) Ozaki Y, et al：Mol Cell. 2012；47(5)：694-706.
12) Nagamachi A, et al：Cancer Cell. 2013；24(3)：305-17.
13) Skalnik DG, et al：J Biol Chem. 1991；266(25)：16736-44.
14) Ramdzan ZM, et al：Nat Rev Cancer. 2014；14(10)：673-82.
15) Wong CC, et al：Nat Genet. 2014；46(1)：33-8.
16) Ramdzan ZM, et al：PLoS Biol. 2014；12(3)：e1001807.
17) Klampfl T, et al：Blood. 2011；118(1)：167-76.
18) McNerney ME, et al：Blood. 2013；121(6)：975-83.
19) Hosono N, et al：Leukemia. 2014；28(6)：1348-51.
20) Tan JZ, et al：Acta Pharmacol Sin. 2014；35(2)：161-74.
21) Ernst T, et al：Nat Genet. 2010；42(8)：722-6.
22) Nikoloski G, et al：Nat Genet. 2010；42(8)：665-7.
23) Ueda T, et al：Leukemia. 2012；26(12)：2557-60.
24) Score J, et al：Blood. 2012；119(5)：1208-13.
25) Muto T, et al：J Exp Med. 2013；210(12)：2629-39.
26) Sashida G, et al：Nat Commun. 2014；5：4177.
27) Chen C, et al：Cancer Cell. 2014；25(5)：652-65.
28) Komrokji RS, et al：Best Pract Res Clin Haematol. 2013；26(4)：365-75.
29) Ebert BL, et al：Nature. 2008；451(7176)：335-9.

第4章 急性白血病，骨髄異形成症候群 各論

B11 Epigenetic changesと白血病
―CpGアイランドのメチル化やヒストン脱アセチル化

原田結花，原田浩徳

1 はじめに

造血器腫瘍の発症には，染色体異常や遺伝子変異などのゲノム遺伝子DNAそのものの異常に加え，遺伝子発現の時期・量を制御するエピジェネティック調節機構の異常が関わっている。1個の受精卵から発生した生体では，全細胞が同一のゲノム遺伝子情報を有しているにもかかわらず，その性質や機能は多種多様である。これはエピジェネティクスと呼ばれる遺伝子発現制御機構によるものであり，その中心となるのがゲノムDNAやヒストン蛋白に後天的に生じる様々な修飾（エピゲノム）である。ゲノムDNAは，ヒストン蛋白に巻きついてヌクレオソームと呼ばれる複合体を形成することでコンパクトに収納され，転写が阻害されている（図1）。これを制御するエピゲノムには，DNA修飾（メチル化）とヒストン修飾（メチル化，アセチル化，ユビキチン化，リン酸化）があり，これらの化学修飾制御には様々な酵素が関与している。本項では，これらの化学修飾による遺伝子発現調節機構について概説し，急性骨髄性白血病（acute myeloid leukemia；AML）および骨髄異形成症候群（myelodysplastic syndromes；MDS）を中心とした骨髄性腫瘍の病態形成における遺伝子発現調節機構異常の機能的意義について解説する。

2 DNAメチル化制御機構

DNAメチル化は，シトシン（cytosine：C）塩基とグアニン（guanine：G）塩基の連続するシトシン-ホスホジエステル結合-グアニン（CpG）ジヌクレオチド部位で起こる。DNAメチルトランスフェラーゼ（DNA-methyltransferase；DNMT）の作用により，メチル基（－CH_3）がシトシン塩基のピリミジン環5位炭素原子に付加され，5-メチルシトシンに変換される（図2）。DNAメチル化には，DNA複製後にもメチル化を保存するための維持メチル化と，メチル化されていないDNAを新たにメチル化する新生メチル化の2種類がある。DNMT1は維持メチル化活性を担って

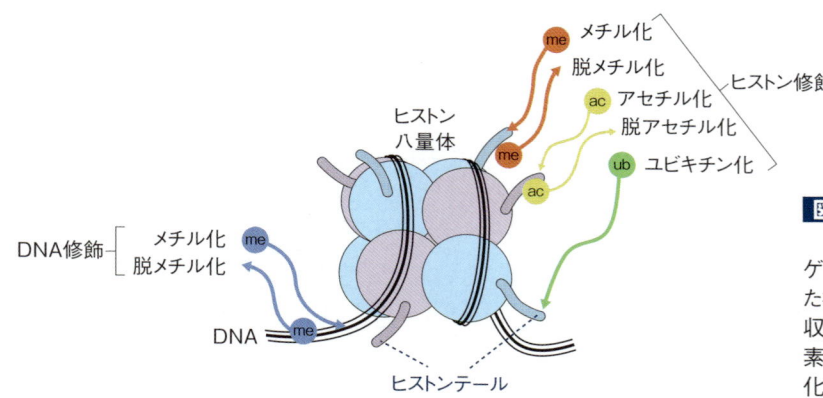

図1 ▶ ゲノムDNA・ヒストン蛋白に後天的に生じる様々な修飾
ゲノムDNAがヒストン蛋白八量体に巻きついた構造はヌクレオソームと呼ばれ，コンパクトに収納されて転写が阻害されている。様々な酵素が関与する化学修飾制御により，転写活性化または抑制化に働く

おり，DNA複製時にメチル化DNA鎖を鋳型として合成されたDNA娘鎖をメチル化することで，メチル化形質の遺伝に関与している。一方，DNMT3A/3Bは新生メチル化活性を担っており，造血幹細胞の分化に必須である。DNA脱メチル化に関わるTET2およびIDH1/2については，本書他項に詳述されている。

DNAメチル化は，正常の発生と細胞分化において非常に重要な役割を果たしており，また発癌にも関わっている。DNAメチル化を受けるCpGジヌクレオチド構造は，ゲノム上にランダムに分布しているのではなく，CpGアイランドと呼ばれるCpG構造に富んだ領域に集中している。これは様々な遺伝子の上流領域に存在する遺伝子発現調節部位に多くみられ，正常細胞では低メチル化状態であり，遺伝子発現が活性化されている。またCpGアイランド以外の部位では，CpG構造の大部分がメチル化されており，変異・遺伝子不安定性の予防や遺伝子組み換え・転写因子活性化の防止に役立っている（図3）。

3 ヒストン修飾機構

ヌクレオソームヒストンは，ヒストン蛋白H2A，H2B，H3，H4がそれぞれ2分子ずつ，計八量体で構成されている。直鎖状のアミノ末端（ヒストンテール）と球形のカルボキシル末端からなっており，ヒストンテールのリジン（Lys；K）やアルギニン（Arg；R）残基は，メチル化，アセチル化，ユビキチン化などの化学修飾を受け，転写活性化または抑制化に働く（図1）。

ヒストンメチル化は標的となるアミノ酸残基の位置と種類によって転写活性化または転写抑制に働き，その制御はグループを形成する酵素群のバランスによって行われている。ポリコーム群（polycomb group）は転写抑制機構を制御しており，PRC1（polycomb repressive complex 1）とPRC2の2種類の複合体

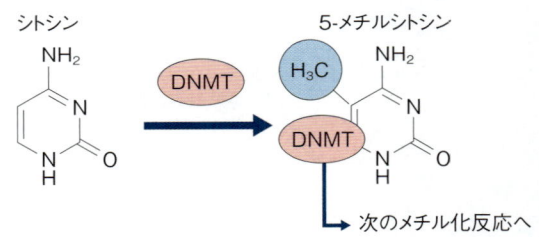

図2 ▶ DNAメチル化のメカニズム
DNMTによってシトシン残基の5位炭素原子にメチル基が付加され，メチルシトシン残基が生成される。メチル化後，DNMTは遊離して他部位で新たなメチル化を行う

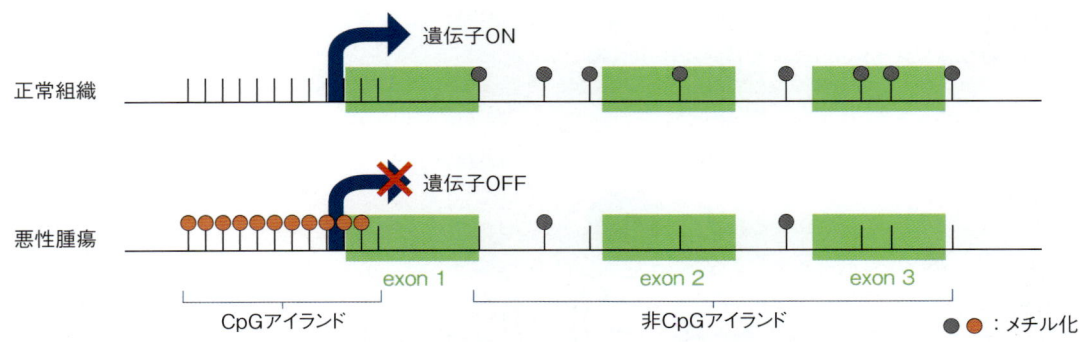

図3 ▶ DNAメチル化による遺伝子発現調節とサイレンシング
遺伝子発現は，転写調節部位のCpGアイランドのメチル化により調節され，正常では低メチル化状態に保たれている。悪性腫瘍では，CpGアイランドの高メチル化とそれ以外の部位の低メチル化が認められ，遺伝子発現異常をきたしている

に大別される。まず，ポリコーム関連蛋白ASXL1が，PRC2をヒストンH3の27番目のリジンH3K27に引きつけ，EZH2によりメチル基が3つ付加され（トリメチル化，H3K27me3），それをCBXが認識してPRC1が引きつけられる。そしてRING1A/BによりヒストンH2Aリジン119モノユビキチン化（H2AK119ub1）が生じ，遺伝子発現を抑制する（**図4A**）。一方，この働きに拮抗するのが，MLLを中心としたトライソラックス群（trithorax group）複合体であり，ヒストンH3リジン4トリメチル化（H3K-4me3）により標的遺伝子（特に*HOXA*群遺伝子）発現を活性化する。さらにUTXによるH3K27me3の脱メチル化，H2AK119ub1の脱ユビキチン化も転写活性化に働く（**図4B**）。この拮抗する2つのエピゲノム調節機構は，造血幹細胞機能制御に重要な役割を果たしており，様々な遺伝子発現を制御している。ポリコーム群の詳細については本書別項に記載されている。

ヒストンアセチル化は，ヒストンアセチル基転移酵素（histone acetyltransferase；HAT）とヒストン脱アセチル化酵素（histone deacetylase；HDAC）のバランスにより制御されている。ヒストン蛋白に巻きついた立体構造をとっているDNAの転写は，HATによって促進され，HDACにより抑制される。HATの作用によりリジン残基がアセチル化され，一般的に転写が活性化されて標的遺伝子が発現する（**図5A**）。CBP，p300，MOZ，MORFはHATドメインを有し，遺伝子発現を制御している。逆にHDACは強力に転写を抑制する（**図5B**）。HATやHDACは様々な転写因子とコアクチベーターやコリプレッサーを介してリクルートされ，転写促進あるいは抑制に働く。

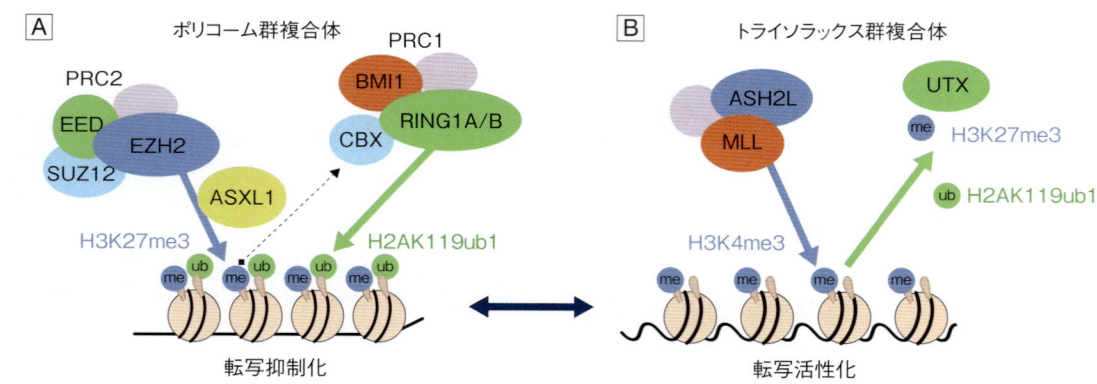

図4 ▶ ヒストンメチル化制御機構
A：ポリコーム群複合体はH3K27me3を介して転写抑制化に働く
B：トライソラックス群複合体はH3K4me3により転写活性化に働く

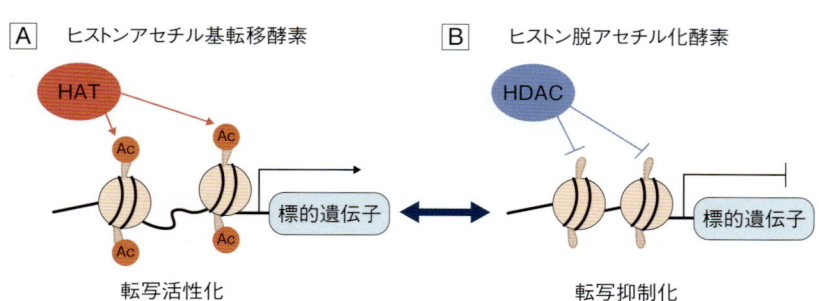

図5 ▶ ヒストンアセチル化制御機構
A：HATによりヒストンがアセチル化されると転写が活性化する
B：HDACにより脱アセチル化されると転写が抑制される

4 エピジェネティック異常による造血器腫瘍

エピジェネティック制御因子の遺伝子異常による造血器腫瘍が多数同定されている（表1）。染色体転座により再構成される因子として，ヒストンアセチル化酵素（CBP，p300，MOZ，MORF）やヒストンメチル化酵素（MLL）などが知られている。さらに，DNAメチル化酵素（DNMT3A），DNA脱メチル化関連酵素（TET2，IDH1/2），ヒストンメチル化酵素（EZH2，ASXL1）などは，疾患発症に関わる遺伝子変異が同定されている。AML症例の70％以上にこれらの遺伝子変異が認められる。また，過剰発現により白血病発症に寄与する遺伝子もある。

造血器腫瘍の発症には細胞分化・成熟および増殖シグナル伝達などを担う因子の機能異常が関与しており，これらをコードする遺伝子の転座・変異などが病型と密接に関連している。このような様々な癌遺伝子転写物によってもエピジェネティック制御機構に異常をきたし，造血器腫瘍の発症への関与が示唆されている。

このように，エピジェネティック制御機構は構成因子そのものの異常，あるいは癌遺伝子転写物との結合などを介して様々な造血器腫瘍の発症に関与しており，選択的な治療のターゲットとしても重要な位置を占める。

5 DNAメチル化異常による造血器腫瘍

癌細胞では，CpGアイランドの異常メチル化（部分的高メチル化）とゲノム全体の低メチル化が認められる（図3）。メチル化異常による発癌機序として，①プロモーター部の高メチル化による様々な癌抑制遺伝子の発現抑制，②繰り返し配列の低メチル化による変異・染色体異常の誘発，③不活化されるはずの遺伝子の発現，などがある。DNAメチル化に関わる遺伝

表1 ▶ 骨髄系造血器腫瘍における主なエピゲノム制御因子異常

遺伝子	エピゲノム制御機構	異常形式	主な疾患
DNMT3A	DNAメチル化	機能減弱〜喪失型変異	AML, MDS
TET2	DNA脱メチル化	機能喪失変異・欠失	MDS, CMML
IDH1/2		機能変化型変異	MDS, CMML
ASXL1	ヒストンメチル化	機能喪失変異	MDS, CMML
EZH2		機能喪失変異・欠失	MDS, CMML
MLL1		染色体転座，部分重複	AML
MLL3		欠失	AML
NSD1		染色体転座	AML
JARID1A	ヒストン脱メチル化	染色体転座	AML
JMJD3		過剰発現	MDS
UTX		機能喪失型変異	AML
FBXL10		過剰発現	AML
p300/CBP	ヒストンアセチル化	染色体転座	AML
MOZ/MORF		染色体転座	AML
HDAC1/2	ヒストン脱アセチル化	過剰発現	AML
BMI1	ヒストンユビキチン化	過剰発現	MDS
RING1		過剰発現	MDS

CMML；慢性骨髄単球性白血病（chronic myelomonocytic leukemia）

子の変異は，主に骨髄系腫瘍で比較的高頻度に認められる。*DNMT3A*変異はAMLの約20％に検出され，882番アルギニン（R882）の変異が半数以上を占める。変異は総じて機能喪失型で，メチル化活性が低下する。Dnmt3a欠損マウスの造血幹細胞は，多能性維持に関わる遺伝子の発現が亢進して分化が抑制され，自己複製が増加する。

一方，*TET2*変異および*IDH1/2*変異は別項に詳述されているが，互いに共存せず排他的に骨髄系腫瘍で比較的高頻度に認められ，変異により脱メチル化が阻害されて高メチル化をきたす。MDSでは様々な遺伝子の発現調節領域の高メチル化が認められ，DNAメチル化阻害薬による治療が生存期間延長に有効であることが示されている。しかし，DNAメチル化異常による発癌機構はまだ十分解明されておらず，DNAメチル化阻害薬がどのようにMDS患者の生存期間延長に寄与するのかも明らかになっていない。

6 ヒストンメチル化異常による造血器腫瘍

ポリコーム群複合体およびトライソラックス群複合体を構成する因子の異常によって，ヒストンメチル化制御機構の破綻が生じ，造血器腫瘍発症の重要な一端を担っている。癌抑制遺伝子や分化関連遺伝子の発現を抑制することから，ポリコーム遺伝子の活性増強が腫瘍原性の一端を担っているものと考えられる。

*ASXL1*変異は骨髄系腫瘍患者に広く認められ，特にMDSでは約20％と高頻度である。*Asxl1*変異導入マウスはヒトMDSと同様な多血球系統の異形成，汎血球減少，白血病への進展を呈する。また骨髄系腫瘍では7番染色体異常（−7/7q−）や*EZH2*変異によって正常のEZH2機能が低下〜喪失しており，骨髄系細胞に特異的な癌遺伝子の発現をきたして腫瘍原性に働くと考えられる。Ezh2欠損マウスではPRC2複合体の標的遺伝子が活性化しており，一部がMDSを発症する。一方，リンパ腫で認められる$EZH2^{Y641}$変異は機能亢進型変異であり，腫瘍原性を持つ"癌遺伝子"として働く。

*MLL1*遺伝子は11q23関連染色体転座で様々な遺伝子と融合して白血病原性を獲得する。MLL1融合蛋白は巨大な複合体を形成してH3K79ジメチル化酵素DOT1Lと結合し，さらに特異的ヒストンアセチル部位認識にBRD3/4が関わることで，異常なHOXA9とMEIS1の活性化を引き起こす。また部分重複（partial tandem duplication；PTD）によっても MLL1機能が亢進し，*HOXA*群遺伝子の発現が増強する。ヒストンメチル基転移酵素NSD1およびヒストン脱メチル化酵素JARID2は，ともに染色体転座により*NUP98*との融合遺伝子*NUP98-NSD1*，*NUP98-JARID2*を形成してAMLを発症する。

PRC1の構成因子であるBMI1は，造血幹細胞の多能性を維持し増殖を促す作用を有するポリコーム蛋白で，高リスクMDSで高発現している。BMI1過剰発現によってその標的である腫瘍抑制遺伝子*INK4A/ARF*の発現が抑制され，腫瘍性増殖に働くと考えられる。

7 ヒストンアセチル化異常による造血器腫瘍

HATであるCBP，p300，MOZ，MORFの染色体転座融合遺伝子（*MOZ-TIF2*，*MOZ-CBP*，*MOZ-p300*など）は主に単球系のAMLに認められ，分化抑制や増殖・自己複製の亢進をきたして白血病発症に寄与する。また，これらの機能喪失型変異が急性リンパ性白血病やB細胞性リンパ腫で認められる。一方，多くの癌でHDACの発現亢進によりゲノム全体のヒストン脱アセチル化が認められ，様々な癌抑制遺伝子の発現抑制に関与している。

さらに，HATやHDACは直接あるいはコアクチベーターを介して他の様々な白血病関連融合遺伝子と結合し，腫瘍活性を修飾・増強する。その一例として，PML-RARα融合蛋白による急性前骨髄球性白血病（acute promyelocytic leukemia；APL）発症機序を図6に示した。RARαは酸化型ビタミンAであ

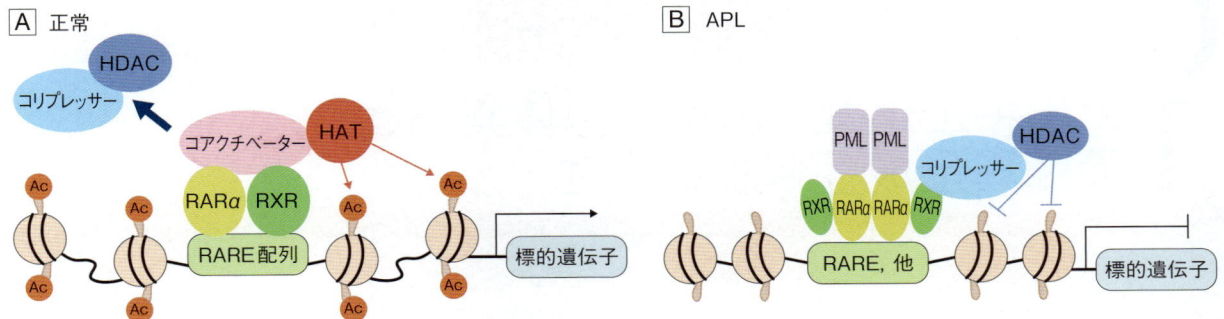

図6 ▶ APLにおけるヒストンアセチル化制御機構異常
A：正常細胞では，生理的濃度のレチノイン酸によりHDACが解離しHATが動員されて転写が促進される
B：一方APL細胞では，生理的濃度のレチノイン酸には反応せず，強力にHDACが結合して転写が抑制され，細胞分化が阻害される

るレチノイン酸の受容体で，レチノイン酸依存性転写因子である．正常造血細胞においては，RARαはレチノイドX受容体（retinoid X receptor；RXR）とヘテロ二量体を形成し，DNA転写調節部位に存在するレチノイン酸応答配列（retinoic acid response element；RARE）に直接結合する．レチノイン酸非存在下では，RARαにコリプレッサーと呼ばれる転写抑制蛋白が結合してHDACを動員し転写が抑制されている．生理的濃度（10^{-8}M）のレチノイン酸存在下では，コリプレッサーが解離しコアクチベーターが結合してHATを動員する（図6A）．これがPML-RARα融合蛋白となった場合には，PML部分を介したホモ二量体が形成され，さらにRXRと結合した多量体が形成されてDNAに結合する．このX-RARα多量体は，RARE以外にも類似の結合部位にも結合する．PML-RARα多量体は生理的濃度のレチノイン酸には反応せず，巨大なコリプレッサー複合体が結合したままで転写抑制に働き，細胞分化が阻害されてAPLを引き起こすと考えられる（図6B）．

8 おわりに

DNAやヒストンの化学的修飾によるエピジェネティック変化は，染色体転座や遺伝子変異によるゲノム異常とは異なり，可逆的である．したがって，エピジェネティック機構を制御する薬剤は分子標的治療薬として効果が期待される．DNAメチル化阻害薬（アザシチジン）は既にわが国でもMDS治療薬として臨床応用されている．HDAC阻害薬は，現在様々な薬剤の骨髄性腫瘍への臨床応用が検討されている．造血器腫瘍は，近い将来には遺伝子異常やエピジェネティック変化に基づいた疾患分類が確立されると想定されることから，今後エピジェネティック制御を基盤とした治療法の発展が期待される．

文献

1) Santini V, et al：Crit Rev Oncol Hematol. 2013；88(2)：231-45.
2) Challen GA, et al：Nat Genet. 2011；44(1)：23-31.
3) Sashida G, et al：Int J Hematol. 2012；96(4)：405-12.
4) Vu LP, et al：Int J Hematol. 2013；97(2)：198-209.
5) Shih AH, et al：Nat Rev Cancer. 2012；12(9)：599-612.
6) Ley TJ, et al：N Engl J Med. 2010；363(25)：2424-33.
7) Chung YR, et al：Int J Hematol. 2012；96(4)：413-27.
8) Inoue D, et al：J Clin Invest. 2013；123(11)：4627-40.
9) Sashida G, et al：Nat Commun. 2014；5：4177.
10) Zhang Y, et al：Int J Hematol. 2012；96(4)：428-37.
11) Harada Y, et al：Blood. 2013；121(17)：3434-46.
12) Katsumoto T, et al：Cancer Sci. 2008；99(8)：1523-7.
13) de Thé H, et al：Nat Rev Cancer. 2010；10(11)：775-83.
14) Yamazaki J, et al：Int J Hematol. 2013；97(2)：175-82.

第4章 治療関連白血病

C1 アルキル化薬による染色体異常と骨髄異形成症候群の発生

原田結花，原田浩徳

1 はじめに

悪性腫瘍は高齢化と診断技術の向上によって罹患数が年々増加しており，わが国で2010年に新たに診断された癌患者は約80.5万人に達する。癌の治療成績は，化学療法・放射線療法あるいは造血幹細胞移植などを用いた集学的治療法の進歩によって向上し，治癒あるいは担癌患者の長期生存が可能となった。全癌の生存率は毎年2％ずつ伸びており，米国では癌既往者（cancer survivors）が2009年時で約1,200万人と報告されている。その一方で，癌既往者では，新たに腫瘍を生じるリスクが一般対照よりも高く，抗癌剤や放射線によって晩発性に誘発される治療関連骨髄性腫瘍（therapy-related myeloid neoplasms；t-MN）が問題となっている[1, 2]。中でもアルキル化薬は，毒ガス研究から開発された最も古くから使用されている抗癌剤であり（表1），癌細胞に対して強い殺細胞能を持つ一方で，正常細胞への影響が問題となる。本項では，t-MNの病態について概説し，アルキル化薬によるものを中心に発症機序について解説する。

2 t-MNの分類と病態

治療関連骨髄異形成症候群（therapy-related myelodysplastic syndrome；t-MDS）や治療関連急性骨髄性白血病（therapy-related acute myeloid leukemia；t-AML）の疾患群は，WHO分類から疾患単位として他の造血器腫瘍とは区別して扱われている。形態や遺伝子異常ではなく，「治療歴」によってひとつのカテゴリーに統括されているのには，de novoと比較して予後不良であること，分子発症機序の解明が進んでおりde novo症例の機序解明にも有益であること，などの理由がある[3]。

WHO分類2002年版では，さらに「アルキル化薬関連」と「トポイソメラーゼⅡ阻害薬関連」とに細分類されていた。しかし，実際の化学療法時にはアルキル化薬とトポイソメラーゼⅡ阻害薬が併用されることも多く，これら以外にも様々な薬剤が関与していると考えられることから，治療方法による分類はWHO分類2008年版では撤廃された[3]。また，治療関連発症が比較的高頻度の慢性骨髄単球性白血病（chronic myelomonocytic leukemia；CMML）が骨髄異形成／骨髄増殖性腫瘍（myelodysplastic/myeloproliferative neoplasms；MDS/MPN）カテゴリーに分類されたことから，WHO分類2008年版では，t-MDS，t-AMLおよびt-MDS/MPNを合わせてt-MNと総称されることとなった[3]。

治療薬による分類は撤廃されたが，t-MNには「アルキル化薬関連」と「トポイソメラーゼⅡ阻害薬関連」に相当する2つの病態があり，核型や遺伝子異常によって区別される。正式な分類名はないが，ここでは染色体異常に基づいて便宜上それぞれ"欠失・複雑核型タイプ"と"転座タイプ"とする。「欠失・複雑核型タイプ」はWHO分類2002年版のアルキル化薬関連型に相当し，t-MNの70〜80％を占める。治療後5〜10年という比較的長い潜伏期の後にt-MDSを発症し，急速にt-AMLへと進展する。5q-/-5や7q-/-7などのMDSに特徴的な染色体欠失や複雑核型を呈し[4]，RUNX1，RAS，TP53などの遺伝子変異が高頻度である。しばしば著しい末梢血汎血球減少と1〜多系統の

表1 ▶ 細胞周期非特異的DNA傷害性抗癌剤─アルキル化薬および白金製剤

薬物名（略号）	商品名	適応疾患
アルキル化薬：ナイトロジェンマスタード…免疫抑制薬としても用いられる		
シクロホスファミド（CPA）	エンドキサン	多発性骨髄腫，悪性リンパ腫，肺癌，乳癌，白血病，真性多血症，子宮頸癌，子宮体癌，卵巣癌，神経腫瘍，骨腫瘍，咽頭癌，胃癌，膵癌，肝癌，結腸癌，精巣（睾丸）腫瘍，絨毛性疾患，横紋筋肉腫，悪性黒色腫，褐色細胞腫，造血幹細胞移植の前治療，治療抵抗性のリウマチ性疾患，ネフローゼ症候群
イホスファミド（IFM）	イホマイド	肺小細胞癌，前立腺癌，子宮頸癌，骨肉腫，胚細胞腫瘍，悪性リンパ腫，悪性骨・軟部腫瘍，小児悪性固形腫瘍
メルファラン（L-PAM）	アルケラン	多発性骨髄腫，白血病・悪性リンパ腫・多発性骨髄腫・小児固形腫瘍の造血幹細胞移植の前処置
ブスルファン（BUS）	ブスルフェクス，マブリン	造血幹細胞移植前処置，慢性骨髄性白血病，真性多血症
ベンダムスチン（BEN）	トレアキシン	再発難治性低悪性度B細胞性非ホジキンリンパ腫，マントル細胞リンパ腫
アルキル化薬：ニトロソウレア…血液脳関門（BBB）を通過することができる		
ダカルバジン（DTIC）	ダカルバジン	悪性黒色腫，ホジキン病，褐色細胞腫
ラニムスチン（MCNU）	サイメリン	膠芽腫，骨髄腫，悪性リンパ腫，慢性骨髄性白血病，真性多血症，本態性血小板増多症
ニムスチン（ACNU）	ニドラン	脳腫瘍，消化器癌（胃癌，肝癌，結腸・直腸癌），肺癌，悪性リンパ腫，慢性白血病
プロカルバジン（PCZ）	塩酸プロカルバジン	悪性リンパ腫，神経膠腫，小児悪性リンパ腫，小児脳腫瘍
テモゾロミド（TMZ）	テモダール	悪性神経膠腫
カルムスチン（BCNU）	ギリアデル	悪性神経膠腫の腫瘍切除後（脳内留置用製剤）
ストレプトゾシン（STZ）	ザノサー	膵・消化管神経内分泌腫瘍
白金製剤…アルキル化薬と同様のDNA架橋反応を示す		
シスプラチン（CDDP）	ブリプラチン，ランダ他	精巣（睾丸）腫瘍，膀胱癌，腎盂・尿管腫瘍，前立腺癌，卵巣癌，頭頸部癌，非小細胞肺癌，食道癌，子宮頸癌，神経芽細胞腫，胃癌，肺小細胞癌，骨肉腫，胚細胞腫瘍，悪性胸膜中皮腫，胆道癌，悪性骨腫瘍，子宮体癌，再発・難治性悪性リンパ腫，小児悪性固形腫瘍
カルボプラチン（CBDCA）	パラプラチン他	頭頸部癌，肺小細胞癌，精巣（睾丸）腫瘍，卵巣癌，子宮頸癌，悪性リンパ腫，非小細胞肺癌，乳癌，小児悪性固形腫瘍
オキサリプラチン（L-OHP）	エルプラット他	治癒切除不能な進行・再発の結腸・直腸癌，結腸癌における術後補助化学療法，治癒切除不能な膵癌
ネダプラチン（CDGP）	アクプラ	頭頸部癌，肺小細胞癌，非小細胞肺癌，食道癌，膀胱癌，精巣（睾丸）腫瘍，卵巣癌，子宮頸癌

異形成を呈する．化学療法抵抗性で汎血球減少による合併症の頻度が高く，予後は不良である．一方，「転座タイプ」は，WHO分類2002年版のトポイソメラーゼII阻害薬関連型に相当し，t-MNの20～30％を占める．治療後1～5年の比較的短い潜伏期で，MDS期を伴わないt-AMLを発症する．*MLL*（11q23）関連転座，*RUNX1*（21q22）関連転座や，t（15；17）（q22；q12），inv（16）（p13q22）などの*de novo* AMLと同様の病型特異的な相互転座を有しており，臨床病態は同じ遺伝子異常を有する*de novo* AMLと同様である．化学療法による治療効果および予後は比較的良い．

3 原発疾患と発生頻度

　全AMLのうち，t-AMLが占める割合は10%前後であり，MDSやMDS/MPDを含めると，骨髄性腫瘍全体に占めるt-MNの割合は約10～20%と推測される。原発疾患のほとんどが悪性腫瘍であり，細胞傷害性の化学療法や放射線療法を治療の中心とする腫瘍が占める。その約半数は造血器腫瘍（非ホジキンリンパ腫，多発性骨髄腫，ホジキン病，急性白血病など）であり，残り半数の固形腫瘍では，乳癌，卵巣癌，前立腺癌が多い。化学療法が多剤・高用量であるほどt-MNリスクは増加する傾向にあり，自家造血幹細胞移植ではt-MN発生率が特に高く，そのリスクファクターは，高齢，移植前の化学療法，移植時全身照射である。また，原発疾患のうちの数%は，腫瘍性病変以外の自己免疫性疾患や臓器移植に対して，免疫抑制療法を受けた患者であった[5]。

　米国での大規模疫学調査（1975～2008年）で，化学療法を受けた癌患者約426,000人におけるt-AML発生率は，一般集団のAML発生率の4.70倍と高く，年間10,000人当たりの過剰発生数は3.04であった[1]。

4 t-MN発症機構と遺伝子異常

　化学療法や放射線療法は，腫瘍細胞を傷害して増殖を阻害し，細胞死経路を活性化するものである。しかし，必ずしも腫瘍細胞だけを選択的に標的としているわけではないため，細胞傷害は正常細胞にも起こりうる。活発に増殖する正常細胞（骨髄・毛根細胞など）に作用して増殖を抑制する結果，骨髄抑制や脱毛などの副作用を引き起こす。ただ，正常細胞の大半は活発に増殖しないため，修復機構が働いて細胞に異常が生じることはほとんどないと考えられる。正常造血幹細胞がこのような傷害を受け，なおかつ修復機構や細胞死経路の異常などのために排除されずに残存した場合，細胞増殖や分化に異常をきたして骨髄性腫瘍クローンが発生する。さらに細胞傷害性治療の繰り返しや，異常クローン選択を助長するような薬剤によって，t-MNが発症すると考えられる[6]（図1）。同一の治療を受けた場合，すなわち腫瘍発症外的要因が同じと考えられる際に，t-MNを発症するかどうかは個々の内的要因が影響すると推測される。これにはDNA修復や薬剤代謝経路に関わる遺伝的素因の関与が示唆されており，t-MN発症に関わる種々の遺伝子多型が同定されている。さらに，放射線やアルキル化薬がDNAメチル化異常に関与することが示されている[7]。また，抗癌剤や放射線以外の治療薬もt-MNの発症を助長する可能性が示唆されており，支持療法に用いられる造血因子である顆粒球コロニー刺激因子（granulocyte colony-stimulating factor；G-CSF）は直接細胞傷害をきたすものではないが，骨髄ニッチからの幹細胞遊走を助長することで造血幹細胞の変異頻度を上げると考えられている[6]。

　アルキル化薬には様々な種類があり，多くの悪性腫瘍の治療や造血幹細胞移植前治療などに用いられ，癌治療には欠かせない薬剤である（表1）。アルキル化薬は二本鎖DNAのグアニンに作用し，架橋反応によって強力にグアニンとグアニンを結合させ，その結果DNA複製が阻害されて癌細胞の分裂・増殖が抑制される。同様のDNA架橋反応を示す抗癌剤には白金製剤があり，やはり様々な癌治療に用いられている（表1）。これらの薬剤は，他の多くの化学療法薬とは異なり，分裂期でない細胞にも作用してDNA傷害をきたすことから，t-MNを引き起こす原因となりやすい。造血幹細胞に生じたDNA傷害によって，遺伝子点突然変異や染色体欠失が生じる。染色体異常はt-MN患者全体の約90%に認められ，複雑核型やMDS関連核型などの割合が多い。また，*RUNX1*，*TP53*，*RAS*などの遺伝子異常が高頻度に検出される[8]。さらに，t-MNでは複数の遺伝子におけるDNAメチル化異常が高頻度であることが示されている。しかし，遺伝子異常の解析が進むにつれ，t-MNは高リスクの*de novo* MDS/AMLと共通の遺伝子異常を有する同様の病態であるとの認識になってきている。

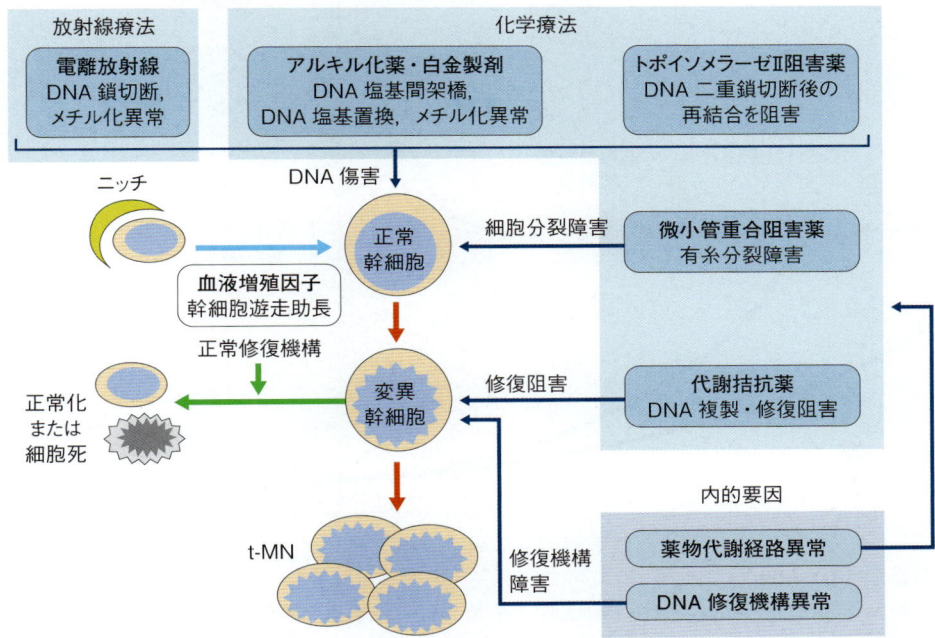

図1 ▶ t-MNの原因因子と細胞傷害機序
t-MNの発症には，放射線療法や化学療法などの外的要因に加え，DNA修復や薬剤代謝経路に関わる遺伝的素因などの内的要因が影響する．また，血液増殖因子などは幹細胞遊走を助長することでt-MNの発症を助長する可能性が示唆されている

5 骨髄性腫瘍からのt-MN

原発疾患がAMLやMPNなどの骨髄性腫瘍の場合には，続発する骨髄性腫瘍が病型進展や再発として扱われることが多かった．しかしこれらの続発性骨髄性腫瘍がt-MNである可能性が示唆されている（図2）．

MPNでは，様々な頻度でAMLやMDSへの移行がみられ，ゲノム傷害性の化学療法が白血病移行を促進している可能性が指摘されている．しかし未治療の患者でもAML/MDSに移行する症例があることから，白血病移行はMPNの自然経過という見方もある．*JAK2*変異陽性MPNから発生したAML/MDSの約半数は*JAK2*変異陰性で，白血病移行時には，5q-/-5や7q-/-7などのt-MNに高頻度の染色体異常が加わっており[9, 10]，*RUNX1*変異が白血病移行責任遺伝子異常として関与する[11]．このことから，多くのMPN白血病移行症例は，治療によるMPN細胞や造血幹細胞への遺伝子異常付加が原因である可能性が示唆され，t-MNと考えられる[11]．

さらに，急性前骨髄球性白血病（acute promyelocytic leukemia；APL）では，完全寛解中に血球減少の遷延や血液細胞の異形成が認められ，t-MNを発症する症例がある．寛解後10年間のt-MN発生率は1～12％で，高頻度に*RUNX1*変異を獲得しており，トポイソメラーゼⅡ阻害薬を用いた治療プロトコルでは，再発率が低くt-MN発症率が高い傾向にある[12]．APLは再発後の治療成績も良好であるが，t-MNは治療困難な症例が多く，予後は不良となる．t(8;21)やinv(16) AMLからのt-MNは稀であることから，APL特異的治療薬である全トランス型レチノイン酸（all-trans retinoic acid；ATRA）が，G-CSFと同様のt-MN発症促進作用を有する可能性も否定できない．

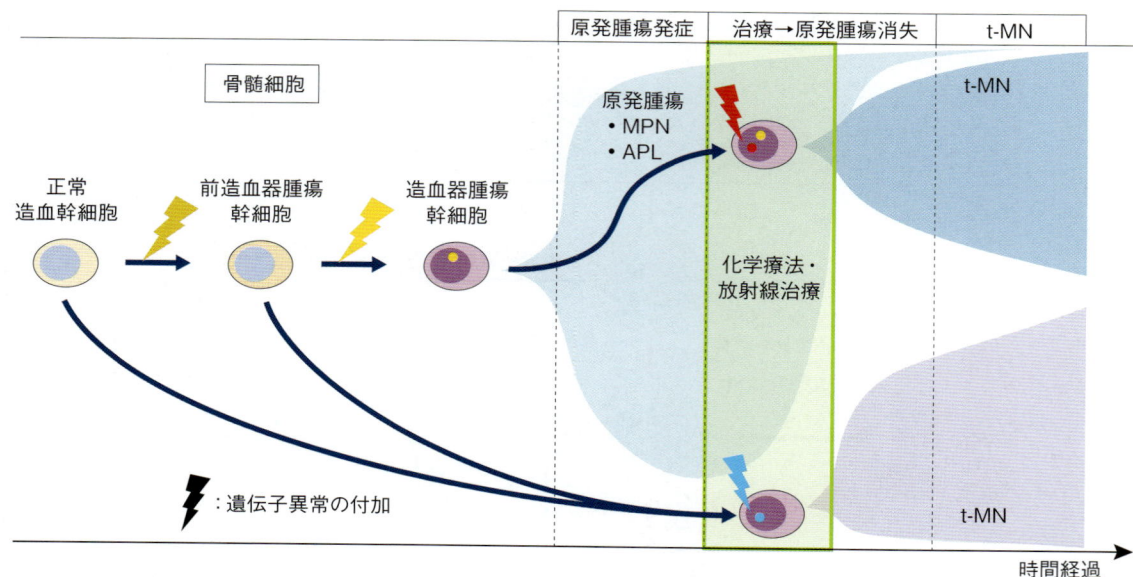

図2 ▶ 骨髄性腫瘍からのt-MN
正常造血幹細胞に遺伝子異常が段階的に加わって前造血器腫瘍幹細胞から疾患特異的な造血器腫瘍幹細胞が生じ，クローン性に増殖して原発腫瘍が発症する．化学療法・放射線治療によって原発腫瘍は縮小・消失するが，幹細胞に新たな遺伝子異常が加わって，t-MNが発症すると考えられる

6 おわりに

　癌化学療法を行う際には，晩期合併症としてのt-MNの危険性を認識しなければならない．t-MNは難治で予後不良な病型が多いことから予防が最も有効であり，原発疾患治療時にはt-MN発症を防ぐ治療法を工夫し，再発とt-MNのリスクバランスを考慮した治療法の選択が重要と考えられる．t-MN発症リスクよりも原発腫瘍治療による利益が大きい場合は，ためらうことなく化学療法・放射線治療を行うべきであるが，原発腫瘍が低悪性度で予後良好であり，再発しても再治療が可能な場合には，t-MN発症リスクの低い治療法や薬剤を選択し，自家造血幹細胞移植は施行時期やレジメンを十分に検討する必要がある．

● 文 献

1) Morton LM, et al：Blood. 2013；121(15)：2996-3004.
2) Godley LA, et al：Semin Oncol. 2008；35(4)：418-29.
3) Vardiman JW, et al：Blood. 2009；114(5)：937-51.
4) Kayser S, et al：Blood. 2011；117(7)：2137-45.
5) Leone G, et al：Chem Biol Interact. 2010；184(1-2)：39-45.
6) Sill H, et al：Br J Pharmacol. 2011；162(4)：792-805.
7) Voso MT, et al：Chem Biol Interact. 2010；184(1-2)：46-9.
8) Pedersen-Bjergaard J, et al：Leukemia. 2006；20(11)：1943-9.
9) Levine RL, et al：Blood. 2008；112(6)：2190-8.
10) Swolin B, et al：Ann Hematol. 2008；87(6)：467-74.
11) Ding Y, et al：Blood. 2009；114(25)：5201-5.
12) Imagawa J, et al：Blood. 2010；116(26)：6018-22.

| MEMO | 「造血器悪性腫瘍に対する化学療法に関連するsecondary primary malignancy（SPM）」 |

　cancer survivorの増加に伴う多重癌患者の増加は，診療上の困難性のみならず，その社会的・経済的支援の観点からも社会的な重要課題である。血液内科医はSPMとしての造血器悪性腫瘍の診療にあたることがしばしばである一方，自らが行う治療によるSPM発生の可能性についても熟知する必要がある。古くは1996〜2002年までに濾胞性リンパ腫（FL）など低悪性度リンパ腫においてCHOP療法による導入治療後に骨髄破壊的前処置・自家造血幹細胞移植を行った群とインターフェロン-αによる維持療法を行った群を比較した研究では前者での治療後5年での造血器SPMの発生率は3.8%，後者では0%であり，前者での有意な増加が報告されている（$p=.0248$）[1]。本項で詳述されたように高度のgenotoxic stressによる晩期毒性としてのSPM誘発の機序を想像するにたやすい。一方，近年では，メタアナリシスにおいて移植非適応骨髄腫に対するレナリドミド，ならびにレナリドミドとメルファランの併用は有意にSPM発生リスクを増加しうることも提唱されている[2]。今後，たとえばFLなど低悪性度B細胞性非ホジキンリンパ腫に対しては，抗体薬やB細胞性受容体シグナルを標的とした分子標的薬などnon-genotoxic agentによる治療戦略の拡大，あるいはnon-genotoxicながらSPMとの関連が懸念されるレナリドミドなど免疫調節薬の応用，リツキシマブを用いた in vivo purgingにより改善された骨髄破壊的前処置・自家造血幹細胞移植の効果など多様な治療戦略がある中で，治療効果のみならず，晩期毒性としてのSPMの観点からも，各治療戦略の選択適格性はさらに検証が必要な時代になっていくであろう。

1) Lenz G, et al：J Clin Oncol. 2004；22(24)：4926-33.
2) Palumbo A, et al：Lancet Oncol. 2014；15(3)：333-42.

黒田純也

第4章 治療関連白血病

C2 ATM欠損における染色体転座の発生機構

磯田健志，高木正稔，水谷修紀

1 はじめに

遺伝性毛細血管拡張性運動失調症（ataxia telangiectasia；AT）は，進行性の小脳失調症，リンパ球減少からの易感染性，患者の25％に発症する白血病，悪性リンパ腫で致死的となる疾患である。発症頻度は欧米では40,000～200,000人に1人とされ，保因者は100～220人に1人程度であると推測されている。責任遺伝子は11番染色体q22-23に座位する*ATM*（ataxia telangiectasia mutated）であり，常染色体劣性遺伝形式で発症する先天性免疫不全症である。ATMはDNA-PKcsと同様にPI3-kinase-like serine/threonine kinaseファミリーに属する蛋白質である（図1A）。ATMは，環境からの放射線，化学物質，および細胞分裂増殖時の複製ストレスにより生じたDNA二重鎖切断（double strand DNA break；DSB）にMRN（Mre11/Rad50/Nbs1）複合体のNbs1と結合し，自己リン酸化により活性化し，ゲノムの守護神であるp53を含む様々な分子群をリン酸化し，細胞周期チェックポイントやDNA修復に関係する蛋白質を活性化させ，正確なDNA情報を維持するためのマスターレギュレーターとして機能している（図1B）[1-4]。

2 ATM欠損における染色体転座と血液腫瘍

患者およびATM欠損マウスのリンパ球では，T細胞受容体（TCRγ鎖，TCRβ鎖，TCRα/δ鎖）を含む染色体転座が末梢血リンパ球の約5～10％に検出されることが知られており，AT患者では，T細胞，B細胞数は，−2SDと顕著な低下がみられる[5,6]。AT患者の末梢血Tリンパ球中ではTCR鎖を主体とする染色体異常が検出でき，TCRβ鎖，γ鎖を含む，inv(7)(p13q35)，t(7;7)(p13;q35)，TCRα鎖，β鎖を含むt(7;14)(q3;q11)，TCRα鎖，γ鎖を含むt(7;14)(p13;q11)が検出される傾向がある。また，TCRα鎖もしくはβ鎖とそのほかの遺伝子とが組み合わさった異常で，inv(14)(q11q32)，t(14;14)(q11;q32)，t(X;14)(q28;q11)，t(7;14)(q35;q32)は，様々なクローンを生み出す傾向があり，腫瘍化に寄与する可能性が報告されている[7]。悪性腫瘍は4人に1人の頻度で発症し，内訳として急性リンパ性白血病（acute lymphoblastic leukemia；ALL），ホジキンリンパ腫（Hodgkin lymphoma；HL），非ホジキンリンパ腫（non-Hodgkin lymphoma；NHL），T細胞性前リンパ性白血病（T-cell prolymphocytic leukemia；T-PLL）などが知られている。ALL，HL，NHLの発症は10歳前後とされ，T-PLLは25歳前後と報告されている。ヒトにおいては，近年のまとまった報告から，T細胞系のALL，PLLに限らず，B細胞系のNHLも比較的多いことが示されている[8]。ヒトT-PLLでみられるinv(14)(q11;q32)，t(14;14)(q11;q32)，およびt(X;14)(q28;q11)は，14q11のTCRα/δとT cell leukemia/lymphoma 1（TCL1）（14q32.1），およびMTCP1（Xq28）の転座であり，癌遺伝子の発現亢進が癌化に関与することが疑われている。一方，ATM欠損マウスは高率にt(12;14)を含むT細胞リンパ腫を発症する。この際のTCRα/δ鎖の切断点は，δ鎖でありEαは不要である。また，TCRVα 5'端の増

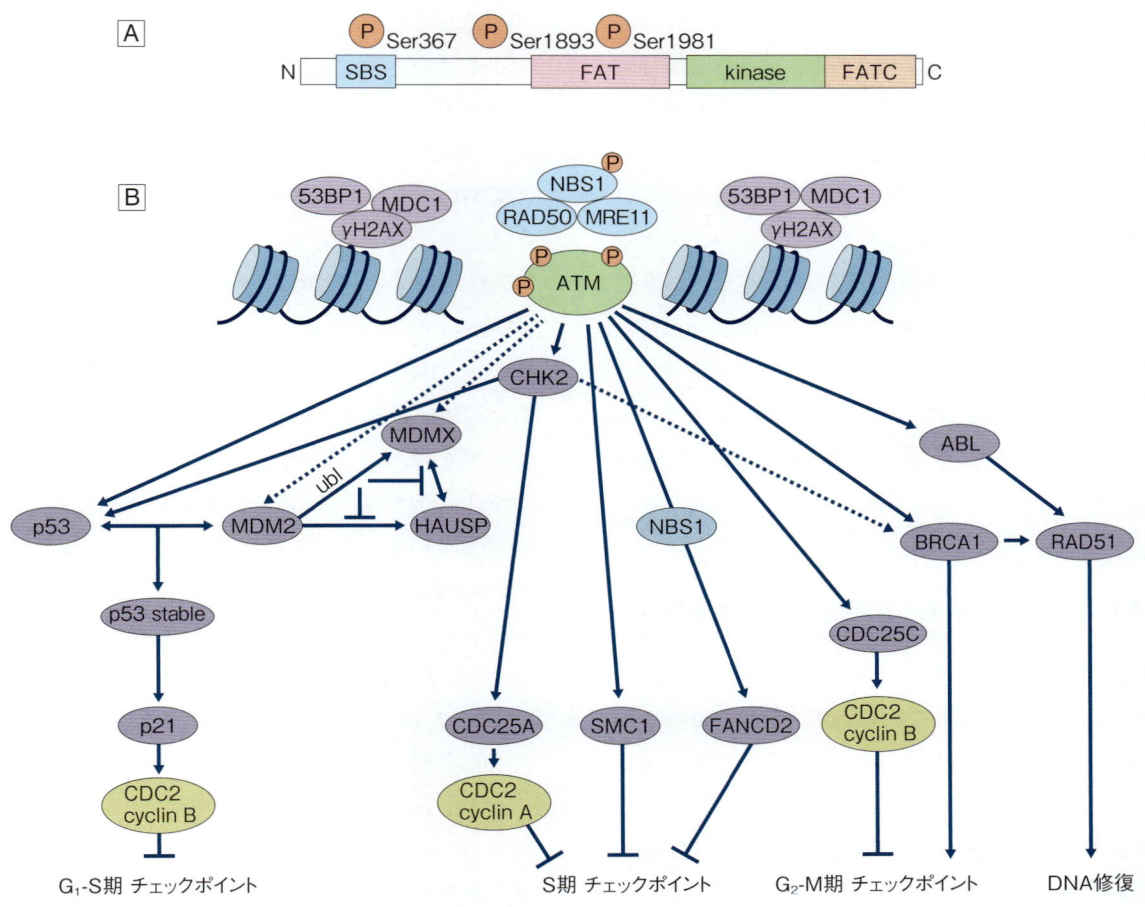

図1 ▶ ATMの構造と活性化シグナル

A：ATMはFATドメイン，キナーゼドメイン，FATCドメインを有する．セリン367，セリン1893，セリン1981はリン酸化部位．様々なATMの基質は，N末端近傍で結合する

B：DNA二重鎖切断によりMRN複合体とともに活性化され，細胞周期チェックポイントを活性化，DNA修復，アポトーシスに関与する．例として，G_1-S期チェックポイントではp53のセリン15をリン酸化，MDM2（murine double minute-2）のリン酸化は，p53への親和性を低下させ，p53のプロテオソームでの分解を阻止する

（文献4より引用改変）

幅，Notch1変異，癌抑制遺伝子*Pten*の両側欠失に加え，12番染色体のテロメア側の欠損を特徴とし，しばしば癌抑制遺伝子*BCL11b*の片側欠失を生じる[9]．この*BCL11b*の片側欠失は腫瘍化に関連することも示されている[10]．本項では，ATM欠損における染色体転座の発生機構について，V（D）J再構成異常の観点より概説する．

3 V（D）J再構成時のATM活性化とDNA切断末端の修復

ATMはV（D）J再構成のDSBsに，NBS1，53BP1，γH2AXとともに働き，古典的非相同末端結合（non-homologous end joining；NHEJ）の系で切断末端を修復する[11]．*in vitro*のconstructを使用した検討において，ATMはRAGによるCE（coding end）の安定性保持に関与し，ATM欠損下では，CEの切断後末端複合体の不安定性から適切な結合能が低下し，12塩基と23塩基のスペーサー配列で組み換えを行うこと

により，12-23規則に則らない異常組み換え（hybrid joining）が増加することが示された．このことが分化障害と同時に染色体分裂，逆位，染色体転座の原因になっていると考えられる（図2）[12, 13]．また，TCRα，β，γ，δ，IGH，IGκ，IGλ鎖の未修復CEがATM欠損マウス内で検出されることから，T，Bリンパ球のいずれの段階でも分化障害を生じている可能性が推測された[14]．CEの修復と対照的に，SE（signal end）の修復は，ATM欠損でも正常に修復され，DNA-PKcsがSEの修復に作用を示すことが確認されている[15, 16]．このように，ATMはV（D）J再構成におけるCE側のNHEJを介した修復に必須である．

4 ATM欠損時の早期T細胞分化と染色体転座

前述の通り，ATM欠損マウスの胸腺リンパ腫は，TCRα鎖ではなくTCRδ鎖の切断で生じた染色体転座を有することが知られている．このことは染色体転座がT細胞分化の早期の段階で生じていることを示唆する[9]．ATM欠損マウスの胸腺内T細胞の分化を確認すると，DN（double negative）期のDN3aからDN3bの段階で分化障害があることが確認できる．この分化段階の異常が，ATMが欠損した胸腺上皮細胞の影響や，ATM分子そのものが分化シグナルに関与しないことから，TCRγ/δおよびTCRβ鎖再構成不良によって生じていることが示唆された[17]．

in vitroでTCRδ鎖の切断と染色体転座の検出を試みると，DN2-3aでTCRδ鎖の切断が検出でき（図3A），それがDN3b-4に持ち越され，DN3b-4に移行したところでTCRδ鎖を切断点とする染色体転座が増加する（図3B）．加えて，RAG依存性の14番染色体上のTCRδ鎖切断後に，同染色体の増幅を伴い，その後倍加したTCRVα鎖末端が結合しdicentric染色体となり，5'端の増幅が生じることが観察できる（図3C）[17]．このことはBFB（breakage fusion breakage）サイクルの機序で転座形成を生じることを示唆している．ATM-p53経路は，染色体のaneuploidy形成を抑制することが知られている[18]．また，最近，ATMのセリン1403が分裂期にAurora-Bによりリン酸化され，BUB1のセリン314をリン酸化することでspindle checkpointとして機能し，適切な染色体分配に寄与することが示された[19]．

すなわち，ATMの欠損した早期Tリンパ球では，V（D）J組み換えのG_1期にRAG依存性に生じたDNAの切断端が適切に修復されず，G_1-SおよびSG_2Mのcheckpointを乗り越え細胞周期が進行する．さらにM期に染色体の分配異常を生じることで，dicentric染色体を形成し，TCRVα5'端のコピー数の増加をも

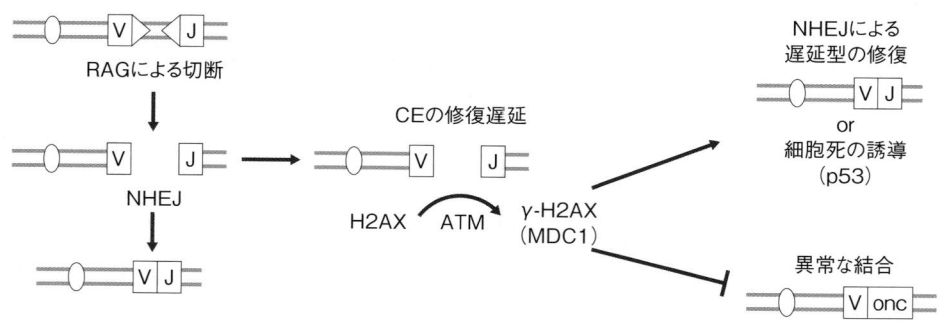

図2 ▶ V（D）J再構成時のゲノム安定性の維持機構
RAGによるDSBsはNHEJの系で適切に修復される．しかしながら，DNA末端の結合が遅延し，NHEJの系で結合ができない場合，ATM依存性のH2AXのリン酸化によりγ-H2AXに変換される．γ-H2AXはDSBsのNHEJでの修復促進，p53による細胞死誘導に関与する．MDC1はγ-H2AXに結合し未修復のDSBsに作用して末端の保護に関与する
（文献13より引用）

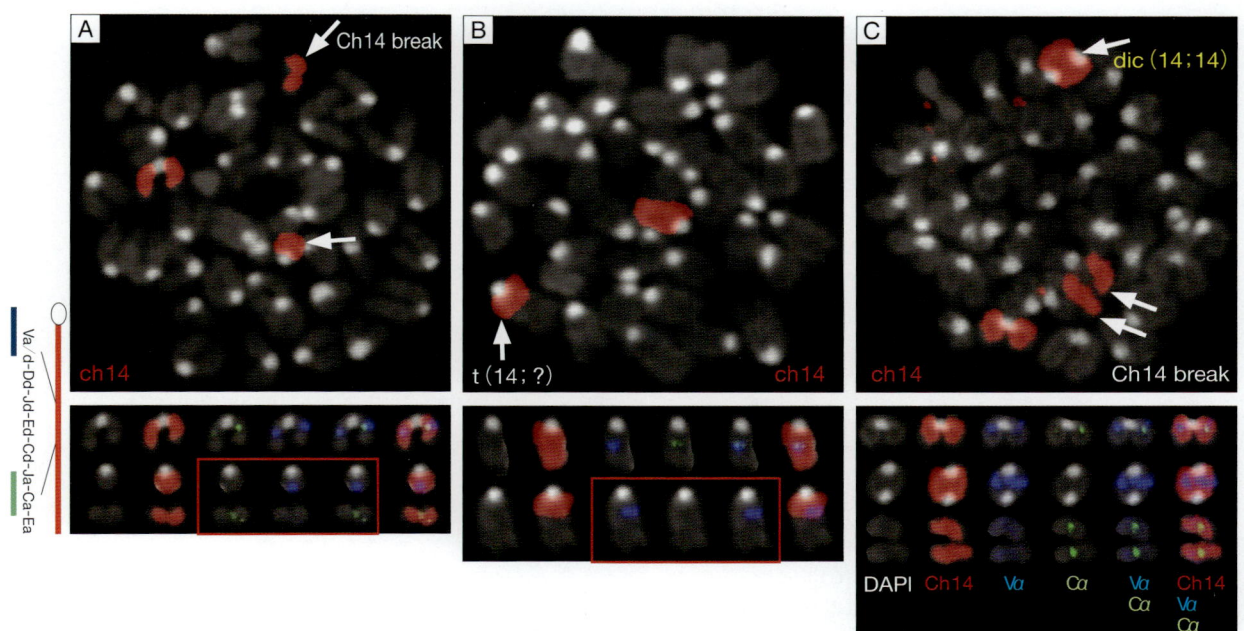

図3 ▶ ATM欠損早期T細胞にみられる染色体異常
A：DN2-3a期に検出されたTCRδ鎖を切断点とする染色体切断。Vα/δ（青），Jα（緑）のFISHプローブの間で切断が確認できる
B：DN3b-4期に検出されたTCRδ鎖を切断点とする染色体転座。転座側の染色体では，Vα/δ（青）のシグナルは検出されるが，Jαのシグナルは検出されない
C：DN3b-4期に検出されたdic（14;14）。Vα/δのシグナルは，正常アレルと比較すると増強しておりコピー数を増やしていることがわかる
（文献17より引用）

たらし，マウスリンパ腫で検出される特徴的な染色体転座を段階的に形成していくと考えられる（図4）[17]。ATM欠損細胞のリンパ球分化の細胞分裂は，常にこの危険性にさらされて染色体転座を生じやすい傾向を持っていると言える。

5 V（D）J再構成時の対立遺伝子の配置

ATMはV（D）J再構成における，対立遺伝子の配置決定にも関与していることが示されている。IgH鎖（immunoglobulin heavy chain）の再構成において，ATM存在下ではRAGにより一方のアレルが切断されると，対側アレルが動原体周囲のヘテロクロマチン（pericentromeric heterochromatin；PCH）領域に位置し保護される。ユークロマチン側のIgH再構成に成功すると，pre-BCRが発現し，IL7Rからのシグナルが減弱し，STAT5の活性化が低下し，IgHのペアリング形成が抑制され，RAGのアクセスが抑制される。すなわちATM欠損では，IgHアレルのペアリングは認められるものの，両側がユークロマチン領域にとどまり，ペアリングの延長，IgHアレルへのRAGのアクセスも延長し，両アレルの切断が生じやすくなり，染色体異常の一因となる（図5）[20]。同様にB細胞系での確認で，V（D）J再構成の際に，RAG依存性の切断が生じると，ATMが活性化され，NFκBの活性化を通じて，抗アポトーシスに作用するPim2，BCL3の発現を上昇させることで，p53を介するアポトーシス促進の経路に拮抗する。また，g-chain，SWAP70，Notch 1，CD69，CD40，CD80，CD62Lの発現も上昇する。CD62L，SWAP70，CD69はリンパ球の遊走，ホーミングに関与することが知られており，分化の途中でDSBが生じたB細胞が

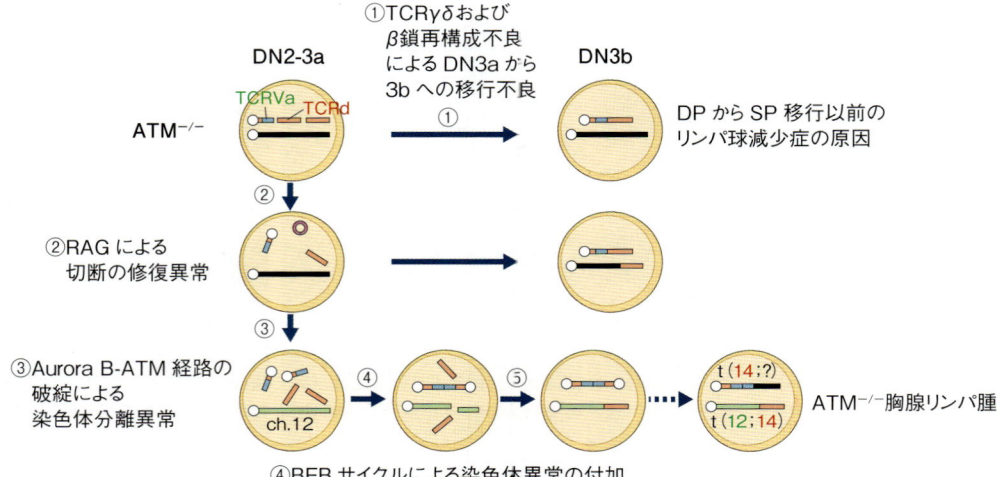

図4 ▶ ATM欠損時のDN期T細胞分化

DN2-3aでTCRγ, δ鎖の再構成, DN3aでTCRβ鎖の再構成が生じる。ATM欠損では, これらの再構成不良からDN3aからDN3bへの移行が阻害され, αβT細胞, γδT細胞の両系列への分化不良を生じる。αβT細胞へ分化を進めた細胞の中には, δ鎖切断を抱えたまま分化する細胞が生じ, 異数性や染色体転座などリンパ腫形成への異常を蓄積する細胞が混在する。ATM欠損のDN期T細胞分化は, リンパ球減少とリンパ腫への染色体異常の双方を生じうるリスクがある

（文献17より引用改変）

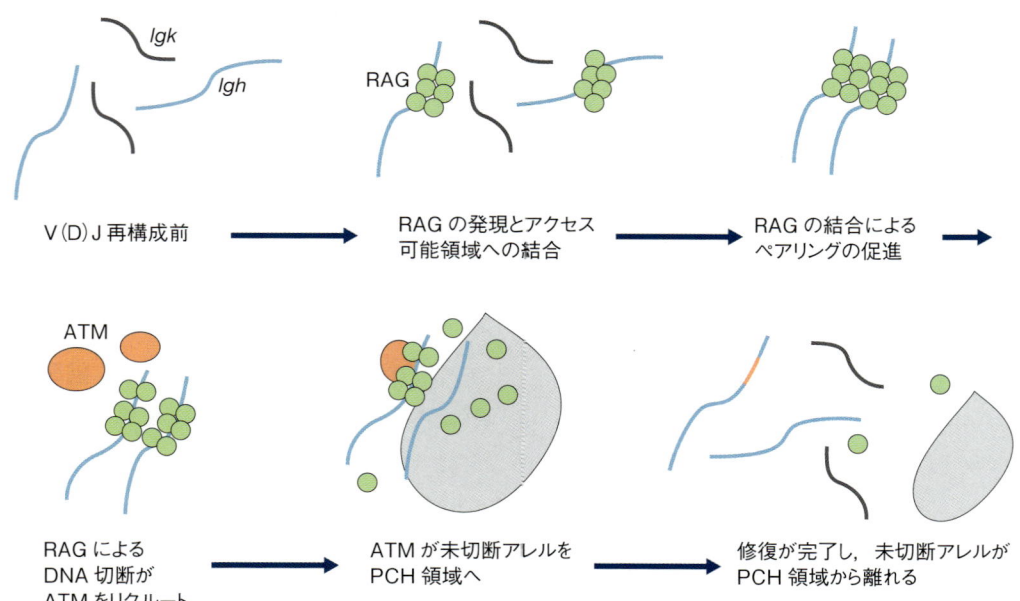

図5 ▶ V(D)J再構成時の対立遺伝子制御

RAG1/2とATMによる再構成モデル。上段は, RAG1/2がIGHアレルにアクセスし, 相同染色体のペアリングが形成される。下段は, RAG1/2による切断後, ATMが反応し, 未切断アレルをPCH領域に配置転換し保護される。切断アレルは, γH2AX, MRN複合体により修復される

（文献20より引用改変）

ストローマとの接着に寄与することが考えられる[21]。Pim2は抗アポトーシスに作用し，RAGによる切断を抱えたpre-B細胞が，G_1からS期への移行を防ぐ働きが示されている[22]。

ATMは，T細胞分化段階における，IgH鎖とTCR α/δ鎖の位置決めにも関与することが示されている。IgH鎖のDJ再構成は，T細胞分化の早期（DN2-3）にも生じることが知られているが，DP期には双方のアレルは離れる傾向にある。しかし，ATM欠損時にはDP期において両者が近接する傾向が示されており，t(12；14)を生じる原因のひとつとなっている可能性がある[23]。この両遺伝子近接傾向は，RAG2のC-terminusを欠損したマウスでも同様の傾向が観察され，興味深いことに，RAG2$^{c/c}$p53$^{-/-}$マウスではATM$^{-/-}$胸腺リンパ腫と同様の染色体異常を生じる[24]。このことからも，ATMとRAG2が協調してV(D)J再構成時の切断修復を調節していることが示唆される。

6 今後の展望

ATM欠損時の染色体転座形成過程の一部を紹介した。詳細なメカニズムの解明には，リンパ球分化段階に応じた，V(D)J再構成前，切断後のクロマチン修飾，IgHおよびTCR領域のゲノム構造の変化を含めた探索が必要である。また，切断後の修復反応は，機能的にも重複して作用を示す様々な分子群が関与している。未知の重要な分子がこの中に含まれている可能性もあり，そのような分子の抽出と機能の確認が必要であろう。

● 文献

1) Shiloh Y: Nat Rev Cancer. 2003; 3(3): 155-68.
2) Bakkenist CJ, et al: Cell. 2004; 118(1): 9-17.
3) Kastan MB, et al: Nature. 2004; 432(7015): 316-23.
4) Lavin MF: Nat Rev Mol Cell Biol. 2008; 9(10): 759-69.
5) Nowak-Wegrzyn A, et al: J Pediatr. 2004; 144(4): 505-11.
6) Morio T, et al: Int J Hematol. 2009; 90(4): 455-62.
7) Taylor, AM, et al: Blood. 1996; 87(2): 423-38.
8) Suarez F, et al: J Clin Oncol. 2015; 33(2): 202-8.
9) Zha S, et al: J Exp Med. 2010; 207(7): 1369-80.
10) Ehrlich LA, et al: Cell Cycle. 2014; 13(19): 3076-82.
11) Perkins EJ, et al: Genes Dev. 2002; 16(2): 159-64.
12) Bredemeyer AL, et al: Nature. 2006; 442(7101): 466-70.
13) 磯田健志: 臨床免疫・アレルギー科. 2012; 58(4): 474-9.
14) Huang CY, et al: J Exp Med. 2007; 204(6): 1371-81.
15) Gapud EJ, et al: Proc Natl Acad Sci USA. 2011; 108(5): 2022-7.
16) Zha S, et al: Proc Natl Acad Sci USA. 2011; 108(5): 2028-33.
17) Isoda T, et al: Blood. 2012; 120(4): 789-99.
18) Li M, et al: Proc Natl Acad Sci USA. 2010; 107(32): 14188-93.
19) Yang C, et al: Mol Cell. 2011; 44(4): 597-608.
20) Hewitt SL, et al: Nat Immunol. 2009; 10(6): 655-64.
21) Bredemeyer AL, et al: Nature. 2008; 456(7223): 819-23.
22) Bednarski JJ, et al: J Exp Med. 2012; 209(1): 11-7.
23) Chaumeil J, et al: Nat Commun. 2013; 4: 2231.
24) Deriano L, et al: Nature. 2011; 471(7336): 119-23.

D 慢性骨髄増殖性腫瘍の発症機構

1 慢性骨髄性白血病の発症機構

田内哲三

1 慢性骨髄性白血病慢性期の分子病態

慢性骨髄性白血病（chronic myeloid leukemia；CML）研究の歴史的第一歩は1964年のNowellとHungerfordによるフィラデルフィア（Ph）染色体の発見に始まる[1]。9番染色体と22番染色体の相互転座t(9;22)(q34;q11)であるPh染色体が造血幹細胞レベルの未分化な造血幹細胞に形成されることによってCMLは発症する（図1）。9番染色体上のチロシンキナーゼ型細胞性癌遺伝子*ABL*が22番染色体上の*BCR*遺伝子に転座するため，本来のBCRの転写ユニット内にABLが組み込まれたBCR-ABLキメラmRNAを産生する。この融合遺伝子産物は染色体の再構成の場所の違いにより，p185，p210，p230の3つのタイプが明らかとされている。診断時には90～95％のCML症例で特徴的なt(9;22)(q34;q11)異常がみられ，例外型転座（9q34および22q11を含む第3あるいは第4の染色体部位を巻き込んだ転座）の症例も含めて9q34の*ABL*遺伝子が22q11の*BCR*遺伝子と融合することが基本的な異常である。ルーチンの染色体検査では検出されないcrypticな9q34と22q11の転座も知られている。この様式はFISH解析や分子生物学的解析で検出される。

*BCR*遺伝子の切断はCMLではおおむねmajor breakpoint cluster region（M-BCR；BCRのexon 12-16，別名b1-b5）との融合で，高いチロシンキナーゼ活性を持つp210蛋白を形成する。稀にmu-BCR（μ-BCR；BCRのexon 17-20，別名c1-c4）との融合ではp230蛋白をコードし，好中球優位の亜型をとる。Ph陽性急性リンパ性白血病ではminor-

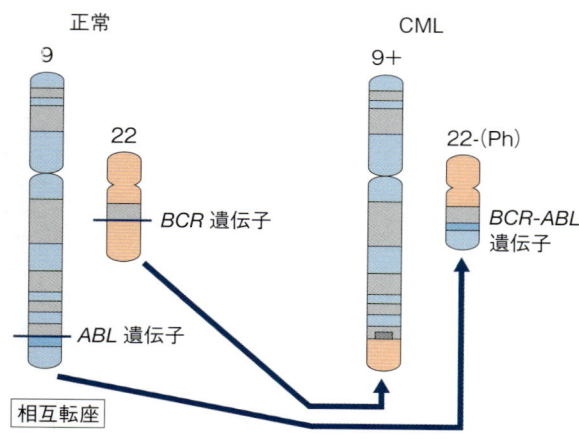 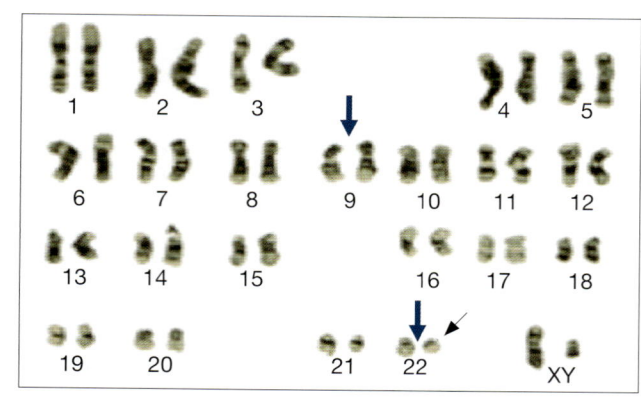

図1 ▶ CMLの染色体異常
9番染色体と22番染色体の相互転座t(9;22)(q34;q11)であるPh染色体が造血幹細胞レベルの未分化な造血幹細胞に形成されることによってCMLは発症する

BCR（m-BCR；BCRのexon1-2）との融合によりp190蛋白がみられるが，90％以上のCML症例でもalternative splicingによりp190蛋白が検出される。稀にm-BCRの切断のみの症例が存在し，単球増加を特徴とし，慢性骨髄単球性白血病と酷似することも知られている。診断時におけるPh染色体にみられる付加的染色体異常の生物学的意義については不明である。しかしながら，診断後新たに出現する付加的染色体異常の存在はより進行していく徴候である。移行期や急性期では80％の症例に付加的染色体異常がみられ，double Ph＋8, i(17q)が特徴的である。急性期での遺伝子異常としては*TP53, RB1, MYC, p16INK4a, AML1, EVI-1*があるが，形質変化における意義は必ずしも明確にされていない。

BCR-ABL融合蛋白はF-actinと結合し主に細胞質内に局在するチロシンキナーゼである。BCR-ABLの活性化の第1段階はBCRのN末端の63アミノ酸残基が有する四量体形成能に依存すると考えられる。受容体型チロシンキナーゼが増殖因子との結合依存性に二量体を形成し活性化されることに類似している。一度，酵素活性が高くなると，自己リン酸化とともに細胞内基質のリン酸化を引き起こし，この両者が増殖シグナルを送る。

BCRの第1exonをコードする領域は*in vitro*でセリンキナーゼを保有しており，また*in vivo*でセリン／スレオニンが高度にリン酸化されている。この領域はリン酸化セリン／スレオニン依存性にABL SH2ドメインに結合する性質があり，SH2結合ドメインと呼ばれている。四量体形成という高次構造の変化が，SH2結合ドメインを介した分子内または分子間BCRおよびABLの相互作用によってSH3ドメインの部分的機能障害を引き起こすため，正常では抑制状態にあるABLがBCR-ABLでは恒常的活性化状態になると考えられている。BCR-ABLチロシンキナーゼはGRB2を介してRAS-pathway, PI3-kinase-pathwayを活性化し，細胞増殖とアポトーシス抑制に関与する[2]（図2）。また，BCR-ABLチロシンキナーゼは細胞骨格にも影響を与え，全体として慢性期CMLの病態をつくりだすと考えられる（図2）[3]。

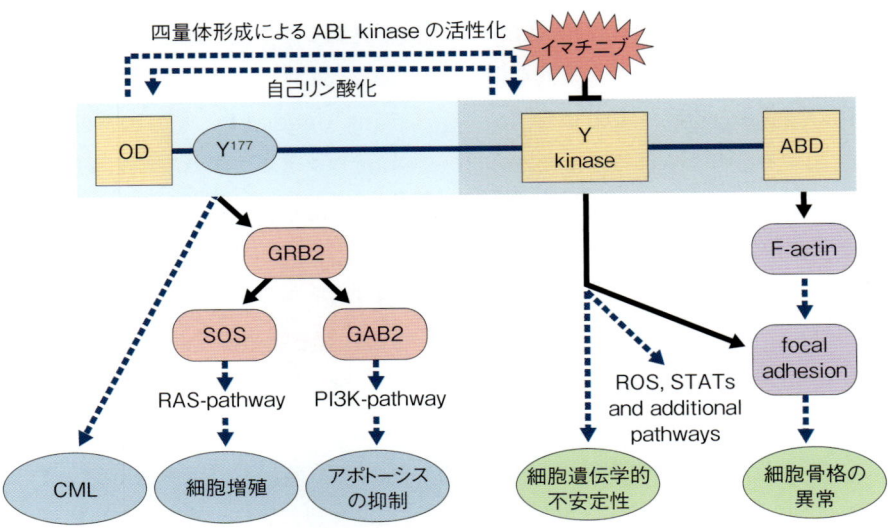

図2 ▶ BCR-ABLチロシンキナーゼの活性化機構と細胞内情報伝達
四量体形成という高次構造の変化が，SH2結合ドメインを介した分子内または分子間BCRおよびABLの相互作用によってSH3ドメインの部分的機能障害を引き起こすため，正常では抑制状態にあるABLがBCR-ABLでは恒常的活性化状態になると考えられている
（文献3より引用改変）

2 幹細胞からみたCML発症の分子病態

CML幹細胞は分化能を有するため，CMLが発症するためには幹細胞レベルで自己複製能および分化阻止の分子機構が必要となる．その中で注目を集めている細胞内分子について概説する．

1. Wntシグナル

Wntシグナル伝達経路は線虫，ショウジョウバエからヒトに至るまで広く保存されており，形態形成をはじめとした生命現象に重要な役割を果たしている．最近になって，分子レベルの研究が急速に進展し，Wntが受容体に結合するとβ-カテニンが安定化して核に移行し，標的遺伝子の活性化を引き起こす分子機構の詳細が明らかとなった．CMLのprimary細胞ではWntシグナルは常に活性化しており，in vitroでのCML細胞増殖はWntシグナルに依存している[4]．Wntシグナルの造血幹細胞自己複製への役割は，正常幹細胞と白血病幹細胞とでは異なっていることが示唆される．β-カテニンnull細胞ではStat5のリン酸化が5分の1に減少していることが確認された．さらに，β-カテニンnull BCR-ABL導入細胞から発症したCML細胞では，急性リンパ性白血病（acute lymphoblastic leukemia；ALL）と比較して全般的な細胞内分子のリン酸化の減弱がみられ，これはBCR-ABL蛋白の減少に起因すると考えられる．したがって，BCR-ABL導入細胞から発症するCMLとALLでは，β-カテニンの役割が異なると考えられる．

2. PML

PML（promyelocytic leukemia）は急性前骨髄球性白血病に認められる染色体転座t（15；17）の切断点よりクローニングされた癌抑制遺伝子である．PMLは核内に局在して多くの細胞内分子と結合し，PML小体と呼ばれる複合体を形成する．PML小体は細胞老化やアポトーシス誘導，細胞増殖抑制，ゲノム安定性の維持など多様な細胞機能に関与している．また，PMLは脱ユビキチン化を介してPTENの局在を制御するとともに，AktやmTORを機能的に抑制することでPI3K-Akt-mTOR情報伝達経路を多段階で負に抑制することが知られている．PMLは白血病幹細胞の静止期維持に不可欠であることが報告された．PMLの機能低下は正常造血幹細胞と比較してCML幹細胞により強い影響を及ぼすことから，PMLが静止期のCML幹細胞の治療標的になりうるものと考えられる．

3. hedgehogシグナル

hedgehogシグナルは，胎生期の形態形成に関わるシグナルとして同定された．Shh（sonic hedgehog），Ihh（indian hedgehog），Dhh（desert hedgehog）の3種類のリガンドの濃度勾配によって受容体を持つ受容細胞内のhedgehogシグナル活性が制御されて，様々な表現形を発現する[4]．hedgehogリガンドは脂質による修飾を受けて，Dispatched依存性に細胞外へ分泌される．hedgehogリガンドのShh，IhhmおよびDhhが存在しない状態では，シグナルに対して抑制的に働く受容体である12回膜貫通型蛋白 Ptch1（patched1）が，Smo（smoothened）の細胞膜局在を抑制し，下流の細胞内分子への情報伝達を阻害している（図3）．この状態では，Smoの下流である5つのZink fingerを持つ転写因子Gliファミリーにhedgehogシグナルが伝わらず標的遺伝子の転写が活性化しない．hedgehogリガンドが産生されて受容細胞に到達すると，リガンドの結合によってPtch1のSmoに対する抑制的な効果がなくなり，Smoにより転写因子Gliに至る情報伝達系が活性し標的遺伝子が転写される．情報伝達系の構成因子であるPtch1，Gli1も標的遺伝子であり，hedgehogシグナルの活性化の指標となっている．このhedgehogシグナルのCML幹細胞自己複製の関与が報告された[5]．hedgehog伝達機構の中心的役割を果たすSmoの部分ノックアウトマウスを用いての検討では，BCR-ABL導入Smo$^{-/-}$マウスの生存期間を有意に延長させた．正常造血幹細胞は

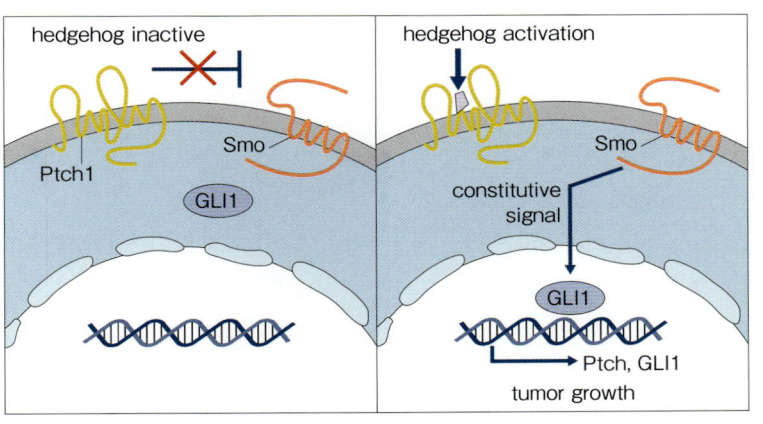

図3 ▶ hedgehogシグナル
hedgehogリガンドが存在しない状態では，シグナルに対して抑制的に働くPtch1が，Smoの細胞膜局在を抑制し，下流の細胞内分子への情報伝達を阻害している

Smo⁻マウスではコントロールと比較して造血幹細胞の総数は変化させないが，secondary transplantにて長期間の造血幹細胞自己複製能力を著しく減弱させた。またBCR-ABL導入Smo⁻/⁻マウスではCML幹細胞分画（Lin⁻，c-Kit⁺，Sca⁺）が著しく減少しており，CML幹細胞の自己複製にSmoが関与していると考えられる。

4．IRF2

type 1 interferon（インターフェロンα）はcyclin-dependent kinase inhibitors（$p21^{KIP1}$，$p57^{KIP2}$）の発現を抑制することにより，静止期維持から開放することで造血幹細胞を枯渇させる。逆に，IRF2（interferon regulatory factor-2）はインターフェロンα伝達機構の抑制分子であるが，Irf2⁻/⁻造血幹細胞では造血幹細胞自己複製に必要な因子（Mpl, Evi-1, Cxcr4, Hoxb4, Notch1, c-Kit, Bmi1）の発現は抑制されており，自己複製能力が欠如しているため，IRF2は自己複製機能の維持に必須の分子であると思われる。インターフェロンαの抗腫瘍効果は非常に複雑であり，宿主の免疫系活性化作用，細胞増殖阻害作用などを併せ持つため，単一分子の機能解析だけでは説明がつかない点も多い。

5．FOXO family

FOXO（forkhead O）familyはFoxO1, FoxO3a, FoxO4, FoxO6からなり，細胞周期停止，ストレス耐性，細胞分化，アポトーシス，代謝など様々な生理的機能を制御する転写因子である。PI3K-Akt情報伝達経路がFOXOを負に制御しており，核内で機能するFOXOはAktによりリン酸化されることによって核外に移動し不活性型となる[5]。造血細胞で発現の認められるFoxO1, FoxO3a, FoxO4のトリプルノックアウトマウスでは，成熟細胞と比較して低いレベルに維持されているROS（reactive oxygene species）が正常造血幹細胞において上昇するため，細胞周期停止状態の破綻とアポトーシス誘導をきたし，造血幹細胞の著明な減少が認められる。CMLにおいてはCML幹細胞が正常造血幹細胞と同様に静止状態にあるとされているが，CMLマウスモデルのCML幹細胞においてもAktの活性化が抑えられており，FOXOが核内で活性化している。したがってCML幹細胞においてはROSを低いレベルに維持する機構が必須であり，FOXOはその機構のひとつとして機能しているものと考えられる。さらに，CMLマウスのthird transplantを用いた実験系よりFoxO3aがCML幹細胞維持に必要な分子であるこ

とが報告された[6]。

6. Alox5

アラキドン酸は細胞外からの各種刺激により細胞膜から遊離してcyclooxygenaseによりプロスタグランジンに，またAlox5（arachidonate 5-lipoxygenase）によりロイコトリエンなどに代謝され，アレルギーや炎症反応など多彩な生理活性を示す。プロスタグランジンE_2はcAMP/PKAの活性を介してβ-カテニンを安定化し，正常造血幹細胞の維持に重要な役割を果たしていることが明らかとなった。さらに，Alox5ノックアウトマウスを用いたBCR-ABL導入CMLマウスモデルにおいて，CML幹細胞の機能障害が認められ，CMLの発症が抑えられることが報告された。Alox5阻害薬であるzileuton投与によりBCR-ABL陽性細胞が減少し，CMLマウスの生存期間を延長することが示された。また，Alox5の機能抑制は正常造血幹細胞の機能に障害を与えない。さらに，リンパ球前駆細胞からBCR-ABLによりALLを誘導するモデルマウスでは，Alox5の欠損はその発症に影響を与えなかった。このことから，Alox5がCML幹細胞の機能に特異的に関与していることが示唆される[7]。

3 おわりに

CML幹細胞の静止期維持および自己複製には複数の細胞内分子が関与しており，どの分子がドミナントな役割を果たしているのか，いまだ不明な点も多い。実際に，CML幹細胞を阻害すると考えられる薬剤臨床試験の結果から，基礎研究の成果が反映されない例もみられる。CML発症機構の研究の中で，Ph染色体の発見からABLキナーゼ阻害薬の開発にまつわる歴史は，癌研究分野で金字塔をなしたと考えられる。

● 文 献

1) Rudkin CT, et al：Science. 1964；144(3623)：1229-31.
2) Tauchi T, et al：Int J Hematol. 1995；61(3)：105-12.
3) Sattler M, et al：Semin Hematol. 2003；40(2 Suppl 2)：4-10.
4) Jamieson CH, et al：N Engl J Med. 2004；351(7)：657-67.
5) Zhao C, et al：Nature. 2009；458(7239)：776-9.
6) Naka K, et al：Nature. 2010；463(7281)：676-80.
7) Chen Y, et al：Nat Genet. 2009；41(7)：783-92.

| MEMO | 「CMLにおけるPh染色体陰性クローンと遺伝子変異」 |

　CMLの病態形成においてPh染色体，ならびにそれに由来する BCR-ABL 融合遺伝子の獲得が必須であることは論を俟たない．一方，本項ではCML幹細胞分画におけるBCR-ABLキナーゼシグナルとは独立した分子・シグナル経路の制御異常の疾患発症への関与についての知見や，急性転化など疾患進行に関与するとされる付加的染色体・遺伝子異常の関与が要約されている．これらのPh非依存的分子生物学的異常に加え，さらに次世代シーケンサーを用いたtarget deep sequencingによる解析の結果，CML症例において DNMT3A 変異，EZH2 変異，RUNX1 変異，TET2 変異，ASXL1 変異など他の骨髄性造血器腫瘍において高頻度に同定される遺伝子変異を有するPh陰性クローンがしばしば存在すること，これらの異常は症例によってはPh陽性・Ph陰性のいずれのクローンにも同定されうることが明らかになってきた[1]．長らく造血幹細胞レベルでのPh染色体の獲得がCML発症のイニシャルイベントと信じられてきたが，Ph染色体獲得以前に潜在的な遺伝子変異を持った前白血病クローン preleukemic clone が既に存在している可能性が示唆される（図[1]．はたして，Ph陰性前白血病クローンを「CML幹細胞」と定義できるであろうか．むしろ，多様な骨髄系腫瘍に共有されるものとも思える）．

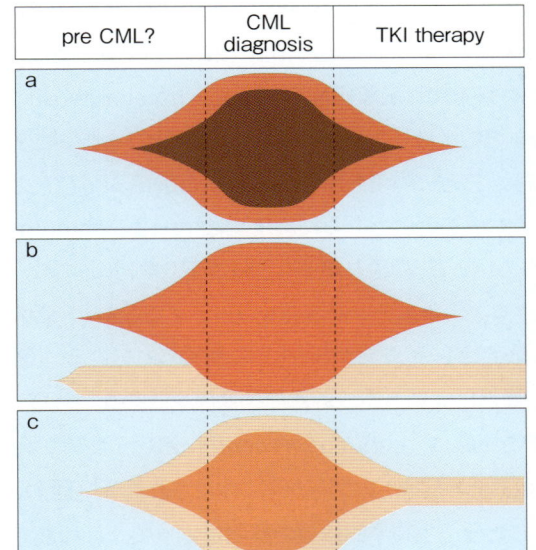

図 ▶ CMLにおけるクローン進化

○ Ph- polyclonal
● Ph+ clonal
● Ph+ clonal (with additional mutations)
● Ph- clonal (characterized by specific mutations)

（文献1より引用）

1) Schmidt M, et al: Leukemia. 2014; 28(12): 2292-9.

黒田純也

第4章 慢性骨髄増殖性腫瘍の発症機構

D2 慢性骨髄増殖性腫瘍の遺伝子突然変異と臨床的意義

山口博樹

1 はじめに

2005年にチロシンキナーゼJAK2蛋白質の617番アミノ酸のバリンがフェニルアラニンに置換された点突然変異（*JAK2V617F*）が，慢性骨髄増殖性腫瘍（chronic myeloproliferative neoplasms；cMPN）である真性赤血球増加症（polycythemia vera；PV）の約95％，本態性血小板血症（essential thrombocythemia；ET）や原発性骨髄線維症（primary myelofibrosis；PMF）の約半数以上に認められ，cMPNの分子生物学的病態が急速に解明されている[1]。また*JAK2V617F*を認めないPV症例を中心に*JAK2* exon12のdeletion変異（*JAK2 Ex12del*）が1～2％に，ETやPMFにおいてはトロンボポエチン受容体をコードする*c-MPL*遺伝子のW515L/K変異が5～8％に認められている[1]（図1）。最近になり上述の各遺伝子変異を認めないETやPMFを中心に，*CALR*（*calreticulin*）遺伝子変異が発見され，その病態への関与が明らかにされた[2,3]（図1）。こうした分子生物学的病態の解明によって，これまで造血幹細胞移植以外に有効な治療法がなかったPMFに対して，JAK2阻害薬が開発され新たな治療薬として期待されている[4]。本項では慢性骨髄性白血病（chronic myeloid leukemia；CML）を除くcMPNに対して認められる遺伝子変異に関して，その臨床的意義を概説する。

2 *JAK2V617F*変異

KralovicsらはPVに9p，10q，11qのLOH（loss of heterozygosity）を検出し，中でも約30％の症例に9pLOHの異常があることを発見した[5]。その後マッピング解析法により原因候補遺伝子がマイクロサテライトマーカーD9S1779-D9S1681の6.2Mbpの間にあると絞り込み，その中に造血に関与する*JAK2*遺伝子が座位していることに注目し，PVだけではなくETやPMFなどのほかのcMPNの多くの症例に*JAK2V617F*の変異があることを発見した[5-8]。これまでのPV赤芽球コロニーにおいてエリスロポエチ

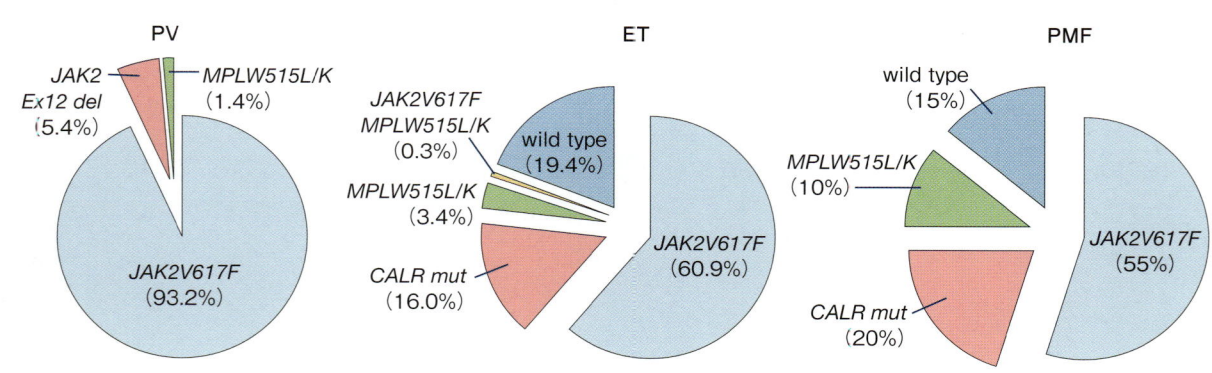

図1 ▶ わが国におけるPV，ET，PMFにおける遺伝子変異の頻度

ン（erythropoietin；EPO）によってJAK2/STAT5活性を介して*Bcl-Xl*の発現亢進が認められたなどの，PVとJAK2の知見の蓄積が*JAK2V617F*の発見につながったと考えてよいであろう[9]。

造血幹細胞に発現しているエリスロポエチン受容体（erythropoietin receptor；EPO-R），顆粒球コロニー刺激因子受容体（granulocyte-colony stimulating factor receptor；G-CSF-R），トロンボポエチン受容体（MPL-R）はclass Iサイトカイン受容体でチロシンキナーゼである細胞増殖因子受容体や，セリン/スレオニンキナーゼであるTGF-βファミリー受容体と異なり，それ自身ではキナーゼ活性は持たない。その代わりに受容体に種々のチロシンキナーゼが会合していて，サイトカインシグナルを細胞内に伝達する。JAK2はその中の重要なチロシンキナーゼのひとつで，その下流のSTATなどを活性化して核内へシグナル伝達を行う（**図2**）。

JAK2は二次造血に必須な分子で，JAKファミリーに共通してみられる相同領域JH1～7にて構成されている。機能的にはFERM（4-point-one, ezrin, radixin, moesin），SH2，JH1およびJH2ドメインを所有している。サイトカイン受容体の細胞内ドメイン膜付近の領域には，Box 1，2と呼ばれる各種サイトカイン受容体で保存されている配列が存在し，特にBox 1とJAK2のFERM領域が会合することで，チロシンキナーゼ活性を有するJH1が活性化しシグナル伝達が開始される[10]。一方JH2ドメインはJH1を抑制する制御領域で，cMPNに発見された*V617F*変異

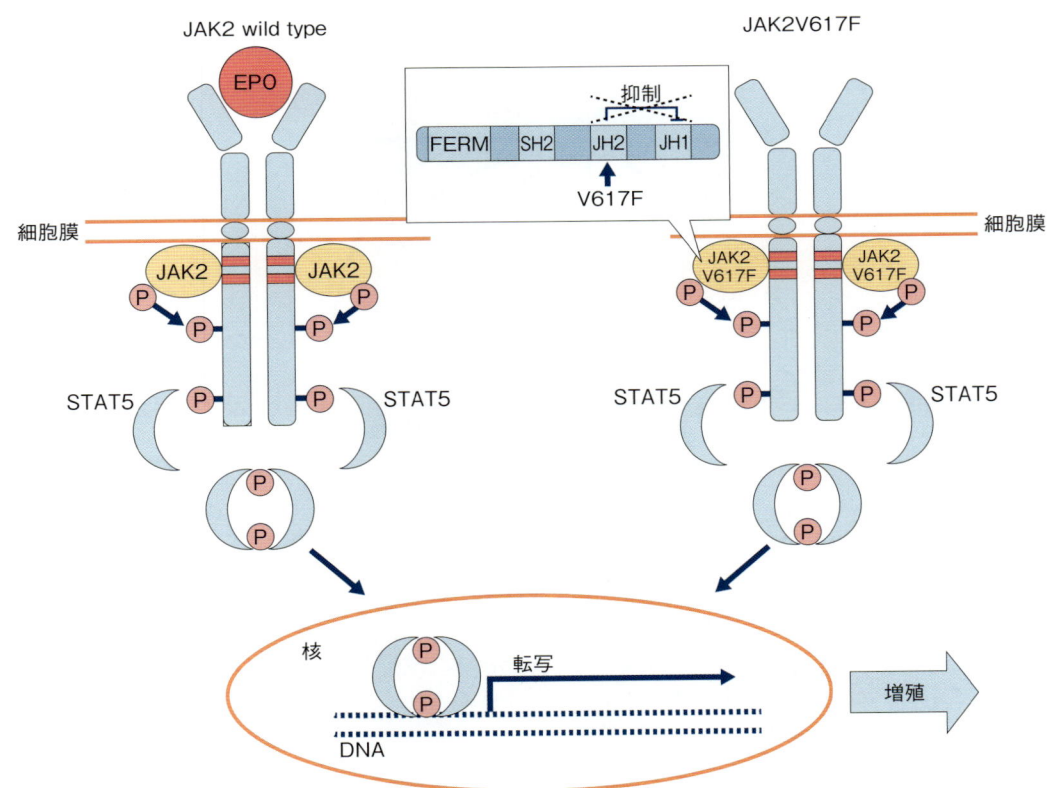

図2 ▶ JAK2V617FによるcMPNの発生メカニズム
EPO受容体やTPO受容体などのclass Iサイトカイン受容体は，チロシンキナーゼ活性を持たない。このためEPOやTPOのリガンドのシグナル伝達はJAK/STAT系を介して核内に伝えられる。JAK2V617Fはシグナル伝達を抑制するJH2ドメインの機能が喪失しているためリガンド非依存性に増殖シグナルが活性化しcMPNの発症に強く関与している

はこの領域に存在する（図2）。この変異によりJH2のJH1に対する抑制が解除され，サイトカイン非存在下でのJAK2キナーゼ活性の恒常的亢進や，サイトカインへの受容体感受性の亢進が生じ，cMPNの病態形成に強く関与している[5-8, 10]（図2）。

　JAK2V617Fによる恒常的JAK2キナーゼ活性化がどのようにcMPNの発症に関与しているのかも明らかになりつつある。JAK2V617Fのシグナル伝達はSTAT依存性経路とSTAT非依存性経路の2つにわけられる（図3）。JAK2V617F導入PVモデルマウスにおいて，STAT5をノックダウンするとPVの発症が抑えられることから，STAT依存性経路の中でもSTAT5は細胞増殖に関わる最も重要な役割を果たしている[11, 12]。STAT5は①細胞増殖活性能があるPIMキナーゼ（PIM1/2），cMYC，JUNB[13-15]，②G1/S期を抑制し細胞周期回転を速めるcyclinD2，p27KIP，CDC25A[16, 17]，③顆粒球系の分化促進をさせるPU.1やID1[18, 19]，④抗アポトーシス作用やサイトカイン非依存性増殖能を誘導するBCL-xLやMCL-1[20, 21]，⑤細胞周期回転を亢進させるためにDNA修復活性を亢進させるRAD51[22]などを活性化させてcMPNの病態に関与している。STAT非依存性経路に関しては，①JAK2V617Fがメチル化を促進するPRMT5をリン酸化し抑制するだけでなく，核内で直接ヒストンH3の41番目チロシン残基をリン酸化し，HP1αなどのクロマチン構造変換を起こしLMO2などの細胞増殖活性能を有する癌遺伝子の発現を亢進させる[23-25]，②p53を抑制しEPOなどのサイトカインに対しての過剰反応を誘導するLaを亢進させる[26]，③骨髄間質を線維化させるOSM（oncostatin M）を亢進させる[27]などの機序を介して，cMPNの発症や病型移行に関与をしている。

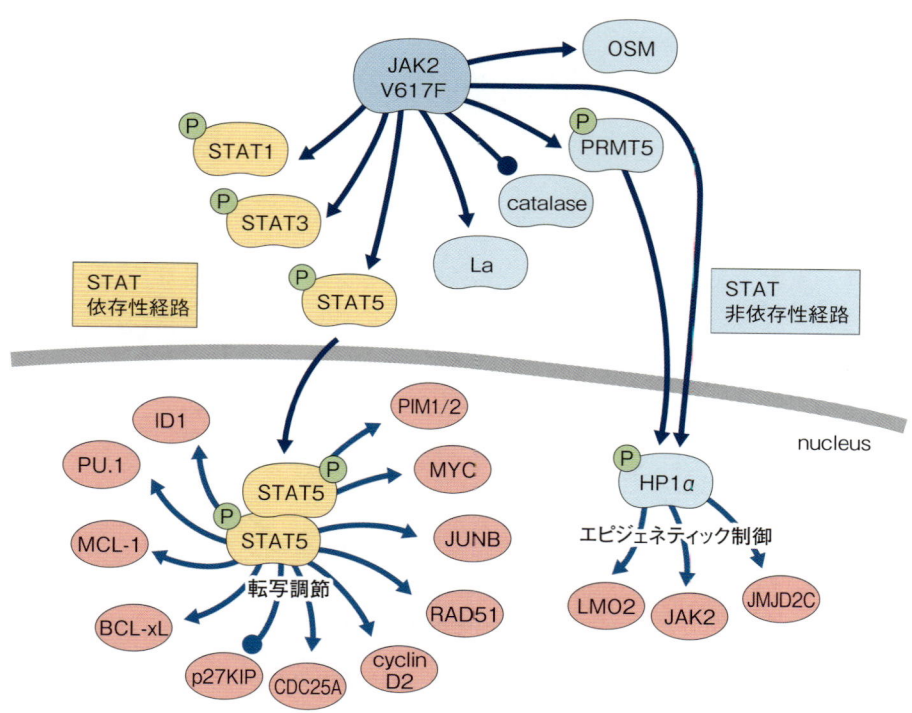

図3 ▶ cMPNにおけるJAK2V617Fのシグナル伝達経路

JAK2V617Fのシグナル伝達はSTAT依存性経路とSTAT非依存性経路の2つにわけられる。STAT依存性経路の中でもSTAT5はcMPN発症に最も重要な役割を果たしている[11, 12]。STAT非依存性経路に関しては，JAK2V617Fが直接またはPRMT5を介してHP1αなどのエピジェネティック制御を変化させcMPN発症に関与をしている[23-25]。またJAK2V617FがPV，ET，PMFの3つの病型を形成する機序として，ETではSTAT1が，PMFではSTAT3の活性が関与している[30, 31]。

（文献10より引用）

*JAK2V617F*がPV，ET，PMFといった3つの表現型が異なる病態を形成することや，ETからPV，ETやPVからPMFへと病型移行をすることの機序として，*JAK2V617F*の変異遺伝子量（allele burden）が重要な役割を果たしている[28, 29]（図4）[10]。*JAK2V617F* allele burdenが高いcMPN症例は，白血球数やヘモグロビンがより高値となり，脾腫の程度も強く，臨床的にETよりPVの病態を形成する。実際にPV症例はET症例と比較して*JAK2V617F* allele burdenが高く，*JAK2V617F*ホモ変異症例が多い。*JAK2V617F*ホモ変異は，染色体9p24のLOHによってwild typeのalleleが失われ，*JAK2V617F*を有するalleleがuniparental disomyを形成し，相同組み換えによって両alleleが*JKA2V617F*を有するようになる[29]。

　*JAK2V617F*ホモ変異の発生や*JAK2V617F* allele burdenの上昇の機序として，後述する他の遺伝子変異の関与やエピジェネティック制御の異常などが考えられているが不明な点が多い。また*JAK2V617F*が3つの表現型が異なる病態を形成することに関しては，STATファミリーの発現の違いが関与しているとの報告がある。PVとETの*JAK2V617F*陽性赤芽球コロニーの遺伝子発現プロファイルを検討すると，PVではSTAT5のみが発現亢進しているのに対して，ETではSTAT5のほかにSTAT1の発現亢進が認められた[30]。STAT1の発現亢進は赤芽球の増殖を抑制し，巨核球の増殖や分化を促進することでETの発症に強く関与をしている可能性がある。またintracellular flow cytometryによってcMPN症例のCD34陽性細胞を解析すると，PVやETと比較してPMFでは有意にSTAT3とSTAT5のリン酸化活性が亢進していることが明らかになった[31]。一方で*JAK2V617F*を導入したPVモデルマウスのSTAT5をノックダウンしてもPMFに病型移行することが確認されており，STAT5の活性亢進はPMF発症に必須ではないとの報告もある[12]。以上のことから，*JAK2V617F* cMPN症例がなぜ3つの異なる病型を発症するのか，またなぜ病型移行するのかは，単一の因子では説明がつかないことをよく示している。

3　*CALR*遺伝子変異

　2013年に次世代シーケンサーを用いて*JAK2V617F*陰性のETやPMFにおける新規遺伝子変異の探索を行った結果，*CALR*（*calreticulin*）遺伝子変異が発見された[2, 3]。*CALR*遺伝子は染色体19p13.3–p13.2

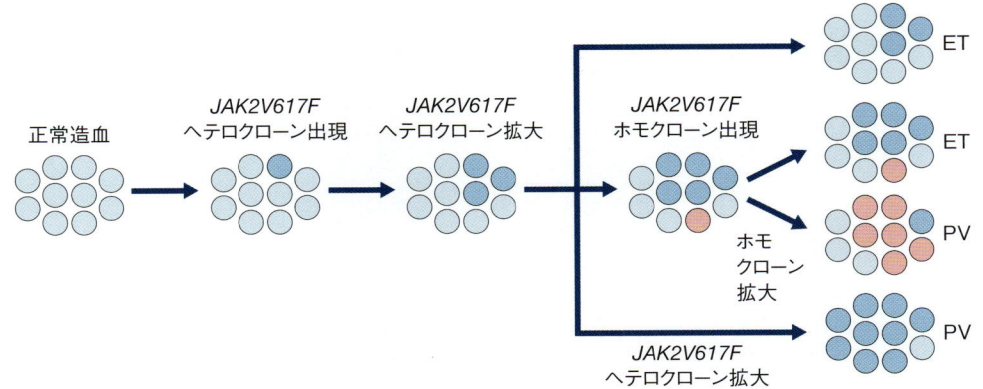

図4 ▶ PVとETの病態形成における*JAK2V617F*のallele burdenやホモ変異クローンの意義
*JAK2V617F*のヘテロクローンが出現しcMPNが発症する。その後その*JAK2V617F*ヘテロクローンが拡大し，染色体9p24のLOH，uniparental disomy，相同組み換えによってホモクローンが発生する。ヘテロクローンやホモクローンが拡大し*JAK2V617F*のallele burdenが高くなるとPVになり，拡大せずにallele burdenが高くならなければETになると考えられている　　　（文献10より引用改変）

にコードされ，ETやPMFにおいて発見された変異はexon9に集中している（図5）。ETやPMFにおけるCALR遺伝子変異の頻度は約20％で，変異の内訳はp.L367fs*46 deletionが約50％，p.K385fs*47 insertionが約30％を占め，これらの変異近傍のminor変異が残りを占める（図5）。ET症例の約90％において診断的に価値のある特異的な遺伝子変異が発見されたことの意義は大きい（図1）。

CALR遺伝子変異はJAK2V617FやMPLW515L/Kとほぼ相補的関係であるが，ごく稀にこれらの遺伝子変異が共存する症例も認められる。このような症例は，同一細胞に両遺伝子変異が共存をしているのか，それぞれの遺伝子変異を有する細胞が混在しているのかは明らかではない。

CALRは主に小胞体内腔に存在し，Ca^{2+}の結合，レクチン様の活性，新規に合成された蛋白質や糖蛋白質のフォールディングやミスフォールド蛋白質の認識など多彩な機能を持つシャペロン蛋白である[32, 33]。CALRのC末端領域にはKDEL配列（Lys-Asp-Glu-Leu）が存在し，この配列を介して小胞体内に保持されている[32, 33]。今回cMPNで発見されたCALR遺伝子変異はexon9に集中しており，その変異はdeletionやinsertionによるフレームシフト変異であった[2, 3]。

この変異によって変異CALRはこのKDEL配列を失い，細胞内局在が変化すると考えられている。また変異CALRは，①IL3依存性マウス細胞株Baf3をサイトカイン非依存性に増殖させる，②変異CALR発現細胞は恒常的なSTAT5の活性化が認められる，③①で認められた増殖はJAK2阻害薬で抑制されるなどの知見から，直接cMPN発症に関与していると考えられている[2, 3]。しかしCALRの造血機能への関与など不明な点も多く，今後の検討が必要である。

CALR遺伝子変異陽性ETの臨床的特徴は，JAK2V617F陽性ET症例と比較し血小板数が高く，白血球数や赤血球数，ヘモグロビン値，ヘマトクリット値が低いと報告されている[2, 3, 34, 35]。またCALR遺伝子type1変異を有するET症例は有意に男性が多く，CALR遺伝子type2変異を有するET症例は有意に若年者が多く，血小板数が高値であるとの報告もある[36]。CALR遺伝子変異陽性PMFの臨床的特徴は，他のPMF症例と比較して若年者が多く，血小板数が高く，DIPSS-plus（dynamic international prognostic scoring system）のスコアが低い，輸血依存が少ないなどと報告されている[37]。各遺伝子変異と血栓症や病型移行，予後に関しては後述する。

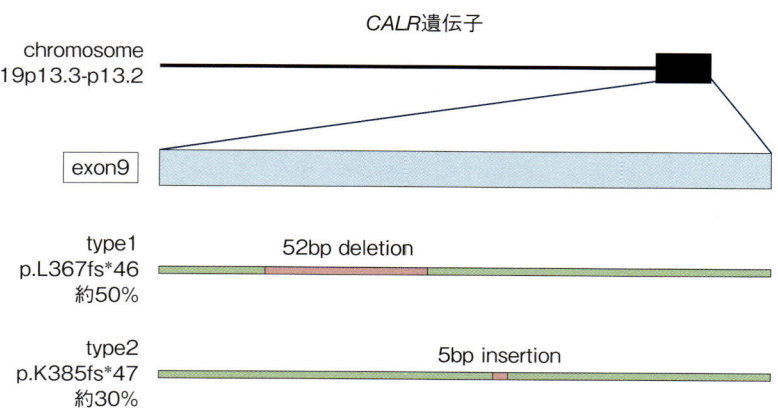

図5 ▶ cMPNにおけるCALR遺伝子変異

cMPNにおけるCALR遺伝子変異は，exon9に集中し，52bpのdeletion（type1）が約50％，5bpのinsertion（type2）が約30％を占める。CALRのC末端領域にはKDEL配列（Lys-Asp-Glu-Leu）が存在し，この配列を介して小胞体内に保持されているが，これらのフレームシフト変異によってこの配列が消失しCALRの細胞内局在が変化することでcMPNの発症に関与していると考えられている

4 JAK2 exon12 deletionとc-MPL遺伝子変異

　*JAK2 Ex12del*は*JAK2V617F*を認めないPV症例で認められるが，その頻度はきわめて少なくPV全体の約1～2％のみである[1, 38, 39]。*JAK2 Ex12del*は*JAK2V617F*同様に*JAK2*遺伝子のJH2ドメインに存在する。*JAK2 Ex12del*は537～547番アミノ酸（FHKIRNDLIF）に変異が集中し，多くはdeletionやinsertion変異ではあるが，フレームシフトを起こす変異は少ない（図6）[38]。また*JAK2V617F*と異なりホモ変異症例はきわめて少ない。*JAK2 Ex12del*は*JAK2V617F*同様にサイトカイン非依存性かつ恒常的にリン酸化され，下流のSTAT5やERKなどを活性化させて病態形成に強く関与している[38]。*JAK2 Ex12del*の臨床的特徴は，*JAK2V617F*陽性PV症例と比較し若年者が多く，ヘモグロビン値などの赤血球造血亢進がより強い検査データを示すことが報告されている[39, 40]。

　2004年にわが国より家族性血小板増多症の症例において胚細胞由来の*MPL-R*遺伝子の変異S505Nが報告されていたが[41]，2006年にETの3～5％，PMFの5～10％に後天的な*MPLW515L/K*が報告された[42]。*CALR*変異が*JAK2V617F*変異とほぼ相補的なのに対して，*MPLW515L/K*は約10％の症例で*JAK2V617F*と共存する[43]。*MPLW515L/K*はそのリガンドであるトロンボポエチン非依存性に下流のJAK/STATシグナルを活性化させcMPN発症に強く関与している[42]。興味深いことに*JAK2 Ex12del*がPVにしか認められないのに対して，*MPLW515L/K*はPVで認められない。また*JAK2V617F*陽性PMF症例由来のCD34陽性細胞は，赤芽球系と顆粒球系のコロニーを形成するのに対して，*MPLW515L/K*陽性PMF症例由来のCD34陽性細胞は，顆粒球系のコロニーしか形成しない[44]。さらに*MPLW515L/K*モデルマウスは赤芽球系の増生は軽度であるのに対して巨核球の増生が盛んで，*JAK2V617F*より強く骨髄の線維化が認められる[42]。そして*MPLW515L/K* ET症例の臨床的特徴は，*JAK2V617F*陽性ET症例と比較し血小板値や脾腫の頻度がより高いと報告されている[43, 45, 46]。このことから*MPLW515L/K*は*CALR*変異と同様に，cMPNの中でもETやPMFの発症により強く関与していると考えられている。

　*JAK2V617F*変異を認めるcMPNでは，正常コントロール群と比較し，*JAK2*遺伝子の46/1ハプロタイプが有意に高率に認められた[47]。興味深いことに，*JAK2V617F*変異だけでなく，*JAK2 Ex12 del*やコー

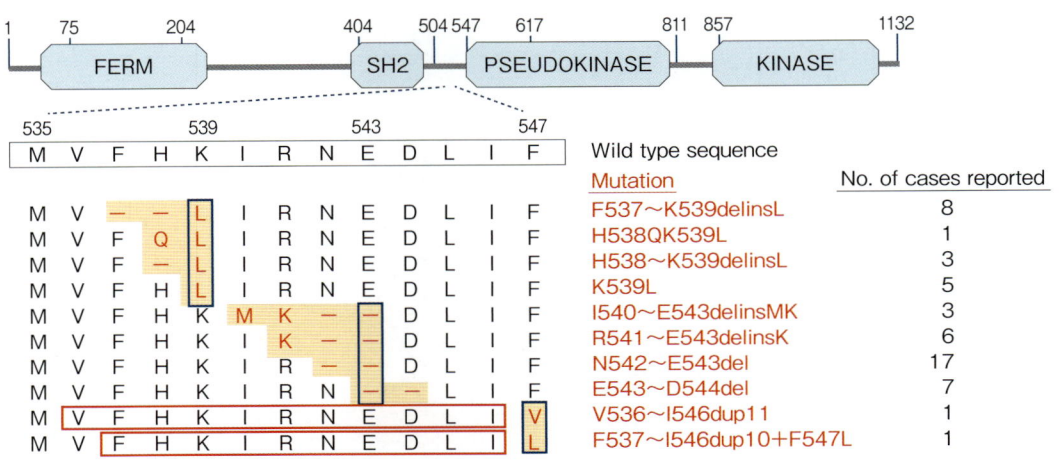

図6 ▶ PVにおける*JAK2 Ex12del*変異

（文献38より引用）

ドする染色体が異なるMPLW515L/Kを持つcMPN症例においても，46/1ハプロタイプを高頻度に認めることが報告されている[48, 49]。一方で我々の解析では，CALR遺伝子変異と46/1ハプロタイプの相関は認められていない[50]。46/1ハプロタイプの発見当初はcMPN発症の素因を示すと考えられていたが，CALR遺伝子変異が相関しないことより，cMPNの発症には，JAK2遺伝子46/1ハプロタイプが関与するJAK2V617F，JAK2 Ex12del，MPLW515L/Kによる発症機序と，JAK2遺伝子46/1ハプロタイプが関与しないCALR遺伝子変異による発症機序があるのかもしれない。

5 その他の遺伝子異常

次世代シーケンサーの網羅的遺伝子変異解析によって，cMPNにおける遺伝子変異の全貌が明らかになりつつある[2, 3]。上述の遺伝子変異以外は①JAK/STATシグナル系の変異，②エピジェネティック遺伝子変異，③mRNAスプライシングやDNA修復遺伝子に大別される（表1）[1]。

上述の遺伝子変異以外のJAK/STATシグナル系の変異としては，受容体チロシンキナーゼに結合しリン酸化された受容体をユビキチン化して分解し，増殖シグナルを抑制する機能を有するCBL遺伝子変異[51]，JAK/STATシグナル系の抑制機能を有するアダプター蛋白であるLnk遺伝子変異が発見されている[52]。また遺伝子変異ではないが，EPO受容体やTPO受容体のC末端に存在するSOCSドメインを介してJAK/STATシグナル系を抑制するSOCSファミリーのメチル化による発現抑制も発見されている[53]。

エピジェネティック遺伝子変異としては，DNAのメチル化を制御しているTET2（tet methylcytosine dioxygenase 2）[54]，DNMT3A〔DNA (cytosine-5-)-methyltransferase 3 alpha〕[55, 56]，IDH1/2（isocitrate dehydrogenase1/2）の変異[57]や，ヒストンメチル化やクロマチン高次構造変化を制御しているASXL1（additional sex comb-like 1）[58]や，EZH2

表1 ▶ cMPNにおける遺伝子変異の機能と頻度

遺伝子変異	機能	PV (%)	ET (%)	PMF (%)	tAML (%)
JAK2V617F	JAK/STAT活性化	95〜97	50〜60	50〜60	50
JAK2 Exon12 deletion	JAK/STAT活性化	1〜2	0	0	—
MPL	JAK/STAT活性化	0	3〜5	5〜10	—
CBL	JAK/STAT活性化	—	0〜2	5〜10	6〜9
SH2B3/Lnk	JAK/STAT活性化	2〜20	2〜6	3〜6	10
CALR	JAK/STAT活性化？小胞体機能異常？	0	25	30	—
ASXL1	エピジェネティック制御異常	2	5〜10	10〜35	20
EZH2	エピジェネティック制御異常	1〜2	1〜2	7〜10	—
IDH1/2	エピジェネティック制御異常	2	1	5	10〜25
DNMT3A	エピジェネティック制御異常	5〜10	2〜5	8〜12	10〜25
TET2	エピジェネティック制御異常	10〜20	4〜5	10〜20	20
SF3B1	mRNAスプライシング異常	2	2	4	4
SRSF2	mRNAスプライシング異常	—	—	4〜17	19〜33
U2AF1	mRNAスプライシング異常	<1	<1	<1	—
TP53	DNA修正異常	1〜2	1〜2	1〜2	25

tAML；PV，ET，PMFから移行したAML

（文献1より引用改変）

(*enhancer of zeste homolog 2*)[59] の変異を認める。これらの遺伝子変異はcMPNに特異的な変異ではなく，急性骨髄性白血病（acute myeloid leukemia；AML）や骨髄異形成症候群（myelodysplastic syndrome；MDS）にも認められる。また上述の遺伝子変異との共存もめずらしくない。近年では加齢によってこれらの遺伝子変異が正常の造血幹細胞に出現し，付加異常が加わることで骨髄系腫瘍が発生するのではないかとも考えられている[60-62]。また上述のようにcMPNにおいて，JAK-STATシグナル伝達の抑制因子である*SOCS*遺伝子[53]や造血幹細胞の骨髄ニッチへのホーミングを制御する*CXCR*遺伝子の高メチル化[63]による発現抑制が認められることや，PMFでは細胞増殖や造血，免疫活性に関与する遺伝子群は低メチル化によって活性化し，炎症反応抑制に関与する遺伝子群は高メチル化によって抑制されていることなどが示され，エピジェネティック制御異常がcMPNの病態に強く関与していることが明らかになった[64]。しかしこれらの遺伝子変異がどのようにしてエピジェネティック制御異常を介してcMPNの発症に関与をしているのか明らかになっていない。

6 cMPNに認められる遺伝子変異が予後に与えるインパクト

PVやETの10年生存率は80％以上であり，二次性の骨髄線維症や白血病への移行率も2〜3％とわずかであるため，その治療は瀉血やヒドロキシカルバミドによる血球数の調整とアスピリンなどによる抗凝固療法による血栓症の予防が中心となる[65]。これまで明確な生命予後にインパクトのあるような遺伝子変異は同定されていないが，*JAK2V617F*陽性症例は他の遺伝子変異陽性症例と比較して血栓症発症率が高いという報告は多い[66, 67]。また*CALR*遺伝子変異陽性症例は*JAK2V617F*陽性症例と比較して有意に血栓症発症率が低いとの報告もある[2]。またPVやETからのAML移行症例において*JAK2V617F*の陰転化が指摘されており，PVやET発症には*JAK2V617F*のhitの前に何らかの遺伝子異常があるのではないかと予想されていた[68]。その後上述の*TET2*などのエピジェネティック遺伝子変異が同定されたが，AML移行症例においてはPVやETと比較して顕著にこれらの遺伝子変異の頻度が高いこと[1]，加齢に伴い正常人においてもエピジェネティック遺伝子変異が同定されること[60-62]，*TET2*変異を認めるPVやETはAMLに移行する症例が多く予後不良であるという報告などから，エピジェネティック遺伝子変異陽性cMPNは陰性cMPNより予後不良である可能性がある[69, 70]。

一方PMFは生存中央期間が約3〜5年と短く，輸血，ステロイド，アンドロゲン，EPO，iMids（immunomodulators）であるサリドマイドなどを用いてもその効果は限定的で，現時点での根治療法は造血幹細胞移植を行うしかない[65]。近年JAK2阻害薬が開発され，これまで造血幹細胞移植以外に有効な治療法がなかったPMFに対して新たな治療薬として期待されてはいるが，根治療法は依然として造血幹細胞移植であることには変わりがない[4]。そこでPMF診断時の予後予測が臨床上大変重要となるが，IWG-MRT（international working group for myelofibrosis research and treatment）は，年齢（65歳以上），持続する症状，Hb＜10g/dL，白血球数＞25,000/μL，末梢血芽球≧1％，血小板＜10万，赤血球輸血依存，予後不良の染色体異常［＋8，－7/7q-，i(17q)，－5/5q-，12p-，inv(3)，11q23］を予後因子としたスコアリングシステムDIPSS-plusを報告している[71]。さらに近年PMFにおいて*ASXL1*，*SRSF2*，*IDH1/2*，*EZH2*変異は予後不良因子，*CALR*変異は予後良好因子として有用であるとの報告や，遺伝子変異数によって予後が層別できるとの報告があり，これらを組み込んだ新たな予後指標が提唱されている[37, 72]。

7 慢性好中球性白血病や非定型慢性骨髄性白血病における*CSF3R*遺伝子変異

慢性好中球性白血病（chronic neutrophilic leukemia；CNL）はcMPNに，非定型慢性骨髄性白血病

(atypical chronic myeloid leukemia；aCML) は MDS/cMPN に分類される稀な疾患である[73,74]。以前は*BCR-ABLp230*がCNLの原因遺伝子のひとつとされていたが，近年では*BCR-ABLp230*陽性症例はCMLに分類されている[74]。2013年にCNLの約90％，aCML症例の約40％にG-CSF-R遺伝子をコードしている*CSF3R*（*colony stimulating factor 3 receptor*）に変異が発見された（図7）[75]。その後厳密に診断したaCMLでは変異が発見されていないこともあり，今後さらなる検討が必要である[76]。*CSF3R*はG-CSF-R遺伝子をコードしている遺伝子で，これまでに先天性好中球減少症や家族性好中球増加症で遺伝子変異が同定されていた[77-79]。CNLやaCMLで発見された*CSF3R*変異は，傍細胞膜領域の点突然変異（T615AやT618I）とG-CSF-RのC末端が欠損するフレームシフト変異やナンセンス変異であった[75]。傍細胞膜領域変異は，G-CSF-Rの過剰なダイマー形成によってJAK/STAT経路の活性化が認められるのに対して，C末端欠損変異はG-CSF-R過剰発現によってJAK/STAT経路よりもSrcキナーゼ活性の亢進が認められた（図7）[75]。興味深いことに*in vitro*や*in vivo*の解析で，傍細胞膜領域変異に対してはJAK阻害薬であるルキソリチニブが，C末端欠損変異に対してはSrcキナーゼ抑制作用を有するダサチニブが細胞増殖抑制効果を示した（図7）。実際に傍細胞膜領域変異T618Iを有する症例に対して，ルキソリチニブは好中球数減少と血小板数の増加が認められた[75]。*CSF3R*変異を有するCNLやaCMLに対して，これらの分子標的薬の臨床的効果の検証が今後必要であろう。

8 おわりに

2005年にcMPNで*JAK2V617F*が発見され，その後次世代シーケンサーにて多くの遺伝子変異が同定された。しかしETやPMFの約10％では，依然とし

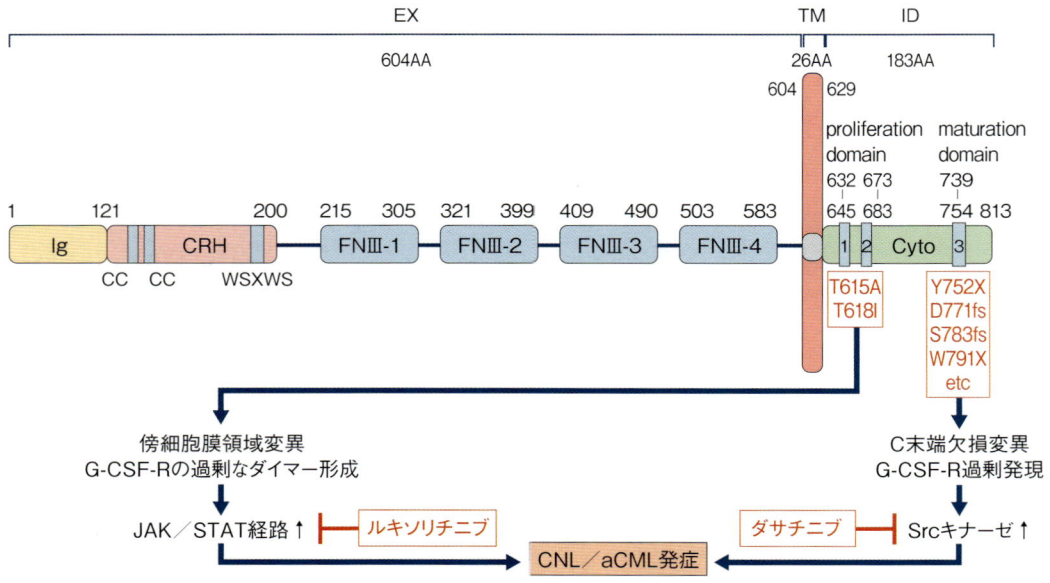

図7 ▶ *CSF3R*遺伝子変異によるCNLやaCMLの発症機序
傍細胞膜領域変異は，G-CSF-Rの過剰なダイマー形成によってJAK/STAT経路の活性化が認められるのに対して，C末端欠損変異はG-CSF-R過剰発現によってJAK/STAT経路よりもSrcキナーゼ活性の亢進が認められた。傍細胞膜領域変異に対してはJAK阻害薬であるルキソリチニブが，C末端欠損変異に対してはSrcキナーゼ抑制作用を有するダサチニブが細胞増殖抑制効果を示した
（文献75より引用改変）

て特異的な遺伝子変異が同定されていない（**図1**）。さらにそれぞれの遺伝子変異によるcMPNの発症機序は不明な点が多く，*JAK2V617F*の発見によって開発が進んだJAK阻害薬に関しても，CMLに対して開発されたイマチニブのような臨床的インパクトを与えていない。cMPN発症へのエピジェネティック遺伝子変異の関与が示され，化学療法では難治性のcMPNからの二次性AMLに対してアザシチジン治療の可能性が示されたように[80]，今後は発見された遺伝子変異の病態解析が進むことで新規の治療法が発見されることに期待したい。

● 文献

1) Nangalia J, et al：Hematology Am Soc Hematol Educ Program. 2014；2014(1)：287-96.
2) Klampfl T, et al：N Engl J Med. 2013；369(25)：2379-90.
3) Nangalia J, et al：N Engl J Med. 2013；369(25)：2391-405.
4) Gotlib J：Hematology Am Soc Hematol Educ Program. 2013；2013：529-37.
5) Kralovics R, et al：N Engl J Med. 2005；352(17)：1779-90.
6) James C, et al：Nature. 2005；434(7037)：1144-8.
7) Levine RL, et al：Cancer Cell. 2005；7(4)：387-97.
8) Baxter EJ, et al：Lancet. 2005；365(9464)：1054-61.
9) Silva M, et al：N Engl J Med. 1998；338(9)：564-71.
10) Chen E, et al：Hematology Am Soc Hematol Educ Program. 2014；2014(1)：268-76.
11) Yan D, et al：Blood. 2012；119(15)：3539-49.
12) Walz C, et al：Blood. 2012；119(15)：3550-60.
13) Wernig G, et al：Blood. 2008；111(7)：3751-9.
14) da Costa Reis Monte-Mór B, et al：Leukemia. 2009；23(1)：144-52.
15) Funakoshi-Tago M, et al：PLoS One. 2013；8(1)：e52844.
16) Walz C, et al：J Biol Chem. 2006；281(26)：18177-83.
17) Gautier EF, et al：Blood. 2012；119(5)：1190-9.
18) Wood AD, et al：Blood. 2009；114(9)：1820-30.
19) Irino T, et al：PLoS One. 2011；6(7)：e22148.
20) Garçon L, et al：Blood. 2006；108(5)：1551-4.
21) Rubert J, et al：BMC Cancer. 2011；11：24.
22) Plo I, et al：Blood. 2008；112(4)：1402-12.
23) Liu F, et al：Cancer Cell. 2011；19(2)：283-94.
24) Rui L, et al：Cancer Cell. 2010；18(6)：590-605.
25) Dawson MA, et al：Nature. 2009；461(7265)：819-22.
26) Nakatake M, et al：Oncogene. 2012；31(10)：1323-33.
27) Hoermann G, et al：FASEB J. 2012；26(2)：894-906.
28) Scott LM, et al：Blood. 2006；108(7)：2435-7.
29) Beer PA, et al：Blood. 2010；115(14)：2891-900.
30) Chen E, et al：Cancer Cell. 2010；18(5)：524-35.
31) Anand S, et al：Blood. 2011；118(6)：1610-21.
32) Michalak M, et al：Biochem J. 1999；344 Pt2：281-92.
33) Trombetta ES：Glycobiology. 2003；13(9)：77R-91R.
34) Rumi E, et al：Blood. 2014；123(10)：1544-51.
35) Rotunno G, et al：Blood. 2014；123(10)：1552-5.
36) Tefferi A, et al：Am J Hematol. 2014；89(8)：E121-4.
37) Tefferi A, et al：Leukemia. 2014；28(7)：1472-7.
38) Scott LM, et al：N Engl J Med. 2007；356(5)：459-68.
39) Pietra D, et al：Blood. 2008；111(3)：1686-9.
40) Martínez-Avilés L, et al：Haematologica. 2007；92(12)：1717-8.
41) Ding J, et al：Blood. 2004；103(11)：4198-200.
42) Pikman Y, et al：PLoS Med. 2006；3(7)：e270.
43) Vannucchi AM, et al：Blood. 2008；112(3)：844-7.
44) Chaligné R, et al：Blood. 2007；110(10)：3735-43.
45) Beer PA, et al：Blood. 2008；112(1)：141-9.
46) Pardanani AD, et al：Blood. 2006；108(10)：3472-6.
47) Jones AV, et al：Nat Genet. 2009；41(4)：446-9.
48) Olcaydu D, et al：Leukemia. 2009；23(10)：1924-6.
49) Patnaik MM, et al：Leukemia. 2010；24(4)：859-60.
50) Okabe M, et al：Leuk Res. 2016；40：68-76.
51) Sanada M, et al：Nature. 2009；460(7257)：904-8.
52) Oh ST, et al：Blood. 2010；116(6)：988-92.
53) Teofili L, et al：Int J Cancer. 2008；123(7)：1586-92.
54) Delhommeau F, et al：N Engl J Med. 2009；360(22)：2289-301.
55) Abdel-Wahab O, et al：Leukemia. 2011；25(7)：1219-20.
56) Stegelmann F, et al：Leukemia. 2011；25(7)：1217-9.
57) Pardanani A, et al：Leukemia. 2010；24(6)：1146-51.
58) Carbuccia N, et al：Leukemia. 2009；23(11)：2183-6.
59) Ernst T, et al：Nat Genet. 2010；42(8)：722-6.
60) Busque L, et al：Nat Genet. 2012；44(11)：1179-81.
61) Shlush LI, et al：Nature. 2014；506(7488)：328-33.
62) Genovese G, et al：N Engl J Med. 2014；371(26)：2477-87.
63) Bogani C, et al：Stem Cells. 2008；26(8)：1920-30.
64) Nischal S, et al：Cancer Res. 2013；73(3)：1076-85.
65) Geyer HL, et al：Hematology Am Soc Hematol Educ Program. 2014；2014(1)：277-86.
66) Dentali F, et al：Blood. 2009；113(22)：5617-23.
67) Li SL, et al：Ann Hematol. 2014；93(11)：1845-52.
68) Campbell PJ, et al：Blood. 2006；108(10)：3548-55.
69) Tefferi A, et al：Leukemia. 2009；23(5)：905-11.
70) Lundberg P, et al：Blood. 2014；123(14)：2220-8.
71) Gangat N, et al：J Clin Oncol. 2011；29(4)：392-7.
72) Vannucchi AM, et al. Leukemia. 2013；27(9)：1861-9.
73) Gotlib J, et al：Blood. 2013；122(10)：1707-11.
74) Vardiman J, et al：Hematology Am Soc Hematol Educ Program. 2011；2011：250-6.
75) Maxson JE, et al：N Engl J Med. 2013；368(19)：1781-90.
76) Pardanani A, et al：Leukemia. 2013；27(9)：1870-3.
77) Plo I, et al：J Exp Med. 2009；206(8)：1701-7.
78) Beekman R, et al：Blood. 2010；115(25)：5131-6.
79) Beekman R, et al：Blood. 2012；119(22)：5071-7.
80) Thepot S, et al：Blood. 2010；116(19)：3735-42.

第4章 ● 慢性骨髄増殖性腫瘍の発症機構

D3 好酸球増加症候群，慢性好酸球性白血病における FIP1L1-PDGFRA 融合遺伝子

定 明子，松井利充

1 はじめに

好酸球増加症は様々な疾患によって生じ，発症機序からサイトカイン依存性に好酸球増殖が起こる続発性（反応性）好酸球増加症と，骨髄で自律的に好酸球増殖が起こる骨髄原発性好酸球増加症に大別される。しかし，概して臨床像あるいは細胞形態学的所見から両者を鑑別することは難しく，臓器障害を伴う原因不明の持続性好酸球増加症は，暫定的に特発性好酸球増加症候群（hypereosinophilic syndrome；HES）と総称される。臓器障害を伴わない場合は，単に好酸球増加症（hypereosinophilia；HE）と呼び，区別される[1]。HESのうち，クローナルな，すなわち腫瘍性の好酸球増加が証明された場合には慢性好酸球性白血病（chronic eosinophilic leukemia；CEL）と診断される。

CELの原因遺伝子異常として最も頻度が高いF-P（FIP1L1-PDGFRA）融合遺伝子は，第4番染色体長腕（4q12）の欠失に伴いα型PDGF受容体の恒常的な活性化をきたす[2]。F-P陽性CELは細胞形態学的な所見から他のHEと区別することはできず，遺伝子欠失が微小なため染色体G分染法では異常はとらえられない。そのためHEでは積極的に同遺伝子異常の検出を試みる必要がある。本項では，F-P融合遺伝子に焦点を当て，その臨床的・機能的意義について概説する。

2 HESとCELの臨床像とその診断

好酸球は末梢血白血球中の2～5％（<500/μL）を占め，細胞質はエオジンでピンク色に染まる顆粒を持つ。その顆粒に含まれる特異顆粒蛋白には寄生虫殺虫作用があることが古くから知られ，時に好酸球の増加により臓器への好酸球の直接浸潤あるいは顆粒蛋白により全身の様々な臓器障害をきたす。合併症のうち，心筋への浸潤や顆粒蛋白が原因の線維化による心不全や血栓・塞栓症などの心血管病変は特に重篤化しやすいので注意が必要である。このような臓器障害合併例では，早期に臨床所見と遺伝子検査により腫瘍性好酸球増加症と反応性好酸球症の鑑別診断を行い，並行して好酸球数のコントロールや合併症に対する対症療法を開始する。腫瘍性好酸球増加症であるCELでは肝脾腫の合併も多く，貧血や血小板減少のほか，血清ビタミンB_{12}の高値が検査所見としてみられる。しかし，これらの臨床所見から腫瘍性か反応性好酸球増加症かを区別することは難しい。

また，CELに認める末梢血中好酸球は様々な程度の形態学的な異常（核の過分葉，環状核，顆粒の減少，細胞質の空胞化など）を伴い，骨髄では著明な好酸球とその前駆細胞の増加を認め，段階的な分化像がみられる。しかし，これら細胞形態的所見からも反応性好酸球増多やその他の腫瘍性好酸球増多症との区別は難しい。CELは芽球の増多（末梢血中2％以上あるいは骨髄中5％以上，かつ20％未満）や好酸球のクローナルな増殖が明らかになった場合（ただしWHO分類に規定される他の造血器腫瘍を除く）に診断される。芽球のみが増加することは稀であり，正常から複雑染色体を含む多様な染色体核型を呈し，慢性骨髄性白血病（chronic myeloid leukemia；CML）におけるPh染色体のような特異的な染色体異常はみられない。

好酸球増加を合併しやすい受容体型チロシンキナー

ゼの3つの遺伝子，*PDGFRA*（4q12），*PDGFRB*（5q31-32），*FGFR1*（8p11）の変異は，いずれも多能性造血幹細胞レベルの細胞に起こりやすく，慢性骨髄増殖性腫瘍のほかリンパ系腫瘍として発症することもある。そのため，WHO分類2008年版では，それぞれの遺伝子変異に基づく骨髄性・リンパ性腫瘍（myeloid and lymphoid neoplasms with eosinophilia and abnormalities of *PDGFRA*, *PDGFRB* or *FGFR1*）に分類し，それ以外をCEL, NOS（非特定型）と分類するようになった[3]。

3 F-P融合遺伝子の臨床的・機能的意義

2003年に発見され，*PDGFRA*関連性CELのほとんどを占める。HESの中でも最も頻度が高いこと（10〜20%，男性優位），陽性の場合は後述のようにチロシンキナーゼ阻害薬であるイマチニブ内服でほぼ100%寛解が得られることからも診断的意義が高く，早期に検出を試みる必要がある。

1. α型PDGF受容体の構造と機能

α型PDGF受容体（PDGFRA）は，リガンドが結合する細胞外ドメインと細胞膜貫通領域，チロシンキナーゼを含む細胞質ドメインからなる[4]。正常血球におけるPDGFRA発現は確認されていないが，PDGFRA発現ベクターを造血細胞株に導入・発現させるとリガンド依存性の細胞増殖能が認められる[5]。PDGFRAは，正常ではリガンド非存在下で単量体として細胞膜に存在し，リガンドと結合すると二量体を形成し，チロシンキナーゼの触媒により膜貫通ドメインおよび細胞内ドメインに存在するチロシン残基が自己リン酸化され，下流のシグナル伝達分子を介して増殖刺激シグナルを細胞内に伝達する（図1A）。

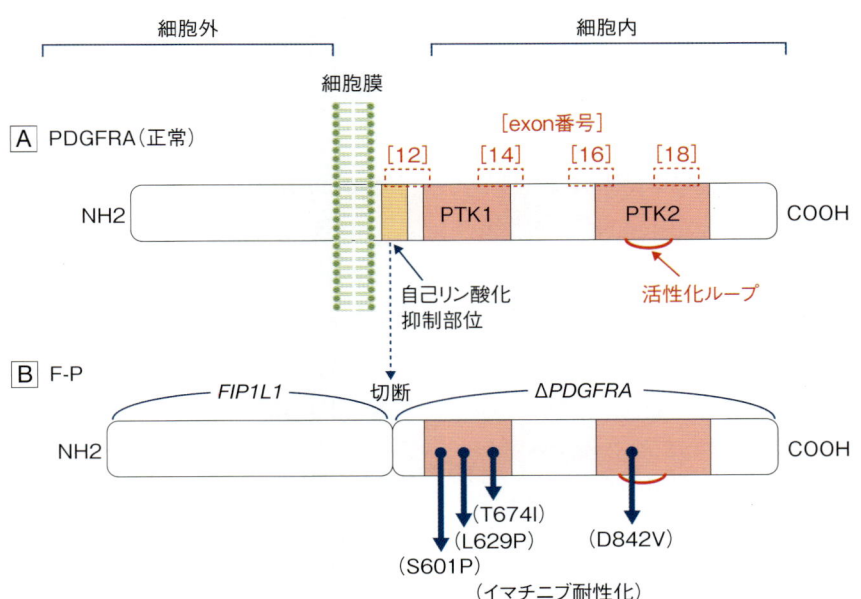

図1 ▶ 正常のPDGFRAとF-P融合遺伝子の構造
A：正常のPDGFRA。受容体型チロシンキナーゼであり23個のexonを有する。F-P融合遺伝子の切断点であるexon12は傍細胞膜領域をコードし，自己リン酸化抑制の働きを担う。かぎ括弧内の数字はexon番号を表し，点線は対応するPDGFRA蛋白の位置を示す
B：F-P融合遺伝子とイマチニブ耐性化に関係するアミノ酸変異。括弧内はイマチニブ耐性化に関わるアミノ酸変異を示す
PTK1, PTK2：キナーゼドメイン1, 2

2. F-P融合遺伝子の構造と機能

F-P融合遺伝子は染色体4q12上で約800kbの部分欠失が生じ、*FIP1L1*と*PDGFRA*遺伝子が融合して形成されたキメラ遺伝子である（図1B）。*FIP1L1*（Fip1-like1）は酵母のポリアデニル化に関与する*Fip-1*遺伝子のヒト相同体であり、ヒトではmRNAのポリアデニル化に関与している。通常、造血器腫瘍の原因となるキメラ遺伝子は、チロシンキナーゼ遺伝子が二量体形成能モチーフを持つパートナー遺伝子転座と相互転座することにより、チロシンキナーゼの恒常的活性化を起こすが、*FIP1L1*遺伝子はそのようなモチーフを持っていない。*PDGFRA*遺伝子は傍細胞膜領域をコードするexon12で常に切断され、下流のチロシンキナーゼ領域は保たれるものの、上流の膜貫通領域が欠損するため受容体としての機能は失われている。このexon12がコードする傍細胞膜領域は、自己リン酸化抑制によりチロシンキナーゼ活性化を負に制御することが知られており、F-P融合遺伝子では傍細胞膜領域の破壊が、リガンド非依存性・受容体二量体化非依存性のチロシンキナーゼ恒常的活性化の原因と考えられる[6]。

3. F-P融合遺伝子陽性例の臨床像

HES（CELを含む）の年間発症率は、米国国立がん研究所（National Cancer Institute；NCI）が発表している米国での癌の罹患率や生存率などに関する統計データ（Surveillance, Epidemiology, and End Results Program；SEER）によれば、人口10万人当たり0.036人である[7]。CMLの年間発症率を10万人に対し1人とすれば、HESの発症率はCMLのわずか数％という概算になる。F-P陽性CELはHESの1～2割であることから、それよりもさらに少ない。

F-P陽性CELでは他の腫瘍性好酸球増加症と同様、肝脾腫の合併や貧血や血小板減少のほか、血清ビタミンB_{12}の高値などの検査異常を認める。それに付け加え、理由は不明であるが患者は男性が多く、検査所見として血清トリプターゼ上昇、骨髄肥満細胞の増加、あるいは紡錘型の異型肥満細胞の出現などが認められる。また、F-P遺伝子は、HES／CELという病態におさまらず、全身性肥満細胞症、急性骨髄性白血病、T細胞性リンパ腫など好酸球増加を伴う多彩な疾患にまたがり検出されることもわかっている。それゆえ、原因不明の好酸球増加症では、まず末梢血を用いたFISH法でF-P融合遺伝子の存在を確かめることが推奨される。

4 F-P融合遺伝子検出の実際

前述のようにF-P融合遺伝子は第4番染色体長腕（4q12）の微小な欠失によるため、染色体G分染法ではほとんどが正常核型となる。当該遺伝子の代表的な検出方法は以下に述べるFISH法とRT-PCR法の2つである。

1. FISH法による4q12欠失検出

*FIP1L1*の3'側と*PDGFRA*の5'側、そして両者に挟まれた*CHIC2*遺伝子に対する蛍光プローブを用いて標識し、*CHIC2*遺伝子の欠損（4q12欠失）を検出する[8]。正常では図2Aのようにすべての蛍光が重なり黄色のシグナルが得られるが、4q12欠失陽性細胞では*FIP1L1*や*PDGFRA*のシグナルのみが重なって検出される。ちなみに、染色体転座を伴うF-P融合遺伝子では*FIP1L1*と*PDGFRA*のシグナルが解離して見える。この方法は細胞内の間期核における染色体を検査するため、末梢血検体を用いた検査が可能であり、比較的容易かつ迅速に検出できる。FISH法は国内のいくつかの臨床検査会社が受託している。

2. RT-PCR法によるF-P融合遺伝子解析

RT-PCR法はF-P mRNAの切断点を挟むプライマーで増幅し、塩基配列解析により切断点の確認を行う。mRNAレベルでのF-P転写産物は通常微量のことが多く、通常のPCR法のように1つの工程では検出されないため、さらに内側のプライマーを使う

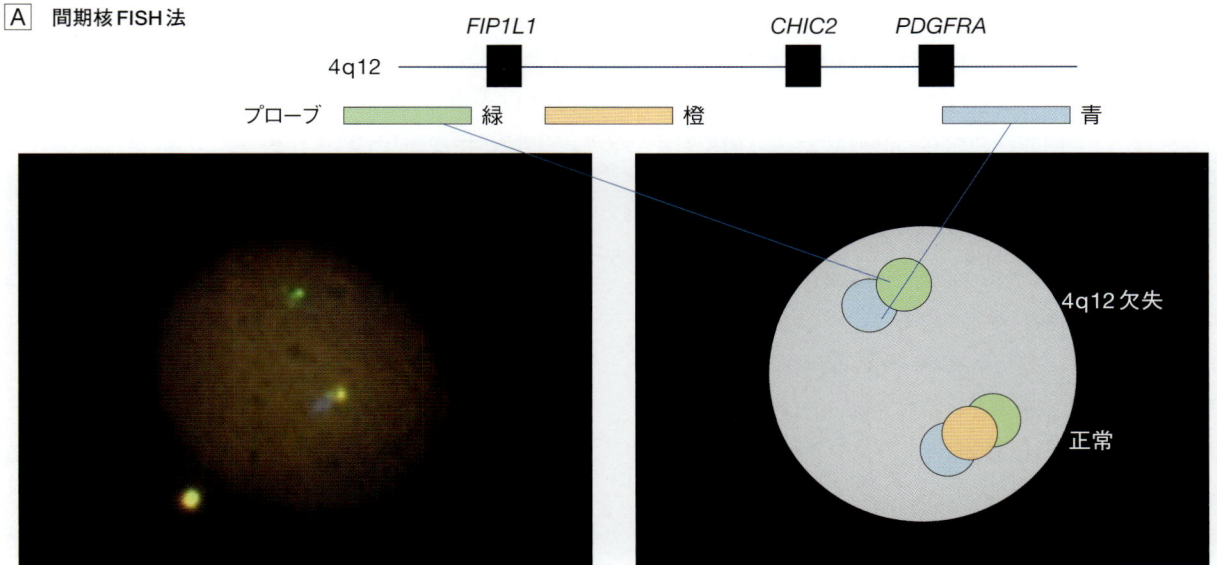
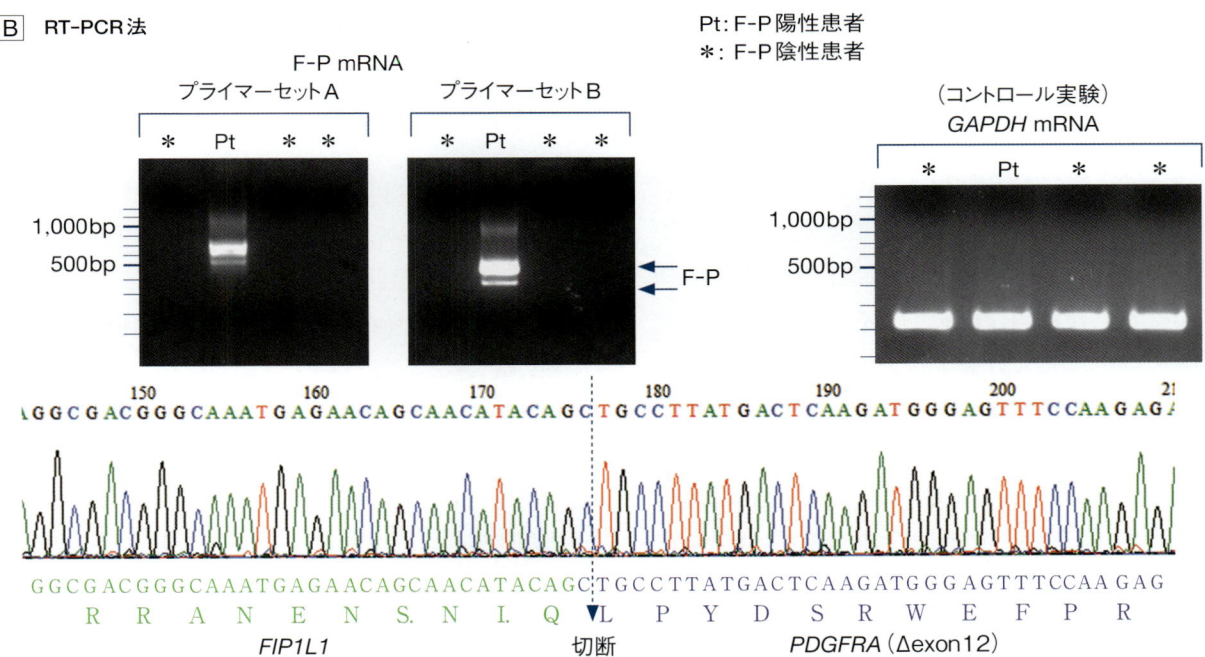

図2 ▶ F-P融合遺伝子の検出方法

A：FISH法による4q12欠失検出例。正常では3種類の蛍光シグナルが重なり黄色となるが，F-P融合遺伝子では中央のCHIC2遺伝子に相当する蛍光シグナルが欠落して見える

B：RT-PCR法によるF-P融合遺伝子解析例。F-P融合遺伝子に対する2種類のプライマーセットを用いた。F-P陽性患者ではいずれの種類でも陽性バンドが検出されるが，残り3名のF-P陰性患者では2種類とも検出されなかった。F-P融合遺伝子陽性検体ではFIP1L1のスプライスバリアントのため，複数のバンドがみられることが多い。図中の2本のバンド（矢印）を切り出して塩基配列を解析したところ，いずれもF-P融合遺伝子であることが確認された

Δexon12：切断されたexon12

nested PCR法による増幅が必要になる。結果的にRT-PCR法によるF-P検出感度はFISH法と同等になるため、血液学的寛解後の微量な遺伝子のモニタリングには、より簡便なFISH法が便利である。FISH法での判定が困難なときやF-P陽性イマチニブ耐性が疑われるときにはRT-PCR法の併用がよい。

また、RT-PCR法によるF-P融合遺伝子解析では、偽性F-P転写産物が検出されることがあるので、注意が必要である[9]。判定結果が症例の臨床像と異なる場合は、複数の検査結果を合わせて総合的に判断する必要がある。筆者らは図2Bのようにプライマーセットを複数用いた繰り返し検査やゲノムDNAを用いた遺伝子変異の確認など、診断精度を高めるための工夫を行っている。このようにRT-PCR法によるF-P解析は、正確な判定のために熟練の技術と労力を要し、現在では限られた研究機関のみでしか行われていない。

5 F-P融合遺伝子陽性例に対するイマチニブ療法とその耐性化

1. F-P融合遺伝子陽性CELとイマチニブ療法

F-P陽性CELに対する第一選択薬はイマチニブであり、初回投与量として*BCR-ABL*陽性CMLの標準使用量の4分の1(100mg/日)を用い、多くの症例で2〜4週間までに好酸球数は正常化し、3〜6カ月までに分子遺伝学的寛解が得られる。このイマチニブによる高い奏効性は*in vitro*での感受性試験の結果とも合致する。マウス血液細胞株Ba/F3細胞に*BCR-ABL*またはF-P融合遺伝子を強制発現させたときの50%細胞阻止濃度(IC50)は、前者が582nMであるのに対し後者では3.2nMと、イマチニブに対する感受性はF-P融合遺伝子のほうがより高い。臨床経験上は個人差があり、イマチニブ量は400mg/日を要するものもある。また、これまで臨床研究から寛解後にイマチニブ投与を中断すると再発することが知られており、イマチニブのみではF-P陽性クローンを完全に撲滅できず、寛解後も維持療法が必要であると考えられている[10]。寛解後の維持療法としては、耐性化予防のため、少なくとも100mg/日、時に400mg/日のイマチニブの継続が必要とする意見がある一方、イマチニブ少量間欠投与、週1回(100〜200mg/回)で寛解維持に成功している報告[11]もある。このように、維持療法における至適投与量や、イマチニブ中止の可否についてはいまだ明らかでない[12]。なお、現在ではF-P陽性例に対するイマチニブ療法は保険承認されている。

2. F-P融合遺伝子のイマチニブ耐性化

F-P陽性例の薬剤耐性の報告は現在までに7例あり、いずれも診断から1年以内に起きている。そのうち5例は急性転化時にキナーゼ部位のアミノ酸変異が付加されてイマチニブ耐性となった。これはCMLと同様に、慢性期よりも進行期でよりいっそうキナーゼ部位の変異を伴い、イマチニブ耐性化が起こりやすいことを示唆する。7例中の6例は、突然変異T674I(*PDGFRA*の第674番アミノ酸スレオニンがイソロイシンに置換)あるいはD842Vのいずれかを伴っていた[13]。T674IはPDGFRAキナーゼドメイン1のATP結合部位の変異であり、BCR-ABLのイマチニブ耐性変異T315Iに相当する変異である。チロシンキナーゼ阻害薬のmidostaurinやソラフェニブは*in vitro*では強い細胞阻害活性を示すが、臨床効果は不十分で寛解例はなく、可能な限り同種造血幹細胞移植を念頭に治療を計画する[14]。一方、D842VはPDGFRAキナーゼドメイン2の活性化ループの変異であり、全身性肥満細胞症の90%以上にみられるc-KITのD816V変異に相当する。GIST(gastrointestinal stromal tumor)の7%にみられるPDGFRA変異もまた、高頻度(63%)にD842V変異でありイマチニブはじめ多くのチロシンキナーゼ阻害薬に耐性を示す[15]。残る1例は、*PDGFRA*キナーゼ領域の2塩基が変化したS601P/L629P二重変異であり、イマチニブ初回投与時から耐性であった。F-P陽性CELの薬剤耐性率はCMLと比べ明らかに低い。その原因は、F-P融合蛋白が*BCR-ABL*に比べて100倍以上も高いイマチニブ感

受性を持つことのほか，F-P融合遺伝子のキナーゼ部位の変異導入実験によれば，ほとんどの変異はチロシンキナーゼ阻害薬を完全に阻害せず耐性化に至らない，すなわち耐性化をきたす変異の数が限定されていることも一因と考えられる[16]。

● 文 献

1) Valent P, et al：J Allergy Clin Immunol. 2012；130(3)：607-12.
2) Cools J, et al：N Engl J Med. 2003；348(13)：1201-14.
3) Bain B, et al：WHO classification of tumors：pathology and genetics of tumors of haematopoietic and lymphoid tissues. 4th ed. Swerdlow SH, et al, ed. IARC Press, 2008, p68-73.
4) Matsui T, et al：Science. 1989；243(4892)：800-4.
5) Matsui T, et al：Proc Natl Acad Sci USA. 1989；86(21)：8314-8.
6) Stover EH, et al：Proc Natl Acad Sci USA. 2006；103(21)：8078-83.
7) Crane MM, et al：J Allergy Clin Immunol. 2010；126(1)：179-81.
8) Pardanani A, et al：Blood. 2003；102(9)：3093-6.
9) Sada A, et al：Ann Hematol. 2007；86(12)：855-63.
10) Baccarani M, et al：Haematologica. 2007；92(9)：1173-9.
11) Helbig G, et al：Br J Haematol. 2008；141(2)：200-4.
12) 定 明子, 他：EBM血液疾患の治療2015-2016. 金倉 譲, 他編. 中外医学社, 2014, p198-203.
13) Havelange V, et al：J Blood Med. 2013；4：111-21.
14) Metzgeroth G, et al：Leukemia. 2012；26(1)：162-4.
15) Corless CL, et al：J Clin Oncol. 2005；23(23)：5357-64.
16) von Bubnoff N, et al：Oncogene. 2011；30(8)：933-43.

MEMO 「CELにおける染色体異常と遺伝子異常」

　CELは形態学的診断がしばしば困難であることから，その診断の決め手のひとつとして好酸球のクローン性増殖の証明は意義が高い．しかし，本項にあるように代表的遺伝子異常で，わが国において商業ベースでFISH検査を実施可能な*FIP1L1-PDGFRA*融合遺伝子の頻度は高くなく，これ以外にも疾患特異的遺伝子異常に含まれる*PDGFRA*遺伝子（4q12），*PDGFRB*遺伝子（5q31〜33），*FGFR1*遺伝子（8p11〜13）に関しては，これらの遺伝子再構成を伴う数十種の染色体転座や点突然変異が報告されている．また，CEL-NOSにおいては，非特異的染色体異常のほか，*C-KIT* D816V変異，*JAK2* V617F変異，*JAK2*遺伝子転座など他の骨髄増殖性疾患でも認められる遺伝子変異が低頻度ながら同定されうることも示されている[1, 2]．

　血液内科の診療現場では，しばしば原因不明の好酸球増加状態に関する精査を委ねられるが，CELに関する認知率の向上に伴い，同疾患の鑑別を求められるケースも増加傾向にある．しかしながら，クローン性の解析によってCELの鑑別診断を不足なく実施することは日常診療では容易ではなく，現状では系統だった解析を可及的最大限実施するとともに（図）[1]，将来的にはより迅速・簡便に分子生物学的な鑑別診断が可能となるシステム構築が望まれる．

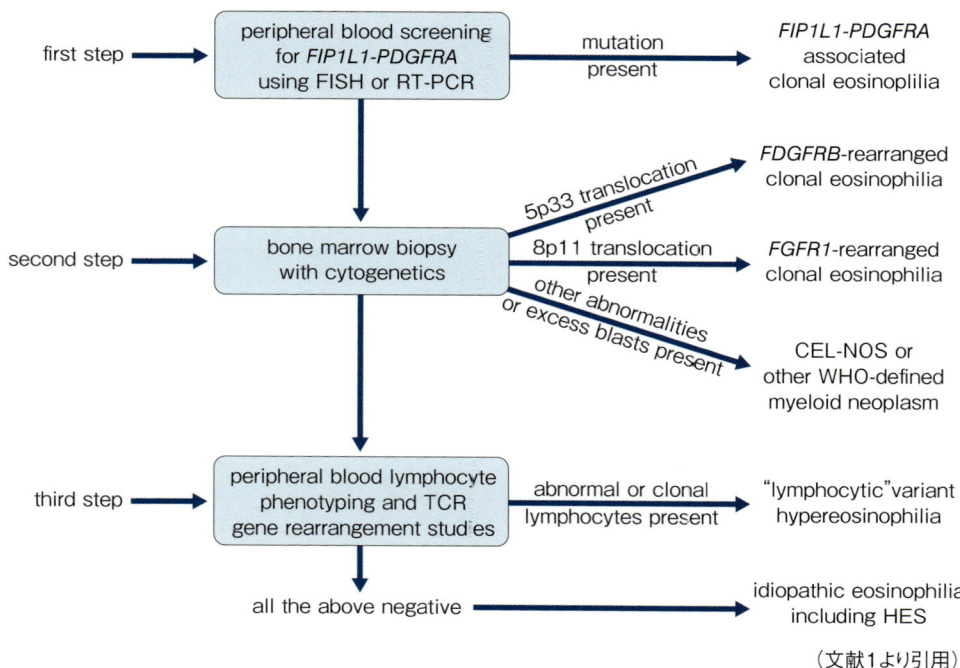

図 ▶ 好酸球増加症の分子診断スキーム

（文献1より引用）

1) Tefferi A, et al：Mayo Clin Proc. 2010；85(2)：158-64.
2) Gotib J：Am J Hematol. 2015；90：1077-89.

黒田純也

第4章 悪性リンパ腫の発症機構

E-1 悪性リンパ腫の染色体異常　総論

谷脇雅史

1 はじめに

悪性リンパ腫で認められる染色体異常は，腫瘍化の初期変化に関与するだけでなく，病型診断と予後推定に重要な情報である（表1）[1]。基礎研究の分野では，染色体転座の切断点領域を分子遺伝学的に解析することによって，腫瘍発生やリンパ球の分化に関与する遺伝子が数多く同定されている。

しかし，悪性リンパ腫で認められる染色体異常は複雑であることが多い。そのため，解析には染色体分染法に加えて，多色蛍光染色体解析（spectral karyotyping；SKY）法とFISH（fluorescence in situ hybridization）法が欠かせない（図1）。また，オリゴヌクレオチドプローブを用いるアレイ解析とSKYのデータを比較検討することにより，染色体再構成のDNA切断点を詳細に同定することができる。

表1 ▶ 非ホジキンリンパ腫の代表的なWHO病型と染色体遺伝子異常の頻度

病型	染色体異常	頻度（%）	遺伝子
びまん性大細胞型（B）	t(3;14), t(3;v)	30〜35	BCL6
	t(14;18)	20〜30	BCL2
	t(8;14), ＋add(8)(q24)	6	MYC
濾胞性	t(14;18)	70〜90	BCL2
	t(3;14), t(3;v)	10〜15	BCL6
小リンパ球性	del(13q)		
	＋12	30	
マントル細胞	t(11;14)	95	CCND1
末梢性T細胞	variable		
辺縁帯B細胞性, MALT型	t(11;18)	10〜30	MALT1, API2
	t(1;14)	rare	BCL10
縦隔大細胞型（B）	variable		
未分化大細胞型	t(2;5), t(2;v)	20〜60	ALK, NPM
リンパ芽球性（T/B）	variable		TCL1, 2, 3
バーキット様B細胞性	t(8;14), t(8;22), t(2;8)	28	MYC, PVT1
	t(14;18)	30	BCL2
辺縁層B細胞性, 節性	t(8;v)＋t(14;18)	30	MYC＋BCL2
	＋3, ＋18		
リンパ形質細胞性	t(9;14)	50	PAX-5
バーキット	t(8;14), t(2;8), t(8;22)	100	MYC, PVT1

（文献1より引用改変）

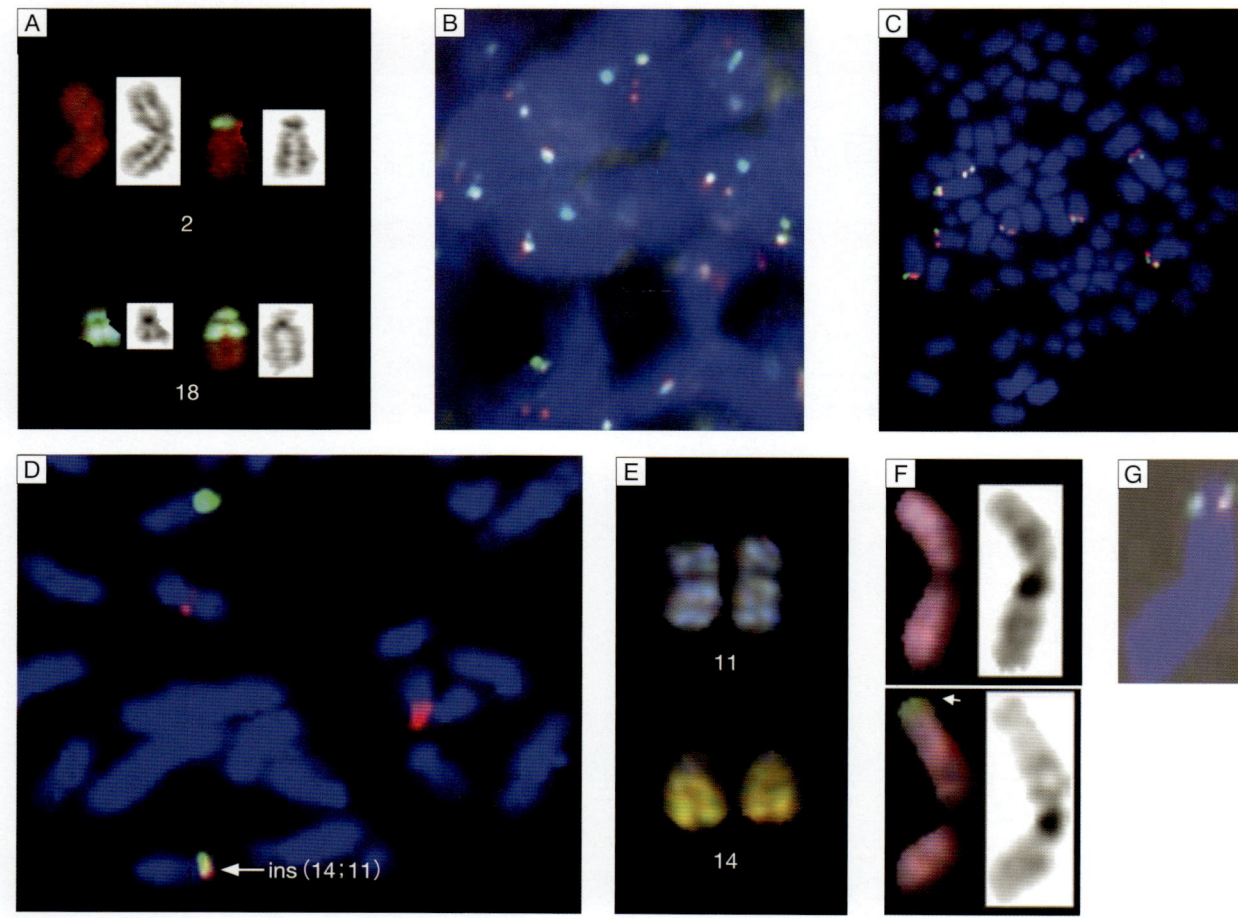

図1 ▶ SKYとFISHによる染色体分析（自験例）
A：FLの変異型転座。t(2;18)(p12;q21)のSKY部分核型
B：組織FISH。消化管リンパ腫で認められたAPI2-MALT1再構成。MALT1(緑)とAPI2(赤)の融合シグナルを検出した
C：DLBCLで認めたPVT1の増幅。PVT1プローブはセントロメア側半分を赤，テロメア側半分を緑で標識
D：MCLで認められたins(14;11)。CCND1(赤)とIgH(緑)の融合シグナルを正常の第14染色体に認める(矢印)
E：同一症例の第11染色体と第14染色体のSKYによる部分核型。いずれも正常であり，t(11;14)は認められなかった
F：FLから転換したDLBCLで認めたadd(1)(p36)の部分SKY像。付加的部分はno.18(緑)(矢印)に由来している
G：同一症例のFISH像。BCL2-IgH融合シグナルをadd(1)(p36)の部分に認める。BCL2を赤，IgHを緑で標識

　一方で，染色体検査が悪性リンパ腫の日常診療に果たす役割は大きく，染色体のバンドパターンから異常を同定する分染法の結果は，記号で示された核型記載を読むだけでなく，画像診断として評価する必要がある。

2 B細胞リンパ腫の特異的染色体異常

　悪性リンパ腫で最も高頻度に認められる細胞遺伝学的異常は，免疫グロブリンH鎖遺伝子(*IgH*)座に生じる染色体転座であり，非ホジキンリンパ腫の約50％に検出される。*IgH*は第14染色体長腕の末端14q32.33にマップされており，*IgH*転座は第14染色体長腕に過剰部分が付着した14q+マーカーとして診断される。バーキットリンパ腫(Burkitt lymphoma；BL)で認められる14q+を分染法で解析することにより，過剰部分は第8染色体に由来し，相互

転座のt(8;14)(q24;q32)で形成されていることが示された[2, 3]。

t(8;14)の分子生物学的解析から8q24に局在する*MYC*の関与が明らかになり、その後、B細胞リンパ腫における*IgH*転座に関連する*BCL2*, *CCND1*, *BCL6*などが次々と単離同定された。多くはB細胞の分化、アポトーシス、細胞周期に関連するものであり、最近では*CD44*, *CCNE1*, *BACH2*, *IRF4*などが同定されている(**表2**)[4]。これらの相手遺伝子は染色体転座によって*IgH*エンハンサーに近接し、脱制御を受けリンパ腫発生の初期変化に関与すると考えられている。免疫グロブリンL鎖遺伝子の染色体転座に関する報告は少ない。FISHによるB細胞リンパ腫の解析では、L鎖遺伝子の染色体転座の頻度は*Igκ*転座が5%、*Igλ*転座が17.5%、残りの40〜45%は*IgH*転座であった[5]。一方、キメラ遺伝子を形成する染色体転座は稀であるが、粘膜リンパ系組織(mucous membrane associated lymphoid tissue;MALT)リンパ腫でt(11;18)による*MALT1/API2*再構成が同定されている。

B細胞リンパ腫の染色体転座には病型特異性が認められ、WHO分類による診断には欠かせない(**表1**)。代表的な病型特異的転座の部分核型を**図2**に示した。消化管生検材料のように微小検体や再生検が困難な場合が多い悪性リンパ腫では、組織FISH法による遺伝子診断は実地診療に重要な役割を果たしている(**図1**)[6-8]。

1. マントル細胞リンパ腫

マントル細胞(mantle cell lymphoma;MCL)ではt(11;14)(q13;q32)が特異的に見出される。*CCND1*再構成が*IgH*への挿入による場合もあり(**図1D, E**)、染色体分染法では第14染色体に異常を認めない。11q-の頻度も高い。

2. 濾胞性リンパ腫

濾胞性リンパ腫(follicular lymphoma;FL)ではFISHにより70〜90%にt(14;18)が検出され、18q21に位置する*BCL2*の再構成とBCL2蛋白の過剰発現を認める。稀に、t(2;18)の変異型転座も報告されて

表2 ▶ B細胞リンパ腫における特異的*Ig*転座の相手遺伝子と機能

機能	相手遺伝子	染色体座	染色体転座	疾患
転写因子/転写共役因子 (B細胞分化)	BCL6/BCL5/LAZ3	3q27	t(3;14)	DLBCL, FL
	MYC	8q24	t(8;14)	Burkkit, DLBCL
	BCL3	19q13.1	t(14;19)	CLL
	PAX-5	9p13	t(9;14)	SLL, LPL, DLBCL
	IRF4	6p25	t(6;14)	DLBCL
	BACH2	6q15	t(6;14)	Burkkit-like
細胞死	BCL2	18q21.33	t(14;18)	FL, DLBCL
	BCL10	1p22	t(1;14)	MALT
	MALT1	18q21.32	t(14;18)	MALT
サイクリン 細胞周期調節因子	BCL1/CCND1	11q13	t(11;14)	MCL
	CCND3	6p21.1	t(6;14)	DLBCL, SLVL
その他	BCL7A	12q24.13	t(8;12;14)	Burkkit
	BCL8	15q11.2	t(14;15)	DLBCL
	CD44	11p13	t(11;14)	DLBCL
	GPR34	Xp11.4	t(X;14)	MALT

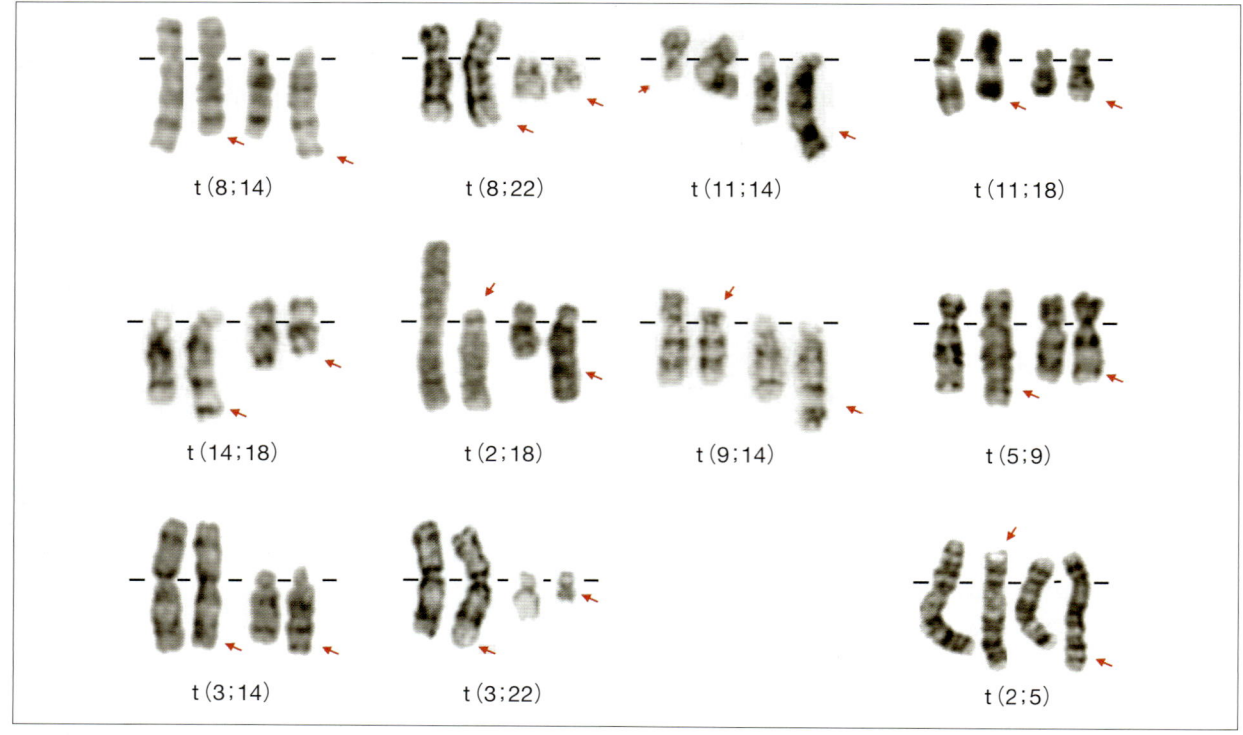

図2 ▶ 悪性リンパ腫の特異的染色体転座の部分核型（G染色）

いる（図1A, 2）。一方，BCL2蛋白陰性FLでは3q27（BCL6）異常が高頻度であり，FLの10〜15％に認められ，転座相手はIgに限定されず多様である[9]。t(14;18)が検出されない群で3q27転座を検出することが多い。グレード1および2ではt(14;18)転座と3q27転座が同時に認められることがあり（10％），グレード3Bでは相互排他的と報告されている[10]。t(14;18)転座と3q27転座の同時併存やt(3;14;18)の3-way translocation（図3）とt(14;18)単独の予後は変わらない。

FLにおける付加的染色体異常には特異性が認められる（図3）。der(18)t(14;18)の倍化や同腕化によるBCL2-IgHの増幅が病勢進行に関与し，add(1)(p36)，6q-，+7，del(17p)，+12は病勢進行と予後不良に関与している。add(1)(p36)では，BCL2-IgHが1p36に転座した症例が報告されている（図1F, G）[11]。

3．びまん性大細胞型B細胞リンパ腫

びまん性大細胞型B細胞リンパ腫（diffuse large B-cell lymphoma；DLBLC）の30〜35％に3q27転座によるBCL6再構成が検出される。ABC（activated B-cell）型で24％，GCB（germinal center B-cell）型では10％に認められる（表3）。約50％がIg遺伝子を転座相手とし，t(3;22)のBCL6-Igλ再構成も稀ではない。Ig遺伝子以外の相手遺伝子として，6p21（Histone H4），16p11（IL21R），16p13（CIITA），7p12（IKZF1, Ikaros）など30カ所以上が同定されている（表4）[12-14]。Ig以外を相手遺伝子とする3q27転座は，Igを相手とする場合に比較して予後不良因子である。AIDSに発症したDLBCLにおける3q27転座の頻度は約20％とされる。

一方，t(14;18)とt(8;14)もDLBCLの各々20〜35％と約5％の頻度で検出される。t(14;18)はBCL2過剰発現の原因となっており，GCB型に認め

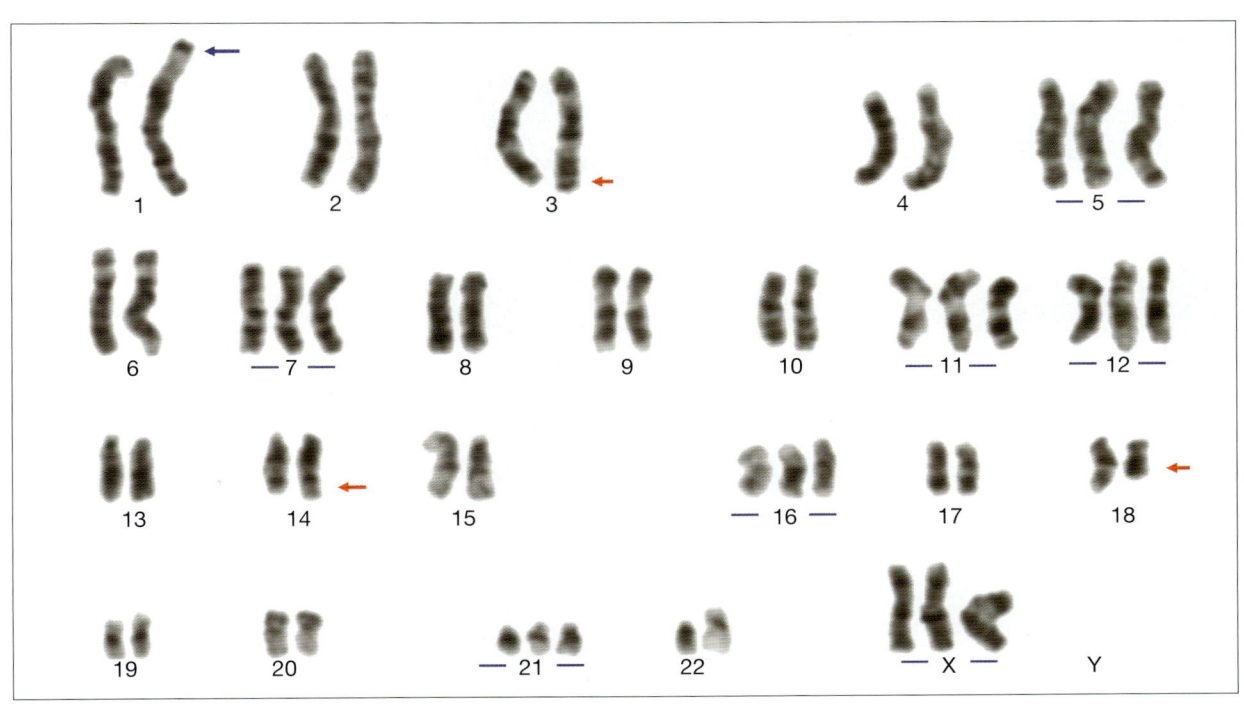

図3 ▶ FLから転換したDLBCLの核型（G染色）
t（3；14；18）（q27；q32；q21）（赤矢印）が病型特異的異常であり，付加的異常としてadd（1）（p36）（青矢印），＋X，5，＋7，＋11，＋12，＋16，＋21が認められる．付加的異常はFLで高頻度に認められるものであり，本例のDLBCLがFLから転換したことを示している

表3 ▶ DLBCLの染色体構造異常と臨床的意義

染色体異常	頻度（%）	臨床的意義
Ig転座	50〜60	
IgH転座	43	
Igκ／Igλ転座	8	
t（14；18）	34	ABC型0%，GCB型34%，予後に影響なし
t（3；14），t（3；22），t（3；v）	20	相手遺伝子：non-IgがIgより予後不良
t（14；18）＋add（8q24）	4	極めて予後不良，節外病変
BCL6転座	30〜35	ABC型24%，GCB型10%
8q24転座	5〜15	予後不良
8q24過剰／増幅	38	予後不良
18q21過剰／増幅	21	ABC型に特異的
17p欠失	30	予後不良
9p欠失	30	予後不良

られABC型には認められない．BCL2過剰発現はABC型では18qの過剰・増幅によっており，その頻度は20〜30%である（**表3**，**図4D**）[15]．t（8；14）あるいは8q24転座はしばしばt（14；18）と同時に認められ，DLBCLの約5%で報告されている．多くは中間型リンパ腫あるいはDHL（double-hit lymphoma）と診断され，非常に予後不良である．8q24過剰・増幅は約40%に認められ，MYC mRNA過剰発現によっ

表4 ▶ B細胞リンパ腫におけるBCL-6転座と相手遺伝子

染色体転座	染色体座	相手遺伝子
t(1;3)(q25;q27)	1q25	GAS5
t(2;3)(p12;q27)	2p12	IgK
t(3;3)(q25;q27)	3q25	MBNL1
t(3;3)(q27;q27)	3q27	ST6GAL1
t(3;3)(q27;q28)	3q28	EIF4A2
t(3;3)(q27;q29)	3q29	TFRC
t(3;4)(q27;p13)	4p13	RHOH
t(3;6)(q27;p22)	6p22	HIST1H4I
t(3;6)(q27;p21)	6p21	HSP90AB1
t(3;6)(q27;p21)	6p21	PIM1
t(3;6)(q27;p21)	6p21	SFRS3
t(3;6)(q27;q15)	6p15	SNHG5
t(3;7)(q27;p12)	7p12	IKZF1
t(7;3)(q27;p12)	7q32	FRA7H
t(3;8)(q27;q24)	8q24	MYC
t(3;9)(q27;p24)	9p24	DMRT1
t(3;9)(q27;q12)	9q12	GRHPR
t(3;11)(q27;q23)	11q23	POU2AF1
t(3;12)(q27;p12)	12p12	LRMP
t(3;12)(q27;p13)	12p13	GAPDH
t(3;12)(q27;q23)	12q23	NACA
t(3;13)(q27;q14)	13q14	LCP1
t(3;14)(q27;q32)	14q32	IgH
t(3;14)(q27;q32)	14q32	HSP90AA1
t(3;16)(q27;p11)	16p11	IL21R
t(3;16)(q27;p13)	16p13	CIITA
t(3;19)(q27;q13)	19q13	NAPA
t(3;22)(q27;q11)	22q11	IgL

て高再発率に関与することが報告されている（**表3，図1C**）[16]。

一方，次世代シーケンサーを用いたRNA-seqによる研究からinv(3)(q26q28)による*TBL1XR1/TP63*がDLBCLに特異的な異常として報告されている（頻度は5％）[17]。また，*CIITA*のキメラmRNAが縦隔原発大細胞型B細胞リンパ腫（primary mediastinal large B-cell lymphoma；PMBL）で高頻度に見出

されることが報告された[18]。*CIITA*は16p13に局在し，16p13転座は38％に認められ，複数の相手遺伝子（*CD274，CD273，RALGDS，RUNDC2A，C16ORF75*）が同定された。我々はDLBCLを含むB細胞腫瘍で，28S ribosomal DNA（*RN28S1*）が複数の遺伝子（*BCL11B，IgKV3-20，COG1*）とキメラを形成していることを見出している[19]。

4. MALT型辺縁帯B細胞リンパ腫と小リンパ球性リンパ腫

MALTリンパ腫では，+3，+12，t(11;18)(q21;q21) が認められる。t(11;18)では*API2*（11q21）と*MALT1*（18q21）の再構成が生じ，*API2-MALT1*キメラmRNAが発現している。肺MALTリンパ腫で約60％，胃MALTリンパ腫では約10％であり，t(11;18)陽性胃MALTリンパ腫では*H. pyroli*除菌療法が無効とされる[20]。6q-も稀でなく，共通欠失部分である6q23.3のゲノム解析からA20変異が同定され，その頻度は約20％である[21]。

小リンパ球性リンパ腫/慢性リンパ性白血病（small lymphocytic lymphoma/chronic lymphocytic leukemia；SLL/CLL）では+12と13q-が高頻度であるが，分裂能が低いため染色体分析が困難なことが多く，FISH法による検討が欠かせない。13q-は予後良好に関与し，+12，11q-（ATM変異やTP53変異惹起に関与），17p-，6q-などが予後不良因子である。

5. BL，中間型リンパ腫，DHL

BLにおける8q24転座は，t(8;14)が70～80％，t(8;22)が15～22％，t(2;8)が5～8％に認められる。*IgH*の切断点は，流行性BLでJH，散発性BLではスイッチ領域にある。変異型のt(8;22)とt(2;8)では各々*PVT1-Igλ，PVT1-Igκ*のキメラmRNAが発現しており，MYC過剰発現に関与している[22]。

Ig転座の相手を同一細胞に2種類以上認めるDHLは広範な節外病変を示し，治療抵抗性であることが多く，8q24転座と*BCL2-IgH*を同時に認める症例

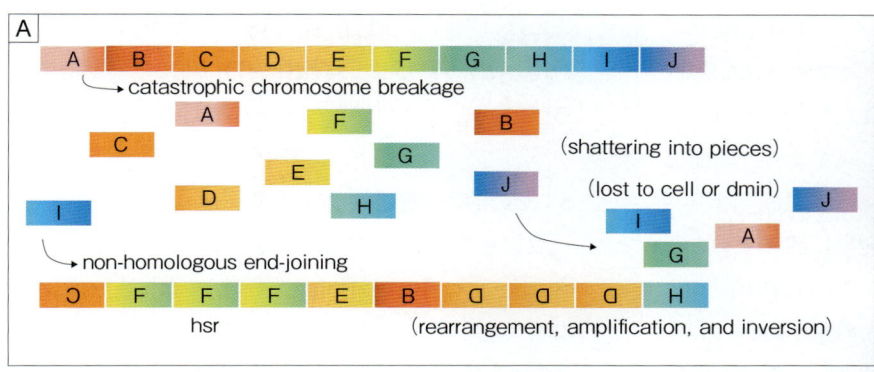
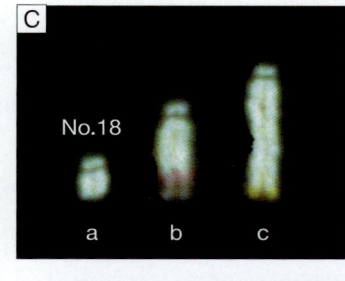
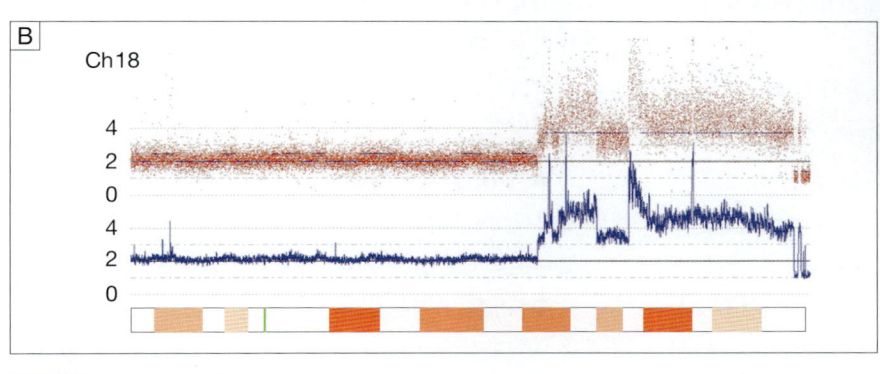
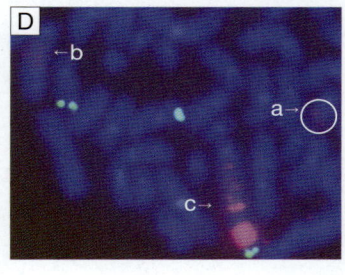

図4 ▶ クロモスリプシス
A：クロモスリプシスの模式図。染色体1〜2本あるいは一部が粉砕化, 再結合して元に戻る過程で一挙に改変され数十〜数百カ所のDNA再構成が生じる
B：DLBCLで認めた18qの高度増幅（アレイ解析）。高度増幅はクロモスリプシスで形成されたと考えられる
C：SKY解析によるhsr（18）の検出。アレイ解析で検出された18qの高度増幅がhsr（18）で起きていると考えられる。aは正常No.18, bとcはhsr
D：Cで示したhsr（18）のFISH. *BCL2*（赤）の高度増幅が認められる。aは正常No.18, bとcはhsr

（A：文献37より引用改変）

は，中間型リンパ腫あるいは急性リンパ性白血病様の病像を呈する。DHLで*CDKN2A/2B*の欠失やメチル化を認める症例はきわめて予後不良であり，ほとんどが1年以内に死亡する[23]。DHLにおける8q24転座の切断点は*MYC*の3'側350〜645kbの範囲に分布し，*MYC*の下流58kbに存在する*PVT1*にあることが多い。*PVT1*はlong intergenic non-coding RNA（lincRNA）であり，多発性骨髄腫の*PVT1-NBEA*, *PVT1-WWOX*をはじめ[24]，多種類の癌でキメラRNAの形成が見出されている。*PVT1*はmiRNAもコードしており，発癌機構における重要性が示唆されている。

3 T細胞リンパ腫の染色体異常

T細胞リンパ腫に特異的な染色体異常の解析は遅れていたが，次世代シーケンサー（NGS）によって新規のキメラ遺伝子が発見されている。しかし，病型や予後との関連性について不明な点が多い。

1. 成人T細胞白血病/リンパ腫と末梢性T細胞リンパ腫（非特定）

成人T細胞白血病/リンパ腫（adult T-cell leukemia/lymphoma；ATLL）で頻度の高い染色体切断点は10p11-13（42.3%），14q11.2（30.8%），14q32.1（23.1%）であり，10p11.2の解析からは

TCF8の脱制御が同定された[25]。TCF8はT細胞の分化に関与し，TCF8ミュータントマウスはCD4$^+$T細胞リンパ腫を発症する。14q11.2の解析からは，TCRα/δ内に切断点が見出され，同領域の欠失部位(0.9Mb)に含まれるNDRG2の発現消失が，PI3K-AKT経路を活性化してATLLの発症に関与することが明らかになった[26]。14q32.1のゲノム解析からは，候補遺伝子としてBCL11Bの研究が進められており，14q11.2と14q32.1を切断点とするinv(14)の解析が待たれる。

一方，末梢性T細胞リンパ腫，非特定型(peripheral T-cell lymphoma, not otherwise specified；PTCL-NOS)ではt(5；9)(q33；q22)によるITK-SYK再構成と+3が報告されている[27, 28]。また，CGH(comparative geneomic hybridization)解析から，13q21, 6q21 and 9p21-pter, 10q23-24, 12q21-q22, 5q21などの欠失，7q22-qterの過剰，12p13の増幅が報告されている[29]。

2. 未分化大細胞型リンパ腫

未分化大細胞型リンパ腫(anaplastic large cell lymphoma；ALCL)ではt(2；5)(p23；q35)が60〜70%の症例に認められ(**図2**)[30]，ALK(2p23)とNPM(5q35)再構成から形成されるキメラ蛋白質p80NPM/ALKが病因であることが明らかにされている。ALK転座には，TPM3(1q25)，TFG(3q21)，ATTIC(2q35)，CLTC(17q23)，RNF213(19q25)などの相手遺伝子が報告されている。これらの変異型ALK転座と標準ALK転座の予後には差はない。

一方，ALK陰性ALCLでは，NGS解析からt(6；7)(p25.3；q32.3)によるDUSP22-IRF4が特異的遺伝子異常として同定された[31]。さらに，その他の新規遺伝子異常として，inv(3)(q26q28)によるTBL1XR1-TP63再構成をはじめとするTP53, TP63, CDKN2A, WWOX, ANKRD11などのp53関連遺伝子の再構成が発見され，いずれかを認める頻度は67%である。TP63再構成はPTCLの5.8%に認められ，ALK再成とは排他的で予後不良に関連すると報告された[32]。TBL1XR1-TP63はB細胞性のDLBCLでも認められる。

3. その他のT細胞性リンパ腫

血管免疫芽球性T細胞リンパ腫(angioimmunoblastic T-cell lymphoma；AITL)では+3，+5，+Xなどの異数性の報告が多い[28]。PTCL-NOSで検出されたt(5；9)(q33；q22)はAITLには認められないことが報告されている(**図1**)[27]。NGS解析によってAITLの68%にRHOAの点突然変異が検出されている[33]。

節外性NK/T細胞リンパ腫(鼻型)ではdel(6)(q21q25)あるいはi(6)(p10)が，aggressive NK細胞白血病ではde(6)(q21q25)が報告されている[34]。

腸管症型T細胞リンパ腫では，コピー数の増加として9q(58%)，7q(24%)，5q(18%)，1q(16%)が，一方，コピー数の減少として8p(24%)，13q(24%)，9p(18%)が報告されている。肝脾T細胞リンパ腫ではi(7q)が報告されており，一部の症例ではトリソミー8を伴う[35]。

菌状息肉症(MF)/セザリー症候群(SS)のSKY解析から，染色体再構成の高頻度切断点として1p32-36，6q22-25，17p11.2-13，10q23-26，19p13.3が同定されている[36]。原発性皮膚CD30陽性T細胞増殖性疾患群では，節性ALCLで認められるt(2；5)(p23；q35)の報告はない。

4 ホジキンリンパ腫とゲノム異常

ホジキンリンパ腫(Hodgkin lymphoma；HL)の26%にA20変異が報告されている[21]。染色体分析の報告は少ないが，CGHによる古典的ホジキンリンパ腫(cHL)の解析から，2p，9p，12qの増加，4p16，4q23-24，9p23-24の増幅が認められている[37]。NGSによる解析では，cHLの15%に16p13(CIITA)転座が報告されている[18]。

5 おわりに

悪性リンパ腫の染色体転座から特異的な遺伝子再構成が同定されてきたが，異数性やhsr・dminsから形成される遺伝子再構成については不明な点が多い。しかし，最近のNGS解析によって，新しい染色体異常形成メカニズムとして"クロモスリプシス(chromothripsis)"が発見され，これらの細胞遺伝学的異常の分子生物学的解析が加速するものと考えられる[38]。クロモスリプシスでは，染色体の1～2本あるいはその一部が粉砕化後，再結合して元に戻る過程で大規模に改変され，結果として一挙に数十～数百カ所のDNA再構成が生じる(図4A, B)。すべての癌で認められその頻度は2～3％であり，hsrやdminsの形成にも関与することが示唆されている。新技術の開発と臨床応用によって悪性リンパ腫の分子細胞遺伝学が新たに展開するものと考えられる。

● 文献

1) Swerdlow SH, et al(eds): WHO Classification of Tumours of Haematopoietic and Lymphoid Tissues, 4th ed. IARC Press, 2008.
2) Manolov G, et al: Nature. 1972; 237(5349): 33-4.
3) Manolova Y, et al: Hereditas. 1979; 90(1): 5-10.
4) Kobayashi S, et al: Genes Chromosomes Cancer. 2011; 50(4): 207-16.
5) Fujimoto Y, et al: Eur J Haematol. 2008; 80(2): 143-50.
6) Nomura K, et al: Genes Chromosomes Cancer. 2002; 33(2): 213-6.
7) Matsumoto Y, et al: Cancer Genet Cytogenet. 2004; 150(1): 22-6.
8) Yoshida N, et al: Scand J Gastroenterol. 2006; 41(2): 212-22.
9) Horsman DE, et al: Br J Haematol. 2003; 120(3): 424-33.
10) Bosga-Bouwer AG, et al: Blood. 2003; 101(3): 1149-54.
11) Nomura K, et al: Ann Hematol. 2005; 84(7): 474-6.
12) Kurata M, et al: Cancer Res. 2002; 62(21): 6224-30.
13) Ueda C, et al: Oncogene. 2002; 21(3): 368-76.
14) Hosokawa Y, et al: Blood. 2000; 95(8): 2719-21.
15) Iqbal J, et al: J Clin Oncol. 2006; 24(6): 961-8.
16) Stasik CJ, et al: Haematologica. 2010; 95(4): 597-603.
17) Scott DW, et al: Blood. 2012; 119(21): 4949-52.
18) Steidl C, et al: Nature. 2011; 471(7338): 377-81.
19) Kobayashi S, et al: Int J Oncol. 2014; 44(4): 1193-8.
20) Nakamura T, et al: Jpn J Cancer Res. 2002; 93(6): 677-84.
21) Kato M, et al: Nature. 2009. 459(7247): 712-6.
22) Shtivelman E, et al: Proc Natl Acad Sci USA. 1989; 86(9): 3257-60.
23) Tsutsumi Y, et al: Leuk Lymphoma. 2013; 54(12): 2760-4.
24) Nagoshi H, et al: Cancer Res. 2012; 72(19): 4954-62.
25) Hidaka T, et al: Blood. 2008; 112(2): 383-93.
26) Nakahata S, et al: Nat Commun. 2014; 5: 3393.
27) Streubel B, et al: Leukemia. 2006; 20(2): 313-8.
28) Schlegelberger B, et al: Blood. 1994; 83(2): 505-11.
29) Zettl A, et al: Am J Pathol. 2004; 164(5): 1837-48.
30) Lamant L, et al: Blood. 1996; 87(1): 284-91.
31) Feldman AL, et al: Blood. 2011; 117(3): 915-9.
32) Vasmatzis G, et al: Blood. 2012; 120(11): 2280-9.
33) Sakata-Yanagimoto M, et al: Nat Genet. 2014; 46(2): 171-5.
34) Wong KF, et al: Leuk Lymphoma. 1999; 34(3-4): 241-50.
35) Wang CC, et al: Genes Chromosomes Cancer. 1995; 12(3): 161-4.
36) Batista DA, et al: Genes Chromosomes Cancer. 2006; 45(4): 383-91.
37) Joos S, et al: Cancer Res. 2000; 60(3): 549-52.
38) Stephens PJ, et al: Cell. 2011; 144(1): 27-40.

第4章 悪性リンパ腫の発症機構

E2 悪性リンパ腫の遺伝子異常　総論

錦織桃子

1 はじめに

　悪性リンパ腫のゲノム異常の研究は，B細胞リンパ腫を中心にいくつかの特異的染色体転座が見出されたことを起点に発展してきた。悪性リンパ腫の各病型にはそれぞれ特徴的な遺伝子異常のパターンが存在することが明らかにされてきたが，そうした多様な遺伝子異常がどのようにリンパ腫の全体像を形成するかは不明の部分も大きかった。近年の遺伝子解析技術の進歩により，中心的な遺伝子異常およびそれらのリンパ腫形成における役割についての理解が進み，悪性リンパ腫の発症や個体内でのクローンの分岐・進展過程の概略が説明できるようになりつつある。本項では，びまん性大細胞型B細胞リンパ腫（diffuse large B-cell lymphoma；DLBCL）や濾胞性リンパ腫（follicular lymphoma；FL）などのB細胞リンパ腫を中心に，遺伝子異常の観点でのリンパ腫の病態理解の現状について概説する。

2 DLBCLの細胞起源分類と遺伝子異常

　DLBCLは悪性リンパ腫における最多の病型であり，大型の腫瘍B細胞がびまん性に増殖する組織像を呈するが，組織中の腫瘍細胞割合や細胞形態，増殖能，各種蛋白の染色性などには大きな幅があり，生物学的に多様な病態を包含する。実際，DLBCLでは臨床像や化学療法感受性，治療経過も症例間で差があり，こうした多様なDLBCLをどのように分類し整理を行うかは，リンパ腫研究における大きな課題のひとつであった。

　Alizadehらは2000年に，DLBCLを遺伝子発現プロファイリングで想定される細胞起源に基づきリンパ節の胚中心B細胞様（germinal center B cell-like；GCB）と末梢血の活性化B細胞様（activated B cell-like；ABC）の2群に分類できることを報告し，GCB-DLBCLはABC-DLBCLに比較して有意に予後が良好であることを示した[1]。この細胞起源に基づく分類はその後のDLBCL研究でも受け継がれており[2]，実臨床への応用をめざし免疫染色での代用も試みられているが，定まった結果にはなっていない[3]。この2群は生物学的には連続しており様々な線引きが可能であること，またリツキシマブ併用化学療法が標準治療となって以後，GCB-DLBCLとABC-DLBCLの予後の差が縮まっていることがその理由として考えられる。

　しかし一方で，遺伝子解析技術の進歩により，GCB-DLBCLとABC-DLBCLはそれぞれ特徴的な遺伝子異常を持つ傾向が示され，細胞起源分類はゲノム異常の観点からも妥当な分類であることが明らかになりつつある。すなわち，細胞起源分類は予後予測の指標というよりDLBCLの病態形成を理解する上で重要な分類であると考えられるようになってきている。

　胚中心はB細胞が抗原刺激に従い自身の免疫機能の調整を行う場であり，B細胞は生理的に胚中心への出入りを繰り返していると考えられている。胚中心B細胞には，免疫グロブリンの抗原親和性を高めるために，可変領域に遺伝子変異が導入されるSHM（somatic hypermutation）という生理的なゲノム改変システムが存在し，他の遺伝子も損傷を生じるリスクが高まることが知られる。胚中心B細胞は独特の遺伝子発現プログラムを持ち，これらが協調的に制御さ

れているが，GCB-DLBCLやFLにおけるゲノム異常はこれらを統制するエピゲノム関連分子や細胞局在を規定する分子がしばしば標的となっており，こうした胚中心B細胞の精巧な制御機構が崩れる状態が，胚中心型リンパ腫の発症の一端を担うことが知られるようになってきている。

EZH2はヒストンH3の27番目のリシン残基（H3K27）のトリメチル化により標的遺伝子の転写を抑制するポリコーム関連遺伝子であるが，MorinらはGCB-DLBCLの21％に，EZH2の641番目のアミノ酸であるチロシンを置換する変異が認められたと報告した[4]。EZH2は胚中心B細胞で発現し多くの遺伝子発現をエピジェネティックに制御すると考えられ，EZH2の異常は活性化型変異としてB細胞の胚中心の形質を保持しGCB-DLBCLの形成を促す作用を持つと推測されている[5]。活性化型変異のEZH2 Y641FをBCL2とともにB細胞で高発現させたマウスの研究では，EZH2はBCL2と協調してGCB-DLBCLの発症に関わることが示されている[6]。

MLL2とMEF2Bというヒストン修飾に関わる遺伝子異常もGCB-DLBCLに頻度が高い異常であるが[7]，MLL2は様々な標的遺伝子の転写を正の方向に制御するH3K4に特異的なメチル基転移酵素であり，本遺伝子の変異は機能欠失により胚中心B細胞の遺伝子発現の制御異常をもたらすことが推測されている。一方MEF2BはBCL6の発現に直接的に関わる転写因子であり，遺伝子異常の多くは活性化型変異としてBCL6の過剰発現を生じることが示されている[8]。またヒストン・非ヒストンアセチル化酵素であるCREBBPの変異はGCB-DLBCLの41.5％およびABC-DLBCLの17％に認められ，両亜型にまたがる異常と認識されているが[9]，不活化型変異によりその標的分子であるBCL-6やp53のアセチル化が阻害されることが腫瘍形成に関与すると推測されている。

GCB-DLBCLではそのほか，FOXO1やSIPR2，GNA13，P2RY8など，胚中心への細胞局在に重要な役割を担う遺伝子の異常が指摘されている[10, 11]。

上述のエピゲノム関連遺伝子の多くがFLに共通する異常であるのに対し，これらの細胞局在に関わる遺伝子の異常はバーキットリンパ腫に共通する異常であることが示されており，後者の異常は胚中心B細胞の形質を持ちながらびまん性の細胞分布を呈するような病態に関与するものと推測される。

一方ABC-DLBCLでは，形質細胞への分化が障害されるような遺伝子異常が病態に関わると考えられている。BCL6は胚中心B細胞で発現する転写抑制因子であるが，胚中心を出る際に発現が低下し，その過程でBCL6により抑えられていたIRF4（MUM-1）やPRDM1（Blimp-1）などの発現が上昇し，形質細胞に分化することが可能となる。DLBCLで最も頻度の高い染色体転座であるBCL6転座は，BCL6の恒常的発現による分化障害が腫瘍発症の契機となると考えられる。一方，PRDM1の欠失・変異はABC-DLBCLの約4分の1に認める遺伝子異常であるが[12]，やはり同遺伝子によりコードされるBlimp-1の発現が得られないことが分化障害をもたらすと推測される。

ABC-DLBCLでは従来よりNF-κBシグナルが亢進していることが特徴として知られてきた[13]。NF-κBの恒常的活性化は細胞の生存や増殖に関わるほか，IRF4の発現をもたらしABC-DLBCLとしての形質の維持にも関わると考えられている。その後，ABC-DLBCLではしばしばNF-κBシグナルの亢進をもたらす種々の遺伝子異常が存在することが明らかにされてきている（**図1**）。

B細胞受容体（B-cell receptor；BCR）は抗原刺激を受けると細胞膜上でクラスターを生じ，多くの細胞内アダプター蛋白や酵素が集まるプラットフォームが形成される。CD79AとCD79BはBCRの下流にあり，抗原刺激のシグナルを細胞内に伝達する役割を担っている。両分子ともITAM（immunoreceptor tyrosine-based activation motif）領域に2つのチロシン残基を持ち，抗原刺激を受けるとSrcファミリーキナーゼによりリン酸化され，SYK，BLNK，BTKへと活性化シグナルが伝えられる。さらにその

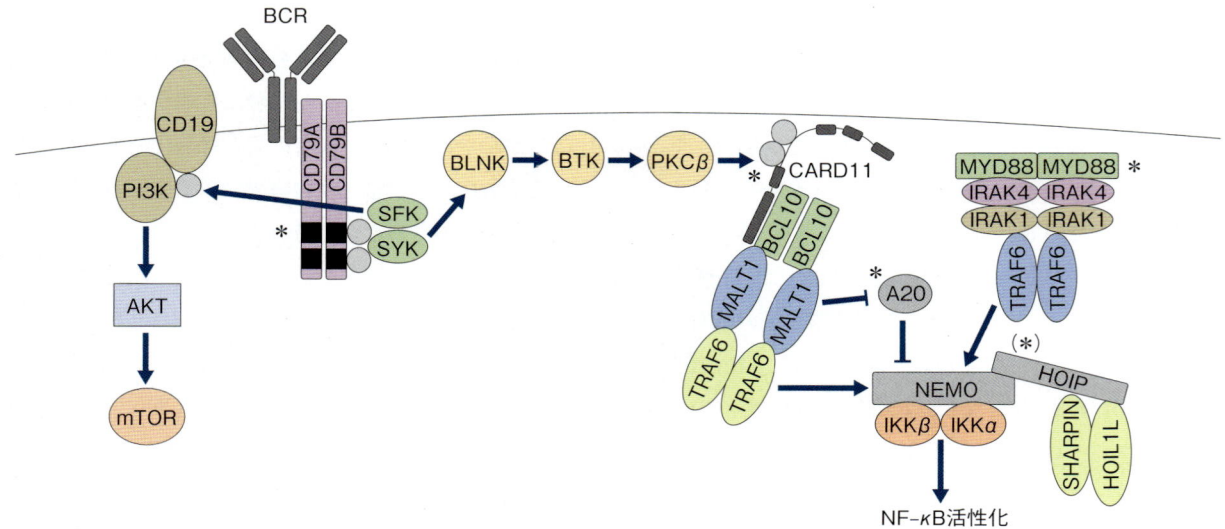

図1 ▶ BCR下流のシグナル経路
ABC-DLBCLで遺伝子異常が報告されている箇所を*で示す〔(*)はSNP変異〕 （文献14, 15より引用改変）

後カルシウムとDAGを介してPKCβが活性化し，CARD11のリン酸化を経てNF-κBの活性化が生じる。ABC-DLBCLではCD79A/BのITAM領域の変異が20％以上に認められ，それによりLYNを介したBCR活性化シグナルの終息が阻害され，またBCRのinternalizationが抑えられることで，同シグナルの遷延が生じると考えられている[16]。CARD11の変異はABC-DLBCLの約10％に認められ，これもNF-κBシグナルの活性化をもたらす異常であることが示されている。一方，A20はNF-κBにより誘導され，TRAF6，MALT1，NEMOを脱ユビキチン化することでNF-κBのシグナルを終息させる方向に働く分子であるが，A20をコードするTNFAIP3はABC-DLBCLにおいて遺伝子変異やプロモータ領域のメチル化によってしばしば不活化され，NF-κBのネガティブフィードバック機構の障害をもたらすと考えられる[17]。

またABC-DLBCLでは，BCR下流の異常に加え，TLR（toll-like receptor）シグナル系の異常によってもしばしばNF-κBの活性化が生じている。TLRは細菌やウイルス，真菌などの微生物に関連した分子構造を認識する受容体であり，MYD88などのアダプター蛋白を介して細胞内にシグナルが伝達され，NF-κBの活性化が生じる。MYD88の遺伝子異常のうち，L265P変異はABC-DLBCLの29％，それ以外のMYD88変異も10％に存在し，合わせてABC-DLBCLの約4割に認められる遺伝子異常であると報告されている[18]。これらはいずれもNF-κBシグナルの亢進をもたらす変異であることが示されている。

さらに2014年，NEMOのユビキチン化によりNF-κBシグナルを制御する直鎖型ユビキチンを生成するユビキチンリガーゼ複合体（linear polyubiquitin chain assembly complex；LUBAC）のサブユニットであるRNF31（HOIP）の特定の一塩基多型（single nucleotide polymorphism；SNP）がABC-DLBCL症例で多く認められることが報告された[19]。これらのSNP変異（Q584H，Q622L）は健常人では1％以下であったのに対し，ABC-DLBCL症例では7.8％に存在したとされ，本SNPはABC-DLBCL発症のリスク因子となることが推測されている。これらのSNPはNF-κBシグナルの活性化をもたらす傾向が示されており，疫学的観点からも，ABC-DLBCL

の発生過程を考える上でも非常に重要な知見と考えられる。

3 FLの形成過程とクローン進展

B細胞は胚中心で抗原親和性に基づき取捨選択され，その多くが淘汰を受けることから，胚中心B細胞では生理的にBCL2の発現が低下することが知られる。FLで頻度の高いBCL2転座は胚中心でのアポトーシスの回避をもたらし，胚中心における腫瘍形成の1ステップを担うと考えられる。本転座で免疫グロブリン重鎖遺伝子の切断点はVDJ領域に存在することから，本転座はVDJ再構成時のエラーとして骨髄の未分化B細胞の段階で形成されると考えられている。BCL2転座は健常人でもしばしば末梢血B細胞中にわずかに認められることが知られ[20, 21]，本転座のみでは腫瘍は形成されないことが認識されている。一方，反応性リンパやFL以外のリンパ腫組織内において，一部の濾胞中にBCL-2陽性B細胞が偶発的に発見されることがあり，"FLIS（follicular lymphoma in situ）"と呼称されている[22]。FLISは健常人の末梢血中におけるBCL-2転座陽性B細胞のリンパ組織中での存在をみているものと考えられるが，FLIS症例の追跡報告では，21例中FLを発症したのは1例のみであり，健常人の末梢血に認めるBCL2転座陽性細胞と同様，FLに進展する頻度は高くないことが示唆されている[9]。このように，BCL2転座陽性B細胞は全身を巡回し，リンパ組織で繰り返し刺激にさらされるうちに付加的な異常を蓄積し，特定の条件がそろった場合に限りリンパ腫を発症するものと推測される。

FLでは1個体内でも病変の部位により治療感受性が異なることを時折経験するが，核型解析や免疫グロブリン遺伝子のSHMの解析[23-25]により，遺伝子学的にもクローン内多様性が存在することが従来より知られてきた。CarlottiらはFLの初発時・再発時の遺伝子異常を解析し，67％の症例においては初発時・再発時の腫瘍が共通の前駆細胞から別々に派生したもの，33％では初発時の腫瘍の直接進展によって形質転換をきたしたものと考えられることを報告している[25]。また，骨髄移植後にドナー・レシピエント両者において発症したFLの遺伝子異常の比較によっても，共通の前駆細胞の存在が示唆されたとしている。

さらに近年の網羅的遺伝子解析技術により，FL細胞の複雑な進展過程の詳細が明らかにされてきている[26-28]。FL症例の発症時と形質転換時の遺伝子異常の比較により，先行研究で示唆されてきた通り，形質転換は必ずしも病初期にみられたリンパ腫細胞に遺伝子異常が加わって生じる病態とは限らず，共通のリンパ腫前駆細胞から独立して進展してきたサブクローンである場合のほうがむしろ多いことが示された[27]。また，FLの発症時と形質転換時の遺伝子異常にはそれぞれ特徴があり，MLL2やCREBBP，EZH2などのクロマチンリモデリングに関わる遺伝子は発症時から高頻度にみられるのに対し，形質転換時にはMYCやCDKN2A/B，TP53などの細胞増殖やDNA修復に関わる遺伝子群[27]，あるいはTNFAIP3やMYD88などのNF-κBシグナルに関わる遺伝子群[28]の異常が特徴的に認められることが示されている。以上の知見により，形質転換はFLに遺伝子異常が多数蓄積し終末像として出現する病態であるとは限らず，細胞増殖をもたらす遺伝子異常が加わることのほうが形質転換の本質的病態であることが示唆される。以上の研究より，FLの組織中には後に生じてくる悪性度の高い細胞が存在するとは限らず，病初期の組織で予後予測を行うのは容易ではないことが推測されるが，FLでは腫瘍組織内の非腫瘍細胞の性状が予後に関連する可能性がたびたび指摘されており，形質転換を誘導しやすい何らかの先行する体内環境が存在するのかもしれない。

このように，FLは患者体内において共通のBCL2転座陽性B細胞から派生した遺伝子学的多様性を持つ細胞の集合体として存在しており，治療によりそれらのサブクローンの内訳が影響を受け，臨床病態を左右していると推測される。こうした腫瘍細胞の構成や経時的なサブクローンの変遷は慢性リンパ性白血病など

においても示されており[29]，病型間で多様性の程度に差はあるにせよ，悪性リンパ腫全体に共通する構成様式と推測される。

4 遺伝子変異と特異的リンパ腫病型について

悪性リンパ腫では，それぞれの病型ごとに特徴的な遺伝子異常のパターンは存在するものの，遺伝子異常は病型間でしばしば重複することから，病型間の臨床病態の差がどのようにして生みだされるかについては，現在も明確な説明ができるようになったとは言えない。しかし従来より知られる染色体転座に加え，いくつかの遺伝子変異が特定のリンパ腫病型と密接に関わることが報告されており，病型決定のメカニズムに重要な示唆を与える知見と考えられる。

脾濾胞辺縁帯リンパ腫（splenic marginal zone lymphoma；SMZL）は，白脾髄でmarginal zoneが拡大する像を呈し，他の辺縁帯リンパ腫に共通する特徴も有する一方で，自己免疫疾患をしばしば伴うことや，IgH遺伝子のSHMが陰性のものが存在する点など，独特の生物学的特徴も持つ病型であることが知られている。Kielらは全ゲノムシーケンスの解析により，SMZLの約25％にNotch2の機能獲得型変異を認めたとし，本疾患に特異性の高い異常として報告した[30]。Notch2はマウスの研究で辺縁帯B細胞の分化決定に関わる分子であることが知られていることから[31]，Notch2の機能亢進がSMZLの起源細胞への分化指向性をもたらし，それが本疾患の発症の一端を担うことが推測される。

BRAFの活性化型変異であるV600Eは悪性黒色腫や甲状腺乳頭癌など種々の悪性腫瘍で知られる異常であるが，B細胞腫瘍では有毛細胞白血病（hairy cell leukemia；HCL）に高率に認められることが示された[32]。他のB細胞リンパ腫にはほとんど存在せず疾患特異性が高いことから，本変異の検出はHCLの診断にも有用とされている[33]。

また，マクログロブリン血症/リンパ形質細胞性リンパ腫の症例においては，MYD88のL265P変異が約9割ときわめて高率に存在することが報告されている[34]。この異常はIgM型の単クローン性高ガンマグロブリン血症でも認められ[35]，何らかの機序で分泌型IgM産生B細胞のクローン性増殖に関与するものと推測される。

一方T細胞リンパ腫では，未分化大細胞型リンパ腫のNPM-ALK転座を除いて病型特異的な遺伝子異常は従来ほとんど知られていなかったが，血管免疫芽球型T細胞リンパ腫において高率かつ特異的にRHOA G17Vの異常が認められ，それらの症例では腫瘍形成に先行して血液細胞のレベルでTET2変異を有していることが報告された[36]。今後T細胞リンパ腫の病態の遺伝子学的解明の発端となるきわめて重要な研究と考えられる。

5 おわりに

悪性リンパ腫における遺伝子異常は，各々の病型ごとに特徴的なパターンが存在することがこれまでに認識されていたが，さらに詳細な解析により，病型決定に関与したと考えられる異常やその後の腫瘍のクローン進展をもたらしたと考えられる異常など，それぞれの遺伝子異常の役割についても推測が可能となりつつある。また1個体内においても多種のサブクローンが混在し，時間経過や治療歴などによりその構成は変化しているということも示唆されており，悪性リンパ腫を形成する生物学的機構の概略が徐々に明らかになってきている。

これらのゲノム解析に基づき，悪性リンパ腫の治療研究も急速に進められており，様々な遺伝子異常を標的とした薬剤が開発されてきている。しかし一方，これらの治療研究の過程で，リンパ腫の発症時に中心的役割を果たしたと推測される遺伝子異常と，発症後のリンパ腫の維持に関わる遺伝子異常は必ずしも一致しないということも知られるようになってきており，治療標的としての遺伝子異常の解析研究については，ま

た新たな工夫が必要である可能性が考えられる。

● 文 献
1) Alizadeh AA, et al：Nature. 2000；403(6769)：503-11.
2) Rosenwald A, et al：N Engl J Med. 2002；346(25)：1937-47.
3) Meyer PN, et al：J Clin Oncol. 2011；29(2)：200-7.
4) Morin RD, et al：Nat Genet. 2010；42(2)：181-5.
5) Yap DB, et al：Blood. 2011；117(8)：2451-9.
6) Béguelin W, et al：Cancer Cell. 2013；23(5)：677-92.
7) Morin RD, et al：Nature. 2011；476(7360)：298-303.
8) Ying CY, et al：Nat Immunol. 2013；14(10)：1084-92.
9) Pasqualucci L, et al：Nature. 2011；471(7337)：189-95.
10) Muppidi JR, et al：Nature. 2014；516(7530)：254-8.
11) Green JA, et al：Immunol Rev. 2012；247(1)：36-51.
12) Pasqualucci L, et al：J Exp Med. 2006；203(2)：311-7.
13) Davis RE, et al：J Exp Med. 2001；194(12)：1861-74.
14) Young RM, et al：Nat Rev Drug Discov. 2013；12(3)：229-43.
15) Lim KH, et al：Immunol Rev. 2012；246(1)：359-78.
16) Davis RE, et al：Nature. 2010；463(7277)：88-92.
17) Kato M, et al：Nature. 2009；459(7247)：712-6.
18) Ngo VN, et al：Nature. 2011；470(7332)：115-9.
19) Yang Y, et al：Cancer Discov. 2014；4(4)：480-93.
20) Janz S, et al：Genes Chromosomes Cancer. 2003；36(3)：211-23.
21) Roulland S, et al：Trends Immunol. 2008；29(1)：25-33.
22) Jegalian AG, et al：Blood. 2011；118(11)：2976-84.
23) Ruminy P, et al：Blood. 2008；112(5)：1951-9.
24) Eide MB, et al：Blood. 2010；116(9)：1489-97.
25) Carlotti E, et al：Blood. 2009；113(15)：3553-7.
26) Green MR, et al：Blood. 2013；121(9)：1604-11.
27) Pasqualucci L, et al：Cell Rep. 2014；6(1)：130-40.
28) Okosun J, et al：Nat Genet. 2014；46(2)：176-81.
29) Landau DA, et al：Cell. 2013；152(4)：714-26.
30) Kiel MJ, et al：J Exp Med. 2012；209(9)：1553-65.
31) Saito T, et al：Immunity. 2003；18(5)：675-85.
32) Tiacci E, et al：N Engl J Med. 2011；364(24)：2305-15.
33) Tiacci E, et al：Blood. 2012；119(1)：192-5.
34) Treon SP, et al：N Engl J Med. 2012；367(9)：826-33.
35) Xu L, et al：Blood. 2013；121(11)：2051-8.
36) Sakata-Yanagimoto M, et al：Nat Genet. 2014；46(2)：171-5.

MEMO 「early lesions in lymphoid neoplasms」

　疾患特異的染色体・遺伝子異常を有するクローン性リンパ球が，いわゆる"健常人"の末梢血，骨髄やリンパ節，節外臓器に時に検出されることが知られており，こうした状態がlymphoma genesisの多段化ステップにおける初期段階を示す可能性があること，一方，将来的にこうした状態から疾患形成に至るとは必ずしも限らないことが注目されている。

　MBL（Monoclonal B-cell lymphocytosis）は高齢者では少なからず認められ（65歳以上では20％以上とする研究もある），1～2％/年の割合でCLLに進展するほか，他のB細胞性腫瘍の素地となることもあるが，多くは生涯にわたってこれらを発症することはない。また，時にはMBLの段階では複数クローンが共存し，CLLに至る中で単一クローンが選別される経過も報告されており，疾患形成のストーリーを考察する上で興味深い。同様に，他の理由で採取されたリンパ節や臓器において，偶発的にFLやMCLの疾患特異的染色体異常や異常形質を持つ病変が占定されることがあり，それぞれ"*in situ* FL（FL-like B cells of uncertain significance）""*in situ* MCL（MCL-like B cells of uncertain significance）"として認識されるようになった（表）。*in situ* FLでは，リンパ節にCD10，BCL2陽性でt（14；18）転座を有する胚中心病変を認める一方，同一リンパ節内のほか領域に顕著な異常を伴わず，また，他臓器病変も認めない。元来，健常人でも末梢血液中に微量のt（14；18）陽性リンパ（FL-like B cells）が認められることがあり，*in situ* FLはその臓器病変型とも考えられる。

表 ▶ early lesionとリンパ腫病変の比較

in situ FL	FL
・リンパ節の基本構築は正常を維持 ・胚中心のサイズは正常 ・CD10，BCL2強陽性クローン性細胞は胚中心に限局 ・クローン性細胞は（14；18）陽性 ・クローン性細胞が存在する胚中心はリンパ節内に散在 ・胚中心はすべてがクローン性細胞で置換されるわけではなく，正常細胞と混在	・リンパ節は腫瘍性胚中心によって正常構築が完全，もしくは部分的に破壊，消失 ・部分的浸潤の場合には病的濾胞はリンパ節内で偏在 ・胚中心は拡大 ・胚中心は腫瘍細胞で完全に置き換わる ・腫瘍性〔CD10，BCL2強陽性，t（14；18）陽性〕細胞は濾胞間にも浸潤
in situ MCL	MCL
・リンパ節の基本構築は正常を維持 ・マントル層の拡大なし ・cyclin D1陽性クローン性細胞はマントル層（特に内層）に集中し，濾胞間にはわずかに散在	・リンパ節はほぼ正常，もしくは正常構築を喪失 ・マントル層は拡大 ・cyclin D1陽性腫瘍細胞はマントル層全域を占め，部分的に濾胞間にも拡大，浸潤

黒田純也

E3 悪性リンパ腫におけるmiRNAの発現異常と臨床応用

第4章 悪性リンパ腫の発症機構

赤尾幸博

1 はじめに

2003年にヒトゲノム計画が完了し，ヒトの蛋白をコードする遺伝子（protein-coding RNA；mRNA）の数が約20,000～25,000とショウジョウバエと大差がなく，きわめて少ないことが判明した[1]。したがって，ヒトが有する思考能力や感情といった高度な脳機能はもはや単純に遺伝子（mRNA）の多寡では説明できなくなった。一方，蛋白質の設計図である遺伝子以外のnon-protein-coding領域（非コード領域）に秘密が隠されていることが明らかになってきた。つまり，ヒトでは蛋白をコードする領域であるエクソンがゲノムのわずか1.2％程度であるのに対して，non-protein-coding領域はゲノムの約98％にも及ぶ。この領域は生物が進化するにつれ増加しており，この領域から大量の転写産物（poly A + RNA）が見つかった。そして，この領域から転写されるRNAは蛋白をコードしないRNA，non-coding RNA（ncRNA）と名づけられた。現在，ヒトが持つ高度な生命現象や機能はむしろ，このncRNAが担っているのではないかと考えられている[2,3]。このことは転写産物がmRNAとncRNAの2種類あることを意味している。

microRNA（miRNA）は22～25ヌクレオチドの小さな機能性RNAで，ncRNAのメジャーであり，ヒトやショウジョウバエのみならず，植物や線虫など広く生物界に存在する[2,4,5]。miRNAは蛋白をコードするmessenger RNA（mRNA）と同様，RNA polymerase IIによって転写される（図1）[6]。その後，この一次miRNA（primary-miRNA；pri-miRNA）は2種のRNase III酵素によりプロセシングを受ける，核内のDrosha/DGCR8により前駆体miRNA（pre-miRNA）となり，細胞質のDicerにより成熟型miRNAになる[2,7,8]。大切なことはこれらRNaseによりその3'末端が2塩基突出した構造（ダングリングエンド；dangling end）を有して切断されることである。この構造がRNase Dicer, transporter Exportin-5が認識するのに必須である。ついには21～25 merの2本鎖RNAになり，そのうちの1本のアンチセンス鎖がガイド鎖miRNAとなってRISC（RNA-induced silencing complex）という蛋白複合体に取り込まれ，標的となるmRNAの3'非翻訳領域に相補性をもって結合する（図1）[9,10]。RISCに取り込まれるときにRISC構成蛋白Argonaut蛋白のPAZドメインにこのダングリングエンドが入り込む。したがってRISCへの取り込み効率はmiRNAのダングリングエンドの構造が重要になる。miRNAは標的となるmRNAの翻訳を抑制し，蛋白の発現量を調節している[2,4-7]。その抑制効果はmiRNAのseed sequence（5'側2～8base）と標的となるmRNAの相補性の一致率に依存し，相補性が高いほどより強く翻訳を抑制するとされている[6,7]。サンガー研究所miRNA登録サイト（http://microrna.sanger.ac.uk/sequences/index.shtml）によれば，現在までに28,645のmiRNAが同定されているが（2014年6月現在），最終的にヒトmiRNAは3,000以上同定されると予想されている。またこのサイトでmiRNAの標的遺伝子を検索すると，1つのmiRNAに対して100以上の候補遺伝子が挙がってくることが多い。3分の1以上のヒトmRNAはmiRNAの標的となり，遺伝子発現が

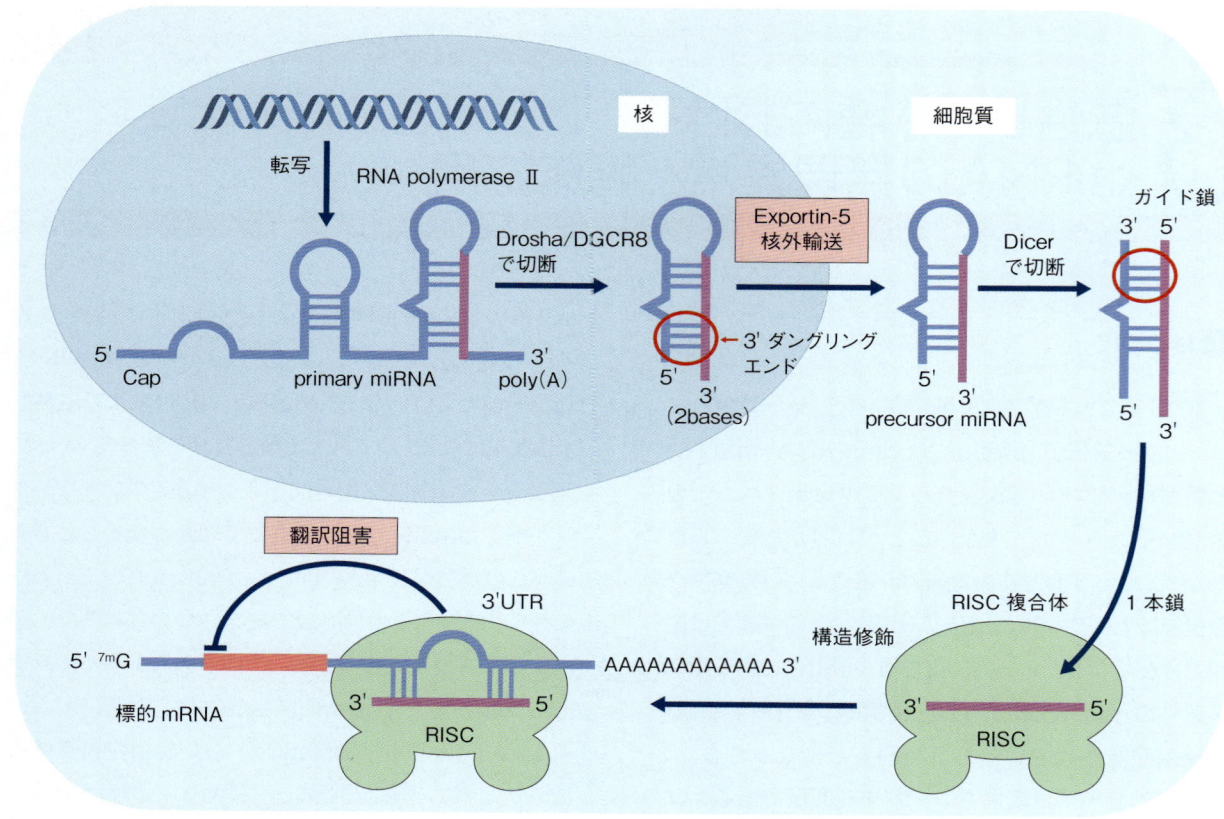

図1 ▶ miRNA生合成のプロセシングとRNA干渉（翻訳阻害）のメカニズム
赤丸：3' ダングリングエンド

制御されているとの報告もある[8]．さらに，多くの遺伝子は複数のmiRNAによって調節を受けていると考えられている．

近年，癌細胞では染色体の欠失やエピジェネティックな変化などによってmiRNAの発現が低下しているものがみられ，このようなmiRNAの標的となるmRNAが癌遺伝子である場合，発癌に深く関与する可能性が示唆されている[9-12]．また，染色体の転座や増幅などによりmiRNAの発現が増加し，標的となるmRNAが癌抑制遺伝子である場合も発癌に深く関与すると考えられる．

2 悪性リンパ腫

近年，miRNAの悪性リンパ腫における病態への関与，さらに診断マーカー，治療への応用が期待されている．様々なmiRNAが悪性リンパ腫の発症・病態と関連していると報告されている．しかし，それら発現プロフィールの異常はコントロールの問題，サンプルの抽出法，アレイ解析法が必ずしも同一でなく，またその手法に問題がある場合も多々あり，網羅的なreviewをする意味がないと考え，ここでは悪性リンパ腫の発症・病態と深く関連する4つのmiRNA（miR-17-92, miR-155, miR-21, miR-34a），そして我々が報告したmiR-143, miR-145について解説する．

1. BIC

BIC（B-cell integration cluster）はホジキンリンパ腫，びまん性大細胞型リンパ腫，バーキットリ

ンパ腫において過剰発現が報告されている[13]。この遺伝子は，avian leucosis virusの染色体挿入領域から単離された1.4kbのncRNAであり，この領域にmiR-155が存在していた。2004年，BICの塩基配列の中にmiR-155が存在していることが明らかになった[14]。つまり，BICはprimary miR-155に相当していることが判明した。免疫グロブリン遺伝子エンハンサーにmiR-155を挿入したカセットを導入したトランスジェニックマウスは，ポリクローナルなB細胞腫瘍をきたし，miR-155の発現亢進がリンパ系腫瘍の発生に関与していることが示された[15]。結果としてSHIP-1（SH2-domain containing inositol-5-phosphase-1）の発現が抑制され，Aktを活性化することでB細胞の増殖につながると考えられる[16, 17]。miR-155の発現亢進はびまん性大細胞型リンパ腫，バーキットリンパ腫に観察され，診断，予後の指標となることが報告されている[18]。

2. C13orf25

13q31-32の増幅は，びまん性大細胞型リンパ腫をはじめ，種々の悪性リンパ腫にみられる。2004年，増幅領域に発現が亢進している遺伝子C13orf25が見出された。この遺伝子の非翻訳領域に7つのmiRNA（miR17-5p，miR-17-3p，miR-18，miR-19a，miR-19b，miR-20a，miR-92-1）がクラスターを形成していた（miR-17-92 polycistron）[19]。つまり，C13orf25はmiR-17-92 polycistronのpri-miRNAと考えられる。興味あることにC-MYCはC13orf25のイントロンに結合し，miR-17-92 polycistronの発現を亢進させる[20]。結果的にmiR-17-5p，miR-20の発現亢進をきたす。miR-17-92はそのトランスジェニックマウスの解析から癌遺伝子として同定された[21]。その後，miR-17-5p，miR-20aの標的遺伝子がE2F1（転写因子）であると決められた[20]。さらにE2F1はc-mycにより発現が誘導されることから，3者がそれぞれ関連し合っていることが明らかになった（図2）。E2F1は細胞周期を促進させる作用とアポトーシスを促進させる作用があり，miR-17-5p，miR-20の発現によりE2F1の発現が調節され，細胞増殖および細胞死のコントロールに関わっている可能性がある。また，miR-17-92はPTENとBimを標的にしている。生理的にはmiR-17-92クラスターはB細胞の発生と分化，さらに増殖に関わっていることが明らかになった[22]。このように，miRNAは細胞の増殖に関わるシグナル関連分子を標的にし，それらのカスケードを介して細胞の増

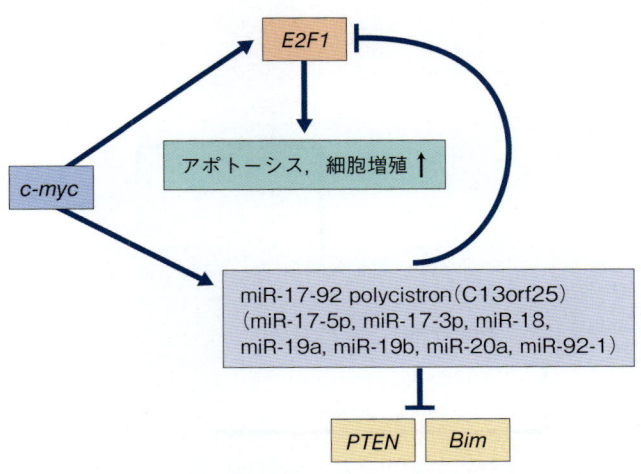

図2 ▶ miR-17-92 polycistronとc-myc，標的遺伝子E2F1，PTENとのカスケード
miRNAsと転写因子との制御ネットワークを形成

殖・分化を調節していると思われる（**図2**）。

3. miR-21

miR-21は多くのタイプの癌において病態との関連が報告され，標的遺伝子がPTENであることから重要な癌遺伝子として機能していることが示唆される。MedinaらはマウスモデルにおいてmiR-21の過剰発現を誘導し，B細胞リンパ腫が発症することを証明した[23]。最近，miR-21がCHOP療法の感受性と深く関わっていることが報告されている[24]。

4. miR-34a

miR-34aは多くの癌で癌抑制遺伝子として働いている。p53によって転写制御されているため，B細胞リンパ腫を含め多くの癌で発現の低下がみられる。びまん性大細胞型リンパ腫の動物モデルにおいて，miR-34aを全身投与すると腫瘍の増殖を抑制することがわかった。そのメカニズムは転写因子であるFoxP1の発現が抑制されたためと考えられている[25]。miR-34aはBCL-2を標的にしていることも報告された[26]。様々な実験からmiR-34aの発現レベルがアポトーシスまたはcell-cycle arrestを決定していることが示された（**図3**）。最近，我々はmiR-34aがSirt1遺伝子を標的にしていることを明らかにした[27]。

Sirt1はNAD依存性脱アセチル化酵素で，老化と関係していることで話題となっているが，多くのアポトーシスを誘導する蛋白の活性を抑えるように働くことがわかってきた。また，Sirt1によるp53の382番のリジンの脱アセチル化はp53の活性を下げる。このようにmiR-34aによるSirt1の制御は，p53の活性化にpositive feedback loopとして機能している（**図3**）。したがって，miR-34aが局在する1p36染色体欠失やエピジェネティックな機構によるmiR-34aの低発現，脱制御はこのloopを阻害し，p53の活性を低下させ，やがては癌化機構に誘導させる。

5. miR-143，miR-145

筆者らはB細胞腫瘍でmiR-143とmiR-145が高率に発現低下していることを見出し[28]，その後様々な癌種の細胞株，大腸癌など，多くのヒト癌サンプルを調べてmiR-143およびmiR-145の発現が高頻度に低下し，癌抑制遺伝子として働いていることを見出している（**表1**）[29-31]。

我々は悪性リンパ腫9症例について，miRNA-143およびmiRNA-145の発現を調べた[28]。その結果，B細胞リンパ腫8例で，ともに発現が著明に低下していた。次に培養B細胞腫瘍株についてmiR-143およびmiR-145の発現レベルを検討したところ，すべてで

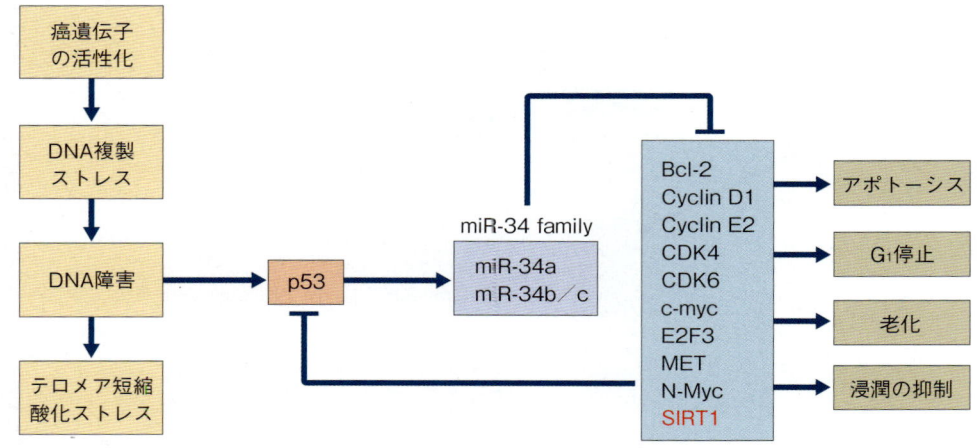

図3 ▶ p53/miR-34a familyを介した発癌制御

miR-143およびmiR-145の発現は低下しており，細胞増殖に対して負の相関がみられた．miR-143またはmiR-145のmiRNAを導入することで細胞増殖が抑制されることが認められている．また，miR-143を導入した細胞におけるErk5および，そのシグナル伝達下流にあるc-mycの発現が低下していた（図4）[32, 33]．

一方，サンガー研究所のデータベースによるとmiR-145の標的mRNA（遺伝子）は100以上あるが，MAP3K3やMAPK4K4などのMAP kinase関連遺伝子やc-myc, FOS, YES, FLIなど，細胞増殖に関連する遺伝子が多数推測されている．特にmiR-145は*p53*によって転写されることから，代表的な癌抑制遺伝子*p53*と癌遺伝子*c-myc*がmiR-145を介してつながったことになる（図4）[34]．

培養細胞株におけるこれらmiRNAの発現低下は，染色体の欠失やゲノムのエピジェネティックな変化によると考えられる．miR-143およびmiR-145は

表1 ▶ miR-143, miR-145の関与する悪性腫瘍（多くの癌種で発現低下が報告されている）

cancers	発現低下が観察されるmiRNA
encephaloma, GBM	miR-128, 181
breast cancer	Let-7, miR-15a, 16, 125a, 125b, 127, 145, 204
lung cancer	Let-7, miR-9, 26a-1-p, 27b, 29b-2, 30a-5p, 32, 33, 95, 101-1, 124, 124-a-3, 125a, 125a-p, 126, 140, 143, 145, 181c-p, 192-p, 198, 199b-p, 216-p, 218-2, 219-1, 220, 224
esophageal cancer	miR-203, 205
gastric cancer	Let-7, miR-143, 145
colorectal cancer	Let-7, miR-34, 127, 133b, 143, 145
prostate cancer	miR-15a, 16, 143, 145, 218-2
cervical cancer	miR-143, 145
B-CLL	miR-15a, 16, 143, 145, 192, 213, 220

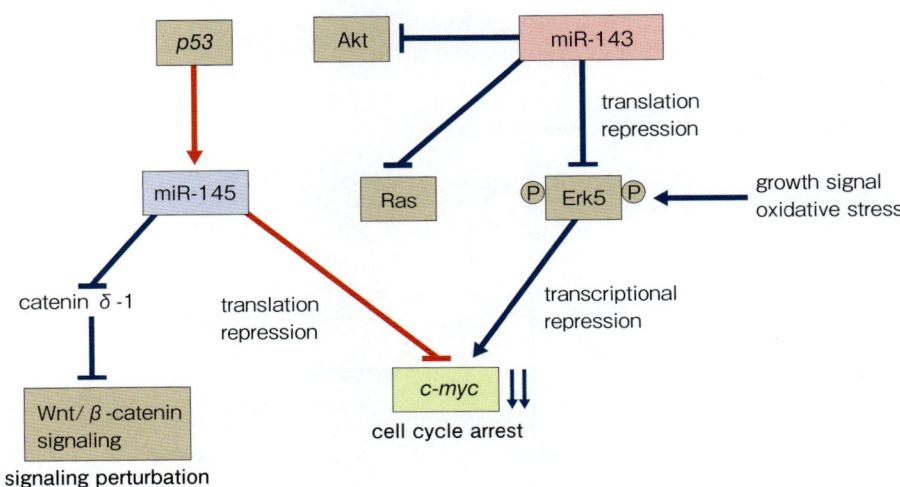

図4 ▶ miR-143, miR-145の標的遺伝子ERK5, *c-myc*のシグナルカスケードと細胞増殖抑制のメカニズム
miR-143とmiR-145によって二重に*c-myc*を抑える機構が確立されている

第5染色体長腕32領域（5q32）に局在し，わずか1.8kbpほどしか離れていない．我々はこれらが同じprimary miRNA（NCR143/145）からプロセシングされることを明らかにした[35]．このNCR143/145は様々なタイプの癌細胞で発現が著明に低下しており，miR-143，miR-145の発現低下は転写レベルでの異常が一因であることが明らかになった．

3 びまん性大細胞型リンパ腫の治療と予後を示すバイオマーカー

Fangらはびまん性大細胞型リンパ腫の患者の血清を健常者と比較し，miR-15a，miR-16-1，miR-29c，miR-155が上昇し，miR-34aが低下することを報告している[18]．また，Hedströmらによるmi R-129-5pの発現が低い症例では予後が悪いとの報告もある[36]．

4 考察

miRNAは悪性リンパ腫のみならず様々な癌の発症，病態と深い関係があることが明らかになってきた．また，癌のみならず感染症や変性疾患，さらには発生や細胞増殖，細胞死などの生命現象においてもmiRNAが重要な役割を果たしていることが判明している．これを診断マーカーや治療へ応用するべく研究が進められている．しかし，いくつかの課題が残されている．癌細胞ではmiRNAは少なくとも100以上の遺伝子を標的にしているが，癌遺伝子や癌抑制遺伝子ばかりではない．また細胞の種類や癌細胞間でも標的遺伝子に対するRNA干渉の度合いが異なっている．一方，標的遺伝子は複数のmiRNAにより制御されているため，mRNAの3'-UTRの結合領域に対するaffinityが問題になり，mRNAの3'-UTRの構造がそれを決めると考えられる．また，RISCに挿入されたmiRNAがどのように標的遺伝子に結合するかなどについてはわかっていない．今後，癌細胞にみられるmiRNAの生成過程の異常，miRNAと転写因子との制御ネットワークの解明が課題とされる．ただmiRNAの研究を通して，これまでわからなかった遺伝子の機能が新たにわかるであろうことは特筆すべきである．

我々は発現が低下している癌抑制miRNAの補充療法を以前から提唱しているが，創薬に向けてどのようなメカニズムで癌細胞の増殖を抑えるのか現在研究を進めている（図5）．miRNAを利用した創薬（RNA創薬）にするには，薬剤搬送システム（DDS）が大きなハードルとなっており，革新的な技術の開発が望まれている．

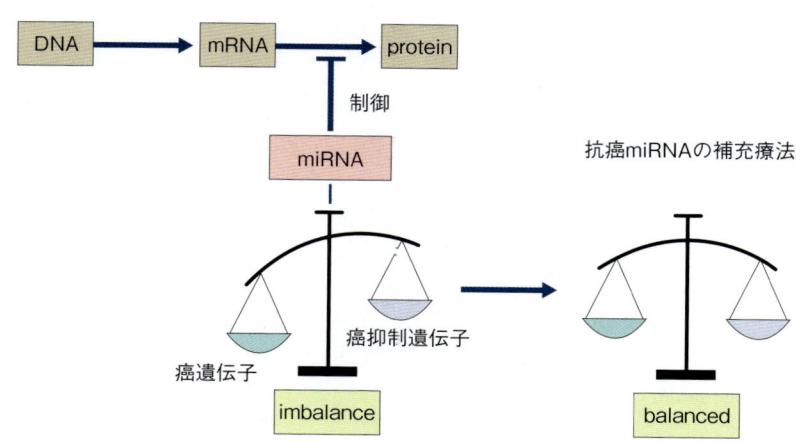

図5 ▶ 抗癌miRNAの補充療法の試み

近年，癌細胞は遺伝産物（miRNA，mRNA，蛋白など）を，積極的に膜小胞を介して細胞外に分泌していることがわかってきた。我々は大腸癌細胞株がmiR-143，miR-145を膜小胞に内包し，積極的に分泌していること[37]，さらにmiR-92a[38]，miR-1246[39]が腫瘍血管の形成に深く関わっていることを証明した。これらは血中癌バイオマーカーとして有望視されているが，今後，国家プロジェクト（NEDO；P08006，P14009）における結果をふまえ，臨床応用に向けた様々な検証が必要である。

● 文献

1) International Human Genome Sequencing Consortium：Nature. 2004；431(7011)：931-45.
2) Mattick JS, et al：Hum Mol Genet. 2005；14 Spec No 1：R121-32.
3) 林﨑良英：実験医学. 2006；24(6)：786-7.
4) Bartel DP：Cell. 2004；116(2)：281-97.
5) Ambros V：Nature. 2004；431(7006)：350-5.
6) Khvorova A, et al：Cell. 2003；115(2)：209-16.
7) Schwarz DS, et al：Cell. 2003；115(2)：199-208.
8) Lewis BP, et al：Cell. 2005；120(1)：15-20.
9) Croce CM, et al：Cell. 2005；122(1)：6-7.
10) Gregory RI, et al：Cancer Res. 2005；65(9)：3509-12.
11) Calin GA, et al：Proc Natl Acad Sci USA. 2004；101(9)：2999-3004.
12) McManus MT：Semin Cancer Biol. 2003；13(4)：253-8.
13) Tam W, et al：Mol Cell Biol. 1997；17(3)：1490-502.
14) Metzler M, et al：Genes Chromosomes Cancer. 2004；39(2)：167-9.
15) Costinean S, et al：Proc Natl Acad Sci USA. 2006；103(18)：7024-9.
16) Costinean S, et al：Blood. 2009；114(7)：1374-82.
17) Huang X, et al：Am J Pathol. 2012；181(1)：26-33.
18) Fang C, et al：Ann Hematol. 2012；91(4)：553-9.
19) Ota A, et al：Cancer Res. 2004；64(9)：3087-95.
20) O'Donnell KA, et al：Nature. 2005；435(7043)：839-43.
21) He L, et al：Nature. 2005；435(7043)：828-33.
22) Tagawa H, et al：Cancer Sci. 2007；98(9)：1482-90.
23) Medina PP, et al：Nature. 2010；467(7311)：86-90.
24) Bai H, et al：Int J Hematol. 2013；97(2)：223-31.
25) Craig VJ, et al. Blood. 2011；117(23)：6227-36.
26) Calin GA, et al：N Engl J Med. 2005；353(17)：1793-801.
27) Fujita Y, et al：Biochem Biophys Res Commun. 2008；377(1)：114-9.
28) Akao Y, et al：Cancer Sci. 2007；98(12)：1914-20.
29) Akao Y, et al：Oncol Rep. 2006；16(4)：845-50.
30) Akao Y, et al：DNA Cell Biol. 2007；26(5)：311-20.
31) 中川義仁，他：消化器科. 2007；44(5)：484-92.
32) Takaoka Y, et al：PLoS One. 2012；7(8)：e42137.
33) English JM, et al：J Biol Chem. 1998；273(7)：3854-60.
34) Sachdeva M, et al：Proc Natl Acad Sci USA. 2009；106(9)：3207-12.
35) Iio A, et al：Mol Cancer. 2010；9：136.
36) Hedström G, et al：Int J Hematol. 2013；97(4)：465-71.
37) Akao Y, et al：Int J Mol Sci. 2014；15(1)：1392-401.
38) Yamada N, et al：Transl Oncol. 2013；6(4)：482-92.
39) Yamada N, et al：Biochim Biophys Acta. 2014；1839(11)：1256-72.

悪性リンパ腫の発症機構

4 Bリンパ球の分化異常と悪性リンパ腫発症

奥山一生, 幸谷 愛

1 はじめに

B細胞は抗原受容体である免疫グロブリン・B細胞受容体（B cell receptor；BCR）を発現する免疫担当細胞である．その存在は比較免疫学的には有顎類以降の脊椎動物に確認される．

マウスやヒトをはじめとした陸棲脊椎動物（一部の両生類，爬虫類，鳥類，哺乳類）ではまず，赤芽球・血小板造血を主体とする胎児型（primitive）造血が胎児体外である卵黄嚢（yolk sac）で起こる．発生の進行に伴い成体型造血（definitive）が胎児体内である大動脈－性腺－中腎（aorta-gonad-mesonephros；AGM）領域で開始し，肝臓での造血を経て，生後は骨髄で造血は維持される．また，骨髄で産生された各造血細胞系譜の前駆細胞あるいは未成熟細胞は骨髄外に遊走し，様々な組織で最終分化あるいは成熟する．

B細胞造血はAGM領域で産生された造血幹細胞（hematopoietic stem cell；HSC）に由来し，胎児期は主に肝臓で支持される．primitive（胎児型）造血の場であるyolk sacで産生されたHSCが生涯の造血に寄与する可能性も示唆されているが[1]，主にはdefinitive（成体型）造血に由来すると考えられる．成熟B細胞は，濾胞（follicular）B細胞（FoB細胞）と辺縁帯（marginal zone）B細胞（MZB細胞）で構成されるB-2 B細胞と，B-1a細胞とB-1b細胞からなるB-1 B細胞に分類される．B-2 B細胞は骨髄微小環境で分化し，脾臓において成熟する．一方B-1 B細胞は，骨髄内にその前駆細胞の存在が示唆されてはいるが[2]，基本的には胎児期に肝臓で産生されるB細胞集団であり，成体においては胎児期に産生された細胞が腹腔内などで自己複製することで，生涯を通じて維持されるとされている．

2 B細胞分化

幹細胞は，段階的に分化能を失っていくことで特定の細胞系譜へと分化していく．各分化段階はしばしば，細胞の膜表面に特異的に発現する分子を指標として判断される．B細胞はhardy fractionに代表されるように[3]，その分化段階を明確に分類する膜表面分子マーカーが数多く同定されている．図1に，骨髄内でのB細胞初期分化段階と，マウス（上段）とヒト（下段）のB細胞分化段階をそれぞれ有効に区別する膜表面分子マーカーの例を示す．

すべての血液・免疫担当細胞への分化能を有するHSCは，不等分裂により多能性と自己複製能を維持した娘幹細胞と，自己複製能を失った多能性前駆細胞（multipotent progenitor；MPP）を産生する．MPPは，赤芽球と血小板・巨核球への分化能を失った前駆細胞（lymphoid-primed multipotent progenitor；LMPP）に分化し，マクロファージ，顆粒球への分化能が低下したELP（early lymphoid progenitor）を経て，リンパ球系譜への分化能に長けた前駆細胞（common lymphoid progenitor；CLP）に分化する．近年，CLPは樹状細胞，T細胞，NK細胞，B細胞への分化能を有するALP（common lymphoid progenitor "A" type）と，B細胞系譜への分化能が高いBLP（B-cell-biased lymphoid progenitor）に分類できることが明らかとなった[4]．BLPは次にpre-pro-B細胞に分化し，この分化段階においてB細胞

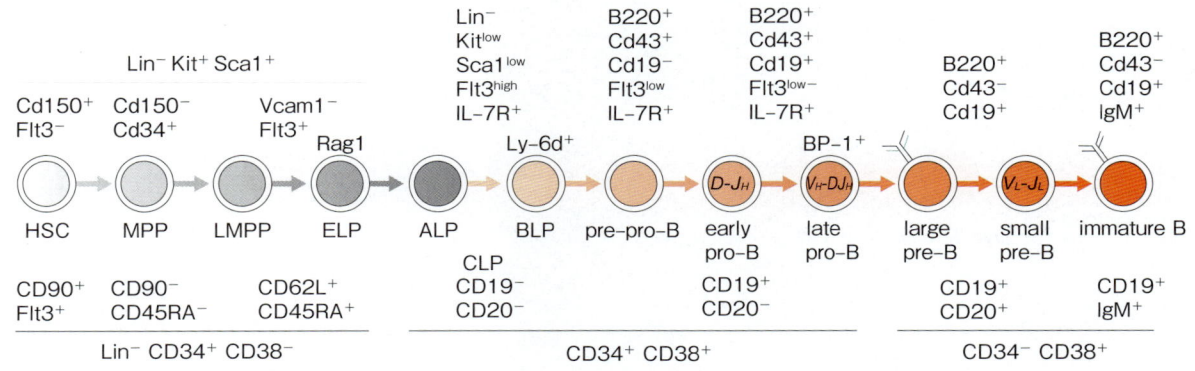

図1 ▶ B細胞初期分化段階と分子マーカー
骨髄内におけるB細胞の初期分化段階と，各分化段階を標識する分子マーカー（上段にはマウスで，下段にはヒトで同定されているもの）を示す
Lin；lineageマーカー，immature B；未成熟B細胞

系譜への運命決定は完了する。pre-pro-B細胞はその後，early pro-B細胞，late pro-B細胞，large pre-B細胞，small pre-B細胞の分化段階を経て，未成熟B細胞を産生する。large pre-B細胞は，BCRの前駆体であるpre-BCRを発現しており，B細胞性急性リンパ芽球性白血病の由来であると考えられている。骨髄内で産生された未成熟B細胞は血流を介して脾臓に移動し，transitional Ⅰ，Ⅱの分化段階を経て，機能的成熟B-2 B細胞であるFoB細胞へと分化する（図2）。MZB細胞への分化は，transitional Ⅰで分岐するが，FoB細胞がMZB細胞に分化することも報告されている。FoB細胞は末梢において抗原に曝露されることで活性化し，胚中心B細胞を経て，メモリー（記憶）B細胞や抗体産生細胞・形質細胞（plasma cell；PC）へと分化する。

3 BCR遺伝子再構成

B細胞造血において最も重要なことは，機能的なBCRの形成と，自己反応性BCRの除去である。BCRは重鎖と軽鎖各2分子で構成される四量体分子である。重鎖はそれぞれ複数存在するV_H, D, J_H領域を，軽鎖はD_L, J_L領域を再構成することで形成される。BCRの遺伝子再構成はまず，D-J_H再構成がearly pro-B細胞で起こり，V_H-DJ_H再構成がlate pro-B細胞で起こる。再構成された重鎖は，代替軽鎖（VpreB，λ5）とpre-BCRを形成し，large pre-B細胞の膜表面上に発現する。細胞膜表面においてpre-BCRは，抗原ではなく代替軽鎖を介して架橋し，IL-7と協調して生存シグナルと増殖シグナルを伝達する。その後，small pre-B細胞において軽鎖のD_L-J_L再構成が起こり，未成熟B細胞の膜表面にはBCRが発現する。このとき，BCRは骨髄内の，あるいは脾臓で提示される自己抗原に曝露され，自己抗原と強く反応するBCRを発現する未成熟B細胞はここで除去，あるいはeditingによるBCRの再形成が誘導される。

4 転写因子によるB細胞分化制御

細胞の分化にとって決定的な遺伝子の多くが，転写制御因子をコードする遺伝子である。B細胞造血においても，各々の分化段階において決定的な制御を担う転写因子が同定されている。特に，B細胞系譜への運命決定を担う転写因子としてはE2A，EBF1，PAX5が挙げられる。これらの転写因子は，細胞の分化，あるいは機能に必要な遺伝子の発現を誘導する。

E2Aは*TCF3*にコードされ，E12とE47のスプライシングバリアントで構成される。*E2A*の欠損マウス

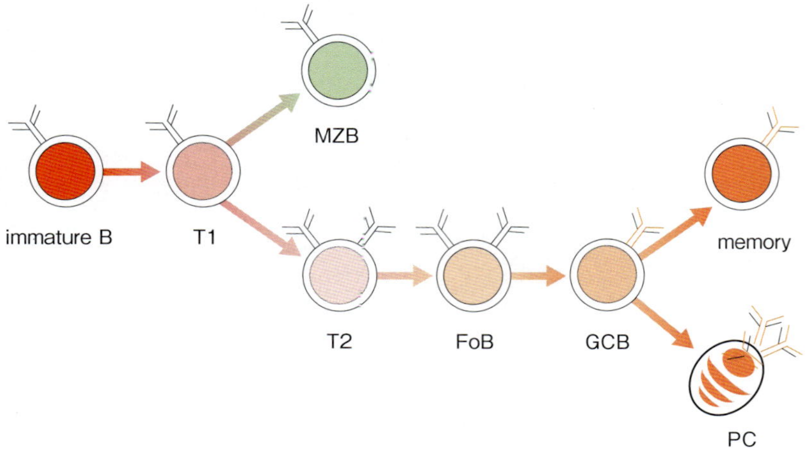

図2 ▶ B細胞の成熟と最終分化
骨髄から血流を介して脾臓に遊走した未成熟B細胞の，脾臓内での成熟過程を示す
T1；transitional I，T2；transitional II，GCB；胚中心B細胞（germinal center B-cell），memory；メモリーB細胞

では，LMPPの形成不全が起こる。E2AはCLPの分化段階で*EBF1*，*FOXO1*の発現を誘導する。EBF1は*PAX5*を含め様々なB細胞関連遺伝子の発現調節を担う転写因子である。特に*CD79A*，*CD79B*などのBCRシグナルの伝達に必須の分子群の発現誘導に必須である。PAX5は*CD19*などの発現を誘導すると同時に，B細胞関連遺伝子の発現の維持も行う。また，代替系譜に関連する遺伝子の抑制にも重要な役割を担っており，成熟B細胞の*PAX5*を欠失させると，未分化な造血前駆細胞への脱分化が起こり，その前駆細胞からは機能的なT細胞を誘導することができる。

5 マイクロRNAによるB細胞分化制御

細胞分化制御機構として，転写因子による転写制御に加え，転写後制御が注目されている。特にマイクロRNA（micro RNA；miRNA）による細胞の分化制御機構の解析が，近年，精力的に進められている。

miRNAは16〜25塩基からなる，蛋白質をコードしない小分子RNAである。Argonaute蛋白質などと複合体miRNA-induced silencing complexを形成し，標的となるメッセンジャーRNAの3'側非翻訳領域に存在する相補的な配列を認識することで，その翻訳を抑制する。

*MYB*は真核生物に保存された転写因子であり，B-1 B細胞分化制御機能を有する。miR-150はマウス，ラット，ヒトなどで保存されたmiRNAであり，*MYB*を標的遺伝子とする[5]。miR-150の欠損マウスでは，腹腔内B-2 B細胞数が減少し，B-1 B細胞の増加が認められる。一方，miR-150を過剰発現するとB-1 B細胞数が顕著に減少するが，その表現型は*MYB*のヘテロ変異接合体での観察結果と一致する。分化に関わる転写因子を標的とすることで，miRNAはしばしば細胞の分化制御を担う。

miR-181aは，造血前駆細胞に異所的に強制発現させることで，試験管内，生体内の双方でB細胞の分化頻度を上昇させることから，B細胞分化を促進するmiRNAであると考えられる[6]。興味深いことに，miR-181aは，B細胞の分化促進miRNAとして機能すると同時に，B細胞の代替系譜であるT細胞やNK細胞の分化も制御する。NK細胞分化においてmiR-181aは，NOTCHシグナルの抑制分子である*NLK*を標的とし，T細胞への分化を抑制することでNK細胞への分化を促進する[7,8]。一方，T細胞において

miR-181aはSHP-2，PTPN22の発現を標的としており，T細胞受容体（T-cell receptor；TCR）シグナルの伝達の強度を調整することでT細胞レパートリーの選択に関与する．miRNAは複数の標的遺伝子を有し，発現する細胞の系譜によって標的は変化するため，多機能であることが多い．

miR-17-92クラスター[9]とmiR-34a[10]は，pro-B細胞のpre-B細胞への分化を協調的に制御する．miR-17-92クラスターはpro-B細胞においてBIMの発現を抑制することで細胞死を阻害し，pre-B細胞への分化を促進する．一方，miR-34aは転写因子FOXP1を標的遺伝子としており，負の制御因子として機能する．miR-34aを過剰発現した骨髄細胞で骨髄再構築を行うと，pro-B細胞の蓄積が認められる．逆にmiR-34aの発現を，スポンジ（標的となるmiRNAと相補的な非コードRNA分子を発現させることによって，その転写産物に標的miRNAを吸収させ，標的miRNAの効果を抑制する[11]）を用いて抑制すると成熟B細胞の増加が観察される．このようにmiRNAは，複数が協調的に機能することで分化制御因子として機能する．

miRNAは標的遺伝子の発現を完全に抑えるのではなく，適度に調整することから，しばしば"fine tuner"と称される．しかし近年，miRNAが補助因子としてだけではなく，強力な分化制御因子として働く可能性が示唆されつつある．

我々は，miR-126がB細胞分化を促進することを報告した[12]．miR-126をMLL（myeloid-lymphoid leukemia）に変異を持つ急性リンパ球性白血病に異所性に発現させると，CD20やCD19を含むB細胞関連遺伝子の発現が誘導される．多くのB細胞関連遺伝子の発現は，E2A，EBF1，PAX5により直接転写制御されるが，興味深いことにmiR-126導入によってB細胞関連遺伝子の発現が誘導されたとき，TCF3，EBF1，PAX5の発現上昇は認められなかった．これらの結果から，miR-126が，TCF3，EBF1，PAX5非依存的にB細胞関連遺伝子の発現を誘導する可能性が示唆された．

そこでEBF1欠損マウス由来の造血前駆細胞にmiR-126を異所性に発現させた．その結果，B220を含むB細胞関連遺伝子の発現上昇が認められ，また増殖も促進された．発現増加が認められた遺伝子群には，EBF1による発現制御が報告されている遺伝子も含まれていた．CD19の発現，BCRの遺伝子再構成は認められなかったが，miR-126は，これまでB細胞分化に必須であると考えられていた転写因子EBF1非依存的にB細胞分化を促進すると考えられる．

6 B細胞分化不全によるB細胞欠損症

先天的なB細胞造血不全は，しばしば複合免疫不全症や無ガンマグロブリン症として診断される．

複合免疫不全症とは，複数系譜の免疫担当細胞の欠損および機能不全を引き起こす疾患であり，B細胞の欠如，機能不全を含有する複合免疫不全症の原因遺伝子としてはRAG1/RAG2やγc，ADAなどが同定されている．RAG1/RAG2は，TCRとBCRの遺伝子再構成に必須の遺伝子であり，これらの欠損ではTCR，BCRの形成不全が起こるため，T細胞とB細胞の欠損症となる．γcはX連鎖重症複合免疫不全症の原因遺伝子であり，IL-2やIL-4，IL-7，IL-15，IL-21の受容体を構成する分子をコードする．そのため，分化にIL-2やIL-15を必要とするNK細胞，IL-7が必須なT細胞の欠損が起こる．IL-7は，B細胞造血にも重要なサイトカインであり，さらに末梢での免疫機能にもIL-4やIL-7を必要とするB細胞は，成熟細胞数が減少する上に，活性化不全をきたす．ADAはアデノシン，デオキシアデノシンの代謝酵素であり，ADA欠損症は先天性代謝異常を引き起こすが，ADAの発現はリンパ球系譜で特に強く，その変異はT細胞，B細胞，NK細胞の複合的造血不全の原因となる．

無ガンマグロブリン症は，B細胞造血不全が原因となって発症する先天性疾患である．患者の90％以上

で*BTK*あるいは*BLNK*に変異が認められる．

BTKはTECチロシンキナーゼのひとつであり，pre-BCR，BCRシグナル伝達を担う分子である．X染色体上に存在するため，*BTK*変異による無ガンマグロブリン症は，X-linked agammaglobulinemiaと診断され，発症するのはほとんどが男児である．マウスでは，他のTECチロシンキナーゼがBTK欠損を補償するので，完全なB細胞欠損にはならないが，ヒトでは完全欠損となる．BLNKはBTKによりリン酸化され，RASを介したERKの活性化に必須の分子である．*BTK*，*BLNK*変異では，pre-BCRシグナルが正常に伝達されないため，pre-B細胞の生存が阻害され，重篤なB細胞欠損を引き起こす．

7 悪性リンパ腫と分化異常

成熟B細胞以降の分化段階とB細胞リンパ腫発生はまだ議論の余地があるが，おおよそ以下のように述べられている．

胚中心前B細胞が腫瘍化したものが慢性リンパ性白血病（chronic lymphocytic leukemia；CLL）（unmutated type），マントル細胞リンパ腫（mantle cell lymphoma；MCL），抗原刺激によってGCBとなった細胞が腫瘍化したものがバーキットリンパ腫（Burkitt lymphoma；BL），びまん性大細胞型B細胞リンパ腫（diffuse large B-cell lymphoma；DLBCL）（GC type），濾胞性リンパ腫（follicular lymphoma；FL），胚中心後B細胞が腫瘍化したものがDLBCL（ABC type），MALTリンパ腫，辺縁帯リンパ腫（marginal zone lymphoma；MZL），CLL（mutated type），多発性骨髄腫（multiple myeloma；MM）である．

上記の根拠は，BCRの可変領域における体細胞突然変異の有無や表面マーカーによる（**表1**）．

成熟B細胞はリンパ節において抗原刺激が入ると，胚中心に移動し活性化され，BCRの抗原結合部位である可変領域において抗原との親和性を高めるために，ゲノムに変異をいれる遺伝子*AID*を発現して，大量のゲノム変異が生理的に起こる．これが体細胞突然変異である．よって，腫瘍のBCR可変領域において体細胞突然変異がクローナルに認められるか否かによって，分子生物学的に胚中心前，胚中心，胚中心後が決定される．

白血病におけるclass 1変異，class 2変異といった概念はリンパ腫では明らかではなく，発症には，分化異常と増殖異常の双方必要なのか否か，片方だけで十分なのか，逆に，分化異常，増殖異常に加えてさらに免疫回避を誘導する変異などが必要なのか，いまだ明らかではない．このような状況において，B細胞腫瘍における分化異常を考える上で，示唆に富む報告が2つ行われたので紹介したい．

8 CLLにおけるHSLでのファーストヒット

前述したようにCLLはCD5陽性CD19陽性という表面形質を持つ．BCRにおける体細胞突然変異を持つものと持たないもの2つのタイプがあり，前者が胚中心後，後者が胚中心前由来とされるが，後者が前者に比較し著しく予後不良である．CLLの診断基準は，末梢血におけるクローン性リンパ球の数が5×10^9/L以上であり，この基準を満たさないものはモノクローナルB細胞増加症と診断される．CLLのほぼ全例は，モノクローナルB細胞増加症という前白血病状

表1 ▶ 成熟B細胞分化段階とリンパ腫

分化段階	特異的マーカー	体細胞突然変異	リンパ腫
胚中心前B細胞		−	CLL (unmutated type), MCL
GCB	CD10, BCL6	＋	FL, DLBCL (GC type), BL
胚中心後B細胞		＋	DLBCL (ABC type), CLL (mutated type), MALT, MZL, MM

態を経て進展し，さらに，モノクローナルB細胞増加症の多くで，免疫グロブリン遺伝子の再構成レベルでオリゴクローナルなB細胞が増加している．したがって，免疫グロブリン遺伝子の再構成の生じる以前の未分化な細胞レベルにおいて，クローナルなB細胞の増殖を可能にするような異常が獲得されている可能性が示唆されていた．

Kikushigeらは，ヒトの造血系を高効率に再構築することが可能なNOD/SCID/γc^{null}（NSG）マウスおよびNOD/RAG1^{null}/γc^{null}（NRG）マウスへの異種移植系を用い，CLL患者から採取した様々な血液分画を移植し，驚くべき結果を示した．CD5陽性CD19陽性白血病細胞は生着しなかったが，患者のCD34陽性CD38陰性のHSCを移植したマウスのみに生着が認められ，患者のCD34陽性CD38陰性のHSCを移植したマウスでは，CD5陽性CD19陽性の患者に類似した表現型を示すB細胞集団が出現し，これらのCD5陽性のB細胞はクローナルな免疫グロブリン重鎖遺伝子の再構成を認めたのだ．さらに，免疫不全マウスに再構築されたクローナルなB細胞とCLL患者のクローンとは異なるものであることが明らかとなり，免疫グロブリン重鎖遺伝子の再構成の生じていないCD34陽性CD38陰性のHSCが，マウスにおいてB細胞の分化の過程で新規に免疫グロブリン重鎖遺伝子の再構成を起こし，その結果として生じたB細胞が成熟B細胞の分化段階でクローナルな異常増殖をしていることが示された．これらの結果から，HSCのレベルで獲得された何らかの遺伝子異常が，マウスにおけるモノクローナルあるいはオリゴクローナルなB細胞の出現の原因であることが示唆された．

さらに染色体異常を持つCLLの症例を解析し，そのB細胞に検出される染色体異常が，B細胞以外の血球系譜およびHSCに認められるかどうかが検討され，4つの症例において，CLLのB細胞で検出される染色体異常は，CD34陽性CD38陰性のHSC，CD33陽性の骨髄系細胞，CD3陽性のT細胞では検出されなかったにもかかわらず，これらの染色体異常を検出しないCD34陽性CD38陰性のHSCを免疫不全マウスに移植すると，その骨髄にはクローナルなB細胞が出現し，再構築されたヒトの細胞には染色体異常は検出されなかった．したがってこれらの結果から，CLLに代表的な染色体異常は，HSCからの異常なB細胞の分化に必須ではなく，患者におけるクローナルな進化の過程で獲得されることが示唆された（図3）[13]．この結果はB細胞腫瘍における分化異常を考えるだけではなく，造血腫瘍全体においてもきわめて大きな衝撃を与えた．染色体転座がファーストヒットであるとの古典的な造血腫瘍における考え方を完全に覆すからである．

CLLにおけるHSCレベルの異常が，ゲノム異常であるのか，ほかの異常であるのか．また，染色体転座を持たないモノクローナルなB細胞集団にどのような変異が認められるのか．本研究が提起するB細胞腫瘍と分化異常の新しいパラダイムについて，さらなる研究の進展が待たれる．

9 t（14；18）を持つメモリーB細胞の胚中心へのリエントリー

FLにおいても興味深い報告が2014年12月に報告された．古典的なFL発症メカニズムは，以下の通りであった．染色体転座t（14；18）を持つGCBはBCL2を異所性に発現するため，抗原との親和性を持たずともアポトーシスを回避し，胚中心にとどまり続ける．よって，通常の細胞運命をたどらず，分化がGCBで凍結し，抗原刺激，ならびにその際に発現するゲノム変異遺伝子*AID*の作用を，繰り返し受け続ける．これにより，ゲノム変異が蓄積し，ついには癌化する．

この概念を覆す報告が2014年末行われた．

SungaleeらはFLにおいて認められる染色体転座t（14；18）に生じる*BCL2*と免疫グロブリンとの転座産物を発現するB細胞が，胚中心にとどまるのではなく，メモリーB細胞へと分化した後も抗原刺激に反応して，胚中心への進入を何度も繰り返すことを明

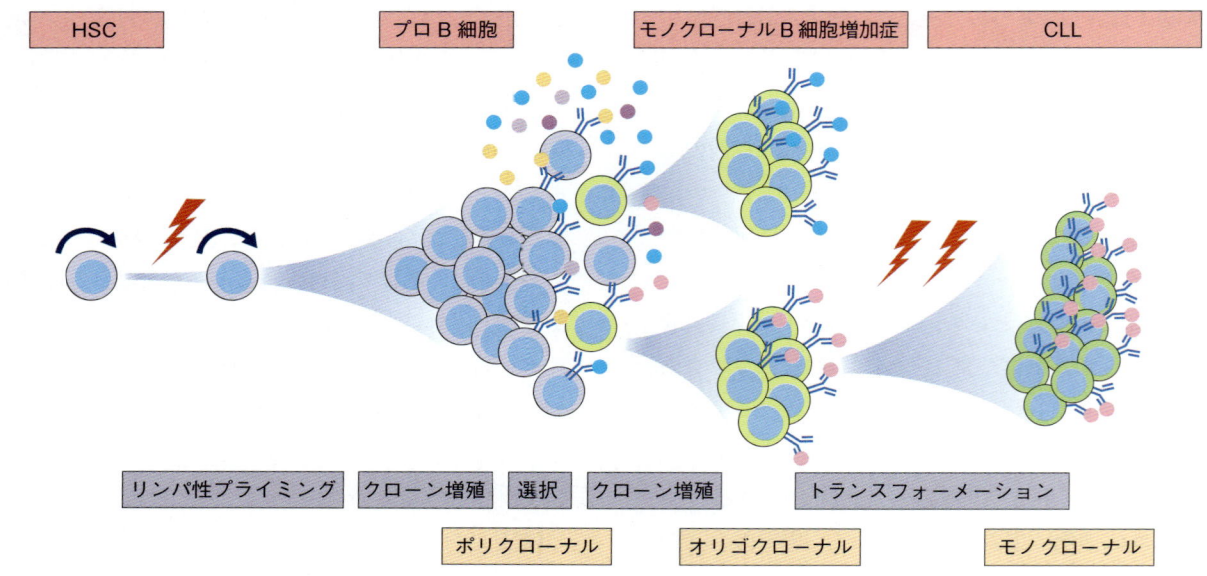

図3 ▶ CLLにおける分化異常
CLLにおいてはB細胞分化異常を引き起こす変異がHSCレベルに生じる
（文献13より引用）

らかにした。通常，胚中心では体細胞突然変異を起こし，抗原と高い親和性を得たB細胞クローンは，メモリーB細胞となり，胚中心から出る。親和性を得られなかったB細胞クローンはアポトーシスを起こすが，t(14;18)があると，このプロセスにおいてアポトーシスが起こらず生き残り，再度メモリーB細胞となる。通常メモリーB細胞が胚中心に再度進入する場合もあるが，この際はアポトーシスに至る。しかし，BCL2による抗アポトーシス効果により，t(14;18)を持つメモリー細胞は死ぬことなく，何度も，胚中心への進入を繰り返すことが実験的に証明された。t(14;18)を持つB細胞は，胚中心にとどまり続けるのではなく，何度となく末梢血から胚中心への進入を繰り返し，抗原刺激を受け，AIDを発現することによって，ゲノム変異を蓄積し，悪性化していくことが想定された。実際健常人においても末梢血においてt(14;18)を持つB細胞が検出される[14]。

我々は慢性骨髄性白血病（chronic myeloid leukemia；CML）における分子標的薬イマチニブがAIDの発現を抑制する効果を認めることを報告した[15]。イマチニブはCML患者に既に10年以上投与されてきており，安全性が確立されている。

FLの病気の進展は緩徐である。早期に発見された症例について，病気の進展を抑制するためにイマチニブの服用が効果的である可能性がある。現在その可能性について検討中である。

● 文 献

1) Samokhvalov IM, et al：Nature. 2007；446(7139)：1056-61.
2) Dorshkind K, et al：Nat Rev Immunol. 2007；7(3)：213-9.
3) Hardy RR, et al：J Exp Med. 1991；173(5)：1213-25.
4) Inlay MA, et al：Genes Dev. 2009；23(20)：2376-81.
5) Xiao C, et al：Cell. 2007；131(1)：146-59.
6) Chen CZ, et al：Science. 2004；303(5654)：83-6.
7) Cichocki F, et al：J Immunol. 2011；187(12)：6171-5.
8) Li QJ, et al：Cell. 2007；129(1)：147-61.
9) Ventura A, et al：Cell. 2008；132(5)：875-86.
10) Rao DS, et al：Immunity. 2010；33(1)：48-59.
11) Ebert MS, et al：Nat Methods. 2007；4(9)：721-6.
12) Okuyama K, et al：Proc Natl Acad Sci USA. 2013；110(33)：13410-5.
13) Kikushige Y, et al：Cancer Cell. 2011；20(2)：246-59.
14) Sungalee S, et al：J Clin Invest. 2014；124(12)：5337-51.
15) Kawamata T, et al：Blood. 2012；119(13)：3123-7.

悪性リンパ腫の発症機構

E5 成人T細胞白血病・リンパ腫の発症機構

中畑新吾，森下和広

1 はじめに

成人T細胞白血病/リンパ腫（adult T-cell leukemia/lyphoma；ATL）は，ヒトリンパ球向性ウイルス1型（human T-cell leukemia virus type1；HTLV-1）感染を原因とする難治性の末梢性T細胞性腫瘍である。現在，世界で推定2,000万人のHTLV-1感染者が存在しているが，わが国は先進国の中で唯一の浸淫地域であり，約108万人の感染者が存在し，年間約1,000人がATLを発症していると推定されている。HTLV-1は地域集積性が強く，世界では日本のほかに，カリブ海沿岸諸国，南米国，中央アフリカなどが流行地域である。国内の感染者は，九州・沖縄地方に約半数を占めるが，人口の流動化により関東や近畿など大都市圏の感染拡大がみられている。感染者のほとんどは生涯無症候にとどまるが，40〜60年の潜伏期を経て，感染者の約5%がATLを発症する。ATLは花弁状核を持つ腫瘍細胞（flower細胞）が特徴的で，症状としては，リンパ節腫脹，肝脾腫，皮膚病変が多く，高カルシウム血症，日和見感染症の合併がみられ，抗癌剤耐性できわめて予後不良である。

HTLV-1関連疾患としてATL以外に，HTLV-1関連脊髄症（HAM/TSP），HTLV-1ぶどう膜炎（HU），感染症皮膚炎（infective dermatitis；ID）がある。本項では，ATLの発症機構について筆者らの成果をまじえ概説する。

2 HTLV-1の制御因子

HTLV-1はレトロウイルスであり，そのゲノムは約9kb長で，*gag*, *pro*, *pol*, *env*, *pX*の遺伝子で構成されている。*pX*領域には特有の制御遺伝子群，*Tax*, *Rex*, *p12*, *p13*, *p30*, *p21*を持ち，そのマイナス鎖にはHTLV-1bZIP factor（HBZ）がコードされている。

Taxは40kDaの蛋白質で，HTLV-1ウイルスの複製や転写，感染Tリンパ球の増殖に主要な役割を果たしているが，これらの機能は，様々な宿主蛋白質との相互作用により行われている。たとえば，Taxはcyclic AMP responsive element binding protein（CREB）に結合し，ウイルスゲノムの転写を促進する一方，nuclear factor kappa B（NF-κB），serum responsive factor（SRF），activated protein 1（AP-1）などと結合し，宿主細胞内で様々な遺伝子の転写活性化を誘導する。p16やp21などの腫瘍抑制蛋白質の不活性化もTaxとの結合により起こるとされている[1]。Taxは様々な方法で，感染細胞の異常増殖，細胞周期の促進，アポトーシス抑制，突然変異誘発などの異常をもたらし，細胞の腫瘍化を促進している。

一方，HTLV-1感染に対する主な防御機構として，Tax特異的細胞障害性Tリンパ球（CTL）反応があり，Taxを発現する感染細胞はCTLの標的となり排除される。しかしウイルス側では，潜伏の間，プロウイルスの遺伝学的な変化が起こり，*pX*領域の欠失や点突然変異，5'LTRの欠失・DNAメチル化によりTax蛋白質の産生が抑制され，その結果Taxを発現しない感染細胞は，免疫機構を回避し，増殖に有利となる。実際に，ほとんどのATL患者において，Tax発現がみられていない[2]。つまり，TaxはATL発症過程において発癌のイニシエーターとしての役割を担っていることが示唆される。

Taxのほかに発癌に直接関わるウイルス蛋白質として，3'LTRからアンチセンスの形で転写されるHBZがある。興味深いことに，TaxはHBZの転写・発現を増加させる一方で，HBZはTaxの機能を抑制し，ウイルス遺伝子の転写活性化を抑えている[3]。つまり，HBZは，ウイルス複製の負の制御因子として働いていることになる。さらに重要なことに，HBZは，ナンセンス変異を伴うことなくATLの全症例で安定に発現しており，ATL細胞の増殖に必須の遺伝子となっている。HBZは感染初期のキャリアの段階から，ATL発症まで持続的に発現し，Taxの発現を抑制しつつ感染細胞の増殖を促進していることが示唆されている。HBZはそのRNAおよび蛋白質に病原性があり，c-Jun，JunD，ATF3，Smad3など様々な因子と相互作用して細胞機能に影響を与える。さらに最近，HBZが*Foxp3*遺伝子の転写活性化を介して，過剰な免疫反応を抑制する制御性T細胞に変換し，発癌に関与することが示されたことは[4]，ATLが制御性T細胞由来と考えられてきたことからも，HBZがATLの責任遺伝子である可能性を示している（図1）。

3 宿主細胞の異常

1. ゲノム異常

ウイルスの潜伏時間および発症率から，ATL発癌におけるゲノム異常蓄積の重要性が考えられてきた。過去にも，G分染法やアレイCGH法を用いたATLのゲノム解析の報告がある[6-8]。これらの結果は共通して，ATL細胞はきわめて複雑なゲノム異常を持っていることを示しており，中でも，頻度が高かった染色体異常として，*14q*転座や*6q*，*7p*，*10p*，*13q*欠失などが検出されている。筆者らも急性型60症例にてSKY法による染色体切断点部位を解析した結果，約30%の症例で検出される切断点集中領域として10p11，14q11，14q32を見出した[9]。10p11領域では，ATL患者由来細胞株SO4においてt(2;10)(p23;p11.2)の転座を検出し，Race-PCR法により*EPC1*と*ASXL2*の融合遺伝子を同定した[10]。これらの遺伝子はポリコーム遺伝子群に属しており，エピジェネティック異常への関与が示唆される。

ATLで報告されている点突然変異としては，p53（20～30%），p16（45%），p27（4.8%），RB1/p105（5%），RB2/p130（2.4%）などがあり[11-13]，

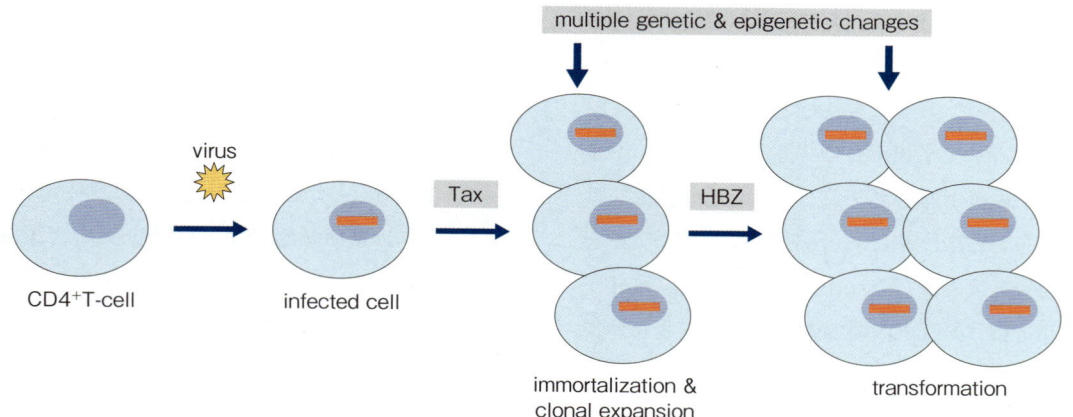

図1 ▶ ATL発症機序の仮説
HTLV-1に感染後，感染細胞の腫瘍化が開始する。Taxは様々な宿主遺伝子を活性化することで細胞の不死化に寄与する。長期にわたって起こるゲノムおよびエピジェネティック変化が最終的に腫瘍化へと導く。HBZはTaxの発現が消失する発癌後期においても発現し癌化に働く
（文献5より引用改変）

発癌との関連を示唆するものであるが，近年の次世代シーケンサーによる全ゲノムレベルでのエクソーム解析に期待が持たれるところである。

2. エピジェネティック異常

エピジェネティクスとしてはDNAメチル化とヒストン修飾に関してよく調べられている。CDKインヒビターであるp16やp15, p21は，プロモーターメチル化により転写抑制され，不活性化されている[14-16]。筆者らは，p21の不活性化機構として，HTLV-1感染細胞株では，p21のプロモーターメチル化は起こらず，Taxによる転写活性化によりp21発現が上昇しているが，p21蛋白質はAKTのリン酸化修飾を受け細胞質局在になり，結果として，その機能を発揮できないことを示唆した[16]。一方，急性型ATL患者由来の白血病細胞や，ATL細胞株では，p21プロモーターはメチル化され発現低下していることがわかり，これらの機序は，細胞周期制御の異常や抗アポトーシス作用に関連していることを示した。

ATLでほかに報告されているものとして，細胞分裂制御因子CHFR，DNAミスマッチ修復因子hPMS1，癌抑制因子APC，T細胞活性化抗原CD26などがあり[17-20]，安永らはMCA/RDA法によりゲノムレベルでの網羅的DNAメチル化解析を行い，53個の高メチル化領域を同定し，急性型へと病状が進むにつれ高頻度に起こることを報告した[21]。ヒストン修飾では，ヒストンH3K27メチル化酵素であるEZH2がATL細胞において高発現していることから，遺伝子転写抑制機構のひとつとして示唆されている[22]。またTaxがヒストン修飾制御因子HDAC1, SUV39H1などと相互作用することが明らかにされており[23, 24]，エピジェネティック異常との関連が推測されている。

3. シグナル伝達経路の異常

nuclear factor-κB

NF-κB (nuclear factor-κB)は，サイトカインやストレスによって活性化される転写因子で，この経路の異常は癌でよく知られている。NF-κBファミリーはRelホモロジードメインと呼ばれるDNA結合ドメインを持ち，p105/p50, p65, c-Rel, p100/p52, RelBから構成される。これらは2つのグループに分類され，古典的(canonical) NF-κB (p105/p50, p65, c-Rel)と非古典的(non-canonical) NF-κB (p100/p52, RelB)があり，古典的NF-κB経路はTNF-αやIL-1などの炎症性サイトカインによって活性化され，炎症反応やアポトーシスに働くと考えられている[25]。一方，非古典的経路はlymphotoxin β, BAFF, CD40 ligandにより活性化され，リンパ系組織の発達に役割を果たしている。

NF-κBはHTLV-1感染細胞やATL細胞で恒常的に活性化しており，細胞増殖や生存に必須の役割を果たしていることから，その活性化機構について詳細な解析が行われている。Taxは直接NF-κB経路を活性化することができ，そのひとつとして，IKKγとの相互作用によるIKKα/IKKβ/IKKγ複合体の活性化，IκBαの分解，古典的NK-κBの活性化を促進することが報告されている[26]。Tax結合蛋白質として同定されたTaxBP1は，正常では脱ユビキチン化酵素であるA20を介して古典的NF-κB経路を負に制御するが，TaxとTaxBP1との結合はその制御に干渉し，NF-κBの活性化を促進する[27]。Tax結合蛋白質であるヒストンH3K4メチル化酵素SMYD3やTGFβ activating kinase 1結合蛋白質TAB2が，Taxで誘導されるNF-κB活性化に関与することも報告されている[28, 29]。

非古典的NF-κB経路においては，Tax発現はIKKαとp100の結合を促進させ，非古典的経路を活性化する[30]。一方で，HBZはp65と結合し，p65のDNA結合能の阻害やp65蛋白質分解を介して，古典的NF-κB経路の活性化を負に制御することが知られている[31]。また，ATL細胞ではmiR-31の発現低下により非古典的経路の上流キナーゼであるNF-κB inducing kinase (NIK)の発現が上昇し，非古典的経

路が恒常的に活性化されている[32]。このようにNF-κB経路はATL発癌過程でTax依存的および非依存的に活性化され，ATL細胞の増殖に必須の経路となっている。

4. transforming growth factor-β

TGF-β (transforming growth factor-β) シグナル伝達経路はSmad転写因子のリン酸化により活性化され，細胞周期やアポトーシス，細胞内基質産生などに機能している。TGF-βは癌の初期では腫瘍抑制因子として働き，細胞増殖を抑制するが，癌進行とともに浸潤・転移を促進し，悪性化因子として働くことが知られている。

筆者らは，10p11の染色体切断点集中領域から，ZEB1/TCF8遺伝子を単離し，ZEB1/TCF8遺伝子の不活化がTGF-β伝達経路の異常に関与することを見出した[9]。ATL細胞では，ZEB1/TCF8遺伝子はゲノムおよびエピジェネティック変化により転写低下しており，ATL細胞の特徴のひとつであるTGF-βによる増殖抑制に対する抵抗性に関連した。ZEB1/TCF8は転写因子であり，転写共益因子CtBPやp300などと結合して標的遺伝子の転写を抑制あるいは活性化する。ZEB1/TCF8の標的遺伝子として，IL-2, $CD4$, $GATA3$, $CyclinG2$などが知られている。またZEB1/TCF8はTGF-β伝達経路を正に制御し，Smad2/3に結合しTGF-β標的遺伝子を活性化する。

ATL細胞においてZEB1/TCF8の発現を回復させると，TGF-βに対する感受性が回復し増殖抑制がみられ，さらに一部のATL細胞では抑制性Smad7が高発現しており，TGF-β抵抗性に関係している[33]。$Smad7$は，TGF-β標的遺伝子のひとつで，ネガティブフィードバックとしてシグナル伝達を一過性なものにさせる。いくつかの癌でSmad7の発現異常によりTGF-βシグナル経路の異常が引き起こされていることが報告されており，発癌との関連が示唆されている[34]。

筆者らは，ATL細胞におけるZEB1/TCF8とSmad7によるTGF-βシグナル伝達不活性化機構について，さらに解析を進めた[33]。抑制性SmadsのTGF-βシグナル抑制機序には，TGF-βレセプターのユビキチン化による分解の促進，Smad2/3のレセプターへの結合に対する拮抗的阻害，Smad1と仲介Smad4との結合の阻害，核内で競合的DNA結合によるSmad2/3の転写活性化の阻害などがある。Smad7が核内に検出されるATL細胞株でZEB1/TCF8を過剰発現させると，Smad3のTGF-β標的遺伝子プロモーターへの結合が増加し，プロモーター上においてZEB1/TCF8，Smad3，Smad7の複合体が検出されたことから，ZEB1/TCF8はSmad7との結合を介してSmadシグナル伝達を修飾することが考えられ，またATL細胞でのZEB1/TCF8の発現低下は，Smad7による恒常的なシグナル伝達阻害を誘発する原因となっている可能性が考えられる。

ATL細胞のTGF-β不応性にはほかに，MEL1Sの発現異常やTaxの関与が報告されている[35-37]。HTLV-1感染によるTGF-βシグナル伝達経路の正の制御機構として，HBZはSmad2/3に結合し，転写活性化を促進する。その標的遺伝子には制御性T細胞のマスター転写因子であるFoxp3の選択的な転写活性化が起こることから，HBZが感染細胞を制御性T細胞様形質に転換することが示唆される[38]。

Tリンパ球の胸腺内分化過程ではTGF-βがCD4$^+$Tリンパ球のnegative selectionに寄与していることが知られている。TGF-β欠損マウスは，CD4$^+$T細胞が増加することが報告されており[39]，ZEB1/TCF8欠損マウスではCD4$^+$Tリンパ腫が高頻度に発症した[9]。さらにT細胞分化過程でZEB1/TCF8の発現は，CD4$^+$CD8$^+$ダブルポジティブおよびCD4$^+$またはCD8$^+$シングルポジティブ細胞にみられることから，ZEB1/TCF8はTGF-βシグナル伝達を介したnegative selectionの調節に関与する可能性が示唆される(**図2**)。

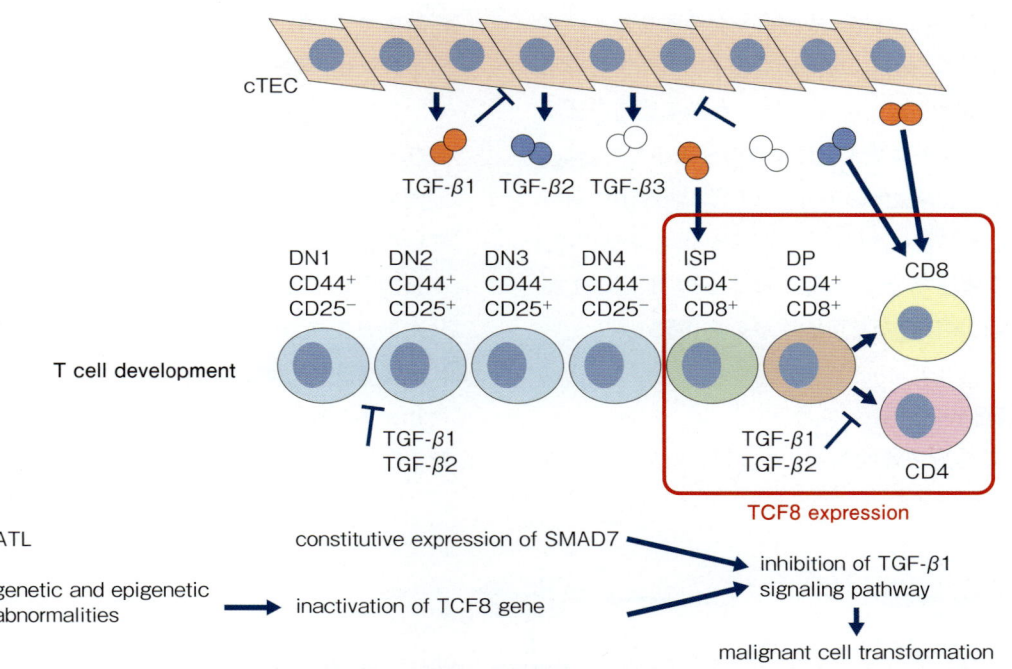

図2 ▶ ATLにおけるTGF-β抵抗性は一部にゲノム異常に伴うZEB1/TCF8の発現低下とSmad7の恒常的な発現が関与する
ZEB1/TCF8はCD4⁺CD8⁺ダブルポジティブおよびシングルポジティブT細胞において発現し，分化選択性に関わるTGF-βシグナル伝達を調節している可能性があり，ZEB1/TCF8欠損マウスがCD4⁺Tリンパ腫を発生させる機構の一部に関わることが示唆される
（文献38より引用改変）

5. phosphatidylinositol 3-kinase/AKT

PI3K (phosphatidylinositol 3-kinase)/AKTシグナル伝達経路は，細胞増殖，代謝，アポトーシスなどの細胞機能を制御する．増殖因子などの刺激で活性化されたPI3Kは，PIP2をPIP3に変換し，PIP3産生により活性化されたPDK1はAKTをリン酸化し，活性化されたAKTは様々な標的蛋白質をリン酸化し，それらの活性化を調節する．腫瘍抑制因子PTENはPIP3をPIP2に変換することでPI3K/AKT経路の負の制御因子として働く．多くの癌でPTEN遺伝子は欠失や点突然変異により不活化されており，PI3K/AKT経路の恒常的な活性化をきたしている．また，PTEN以外に受容体であるEGFRやHER2，PIK3CAの遺伝子変異が起こり，PI3K経路の活性化に寄与している．ATLにおいてもPI3K/AKT経路の活性化がみられ，細胞の生存に重要な役割を果たしている．Tax発現がPI3K/AKT経路の活性化に関与していることが知られており，1つの機序としてNF-κB経路を介したPTENの転写抑制がある[40]．

筆者らは，統合的ゲノム解析から同定した14q11領域から，癌抑制遺伝子候補として*NDRG2*を単離した．さらに*NDRG2*は細胞分化やストレス応答に関与する遺伝子として知られているが，ATL細胞において*NDRG2*がPI3K/AKT経路を負に制御する因子であることを見出した[41]．ATLでは*PTEN*や*PIK3CA*遺伝子の欠失や変異が検出されない一方で，*PTEN*の活性を負に制御するPTEN C末端部のリン酸化(Ser380/Thr382/Thr383，STT)が亢進していた．ATL細胞におけるNDRG2の発現はPTEN-STTの脱リン酸化を促進し，AKTの不活性化および細胞増殖の抑制を導いた．NDRG2はPTEN結合蛋白質であり，PP2AホスファターゼをPTENにリクルートすることで，PTEN-STTの脱リン酸化を促進した．さらにNDRG2欠損マウスを解析したとこ

ろ，Tリンパ腫を含む様々な腫瘍を発症することがわかり，NDRG2は新規の癌抑制遺伝子であることを示唆した。NDRG2は，ATL以外にも様々な固形腫瘍で，プロモーターメチル化により発現低下しており，PTEN-STTリン酸化の上昇，AKTの活性化に関与していることが明らかになり，NDRG2の不活化は，PTENに変異を持たない癌におけるPI3K/AKT経路の活性化の原因となる可能性がある（図3）。

6. 細胞表面マーカー

近年ATLの分子標的薬として注目されているモガムリズマブ（遺伝子組み換え）（ポテリジオ®）は，ケモカインレセプターをコードするCCR4を標的としており，正常では制御性T細胞や皮膚指向性メモリーT細胞などで発現がみられる。CCR4は80％以上のATL症例で発現しており，ATL細胞の皮膚浸潤に寄与していることが明らかにされており，CCR4発現が予後不良因子となることも示唆されている[42]。CCR4のリガンドであるTARCやMDCとの相互作用が浸潤に重要な役割を果たしていると考えられ，またFra-2とJunDの複合体がCCR4プロモーターを活性化させることが報告されている[43, 44]。

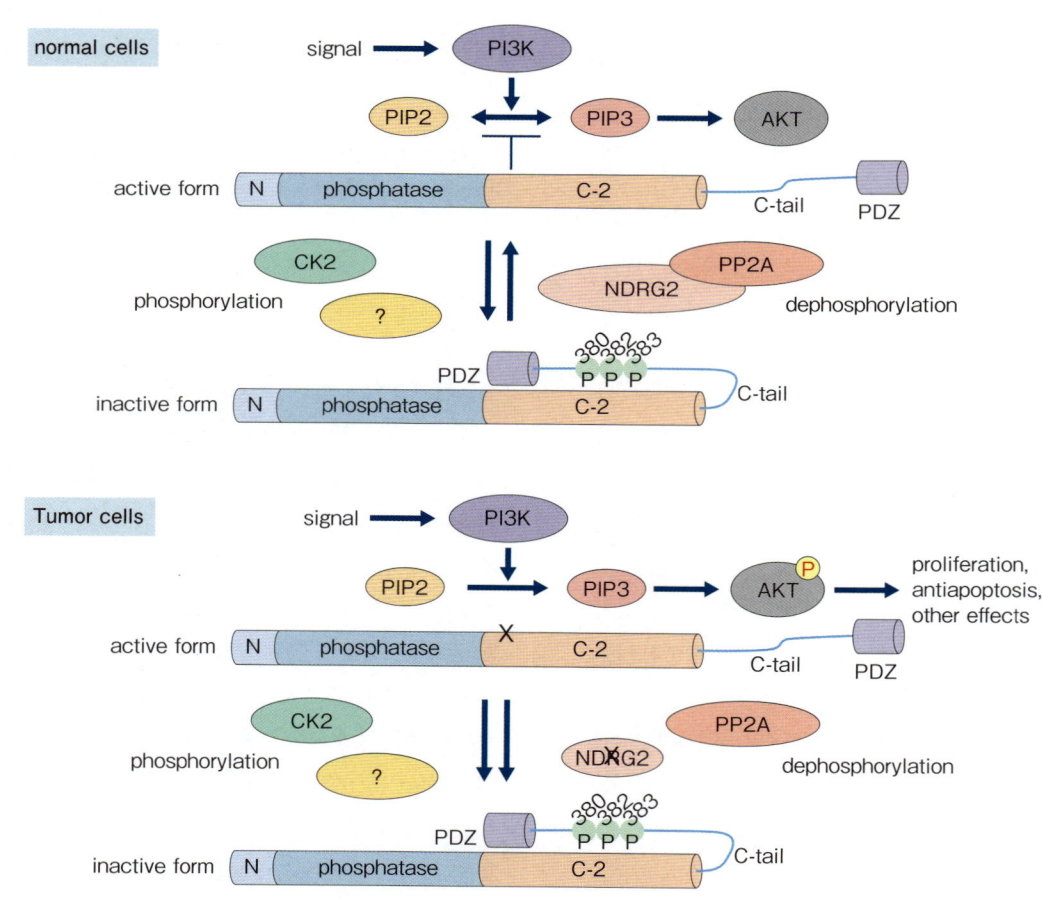

図3 ▶ NDRG2によるPTENリン酸化制御のモデル
正常細胞では，NDRG2-PP2A複合体がPTEN-Ser380/Thr382/Thr383の脱リン酸化を促進することによりPTENの脂質ホスファターゼ活性を維持し，PI3K/AKTの活性化を負に制御する。一方，ATLを含む癌細胞では，NDRG2発現低下によりPTEN-Ser380/Thr382/Thr383のリン酸化が恒常的に亢進し，結果としてPTEN活性低下によりPI3K/AKTの恒常的な活性化をもたらしている

（文献41より引用改変）

*TSLC1/CADM1*はATL細胞で30倍以上高発現する遺伝子で，ATLの細胞表面マーカーとして，筆者らが網羅的遺伝子発現解析を用いて同定した[45]。*TSLC1/CADM1*はもともと肺癌において不活性化されている遺伝子として単離され，tumor suppressor in lung cancer 1と名づけられた。正常では上皮細胞で細胞・細胞間接着に機能しており，一部の癌では，プロモーターのメチル化などで発現低下し，癌の進展に関わる予後因子となっている。一方，ATLにおいては，TSLC1/CADMは高発現しATL細胞の血管内皮への接着に関係し，臓器浸潤性に寄与している[46]。細胞表面のTSLC1/CADM1とともに，患者の血中には，可溶型のTSLC1/CADM1が分泌されており，予後因子として知られる血清IL2レセプターαやLDHとともに，診断に応用されることが期待されるところである[47]。

4 おわりに

　ATLの疾患概念が1977年に高月清により提唱され，その後間もなくして日沼頼夫によりその病原ウイルスとしてHTLV-1が同定された。以来，国の研究プロジェクトが組織化され，基礎・臨床研究が推進される中で，HTLV-1の生化学的および疫学的な研究を中心に進められ，血液製剤のスクリーニングなども開始された。1990年代には，ATLは「九州の風土病」ととらえられるようになり，国レベルの対策が遅れる実態となった。これは，感染者数が，HTLV-1の発見当時の120万人から30年経った現在でも108万人とあまり減少してないことを反映しているのかもしれない。しかしながら，大学，研究所，医療機関などを中心にATLの予防，治療に向けた基礎，臨床研究が着実に進められ，2010年には当時の菅内閣勅命の「HTLV-1特命チーム」が発足し，「HTLV-1総合対策」が策定され，全国における母子感染予防対策などが開始されるようになった。

　治療では，同種造血幹細胞移植技術が発達し，また分子標的薬として，CCR4[+]ATLを対象にモガムリズマブ（遺伝子組み換え）が承認され，ATLの予後の改善が期待されている。基礎研究では，2003年にヒトのゲノム配列が解読されたことを機に，ATLのゲノム異常が明らかになり，またゲノムワイドの網羅的な解析技術とともに次世代シーケンサーの普及により，ATLの分子病態がさらに明らかになりつつある。高齢化社会に向かうわが国において，ATLの診断，予防，治療法の開発は急務の課題であり，今後の発展が期待されるところである。

● 文献

1) Grassmann R, et al：Oncogene. 2005；24(39)：5976-85.
2) Takeda S, et al：Int J Cancer. 2004；109(4)：559-67.
3) Matsuoka M, et al：Retrovirology. 2009；6：71.
4) Satou Y, et al：PLoS Pathog. 2011；7(2)：e1001274.
5) Jeang KT. J Formos Med Assoc. 2010；109(10)：688-93.
6) Kamada N, et al：Cancer Res. 1992；52(6)：1481-93.
7) Tsukasaki K, et al：Blood. 2001；97(12)：3875-81.
8) Oshiro A, et al：Blood. 2006；107(11)：4500-7.
9) Hidaka T, et al：Blood. 2008；112(2)：383-93.
10) Nakahata S, et al：Genes Chromosomes Cancer. 2009；48(9)：768-76.
11) Tawara M, et al：Cancer Lett. 2006；234(2)：249-55.
12) Morosétti R, et al：Blood. 1995；86(5)：1924-30.
13) Takeuchi S, et al：Leuk Lymphoma. 2003；44(4)：699-701.
14) Nosaka K, et al：Cancer Res. 2000；60(4)：1043-8.
15) Hofmann WK, et al：Leuk Lymphoma. 2001；42(5)：1107-9.
16) Watanabe M, et al：J Virol. 2010；84(14)：6966-77.
17) Tomita M, et al：Int J Cancer. 2009；124(11)：2607-15.
18) Morimoto H, et al：Am J Hematol. 2005；78(2)：100-7.
19) Yang Y, et al：Leuk Res. 2005；29(1)：47-51.
20) Tsuji T, et al：Int J Hematol. 2004；80(3)：254-60.
21) Yasunaga J, et al：Cancer Res. 2004；64(17)：6002-9.
22) Sasaki D, et al：Haematologica. 2011；96(5)：712-9.
23) Ego T, et al：Oncogene. 2002；21(47)：7241-6.
24) Kamoi K, et al：Retrovirology. 2006；3：5.
25) Jost PJ, et al：Blood. 2007；109(7)：2700-7.
26) Jin DY, et al：J Biol Chem. 1999；274(25)：17402-5.
27) Iha H, et al：EMBO J. 2008；27(4)：629-41.
28) Avesani F, et al：Virology. 2010；408(1)：39-48.
29) Yamamoto K, et al：Cancer Sci. 2011；102(1)：260-6.
30) Xiao G, et al：EMBO J. 2001；20(23)：6805-15.
31) Zhao T, et al：Blood. 2009；113(12)：2755-64.
32) Yamagishi M, et al：Cancer Cell. 2012；21(1)：121-35.
33) Nakahata S, et al：Oncogene. 2010；29(29)：4157-69.
34) Yan X, et al：Acta Biochim Biophys Sin(Shanghai). 2009；41(4)：263-72.
35) Yoshida M, et al：Blood. 2004；103(7)：2753-60.

36) Mori N, et al：Blood. 2001；97(7)：2137-44.
37) Arnulf B, et al：Blood. 2002；100(12)：4129-38.
38) Zhao T, et al：Blood. 2011；118(7)：1865-76.
39) Licona-Limón P, et al：Immunol Lett. 2007；109(1)：1-12.
40) Fukuda RI, et al：J Biol Chem. 2009；284(5)：2680-9.
41) Nakahata S, et al：Nat Commun. 2014；5：3393.
42) Ishida T, et al：Clin Cancer Res. 2003；9(10 Pt 1)：3625-34.
43) Yoshie O, et al：Blood. 2002；99(5)：1505-11.
44) Nakayama T, et al：Oncogene. 2008；27(23)：3221-32.
45) Sasaki H, et al：Blood. 2005；105(3)：1204-13.
46) Dewan MZ, et al：J Virol. 2008；82(23)：11958-63.
47) Nakahata S, et al：Leukemia. 2012；26(6)：1238-46.

MEMO　「ATLの遺伝子異常」

　2015年，ATL全426症例における全ゲノム（$n=48$），エキソーム（$n=81$），トランスクリプトーム（$n=57$），SNPアレイによるコピー数解析（$n=426$），メチローム解析（$n=109$）を含む包括的遺伝子異常解析の結果がわが国より報告された。ATLに関する分子生物学的研究としては過去最大，かつ，最も詳細なもののひとつと思われる本研究により，高度の遺伝子不安定性に基づく多様な機能的・系統的遺伝子異常のATL病態形成への関与が示されている。エキソーム解析では2.3変異／Mb／症例，全ゲノム解析では7.1変異／Mb／症例が同定されたほか，遺伝子構造変異も59.5変異／症例と高頻度であることが示された。また，コピー数解析では繰り返し遺伝子増幅（$n=26$），遺伝子欠失（$n=50$）が同定された。これらを包括的に解析した結果，ATL細胞自体はTax発現が消失しているにもかかわらず，多くの異常がTaxとの相互作用を有するTCR-NF-κB経路（*PLCG1*，*VAV1*，*FYN*，*PRKCB*，*CARD11*，*IRF4*など）やTP53，p16経路（*CDKN2A*）に関連するものであったことは興味深い。また，半数以上の症例でMHCクラスⅠ分子（*HLA-A*，*HLA-B* and *B2M*）や*CD58*，免疫チェックポイント関連遺伝子である*CD274*，*PDCD1*の変異，*CTLA4-CD28*融合遺伝子，デスレセプターである*FAS*の変異などが存在し，免疫監視機構からのエスケープとの関連も示唆される。その他，GPCRs関連遺伝子変異（*CCR4*，*CCR7*，*GPR183*など），JAK-STAT経路やPI3K-AKT経路，NOTCH経路の活性化，転写制御異常，エピジェネティック制御異常に関連する変異など多彩な変異の関与が示されている[1]。これらはATLの分子病態形成の複雑性とともに，治療抵抗性の根拠をまざまざと明るみにした感があるが，検出されたきわめて多様な変異を制御しうる新たな治療標的の同定への応用が切に期待される。

1) Kataoka K, et al：Nat Genet. 2015；47(11)：1304-15.

黒田純也

E-6 自己免疫疾患関連リンパ増殖性疾患について

悪性リンパ腫の発症機構

得平道英，木崎昌弘

1 自己免疫疾患関連リンパ増殖性疾患（autoimmune disease related lymphoproliferative disorders：AID-LPD）

自己免疫疾患（autoimmune disease；AID）は自己・非自己の識別異常により免疫性の炎症を引き起こし臓器障害を呈する疾患群である。AIDには様々な合併症が出現するが，その中でも問題になるのが悪性腫瘍である。その発症には，AIDにおいては慢性炎症が重要な機序を司っていると考えられている[1, 2]。AIDに合併する悪性腫瘍では，悪性リンパ腫を含むリンパ増殖性疾患（lymphoproliferative disorders；LPD）が好発する。これまで，LPDを合併しやすい自己免疫疾患として，関節リウマチ（rheumatoid arthritis；RA），シェーグレン症候群（Sjögren's syndrome；SjS），全身性エリテマトーデス（systemic lupus erythematosus；SLE），セリアック病，慢性甲状腺炎（橋本病）などが報告されている（**表1**）[1]。一般発症率と比較し最も高い頻度でLPDを合併する自己免疫疾患はSjSであり，一般人口に対する相対リスクは3.1～48.1と報告されている。またAIDに発症するLPDの亜型は疾患ごとに異なる傾向を示し，たとえば慢性甲状腺炎ではMALTリンパ腫（extranodal marginal zone lymphoma of mucosal-associated lymphoid tissue）が高頻度で発症する（**表1**）。

2 AID-LPDの発症機序

慢性炎症によるLPDの発症はAID以外にも報告がなされている。EBV（Epstein Barr virus）に伴う膿胸関連リンパ腫やピロリ菌による胃MALTリンパ腫などが炎症に伴うLPDとして有名である。AIDの基

表1 ▶ AIDと悪性リンパ腫

AID	リンパ腫の標準化罹患率	リンパ腫組織型
SjS	3.1～48.1	節外性濾胞性辺縁帯リンパ腫 節性濾胞性辺縁帯リンパ腫 びまん性大細胞型B細胞リンパ腫 ホジキンリンパ腫
RA	1.6～24	びまん性大細胞型B細胞リンパ腫 ホジキンリンパ腫 リンパ形質細胞性リンパ腫
SLE	2.9～44.4	びまん性大細胞型B細胞リンパ腫 ホジキンリンパ腫
セリアック病	2.8～12	腸管関連T細胞性リンパ腫 びまん性大細胞型B細胞リンパ腫
クローン病	1.3～2.5	肝脾T細胞性リンパ腫
慢性甲状腺炎	1.4	粘膜関連リンパ組織型節外性濾胞辺縁帯リンパ腫 びまん性大細胞型B細胞リンパ腫

（文献1より引用改変）

本病態は自己抗体やリンパ球による炎症であり、しばしば、AIDの診断後何十年と長期経過した後にLPDが発症する。AIDの中でLPDを最も合併しやすい疾患はSjSである。SjSは主として中年女性に好発し、基本的に涙腺と唾液腺を標的とする臓器特異的AIDである。合併疾患のない原発性と、RAやSLEなど他の膠原病に合併する二次性に分類される[3]。障害する腺を中心にLPDが発症し、その発症率は約5%と報告されている。SjSにおけるLPDの約6割がMALTリンパ腫であり、その他辺縁帯B細胞リンパ腫、およびびまん性大細胞型B細胞リンパ腫（diffuse large B-cell lymphoma；DLBCL）をそれぞれ15%前後に認める。

慢性炎症におけるLPDの発癌メカニズムとして、炎症細胞より放出される活性酸素がリンパ球のDNAを損傷すること、マクロファージやリンパ球が産生するサイトカインが腫瘍増殖を促進することなどが関与していると考えられている[4]。また、AIDに用いる免疫抑制薬が腫瘍免疫を抑制することにより発癌を惹起している機序も指摘されている。たとえば、メトトレキサート（methotrexate：MTX）はRA患者に対し第一選択薬として使用されている薬剤であるが、近年MTX惹起LPD（MTX-LPD）が急増しており、特に高率に発症するわが国からの報告が多数なされている[5-11]。

3 MTX-LPD

MTXは核酸代謝阻害薬であり、高用量では抗腫瘍効果を示す一方、低用量では免疫抑制薬として作用する。RAにおいてMTXは強い抗炎症作用を有し、関節破壊を抑制し関節痛を改善させ、全身状態の著明な改善をもたらす。MTXは、RA以外にも尋常性乾癬症、皮膚筋炎、クローン病、若年性RA、SLEなど多くの自己免疫性疾患に用いられ、効果を示す[12]。

MTX-LPDは、WHO分類ではひとつの疾患群として認定されてはおらず、「免疫不全に伴うLPD」の4つの亜群のひとつであるother iatrogenic immunodeficiency-associated LPD（その他の医原性免疫不全関連LPD）の中に収載されている[5]。ただし、病態が想起しやすいこともあり、依然多くの論文においてはMTX-LPDの名称が使用されている。本項においてもMTX-LPDと記載した。MTX-LPDでは、一般的に観察されるLPDとはかなり異なる特徴を示す。下記にそれぞれの解説を行い、これまでに判明しているMTX-LPDの特徴を表2に記載した。

1. 自然消褪

MTXにおける一番象徴的な現象はMTX中止によるLPDの自然消褪である。図1に当院で経験したき

表2 ▶ MTX-LPDの特徴

患者背景	MTX使用例、特にRAに好発 RAの活動性、MTXの投与期間、総投与量、性別などにおける因子は発症リスクに影響を及ぼさない
臨床経過	MTX中止後の消褪パターンで3つに分類することができる other群ではLPD前駆症状（pre-LPD phase）が出現している
LPDの特徴	多彩なLPDが出現する：B、T、ホジキン、NK/T 非典型的な亜型が多い（異所性、組織像） EBVの関与が強く疑われる
予後	臨床パターン、亜型によって予後は異なる可能性 DLBCLにおいては通常の症例と同等の成績 ただし高齢者と診断の遅れた症例では予後不良
抗RA治療 （pre/post）	MTX以外のLPD惹起薬剤は明確には同定されていない MTX発症後の再燃はLPD亜型に依存する可能性 LPD発症後の抗RA薬の使用方法は今後さらに長期の解析が必要
これからの課題	発症メカニズムの解明、病理診断、LPD治療法、予測モデルの構築

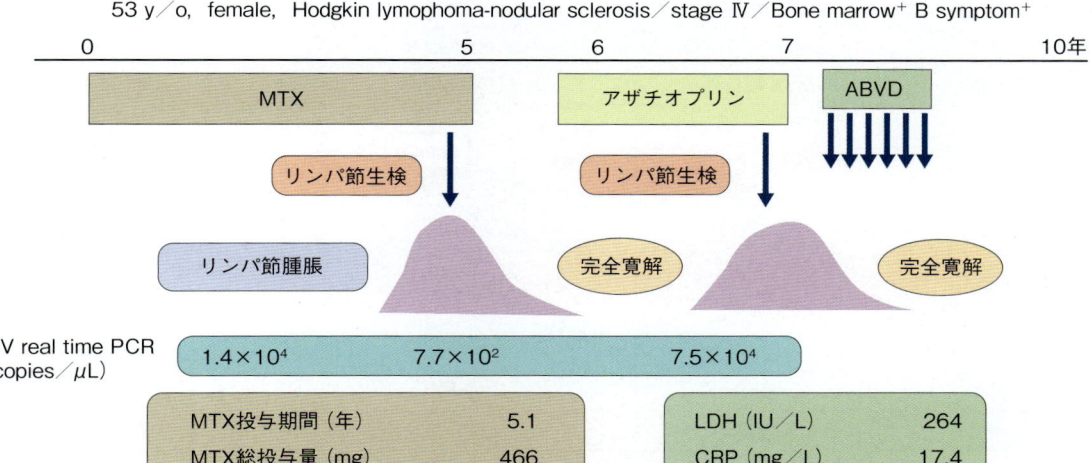

図1 ▶ 骨髄浸潤を認めるホジキンリンパ腫を呈した関節RAの一例
53歳女性，RAに対しMTXの投与を5年行ったところ，骨髄浸潤を認める第4期のHL-mixed cellularityを併発した．MTX中止により完全寛解となったが，アザチオプリン投与中に再発し，化学療法（ABVD）を行い再度寛解となり，現在まで再燃は認めていない．末梢血におけるEBVのreal time PCRは病勢に伴い変動した

わめて示唆に富む症例を提示する．53歳女性，RAに対しMTXが開始され，その5年後に全身リンパ節腫大が出現した．頸部リンパ節生検によりホジキンリンパ腫（Hodgkin lymphoma；HL）-mixed cellularityと診断され，骨髄浸潤を認めたことから臨床病期は第4期であった．診断後MTXを中止したところ，骨髄を含めた全身の腫瘍の速やかな消失を認め，完全寛解に達した．このようにMTXの中止だけでLPDが消失してしまう現象は他に類を見ることがなく，LPD治療を考える上でも示唆に富むものと言える．この現象はMTX-LPDの約40〜60％の症例に出現し[1, 5-11]，LPDの亜型によって頻度が異なることが指摘されている[12]．また最近になり，この自然消褪にはMTX中止後の末梢血におけるリンパ球増加が関連していることが示されている[13]．この自然消褪は数週〜数カ月にわたり生じる[14]．

2. 3つの臨床経過パターン（表3）[9]

MTX-LPDには3つのパターンが存在することが明らかとなっており，MTX投与中に発症しMTX中止で消褪した群（regressive群），MTX投与中に発症しMTX中止でLPDが消褪せず化学療法を必要とした群（persistent群），MTX投与歴があり他の抗リウマチ薬剤投与中にLPDが発症した群（other群）の3群である．この3群における年齢，RA罹病期間，MTX治療期間，MTX投与総量などの患者背景に大きな有意差は認めなかった．一方，臨床病期，血清LDH，CRP，可溶性IL-2受容体（soluble IL-2 receptor；sIL-2R）値などのLPD病勢マーカーは，persistent群およびother群において高値を示し，予後不良傾向を示した．other群の全例にMTX投与歴を認め，MTX投与中に発熱，リンパ節腫脹，間質性肺炎などのpre-LPD phaseと思われる所見が出現し，その時点でMTXは中止されていた．また，MTXを中止しLPDが消褪したregressive群において再燃を認めた症例の検討では，その多くが初発時と同様の再燃形態を示すことから，other群はregressive群の再燃例が含まれると考えられている．

表3 ▶ MTX-LPDにおける3つの臨床パターン

	regressive群	persistent群	other群
LPD発症	MTX投与中	MTX投与中	MTX非投与中
発症形態	MTX → LPD	MTX → LPD → chemo	MTX → other drugs → LPD → chemo
血清LDH 血清可溶性IL-2受容体	正常〜↑	↑〜↑↑↑	↑〜↑↑↑
発熱, 感染様症状	−〜+	−〜+	++
LPD亜型	多様	多様	HL, P/L-LPD, HLLが発現しやすい
その他	予後良好	化学療法にて治療	MTX投与時LPD：前駆症状あり

chemo：chemotherapy

（文献9より引用改変）

3. 多彩な亜型出現

　MTX-LPDにおける興味あるもうひとつの事象として、多彩なLPDの発症が挙げられる。DLBCLが最も多い亜型であるが、それ以外に濾胞性リンパ腫（follicular lymphoma；FL）やMALTリンパ腫などのBリンパ腫、末梢型T細胞性リンパ腫、HL、バーキットリンパ腫（Burkitt lymphoma；BL）なども含め、B, T, NK細胞[5-10]。さらにMTX-LPDではしばしば非典型的な表現型や異所性発症を呈することでも知られている[5, 9, 12]。other群ではHLが他群より高率に出現することもMTX-LPDの1つの特徴である。また、P/L-LPD（polymorphic/lymphoplasmacytic LPD）およびHLL（Hodgkin-like lesions）の2亜型もMTX-LPDにおける特異的な亜型の可能性が高い[12]。

4. 薬剤の関与

　MTX-LPDのregressive群は薬剤がLPD発症に関与している直接的事象である一方、MTX以外の免疫抑制薬における直接的関与の証明はなされていないのが現状である。RAにおけるMTX-LPDの解析において、MTX以外の薬剤投与時にLPDが発症したother群は10〜20％前後と報告されている[9, 10]。実際に、WHO分類には抗リウマチ薬である抗TNFα薬がLPDを惹起する薬剤として記載されている。ただし、RAにおいては通常MTXが第一選択薬として用いられていることや、regressive群の再燃例は一般的に2年以内に出現することから、MTX以外の薬剤でLPDを発症したother群では、2年以内におけるMTXの先行投与の有無を確認することが重要となる。一方、persistent群はMTX中止にてLPDが残存する病態を示すが、現時点のデータでこの群におけるMTXの影響を議論するにはその根拠にいまだ乏しく、今後の課題となっている。

5. EBVの関与

　MTX-LPDでは約40〜50％にEBVが証明されることから、その関与が強く示唆されている。元来、AIDにおいてはRA、SLE、SjSや血管炎などでEBVの関与がしばしば指摘されてきた[15]。特にRAではEBV特異T細胞増殖能の欠如や[16]、MTX投与後における末梢血単核球におけるEBV DNAの増加[17]、さらには関節内滑膜におけるEBV DNA/RNAの検出などが報告され[15]、EBVに対する免疫不全状態が存在しているものと考えられている。一方、EBVが関与するLPDは、AID関連、加齢EBV関連や移植関連LPDなど、免疫不全状態にある患者に発症しやすい。強力な免疫抑制薬であるMTX使用症例においてもまたEBVの関与を受けやすい病態が整っていると言え

る。図1の症例では，血清EBV real time PCR値はLPDの病勢に従い変動した。

MTX-LPDにおけるEBV陽性率はLPDによって異なる。HLでは100%近い陽性率を示す一方で，DLBCLでは30%前後である。ただし，DLBCLにおける一般的EBV陽性率は10%以下であることから，この数字においても高率である。また，EBVが通常陰性であるFLなどの低悪性度B細胞性リンパ腫においても，MTX-LPDではしばしば陽性を示す[5, 10]。

EBVはその潜伏感染様式に従いⅠ～Ⅲ型に分類し，腫瘍によりその形式が異なる。MTX-LPDにおける様式はⅡ型が主であると報告されている[10]。またわが国におけるMTX-LPDのEBV感染にはHLA-B15：11が関与していたとの報告もある[18]。

一方，EBVとMTX-LPDの消褪現象の間には関連が存在することが指摘されている。HLおよびDLBCLにおいては，EBV陽性例にLPD消褪現象を高率に認めることが報告されている。ただし，EBVが陰性であったFL，MALTにおいてもLPD消褪率は50%を超えることから[10, 12, 14]，その解釈は一定ではない。また，MTX-LPDの再燃には，LPD亜型が関与している可能性が指摘されている。特に，HL，HLLにおいては2年以内に高率に再燃をきたす一方で，DLBCLにおいての再燃は10%以下である[10, 12, 14]。

4 AID-LPDの治療

AID-LPDにおける治療は，それぞれのLPDでの標準治療に準じて行うのが原則的である。AID-LPDでは，濾胞性辺縁帯リンパ腫などにおける低悪性度リンパ腫，DLBCLにおける中等度悪性リンパ腫，およびHLなどが好発する。低悪性度リンパ腫では一般的な治療指針に従い，限局期では放射線療法やリツキシマブ単独治療が行われる。また低悪性度リンパ腫においては，腫瘍増殖が遅いため，いわゆるwatchful wait（治療をせずに経過を観察する）も選択肢のひとつとなる。

一方，進行期の低悪性度リンパ腫に対しては，多剤併用療法として，リツキシマブ（R）-CHOP療法（シクロスポリン，アドリアマイシン，ビンクリスチン，プレドニゾロン）6～8コースを選択するのが一般的である。ただし，進行期低悪性度リンパ腫ではその根治は困難であることから，蓄積心毒性があるアドリアマイシンを除いたR-COP療法なども選択肢のひとつとなる。AIDでは治療開始時，既に様々な臓器障害を有する症例も多いことから，状態に合わせての治療選択を考慮することも重要なポイントである。

DLBCLにおいては，標準治療に準じ，限局期はR-CHOP治療を3～4コース，進行期は6～8コース行うのが一般的である。その後，残存病変や巨大腫瘤を有する症例に対しては放射線療法を追加する選択もなされる。HLにおいても，標準治療に準じ限局期においてはABVD（アドリアマイシン，ブレオマイシン，ビンブラスチン，ダカルバジン）を3コースに加え領域照射療法（involved field radiation）を行い，進行期ではABVDを6コース行う。T細胞性腫瘍ではCHOP療法を6～8コース行うのが一般的である。なお，AID-LPDの治療成績を一般LPDとLPD亜型別に比較した検討はなされていないが，臓器障害などのため標準治療を施行できない患者を除き，AID-LPDが通常のLPDと比較し治療反応性が劣るという報告はなされていない。

一方，MTX-LPDにおいては自然消褪を認めることから，LPDの標準治療をそのまま当てはめることはできない。LPD診断後，もしくは疑った場合には，すぐさまMTXを中止し，腫瘍が残存するか，再燃する場合にそれぞれのLPDの亜型に従い抗癌剤治療を考慮する。図2にMTX-LPDの治療アルゴリズムを示した。

一方，R-CHOP療法の5剤の中でアドリアマイシンを除いた4剤はいずれも免疫抑制薬であることから，R-CHOPベースの治療を行っているAID-LPD患者においては，AIDの活動性は低下し，LPD治療中はしばしば抗AID療法が不要となる。ただし，既存

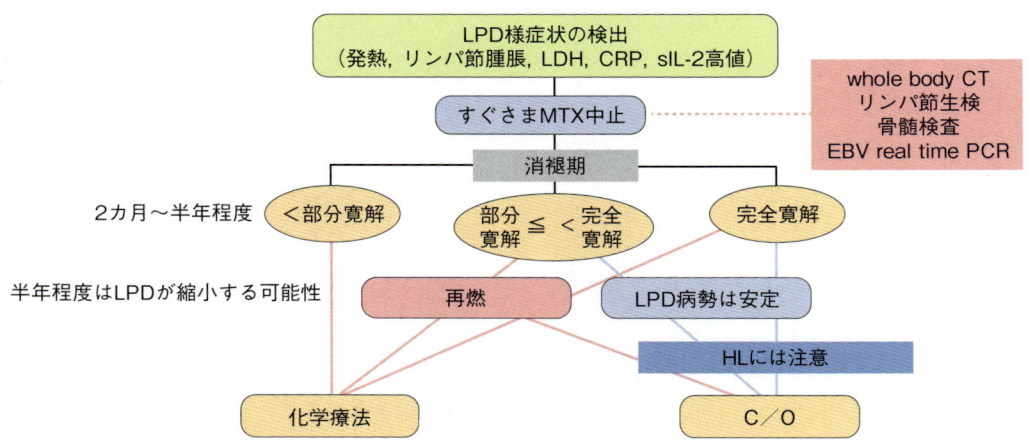

図2 ▶ MTX-LPDの治療アルゴリズム
MTX服用中にLPDの発症を示唆する発熱，リンパ節腫脹，LDH，CRP，sIL-2R高値などの所見が出現した場合には，すぐさまMTXを中止，経過観察を行うことが肝要である．改善後は症状に合わせてMTXの再開も考慮するが，再度LPDを示唆する所見が出現すればHLなどのLPDの可能性が高い．漫然投与によるLPD死亡率が高いことから，すぐさま全身検索，および骨髄検査を含めた組織診断を速やかに行う．MTX-LPDの組織は非典型像を示すことから，判断に迷う場合にはLPDに精通している病理医にコンサルトを行うことは重要である．LPDが残存，もしくは病勢悪化した場合には診断に合わせて化学療法を行うが，非典型例や診断がつかないLPDにおける標準治療の指針は存在せず，主治医判断で行っているのが現状である

の臓器障害により，抗癌剤や放射線の有害事象が強く出現し，治療後の全身状態の悪化もきたすことから，注意深い治療選択と観察が必要であり，またLPD治療終了後約半年経過するとAIDの活動性が再燃してくるため，合わせての観察が求められる．

5 AID-LPDの予後

AIDにおけるLPD亜型別の予後の検討はほとんどなされていないが，既存する臓器障害や免疫抑制薬に伴う易感染性などから標準治療を行えない症例も少なからず存在すること，AIDの予後も加わることなどから，一般的なLPD症例と比較し予後不良傾向にあると考えられている．一方，MTX-LPDでは，その半数を占めるDLBCLの予後の検討がなされており，自然消褪例も含むことから50％以上の治癒率が示されている[8]．またMTX-LPDでは診断の遅延や高齢者が予後因子となるが[9, 10, 12]，早期発見，早期診断により死亡率は減少し，厳重な観察がその予後を左右する．

一方，LPD発症後の抗AID治療選択は，特にリウマチ・膠原病担当医にとっては悩ましい問題である．前述したようにLPD発症後に使用された抗AID薬によるLPD再燃における直接的因果関係を示した報告は存在せず，またMTX-LPD群のother群においても，MTX以外のLPD惹起薬剤の同定には至っていないのが現状である．したがって，LPD発症後のAIDに対する治療は，今後の検討課題であるものの，現時点においては通常治療を行うことで問題ないとの理解がなされている．ただし，MTX-LPDではその発症にMTXの関与は明らかであり，LPD発症後に再度MTX使用することは推奨されていない．

6 おわりに

慢性炎症に伴うLPDの治療においては，ピロリ菌の除菌にてMALTリンパ腫が消褪するように，炎症を起こす起因因子の除去が抗LPD治療のひとつでもある．近年，AIDにおいては様々なMTXを含む疾患修飾性抗リウマチ薬(disease modified anti-rheumatic-drugs；DMARD)や生物製剤が臨床応用さ

れ，理論的にはそれらの強い炎症効果によりLPDの発生頻度は低下するものと思われていたが，その中で，最近のMTX-LPDの急増はその予想を大きく変えるものとなっている。その一方で，多彩な染色体異常を呈し予後不良と考えられるDLBCL症例や骨髄浸潤を呈するHL症例がMTX中止のみで治癒に到達するLPD消褪現象は，MTXにおける強い抗LPD免疫抑制作用の存在を直接示唆するものであり，この機序を解明することにより，新たな抗LPD治療につながる可能性が指摘されている。RAにおけるJAK2阻害薬など今後も様々な新規抗AID薬剤が登場してくるが，これらの薬剤がAIDにおけるLPD発症にどのような影響を及ぼすのか，長期にわたる観察と解析が必要である。したがって，上記のような現時点における解釈は今後変容する可能性も高いことから，最新の情報に基づき治療戦略を考えていくことが重要である。

● 文 献

1) 藤本 勝也, 他：日本臨牀. 2015；73(Suppl 8)：123-27.
2) Ngalamika O, et al：J Autoimmun. 2012；39(4)：451-65.
3) Voulgarelis M, et al：Medicine(Baltimore). 2012；91(1)：1-9.
4) 大島正伸：実験医学. 2013；31(12)：1910-5.
5) Gaulard P, et al：WHO Classification of Tumours of Haematopoietic and Lymphoid Tissues. 4th edn. Swerdlow SH, et al, ed. IARC press, 2008, p350-1.
6) Hoshida Y, et al：Int J Cancer. 2004；108(3)：443-9.
7) Miyazaki T, et al：Am J Hematol. 2007；82(12)：1106-9.
8) Niitsu N, et al：Cancer Sci. 2010；101(5)：1309-13.
9) Tokuhira M, et al：Leuk Lymphoma. 2012；53：616-23.
10) Ichikawa A, et al：Eur J Haematol. 2013；91(1)：20-8.
11) Moder KG, et al：Am J Med. 1995；99(3)：276-81.
12) Tokuhira M, et al：55th American Society of Hematology Annual Meeting and Exposition. Abstract #3006, 2013.
13) Inui Y, et al：Leuk Lymphoma. 2015；56(11)：3045-51.
14) Tokuhira M, et al：The 4th JSH International Symposium poster #61, 2013.
15) Balandraud N, et al：Arthritis Rheum. 2003；48(5)：1223-8.
16) Sawada S, et al：Autoimmun Rev. 2005；4(2)：106-10.
17) Tosato G, et al：N Engl J Med. 1981；305(21)：1238-43.
18) Yamakawa N, et al：J Rheumatol. 2014；41(2)：293-9.

第4章 多発性骨髄腫の発症機構

F1 多発性骨髄腫の染色体異常

花村一朗

1 はじめに

多発性骨髄腫（multiple myeloma；MM）細胞の染色体異常は，増幅や欠失，転座など多彩である。これらの多くは，ゲノム不安定性を背景に生じた病的意義の乏しいランダムな異常と考えられるが，免疫グロブリン重鎖（immunoglobulin heavy chain；IgH）の座位する染色体14q32転座のほか，1q21増多，13q14欠失，17p13欠失などは病的意義のあるノンランダムな異常として認識されている。本項では，MMにおける染色体異常の，発症進展・予後因子としての意義について概説する（図1）。

2 MMにおけるG-band異常像

MM初診時に，FISHやCGH異常はほぼ全例で検出されるが，G-band異常の検出率は約2～3割である[1]。したがってG-bandが正常核型の場合は，MM細胞ではなく正常細胞の分裂像を観察している可能性が高い。反対にG-band異常像の検出は，MM細胞の分裂・増殖能が高く，分裂期細胞が得られやすいことを反映している。さらに得られた核型は，個体内の

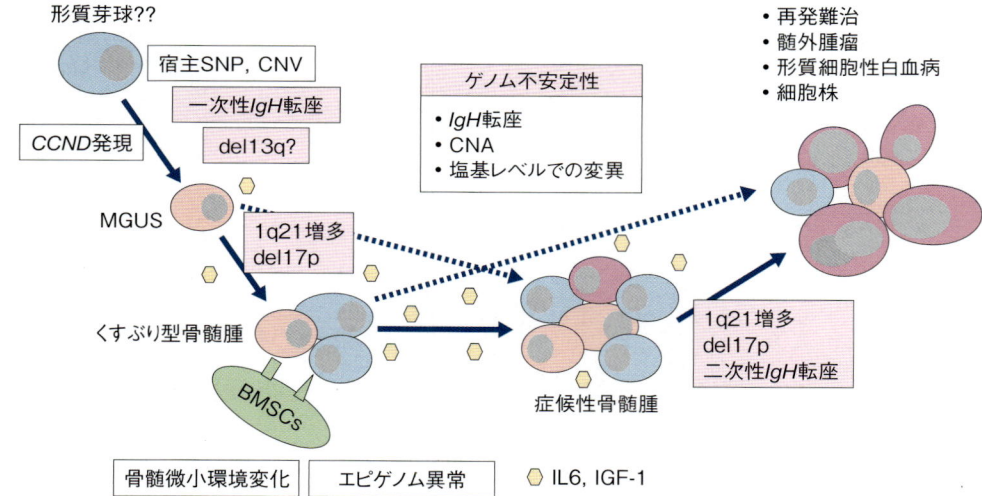

図1 ▶ MM発症進展に関わる分子病態
MM発症進展には，ゲノム不安定性を背景に生じたIgH転座や染色体コピー数変化（copy number alteration；CNA），塩基レベルでの獲得変異のほか，骨髄間質細胞との接着やIL-6（interleukin-6）などの液性因子，DNAメチル化やヒストン修飾変化などのエピゲノム異常などが複雑に関係している。主に発症にはSNP（single nucleotide polymorphism）やCNV（copy number variation）などの遺伝的多型，IgH転座または染色体高二倍体，CCND異所性発現が，進展にはCNAなどが関連しているとされるが，これらは相互に関連している。またIg再構成と関係しないIg転座は発症後に生じたものと考えられている
BMSCs；骨髄間質細胞（bone marrow stromal cells），del17p；deletion of chromosome arm 17p，MGUS；無症候性M蛋白症（monoclonal gammopathy of undetermined significance）

MM細胞全体ではなく，高増殖分画にあるサブクローン由来である可能性が高い．MM初診時G-band異常は，予後不良因子とされる．

3 MMにおける代表的染色体異常とその発生時期

染色体異常には，転座などのゲノム配列異常と，欠失や増幅などのゲノム量的異常がある．MMにおける代表的な転座は，IgH転座であり，固形癌や白血病で認められる機能的なキメラ型転座は稀である[2,3]．染色体検査で検出可能なゲノム量的異常は，染色体コピー数変化（copy number alteration；CNA）と呼ばれ，染色体全体や染色体短腕・長腕全体，染色体領域の付加や欠失を示している．MMにおいて病態や予後との相関が十分に検討されているCNA領域は，1q21，13q14，17p13である[4]．診療現場において，染色体異常は間期核FISHにより検出するが，これらは既知異常であるため，RT-PCRや定量ゲノムPCRに類似した方法などでこれらCNA領域の有無は間接的に検出可能である．

MM細胞の起源は，長期生存型形質細胞への分化が規定された"形質芽球（plasmablast）"とされる[2,3]．MMにおける多くのIgH転座は，リンパ節胚中心での体細胞超突然変異やクラススイッチに伴って生じる．近年，t(11;14)やt(14;20)の約2割は骨髄pro-B細胞でのDJ再構成時のエラーで生じていることが，次世代シーケンサー（next generation sequencer；NGS）による解析から明らかになった．このことは，形質細胞への分化がpro-B細胞レベルでも決まりうること，MM細胞の性質がIgH転座で脱制御される遺伝子の機能だけでなく，カウンターパート細胞の分化段階に応じた性質にも依存しうることを示唆しており，きわめて興味深い．さらにNGSにより，"高二倍体（hyperdiploidy；HD）"の一部はIgH転座よりも先に生じていることも報告されている[5]．また従来，Kuehlらは，主にMM細胞株の転座切断点を解析し，IgH転座をIgH再構成エラーに伴って生じる一次性転座と，IgH再構成と関連なく生じた二次性転座に分類していたが[2]，今後は患者検体でのNGSにより正確なIgH切断点が解析できるため，この点も明らかになると思われる．個体内で一度生じたIgH転座の転座相手が変わることはない．またMM全体でみれば，初診時よりも再発時に1q21増多や17p13欠失の検出頻度は上昇するが[6]，t(11;14)などの検出頻度は変化しない．MM進展に伴う異常検出頻度の上昇は，新たな異常付加が進展をもたらす場合，もともと存在していた異常を持つサブクローンが優位に増殖し顕在化する場合，さらにはそれらが複合した場合があると思われる．

4 MMにおけるIgH転座

ゲノム変異の多くはランダムに生じ，生存不能な変化であればその細胞は消滅・退縮するが，そうでない場合は生存・増殖する．MM細胞でみられる多彩な染色体異常のうち14q32転座が最もノンランダムであることが，1990年代に京都府立医科大学の西田や谷脇らによって明らかにされた[7,8]．ヒトB細胞の分化過程においてIg領域は，V(D)J再構成，体細胞超変異，クラススイッチ再構成と常に"不安定"で，B細胞性腫瘍では，Ig再構成時のエラーによるIg転座を認めることが多い．ヒトのIgには，IgH（染色体14q32）のほか，IgL-λ（22q11）やIgL-κ（2p11）があるが，MMではIgH転座が8～9割を，IgL-λ転座が1～2割，IgL-κ転座は稀である．またMMにおけるIgH転座は，スイッチ領域で起こることが多い．IgH転座の結果，IgHエンハンサー（E）に近接した癌遺伝子は恒常的に脱制御される（図2）．IgH転座による癌遺伝子の恒常的な異常過剰発現は，MM発生・進展の主要機序のひとつである．MMにおける代表的なIgH転座核型および脱制御遺伝子を示した（表1）．以下に代表的IgH転座と，標的遺伝子，それらの意義や同定の経緯などについて示す．

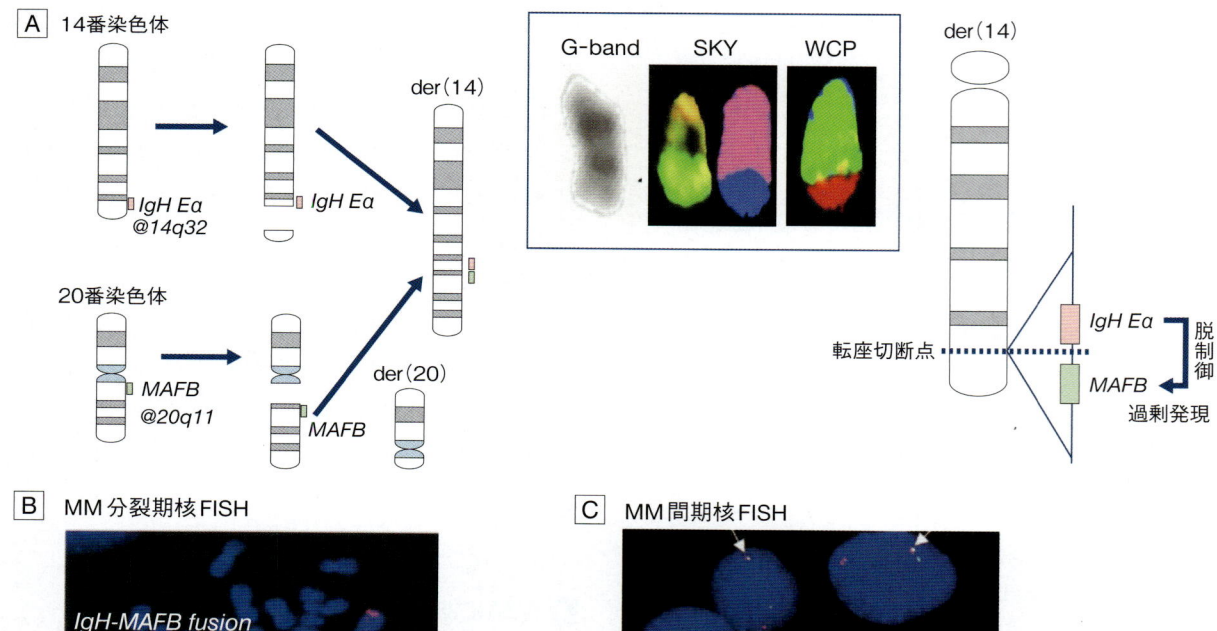
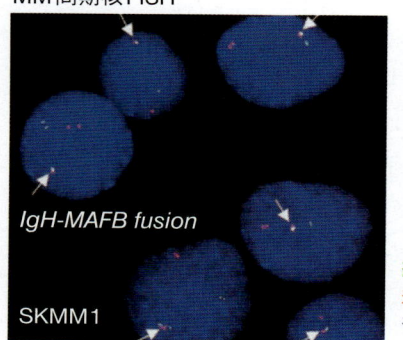
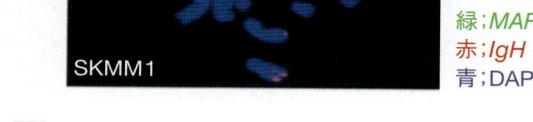
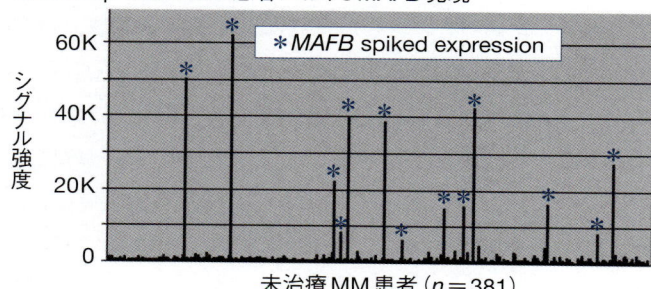

図2 ▶ MMにおけるIgH転座とその検出

A：IgH転座の結果，IgHエンハンサー（E）の近傍に位置した遺伝子は脱制御され過剰発現する。t(14;20)(q32;q11)により（左），20q11上のMAFBはIgH Eαに近接し過剰発現する（右）。MAFBは正常形質細胞，通常のMM細胞では発現していない。中央上の囲みはt(14;20)(q32;q11)によって生じたder(14)（Rao PH, et al：Blood. 1998；92(5)：1743-8）。G-bandでは14q末端に付着した染色体の由来は不明だが，SKY法やWCPによるFISH法で20番染色体由来とわかる

B，C：FISH法によるt(14;20)(q32;q11)の検出。MM細胞株，SKMM1における，分裂期核FISH（B）と間期核FISH（C）。SKMM1では，MAFB（緑）はder(14)上でIgH（赤）と融合している（B）。白抜き矢印がIgH-MAFB融合シグナル

D：未治療MM 381例におけるMAFB発現。GeneChip®（Affymetrix U133）を用いて検討した。MAFBは，通常MM細胞で発現していないため，t(14;20)(q32;q11)などで"spiked expression"する。381例中14例（約4%）でMAFB spikeを認めた。IgH転座のほか，IgL転座，Ig以外の転座によって過剰発現する。MAFB以外の大MAF転座，CCND転座，FGFR3転座も同様の機序で過剰発現し同様に検出可能である

SKY；spectral karyotyping，WCP；whole chromosome painting，MAFB；V-maf musculoaponeurotic fibrosarcoma oncogene homolog B，SKMM；ヒト骨髄腫細胞株，FRGR；線維芽細胞増殖因子受容体

表1 ▶ MMにおける代表的IgH転座と，頻度，機能

転座核型	脱制御遺伝子	頻度(%)	臨床的特徴など
CCND転座		20〜25	
t(11;14)(q13;q32)	CCND1	15〜20	予後良好
t(12;14)(p13;q32)	CCND2	<2	稀，おそらくCCND1と同等
t(6;14)(p21;q32)	CCND3	2〜3	
MMSET転座		10〜15	MMSETの過剰発現（100%），FGFR3の過剰発現（75%），CCND2の過剰表現
t(4;14)(p16;q32)	MMSET and/or FGFR3	10〜15	・従来治療で予後不良 ・ボルテゾミブで予後やや改善
大MAF転座		8〜10	大MAFとCCND2での過剰発現
t(14;16)(q32;q23)	MAF	4〜6	新規薬剤にても予後不良
t(14;20)(q32;q11)	MAFB	2〜3	
t(8;14)(q24;q32)	MAFA	<1	稀，おそらくMAFと同等
その他			
t(8;14)(q24;q32)	MYC, PVT1	10〜20	予後不良，PVT1は非翻訳遺伝子
t(1;14)(q21;q32)	IRTA1, 2	<2	稀，意義不明
t(6;14)(p25;q32)	MUM1（＝IRF4）	<5	・すべてのMMで発現 ・MM生存に必須
t(14;17)(q32;q21)	NIK	<2	NF-κB活性化
others		<2	

異常出現頻度はGEPの結果なども考慮し記載した．GEP；gene expression profiling

1. CCNDを過剰発現させるIgH転座

t(11;14)(q13;q32) CCND1[2]，t(12;14)(p13;q32) CCND2[9]，t(6;14)(p21;q32) CCND3[2]

CCND1〜3の恒常的高発現は，Cdk4, 6活性化によるRbリン酸化を通した細胞周期調節異常をきたし，腫瘍化と関連すると考えられている．t(11;14)群では，CD20発現，リンパ形質細胞様の細胞形態，低分泌型およびλ鎖型をより高頻度に認め，従来治療，新規治療ともに予後良好とされる．

遺伝子発現解析では，ほぼすべてのMM患者でCCND1〜3のいずれか1つが高発現しており，さらには大MAF発現群やMMSET発現群全例でCCND2の過剰発現が認められる[10]．CCND2過剰発現患者であっても，MAF，MAFBまたはMMSETの異所性発現を欠く患者の予後は良好であり[10]，CCND発現はMM細胞の腫瘍化や生存に必須であるが，治療予後の悪化因子ではないと思われる．

2. t(4;14)(p16;q32, FGFR3 and/or MMSET-IgH[2]

4p16の転座は，短腕テロメア端から約2MbのMMSET内テロメア側で生じており，criptic転座である．FGFR3は，MMSETのセントロメア側約60 kb〜に位置し，本転座によりIgH 3' Eαの作用により異所性過剰発現するが，本転座患者の約3割で発現していない．これはFGFR3およびIgH 3' Eαが乗ったder(14)が消失しているためであるが，本転座群はFGFR3発現の有無によらず予後不良である[11]．一方で本転座の結果，IgH-MMSETキメラが形成され，

MMSETはIgH Eμの作用によって全例で過剰発現している。本転座患者では，MMSETの機能解析結果などから，MMSETがより病態に関与しているものと思われる。本転座群では，IgA型，λ鎖型，13番染色体欠失をより高頻度に認める。本転座群は，従来予後不良とされてきたが，ボルテゾミブにより治療予後改善の可能性が示されている。

3. 大MAFを異所性過剰発現させるIgH転座

t(14;16)(q32;q23) MAF [2]，t(8;14)(q24;q32) MAFA [9]，t(14;20)(q32;q11) MAFB [12]

転写因子である大MAF群は，特異的プロモーター配列であるMARE(MAF recognition element)配列を介してCCND2やintegrin β7，ARK5など非常に多くの遺伝子を転写レベルで，直接，活性化する [13]。大MAF群の異所性発現は，MAF下流遺伝子群を活性化し，MM病態形成に関与している。

筆者らは，ヒトMM細胞株Sachi，SKMM1を用いてt(14;20)(q32;q11)により脱制御される遺伝子がMAFBであることを最初に見出し，報告した(**図2**) [12]。発見当時，t(14;20)(q32;q11)は，検討した細胞株で約3割に認められたが，MM症例では20例中1例も見出せず，細胞株特異的転座かと落胆した。しかしながら，米国アーカンソーで400例以上の患者検体でGeneChip®を行ったところ，約3%でMAFB過剰発現を認め，患者でも認められることを確認した。MAFB発現は病状の進展や，骨髄依存性増殖からの離脱と関連していると考えている。大MAF転座は出現頻度が低いものの，現時点では従来治療においても，ボルテゾミブ治療においても予後不良と考えられている。MAFA脱制御の頻度は，筆者らの検討では約300例中2例ときわめて稀 [9] で，臨床現場では通常考慮されていない。MAFAはMYCのテロメア側約16Mbに座位している。

4. t(6;14)(p25;q32) IRF4 (MUM1) [14]

1997年に飯田(現・名古屋市立大学)らは，本転座の結果6p25に位置するIRF4(MUM1)が脱制御されることを報告した [14]。本転座もt(4;14)同様，criptic転座で，IRF4はテロメア端からわずか約400kbに座位していた。IRF4は，正常形質細胞や本転座を有さないMM細胞においても高発現しており，本転座によりIRF4転写レベルがより恒常的に高まるものと思われる。IRF4は主に造血系で機能する転写因子で，特に形質細胞への分化過程で必須である。NIHのShafferらにより，IRF4がMM細胞生存に強く関連していることが報告されている [15]。

5. t(8;14)(q24;q32) MYC，PVT1 [16]

本転座によりMYC過剰発現が起こるとされる [2,3]。本転座は複雑転座をとることが多く，また病状進展により検出頻度が上がる。MYCは細胞増殖や代謝などに関わる転写因子で，代表的な癌遺伝子のひとつであり，本転座を有さないMM細胞においても高発現している。本転座の結果生じると想定される，さらなるMYC発現の亢進は，IRF4との間で認められる"positive autoregulatory feedback loop"を介して，MM細胞悪性化を促進する可能性がある。

MMにおける8q24の脱制御遺伝子としてPVT1にも着目している。京都府立医科大学の名越らは，t(8;13)(q24;q14)を有するMM細胞株AMU-MM1において新規キメラ遺伝子PVT1-NBEAを同定し，ついでRPMI-8226株におけるPVT1-WWOX，さらに8q24転座の約6割がPVT1内で生じていることを報告した [16]。PVT1は全長約200kbにわたるnon-protein coding遺伝子で，miRNAをはじめとするいくつかのnon-coding RNAsにより機能すると考えられるが，PVT1産物やその機能については十分には解明されていない。PVT1をパートナーとしたキメラ遺伝子はMM以外でも複数同定されており今後新たな展開が期待される。

6. その他Ig転座に関連した染色体・遺伝子異常

t(14;17)(q32;q21)によりNIKが脱制御され

る（表1）。*NIK*は*IgH*転座のほか*IgL-λ*転座や遺伝子増幅によっても過剰発現し，NF-κB経路を活性化する[17]。また*Ig*領域がDNA断片となりトランスポゾンのように転座し，遺伝子活性化をもたらす場合や，反対に遺伝子内に転座・挿入して遺伝子不活化を引き起こす場合もある。MMにおいて未同定の*Ig*転座の相手遺伝子は，それぞれ1〜2％以下と稀なものが多いが，過剰発現によりMM細胞の生存や悪性化に関与した重要なものであることが予想される。今後はNGSにより逐一報告されると思われる。

5 染色体異数性（aneuploidy）とCNA

1. 染色体異数性

CGH法やDNA content解析などで，ほぼすべてのMM細胞で初診時より染色体異数性を認める（図3）[18]。染色体異数性は細胞分裂時の染色体分配異常や転座の結果，不安定となった染色体の消失などによって生じると思われる。aneuploidyは染色体数によって，HDと非高二倍体（non-hyperdiploid；n-HD）に分類される[3]。両者の区別には明確な分子病態的裏づけが乏しいところもあるが，HD群と比べてn-HD群では，*IgH*転座を有する頻度が高い（＞85％ vs ＜30％）ことや，ploidyカテゴリーが病状進展に従って変化しないこと，多くのMM細胞株がn-HDであることなど，ploidyがMM病態を規定する可能性があることは興味深い。今後は患者細胞ごとでの解析・検討も進むと思われる。HD群はn-HD群と比べて予後良好とされる。

2. MMにおける代表的なCNA（表2）

①13番染色体長腕欠失〔deletion of chromosome 13q；del（13q）〕

染色体13q14には，癌抑制遺伝子*RB*が座位しており，MMにおいても最も早くから検討されてきた[2, 3]。del（13q）は未治療MMの約50％で検出され，n-HDやt（4；14）群で高頻度に認められる。またdel（13q）は従来，予後不良因子とされたが，ボルテゾミブ投与例では予後因子とならない。del（13q）は染色体13q14領域をプローブにした間期核FISHで検討されることが多く，いわゆるdel（13q）は"13q14のコピー数が1ないしは0のMMクローンが20％以上占めること"をさす。しかしながら，欠失領域や異常クローン割合に関しては触れられない報告が多く，論文解釈では注意が必要である。2000年前後に13q14領域のMM責任遺伝子の検討がさかんに行われたが，

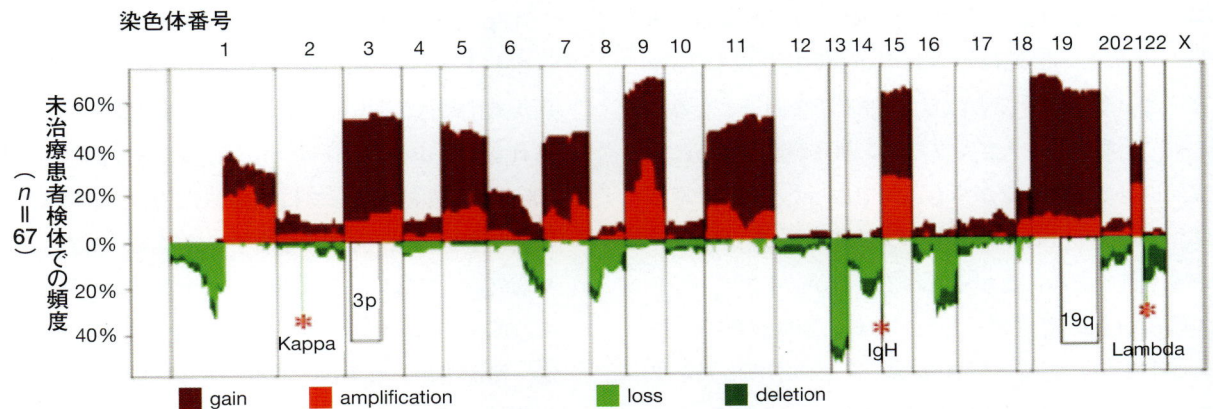

図3 ▶ アレイCGHによるMMのCNA解析
未治療MMを対象としたアレイCGH結果[18]と，代表的CNA領域の出現頻度とその候補遺伝子。X軸は左から右に1pテロメア⇒22qテロメア
（文献18より引用改変）

表2 ▶ MMにおける代表的CNA領域と候補遺伝子および出現頻度

コピー数増加			コピー数減少		
1q	CKS1B, BCL9 etc	40%	1p	CDKN2C, FAM46C	30%
12p	LTBR	～3%	6q		30%
17q	NIK	～3%	8p	NAT2, RP1L1	25%
			11q	BIRC2/BIRC3	5%
			13q	RB1, DIS3	45%
			14q	TRAF3	40%
			16q	WWOX, CYLD	35%
			17p	TP53	10%

個体内ゲノム不均一性や，患者間での異常領域の差異などのため，単一遺伝子の異常では説明困難であった。分子病態は，haplo-insufficiencyによるRB発現低下や，同領域のmiRNA発現低下で説明されることが多い。

② 染色体1q21増多（gain of 1q21；1q21増多）

筆者らは，1q21増多が未治療MM患者の約4割で検出され（図4A, B），予後不良因子であることや，くすぶり型MMから症候性MMへの進展因子であることを最初に報告した[6]。また興味深いことに，ほぼすべての再発患者において，全MM細胞における1q21増多比率や，1q21コピー数が再発時に増加し，再発時1q21増多は再発後生存の不良因子であった[6]。図4A，Bからは再発時に1q21の増多のある細胞の比率やコピー数の多い細胞の比率が多いことはわかるが，予後との関連は示されていない。1q21の3コピーという単純なCNAが，単独で予後因子となることや，治療経過で大きくクローン割合が増加することは，自身で検討しながらも意外であった。1q21増多は，Total Therapy 2以外の臨床試験においても，予後不良であることが示されているが，4コピー以上の場合（1q21高コピー）は，さらに予後が悪い。またdel（13q）やdel（17p）同様，1q21増多も異常クローン比率の増加は予後を悪化させる。さらに1q21増多を示す患者は，同時に1p欠失を示すことがあり，この場合の予後はより悪く，1qのiso-chromosomeや1qセントロメア領域のjumping転座と関連する場合もある（図5）。1q21のFISHプローブには，GEPやCGHの結果などを参考に，CKS1Bを含むBACクローンを用いたこともあり，CKS1Bの機能的意義の検討を行った。生理的には，cks1bはp27の分解促進因子のひとつであり，MM細胞においてもCKS1B発現をshRNAでサイレンシングすると，予想通りp27は安定化し，細胞周期の停止やアポトーシスが誘導された。しかしながら実際のMM細胞でのCKS1B 3コピーによる発現変化の意義は不明である。1q21増多の分子機序は，1q21増多に由来するgene dosage増加に伴う複数または特定遺伝子の発現亢進よりは，別の機序によると考えている。

③ 17番染色体短腕欠失〔deletion of chromosome 17p：del（17p）〕

del（17p）は，未治療MMの10%前後で検出され，新規薬剤時代においても最も予後不良異常のひとつとされる[19]。del（17p）は，癌抑制遺伝子TP53を含む17p13領域をプローブに間期核FISHで検討される場合が多い。del（17p）を有する患者は，急激な病勢や髄外病変高頻度，新規薬剤での治療反応性・全生存率（overall survival；OS）不良などを示し，自然経過，治療予後とも不良である。分子病態としてはdel（17p）とTP53発現レベルや，残存アレルのTP53変異とを関連づけた報告が多い。TP53活性の低下・欠損はゲノム不安定性をさらに増し，細胞増殖や治療

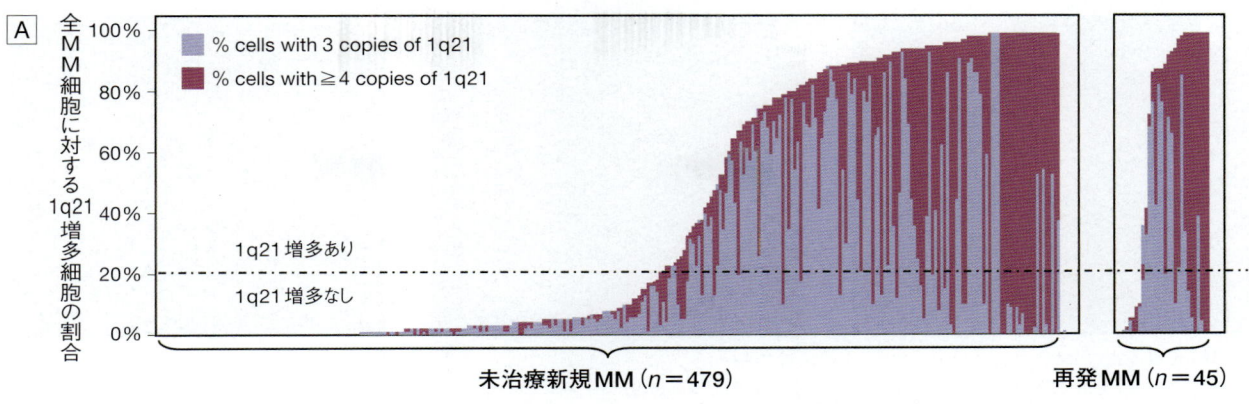
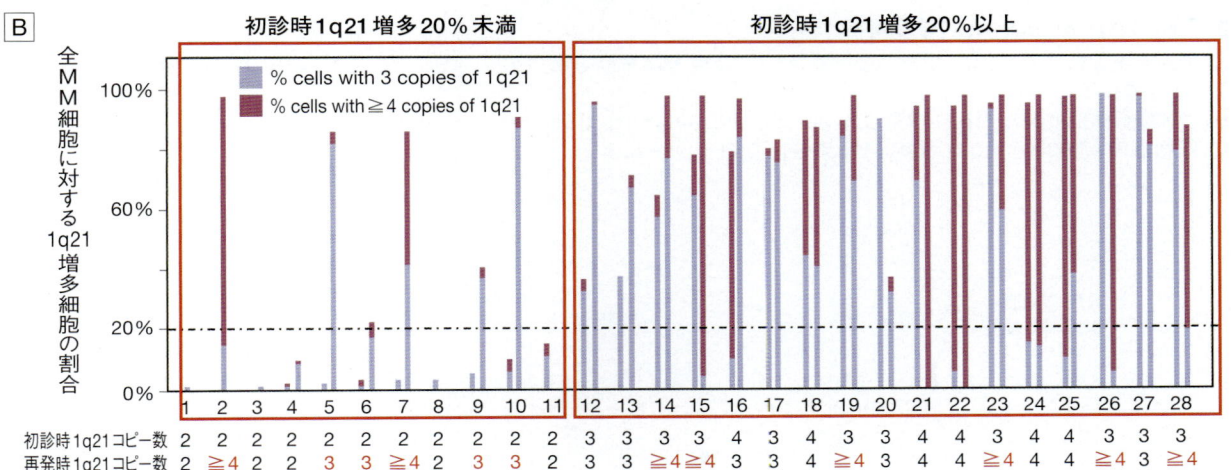
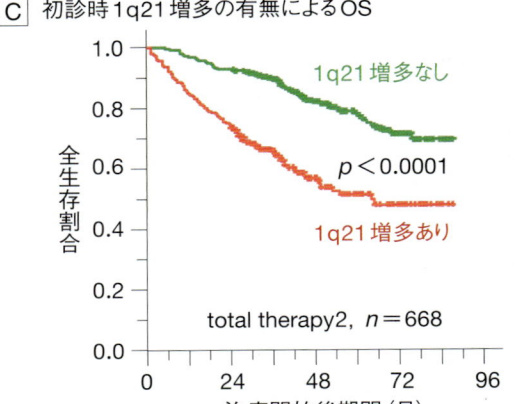
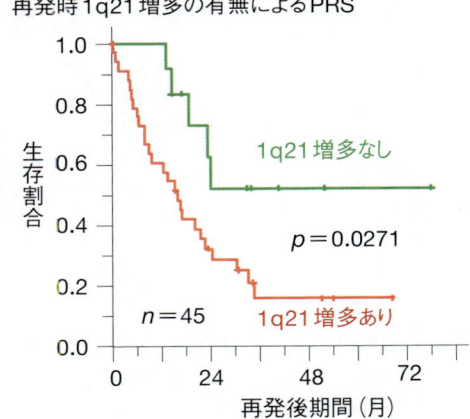

図4 ▶ 初診時・再発時MMにおける1q21増多と予後

A：cIgFISHによる患者検体（$n=479$）での1q21コピー数の検討．縦軸は全MM細胞に対する1q21増多細胞の割合．1q21増多は，初診時約40％（左），再発時約70％で検出され（右），1q21増多細胞割合が高まるにつれ1q21コピー数も増加した

B：再発患者における再発時の1q21増多細胞割合の変化．患者番号上の左側の棒が初診時，右側の棒が再発時の1q21増多細胞割合．個々の患者においても再発時の1q21増多細胞割合，1q21コピー数とも増加傾向であった

C：total therapy 2試験（第Ⅲ相無作為割り付け試験．新規骨髄腫患者をサリドマイド投与群と非投与群に1：1無作為割り付けし，全例で自家移植施行）において，初診時1q21増多は予後不良であった．全生存期間（overall survival；OS）

D：再発時の1q21増多も予後不良であった．すべてtotal therapy 2登録患者．再発後治療の規定はない　再発後生存期間（post relapse survival；PRS）

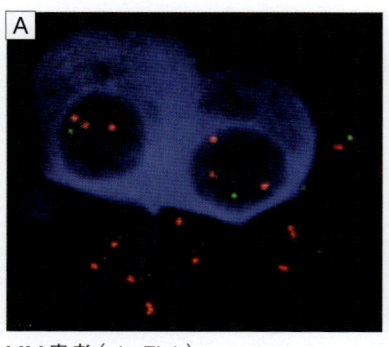
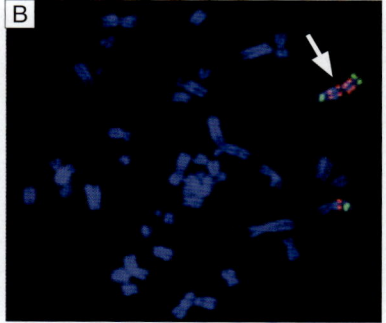
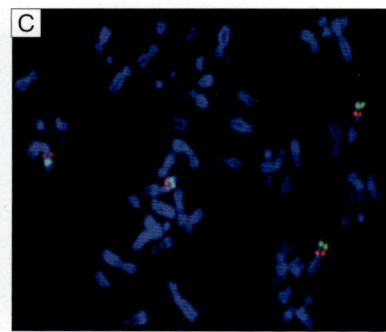

MM患者（clg FIsh）
緑；1q31　赤；1q21

Delta47
緑；1q31　赤；1q21

PRMI8226
緑；1q31　赤；1q21

図5 ▶ **FISH法による1q21増多解析**

A：未治療患者検体での1q21増多。細胞質が青いものがMM細胞。赤（1q21）は3シグナルであるのに対して，緑（1q31）は1シグナルである
B：MM細胞株Delta47。1q21増多は1q iso-chromosomeと1q21 tandem duplicationによる
C：細胞株RPMI8226。1q21増多は1番染色体のテトラソミーによる

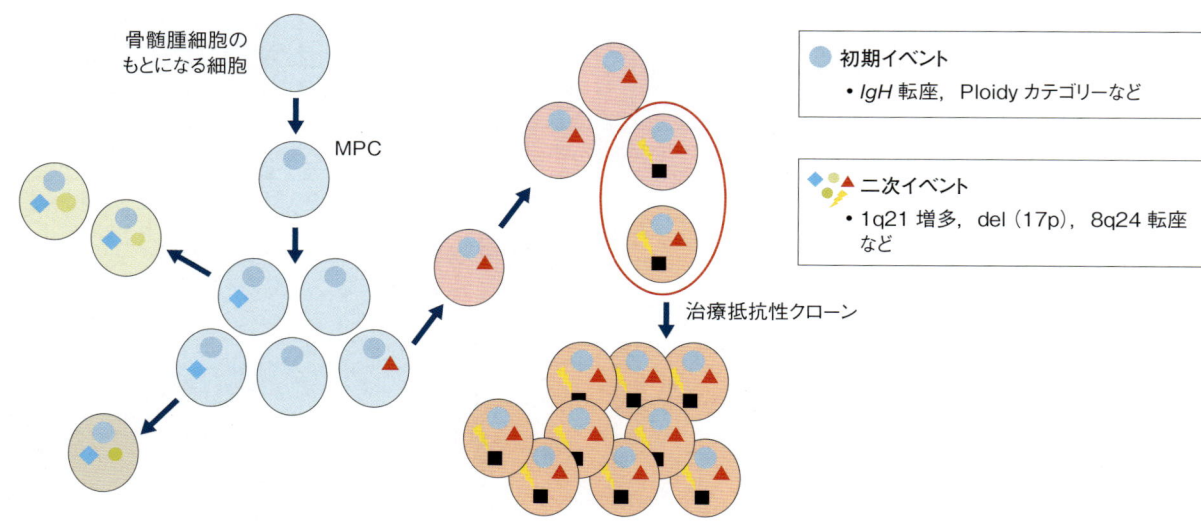

図6 ▶ **MM個体内でのMMクローン変化とCNA**

1q21増多やdel（17p）などのCNA異常を持つ細胞割合は進展に伴い上昇する。またこれらのCNAは，くすぶり型MMから症候性MMへの進展や薬剤耐性と関連している
MPC；骨髄腫増殖細胞（myeloma propagating cell）

抵抗性クローンの増大・出現をもたらし，del（17p）患者病態とも合致する（図6）。欠失領域に座位するmiRNA発現低下など，*TP53*以外の異常が病態形成に関与している可能性もある。

④CNA検出方法と治療予後

患者検体を用いた場合，偽陰性の排除や患者個体内のマイナークローンに生じた異常を見逃さないために，cIg FISH法（cytoplasmic immunoglobulin staining FISH）（図5）やCD138純化細胞FISHを用いて，MM細胞を特異的に観察することが好ましい。またCANの陽性のカットオフは，全形質細胞中の異常細胞割合20％以上とすることが多いが，報告によっては高めに設定していることがある。CNA異常細胞割合が多いこと自体が予後不良因子となりうる。

6 染色体異常と治療

t（4；14）やdel（13q）などを持つMMは，ボルテゾミブ投与により予後改善が示されつつあるが，大*MAF*転座群やdel（17p），1q21高増多では，ボルテゾミブを含む新規薬剤によっても，今のところは予後不良とされる[19]。total therapy 2試験ではサリドマイド投与により1q21増多患者予後は増悪傾向を示すのみであったが[6]，英国Myeloma IX試験でもサブ解析データながら予後不良染色体群〔*MMEST*や大*MAF*転座群，1q21増多，del（17p）〕は，サリドマイド投与により有意にOSが悪化した。したがって，これらの染色体異常の有無は，初発MM患者に対するボルテゾミブやサリドマイド選択のひとつの判断材料になりうる。当面は，これら予後不良核型に対して，わが国でも承認間近とされる次世代の新規IMIDs（ポマリドマイド）や新規プロテアソーム阻害薬（カルフィルゾミブ），HDAC阻害薬，抗CD38抗体，抗CS1抗体のほか，開発中の免疫療法や増悪因子標的薬，さらにはこれらを含む併用療法に期待したい。

7 おわりに

MM診断時の染色体異常の種類により，ある程度の予後予測や治療薬選択が可能であるが，実際には特に若年患者と短期予後不良患者に対する有効治療の開発が急務である。MM細胞の発生・生存・増悪には，腫瘍の多様なゲノム異常やエピゲノム異常，miRNA病態のほか，宿主のゲノム変異，骨髄微小環境変化などが複雑に関係しており，MM治療を難しくしている。MM治療成績の向上には，革新的な有効新薬の登場が待たれるわけだが，地道な日々の診療や臨床研究，基礎的研究などを通して，確実にMM全体の治療成績を押し上げながら，効果的な治療戦略を練ることが重要と思われる。

● 文献

1) Sawyer JR, et al：Cancer Genet Cytogenet. 1995；82(1)：41-9.
2) Kuehl WM, et al：Nat Rev Cancer. 2002；2(3)：175-87.
3) Fonseca R, et al：Cancer Res. 2004；64(4)：1546-58.
4) NCCN Guidelines Multiple Myeloma 2014 [http://www.nccn.org/professionals/physician_gls/f_guidelines.asp#myeloma]
5) Walker BA, et al：Blood. 2013；121(17)：3413-9.
6) Hanamura I, et al：Blood. 2006；108(5)：1724-32.
7) Nishida K, et al：Blood. 1997；90(2)：526-34.
8) Taniwaki M, et al：Blood. 1994；84(7)：2283-90.
9) Hanamura I, et al：Blood. 2005；106 (abst)：1552.
10) Hanamura I, et al：Leukemia. 2006；20(7)：1288-90.
11) Keats JJ, et al：Blood. 2003；101(4)：1520-9.
12) Hanamura I, et al：Jpn J Cancer Res. 2001；92(6)：638-44.
13) Zhan F, et al：Blood. 2006；108(6)：2020-8.
14) Iida S, et al：Nat Genet. 1997；17(2)：226-30.
15) Shaffer AL, et al：Nature. 2008；454(7201)：226-31.
16) Nagoshi H, et al：Cancer Res. 2012；72(19)：4954-62.
17) Annunziata CM, et al：Cancer Cell. 2007；12(2)：115-30.
18) Carrasco DR, et al：Cancer Cell. 2006；9(4)：313-25.
19) Avet-Loiseau H, et al：J Clin Oncol. 2010；28(30)：4630-4.

第4章 多発性骨髄腫の発症機構

F2 多発性骨髄腫の遺伝子異常と細胞シグナル異常

黒田純也

1 はじめに

多発性骨髄腫（multiple myeloma；MM）の発生母地は胚中心後B細胞（一部ではpro-B細胞）と想定されている。これらの細胞において発症の初期イベントとなる染色体・遺伝子異常を獲得した形質細胞性骨髄腫〔myeloma propagating cell（myeloma initiating cell）；MPC〕は，当初は骨髄腫瘍環境の支持のもと，きわめて緩徐にクローン性増殖し，MGUS（monoclonal gammopathy of undetermined significance）の状態を形成する。その後，さらに様々な付加的な染色体・遺伝子と，それらに伴う細胞シグナル制御異常を多段階に獲得すると，より優位な増殖能を有するブランチクローンを生じつつ，徐々に拡大してMMに進展する。そして，さらなるアグレッシブな形質を獲得すると，腫瘍性増殖の急速化，骨髄腫瘍環境からの脱依存が進み，遂には髄外進展，白血化に至る（図1）。実際，1症例当たりが有するアミノ酸変異を伴う遺伝子異常の数は，MGUS，無症候性MM，症候性MM，形質細胞性白血病と進行するにつれ，平均13，28，31，59と段階的に増加することが報告されている[1]。こうして多段階にクローン性進化することで成立するMMの分子異常は，症例間の不均一性（diversity）のみならず，個々の症例でのintraclonal heterogeneityも高度である。

本項では，MM病態形成に関わる代表的な分子異常の各々が，MMの発症と進展において細胞増殖，細胞死制御，腫瘍環境への適合など，細胞生物学的な形質変化にどのような効果を及ぼしているのか，また，RAS/ERK/RSK2経路，PI3K/AKT経路やNF-κB経路など，病態形成に高度に関与する細胞シグナルネットワークの制御異常にどのように寄与しているのか，その機能的意義に着目し，知見を概説する。

2 MPC成立の初期イベントとしての遺伝子異常と細胞シグナル異常

MM発症の初期イベントに関わる分子細胞遺伝学的異常は，遺伝的背景，染色体転座，遺伝子コピー数異常，遺伝子変異，エピジェネティック異常，miRNA（microRNA）異常の広範にわたる。近年，全ゲノム関連解析（genome wide association study；GWAS）によって，染色体2p23.3に座する*DTNB*のintron 12，3p22.1に座する*ULK4*のexon17，*TRAK1*の5'末端部位，7p15.3に座する*DNAH11*のintron 80，*CDCA7L*の5'末端部位の遺伝子多型とMGUS，MM発症との関連が示された。*ULK*はmTORシグナルを介したオートファジーの制御に，*CDCA7L*は癌蛋白質c-MYC活性化に，*DNAH11*は増殖刺激に関わる[2]。一方，G_1/S細胞周期の進行を司る*cyclin D1*（*CCND1*）遺伝子のc.870G＞A多型が，t(11;14)(q13;q32)転座の獲得と関連することも報告されている[3]。その他，増殖因子である*HGF*の多型とMM発症の関連も示唆されている[4]。

MM発症に関与する初期の染色体異常のうち，約半分で観察される高二倍体（hyperdiploidy；HD）では，しばしば第3，5，7，9，11，15，19，21番染色体トリソミーを種々の組み合わせで有し，増加した染色体上に座する癌遺伝子が増幅することでMMの発症に寄与する。たとえば11番染色体ポリソミーによる*CCND1*や*MYEOV*の増幅は，そうした例で

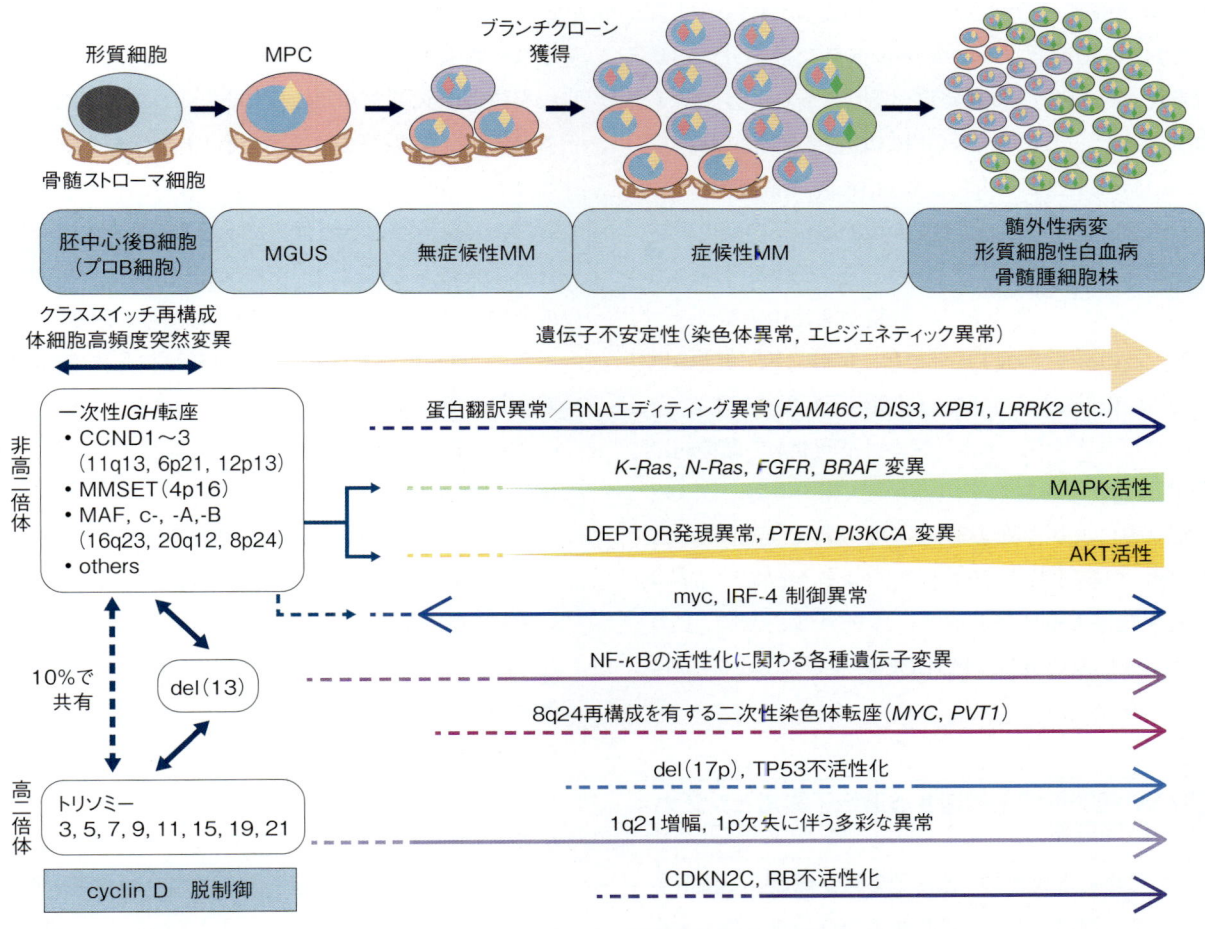

図1 ▶ MMの発症，クローナルエボルーション，ブランチクローン獲得の過程と染色体・遺伝子・細胞シグナル異常
ダイアモンド（オレンジ）；初期癌原性変異，ダイアモンド（ピンク）；二次性癌原性変異，ダイアモンド（グリーン）；多重付加的癌原性変異

ある[5]。一方，非高二倍体（non-HD）では，85%以上で免疫グロブリン重鎖遺伝子（immunoglobulin chain gene；*IgH*）転座を認めるほか，第13，14，16，22番染色体のモノソミーが多い。このうち，MM発症の初期イベントとして代表的な*IgH*転座は7種が知られるが，これらは機能面からさらに3つのグループに大別できる[6,7]。1つは，11q13（*CCND1*）（15%），6p21（*CCND3*）（2%），12p13（*CCND2*）（<1%）との相互染色体転座を有するCCNDグループであり，転座によるCCNDsの脱制御によって異所性高発現を招来し，G_1/S期移行促進による細胞周期亢進をもたらす。2つ目は16q23（*MAF*）（5%），20q12（*MAFB*）（2%），8q24.3（*MAFA*）（<1%）などとの転座を有するMAFグループで，それぞれ，c-MAF，MAFB，MAFAを過剰発現する。これらは*CCND1*，*CCND2*のプロモーターに結合しCCNDsを過剰発現するほか，DEPTORの過剰発現によるPI3K/AKT経路の活性化，MM細胞増殖因子であるCCR1の産生促進，integrin-β7の発現誘導による骨髄ストローマ細胞との接着，骨髄内棲息を促進する[8-10]。また，t（14；16）（q32；q23）では，16q23の染色体脆弱部位FRA16Dに存在する癌抑制遺伝子*WWOX*の欠失や発現低下を伴う場合もある[11]。3つ目は4p16（*MMSET/FGFR3*）との相互転座を有

するMMSET/FGFR3グループ（15%）であり，全例でH4K20のヒストンメチルトランスフェラーゼであるMMSETの過剰発現，約75%で受容体型チロシンキナーゼであるFGFR3の過剰発現をもたらす。MMSET過剰発現によるH3K36の高メチル化，H3K27脱メチル化は，多くの標的遺伝子の発現異常を誘導するのに加え[12, 13]，FGFR3の過剰発現により下流のRAS/ERK/RSK2経路が活性化する[14, 15]。なお，このタイプの約10%では，同時にFGFR3の恒常的活性化をもたらすFGFR3遺伝子変異を有する[16]。このグループでも，メカニズムは不明ながら間接的にCCND2が過剰発現するほか[8]，ADAM9，DSG2発現誘導により骨髄環境からの脱依存が促進する[17]。その他，t(6;14)(p25;q32)によるMUM1/IRF-4の過剰発現も重要である[18]。IRF-4はc-MYCとの相互活性化能を有し，MM細胞の生存はIRF-4依存性である[19]。

3 MM病態形成を促進する遺伝子異常とシグナル伝達異常

さらに多彩な染色体・遺伝子異常が重複して蓄積することで，MMとしての悪性形質が進展するが，多くはc-MYC，NF-κB，TP53，RAS/ERK/RSK2経路などの活性や細胞周期制御，RNAエディティングの異常と関わる。こうした異常をもたらす機序のひとつとして，癌遺伝子の増幅，癌抑制遺伝子の欠失をもたらす遺伝子コピー数異常が挙げられる[20, 21]。染色体1q増加（1q21，初診MMの約30〜40%，再発MMの約70%）では，CKS1B，ANP32E，BCL9，PDZK1，MUC1，IRTA1，IRTA2，RAB25など多彩な癌遺伝子の増幅が起こる[22-25]。PDZK1増幅は薬剤抵抗性と，BCL9増幅はβ-catenin経路の活性化と関連する。12pにおけるLTBR，17qにおけるNIK増幅などはNF-κB経路の活性化をもたらす（図2）[26]。

一方，1p欠失に伴うCDKN2C（1p32.2）やFAM46C（1p12）などの欠失では，CDKN2C異常はhomozygous deletion，FAM46C異常はhemizygous deletionとして同定されることがほとんどで，それぞれ未治療MMの5%と19%，細胞株ではいずれも約30%に異常が認められる[27, 28]。11q欠失によるBIRC2，BIRC3の欠失[29]，第13番染色体欠失によるRB1（13q14，約40%），NBEA（13q13），DIS3などの欠失[30-32]，14q欠失によるTRAF3欠失[26, 27]，16q欠失によるCYLD，WWOX（16q23，約20%）の欠失[11]などのMM病態形成への関与も示されているが，これらのうちCDKN2CやRB1の欠失は細胞周期抑制機構の破綻をもたらすほか，BIRC2，BIRC3，CYLD，TRAF3の欠失はNF-κB経路を活性化する（図2）[26, 29]。

また，DIS3，FAM46CやLRRK2（5%）の変異はRNAエディティングの異常と関連する。i(17)(q10)，del(17)(p11.2p13)，der(17)t(17;18)(p11.2;q11)，der(17)t(3;17)(p21;p11)など種々の様式で生じる17p欠失は，MMの8〜10%，形質細胞性白血病や骨髄腫細胞株では約40%に認められるハイリスク染色体異常であり，TP53（17p13）が欠失責任遺伝子として推測されているが確定はされていない[33]。予後不良因子としての17p欠失の意義は，これを有するクローンが全MM細胞中で60%以上存在することが重要とする報告もあり，クローン性進化の経過で生じたブランチクローンとしてのクローン優位性を考える上で示唆的である[34]。8q24転座は，25〜60%で14q32のIgH，22q11のIgλを転座相手とするが，その他様々な染色体部位を転座パートナーとしうるもので，未治療MMの10〜15%，進行例の45〜50%，細胞株では約70〜90%に認められる[35]。8q24転座の責任遺伝子としては，従来，c-MYC遺伝子再構成の関与が多くの癌種で知られてきたが，近年の研究により，MMではlong non-coding RNAであるPVT1の重要性が明らかになった[36]。一般的にFISH検査において汎用されるコマーシャルベースで入手可能なc-MYCプローブは，近接するPVT1もカバーしていることがしばしばであり，厳密にc-MYC遺伝子再構成だけを評価できない場合

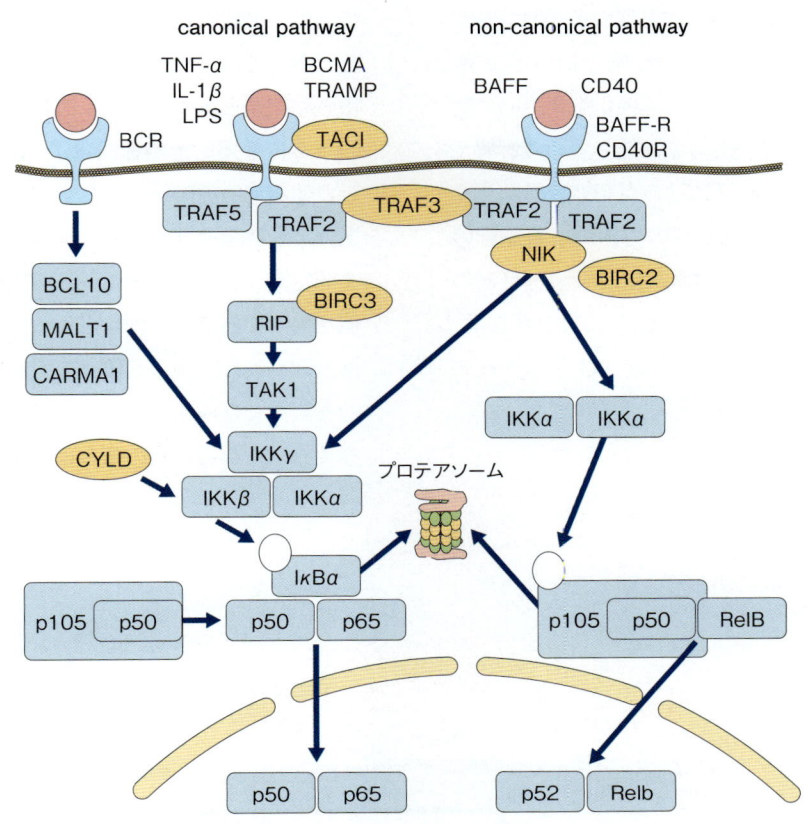

図2 ▶ MMにおける遺伝子異常とNF-κB経路
BAFF，CD40などの細胞膜受容体へのリガンド結合，ならびにTACI発現異常，NIK増幅，BIRC2，BIRC3，CYLD，TRAF3の欠失などの異常は，いずれも骨髄腫細胞においてNF-κB経路の活性化を促進し，細胞増殖亢進・アポトーシス抵抗性獲得に寄与する

があることに留意する必要がある。PVT1発現異常はアポトーシス抵抗性やc-MYCの安定化促進による発現亢進に関わることが知られているが，その機能の全貌は不明点も多く，今後，その病態形成における意義の解明が望まれる。

　様々な遺伝子点突然変異も二次的イベントとして重要である。NRAS（24％），KRAS（27％），BRAF（4％），先述のFGFR3遺伝子における点突然変異は，いずれも下流のERK/RSK2経路を恒常的に活性化することでMMの病態形成を促進・修飾するが，これらは個々の症例におけるブランチクローンに認められることがほとんどで，MGUSではきわめて稀である[28, 37, 38]。

　一方，我々は最近になり，RAS/ERK経路の最下流に座するセリン・スレオニンキナーゼであるRSK2の標的分子活性制御の責任部位であるN末端が，染色体異常，遺伝子異常の種にかかわらずほとんどのMM症例において恒常的に活性化していることを見出した。同部の活性化はIRF4やc-MYC，CCNDsなどMM病態形成に関わる重要分子の活性を制御する責任部位であることから，RSK2 N末端活性化のMM病態形成における意義が注目される[15]。加えて，RSK2のN末端の活性化には，同じくセリン・スレオニンキナーゼであるPDPK1の活性化が必須であること，PDPK1はMM細胞におけるAKTの活性化にも必須であることも見出した。MMの病態形成において重要な役割を果たすRAS/ERK経路，AKT経路の活性化には，多様な染色体異常，遺伝子変異，ならびに腫瘍環境における成長因子などが重複的に寄与する

が，そうした遺伝子変異や染色体異常の多様性にかかわらず，PDPK1の活性化はMM症例の約90％で観察され，各種細胞シグナル分子の活性化を集約的に制御するコントロールタワーとして機能していると考えられる（図3）[39]。その他，TP53の点突然変異は初発MMの約5％，形質細胞性白血病の約30％，細胞株の約65％に認められ，やはり病態悪化，予後不良との関連が想定されている[40]。また，先述のFAM46Cは，欠失のみでなく，変異（3.4〜13％）を生じるケースもある。

ついて，機能的意義との関連に注目し，知見を概説した。難治病態を呈するMMに対するより効果的な治療戦略開発を求める上で，複雑かつ不均一な分子病態のうちに普遍的治療標的分子（制御）異常を同定することで新規治療開発をめざすアプローチと，低頻度であっても病態進展と治療抵抗性の原因となる分子異常を同定し，バイオマーカー，治療標的分子としての意義を解明することの両輪による包括的な分子病態の理解と制御への挑戦が必須である。疾患の病態理解に関わる膨大な基礎的知見を治療戦略開発に早期に結実すべく，さらなる研究の積み重ねが急務である。

4 おわりに

以上，MMの病態形成に関わる多彩な遺伝子異常に

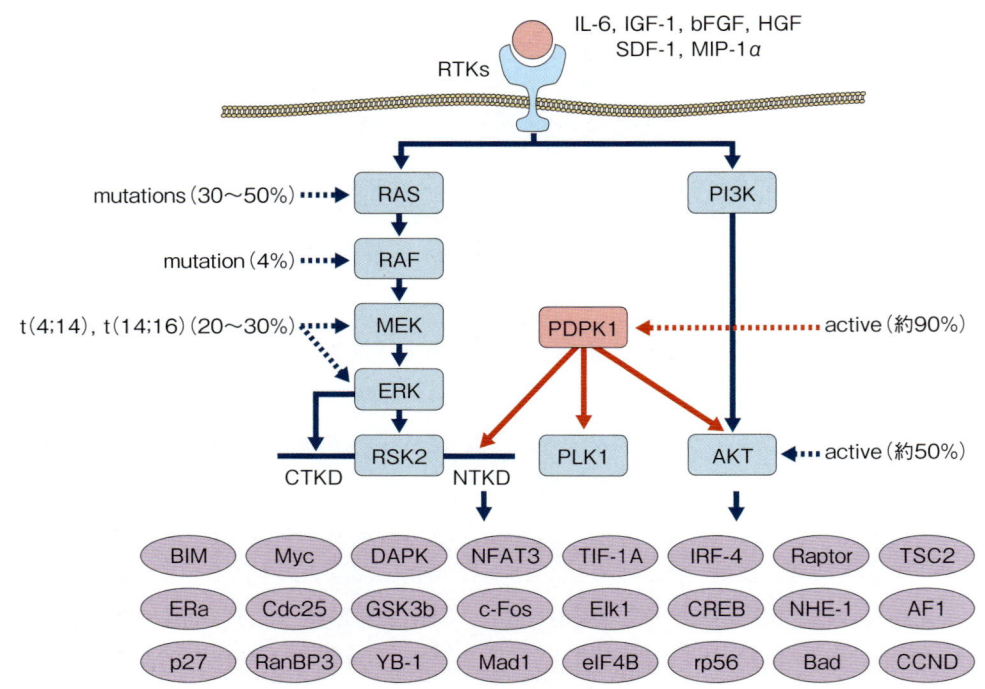

図3 ▶ MMにおけるRAS/ERK/RSK2経路，PI3K/AKT経路の活性化とPDPK1

IGF-1，IL-6，bFGFなどのリガンドの細胞膜受容体への結合，RAS，RAFの遺伝子変異，t(4;14)やt(14;16)染色体異常はいずれもRAS/ERK経路を活性化し，最終的に同経路の最下流に位置するRSK2のC末端キナーゼドメイン（CTKD）を活性化する。生理的状態ではRSK2はCTKDのリン酸化に引き続いて誘発される分子内リン酸化カスケードの結果，RSK2のN末端キナーゼドメイン（NTKD）が活性化され，これにより同部が多くのエフェクター分子の活性を制御することでシグナル媒介分子としての役割を担うが，MMではRSK2-NTKDは上流の遺伝子・染色体異常の有無や種類にかかわらず，ほぼ普遍的に活性化状態にある。PI3K/AKT経路を活性化する遺伝子変異はMMでは稀であるが，約半数の症例でAKT活性化を認める。MMではPDPK1がほぼ恒常的に活性化状態にあり，RSK2-NKTDの恒常的活性化，AKTの活性化はPDPK1により制御される

● 文献

1) Walker BA, et al：Leukemia. 2014；28(2)：384-90.
2) Broderick P, et al：Nat Genet. 2011；44(1)：58-61.
3) Weinhold N, et al：Nat Genet. 2013；45(5)：522-5.
4) Purdue MP, et al：Hematol Oncol. 2011；29(1)：42-6.
5) Specht K, et al：Blood. 2004；104(4)：1120-6.
6) Kuehl WM, et al：J Clin Invest. 2012；122(10)：3456-63.
7) Chesi M, et al：Hematology Am Soc Hematol Educ Program. 2011；2011：344-53.
8) Bergsagel PL, et al：Blood. 2005；106(1)：296-303.
9) Bergsagel PL, et al：J Clin Oncol. 2005；23(26)：6333-8.
10) Hurt EM, et al：Cancer Cell. 2004；5(2)：191-9.
11) Jenner MW, et al：Blood. 2007；110(9)：3291-300.
12) Marango J, et al：Blood. 2008；111(6)：3145-54.
13) Martinez-Garcia E, et al：Blood. 2011；117(1)：211-20.
14) Kang S, et al：Cancer Cell. 2007；12(3)：201-14.
15) Shimura Y, et al：Mol Cancer Ther. 2012；11(12)：2600-9.
16) Chesi M, et al：Nat Genet. 1997；16(3)：260-4.
17) Brito JL, et al：Haematologica. 2009；94(1)：78-86.
18) Iida S, et al：Nat Genet. 1997；17(2)：226-30.
19) Shaffer AL, et al：Nature. 2008；454(7201)：226-31.
20) Avet-Loiseau H, et al：J Clin Oncol. 2009；27(27)：4585-90.
21) Walker BA, et al：Blood. 2010；116(15)：e56-65.
22) Shaughnessy JD Jr, et al：Blood. 2007；109(6)：2276-84.
23) Hanamura I, et al：Blood. 2006；108(5)：1724-32.
24) Zhan F, et al：Blood. 2007；109(11)：4995-5001.
25) Inoue J, et al：Am J Pathol. 2004；165(1)：71-81.
26) Keats JJ, et al：Cancer Cell. 2007；12(2)：131-44.
27) Boyd KD, et al：Clin Cancer Res. 2011；17(24)：7776-84.
28) Chapman MA, et al：Nature. 2011；471(7339)：467-72.
29) Annunziata CM, et al：Cancer Cell. 2007；12(2)：115-30.
30) Fonseca R, et al：Cancer Res. 2002；62(3)：715-20.
31) O'Neal J, et al：Exp Hematol. 2009；37(2)：234-44.
32) Walker BA, et al：Blood. 2012；120(5)：1077-86.
33) Drach J, et al：Blood. 1998；92(3)：802-9.
34) Avet-Loiseau H, et al：J Clin Oncol. 2012；30(16)：1949-52.
35) Chng WJ, et al：Leukemia. 2011；25(6)：1026-35.
36) Nagoshi H, et al：Cancer Res. 2012；72(19)：4954-62.
37) Neri A, et al：J Exp Med. 1989；170(5)：1715-25.
38) Rasmussen T, et al：Blood. 2005；105(1)：317-23.
39) Chinen Y：Cancer Res. 2014；74(24)：7418-29.
40) Chng WJ, et al：Leukemia. 2007；21(3)：582-4.

F3 多発性骨髄腫におけるmiRNA異常

多発性骨髄腫の発症機構

半田 寛, 齊藤貴之, 村上博和

1 はじめに

近年,癌を含む様々な疾患において,蛋白をコードする遺伝子の異常だけではなく,遺伝子の発現を制御するメカニズムであるエピジェネティクスに注目が集まっている。エピジェネティクスにはDNAメチル化,ヒストンアセチル化,ヒストンメチル化,マイクロRNA(micro RNA;miRNA or miR)が含まれており,染色体転座や遺伝子点突然変異以外の発癌メカニズムとして注目されてきている。多発性骨髄腫(multiple myeloma;MM)においては免疫グロブリン重鎖(IgH)領域の転座による癌遺伝子活性化が重要な発癌メカニズムと考えられているが,最近エピジェネティクスの異常も数多く報告され,その重要性が判明しつつある。ここではそのうち,miRNAについて,その生成と作用メカニズムなどを概説しつつ,MMとの関係を解説する。

2 miRNAとは何か

miRNAとは,蛋白をコードしない小さなRNAで,わずか19～25塩基の長さしかない。miRNAは1993年にlin-4 locusにコードされる小分子RNAが線虫(C. elegans)の発達をlin-14蛋白発現制御によって行うという事実から発見された。その後,21塩基長のlet-7と名づけられた小分子RNAが,線虫からヒトに至るまで種間で強く保存されているということが2000年に発見され,この小分子RNAの重要性が認識されるようになった。miRNAはargonaute蛋白と制御複合体(RISC)を形成し,相補的な配列を有する標的mRNAの分解や翻訳抑制を引き起こすことで,細胞増殖,細胞死,細胞運命系譜決定,幹細胞維持,発生段階の時間的制御など,様々な生物学的プロセスに関与している。発見からわずか10年足らずで,ヒトでは既に数千を超えるmiRNAが同定されている。

3 miRNAの生成と作用メカニズム

ほとんどのmiRNAは遺伝子と遺伝子の間の領域に存在するが,最近の研究によりイントロン領域や蛋白をコードしているエクソン領域内にすらも存在することが判明している。miRNAの合成過程は次のようなものである。DNA上に存在するmiRNAはRNAポリメラーゼⅡ(RNA polⅡ)より転写され,primary-miRNA(pri-miRNA)と呼ばれる比較的大きなmiRNA前駆体となる。pri-miRNAは核内において,drosha(RNAaseⅢ)とRNA結合蛋白DGCR8(DiGeorge syndrome critical region gene 8 = Pasha)の複合体であるmicroprocessorによって,ヘアピンループ構造を持つ70塩基ほどのpre-miRNAへと変えられる。pre-miRNAはexportin-5と呼ばれるトランスポーターにより核から細胞質へ排出され,そこでTRBP(trans-activator RNA binding protein),PRKRA,argonaute(AGO1-4)と結合したRNAaseⅢ dicerによってヘアピン構造を裂かれmiRNA/miR*(miR3p/miR5p)へと変わる。さらにhelicaseにより一本鎖にされたmiRNAはargonaute(AGO1,AGO2)やTRBPと複合体を形成し,miR-RISC(RNA induced silencing complex)となって遺伝子発現を制御する(図1)。

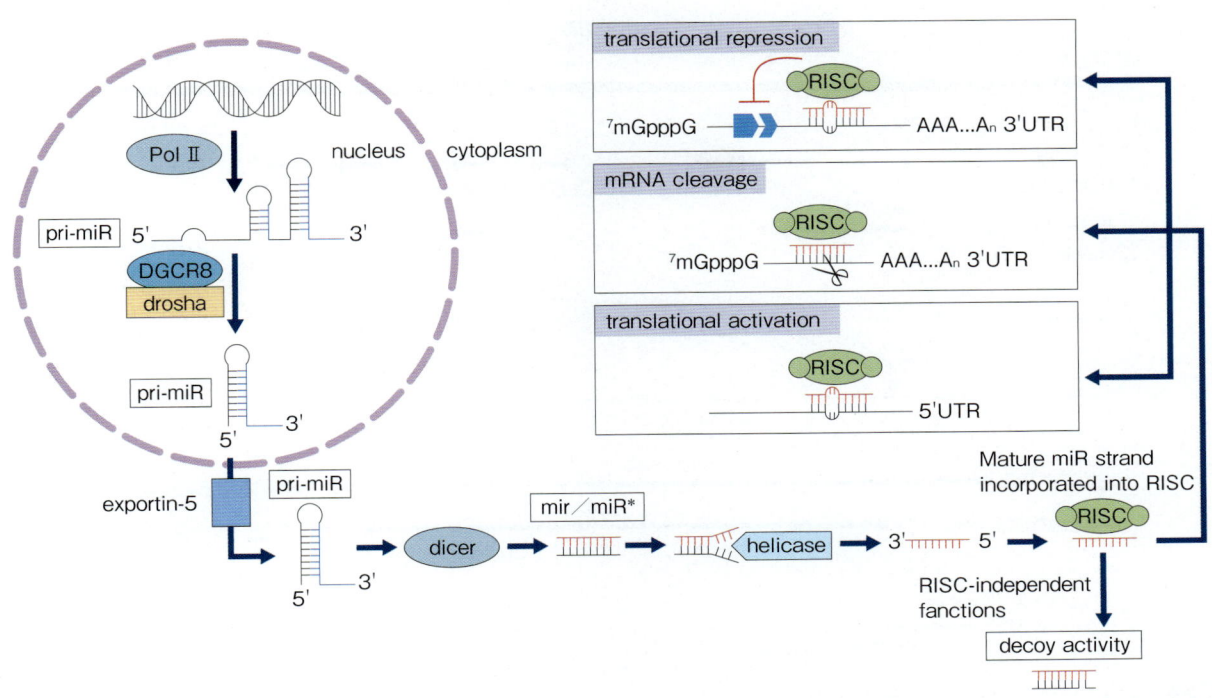

図1 ▶ miRNA生成と作用メカニズム

（文献2より引用改変）

miRNAによる標的RNAの認識は，主にseed配列と呼ばれる5'末端のわずか7塩基と標的との相補的塩基対形成により行われ，相補的なターゲットmRNAと結合したmiRNA（RISC）は，translation（mRNAから蛋白への翻訳）を抑制すること，結合したターゲットmRNAを分解することの2つの作用で遺伝子発現を抑制していると考えられている。しかし驚くべきことに，ごく最近の研究において，miRNAは特定の環境下では翻訳を逆に増幅すること，またmiRNAがDNAと結合することにより，転写レベルでも遺伝子発現を制御することが判明し，miRNAによる遺伝子発現制御機構の複雑さが見えてきている[1-3]。

4 癌とmiRNA

癌とmiRNAの関係を示した最初の発見は，慢性リンパ性白血病（chronic lymphocytic leukemia；CLL）においてであった。CLLではしばしばその染色体13q14領域に欠失が認められるが，欠失部位に蛋白をコードする遺伝子が発見されず，長らくその欠失の病的意義が不明であった。Croce研究室のCalinらはその領域にmiR15aとmiR16-1という2種類のmiRNAが存在し（図2）[4,5]，13q14欠失を持つCLLではその発現が低下していることを，またCimminoらはmiR15aとmiR16-1がアポトーシス抑制遺伝子である*BCL-2*を標的としていることから，このmiRNA発現の低下がBCL-2発現の上昇を引き起こし，CLL発症に関与していることを示した[6]。さらに癌細胞においては，欠失や増幅などが起こりやすい染色体上のゲノム不安定領域に，miRNAがしばしば存在することが報告され，miRNAの異常は一部の癌に限られたものではなく，発癌機構自体にmiRNAが直接関わっていると考えられるようになってきている。

その後，miRNAマイクロアレイやbeads-based flow cytometry, high-throughput deep sequencingの開発により，ゲノムワイドなmiRNA

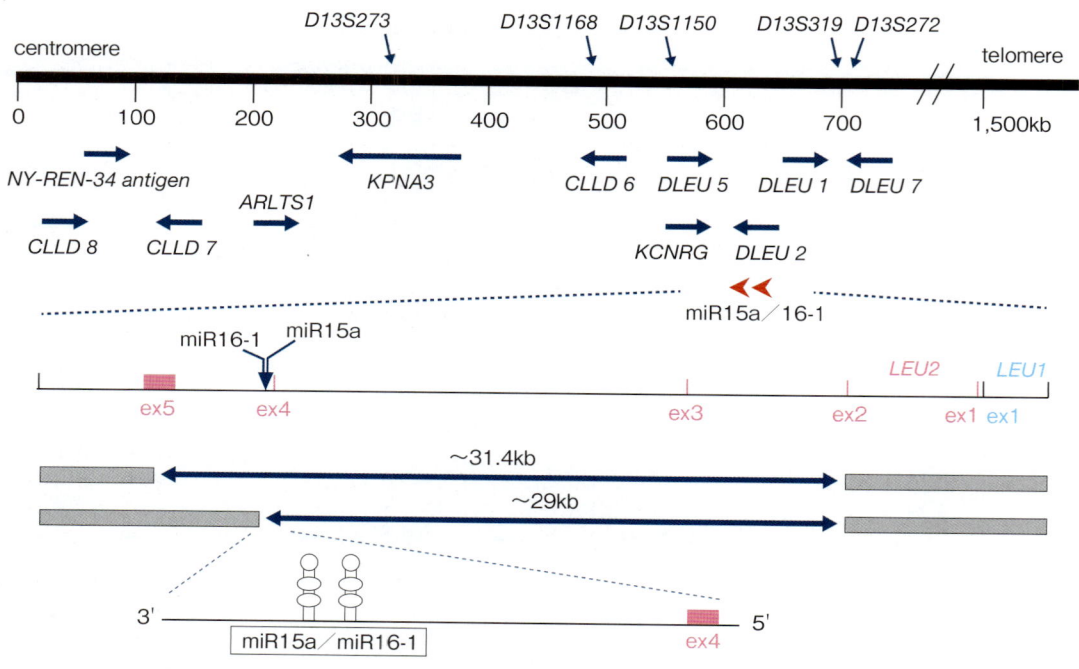

図2 ▶ CLLの染色体13q14欠失とmiRNA

（文献4より引用改変）

プロファイル（miRNome）を腫瘍分類，診断，予後予測に役立てるための研究が急速に進められている。miRNAプロファイルは，正常組織と癌組織の区別，癌の由来臓器や組織の識別ができるだけではなく，同一組織由来の癌のサブタイプをも区別することもできると考えられるようになってきており，その正確性はmRNA発現プロファイルより優れているとさえ考えられるようになってきている。ある研究では，48個のmiRNAによって86％の癌を正確に診断できたことが報告されている。このようにmiRNAによる癌分類を発展させることには，臨床診断と治療計画を立案する上で価値がある。miRNAの発現パターンは予後予測をするバイオマーカーになりうることも示唆されている。

miRNAの検出方法にはマイクロアレイ，RT-qPCR，in situ hybridization，high-throughput sequencingなどがある。マイクロアレイの問題点は定量性がないことであり，そのため他の検出法による確認を必要とすることである。最も正確で鋭敏な検出法はRT-qPCRであるが，高コストでlow-throughputであることが問題である。in situ hybridizationは鋭敏で，細胞1個のレベル，さらには細胞内分布レベルでの解析が可能であるが，技術的困難性と半定量性，low-throughputであることが問題である。現時点では次世代シーケンサーを用いた検出法が，high-throughputで正確性もあり，なおかつ未知のmiRNAも検出可能であることから，検出法として最も有望である[7]。

5 MMのmiRNA異常

MMの形質細胞では健常人のそれと比較して，miR21がより高く発現していること，MMにおいてその発現量がIL-6-STAT3経路によってコントロールされていることが報告されている[8, 9]。さらにMMでも染色体13q14領域の欠失が高頻度に認められる。miR15a，miR16-1は染色体13q14に存在し，その発現はMM形質細胞において健常人形質細胞より減

少していることが報告されている。さらに in vitro で miR15a/16 は cyclin D1 および D2，CDC25A の発現を抑制することによって細胞増殖を抑制し，アポトーシス抑制蛋白である BCL-2 をターゲットとしていること，MM の増殖に重要な要素と考えられている AKT3 と NF-κB 経路を抑制することも見出されている[10]。我々の研究においても，miR15a, miR16-1 の発現は正常形質細胞，MGUS 形質細胞と比較すると，MM 形質細胞において明らかに低く，後述するように in vitro ではこれらの miRNA の機能が細胞増殖抑制的であることを考慮すると，MM への進展に miR15a と miR16-1 の低下が関与していると考えるほうが順当と思われる。

6 MM の染色体異常と miRNA 発現

Lionetti らは MM 細胞株および MM 患者形質細胞の遺伝子発現，および miRNA と DNA copy number を integrated high-resolution microarray analysis を用いて解析した結果，MM において，しばしば染色体欠失や転座などによって不均衡となる対立遺伝子の染色体領域に存在する 16 個の miRNA（miR22 at 17p13.3, miR106b と miR25 at 7q22.1, miR15a at 13q14.3, miR21 at 17q23, miR92b at 1q22 など）が，正常形質細胞と比較して増加あるいは減少するなど，正常な発現制御から逸脱していることを見出した[11]。一方 Corthals らは，染色体 13q14 に存在する miR15a/miR16 の発現が，その copy number variation（CNV）とは関連しないと報告しており[12]，染色体の状態と miRNA 発現の関係については必ずしも一致していない[13, 14]。

MM 発症の分子機構は，IgH 転座による癌関連遺伝子の活性化と考えられている。MGUS の 40～50％，MM の約 70％に IgH 遺伝子の染色体転座が認められ，その発症および進展と重要な関連があると推測されている。また，その染色体異常は MM の予後や分子プロファイルに影響することが知られており，当然 miRNA 発現とも相関することが予測される。Gutiérrez らは t(14;16) を持つ予後不良な MM において，miR1 と miR133a の発現が有意に高いことを報告している[15]。現在まで報告されている MM の予後に関連する染色体異常と発現異常のある miRNA, miRNA の染色体上の領域，および miRNA のターゲットとなる遺伝子の表を掲げる（**表1**）。

染色体 17p 欠失による p53 片アレル欠失は，MM の最も悪い予後因子とされている[16-18]。p53 は遺伝子複製のエラーを監視し，エラーが起こった場合に細胞周期を止め，その修復遺伝子発現を誘導すること，修復不能なときには細胞死を誘導し異常細胞を除去する役割を持つ転写因子で，「遺伝子の守護者」とも呼ばれている。癌細胞においては，この p53 が高率に変異を起こし，変異 p53 が正常 p53 の働きを抑制することによって癌細胞の増殖を誘導し，癌細胞の細胞死を抑制することが知られている。正常 p53 の働きは mousse double minute 2（MDM2）によっても抑制されることが判明しており，癌細胞においてはこの MDM2 も高発現していることが知られている[19]。p53 変異は MM ではあまり認められず，MDM2 が高発現しており，これが p53 の活性低下につながっていると考えられている[20]。miR192, miR194, miR215 は一部の MM において発現が低下していること，これらの miRNA が MDM2 を抑制する働きを持ち，そのことによって正常 p53 の働きを増幅することが報告されている[21-23]。miRNA 発現制御による p53 再活性化で MM 細胞の抗癌剤への感受性を回復させることも，今後の治療戦略のひとつとなりうる。また in vitro の研究で，miR29b は抗アポトーシス遺伝子である Mcl-1 の発現を抑制しアポトーシスを誘導することが胆管癌細胞で報告され，その後 MM 細胞株でも同じ結果が得られている[24]。我々も種々の MM 細胞株と患者検体で，Mcl-1 mRNA 発現量と miR29a, b の発現量が逆相関をすること，miR29 の細胞内への導入により Mcl-1 mRNA の発現が減少することを見出している。Mcl-1 は治療抵抗性 MM

表1 ▶ MMの染色体異常とmiRNA発現異常

cytogenetic group	deregulated miRNA	chromosomal location	miRNA target
t(4;14)	Hsa-miR133b	6p12.2	FSCN1
	Hsa-miR135b	1q32.1	
	Hsa-miR146a	5q34	IRAK1, Fas, Smad4, TBP, CCL8/MCP-2
	Hsa-miR155	21q21.3	KPC1, IL-13Rα1, CYR61, SMAD1, SMAD2SMAD5, HIVEP2, CEBPB, RUNX2, MYO10, PKIalpha, JARID2, AGTR1
	Hsa-miR193a	17q11.2	
	Hsa-miR196b	7p15.2	
	Hsa-miR203	14q32.33	P63, SOCS-3
	Hsa-miR215	1q41	DHFR, TS
	Hsa-miR342	14q32.2	
	Hsa-miR375	2q35	YAP, RASD1, PDK1, 143.3zeta
	Hsa-miR650	22q11.22	NDRG2, ING4
t(11;14)	Hsa-miR95	4q16.1	SNX1
	Hsa-miR125a	19q13.41	PDPN, BAK1, KLF13, preproET1, ARID3B, HuR, ERBB2, ERBB3
	Hsa-miR184	15q25.1	AKT2
	Hsa-miR199a	19p13.2/1q24.3	CD44, mTOR, c-MET, HIF-1alpha
	Hsa-miR215	1q41	DHFR, TS
	Hsa-miR375	2q35	YAP, RASD1, PDK1, 143.3zeta
	Hsa-miR650	22q11.22	NDRG2, ING4
t(14;16)	Hsa-miR1	20q13.33	TAGLN2, KLF4, c-Met
	Hsa-miR99b	19q13.41	
	Hsa-miR125a-5p	19q13.41	PDPN, BAK1, KLF13, preproET1, ARID3B, HuR, ERBB2, ERBB3
	Hsa-miR133a	18q11.2/20q13.33	
	Hsa-miR135b	1q32.1	
	Hsa-miR196b	7p15.2	
	Hsa-miR214	1q24.3	Pten
	Hsa-miR375	2q35	YAP, RASD1, PDK1, 143.3zeta
	Hsa-miR642	19q13.32	
del 13q14	Hsa-miR15a-16cluster	13q14.3	E2F, CCND1, WNT3A, BCL2
	Hsa-miR181a/b	1q32.1/9q33.3	RASSF1A, TIMP3, NLK, Prox1, HOX-A11
	Hsa-miR221	Xp11.3	P27, Est1, PUMA, p57, TIMP3, Bmf, PTEN, Mdm2
	Hsa-miR222	Xp11.3	P27, PUMA, p57, TIMP3, PTEN
	Hsa-miR382	14q32.31	SOD2, NPM1, PSPC1, HSPD1, ECH1

(文献10〜12, 15より作成)

細胞に過剰発現していることから，抗癌剤耐性に重要な役割を果たしていると考えられており，治療のターゲットとなりうる．miRNAとMMにおける重要な因子との関係を図3[25]に示す．

7 MMにおける別のmiRNA制御機構

miRNA発現は，MMを含む多くの癌において抑制されているものが多いが，そのメカニズムの全体像はまだわかっていない．一部は前述のように遺伝子欠失によるものが考えられているが，miRNAのコード領域は欠失しているものばかりではない．miRNAの発現は，それ自体もメチル化やヒストンアセチル化などによりエピジェネティックに制御されているということが最近判明してきている．miRNAのうち，miR34b/cとmiR203について，MMで高頻度にメチル化されていることが報告されている[26-28]．興味深いことに，DNAをメチル化する酵素DNMT3A，3Bの3'-UTRには，miR29a/bと相補な配列があり，実際にDNMTの発現がmiR29bによって抑制されることが示されている[29]．また一度メチル化されたDNAのメチル化状態を維持する酵素DNMT1の発現は，転写因子SP-1によって制御されており，SP-1もmiR29bによって発現が抑制されることから，DNAメチル化による遺伝子制御とmiRNAは互いに制御し合っていると言える[30]．我々もこの相互依存的な制御関係が*in vitro*だけではなく，MM患者から採取したMM細胞においても認められることを見出している．また，miR34a，34b/cがMMにおいて高頻度にメチル化されていること，また脱メチル化薬によってその発現が増加することを見出している．miR29 family導入によってDNMT発現量が減少することも見出した．

miRNAのbiogenesisには様々な因子が関わっている．成熟miRNA発現は，pri-miRの産生に関わるdrosha，pre-miRを核外に輸送するexportin-5，pre-miRをmiR/miR*にするdicerなどのmiR processingに関わる様々な因子によって制御されているため[2]，その発現量はmiRNA code領域のDNA copy numberに依存していないことが判明している．MMにおいては上記のうち，droshaではなくdicerの発現異常が報告されており，MGUSからMM

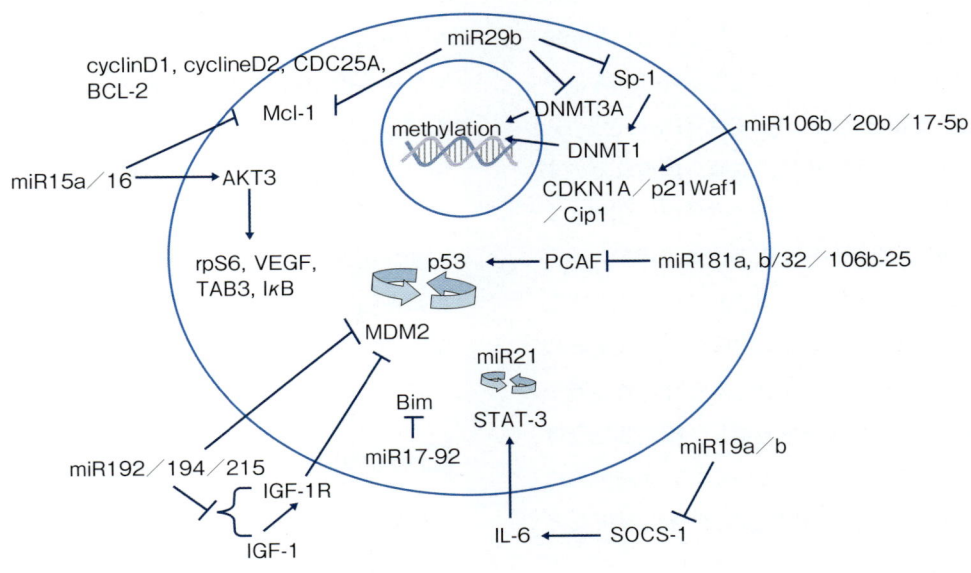

図3 ▶ miRNAとMMにおける重要な遺伝子との関係　　　　　　　　（文献25より引用改変）

へ進行する際にdicerの発現量が低下すること，MMにおいてdicer発現が多いとPFS（progression free survival）が延長することが報告されている[31]。

近年，miRNAと相補的な配列を持ち，その機能を抑制するいわゆるspongeとして作用する内在性non-coding RNA，すなわちceRNA（competitive endogenous RNA）が発見された。これは発現制御機構には属していないが，miRNAの機能を制御する重要な機構であり，注目を集めている[32]。たとえばnon-coding RNAの1つHMGA2は，tumor suppressor miRNAとして有名なlet-7を吸着し，let-7が抑制しているtgfbr3（TGF-β receptor Ⅲ）の発現を増加させる[33]。他にも癌抑制遺伝子PTENのpseudogeneであるPTENP1もいくつかのmiRNAを結合させる領域を持っており，ceRNAとして働いている。

8 miRNA発現プロファイリングによるMM分類の可能性

MMにおいても，マイクロアレイで解析したmiRNA発現プロファイリングをもとにした予後予測の分類が，英国MRCから報告されている。これによるとmiR17とmiR886-5pの発現レベルによって3つのグループに分類され，ISSとFISHをもとにした予後予測より優れていることが示された[34]。miRNAはその小ささのため長鎖RNAより安定であることから，凍結組織やパラフィン固定組織，血漿，血清などの末梢血液，尿，唾液，さらには痰からすらもmRNAより信頼性高く抽出可能であり，患者血清miRNAがバイオマーカーになる可能性も示唆されている[35]。また最近の研究では，miRNAは細胞内にのみ存在するのではなく，膜に覆われたエクソソームと呼ばれる粒子の中に封入された形で生体内を遊走し，細胞間で受け渡しもされることがわかってきている[36]。血液中のエクソソーム解析によってMMの診断や予後解析なども期待されている。

9 miRNAを用いた治療法の可能性

治療薬としてのmiRNAの魅力とアドバンテージは，目的とする遺伝子をターゲットにできること，ターゲット遺伝子を制御することによって細胞内あるいは細胞間の様々なネットワークを制御できることであろう[37]。miRNA（miR15a/16-1）自体を in vivo の異種移植モデルに投与し，腫瘍細胞の縮小を得たことも報告されている[38]。また，miRNA導入は細胞死，細胞増殖，レセプターから細胞シグナル伝達経路に影響し，抗癌剤の感受性を変えるアジュバントとなりうる可能性も持っている。しかし，miRNAを治療薬として使用するには，in vivoでその安定性を保持する方法，効率よく目的とする細胞まで届けるデリバリーシステムの開発の2つの問題を解決しなければならない。現在までのところ，アテロコラーゲンやリポソームを用いて導入する方法，アデノウイルスなどのウイルスベクターを用いる方法などが報告されているが，安全で確実な方法はまだ確立されていない。

Roccaroらは，MMにおけるmiRNA発現の異常がMM細胞だけではなく，骨髄微小環境を形成する間質細胞にも認められ，そこから分泌されるエクソソーム中のmiRNAは正常な間質細胞より分泌されるエクソソームとは異なっていること，そして正常なエクソソームはMMの増殖を抑制できることを示した（図4）[39]。この発見とエクソソームが血液中でも安定していることを考えると，腫瘍抑制性miRNAを封入したエクソソーム投与による治療も考えられる。また腫瘍抑制性miRNAエクソソームを分泌する間質細胞や間葉系細胞による細胞治療も有効な方法になるかもしれない。

10 おわりに

MMの進行においては，様々な遺伝子異常の蓄積が関与していると考えられるが，その中のエピジェネティック異常のひとつのパート，あるいはメインプレ

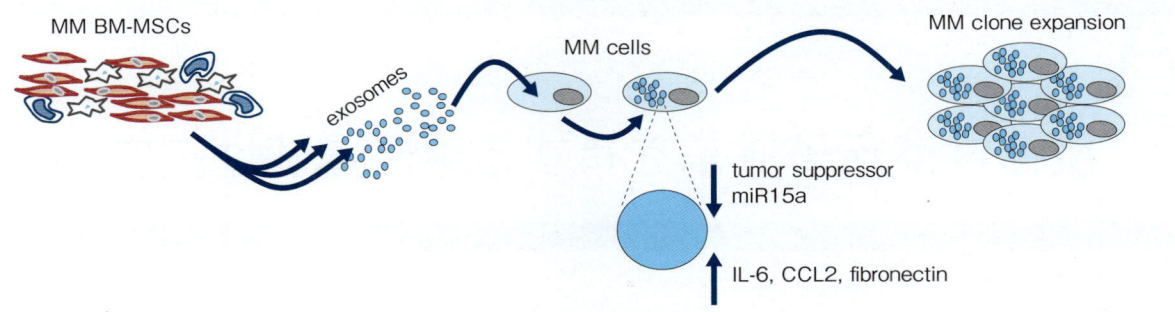

図4 ▶ 骨髄間質性幹細胞由来から放出されるexosomeと骨髄腫細胞の関係 （文献39より作成）

イヤーとしてmiRNAが注目されつつある。正常形質細胞からMGUS，MMの形質細胞へと変化する中で様々なmiRNAの関与の報告が蓄積されてきており，MMにおけるmiRNAの全体像すなわちmiRNomeを明らかにすることは，今後のMMの治療戦略を立てる上で，また新たな創薬を考える上で重要と思われる。

● 文 献

1) Romero-Cordoba SL, et al：Cancer Biol Ther. 2014；15(11)：1444-55.
2) Iorio MV, et al：EMBO Mol Med. 2012；4(3)：143-59.
3) Iorio MV, et al：Carcinogenesis. 2012；33(6)：1126-33.
4) Aqeilan RI, et al：Cell Death Differ. 2010；17(2)：215-20.
5) Calin GA, et al：Proc Natl Acad Sci USA. 2002；99(24)：15524-9.
6) Cimmino A, et al：Proc Natl Acad Sci USA. 2005；102(39)：13944-9.
7) Tian T, et al：Org Biomol Chem. 2015；13(8)：2226-38.
8) Löffler D, et al：Blood. 2007；110(4)：1330-3.
9) Pichiorri F, et al：Proc Natl Acad Sci USA. 2008；105(35)：12885-90.
10) Roccaro AM, et al：Blood. 2009；113(26)：6669-80.
11) Lionetti M, et al：Blood. 2009；114(25)：e20-6.
12) Corthals SL, et al：Leuk Res. 2010；34(5)：677-81.
13) Corthals SL, et al：Leukemia. 2011；25(11)：1784-9.
14) Lerner M, et al：Exp Cell Res. 2009；315(17)：2941-52.
15) Gutiérrez NC, et al：Leukemia. 2010；24(3)：629-37.
16) Boyd KD, et al：Genes Chromosomes Cancer. 2011；50(10)：765-74.
17) Avet-Loiseau H, et al：J Clin Oncol. 2012；30(16)：1949-52.
18) Avet-Loiseau H, et al：Leukemia. 2013；27(3)：711-7.
19) Nag S, et al：Curr Med Chem. 2014；21(5)：553-74.
20) Elnenaei MO, et al：Haematologica. 2003；88(5)：529-37.
21) Pichiorri F, et al：Cancer Cell. 2010；18(4)：367-81.
22) Hünten S, et al：Adv Exp Med Biol. 2013；774：77-101.
23) Chesi M, et al：Cancer Cell. 2010；18(4)：299-300.
24) Zhang YK, et al：Biochem Biophys Res Commun. 2011；414(1)：233-9.
25) Benetatos L, et al：Cancer. 2012；118(4)：878-87.
26) Wong KY, et al：Blood. 2011；118(22)：5901-4.
27) Wong KY, et al：Br J Haematol. 2011；154(5)：569-78.
28) Chim CS, et al：Carcinogenesis. 2010；31(4)：745-50.
29) Fabbri M, et al：Proc Natl Acad Sci USA. 2007；104(40)：15805-10.
30) Amodio N, et al：Oncotarget. 2012；3(10)：1246-58.
31) Sarasquete ME, et al：Haematologica. 2011；96(3)：468-71.
32) Salmena L, et al：Cell. 2011；146(3)：353-8.
33) Kumar MS, et al：Nature. 2014；505(7482)：212-7.
34) Wu P, et al：Br J Haematol. 2013；162(3)：348-59.
35) Di Leva G, et al：Curr Opin Genet Dev. 2013；23(1)：3-11.
36) Hannafon BN, et al：Int J Mol Sci. 2013；14(7)：14240-69.
37) Garzon R, et al：Nat Rev Drug Discov. 2010；9(10)：775-89.
38) Sun CY, et al：Carcinogenesis. 2013；34(2)：426-35.
39) Roccaro AM, et al：J Clin Invest. 2013；123(4)：1542-55.

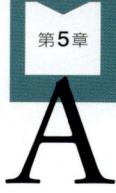

第5章 A 反復性遺伝子異常を有する急性骨髄性白血病

麻生範雄

1 はじめに

急性骨髄性白血病（acute myeloid leukemia；AML）の診断のための病型分類は，1976年に提唱されたFAB（French-American-British）分類に始まる。FAB分類は骨髄塗抹標本の細胞形態および細胞化学による細胞系列に基づく病型診断である[1]。後に細胞表面抗原検査も一部に取り入れられ，染色体異常ともよく相関し，共通の診断基準として広く受け入れられた。2001年に発表されたWHO分類もFAB分類を基本に，予後因子として重要な染色体転座t(8；21)，inv(16)，t(15；17)および11q23転座を独立した病型としている。さらに，現行のWHO分類2008年版では染色体転座が追加され，遺伝子変異も取り入れられた（表1）[2]。本項ではWHO分類2008年版に基づき，反復性遺伝子異常を呈するAMLの診断，治療および予後因子について概説する。

2 core binding factor 白血病

CBF（core binding factor）白血病はt(8；21)とinv(16)もしくはt(16；16)を有するAMLをさす。t(8；21)はRUNX1-RUNX1T1，inv(16)/t(16；16)はCBFβ-MYH11融合蛋白を生じる。CBF白血病の呼称はRUNX1とCBFβがヘテロ二量体を形成する転写因子CBFを形成することに由来する（図1）。CBFは造血に関わる造血因子やその受容体の転写調節を行っている。造血幹細胞の発生と巨核球およびリンパ球の分化に必須の転写因子である。*RUNX1*は当初，*AML1*としてt(8；21)転座点より単離され，8q22の*MTG8*（*ETO/RUNX1T1*）と融合遺伝子を形成することが明らかにされた（図2）[3]。*AML1*はその後，小児急性リンパ性白血病（acute lymphoblastic leukemia；ALL）に多いt(12；21)(p13；q22)をはじめ，多くの染色体転座に関与することが明らか

表1 ▶ WHO分類2008年版における反復性遺伝子異常を有するAML

染色体異常	遺伝子異常	FAB分類
t(8；21)(q22；q22)	*RUNX1-RUNX1T1*	M2
inv(16)(p13.1q22)/t(16；16)(p13.1；q22)	*CBFB-MYH11*	M4Eo
t(15；17)(q22；q12)	*PML-RARA*	M3, M3v
t(9；11)(p22；q23)	*MLL-MLLT3*	M4, M5
t(6；9)(p23；q34)	*DEK-NUP214*	M2, M4
inv(3)(q21q26.2)/t(3；3)(q21；q26.2)	*RPN1-EVI1*	M3以外
t(1；22)(p13；q13)	*RBM15-MKL1*	M7
―	*NPM1*変異	M1, M2, M4, M5
―	*CEBPA*変異	M1, M2

M4Eo：M4 with abnormal marrow eosinophils, M3v：M3 variant

（文献2より引用改変）

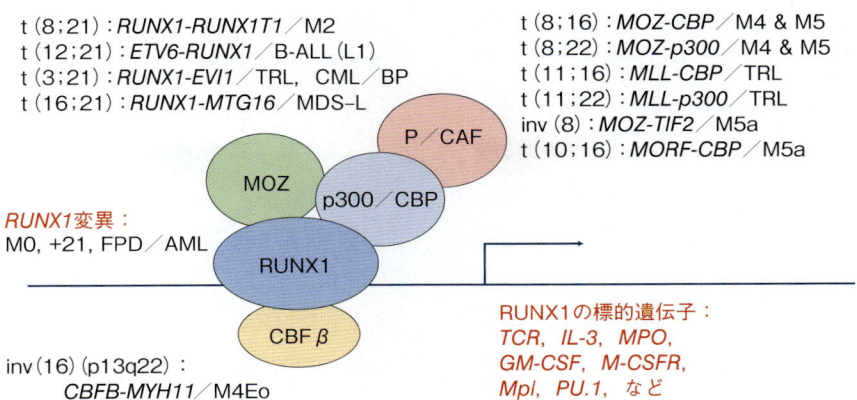

図1 ▶ RUNX1とCBFβのヘテロ二量体からなる転写因子CBFと白血病の染色体および遺伝子異常

RUNX1（AML1）はCBFβとヘテロ二量体を形成し，DNAへ結合する。転写因子CBFのコアクチベーターであるMOZ，p300，CBPも白血病の染色体転座に関与している。図では各染色体転座：融合遺伝子，病型の順に記載した。
B細胞性ALL（B-cell acute lymphoblastic leukemia；B-ALL），治療関連白血病（therapy-related leukemia；TRL），慢性骨髄性白血病・急性転化期（chronic myeloid leukemia/blastic phase；CML/BP），骨髄異形成症候群からAMLへの転化（myelodysplastic syndromes leukemia；MDS-L），AMLへ進展しやすい家族性血小板異常症（familial platelet disorder/AML；FPD/AML）

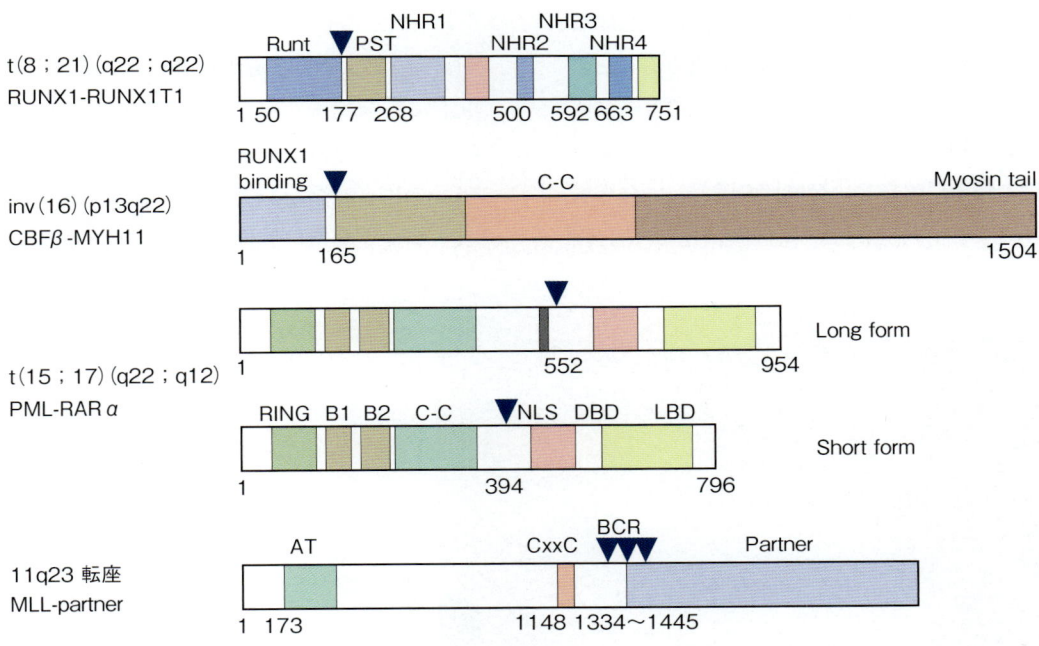

図2 ▶ 染色体転座により形成されるキメラ蛋白

Runt：Runt領域，DNA結合およびCBFβとの二量体形成を担う。PST：proline/serine/threonine-rich domain，NHR：nervy homology region，NHR2はRUNX1T1やMTGR1との二量体形成を担うと同時にコリプレッサーmSin3Aを結合する。NHR4はコリプレッサーN-CoRやSMRTと結合する。C-C：coiled-coil domain，二量体形成を担う。RING：RING-finger domain PMLのスモ化・ユビキチン化を担う。B1, B2：B-box motifs, B2に亜ヒ酸は結合する。DNA結合領域（DNA-binding domain；DBD），リガンド結合領域（ligand-binding domain；LBD），核移行シグナル（nuclear localization signal；NLS），AT；AT-hooks domain，CxxC；CxxC-type zinc finger domain，DNAのメチル化状態を識別する。BCR；breakpoint cluster region，逆三角形はキメラ蛋白の融合部を示す

（文献3より引用）

にされる(図1)。また、二量体を形成するCBFβのみならず[4]、RUNX1/CBFβに結合してヒストンアセチル化活性により転写を促進するコアクチベーターCBPやMOZも、白血病の染色体転座の切断点にあることが判明する。さらに、RUNX1は染色体転座のみならず、RUNX1のみの点突然変異によっても白血病発症に関与する[5]。すなわち、この転写複合体が造血に深く関与し、その異常は白血病発症に密接に関連することが明らかである。RUNX1を含む染色体転座では、いずれもDNA結合部のRunt領域をキメラ蛋白は保持し、野生型RUNX1の機能をドミナントネガティブに抑制していると考えられる(図2)。しかし、RUNX1あるいはCBFβの異常はそれだけでは発症に至らず、他の遺伝子異常の蓄積が必要である。

1. t(8;21)(q22;q22)/RUNX1-RUNX1T1白血病

t(8;21)はAMLの10％前後と最も多い染色体転座のひとつである。若年者に多い傾向を認める。白血球は著増しないが、小児では緑色腫、成人では傍椎体腫瘍などの髄外腫瘍をしばしば形成する。髄外腫瘍が骨髄における増殖に先行して骨髄性肉腫として発症する場合もある。FAB分類では白血病細胞が成熟分化傾向を有するM2に属し、M2の30～40％を占める。骨髄像では分化傾向が強く、好中球まで分化して偽性Pelger核異常をしばしば呈する。Auer小体陽性が多く、時に成熟細胞にもAuer小体を認める(図3)。ミエロペルオキシダーゼ(myeloperoxidase；MPO)染色は強陽性である。CD13、CD33、HLA-DR、CD34およびCD117陽性である。時にB細胞抗原であるCD19陽性となる。接着分子CD56陽性例では中枢神経浸潤や髄外腫瘍を形成しやすい。性染色体や9番染色体長腕の欠失など、付加的染色体異常を高頻度に伴う。染色体、FISH法およびRT-PCR法などによりt(8;21)あるいはRUNX1-RUNX1T1を同定すれば、確定診断が得られる。

t(8;21) AMLの治療反応性は良好で、染色体予後リスク分類の予後良好群に属する(表2)。ダウノルビシン(daunorubicin；DNR)あるいはイダルビシン(idarubicin；IDR)とシタラビン(cytarabine；Ara-C)による寛解導入により、65歳未満では90％以上に完全寛解が得られる。寛解後は大量Ara-Cによる地固め療法が有効で、60～70％の全生存率(overall survival；OS)が期待される[6]。したがって、第一寛解期における同種移植の適応は一般にな

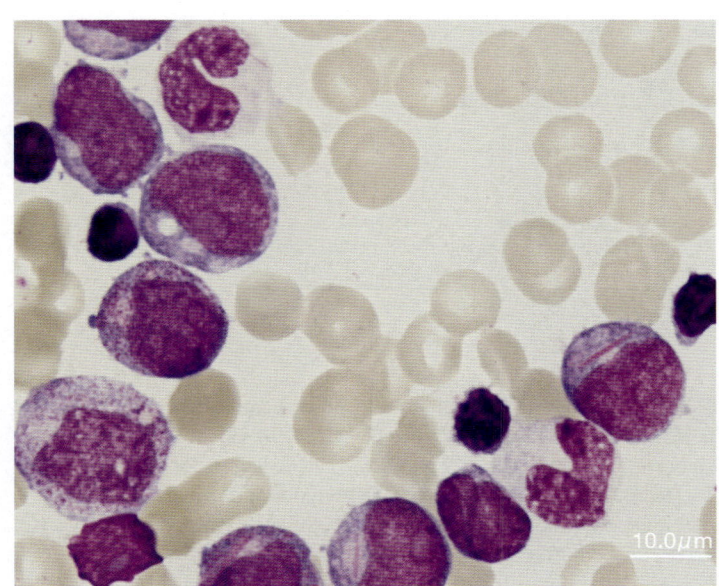

図3 ▶ t(8;21)陽性AMLの骨髄像
白血病細胞の分化傾向が強く、芽球にもGolgi装置が発達し、クリアゾーンによる核のくぼみを認める。前骨髄球には粗大顆粒や空胞形成が多く、偽性Pelger核異常を有する好中球をしばしば認める。Auer小体陽性細胞も目立つ

表2 ▶ 欧州白血病ネット（ELN）による染色体および遺伝子異常に基づくAMLの予後分類

予後グループ	染色体異常	遺伝子異常
良好群	t（8;21）（q22;q22）	*RUNX1-RUNX1T1*
	inv（16）（p13q22）or t（16;16）（p13;q22）	*CBFB-MYH11*
	正常	*NPM1*変異かつ*FLT3*-ITD陰性
	正常	*CEBPA*変異
中間群Ⅰ	正常	*NPM1*変異かつ*FLT3*-ITD陽性
	正常	*NPM1*野生型かつ*FLT3*-ITD陽性
	正常	*NPM1*野生型かつ*FLT3*-ITD陰性
中間群Ⅱ	t（9;11）（p22;q23）	*MLL-MLLT3*（*AF9*）
	予後良好群および不良群以外の染色体異常	
不良群	inv（3）（q21q26.2）or t（3;3）（q21;q26.2）	*RPN1-EVI1*
	t（6;9）（p23;q34）	*DEK-NUP214*
	t（v;11）（v;q23）	*MLL*転座
	−5 or del（5q）	
	−7	
	17p異常	*TP53*変異
	複雑核型（≧4染色体異常）	

（文献6, 11より作成）

い。高齢者においても比較的寛解を得やすく，20～40％の長期生存が期待される。しかしながら，若年者においても少なからず再発があり，再発後の予後は必ずしも良好ではない。*RUNX1-RUNX1T1*や*WT1*により，微小残存病変（minimal residual disease；MRD）を定期的にモニタリングし，再発の早期発見，同種移植の機会を逃さないようにする必要がある。

t（8;21）AMLの予後因子として従来，年齢，白血球数，髄外腫瘍などが挙げられていた。近年，受容体型チロシンキナーゼ*FLT3*や，特に*KIT*の遺伝子変異がセカンドヒットとしてt（8;21）に頻度が高いことが明らかにされ，遺伝子変異陽性例の無再発生存率（relapse-free survival；RFS）は不良とされる。*KIT*遺伝子の活性化変異と白血球数には相関がある。*KIT*遺伝子変異には，活性部位であるセカンドチロシンキナーゼ領域（tyrosine kinase domain；TKD）（特にV816）と，膜近傍部および細胞外の免疫グロブリン領域のexon8変異がある。肥満細胞症ではTKD変異が多く，消化管間質性腫瘍（gastrointestinal stromal tumor；GIST）では膜近傍部の変異が多い。AMLでは3カ所ともに変異を認めるが，t（8;21）AMLではTKD変異が多く，より再発しやすい。JALSG（Japan Adult Leukemia Study Group）では，CBF白血病における*KIT*遺伝子変異によるRFSの差異を検証するAML209GS試験を施行中である。

2. inv（16）（p13q22）/t（16;16）（p13;q22）/ *CBFβ-MYH11*白血病

inv（16）もしくはt（16;16）は，ともに同じCBFβ-MYH11融合蛋白を形成する（図2）[4]。inv（16）が大半を占め，FAB分類のM4Eoの病型特異的染色体転座である。平滑筋ミオシン重鎖をコードする*MYH11*は多量体を形成し，CBFβの核移行を阻害する。M4EoはAMLの5％弱で比較的若年者に多く，白血球著増例も多い。髄外腫瘍も形成しやすい。M4Eoは好酸球増多を伴う急性骨髄単球性白血病で

あり，骨髄性と単球性の白血病細胞に加えて，骨髄に好酸球の増加を認める（図4）。好酸球は未熟な前骨髄球，骨髄球および後骨髄球が骨髄の5％以上にみられる。芽球はCD13，CD33およびHLA-DR，CD34陽性である。時に汎T抗原であるCD2陽性である。＋8，＋21，＋22などの付加的染色体異常を伴うことがある。1割ほどに未熟好酸球が増加しない症例がある。また，inv（16）は核型上の同定が困難な場合も多く，RT-PCRによるキメラ遺伝子のスクリーニングが診断に重要である。

　inv（16）AMLも染色体予後リスク分類の予後良好群に属し，DNR/Ara-CもしくはIDR/Ara-Cによる寛解導入率は，65歳未満では90％を超える。また，大量Ara-Cによる地固め療法の反応性もよく，60〜70％のOSが期待される（表2）[6]。t（8；21）AMLと異なり，再発後も再寛解率が高い。付加的染色体異常のうち，＋22はinv（16）に多く，予後良好とされる。注意すべきは白血球数10万/μL以上の著増例や，髄外腫瘍形成例および中枢神経浸潤例である。

　inv（16）AMLの予後因子は，年齢，白血球数および髄外腫瘍形成である。inv（16）AMLにおいても*KIT*遺伝子変異を高率に認めるが，TKDのみならずexon8変異が多く，この場合はあまり予後と相関しないようである。

3 t（15；17）（q22；q12）/*PML-RARA*陽性急性前骨髄性白血病

　t（15；17）は急性前骨髄球性白血病（acute promyelocytic leukemia；APL）の98％と大半を占める病型特異的染色体転座である。t（15；17）によりPML-RARα融合蛋白が形成される（図2）[7]。APLはAMLの10％前後を占め，比較的若年者に多く，播種性血管内凝固（disseminated intravascular coagulation；DIC）による出血傾向が強い病型である。発熱や倦怠感などの一般的な症状以外に，皮下出血や鼻出血，月経過多あるいは抜歯後止血困難などで見つかる。治療前白血球中央値は2,000/μL前後で，汎血球減少を呈する場合が多い。FAB分類ではM3とされ，顆粒の豊富な前骨髄球を認める。Auer小体を束状に多数認めるfaggot細胞の出現も特徴的である（図5）。MPO染色は強陽性である。APL細胞はCD13，CD33陽性で，HLA-DR，CD34陰性が多い。汎T抗原CD2陽性はM3vに多い。M3vは細胞質のアズール顆粒が微細なため光学顕微鏡では顆粒を

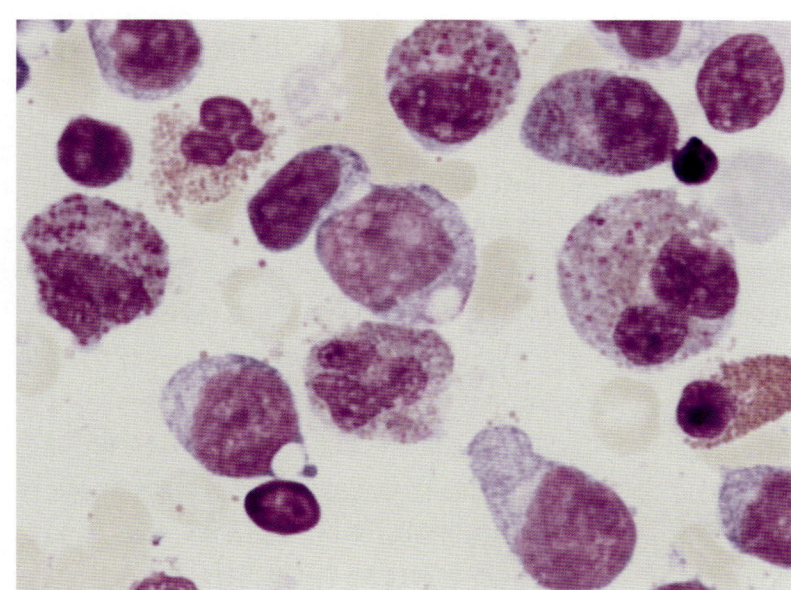

図4 ▶inv（16）陽性AMLの骨髄像
骨髄系と単球系の幼若細胞に加えて，骨髄に未熟好酸球が増加する。橙色の成熟顆粒に混じって赤褐色の未熟な好酸球の顆粒を持った単核球を認める

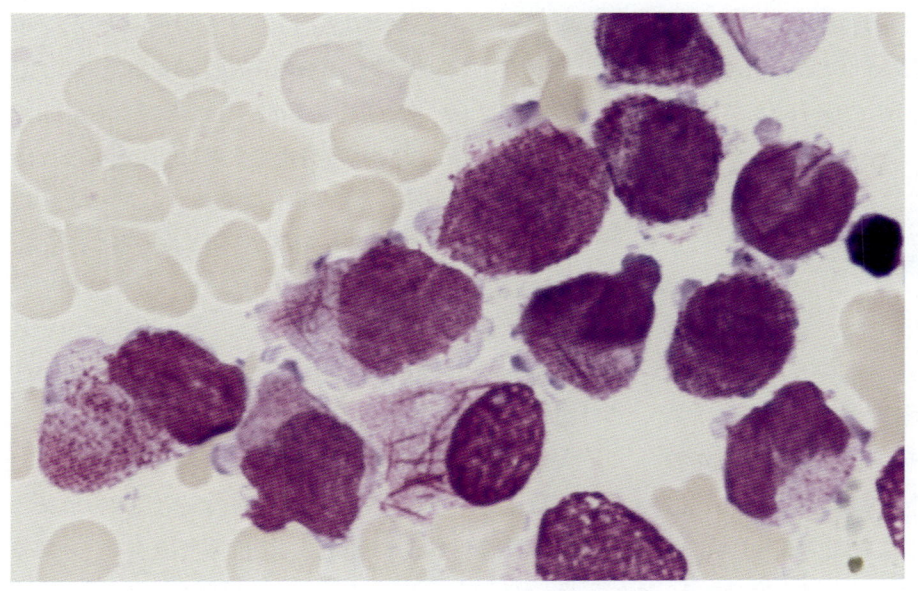

図5 ▶ t（15；17）陽性APLの骨髄像
豊富なアズール顆粒を有する前骨髄球が増加する。核不整も強く，中央部のくぼみにより鉄アレイ状を呈することもある。Auer小体を多数有するfaggot細胞が特徴的である

識別できず，白血球数も多く，単球性白血病と鑑別困難である。M3vも同様にDICを併発し，t（15；17）陽性である。

　APLは化学療法の反応性は良好であるが，細胞内の豊富な顆粒に組織トロンボプラスチン様活性があり，化学療法によりAPL細胞が壊されることによりDICが増強する。実際，化学療法開始後の肺出血や頭蓋内出血による早期死亡が多い病型であった。

　1988年に上海第二医科大学より報告された全トランス型レチノイン酸（all-trans retinoic acid；ATRA）による治療は，APLの治療成績を飛躍的に向上させた[8]。ATRAはAPL細胞を成熟分化させ，DICを悪化させることなく高率に寛解へ導入しうる。当初，分化誘導療法として報告され，後にPML-RARαに作用する分子標的治療薬であることが判明し，癌に対する分子標的治療の先駆けとなった。

　1990年代には中国から亜ヒ酸（arsenic trioxide；ATO）もAPLに著効することが報告され，ATOはPMLに特異的に作用することが明らかにされる。ATRAと化学療法によるAPLの治療では95％前後に完全寛解を得，20％前後に再発をみるが，ATOが再発例に著効し，80％を超えるOSが期待される。ATOの寛解導入や地固め療法などの初期治療への導入も試みられ，ATRAとATOの併用により再発率の減少が期待されている。ATOは肝障害，神経毒性，QT延長などの副作用を有するが，骨髄抑制が軽く，特に高齢者において化学療法に変わる治療となる可能性が高い。再発例ではATOによる再寛解の後，自家移植の有効性が高い。再寛解例では*PML-RARA*もしくは*WT1*によるモニタリングにより，MRD陰性例では自家移植，陽性例では同種移植が勧められる。

　APLの予後因子は年齢と治療前白血球数である。APLの4分の1の症例にみられる白血球数10,000/μL以上は，RFSに対する予後不良因子である。CD56陽性例も中枢神経浸潤などと関連して予後不良の可能性がある。FLT3の膜近傍部における重複変異（internal tandem duplication；*FLT3*-ITD）を約3割に認め，白血球高値と相関する。APLには他にも17q12の*RARA*に転座する染色体転座例がある。t（5；17）（q35；q12）/*NPM1-RARA*やt（11；17）（q13；q12）/

A 反復性遺伝子異常を有する急性骨髄性白血病

NuMA-RARA などはATRAが有効である。しかし，t(11;17)(q23;q12)/*ZBTB16(PLZF)-RARA* とt(17;17)(q11.2;q12)/*STAT5B-RARA* には，ATRAは無効とされる。

4 11q23／MLL転座白血病

11q23転座白血病は，染色体転座により11q23に局在する*MLL*遺伝子と70以上の転座パートナーが融合遺伝子を形成し，比較的類似した病態を呈する（**図2**）[9]。MLLはヒストンメチル基転移酵素活性を有し，その複合体はクロマチン修飾に関与する。11q23転座はAMLのみならず，ALLにも広く認め，特に1歳未満の乳児白血病では最も多い染色体転座である。また，治療関連の二次性白血病のうち，トポイソメラーゼⅡ阻害薬であるエピポドフィロトキシンやアントラサイクリン系使用時の治療関連白血病にも多いため，高齢者にも認める。ALLではB，T細胞性ともに認め，AMLではFAB分類のM4やM5の単球性白血病が多い（**図6**）。非常に多くのパートナーと染色体転座をきたし，11q23転座白血病と総称されるが，そのうち9割以上は7つの転座パートナーからなる。すなわち，4q21の*MLLT2*（*AFF1/AF4*），9p22の*MLLT3*（*AF9*），19p13.3の*MLLT1*（*ENL*），10p12の*MLLT10*（*AF10*），19p13.1の*ELL*，6q27の*MLLT4*（*AF6*）および部分重複変異（partial tandem duplications；MLL-PTDs）である。ALLではt(4;11)(q21;q23)/*MLL-MLLT2*（*AF4*）が多く，AMLではt(9;11)(p22;q23)/*MLL-MLLT3*（*AF9*）が多い。*MLL*遺伝子のスプリットシグナルを検出するFISH法が有用である。また，11q23転座白血病では再発時などに，同じクローンでありながらALLからAMLへと細胞系列が転換する例を時に経験する。

11q23転座白血病は化学療法の反応性がきわめて不良な病型である（**表2**）。染色体予後リスク分類では，t(9;11)(p21-22;q23)とt(11;19)(q23;p13)のみ予後中間群とされ，残る11q23転座，t(4;11)(q21;q23)，t(6;11)(q27;q23)あるいはt(10;11)(p11-13;q23)などはすべて予後不良群である。したがって，第一寛解期における同種移植の適応となる。しかし，治療関連白血病では，年齢や治療歴などのため同種移植の適応がない場合も多く，予後不良である。

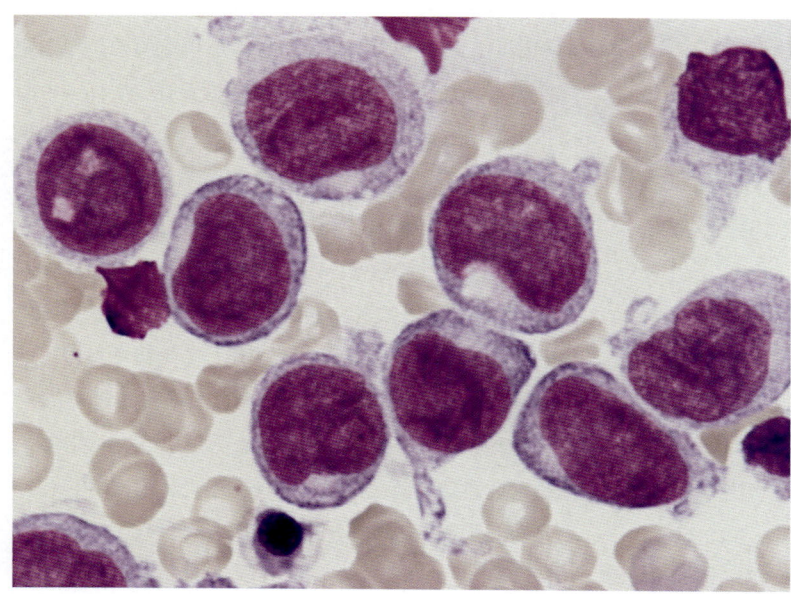

図6 ▶ 11q23／MLL転座白血病の骨髄像
AMLでは単球系のM4，M5が多い。芽球は大型で細胞質も広く，辺縁不整である。空胞形成を伴いやすく，核小体も顕著である

5 その他の染色体転座

t(6;9), inv(3)およびt(1;22)はいずれも稀な異常である。t(6;9)(p23;q34)/DEK-NUP214(CAN)はM2, M4に多く, 好塩基球の増加や3系統の血球形態異常を伴う。FLT3-ITDを7割前後と高頻度に伴い, 予後不良である(**表2**)。inv(3)もしくはt(3;3)は融合遺伝子を形成せず, EVI1遺伝子が高発現し, 血小板増多を伴うことが多い。FAB分類ではM1, M2, M4およびM7に認め, 治療反応不良である。t(1;22)(p13;q13)/RBM15-MKL1は乳児～3歳以下のM7に認める。

6 NPM1変異白血病

NPM1は核小体に局在するシャペロン蛋白である。リンパ腫やAPLで染色体転座に関与するが, NPM1のC端の遺伝子変異がAMLの約30%と高率に認められた[10]。C端の変異によりNPM1は核移行ができなくなり, 細胞質へ局在する。正常染色体例に多く, FLT3, IDH1, IDH2あるいはDNMT3Aなどのほかの遺伝子変異と共存する場合も多い。FAB分類ではM1, M2, M4, M5に多い。

NPM1変異例の約40%はFLT3-ITDと共存する。FLT3-TKD変異は予後と関連しないが, FLT3-ITD陽性AMLは一般に予後不良である[11]。NPM1陽性FLT3-ITD陰性例は寛解率が高く, 染色体予後良好群に匹敵する予後良好とされる(**表2**)。逆に, NPM1, FLT3-ITDともに陽性例は再発しやすいために, 第一寛解期における同種移植の適応とされる。

7 CEBPA変異白血病

C/EBPαは骨髄系細胞の分化に必須の転写因子である。CEBPA遺伝子変異は, N端のフレームシフト変異とC端のインフレーム変異がある[12]。N端変異ではドミナントネガティブフォームのp30が形成され, C端変異ではDNA結合部が障害されて機能喪失をきたす。シングル変異のみの例とN端とC端変異のダブル変異, 特に両アレル変異例がある。AMLの10%弱に検出される。FAB分類ではM1, M2が多く, 染色体正常例に多い。t(8;21), inv(16)あるいはt(15;17)陽性例にはほとんど認めない。芽球のAuer小体が長く, 大きい。T細胞抗原であるCD7陽性AMLに多い。

CEBPA変異AMLの予後は良好である。ダブル変異例では染色体予後良好群に匹敵するOSが期待される(**表2**)[11]。CEBPA変異はRUNX1変異と同様に家族性AMLの原因遺伝子としても知られている。多くがN端変異を胚細胞変異とし, 他の遺伝子変異を獲得して高率にAMLを発症する。興味深いことに, C端変異を体細胞変異として獲得して発症する例も多く, 散発例と異なり再発が多い。その際, 異なるC端変異が見つかり, 異なるクローンによる第二のAMLの発症と考えられる。N端変異は胚細胞変異のため正常細胞に残存し, C端変異をきたしやすくしている可能性が高い。CEBPA変異例では胚細胞変異の可能性を寛解期の細胞によって検討する必要がある。

8 おわりに

2010年よりAMLにおいても網羅的遺伝子解析が導入され, 多くの新たな遺伝子変異が同定された[13]。特に, DNAメチル化に関与するDNMT3A, TET2, IDH1, IDH2, およびヒストン修飾に関与するASXL1やEZH2, RNAスプライシング関連分子やcohesin複合体分子など, 新たな機能を有する分子異常が認められた。未治療AMLでは, これらの新たなカテゴリーと従来の転写因子, シグナル伝達経路, 癌抑制遺伝子およびNPM1の計8カテゴリーから, 平均5個の反復する遺伝子変異が同定されている。これらの分子による病型分類, 病態への関与, 予後予測など, 現在解析されているところである。網羅的遺伝子解析により, これらの多くの遺伝子変異の蓄積, サブクローンの存在, 再発

との関係などもつぶさに解析されつつある[14]。

さらに，正常細胞においても，加齢とともに造血幹細胞にDNAメチル化やヒストン修飾関連分子の遺伝子変異が集積し，造血器腫瘍の発症に関連することも明らかにされつつある。また，分子標的治療の標的としてもこれらの遺伝子変異が取り上げられ，長く化学療法と移植のみの治療であったAMLに対する新規治療が開発途上にある。次期WHO分類ではこれらの遺伝子変異陽性AMLが，反復性遺伝子変異を伴うAMLの項へ取り入れられ，分類も大きく変貌することが予想される。

● 文 献

1) Bennett JM, et al：Br J Haematol. 1976；33(4)：451-8.
2) Arber DA, et al：WHO Classification of Tumours of Haematopoietic and Lymphoid Tissues. 4th ed. Swerdlow SH, et al, ed. IARC Press, 2008, p110-23.
3) Miyoshi H, et al：Proc Natl Acad Sci USA. 1991；88(23)：10431-4.
4) Liu P, et al：Science. 1993；261(5124)：1041-4.
5) Osato M, et al：Blood. 1999；93(6)：1817-24.
6) Grimwade D, et al：Blood. 2010；116(3)：354-65.
7) de Thé H, et al：Nature. 1990；347(6293)：558-61.
8) Huang ME, et al：Blood. 1988；72(2)：567-72.
9) Meyer C, et al：Leukemia. 2013；27(11)：2165-76.
10) Falini B, et al：N Engl J Med. 2005；352(3)：254-66.
11) Döhner H, et al：Blood. 2010；115(3)：453-74.
12) Pabst T, et al：Nat Genet. 2001；27(3)：263-70.
13) Cancer Genome Atlas Research Network：N Engl J Med. 2013；368(22)：2059-74.
14) Ding L, et al：Nature. 2012；481(7382)：506-10.

MEMO 「CBF AMLにおける疾患特異的遺伝子異常の定量的RT(RQ)-PCRによるモニタリング」

　CBF AMLであるt(8；21)(q22；q22)やinv(16)(p13q22)/t(16；16)(p13；q22)では，それぞれに由来するキメラ遺伝子である*RUNX1-RUNX1T1*，*CBFB-MYH11*の発現をRQ-PCRでモニタリングすることにより，微小残存病変（minimal residual disease；MRD）の検出，ならびに再発予測が可能であることは多くの研究で示されてきた。しかし，それぞれの病型において疾患特異的キメラ遺伝子の発現量や検査検体の持つ意義に異同がある。たとえばUK MRC AML15 trialにおけるt(8；21)(n=163)，inv(16)(n=115)の多数症例での検討では，寛解導入療法1コース後の評価としてはt(8；21)では骨髄検体における*RUNX1-RUNX1T1*コピー数の3log以上の減少，inv(16)では末梢血検体における*CBFB-MYH11*コピー数の10コピー以下への低下が有意に再発低下と関連し，治療後の経過観察中においてはt(8；21)では骨髄検体における*RUNX1-RUNX1T1*コピー数の＞500コピーへの増加，末梢血での＞100コピーへの増加が，inv(16)では*CBFB-MYH11*の骨髄検体における＞50コピーへの増加，末梢血検体での＞10コピーへの増加は再発率100％と関連することが示された。同時に末梢血検体での検討は骨髄検体での検討と同等に有用であることも示されている。また，t(8；21)における治療後経過中の*RUNX1-RUNX1T1*の検出は微量であれば継続的に観察されたとしても再発には直結しない一方で，inv(16)の末梢血において*CBFB-MYH11*が＞10コピー以上への増加が検出された場合には再発に直結することも示されており，両者の有する意義は対照的である[1]。様々な研究において，測定法や測定時期，カットオフ値には異同があり，今後，国際的に標準化されたシステムの構築が望まれるが，いずれにおいても*RUNX1-RUNX1T1*，*CBFB-MYH11*のMRDモニタリングの有用性と解釈上の留意点に関する理解は，ほぼ共通しているようである。

1) Yin JA, et al：Blood. 2012；120(14)：2826-35.

黒田純也

第5章 B

多血球系統に異形成を認める急性骨髄性白血病

波多智子

1 はじめに

多血球の異形成を伴う急性骨髄性白血病（acute myeloid leukemia with multilineage dysplasia；AML/MLD）は，2001年のWHO分類では，*de novo* AMLと骨髄異形成症候群（myelodysplastic syndromes；MDS）または骨髄異形成症候群/骨髄増殖性腫瘍（MDS/myeloproliferative neoplasms；MDS/MPN）から進展したAMLにわけられていた。2008年WHO分類第4版では，骨髄異形成関連変化を伴うAML（AML with myelodysplasia-related changes；AML/MRC）の中に含まれている。

AML/MRCには *de novo* AML/MLDと，MDSまたはMDS/MPNから進展したAML，そしてMDS関連の染色体異常を有するAMLの3つが含まれる。

以前のAMLにおける血球の異形成については，3血球系にわたるものをAML with trilineage dysplasia（AML/TLD）として認識されていた。WHO分類第4版による多血球系統の異形成の定義は，2血球系以上においてそれぞれ50％以上の細胞に異形成を認めるものとしている。

AML/TLDの割合は，WHO分類以前では，急性前骨髄球性白血病（acute promyelocytic leukemia；APL）も含めた609人のドイツグループでは14％[1]，APLを除いた559人を対象としたJALSG（Japan Adult Leukemia Study Group）では28％[2]と報告されている。WHO分類における異形成の基準が2血球系以上となったことで，APLを含んだAML全体に占めるMLDの割合は，約30～40％[3-5]と増加している。

2 形態診断

異形成は *de novo* MDSと同様の異常である。好中球では低分葉（偽Pelger核異常），顆粒減少などが特徴的で，骨髄標本より末梢血標本のほうがより判断しやすいことが多い（図1A, B）。赤芽球には巨赤芽球様変化，核融解像，核辺縁不整，核断片化，多核などが特徴的であり（図1C, D），環状鉄芽球が認められることもある。巨核球においては，多くの症例で微小巨核球（図1E, F矢印），小型単核や分離多核（図1E, F矢頭）が認められる。

3 分子病態

AML/MRCと診断される染色体異常を表1に示す。−5/del(5q)や−7/del(7q)は最も多く，MDSや治療関連骨髄腫瘍でも認められる異常である。＋8やdel(20q)はMDSでよくみられる異常であるが，疾患特異的とは言えないため，このカテゴリーには含まれない。同様に−Yも加齢により非特異的に発生する変化でもあるために含まれない。均衡型染色体異常の症例は少ないが，5q32-33を含む転座は比較的多く，若年に認められるという特徴がある。inv(3)(q21q26.2)，t(3;3)(q21;q26.2)やt(6;9)(p23;q34)は多血球に異形成を伴うが，別のカテゴリーであるrecurrent genetic abnormalitiesに分類される。一方，11q23を伴うAMLはAML with recurrent genetic abnormalitiesに含まれるが，t(11;16)(q23;p13.3)，あるいはt(2;11)(p21.2;q23)を伴うものは，治療関連骨髄性腫瘍でなければ，このカテゴリーに含まれる。

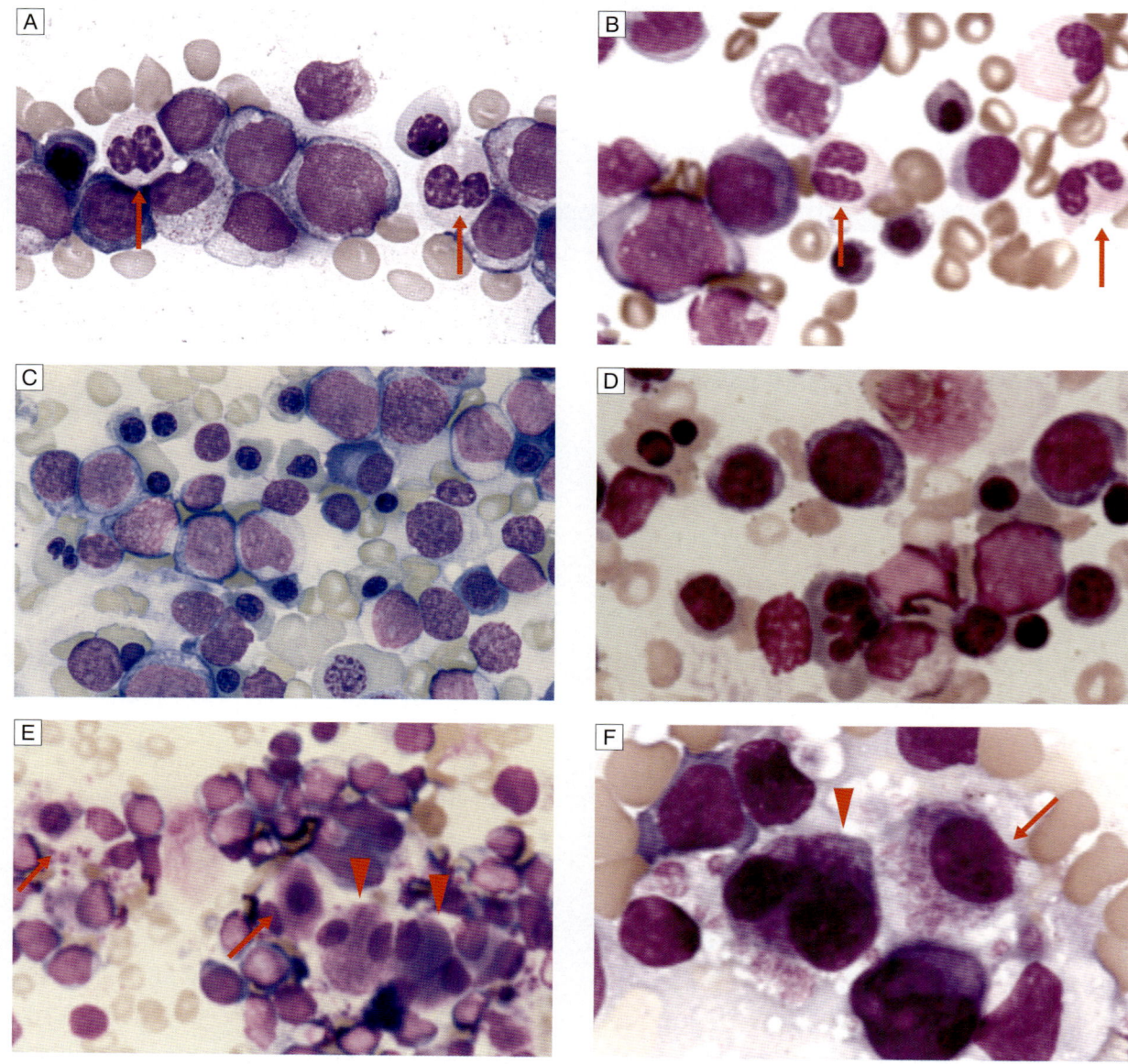

図1 ▶ AML/MRCの骨髄像
A, B：好中球（矢印）は偽Pelger核異常および脱顆粒を認める。クロマチン凝集も異常である（A：×1000, B：×1000）
C, D：赤芽球には巨赤芽球様変化，核融解像，多核，核辺縁不整など著明な異形成を認める（C：×600, D：×1000）
E, F：微小巨核球（矢印）および2核の小型巨核球（矢頭）が増生している（E：×600, F：×1000）

血球の異形成のみで判断されるAML/MLDには，予後不良型染色体が有意に多いことが報告されている[1, 2, 4, 5]が，最も多いのは予後中間群である。また，遺伝子異常についても検討されており，AML/MLDと非MLDで比較すると，nucleophosmin（*NPM1*）遺伝子変異の有無は同等であるが[4, 6]，*fms*-related tyrosine kinase 3-internal tandem duplication（*FLT3*-ITD）を有しない症例が多いことが報告された[4, 6]。

表1 ▶ AML/MRCと診断される染色体異常

複雑核型	
不均衡型異常	均衡型異常
－7/del（7q）	t（11;16）（q23;p13.3）
－5/del（5q）	t（3;21）（q26.2;q22.1）
i（17q）/t（17p）	t（1;3）（p36.3;q21.1）
－13/del（13q）	t（2;11）（p21.2;q23）
del（11q）	t（5;12）（q33;p12）
del（9q）	t（5;7）（q33;q11.2）
idic（X）（q13）	t（5;17）（q33;p13）
	t（5;10）（q33;q21）
	t（3;5）（q25;q34）

4 臨床病態

JALSGによるTLDと非TLDの比較では，年齢中央値は差がなく，FAB分類ではM2やM4が多い[2]。血球減少で発症することがしばしばあり，芽球は20％以上であるが，芽球比率は低いことが多く，増殖が緩徐であることが多い。

5 治療戦略および予後

MLDを含めたAML/MRCに固有の治療法はなく，de novo AMLに対する治療と同様の化学療法が行われることが一般的である。しかし，MLD全体でも，染色体正常核型または染色体予後中間群を有するMLDに限定しても，通常化学療法での全生存期間は有意に短く，予後不良とされてきた[2, 3, 5]。Arberらは，同種造血幹細胞移植のような強力な治療を施行しても，その有意差は消失しなかったと報告している[3]。

一方，MLD群と非MLD群を比較し，全生存期間（overall survival；OS）には有意差がないとする報告が最近では多い[1, 4, 6]。正常染色体に限定しても，MLDとAML-NOS（not otherwise specified）には生存期間に有意差がないことが示された[6]。

これらの結果は，MLDを診断する意義に否定的な考えにもつながっている。

また，最近はMLDと遺伝子変異との関連についても検討されている。Wandtらは多変量解析の結果，MLDは生存に対する予後因子ではないこと，*NPM1*変異/*FLT3*-ITDがevent free survivalにおいて予後因子となることを報告した[4]。GIMEMAの検討では，*NPM1*変異を有する318人のAMLにおいて，MLDは予後を左右せず，*FLT3*-ITDの状態だけが予後に影響することを報告した[7]。スペインのGETLAMグループは，予後中間型染色体を有するAMLにおける，MLDの意義について検討し，*NPM1*変異を有する症例においてMLDの有無は，生存に対して影響しなかったが，*NPM1*変異を有しない症例では，AML/MLDは非MLD症例よりも寛解率および生存期間において，有意に予後不良であることを示した[8, 9]。

MLDを診断する意義については，まだ評価が定まっているとは言えず，さらに検討が必要である。

● 文献

1) Haferlach T, et al：J Clin Oncol. 2003；21(2)：256-65.
2) Miyazaki Y, et al：Br J Haematol. 2003；120(1)：56-62.
3) Arber DA, et al：Am J Clin Pathol. 2003；119(5)：672-80.
4) Wandt H, et al：Blood. 2008；111(4)：1855-61.
5) Weinberg OK, et al：Blood. 2009；113(9)：1906-8.
6) Miesner M, et al：Blood. 2010；116(15)：2742-51.
7) Falini B, et al：Blood. 2010；115(18)：3776-86.
8) Rozman M, et al：Ann Hematol. 2014；93(10)：1695-703.
9) Díaz-Beyá M, et al：Blood. 2010；116(26)：6147-8.

C 治療関連白血病

波多智子

1 はじめに

細胞毒性を有する薬剤や放射線照射後に発症する造血器腫瘍は骨髄系腫瘍が多く，2001年のWHO分類第3版ではacute myeloid leukaemia and myelodysplastic syndromes, therapy relatedとして分類されていた。2008年WHO分類第4版では，治療関連骨髄性腫瘍(therapy-related myeloid neoplasms；t-MN)として，急性骨髄性白血病(therapy-related acute myeloid leukemia；t-AML)，骨髄異形成症候群(myelodysplastic syndromes；t-MDS)，および骨髄異形成症候群/骨髄増殖性腫瘍(therapy-related MDS/myeloproliferative neoplasms；t-MDS/MPN)が含まれている。MPNから転化したAMLは，病気の進展によるものか，治療関連かを明確に区別できないため，このカテゴリーには含まず，MPNの中で取り扱うことになっている。

AML，MDSおよびMDS/MPNのうち約10～20％がt-MNという報告がある。t-MNはいろいろな薬剤によって起こるが，その代表であるアルキル化薬(シクロホスファミド，メルファランなど)とトポイソメラーゼⅡ阻害薬(エトポシド，ドキソルビシンなど)の特徴を表1に示す。WHO分類第3版では，薬剤別に分類されていたが，実際には両者を含んだ多剤が使われていることが多く，厳密には区別できないため，第4版ではその区別はなくなっている。

原疾患には表2に示すようにホジキンリンパ腫[1,2]，非ホジキンリンパ腫[3-5]，自家末梢血幹細胞移植後といった造血器腫瘍以外に，卵巣癌[6]，乳癌[7]，精巣癌などの報告がある。

2 形態診断

アルキル化薬や放射線療法後のt-MNは，多血球にわたる異形成が認められることが多い。異形成は*de novo* MDSで認められるのと同様で，好中球の分葉異

表1 ▶ 薬剤別の治療関連白血病の特徴

	アルキル化薬	トポイソメラーゼⅡ阻害薬
代表的薬剤	シクロホスファミド メルファラン ブスルファン シスプラチン，カルボプラチン	エトポシド ドキソルビシン ダウノルビシン
MDS/AMLまでの期間	5～10年	1～5年
MDS期	3分の2に認められる	なし
血球の特徴	血球減少を示すことが多い 血球異形成を認める	単球の関与 血球異形成を認めない
染色体異常	5番染色体：－5, del(5q) 7番染色体：－7, del(7q) 複雑核型	11q23転座 21q22転座：t(8;21) t(15;17), inv(16)

表2 ▶ 疾患および治療法別の治療関連骨髄腫瘍の発生頻度

疾患	患者数	治療法	発生リスク
ホジキンリンパ腫[1)]	24/754	MOPP ABVD Stanford V	5.7%/20年 5.2%/20年 0.3%/20年
ホジキンリンパ腫[2)]	106/11,952	ABVD BEACOPP＜×3 BEACOPP≧×4	0.3%/6年 0.7%/6年 1.7%/6年
悪性リンパ腫[3)]	66/4,998	化学療法＋自家末梢血幹細胞移植	—
HL	28/1,743		HL 4.6%/5年
NHL	37/3,205		NHL 3%/5年
B細胞性非ホジキンリンパ腫[4)]	41/552	CHOP＋自家末梢血幹細胞移植	19.8%/10年
悪性リンパ腫[5)]	22/612	化学療法＋自家末梢血幹細胞移植	—
HL	11/218		HL 8.1%/6年
NHL	11/394		NHL 9.1%/6年
卵巣癌[6)]	109/63,359	シスプラチン，カルボプラチン	—
乳癌[7)]	8/2,104	CPA, エピルビシン, ドキソルビシン	

（文献1〜7より作成）

常，顆粒減少，赤芽球には約60%の症例で環状鉄芽球が認められる。巨核球は多くの症例で単核や分離多核が認められる。また，約15%に骨髄線維化が認められる。一方，トポイソメラーゼⅡ阻害薬が原因の場合は異形成に乏しい症例が多い。このタイプは単球の増加が特徴的で，急性単球性白血病や急性骨髄単球性白血病を示すことが多いが，急性前骨髄性白血病（acute promyelocytic leukemia；APL）を含めたすべてのAMLが発症する。時に急性リンパ性白血病のこともある。

3 分子病態

t-MNは薬剤や放射線により造血幹細胞に遺伝子変異が起こった結果発症すると考えられている。薬剤代謝やDNA修復に関与する遺伝子の多型性なども想定されているが，まだよくわかっていない。

t-MNの90%以上に染色体異常が認められる[8)]。約70%は不均衡染色体異常で，5番染色体や7番染色体の全欠失または部分欠失を伴うことが多く，両者を伴うことも多い。アルキル化薬および放射線治療後によく認められる。しばしば他の染色体異常［del(13q), del(20q), del(11q), del(3p), −17, −18, −21, +8など］を合併し，複雑核型を呈することがある。

均衡型の転座は約20%と少ない。t(9;11)(q22;q23)やt(11;19)(q2;p13)といった11q23染色体転座や，t(8;21)(q22;q22)やt(3;21)(q26.2;q22.1)といった21q22転座を伴うことが多く，t(15;17)(q22;q12)やinv(16)(p13.1q22)のこともある。これらはトポイソメラーゼⅡ阻害薬投与例において認められる。

染色体異常に加え，最近は遺伝子異常も検討されて，特にt-MNに*TP53*突然変異が多いことが指摘されている[9, 10)]。

Sloan-Ketternig癌センターは，38人のt-MDS/AMLにおいてDNAのエクソンシーケンスを行い，*TP53*変異が21%と最も多く，特に5番染色体や7番染色体欠失症例に多いことを示した[11)]。

また，MD Anderson癌センターは，70人のt-MN（t-MDS 28人，t-AML 42人）を含む498例

のMDS/AMLのDNAを次世代シーケンサーで遺伝子プロファイルを検討し、t-MDSでは*de novo* MDSと比較し*TP53*突然変異が有意に多いこと、t-AMLでは*de novo* AMLと比較し、*TP53*、次に*PTPN11*の突然変異が多いことを報告した[12]。特に5番染色体や7番染色体異常の症例に*TP53*変異が多く、*de novo* AMLで多く認められる*FLT3*や*NPM1*は優位にt-MNで少ないことが示された。

ワシントン大学のWongらは、*TP53*突然変異がt-AML/t-MDSの発症の数年前に少量認められる症例や、化学療法施行前に既に認められる症例があること、さらに化学療法を受けていない健常高齢者にも*TP53*突然変異があることを示した[13]。彼らは、化学療法薬が*TP53*変異を直接誘導したのではなく、既に加齢に伴って起きていた*TP53*変異を有する細胞が化学療法後に選択的に残存し、driver mutationが加わった結果、増殖力を獲得するというモデルを提唱している。このことは、アルキル化薬によるt-MNが高齢者に多いことにも関連する所見であるといえる。

4 臨床病態

アルキル化薬および放射線治療後は、5〜10年後にAMLを発症するが、約3分の2の症例に血球減少を呈し、MDSの時期が認められる。一方、トポイソメラーゼⅡ阻害薬は、アルキル化薬より早期の1〜5年でAMLを発症するが、MDSの時期はないのが一般的である。

5 治療戦略と予後

t-MNの予後は*de novo* AML/MDSと比較し、一般的に不良である[14,15]。5番染色体や7番染色体を有する例は、生存期間中央値が6〜9カ月、5年生存率は10％以下であり、特に予後不良である。均衡型染色体転座を有する症例は、それよりも良好とされているが、t(15;17)やinv(16)以外は*de novo* AMLより

も不良である。その理由には、腫瘍としての性格だけでなく、原疾患の治療による全身症状や臓器機能障害の影響も挙げられる。t(15;17)を有する症例は、レチノイン酸と亜ヒ酸を用いた治療により*de novo* APLと同様の成績が得られているとする報告もある[16]。

前述したSloan-Kettering癌センターの*TP53*の検討において、*TP53*変異がある群と変異がない群の生存期間中央値が8.8カ月と37.4カ月であり、*TP53*変異は有意に予後不良であることを示した[11]。治癒をもたらしうるのは、唯一、同種造血幹細胞移植である。CIBMTR (Center for International Bone Marrow Transplant Research)に登録されたt-MN〔年齢中央値40歳（4〜72歳）〕の868人に対し行った同種移植の成績は、移植関連死亡が1年で41％、5年で48％であった。再発率は1年で27％、5年で31％であり、全生存期間は1年で37％、5年で22％であった[17]。多変量解析による予後不良因子は、35歳以上、予後不良染色体、非寛解期t-AML、進行期t-MDS、HLA一致同胞以外の血縁およびHLA不一致非血縁ドナーからの移植であった。移植治療は適応のある患者が限定され、*de novo* AMLに対するような成績は期待できないが、有効な治療法のひとつであることを示している。

最近、メチル化阻害薬であるアザシチジン（AZA）による治療成績が報告されている。フランスのグループは、IPSS highまたはInt-2のt-MDSまたは骨髄中の芽球割合が20〜30％のt-AMLを対象とし、54人のt-MNを*de novo* MDS/AMLと比較した[18]。t-MNは年齢が若く、IPSSスコアが高く、予後不良型染色体が多いという特徴があったが、AZA投与によりCR 15％、marrow CR 13％を含むORR 39％が得られ、10％は同種造血幹細胞移植を施行した。全生存率は1年、2年および3年でそれぞれ36％、14％および8％と、奏効率は変わらないが、生存期間はt-MNが有意に短かった。多変量解析の結果、IPSSと複雑型染色体が生存期間に有意な因子であった。イタリアグループは50人のt-MN（34人のt-MDS、16

人のt-AML）に対しAZA治療を行い，CR 21％，PR 4.2％，HI 16.7％，ORR 42％という成績が発表された[19]。生存期間中央値は25.6カ月，t-MDSは50カ月，t-AML 21カ月と，t-MDSにおいて有意に予後良好であることを示した。これらの結果から，造血幹細胞移植が適応とならない患者にとっては，AZAが有用であることが示唆された。

予後不良とされていたt-MNも染色体や遺伝子異常により層別化されつつあり，それに応じた治療方針の確立が望まれる。

● 文 献

1) Koontz MZ, et al：J Clin Oncol. 2013；31(5)：592-8.
2) Eichenauer DA, et al：Blood. 2014；123(11)：1658-64.
3) Milligan DW, et al：Br J Haematol. 1999；106(4)：1020-6.
4) Friedberg JW, et al：J Clin Oncol. 1999；17(10)：3128-35.
5) Krishnan A, et al：Blood. 2000；95(5)：1588-93.
6) Vay A, et al：Gynecol Oncol. 2011；123(3)：456-60.
7) Burnell M, et al：J Clin Oncol. 2010；28(1)：77-82.
8) Smith SM, et al：Blood. 2003；102(1)：43-52.
9) Pedersen-Bjergaard J, et al：Leukemia. 2008；22(2)：240-8.
10) Qian Z, et al：Chem Biol Interact. 2010；184(1-2)：50-7.
11) Shih AH, et al：Haematologica. 2013；98(6)：908-12.
12) Ok CY, et al：Leuk Res. 2015；39(3)：348-54.
13) Wong TN, et al：Nature. 2015；518(7540)：552-5.
14) Schoch C, et al：Leukemia. 2004；18(1)：120-5.
15) Smith SM, et al：Blood. 2003；102(1)：43-52.
16) Dayyani F, et al：Cancer. 2011；117(1)：110-5.
17) Litzow MR, et al：Blood. 2010；115(9)：1850-7.
18) Bally C, et al：Leuk Res. 2013；37(6)：637-40.
19) Fianchi L, et al：J Hematol Oncol. 2012；5：44.

D 分類不能の急性骨髄性白血病

魚嶋伸彦

1 はじめに

WHO分類（第4版）[1]における分類不能の急性骨髄性白血病（acute myeloid leukemia, not otherwise specified；AML, NOS）とは，染色体・遺伝子異常との関連が特定されず，骨髄異形成症候群（myelodysplastic syndrome；MDS）や治療との関連性がはっきりしないAMLの総称である。形態と細胞化学染色所見および免疫表現型（フローサイトメトリー法または免疫組織染色による同定）を用い，白血病細胞の主なる細胞系統と分化段階を特定し，従来のFAB分類のM0～M7に準拠して細分類される。

WakuiらによるJALSG97プロトコール（M3は除外）に登録されたAML 638例の解析では，反復性遺伝子異常を有するAML，骨髄異形成関連変化随伴AML（AML with myelodysplasia-related changes；AML/MRC）およびAML, NOSはそれぞれ26.8%，20.8%，51.9%であり，さらにAML, NOSにおけるFAB分類別の割合は，M0, M1, M2, M4, M5, M6, M7がそれぞれ7.6%，29.9%，32.6%，26.5%，7.3%，1.8%，0.3%であった。また予後を解析すると，反復性遺伝子異常を有するAML，AML with MRCおよびAML, NOSの5年生存率は52.8%，22.5%および40.9%であり，有意差があり，AML, NOSはAMLの中で中間的な予後を示した（図1）[2]。一方，Walterらの1987～2011年の間に新たに診断されたAML 5,848例の報告によると，NPM1変異およびCEBPA変異を有する症例を除外せずに解析すると，M0が他のFAB型に比して有意に年齢が高く，異常核型が多く，NPM1変異の発現率が低く，完全寛解（complete remission；CR）率，全生存率（overall survival；OS）や無再発生存率（relapse-free survival；RFS）が低かった。ただし，NPM1変異およびCEBPA変異を有する症例を除いて解析すると，M0

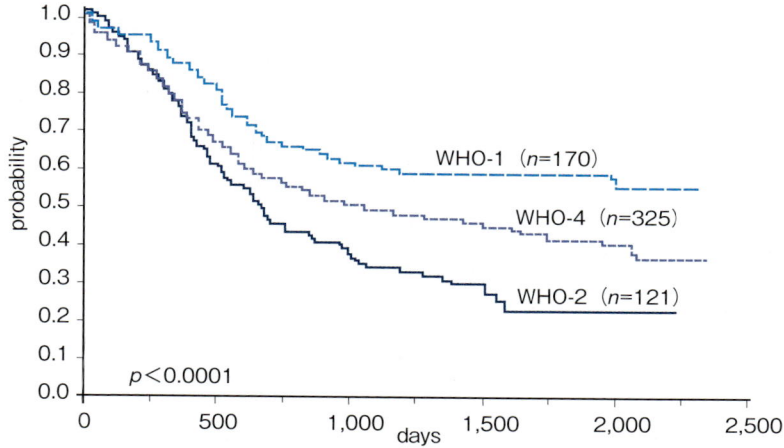

図1 ▶ 反復性遺伝子異常を有するAML（WHO-1），AML with MRC（WHO-2）およびAML, NOS（WHO-4）各カテゴリーの全生存率

（文献2より引用）

のOS，RFSはM1～M6（M7は症例数が少なく解析から除外）と同等の結果であり，AML with MRCを解析に含んでいるという問題があるものの，AML, NOSにおけるFAB分類による病型分類は，予後と相関しないことが示唆された（図2）[3]。

2 各病型の特徴

1. 最未分化型AML（AML with minimal differentiation）（図3）

骨髄系分化を認めない最も未分化なAMLで，FAB分類のM0に相当する。AML全体の約2%と頻度は少なく，幼児や高齢者にやや多い傾向を有する。芽球は中型で，核網はALLでみられる芽球に近いやや濃く染まる紐状繊細さを示し，核は円形または小さくびれがあり，1～2個の核小体を有する。芽球は細胞質に顆粒を有さず，様々な程度の好塩基性を呈する。細胞化学的には，MPO染色，ナフトールASDクロロアセテートエステラーゼ（CAE）染色はいずれも陰性（陽性芽球が3%未満）で，α-ナフチルアセテート／ブチレートエステラーゼ（非特異的エステラーゼ；NSE）染色は陰性あるいは非特異的弱陽性を示す。骨髄前駆細胞抗原（CD34，CD38，HLA-DR）を発現し，より分化した骨髄単球に表出される抗原（CD11b，CD15，CD14，CD64，CD65）は発現しない。通常は骨髄系細胞抗原（CD13，CD117）を発現し，CD33を有する症例は約60%である。細胞化学のミエロペルオキシダーゼ（MPO）は陰性であるが，フローサイトメトリー法または免疫組織化学法によるMPOは陽性である。TdTは50%の症例で陽性，CD7は約40%で陽性であるが，他のリンパ系マーカーの発現は稀である。特定の染色体異常はないが，Walterらの解析で他の病型に比して異常核型が多かった。また，RUNX1（AML1）変異が27%に認められ，TdT発現との関連も報告されている[4, 5]。同変異は予後不良とされる[6]が，同種移植症例では予後改善が期待できるとする報告[4, 6]もあり，決定的な予後因子とは考えられていない。FLT3変異は6～22%に認められる。一般に化学療法では難治性であり予後不良を示し，可能であれば第一寛解期での造血細胞移植が考慮される。

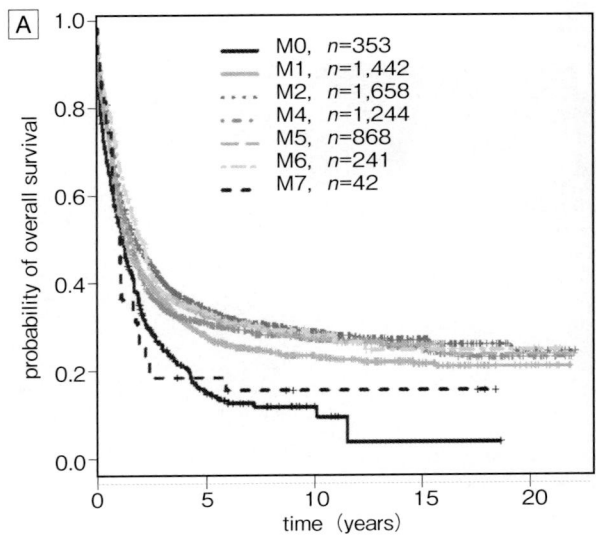 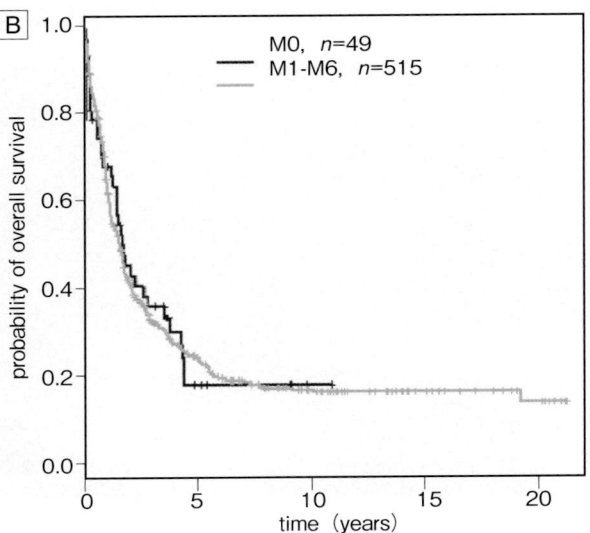

図2 ▶ AML, NOSの全生存率
A：AML, NOSにおけるFAB病型別全生存率
B：NPM1−/CEBPA−のAML, NOSにおけるFAB病型別全生存率

（文献3より引用）

2. 未分化型AML（AML without maturation）（図4, 5）

　成熟傾向を示さないAMLで、骨髄芽球が骨髄中非赤芽球細胞の90％以上を占める。FAB分類のM1に相当する。AMLの5～10％を占め、大半は成人である。芽球形態には多様性があり、核網は繊細網状で、細胞質にはアズール顆粒やAuer小体を有することが多いが、空胞を有したり、アズール顆粒を欠きリンパ芽球と類似する芽球を認める症例もある。芽球のMPO陽性率は3％以上であるが、陽性率は様々である。MPO陽性率は予後因子のひとつである。骨髄系細胞抗原（CD13, CD33, CD117）が1つ以上陽性で、骨髄前駆細胞抗原（CD34, HLA-DR）は約70％の症例で陽性である。分化抗原（CD15, CD65）は陰性、CD7は約30％の症例で陽性、リンパ系マーカー（CD2, CD4, CD19）は約10～20％の症例で陽性

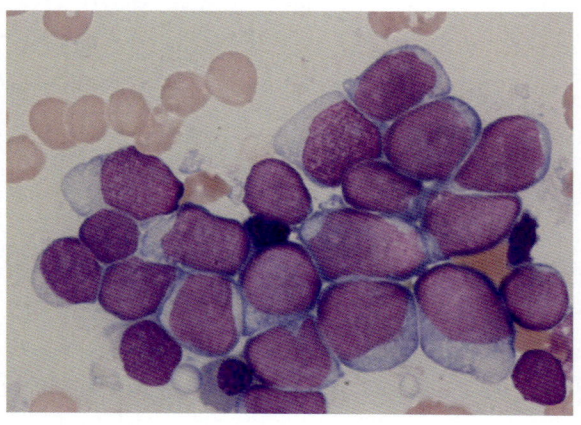

図3 ▶ 最未分化型AMLの芽球
芽球は中型で、核は円形ないし小さなくびれがあり、1～2個の核小体を有し、核網は紐状繊細、細胞質に顆粒を有さず、形態のみではALLの芽球と区別は困難である。細胞化学ではMPO染色は陰性であったが、フローサイトメトリーでMPO陽性を確認した

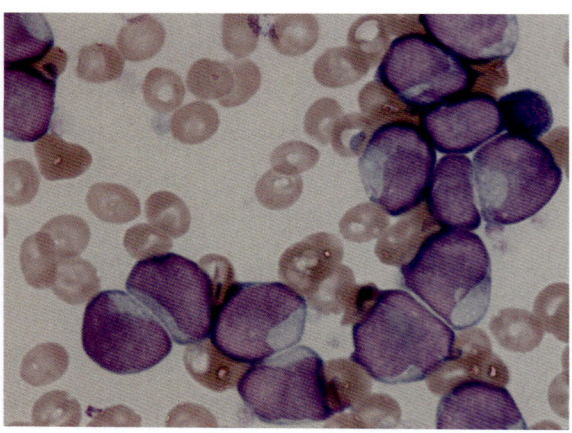

図4 ▶ 未分化型AMLの芽球（症例1）
芽球は大小多様で、繊細網状の核網を有し、アズール顆粒を欠くが、Auer小体を確認することができる。Auer小体の中には、本例のように細い針状で見つけにくいものも少なくない

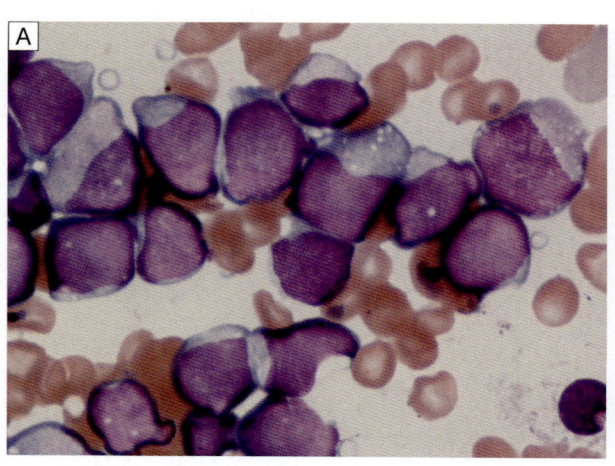

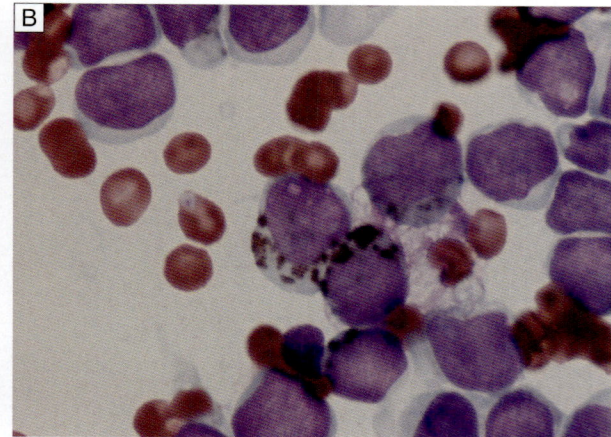

図5 ▶ 未分化型AMLの芽球（症例2）
A：芽球は繊細網状の核網を有し、細胞質には時に空胞を認める
B：MPO染色に対して明瞭に陽性を示す芽球が存在し、一部空胞に一致して塊状に陽性パターンを示す。ただし、MPOに対する反応が弱い症例も存在し、注意深い観察が必要である

である。特異的な染色体異常はない。

3. 分化型AML (AML with maturation) (図6)

芽球が顆粒球系への分化傾向を示し，かつ単球系細胞が骨髄細胞中の20％を超えない。FAB分類のM2に相当する。AMLの10％を占め，若年者と高齢者にやや多い。芽球比率や白血球数は多様である。芽球のアズール顆粒は様々であるが，しばしばAuer小体が認められる。前骨髄球以降に分化した顆粒球が10％以上を占め，種々の程度の異形成を認める。時に幼若な好酸球の増加をみることがあるが，inv(16)を伴う急性骨髄単球性白血病 (acute myelomonocytic leukemia；AMMoL) にみられるような形態学的，細胞化学的異常は認められない。芽球は骨髄系細胞抗原 (CD13, CD33, CD65, CD11b, CD15) が1つ以上陽性で，骨髄前駆細胞抗原もしばしば発現する。CD7は20～30％の症例で陽性であるが，CD56, CD2, CD19, CD4が陽性となることは稀である。特異的な染色体異常はない。

4. AMMoL

FAB分類のM4に相当し，白血病細胞は顆粒球系と単球系の両方への分化傾向を示す。骨髄および末梢血中の芽球 (前単球を含む) は20％以上，顆粒球系と単球系細胞が各々骨髄有核細胞の20％以上を占める。末梢血の単球は5,000/μL以上に増加している。AMLの5～10％を占め，比較的高齢者に多い。芽球や前単球の増加に伴い白血球数は増加していることが多い。単芽球は，大型で好塩基性の青色調にやや灰色が混じった灰青色調を呈する広い細胞質を持ち，偽足様突起，アズール顆粒や空胞を有することもある。核は円形で核網はレース状に繊細で，1～数個の核小体を認める。前単球はさらに不整形を呈し，核は陥凹し立体感があり，核網はやや粗く，細胞質の塩基性は弱い。微細なアズール顆粒や空胞を有することが多い。単球系の核の切れ込みと分葉傾向はGolgi野から始まることが多く，野球のグローブ状と形容され，急性前骨髄球性白血病の核が両側からくびれるのと対照的であるとされている。単芽球は骨髄に比較して末梢血でより分化した像を呈する。芽球の3％以上はMPO陽性で，単球系細胞はNSE染色に陽性であり，NSEとCAEの二重染色で単球系および顆粒球系細胞の両方を認識できる。芽球は骨髄系細胞抗原 (CD13, CD33, CD65, CD15) を発現し，一部は単球系分化抗原 (CD14, CD4, CD11b, CD11c, CD64, CD36, CD68, CD163, lysozyme) のいずれかを発現している。骨髄前駆細胞抗原 (CD34, CD117) も時に陽性となる。HLA-DRは陽性となりCD7陽性は約30％であるが，その他のリンパ系マーカーが発現することは稀である。特定の染色体異常はない。

5. 急性単芽球性白血病・急性単球性白血病 (AMoL)

白血病細胞の80％以上を単球系細胞 (単芽球，前単球，単球) が占める。単芽球が80％以上を占めるものを急性単芽球性白血病 (acute monoblastic leukemia) (図7)，より分化した前単球が増加しているものを急性単球性白血病 (acute monocytic leukemia) (図8) とする。それぞれ従来のFAB分類のM5aとM5bに相当する。急性単芽球性白血病はAMLの5％以下で，若年者に多い。急性単球性白血病もAMLの5％以下で，成人に多い。臨床像として髄外腫瘤や

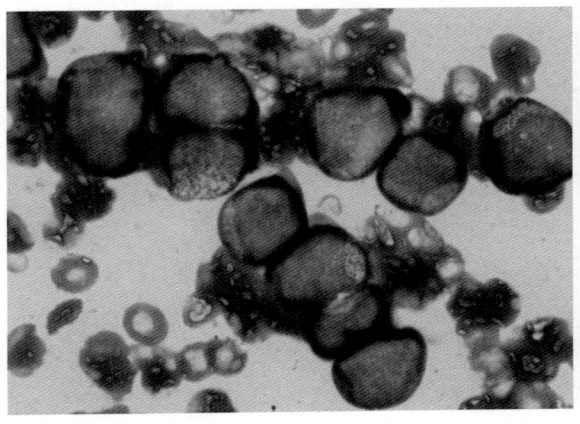

図6 ▶ 分化型AMLの芽球
芽球はN/C比が高く，円形核で，t(8;21)例のような核の陥凹や細胞質の縁どりはなく，前骨髄球以降への分化が認められる

皮膚・歯肉浸潤，中枢神経浸潤がよく認められ，出血傾向を呈することが多い。単芽球・前単球ともに，NSE染色は通常強陽性であるが，急性単芽球性白血病の10〜20%は陰性あるいは弱陽性である。単芽球はMPO陰性であるが，前単球は弱陽性である。髄外病変は，単芽球と前単球のどちらかが優位にみられることが多いが，混合していることもある。CD13，CD33（しばしば強陽性），CD15，CD65などの骨髄系抗原に加えて，CD14，CD4，CD11b，CD11c，CD64，CD68，CD36，lysozymeなど単球系抗原を発現している。CD34は約30%に陽性で，CD117やHLA-DRも多くは陽性である。MPOは急性単芽球性白血病では陰性で，急性単球性白血病で陽性であることが多い。CD7やCD5は25〜40%の症例に発現している。非特異的な核型異常を呈するが，t(8;16)(p11.2;p13.3)を有する症例は芽球による血球貪食症候群を合併し，凝固異常を呈することが多い。

6. 急性赤白血病（acute erythroid leukemia）

赤芽球系細胞が主要成分を占めるAMLである。顆粒球系細胞成分の有無により2つの病型に分類される。臨床像として顕著な貧血を呈し，末梢血に有核赤血球がみられることが多い。*de novo*型とMDSから二次的に移行する場合があり，骨髄増殖性疾患からも稀に移行する。

①erythroleukemia（erythroid／myeloid）（図9）

骨髄有核細胞の50%以上を赤芽球系細胞が占め，残りの赤芽球系以外の細胞の20%以上を骨髄芽球が占める。FAB分類のM6aに相当する。AMLの5%以下で成人に多い。各分化段階の赤芽球細胞が存在するが，幼若なものが多くみられる。多核や巨赤芽球様の異形成を伴い，細胞質にはしばしば空胞を認める。骨髄芽球は未分化型AMLあるいは分化型AMLに類似する。鉄染色では環状鉄芽球が認められ，PAS染

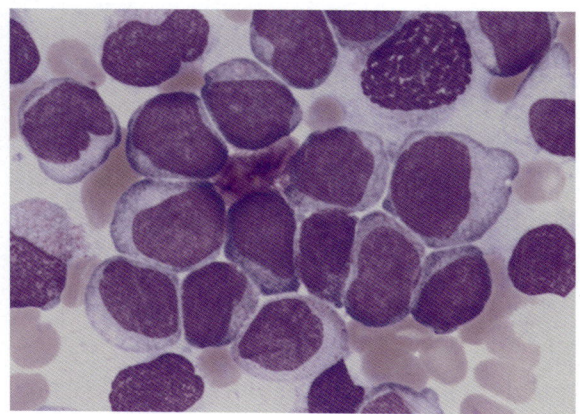

図7 ▶ 急性単芽球性白血病の芽球
単芽球はやや大型で，核は円形で繊細な核網を有し，細胞質は広く中等度の塩基性を示す

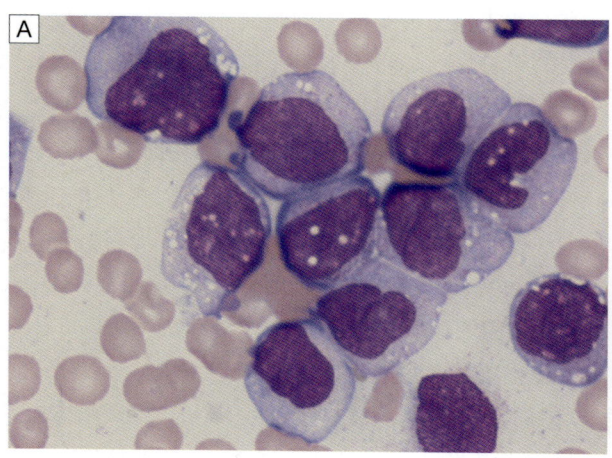
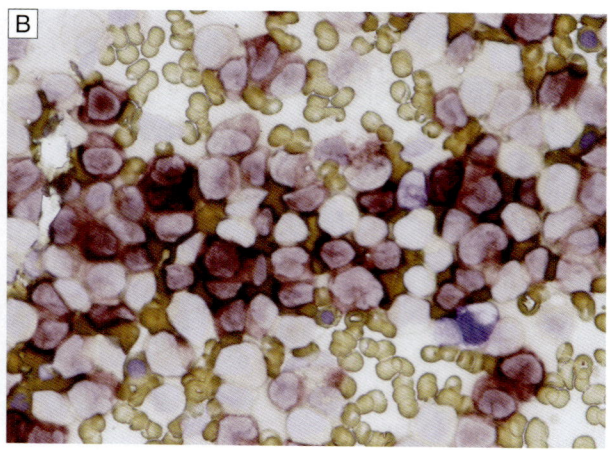

図8 ▶ 急性単球性白血病
A：増加する前単球は不整形を呈し，核は陥凹し立体感があり，細胞質の塩基性は弱く，微細なアズール顆粒を有し空胞が目立つ
B：ほとんどの細胞がNBE染色陽性で，フッ化ソーダで抑制される

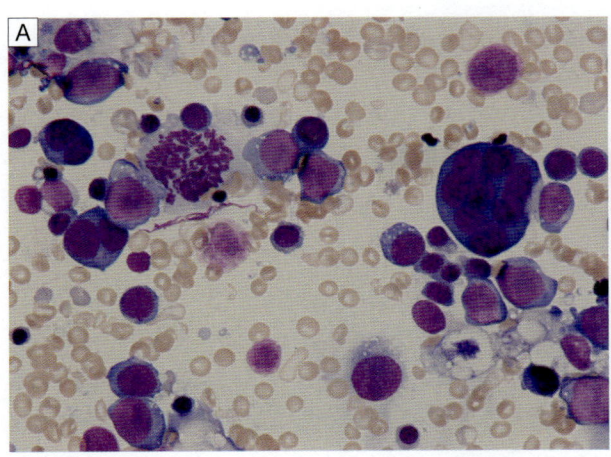
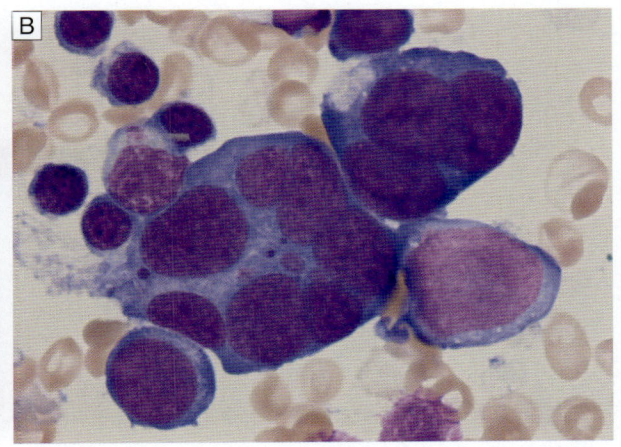

図9 ▶ 急性赤白血病
A：多核の巨大な赤芽球，幼若赤芽球，赤芽球の巨赤芽球性変化（核細胞質成熟解離），骨髄芽球が認められる
B：分裂の異常で巨大な赤芽球と骨髄芽球

色は粗大顆粒状またはびまん性に陽性となる。成熟好中球や巨核球の異形成がみられる。赤芽球はMPO陰性で，グリコフォリンとヘモグロビンAは陽性であるが，より幼若な細胞では陰性である。CD71（トランスフェリン受容体）が弱く発現することがある。

② pure erythroid leukemia

骨髄有核細胞の80%以上を赤芽球系幼若細胞が占め，骨髄芽球成分は少数である。FAB分類のM6bに相当する。きわめて稀な病型である。白血病細胞は，中～大型で，1つ以上の核小体を有する核網繊細な円形核を持ち，細胞質はPAS陽性の境界不明瞭な空胞を有し，顆粒はなく強塩基性を呈する赤芽球（前赤芽球）である。分化した芽球はグリコフォリンとヘモグロビンAが陽性で，MPOおよび他の骨髄系マーカーが陰性である。芽球はCD117が時に陽性であるが，HLA-DRやCD34は陰性である。未熟な芽球では，グリコフォリンA陰性または弱陽性で，CD36（GPⅣ）が陽性であることが多い。

いずれの病型も特異的な染色体異常はないが，他のAMLに比して予後不良とされる染色体異常を多く認める。-5/del(5q)や-7/del(7q)症例は，他の要件を満たせばAML with MRCに分類される。FLT3変異は6%に認められ，他の病型に比して低率である[7]。急激な転帰をとる場合が多く，予後は不良である。ただし，赤芽球過形成を伴うMDSやAML with MRCと予後が同程度であり，染色体異常が最も予後に関連するとする報告がある[7]。

7. 急性巨核芽球性白血病

芽球の少なくとも50%以上が巨核球系の形質を示すAMLで，FAB分類のM7に相当する。AMLの5%以下とされる。臨床像として血小板減少をきたすことが多いが，血小板増加を示すこともある。巨核芽球は中～大型で，1～3個の核小体を有し，核網繊細で円形またはやや不整な核を持つ。細胞質は塩基性で顆粒は乏しく，はっきりしたブレブや偽足形成を示すことがある。時に小型でN/C比が高くリンパ芽球様の細胞形態を呈する。種々の程度の骨髄線維化を伴い，骨髄の吸引が困難で骨髄生検を必要とする場合があるが，その際の捺印標本も診断に有用である。巨核芽球は，MPOは陰性，PASおよび酸ホスファターゼとNBEが陽性である。巨核芽球はCD41（GPⅡb/Ⅲa）やCD61（GPⅢa）を発現し，より成熟した血小板関連蛋白であるCD42（GPⅠb）が発現していないことが多い。CD13とCD33は陽性で，CD34，CD45，HLA-DRは陰性のことが多く，CD36（GPⅣ）の陽

性が特徴的である。特異的な染色体異常はない。若年成人では、縦隔胚細胞腫瘍との関連が報告され、i(12p) が特徴的である。予後は不良であるが、これまでの解析は比較的予後良好とされる t(1;22)(p13;q13) 症例やダウン症候群に伴う急性巨核芽球性白血病 (acute megakaryoblastic leukemia；AMKL) 例を含んでおり、本病型の予後はさらに不良である可能性がある[8]。

8. 急性好塩基球性白血病 (acute basophilic leukemia)

好塩基球に分化するAMLである。AMLの1％未満を占めるにすぎない。臨床像として皮膚浸潤や臓器腫大とともに、皮疹、胃腸障害など高ヒスタミン血症に伴う症状を呈することがある。芽球は中型で、N/C比は高く、核は円形〜楕円形で、時に分葉し、クロマチンは粗で1〜3個の核小体を有し、好塩基性の細胞質に粗い好塩基性の顆粒を認め、時に空胞を有する。顆粒は異染性 (metachromasia) を呈する。成熟好塩基球は少なく、赤芽球の異形成がみられる。ただし、光学顕微鏡のみで好塩基球形質を決定することは通常困難で、電子顕微鏡所見で特徴的な構造を有する顆粒 (θ 顆粒など) を確認する必要がある。芽球は酸ホスファターゼ染色が陽性で、PAS染色も陽性となることがあるが、MPO、NSE染色は陰性である。CD13やCD33の骨髄系抗原を発現し、CD123、CD203c、CD11bが陽性であるが、単球系抗原は陰性で、CD34やHLA-DR (正常好塩基球は陰性) が陽性であることもあるが、CD117 (c-kit：異常肥満細胞で発現) は陰性である。CD9、CD22、TdTといったリンパ球系抗原を時に発現する。特異的な染色体異常はない。なお、t(6;9)(p23;q34) を有するAMLでもしばしば好塩基球の増加を認めるが、反復性遺伝子異常を有するAMLに分類される。

9. 骨髄線維症を伴う急性汎骨髄症

骨髄線維症を伴う急性汎骨髄症 (acute panmyelosis with myelofibrosis；APMF) は、骨髄の線維化を伴って赤芽球系、骨髄球系、巨核球系前駆細胞が一様に増加する急性骨髄増殖性疾患である。臨床像として発熱や骨痛をしばしば伴い、汎血球減少症を認め、通常、病態は急速に進行する。脾腫はないかもしくは軽度である。末梢血は顕著な汎血球減少を示し、赤血球系細胞異形成は目立たないが、顆粒球系細胞の異形成が高頻度で、血小板の異常もみられる。骨髄穿刺はしばしば吸引困難である。生検所見では骨髄は過形成で、びまん性線維化がみられ、各系統の前駆細胞が増殖している。細胞質が好酸性で、単核や低分葉核でクロマチンが粗な異形成の強い巨核球を含む幼若細胞の集簇がみられるのが特徴である。芽球の比率は20〜25％と報告されている。芽球はCD34と骨髄系細胞抗原 (CD13、CD33、CD117) などを発現するが、MPOは陰性である。ほとんどの症例が染色体異常を呈し、一般に化学療法には抵抗性で、生存期間は数カ月以内である。

3 おわりに

近年AMLにおけるdriver遺伝子変異および遺伝子異常の蓄積が明らかにされ[9]、予後との関連も報告されている[10]。今後AMLの分子病態がさらに解明され、AML, NOSにおいても予後に関連する遺伝子異常が明らかになれば、新たなカテゴリーに分類される症例が増えていくものと考えられる。

● 文献

1) Arber DA, et al：WHO Classification of Tumours of Haematopoietic and Lymphoid Tissues. 4th ed. Swerdlow SH, et al, ed. IARC Press, 2008, 134-6.
2) Wakui M, et al：Int J Hematol. 2008；87(2)：144-51.
3) Walter RB, et al：Blood. 2013；121(13)：2424-31.
4) Patel KP, et al：Mod Pathol. 2013；26(2)：195-203.
5) Silva FP, et al：Haematologica. 2009；94(11)：1546-54.
6) Gaidzik VI, et al：J Clin Oncol. 2011；29(10)：1364-72.
7) Hasserjian RP, et al：Blood. 2010；115(10)：1985-92.
8) Dastugue N, et al：Blood. 2002；100(2)：618-26.
9) Cancer Genome Atlas Research Network. N Engl J Med. 2013；368(22)：2059-74.
10) Li Z, et al：J Clin Oncol. 2013；31(9)：1172-81.

E 分化系統不明瞭な急性白血病

志村勇司

1 はじめに

急性白血病は、白血病細胞の形態や表面形質、染色体分析など総合的な解析によって診断され、その多くは骨髄系（myeloid；M）、Bリンパ球系（B-lymphoid；B）、Tリンパ球系（T-lymphoid；T）のいずれかに分類される。一方、一部の急性白血病では上記のいずれかの単一分化系統に明確に合致しないものが存在し、これらは分化系統不明瞭な急性白血病（acute leukemias of ambiguous lineage；ALAL）と総称され、明確な分化系統を示さない未分化急性白血病（acute undifferentiated leukemia；AUL）と2系統以上の分化を併せ持つ混合表現型急性白血病（mixed phenotype acute leukemia；MPAL）、NK細胞性リンパ芽球性白血病/リンパ腫（natural killer cell lymphoblastic leukemia/lymphoma）に大別される（**表1**）。さらにMPALには単一の白血病細胞が2系統以上の性格を併せ持つbiphenotypic leukemia（3系統であればtriphenotypic）（**図1**）と、骨髄芽球とリンパ芽球が混在するbilineal leukemia（3系統であればtrilineal）（**図2**）の2亜型が存在するが、biphenotypic leukemiaの頻度が高い。従来、ALALは、その診断に難渋することもしばしばあったが、近年、細胞生物学的・分子生物学的特徴が徐々に明らかになりつつあり、診断基準も以前と比し明確になりつつある。本項ではALALの診断と理解に必須の基礎知識について概説する。

表1 ▶ WHO分類2008年版（第4版）におけるALAL

1	未分化急性白血病（acute undifferentiated leukemia）
2	t(9;22)(q34;q11.2)；*BCR-ABL1*を有する混合表現型急性白血病〔mixed phenotype acute leukemia with t(9;22)(q34;q11.2)；*BCR-ABL1*〕
3	*MLL*遺伝子再構成を伴う混合表現型急性白血病〔mixed phenotype acute leukemia with t(v;11q23)；*MLL* rearranged〕
4	混合表現型急性白血病、B/骨髄性、非特定型（mixed phenotype acute leukemia, B/myeloid, NOS）
5	混合表現型急性白血病、T/骨髄性、非特定型（mixed phenotype acute leukemia, T/myeloid, NOS）
6	混合表現型急性白血病、その他稀少型（mixed phenotype acute leukemia, NOS-rare types）
7	その他の系を特定できない白血病（other ambiguous lineage leukemias）
8	NK細胞性リンパ芽球性白血病/リンパ腫（natural killer cell lymphoblastic leukemia/lymphoma）

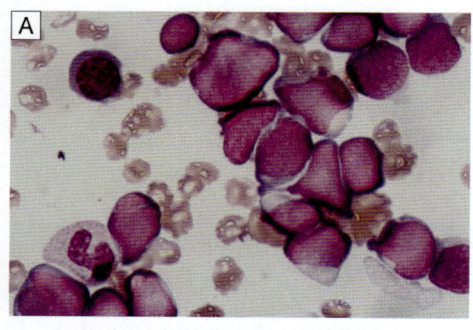
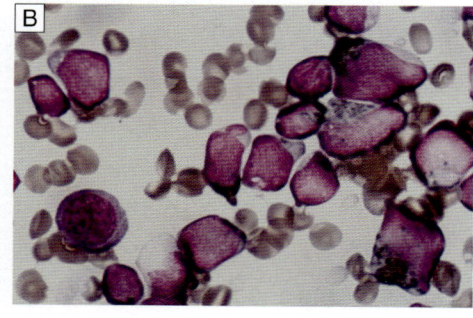
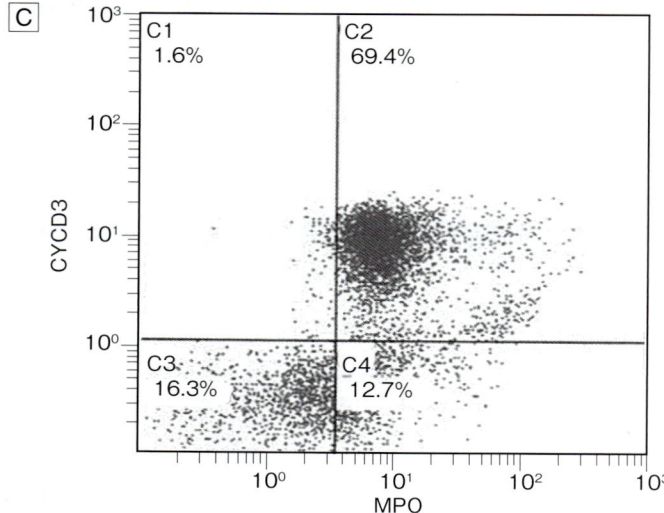

M系	陽性率
MPO	36%
CD13	1%
CD33	72.2%
CD117	4.5%

T系	陽性率
CD2	3.3%
CD3	2.9%
細胞質CD3	88.4%
CD5	42.3%
CD7	99.0%
TdT	61.9%

B系	陽性率
CD10	0.3%
CD19	0.5%
CD20	0.5%
細胞質CD79a	7.3%

図1 ▶ 混合表現型急性白血病（biphenotypic leukemia）の1例
A：全有核細胞のうち幼若芽球は96%を占める（×1,000）
B：MPO染色は幼若芽球の23%で陽性（×1,000）
C：フローサイトメトリー解析にてT系マーカーである細胞質CD3とM系マーカーであるMPOの同時発現を認める
D：その他の表面形質解析結果。M系（MPO，CD33）およびT系（細胞質CD3，CD5，CD7，TdT）陽性所見を認めるが，B系は陰性である
（愛生会山科病院 血液内科・松本洋典先生のご厚意により提供）

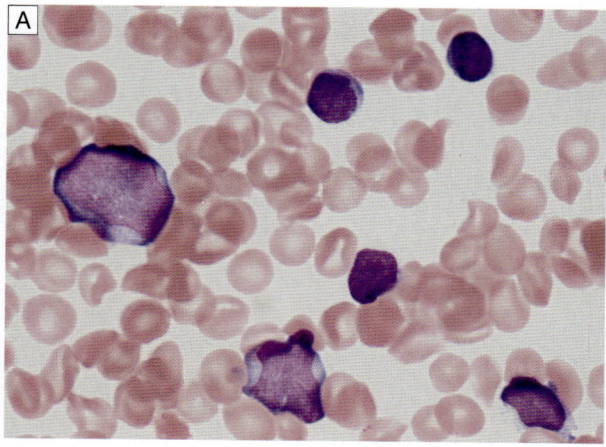
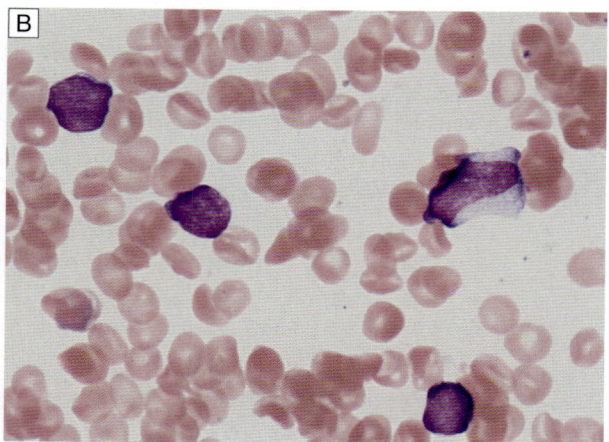

図2 ▶ BCR-ABL1を有する混合表現型急性白血病（bilineal leukemia）の1例
中～大型の骨髄芽球（A：×1,000）と小型のリンパ芽球（B：×1,000）と考えられる細胞を認める。フローサイトメトリーでの解析にてMPO陽性CD33陽性CD19陽性CD79a陰性およびMPO陰性CD79a陽性CD19陽性CD10陽性，それぞれの分画に細胞を認める

2 診断

　形態的に異なる芽球を認めることからbilineal leukemiaが疑われることもあるが，一般に細胞形態観察のみからbiphenotypic leukemiaやAULを確定診断することはきわめて困難であり，多くの場合，表面形質の解析（フローサイトメトリー，免疫組織化学）や特殊染色などの細胞生化学的検討によって診断される．biphenotypic leukemiaの診断に際しては，二重染色などによって，単一細胞に2系統以上の表面抗原が同時に発現していることを証明する必要がある．

　2001年に発行されたWHO分類第3版においては，EGIL（European Group for the Immunologic Classification of Leukemia）の基準に基づいて，比較的系統特異的とされる抗原の発現有無に基づいて点数化を行い，一定の点数以上を示した場合に陽性とする手法で細胞系統が決定されてきた．このシステムでは，M系マーカーとしてMPO（myeloperoxidase），B系として細胞質CD79a，細胞質CD22，細胞質IgM，T系としてCD3，T細胞受容体の発現が重視されていた（**表2**）．一方，2008年に改訂されたWHO分類第4版では，芽球の血球系統判定要件に係る系統特異的抗原がより限定されており，診断基準もより厳密になっている（**表3**）．これは，かつてのEGILの基準では，細胞系統診断に際して白血病細胞における各種抗原のaberrant expressionを過剰評価する可能性が指摘されたためであり，実際，かつてALALは全急性白血病のうち2～5％を占めると報告されていたが，WHO分類2008年版の定義に従うと，頻度はより少なくなると考えられている．また，定義上，骨髄異形成を伴う白血病や，慢性骨髄性白血病の急性

表2 ▶ EGILによる免疫学的マーカーのスコアリングシステム

スコア	Bリンパ球系	Tリンパ球系	骨髄系
2点	CD79a Cyt IgM Cyt CD22	CD3 TCR	MPO
1点	CD19 CD10 CD20	CD2 CD5 CD8 CD10	CD13 CD33 CDw65 CD117
0.5点	TdT CD24	TdT CD17 CD1a	CD14 CD15 CD64

発現抗原の点数を合計し，計2点以上で系統特異性を有すると診断される
Cyt；細胞質内，TCR；T細胞受容体，TdT；末端ヌクレオチド付加酵素

表3 ▶ WHO分類2008年版における芽球の血球系統判定要件

M系	MPO陽性（フローサイトメトリー，免疫組織化学，細胞生化学いずれも可） または 単球系分化（NSE, CD11c, CD14, CD64, lysozymeのうち2つ以上陽性）
Bリンパ系	CD19強陽性かつCD79a，細胞質CD22，CD10抗原のうち1つ以上陽性 または CD19弱陽性かつCD79a，細胞質CD22，CD10抗原のうち2つ以上陽性
Tリンパ系	CD3陽性（細胞質または細胞表面） 免疫組織化学では特異性に問題あり（NK細胞に発現するCD3 zeta鎖に反応）

期，特定の染色体異常［t(15;17)(q22;q21)，inv(16)(p13q22)/t(16;16)(p13;q22)，t(8;21)(q22;q22)］を伴う急性骨髄性白血病は，混合型の形質を示したとしてもALALには含めないことが明記されている。

3 分子病態

ALALでは染色体異常が比較的高頻度であり，AULでは80～90％，MPALでは60～90％の頻度で何らかの染色体異常が存在するとされる。報告例が少ないもののAULでは，5q欠失や13番染色体トリソミーが多いとされる。MPALでは様々な染色体異常が報告されているが，中でも*BCR-ABL1*融合遺伝子を産生するt(9;22)(q34;q11.2)転座，または*MLL*遺伝子(11q23)再構成を伴うMPALは頻度が高いため，WHO分類2008年版においては他のMPALとは独立した亜型として分類されている（**表1**）。

t(9;22)(q34;q11.2)；*BCR-ABL1*を有するMPALは成人に多く（全MPALのうち15～38％を占める），小児では低頻度とされる。特徴として，白血球数が高値となる傾向があり，B＋M系の表現型がほとんどを占める。また，しばしば付加的な染色体異常を認める。一般に予後は不良であるが，チロシンキナーゼ阻害薬であるイマチニブと化学療法の併用によって治療成績の向上が得られ，さらには同種移植の施行により長期生存が得られたとの報告も散見され，今後，さらなる多数例での研究が待たれる。

*MLL*遺伝子再構成を伴うMPALは小児，特に乳幼児に多い（MPALのうち12～18％程度）。他のMPALと同様にB＋M系の表現型が多いとされる。転座としてはt(4;11)(q21;q23)が最も多く，t(11;19)(q23;p13)がこれにつぐ。予後は不良であり，強化化学療法が必要であるほか，第一寛解期での同種移植も積極的に考慮すべきとされる。その他の病型は，非特定型や，その他稀少型などに分類され，これらでは7番染色体欠失またはdel(7q)，5番染色体欠失またはdel(5q)，12p再構成，8番染色体トリソミーなどが比較的頻度が高いと報告されるが，特異的分子異常の存在については未解明である。

4 臨床病態

まとまった報告が少なく不明な点も多いが，ALALは男性に多く，他の白血病に比べ予後不良とされる。急性骨髄性白血病や急性リンパ性白血病と同様に，予後因子として最も重要なものに染色体異常が挙げられる。Ph染色体を有するALALは特に予後不良とされていたが，上述のようにチロシンキナーゼの追加や同種移植の導入により長期生存も得られている。ALALとして定まった治療法はないが，骨髄性白血病に対する治療レジメンに比べ，リンパ性白血病に対する治療レジメンのほうが治療成績として優れているとする報告が多い。染色体異常をはじめとした予後不良因子を持つものに対しては，第一寛解期での同種移植が積極的に考慮される。

● 文 献

1) Borowitz MJ, et al：WHO Classification of Tumours of Haematopoietic and Lymphoid Tissues. 4th ed. Swerdlow SH, et al, ed. IARC Press, 2008, p150-5.
2) Bene MC, et al：Leukemia. 1995；9(10)：1783-6.
3) Manola KN：Br J Haematol. 2013；163(1)：24-39.
4) Heesch S, et al：Ann Hematol. 2013；92(6)：747-58.
5) Matutes E, et al：Blood. 2011；117(11)：3163-71.
6) Legrand O, et al：Br J Haematol. 1998；100(1)：147-55.
7) Matsumoto Y, et al：Int J Hematol. 2009；89(3)：352-8.

A 骨髄異形成症候群の診断と病型分類

通山 薫

1 はじめに――骨髄異形成症候群の概要

骨髄異形成症候群（myelodysplastic syndromes；MDS）は，後天的に出現した異常な造血幹細胞が年余にわたって増殖しつつ，異形成を伴う血球への分化を繰り返した結果，造血系全体が異常クローンに置換されて起こる造血障害である。骨髄細胞は一見保たれているが，病的なアポトーシスによる無効造血のために成熟血球が減少して，慢性・治療抵抗性の貧血・血球減少（不応性貧血）をきたし，しばしば骨髄不全に陥る。さらに異常クローンの質的変貌によって，急性骨髄性白血病（acute myeloid leukemia；AML）へ移行しやすい前白血病的性格を併せ持つ予後不良の骨髄疾患である。各血球系には様々な形態異常（異形成像）が出現する。ただし病態は多様で，腫瘍性のクローナルな病態が顕在化する症例から，再生不良性貧血に類似した免疫学的機序による良性骨髄不全症候群まで，広汎な疾患群を含んでいる。

MDSの発症と病態に関わる分子基盤を巡る研究は近年急速な進展をみせている。詳細は他項を参照されたいが，5q-症候群の共通欠失領域における遺伝子学的本態の解明をはじめ，骨髄系腫瘍の成立に共通した増殖シグナル分子の活性化変異，増殖制御分子の抑制性変異，エピジェネティックな遺伝子発現システムの異常，RNAスプライシング関連分子異常などの重要な知見が集積されており，MDSの素地を形成するfounder mutationに増殖優位性獲得・急性白血病移行に関わるdriver mutationが上乗せされることによって，一連の病態が進行していくものと想定される。

一方，免疫学的背景を持つ良性骨髄不全症候群としてのMDSは，真のクローン性腫瘍性疾患たるMDSとは一線を画す概念であるが，現実には鑑別困難なことが少なくなく，再生不良性貧血や発作性夜間ヘモグロビン尿症との異同や，相互の病型移行がしばしば議論となる。

なお本項はMDSのWHO分類2008年版（第4版）[1]を基本としているが，2016年5月にBlood誌上にWHO分類2016年版の素案[2]が提示されたことを受けて，その情報を適宜追記した。ただしWHO分類2016年確定版の公表は本項の脱稿後になり，素案からさらに変更される可能性もあることをご了承頂きたい。

2 MDSの診断の基本

特発性造血障害に関する調査研究班によるMDSの診断基準[3]を表1に示す。慢性の血球減少およびそれに伴う症状が発見の端緒となるが，健診などで偶然見つかることも稀でない。赤血球は正球性ないし大球性のことが多いが，大小不同や奇形赤血球もしばしばみられる。網赤血球は減少していることが多いが，必ずしも一定の傾向を示さない。

MDSを疑った場合，骨髄穿刺検査は必須項目である。1回の検査で確定診断に至らない場合は，時期をおいて再検することが必要である。骨髄は通常正ないし過形成を呈するが，10～15％程度の症例は低形成であり，再生不良性貧血との鑑別に難渋することがある。なお骨髄の細胞密度や巨核球分布の評価には骨髄生検を実施するのが望ましいが，最低限クロット標本を確保し評価する。また骨髄MRI検査も有用である。

表1 ▶ MDS（不応性貧血）の診断基準

1. 臨床所見として，慢性貧血を主とするが，時に出血傾向，発熱を認める。症状を欠くこともある
2. 末梢血で，1血球系以上の持続的な血球減少を認めるが，血球減少を欠くこともある。不応性貧血（MDS）の診断の際の血球減少とは，成人で，ヘモグロビン濃度 10g/dL 未満，好中球数 1,800/μL 未満，血小板数 10万/μL 未満をさす
3. 骨髄は正ないし過形成であるが，低形成のこともある
A. 必須基準〔FAB分類では，1），2）が，WHO分類では，1）〜4）が必須である〕 　1）末梢血と骨髄の芽球比率が30%未満（WHO分類では20%未満）である 　2）血球減少や異形成の原因となる他の造血器あるいは非造血器疾患が除外できる 　3）末梢血の単球数が $1×10^9$/L 未満である 　4）t(8;21)(q22;q22)，t(15;17)(q22;q12)，inv(16)(p13q22)またはt(16;16)(p13;q22)の染色体異常を認めない
B. 決定的基準 　1）骨髄塗抹標本において異形成が，異形成の程度の区分でLow以上である 　2）分染法，またはFISH (fluorescence in situ hybridization) 法でMDSが推測される染色体異常を認める
C. 補助基準 　1）MDSで認められる遺伝子異常が証明できる（例：*RAS*遺伝子変異，*EVI1*遺伝子発現亢進，*p53*遺伝子変異，*p15*遺伝子メチル化など） 　2）網羅的ゲノム解析〔マイクロアレイCGH (comparative genomic hybridization) 法，SNP-A (single nucleotide polymorphisms arrays)〕で，ゲノム異常が証明できる 　3）フローサイトメトリーで異常な形質を有する骨髄系細胞が証明できる

診断に際しては，1, 2, 3によって不応性貧血（MDS）を疑う
Aの必須基準の1）と2）〔WHO分類では1）〜4）のすべて〕を満たし，Bの決定的基準の1）〔WHO分類では1）または2）〕を満たした場合，不応性貧血（MDS）の診断が確定する
Aの必須基準の1），2）〔WHO分類では1）〜4）のすべて〕を満たすが，Bの決定的基準により，不応性貧血（MDS）の診断が確定できない場合，あるいは典型的臨床像（たとえば輸血依存性の大球性貧血など）である場合は，可能であればCの補助基準を適用する。補助基準は不応性貧血（MDS），あるいは不応性貧血（MDS）の疑いであることを示す根拠となる
補助基準の検査ができない場合や疑診例〔ICUS (idiopathic cytopenia of undetermined significance) 例を含む〕は経過観察をし，適切な観察期間（通常6カ月）での検査を行う

注1：ここでのWHO分類とは，WHO分類2008年版（第4版）をさす
注2：不応性貧血（MDS）と診断できるが，骨髄障害をきたした放射線治療や抗腫瘍薬の使用歴がある場合は原発性としない
注3：不応性貧血（MDS）の末梢血と骨髄の芽球比率はFAB分類では30%未満，WHO分類では20%未満である
注4：FAB分類のCMMLは，WHO分類では不応性貧血（MDS）としない
注5：WHO分類2008年版では，典型的な染色体異常があれば，形態学的異形成が不応性貧血（MDS）の診断に必須ではない

（文献3より引用）

　血球減少をきたしてMDSと鑑別すべき疾患・病態は多々あり，優れた鑑別能力が求められる。特に問題となるのは，ほかの原因による巨赤芽球性貧血，骨髄低形成の場合，異形成所見に乏しい場合などである。

　MDSの診断を得るための決定的基準は血球異形成と細胞遺伝学的所見である。MDSにみられる主な異形成所見を表2，図1に示したが，この中で診断的価値が高いのは環状鉄芽球，低分葉好中球（Pelger核異常），脱顆粒好中球，微小巨核球であり，これら4つはカテゴリーAの異形成とみなす。それ以外の異形成所見はMDSとしての特異性が低く，カテゴリーBにまとめられる。WHO分類では異形成細胞が各血球系列のうちで10%を超えた場合に有意とすると記載されているが，1個1個の細胞の異形成判定自体に検鏡者間差があり，しかも10%という判定基準も合わせるとなると，形態異常が軽微な症例では統一的な判定が困難となる。そこで特発性造血障害調査研究班では不応性貧血（骨髄異形成症候群）の形態学的診断基準作成のためのワーキンググループが中心となって，『不応性貧血（骨髄異形成症候群）の形態学的異形成に基づく診断確度区分と形態診断アトラス』という冊子の形で，異形成判定の標準化を提唱した[4]。上記のカテゴリーA，Bの所見を区分し，それに芽球比率と染色体異常の有無の情報を加味して，MDS診断確度区

表2 ▶ MDSにみられる主な異形成所見

赤芽球系	顆粒球系	巨核球系
核辺縁不整	小型または巨大好中球	微小巨核球
核間架橋	低分葉好中球（Pelger核異常好中球）	単核〜低分葉核巨核球
核崩壊像	過分葉好中球	分離多核巨核球
多核赤芽球	脱顆粒（無顆粒ないし低顆粒）好中球	
過分葉核赤芽球	偽Chédiak-Higashi顆粒	
巨赤芽球様変化	Auer小体	
環状鉄芽球		
細胞質空胞化		
PAS染色陽性赤芽球		

青字の4項目は造血障害研究班におけるカテゴリーAに該当し，それ以外の項目はカテゴリーBに入る　（文献1より引用改変）

分が表される。MDS診断確度区分の詳細については，ぜひ上記冊子を参照されたい。MDSの診断上，細胞遺伝学的所見もきわめて重要である。MDS患者骨髄の染色体異常は半数強の症例に検出され，特に5q-，-5，-7，+8，20q-など不均衡型異常の頻度が高いが，均衡型異常でもMDSを示唆できる異常がいくつかある（**表3**）。染色体異常は重大な予後予測因子であり，**6章B**にて述べられる。

遺伝子異常が検出された場合はMDSの診断根拠となりうるが，WHO分類2016年版素案[2]においては，老化による体細胞遺伝子変異の可能性もあることから慎重な解釈を要すると述べられている。フローサイトメトリーも現時点では補助的所見にとどまるが，異常細胞検出の有力な武器となる。たとえば異常芽球の特徴として，ミエロペルオキシダーゼ陰性，CD11bやCD15などの成熟骨髄系マーカーの出現，CD7やCD56の発現など正常芽球と異なるパターンがしばしば認められる。

WHO分類2008年版[1]では，原因不明の慢性血球減少があるがMDSを強く示唆するような形態異常や細胞遺伝学的異常がないような症例をICUS（idiopathic cytopenia of undetermined significance）という概念で，慎重に経過観察すべき対象として提唱されている。

3 MDSの病型分類

MDSの系統だった病型分類は，1982年にFAB（French-American-British）グループのFAB分類に始まる。その後WHO分類2001年版（第3版）を経て，現在WHO分類2008年版[1]が主流であるが，前述したようにごく最近WHO分類2016年版素案[2]が提示された。そこで，MDS分類の変遷を**図2**に，WHO分類2008年版とWHO分類2016年版素案との対比表を**表4**に示す。AMLとの区分境界となる芽球比率はFAB分類では30％であったが，WHO分類では20％に引き下げられたことから，FAB分類における移行期RAEB（RAEB in transformation）はAMLのカテゴリーに包含され，また慢性骨髄単球性白血病（chronic myelomonocytic leukemia；CMML）は骨髄異形成/骨髄増殖性腫瘍（MDS/MPN）に組み入れられることになった。なお芽球比率20％未満であっても，t(8;21)(q22;q22)，t(15;17)(q22;q12)のようにいわゆる反復性の細胞遺伝学的異常を呈する場合はMDSから除外される。

以下病型各論ではWHO分類2008年版を紹介し，適宜WHO分類2016年版素案に関して追記する。WHO分類2016年版素案では，"refractory anemia""refractory cytopenia"といった表現を廃止

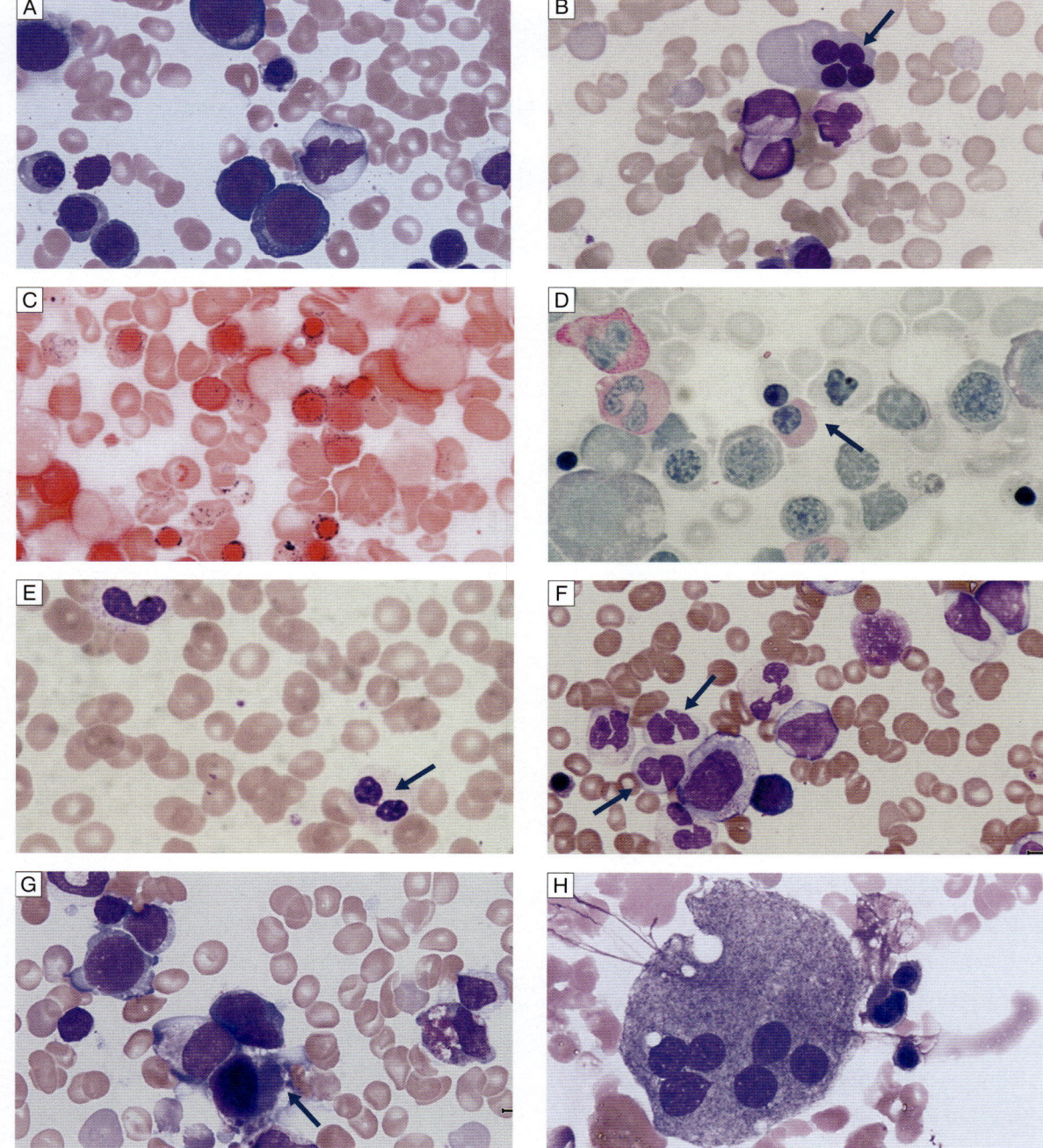

図1 ▶ MDSにみられる主な異形成像（C, D以外はMay-Grünwald-Giemsa染色）

A：赤芽球の巨赤芽球様変化。個々の赤芽球によって程度の差はあるが，核クロマチンの凝縮が不良である
B：多核赤芽球（矢印）。巨赤芽球様変化も伴っている
C：環状鉄芽球（鉄染色）。本症例では過半数の赤芽球が環状鉄芽球であった
D：PAS染色陽性赤芽球（PAS染色，矢印）。その他の赤芽球は陰性である。好中球は陽性である
E：Pelger核異常好中球（矢印）。もう1つの好中球は桿状核球で，異形成はない
F：無顆粒好中球（矢印）。この視野で無顆粒および通常の好中球が混在している
G：微小巨核球（矢印）。大きさの基準となる前骨髄球は同視野にみられないが，他の細胞との比較から微小巨核球と判断してよい
H：分離多核巨核球。6核で，互いに分離傾向がある

表3 ▶ 診断時にMDSで認められる染色体異常（WHO分類2008年版）

染色体異常の種類	原発性MDS	治療関連MDS
不均衡型		
＋8*	10%	
－7 or del(7q)	10%	50%
－5 or del(5q)	10%	40%
del(20q)*	5〜8%	
－Y*	5%	
i(17q) or t(17p)	3〜5%	
－13 or del(13q)	3%	
del(11q)	3%	
del(12p) or t(12p)	3%	
del(9q)	1〜2%	
idic(X)(q13)	1〜2%	

染色体異常の種類	原発性MDS	治療関連MDS
均衡型		
t(11;16)(q23;p13.3)		3%
t(3;21)(q26.2;q22.1)		2%
t(1;3)(p36.3;q21.2)	1%	
t(2;11)(p21;q23)	1%	
inv(3)(q21q26.2)	1%	
t(6;9)(p23;p34)	1%	

＊：形態学的基準を満たさない場合は，これらの染色体異常の単独の存在のみではMDSと診断できない．持続する原因不明の血球減少に加えて，遺伝子異常などMDSを示唆する所見が診断に必要となる

（文献1より引用改変）

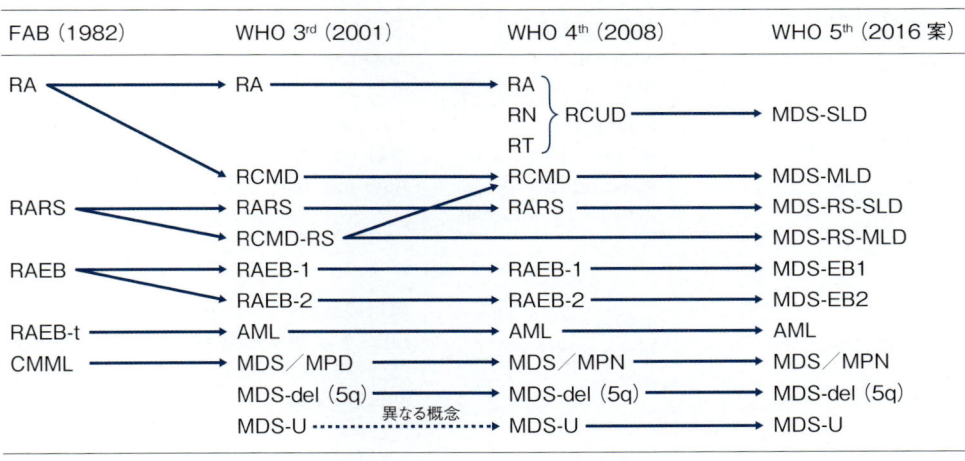

図2 ▶ MDSのFAB分類からWHO分類（第3版，第4版，第5版）への変遷

RCUD：refractory cytopenia with unilineage dysplasia
RA：refractory anemia
RN：refractory neutropenia
RT：refractory thrombocytopenia
RARS：RA with ring sideroblasts
RAEB：RA with excess blasts
RAEB-t：RAEB in transformation
CMML：chronic myelo monocytic leukemia
RCMD：refractory cytopenia with multilineage dysplasia
RCMD-RS：RCMD and ring sideroblasts
AML：acute myeloid leukemia

MDS／MPD（MPN）：
　myelo dysplastic／myelo proliferative diseases
　（myelo proliferative neoplasms）
MDS-del(5q)：MDS with isolated del(5q)，5q-syndrome
MDS-U：MDS, unclassifiable
MDS-SLD：MDS with single lineage dysplasia
MDS-MLD：MDS with multi lineage dysplasia
MDS-RS-SLD：MDS with ring sideroblasts and single lineage dysplasia
MDS-RS-MLD：MDS with ring sideroblasts and multilineage dysplasia
MDS-EB1：MDS with excess blasts-1
MDS-EB2：MDS with excess blasts-2

表4 ▶ MDSのWHO分類2008年版とWHO分類2016年版素案との対比

病型	末梢血所見	骨髄所見	WHO分類2016年版暫定案
refractory cytopenia with unilineage dysplasia (RCUD) 単血球系異形成を伴う不応性血球減少 　refractory anemia (RA) 　不応性貧血 　refractory neutropenia (RN) 　不応性好中球減少症 　refractory thrombocytopenia (RT) 　不応性血小板減少症	1～2系統の血球減少 芽球(−)またはごくわずか(1%未満)	1系統のみで10%以上の細胞に異形成 芽球5%未満 環状鉄芽球は全赤芽球の15%未満	MDS with single lineage dysplasia (MDS-SLD) 環状鉄芽球は全赤芽球の5%未満
refractory anemia with ring sideroblasts (RARS) 鉄芽球性不応性貧血	貧血 芽球(−)	赤芽球系の異形成のみ 環状鉄芽球は全赤芽球の15%以上 芽球5%未満	(MDS-RSSLD) 環状鉄芽球は全赤芽球の5%以上
refractory cytopenia with multilineage dysplasia (RCMD) 複数血球系異形成を伴う不応性血球減少症	1～3系統の血球減少 芽球(−)またはごくわずか(1%未満) Auer rod(−) 単球1×10³/μL未満	2系統以上で10%以上の細胞に異形成 芽球5%未満 Auer rod(−) 環状鉄芽球15%以上の場合もRCMDとする	MDS with multi lineage dysplasia (MDS-MLD) 環状鉄芽球5%以上の場合は，MDS with ring sideroblasts and multi lineage dysplasia (MDS-RSMLD)
refractory anemia with excess blasts-1 (RAEB-1) 芽球増加を伴う不応性貧血-1	血球減少 芽球5%未満*1 Auer rod(−) 単球1×10³/μL未満	1～3系統に異形成 芽球5～9%*1 Auer rod(−)	MDS with excess blasts-1 (MDS-EB1)
refractory anemia with excess blasts-2 (RAEB-2) 芽球増加を伴う不応性貧血-2	血球減少 芽球5～19% Auer rod(±)*2 単球1×10³/μL未満	1～3系統に異形成 芽球10～19% Auer rod(±)*2	MDS with excess blasts-2 (MDS-EB2)
MDS, unclassifiable (MDS-U) 分類不能型MDS	血球減少*3 芽球1%以下または1%台*4	異形成は有意でないが，MDSを示唆する細胞遺伝学的異常がある 芽球5%未満	MDS, unclassifiable (MDS-U) 異形成は有意でないが，MDSを示唆する細胞遺伝学的異常がある場合（遺伝子異常のみでは不十分） 芽球1%の場合は少なくとも2回以上検出されること
MDS with isolated del (5q), 5q- syndrome 5q-症候群	貧血 血小板数は正常または増加 芽球(−)またはごくわずか(1%未満)	低分葉核を持つ巨核球が増加 芽球5%未満 del (5q)の単独異常 Auer rod(−)	MDS with isolated del (5q) del (5q)に加えてモノソミー7以外の付加的異常1つまでは含める

*1：骨髄中芽球＜5%で末梢血中の芽球比率が2～4%の場合はRAEB-1とする
*2：Auer rodがみられる場合は芽球の多寡にかかわらずRAEB-2とする
*3：1系統のみの細胞に異形成があって汎血球減少を呈する症例はMDS-Uとする
*4：骨髄中芽球＜5%で末梢血中の芽球比率が1%台の場合はMDS-Uとする

し，すべて"MDS with～～"という表現で統一されることになった[2]。

1. 単血球系異形成を伴う不応性血球減少症

単血球系異形成を伴う不応性血球減少症（refractory cytopenia with unilineage dysplasia；RCUD）では，血球3系列のうち1系列のみに有意な（10％以上）異形成所見がみられ，血球減少は単血球減少または2血球減少を呈する病型で，芽球の増加は伴わない（骨髄中の芽球比率5％未満）。WHO分類2008年版にて新たに定義された病型である。ちなみに汎血球減少の場合は，後述するMDS-U（MDS, unclassifiable）に該当する。RCUDには不応性貧血（refractory anemia；RA），不応性好中球減少（refractory neutropenia；RN），不応性血小板減少（refractory thrombocytopenia；RT）の3区分があるが，これらの疾患名は減少している血球系列からではなく，有意な異形成を示す系列に応じてつけられる。典型例ではMDSに相応しい形態異常を呈するが，定義上1血球系列の異形成にとどまる。環状鉄芽球は時にみられるが，その比率は後述の鉄芽球性不応性貧血の基準未満である。骨髄芽球は末梢血では1％未満，骨髄中では5％未満である。Auer rodはみられない。約半数例に染色体異常がみられるが，本病型に特徴的な異常はない。血球減少および形態異常をもたらす他の原因や病態を慎重に除外できることが必要である。

WHO分類2016年版素案では，RCUDの概念がほぼそのままMDS-SLD（MDS with single lineage dysplasia）に置き換わったものになっている。

2. 鉄芽球性不応性貧血

鉄芽球性不応性貧血（refractory anemia with ring sideroblasts；RARS）とは，MDSの中で，環状鉄芽球（図1C；WHO分類では核周囲3分の1以上にわたって5個以上の鉄染色陽性顆粒が認められるものをさす。一方，MDS形態判定に関する国際ワーキンググループの提唱では核周囲3分の1以上という制限がなく，核近傍に5個以上の鉄染色陽性顆粒があればよいとされている）が骨髄総赤芽球の15％を超えており，かつ他の2血球系列に有意な異形成所見がない場合がRARSと定義される。ただし先天性にヘム合成酵素の異常が証明された遺伝性鉄芽球性貧血や，鉛・薬物など原因が特定されたものは除外される。なお，他の2血球系列に有意な異形成所見がある場合は後述する複数血球系異形成を伴う不応性血球減少症（refractory cytopenia with multilineage dysplasia；RCMD）になり，骨髄芽球が5％以上ある場合は芽球増加を伴う不応性貧血（refractory anemia with excess blasts；RAEB）の範疇である。

RARSは欧米ではMDSの1割程度を占めるが，わが国では比較的稀な病型でMDSの5％程度である。RARSの大部分は低リスク群に該当し，生存期間中央値は約6～9年，急性白血病に移行するのは1～2％である。

赤血球のanisochromasiaが顕著で，典型的な症例では赤血球二相性（dimorphism）を呈する。赤芽球の異形成が一見軽微で，鉄染色にて初めて本病型とわかることも稀ではない。およそ8割の症例において，RNAスプライシング装置構成分子の異常が発見され，そのうち*SF3B1*の変異が大多数を占めることが近年小川らによって報告された。事実上の原因遺伝子と考えられている。

WHO分類2016年版素案では，MDS-RS-SLD（MDS with ring sideroblasts and single lineage dysplasia）が相当するが，*SF3B1*変異が証明された場合は，環状鉄芽球が骨髄総赤芽球の5％以上あれば本病型となる。

3. RCMD（図3）

血球減少と複数血球系列に異形成所見がみられる病型が該当する。ただし骨髄芽球増加も単球増加もない。複数系列に顕著な異形成がみられるような典型的なMDS例が該当する。WHO分類2016年版素案では，MDS-MLD（MDS with multilineage dysplasia）が相当する。病状の程度に幅があり生命予後は様々であるが、欧米における生存期間中央値は約30カ月で、RCUDやRARSよりも予後は悪い。急性白血病移行率は10％程度とされるが、予後スコアリングシステムによる個々の症例の予後予測が重要である。

　本カテゴリーの要件を満たし、かつ鉄染色で環状鉄芽球が骨髄総赤芽球の15％を超える例はWHO分類2008年版ではRCMDに包含されるが、環状鉄芽球比率が5％以上で*SF3B1*変異を有する場合と合わせて、WHO分類2016年版素案では、MDS-RS-MLD（MDS with ring sideroblasts and multilineage dysplasia）として、かつてWHO分類2001年版において定義されたRCMD-RSのごとく、独立病型として再定義されることになった。

4. RAEB（図4）

　骨髄芽球が増加傾向にあり、急性白血病移行への途上に位置する疾患群がRAEBであり、MDS症例のおよそ3分の1を占める。WHO分類2008年版では骨髄中または末梢血中の芽球の多寡によって、RAEB-1とRAEB-2に区分される。RAEB-1における骨髄芽球は末梢血では2〜4％、骨髄中では5〜9％まで、RAEB-2では末梢血では5〜19％まで、または骨髄中で10〜19％までと規定される。Auer rod検出例は、芽球の多寡にかかわらずRAEB-2とする。およそ半数例でMDSに特徴的な染色体異常がみられ、時に複雑核型異常も指摘される。RAEBの多くは高リスク群に区分され、3割前後が急性白血病に移行するが、もともと芽球比率が高い症例ほど病型移行の可能性も高い。一方、白血病に移行しなくてもしばしば重篤な骨髄不全に陥る。生存期間中央値はRAEB-1では16カ月、RAEB-2では9カ月とされる。したがって年齢その他の条件がそろえば、造血幹細胞移植を含む積極的治療の対象であり、化学療法としてはDNAメチル化阻害薬の好適応である。

　MDSの一部は骨髄線維化を伴い、MDS with myelofibrosisまたはMDS-F（MDS with fibrosis）と呼ばれるが、多くは骨髄芽球の増加を伴っていて、病型的にはRAEBに相当することから、RAEB-F（RAEB with fibrosis）と記載されることがある。

　RAEB-1とRAEB-2は、WHO分類2016年版素案ではそれぞれMDS-EB1（MDS with excess blasts-1）、MDS-EB2（MDS with excess blasts-2）として、これらの疾患概念が受け継がれている。

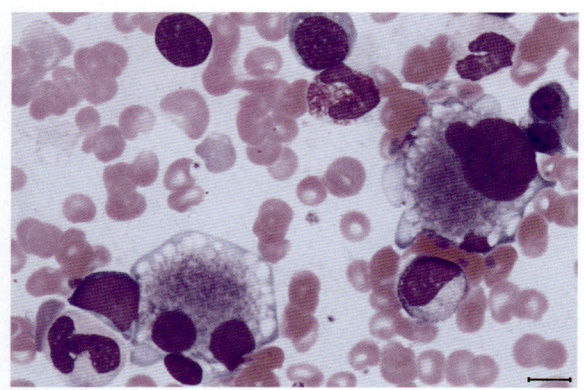

図3 ▶ RCMD症例の骨髄所見（May-Grünwald-Giemsa染色）
巨赤芽球様変化、巨大好中球（左下端、おそらく四倍体）、低分葉および分離2核の異常巨核球がみられる。WHO分類2016年版素案では、MDS-MLDに相当する

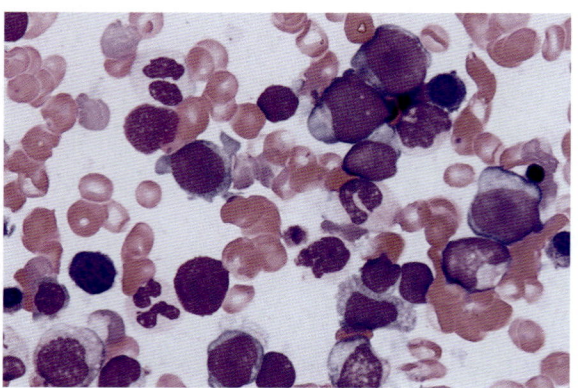

図4 ▶ RAEB症例の骨髄所見（May-Grünwald-Giemsa染色）
芽球の増加傾向、Pelger核異常好中球、赤芽球の核異形成がみられる。WHO分類2016年版素案では、MDS-EBに相当する

5. 5q-症候群〔MDS with isolated del(5q); 5q-syndrome〕

MDSの中で、芽球増加がなく単一の染色体異常del(5q)を有する病型を言う。芽球増加例やほかの染色体異常（Y染色体欠失は除く）を伴う症例は，本病型から除外される。WHO分類2016年版素案では，モノソミー7以外であれば1つの付加的染色体異常までは本病型に含むことになった。

欧米における発症頻度はMDSの約10%前後とされているが，わが国ではきわめて稀で，MDS全体の1〜2%と概算される。MDS病型の中で唯一女性に好発することが特徴である。大球性貧血を呈する一方，血小板数は正常もしくは増加することが多い。骨髄中の芽球は5%未満，末梢血中芽球は1%未満である。赤芽球系および顆粒球系の異形成は一般に軽度であるのに対して，巨核球では単核かせいぜい2核の細胞が目立つのが特徴である（巨核球の低分葉，**図5**）。

5番染色体長腕の5q31-5q33領域は本患者共通の欠失領域（common deleted region）で，この領域に存在する遺伝子の中で，特にリボソーム蛋白をコードしている*RPS14*の半数体欠失，およびマイクロRNA（*miR-145*と*miR-146a*）の半数体欠失が本症候群につながる原因遺伝子候補とされている。

病型移行することは少なく，欧米における生存期間中央値は145カ月，急性白血病へ移行するのは10%未満とされる。サリドマイド誘導体のレナリドミドが高率に奏効し，貧血の改善および異常クローンの減少・消失をもたらすことが確認され，わが国でも5q-を有する輸血依存性MDSを対象に適応承認されている。

6. 分類不能型MDS

分類不能型MDS（MDS, unclassifiable；MDS-U）はWHO分類2001年版で初めてMDS-Uというカテゴリーが設定されたが，WHO分類2008年版ではまったく異なる定義でMDS-Uが定められた。発症もしくは診断の時点でどの病型にも該当しないものが相当するが，具体的に次の3つの病態が挙げられている。①RCUDまたはRCMDに該当する血液学的所見を示すが，末梢血中の芽球比率が1%台である場合（2%以上になるとRAEBの範疇になる），②骨髄所見上は1系列のみに異形成所見がみられるが，汎血球減少をきたしている場合，③血球減少があるが芽球増加がなく，有意な異形成所見もみられない（異形成の頻度は各系列で10%未満）が，5番，7番染色体異常や複雑核型異常などMDSを示唆するような細胞遺伝学的異常が検出された場合，と規定された。いずれも

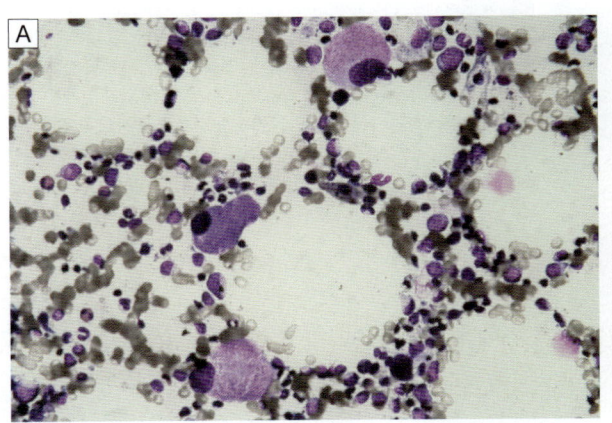
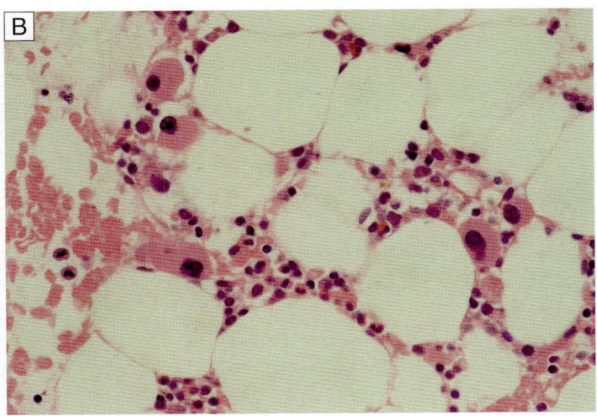

図5 ▶ 5q-症候群の骨髄所見
A：塗抹標本でみられた単核巨核球（May-Grünwald-Giemsa染色）
B：骨髄クロット標本（HE染色）。みられる巨核球はほとんどすべて単核ないし低分葉である

経過中に他の病型に合致する所見が現れれば診断名を変更することになるので，疾患カテゴリーとして確定したものとは言い難い。

③についてWHO分類2016年版素案では，MDSを示唆するような染色体異常がなく遺伝子変異のみが検出された場合は，単に老化による変異の可能性も考えるべきとされている。

7. 小児MDS (childhood MDS)

成人MDSに対応する病型が定義されているが，成人例と異なりRARSや5q-症候群はきわめて稀である。複数血球の減少をきたすことが多く，また骨髄がしばしば低形成を呈することから，そのような症例に対して小児不応性血球減少症 (refractory cytopenias of childhood；RCC) と呼ばれる病型が提唱されており，これが小児における一次性MDSの主体をなしている。RCCは遷延する血球減少，芽球比率が骨髄で5％未満，末梢血にて2％未満の小児MDSとされており，異形成所見は成人MDSと同様の観点で評価されるが，骨髄低形成を呈する場合に再生不良性貧血との鑑別が問題となる。予後は染色体異常によって異なり，モノソミー7を有する症例では病型移行をきたしやすいので，早期の造血幹細胞移植が必要となる。RCCはWHO分類2016年版素案においてもまだprovisional entityとされている。

4 病型診断上の課題

MDSの診断は最新の考え方においても，①形態学的異形成の判定と，②細胞遺伝学的異常に立脚している。WHO分類2016年版素案は，①の観点が客観性に乏しい点を認めつつ，今後MDSと診断するに足る重要・特異的な異形成とそれ以外の形態異常とを峻別できるような規範を求めている。②に関しては，*SF3B1*変異のように病型特異性の高い遺伝子異常を基に病型分類の再編を試みる一方，それ以外の遺伝子異常については必ずしもクローナリティの根拠とならないという見方を示している。

WHO分類2008年版では，赤芽球が骨髄全有核細胞 (all nucleated cells；ANC) の50％超の場合に，骨髄芽球が非赤芽球系細胞 (non-erythroid cells；NEC) の20％以上あればerythroleukemia (erythroid/myeloid type) の範疇に入ると定義されていたが，少数の芽球を過大評価する可能性があることから，WHO分類2016年版素案ではNECを分母とする芽球比率算定式を取り止めた。したがって，従来上記の計算式にてerythroleukemiaと診断されていた症例は，WHO分類2016年版素案ではMDSの範疇に入ることになった。

これら種々の変更の妥当性については今後の検証が必要であろう。

● 文献

1) Brunning RD, et al：WHO classification of tumours of haematopoietic and lymphoid tissues, 4th ed. Swerdlow SH, et al, ed, IARC Press, 2008, p87-107.
2) Arber DA, et al：Blood. 2016；127(20)：2391-405.
3) 骨髄異形成症候群の診断基準と診療の参照ガイド改訂版作成のためのワーキンググループ：特発性造血障害に関する調査研究班・骨髄異形成症候群診療の参照ガイド 平成25年度改訂版 2014 [http://zoketsushogaihan.com/download.html]
4) 朝長万左男, 他編：不応性貧血(骨髄異形成症候群)の形態学的異形成に基づく診断確度区分と形態診断アトラス．特発性造血障害調査研究班 平成19年度研究, 2008.

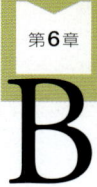

第6章

B 骨髄異形成症候群のリスク分類

宮﨑泰司

1 はじめに

骨髄異形成症候群（myelodysplastic syndrome；MDS）は無効造血による血球減少と造血細胞の異形成，白血病進展リスクを特徴とする造血幹細胞のクローン性疾患である。造血（幹）細胞の遺伝子異常が病態に関与すると考えられるが，臨床上は骨髄不全を主体として長期に安定した経過をとるものから，比較的短期間で芽球の増加を伴い白血病に移行する症例まで，多様な病態を示す疾患群の総称である。個々の患者の病型診断のみでは予後予測は困難であり，臨床的な予後因子を的確に評価し，それに基づいて治療方針を選択することが重要となる。

MDSの病型分類については，1982年に提唱された「FAB（French-American-British）分類」が長く用いられてきたが，2001年には世界保健機関（WHO）によって「WHO分類」が提唱され，2008年には一部改訂されている。それに伴い，MDSの予後予測方法も変化してきた。

本項では，1997年に発表された「国際予後予測スコアリングシステム（International Prognostic Scoring System；IPSS）」とWHO分類2001年版に沿った予後予測システムであるWHO classification-based prognostic scoring system（WPSS，2007年提唱），2012年に出されたIPSSの改訂版「IPSS-R（Revised IPSS）」について概説する。

2 IPSSについて

1997年に提唱されたIPSSは，MDSに対する予後予測として世界的にも確立した最初のもので，実臨床の場ではMDS症例の治療方針決定に有用なツールとして，臨床試験や新規薬剤治験にあっては，試験計画の基本的な枠組みとして現在も広く用いられている。IPSS作成時にはMDSに対する基本的薬剤が未確立であったため，スコア作成の対象はFAB分類に基づいて診断された無治療の初発MDS患者で，日本を含む国際的な7つのデータベースから集められた816例のデータが解析された。つまり，IPSSはMDSの自然経過を予測するものであり，基本的には初発時の予後判定に用いられる。

IPSSには，FAB分類の提唱以降に予後因子としての重要性が明らかにされた染色体所見を3群にわけることで組み込み，様々な臨床的因子の中から多変量解析の結果により有意に独立した因子と認められた骨髄中の芽球比率（％），染色体核型（グループ），血球減少系統数の3項目を点数化し，合計点数により4つのリスク群が設定された（**表1**）。このリスク群は全生存率，白血病移行リスクの両方の推定に利用できる。low，intermediate（Int）-1，Int-2，high各群の生存期間中央値は順に5.7年，3.5年，1.2年，0.4年であり，25％白血病移行期間は9.4年，3.3年，1.1年，0.2年といずれも各群間で有意差が認められている。low，Int-1が低リスクMDS，Int-2とhighが高リスクMDSとされる。このように何らかの方法によってMDSをリスクで2つにわけ，臨床的な対処（治療戦略）を計画する方針が一般的となっている。

表1 ▶ IPSS

予後因子	予後因子のスコア				
	0	0.5	1	1.5	2
骨髄芽球比率（%）	＜5	5〜10		11〜20	21〜30
核型[*1]	良好	中間	不良		
血球減少[*2]	0/1系統	2/3系統			

*1：核型
　良好：正常，20q-，－Y，5q-
　中間：良好と不良以外
　不良：複雑核型（3個以上），7番染色体異常

*2：血球減少
　好中球＜1,800/μL
　ヘモグロビン＜10g/dL
　血小板減少＜10万/μL

リスクの評価	点数	生存期間中央値
low	0点	5.7年
intermediate-1（Int-1）	0.5〜1点	3.5年
intermediate-2（Int-2）	1.5〜2点	1.2年
high	2.5点以上	0.4年

3 WPSSについて

　IPSSはFAB分類に基づくMDSを対象にしていたため，2001年に出されたWHO分類によるMDSとは一部において対象が異なっていた。2007年に提唱されたWPSSはWHO分類2001年版に基づいた予後予測システムであり，3つのデータベース1,165例のデータに基づき作成された。WPSSのもう1つの特徴は，症例の時間的な病態変化に対応していることで，初診時の予後予測のみに対応しているIPSSとの大きな違いである。たとえば，経過中にMDSの病型に進行があっても，その時点であらためてWPSSスコアを計算してWPSSによる予後予測が可能となっている。

　WPSS作成において抽出された予後因子は，染色体核型（IPSSと同様のリスク群），WHO分類2001年版における病型，赤血球輸血依存性であり，それらを点数化することで5群のリスク群を設定した。IPSSにおける芽球割合はWHO病型，血球減少の系統数は赤血球輸血依存に置き換わった形になっている。ただ，赤血球輸血依存は，患者や主治医判断によってわかれうるという批判があり，後にヘモグロビン値に置き換えられることが示された（表2）。WPSS因子の中で，WHO病型におけるスコアをみると，点数「0」と「1」の違いは血球異形成の系統数の違い，点数「1」，「2」，「3」は芽球割合の違いに依存しており，染色体群と比較して芽球割合の点数寄与が大きい。つまり，WPSSにおいてもIPSS同様，予後予測における芽球割合の意義を染色体群よりも大きく取り扱っていることになる。WPSSも全生存期間と白血病への移行について予測可能である。

　その後も，血清LDHや血清フェリチンなど新たな予後因子の有用性や，患者側因子［年齢，PS（performance status）など］を取り込んだMD Anderson癌センターからのスコアリングシステムなど，多くの予後因子が検討，提唱されている。

4 IPSS-Rの提唱

　IPSSが提唱されて20年以上が経過し，その有用性は広く知れわたって，基礎ならびに臨床研究，臨床現場など様々なMDS症例を取り扱う場面で用いられてきた。しかし，FAB分類からWHO分類への変化，病態解析，特に染色体核型と予後との関連に関する研究

表2 ▶ WPSS

予後因子	予後因子のスコア			
	0	1	2	3
WHO病型*1	RA, RARS, 5q-	RCMD, RCMD-RS	RAEB-1	RAEB-2
核型*2	良好	中間	不良	
重症貧血*3	なし	あり		

*1：WHO病型
　RA：refractory anemia
　RARS：RA with ring sideloblasts
　5q-：5q-症候群
　RCMD：refractory cytopenia, with multilineage dysplasia
　RCMD-RS：RCMD with ring sideloblasts
　RAEB：refractory anemia with excess blasts

*2：核型
　良好：正常, 20q-, －Y, 5q-
　中間：良好と不良以外
　不良：複雑核型（3個以上），7番染色体異常

*3：重症貧血
　男性：ヘモグロビン＜9g/dL
　女性：ヘモグロビン＜8g/dL
　（注）発表時は「赤血球輸血依存」であった異常

リスクの評価	点数	生存期間中央値
very low	0点	103カ月
low	1点	72カ月
intermediate	2点	40カ月
high	3, 4点	21カ月
very high	5, 6点	12カ月

の進歩，新たな予後関連因子の同定など，MDSの予後予測システムを取り巻く状況は変化していた。これを受けてIPSSを改訂しようとする提案がIPSS作成の責任者であったGreenberg博士よりなされた。IPSS改訂の大きな目的のひとつは，染色体の予後因子としての意義とスコアリングでの取り扱いを再検討することであった。IPSSでは正常核型を含めて6種類の核型と予後との関連をスコアとして組み込んでいたが，それでは不十分ではないかという議論があった。その他の目的としては，WPSSで示された輸血依存性（その後に貧血の程度）やWHO分類による異形成のカテゴリーに加え，血清LDH，血清フェリチン，β_2-ミクログロブリン，骨髄線維化の程度，comorbidity index, PSなど，IPSS以降に示された様々な予後因子の意義を明らかにすることである。IPSS-R作成過程でSchanzらにより発表されていた染色体所見による新しい予後分類（表3）の有用性が，より多くの患者データを用いて評価された。そして，この情報はIPSS-Rにおける染色体群として取り込まれることとなった。さらに，骨髄芽球割合，血球減少の程度が予後に与える影響も詳細に分析され，より優れた予後予測スコアリングシステムを確立することをめざした。IPSS-Rの作成にあたっては，2008年に委員会IWG-PM（International Working Group for the Prognosis of MDS）が組織され，データの集積やモニタリング，分析が進められ，2012年に発表された（表4）。

　IPSS-Rの作成にあたっては日本を含む11カ国データと，IMRAW（International MDS Risk Analysis Workshop）の国際的多施設データベースから計7,012例の症例が集められ，データが詳細に検討された。対象はIPSS作成時と同様にFAB分類によるMDSであり，現在，WHO分類では急性骨髄性白血病（acute myeloid leukemia；AML）となる骨髄芽球20%以上30%未満の例も含まれることは注意しておく必要がある。16歳以上の無治療の初発MDS

表3 ▶ 新たな染色体によるリスク群

予後グループ	染色体核型	生存期間中央値（年）	25%急性骨髄性白血病移行期間中央値（年）	IPSS-Rにおける症例の割合（%）
very good	−Y, del(11q)	5.4	NR（到達せず）	4
good	正常, del(5q), del(12p), del(20q), double including del(5q)	4.8	9.4	72
intermediate	del(7q), ＋8, ＋19, i(17q), any other single or double independent clones	2.7	2.5	13
poor	−7, inv(3)/t(3q)/del(3q), double including −7/del(7q), 複雑核型（3個以下）	1.5	1.7	4
very poor	複雑核型（3個より多いもの）	0.7	0.7	7

表4 ▶ IPSS-Rスコア

予後因子の配点	0	0.5	1	1.5	2	3	4
核型	very good	−	good	−	intermediate	poor	very poor
骨髄芽球比率（%）	≦2	−	2＜～＜5	−	5～10	10＜	−
Hb（g/dL）	10≦	−	8≦～＜10	＜8	−	−	−
血小板数（×10³/μL）	100≦	50≦～＜100	＜50	−	−	−	−
好中球数（×10³/μL）	0.8≦	＜0.8	−	−	−	−	−

リスクの評価	点数	生存期間中央値（年）
very low	≦1.5	8.8
low	＞1.5～3	5.3
intermediate	＞3～4.5	3
high	＞4.5～6	1.6
very high	＞6	0.8

で，MDSの自然経過に明らかに影響のある治療を受けた例，すなわち，メチル化阻害薬やAML治療に用いられるような強力な化学療法を受けた例や移植症例は除外されている．また，これもIPSSと同じく初診時の予後予測として作成されており，原則としてMDSの時間経過に伴う変化に応じたスコアとしては作成されていない．ただし，IPSS-Rの発表後，このスコアはMDSの経過にも対応できるかどうかの検討もなされている．

様々な臨床データと予後，および白血病化との関連が検討され，多変量解析の結果，重要な予後因子として挙がってきたのは，IPSSと同様に骨髄中の芽球比率，染色体核型（グループ）および末梢血の血球減少であった．しかし，それぞれの因子のスコア化の方法は改訂されている．また，年齢，PS，血清フェリチン，血清LDH，$β_2$-ミクログロブリンも生存には有意な因子であることが示された．特に年齢を加味した年齢調整IPSS-R（age-adjusted IPSS-R；IPSS-RA）スコアは計算式とモノグラムが示されており，利用しやすくなっている．IPSSと同様に，IPSS-Rスコアも生存と白血病転化の両方の予測に適用される．ただし，IPSS-RAは生存予測のみに使われる．

以下に，IPSS-Rのそれぞれの因子について各因子の意義，臨床的な意義について記載するが，7,000例

を超えるMDS症例データから抽出された予後予測システムであり，きわめて大きなインパクトを持っている。おそらく，今後，国際協力がなされても，この規模を上回る症例を集めて予後解析を行うことは容易ではないであろう。少なくとも，初発未治療例の予後予測に関しては，IPSS-Rを上回る規模で新たな臨床スコアを作成することは難しい。

1．染色体について

IPSS-Rでは表3に示すように，染色体の予後カテゴリーをIPSSにおける3群から5群に細分化した。正常を含めて16種類の核型の認識と，それに加えて2種類の異常の取り扱いの提示，複雑核型の選別（3種類とそれより多いタイプ）が加えられている。こうした対応は，多数例のMDS核型の解析結果が蓄積されたことで，稀な核型について予後との関連が検討された結果可能となった。予後の良い核型としてvery goodには−Y，del（11q）が入るが，IPSSではdel（11q）は独立した核型として取り扱われてはいなかった。また，予後不良と考えられていた7番染色体異常も，del（7q）はintermediateに，−7は7番染色体異常を含む2つの染色体異常とともにpoorに位置づけられた。最も予後不良であるvery poorには，複雑核型異常で3種類より多い場合のみが含まれる。IPSSで予後の良い核型とされていた正常核型，del（5q），del（20q）は2番目のカテゴリーであるgoodとなり，そこにはdel（12p）も加えられている。

それぞれのIPSS-Rにおける配点をみてみると（表4），very poorの核型には点数「4」が与えられ，骨髄芽球割合よりも高くなっている。統計解析のデータをみても，染色体異常が生存，白血病化に対して最も強いインパクトを持っていることが示されており，今回導入された新たな染色体群は，IPSSのそれよりも明らかに有用である。しかし，一方で，各染色体群に当てはまる症例割合をみてみると，表3に示したように，今回のIPSS-R症例の72％はgoodに，13％がintermediateに当てはまることになり，この2つのカテゴリーで全体の85％を占める。確かに染色体群による層別化は予後予測に大きなインパクトを持つが，これでは臨床的な対応を考えるには十分とは言えない。こうした予後因子の在り方が，MDS予後予測においては単一因子ではなく，スコアとして多数の因子を組み込む理由のひとつになっていると考えられる。

2．骨髄中の芽球比率について

IPSSでは骨髄芽球比率を5％，10％，20％で分け，点数を与えていた。これは，FAB分類と関連しており，不応性貧血（refractory anemia；RA）と芽球の増加したRA（RA with excess of blasts）を区別する5％，RAEBと形質転換しつつあるRAEB（RAEB in transformation；RAEB-T）を区別する20％に加えて，RAEBのちょうど中間に当たる10％が導入されていた。WPSSにおいてはWHO病型を因子としており，骨髄芽球割合という点では，20％まで（20％を超えるとWHO分類ではAMLとされる）ではあるが，枠組みとしてはIPSSと同じ取り扱いである。骨髄芽球10％というのは，WHO分類におけるRAEB-1とRAEB-2の境界に当たる。

IPSS-Rではこうした病型分類と骨髄芽球によるスコアとの関連が，多数例のデータを用いてもう一度詳細に見直された。その結果，芽球5％未満の症例を細分化し，2％以下と，2％より多く5％未満の2つにわけるほうが，より良い予後予測ができることがわかった。2％を境にした2つの群の間には，生存，白血病への移行ともに有意差があり，配点に差がつけられた。また，骨髄芽球割合の10％より多い症例は1つにまとめられ，20％という区別がなくなった。これは，芽球割合10％を超えると，20％を超えても予後に差が認められなかったからである。こうした解析結果を病型分類の立場から考えると，「骨髄芽球2％」によってFAB分類のRA，WHO分類では不応性血球減少症（refractory cytopenia；RC）［RCUD（RC with unilineage dysplasia）およびRCMD（RC with multilineage dysplasia）の両方を含む］には，予後の異なる2つの

群が存在しているということになる。また，FAB分類のRAEBで芽球が10%を超えると，RAEB-Tと予後に差がないことを示している。こうしたデータは，今後のMDSの病型分類にも影響を与えうると思われる。

このように，IPSS-Rでは骨髄芽球割合によって4群のリスクグループにわけられ，この数はIPSSと同じであったが，5%未満が2つにわかれ，10%以上が1つにまとまったことからもわかるように，IPSS-Rは予後良好と考えられるRA, RCを芽球割合によって細分化する結果となった。

3. 血球減少について

IPSSでは各血球系統において基準値を定め，それより低値をとっている系統数によってスコアが定められていた。WPSSでは貧血の程度が予後と関連することが示され，血球減少の系統数ばかりでなく，減少程度そのものが予後と関連する可能性は考えられていた。IPSS-Rでは多数例が解析されたことによって，各血球における減少の程度と予後との関連を解析し，有意差を得ることに成功している。そして血球ごとに減少の程度に応じて配点をつけることになった。ヘモグロビン値，血小板数によってそれぞれ3群にわけられている。好中球実数については，IPSSでは1,800/μLが好中球減少の基準となっており，それによって「リスクあり/なし」が判定されていたが，IPSS-Rでは800/μLで2つのリスク群に区別されており，基準値が大幅に下がっている。ヘモグロビン，血小板数ではIPSSの基準値（それぞれ10 g/dLと10万/μL）がIPSS-Rスコアの境界値のひとつとして利用されているのと対照的である。

染色体リスク群，骨髄芽球割合と比較して，血球減少の程度が予後に与える影響は統計学的なパワーにおいて小さい。しかし，IPSS-Rでは7,000例という多数例の解析によって，詳細な配点が可能となったと考えられる。それぞれの血球に与えられた点数をみると，WPSSにおいて指摘されていた貧血の配点が最も高い。それに続いて血小板，そして好中球となる。これらの数値と予後，特に生存期間との関連を考えると，感染や出血エピソードが浮かんでくる。IPSS, IPSS-Rで集積された症例は基本的に未治療であるが，支持療法に制限はなかった。抗菌薬の進歩による感染症への対応や血小板輸血へのアクセスなど，IPSSが作成された1990年代の症例よりもIPSS-Rで集められた症例では，医療事情として明らかに改善していると考えられ，血球減少に関するスコアには，この20年以上の支持療法の変化が反映されている可能性がある。

4. IPSS-Rによるリスク分類と臨床的な意義

以上述べた因子の合計点数によって，IPSS-RではMDSを5群に層別化した（**表4**）。very low, low, intermediate, high, very highの5つで，同じスコアによって全生存，および白血病移行リスクが予測できる（**図1, 2**）。詳細を述べると，各因子によって生存，白血病化リスクへの寄与度は異なっている。たとえば，骨髄芽球割合は全生存より白血病化リスクに対してより大きな影響がある。しかし，利用者の利便性を考え，両方のリスクを代表できる形でのスコアリング設定がなされた。統計学的にはそれぞれにスコアを設定することで，より詳細な予後予測モデルを作成できるが，統合モデルとの差は，臨床的な意義を持たない程度のものであると判断されたことも，単一モデルが採用された理由のひとつである。

IPSSと比較してみると，IPSS-Rのvery lowとlowの99%はIPSSのlowとInt-1に分類され，IPSS-Rのhighとvery highの81%はIPSSのInt-2とhighに分類される（**表5**）。IPSS-Rにおいてvery lowとlowはこれまでの「低リスクMDS」に，highとvery highは「高リスクMDS」に相当するとしてよいであろう。一方，IPSS-Rのintermediateには全体の20%の例が当てはまるが，IPSSのlow, Int-1, Int-2, highにはそれぞれ7%, 73%, 19%, 1%に分類される。IPSS-Rのintermediateカテゴリーの取り扱いには配慮が必要で，そのひとつの対応が年齢補正を用

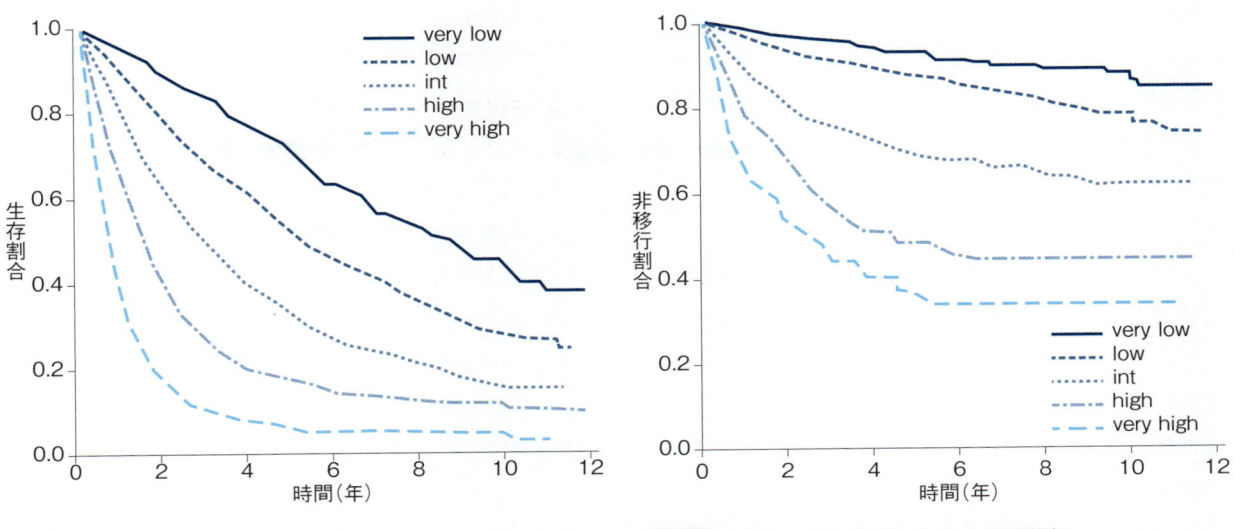

図1 ▶ IPSS-Rリスク群による全生存
（文献12より引用）

図2 ▶ IPSS-Rリスク群による白血病移行
（文献12より引用）

表5 ▶ IPSSとIPSS-Rとの比較（%）

IPSS		IPSS-R				
		very low	low	intermediate	high	very high
low	37	44	52	4	0	0
intermediate-1（Int-1）	40	6	45	38	10	1
intermediate-2（Int-2）	16	0	1	24	45	30
high	7	0	0	3	19	78
合計	100	19	38	20	13	10

いたスコアの利用であろう。

　IPSS-Rのリスク分類は70歳の患者を「モデル」として作成されている．興味深いことに，年齢の因子は白血病転化へのインパクトはないが，全生存期間に対しては有意な因子である．これはMD Andersonスコアでも採用されていた通りで，そのためIPSS-Rにおいては年齢によってスコアを補正する「IPSS-RA」も作成された．IPSS-RAは全生存の予測スコアとしてのみ用いることになるが，5因子で計算されるIPSS-RよりIPSS-RAのほうが生存予測にはより適している．年齢補正には，まず，通常のIPSS-Rスコアを計算し，それを次の式を用いて年齢補正スコアに変換する．そして，その年齢補正スコアをそのままIPSS-Rのリスクカテゴリー決定に用いる．

　年齢補正値の計算式：IPSS-Rスコア＋｛（年齢－70）×［0.05－（IPSS-Rスコア×0.005）］｝

　　例）45歳，IPSS-Rスコア：3.5（intermediateリスク）の患者の場合

　　　年齢補正値：（45－70）×｛0.05－（3.5×0.005）｝＝－0.81

　　　年齢補正IPSS-Rスコア：3.5－0.8＝2.7
　　　この場合，年齢補正することでスコアが2.7となり，lowリスクとなる．

　IPSS-R原著論文にはこれをわかりやすく示したnomogramが添付されている．

　こうした工夫により，IPSS-RはIPSSよりもさら

に詳しく症例の予後予測が可能となっている。また，IWG-PMを中心として他のデータベースを用いた再現性の検討，治療を行った症例での有用性，移植治療における予後予測など，様々な応用が可能か，検討が進んでいる。これまでのところ，IPSSに劣るという報告はなく，今後はより広く用いられると思われる。

IPSS-Rでは染色体を代表として様々な因子が複雑になったことで，IPSSにあった簡便性が失われたという意見もあるが，簡単にIPSS-R，IPSS-RAが計算できるインターネットサイトが提供されている(http://www.mds-foundation.org/ipss-r-calculator/)。携帯端末用のソフトもダウンロードできき(http://www.mds-foundation.org/ipss-r/)，利用しやすくなっている。

5 おわりに

IPSS-Rは国際的に大規模の症例を集めて統計学的処理が行われた結果であり，多数のMDS例で十分に応用可能であることが示されつつある。そしてこれまで予後因子として挙げられてきた，染色体，骨髄芽球，血球減少の重要性について，ある程度の結論をつけたと考えてよいであろう。

利用者側からすると，血液専門医，臨床検査技師として骨髄の芽球2％判定が十分に行えるかが，問題とされるかもしれない。しかし，いくつかの国内データを用いても，IPSS-Rによる予後層別化はきちんとできており，導入は問題なく可能であろうと考えられる。今後は臨床的な因子のみでつくられてきた予後予測システムに，MDSで次々に明らかとなってきた遺伝子異常をどのように組み込むのか，治療反応性予測因子をどのように設定していくのか，この領域の課題である。IWG-PMでは，既に遺伝子異常解析チームがつくられ，こうしたアプローチが始まっている。IPSS-Rを基盤として，さらに有用な予後/治療反応予測が可能となることが期待されている。

● 文 献

1) Bejar R, et al：J Clin Oncol. 2011；29(5)：504-15.
2) Jädersten M, et al：J Intern Med. 2009；265(3)：307-28.
3) Bennett JM, et al：Br J Haematol. 1982；51(2)：189-99.
4) Jaffe EHN, et al. ed：WHO Classification of Tumours：Pathology and Genetics of Haematopoietic and Lymphoid Tissues. 3rd ed. IARC Press, 2001.
5) Swerdlow SH, et al. ed：WHO Classification of Tumours of Haematopoietic and Lymphoid Tissues. 4th ed. IARC Press, 2008.
6) Greenberg P, et al：Blood. 1997；89(6)：2079-88.
7) Malcovati L, et al：J Clin Oncol. 2007；25(23)：3503-10.
8) Malcovati L, et al：Haematologica. 2011；96(10)：1433-40.
9) Kantarjian H, et al：Cancer. 2008；113(6)：1351-61.
10) Haase D, et al：Blood. 2007；110(13)：4385-95.
11) Schanz J, et al：J Clin Oncol. 2012；30(3)：820-9.
12) Greenberg PL, et al：Blood. 2012；120(12)：2454-65.
13) Neukirchen J, et al：Leuk Res. 2014；38(1)：57-64.
14) Della Porta MG, et al：Blood. 2014；123(15)：2333-42.

> **MEMO**　「MDSに対するアザシチジン（AZA）療法におけるIPSS-Rの有用性」

　MDSに対するAZA療法が標準治療のひとつとして定着して久しいが，IPSS-Rの創設にあたっては，AZAなどのいわゆるエピジェネティック治療薬による治療を受けた症例が解析対象に含まれておらず，そのAZA療法における有用性の有無は重要な課題である。LamarqueらはIPSS-RのAZA治療における有用性を報告している。IPSS-Rにおいてlow-risk（L）1％，intermediate-risk（I）11％，high-risk（H）34％，very high-risk（VH）55％を含むAZA治療を受けたMDS 259症例のうち，1％の（L）を除外したコホートにおける解析では，（I），（H），（VH）において，血液学的効果，部分奏効，完全奏効を含む治療効果を各々，46％，47％，39％に認め，各群間での有意差は認めなかった。一方，OSにおいては（I），（H），（VH）において，中央期間30.7カ月，17.6カ月，10カ月であり有意差を認めている[1]。AZAの効果を推し量るバイオマーカーがいまだ不明確な現状において，IPSS-Rの有用性に関するさらなる検証が望まれる。

1) Lamarque M, et al：Blood. 2012；120(25)：5084-5.

　　　　　　　　　　　　　　　　　　　　　　　　　　　　　　　　　　　　黒田純也

A 慢性骨髄性白血病

髙橋直人

1 はじめに

慢性骨髄性白血病（chronic myeloid leukemia；CML）は，造血幹細胞に生じたPhiladelphia（Ph）染色体によるBCR-ABL1チロシンキナーゼの活性化に起因する，顆粒球系細胞の制御不能な増殖を特徴とする。年間10万人に1〜2人の頻度で発症するが，ほとんどの患者は無症状であり，末梢血白血球増加の検査異常で受診することが多い。無治療の場合は徐々に貧血，易疲労感，肝脾腫などの症状を呈するようになり，慢性期（chronic phase；CP）から約5年で移行期（accelerated phase；AP）／急性期（blast phase；BP）に進展する。急性期では1年以内に致死的経過をたどる。2002年に第1世代チロシンキナーゼ阻害薬（tyrosine kinase inhibitor；TKI），イマチニブが第一選択薬として使用されるようになってから，CMLの予後が劇的に改善した。本項ではCMLの診断と治療アルゴリズムについて概説し，一部の症例で認められるTKI抵抗性の機序や，多くの患者が期待するTKI中止の可能性について考察する。

2 CMLの診断

CMLは多能性造血幹細胞の異常に起因する骨髄増殖性腫瘍のひとつであり，9番と22番染色体の相互転座t(9；22)(q34；q11.2)で派生したPh染色体上に新たに融合したBCR-ABL1遺伝子が"必ず"関わる。末梢血中に，連続したすべての分化段階の顆粒球系細胞の増加が認められ，顆粒球系細胞および一部のリンパ球（主にB細胞）にBCR-ABL1融合遺伝子が認められる[1]。G-bandingによる骨髄染色体分析でPh染色体を認めること，または末梢血好中球BCR-ABL1蛍光in situハイブリダイゼーション（fluorescence in situ hybridization；FISH）法でBCR-ABL1融合遺伝子を持つ好中球を検出することが診断に必要であり[2]，治療前に末梢血BCR-ABL1 PCR（polymerase chain reaction）法で末梢血中のmajor BCR-ABL1 mRNAのコピー数を国際基準で評価することが求められる。複雑型染色体転座の陰に隠れてPh染色体が検出されないPh陰性CMLが数％存在するため，Ph陰性CMLという病名はあるものの[3]，BCR-ABL1陰性CMLというものは存在しない。それはatypical CMLまたは慢性好中球性白血病（chronic neutrophilic leukemia；CNL）という別の疾患である。図1に示すように，BCR遺伝子の切断点の違いによりほとんどのCMLはmajor BCR-ABL1であり，p210チロシンキナーゼに翻訳される。一方，Ph陽性急性リンパ性白血病（acute lymphoblastic leukemia；ALL）の半数から3分の2に認められるminor BCR-ABL1は，CMLではきわめて稀である。さらに稀な切断点がμ-BCR（micro BCR）でありμ-BCR-ABL1はp230チロシンキナーゼに翻訳される。P230 CMLは血小板増加が著しい特徴を持つ。BCRの切断点の違いによりPCRのプライマーが異なるため，PCRがうまく働かない可能性があり，major BCR-ABL1 PCR法だけで診断できないことを留意したい。その一方で，治療効果判定は国際標準化された定量PCR法で行うため，治療前にBCRの切断点を明らかにしておく必要もある。

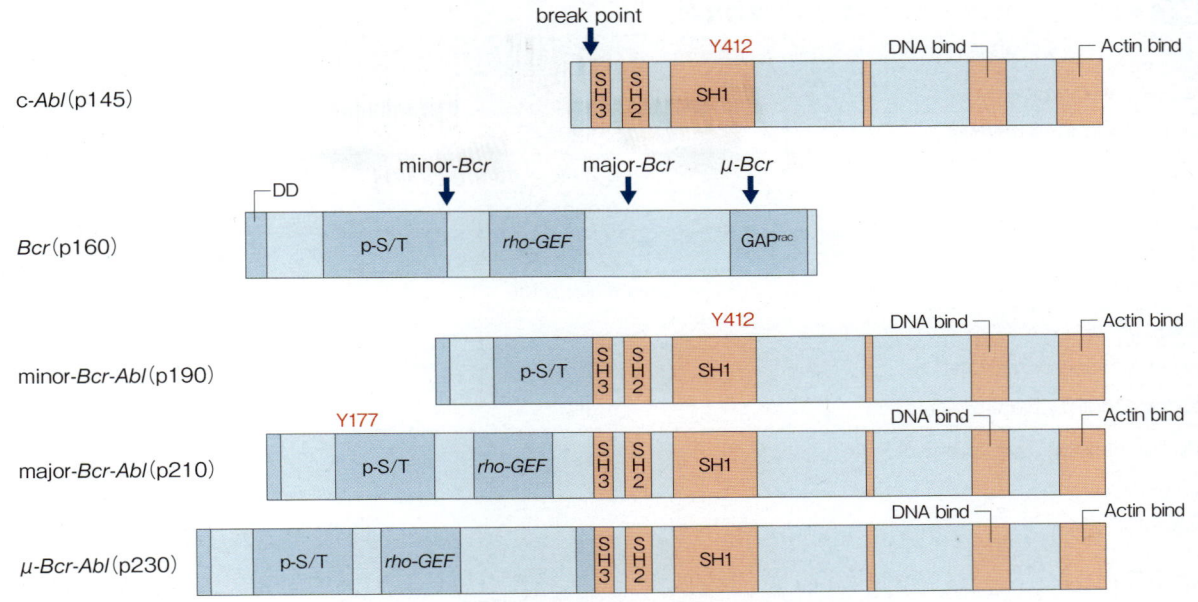

図1 ▶ *BCR*内の切断点の違いによる*BCR-ABL1*融合遺伝子から転写・翻訳された3種類のチロシンキナーゼ：p190, p210, p230

3 病期

　CMLはCP，APまたはBPに病期分類することができる。ほとんどはCPで発症するが，稀にAP/BPで発症する症例もあり*de novo* APまたは*de novo* BPと呼ぶこともある[4]。AP/BPでは盗汗，発熱，全身倦怠感，骨痛，脾腫などの全身症状をきたし，貧血や出血症状に加え易感染性を示す。また髄外腫瘍形成や中枢神経白血病［central nervous system（CNS）-leukemia］を認めることもある。病期の進行は連続的なものではあるが，治療法の臨床判断のためには，AP/BPの定義を明らかにしておく必要がある。AP/BPの定義をELN（European Leukemia Net）[4]，WHO（World Health Organization）[5]で比較する（**表1**）。なお，日本血液学会（Japanese Society of Hematology；JSH）の診療ガイドラインのCMLの病期はWHO分類に準じて記載している[6]。

4 治療前予後予測因子

1. 予後予測システム

　診断時に慢性期CMLの治療反応性や予後を評価する方法として，Sokal score[7]，Hasford score[8]，そしてEUTOS（The European Treatment and Outcome Study）score[9]が知られている。これらは，日常臨床で得られる症状や検査データを基に，簡便にリスク評価を行うことができるシステムである。Sokal scoreとHasford scoreはイマチニブ以前に提案されたものであるが，イマチニブ療法を受けたCML症例においても，予後の予測が可能である。一方，EUTOS scoreは一次治療としてイマチニブを投与された患者データからつくられたもので，脾臓のサイズと末梢血中の好塩基球の割合（%）で判定される［7×basophils（%）＋4×spleen size（cm）］。スコアが87以下のlowと87より大きいhighの2リスク群に分類される。イマチニブ治療による5年無増悪生存（progression free survival；PFS）率は，EUTOSのlow-risk群90%に比較しhigh-risk群が

表1 ▶ ELN基準，WHO分類の病期診断基準の比較

定義	ELN基準[4]	WHO分類[5]
accelerated phase		
blast in blood or marrow	15〜29%	10〜19%
basophils in blood	≧20%	≧20%
thrombocytopenia	<10,000 /μL	<10,000 /μL
thrombocytosis	NA	>1,000,000 /μL
CCA/Ph$^+$	only major route	major route＋minor route
blast phase		
blast in blood or marrow	≧30%	≧20%
extramedullary blast proliferation	＋	＋

NA：not available，pro：promyelocyte

82％と有意に低く（$p=0.006$），high-risk群の予後が不良であった[9]。一方，第2世代TKIは，既存のリスク評価によるhigh-risk群の不利益を打ち消す可能性があり，第2世代TKI時代の新たなリスク評価システムの開発が求められている。

2．付加的染色体異常

Ph染色体に付加的にノンランダムな染色体異常（clonal cytogenetic abnormalities；CCA/Ph$^+$）が認められることがあり，これをクローン進化（clonal evolution）と呼んでいる。AP/BP-CMLでは80％以上にCCA/Ph$^+$を認めるが[5]，CPで発症したときにも認めることがある。German CML Study Groupは新規発症CP-CML 1,151人中69人（6.0％）にvariant t（v；22）を，79人（6.9％）にCCA/Ph$^+$を認めたと報告している[10]。CCA/Ph$^+$の中でY染色体の欠失が最も多く38人（3.3％）で，残りの41人中double Ph，トリソミー8，isochromosome 17q，トリソミー19（これら4つのCCA/Ph$^+$をいわゆるmajor-routeと呼ぶ）が16人（1.4％），Y染色体欠失以外のminor-routeが25人（2.2％）であった。細胞遺伝学的完全奏効（complete cytogenetic response；CCyR）や分子遺伝学的大奏効（MMR）達成までの時間およびPFS，OS（overall survival）に関して，major-routeのみが予後不良因子であった[10]。

一方，第2世代TKIで治療されたCP-CML 177例の検討では，CCA/Ph$^+$のリスクを第2世代TKIが克服する可能性が示された[11]。CCA/Ph$^+$の検出は慢性期から移行期への病期移行を裏づける証拠となりうるため，CML発症時のみならず経過中TKIの抵抗性を疑ったときは，ためらわずに骨髄染色体検査を行うべきである。

5 CMLの治療効果判定

1．*BCR-ABL1* mRNAの国際基準値

治療効果は末梢血の*BCR-ABL1* mRNAのコピー数を国際基準値［international scale；IS（％）］で表示する方法が推奨される。*BCR-ABL1*の遺伝子量と体内のCML細胞数の関係および治療効果について**図2**に示す。PCR法により*BCR-ABL1*が検出感度以下の場合を分子遺伝学的完全奏効（complete molecular remission；CMR）と呼んでいたが，PCRの感度によるため，現在は0.01％以下を達成していればMR4.0，0.0032％以下を達成していればMR4.5，0.001％以下を達成していればMR5.0というように表記することが推奨されている。*BCR-ABL1* IS（％）の分子である*BCR-ABL1*遺伝子の検出限界が3コピーである測定法の場合，MR4.5を判定するには，分母の対照遺伝子である*ABL1*は100,000コピー，MR5.0を判定

するには分母の対照遺伝子である*ABL1*は300,000コピー必要である。必要とされる*ABL1*のコピー数が得られない検体の場合は，MR4.5またはMR5.0の評価はできない。IS%で評価する際は，対照遺伝子*ABL1*のコピー数を検体ごとに確認する必要がある。

2. ELN2013の基準による治療効果の評価

TKIによる治療期間と治療効果の関係は，ELNによって規定されている（**表2**）。それぞれの評価ポイントで，末梢血を用いた*BCR-ABL1*定量PCR法によるIS%が，治療効果判定の指標になる。IS%で評価する定量PCR法を日常診療でルーチンに用いることが困難な地域のことを考え，骨髄染色体分析によるPh染色体の割合を併記している。治療を継続するべき至適効果（optimal），治療効果を短い期間で再検すべき要注意（warning），治療薬を変更すべき不成功（failure）の3つに分類し，治療方針を再考する[4]。後述する日本のガイドラインにおけるアルゴリズムでも，ELN基準を用いて治療方針にフィードバックさせている。3カ月ごとの骨髄検査は実臨床においては

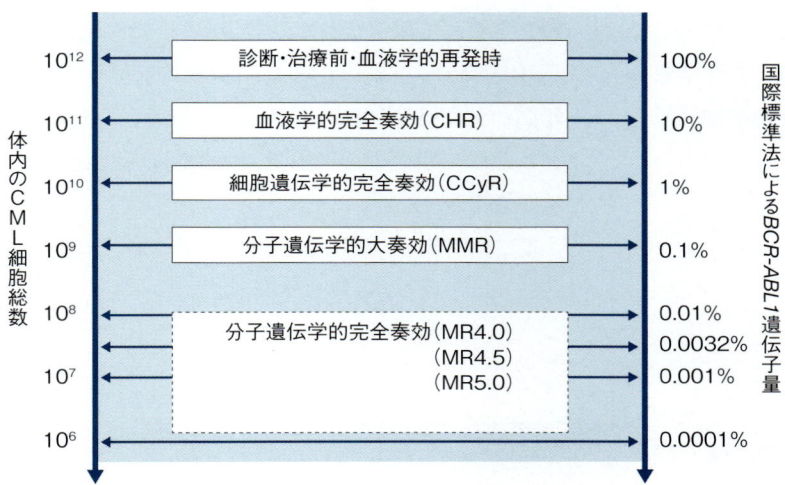

図2 ▶ 国際標準法による*BCR-ABL1*遺伝子量と体内のCML細胞数の関係および治療効果

表2 ▶ ELN2013の基準によるCMLに対するTKIの治療効果の評価

評価ポイント	optimal	warning	failure
治療前	指摘なし	高リスクまたはCCA/Ph$^+$	指摘なし
3カ月	*BCR-ABL1*≦10% Ph$^+$≦35%	*BCR-ABL1*＞10% Ph$^+$＝36〜95%	CHR未達 Ph$^+$＞95%
6カ月	*BCR-ABL1*≦1% Ph$^+$＝0%	*BCR-ABL1*＝1〜10% Ph$^+$＝1〜35%	*BCR-ABL1*＞10% Ph$^+$＞35%
12カ月	*BCR-ABL1*≦0.1%	*BCR-ABL1*＝0.1〜1%	*BCR-ABL1*＞1% Ph$^+$＞0%
以後	*BCR-ABL1*≦0.1%	CCA/Ph$^-$	CHR/CCyRの喪失 確定したMMR喪失 ABL1変異 CCA/Ph$^+$

CCA/Ph$^+$：Ph染色体を持つクローンの付加的染色体異常，CCA/Ph$^-$：Ph染色体を持たないクローンの付加的染色体異常，CHR：血液学的完全寛解，CCyR：Ph$^+$0%，MMR：*BCR-ABL1*≦0.1%

現実的でないことから，末梢血好中球FISHを用いることもできる。

6 CMLに対する治療

1. 造血器腫瘍診療ガイドラインによる治療アルゴリズム

造血器腫瘍診療ガイドラインの中でCMLの治療アルゴリズムが示されている（図3）。CP-CMLには一次治療の保険適用を持つ第1世代または第2世代TKIを投与し，ELNの基準に基づき効果判定を行う。不成功（failure）と判定された場合は，未使用の第2世代TKIへ治療変更を行う必要がある。進行期の治療アルゴリズムとしては，AP-CMLに対しては未使用TKIを投与し，BP-CMLには急性白血病に準じた化学療法を併用したTKI療法を行い，同種造血幹細胞移植（allo-HSCT）が推奨される。

2. CP-CMLに対するTKI治療

初発CP-CMLに対しては，第一世代TKIであるイマチニブとシタラビン併用インターフェロンアルファ療法との国際比較試験IRIS（International Randomized Study of Interferon and STI571）の結果，血液学的寛解，細胞遺伝学的効果において，イマチニブの圧倒的な優位性が示された（18カ月CCyR；76％ vs 14％）[12]。さらに，2007年の米国血液学会（American Society of Hematology；ASH）では，病期の年次増悪率が投与2年目以降続けて低下し，イマチニブ投与継続群で，投与6年目にCPからAP/BPへ病期が移行した患者は0％であったことが驚きをもって報告された[13]。2009年のASHにおけるIRISのアップデートでは，イマチニブ投与による8年間OSは85％（CML関係死による死亡のみを対象とした8年間OSは93％）と，長期間の有効性と安全性が確認された[14]。

第二世代TKIの時代となり，ニロチニブ（ENESTnd

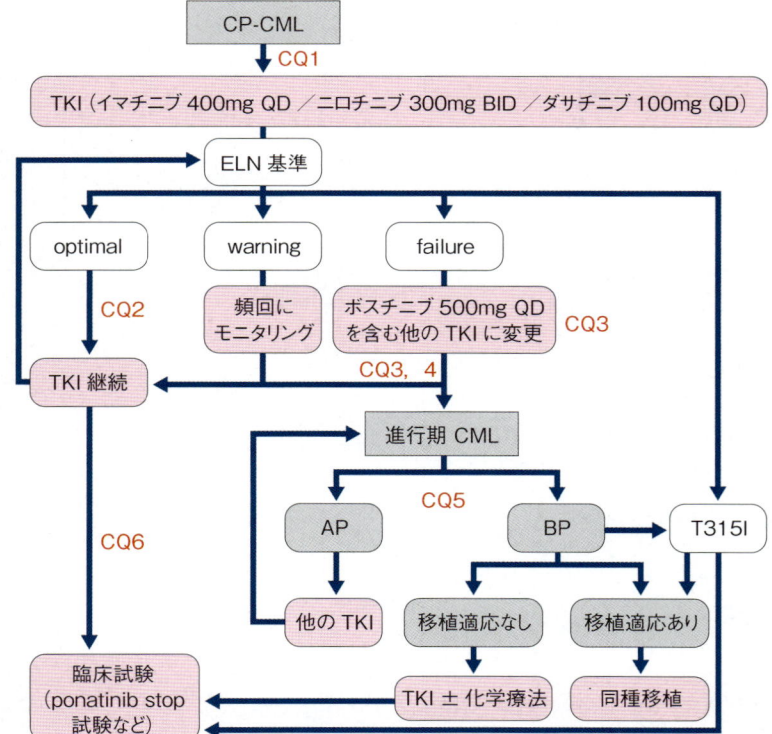

図3 ▶ CMLの治療アルゴリズム
（文献6より引用）

試験)[15-17]，ダサチニブ(DASISION試験)[18-21]，ボスチニブ(BELA試験)[22, 23]の臨床第Ⅲ相試験が発表されている。TKI 4剤の副作用プロファイルが異なることから，合併する疾患など患者背景を考慮し，治療薬を選択することが望ましい。TKIの特徴と選択法については**11章C**を参照されたい。

3. AP/BP-CMLに対する治療

BP-CMLのみならずAP-CMLを含め，進行期CMLに対する治療の中心はallo-HSCTである。HLAタイピングとドナー検索を可及的早期に開始し，allo-HSCTの適応について検討する。JSHガイドラインでは，BP-CMLで移植適応のある症例では，TKI単剤またはTKIを含む化学療法で最大効果を得た後，allo-HSCTを「推奨」している[6]。一方，AP-CMLに対しては，高用量イマチニブまたは第2世代TKIを推奨し，TKIで至適奏効が得られない場合はallo-HSCTを考慮する。

allo-HSCT前治療のkey drugもTKIである。それまでのTKI治療歴と*BCR-ABL1*点突然変異の種類によって，感受性が期待されるTKIを選択するべきであろう[24]。しかしながら，TKI単剤では治療効果はあったとしても短期間であるため[25, 26]，合併症や臓器障害がなければ，TKIに加えて多剤併用化学療法を急性白血病に準じて併用する[27, 28]。目標は第2慢性期(2nd CP)か，少なくとも十分なcytoreductionを達成することである。また，lymphoid-BPではCNS白血病が予後を悪化させてしまうため，メトトレキサートの髄腔内投与を含めた定期的なCNS白血病予防が重要である[29]。なお，allo-HSCTの前に施行されるTKIが移植成績に悪影響を与えることはない[30-34]。

7 TKI抵抗性機序

1. *BCR-ABL1*点突然変異

イマチニブ抵抗性を示すCP-CMLの約50%[35, 36]，AP/BP-CMLでは約80%に*BCR-ABL1*点突然変異を認める[37, 38]。TKI抵抗性を示す場合や病期進行が疑われるときは，確定診断と治療薬の選択のために*BCR-ABL1*点突然変異解析を行う必要がある。それぞれのTKIに対する変異型*BCR-ABL1*細胞の50%細胞抑制濃度(inhibitory concentration 50；IC_{50})の感受性から，適切なTKIを選択することができる[39]。第一世代TKIのイマチニブに抵抗性を示す*BCR-ABL1*点突然変異は，90種類以上知られている[36]。一方，ニロチニブ抵抗性を示す変異としては，Y253H，E255K/V，F359V/C/I，T315I，ダサチニブ抵抗性を示す変異としてはV299L，F317L/V/I/C，T315A，T315I，ボスチニブ抵抗性を示す変異としてはV299L，T315Iがある[35, 36, 39]。ボスチニブを含め前述の4つのTKIは，T315I変異に対し薬剤感受性はない。T315I変異に対してはponatinibのみが*in vitro*で細胞増殖を抑制でき，ponatinib臨床第Ⅱ相試験においてもT315I変異を持つCML症例に対する治療効果が示されている[40]。点突然変異からみたTKIの選択法については**11章C**を参照されたい。

2. TKI血中濃度とアドヒアランス

日本人の多数例のコホート研究を含む複数のコホートにて，イマチニブトラフ値が1,000 ng/mLを超える症例で有意にMMR達成率が高いことが示されている[41-44]。第2世代TKIと治療効果に関してもいくつかの報告があるが，有効治療域はまだ明らかになっていない。

TKIのアドヒアランスと治療効果についてはMarinらが報告している[41]。アドヒアランス率90%以上(月に3日以上の服薬忘れがない)の患者の93.7%はMMRに到達するが，アドヒアランス率90%以下の患者のMMR達成率は13.9%まで低下し，さらにアドヒアランス率90%以上の患者の43.8%はCMRに到達するが，アドヒアランス率90%以下の患者はCMRに到達しないと報告している[41]。アドヒアランスの確認はトラフ値が測定できる薬剤の場合，定期的な血中濃度測定により確認することができる。当施設におけ

るイマチニブのトラフ値の個体間変動はきわめて大きいが（CV 46.9％），個体内変動は比較的小さい（CV 24.1％）。しかしながら，アドヒアランスの低下している症例の個体内変動が高いことから，血中濃度のモニタリングは，アドヒアランスの確認の意味においても有用である[45]。

3. 薬物トランスポーターの遺伝子多型と薬物動態

イマチニブ，ニロチニブ，ダサチニブはABC（ATP-binding cassette）トランスポーターであるP-gp（P-glycoprotein）やBCRP（breast cancer resistance protein）の基質であり，これらの薬物輸送蛋白により細胞外に排出され，胆汁を介して体外にも排泄される[46-51]。またイマチニブは，取り込み型の薬物輸送蛋白であるOCT1（organic cation transporter 1）の基質でもあり，腸管内から血中へ，細胞外から細胞内へ能動的に輸送される[52-54]。イマチニブの薬物動態と，これらの薬物トランスポーターの発現や臨床効果の関係に注目してみる。

P-gpをコードしている*ABCB1*遺伝子には頻度の高い3つの一塩基遺伝子多型（single nucleotide polymorphism；SNP）としてC1236T，G2677T/A，そしてC3435Tが知られている。これらのSNPとイマチニブ治療効果が広く検討されている。1,826例のデータのメタ解析にて，1236CC genotype，2677T/A allele，または3435C alleleがイマチニブによる治療効果の改善に関係していた[55]。

BCRPをコードしている*ABCG2*遺伝子に関してはC421AのSNPが多く検討されている。*ABCG2* 421CC genotypeを持つ症例のイマチニブトラフ値が，421CAまたは421AA genotypeに比べて有意に低下していること[56]，逆に421A alleleを持つ症例のイマチニブのクリアランスが有意に低く[57]，421AA症例の治療効果が他のgenotypeよりも高いことが示されている[58]。つまり，421A alleleではイマチニブの排泄が抑制され，より良い治療効果に関連していると考えられる。またCMRを達成している群で*ABCG2* 421A alleleを持つ頻度が有意に高かった[59]。一方，WhiteらはOCT1の白血病細胞における発現量からCP-CML症例を2群に分け，イマチニブの治療効果を解析した。MMR/CMR達成率のみならず，長期生存に関してもOCT1の高発現と有意に関連した[52, 53, 60]。OCT1をコードしている*SLC22A1*遺伝子の日本人に多いSNPのひとつが*SLC22A1* 1222A＞Gであり，1222GG genotypeに有意にMMR達成頻度が高いことが示された[56]。一方，ニロチニブとダサチニブはOCT1によらずに受動拡散で細胞内に輸送されるので，血中濃度・細胞内濃度，または治療効果は，OCT1の発現量や活性によらないと考えられる。

4. *BIM*遺伝子のcommon deletion polymorphism

BCL2-like 11（BIM）はアポトーシスに関係する蛋白であり，TKIにより腫瘍細胞がアポトーシスに誘導されるときにも必須である[61]。*BIM*遺伝子のイントロン2のcommon deletion polymorphismは日本人を含むアジア人の20％程度に認められ，この遺伝子多型を持っている人はBH3ドメインを欠損したBIM蛋白のisoformを発現し，BIM蛋白活性の低下によりアポトーシスの誘導がかかりにくい可能性がある[62]。イマチニブで治療を行っている日本人65人を含むアジア人203人のコホートで，オッズ比2.94（95％CI 1.17〜7.43），$p=0.02$の有意差をもって，イマチニブ抵抗性と*BIM* common deletion polymorphismの関連が示された[62]。最近フランスのグループから*BIM* c465C＞T（rs724710）のT alleleがSokal scoreにリンクし，MMR達成まで時間がかかることが報告された[63]。またこのSNPを持つ健常人の末梢血単核球において*BIM* mRNAの発現が減少していることから，アジア人以外においても*BIM*のpolymorphismがTKI療法の治療効果に影響している可能性を示すものである。

5. *BCR-ABL1* 非依存的機序

*BCR-ABL1*はCMLの発症に関わる最初の遺伝子異常と考えられているが，他の新たな遺伝子異常（secondary molecular event）の獲得が，TKI治療抵抗性やCMLの病期進行に関与すると考えられる。近年，whole genome deep sequencingにより，BP-CMLの80%近くに新たな遺伝子異常が検出されている。*IGLC1*[64]，*RUNX-1*，*WT1*，*CBL* family，*TET2*，*ASXL1*，*IDH* family mutations[65]，*PRAME*，*JunB*，*Fos*，*FosB*，*Wnt/β*-catenin pathway[66-68]などが，BP-CML細胞からBP進展に関わる遺伝子として示された。さらにBP-CMLとCP-CMLのCD34陽性細胞における遺伝子発現プロファイリングの比較により，BP-CMLで発現異常を示す*SOCS2*，*CD52*，*HLA antigen*関連遺伝子が注目されている[69]。*BCR-ABL1*非依存的な細胞増殖のメカニズムの解明が，TKI治療抵抗性を克服する新たな分子標的治療の理論的裏づけとなる。

8 TKIの中止とTFR (treatment free remission)

*in vitro*のアッセイからTKIによりCMLの幹細胞の駆逐ができないため，CMLはTKIのみで治癒することはなく，治療中止は不可能であると考えられていた[70]。薬剤中止で最も危惧されることは病期進展であり，すべてのガイドラインでは，計画された臨床研究以外でTKI治療の中断を決して行ってはならないとしている[4, 6]。一方，日本の後ろ向き調査においては，副作用や妊娠などの何らかの事情のためイマチニブで治療を行った3,242人のCML症例のうち，50人で6カ月以上のイマチニブ中止歴があり，そのうち47%の症例が長期にCMRを維持できていた[71]。前向きイマチニブ中止試験のSTIM試験では，CMRが2年以上維持されている慢性期100例が対象となり，そのうち39%がTFR，つまり分子遺伝学的再発をみることなく長期にイマチニブを中止できている[72, 73]。この結果はTWISTER試験により追試され，CMLの一部の症例では治療を中止できることが明らかとなった[74]。

イマチニブ中止後の分子遺伝学的再発を予測する独立した予後因子としては，STIM試験においてSokal scoreによる高リスクと，イマチニブ治療の継続期間（50カ月未満）が同定された[72]。TWISTER試験における治療中止の成功に関わる予測因子は，Sokal scoreと前治療として12カ月以上投与されていたインターフェロンアルファの2つが明らかとなっている[74]。

9 おわりに

CMLの診断と治療アルゴリズムをJSH造血器腫瘍診療ガイドに従って概説し，一部の症例で認められるTKI抵抗性の機序としての*ABL1*点突然変異について，TKIの血中濃度と薬物トランスポーターについて，*BIM*遺伝子を含む*BCR-ABL1*非依存的機序について，多くの患者が期待するTKI中止の可能性について考察した。特にこれからのCML治療のテーマは，より多くの患者にTFRを達成させることであり，新規薬剤の開発や安全性の高い併用療法の開発が求められている。現在日本においてもイマチニブ中止試験であるJALSG STIM213試験が進行中であり，本書が改訂される頃にはその結果が示されていることと思われる。

【COI開示】

本項に関連し，著者が開示すべきCOI関係にある企業。①講演料など：ノバルティスファーマ，ブリストルマイヤーズ，ファイザー，②受託研究・共同研究：ノバルティスファーマ，ファイザー，第一三共，③奨学寄付金：ノバルティスファーマ，ファイザー，協和発酵キリン，藤本製薬，大塚製薬，富山化学工業，中外製薬，旭化成ファーマ，エーザイ。

● 文献

1) Takahashi N, et al : Blood. 1998 ; 92(12) : 4758-63.
2) Takahashi N, et al : Int J Hematol. 2005 ; 81(3) : 235-41.
3) Takahashi N, et al : Cancer Genet Cytogenet. 1996 ; 89(2) : 166-9.

4) Baccarani M, et al : Blood. 2013 ; 122(6) : 872-84.
5) Swerdlow SH, et al, ed : WHO Classification of Tumours of Haematopoietic and Lymphoid Tissues. 4th ed. IARC Press, 2008.
6) 日本血液学会, 編：造血器腫瘍診療ガイドライン. 2013年版. 金原出版, 2013. [http://www.jshem.or.jp/gui-hemali/table.html]
7) Sokal JE, et al : Blood. 1984 ; 63(4) : 789-99.
8) Hasford J, et al : J Natl Cancer Inst. 1998 ; 90(11) : 850-8.
9) Hasford J, et al : Blood. 2011 ; 118(3) : 686-92.
10) Fabarius A, et al : Blood. 2011 ; 118(26) : 6760-8.
11) Verma D, et al : Cancer. 2010 ; 116(11) : 2673-81.
12) O'Brien SG, et al : N Engl J Med. 2003 ; 348(11) : 994-1004.
13) Hochhaus A, et al : Leukemia. 2009 ; 23(6) : 1054-61.
14) Deininger M, et al : Blood. 2009 ; 114 : abstract 1126.
15) Saglio G, et al : N Engl J Med. 2010 ; 362(24) : 2251-9.
16) Kantarjian HM, et al : Lancet Oncol. 2011 ; 12(9) : 841-51.
17) Kantarjian HM, et al : Blood. 2012 ; 120 : abstract 1676.
18) Kantarjian H, et al : N Engl J Med. 2010 ; 362(24) : 2260-70.
19) Hochhaus A, et al : Haematologica. 2011 ; 96(s2) : abstract 422.
20) Kantarjian HM, et al : Blood. 2012 ; 119(5) : 1123-9.
21) Jabbour E, et al : Blood. 2014 ; 123(4) : 494-500.
22) Cortes JE, et al : J Clin Oncol. 2012 ; 30(28) : 3486-92.
23) Brümmendorf TH, et al : Br J Haematol. 2015 ; 168(1) : 69-81.
24) Menzel H, et al : Bone Marrow Transplant. 2007 ; 40(1) : 83-4.
25) Cortes J, et al : Blood. 2007 ; 109(8) : 3207-13.
26) Nicolini FE, et al : Leuk Lymphoma. 2012 ; 53(5) : 907-14.
27) Quintás-Cardama A, et al : Leuk Lymphoma. 2007 ; 48(2) : 283-9.
28) Fruehauf S, et al : Cancer. 2007 ; 109(8) : 1543-9.
29) Pfeifer H, et al : Clin Cancer Res. 2003 ; 9(13) : 4674-81.
30) Jabbour E, et al : Cancer. 2007 ; 110(2) : 340-4.
31) Breccia M, et al : Leuk Res. 2010 ; 34(2) : 143-7.
32) Kim DW, et al : Leukemia. 2004 ; 18(11) : 1907-9.
33) Shimoni A, et al : Leukemia. 2009 ; 23(1) : 190-4.
34) Lee SJ, et al : Blood. 2008 ; 112(8) : 3500-7.
35) Soverini S, et al : Blood. 2009 ; 114(10) : 2168-71.
36) Soverini S, et al : Blood. 2011 ; 118(5) : 1208-15.
37) Jabbour E, et al : Leukemia. 2006 ; 20(10) : 1767-73.
38) Soverini S, et al : Clin Cancer Res. 2006 ; 12(24) : 7374-9.
39) Redaelli S, et al : J Clin Oncol. 2009 ; 27(3) : 469-71.
40) Cortes JE, et al : N Engl J Med. 2013 ; 369(19) : 1783-96.
41) Marin D, et al : J Clin Oncol. 2010 ; 28(14) : 2381-8.
42) Takahashi N, et al : Clin Pharmacol Ther. 2010 ; 88(6) : 809-13.
43) Picard S, et al : Blood. 2007 ; 109(8) : 3496-9.
44) Ishikawa Y, et al : Cancer Sci. 2010 ; 101(10) : 2186-92.
45) Miura M, et al : Rinsho Ketsueki. 2013 ; 54(10) : 1720-9.
46) Burger H, et al : Cell Cycle. 2004 ; 3(12) : 1502-5.
47) Burger H, et al : Blood. 2004 ; 104(9) : 2940-2.
48) Burger H, et al : Cancer Biol Ther. 2005 ; 4(7) : 747-52.
49) Ozvegy-Laczka C, et al : Mol Pharmacol. 2004 ; 65(6) : 1485-95.
50) Brendel C, et al : Leukemia. 2007 ; 21(6) : 1267-75.
51) Dohse M, et al : Drug Metab Dispos. 2010 ; 38(8) : 1371-80.
52) White DL, et al : Blood. 2006 ; 108(2) : 697-704.
53) Wang L, et al : Clin Pharmacol Ther. 2008 ; 83(2) : 258-64.
54) Choi MK, et al : Drug Metab Pharmacokinet. 2008 ; 23(4) : 243-53.
55) Zheng Q, et al : Pharmacogenomics J. 2015 ; 15(2)127-34.
56) Takahashi N, et al : J Hum Genet. 2010 ; 55(11) : 731-7.
57) Petain A, et al : Clin Cancer Res. 2008 ; 14(21) : 7102-9.
58) Kim DH, et al : Clin Cancer Res. 2009 ; 15(14) : 4750-8.
59) Shinohara Y, et al : Haematologica. 2013 ; 98(9) : 1407-13.
60) Thomas J, et al : Blood. 2004 ; 104(12) : 3739-45.
61) Kuroda J, et al : Proc Natl Acad Sci USA. 2006 ; 103(40) : 14907-12.
62) Ng KP, et al : Nat Med. 2012 ; 18(4) : 521-8.
63) Augis V, et al : PLoS One. 2013 ; 8(11) : e78582.
64) Nowak D, et al : Blood. 2010 ; 115(5) : 1049-53.
65) Makishima H, et al : Blood. 2011 ; 117(21) : e198-206.
66) Grossmann V, et al : Leukemia. 2011 ; 25(3) : 557-60.
67) Roche-Lestienne C, et al : Blood. 2008 ; 111(7) : 3735-41.
68) Radich JP, et al : Proc Natl Acad Sci USA. 2006 ; 103(8) : 2794-9.
69) Zheng C, et al : Leukemia. 2006 ; 20(6) : 1028-34.
70) Graham SM, et al : Blood. 2002 ; 99(1) : 319-25.
71) Takahashi N, et al : Haematologica. 2012 ; 97(6) : 903-6.
72) Mahon FX, et al : Lancet Oncol. 2010 ; 11(11) : 1029-35.
73) Mahon FX, et al : Blood. 2013 ; 122 : abstract 255.
74) Ross DM, et al : Blood. 2013 ; 122(4) : 515-22.

慢性好中球性白血病

塚本 拓

1 はじめに

慢性好中球性白血病（chronic neutrophilic leukemia；CNL）は成熟好中球増多，肝脾腫，骨髄顆粒球系細胞の過形成を特徴とする稀な骨髄増殖性疾患であり，WHO分類2008年版では，骨髄増殖性腫瘍（myeloproliferative neoplasms；MPN）のひとつに分類されている[1]。

1920年にTuohyらが1例目を報告して以来[2]，WHO分類2001年版で初めて，臨床的・病理学的に1つの疾患単位として分類されるに至った。Elliottによると，その頃までに文献的に報告された症例は約150例を数える程度であり[3]，現在のWHO分類に準じてCNLと診断されうる症例はさらに少ないと考えられるため，稀な疾患と言える。

本項では最近の知見もふまえて，CNLについて概説する。

2 臨床所見

大半の症例は診断時には無症状であり，血液検査などで偶然見つかることが多い。体重減少や骨痛，寝汗などの症状を伴ったり，軽度の貧血や出血傾向を認めたりすることがある。診断時から脾腫を認める例が多いが，リンパ節腫脹や肝腫大は典型的ではない。

3 検査所見

WHO分類2008年版におけるCNLの診断基準を表1に示す。反応性の好中球増多や，他の骨髄増殖性腫瘍などの類縁疾患を鑑別することが重要である。

末梢血中の白血球数は25,000/μL以上であり，そのうち成熟好中球80％以上，幼若顆粒球10％以下，芽球1％以下とされる。好中球には中毒顆粒やDohle小体をしばしば認める（図1A）が，異形成を伴わない点でatypical CMLと異なる。

骨髄は過形成を示し，M/E比は高い。大半の顆粒球の成熟段階は，後骨髄球から分葉核好中球にあり，芽球は5％以下である（図1B〜D）。異形成やAuer小体はみられない。ほかのMPNと異なり，巨核球数は正常から軽度上昇にとどまり，形態学的には正常である。

単クローン性ガンマグロブリン血症（monoclonal gammopathy of undetermined significance；MGUS）や形質細胞増多を伴う症例が存在する。

好中球の異常増加を反映してビタミンB_{12}は高値を示すが，CMLと異なり多くの症例でNAP活性は上昇している。

4 染色体・遺伝子異常

多くは正常核型であり，Ph染色体およびBCR-ABL1融合遺伝子は認めないが，del(20q)，+21，del(1q)，del(12p)などの染色体異常が報告されている[3]。

2013年にMaxsonらは，CNLまたはatypical CMLと診断された27例中16例（59％）で*CSF3R*遺伝子の変異を認めたと報告した[4]。後の報告で，WHO分類に準じた中央診断でCNLと診断され，かつMGUSを伴わない症例の約8割でこの*CSF3R*遺伝子変異を認める一方で，atypical CMLでは*CSF3R*変異を認めないことから，疾患特異的な変

表1 ▶ CNLの診断基準

1. 末梢血での白血球数25,000/μL以上
    分葉好中球および桿状好中球が白血球の80％以上
    未分化な顆粒球系細胞（前骨髄球，骨髄球，後骨髄球）が白血球の10％未満
    骨髄芽球が白血球の1％未満
2. 骨髄生検で過形成骨髄
    好中球性顆粒球の頻度および絶対数の増加
    骨髄有核細胞で骨髄芽球＜5％
    好中球の成熟様式は正常
    巨核球は正常あるいは左方移動を認める
3. 肝脾腫
4. 生理的好中球増加の原因が存在しない，あるいは分子生物学手法により骨髄球系細胞のクロナリティーが証明される
    感染あるいは炎症が存在しない
    腫瘍が存在しない
5. Ph染色体あるいはBCR-ABL1融合遺伝子を認めない
6. PDGFRA, PDGERB, FGFR1の再構成を認めない
7. 他の骨髄増殖性疾患を認めない
    真性赤血球増加症がない
    慢性特発性骨髄線維症がない
    本態性血小板血症がない
8. 骨髄異形成症候群あるいは骨髄異形成／骨髄増殖性腫瘍を認めない
    顆粒球の異形成を認めない
    他の骨髄球系細胞に異形成を認めない
    単球数1,000/μL未満

（文献1より引用一部改変）

異である可能性が示唆されている[5]。CSF3Rは膜貫通型蛋白であるG-CSF受容体をコードしているが，CNLにおいては2つのタイプの変異，すなわち①CSF3R T618I変異を代表とする細胞膜近傍領域をコードする塩基のミスセンス変異と，②細胞質側末端に入るナンセンス変異の存在が明らかになっており，それぞれJAK-STAT経路やSRC family kinasesの活性化を介して，本疾患発症に関与しているのではないかと言われている[4]。

CSF3R以外に，他の骨髄増殖性疾患と同様にJAK2遺伝子[6]やCALR遺伝子[7]に変異がみられる症例が存在する。SETBP1遺伝子変異は，CNLにおいても予後不良であると報告されている[5]。

5 鑑別診断

1. CML

CMLは，Ph染色体もしくはBCR-ABL1融合遺伝子の有無によって，通常鑑別可能である。BCR-ABL1はその切断点によってM-bcrとm-bcrに区別され，CMLでは通常M-bcrを認める。M-bcrはb2とb3の間のイントロン，およびb3とb4の間のイントロンに切断点を認め，それぞれb2a2，b3a2キメラmRNAが形成され，ともに210kDaの蛋白（p210）をコードする。m-bcrはe1とe2の間に切断点を認め，e1a2キメラmRNAが形成され，190kDaの蛋白（p190）をコードする。

1990年にCMLにおける新たな切断点として，下流のexon19と20の間に転座部位が報告され，この切断点はμ-bcrと呼ばれる[8]。e19a2キメラmRNA

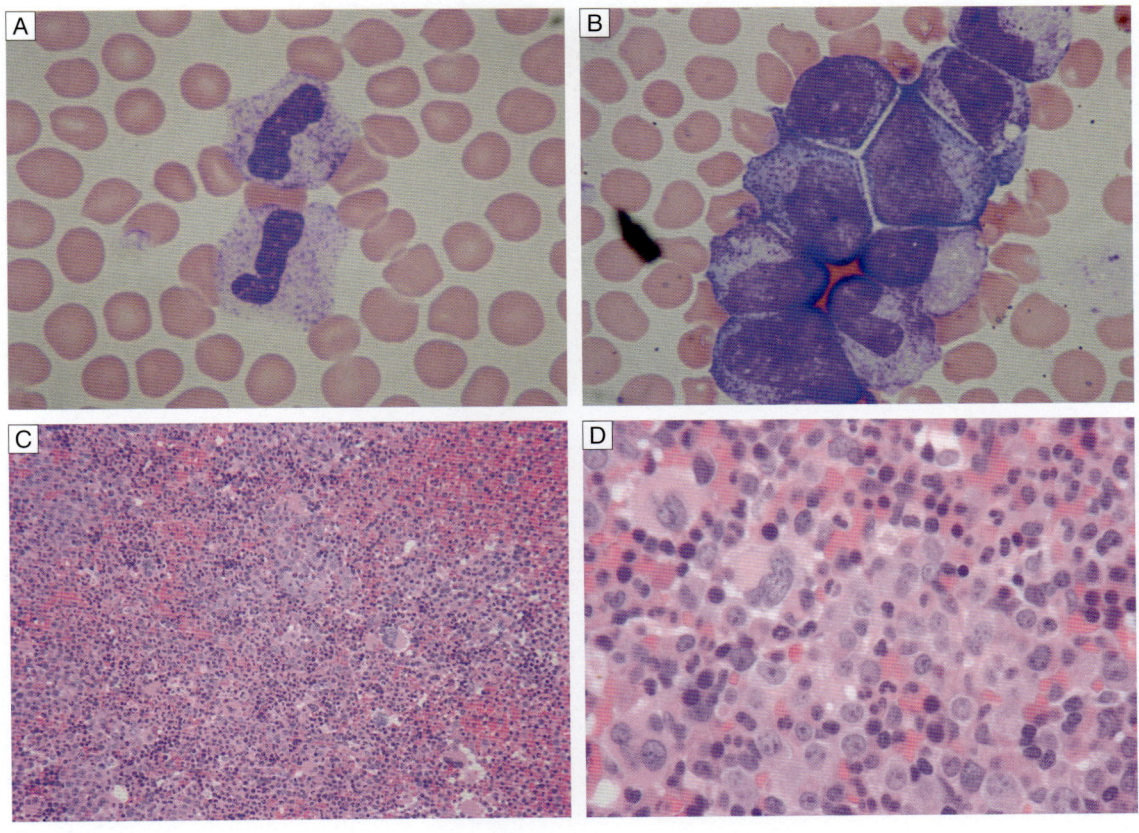

図1 ▶ CNLの末梢血・骨髄所見
A：末梢血液では細胞質内に好塩基性の強い中毒顆粒を伴う成熟した好中球を認める。異形成や芽球を認めない
B：骨髄塗抹標本では各成熟段階の骨髄球系細胞が主体で異形成や芽球の増加を認めない
C, D：骨髄クロット標本では細胞密度はほぼ100％で，骨髄球系細胞が主体である

（岐阜大学 血液病態学分野・鶴見 寿先生のご厚意により提供）

が形成され，230kDaの蛋白（p230）をコードする。μ-bcrを有する症例は成熟好中球増加を示すことが多く，neutrophilic CMLと呼ばれ，CMLの亜型と考えられ，CNLとは区別する必要がある[9, 10]。

2. 多発性骨髄腫

以前よりCNLに多発性骨髄腫や，意義不明のMGUSがしばしば合併することが報告されてきたが，その一部は形質細胞からのG-CSF産生による類白血病反応であることが明らかとなっている[11]。CNLと思われる症例で形質細胞の増加を認めた場合には，顆粒球系細胞のクローン性の検討をすべきである[12, 13]。またCSF3R遺伝子異常に関しても，CNLと診断されながら形質細胞増加やMGUSを伴う症例では，この遺伝子異常は認めなかったとされる[5]。

6 治療，予後

慢性の経過をとることが多いが，治療抵抗性の好中球増加，進行性の脾腫や血小板減少に引き続き，急性転化をきたして致死的な経過をたどることがある。

標準的な治療法は確立されていない。好中球数や脾腫のコントロール目的でハイドロキシウレアが用いられることが多い[14]。インターフェロンアルファが有効であったとの報告もある[15]。急性転化をきたした際に，急性骨髄性白血病に準じた強力な化学療法が試み

られるが，治療成績は不良である。主として若年者を対象に同種造血幹細胞移植が施行されることがあり，長期生存例も報告されている[15-17]。

● 文 献
1) Swerdlow SH, et al, ed:WHO Classification of Tumours of Haematopoietic and Lymphoid Tissues. 4th ed. IARC Press, 2008.
2) Tuohy E, et al:Am J Med Sci. 1920;160(1):18-25.
3) Elliott MA:Curr Hematol Rep. 2004;3(3):210-7.
4) Maxson JE, et al:N Engl J Med. 2013;368(19):1781-90.
5) Pardanani A, et al:Leukemia. 2013;27(9):1870-3.
6) Ortiz-Cruz K, et al:Commun Oncol. 2012;9(4):127-31.
7) Lasho TL, et al:Am J Hematol. 2014;89(4):450.
8) Saglio G, et al:Blood. 1990;76(9):1819-24.
9) Pane F, et al:Blood. 1996;88(7):2410-4.
10) Hochhaus A, et al:Blood. 1996;88(6):2236-40.
11) Kohmura K, et al:Leuk Lymphoma. 2004;45(7):1475-9.
12) Böhm J, et al:J Clin Pathol. 2003;56(4):292-5.
13) Yanagisawa K, et al:Am J Hematol. 1998;57(3):221-4.
14) Elliott MA, et al:Leukemia. 2005;19(2):313-7.
15) Böhm J, et al:J Clin Pathol. 2002;55(11):862-4.
16) Piliotis E, et al:Leuk Lymphoma. 2002;43(10):2051-4.
17) Zittoun R, et al:Ann Hematol. 1994;68(2):55-60.

C 真性多血症，本態性血小板血症，原発性骨髄線維症

久冨木庸子，下田和哉

1 はじめに

骨髄増殖性腫瘍（myeloproliferative neoplasia；MPN）は，好中球，赤血球，血小板，肥満細胞などの骨髄系細胞のうち1系統以上の細胞が，末梢血あるいは骨髄においてクローナルに増殖する造血器腫瘍である。骨髄異形成症候群（myelodysplastic syndrome；MDS）とは異なり分化の異常（成熟障害）は伴っておらず，造血は「有効造血」である。髄外造血や，それに伴う肝脾腫が高頻度にみられる。WHO分類2008年版では，慢性骨髄性白血病（chronic myeloid leukemia；CML），真性多血症（polycythemia vera；PV），本態性血小板血症（essential thrombocythemia；ET），原発性骨髄線維症（primary myelofibrosis；PMF），慢性好中球性白血病，他の疾患に分類されない慢性好酸球性白血病，肥満細胞症（mast cell disease）がMPNに分類されている[1]。このうち，PV, ET, PMFの3疾患の臨床像には共通点が多く，全身倦怠感が約80％に，瘙痒感，夜間盗汗，骨痛が40〜60％に，体重減少が5〜20％にみられる。血栓症も，100人・年当たり，PVでは5.3回，ETでは2〜4回，PMFでは2.23回生じると報告されている[2]。さらにPV, ETの一部の症例は骨髄線維症へと移行し，二次性の骨髄線維症となる。またCMLほど高頻度ではないが，MPNの1.5〜10％の症例は白血病へ急性転化する（図1）。このような臨床的類似点から，従来「古典的な骨髄増殖性疾患」としてまとめられてきた3疾患であるが，近年明らかとなってきた遺伝子異常という観点からも近縁疾患であることが判明した。

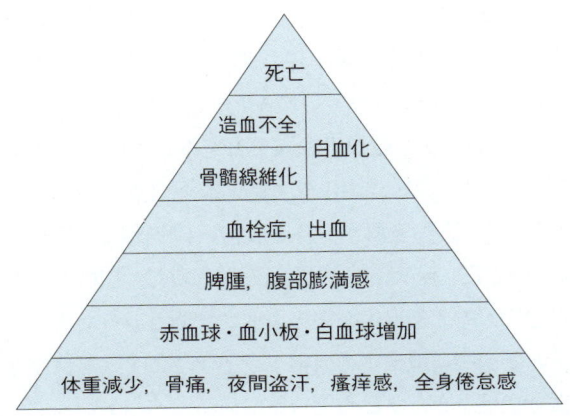

図1 ▶ 骨髄増殖性腫瘍の臨床像

2 MPNにみられる遺伝子変異

PVの95％以上，ET, PMFの約半数に，JAK2の617番目のアミノ酸がバリンからフェニルアラニンへ置換する変異（V617F変異）がみられる[3-6]。JAK2は，エリスロポエチン（erythropoietin；EPO），顆粒球コロニー刺激因子（granulocyte colony-stimulating factor；G-CSF），トロンボポエチン（thrombopoietin；TPO）などのサイトカイン刺激により一過性に活性化されるチロシンキナーゼであり，造血細胞の増殖に必須な役割を果たしている。JAK2に変異が生じると，サイトカインの刺激がなくともJAK2は恒常的に活性化され，細胞は自律増殖を行うようになる。PVの5％未満にはこの変異が認められないが，その大多数にJAK2エクソン12の変異が生じており[7]，つまりPVのほぼ全例にJAK2変異が存在することとなる。JAK2以外には，TPOのレセプターであるmy-

eloproliferative leukemia virus oncogene（MPL）の膜貫通部位での変異がET，PMFの3〜8％に[8,9]，小胞体の分子シャペロンである*calreticulin*（CALR）の変異が20〜30％にみられる[10,11]。つまり，PVの95％以上，ET，PMFの80〜90％の症例において，*JAK2*，*MPL*，*CALR*のいずれかの変異が認められる[10]。PV，ET，PMF以外の疾患では，これら3遺伝子の変異は稀であることから，従来，反応性の血球増加や他の造血器腫瘍に伴う血球増加，骨髄の線維化などを否定して行っていたMPNの診断が，「*JAK2*，*MPL*，あるいは*CALR*変異を有すること」，というクローナルマーカーを用いて積極的に行えるようになった[1]。これらの変異が，各々数％〜10％程度に認められる*TET2*，*DNMT3A*，*ASXL1*，*EZH2*，*IDH1/2*などのDNAメチル化や，ヒストン修飾といったエピゲノム制御関連遺伝子の異常[12]と合わさって，無秩序な血球増殖をきたすと考えられている。

3 PV

多能性造血幹細胞の腫瘍性増殖により，汎血球増加，特に赤血球が著増する疾患である。海外からは，発症率人口10万人当たり0.8〜1.0人，男女比1.5：1，好発年齢60歳代と報告されている。健康診断などの偶然の機会に血球増加を指摘されることも多いが，顔面紅潮，頭痛，めまい，高血圧，入浴後の瘙痒感など，循環赤血球量の増加や血液粘稠度の亢進による症状を主訴に来院することもある。また，血栓症で初発することがある。赤血球の自律増殖のためEPO値は低下している。20〜40％の例に白血球増加が，50〜60％に血小板増加がみられる。脾腫も高頻度にみられる。

2008年のWHO診断基準は，
大項目を
① 循環赤血球量の増加（男性Hb＞18.5g/dL，女性Hb＞16.5g/dL）
② JAK2変異あるいはそれに相当する他の遺伝子変異の存在

小項目を
① 骨髄における3系統の細胞の増生（図2）
② 血清EPOレベル低下
③ サイトカインの添加なしで骨髄細胞が自発コロニーを形成

とし，大項目の両方＋小項目の1つ，あるいは大項目の①と小項目の2つ以上を満たしたときにPVと診断する。試験管内コロニー形成を日常診療で行うことは一般的ではなく，Hb（あるいはHt，RBC）高値を示す場合，JAK2変異の有無，血清EPO値，骨髄生検所見からPVの診断を行うことになる。

生命予後に関しては，スウェーデンの大規模レジストリーデータの成績が報告されている。2001〜2008年に診断されたPVの，一般人口と比較した8年生存の割合は0.84（0.77〜0.90）と比較的良好であり[13]，その治療目標は，合併する血栓症の予防となる。

喫煙，高血圧，高脂血症，肥満，糖尿病などの，いわゆる血栓症の一般的なリスクファクターがある場合は，これらの治療を行う。さらに，Ht＜45％を目標に，血圧，脈拍などの循環動態をみながら，1回200〜400mLの瀉血を月に1〜2度のペースで行う。高齢者や心血管障害を有する例では，循環動態の急激な変化がないように，少量（100〜200mL），頻回の瀉血が望ましい。また，瀉血後に同量の補液を行うと，血行動態の変化を抑えられるのみでなく，Ht値が希釈により低下することも期待される。これに加えて，出

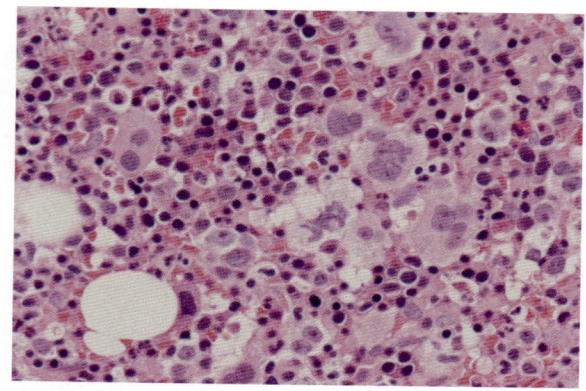

図2 ▶ PVの骨髄像〔骨髄生検（HE染色）〕

血や消化器潰瘍症状などの禁忌がなければ，低用量アスピリン投与により血栓症の予防を図る。

年齢≧60歳，または血栓症の既往がある場合は，血栓症の高リスク群である。血栓症の高リスク群には，ハイドロキシウレア（hydroxyurea；HU）を用いて骨髄抑制療法を行う。妊娠中や挙児希望者あるいは40歳未満の場合は，インターフェロンアルファの使用を考慮する。

瀉血の目標値に関しては議論があったが，2013年にHt＜45％を目標に治療する群（低Ht群）のほうが，45％≦Ht≦50％を目標に治療する群（高Ht群）と比較して，心血管障害または主要血栓症による死亡が少ないという，前向き無作為比較試験の結果が報告された[14]。ただし，瀉血以外にHUの投与が約半数の患者になされており，低Ht群では，Htだけではなく白血球数も高Ht群と比べ低くなっている。血小板数には差がない。白血球数が下がると血栓症の頻度が低下することが知られており，そのため，純粋にHtを下げることが血栓症予防に有用であるのか，あるいはHtを下げる治療によりHtや白血球数を減少させることが有用なのかについては，現時点では不明である。ただいずれにしても，高リスクPVに対して，アスピリンを投与することに加え，瀉血やHUを用いてHt＜45％を目標に治療することが勧められる[15]。

PVではJAK2の変異が高頻度にみられるため，これを標的としたJAK2阻害薬の有用性が報告されている。HU抵抗性または不耐容のPVを対象としたルキソリチニブ（ruxolitinib）治療と現時点での最善な治療（best available therapy；BAT）の前向き無作為比較試験によると，Ht値のコントロール，脾腫の35％以上の改善は，ルキソリチニブ群ではそれぞれ60％，38％にみられるのに対し，BATでは20％，1％にしかみられない。また全身症状の改善もルキソリチニブ群49％，BAT群5％である[16]。peglated IFN-α（Peg-IFN-α）に関しては，初回治療，あるいは瀉血療法のみを受けている，あるいは殺細胞薬の投与は2年以内のPV40例を対象とした第Ⅱ相試験の結果が報告されている。評価可能37症例中全例がIFN-α治療に反応し，35例に血液学的寛解（瀉血しない状態で，男性Ht＜45％，女性Ht＜42％，WBC＜1万/μL，血小板＜40万/μL，脾腫なし），2例に部分寛解がみられている[17]。

4 ET

多能性造血幹細胞の腫瘍性増殖により巨核球の過形成をきたし，血小板が著増する疾患である。海外からは，発症率人口10万人当たり1.0～2.5人，男女比1：1.2，好発年齢60歳代と報告されている。

健康診断などの偶然の機会に血小板上昇を指摘される症例も多いが，30～40％は頭痛，一過性視野障害，一過性意識消失，動悸，四肢のしびれ，先端熱性紅痛症などの血管運動障害を，約20％は血栓症・出血を認める。紅痛症はETに比較的特徴的であり，発赤，熱感を伴う手足の灼熱痛をいう。小動脈炎の所見を呈し，しばしば血小板血栓によって血管内腔の閉塞が生じている。出血は消化管や気管支粘膜表面に起きることが多いが，血小板≦100万/μLのときにはほとんどみられない。約50％に脾腫が，約20％に肝腫大がみられる。

血小板数は増加しており，100万/μLを超えることも稀ではない。末梢血塗抹標本では，血小板の凝集，巨大血小板がみられる（図3）。骨髄では巨核球系細胞が増生しており，大型化した成熟巨核球の出現をみる

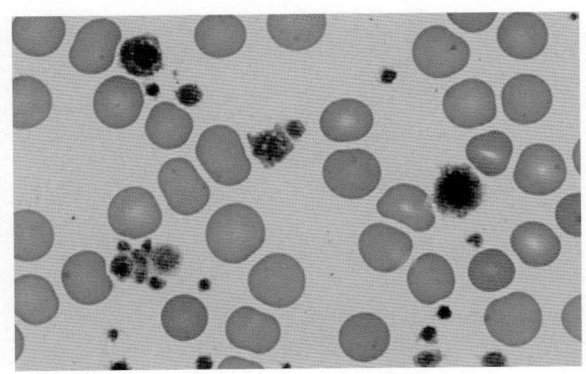

図3 ▶ ETの末梢血液像（メイ・ギムザ染色）
血小板増加がみられる

（図4）。血小板増加を生じる他の造血器腫瘍や，反応性の血小板増加症を除外して診断する。前述したように，JAK2変異，CALR変異，MPL変異の存在は，反応性の血小板増加症の除外に有用である。

2008年のWHO診断基準では，
① 末梢血での血小板数の増加（≧45万/μL）
② 骨髄では大型で成熟した巨核球が増加し，赤芽球や顆粒球系細胞の増加はほとんど認めない
③ CML，PV，PMF，MDSや，他の骨髄系腫瘍の診断基準を満たさない
④ JAK2変異または他のクローナルな細胞増殖を示す所見がある，あるいは反応性の血小板増加症を否定できる

の4項目すべてを満たすことである。

生命予後は良好であり，合併する血栓症，出血が臨床上の問題となる。発症頻度に関しては種々の報告があるが，血栓症が7～17％，出血が8～14％にみられるようである。わが国からの報告では，血栓症が8.7％に，出血が6.5％に生じている[18]。

治療目標は合併する血栓症，出血の予防である。年齢≧60歳，あるいは血栓症の既往がある場合は，血栓症の高リスク群である[19-21]。この2項目はいずれの報告でも血栓症のリスクファクターとして抽出されているが，それに加え，喫煙・高血圧・糖尿病などの心血管系リスクファクターの存在，JAK2 V617F変異の存在，白血球数上昇，血小板数上昇を独立したリスクファクターとする報告もある[22,23]。一般的には，年齢≧60歳，血栓症の既往あり，または血小板数≧150万/μLのいずれかが存在する場合，血栓症の高リスク群とすることが多い。それ以外は低リスク群であり，経過観察を行う。

高リスク群では血栓症予防を目的として，アスピリンとHUの併用を行う[24,25]。HU不耐容もしくは抵抗性の症例には，アナグレリド（＋アスピリン）を投与する。アナグレリド＋低用量アスピリンは，HU＋低用量アスピリンより静脈血栓症のリスクは低いが，心房血栓，重篤な出血，骨髄線維症への進展頻度が高く，EFSは劣るという報告[24]と，アナグレリドはHUと較べEFSに有意差を認めないとの報告[26]がある。

ETの発症年齢はPVと比べ若く，やや女性に好発することから，妊娠，挙児希望が問題となることがある。このような場合は，HUに代わりIFN-α投与を考慮する。

前述のスウェーデンの統計によると，2001～2008年に診断されたETの，一般人口と比較した8年生存の割合は0.91（0.84～0.97）である[13]。後述するPMFのうち，線維化がみられない「前線維期」のPMFとETの鑑別は必ずしも容易ではなく，日常診療においてETと診断された症例の一部には，前線維期のPMFが混在するとも言われている。そのため，「真の

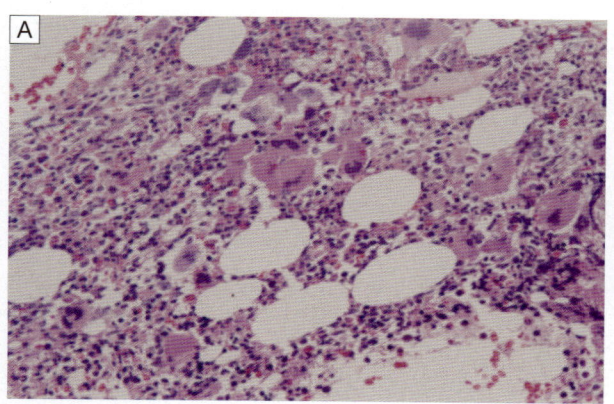
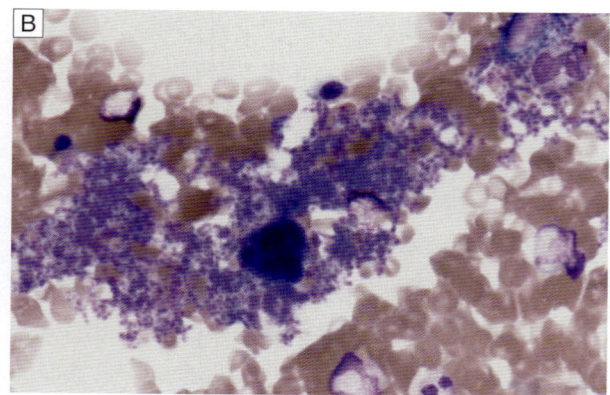

図4 ▶ ETの骨髄像〔骨髄生検（HE染色），骨髄穿刺（メイ・ギムザ染色）〕
成熟した巨核球の増生と，血小板産生の増加がみられる

ET」の生命予後はさらに良好と予測されている。891例のET国際コホートの報告では，観察期間中央値6.2年（範囲0〜27年）の時点において，87例（10％）に死亡が観察されている。その内訳は，血栓症21例（51％），出血4例（10％），白血化7例（17％），癌9例（22％）である[27]。生命予後に関するリスクファクターとして，年齢≧60歳，白血球数≧11,000/μL，血栓症の既往の3項目が抽出されている。

5 PMF

海外からは，発症率人口10万人当たり0.5〜1.5人，男女比1.5：1，好発年齢60歳代と報告されている。わが国での発症年齢中央値は66歳，男女比2：1である。

造血幹細胞レベルで生じた遺伝子変異により，骨髄中で巨核球と顆粒球系細胞が腫瘍性にクローナルに増殖し，骨髄の広範な線維化とそれに伴う骨髄の造血不全，および髄外造血を生じる。増殖した巨核球や単球から産生される種々のサイトカインが骨髄間質細胞に作用し，骨髄の線維化，血管新生および骨硬化をきたす（図5）。その結果，骨髄の造血細胞は減少し，無効造血，髄外造血による巨脾，末梢血での涙滴状赤血球（tear drop erythrocyte：変形し涙状となった赤血球）の出現，白赤芽球症（leukoerythroblastosis：末梢血に赤芽球や骨髄芽球が出現する）などの特徴的な臨床症状を呈する（図6）。

発熱，夜間盗汗，骨痛，食欲低下，体重減少などの持続する全身症状，動悸，息切れ，倦怠感などの貧血様症状，腹部膨満感，腹痛など肝脾腫に伴う症状，出血傾向などがみられる（図1）[28]。約30％の患者は自覚症状がなく，偶然の機会に診断される。肝脾腫は約80％に認められる。時に門脈圧亢進症をきたし，腹水，浮腫が生じる。

検査成績では，貧血を約70％に認める。末梢血には，涙滴状赤血球や白赤芽球症などの特徴的な所見がみられる（図6）。血小板数は，病初期は高値を示し本ETとの鑑別が問題となるが，線維化の進行に伴い低値となる。LDHは高値を示す。

高齢者で原因不明の貧血を呈し，末梢血に赤芽球，骨髄芽球，巨大血小板，涙滴状赤血球などの出現や肝脾腫を認めるときに，PMFを疑う。骨髄穿刺を行うと，ほとんどの場合dry tap（骨髄液が吸引できない）であり，骨髄生検を行い，細網線維，膠原線維の増加を伴う巨核球の増殖と異形成により診断する。

2008年WHO診断基準によると，

大基準を

① 細網線維またはコラーゲン線維化を伴った巨核球の増殖と異型があること，もしくは，細網線維の増生を伴わない場合は，巨核球の増殖と異型に，骨髄における細胞成分の増加，顆粒球系細胞の増加，しばしば赤芽球系細胞の減少を伴うこと（たとえば，線維化前のPMF）

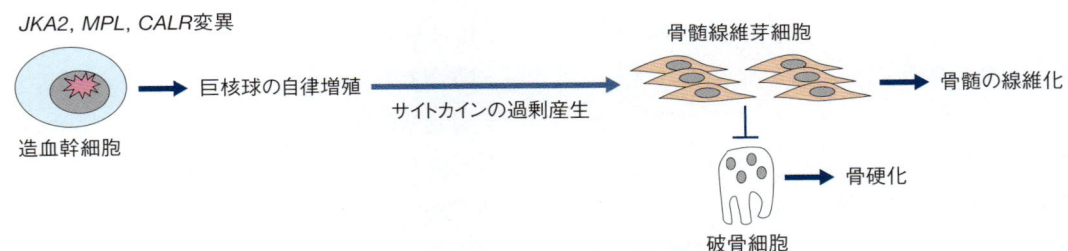

図5 ▶ PMFの病態
造血幹細胞に生じたJAK2変異などにより，血液細胞が腫瘍性増殖をきたす。増加した血液細胞，特に巨核球が産生するTGF（transforming growth factor）-βなどのサイトカインが骨髄の線維化に関与している。骨髄線維化に伴い造血能は低下し，髄外造血を生じる。末梢血に涙滴状赤血球，赤芽球，骨髄芽球の出現をみる。また上昇した炎症サイトカインが多彩な全身症状の原因となる

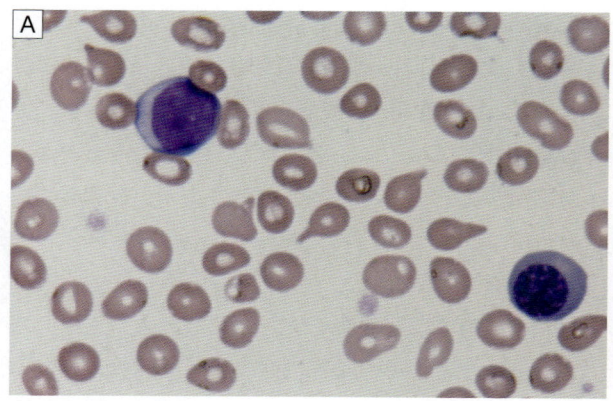
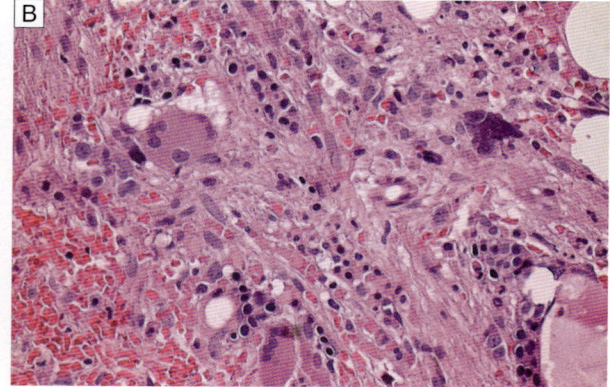
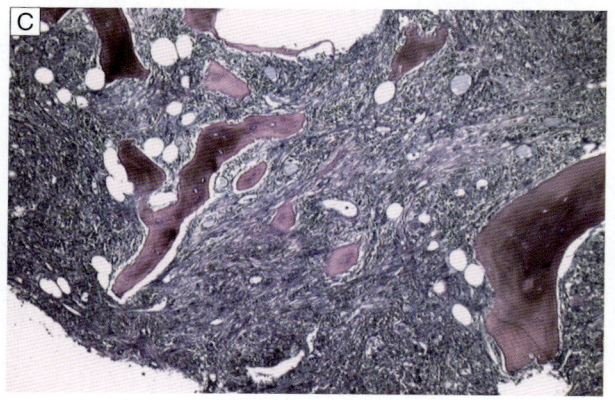

図6 ▶ PMFの末梢血（A）と骨髄所見（B, C）
A：末梢血に，涙滴状赤血球と呼ばれる変形した赤血球，骨髄芽球，赤芽球がみられる（メイ・ギムザ染色）
B：HE染色
C：銀染色。骨髄の線維化がみられる

②CML，PV，MDS，他の骨髄系腫瘍の診断基準に合致しない
③*JAK2* V617F変異や他のクローン性の増殖所見を認める，もしくは 反応性の骨髄線維化ではない

小基準を
①末梢血に赤芽球，骨髄芽球の出現
②血清LDHの増加
③貧血
④触知可能な脾腫

とし，大基準すべてと小基準を2項目以上満たしたときにPMFと診断する。

わが国での生存期間中央値は3.9年であり，感染症，白血化，出血が主な死因である。同種造血幹細胞移植は，PMFに対する治癒的治療法である。骨髄の線維化が著明であるにもかかわらず，移植した造血幹細胞は生着可能であり，生着不全は10％以下である。

また，生着に伴い半数以上の症例で骨髄の線維化が消失する。過去の報告から考えると，同種造血幹細胞移植により約30〜50％に長期生存が得られるようである[29, 30]。移植前治療の至適レジメンは確立されておらず，また，骨髄非破壊的前治療後の移植（RIST）の前向き試験では良好な成績が報告されているものの，登録症例の解析による後ろ向き解析では，前治療が骨髄破壊的か非破壊的かは予後に影響を与えておらず，MFに対するRISTの位置づけに関しては，今後の検討課題である。

同種造血幹細胞移植により，一定の割合の患者に長期生存が得られるものの，移植関連死亡率が高いことが問題であり，移植の適応決定のための予後予測が重要となってくる。年齢＞65歳，全身症状（37.5℃以上の発熱，発汗，6カ月で10％以上の体重減少）の持続，Hb＜10g/dL，白血球数＞25,000/μL，末梢血液像で芽球が1％以上出現，血小板＜10万/μL，輸血の必

骨髄系の過形成と異形成がみられることが多く，単球系の増加もみられる（**図1**）。80％の患者で微小巨核球や核に切れ込みのあるクロマチンが凝集した巨核球などの巨核球系の異形成を認め，30％の患者でレチクリン線維症がみられる。

異常細胞の細胞表面形質としてはCD13，CD33が発現しており，CD14，CD68，CD64，CD163は発現していることもある。また芽球に関しても，単球系への分化を伴う芽球に関してはCD34陰性であることが多く，リゾチームやCD68R，CD163が信頼できるマーカーであり，樹状細胞に発現しているCD123も陽性となることが多い。CMMLにおいては，非特異的エステラーゼと特異的エステラーゼ染色は混在していることが多く，非特異的エステラーゼのみ染まるのは非典型的で，急性単球性白血病との鑑別が重要である。

骨髄での単球増加や異形成は様々な要因で生じうるため，この疾患においては末梢血の単球増加が診断においても重要である。

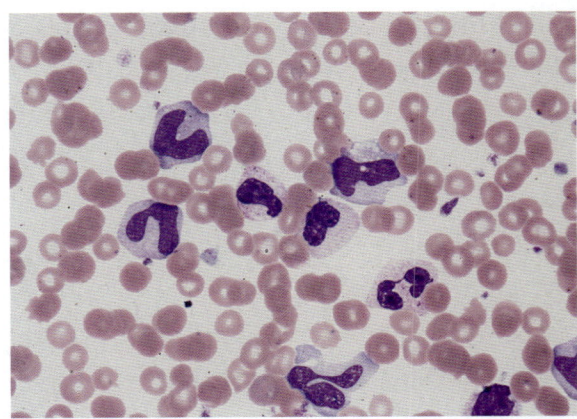

図1 ▶ 異形成のある単球増加と，偽Pelger核異常・脱顆粒を伴う好中球，巨大血小板などの異形成
（京都府立医科大学附属病院 臨床検査部・稲葉 亨先生のご厚意により提供）

3 病態生理

細胞遺伝学的な異常は2～4割の患者に認められ，トリソミー8，モノソミー7，del（7q），12pなどの染色体異常が多く認められる。Suchらの報告では7割の患者は正常核型であり，上記以外ではdel（5q），トリソミー10，del（11q），del（12p），add（17p），トリソミー19，トリソミー21，7番染色体異常，複雑核型が多いとされている。また414人のCMML患者において染色体異常でリスク分類がなされ，high risk（トリソミー8，7番染色体異常，複雑核型），intermediate risk（high, low risk以外），low risk（正常核型，－Y）で，5y OSがそれぞれ4％，26％，35％であった[4]。

またこれらの細胞遺伝学的な異常に加えて，90％のCMMLに分子学的な異常が次世代シーケンサーで認められてきている（**表2**）[5-7]。エピジェネティックに関与する*ASXL1*（40～50％）や，スプライシングに関与する*SRSF2*（28～47％），細胞増殖・チロシンキナーゼに関与する*KRAS*・*NRAS*（40％）などが報告されている。initial driver mutationとしては*ASXL1*や*TET2*などが考えられており，*SRSF2*やspliceosome component pathway mutationは二次的な異常と考えられている[7]。

4 予後因子

CMMLの自然経過の予後予測については多数検討されている（**表3**）。Onidaらは213人のCMML患者のコホートからMDAPS（MD Anderson prognostic score）を作成し，Hb＜12g/dL，未熟な骨髄系細胞（IMC）の末梢血への出現，リンパ球カウント（ALC）＞$2.5×10^3/\mu L$，骨髄芽球＞10％が予後不良因子として同定され，4群に分類しmedian OSがそれぞれ24，15，8，5カ月であった[8]。またGermingらはDusseldorf registryでMDAPSを再検討すると，IMCが単変量で有意とならず，多変量でLDH上昇，

表2 ▶ CMMLにおける分子学的異常と頻度

major class of genetic mutation		gene	frequency of mutation（%）
epigenetic control	histone modification	ASXL1* EZH2	40 5〜10
	DNA methylation	TET2 DNMT3A	40〜60 <5
	both	IDH1 IDH2*	1 5〜10
cytokine signaling		JAK2 CBL NRAS KRAS NOTCH2 FLT3	5〜10 10 10 5〜10 <5 <5
pre-mRNA splicing		SRSF2* SF3B1 U2AF1	30〜50 5〜10 <5
transcription and nucleosome assembly		RUNX1* SETBP1*	15 5〜10
DNA damage		TP53*	1

＊：CMMLに対して予後不良と考えられている遺伝子異常　　　（文献2より引用）

骨髄芽球≧5%，Hb≦9g/dL，Plt≦10×10⁴/μLが有意となり，3群に分類したところmedian OSは93カ月（low），26カ月（intermediate），11カ月（high）となった[9]。2013年にSuchらはCPSS（CMML-specific prognostic scoring system）を578人の患者で確立し，274人の患者でバリデーションを行った。FAB分類，WHO分類，細胞遺伝学的分類，赤血球輸血依存の4つでスコアリングして4群に分類（low；0, intermediate-1；1, intermediate-2；2〜3, high；4〜5）し，それぞれmedian OSは72, 31, 13, 5カ月であった[10]。さらにPatnaikらはMayo prognostic modelを提唱し，スプライセオソーム構造体mutationや*ASXL1* mutationなども予後不良因子として検討されたが，それらは予後に影響はなく，単球系カウント（AMC）>10×10³/μL，IMCの出現，Hb<10g/dL，Plt<10×10⁴/μLが独立した予後因子として同定され，low（0），intermediate（1），high（≧2）に分類し，median OSはそれぞれ32,

18, 10カ月であった[11]。ItzyksonらはEuropean consortiumにおいて312人のCMML患者を解析し，WBC>15×10³/μL（3 points），ASXL1 mutation（2 points），年齢>65歳（2 points），Plt<10×10⁴/μL（2 points），Hb<10（女性），11（男性）g/dL（2 points）で3つに分類，median OSはそれぞれnot reached，38.5，14.4カ月であった[6]。

Labordeらは*SETBP1* mutationが予後不良因子となることを示している[12]。またItzyksonらの報告では*ASXL1* mutationが予後因子となったが，Patnaikらの報告ではならなかった原因として，Itzyksonらは*ASXL1*のmissense mutationを除外しており，Mayoコホートで再検討したところ予後因子として有意となった[6]。

5 治療

造血幹細胞移植などの根治治療が難しい患者には，

表3 ▶ CMMLにおける予後スコアシステム

予後スコア	n	validation	リスク因子	生存中央値(months) low	int-1	int-2	high	AMLへの移行
MDAPS (2002)	213	なし	1. Hb＜12g/dL 2. 末梢血へのIMC出現 3. ALC＞2.5×10³/μL 4. 骨髄芽球＞10%	24	15	8	5	中央値7カ月で19%がAMLへ移行
Dusseldorf score for CMML (2004)	288	なし	1. 骨髄芽球≧5% 2. LDH＞200μL 3. Hb≦9g/dL 4. Plt≦10×10⁴/μL	93	26		11	5年後のAMLへの移行はそれぞれ8%, 23%, 23%
CPSS (2013)	578	あり (274人)	1. CMML FAB分類 2. CMML WHO分類 3. 細胞遺伝学的異常 4. 赤血球輸血依存	72	31	13	5	5年後の予測AML移行率はそれぞれ13%, 29%, 60%, 73%
GFM (2013)	312	あり (165人)	1. 年齢＞65歳 2. WBC＞15×10³/μL 3. 貧血 4. Plt＜10×10⁴/μL 5. *ASXL1* mutation	Not reached	38.5		14.4	AML free survivalの中央値がそれぞれ56.0, 27.4, 9.2カ月
Mayo prognostic model (2013)	226	あり (268人)	1. AMC＞10×10³/μL 2. 末梢血へのIMC出現 3. Hb＜10g/dL 4. Plt＜10×10⁴/μL	32	18.5		10	NR

GFM：Groupe Francophone des Myelodysplasies, AML：acute myeloid leukaemia, FAB：French-American-British, WHO：World Health Organization, LDH：serum lactate dehydrogenase, NR：not reported　　（文献1, 6, 8～11より引用改変）

　ハイドロキシウレアで血球コントロール・脾腫軽減を図る[13]。その他のものとしては，少量のシタラビン±ATRA，トポテカンなどが報告されているが，副作用も多く効果も限定的である（ただし，いずれもCMMLに対しては保険適用外）。脾摘や脾臓への放射線照射はほぼ報告がなく，閉塞性の障害があるときなどに考慮される。

　脱メチル化剤は，わが国においては5-AZA（アザシチジン）がFAB分類のMDSに対して承認されているので，国内臨床試験ではCMMLに対する使用実績はないが，保険適用内で使用可能である。海外の報告では，ORRはおおむね40～60%であり，median OSは12～37カ月であった（表4）[14-18]。

　Braunらは*ASXL1*, *NRAS*, *KRAS*, *CBL*, *FLT3*, *JAK2*などのmutationを検討したが，decitabineの反応性や生存の予測はできなかった[19]。ただし*JUN*と*MYB*遺伝子の発現低下があるとOSが改善し，*ASXL1* mutationを伴わない*TET2* mutationがあると奏効率が高い傾向にあった。Adèsらの報告では，骨髄芽球＞10%，WBC＞13×10³/μLが5-AZAで治療した患者のOS低下に関与した[16]。Fianchiらの報告ではAMC＜10×10³/μL，末梢血芽球＜5%で治療開始したほうがOSが改善すると示している[18]。*ASXL1*や*SETBP1*変異例では予後を悪化させる可能性が示唆されているが，これらの変異例に脱メチル化剤が有効かどうかは結論が出ていない。また，MDSと同様に効果判定には少なくとも4コース必要なことが多いとされている。

　同種造血幹細胞移植（allo SCT）は唯一の根治治療だが，合併症も多く，他の治療法との無作為比較試験はない。Eissaらの報告では，85人にallo SCTを行い（32% RIC，62% PB），median follow up

表4 ▶ CMMLに対する5-AZA

author, (year)	patients (n)	age (years) median (range)	treatment regimen	response rate	toxicity	median survival	AML progression
Costa et al (2011)[14]	38	70 (36〜83)	75mg/m² for 7 d or 100mg/m² for 5 d every weeks	CR：11% PR：3% HI：25%	pneumonia, mortality due to sepsis：3%	12 months	NR
Thorpe et al (2012)[15]	10	66 (41〜76)	75mg/m² for 7 d or 100mg/m² for 5 d every 28 d	CR：20% HI：40% ORR：60%	thrombocytopenia, pneumonia (20%)	29 months	NR
Adès et al (2013)[16]	76	70 (33〜85)	75mg/m² for 5〜7 d every 28 d	CR：17% PR：1% Marrow CR：8% HI：17% ORR：43%	NR	29 months	31% after 1.2 years from 5-AZA initiation
Wong et al (2013)[17]	11	65 (42〜80)	75mg/m² for 7 d every 28 d	CR：9% Marrow CR：27% PR：9% HI：9% ORR：55%	local skin reactions (55%), nausea (36%), infection (73%)	17 months	18%
Fianchi et al (2013)[18]	31	69 (53〜84)	50〜75mg/m² for 7 d in 22 patients, and 100mg/body for 5〜7 d in 9 patients	CR：45% PR：3% HI：6% ORR：54%	grade 4 thrombocytopenia (6%), grade 4 anaemia (6%)	37 months	16% after 12.7 months

CR：complete remission, PR：partial remission, HI：haematological improvement, ORR：overall response rate, NR：not reported

（文献1，14〜18より引用改変）

が5.2年で，49人(58%)が死亡している(20人が再発，29人がNRM)。grade Ⅱ〜ⅣのaGVHD (acute graft versus disease) は26%に，cGVHDは40%に発症し，また移植時年齢，HCTCI，予後不良の細胞遺伝学的異常が，独立した予後因子として抽出された[20]。Parkらは73人のCMML患者に対するHSCT (hematopoietic stem cell transplantation) を解析 (61% CMML-1，43% RIC) し，3y OS 32%，NRM 36%，relapse rate 35%であった。OSには移植時CRやblast%，前治療歴，cGVHDは影響せず，脾腫や移植時年代が影響した。また，28%にgrade Ⅱ〜ⅣのaGVHDが発症，34%にcGVHDが発症している[21]。若年者で予後不良因子，high risk karyotype，骨髄芽球数増加などの高リスク患者は，早めのallo SCTが望ましい。高齢者においては合併症，ドナーの制限などもあるので，脱メチル化薬などの化学療法とも個々に検討しなければならない。

● 文 献

1) Patnaik MM, et al：Br J Haematol. 2014；165(3)：273-86.
2) Parikh SA, et al：Am J Hematol. 2013；88(11)：967-74.
3) Vardiman JW, et al：Blood. 2009；114(5)：937-51.
4) Such E, et al：Haematologica. 2011；96(3)：375-83.
5) Gelsi-Boyer V, et al：J.Hematol Oncol. 2012；5：12.
6) Itzykson R, et al：J Clin Oncol. 2013；31(19)：2428-36.
7) Itzykson R, et al：Blood. 2013；121(12)：2186-98.
8) Onida F, et al：Blood. 2002；99(3)：840-9.
9) Germing U, et al：Leuk Lymphoma. 2004；45(7)：1311-8.
10) Such E, et al：Blood. 2013；121(15)：3005-15.
11) Patnaik MM, et al：Leukemia. 2013；27(7)：1504-10.
12) Laborde RR, et al：Leukemia. 2013；27(10)：2100-2.
13) Wattel E, et al：Blood. 1996；88(7)：2480-7.
14) Costa R, et al：Cancer. 2011；117(12)：2690-6.
15) Thorpe M, et al：Leuk Res. 2012；36(8)：1071-3.
16) Adès L, et al：Leuk Res. 2013；37(6)：609-13.

17) Wong E, et al：Leuk Lymphoma. 2013；54(4)：878-80.
18) Fianchi L, et al：Leuk Lymphoma. 2013；54(3)：658-61.
19) Braun T, et al：Blood. 2011；118(14)：3824-31.
20) Eissa H, et al：Biol Blood Marrow Transplant. 2011；17(6)：908-15.
21) Park S, et al：Eur J Haematol. 2013；90(5)：355-64.

MEMO　「atypical chronic myelogenous leukemia，BCR-ABL1 negative（aCML）」

　WHO分類においてCMMLと並んでMDS/MPNに分類される疾患のうち，低頻度，かつ，診断にしばしば苦慮する病型としてaCMLが挙げられる。aCMLは血液検査上，脱顆粒を伴う異型好中球，ならびに幼若血球の出現による末梢血白血球数の13,000/μL以上への増加状態において単球や好塩基球の増加は認めず，分子生物学的異常としてBCR-ABL1融合遺伝子のほか，PDGFRA，PDGFRB，FGFR1の遺伝子再構成を伴わない病態である。染色体異常としては＋8，del(20q)，i(17q)な疾患非特異的異常が比較的高頻度に認められることが知られているが，従前，aCMLの分子生物学的異常の詳細は明確でなかった。近年の知見の集積により，CSF3R（約40％），SETBP1（約25％）のほか，低頻度ながらJAK2，NRAS，IDH2，CBL，ETNK遺伝子らの体細胞遺伝子変異の存在が明らかになりつつある[1]。CSF3R遺伝子変異は慢性好中球性白血病において高頻度に，SETBP1遺伝子変異はCMMLにおいてもしばしば同定される変異であり，分子生物学的類似性がみてとれる。今後，これらの難治性骨髄増殖性疾患の分子生物学的な病態形成過程の理解が深まることで，診断精度・解像力の向上，治療予後の改善がもたらされることを期待したい。

1) Mughal TI, et al：Haematologica. 2015；100(9)：1117-30.

黒田純也

第8章 A リンパ系腫瘍の診断と治療・予後因子

リンパ球系腫瘍　総論

鈴宮淳司

1 はじめに

造血器腫瘍の分類は，WHO分類改訂第4版2008年（WHO分類2008年版と略する）が広く用いられていた[1]。本分類は，1994年に提唱されたREAL（Revised European-American Classification of lymphoid neoplasms）[2]を基盤とし，初めて世界中で受け入れられた2001年刊行のWHO分類第3版の改訂版である。WHO分類2008年版は細胞系統により骨髄球系（myeloid），リンパ球系（lymphoid），組織球系／樹状細胞系（histiocytic/dendritic cell）の3つの系統に分類される。さらに成熟・分化段階の違いとして，前駆細胞由来のものと成熟細胞由来の腫瘍とにわけられる。WHO分類2008年版が，2016年に改訂された（WHO分類2016年版とする）。WHO分類2016年版は，次世代シークエンサーなどによる検索に基づく知見により[3-5]，病型診断に遺伝子異常を使用する点や新しい病型などが掲載されている。本項はこの改訂版に沿ってリンパ系腫瘍を解説する。

悪性リンパ腫（malignant lymphoma，以後，リンパ腫と略する）は，リンパ球系腫瘍の総称であり，生物学的にも臨床学的にも多様な病型の集合体である。WHO分類2016年版でもホジキンリンパ腫（Hodgkin lymphoma），B細胞リンパ腫，TまたはNK（natural killer）細胞（T/NK）リンパ腫にわけているが[5]，歴史的にはホジキンリンパ腫とB細胞リンパ腫とT/NK細胞リンパ腫を一緒にした非ホジキンリンパ腫（non-Hodgkin lymphoma）に大別されている。T/NK細胞リンパ腫は，T/NK細胞という細胞はないが，T細胞とNK細胞は類似の点が多いため便宜上このように取り扱われている。リンパ腫は，ほかの腫瘍と同様に対応正常細胞に遺伝子異常が蓄積することで発症すると考えられている。そのためリンパ腫の分類もまた，発生母地となる対応正常細胞を想定している。多くのリンパ腫の種類（病型）があり，これらの多様なリンパ腫の理解のためには，正常リンパ球の分化機能についての理解が必要である。

2 正常リンパ系細胞

正常免疫系には，自然免疫（innate immune system）と適応免疫（adaptive immune system）の2種類がある。自然免疫は病原体関連分子パターンを認識するか，宿主細胞が感染に応答して産生する分子（熱ショック蛋白や細胞外マトリックスの断片など）を認識する初期免疫であり，NK細胞やCD3陽性CD56陽性T細胞，γδT細胞などが担っている。これらの細胞は粘膜や皮膚の免疫などのバリアが主な働きであり，これらの正常細胞を発生母地とするリンパ腫の好発部位とも重なっている。一方，適応免疫は外来抗原または病原体への特異的な応答を特徴とし，抗原に対する初期接触（免疫感作）後の抗原曝露に対して，早くて強い免疫応答が生じる。適応免疫は細胞性免疫と液性免疫の2つの機構からなり，細胞性免疫の主要なエフェクター細胞はT細胞であり，液性免疫はB細胞である。

1. B細胞の分化

B細胞は抗体産生をするための細胞であり，骨髄中の多分化能幹細胞（pluripotent stem cell）から産生

され，前駆（precursor）B細胞，プロ（pro）B細胞，プレ（pre）B細胞と骨髄中で分化する。抗体産生には軽鎖の可変領域（V領域）は2つの遺伝子断片，長いV遺伝子断片（V gene segment）と短いJ遺伝子断片［J（joining）gene segment］から編成された配列からなっている。重鎖のV領域も同様な遺伝子断片を組み合わせてつくられるが，軽鎖とは少し異なりD遺伝子断片［D（diversity）gene segment］が必要である。プロB細胞は，初めに免疫グロブリン重鎖（IgH）のV（D）J組み換え［V（D）J recombination］によりμ鎖をつくるが，代替軽鎖がつくられるまで，μ鎖は小胞体にとどまり，細胞表面に発現していない。プレB細胞では，代替軽鎖がつくられ，未熟な未感作B細胞では細胞表面にIgMが発現する。この遺伝子変化は骨髄中の前駆B細胞の分化段階で起こる。このような免疫グロブリン（Immunoglobulin；Ig）遺伝子再構成を経て，未感作B細胞（naive B細胞）として末梢リンパ組織へ移動する（図1）。

未感作B細胞が末梢リンパ器官で，特異的な非自己抗原とヘルパーT細胞により活性化されると，中心芽球（centroblast）として二次濾胞の胚中心（germinal center；GC）を形成する。二次濾胞の胚中心は暗調部（dark zone）と明調部（light zone）にわけられ（図2），centroblastはdark zoneに，中心細胞（centrocyte）はlight zoneに主にみられるが，centroblastは両方のzoneを行き来している。centroblastはdark zoneで分裂・増殖し，免疫グロブリン重鎖可変領域（IgHV）遺伝子体細胞遺伝子変異（somatic hypermutation；SHM）を生じ，抗原親和性が異なる多様な抗体がつくられ，さらにcentroblastからcentrocyteに移行する過程で，免疫グロブリンのクラススイッチが起こり，IgMからIgGやIgAへと変化することで抗原高親和性の抗体がつくられる。そして，抗原高親和性抗体を産生するGC由来B細胞（主にcentrocyte）だけが選別され，形質細胞もしくは記憶B細胞（memory B-cell）に分化する。一方，抗原低親和性B細胞はアポトーシスに陥り排除される（図3）。B細胞の表面に発現している免疫グロブリンはす

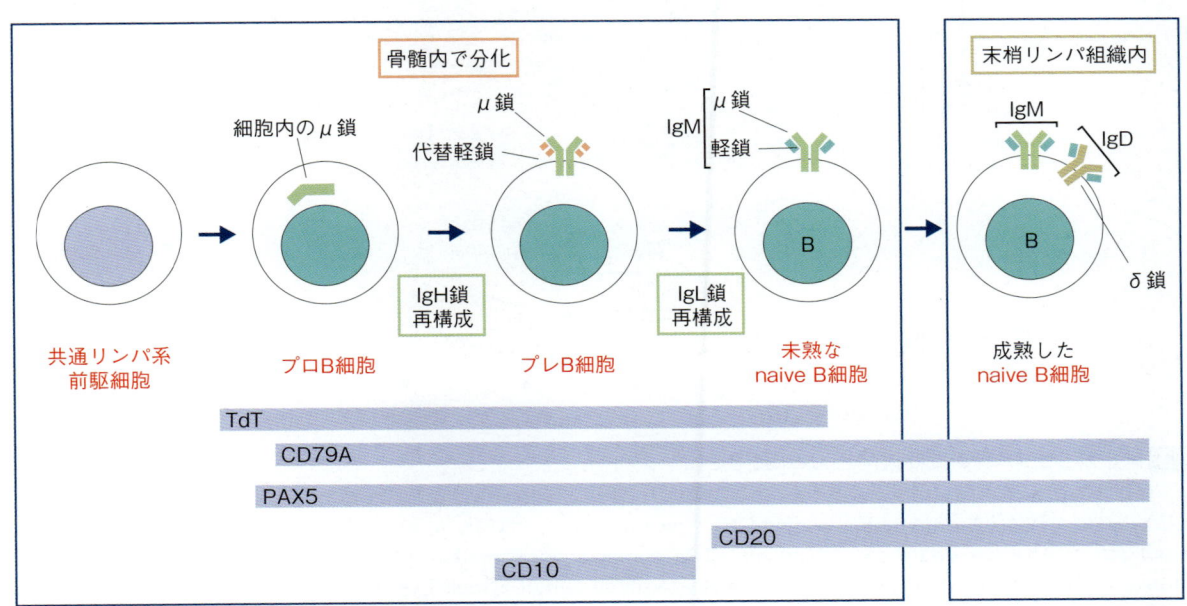

図1 ▶ 正常Bリンパ球の分化段階と免疫グロブリン発現
末梢リンパ組織内のBリンパ球はクラススイッチをして，成熟Bリンパ球では，濾胞胚中心細胞で再度CD10は発現する

（文献6より作成）

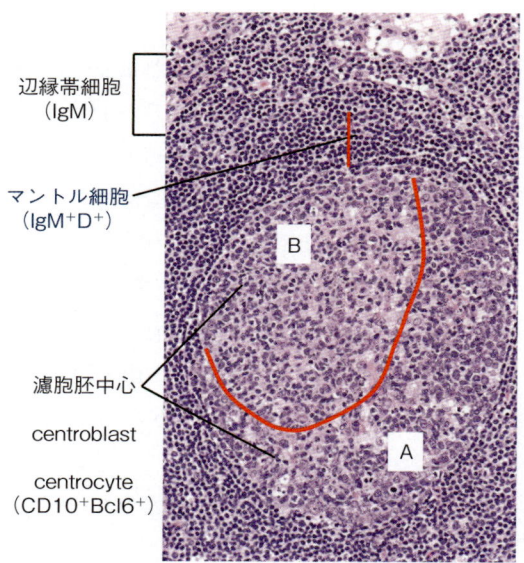

図2 ▶ 正常リンパ二次濾胞の構造と構成する細胞の免疫形質

二次濾胞は最外層は辺縁帯（marginal zone），その内側はマントル層（mantle zone）であり，中心部は胚中心（germinal center）で，A：dark zoneとB：light zoneにわけられる

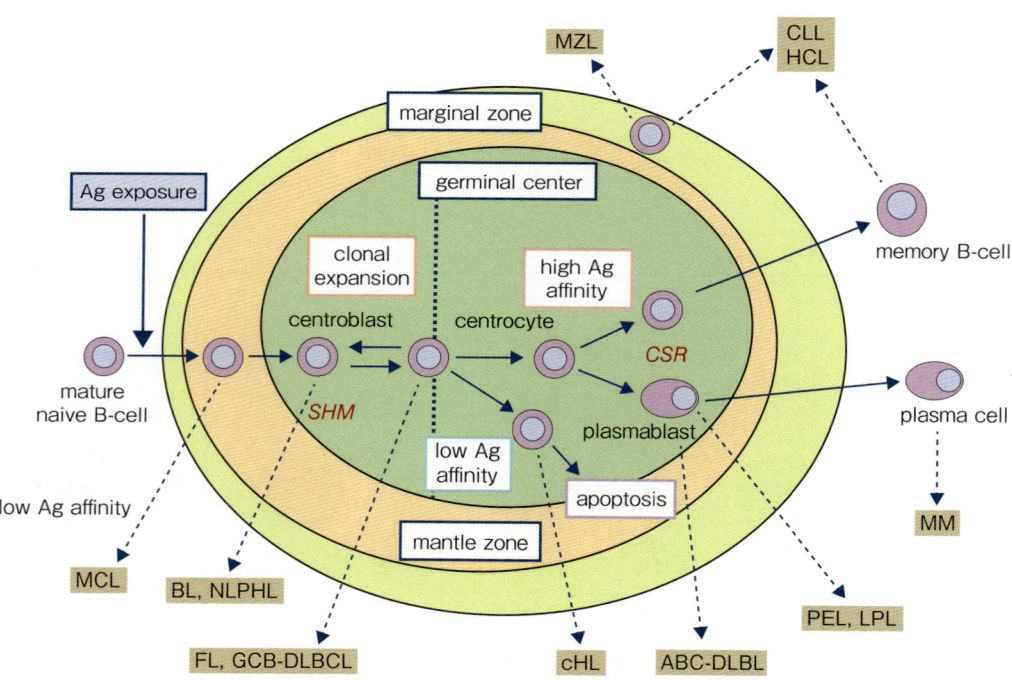

図3 ▶ 正常Bリンパ球の成熟段階とリンパ腫発生

Bリンパ球は*Ig*遺伝子再構成に成功すると骨髄から末梢リンパ組織にnaive B細胞として移動する．Tリンパ球依存性に抗原に曝露されると，Bリンパ球は胚中心（germinal center；GC）でcentroblastとして増殖し，centrocyteになる

Ag；antigen, CSR；class-switch recombination, SHM；somatic hypermutation, MCL；mantle-cell lymphoma, FL；follicular lymphoma, BL；Burkitt lymphoma, GCB-DLBCL；germinal center B-cell-like diffuse large B-cell lymphoma, ABC-DLBCL；activated B-cell-like diffuse large B-cell lymphoma, PEL；primary effusion lymphoma, LPL；lymphoplasmacytic lymphoma, NLPHL；nodular lymphocyte predominance Hodgkin lymphoma, cHL；classical Hodgkin lymphoma, MZL；marginal zone lymphoma, HCL；hairy cell leukemia, CLL；chronic lymphocytic leukemia, MM；multiple myeloma

（文献7より引用）

べて，細胞内部にシグナルを伝えるのを助ける膜貫通蛋白と結合している。また濾胞樹状細胞（follicular dendritic cell）によるネットワークが形成され，樹状細胞より抗原提示を受け，濾胞ヘルパーT細胞（follicular helper T-cell）がみられる。

標的遺伝子の転写を負に制御するリプレッサーとして機能するBCL-6蛋白が胚中心でのregulatorであり，BCL-6の発現は，ほとんどの細胞において認められるが，特に胚中心B細胞において強く認められる。

2．T細胞の分化

T細胞は骨髄の前駆細胞から生じ，胸腺で分化・成熟する。骨髄で生じたリンパ系幹細胞（common lymphoid progenitor）は胸腺に入り，前胸腺細胞（prothymocyte），そしてsubcapsular thymocyteとなる。このような未熟な細胞は，未熟なT細胞のマーカーのTdT（terminal deoxynucleotidyl transferase），CD2，CD5，CD7陽性を示し，この段階ではCD4，CD8とも陰性（double negative）である。またこの時期は，CD3は細胞質に一部発現がみられるのみである（細胞質内CD3）。さらに胸腺皮質細胞（cortical thymocyte）へ分化し，T細胞受容体（T cell receptor；TCR）遺伝子の再構成を生じる。再構成は，TCR遺伝子のδ，γ，β，α鎖の順に起こるが，γδ鎖遺伝子が表出した細胞のうち一部は胸腺を離れて節外性臓器へ分布する。残りの細胞は引き続きTCRβ，α鎖遺伝子の再構成が開始される。再構成が成立しなかった細胞はアポトーシスに陥る。前胸腺細胞はCD4，CD8ともdouble negativeであったが，分化するとCD4，CD8とも発現し，double positive細胞と呼ばれる。その後，胸腺髄質内で成熟し，TCR遺伝子再構成に伴って細胞質内CD3は細胞表面に表出し，CD4あるいはCD8どちらか一方を持つsingle positive細胞となる。そのため胸腺髄質の胸腺細胞は末梢リンパ組織の成熟T細胞に類似している。TCRは構造によりαβ鎖とγδ鎖にわけられるが，それぞれV（variable）領域とC（constant）領域から構成されており，これらはγ鎖，δ鎖，ε鎖からなるCD3複合体と関連している。このTCR遺伝子再構成に伴うCD3の発現の違い，すなわちT細胞はsCD3の発現があることが，NK細胞と区別する際に重要である。

NK細胞はT細胞と共通の幹細胞から発生するため，T細胞と類似の機能もしくは共通の抗原発現を示すことが多い。しかしNK細胞は完全型のTCRを持たず，活性型NK細胞はCD3のε鎖とζ鎖を細胞質内に発現している。そのためNK細胞はCD2，CD7，時にCD8を発現する。さらにCD3ε鎖を認識する抗体で細胞質内CD3が検出されるが，細胞表面にCD3の発現はみられない。多くのNK細胞はCD16とCD56を，時にCD57を細胞表面に発現し，細胞質内にはグランザイム（granzyme）B，パーフォリン（perforin）などの細胞傷害性蛋白を発現している。NK細胞の作用として抗体依存性細胞傷害（antibody dependent cell-mediated cytotoxicity；ADCC）あるいはキラー活性化受容体とキラー抑制受容体（killer inhibitory receptors；KIRs）を介して標的細胞を傷害する。またToll様受容体（Toll-like receptors；TLRs）は細胞間の反応とシグナル伝達系の両者で作用するが，それらは感染症の標的を認識する段階で重要な役割を持ち，NFκBを介したシグナル伝達系を惹起する。そしてこれらの受容体は自然免疫系で重要な働きをしているが，獲得免疫系でも機能している。

TとNK細胞腫瘍を厳密に区別することは困難であるが，T細胞をNK細胞から識別するには，TCRまたはTCR蛋白とともに発現し，T細胞の免疫機能の根幹をなすCD3蛋白の細胞表面での発現をフローサイトメトリーなどの免疫学的手法で確認するか，サザンブロット法などの分子生物学的手法によってTCR遺伝子の再構成を確認することである。そしてTCRには前述のように成熟T細胞の90％以上を占めるαβ型と少数のγδ型がある。上記のように，NK細胞には細胞表面ではCD3蛋白の発現はみられないが，CD3蛋白構成成分の一部（CD3ε）は細胞質内

で発現をし，組織標本で実施された免疫染色などではCD3が陽性となるので注意が必要である。

3 悪性リンパ腫のWHO分類の概説

前述したように，リンパ腫の分類は2008年に刊行となったWHO分類2008年版が2016年に改訂された。悪性リンパ腫の分類の変遷に関してはほかの優れた総説を参考にして頂きたい。**表1**には示していないが免疫不全関連リンパ腫や組織球性腫瘍を含めると全部で90種類を超える。REAL分類はリンパ腫の病型を正常対応細胞に対比させるというドイツのLennertらの作成したKiel分類の基本的な理念をもとに，形態，免疫形質，遺伝子異常を含めて，できるだけ生物学的に均一であるような疾患単位を確立することを目標とした疾患のリストであった。WHO分類2016年版もREAL分類を基本理念とするものであるため，原因遺伝子が明らかなものは単一病型として，独立させることを意図しているが，残念ながら原因遺伝子が明らかになっているものは限られているため，形態像や臨床像の特徴により分類される病型もあり，結果的には様々な診断基準が取り入れられている。

WHO分類2016年版でも，細胞系統による分類が基本とされ[5]，低悪性度（indolent）のリンパ腫が，形質転換を生じて中・高悪性度リンパ腫になることや，個々の症例においても，clonal evolutionなどを生じ形態，免疫形質だけでなく臨床的に変化することなどの理由により，予後との関連などの臨床的な病態によるgrade分類はしていない。しかし臨床的にはgradeによる分類が一般的になされている。それは増殖の速さによる分類で，低悪性度，中悪性度（aggressive），高悪性度（highly aggressive）にわけられ，それぞれ年単位，月単位，週単位の増殖速度と考えられている。このような考えで分類した重要な病型を**表2**にまとめた。ほかには発生部位により節性（リンパ節を中心に生じるもの）と節外性（リンパ節以外の臓器を中心に生じる場合）に分類され，両者はほぼ同数である。

リンパ腫は治癒が望める腫瘍ではあるが，すべての病型に治癒が望めるわけではない。一般的に増殖速度の遅い低悪性度リンパ腫の進行期では，生存期間は長いが，再発を繰り返し，抗癌剤治療だけでは治癒は困難である。中悪性度，高悪性度リンパ腫は治癒をめざす治療方針であるが，高悪性度リンパ腫である急性／リンパ腫型成人T細胞白血病・リンパ腫（adult T-cell leukemia/lymphoma；ATL）やアグレッシブNK細胞白血病などは抗癌剤治療だけでは治癒は困難であるため，可能であれば同種造血幹細胞移植が実施されている。

4 発生母地からみたWHO分類

WHO分類で記載されている各病型のリストを示し（**表1**），それぞれにWHO分類2016年版で記載されている発生母地（細胞起源）を記載した。しかし，すべての病型が詳細にわかっているのではないために，代表的な病型に関して記述する。

1．B細胞リンパ腫

B細胞の分化・成熟段階に対応した形で，各病型に対応する発生母地の細胞が示唆されている（**図3**）。

①リンパ芽球性白血病／リンパ腫（lymphoblastic leukemia／lymphoma）

造血幹細胞もしくは前駆B細胞より生じると考えられている。

②慢性リンパ性白血病（chronic lymphocytic leukemia）

細胞起源は複雑で，確証は得られていないが，成熟した分化段階の休止期にあるB細胞で，抗原に曝露されたB細胞の性質を持つ前駆細胞が考えられている。その理由は*IgVH*遺伝子のSHMがあるものとないものが半数認められるが，GEP（gene expression profile）ではこれらの両者は同一で，CD27陽性メモリー細胞か辺縁帯B細胞のプロファイルを示す。

表1 ▶ リンパ球系腫瘍の病型分類（WHO分類2008年改訂4版2016年up date）

病型	頻度	発生母地（細胞起源ならびに分子生物学的特徴）
前駆リンパ系腫瘍（precursor lymphoid neoplasms）		
前駆B細胞リンパ芽球性白血病／リンパ腫（B lymphoblastic leukemia／lymphoma）	2.4%	造血幹細胞／前駆B細胞
前駆T細胞リンパ芽球性白血病／リンパ腫（T lymphoblastic leukemia／lymphoma）	1.7%	T-ALLは前駆T細胞 T-LBL：thymic lymphoblastic lymphocyte
成熟B細胞腫瘍（mature B-cell neoplasms）	65.5%	
慢性リンパ性白血病／小リンパ球性リンパ腫（chronic lymphocytic leukemia／small lymphocytic lymphoma）	1.3%	抗原刺激を受けたB細胞
モノクローナルBリンパ球増加症（monoclonal B-cell lymphocytosis）*		
B細胞前リンパ球性白血病（B-cell prolymphocytic leukemia）		分化段階不明の成熟B細胞
脾辺縁帯リンパ腫（splenic B-cell marginal zone lymphoma）	0.1%	分化段階不明の成熟B細胞。半数は抗原刺激を受けたpost-GC細胞
有毛細胞性白血病（hairy cell leukemia）	0.2%	成熟後期にある活性化B細胞 *BRAF*V600E変異がみられる。IGHV4-34を使っている多くで*MAP2K1*変異がみられる
脾B細胞性リンパ腫／白血病，分類不能（splenic B-cell lymphoma／leukemia, unclassifiable） 　splenic diffuse red pulp small B-cell lymphoma 　有毛細胞白血病亜型（hairy cell leukemia-variant；HCL-v）		分化段階不明の成熟B細胞 HCL-vは*MAP2K1*変異を半数に認める
リンパ形質細胞性リンパ腫（lymphoplasmacytic lymphoma）／Waldenströmマクログロブリン血症（Waldenström macroglobulinemia）	0.7%	抗原刺激を受け形質細胞への分化を示す成熟B細胞，またはSHMを起こしているが重鎖のクラススイッチを修飾していないpost-GC細胞 *MYD88*L265P変異が90%，*CXCR4*変異が30%にみられる
意義不明なM蛋白血症（monoclonal gammopathy of undetermined significance；MGUS），IgM*		IgM型はIGVHのSHMは起こしているがクラススイッチしていないB細胞。*CXCR4*変異が30%にみられる
重鎖病（heavy chain disease） 　μ heavy chain disease 　γ heavy chain disease 　α heavy chain disease		post-GC細胞
形質細胞腫瘍（plasma cell neoplasma）	9.2%	
意義不明なM蛋白血症（monoclonal gammopathy of undetermined significance；MGUS, IgG／A）*		IgG型・IgA型はIGVHのSHMを経てクラススイッチしたpost-GC形質細胞。*CXCR4*変異はみられない
形質細胞骨髄腫（plasma cell myeloma）		IGVHのSHMを経てクラススイッチしたpost-GC形質細胞
骨孤立性形質細胞腫（solitary plasmacytoma of bone）		
骨外性形質細胞腫（extraosseous plasmacytoma）		多発性骨髄腫への進展は稀とされるが，細胞起源の詳細は不明
単クローン性免疫グロブリン沈着病（monoclonal immunoglobulin deposition diseases）*		

▼表1続き

病型	頻度	発生母地（細胞起源ならびに分子生物学的特徴）
粘膜関連リンパ組織型辺縁帯B細胞リンパ腫（extranodal marginal zone B-cell lymphoma of mucosa-associated lymphoid tissue）	8.5%	post-GC細胞，辺縁帯B細胞
節性辺縁帯B細胞リンパ腫（nodal marginal zone B-cell lymphoma） 　小児節性濾胞辺縁帯リンパ腫（pediatric nodal marginal zone lymphoma）*	1.0%	post-GC細胞，辺縁帯B細胞
濾胞性リンパ腫（follicular lymphoma） 　in situ 濾胞性腫瘍（in situ follicular neoplasia）* 　十二指腸型濾胞性リンパ腫（duodenal-type follicular lymphoma）*	6.7%	濾胞中心細胞
小児型濾胞性リンパ腫（pediatric-type follicular lymphoma）*		BCL-2蛋白の発現はみられないことが多い
IRF4再構成を伴う大細胞型B細胞リンパ腫（large B-cell lymphoma with IRF4 rearrangement）*		GC細胞 IG／IRF4再構成，BCL-6再構成。しかしBCL-2再構成はない。IRF4/MUM1の強い発現
原発性皮膚濾胞中心リンパ腫（primary cutaneous follicle center lymphoma）		濾胞中心細胞由来B細胞
マントル細胞リンパ腫（mantle cell lymphoma） 　in situ マントル細胞腫瘍（mantle cell neoplasia）*	2.8%	マントル層内側の細胞
びまん性大細胞型B細胞リンパ腫，非特異型（DLBCL, NOS） 　濾胞中心細胞型（germinal center B-cell type）* 　活性化B細胞型（activated B-cell type）*	33.3%#	GCB細胞／post-GC（活性化）B細胞 non-GC型の30%ではMYD88L265P変異がみられる
T細胞組織球豊富型大細胞型B細胞リンパ腫（T cell／histiocyte-rich large B-cell lymphoma）		GCB細胞
中枢神経原発DLBCL（primary DLBCL of CNS）		活性化B細胞
皮膚原発DLBCL，足型（primary cutaneous DLBCL, leg type）		post-GCB細胞
EBV陽性DLBCL，非特定（EBV positive DLBCL, NOS） EBV+ mucocutaneous ulcer*		EBVにより形質転換した成熟B細胞
慢性炎症関連びまん性大細胞型B細胞リンパ腫（DLBCL associated with chronic inflammation） リンパ腫様肉芽腫症（lymphomatoid granulomatosis）	0.3%	EBVにより形質転換した late／post-GCB細胞 EBVにより形質転換した成熟B細胞
原発性縦隔大細胞型B細胞リンパ腫〔primary mediastinal（thymic）large B-cell lymphoma〕	0.3%	胸腺髄質ステロイドB細胞（AID+）
血管内大細胞型B細胞リンパ腫（intravascular large B-cell lymphoma）	0.1%	形質転換した成熟B細胞
ALK陽性大細胞型B細胞リンパ腫（ALK positive large B-cell lymphoma）		形質細胞へ分化を示すpost-GCB細胞
形質細胞芽性リンパ腫（plasmablastic lymphoma）		形質芽球，形質細胞へ分化した芽球性B細胞
HHV8関連多中心性キャスルマン病起因大細胞型B細胞リンパ腫（large B-cell lymphoma arising in HHV8-associated multicentric Castleman disease）		naive B細胞
原発性滲出液リンパ腫（primary effusion lymphoma；PEL）		post-GCB細胞
HHV8陽性DLBCL，非特定（HHV8 positive DLBCL, NOS）*		

▼表1続き

病型	頻度	発生母地 （細胞起源ならびに分子生物学的特徴）
バーキットリンパ腫（Burkitt lymphoma；BL）	1.0%	GCB細胞/post-GCB細胞。*TCF3*または*ID3*変異がsporadic/immunodeficiency related typeの70%にみられる
11q染色体異常を伴うバーキット様リンパ腫（Burkitt-like lymphoma with 11q aberration）*		
high grade B-cell lymphoma, with *MYC* and *BCL-2* and/or *BCL-6* rearrangements*		
high grade B-cell lymphoma, NOS*		
DLBCLと古典的ホジキンリンパ腫の中間型特徴を有する分類不能B細胞リンパ腫 （B-cell lymphoma, unclassifiable, with features intermediate between diffuse large B-cell lymphoma and classical HL）		縦隔に生じる場合は胸腺B細胞類似B細胞。その他の部位は様々な分化段階のB細胞
成熟T細胞およびNK細胞腫瘍（mature T-cell and NK-cell neoplasms）	**24.9%**	
T細胞前リンパ球性白血病（T-cell prolymphocytic leukemia）	1.7%	成熟（post thymic）T細胞，胸腺皮質T細胞と末梢血T細胞の中間の分化段階
T細胞大顆粒リンパ球性白血病 （T-cell large granular lymphocytic leukemia）		多くはCD8陽性T細胞，一部γδT細胞
慢性NK細胞増加症（chronic lymphoproliferative disorders of NK cells）		成熟NK細胞
アグレッシブNK細胞白血病（aggressive NK-cell leukemia）		成熟NK細胞
小児全身性EBV陽性T細胞性リンパ増殖症 （systemic EBV$^+$T-cell lymphoma of childhood）		多くは細胞傷害性CD8陽性T細胞，または活性型CD4陽性T細胞
種痘様水疱症様リンパ腫（hydroa vacciforme-like lymphoma）		皮膚親和性細胞傷害性T細胞，稀にNK細胞
成人T細胞白血病/リンパ腫（adult T-cell leukemia/lymphoma）	7.5%	CD4陽性T細胞，特にregulatory T細胞
節外性鼻型NK/T細胞リンパ腫 （extra nodal NK/T-cell lymphoma, nasal type）	2.6%	活性化NK細胞，稀に細胞傷害性T細胞
monomorphic epitheliotropic intestinal T-cell lymphoma*		
indolent T-cell lymphoproliferative disorder of the GI tract*		
腸管症型T細胞リンパ腫（enteropathy-type T-cell lymphoma）	0.3%	腸管上皮内T細胞
肝脾T細胞リンパ腫（hepatosplenic T-cell lymphoma）		自然免疫系成熟γδ，稀にαβ細胞傷害性T細胞
皮下脂肪組織炎様T細胞リンパ腫 （subcutaneous panniculitis-like T-cell lymphoma）		成熟細胞傷害性αβT細胞
菌状息肉症（mycosis fungoides）	1.2%	成熟皮膚親和性CD4陽性T細胞
セザリー症候群（Sézary syndrome）		成熟皮膚親和性CD4陽性T細胞
原発性皮膚CD30陽性T細胞リンパ増殖異常症 （primary cutaneous CD30 positive T-cell lymphoproliferative disorders）	0.3%	活性化皮膚親和性T細胞
皮膚原発γδT細胞リンパ腫 （primary cutaneous gamma-delta T-cell lymphoma）		細胞傷害性機能を有する成熟γδT細胞
皮膚原発CD8陽性進行性表皮向性細胞傷害性T細胞リンパ腫 （primary cutaneous CD8-positive aggressive epidermotropic cytotoxic T-cell lymphoma）		皮膚親和性CD8陽性細胞傷害性αβT細胞

▼表1続き

病型	頻度	発生母地 (細胞起源ならびに分子生物学的特徴)
primary cutaneous acral CD8＋T-cell lymphoma*		
皮膚原発CD4陽性小／中細胞型T細胞リンパ増殖疾患(primary cutaneous CD4 positive small/medium T-cell lymphoproliferative disorder)*		皮膚親和性CD4陽性T細胞
末梢性T細胞リンパ腫, 非特定 (peripheral T-cell lymphoma, NOS)	6.7%	活性化成熟T細胞
血管免疫芽球性T細胞リンパ腫 (angioimmunoblastic T-cell lymphoma)	2.4%	CD4陽性濾胞内T細胞
follicular T-cell lymphoma*		濾胞ヘルパーT細胞
nodal peripheral T-cell lymphoma with TFH phenotype*		濾胞ヘルパーT細胞
未分化大細胞型リンパ腫, ALK陽性 (anaplastic large cell lymphoma, ALK positive)	1.5%	活性化成熟細胞傷害性T細胞, ALK (2p23) の異常
未分化大細胞型リンパ腫, ALK陰性 (anaplastic large cell lymphoma, ALK negative)		活性化成熟細胞傷害性T細胞
breast implant-associated anaplastic large cell lymphoma*		
ホジキンリンパ腫 (Hodgkin Lymphoma；HL)	**4.4%**	
結節性リンパ球優位型ホジキンリンパ腫 (nodular lymphocyte predominant Hodgkin lymphoma)	0.2%	GCB細胞のcentroblastic細胞
古典的ホジキンリンパ腫 (classical Hodgkin lymphoma)		GCB細胞
結節性硬化型 (nodular sclerosis)	1.8%	
混合細胞型 (mixed cellularity)	1.6%	
リンパ球豊富型 (lymphocyte-rich)	0.3%	
リンパ球減少型 (lymphocyte depletion)	0.3%	

頻度の空欄は1%未満もしくは不詳。＊：WHO分類2016年版に新たに加えられたか，変更されたもの。#比率はびまん性大細胞型B細胞リンパ腫の様々な亜型をすべて含んだものである
ALL；acute lymphoblastic leukemia, LBL；lymphoblastic lymphoma, GC；germinal center, SHM；somatic hypermutation, IGVH；Immunoglobulin heavy chain variable region, CNS；central nervous system, EBV；Epstein-Barr virus, AID；activation-induced cytidine deaminase

（文献1，5より作成）

表2 ▶ 代表的なB細胞およびT/NK細胞リンパ腫

悪性度分類	B細胞リンパ腫	T/NK細胞リンパ腫
低悪性度リンパ腫 (indolent lymphoma) 進行が年単位	濾胞性リンパ腫 粘膜関連リンパ組織 (MALT) リンパ腫	菌状息肉症 成人T細胞白血病・リンパ腫（くすぶり型，慢性型）
中悪性度リンパ腫 (aggressive lymphoma) 進行が月単位	びまん性大細胞型B細胞リンパ腫 マントル細胞リンパ腫	末梢T細胞T細胞リンパ腫, 非特定 血管免疫芽球性T細胞リンパ腫 ALK陽性未分化大細胞型T細胞リンパ腫 ALK陰性未分化大細胞型T細胞リンパ腫 節外性NK／T細胞リンパ腫
高悪性度リンパ腫 (highly aggressive lymphoma) 進行が週単位	バーキットリンパ腫 リンパ芽球リンパ腫	リンパ芽球性リンパ腫 成人T細胞白血病・リンパ腫（急性型，リンパ腫型）

③MALTリンパ腫 (extranodal marginal zone lymphoma of mucosa-associated lymphoid tissue；MALT)

リンパ腫の中で，欧米ではびまん性大細胞型B細胞性リンパ腫 (diffuse large B-cell lymphoma；DLBCL)，濾胞性リンパ腫 (follicular lymphoma；FL) についで3番目に多いもので，最近増加しているリンパ腫のひとつである。IgV遺伝子の再構成やSHMがあることから，post-GC細胞由来で，辺縁帯メモリーB細胞 (marginal zone memory B-cell) が細胞起源と考えられている。胃MALTリンパ腫の場合はピロリ菌感染による慢性炎症がリンパ腫の発生に強く関係していて，抗菌薬による除菌で，70%程度のリンパ腫が消失する。

④濾胞性リンパ腫 (Follicular lymphoma；FL)

濾胞中心細胞 (follicular centrocyte) 由来と考えられている。B細胞性腫瘍で，少なくとも一部で濾胞構造がみられるリンパ腫である。一般的に，経過が緩慢で，低悪性度リンパ腫の代表的なものであり，進行期症例であっても生存期間中央値は7〜10年と長く抗癌剤治療に奏効はするが，再発が多く，治癒が得られにくい難治性リンパ腫である。わが国では2000年の統計では全リンパ系腫瘍中7%を占めていたが，2008年では18%と著明に増加している。組織学的gradeがあり，大型細胞であるcentroblastの高倍率視野による比率によりgrade 1 (0〜5個)，grade 2 (6〜15個)，grade 3 (>15個) にわける。grade 3は3A (胚中心細胞がみられるもの)，3B (centroblastだけしかみられないもの) にわけ，3BはDLBCLとして取り扱われる。grade 1〜3Aと3Bは形態的な違いだけでなく，分子生物学的にも異なり，de novo DLBCLと同様の3q27/BCL-6のbreakが生じるなどの特徴がある。染色体異常としてt (14；18) (q32；q21) が高頻度に認められる。18q21に位置するBCL-2遺伝子が14q32に位置するIgH遺伝子と相互転座して，活性化し過剰発現をきたす。BCL-2蛋白は本来であれば濾胞のcentrocyteに発現していないが，上記の相互転座によるBCL-2の過剰発現によりアポトーシスが抑制されることがリンパ腫発生に大きく関与している。WHO分類2016年版では，新たにISFN (in situ follicular neoplasia) とpediatric-type FLが追記された。ISFNは通常のFLが持っているような染色体数異常を持つことが稀で，予後の点からも鑑別が重要である。pediatric-type FLも通常のFLと異なり，BCL-2，BCL-6やMYCの再構成はみられないが，時にBCL-2蛋白の発現がある。

⑤IRF4再構成を伴う大細胞型B細胞リンパ腫 (large B-cell lymphoma with IRF4 rearrangement)

新しい暫定的な病型で，主に小児や若年者にみられ，小児型FLやDLBCLとの鑑別が必要なリンパ腫である。多くはIGとIRF-4再構成を認め，大抵はBCL-6再構成を伴っているが，BCL-2再構成はない。IRF4/MUM1の強い発現がみられる。

⑥マントル細胞リンパ腫 (mantle cell lymphoma；MCL)

naive B細胞に，染色体異常としてt (11；14) (q13；q32) が生じるとIgH遺伝子とcyclin D1 (CCND1，PRAD1，BCL-1) 遺伝子との相互転座で，この転座による脱制御によりcyclin D1が過剰発現し腫瘍化すると考えられている。古典的にはアグレッシブで治癒困難なリンパ腫と考えられていたが，最近ではleukemic non-nodal MCLとISMCN (in situ mantle cell neoplasia) の2つのindolentな病型が知られている。ISMCNはCCND1再構成を有するnaive B細胞がリンパ濾胞の内側に移動し増殖巣を形成したものである。この細胞の一部がIg遺伝子再構成をきたし (多くは転写因子SOX11陰性)，末梢血や骨髄で増殖したものがleukemic non-nodal MCLになると考えられている。古典的MCLは，Ig遺伝子再構成はみられないかみられても一部であるような細胞が増殖した腫瘍で，SOX11の過剰発現がみられるため，SOX11の発現が診断に有用である。またATM遺伝子の欠失や変異が既にみられる。予後不良因子でもあるTP53遺伝子欠失 (20%にみられる) やCDKN2A異常やNOTCH1とNOTCH2異常があると悪性度が高くなり，blastoid MCLやpleomorphic MCLにな

ると考えられている。*CCDN1*再構成や*CCDN1*発現がない症例の半数では*CCND2*再構成がみられ，診断に有用である。

⑦びまん性大細胞型B細胞リンパ腫 (diffuse large B-cell lymphoma；DLBCL)

様々な分化・成熟段階のB細胞の腫瘍であり，DNAマイクロアレイ検索により明らかにされたGEPにより，①濾胞中心細胞型 (germinal center B-cell type；GCB)，②活性化B細胞 (activated B-cell type；ABC)，③胸腺B細胞由来にわけられることが示された。GC型は増殖しているGC細胞由来，ABC型はB細胞受容体 (B-cell receptor；BCR) が活性化したB細胞，もしくはplasmablastic cellへ分化したものと考えられている。GCB型はABC型に比較して通常の治療では予後が良好である。また，ABC型はNF-κB経路の恒常的な活性化が特徴的で，この経路に関する遺伝子異常が報告されている。胸腺B細胞由来の腫瘍と考えられている原発性縦隔大細胞型B細胞リンパ腫 (primary mediastinal thymic large B-cell lymphoma；PMBL) はpost-GC thymic B-cellである。しかし，15〜30％は細胞起源が不明である。この細胞起源によるGCB型とABC/non-GC型を区別することがWHO分類2016年版では明記され，CD10，*BCL-6*とIRF4/MUM1の抗体を使った免疫染色で区別することになった。しかし，この方法はGEPによる結果と一致しないことがわかっているが，GEPなどは実臨床では困難であるため代替法として採用され，今後の臨床試験などの結果から検証することになっている。細胞起源とは別に，*MYC*と*BCL-2*の両方を発現する予後不良のDLBCLとしてdouble expressor lymphomaが記載された。また2008年版ではEBV-positive DLBCL of the elderlyとされた病型は，高齢者だけでなく若年者にもみられるということで，elderlyという語句がなくなった。新しい病型としてEBV$^+$mucocutaneous ulcerが記載された。多くは免疫不全に関連して生じるものである。

⑧バーキットリンパ腫 (Burkitt lymphoma；BL)

SHMを生じたあとのGC細胞 (centroblast) に，*C-MYC*遺伝子 (8q24) と*IgH*遺伝子 (14q32) (頻度85％) や軽鎖のκ鎖 (2p13) (頻度10％)，λ鎖 (22q24) (頻度5％) との転座を生じることにより，発生すると考えられている。*TCF3*または*ID3*変異がsporadic typeやimmunodeficiency related typeの70％に，endemic typeの40％にみられる。TCF3はBCR/PI3Kシグナル経路の活性化やCCND3の発現調節をし，リンパ腫細胞の生存や増殖を促進している。遺伝子発現プロファイルでは特徴的なmolecular signatureを有するが，*MYC*遺伝子転座を認めない例やBLとDLBCLとの中間型のパターンをとる一群も同定されたことより，WHO分類2008年版では*MYC*転座の有無にかかわらず，形態および免疫形質でBLを診断し，BLとしてもDLBCLとしても非典型例は暫定的にBLとDLBCLの中間型と診断するとされていたが，あいまいな概念であるため2016年版では記載されず，後述のhigh grade B-cell lymphoma, with *MYC* and *BCL-2* and/or *BCL-6* translocationsやhigh grade B-cell lymphoma, NOSにまとめられた。

11q染色体異常を伴うバーキット様リンパ腫 (Burkitt-like lymphoma with 11q aberration) は，新規の暫定的な亜型で，BLよりも核型異常が複雑で，*MYC*発現レベルが低く，細胞形態の多型が目立ち，時に濾胞様構造がみられるものである。

high grade B-cell lymphoma, with *MYC* and *BCL-2* and/or *BCL-6* translocationsが新しく病型として記載された。これはC-*MYC*/*Ig*遺伝子転座と*BCL-2*/*Ig*遺伝子転座の両方もしくはさらに*BCL-6*異常を有するリンパ腫，double hit lymphoma/triple hit lymphomaとして報告されていたものであり，予後はきわめて不良である。今後はDLBCL症例では*MYC*，*BCL-2*と*BCL-6*の再構成の検出が診断には必要になると考えられる。

2. T細胞リンパ腫

B細胞リンパ腫と違って，末梢組織でのT細胞リンパ腫の成熟・分化の過程が明らかになっていないため，図4に示すような程度の成熟・分化段階しかわかっていない。

①T細胞急性リンパ芽球性白血病(T-cell acute lymphoblastic leukemia；T-ALL)／リンパ芽球リンパ腫(lymphoblastic lymphoma；LBL)

造血幹細胞や前駆細胞の種々の分化段階の細胞由来と考えられている。

②成人T細胞白血病／リンパ腫(adult T-cell leukemia/lymphoma；ATL)

ヒトTリンパ球向性ウイルス1型(human T-lymphotropic virus 1；HTLV-1)感染により生じる末梢性T細胞リンパ腫であり，日本やカリブ海諸国に多発する。HTLV-1感染者のうち2～4%が発症する。細胞起源は*TCR*再構成があり，CD4，CD25，Foxp3が陽性で細胞制御性T細胞(regulatory T-cell)由来と考えられている。

③末梢性T細胞リンパ腫，非特定型(peripheral T-cell lymphoma, not otherwise specified；PTCL-NOS)

PTCLの中では最多のリンパ腫であるが，最もheterogenousな病型である。多くのものは$\alpha\beta$CD4陽性T細胞である。GEPの所見から活性化した成熟T細胞が細胞起源と考えられている。

④血管免疫芽球性リンパ腫(angioimmunoblastic T-cell lymphoma；AITL)

*BCL-6*とCD10が共発現すること，またGEPの結果から濾胞ヘルパーT細胞(T follicular helper；TFH)が起源と考えられている。そのため，少なくとも2ないし3つのTFH関連抗原(CD279/PD1，CD10，*BCL-6*，CXCL13，ICOS，SAP，CR5)の発現が診断に必要と記載された。日本の研究グループから，①骨髄性腫瘍などでも多くみられる*TET2*と*DNMT3*の変異が高頻度にみられるが，これらの変異は腫瘍細胞だけでなく，非腫瘍血液細胞でもみられること，②リンパ性腫瘍と骨髄性腫瘍を併存する場合にも両者で同一の*TET2*遺伝子変異がみられること，③健常高齢者においてクローン性造血を認める場合に

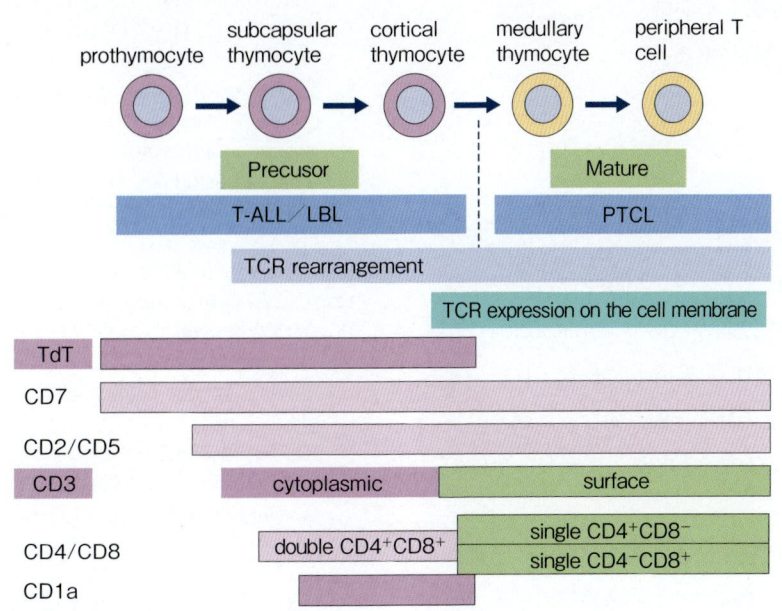

図4 ▶ 正常T細胞の成熟段階とリンパ腫発生

TET2変異が少ないがみられること，などから多段階発癌であることが示唆され，small GTPaseのひとつであるRHOA遺伝子のG17V変異が，AITL患者に71％みられることが報告された。またほかにIDH2, DNMT3A, CD28変異，ITK-SYKやCTLA4-CD28融合遺伝子なども認められる[8, 9]。

⑤未分化大細胞型リンパ腫 (anaplastic large cell lymphoma；ALCL)

ALK発現のあるものとないものにわけられるが，両者ともに活性化成熟細胞傷害性T細胞由来のリンパ腫と考えられている。ALK発現のあるものは染色体2p23上にあるALK遺伝子を含む転座によりALK活性が恒常的に発現されることが発生に関与している。またALK陰性ALCLもALK陽性と同様に確立された病型であり，どちらもJAK/STAT3経路の恒常的な活性化がみられる。ALK陰性ALCLの中で6p25に位置するDUSP22とIRF4を含むlocusでの遺伝子再構成がみられるものは比較的予後は良好であるが，TP63再構成があるものは非常にアグレッシブな経過をとる。また，乳房形成術を受け10年以上経過した患者に生じるALK陰性ALCL (ALK-negative ALCL arising in association with breast implants) という病型が新しく記載された。このリンパ腫はきわめて予後は良好である。

5 疫学

頻度の高いリンパ腫は限られており，ほかは頻度が低いものが多い（**表1**）[10, 11]。リンパ腫全体の発生頻度としては，2008年の日本の統計では年間22,075人の発症で，年齢中央値は70歳前半である。しかしリンパ腫の病型によりその発症年齢が異なる。最多のリンパ腫はすべてのものを含むDLBCLであり，全体の30％ほどである[12]。

日本からリンパ腫の病型による頻度がいくつか報告されているが，厳密な意味でリンパ系腫瘍の正確な病型頻度は不明である。その理由は病理から出される報告は，白血病で組織標本，特にリンパ節病変などがない病型のCLLや有毛細胞白血病 (HCL) などの症例が少なくなり，また骨髄病変が主体の多発性骨髄腫も同様な理由で頻度は低く報告されるからである。PTCLは頻度の高いものとしては欧米では，PTCL-NOS，AITL，ALCLがあげられる。日本でもこれらのリンパ腫はPTCLの中では多いほうであるが，ATLが欧米と異なり多いことが特筆される。しかし国際的なプロジェクトであるInternational Peripheral T-cell lymphoma projectで出されたPTCLの病型の頻度は[13, 14]，参加した日本からの症例が多く，ATLの多発地域の施設からの登録症例が多かったためATLの割合が多くなっているが[14]，実際はこのように多い割合ではないことに注意が必要である。

● 文献

1) Swerdlow SH, et al, ed：WHO Classification of Tumours of Hematopoietic and Lymphoid Tissues. 4th ed. IARC, Lyon, 2008.
2) Harris NL, et al：Blood. 1994；84：1361-92.
3) Cazzola M：Blood. 2016 Apr 11. [Epub ahead of print].
4) Arber DA, et al：Blood. 2016 Apr 11. [Epub ahead of print].
5) Swerdlow SH, et al：Blood. 2016 Mar 15. [Epub ahead of print]
6) Bruce Alberts, et al：細胞の分子生物学. 第5版. ニュートンプレス, 2010, p1554.
7) Pasqualucci L, et al：DeVita, Hellman, and Rosenberg's Cancer. 10th ed. Wolters Kluwer, 2015, p1512.
8) Sakata-Yanagimoto M, et al：Nat Genet. 2014；46：171-5.
9) Sakata-Yanagimoto M, et al：Cancer Sci. 2014；105：623-9.
10) No authors list. Lymphoma Study Group of Japanese. Pathologists. Pathol Int. 50(9)：696-702, 2000.
11) Aoki R, et al：Pathol Int. 2008；58：174-82.
12) Chihara D, et al：Br J Haematol. 2014；164(4)：536-45.
13) Vose J, et al：J Clin Oncol. 2008；26(25)：4124-30.
14) Suzumiya J, et al：Ann Oncol. 2009；20(4)：715-21.
15) 森茂郎監修, 他編：リンパ腫アトラス. 改訂・改題第4版. 文光堂, 2014年.
16) 日本血液学会, 編：造血器腫瘍診療ガイドライン2013年版. 金原出版, 2013.
17) 鈴宮淳司：臨床検査のガイドラインJSML2012検査値アプローチ／症候／疾患. 日本臨床検査医学会ガイドライン作成委員会, 編. 宇宙堂八木書店, 2012, p369-74.
18) Johnsen HE, et al：Leukemia Lymphoma. 2014；55(6)：1251-60.
19) Inghirami G, et al：Immunological Rev. 2015；263：124-59.

第8章 B細胞性腫瘍

B-1 急性Bリンパ芽球性白血病

早川文彦

1 定義

　急性リンパ性白血病（acute lymphoblastic leukemia；ALL）はリンパ系幼若細胞の腫瘍性増殖を特徴とする造血器腫瘍である。骨髄を主病変とし，末梢血に白血病細胞の出現を認めるほか，リンパ節，脾臓，胸腺，中枢神経系などへも浸潤を認める。WHO分類では，リンパ芽球性白血病／リンパ腫（lymphoblastic lymphoma；LBL）という名称のもと，リンパ系前駆細胞の腫瘍と定義され，浸潤様式によって白血病とリンパ腫を区別しない。急性Bリンパ芽球性白血病（B-acute lymphoblastic leukemia；B-ALL）はこのうちBリンパ系前駆細胞の腫瘍である。正常造血障害，浸潤による各種臓器障害，神経障害などをきたし，様々な全身症状を呈する。

2 病態生理

　ALLの病因は明らかではないが，遺伝的要因，ウイルス感染，放射線被曝，抗癌剤治療などの要因が，リンパ系前駆細胞において様々な遺伝子異常を生じた結果，分化障害と増殖能の亢進が起こることによると考えられている。最近ではPAX5，IKAROS，EBF1などB細胞分化に重要な転写因子の遺伝子の異常（片アレル欠失，点変異，遺伝子転座など）がB-ALLにおいて高頻度に認められることが示された。特にPAX5の遺伝子異常はB-ALLの30％近くに認められる[1]。さらにALL患者遺伝子の全ゲノム解析が進められており，B-ALL発症につながる遺伝子異常の組み合わせの概要が明らかになる日も近いと思われる。生じる遺伝子異常により分子病態は多様だが，高頻度に認められる融合遺伝子などに関してはその解明が進んできている（**表1**）。

　このようにして腫瘍性増殖をきたすようになった白血病細胞は，骨髄においては正常造血を障害し，汎血球減少とそれに伴う合併症を発症させ，リンパ節，肝臓，脾臓，中枢神経などに浸潤し，各種臓器障害をきたす。さらに，播種性血管内凝固（disseminated intravascular coagulation；DIC）を発症させ，治療開始時などに白血病細胞の崩壊により腫瘍崩壊症候群を起こす。

3 細胞形態

　図1に反復性遺伝子異常を持たないB-ALL 3症例の骨髄像を，**図2**に*BCR-ABL*陽性のB-ALL 2症例の骨髄像を示した。B-ALLの細胞形態は小型から中型でN/C比が高く，クロマチンが中等度に凝集した核を持ち，核小体は不明瞭なものから明瞭なものまである。細胞質は灰白色から好塩基性で空胞を持つ場合もある。ミエロペルオキシダーゼ（MPO）染色は陰性である（**図1D**）。これらの形態は，French-American-British（FAB）分類ではL1～L3に分類され，それぞれ典型的には以下のような特徴がある。

- L1：細胞は小型でN/C比が高く核小体が不明瞭（**図1A**）。
- L2：細胞は小～中型で大きさが不均一でN/C比は比較的低く核小体が明瞭（**図1B**）。
- L3：細胞は大型で細胞質が好塩基性で空胞が著明（**図1C**）。

実際にはこれらの特徴が混じり合った中間的な形態を持つものが多く，これらの特徴をスコア化することにより分類が行われていた。しかし，これらの形態的な特徴は，L3にバーキット型ALLが多いという以外は，細胞表面抗原による分類とも，白血病細胞の持つ遺伝子異常の種類とも，あるいは臨床病態ともほとんど相関を持たず，形態の分類という以上の意味を持たない。また，L3に多く認められるバーキット型ALLは，現在ではバーキットリンパ腫の白血化ととらえられており，悪性リンパ腫に分類されている。したがって，細胞形態によるB-ALLとT-ALLの鑑別，あるいはBCR-ABLなどの特定の遺伝子異常を持つALLを鑑別することは困難である。

4 分類

ALLの分類で汎用されるのは，芽球の細胞表面抗原による分類とWHO分類である。細胞表面抗原による分類では，B-ALLでは通常HLA-DR, CD19, CD79aが陽性で，これをCD10，細胞内μ鎖，細胞表面IgMの発現などの発現状態によりpro-B ALL (early precursor-B-ALL), common ALL, pre-B ALLに分類する。terminal doxytransferase (TdT) は原則陽性となる（表2）。MLL再構成を伴うB-ALLはpro-B-ALLの形質を示し，E2A-PBX1を伴うB-ALLはpre-B-ALLの形質を示すのが特徴的である（表1）。

WHO分類は現在の造血器腫瘍分類の標準であり，白血病，悪性リンパ腫などを含めた造血器腫瘍全体

表1 ▶ WHO分類における反復性遺伝子異常を伴うB-ALL／LBL

	染色体異常	表面抗原[*1]	分子病態[*2]
BCR-ABL1を伴うB-ALL／LBL	t(9;22)(q34;q11.2)	CD19$^+$, CD10$^+$, CD13$^+$, CD33$^+$	ABLキナーゼの恒常的活性化による細胞増殖刺激
MLL再構成を伴うB-ALL／LBL	t(v;11q23)	CD19$^+$, CD10$^-$	MLL融合蛋白によるヒストンメチル化の異常による遺伝子発現の変化
TEL-AML1を伴うB-ALL／LBL	t(12;21)(p13;q22)	CD19$^+$, CD10$^+$, CD34$^+$, CD20$^-$	転写因子AML1（造血系分化を抑制）の阻害による分化障害
高二倍体性B-ALL／LBL	染色体数50〜66		
低二倍体性B-ALL／LBL	染色体数<45[*3]		
IL-3-IgHを伴うB-ALL／LBL	t(5;14)(q31;q32)	CD19$^+$, CD10$^+$	
E2A-PBX1を伴うB-ALL／LBL	t(1;19)(q23;p13.3)	CD19$^+$, CD10$^+$, Cyμ$^+$	転写因子PBX1とE2A（Bリンパ球分化を制御）の異常による分化障害

[*1]典型的な場合，[*2]判明している主なもの，[*3]典型的には45未満

表2 ▶ 細胞表面抗原によるB-ALLの分類

細胞表面抗原	CD19	CD79a	CD10	CD20	Cyμ	SmIg	TdT
pro-B ALL	＋	＋	－	－	－	－	＋
common ALL	＋	＋	＋	＋／－	－	－	＋
pre-B ALL	＋	＋	＋	＋	＋	－	＋

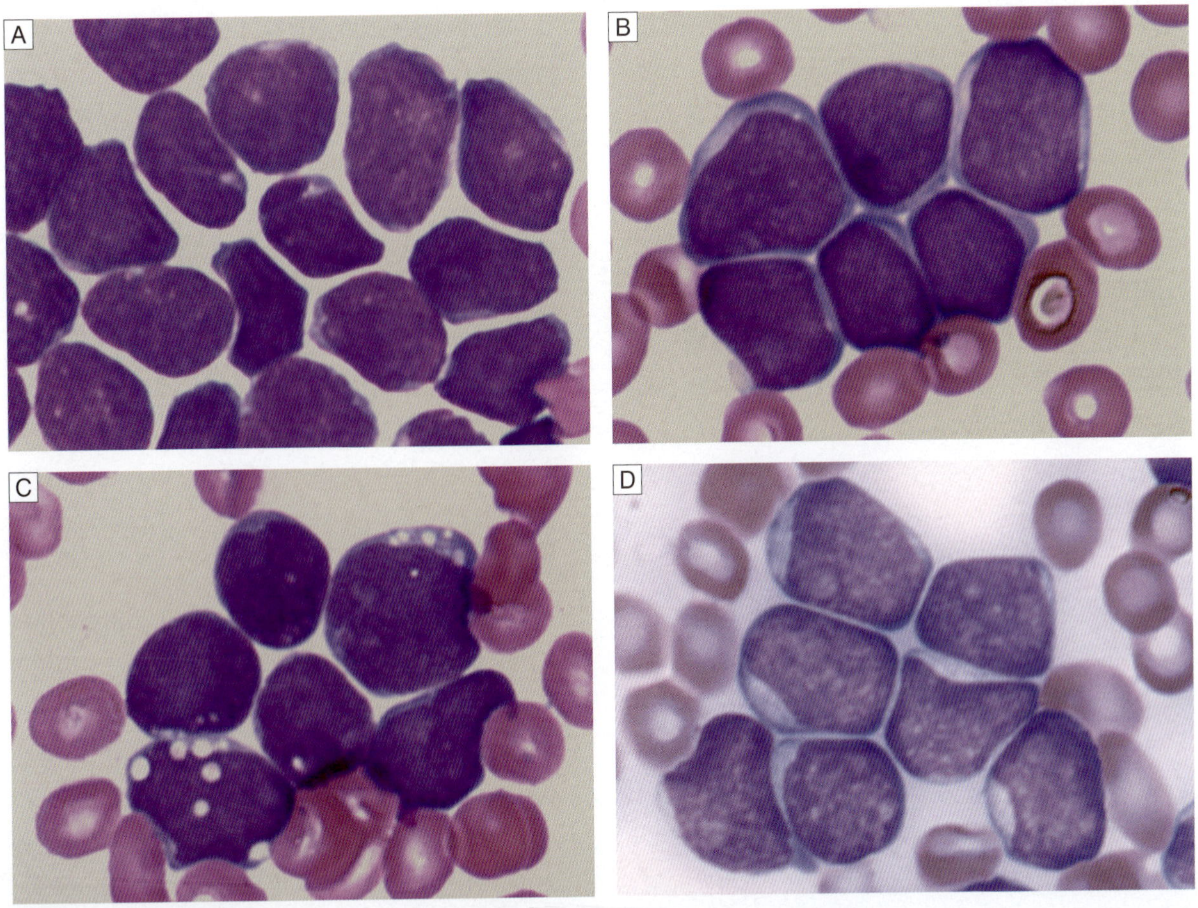

図1 ▶ B-ALLの骨髄像
A：細胞は小型で大きさは均一。N/C比が高く，細胞質はほとんど認められない。核小体は不明瞭
B：細胞は小〜中型で大きさが不均一。N/C比は比較的低く，細胞質は好塩基性。核小体が明瞭
C：細胞は中〜大型で不均一。細胞質は好塩基性で空胞を持つものもある。核小体は不明瞭なものと明瞭なものが混在
D：Bと同一症例のMPO染色

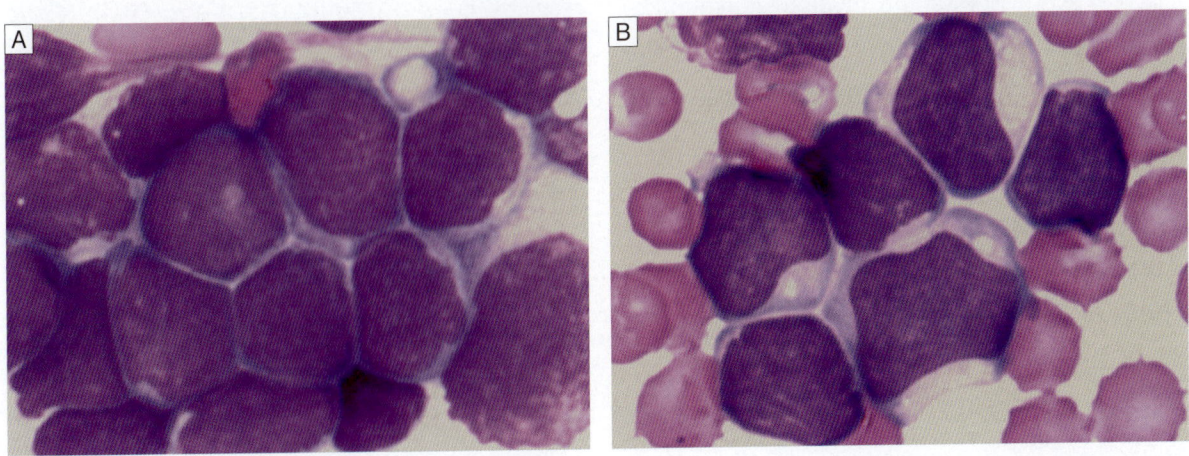

図2 ▶ *BCR-ABL* 陽性ALLの骨髄像
A：細胞は中〜大型でN/C比はやや低く，細胞質は好塩基性。核小体は明瞭
B：細胞は小〜大型で大きさが不均一。N/C比が低いものが多く，核は不整形で細胞質は灰白色。核小体は不明瞭なものが多い

を，腫瘍細胞の細胞形態と細胞表面抗原から判断する細胞帰属と，染色体異常などの遺伝子変異の所見を組み合わせて分類している。B-ALLは前駆型リンパ球系腫瘍の中でB細胞の形質を持つ腫瘍と定義される。その中で反復性遺伝子異常を伴うものと伴わないものとに分類され，反復性遺伝子異常を伴うものはその種類により分類される。反復性遺伝子異常を伴うB-ALLの分類とその特徴，分子病態を示した（表1）。反復性遺伝子異常の存在と種類は，その病型の臨床病態，予後との関連が強い。

5 診断

末梢血白血球数の異常，芽球の出現，貧血，血小板減少などから急性白血病を疑い，骨髄穿刺を行う。骨髄中に芽球を20％以上認めれば急性白血病と考え，芽球のMPO陽性率が3％未満であればALLを疑う。TdT，細胞表面抗原などを調べ他疾患を除外しつつ，B細胞性，T細胞性を区別する。さらに染色体異常，キメラ遺伝子の有無を調べて，反復性遺伝子異常の有無を判断して診断する。

鑑別すべき疾患としては以下のような疾患がある。

1. MPO陰性急性骨髄性白血病

急性骨髄性白血病（acute myeloid leukemia；AML）でもM0，M5，M7ではMPO陰性芽球を認める。TdT陰性，骨髄球系の細胞表面抗原の発現などからAMLと診断する。

2. 悪性リンパ腫の白血病化

通常は腫瘤性病変が主体で骨髄浸潤の程度が軽いことでリンパ腫と判断される。マントル細胞リンパ腫，バーキットリンパ腫などは骨髄浸潤が主体となることがあるが，細胞表面抗原，TdT（陰性）を調べ成熟B細胞の形質を確認する。

3. 慢性骨髄性白血病急性転化

major BCR-ABL陽性ALLとの鑑別が問題となる。慢性期が存在する，寛解期にもBCR-ABLが陽性，好中球FISHでBCR-ABL陽性のいずれかの所見が認められる場合には慢性骨髄性白血病（chronic myeloid leukemia；CML）急性転化と考える。初診時急性転化CMLとの鑑別には，好中球FISHが最も有効である。

これらの診断の流れをフローチャートに示した（図3）。

6 治療

化学療法が治療の主体となる。AMLの治療に比べて使用される薬剤の種類が多く，各治療コースの使用薬剤，スケジュールも様々である。薬剤ごとに特徴的な副作用があり，治療の進行に応じて注意すべき症状，検査値が変わっていくので注意する。また，中枢神経浸潤への予防に重点が置かれること，維持療法が行われ治療期間が長いことなども特徴的である。BCR-ABLの有無，患者年齢によって治療法が異なり，またハイリスク患者には同種移植を行う。

寛解導入療法ではアントラサイクリン系薬剤，ビンクリスチン，ステロイド，シクロホスファミド，L-アスパラギナーゼの5剤が用いられることが多い。その後地固め療法として，これら5種の薬剤に加えシタラビン，メトトレキサート，6-MPなどの中から選んだ薬剤を組み合わせた治療（なるべく多種類となるよう薬剤が選ばれる傾向がある）を4〜8コース程度行い，さらにその後外来治療できる程度の強度の維持療法を，診断日より2年経過するまで行うことが多い。バリエーションが豊富で標準的治療法は確立されていない。

中枢神経浸潤の頻度は初診時では10％以下であるが，予防治療を行わなければ1年後に50〜75％に中枢神経への再発が認められるため，その治療と予防は重要である。血液脳関門の存在により，静脈投与では中枢神経系には薬剤が届きにくいため，メトトレキ

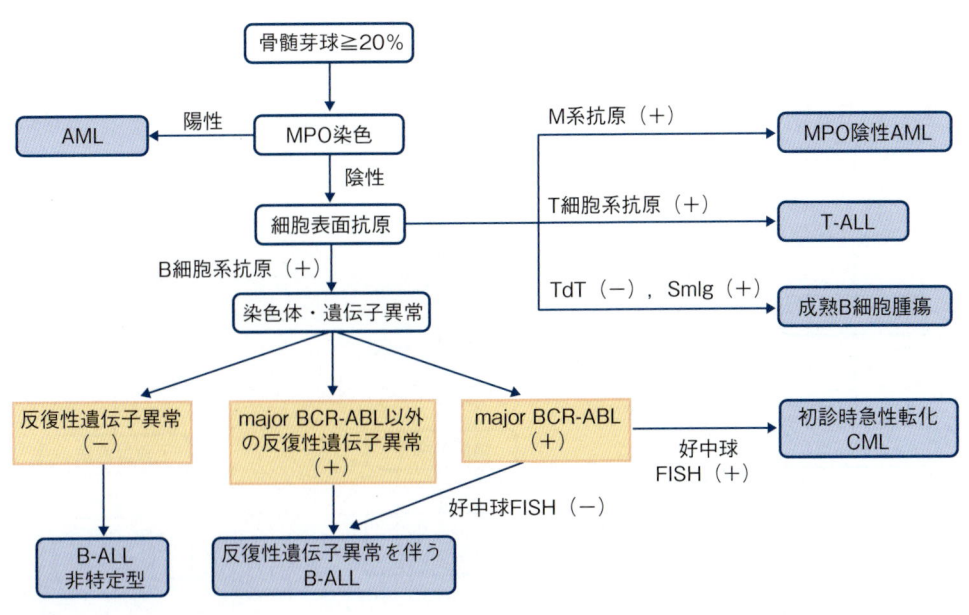

図3 ▶ ALL診断フローチャート

サート，シタラビン，ステロイドの髄腔内投与や，髄液移行性のよいメトトレキサートやシタラビンを高用量で使用する化学療法，全脳・全脊髄照射などを初診時の中枢神経浸潤の有無，疾患ごとのリスクに従い選択して行う。

*BCR-ABL*を伴うB-ALLは代表的な予後不良ALLであったが，チロシンキナーゼ阻害薬（TKI）イマチニブを治療に組み込むことで予後が著しく改善した[2]。しかし依然として化学療法のみで治療した場合の再発率は高く，同種移植の積極的な適応である。最近では化学療法による治療成績をさらに上げるために，第2世代TKIであるダサチニブを併用する臨床試験が行われている。

小児ALLの治療成績は成人に比しきわめて良好である。これは小児ALLに予後良好な病型が多いなどの生物学的特性の違いによるところもあるが，小児ALLに対して用いられているプロトコールの治療効果の高さによるところも大きい。一方で小児プロトコールは副作用も強く，成人すべてに適応することもできない。最近の日本の研究では，15〜24歳までのALLに対し，小児と共通のプロトコールで治療することで著明な治療成績の改善を認めた[3]。現在小児プロトコールのコンセプトを活かして，より広い年齢層の成人を治療できる小児型プロトコールの開発が進められている。小児/小児型プロトコールによる治療の年齢上限は25〜45歳と考えられているが，コンセンサスは得られていない[4]。現時点では少なくとも24歳以下の若年成人は，小児/小児型プロトコールによる治療を受けるべきである。

ALLに対しては自家移植の有効性は明らかでなく，移植と言えば一般的に同種造血幹細胞移植をさす。移植骨髄による抗腫瘍的な免疫学的効果により，再発リスクの高い患者に治癒をもたらす可能性がある一方で，移植時合併症による治療関連死を起こす可能性もあるために，その適応は慎重に判断する必要がある。第一寛解期のALLへの適応は最も議論の対象となる問題である。日本血液学会編集の『造血器腫瘍診療ガイドライン2013年版』[5]では，成人を成人用プロトコールで治療した場合は，血縁・非血縁を問わずHLA一致のドナーが得られれば，第一寛解期での造血幹細胞移植が推奨されている。若年者を小児プロトコールで治療した場合はこの限りではない。これらの基準

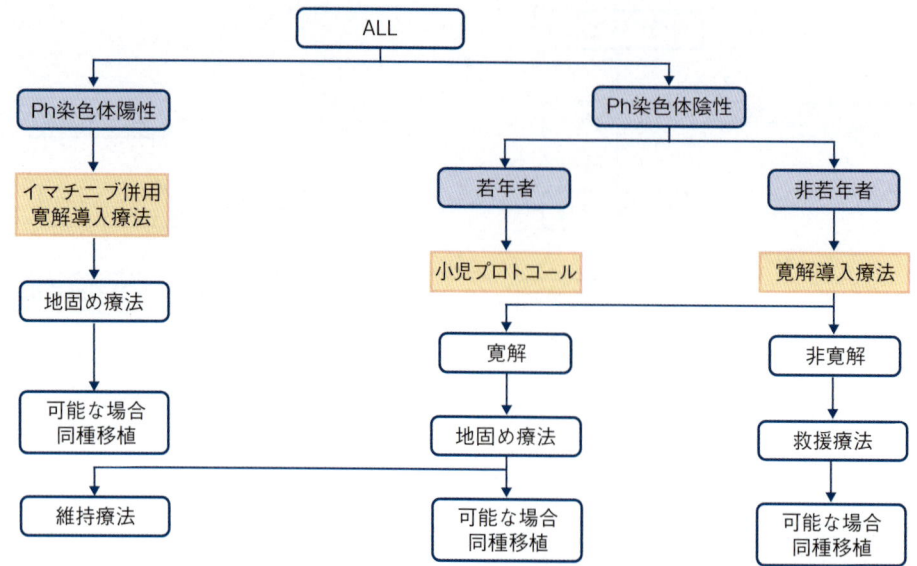

図4 ▶ ALL治療のアルゴリズム　　　　　　　　　　　　　　　　　　　　　　　　　　　　（文献5より引用）

は流動的で，数年前までは，標準リスク群（予後不良因子のない群）では同種移植は標準的治療ではなかった．今後小児型プロトコールによる治療がより広い範囲の成人に行われるなどして，治療成績が向上するようであれば，これらの基準も変化する可能性がある．

これらをまとめたALL治療のアルゴリズムを図4に示した．

7 予後・リスク因子

成人ALLは化学療法により80〜90%に完全寛解が得られるようになったが，再発が多く，*BCR-ABL*陰性症例に限っても長期生存率は40%前後と十分なものではなく[6,7]，90%近くに長期生存が得られる小児ALLと対照的である．予後不良因子として，年齢（30歳以上），発症時白血球数（B細胞性で30,000/μL以上，T細胞性で10万/μL以上），染色体異常［t(9;22)，t(4;11)など］，寛解到達までの期間（4週間以上）などが挙げられている[6,7]．*BCR-ABL*陽性ALLは，TKI併用化学療法に比べて完全寛解率が著明に改善し，90%以上となった．しかし再発率は高く，半数以上に第一寛解期同種移植を行った患者群でも，3年全生存率は50〜60%である[2]．若年成人を小児プロトコールで治療したときの長期生存は70%前後[3]，成人を小児型プロトコールで治療したときには60%前後[7]と良好な成績が報告されている．

● 文献

1) Mullighan CG, et al : Nature. 2007 ; 446(7137) : 758-64.
2) Yanada M, et al : J Clin Oncol. 2006 ; 24(3) : 460-6.
3) Hayakawa F, et al : Blood Cancer J. 2014 ; 4 : e252.
4) Dombret H, et al : Curr Hematol Malig Rep. 2014 ; 9(2) : 158-64.
5) 日本血液学会, 編 : 造血器腫瘍診療ガイドライン2013年版. 金原出版, 2013. [http://www.jshem.or.jp/gui-hemali/table.html]
6) Takeuchi J, et al : Leukemia. 2002 ; 16(7) : 1259-66.
7) Moorman AV, et al : Blood. 2007 ; 109(8) : 3189-97.
8) Huguet F, et al : J Clin Oncol. 2009 ; 27(6) : 911-8.

> **MEMO**　「Philadelphia(Ph)-like ALL」

　腫瘍細胞形態のみに着目してALLを分類したFAB分類に対し，WHO分類では固有の臨床病理学的特徴と反復性染色体異常を診断の要件に組み入れることで，一部のALLでは治療戦略の決定に有用な病型診断が可能となった。しかし，WHO分類においても十分にALLが分子細胞生物学的観点から分類できているとは言えない。その1つが，Ph-like ALLである。**4章A2**の項に詳述されるように，Ph-like ALLは遺伝子発現プロファイルがBCR-ABL1陽性Ph-ALLと高度類似性を有する一群であり，染色体標準リスクALLのうち，小児では10％，成人では27％に相当する。これらでは*ABL1*, *ABL2*, *CSF1*, *PDGFRB*など*ABL*関連遺伝子や*CRLF2*, *EPOR*, *JAK2*, *NTRK3*, *TSLP*, *TYK2*遺伝子などJAK-STAT経路関連遺伝子，その他，*PTK2B*遺伝子など遺伝子再構成を単独，もしくは重複して有し，加えて90％以上が同時に*FLT3*, *IL7R*, *SH2B3*などのキナーゼに遺伝子変異を有することが知られている。臨床的にはPh-like ALLにおいて診断時の白血球数が多く（中央値10万/μL以上），化学療法後の微小残存病変が高率に陽性で，小児，成人での5年無イベント生存率がそれぞれ58.2％，24.1％，5年生存率が72.8％，成人25.8％と，非Ph-like ALLに比べ，有意に不良であることが知られている[1]。第一寛解期での計画的同種造血幹細胞移植の適応を含め，Ph-like ALLに対する治療設計や治療反応モニタリングは非Ph-like ALLと区別する必要があるほか，将来的にはキナーゼ阻害薬併用化学療法など新たな治療戦略の確立が求められる。

1) Roberts KG, et al：N Engl J Med. 2014；371(11)：1005-15.

黒田純也

第8章 B細胞性腫瘍

2 B細胞性前リンパ球性白血病

水木満佐央

1 定義

WHO分類2008年版では，B細胞性前リンパ球性白血病（B-prolymphocytic leukemia；B-PLL）は，末梢血，骨髄，脾臓に病変を有するリンパ系腫瘍であり，明瞭な核小体を有する中型のリンパ球である前リンパ球が末梢血リンパ球の55％を超えることと定義されている[1]。B細胞性慢性リンパ球性白血病（B-chronic lymphocytic leukemia；B-CLL）の形質転化例，55％以下の前リンパ球（prolymphocyte；PL）を認めるB-CLL（B-CLL/PL），マントル細胞リンパ腫（mantle cell lymphoma；MCL）の白血化例と考えられるt（11；14）（q13；q32）転座陽性のB細胞性腫瘍を除くこととされている。

2 歴史的背景

B-PLLは1974年にGaltonら[2]により，CLLの亜型として初めて報告され，著明な白血球増加，脾腫を有し，リンパ節腫大は少なく，生存中央値17週と予後不良の疾患であるとされた。その後，CLL例からPLL様の病態への形質転化例のあること，CLL患者の中にもPLが一定数の割合で存在する例があることなどが報告されたが，PLが55％以上存在する疾患をPLLと定義することでCLLとPLLをうまく分離することができ，以後PL＞55％をもってPLLは定義されることとなった[3]。その後，PLL例の中にt（11；14）を有する例が存在することが報告されたが，これらはMCLの白血化として，B-PLLの診断から除外されるようになっている。以上のようにB-PLLは，PLという比較的特異性の少ない形態で定義される疾患であるがゆえに，B-CLLやMCL，その他のB細胞性腫瘍との異同が問題となり，現在もその疾患の独立性が討議されている。

3 疫学

きわめて稀な疾患であり，欧米ではCLLの1％とされている。日本血液学会の疾患統計[4]によれば，成熟B細胞性腫瘍の0.04％となっている。

4 診断

1．末梢血の形態

PLは，WHO分類では小リンパ球の2倍，FAB分類では赤血球の2倍の大きさを持つ中型のリンパ球であり，核は通常円形で中程度に濃縮した核網で，中央部に明瞭な核小体を持つ細胞である（図1）。時に核に切れ込みを有している。細胞質はCLLに比べて広く淡く，好塩基性を示すことが多い。末梢血リンパ球の55％以上がこのPLで占められるのがB-PLLの診断基準となっているが，多くの例では90％以上である。

2．表面マーカー

B細胞性マーカーCD19，CD20，C22，CD79a強陽性であり，CD20のepitopeであるFMC7陽性であり，膜表面免疫グロブリンはIgMもしくはIgM/Dを有し，いずれもCLLより強く発現している。CLLに特徴的なCD5やCD23は20～30％に陽性とされている。CLL score（sIg陰性/弱陽性，CD5陽性，

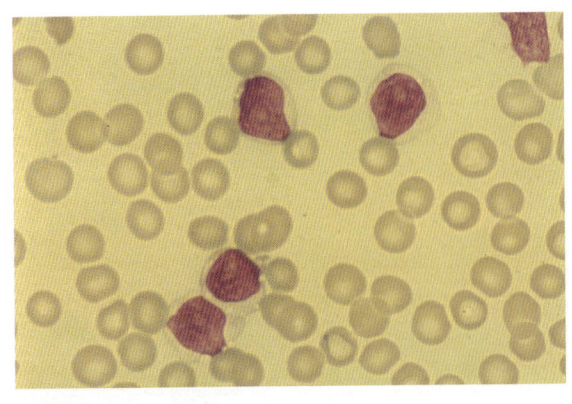

図1 ▶ B-PLL 末梢血
脾腫型の臨床所見を示し，PL＞55％。CLL scoreは1で，t(11；14)，t(14；18)転座を認めない。B-PLLと診断（那智勝浦町立温泉病院 名誉院長・待井隆志先生のご厚意により提供）

CD23陽性，CD22陰性/弱陽性，FMC7陰性を各1点でカウント）では，B-PLLはlow score（0，1点）が多く，稀に2点が認められる程度であり，B-CLLとの鑑別に有用である[5]。

3．骨髄，脾臓の病変

Galtonによる疾患概念の提唱によれば，B-PLLは末梢血，骨髄と脾臓病変が主であり，リンパ節病変は少ないことが特徴と言える。骨髄の浸潤像は，diffuse patternが多いが，interstitial patternやnodular patternの報告もある[6]。骨髄の病理像は，腫瘍細胞の増殖の程度によって異なると考えられ，増殖の強い例ではdiffuse patternをとるとされている。脾腫は90％以上の例に認められ，巨脾となりうる。脾臓の病理像は白脾髄を中心とした増殖であり，赤脾髄への進展を認める。

4．染色体および遺伝子異常

*p53*の存在する領域である17pの欠損が約半数認められるとする報告や，*p53*の遺伝子変異解析や発現による解析では，*p53*の異常が75％に認められるとする報告もあり[7]，del（17p）や*p53*の変異はB-PLLの特徴的異常と言える。その他FISH解析ではRB1の欠失が55％に認められている[8]。CLLによく認められるトリソミー12は稀である。t(11；14)は，2000年初頭までB-PLLの染色体異常のひとつとして報告されていたが，定義上t(11；14)陽性例はMCLと診断することとなり[9]，現在はB-PLLからは省かれている。

5．Ig遺伝子変異およびZAP70，CD38発現

抗原刺激による選択の有無を示唆するIgH遺伝子の変異については2報のみで報告されている。1996年のDaviらの報告[10]では11例の解析で全例変異陽性であり，2006年のdel Giudiceによる報告[11]では17例の解析で47％に変異陽性となっている。少数例での解析であり評価は難しいが，両者の報告でV領域の使用については，V3-23，V4-34，V4-59に偏りがあることについては一致している。このV領域の使用の偏りについてはCLL，CLL/PL，MCL，脾辺縁帯リンパ腫（splenic marginal zone lymphoma；SMZL）と異なっている。CLLにおいてはIgH遺伝子変異とCD38，ZAP70の発現が相関し，予後不良因子でもあるが，B-PLLにおいてはZAP70，CD38はそれぞれ57％，46％に陽性であるが，IgH遺伝子変異の有無との相関や予後との関連は証明されていない。

5 臨床病態

年齢は60代後半〜70代で，男女比ではやや男性に多い。進行した状態での発症例が多い。Galtonの定義に合致し，白血球数は10万/μL以上に著明に増加している例が多い。貧血は50〜90％の例に，血小板減少は30〜40％の例で認められる。脾腫は定義上100％に認められており，多くの例で巨脾を示す。リンパ節腫大は軽度であり20％前後の例で認められる。胸腹水，皮膚浸潤，CNS浸潤は稀である（**表1**）[2, 3, 9, 11-13]。

表1 ▶ B-PLL疾患の特徴

報告者（報告年）	Galton (1974)	Melo (1986)	Shvidel (1999)		
subtype			典型例 （Galton定義）	緩徐進行例	非典型例 （PL増加軽度）
No.（例）	15	40	12	12	11
M/F（比率）	6.5	1.6	0.5	3	0.83
age（中央値）	46〜76 (64)	70.0±8.8	52〜80 (65)	58〜80 (71.5)	43〜86 (68)
白血球数 orリンパ球数 （×1,000/μL）（中央値）	25〜1,110 (230)	175.8±143.0	13.7〜250.0 (80.4)	6.3〜48.8 (20.7)	5.8〜51.0 (18.0)
Hb＜12	93%	ND	50%	8%	42%
PLT＜10	40%	ND	17%	25%	17%
脾腫（頻度%） 大きさ（季肋下）	100% (5〜23cm)	10.3±5.8cm	100% (3cm〜 腸骨稜まで)	92% (±〜10cm)	100% (2cm〜 腸骨稜まで)
リンパ節腫大（頻度%）	87% (2+以上は27%)	29%	20% (mild)		
CD5（陽性例%）	ND	47.3±39.9%	83%（陽性細胞比率の平均は35%)		
CD19/20（陽性例%）	ND	ND	89%		
FMC7（陽性例%）	ND	63.1±36.6%	93%		
OSその他の予後	4〜307週 （中央値17週）	ND CR/PR：23%	3〜100+カ月 （中央値27.5カ月）	18〜172+カ月 （中央値124.5カ月）	1〜151+カ月 （中央値37カ月）

報告者（報告年）	Hercher (2001)	Ruchlemer (2004)		Del Giudice (2006)
subtype		t(11;14) 陰性	t(11;14) 陽性 定義上はMCLに相当	
No.（例）	41	13	8	19
M/F（比率）	2.4	1.2	1.6	1.1
Age（中央値）	42〜89 (67)	52〜84 (73)	45〜72 (56)	42〜91 (71)
白血球数 orリンパ球数 （×1,000/μL）（中央値）	110±46.04	31〜429 (110)	20〜345 (110)	35〜429 (145)
Hb＜12	50%	90%	50%	range 6.1〜12.2 (9.5) %
PLT＜10	ND	36%	37%	range 49〜294 (118) %
脾腫（頻度%） 大きさ（季肋下）	83%	92%	100%	100%
リンパ節腫大（頻度%）	ND	18%	0%	5%
CD5（陽性例%）	67%	31%	80%	21%
CD19/20（陽性例%）	100%	ND	ND	100%
FMC7（陽性例%）	76%	majority		84%
OSその他の予後	中央値5年 31%は1年以内に死亡	中央値56カ月	not reached	1〜132+カ月 （中央値28.5カ月）

（文献2, 3, 9, 11〜13より作成）

6 分子病態

マイクロアレイ法を用いてB-PLL，B-CLL，B-CLL/PLの間で遺伝子発現の違いの解析が行われている[14]。SAM解析，PAM解析により，B-PLLにおいては，細胞増殖に関与するc-Myc，表面抗原であるCD20，CD1d，接着分子であるJAM3，細胞周期の負の制御因子であるNME1，B細胞の分化成熟に関与する分子であるEBF，TPD52，BCRのシグナル伝達分子BANK-1で特異的に発現上昇が認められた。一方，CLL特異的分子としてPAM解析で抽出されたのは，CTLA4/CD152と転写因子LEF1であった。この研究では，B-PLLがB-CLLおよびB-CLL/PLと異なる遺伝子発現を有する疾患であることを確認し，またB-PLLはMycの発現が強く，増殖力が強い疾患であることが示唆されている。Mycの転座を有するB-PLL例は報告があり，MycはB-PLLを特徴づける一遺伝子と言える。別の報告ではB-CLL，MCLとB-PLLの3疾患について，表面マーカーとともに遺伝子発現によって，各疾患間の関連性が検討されている[14]。この報告によれば，B-PLLはt(11;14)を有する例（本来MCLと分類される）とt(11;14)を有しない例が表面マーカーおよび遺伝子発現上はオーバーラップしていることが示されている。さらに遺伝子発現プロフィールからクラスタリングを行うと，CLLに近似した群，leukemic MCLに近似した群，nodal MCLに近似した群の3群に分けられることが示されている。CLL，MCLともにheterogeneousな疾患を包含しているが，B-PLLがその疾患群に対応することを示唆する報告である（**図2**）[15]。

7 鑑別診断

鑑別すべき疾患としては，B-CLL，B-CLL/PL，MCL，SMZLとHCL-v (hairy cell leukemia variant)がある。B-CLL，B-CLL/PLとの鑑別は，PL%(＞55%)，前述のCLL score低値（CD5陰性，

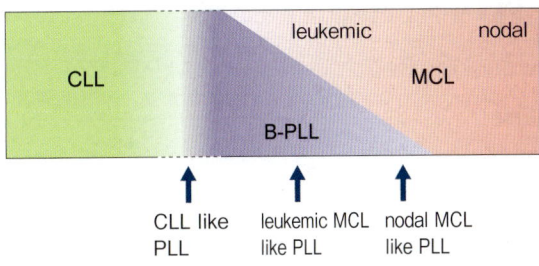

図2 ▶ 遺伝子発現パターンからみたB-PLL，B-CLL，MCLの関係　　（文献15より引用改変）

CD23陰性，sIg強陽性，FMC7陽性）などで鑑別する。MCLとは，特徴的な組織型，t(11;14)の染色体異常，MCLの特徴であるcyclin D1やSOX11の発現で鑑別される。特に問題となるのは，SMZLとHCL-vである。これらの疾患は，高齢，脾腫，リンパ球増加，リンパ節病変が少ない，などの類似した臨床像を示している。この中でB-PLLはB症状，著明な白血球増加（10万/μL以上），急速な臨床経過を示すことが特徴的である。脾臓の組織が得られれば診断に役立つ。SMZL，HCL-vはindolentな疾患であり，摘脾やリツキシマブ単剤療法が適応となるが，B-PLLは複数薬剤での治療が適応となることにより鑑別は重要である（**表2**）[16]。

8 治療戦略

B-PLLは稀な疾患であり，少数例の報告が多い。さらにB-PLLはMCLとの鑑別が困難で，MCL以外にも多様な病型を含みうる疾患であることから，B-PLLに真に有効な治療法を確定することは難しいのが現状であり，継続して臨床試験での検討を要する疾患と言える。B-PLLは多くの例が急速に進行する例であり，B-CLLに用いられるようなクロラムブシル単剤やクロラムブシル＋プレドニゾロンのような治療の有効性は低い。CHOP療法も約3分の1の例にPRを得るのみで効果は限定的である。プリンアナログは，いくつかの報告で単剤でも50%程度の有効率を示し，一部

表2 ▶ B-PLLに類似した疾患の鑑別

		B-PLL	HCL-v	SMZL
組織	脾臓	白脾髄が主，赤脾髄浸潤+	赤脾髄	marginal zone
	骨髄	heavy	interstitial spacing	intrasinusoidal
表面マーカー	CD11c	+	+++	++
	CD25	+	negative	−/+
	CD103	negative	++	−/+
	CD24	+++	+	+++
	CD79b	+++	+	+++
形態		◯	◯	◯

+++：60％以上の例で陽性，++：30〜60％の例で陽性，+：10〜30％の例で陽性，negative：10％未満の例で陽性
(文献16より引用改変)

の例で12カ月以上のPFSを得ている[17]。プリンアナログを含む併用療法にリツキシマブを加えた治療法は，少数例ではあるが有効との報告がある。フルダラビン＋エピルビシン＋リツキシマブの治療では4例のPLL全例にCRが得られ，フルダラビン＋ミトキサントロン＋リツキシマブの治療ではt(8;14)を有するB-PLL例2例にCRを得ており，フルダラビン，リツキシマブを含む併用療法の有効性を示唆している。

B-PLLは$p53$変異が多いことが特徴であり，そのことが治療抵抗性と関連している可能性がある。B-CLLにおいても$p53$変異と関連するdel(17q)例は治療抵抗性であることが知られており，このような例にはCD52に対する抗体薬であるアレムツズマブが有効とされている。B-PLLにおいてもアレムツズマブの有効例の報告はあり，検討されうる治療である[18]。

同種造血幹細胞移植は，長期生存が得られている少数例の報告がある[18]。CIBMTRにおける1995〜2005年のデータベースでは11例のB-PLLの登録があり，PFSの中央値は3.5カ月で，T-PLLを含めた全例での1年PFSは33％，OSは48％で，OSはT-PLLとB-PLLに差はなかったと報告されている。抗癌剤治療でCRとなった例の地固め療法としての適応の可能性が提唱されている（図3）。

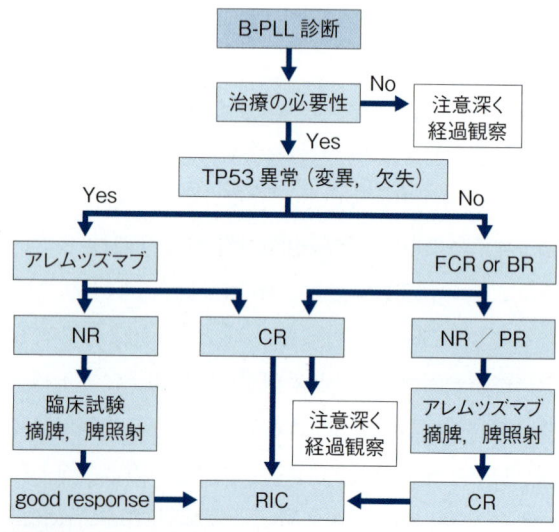

図3 ▶ B-PLL治療アルゴリズム
FCR：フルダラビン，シクロホスファミド，リツキシマブ
BR：ベンダムスチン，リツキシマブ
RIC：reduced intensity conditioning transplant
(文献17より引用改変)

9 予後

B-PLL Galtonらの報告では生存期間中央値17週ときわめて予後不良な疾患とされた。現在の生存期間中央値は30〜50カ月とされている。少数例での報告が多いため，予後不良因子の同定は困難であるが，

CLLと同様に*p53*異常が予後不良因子として挙げられている。またこれもきわめて少数例での解析であるが，遺伝子発現パターンの解析から，nodal MCL類似群は予後不良であり，leukemic MCL類似群とCLL類似群は予後良好である傾向が示されている。

10 おわりに

多くの例でアグレッシブな経過を示すB-PLLの診断は重要である。一方で，その疾患定義は，B-CLLとMCLとの類似性の中で議論が継続されている。さらなる分子病態の解明とともに，成熟B細胞腫瘍に対して開発中の分子標的薬剤の治療適応についての検討が必要な疾患と言える。

● 文 献

1) Campo E, et al：WHO Classification of Tumours of Haemato-poietic and Lymphoid Tissues. 4th ed. Swerdlow SH, et al, ed. IARC Press, 2008, p183-4.
2) Galton DA, et al：Br J Haematol. 1974；27(1)：7-23.
3) Melo JV, et al：Br J Haematol. 1986；63(2)：377-87.
4) 一般社団法人 日本血液学会[http://www.jshem.or.jp/member/]
5) Matutes E, et al：Leukemia. 1994；8(10)：1640-5.
6) Schlette E, et al：Am J Clin Pathol. 2001；115(4)：571-81.
7) Lens D, et al：Blood. 1997；89(6)：2015-23.
8) Lens D, et al：Leukemia. 2000；14(3)：427-30.
9) Ruchlemer R, et al：Br J Haematol. 2004；125(3)：330-6.
10) Davi F, et al：Blood. 1996；88(10)：3953-61.
11) Del Giudice I, et al：Leukemia. 2006；20(7)：1231-7.
12) Shvidel L, et al：Leuk Lymphoma. 1999；33(1-2)：169-79.
13) Hercher C, et al：Leuk Lymphoma. 2001；42(5)：981-7.
14) Del Giudice I, et al：Leukemia. 2009；23(11)：2160-7.
15) van der Velden VH, et al：Blood. 2014；124(3)：412-9.
16) Matutes E, et al：Best Pract Res Clin Hematol. 2003；16：41-56.
17) Dearden C：Blood. 2012；120(3)：538-51.
18) Dearden C：Hematology Am Soc Hematol Educ Program. 2012；2012：645-51.

第8章 B細胞性腫瘍

B-3 慢性Bリンパ球性白血病

大間知 謙

1 疫学

慢性Bリンパ球性白血病（B-chronic lymphocytic leukemia；B-CLL）は，欧米での発症頻度は年間10万人当たり約4人，全悪性リンパ腫のうち6.1％を占める[1]，最も多い白血病であるとされている。それに対して，わが国では全悪性リンパ腫のうちのB-CLLの頻度は1.6％程度[2]と，稀な疾患である。年齢中央値は60歳代後半と比較的高齢で，男女比は1.5～2と男性に多い。

2 診断

WHO分類第4版では，B-CLLは末梢血，骨髄，脾臓やリンパ節で増殖する，単一な小型で円形～やや不整のBリンパ球の腫瘍と定義されている。リンパ節病変は，前リンパ球や傍免疫芽細胞が混在する増殖中心を形成する。診断基準として，International Workshop on Chronic Lymphocytic Leukemia（IWCLL）のガイドライン[3]が知られている。それによると，フローサイトメトリーでクローナリティーが確認されたBリンパ球が末梢血中に5,000/μL以上存在することが，B-CLLの診断に必要である。末梢血の塗抹標本では，小型で細胞質が狭く，明瞭な核小体を認めず，部分的に凝集した濃縮した核網を有する成熟リンパ球が認められる（図1）。

フローサイトメトリーでは，B-CLL細胞はCD5, CD11c，CD19，CD20，CD23，CD79aを発現している。表面免疫グロブリンは，IgM，IgDが多い。典型例では，CD10，FMC7，CD79bは陰性である。

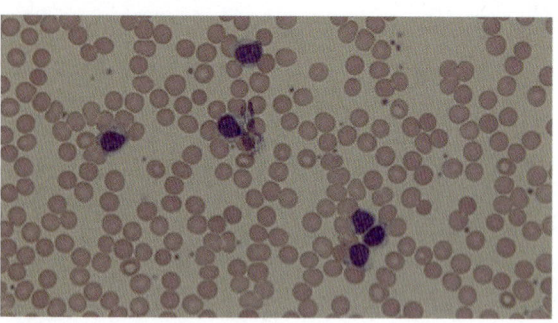

図1 ▶ B-CLLの白血病細胞
明瞭な核小体を認めず，部分的に凝集し，濃縮した核網を有する成熟小型リンパ球
（東海大学医学部 臨床検査科・松下弘道先生のご厚意により提供）

表面免疫グロブリン，CD20，CD79aの発現の程度は，正常のBリンパ球よりも低い。

鑑別を有する疾患として，前リンパ球由来のB-前リンパ球性白血病（B-prolymphocytic leukemia；B-PLL）と，白血化したマントル細胞リンパ腫（mantle cell lymphoma；MCL）がある。B-PLLでは，約半数の例でCD5を発現していないが，CD20，表面免疫グロブリンは高発現である。MCLでは，CD23が陰性のことが多い。B-CLLと他のB細胞性腫瘍の鑑別のための，フローサイトメトリーを用いたスコアリングシステムが提唱されている（表1）[4]。このスコアリングシステムを用いると，B-CLLの92％はスコア4，5で，6％がスコア3，2％がスコア1または2となり，他のB細胞性腫瘍では，ほとんどがスコア1または2になるとされている。

末梢血中にクローナリティーのあるBリンパ球が5,000/μL未満で増加している病態をモノクローナルB細胞リンパ球増加症（monoclonal B cell lympho-

表1 ▶ B-CLLの診断のためのスコアリングシステム

マーカー	スコア	
	1	0
表面免疫グロブリン	弱陽性	強陽性
CD5	陽性	陰性
CD23	陽性	陰性
FMC7	陰性	陽性
CD22またはCD79b	弱陽性	強陽性

(文献4より引用)

表2 ▶ B-CLLの病期分類

改訂Rai分類		
病期		リスク
0期	末梢血または骨髄のリンパ球＞30％*1	低リスク
I期	0期＋リンパ節腫脹	中間リスク
II期	0-I期＋肝腫大，脾腫（どちらかまたは両方）	
III期	0-II期＋貧血（Hb＜11g/dLまたはHt＜33％）	高リスク
IV期	0期＋血小板減少（血小板数＜10万/μL）	

Binet分類	
病期	
A	Hb 10g/dL以上かつ血小板数10万/μL以上かつ腫大リンパ節領域が2領域以下*2
B	Hb 10g/dL以上かつ血小板数10万/μL以上かつ腫大リンパ節領域が3領域以上
C	Hb 10g/dL未満かつ血小板数10万/μL未満

＊1：診断規準の変化により諸説あり．本項では，文献3を引用している
＊2：腫大リンパ節領域は，頭頸部（ワルダイエル輪を含む），腋窩（両側でも1領域と数える），鼠径部（両側でも1領域と数える），触知できる脾臓，触知できる肝臓，の5領域から数える
　　リンパ節の腫大は触診で判断し，超音波，CT，MRIなどの画像を必要としない

cytosis；MBL）と呼び，MBLは年間1％ほどのリスクでB-CLLへ進展する前白血病状態と考えられている[5]．MBLは，高齢者の5％程度に認められるとされている．

3 臨床病態

ほとんどの例では，診断時には無症状であり，検診などで偶然見つかることも多い．出現時の症状は，盗汗や体重減少，全身倦怠感，リンパ節腫脹，肝脾腫，髄外腫瘤形成，感染症，自己免疫性溶血性貧血など多岐にわたる．進行度を表す病期分類には，Rai分類とBinet分類（**表2**）がある．前者は米国で，後者は欧州で広く用いられている．どちらも血算の結果と身体所見に基づくシンプルな分類で，CTなどの画像診断は必要としない．病勢と予後の判断に有用で，生存期間の中央値を改訂Rai分類のリスク別，Binet分類の病期別でみると，低リスクおよび病期Aで10年以上，中間リスクおよび病期Bで8年以上，高リスクおよび病期Cで6.5年とされている[6]．B-CLLは低悪性度リンパ腫に分類され，緩徐な経過をたどるが，2～10％の例では中悪性度リンパ腫に形質転換する[7]．

形質転換すると，高熱，急速なリンパ節の増大，体重減少，高カルシウム血症，急激なLDHの上昇，中枢神経浸潤などの所見が認められる。びまん性大細胞型B細胞リンパ腫に形質転換する病態をRichter症候群と呼び，形質転換した後の生存期間の中央値は約1年と，予後不良である。

4 分子病態の知見

B-CLL細胞はCD5陽性が特徴であり，Bリンパ球の分化段階における腫瘍細胞の起源は，胚中心に入る前のナイーブB細胞と考えられてきた。しかし，B細胞受容体の解析により，B-CLLの60〜65%程度の例で，胚中心で起こる変化である免疫グロブリン重鎖の可変領域（Ig heavy chain variable region；IgHV）での体細胞変異が認められ，残りの35〜40%では体細胞変異が認められないことが明らかとなり，胚中心でT細胞依存性にIgHV変異をきたしたメモリーB細胞と，T細胞非依存性に抗原提示を受けたB細胞が，腫瘍細胞の起源と考えられている（図2）[8]。

その他に，造血幹細胞レベルでの異常がB-CLLの起源である可能性も報告されている。Kikushigeらは，B-CLL患者の白血病細胞を免疫不全マウスに移植しても細胞は生着しなかったが，CD34$^+$CD38$^-$Lin$^-$の造血幹細胞を移植したところ，オリゴクローン〜単クローン性の成熟B細胞の集団がマウス内に構築されることを報告している[9]。

*IgH*遺伝子の再構成の解析では，マウス内のB細胞クローンは移植されたB-CLL細胞とは異なる再構成が示されており，*IgH*再構成を持たない造血幹細胞が，分化の過程でマウス内で*IgH*再構成を行い，成熟B細胞の段階でクローナリティーを獲得した可能性が示唆されている。以上のように，B-CLLの起源はいまだ議論のあるところである。

B-CLLにしばしば認められる染色体異常に，del（13q14），トリソミー12，del（11q22-q23），del

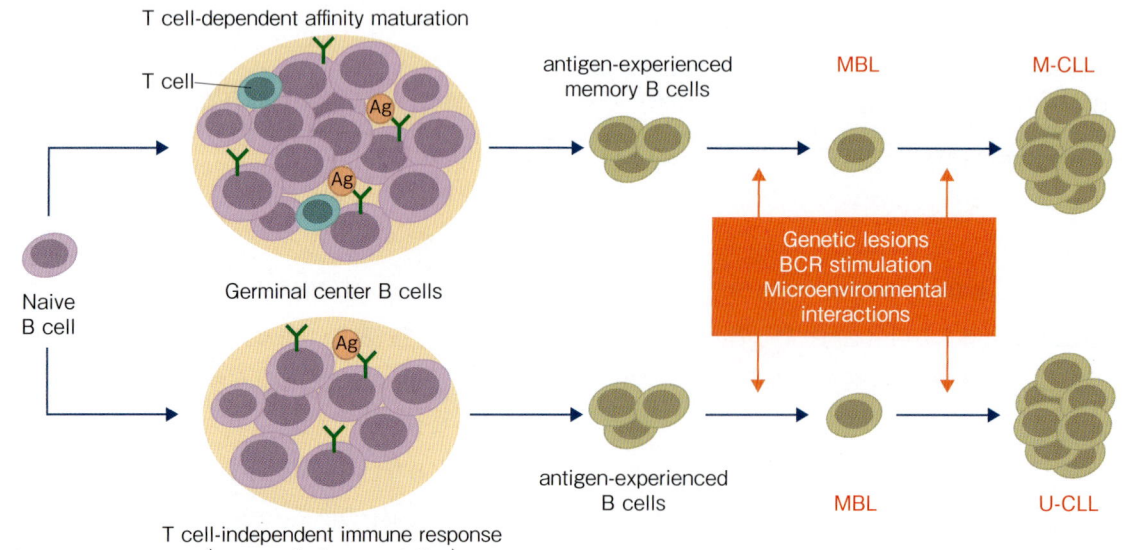

図2 ▶ 推定される細胞起源
ナイーブB細胞が，胚中心でT細胞依存性に抗原に出会い，IgVHの体細胞変異を有するantigen-experiencedなメモリーB細胞になる，またはT細胞非依存性の免疫応答によりIgVHの変異を有さないantigen-experiencedなB細胞となる。B-CLLや前白血病段階であるMBLは，これらの細胞が起源と考えられている。IgVHの変異を有するB-CLL細胞はM-CLL（mutated CLL），変異を有さない細胞はU-CLL（unmutated CLL）と定義されている。B-CLLは，B細胞受容体または微小環境を介した遺伝子異常の蓄積によって発症する

(17p13) がある。del(13q14) は最も高頻度で，50〜60％程度の例で認められる。この異常はMBLでも高頻度に認められ，B-CLLの初期のイベントと考えられている。del(13q14) の欠失部位にはdeleted in leukemia-1(DLEU1) とDLEU2が含まれている。DLEU2のイントロン4には，MIR15A/MIR16Aが同定されている。正常細胞では，マイクロRNAのmir15a/16aはBCL2，サイクリンD1，サイクリンD3，サイクリン依存性キナーゼ6を阻害するため，この欠失がB細胞の増殖に関与していると考えられる。

del(11q22-q23) はataxia telangiectasia mutated(*ATM*)遺伝子に影響し，ATMが欠失すると遺伝子の不安定性を引き起こしてリンパ系腫瘍を発症する。del(17p13) はB-CLLの5〜10％に認められ，*TP53*癌抑制遺伝子を崩壊させる。del(17p13) を有する例のほとんどで二次的に*TP53*アレルの点突然変異が起こっている。17pの欠失は*TP53*の変異による。TP53の機能低下は，化学療法への難反応性や予後不良に相関している[10]。

5 予後因子

後方視的検討では，IgHVの体細胞変異陰性でCD38の発現がない例は，変異を有する例と比べて進行が早く，予後不良であることが報告されていた。また，CD38, ZAP-70の発現がIgHVの変異に相関しており，CD38が高発現であったりZAP-70が発現している例は進行が早く，予後不良であるとされていた[11-15]。

その一方で，米国で行われた前向きの第Ⅲ相臨床試験における網羅的な解析では，del(17p13) とdel(11q22) を有する例では有意に予後不良であったが，IgHVの有無，CD38やZAP-70の発現の有無で予後に違いはなかったことも報告されている[16]。現在明らかにされている予後不良因子はdel(11q22-23)とdel(17p13) くらいで，その他のマーカーについてはさらなる検討が必要である。

6 治療選択

一般的にB-CLLは低悪性度の腫瘍であるため，診断時には無症状のことが多く，進行も非常に緩徐である。初期のB-CLLに対して，診断後に早期に治療介入を行うか進行してから治療を行うか，治療をchlorambucil単独で行うかシクロホスファミドやドキソルビシンを併用した多剤併用療法を行うかで生存を比較した複数の比較試験のメタ解析では，早期に治療介入を行ったり多剤併用療法を行っても生存は改善しなかったことが示されており[17]，病初期は治療を行わず，病勢が進行してから治療介入を行うことが推奨される。このためRai分類の0期，Binet分類のA期は無治療で経過観察とする。

進行期の場合は治療介入を検討するが，IWCLLのガイドラインでは，Rai分類のⅠ，Ⅱ期，Binet分類のB期は，進行性または有症状となってから治療を行うことが推奨されている[3]。同ガイドラインにおける治療介入の目安は**表3**の通りである。

1. 進行期の初回治療
①化学療法

かつては比較試験でchlorambucilを生存で上回るレジメンが存在しなかったため，chlorambucil単剤がB-CLLの初回標準治療であった。しかし1999年半ばよりプリンアナログが臨床導入され，フルダラビンとchlorambucilとの比較試験において，奏効割合と寛解持続期間の有意な延長が示され[18]，フルダラビンが標準治療とされるようになった。その後，フルダラビン，フルダラビンとシクロホスファミド(fludarabine + cyclophosphamide；FC) の併用，chlorambucilとの大規模な比較試験において，全生存割合は各群で差はなかったものの，全奏効割合，無増悪生存期間でFC療法が有意に上回っていたことが示され[19]，可能であるならばFC療法を行うことが推奨される。しかし65歳以上の高齢者を対象としたフルダラビンとchlorambucilとの比較試験では，奏効

表3 ▶ IWCLLのガイドラインにおける治療介入規準

1	貧血，血小板減少の増悪に現れる進行性の骨髄不全
2	巨大（少なくとも左季肋部から6cm下）または進行性または有症状の脾腫
3	巨大（少なくとも短径が10cmを超える）または進行性または有症状のリンパ節腫脹
4	進行性のリンパ球増加（2ヵ月で50％以上増加または6ヵ月以内に2倍）
5	糖質ステロイドや他の標準的治療に難反応性の自己免疫性貧血，血小板減少
6	持続性の症状（6ヵ月で10％以上の体重減少，ECOGのPSが2以上となる全身倦怠感，感染徴候のない2週間以上続く38.0℃以上の発熱，感染徴候のない1ヵ月以上続く盗汗）

割合はフルダラビンが高かったものの，無増悪生存期間と全生存期間は両群で差がなかったことも報告されており[20]，海外では依然としてchrolambucilも標準治療のひとつとされている。その他，同じプリンアナログであるクラドリビンとシクロホスファミドの併用療法が奏効割合，生存，毒性でFC療法と同等であること[21]，ベンダムスチンとchlorambucilの比較で奏効割合と無増悪生存期間がベンダムスチンが上回っていることが報告されており，海外では治療オプションのひとつとされている。なお，chlorambucilはわが国では未承認薬で，クラドリビン，ベンダムスチンは保険適用外である。

②抗体療法

B-CLLはCD20を発現しているため，抗CD20抗体であるリツキシマブの効果が期待される。B-CLLは末梢血中に循環している腫瘍量が多いため，他の悪性リンパ腫で用いられている用法・用量では効果は不十分であるが[22]，FC療法とFC療法にリツキシマブを加えたFCR療法の比較試験において，無増悪生存割合と全生存割合のいずれもFCR療法が上回っていたことが報告されている[23]。そのほか，CD52抗体であるアレムツズマブとchlorambucilの比較試験において，アレムツズマブが奏効割合，無増悪生存割合で上回っていたことが報告されている[24]。アレムツズマブは，わが国では2014年に再発難治例に対して，適応承認がなされている。

2. 再発，難治例の治療

再発，難治例の治療の適応は，ほぼ初回治療の導入規準に準ずる。

全身状態，合併症に応じて，アルキル化剤，FC療法，FCR療法，アレムツズマブを考慮する。海外では，フルダラビン単剤に対してフルダラビンとアレムツズマブの併用療法が，無増悪生存期間，全生存期間で有意に上回ったとする比較試験も報告されているが，重篤な有害事象も多く[25]，適応については慎重に検討するべきである。アレムツズマブはdel（17p）やTP53の変異を有する例に対しても有効性が示されている。

そのほか，完全ヒト化のCD20抗体であるオファツムマブが，リツキシマブによる前治療歴を問わず，フルダラビン抵抗性のB-CLLに対する有効性が示されており[26]，わが国でも2013年より適応承認となっている。

3. 新規治療

近年，B細胞受容体のシグナル伝達物質を阻害する薬剤の開発が進んでいる。B-CLLの多くはB細胞受容体が恒常的に活性化しており，そのシグナル伝達物質であるブルトン型チロシンキナーゼを選択的に阻害する薬剤であるibrutinibが注目されている。米国で行われた再発難治例を対象とした第Ⅰ・Ⅱ相試験では，全奏効割合が71％，26ヵ月での無増悪生存割合が75％，全生存割合が75％という高い効果が報告されている[27]。この試験では，del（17p）やdel（11q）

を有する例でも，それらの異常を有さない例と同等の生存が認められている．

また，再発難治例を対象としたオファツムマブとの比較試験において，ibrutinib群が生存で有意に上回っていたことも報告されている[28]．ibrutinibは米国でも画期的新薬に指定されて早期に承認されており，今後のB-CLLの治療の発展が期待されている．

● 文献

1) Blood. 1997；89(1)：3909-18.
2) Aoki R, et al：Pathol Int. 2008；58(3)：174-82.
3) Hallek M, et al：Blood. 2008；111(12)：5446-56.
4) Moreau EJ, et al：Am J Clin Pathol. 1997；108(4)：378-82.
5) Rawstron AC, et al：N Engl J Med. 2008；359(6)：575-83.
6) Eichhorst B, et al：Ann Oncol. 2011；22 Suppl 6：vi50-4.
7) Parikh SA, et al：Blood. 2014；123(11)：1647-57.
8) Gaidano G, et al：J Clin Invest. 2012；122(10)：3432-8.
9) Kikushige Y, et al：Cancer Cell. 2011；20(2)：246-59.
10) Zenz T, et al：J Clin Oncol. 2010；28(29)：4473-9.
11) Rassenti LZ, et al：N Engl J Med. 2004；351(9)：893-901.
12) Crespo M, et al：N Engl J Med. 2003；348(18)：1764-75.
13) Damle RN, et al：Blood. 1999；94(6)：1840-7.
14) Hamblin TJ, et al：Blood. 1999；94(6)：1848-54.
15) Orchard JA, et al：Lancet. 2004；363(9403)：105-11.
16) Grever MR, et al：J Clin Oncol. 2007；25(7)：799-804.
17) J Natl Cancer Inst. 1999；91(10)：861-8.
18) Rai KR, et al：N Engl J Med. 2000；343(24)：1750-7.
19) Catovsky D, et al：Lancet. 2007；370(9583)：230-9.
20) Eichhorst BF, et al：Blood. 2009；114(16)：3382-91.
21) Robak T, et al：J Clin Oncol. 2010；28(11)：1863-9.
22) O'Brien SM, et al：J Clin Oncol. 2001；19(8)：2165-70.
23) Hallek M, et al：Lancet. 2010；376(9747)：1164-74.
24) Hillmen P, et al：J Clin Oncol. 2007；25(35)：5616-23.
25) Elter T, et al：Lancet Oncol. 2011；12(13)：1204-13.
26) Wierda WG, et al：Blood. 2011；118(19)：5126-9.
27) Byrd JC, et al：N Engl J Med. 2013；369(1)：32-42.
28) Byrd JC, et al：N Engl J Med. 2014；371(3)：213-23.

MEMO 「Richter症候群(RS)の分子メカニズム」

CLLでは〜15％において高悪性度に形質転換したRSが生じ，そのうち約90％がDLBCL類似病態に，約10％はHodgkin variant of RSとも呼ばれるHodgkinリンパ腫への形質転換とされる．従来，TP53経路の不活性化，NOTCHシグナル活性化，MYC活性化などのRSへの形質転換への関与が知られてきたが，近年の研究成果により，より詳細な分子メカニズムが明らかになってきた．whole-exome sequencingと高解像度SNP-arrayを併用したFabbri Gによる9症例での検討によると，CLLからRSへの形質転換に伴う遺伝子変異は数・質ともに症例ごとに多様であるほか，その獲得によるクローン性進化の過程においても直線的進化である場合が多いが，一部はブランチクローンの獲得による場合もあり，多様である．RSへの形質転換に際して中央値22個(0〜130個)の様々な遺伝子変異が付加されるうち，約90％の症例においてTP53欠失を伴う染色体異常del17pやTP53遺伝子点突然変異などによるTP53経路の不活性化，NOTCH安定化・活性化をもたらすNOTCH1P2514fs変異，NOTCH1V1721M変異，SPENP1356fs変異などによるNOTCHシグナル経路活性化，c-MYC遺伝子増幅などの既知の異常が検出されたが，さらに同研究ではdel9p21に伴うCDKN2A/Bの欠失によるTP53経路，Rb経路の不活性化が，先述した変異に1/3以上で併存する一方，CLLの段階では皆無であることが明らかになった．本研究では，RSで観察される他の遺伝子点突然変異やコピー数異常について詳細に検討されている[1]．今後，これらがバイオマーカーとして，同時に治療標的として応用されることが期待される．

1) Fabbri G, et al：J Exp Med. 2013；210(11)：2273-88.

黒田純也

B-4 ヘアリーセル白血病

B細胞性腫瘍

柴山浩彦

1 はじめに

ヘアリーセル白血病（hairy cell leukemia；HCL）は、低悪性度のB細胞性リンパ増殖性疾患である。HCLは、1958年にBouroncleらにより、leukemic reticuloendotheliosisという疾患単位としてその最初の記載がなされている[1]。また不整な細胞突起を有する腫瘍細胞の形態をもとに、hairy cell leukemiaという疾患名が1966年にSchrekとDonnellyによってつけられた[2]。

わが国においては非常に稀な疾患であるが、他の慢性リンパ増殖性疾患とはその病態や治療法において明らかに異なった特徴を有している疾患である。細胞表面に細長い細胞突起を有する腫瘍細胞（HCL細胞）が血液中に出現し、脾腫と汎血球減少が高率に認められる。

治療法についても、インターフェロン（interferon；IFN）、プリンアナログ、抗体薬（リツキシマブ）の高い有効性が示されている。

また、2011年に*BRAF*遺伝子変異（V600E変異）がHCLの全例に認められることが報告され、診断、治療への応用が始まっている。

本項では、HCLの病態、診断、治療について最近の進歩も含めて概説する。

2 病態

HCL細胞の起源は長い間不明であったが、現在では、細胞表面に発現している特異抗原の免疫学的解析あるいは免疫グロブリン遺伝子再構成の解析、さらに遺伝子発現プロファイルの結果から[3]、HCL細胞はメモリーB細胞の腫瘍化であると考えられている。

現在まで、腫瘍化の病因として明らかなものは知られていない。HCLの発症頻度は、日本を含むアジアやアフリカでは非常に低いが、欧米では比較的高く、米国では全白血病の2～3％に当たるとされており、年間100万人当たり3.5人発症する。男女比は、4～5：1で男性に多く、診断時の平均年齢は50～55歳の中年期以降である。

HCL細胞は分裂像が得られにくく染色体分析を行うのは難しいが、CD40に対する抗体などを用いて細胞を分裂させ染色体分析を行うと、染色体異常を認める症例がある。しかし、HCLに特異的な染色体異常はなく、他の白血病でみられる転座型の染色体異常はほとんどみられない。異常が最も多くみられるのは5番染色体である（30～40％の症例）。トリソミーなどの数の異常や5q13を含んだ部位の欠失などの構造異常がみられる[4]。

HCL細胞の腫瘍化の分子機構の解明については、2011年に大きな発見が報告された[5]。1人のHCL患者の末梢血から得たHCL細胞と正常細胞を全エクソン解析で比較したところ、HCL細胞のみに5つの遺伝子の変異が認められた。その中で、細胞の増殖に関係する*BRAF*遺伝子に着目し、他のHCL 47症例の*BRAF*遺伝子の変異の有無を調べたところ、全例に最初の症例と同じ*BRAF* V600E変異を認めた。

ついで195例のほかの成熟型B細胞性リンパ増殖性疾患について、*BRAF*の遺伝子変異が検索されたが、1例も変異が認められなかった。さらに、HCL細胞において、*BRAF*のシグナル伝達の下流に位置する

MEKやERKのリン酸化の状態をウェスタンブロット法にて確認したところ、いずれも活性化された状態であることが確認され、HCL細胞では*BRAF*が活性化変異をきたしたことで、RAF-MEK-ERKの細胞増殖シグナル伝達系が恒常的に活性化されていることが示された。また、HCLの細胞突起については、細胞骨格を調節する機能を持つsmall G蛋白のRhoA, Rac1, Cdc42がHCLでは活性化されており、それがHCL細胞に特徴的な細長い細胞突起と関連することが報告されている[6]。

HCL患者にみられる臨床症状は、脾腫と血球減少に伴うものが主である。脾腫は80～90％の症例に認められ、70～80％の症例に血球減少がみられるとされてきた。リンパ節腫脹、骨融解、皮膚浸潤などの症状はあまりみられない（5％未満）。また、HCLでは高率に骨髄の線維化が認められる。これは、HCL細胞が産生するフィブロネクチンとHCL細胞由来のTGF-β_1の刺激で線維芽細胞が産生するⅢ型コラーゲンによるもので、Ⅰ型コラーゲンが増加する原発性骨髄線維症とは異なる。HCL患者にみられる易感染性の原因は、好中球減少のみではなく、単球の減少、好中球・単球の機能異常、NK細胞の異常、T細胞の異常などによるとされている。これらの免疫異常により、通常の細菌による感染症のみならず、非定型抗酸菌症、ニューモシスチス肺炎、真菌症などのimmunocompromized hostにみられる日和見感染症を合併する。感染症が、HCL患者の死亡原因となることが多い。

3 診断

HCLの診断は、その名前の由来となっている形態上特徴的な、細長い細胞突起を有する腫瘍細胞（HCL細胞）の同定を位相差顕微鏡などにより行うことによってなされる。風乾した塗抹標本では、細胞突起がはっきりしないことがあるが（図1A）、自然乾燥で作製した塗抹標本ではわかりやすい（図1B）。さらに位相差顕微鏡を用いて観察すれば明らかである（図2）。図3に示すように、風乾して作製したギムザ標本において、HCL細胞は細胞の大きさ（直径10～25μm）やN/C比にばらつきがみられ、細胞質は弱好塩基性を示し、細胞表面に突起がみられる。顆粒はないことが多いが、時にアズール顆粒がみられる。核の形は円形、卵円形、腎形、双葉、クローバ状を示し、核の染色性はクロマチンの凝集は少なく、成熟リンパ球の核より

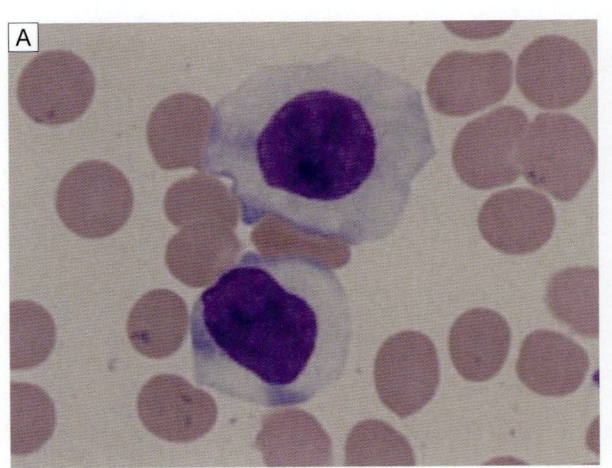
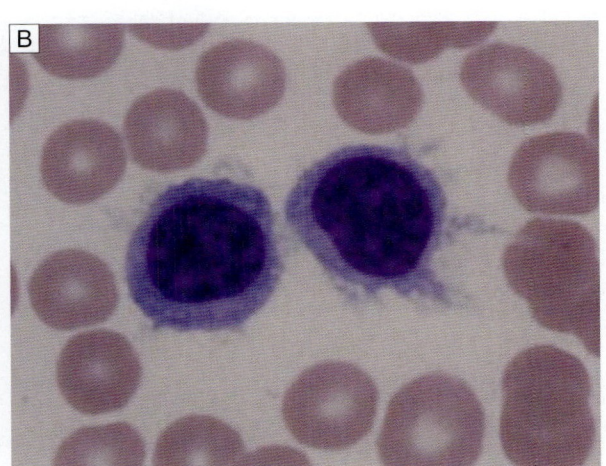

図1 ▶ HCL細胞（ギムザ染色）
A：風乾して作製した塗抹標本
B：自然乾燥して作製した塗抹標本

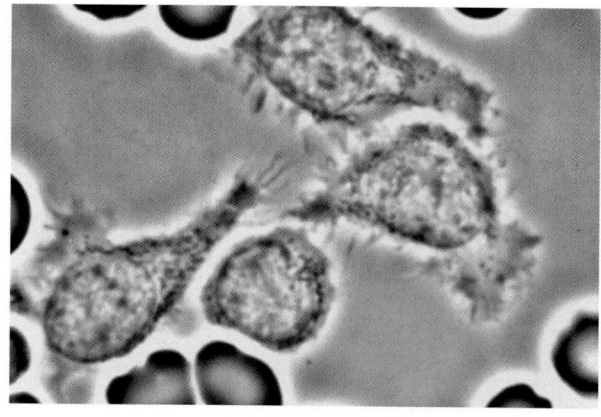

図2 ▶ HCL細胞（位相差顕微鏡）
HCL細胞を位相差顕微鏡で観察すると，細長い細胞突起を有していることがわかる

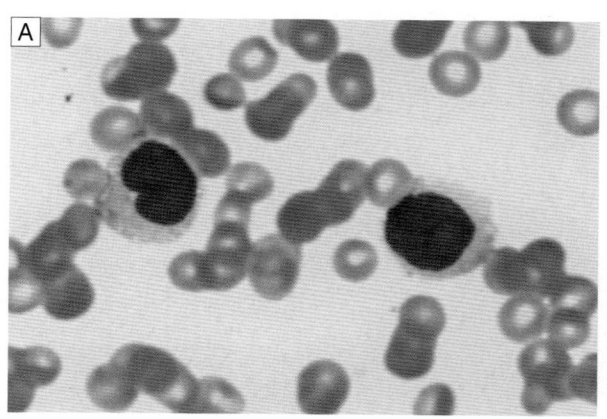 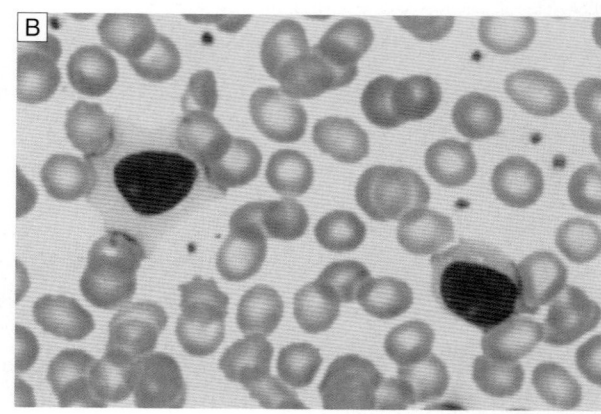

図3 ▶ HCL細胞（ギムザ染色）
A：HCL細胞〔typical HCL case．典型（欧米型）〕は，単球様の形態を示し，核は変形し，細胞質は灰青色である
B：日本型HCL細胞（HCL-Japanese variant case）は大リンパ球様の形態を示し，核は円形，細胞質は淡青色である

明るく染まる。核小体は認められないことが多い。

細胞化学染色として酸ホスファターゼ染色があり，HCL細胞では強陽性を示す。HCL細胞の酸ホスファターゼは，酒石酸抵抗性を示すアイソザイムであり，酒石酸抵抗性酸ホスファターゼ染色（TRAP）強陽性の所見は，鑑別診断に有用な所見である（図4）。

また，HCL細胞は，特徴的な表面抗原を発現しているので，フローサイトメトリーなどにより，発現している表面抗原を解析することによって，末梢血液中や骨髄中の腫瘍細胞の割合が少数であっても，HCL細胞の同定を行うことができるようになった。また，表面マーカーの解析は，HCL variantや他の成熟型B細胞性リンパ増殖性疾患との鑑別にも有用である。以下に，HCL細胞の鑑別に必要な表面抗原について述べる。

HCL細胞は，膜表面免疫グロブリン（SIg）（IgM$^{+/-}$，IgG，IgD，IgAタイプ）とB細胞抗原のCD19，20，22を発現している。また，IL（interleukin）-2レセプターα鎖（CD25）とインテグリン分子の一部であるCD11cを発現している。CD11cは通常，単球，好中球に発現している抗原である。粘膜付属リンパ球に発現するCD103も陽性である。逆に，他のB細胞性リ

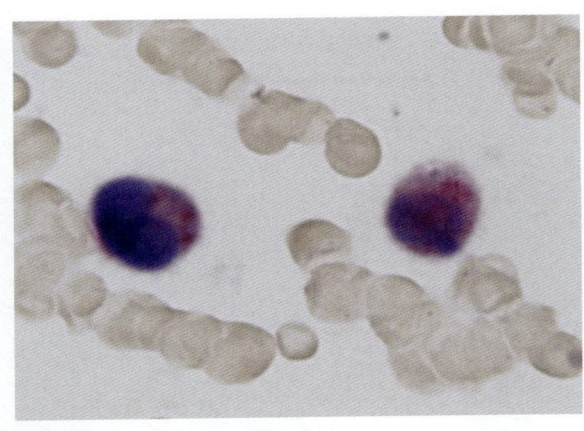

図4 ▶ HCL細胞（TRAP染色）
TRAP染色で，HCL細胞は陽性に染色される

ンパ増殖性疾患でみられることのあるCD5，CD10，CD23は陰性である．以上のことより，HCLの診断に有用な表面マーカーをまとめると，$CD5^-$，$CD10^-$，$CD23^-$，$CD11c^+$，$CD25^+$，$CD103^+$である（**表1**）．

また，HCL細胞の全例に*BRAF* V600E変異を認めることから，今後，HCLが疑われる症例において腫瘍細胞の*BRAF* V600E変異の検出を行うことで容易に診断できるようになると思われる．

HCLと鑑別すべき疾患としては，リンパ節腫脹が目立たず，脾腫を認めるリンパ増殖性疾患が挙げられる．特に，腫瘍細胞に細胞突起がみられる脾臓辺縁帯B細胞リンパ腫（splenic marginal zone B-cell lymphoma；SMZL）との鑑別は難しい．SMZL細胞はHCL細胞よりも小さく，核クロマチンがより強く凝集し，細胞質は強い好塩基性を示す．細胞突起の数は少なく繊細である．表面マーカーは，**表1**に示す通りである．SMZL細胞は骨髄浸潤をきたすことは少なく，脾臓への浸潤は，赤脾髄，白脾髄両方にみられる．

また，HCL症例の中で（約10％），典型的なHCLとはいくつかの異なった特徴を有するvariant型の存在が知られており，HCL-variantと名づけられ，区別されている．Matutesらが52例のHCL-variantの特徴をまとめているが[7]，それによると，典型HCLと異なる点は，HCL-variantは，典型HCLよりも高齢者に発症し（平均年齢71歳），男女比も1.6：1と典型HCLほど偏りはみられない．末梢血中の白血球数（腫瘍細胞含む）は増えていることが多い．好中球，単球の減少はみられない．腫瘍細胞のTRAPは陰性のこともある．表面マーカーは，$CD5^-$，$CD10^-$，$CD23^-$，$CD11c^+$，$CD25^-$，$CD103^{+/-}$であり，CD25が陰性なのが，典型HCLとは明らかに異なる（**表1**）[8]．また，IFNやプリンアナログに対する

表1 ▶ HCL，HCL-variant，SMZLの表面マーカーによる鑑別

antigen	HCL	HCL-variant	SMZL
CD19/20/22	＋	＋	＋
HLA-DR	＋	＋	＋
surface Ig	＋	＋	＋
CD11c	＋	＋	±
CD25	＋	－	±
CD103	＋	±	±
CD23	－	－	±
CD3/4/8	－	－	－
CD5	－	－	±
CD10	－	－	±

SMZL：splenic marginal zone B-cell lymphoma （文献8より引用改変）

反応性は悪く，生命予後も典型HCLより悪い。このHCL-variantでは*BRAF* V600E変異が認められないことが報告されている。

　MachiiらによりわがでのHCL症例40例の解析がなされているが[9]，その中の9例は典型HCL症例で，残りのうち29例は典型HCLとは特徴が異なり，HCL-Japanese variantと名づけられている。典型HCLと異なる点は，患者の平均年齢が64.9歳と高く，男女比は0.71：1と女性に多く，白血球数は増加している例が多いことである。TRAPは弱陽性で，CD25は陰性である。また，IFN-αへの反応性も悪い。これらのデータは，MatutesらのまとめたHCL-variantの特徴と似ている部分も多く，欧米と比べてわが国ではvariant型のHCL症例が多いと考えられる。HCL-Japanese variantの症例においても*BRAF* V600E変異の有無を検討したが陰性であった。

4 治療

　HCLの治療方針の決定については，図5に示す通り，脾腫による腹部の圧迫症状や血球減少に伴う貧血，出血傾向，易感染性などの症状を認めたり，発熱，体重減少，夜間盗汗などのB症状を認めたりする場合などが，治療適応となる。

　治療法については，約30年前にIFN-αが，引き続いて約20年前からプリンアナログ〔デオキシコホルマイシン（dCF），2-クロロデオキシアデノシン（2-CdA）〕がHCLに使用されるようになり，劇的な効果を示すことが明らかとなった[10]。それまでは，摘脾が血球減少の改善，脾腫に伴う腹部症状の改善を期待して行われていたが，寛解はほとんど得られず，生存期間の延長も得られなかった。現在では，治療適応となるHCL患者に対しては，まずはdCFか2-CdAのどちらかで治療されることとなるが，治療期間が短いことや治療効果の高さから2-CdAが先に選択されることが多い。IFN-α，プリンアナログ（dCF，2-CdA）の投与スケジュールと治療効果などの要約を表2に示す。

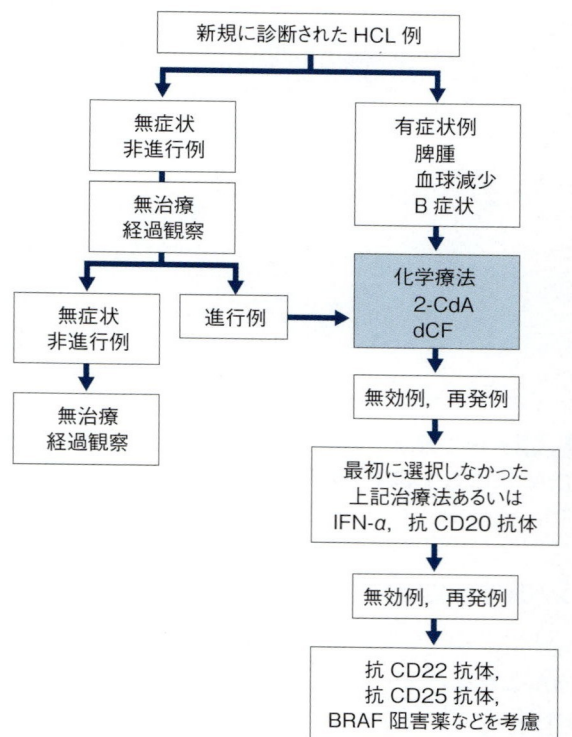

図5 ▶ HCL症例の治療方針
有症状例が治療適応となり，2-CdAあるいはdCFが第一治療薬として選択される

　また，抗CD20抗体のリツキシマブのHCLに対する有効性も報告されており，プリンアナログによる治療効果が不十分な場合や早期に再発をきたした場合に，リツキシマブは単剤あるいはプリンアナログとの併用にて用いられる。

　プリンアナログ2剤の長期の有効性，安全性についてのデータは表3に示す。これらの試験の成績をみると，プリンアナログの治療効果は比較的長く持続し，再発しても再度プリンアナログの治療が有効であることがわかる。ただし，晩期の副作用として二次癌が比較的多く認められるのが問題である。上記の薬剤に対して難治性となったHCL症例については，シュードモナス毒素を結合した抗体薬（抗CD22抗体および抗CD25抗体）が以前から開発中であり，有効性が示されている。

　さらに，すべてのHCL症例において活性化型

表2 ▶ HCLの治療法の比較

	IFN-α	dCF	2-CdA
投与法	2MU/m²あるいは3MUを連日あるいは週3回筋注あるいは皮下注	4mg/m²を2週間おきに静脈内投与	0.09mg/kg/日を24時間持続点滴（1週間）
治療期間	1年以上	3～6カ月	1週間
治療効果	CR：約15% PR：約55%	CR：約80% PR：約15%	CR：約90% PR：約10%
主な副作用	インフルエンザ様症状 全身倦怠感 精神・神経症状	骨髄抑制 嘔気 長期間にわたる細胞性免疫不全	骨髄抑制 感染症によらない発熱 長期間にわたる細胞性免疫不全

（文献11より引用改変）

表3 ▶ プリンアナログ2剤の長期の治療成績

HCLに対するdCF治療の長期成績

論文著者	発表年度	症例数	寛解率 CR(%)	寛解率 PR(%)	寛解率 ORR(%)	フォローアップ期間の中央値（月）	再発率(%)	二次癌の頻度(%)	長期の成績
Flinn	2000	241	72	N/A	N/A	111.6	13	16	10年時点のOS：81%,RFS：67%
Maloisel	2003	238	79	16	95	63.5	15	7	10年時点のOS：88.7%,DFS：68.8%
Dearden	2011	188	82	14	96	192	44	13	5年時点のDFS：77%

HCLに対する2-CdA治療の長期成績

論文著者	発表年度	症例数	寛解率 CR(%)	寛解率 PR(%)	寛解率 ORR(%)	フォローアップ期間の中央値（月）	再発率(%)	二次癌の頻度(%)	長期の成績
Saven	1998	358	91	7	98	58	26	8	4年時点のOS：96%
Goodman	2003	209	95	5	100	84	36	22	9年時点のOS：97%
Jehn	2004	44	98	2	100	102	39	18	12年時点のOS：79%,DFS：36%
Chadha	2005	86	79	21	100	116.4	36	17	12年時点のOS：87%,PFS：54%

（文献10より引用）

*BRAF*変異が認められることから，BRAF阻害薬，*BRAF* V600E変異に対する阻害薬やBRAFの下流分子のMEKを抑制するMEK阻害薬などの有効性が期待されており，既にほかの癌種に対して用いられているBRAF阻害薬のベムラフェニブが既存の治療に抵抗性となったHCL症例に対して有効であったという1例報告がなされている[12]。

5 おわりに

HCLの病態，診断，治療について，現在までに得られている知見につき概説した。HCLは非常に稀な慢性型B細胞性リンパ増殖性疾患の一亜型であるが，正しい診断が得られれば，高率に寛解が得られる治療法を選択することが可能である。また，BRAF V600E変異が発見されたことによって，HCLの診断，治療は大きく変わっていくことが予想される。

● 文 献

1) Bouroncle BA, et al：Blood. 1958；13(7)：609-30.
2) Schrek R, et al：Blood. 1966；27(2)：199-211.
3) Basso K, et al：J Exp Med. 2004；199(1)：59-68.
4) Wu X, et al：Genomics. 1999；60(2)：161-71.
5) Tiacci E, et al：N Engl J Med. 2011；364(24)：2305-15.
6) Zhang X, et al：Int J Hematol. 2003；77(3)：263-73.
7) Matutes E, et al：Leukemia. 2001；15(1)：184-6.
8) Johnston JB：Wintrobe's clinical hematology. 11th ed. Greer J, et al, ed. Lippincott Williams & Wilking, 2003, p2465-84.
9) Machii T, et al：Leukemia. 1993；7(2)：181-6.
10) Maevis V, et al：Blood Cancer J. 2014；4：e184.
11) Andrey J, et al：Leuk Res. 2001；25(5)：361-8.
12) Dietrich S, et al：N Engl J Med. 2012；366(21)：2038-40.

B5 濾胞性リンパ腫

第8章 B細胞性腫瘍

伊豆津宏二

1 はじめに

濾胞性リンパ腫（follicular lymphoma；FL）は，代表的なインドレント（緩徐進行型）B細胞リンパ腫である。大部分の患者が進行期で診断されるが，一般に進行が緩徐であるため，数年にわたり腫瘤の増大がみられないこともある。一方，治療により多くの患者で寛解が得られるが，いずれ再発をきたすことが多く，治癒をめざすのが困難である。また，経過中に組織学的形質転換（HT）をきたし，アグレッシブ（急速進行型）リンパ腫としての治療を必要とすることもある。

リツキシマブが導入された2000年代以降，FL患者の予後（生存期間）の改善がみられている。また，様々な新規治療薬が開発されており，これらを組み合わせた治療を行っていくことにより，さらなる予後の改善が期待される。

2 診断

典型的なFLのリンパ節病変では，centrocyte（small cleaved cell）と大型のcentroblastからなる腫瘍性胚中心がみられる。腫瘍性胚中心では，正常胚中心とは異なり極性がなく，tingible body macrophageを認めない。FLは，腫瘍性胚中心を形成する細胞におけるcentroblastとcentrocyteの比率によりgrade 1，2，3A，3Bの4つの組織学的グレードに分類されている（**表1**）。一般的にgrade 1～3Aを通常のFLとして扱い，grade 3Bをアグレッシブリンパ腫として扱う（米国ではgrade 1～2を通常のFL，grade 3全体をアグレッシブリンパ腫とすることが多い）。

表1 ▶ FLの組織学的グレード

grade	定義
1	0～5 centroblast／高倍率視野
2	6～15 centroblast／高倍率視野
3	＞15 centroblast／高倍率視野
3A	濾胞内にcentrocyteが存在する
3B	centroblastのシート状増生

FLの病理組織ではびまん性領域がみられることがあるが，びまん性領域の構成細胞におけるcentrocyteとcentroblastの比率がgrade 1，2相当の場合にはFLの診断にとどまる。一方，grade 3相当の場合にはFLを伴うびまん性大細胞型B細胞リンパ腫〔diffuse large B-cell lymphoma；DLBCL（with FL）〕と診断され，アグレッシブリンパ腫として扱われる。

FLの腫瘍細胞は，免疫組織化学やフローサイトメトリーでCD19，CD20，CD22，CD79aなどの汎B細胞抗原とともに，CD10，BCL6などの胚中心B細胞抗原が陽性となる。また，正常の胚中心B細胞がBCL2陰性であるのに対して，FLでは通常BCL2陽性となる（一部例外的にBCL2陰性FLがある）。

フローサイトメトリーでは軽鎖制限がみられ，κ，λのいずれかが陽性となる。Ki67陽性細胞割合は組織学的グレードと相関する。grade 1，2ではKi67陽性細胞割合が＜20％であることが多いのに対して，grade 3では＞20％となることが多い。

細胞遺伝学的には，G分染法でt(14;18)(q32;q21)がみられ，fluorescence in situ hybridization（FISH）法で*BCL2-IGH*転座がみられるのが特

徴的である。一部の患者ではBCL2と免疫グロブリン軽鎖遺伝子との転座がみられる。grade 3B症例ではBCL2-IGH転座陽性例の割合が少なく，代わりにBCL6転座の割合が多い。

3 病期診断

FLは，Ann Arbor分類でステージⅢ以上の進行期で診断されることが多い。また，骨髄浸潤の頻度が高い（50～70％）。病期診断の際には，他の組織型と同様にPET-CT（positron emission tomography-computed tomography）を用いることが推奨される。FLの病変では，SUVmax（maximum standardized uptake value）が10以下となるのが一般的であり，FLの患者でSUVmax 20以上の病変を認める場合には，初発時・再発時を問わず組織学的形質転換の可能性を考える必要がある。骨髄検査においては，骨梁周囲のFL細胞浸潤を検出するため，骨髄生検を行うことが推奨されている。また，フローサイトメトリーを併用して骨髄浸潤の有無を評価する。

4 予後予測モデル

代表的なFLの予後予測モデルには，濾胞性リンパ腫国際予後指数（Follicular Lymphoma International Prognostic Index；FLIPI）とFLIPI2とがある。FLIPIは，リツキシマブ導入前に治療を受けた患者のデータをもとにつくられた全生存期間の予測モデルである（表2）[1]。リツキシマブ導入以後に診断されたFL患者における予後層別化も可能である（表3）[2]。FLIPI2は，リツキシマブを含む初回治療を受けた患者のデータをもとにつくられた無増悪生存期間の予測モデルである。FLIPI2ではβ_2-microglobulin＞正常値上限，最大リンパ節病変長径＞6cm，骨髄浸潤有，年齢＞60歳，ヘモグロビン（Hb）＜12g/dLが予後不良因子である[3]。FLIPIやFLIPI2は，臨床研究の患者背景の記載やその比較に有用であるが，治療開始を含む治療の層別化における有用性は確立していない。

最近，FLIPIの臨床的予後因子に，FLに繰り返しみられる7遺伝子（EZH2，ARID1A，MEF2B，EP300，FOXO1，CREBBP，CARD11）の変異の有無の情報を加えた予後予測モデル（m7-FLIPI）も提唱されている[4]。現時点ではこれらの遺伝子変異を日

表2 ▶ FL国際予後指数

予後因子	リスクグループ
・年齢＞60歳 ・Ann Arbor病期ⅢまたはⅣ ・Hb＜12g/dL ・血清LDH＞正常上限値 ・病変節性領域数＞4	・低リスク：予後因子数　0～1 ・中間リスク：予後因子数　2 ・高リスク：予後因子数≧　3

（文献1より引用）

表3 ▶ FL患者（診断：2004～2007）のFLIPIリスク群ごとの2年全生存割合と2年無増悪生存割合（US National Lymphocare Study）

リスク群	リスク因子数	患者の割合	2年OS	2年PFS
low	0～1	35%	98.1%	84.4%
intermediate	2	30%	93.5%	72.1%
high	3～5	34%	86.6%	64.9%

（文献2より引用）

常診療で検査することはできないが，従来の臨床的予後因子のみを用いた予後予測モデルよりも予後不良群を明瞭に予測できるといわれている。

5 GELF 高腫瘍量規準，治療開始の規準

進行期FLの患者では，全身症状や局所圧迫または臓器浸潤による臓器障害，骨髄浸潤による血球減少症など，治療を要する合併症をきたしていない場合，直ちに治療を開始せず，経過観察（watchful waiting）を行うことが可能である。逆に，これらの症状・合併症をきたした場合には治療開始が必要となる（**図1**）。

また，無症状であっても病変増大速度がはやい場合や，腫瘍径が大きい場合には，近いうちに症状を呈することが予想されるため，治療開始が検討される。臨床試験ではBNLI（British National Lymphoma Investigation）の規準[5]や，GELF（Groupe d'Etude des Lymphomes Folliculaires）の高腫瘍量（high-tumor burden）の規準（**表4**）[6]が治療開始規準として用いられている。実地診療における治療開始の判断においてもこれらが参考として用いられる。

6 組織学的形質転換

FLの経過中にDLBCLを生じることをHTと呼ぶ。FLの患者では1年間に2～3％の頻度でHTが生じるとされている。HTをきたしたFLでは全生存期間中央値が1～2年ときわめて予後不良という報告がこれまで多かったが[7,8]，最近の米国での前向き観察研究ではHT後の全生存期間中央値がそれぞれ50カ月や5年と報告されており，従来の報告よりも予後良好であることがわかってきた[9,10]。

R-CHOP療法（リツキシマブ，シクロホスファミド，ドキソルビシン，ビンクリスチン，プレドニゾロ

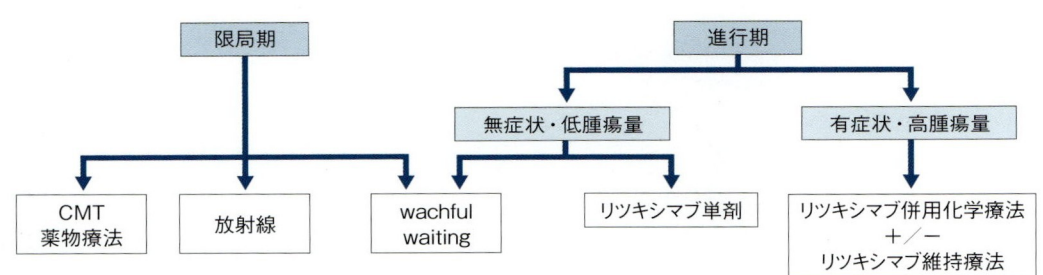

図1 ▶ 未治療FLに対する治療選択の考え方
〔日本血液学会，編：造血器腫瘍診療ガイドブック2013年版 第1.2版（Web版）（http://www.jshem.or.jp/gui-hemal/2-1.html#algo）より一部引用改変〕

表4 ▶ BNLIによるFLの治療開始規準とGELFによるFLの高腫瘍量の規準

BNLI治療開始規準	GELF高腫瘍量規準
・瘙痒症またはB症状	・3以上の節性領域で≧3cmの病変
・最近3カ月の急速な腫瘍増大	・巨大腫瘤≧7cm
・臓器病変による臓器障害	・B症状
・骨髄浸潤による血球減少	・脾腫
・骨限局性病変	・胸水・腹水
・腎病変	・血球減少
・肝病変（CTで確認可能）	・白血化（＞5,000/μL）

（文献6より引用）

ン）後にHTをきたした患者では，全生存期間中央値1年以内ときわめて予後不良であったが，HTに対してR-CHOP療法を行った患者（うち一部は地固め療法として自家移植を実施）では，新規のDLBCLと同じ程度の良好な予後であった[9]。

FLの再発時にはHTの可能性を念頭において極力生検を行うことが望ましい。しかし，アプローチ困難な部位では再生検が困難である。急速なLDH上昇，一部のリンパ節病変の急速な増大，通常みられない節外病変（肝，骨，筋，脳など），B症状（発熱，盗汗，体重減少），高カルシウム血症などが新たに出現した場合には，臨床的にHTと考えて対応する必要がある[7]。

再発時のPET-CTもHTの有無の判断に有用であり，SUVmaxが20～30など高い部位を狙って生検することも勧められる。

HT例では一般的にアグレッシブリンパ腫としての治療が必要である。自家移植や同種造血幹細胞移植の意義も示唆されている[11-14]。

7 治療

1．未治療進行期FLの治療

①有症状・高腫瘍量FLに対する初回治療

治療を必要とする進行期FLでは，R-CHOP療法や，R-CVP療法（リツキシマブ，シクロホスファミド，ビンクリスチン，プレドニゾロン）などのリツキシマブ併用化学療法を行う。FLでは，初回化学療法にリツキシマブを併用することで全生存期間が延長することが，複数の無作為化対照比較試験により示されている[15, 16]。

今のところ，進行期FLに対する最適な初回リツキシマブ併用化学療法は定まっていないが，日本ではR-CHOP療法，R-CVP療法のいずれかが選択されることが多い。未治療進行期FLを対象としてR-CVP療法，R-CHOP療法，R-FM療法（リツキシマブ，フルダラビン，ミトキサントロン）（日本では未治療FLに対するフルダラビンは未承認）を比較したFOLL05試験において，R-CHOP療法はR-CVP療法よりも治療成功期間が長い一方で，血液毒性などの有害事象が多く，両者で全生存期間に差はみられなかった[17]。

なお，R-FM療法はR-CHOP療法と同様に治療成功期間が長かったが，他と比較して好中球減少症を含む血液毒性や二次発癌の頻度が高かった[17]。

進行期FLに対する初回治療としてベンダムスチン（bendamustine），リツキシマブ併用（BR）療法も評価されている（日本では未治療FLに対するベンダムスチンは2016年3月時点で未承認）。進行期未治療インドレントB細胞リンパ腫とマントル細胞リンパ腫を対象としたBR療法とR-CHOP療法の無作為化対照比較試験では，BR療法群の無増悪生存期間が有意に長く，血液毒性と，感染症，神経毒性，脱毛などの非血液毒性はBR療法のほうが軽度であった。一方，皮膚反応やリンパ球減少症がBR療法において多くみられた[18]。

初回治療が奏効した患者では，リツキシマブ維持療法が治療選択肢となる。PRIMA試験では，高腫瘍量の初発進行期FLでリツキシマブ併用化学療法奏効例を対象として，リツキシマブ維持療法（$375mg/m^2$，8週ごと，2年間）と経過観察群の無増悪生存期間が比較されたが，リツキシマブ維持療法群の無増悪生存期間が優れていた[19]。この試験を根拠として日本でもリツキシマブ維持療法が承認されている。しかし，QOL（quality of life）は両群で同等で，維持療法群で軽症感染症の頻度が高かった。また，全生存期間の延長効果は示されていない[20]。

②無症状・低腫瘍量FLに対する治療方針

無症状・低腫瘍量のFLでは，無治療でwatchful waitingを行うというのが従来の標準的な管理方針のひとつであった。英国で行われた無症状の初発進行期の低悪性度リンパ腫の患者を対象とした無作為化対照比較試験で，watchful waiting群と，診断後直ちにchlorambucil（経口アルキル化薬）を開始する群とで全生存期間に差がなかったことがその根拠のひとつと

なっている[5]）。リツキシマブ導入後に行われた前向き観察研究でも，低腫瘍量の進行期FLの患者に対するwatchful waitingが妥当な方針であることが示唆されている[21]）。

　無症状・低腫瘍量のFLに対するもう1つの選択肢としてリツキシマブ単剤療法が挙げられる。GELF規準で低腫瘍量の未治療FLの患者を対象としたリツキシマブ単剤療法（375mg/m^2，週1回×4）の第Ⅱ相試験では，治療終了1カ月後の奏効割合，完全奏効割合はそれぞれ73％，27％であった[22]）。無増悪生存期間は対象全体で23.5カ月（中央値），完全奏効が得られた患者では51.0カ月，部分奏効の患者では23.0カ月であった[23]）。

　未治療FLの低腫瘍量例を対象としてwatchful waiting，リツキシマブ単剤寛解導入療法のみ（週1回×4），リツキシマブ単剤寛解導入療法＋維持療法（2カ月に1回，2年間）の3群で，次治療開始までの期間（TTNT）とQOLを比較する無作為化対照比較試験が行われ，TTNTやQOLの点でwatchful waiting群よりリツキシマブを含む治療群が優れていることが示唆された。しかし，全生存期間には差がなかったことから，watchful waitingの意義を否定する結果とは言えない[24]）。

③限局期FL

　一般的に，限局期FLに対しては局所放射線療法を行うことが推奨されており，一部の患者で治癒が期待できる[25]）。しかし，限局期FLでwatchful waitingが選択された患者の後方視的解析では，他の報告と比較して予後に大きな差はみられなかった[26]）。また，米国の前向き観察研究でも，限局期FLに対する放射線療法の意義を積極的に支持する結果は示されなかった[27]）。放射線療法による短期的・長期的な副作用は部位により異なり，一般的に限局期FLに対する放射線療法の適応は，効果と副作用のバランスを考慮して決められる。

2．再発FLの治療

　再発・治療抵抗性FLに対する治療選択肢には，様々な抗腫瘍薬や放射線療法が含まれる。再発・治療抵抗性FLが適応症に含まれる治療薬としてフルダラビンやクラドリビンなどのプリン誘導体，ベンダムスチン，RI標識抗体薬^{90}Y-イブリツモマブ チウキセタンなどがある。プリン誘導体やベンダムスチンは単剤で，もしくはリツキシマブや他の抗腫瘍薬との併用療法として用いられる。

　このほかに，アグレッシブリンパ腫に対して用いられるような多剤併用化学療法（初回治療にR-CHOP療法が用いられなかった場合，R-CHOP療法も選択肢となる）も再発FLに対して用いられている。造血幹細胞移植は，主に化学療法後の地固め療法として用いられる。再発FLでも無症状・低腫瘍量であれば，watchful waitingやリツキシマブ単剤療法が選択肢のひとつとなる。

　再発・治療抵抗性FLに対する治療は，前治療歴の内容，その奏効期間，患者の状態（年齢，臓器障害，血球減少の程度），患者の希望（入院治療または通院治療の可能性，リスクの高い治療に対する考え方）などを考慮して選択する。前治療の奏効期間が2～3年以上と長い場合には，同じ治療を繰り返し用いても奏効が期待できる。しかし，薬剤耐性のため回数を重ねるごとに奏効割合が低くなり，奏効期間も短くなっていく傾向がある。

3．造血幹細胞移植

　FLに対する自家造血幹細胞移植併用大量化学療法（自家移植）は，主に若年者のサルベージ化学療法感受性再発に対して地固め療法として行われる。サルベージ化学療法のみの場合と比較して無増悪生存期間や生存期間の延長を狙った治療であるが[28]），血液毒性・非血液毒性のため入院が必要である点や，長期的にみると再発が多い点が問題である。FLに対する自家移植は，初回治療の奏効期間が短い場合や，組織学的形質転換をきたした場合などに検討される[14]）。

同種造血幹細胞移植はFLに対して唯一治癒をもたらす可能性のある治療である[29]。自家移植と比較した場合の同種移植のメリットは，腫瘍細胞の混入の恐れがない移植片を用いることと，移植片対リンパ腫（GVL）効果が期待できる点にある。

一方で前処置関連毒性，移植片対宿主病（graft-versus-host disease；GVHD），感染症などによる治療関連死亡が多いことと，慢性GVHDによるQOLの低下がデメリットとなる。最近は，強度減弱前処置がFLに対する同種移植の前処置の中心となっており，50歳代後半～60歳代の患者に対しても同種移植を行うことが可能となっている。しかし同種移植がリスクの高い治療選択肢であることには変わりない。

8 新規治療薬

FLに対する効果が期待される複数の新規治療薬の開発が進んでいる。まず，免疫調整薬であるレナリドミドは，直接的なアポトーシス誘導作用やT細胞，NK細胞などの免疫細胞に対する効果など様々な機序で抗リンパ腫効果があることが示されている。レナリドミドとリツキシマブとの併用療法は，再発FLを対象としてリツキシマブ単剤療法との無作為化対照比較試験，高腫瘍量の未治療FLを対象として従来のリツキシマブ併用化学療法（R-CHOP療法，R-CVP療法，BR療法）との無作為化対照比較試験が行われている。

このほか，各種のB細胞受容体シグナル阻害薬の開発が進んでいる。代表的なものにはPI3キナーゼδ阻害薬idelalisibやBTK阻害薬ibrutinibなどがあり，それぞれFLを含むインドレントB細胞リンパ腫の再発例を対象として，リツキシマブ単剤療法やリツキシマブ併用化学療法などへの上乗せ効果を検証する無作為化対照比較試験が行われている。

また，選択的BCL2阻害薬venetoclaxの臨床試験も進行中である。FLでは再発を繰り返し，原病の進行と血球減少症や免疫不全が予後を規定するため，その予後の改善のためにはcytotoxicな抗腫瘍薬に加えて分子標的薬，特に造血障害の少ない薬剤の登場に対する期待が大きい。

● 文献

1) Solal-Céligny P, et al: Blood. 2004；104(5)：1258-65.
2) Nooka AK, et al: Ann Oncol. 2013；24(2)：441-8.
3) Federico M, et al: J Clin Oncol. 2009；27(27)：4555-62.
4) Pastore A, et al: Lancet Oncol. 2015；16(9)：1111-22.
5) Ardeshna KM, et al: Lancet. 2003；362(9383)：516-22.
6) Sebban C, et al: Blood. 2006；108(8)：2540-4.
7) Al-Tourah AJ, et al: J Clin Oncol. 2008；26(32)：5165-9.
8) Montoto S, et al: J Clin Oncol. 2007；25(17)：2426-33.
9) Link BK, et al: J Clin Oncol. 2013；31(26)：3272-8.
10) Wagner-Johnston ND, et al: Blood. 2015；126(7)：851-7.
11) Williams CD, et al: J Clin Oncol. 2001；19(3)：727-35.
12) Eide MB, et al: Br J Haematol. 2011；152(5)：600-10.
13) American Society for Blood and Marrow Transplantation: Biol Blood Marrow Transplant. 2011；17(2)：190-1.
14) Kuruvilla J, et al: Blood. 2015；126(6)：733-8.
15) Hiddemann W, et al: Blood. 2005；106(12)：3725-32.
16) Marcus R, et al: Blood. 2005；105(4)：1417-23.
17) Federico M, et al: J Clin Oncol. 2013；31(12)：1506-13.
18) Rummel MJ, et al: Lancet. 2013；381(9873)：1203-10.
19) Salles G, et al: Lancet. 2011；377(9759)：42-51.
20) Salles G, et al: Blood (ASH Annual Meeting Abstracts). 2013；122：509.
21) Solal-Céligny P, et al: J Clin Oncol. 2012；30(31)：3848-53.
22) Colombat P, et al: Blood. 2001；97(1)：101-6.
23) Colombat P, et al: Ann Oncol. 2012；23(9)：2380-5.
24) Ardeshna KM, et al: Lancet Oncol. 2014；15(4)：424-35.
25) Seymour JF, et al: J Clin Oncol. 2003；21(11)：2115-22.
26) Advani R, et al: J Clin Oncol. 2004；22(8)：1454-9.
27) Friedberg JW, et al: J Clin Oncol. 2012；30(27)：3368-75.
28) Schouten HC, et al: J Clin Oncol. 2003；21(21)：3918-27.
29) van Besien K, et al: J Clin Oncol. 2000；18(3)：702-3.

> **MEMO** 「濾胞性リンパ腫（FL）の多様性」

　免疫化学療法の導入によってFLの生存予後は遍く改善した。しかしながら，いまだに一部の予後不良症例が存在し，これら予後不良症例の的確な抽出の実現と治療戦略の確立は，今後の重要課題である。近年のゲノムワイドな解析によって，FLでは高頻度に*KMT2D*（*MLL2*），*CREBBP*，*EZH2*などのエピジェネティック制御遺伝子や*TNFRSF14*遺伝子，あるいはJAK-STAシグナル経路，NF-κBシグナル経路に関与する遺伝子に変異が存在し，これらが疾患発症や進行にそれぞれ階層性を持って関与することが明らかになってきた[1,2]。また，FLでは種々の*BCL2*遺伝子変異を診断時に16％，形質転換時には64.5％に認め，これらの症例は早期死亡の高危険群であることが示されているほか[3]，*TP53*，*c-MYC*，*BCL6*，*RAS*，*FAS*，*CDKN2A/2B*遺伝子異常などの形質転換への関与も知られるようになった。これらの異常を反映して形成されるFLの細胞生物学的性格・臨床病理的態度には多様性が存在し，今後，FLのさらなる細分類化と亜型の確立が進められると予想される（表）。

　一方，小児に発症する稀少病態であるpediatric FL，large cell lymphoma with IRF4 rearrangementや，皮膚に発症するprimary Cutaneous follicle center lymphomaなどは，本来，FLとは病態発生学的にまったく異なる独立した疾患単位と考えられ，FLの多様性という観点での議論では対象外とすべきと思われる。

表 ▶ FLの形質学的・分子生物学的・臨床病理学的多様性

- CD10＋BCL2＋t（14；18）BCL2/IGH＋FL
- CD10-negative MUM1＋FL
- BCL2-negative FL
- CD5＋FL
- t（14；18）*BCL2/IGH*-negative FL
- t（14；18）*BCL2/IGH*-positive indolent／extranodal FL of memory B-cell type
- double hit＋indolent FL
- BCL6-translocated FL
- BCL2-mutated FL
- NOTCH-mutated FL
- STAT6-mutated FL
- EZH2-mutated FL

1) Okosun J, et al：Nat Genet. 2014；46(2)：176-81.
2) Green MR, et al：Blood. 2013；121(9)：1604-11.
3) Correia C, et al：Blood. 2015；125(4)：658-67.

黒田純也

第8章 B細胞性腫瘍

B-6 マントル細胞リンパ腫

山本一仁

1 はじめに

マントル細胞リンパ腫（mantle cell lymphoma；MCL）は，1992年Banksらによって独立した病型として提唱されたB細胞リンパ腫の1病型である[1,2]。CD5陽性，CD10陰性，CD23陰性で，染色体転座による細胞増殖周期を制御する蛋白cyclinD1（CCND1）の過剰発現を特徴とするリンパ腫である[3]。

歴史的には，MCLはREAL分類以降に定義された比較的新しい疾患概念である。以前は，diffuse poorly differentiated lymphocytic lymphoma（Rappaport分類），centrocytic lymphoma（Kiel分類），intermediate differentiated lymphocytic lymphoma（modified Rappaport分類），follicular center cell lymphoma，small cleaved-cell lymphoma（Working Formulation分類）などと呼ばれていた。現在では，前述の表面マーカーと染色体転座により分子生物学的に明確に定義されている[3]。

2 発症頻度[4]

わが国での発症頻度は，全悪性リンパ腫の2％程度であり，発症年齢中央値は65～70歳，男女比は3～4：1と高齢男性に多い。米国では全悪性リンパ腫の3％程度であり，リンパ腫に占めるMCLの頻度は大きくは変わらない。ただし，2008年度の世界人口年齢調整罹患率は，日本が10万人当たり0.1であるのに対して，米国は0.5を超えており，罹患率では4～5倍の差がある。

3 病態

リンパ濾胞暗殻（マントル層）由来のナイーブB細胞が腫瘍化すると考えられている。形態学的には，centrocyte様で小～中型の単調なリンパ腫細胞が結節状・びまん性に増生する。形態的な亜型として，blastoid, pleomorphic, small cell, marginal zone-likeの4亜型がある。blastoid, pleomorphicは，aggressive variantと呼ばれ，比較的急速な臨床経過をたどる。

分子遺伝学的には，染色体転座t(11;14)(q13;q32)により，免疫グロブリン重鎖（*IgH*）遺伝子とBCL-1遺伝子，すなわち*CCND1*遺伝子が相互転座し（図1），その結果，*CCND1*が過剰発現する[5]。*CCND1*遺伝子は，*IgH*遺伝子だけではなく，免疫グロブリン軽鎖遺伝子とも転座することが報告されている[6]。この過剰発現には，転座の結果形成された*IgH-CCND1*遺伝子が核小体の近傍に局在することで，豊富なnecleoliが存在する環境とRNA polymeraseⅡの影響下に局在し転写が活性化されることが重要であると報告されている[7]。一方で*CCND1*の過剰発現のみではMCLの発症には十分でなく，遺伝子異常の蓄積が必要と考えられている[8]。

4 遺伝子異常

t(11;14)(q13;q32)転座（図1）に加えて，二次的な染色体異常として，3q26, 7p21, 8q24領域の増幅や1p13-p31, 6q23-q27, 9p21, 11q22-q23, 13q11-q13, 13q14-q34, 17p13-pter領域

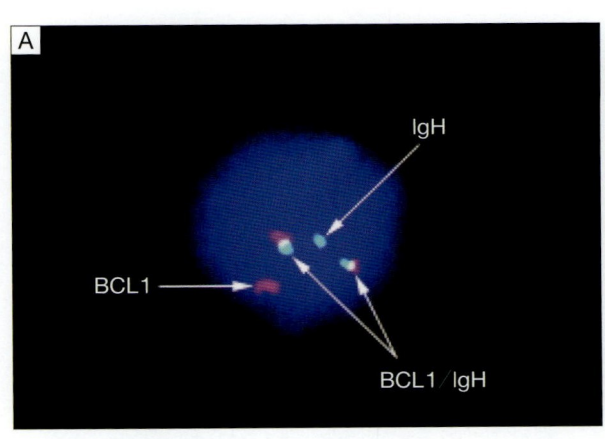 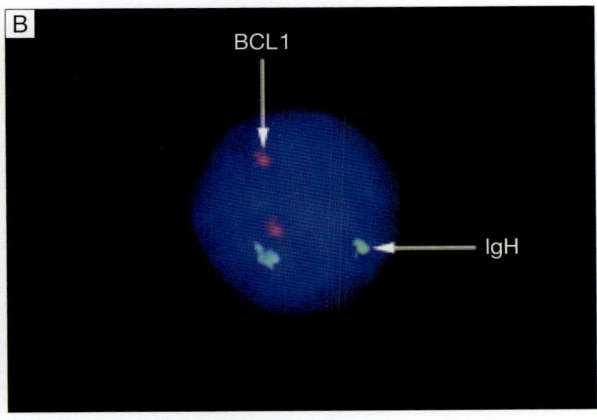

図1 ▶ FISH法によるt（11；14）（q13；q32）転座の検出
A：MCL患者検体
B：正常リンパ球
MCL患者の骨髄穿刺検体を用いて，t（11；14）（q13；q32）転座をFISH法で検出した。正常リンパ球（B）では，*BCL-1*遺伝子（赤），*IgH*遺伝子（緑）がそれぞれ2つ離れて検出されている。MCL患者検体（A）では，転座していない正常の*BCL-1*遺伝子（赤）と*IgH*遺伝子（緑）に加えて，転座により*BCL-1／IgH*融合遺伝子が形成されることで，赤と緑の蛍光が近接・融合し，かつ，一部は赤と緑の合成色である黄色を示す蛍光が検出されている

の欠失が報告されている[9]。

MCLに認められる分子異常として，細胞周期制御〔*CDKN2*（*INK4a／ARF*），*CDK4*〕，増殖・生存・細胞死制御（*MYC*，*BIM*，*BCL-2*），DNA損傷反応制御（*ATM*，*TP53*，*MDM2*）に関わる遺伝子の異常が報告されている。また，全ゲノム解析の結果，*RB1*，*MLL2*，*WHSC1*といった遺伝子に高率に異常が認められている[8, 10]。

発現解析により，細胞増殖に関連する遺伝子群（proliferation signature）が予後と関連していることが示されており，その他，DNA複製や細胞周期制御に関わる遺伝子の発現の異常が認められている。さらに，microRNA（miR-34a）[11]やメチル化[12]がMCLの発症や予後に関連することが報告されている。

本来，リンパ球には発現が認められない転写因子*SOX-11*（sex determining Y-box 11）の発現がMCLに認められること[13, 14]，CCND1陰性MCLでも陽性になること[14, 15]，さらに，予後との関連も報告されていることから[14, 16]，*SOX-11*はMCLの分子マーカーとして注目されている。一方，p53変異やp16欠失を獲得すると，より進行の速いblastoid variantsとなる[17]。

いわゆるindolent MCLのゲノム解析の結果，典型的なMCLは免疫グロブリン重鎖可変領域（IGVH）に体細胞変異が入っていない状態（unmutated）であるのに対して，indolent MCLではIGVHに多数の変異が入っている状態（hypermutated）であること，典型的なMCLに比較してゲノム異常が少ないことが判明した[18]。また，発現解析では，両者は共通の発現パターンを示すが，発現が変動している遺伝子を検索した結果，*SOX-11*が抽出され，indolent MCLでは低発現例が多いという結果であった[18]。なお，indolent MCLの特徴であるnon-nodal MCL（leukemic MCL）とnodal MCLとの比較では，non-nodal MCLでは，リンパ球活性化やミトコンドリア関連遺伝子の発現が上昇しており，逆に，細胞骨格形成，ユビキチン介在蛋白分解，DNA損傷反応に関連する遺伝子の発現が低下していることが報告されている[19]。

5 病理所見[3]

病理組織学的には，リンパ腫細胞がびまん性に浸潤

増殖またはvague nodularと呼ばれる不明瞭な結節性増殖を示す（**図2**）。また，正常のリンパ濾胞中心を取り囲むマントルゾーンが著明に肥厚するマントルゾーンパターンが観察されることもある。MCL細胞は，小〜中型の細胞であり，核不整は軽度から高度のものまで様々，核小体は不明瞭である。他の低悪性度B細胞リンパ腫に比較して，腫瘍細胞が単調，均質であること（monomorphic pattern）が，診断的価値が高い所見であると言われている。

形態的亜型として，blastoid, pleomorphic, small cell, marginal zone-likeの4亜型がある。このうち，blastoid, pleomorphicは高悪性度型（aggressive variant）としてまとめられている。

免疫学的表現型は，CD5陽性，CD10陰性，CD23陰性，BCL-6陰性，BCL-2陽性，CCND1陽性，IgD陽性である（**図2, 3**）。特にCCND1陽性は診断的価値が高い。他の低悪性度B細胞リンパ腫と比較した免疫染色パターンを**表1**に示した。

6 臨床症状

進行期である臨床病期ⅢまたはⅣ期で発症する場合がほとんどである（約90％）。病変部位はリンパ節が主である。節外病変として，骨髄・末梢血，脾臓，消

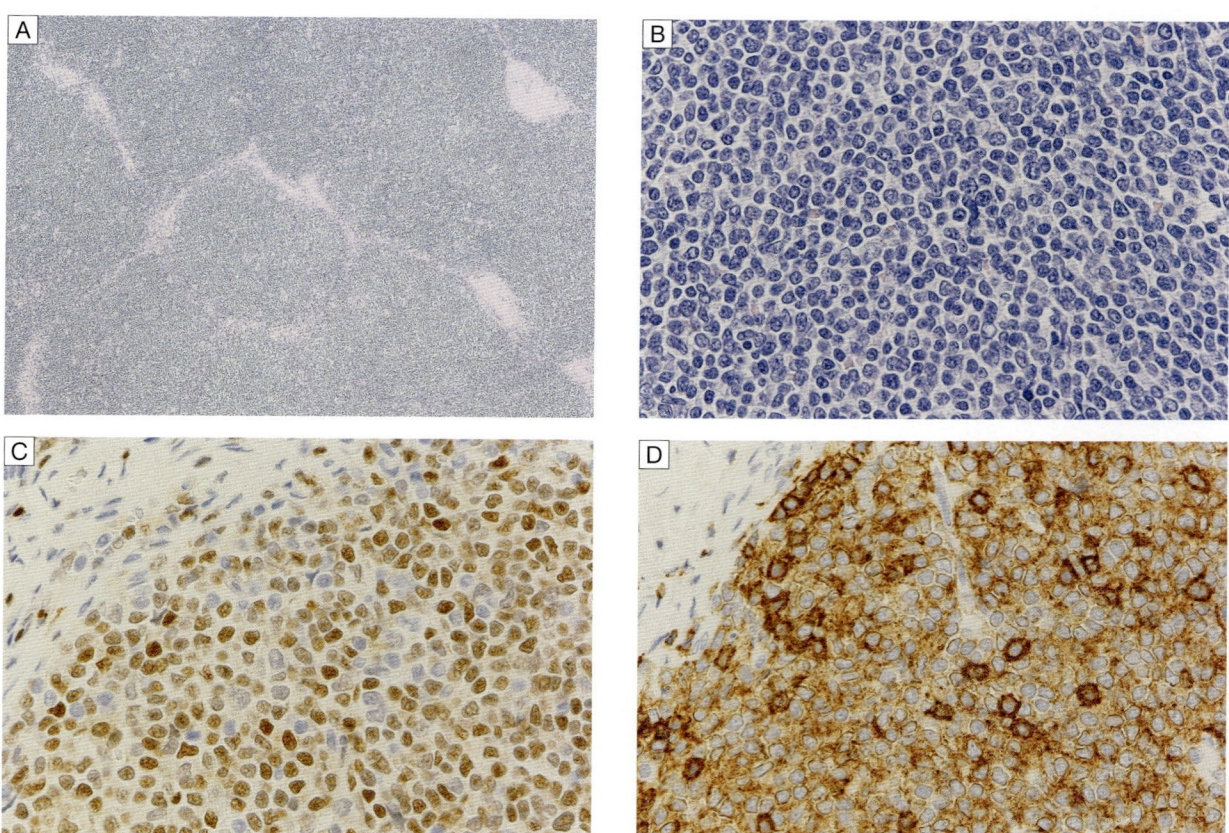

図2 ▶ MCLのリンパ節生検標本病理像
A（HE弱拡大）：不明瞭な結節性増殖，びまん性増殖像を示している
B（HE強拡大）：centrocyte類似の，均質感のある小〜中型細胞が増殖している
C：CCND1は核に陽性である
D：CD5は細胞膜／細胞質に陽性である

（愛知県がんセンター中央病院 遺伝子病理診断部・谷田部恭先生のご厚意により提供）

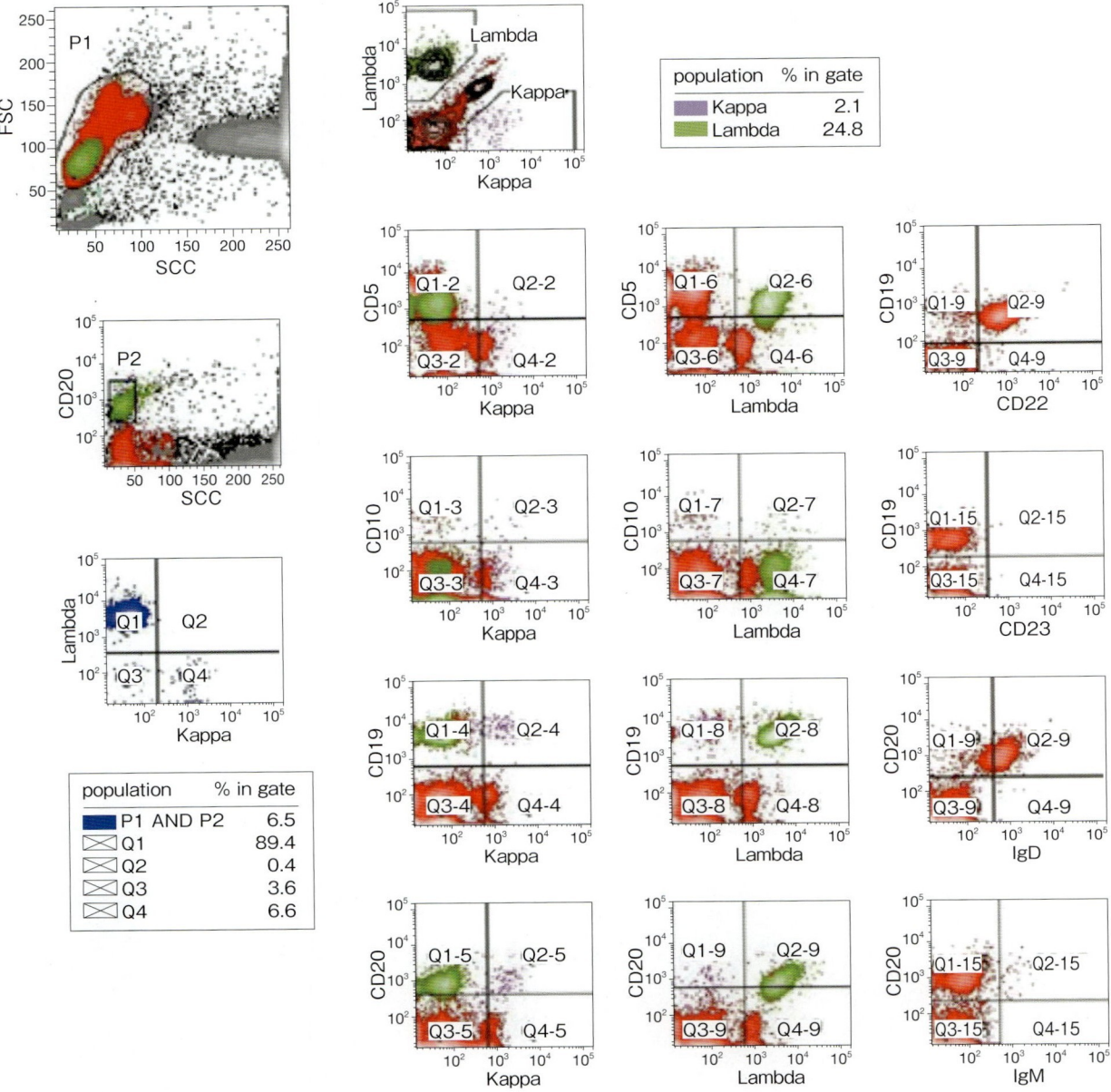

図3 ▶ MCL患者の骨髄検体を用いたフローサイトメトリー解析

κ鎖とλ鎖の偏りから，このMCL細胞はλ鎖が陽性である．λ鎖（緑の集団）を指標にすると，CD5陽性，CD10陰性，CD19陽性，CD20陽性であることがわかる．CD19およびCD20陽性分画を見ると，CD22陽性，CD23陰性，IgD陽性，IgM陰性である．したがって，この症例では，骨髄にCD5陽性，CD10陰性，CD19陽性，CD20陽性，CD22陽性，CD23陰性，IgD陽性，IgM陰性，λ鎖陽性の表面形質上は典型的なMCL細胞が浸潤しており，その割合は単核球分画の約23％であることがわかる

化管，肝臓が多い。消化管病変は多発性リンパ腫様ポリポーシスの形態を呈することが多い（図4）[3, 20]。

一部の症例は緩徐な臨床経過を示し，indolent MCLと呼ばれている[21-23]。indolent MCLは節外発症，白血化，脾腫を特徴とする[24]。明確な診断基準やバイオマーカーは今後の課題であるが，免疫グロブリンH鎖可変領域のhypermutationを認め，SOX-11低発現であることが報告されている[18]。

7 診断

診断は病変部位の生検で行われる。形態学的には小〜中型の単調なcentrocyte様リンパ腫細胞が結節状・びまん性に増生する（図2）。免疫組織学的には，CD5とCCND1が陽性で，CD10陰性，CD23陰性，BCL-6陰性，BCL-2陽性を示す（図2, 3）[3]。CCND1陽性はMCLに特徴的であるが，少数ながらCCND1陰性の症例の存在が報告されており，この場合，cyclin D2 or D3が過剰発現している[25]。可能なら生検材料を用いた染色体分析（G-band法など）やFISH（fluorescence in situ hybridization）法により，t(11;14)(q13;q32)転座の有無を検索する。G-band法による染色体分析でt(11;14)(q13;q32)転座が検出されない場合でも，FISH法では検出される場合があるので注意を要する。生検組織のKi-67陽性率（MIB-1 index）は細胞増殖の指標であり，MCLの予後と相関する[26, 27]。転写因子SOX-11蛋白の低発現例は，緩徐な経過をたどることが報告さ

表1 ▶ 小〜中型細胞B細胞リンパ腫の主な免疫染色パターン

	CD5	CD10	CD23	BCL-6	CCND1
MCL	＋	－	－	－	＋
慢性リンパ性白血病／小リンパ球性リンパ腫	＋	－	＋	－	－
MALTリンパ腫	－	－	－	－	－
濾胞性リンパ腫	－	＋	－	＋	－

MALT：mucosa associated lymphoid tissue or extranodal marginal zone lymphoma of mucosa-associated lymphoid tissue type

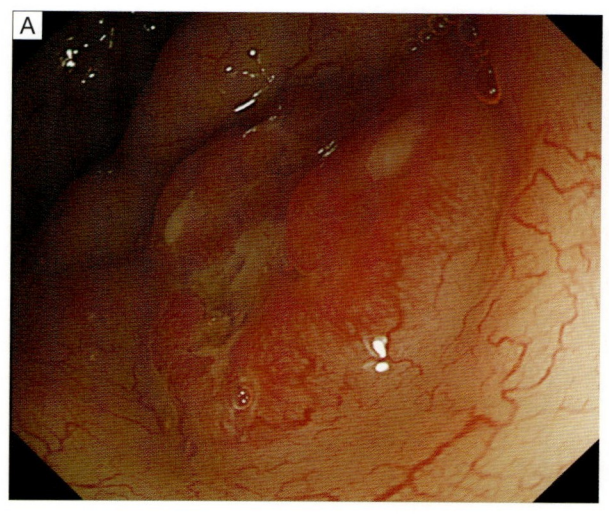
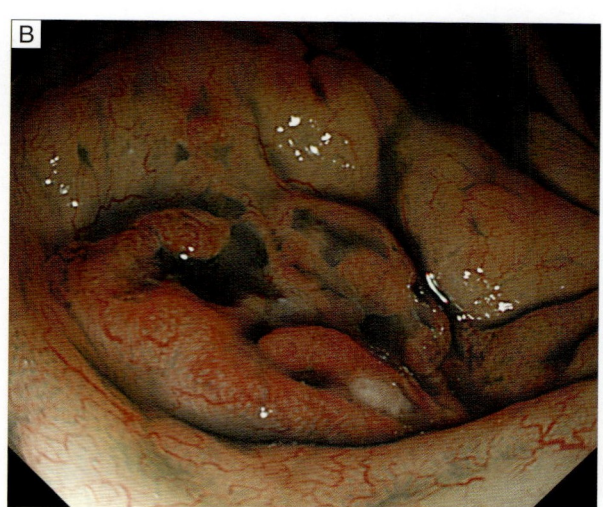

図4 ▶ MCLの大腸内視鏡像（A：通常観察像，B：色素散布像）
S状結腸に粘膜下腫瘍様隆起を認める。表面は平滑であるが，頂部は上皮が脱落し白苔を伴っている。周囲粘膜にも小血管の増生が認められる。典型例では多発する結節状の小隆起病変となることが多いが，腫瘍量や発生部位により多様な形態を示す
（愛知県がんセンター中央病院 内視鏡部・田中努先生のご厚意により提供）

れている[18]。

通常行われる採血などの検査に加えて，病期診断として，全身CT (computed tomography) 検査，フローサイトメトリー検査（図3）を含めた骨髄検査（生検および穿刺），上部消化管検査は必須である．その他，症状や徴候に応じて適切な検査を追加する．特に消化管病変には注意が必要である．合併症の評価として，心エコー検査で心機能のスクリーニングは最低限行う．MCL病変は，[^{18}F] FDG (fluorodeoxyglucose)-PET (positron emission tomography) 検査で感度よく検出でき，MCLの治療効果判定に有用であるが，治療前にも実施することが望ましい．

8 治療

従来の化学療法でのMCLの治療奏効期間 (duration of response；DOR) 中央値は1.5〜3年，全生存 (overall survival；OS) 期間中央値は3〜6年であるが，急速な経過をたどる症例から緩徐な経過を示す症例まで経過は様々である．

このような臨床的特徴から，MCL患者では，病期，年齢，病勢を考慮して，治療戦略を考える（図5）．

1. 初発限局期MCL

初発時限局期として診断されるMCLは約10％である．臨床病期I期または病変が隣接するリンパ節領域にあるII期など一照射野に病変がとどまる場合を限局期と定義する．病変部位放射線照射 (involved-field radiation therapy；IF-RT) ＋／−化学療法 [CHOP（シクロホスファミド，ドキソルビシン，ビンクリスチン，プレドニゾロン）療法またはアルキル化薬]，化学療法単独，経過観察との治療成績を比較した結果，IF-RT単独または化学療法＋IF-RTの無増悪生存 (progression-free survival；PFS) 割合が優れていたことから[28]，限局期MCLにはIF-RTを含む治療（IF-RT単独または化学療法＋IF-RT）が推奨されている．OSに関しては，IF-RTを行うことで良好な成績を示す傾向にあるものの，有意差は認められていない（6年OS 71％ vs 25％）．

2. 初発若年進行期MCL

MCLは初回化学療法に奏効するものの，多くの場合，奏効期間は短い．たとえば，R（リツキシマブ）-CHOP療法でのPFS期間中央値は16.6カ月と長期治療成績は不良である[29]．そのため，初発進行期若年者（65歳以下）では，強化型化学療法を選択し治療成績の向上を図る試みがなされ，良好な成績が報告され

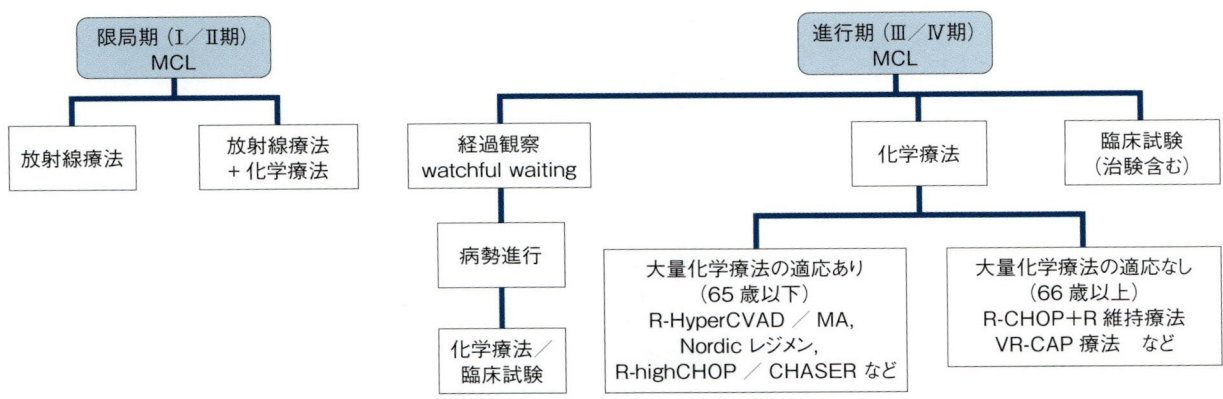

図5 ▶ 初発MCL治療方針

〔日本血液学会，編：造血器腫瘍診療ガイドライン．2013年版．金原出版，2013．（http://www.jshem.or.jp/gui-hemali/table.html）より引用改変〕

てきた。

強化型化学療法として，R-hyper CVAD（シクロホスファミド，ビンクリスチン，ドキソルビシン，デキサメタゾン）/MA（メトトレキサート，シタラビン）療法［3年治療成功生存割合（event-free survival；EFS）：64％，3年OS 82％，8年EFS 43％，8年OS 56％][30, 31]，Nordicレジメン［R-治療強度増強CHOP/高用量シタラビン（AraC），6年EFS：56％][32]，日本臨床腫瘍研究グループ（Japan Clinical Oncology Group；JCOG）のR-high-CHOP（高用量CHOP）/CHASER（シクロホスファミド，高用量シタラビン，デキサメタゾン，エトポシド，R）療法（2年PFS 77％，5年PFS 52％）[33]，などのRと高用量AraCを併用した治療が推奨される。初回治療奏効例には，地固め療法として自家末梢血造血幹細胞移植併用大量化学療法を施行することにより，PFSの延長（PFS中央値：3～6年）が得られる[32-37]。

したがって，初発若年進行期MCLに対しては，Rと高用量AraCを併用した強化型化学療法後に地固め療法として自家末梢血造血幹細胞移植併用大量化学療法を実施することが標準的な治療方針である[38]。

3．初発高齢進行期MCL

Rの臨床導入によりMCLの治療成績は向上したが[39-41]，R-CHOP療法のみでは効果に乏しい一方，高齢者MCLでは，大量AraC療法や大量化学療法の実施が困難である[42]。

初回治療として，R-CHOP療法とR-FC療法に割りつけし，さらに奏効例に対しR維持療法とインターフェロンα維持療法にわけて比較する第Ⅲ相試験の結果，R-CHOP療法が奏効した後にR維持療法を行うことで有意にOSが延びることが示されている（R-CHOP＋R維持療法の4年OS：87％）[43]。

また，R-CHOP療法とVR-CAP（ボルテゾミブ，R，シクロホスファミド，ドキソルビシン，プレドニゾロン）療法の比較試験から，PFS，OSともVR-CAP療法が優れていることが示されている（PFS期間中央値：24.7カ月，4年OS：64％）[44]。

その他，R-ベンダムスチン療法のPFS中央値が69.5カ月とR-CHOP療法の31.2カ月を上回る成績が報告されているが[45]，わが国では，現時点（2016年4月現在）では初発例には保険適用外である。

なお，症状のない患者やMIPI（MCL international prognostic index）が低リスクの患者では，濾胞性リンパ腫と同様，"注意深い経過観察（watchful waiting）"を行うことが可能な場合がある。コーネル大学からの報告では，初発MCL 97例のうち，31例（32％）に経過観察が行われた結果，経過観察症例の治療開始までの期間中央値は12カ月（4～128カ月）であり，5例については，報告の時点で無治療の状態であった[24]。ただし，経過観察が可能な症例を抽出する明確な基準が明らかではないため，慎重に適応する必要がある。

4．再発・治療抵抗MCL

再発または治療抵抗性となった場合には，R-ベンダムスチン療法を中心としてR-FC（M）療法やR-クラドリビン療法などが選択される[38]。救援療法奏効例では，若年者なら地固め療法として同種移植を考慮することがある[46, 47]。臨床試験があれば積極的に検討する。

5．新規薬剤

新規治療薬としてレナリドミド[48-50]，ibrutinib，idelalisibなどが注目されている。

レナリドミドは免疫調整薬（immunomodulatory drugs；IMiDs）であるが，血管新生抑制，腫瘍細胞と間質細胞の相互作用抑制など多彩な薬理作用を有する。レナリドミド単剤での全奏効割合（overall response rate；ORR）は35％，完全奏効（complete response；CR）割合は12％，DOR中央値は16.3カ月，PFS期間中央値は8.8カ月，OSは中央値（50％）に到達しておらず，有望な結果が報告されている[49]。また，再発・難治MCLに対するR＋レナリドミド併用の第Ⅰ/Ⅱ相試験のⅡ相試験部分のORRは57％，

CR割合は36％，DOR中央値は18.9カ月，PFS期間中央値は11.1カ月であったと報告されている[50]。

ibrutinibはBTK（Burton tyrosine kinase）阻害薬である。再発・難治MCL 111例に対する第Ⅱ相試験により，単剤でORRが68％，CR割合が21％，DOR中央値が17.5カ月，PFS期間中央値が13.9カ月，18カ月OS割合58％と高い有効性と安全性が示されている[51]。

idelalisibはPI3Kδ（phosphoinositide 3-kinase δ）の選択的阻害薬である。PI3Kδは主に造血細胞で発現しており，B細胞受容体シグナル伝達とB細胞の増殖と生存に重要な役割をしていると考えられている。idelalisibの第Ⅰ相試験の結果が報告されており，安全性と有効性が示唆されている[52]。

9 予後

従来の化学療法でのMCLのDOR中央値は1.5～3年，OS中央値は3～6年である。

MCLに対する予後予測モデルとして，MIPIがEuropean MCL Networkから提唱されている[27]。予後因子として，年齢，PS（performance status），LDH，白血球数が用いられ，低リスク群のOS中央期間は中央値（50％）に到達しておらず（5年OS割合60％），中間リスク群では51カ月（5年OS割合40％），高リスク群では29カ月（5年OS割合20％）である。単純化MIPIも頻用され，OS中央値は高リスク群で2年，中間リスク群で4年，低リスク群で6年である[27, 53]。また，細胞増殖の指標となるKi-67染色陽性割合を加えることで，予後との相関がより強くなることから，MIPIb（MIPI biological）も提唱されている[27, 53]。

● 文献

1) Raffeld M, et al：Blood. 1991；78(2)：259-63.
2) Banks PM, et al：Am J Surg Pathol. 1992；16(7)：637-40.
3) Swerdlow SH, et al：WHO Classification of Tumours of Haematopoietic and Lymphoid Tissues, 4th ed. Swerdlow SH, et al. ed. IARC Press, 2008, p229-32.
4) Chihara D, et al：Br J Haematol. 2014；164(4)：536-45.
5) Seto M, et al：Oncogene. 1992；7(7)：1401-6.
6) Komatsu H, et al：Blood. 1994；84(4)：1226-31.
7) Allinne J, et al：Blood. 2014；123(13)：2044-53.
8) Beà S, et al：Proc Natl Acad Sci USA. 2013；110(45)：18250-5.
9) Rubio-Moscardo F, et al：Blood. 2005；105(11)：4445-54.
10) Zhang J, et al：Blood. 2014；123(19)：2988-96.
11) Navarro A, et al：Clin Cancer Res. 2013；19(12)：3121-9.
12) Enjuanes A, et al：Int J Cancer. 2013；133(12)：2852-63.
13) Ek S, et al：Mol Cell Proteomics. 2006；5(6)：1072-81.
14) Mozos A, et al：Haematologica. 2009；94(11)：1555-62.
15) Meggendorfer M, et al：Leukemia. 2013；27(12)：2388-91.
16) Kuo PY, et al：Oncogene. 2015；34(10)：1231-40.
17) Bernard M, et al：Leukemia. 2001；15(11)：1785-91.
18) Fernàndez V, et al：Cancer Res. 2010；70(4)：1408-18.
19) Del Giudice I, et al：Br J Haematol. 2012；156(5)：601-11.
20) Velders GA, et al：J Clin Oncol. 1996；14(4)：1269-74.
21) Kimura Y, et al：Cancer Sci. 2011；102(9)：1734-41.
22) Nodit L, et al：Hum Pathol. 2003；34(10)：1030-4.
23) Orchard J, et al：Blood. 2003；101(12)：4975-81.
24) Martin P, et al：J Clin Oncol. 2009；27(8)：1209-13.
25) Rosenwald A, et al：Cancer Cell. 2003；3(2)：185-97.
26) Determann O, et al：Blood. 2008；111(4)：2385-7.
27) Hoster E, et al：Blood. 2008；111(2)：558-65.
28) Leitch HA, et al：Ann Oncol. 2003；14(10)：1555-61.
29) Howard OM, et al：J Clin Oncol. 2002；20(5)：1288-94.
30) Romaguera JE, et al：J Clin Oncol. 2005；23(28)：7013-23.
31) Romaguera JE, et al：Br J Haematol. 2010；150(2)：200-8.
32) Geisler CH, et al：Blood. 2008；112(7)：2687-93.
33) Ogura M, et al：2015 ASCO Annual Meeting, 2015. Abst # 8565.
34) Damon LE, et al：J Clin Oncol. 2009；27(36)：6101-8.
35) Delarue R, et al：Blood. 2013；121(1)：48-53.
36) Lefrère F, et al：Leukemia. 2002；16(4)：587-93.
37) LaCasce AS, et al：Blood. 2012；119(9)：2093-9.
38) 小椋美知則，他：造血器腫瘍診療ガイドライン 2013年版．日本血液学会，編．金原出版，2013，p180-90.
39) Griffiths R, et al：Blood. 2011；118(18)：4808-16.
40) Lenz G, et al：J Clin Oncol. 2005；23(9)：1984-92.
41) Schulz H, et al：J Natl Cancer Inst. 2007；99(9)：706-14.
42) Bernstein SH, et al：Ann Oncol. 2013；24(6)：1587-93.
43) Kluin-Nelemans HC, et al：N Engl J Med. 2012；367(6)：520-31.
44) Robak T, et al：N Engl J Med. 2015；372(10)：944-53.
45) Rummel MJ, et al：Lancet. 2013；381(9873)：1203-10.
46) Khouri IF, et al：J Clin Oncol. 2003；21(23)：4407-12.
47) Le Gouill S, et al：Ann Oncol. 2012；23(10)：2695-703.
48) Goy A, et al：J Clin Oncol. 2013；31(29)：3688-95.
49) Zinzani PL, et al：Ann Oncol. 2013；24(11)：2892-7.
50) Wang M, et al：Lancet Oncol. 2012；13(7)：716-23.
51) Wang ML, et al：N Engl J Med. 2013；369(6)：507-16.
52) Kahl BS, et al：Blood. 2014；123(22)：3398-405.
53) Geisler CH, et al：Blood. 2010；115(8)：1530-3.

第8章 B細胞性腫瘍

7 MALTリンパ腫

戸谷治仁，楠本 茂

1 診断

　MALTリンパ腫（Extranodal marginal zone lymphoma of mucosa-associated lymphoid tissue）は，節外臓器である粘膜関連リンパ組織に発生する低悪性度B細胞リンパ腫であり，B細胞リンパ腫の7〜8％，胃悪性リンパ腫の50％を占める。大部分は成人発症であり，発症の年齢中央値は61歳，男女比は1：1.2である[1]。また，多くはstage IまたはIIの限局期で診断される。胃MALTリンパ腫は胃以外のMALTリンパ腫に比べ，診断時に限局期であることが多いが，一方で胃以外のMALTリンパ腫の約4分の1は同時に胃への浸潤を認める[2]。

　腫瘍細胞は胚中心細胞類似細胞，単球様B細胞，小型リンパ球と少数の大型の免疫芽球細胞や中心芽球様細胞が混在し，濾胞辺縁帯から濾胞間にかけて浸潤・増殖する（図1）。また，形質細胞への分化や，上皮へ浸潤しリンパ上皮病変を形成する。免疫表現型は，典型的にはIgMを発現し，IgA，IgGの発現は少ない。$CD20^+$，$CD79a^+$，$CD5^-$，$CD10^-$，$CD23^-$，$CD43^{+/-}$，$CD11c^{+/-}$である（図1）。MALTリンパ腫に特異的なマーカーはないが，濾胞性リンパ腫，マントル細胞リンパ腫とは$CD10^-$，$BCL6^-$，$BCL2^-$，cyclin $D1^-$であることから鑑別できる。初期の反応性リンパ球浸潤との鑑別は難しいが，フローサイトメトリーによる軽鎖の偏りやPCRでの重鎖の再構成の確認は有用である。また，MALTリンパ腫の25〜35％に単クローン性免疫グロブリン血症を伴う。

　臨床病期の評価には頸部から骨盤部までのCT（時に眼窩部CTまたはMRI），上部消化管内視鏡検査，骨髄穿刺・生検を行う。胃以外のMALTリンパ腫においても胃への浸潤を認めることがあるため，治療前に内視鏡による胃粘膜評価が推奨される。胃MALTリンパ腫の場合には，胃壁への深達度や周囲リンパ節浸潤の評価のために，超音波内視鏡検査を併せて施行することが勧められる。腸管病変が疑われる場合には下部消化管内視鏡検査を行い，時に小腸病変の検索のためにカプセル内視鏡検査を行う。FDG-PET検査は，しばしば浸潤組織・リンパ節でFDGの集積が乏しいことや，診断時においてupstagingとなることから，積極的推奨はされていないが，病期評価や治療前後の比較には有用であることも多い[3]。また，*H. pylori*（*Helicobacter pylori*）の検索は必須である。t(11;18)(q21;q21)に代表される染色体異常を伴うことがあり，G-band，FISH，PCRによる検索が望まれる。一部の症例ではC型肝炎ウイルス（hepatitis C virus；HCV）に関連して発症するため，スクリーニングとしてHCV抗体検査は推奨される。

2 臨床病態

　主な発生部位は消化管（50％），肺（14％），頭頸部（14％），眼付属器（12％），皮膚（11％），甲状腺（4％），乳腺（4％）であり，消化管病変のうち，胃が85％を占める。進行は緩徐であり，2〜20％に骨髄浸潤が，7.5％にリンパ節浸潤を認める。眼付属器に発生するリンパ腫のほとんどはMALTリンパ腫であるが，甲状腺リンパ腫の多くは，低悪性度リンパ腫から形質転換したびまん性大細胞型B細胞性リンパ腫（diffuse large B-cell lymphoma；DLBCL）であ

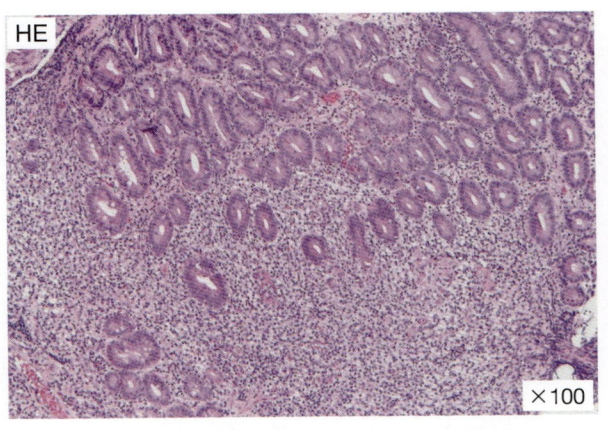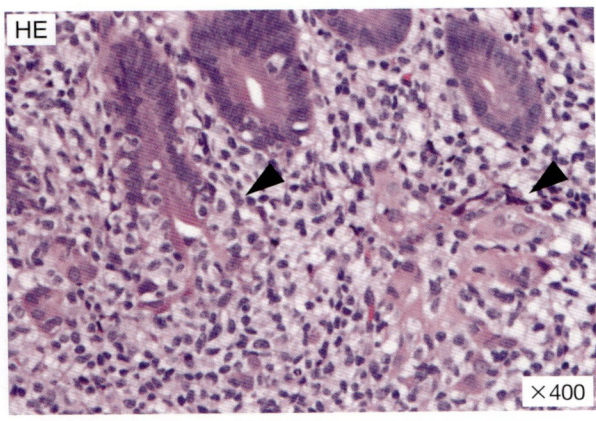
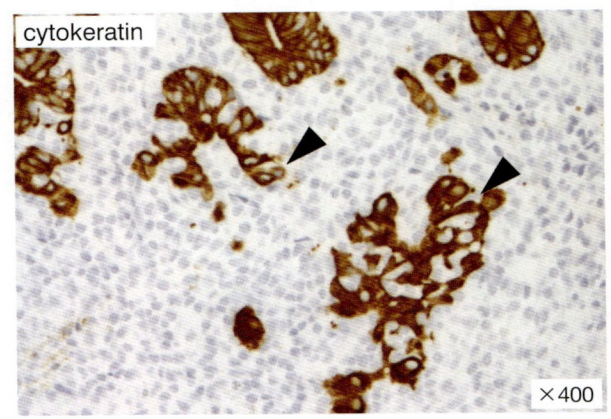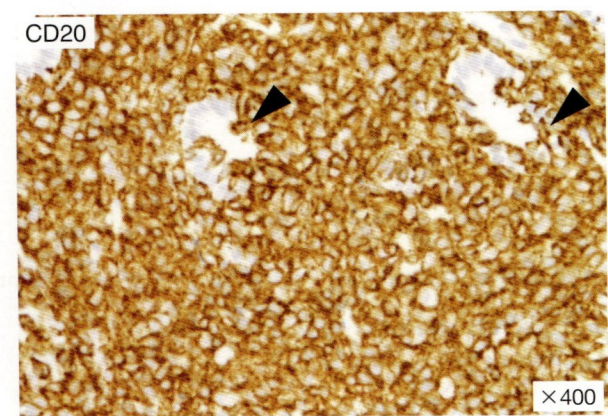

図1 ▶ MALTリンパ腫の病理組織像および免疫化学染色像
▶：リンパ上皮性病変

り，純粋なMALTリンパ腫は少ない。また，乳腺に発生するリンパ腫も同様に，DLBCLやBurkittリンパ腫のような中〜高悪性度リンパ腫が一般的であり，MALTリンパ腫は少数である。

腫瘍の発症には感染・慢性炎症が関与している。MALTリンパ腫と感染については，胃MALTリンパ腫とH. pylori感染がよく知られており，約90%に認められる。また，小腸病変（immunoproliferative small intestinal disease；IPSID）ではCampylobacter jejuni，眼付属器MALTリンパ腫ではC. psittaci（Chlamydia psittaci），皮膚MALTリンパ腫ではBorrelia burgdorferiとの関連が報告されている。一方，自己免疫疾患との関連としては，甲状腺および唾液腺MALTリンパ腫では，橋本病やSjögren症候群の合併が高率に認められ，リンパ腫への進展リスクはSjögren症候群，リンパ上皮性唾液腺炎では44倍，橋本病では70倍に及ぶ。

臨床所見では発熱，盗汗，体重減少のB症状は稀であり，IPI（international prognostic index）は多くの症例でlowあるいはlow-intermediateである。一部はaggressiveリンパ腫であるDLBCLへの形質転換を呈することがある。

無症状で，他疾患の検査中に偶然発見されることも多いが，消化管MALTリンパ腫では自覚症状として食思不振，消化不良や腹痛，時に腸閉塞により診断される。胃MALTリンパ腫の内視鏡像は，粘膜発赤，びらん，潰瘍，結節，腫瘤病変，ポリープ，皺襞肥厚，早期胃癌様所見など様々である[4]。組織診断にはWotherspoonの提唱したhistological scoring for diagnosis of MALT lymphoma（表1）が用いられ

ることが多い[5]。

　Sjögren症候群に関連した唾液腺や涙腺浸潤のある場合にはドライアイやドライマウスがみられる。また，眼付属器MALTリンパ腫は痛みのない結膜充血や羞明を呈し，アレルギー性結膜炎に類似する。

　肺や気管支に主座のあるBALT（bronchus-associated lymphoid tissue）リンパ腫では他のMALTリンパ腫と異なり，半数以上が診断時に咳嗽，発熱，体重減少といった症候を伴い，しばしば多発局在性に他の肺や粘膜部位への広がりを認める。

3 分子病態の知見

　代表的な染色体異常にはt(11;18)(q21;q21)，t(14;18)(q32;q21)，t(1;14)(p22;q32)，t(3;14)(p14;q32)，トリソミー3がある。t(11;18)の転座は主に胃や肺での頻度が高く，t(14;18)転座は眼や唾液腺に，t(3;14)転座は眼，甲状腺，皮膚に多い。また，t(1;14)転座は全体では少数であるが，胃や肺で認められる。t(11;18)，t(14;18)，t(1;14)の転座によりそれぞれ*API2-MALT1*（図2），*IGH-MALT-1*，*IGH-BCL10*キメラ遺伝子が形成され，これにより生じたキメラ蛋白によってNF-κB（nuclear factor kappa B）の恒常的な活性化が引き起こされる。そして，NF-κBは腫瘍増殖，アポトーシス抑制に関与する[6]。

　一方，t(3;14)転座からは*IGH-FOXP1*キメラ遺伝子が生じ，DLBCLへの形質転換との関連が示唆さ

表1 ▶ histological scoring for diagnosis of MALT lymphoma

grade	記載	組織学的特徴
0	正常	粘膜固有層内に形質細胞の散在。リンパ濾胞は認めない
1	慢性活動性胃炎	粘膜固有層内に小リンパ球を認める。リンパ濾胞は認めない。リンパ上皮性病変は認めない
2	リンパ濾胞形成を伴った慢性活動性胃炎	辺縁帯を囲む顕著なリンパ濾胞と形質細胞を認める。リンパ上皮性病変は認めない
3	反応性と考えられる粘膜固有層へのリンパ球浸潤	粘膜固有層内にびまん性に浸潤した小リンパ球に囲まれたリンパ濾胞を認め，時に上皮に浸潤する
4	リンパ腫と考えられる粘膜固有層へのリンパ球浸潤	粘膜固有層内にびまん性に浸潤したCCL（centrocyte-like lesion）細胞に囲まれたリンパ濾胞を認め，上皮にも浸潤する
5	低悪性度MALTリンパ腫	顕著なリンパ上皮性病変を伴う，粘膜固有層内へのCCL細胞の密なびまん性浸潤

（文献5より引用）

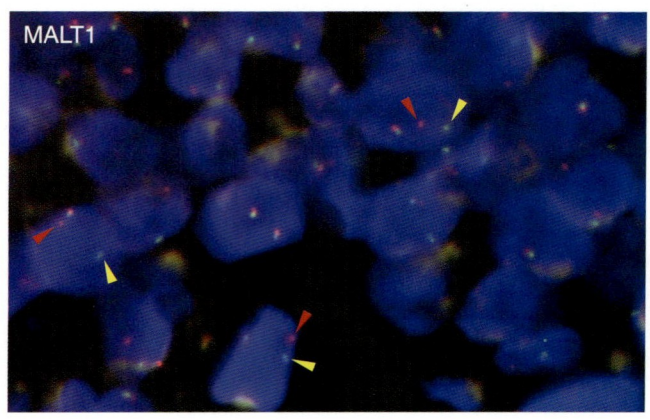

図2 ▶ 組織FISH法によるMALTリンパ腫の*API2-MALT1*の検出
 split signal
MALT1のsplit probe

H. pylori陰性の胃MALTリンパ腫ではt(11;18)転座の異常を持つことが多いが，CpG islandの過剰なメチル化が高頻度に認められ，癌抑制遺伝子のサイレンシングやbcl-10，NF-κB発現の亢進に関係していると考えられている[8, 9]。SNP (single-nucleotide polymorphism) アレイにおいては，節外性辺縁帯リンパ腫や脾臓原発辺縁帯リンパ腫に比して，3p，6p，18pおよびdel(6q23)の増幅との関連がより強いことが示されている[10]。

H. pylori感染とMALTリンパ腫発症については，以下のメカニズムが考えられている。本来，正常な胃にはリンパ組織はないが，H. pyloriの感染によりCD4$^+$T細胞やB細胞が粘膜固有層へ誘導され，抗原提示によりT細胞の活性化，B細胞の増殖が生じ，リンパ濾胞が形成される。また，H. pyloriの発現するCagA (cytotoxin-associated gene A) 蛋白質がMALTリンパ腫に強く関連している。H. pylori感染後に，細菌蛋白質を宿主細胞内へ送り込むIV型分泌機構により細胞内へCagAが注入されることによって，IL-8産生が誘導される。また，チロシンリン酸化依存性あるいは非依存性経路などの細胞間シグナル伝達経路を脱制御し，リンパ腫発症に至る[11, 12]。

4 治療戦略のアルゴリズム

MALTリンパ腫の治療方針は病変部位，病期および症状の有無により決定される（**図3**）。具体的には病変の主座が胃であるか胃以外であるか，H. pylori感染の有無，t(11;18)転座の有無が治療方針を決める因子となる[13]。また，一部のMALTリンパ腫ではHCV感染と関連して発症しており，抗HCV治療によりリンパ腫が退縮することがある[14]。病期分類は，胃MALTリンパ腫では，Lugano分類（**表2**）を用いることが多く[15]，胃以外のMALTリンパ腫では他のリンパ腫と同様にAnn Arbor分類が用いられる。

H. pylori検査には内視鏡での胃組織生検による検査法，内視鏡を用いない非侵襲的検査法がある。前者では迅速ウレアーゼ試験，鏡検法，培養法，PCR法が，後者では抗H. pylori抗体検査（血清，全血，尿あるいは唾液），尿素呼気試験（urea breath test；UBT），便中H. pylori抗原検査があり，それぞれの感度，特異度は**表3**の通りである[16]。

1. 胃MALTリンパ腫

①限局期（Lugano stage I／II期）

*H. pylori*陽性例

胃MALTリンパ腫の大部分が*H. pylori*陽性であり，感染が確認されたら，まず*H. pylori*の除菌療法を行う（**図3，表4**）。一次除菌法は，プロトンポンプ阻害薬＋アモキシシリン＋クラリスロマイシンの3剤併用療法を1週間投与する。

除菌の判定は，除菌治療薬の投与終了後4週以降に行うが，複数の検査法で判定を行うことが望ましい。UBT，便中*H. pylori*抗原検査が有用である。抗*H. pylori*抗体検査で判定する場合には，除菌前と除菌後6カ月以上経過した値の定量的比較を行い，抗体価が前値の半分以下に低下していれば除菌成功と判断する。しかしながら，約20％は一次除菌の効果が得られずに二次除菌を要する。除菌不成功例ではクラリスロマイシンへの耐性が関与しており，クラリスロマイシンをメトロニダゾール（250mg，1日2回）に変更した二次除菌法を行う。

除菌治療によるMALTリンパ腫の奏効率は50～80％であり，90％以上が長期奏効を得られている[17, 18]。しかし，奏効までの期間は数カ月を要することがあるため，効果判定は慎重に判断すべきである。一方，t(11;18)転座の染色体異常を有する例では*H. pylori*除菌療法への反応は不良であり，除菌治療以外への治療変更が必要である[19]。奏効が得られた場合でも転座陰性例と比べて奏効持続期間が短いとの報告がある。

*H. pylori*除菌成功後は，組織学的寛解が得られるまでは，2～3カ月ごとに組織生検を含む定期的な内視鏡検査を行い，寛解の確認後は最初の2年間は半年ごと

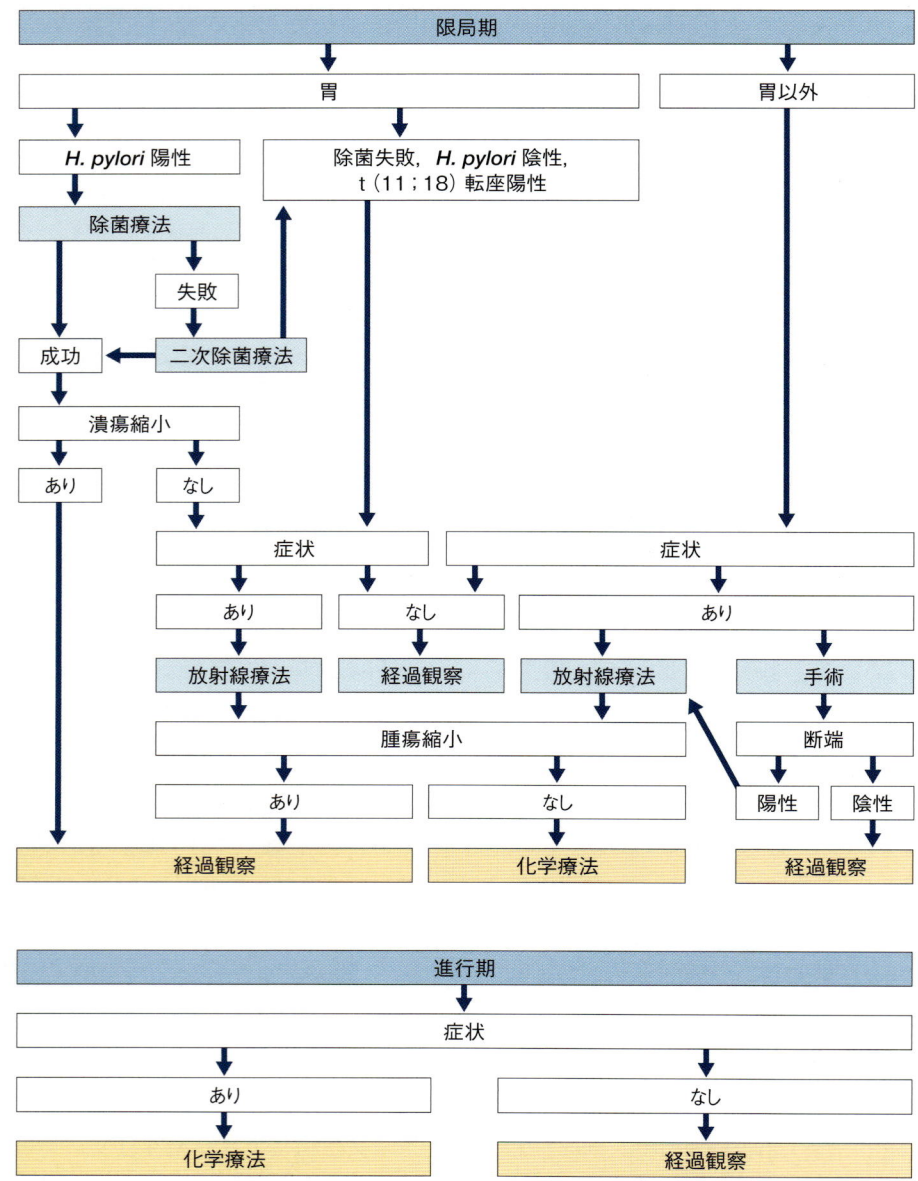

図3 ▶ MALTリンパ腫に対する治療戦略のアルゴリズム

表2 ▶ Lugano分類

stage Ⅰ	消化管に限局した腫瘍（単発または非連続性多発）
stage Ⅱ	腹腔内に進展，リンパ節浸潤を認める
Ⅱ₁	局所リンパ節への浸潤（胃あるいは腸管所属リンパ節）
Ⅱ₂	遠隔リンパ節へ浸潤（傍大動脈，傍下大静脈，骨盤内，鼠径，腸管の場合は腸間膜リンパ節）
ⅡE	漿膜を越え，隣接臓器・組織へ浸潤
stage Ⅳ	節外への播種性浸潤または横隔膜を越えたリンパ節浸潤

（文献15より作成）

表3 ▶ H. pylori 検査法

検査法		感度	特異度
侵襲的検査法*			
迅速ウレアーゼ試験	除菌前	85〜95%	95〜100%
	除菌後	61〜100%	91〜100%
鏡検法	HE染色	47〜99%	72〜100%
	ギムザ染色	87〜96%	79〜99%
培養法		68〜98%	100%
非侵襲的検査法			
尿素呼気試験	除菌前	95%	95%
	除菌後	95%	95%
抗H. pylori抗体検査	血清	91〜100%	50〜91%
便中H. pylori抗原検査	除菌前	96%	97%
	除菌後	95%	97%

*:胃生検組織では幽門前庭部大彎と胃体上部〜中部大彎の2カ所からの生検が望ましい

(文献16より作成)

表4 ▶ H. pylori 除菌法

プロトンポンプ阻害薬(下記のいずれか1剤)		
・ランソプラゾール 30mg ・オメプラゾール 20mg ・ラベプラゾール 10mg ・エソメプラゾール 20mg ・ボノプラザン 20mg	アモキシシリン 750mg	一次除菌 　クラリスロマイシン 200mgまたは400mg
		二次除菌 　メトロニダゾール 250mg

上記を1日2回投与,1週間継続する

の内視鏡検査が推奨される[20]。また,組織学的寛解が得られた症例において,しばしば分子学的検査でB細胞のクローナリティが残存していることがある。ただ,これについての臨床学的意義は不明であり,組織学的寛解が得られた症例と分子学的寛解が得られた症例との比較において,組織学的再発率には違いはない[21]。

H. pylori陰性例,除菌失敗例,t(11;18)転座陽性例

胃MALTリンパ腫の約10%はH. pylori陰性であり,t(11;18)転座を有していることが多い。治療の第一選択は放射線治療であり(図3),25〜30Gyが標準的な照射線量である。完全寛解率,5年全生存率,5年無病生存率はそれぞれ98%,98%,77%であり,局所再発は低く,長期的なコントロールが得られる[22,23]。

治療関連の合併症には食思不振,倦怠感,消化障害,出血,穿孔が認められるが,二次癌発症リスクは低い。放射線治療が困難な症例には,免疫療法をベースとした治療が行われる。リツキシマブ単独療法では全奏効率,完全奏効率はそれぞれ77%,46%である[24]。リツキシマブとフルダラビンの併用療法では全奏効率は85〜100%まで向上するが,治療関連毒性として血球減少,感染症の頻度が上昇する。リツキシマブとクロラムブシルでも同様に高い寛解率と無イベント生存率が得られるが,全生存率には差がなかった[25]。また,抗癌剤の単剤化学療法ではアルキル化薬であるクロラムブシルやシクロホスファミド,プリンアナログであるクラドリビン,プロテアソーム阻害薬であるボ

ルテゾミブが用いられるが，いずれも放射線治療に比べて奏効率は低く，一方で毒性が問題となる。

外科的治療は，かつて胃部分切除術や胃全摘術が行われていたが，高い再発率や死亡率のため，現在では第一選択となることはない。穿孔や止血困難な出血を認めている場合，リンパ腫による閉塞を認めバイパスが必要な場合に限定される。

②進行期（Lugano stage Ⅳ期）

H. pylori 陽性例では除菌療法が考慮される。リンパ腫による症状がなければ，慎重な経過観察をするのが一般的である（図3）。症状出現時には化学療法を選択するが，標準的化学療法は確立していない（図3）。濾胞性リンパ腫に準じて，R-CVP療法やR-CHOP療法が行われる。最近ではリツキシマブとベンダムスチンの併用療法も行われる。一部の症例ではアグレッシブリンパ腫への形質転換が生じ，その結果DLBCLの病理組織所見を呈することがあるが，その場合にはDLBCLの治療に準じて全身化学療法がなされる。治療抵抗性症例にはイブリツモマブによる放射免疫療法や，高用量化学療法併用の自家あるいは同種幹細胞移植が選択されることもある。

2. 胃以外のMALTリンパ腫

①限局期

限局期の胃以外のMALTリンパ腫治療には放射線治療，外科的治療，経過観察が選択される（図3）。放射線治療では25〜30Gyが一般的であり毒性も少ない。眼付属器への照射では完全奏効率99〜100％，5〜7年生存率は64〜98％であるが，反対側への再発や遠隔への再発がそれぞれ5％，36％に認められた[26, 27]。

外科的な切除は放射線照射が困難な症例で行われるが，転帰は良好である。中には診断目的に切除され，手術後にMALTリンパ腫と診断された症例もあるが，完全切除されていれば追加治療をせずに経過観察する。しかし，切除断端が陽性であった場合には，補助的な放射線照射が考慮される。一方で，放射線治療後の補助化学療法の有効性は示されていない[28]。

C. psittaci 感染に伴う眼付属器MALTリンパ腫では，ドキシサイクリン治療で83％に奏効が得られており，除菌治療も選択肢となりうる。

②進行期

進行期の治療は胃MALTリンパ腫の進行期に準じて行われる。

5 予後因子

MALTリンパ腫には特異的な予後予測スコアシステムはなく，濾胞性リンパ腫国際予後指標（Follicular Lymphoma International Prognostic Index；FLIPI）あるいはFLIPI2がしばしば代用される。5年全生存率および無病生存率は，それぞれ81％，65％と良好である[29]。一方，後方視的試験での再発率は4年時で40％であり，胃以外のMALTリンパ腫は胃MALTリンパ腫に比べて再発率は48％対22％と高かったが，高いIPIスコア，リンパ節浸潤が予後に関係していた[30]。

また，他の試験では，胃以外のMALTリンパ腫において，多発病変，進行期，骨髄浸潤，リンパ節浸潤，皮膚外表や眼付属器の特徴を示すものは予後不良との報告もある[31]。

t（11；18）陰性MALTリンパ腫の大多数は，胃のDLBCLでみられるような対立遺伝子不均衡が認められる。一方，t（11；18）陽性MALTリンパ腫では少なく，そのため遺伝学的には安定性があり，よりアグレッシブなリンパ腫であるDLBCLへの形質転換のリスクは低いと考えられている[32, 33]。また，TP53の欠失やCDKN2Aの過剰なメチル化あるいは欠失も，アグレッシブリンパ腫への組織学的な形質転換のリスクを増加させる[34, 35]。CD5の発現を呈するMALTリンパ腫は少数であるが，進行性の経過を示し予後不良である[36]。

文献

1) Isaacson PG, et al：WHO Classification of Tumours of Haematopoietic and Lymphoid Tissues. 4th ed. Swerdlow SH, et al, ed. IARC Press, 2008, p214-7.
2) Raderer M, et al：J Clin Oncol. 2006；24(19)：3136-41.
3) Cheson BD, et al：J Clin Oncol. 2007；25(5)：579-86.
4) Vetro C, et al：World J Gastroenterol. 2014；20(36)：12993-3005.
5) Wotherspoon AC, et al：Lancet. 1993；342(8871)：575-7.
6) Stoffel A, et al：Proc Natl Acad Sci USA. 2004；101(24)：9079-84.
7) Goatly A, et al：Mod Pathol. 2008；21(7)：902-11.
8) Kaneko Y, et al：Gut. 2003；52(5)：641-6.
9) Yeh KH, et al：Blood. 2005；106(3)：1037-41.
10) Rinaldi A, et al：Blood. 2011；117(5)：1595-604.
11) Eck M, et al：Gastroenterology. 1997；112(5)：1482-6.
12) Wang HP, et al：World J Gastroenterol. 2013；19(45)：8219-26.
13) 小林幸夫, 他：造血器腫瘍診療ガイドライン 2013年版. 一般財団法人日本血液学会編. 金原出版, 2013, 157-73.
14) Arcaini L, et al：Clin Dev Immunol. 2012；2012：638185.
15) Rohatiner A, et al：Ann Oncol. 1994；5(5)：397-400.
16) 日本ヘリコバクター学会ガイドライン作成委員会：http://www.jshr.jp/pdf/journal/guideline2009_2.pdf
17) Wündisch T, et al：J Clin Oncol. 2005；23(31)：8018-24.
18) Nakamura S, et al：Gut. 2012；61(4)：507-13.
19) Liu H, et al：Gastroenterology. 2002；122(5)：1286-94.
20) Zucca E, et al：Ann Oncol. 2008；19 Suppl 2：ii70-1.
21) Bertoni F, et al：Blood. 2002；99(7)：2541-4.
22) Tsang RW, et al：J Clin Oncol. 2003；21(22)：4157-64.
23) Wirth A, et al：Ann Oncol. 2013；24(5)：1344-51.
24) Martinelli G, et al：J Clin Oncol. 2005；23(9)：1979-83.
25) Zucca E, et al：J Clin Oncol. 2013；31(5)：565-72.
26) Goda JS, et al：Int J Radiat Oncol Biol Phys. 2011；81(4)：e659-66.
27) Harada K, et al：Int J Radiat Oncol Biol Phys. 2014；88(3)：650-4.
28) Avilés A, et al：Oncology. 2006；70(3)：173-6.
29) Nathwani BN, et al：J Clin Oncol. 1999；17(8)：2486-92.
30) Raderer M, et al：Clin Cancer Res. 2005；11(9)：3349-52.
31) Arcaini L, et al：Oncologist. 2006；11(3)：285-91.
32) Starostik P, et al：Blood. 2000；95(4)：1180-7.
33) Starostik P, et al：Blood. 2002；99(1)：3-9.
34) Du M, et al：Blood. 1995；86(12)：4587-93.
35) Martinez-Delgado B, et al：Leukemia. 1997；11(3)：425-8.
36) Wenzel C, et al：Leuk Lymphoma. 2001；42(4)：823-9.

B8 節性濾胞辺縁帯リンパ腫
—脾臓辺縁帯リンパ腫

B細胞性腫瘍

丸山 大

1 疾患の定義

節性濾胞辺縁帯リンパ腫（nodal marginal zone lymphoma；NMZL）は，リンパ節から発生する辺縁帯B細胞由来の低悪性度リンパ腫である。胚中心細胞類似細胞（centrocyte-like cell），単球様B細胞（monocytoid B-cell），小型リンパ球および大型芽球様細胞など形態的に多彩な細胞が混在し，主に濾胞辺縁帯（marginal zone）から濾胞間に浸潤・増殖するリンパ腫と定義される。一部は，形質細胞への分化を認めたり，上皮内に浸潤しLEL（lymphoepithelial lesion）を形成する。節外や脾臓に病変を認めないことと定義されているが，30％程度の患者では骨髄や末梢血へのリンパ腫細胞浸潤を伴うことがある。

2 疫学・臨床像

NMZLは稀な病型であり，その発症頻度はすべてのリンパ系腫瘍のうち，WHO分類2008年版では1.5～1.8％，日本からの報告では1％程度[1]である。60歳代が多くを占め，性差は明らかでないが，やや女性に多いとの報告がある[2,3]。多くの患者は診断時に無症状である。節外に原発巣が存在するMZLは除外されるべきだが，節性病変を有するMZLの3分の1程度は，とりわけ慢性甲状腺炎やSjögren症候群を有するMALTリンパ腫からの進展である場合が含まれるとされる。巨大病変を伴うことは少なく，B症状を有する患者は15％未満である。10％程度の患者でIgM型M蛋白血症を認める。

低悪性度リンパ腫であり，一般的には緩慢な臨床経過をとる。他の低悪性度リンパ腫と同様に化学療法では治癒困難な疾患であるが，再発を繰り返しながら10年以上の長期生存も報告されている。診断後の中央値は4.5年で，124人のNMZL患者のうち20人（16％）がびまん性大細胞型B細胞リンパ腫へtransformationしたとの報告[4]があるが，リツキシマブ臨床導入以前のデータであり，rituximab-eraにおける正確な頻度は不明である。

また，WHO分類2008年版では，NMZLの亜型として小児期に発症するPNMZL（pediatric NMZL）が記載されている。明らかな男女比（20：1），大半が無症状，限局期（90％の患者がⅠ期），頭頸部リンパ節領域病変，予後良好などの臨床的特徴を有する。腫瘍細胞の形態・形質は成人と同様であるが，progressively transformed germinal center（胚中心進展性異形成）を伴う組織像が特徴とされる。

3 診断（図1）

リンパ節の辺縁帯や濾胞間が病変の主座であり，リンパ節の基本構造は保たれていることが多い。リンパ腫細胞はmonocytoid B-cell類似の細胞が主体で，形質細胞分化を認める場合もある。形質細胞分化が顕著な場合は，リンパ形質細胞リンパ腫や節性の形質細胞腫などの鑑別を要する。免疫形質は，CD19，CD20，CD22，BCL-2が陽性であり，CD5，CD10，CD23，BCL-6，cyclin D1は陰性である。IgDは通常陰性である。MALTリンパ腫で一定の頻度で検出されるt(11;18)(q21;q21)は，通常認められない。

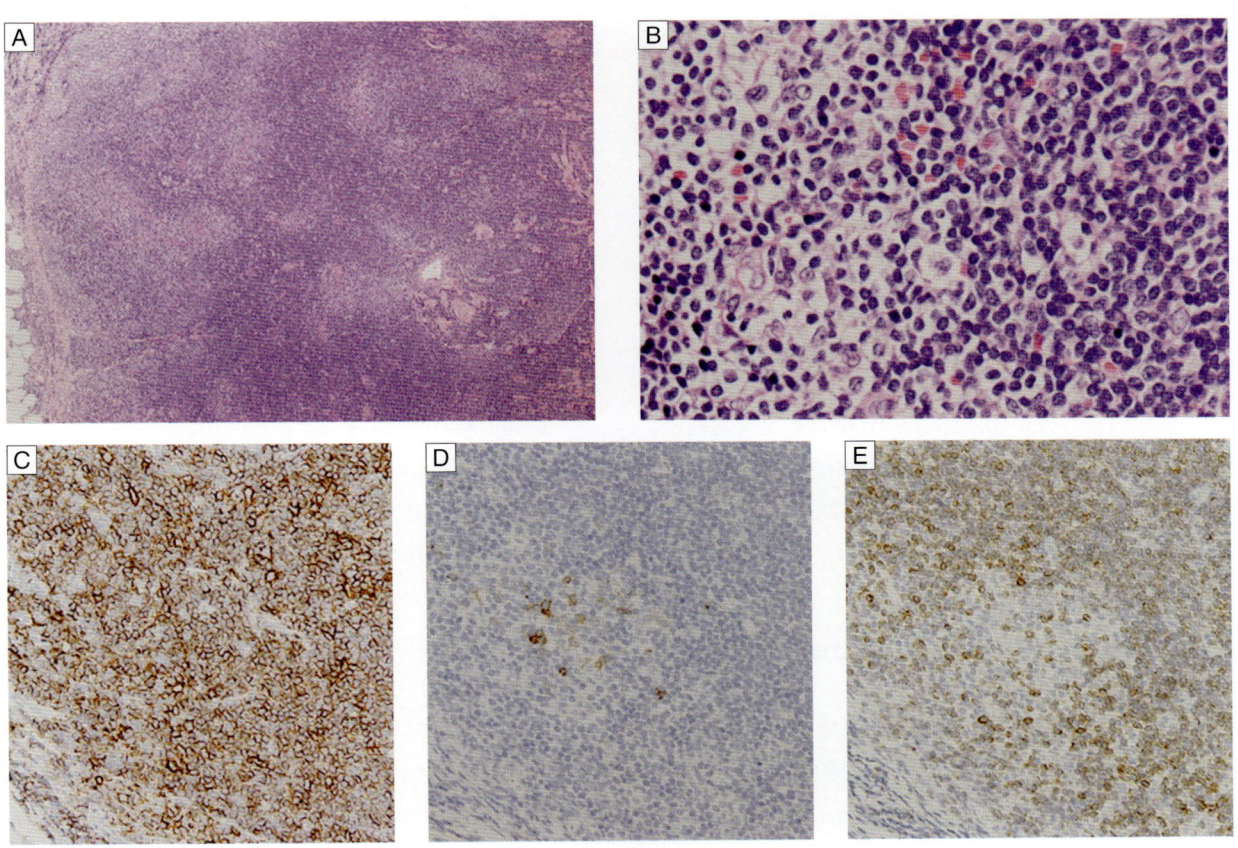

図1 ▶ NMZLの病理組織所見
A：HE（×20）。辺縁帯，濾胞間が拡大し，腫瘍細胞が増殖している。正常胚中心は萎縮している
B：HE（×400）。拡大すると，写真の左半分では，淡明で豊富な細胞質を有するmonocytoid B-cellsが増殖している。写真右半分では，centrocyte-like B-cellsが増殖している
C：CD20（×200）。免疫組織化学で腫瘍細胞はCD20陽性である
D：CD10（×200）。腫瘍細胞においてCD10は陰性である。萎縮した胚中心（CD10陽性）を取り囲むように腫瘍細胞が増殖している
E：Bcl-2（×200）。腫瘍細胞においてBcl-2は陽性である。胚中心ではBcl-2は陰性である

鑑別診断としては，慢性リンパ性白血病/小リンパ性リンパ腫（chronic lymphocytic leukemia/small lymphocytic lymphoma；CLL/SLL）あるいは濾胞性リンパ腫（follicular lymphoma；FL）がmonocytoidな形態を有し，濾胞間や傍濾胞に腫瘍細胞が増殖する場合には，病理組織学的な鑑別が難しいことがある。また，臨床的にFLやマントル細胞リンパ腫（mantle cell lymphoma；MCL）との鑑別が困難な場合もある。MALTリンパ腫や脾臓辺縁帯リンパ腫（splenic marginal zone lymphoma；SMZL）のリンパ節病変との鑑別は形態的には困難であり，疾患の定義上は節外病変や脾腫を認めないことで鑑別する。

4 治療

稀な病型であるため，NMZLに特化した前方視的治療研究は行われておらず，標準治療は存在しない。NCCNガイドラインでは，FLに準じた治療方針が推奨されている。すなわち，無症状の患者では無治療経過観察も選択肢となる。また，低腫瘍量で治療を希望する患者や，高齢者にはリツキシマブ単独療法も妥当な選択である。化学療法レジメンとしては，やはりFL

に準じてR-CHOP療法やR-CVP療法が選択されることが多い。進行期低悪性度B細胞リンパ腫を対象としたR-CHOP-21 vs R-CHOP-14のランダム化第Ⅲ相比較試験（JCOG0203）では，全登録患者300人中6人（2%）がNMZL患者であった[5]。また，MZL（NMZL 14人，MALTリンパ腫8人，SMZL 4人）を対象としたフルダラビンとリツキシマブとの併用療法（フルダラビン25mg/m^2/1～5日目＋リツキシマブ/1日目，4週間隔，全6コース）の第Ⅱ相試験が報告されている。完全奏効割合54%を含む全奏効割合85%と良好な治療反応性が示されたが，血液毒性と感染症が頻発し，6人の非再発死亡が認められるなど，強い毒性が問題と考えられた[6]。

5 脾臓辺縁帯リンパ腫（splenic marginal zone lymphoma；SMZL）

SMZLは脾臓の辺縁帯B細胞に由来し，脾腫を特徴とする低悪性度リンパ腫である。WHO分類2001年版ではSLVL（splenic lymphoma with villous lymphocyte）と記載されていたが，疾患の定義に関する変更はない。その発症頻度は非ホジキンリンパ腫の1%未満，日本では0.1%と報告されており[1]，きわめて稀な病型である。

ほとんどの患者で中等度以上の脾腫を認め，脾門部リンパ節腫脹や骨髄浸潤を伴うことが多い。肝腫大を伴うこともある。末梢血浸潤を伴う場合，腫瘍細胞は細胞質が豊富で，絨毛様（villous）の細胞質突起を認めることがある。ただし，この特徴的な突起は標本作製方法などの影響を受けやすいため，細胞質突起が認められないからといって本疾患を除外することはできない。

鑑別としてはMCL，CLL/SLL，FLなどの低悪性度リンパ腫に加えて，ヘアリーセル白血病（hairy cell leukemia；HCL）との鑑別も要する。免疫形質でSMZLに特異的な所見はないが，通常はCD5$^-$，CD10$^-$，CD23$^-$，cyclin D1$^-$，CD25$^-$，CD11c$^-$，CD103$^-$である点が，これらとの鑑別に有用である。骨髄検査としては生検が必須であり，腫瘍細胞の類洞内浸潤が特徴的とされる[7]。

中等度以上の脾腫を有するため，左季肋部痛や違和感を主訴とすることが多い。低悪性度リンパ腫であるため無症状で経過し，軽度～中等度の貧血で発見されることもある。また，軽度のM蛋白血症を伴うことがある。自己免疫性溶血性貧血を合併することがあり，またC型肝炎ウイルス（hepatitis C virus；HCV）との関連も報告されている[8]。

無症状であれば無治療経過観察が可能である。脾腫による腹部症状，血球減少症の進行，または続発する自己免疫性疾患の存在などを認めた場合は治療適応となる。ただし，脾腫を認めるものの，体表に生検に適したリンパ節病変を伴わないことが多いため，当初から診断的治療として脾摘が施行され，そこから診断に至る場合もある。脾摘以外の治療選択としてはリツキシマブが挙げられる。全奏効割合88%（完全奏効割合42%），92%の患者で脾腫が消失し，3年全生存割合95%との良好な治療成績が報告されている。この中でリツキシマブ投与に伴う脾破裂は報告されていない[9]。リツキシマブに化学療法を併用する意義は不明である。HCV陽性患者では，インターフェロンアルファ，リバビリン，あるいは両者の併用による肝炎治療により，HCV-RNA陰性化後にSMZLの奏効が観察されたと報告されている[10]。

● 文献

1) Lymphoma Study Group of Japanese Pathologists：Pathol Int. 2000；50(9)：696-702.
2) Arcaini L, et al：Br J Haematol. 2007；136(2)：301-4.
3) Khalil MO, et al：Br J Haematol. 2014；165(1)：67-77.
4) Berger F, et al：Blood. 2000；95(6)：1950-6.
5) Watanabe T, et al：J Clin Oncol. 2011；29(30)：3990-8.
6) Brown JR, et al：Br J Haematol. 2009；145(6)：741-8.
7) Matutes E, et al. Leukemia. 2008；22(3)：487-95.
8) Satoh T, et al：Cancer. 1997；80(10)：1981-8.
9) Tsimberidou AM, et al. Cancer. 2006；107(1)：125-35.
10) Hermine O, et al. N Engl J Med. 2002；347(2)：89-94.

B細胞性腫瘍

9 びまん性大細胞型B細胞リンパ腫

木下朝博，冨田章裕

1 はじめに

びまん性大細胞型B細胞リンパ腫（diffuse large B-cell lymphoma；DLBCL）は最も頻度が高い悪性リンパ腫病型で，近年の病態解明によってその多様性が明らかにされてきている。また，薬物療法や造血幹細胞移植などの治療が進歩し，治療成績が向上している。本項ではDLBCLの病態・治療研究の現状と将来的な課題について解説する。

2 分類

現在悪性リンパ腫の分類としては，2008年に刊行されたWHO分類第4版が用いられる[1]。DLBCLおよびその関連疾患は，形態的，生物学的，臨床的な研究の結果，様々なvariants, subgroups, subtypes/entitiesに分類される。びまん性大細胞型B細胞リンパ腫－非特定型（DLBCL, not otherwise specified；DLBCL, NOS）はsubtypeやdisease entityに区分されないDLBCLを包含する，生物学的に雑多な疾患で構成される。

DLBCL, NOSは遺伝子発現プロファイリング（gene expression profiling；GEP）研究によって，GCB（germinal center B-cell-like），とABC（activated B-cell-like）に分類される[2]。R-CHOP（リツキシマブ併用シクロホスファミド，ドキソルビシン，ビンクリスチン，プレドニゾロン）療法で治療されたDLBCLでは，GCB DLBCLの予後がABC DLBCLよりも良好である（図1）[3]。

GEPによるGCB DLBCLとABC DLBCLの識別

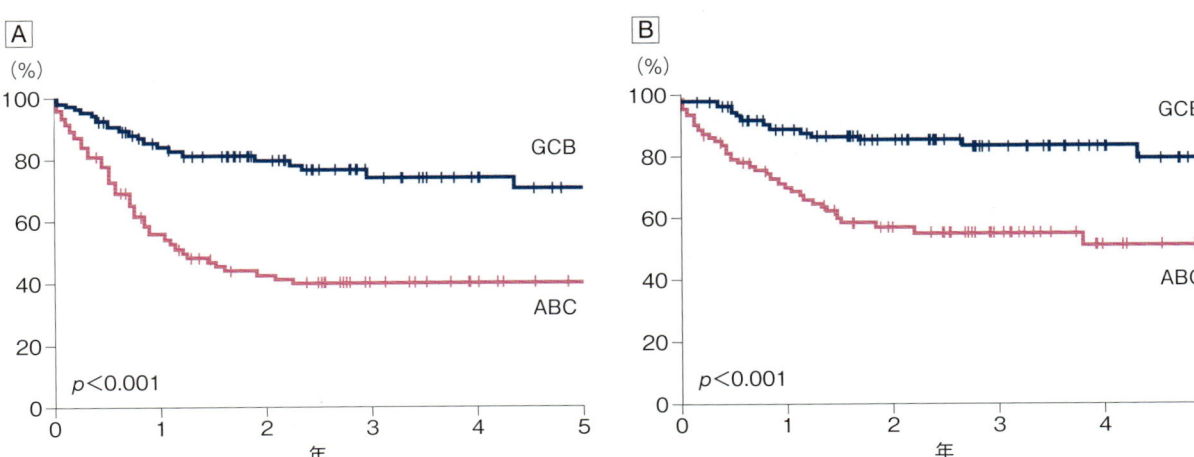

図1 ▶ R-CHOPで治療されたDLBCLの予後
A：無増悪生存期間（progression-free survival；PFS），B：全生存率（overall survival；OS）。GFP解析で診断されるGCB-DLBCLはABC-DLBCLよりも予後が良好である
（文献3より引用改変）

は一般診療への応用が難しいため，免疫組織学的方法によってこれらを区別する方法が複数報告されている．最も早く報告されたものとしてHansらの方法があり，CD10，BCL-6，MUM1の発現によってGCB DLBCLとnon-GCBに分類する（図2）[4]．ただし，GEPと免疫組織学的検討による亜型は一致しない場合がある点に留意が必要である．

CD5陽性DLBCLは多くはde novo DLBCLとして発生し，慢性リンパ性白血病（chronic lymphocytic leukemia；CLL）/小リンパ球性リンパ腫（small lymphocytic lymphoma；SLL）より発生するものではない．同様にCD5が陽性となるマントル細胞リンパ腫（mantle cell lymphoma；MCL）のblastoid variantとはcyclin D1発現を認めないことで鑑別される．一般にCD5陰性DLBCLより予後不良である[5]．

3 分子病態

DLBCLにおいて数多くの遺伝子変異が同定されている（表1）[6, 7]．これらの遺伝子変異の頻度は高くても25％程度で，多くは数％〜10％程度である．またこれらの変異のいくつかは，ABCもしくはGCBのどちらかに偏って認められる．ABCに比較的頻度が高く観察される変異の多くは，「NFκBシグナル伝達経路」関連因子をコードする遺伝子（*A20，CARD11，CD79b，MYD88*など）である（図3，表1）[8, 9]．

一方，GCBタイプに集積する傾向のある変異の多くは，ヒストン修飾酵素などの「エピゲノム」関連因子をコードする遺伝子である（*MLL2，EZH2，CREBBP，EP300*など）（図3，表1）[10]．

NFκB関連因子とエピゲノム関連因子のそれぞれの遺伝子変異の存在は，一部を除いて互いに排他的であり，ABC-DLBCLにおける67.1％の症例においてNFκB関連因子の変異が存在し，GCB-DLBCLのうち47.8％の症例において，エピゲノム関連因子の変異が存在することが示されている．

また最近，きわめて予後不良の経過を示すDLBCLの1亜型として，double hitリンパ腫（DHL）が注目されている[11]．DHLは，DLBCLの中で特に*MYC*遺伝子の異常と*BCL-2，BCL-6，CCND1，BCL-3*などの遺伝子異常を重複して持つ疾患群をさす（狭義のDHL）．

遺伝子異常は，染色体分析やFISH法によって，遺伝子の転座，欠失，増幅を解析することによって確認されるが，最近では，従来法の病理組織標本のIHCや組織マイクロアレイ法によるMYC，BCL2蛋白発現確認や，GEPによる診断法が試みられている．

免疫染色によってMYC（＋）/BCL2（＋）を示す症例を，double positiveリンパ腫（DPL）として分類するが，DPLはほかに比べて有意に予後が不良であり，またDHL/DPLは，GCB/non-GCBのいずれの群においても予後不良であることも示されている[12, 13]．

MYCやBCL-2の異常な発現調節には，種々のゲノム異常やそれに引き続き起こるエピゲノム異常などが関与していることが推測されており，これらをふまえると，DLBCLの背景に存在する遺伝子異常（染色体転座，欠失，増幅，変異など）とその意義を明らかにすることは，今後DLBCLにおけるさらに精緻な亜型分類と，層別化による効果的な治療法の開発に重要であると考えられる．

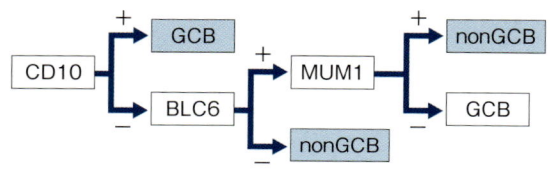

図2 ▶ Hansによって報告された免疫組織学的検索によるimmunohistochemical subgroupsの診断アルゴリズム
（文献4より引用改変）

表1 ▶ DLBCLに認められる遺伝子変異

	gene name	chromosome	frequency of mutations	function	references
NFκB pathway related factors	A20 (TNFAIP3)	6q23.3	DLBCL 7.8～15.3%（ABC 24.3%, GCB 2.3%） MALT 21.8% HL-NS 33.3%	NFκB経路の負の調節因子（蛋白ユビキチン化に関与する酵素）	Kato M：Nature, 2009 Compagno M, Nature, 2009 Honma K, Blood, 2009 Pasqualucci L, Nat Gen, 2011 Dong G, Clin Cancer Res, 2011
	CARD11	7p22	DLBCL（ABC 9.6%, GCB 3.8%） BCL 7.5%	NFκB経路関連の細胞質足場蛋白	Lenz G, Science, 2008 Nature, Genet, 2011
	CD79B	17q23	DLBCL ABC 18% DLBCL 11.7%	B細胞受容体（BCR）構成蛋白	Davis RE, Nature, 2010 Ngo VN, Nature, 2011 Pasqualucci L, Nat Gen, 2011
	MYD88	3p22	DLBCL（ABC 41.4%, GCB 8.8%） MALT 9.0% DLBCL 8.1% PCDLBCL-LT 69% PCNSL 38% WM 90.7% WM 100%, IGM-MGUS 47%	Toll／IL1受容体シグナルのアダプター蛋白	Ngo VN, Nature, 2011 Pasqualucci L, Nat Gen, 2011 Pham-Ledard A, J Inv Dermatol, 2012 Gonzalez-Aguilar, 2012 Treon SP, N Engl J Med, 2012 Varettoni M, Blood 2013
	TNFRSF14	1p36.32	FL 18.3% FL 46% DLBCL 11.9% DLBCL（ABC 8.1%, GCB 2.3%）	TNF受容体（TNFR）（NFκB経路上流）	Cheung KJJ, Cancer Res 2010 Launay E, Leukemia 2012 Morin RD, Nature 2011 Compagno M, Nature 2009 Nature Genet 2011
epigenetics related factors	MLL2	12q13.12	DLBCL 24% DLBCL 32% FL 89%	ヒストンH3K4メチル化酵素	Pasqualucci L, Nat Gen 2011 Pasqualucci L, Nature 2011
	EZH2	7q35～36	DLBCL 9.7%（GCB 21.7%, ABC 0%） FL 7.2% FL 27.5%	ヒストンH3K27メチル化酵素	Morin RD, Nature 2011 Bodor C, Blood 2013
	CREBBP (CBP)	16p13.3	DLBCL 29%（GCB 41.5%, ABC 17%） FL 32.6% DLBCL 18.0%	ヒストン／転写因子アセチル化酵素	Morin RD, Nature 2011 Pasqualucci L, Nat Gen 2011
	EP300 (p300)	22q13.2	DLBCL 10% FL 8.7% DLBCL 5.4%	ヒストン／転写因子アセチル化酵素	Morin RD, Nature 2011 Pasqualucci L, Nat Gen 2011

▼表1続き

	gene name	chromosome	frequency of mutations	function	references
transcription regulators	BLIMP1/PRDM1	6q21	DLBCL（ABC 27%, non-GC 17%） DLBCL（ABC 21.6%, GCB 0%） DLBCL 11.7%	転写抑制因子 （ヒストンアルギニンメチル化酵素結合蛋白）	Pasqualucci L, J Exp Med, 2006 Mandelbaum, Cancer Cell, 2010 Pasqualucci L, Nat Gen, 2011
	MEF2B	19p13.11	B-MHL 17.3% DLBCL（ABC 4.4%, GCB 10.6%）	MADS／MEF2ファミリーDNA結合蛋白 （BCL6転写活性化に関与）	Morin RD, Nature, 2011 Ying C, Nature Immunol, 2013
	FOXO1	13q14.1	DLBCL 8.6% B-NHL 11.0%	フォークヘッドファミリー転写因子	Trinh DL, Blood, 2013 Morin RD, Nature, 2011
other factors	TP53	17p13.1	DLBCL 22% （ABC≒GCB）	DNA結合ドメインを持つ癌抑制蛋白	Xu-Monette ZY, Blood, 2012
	BCL-2	18q21.3	DLBCL 37% （GCB＞ABC） （SHM?） DLBCL 32.7% （SHM by AID?）	抗アポトーシス作用に働くミトコンドリア外膜蛋白	Schuetz JM, Leukemia, 2012 Lohr JG, PNAS, 2012
	S1PR2	19p13.2	DLBCL	スフィンゴシン1リン酸塩誘導細胞増殖などに関与	Morin RD, Blood, 2013
	GNA13	17p24.3	DLBCL 14.3% （GCB 32.6%, non-GC 2%）	B細胞のホーミングに関与するsmall GTPase	Morin RD, Blood, 2013
	GNAI2	3p21.31	DLBCL	B細胞のホーミングに関与するsmall GTPase	Morin RD, Blood, 2013
	SOCS1	16p13.13	DLBCL 16% （Major：truncating mutation, Minor：non-truncating）	JAKやSTATなどのシグナルを調節する因子	Schif B, Blood 2013

SHM：somatic hyper mutation, AID：activation-induced cytidine deaminase　　　　　　　　　（文献6, 7より引用改変）

4 FDG-PETを用いた病期診断や治療効果判定

　DBLCLでは臨床病期が治療方針決定に重要である。現在病期分類としてはAnn Arbor分類が用いられている。臨床病期を決定するために，頸部・胸腹部・骨盤部CT，上部消化管検査，FDG-PET（[18F] fluorodeoxyglucose-positron emission tomography），骨髄穿刺・生検などを行うが，2007年に公表された国際ワークショップ判定基準では，DLBCLの治療前病期診断としてFDG-PETを行うことが推奨されており，かつ治療効果判定に欠かせない検査と規定されている[14]。DLBCLの治療効果判定では，FDG-PETが陰性化すれば，CTで腫瘍が残存していても完全奏効（complete response；CR）と判定される。

　またホジキンリンパ腫（Hodgkin's lymphoma）では治療途中で行うinterim PET（FDG-PET）が予後予測上きわめて有用であると報告されており，interim PETを治療変更基準に用いた臨床試験が進められているが，DLBCLにおいてもinterim PETの意義について検討が進められている。

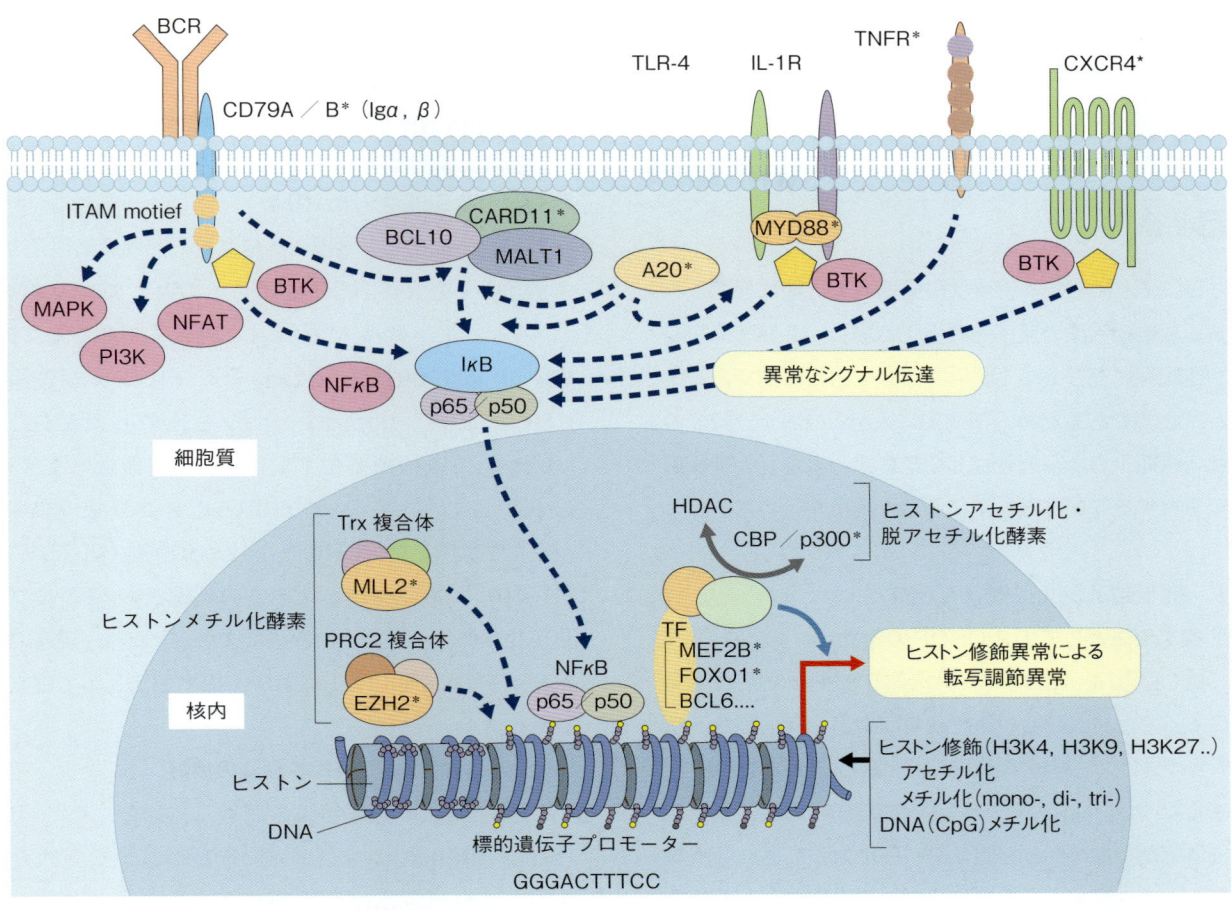

図3 ▶ DLBCLにおいて変異を認める因子
細胞表面に存在するBCR複合体やその他の膜型受容体蛋白(TLR, IL-1R, TNFR, CXCR4など)は，それぞれのシグナルを細胞質内に伝達するが，その中の重要な1経路がNFκB経路である[15, 16]。IKKによってリン酸化を受けたIκBαがIκB複合体から解離すると，p65／p50複合体が細胞質内に移行し，転写因子として機能し，標的遺伝子発現を調節する。変異A20, CARD11, CD79b, MYD88は，この経路の各々の部分で関与して，NFκB経路の恒常的活性化を引き起こすことが推測されている。また，MLL2, EZH2はヒストンメチル化酵素，CREBBP (CBP)，EP300 (p300)はヒストン／転写因子(表1)アセチル化酵素であり，標的遺伝子プロモーター部分のヒストンのメチル化やアセチル化を通して遺伝子発現を調節する。遺伝子変異によって酵素活性が低下，もしくは活性化されることによって，遺伝子発現調節の脱制御が起こると推測されている。またこのほか，遺伝子の発現は主に遺伝子プロモーター部分のシトシンのメチル化状態によっても制御されている。
＊：B細胞腫瘍において変異が報告されている因子

5 予後因子

IPI (International Prognostic Index) は，ドキソルビシンを含む第1世代以上の併用化学療法で治療されたaggressive lymphomaの予後因子解析に基づいて策定された，最も代表的な非ホジキン型悪性リンパ腫 (non-Hodgkin's lymphoma；NHL) の予後予測モデルである[15]。これは年齢，血清LDH，臨床病期，節外病変数および活動状況 (performance status；PS) の5因子を用いて4リスクグループに分類するものである。

また，造血幹細胞移植のような高齢者を対象としない臨床研究への適応を考慮して，age-adjusted IPIが策定された。これは血清LDH，臨床病期およびPS (2以上) の3つの予後因子を用いて，IPIと同様に4リスクグループに分類するものである。限局期につい

ては臨床病期Ⅱ期，年齢61歳以上，PS 2以上，血清LDH高値の4つの予後因子によるstage-modified IPIが提唱されている[16]。

6 治療

DLBCLに対する治療は限局期と進行期に大別される。放射線治療の適応を考慮する場合，Ⅱ期では病変が連続性に存在して1照射野として治療可能であることが必要であるため，限局期はAnn Arbor分類での臨床病期Ⅰおよび連続性Ⅱ期をさす。また巨大腫瘤病変を有するⅡ期は進行期に準じた治療が行われる。

1. 進行期DLBCLに対する治療

① 標準療法としてのR-CHOPの確立

抗CD20モノクローナル抗体リツキシマブの開発によって，DLBCLの治療成績は大きく向上した。リツキシマブはB細胞表面抗原であるCD20を標的とするマウス・ヒトキメラ型抗CD20モノクローナル抗体薬剤であり，B細胞リンパ腫に対して高い治療効果を示す。リツキシマブは通常の化学療法剤と薬物有害反応が重複しないために，化学療法への併用が可能である。R-CHOP療法は最も代表的なリツキシマブ併用化学療法である。

DLBCLに対するR-CHOPの有用性を検証する複数の大規模臨床試験が施行された。GELAでは未治療高齢者DLBCLを対象としたR-CHOPとCHOPのランダム化第Ⅲ相比較試験が実施され，無再発生存率（event free survival；EFS），OS，CR割合のすべてでR-CHOPがCHOPにまさり，R-CHOPでの5年生存割合は58%だった（図4）[17, 18]。

同様な研究として米国で実施された高齢者DLBCLを対象としたR-CHOPとCHOPのランダム化試験（E4494）[19]，低リスク若年DLBCLを対象として，CHOP-like chemotherapyとリツキシマブ併用CHOP-like chemotherapyを比較したMInT study[20]，未治療高齢者DLBCLを対象としてR-CHOP-14（リツキシマブ併用CHOP-14）とリツキシマブを併用しないCHOP-14の比較試験（RICOVER-60）[21]などがある。これらの試験でリツキシマブ併用化学療法が通常化学療法にまさったため，現在ではR-CHOPがDLBCLに対する標準療法として確立した。

② dose-intensified CHOP療法の検討

CHOP療法の治療効果を高める目的で，そのDI（dose intensity）をG-CSF併用によって高めたdose-intensified CHOP療法の研究が行われた。

わが国ではJCOGが，G-CSF併用によって2週間隔でCHOP療法を行うCHOP-14療法と3週間ごとに行う標準的CHOP-21療法を比較するランダム化試験，JCOG9809を実施したが，CHOP-21とCHOP-14で差を認めなかった[22]。

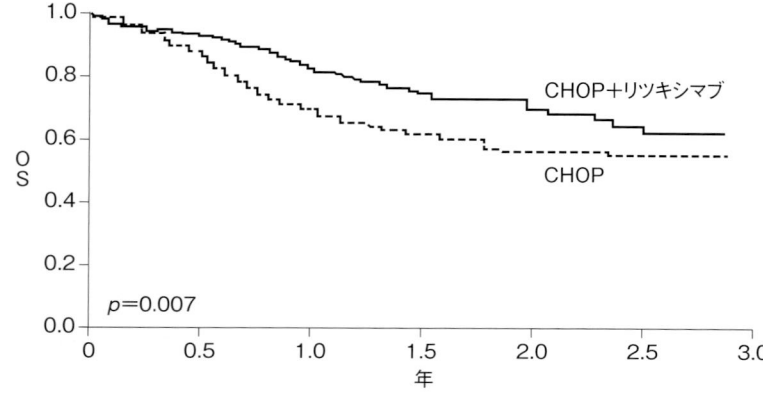

図4 ▶ 高齢者DLBCLに対するR-CHOPとCHOPのランダム化比較試験
R-CHOPではCHOPよりも有意に生存期間が改善した　　　（文献17より引用改変）

最近R-CHOP療法のDIの意義を検証する大規模ランダム化試験の結果が発表された。英国では未治療DLBCLを対象として、R-CHOP-14とR-CHOP-21を比較するランダム化試験が行われた。本試験では18歳以上のDLBCLで、IPIでの全リスク、すべての臨床病期が対象となったが、R-CHOP-14とR-CHOP-21のFFSやOSで有意差を認めず、R-CHOP-21での2年生存割合は81%だった[23]。高齢者DLBCLを対象にGELAが実施中の同様な試験（LNH03-6B）の中間解析でも、R-CHOP-14とR-CHOP-21の治療成績に有意差は認められなかった[24]。

これらの結果から、R-CHOPのDIを高めるdose dense strategyは、DLBCLに対しては有効な治療戦略ではないと考えられる。

③高リスク群DLBCLに対する自己末梢血幹細胞移植併用大量化学療法の位置づけ

予後不良aggressive lymphomaの治療成績を改善する目的で、自己造血幹細胞移植併用大量化学療法の臨床試験が数多く施行されている。その対象としては、IPIでのhigh-intermediate riskおよびhigh riskが適切とされるが[25]、標準療法としては未確立である。SWOGは高リスクaggressive lymphomaを対象として、(R-)CHOPを5コース施行し、奏効した症例について、大量化学療法を施行する群と(R-)CHOPを合計8コースまで施行する群にランダム割りつけを行って比較したS9704試験を実施した[26]。登録期間中にリツキシマブが臨床導入されたため、それ以後CD20陽性DLBCLにはリツキシマブを併用するように試験が改訂された。大量化学療法群の2年PFSは(R-)CHOP群より優れていたが、OSでは差がなかった（図5）。

この試験以外にもリツキシマブ導入後に大量化学療法の有用性を検証する複数の臨床試験が実施されたが、大量化学療法による生存期間の延長は得られていない。

現時点では未治療高リスクDLBCLに対する自己造血幹細胞移植併用大量化学療法の有用性は未確立であり、臨床試験としての実施が望まれる。

2. 限局期DLBCLに対する治療

①限局期aggressive lymphomaを対象にリツキシマブ導入以前に行われた臨床試験

限局期aggressive lymphomaに対する最も重要な臨床試験のひとつは、SWOGのS8736である[16]。臨床病期Ⅰ期、および巨大腫瘍病変を有しないⅡ期の

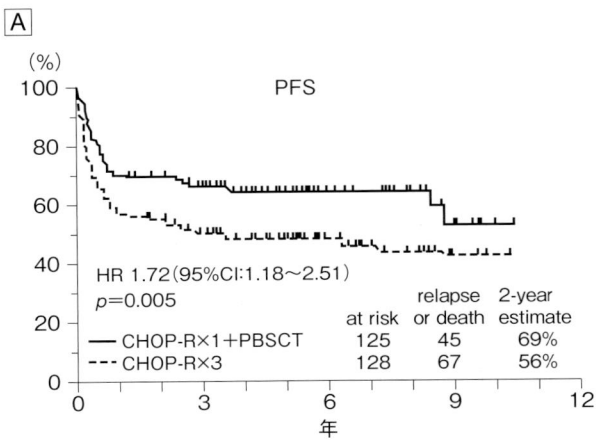 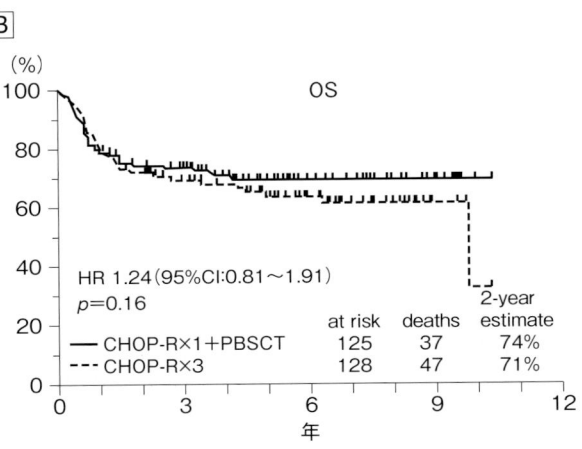

図5 ▶ 高リスクaggressive lymphomaを対象として、(R-)CHOPを5コース施行し、奏効した症例について大量化学療法群と(R-)CHOPを合計8コースまで施行する群を比較するランダム化試験（S9704）
A：PFS、B：OS。PFSでは大量化学療法群が優れていたが、OSでは差を認めなかった
（文献26より引用改変）

症例を対象として，標準的なCHOP 8コース（CHOP×8）と，CHOP 3コースに引き続いてIF-RT（involved field radiation）を行うCMT（combined modality treatment）（CHOP×3＋IF-RT）を比較するランダム化試験だが，PFSやOSでCMTがCHOP 8コースにまさった。

②限局期DLBCLに対するリツキシマブを用いた治療

リツキシマブを用いた限局期DLBCLに対する大規模試験は乏しい。SWOGはstage-modified IPIで1つ以上のrisk factorを有する限局期DLBCLを対象にして，R-CHOP×3＋IF-RT（リツキシマブは4回投与）の臨床第Ⅱ相試験（S0014）を施行した[27]。4年OSは92％と良好だった。

また，S8736とS0014で背景因子を一致させて後方視的に比較すると，R-CHOP×3＋IF-RTとCHOP×3＋IF-RTの生存期間の差は比較的小さい。この結果からはCHOP×3＋IF-RTへのリツキシマブ追加効果は，比較的限定的である可能性が示唆される。

前述したMInT試験には臨床病期Ⅰ／Ⅱ期の限局期症例が72％含まれていた[20]。リツキシマブ併用化学療法と化学療法の3年EFSがそれぞれ79％と59％，3年OSは93％と84％であり，リツキシマブ併用化学療法で優れていた。

このようにリツキシマブ導入後に施行された限局期DLBCLを対象とした大規模臨床試験の成績は乏しく，標準的治療は未確立である。SWOGから報告されたR-CHOP×3（リツキシマブは4回投与）＋IF-RTのCMTや，R-CHOP×6～8コースなどが標準療法と考えられる。

7 DLBCL特殊型

前述のようにDLBCLには様々なvariants, subgroups, subtypes/entitiesに分類される。近年それらの臨床病理学的，分子生物学的病態が明らかにされつつあり，これらに特化した病態研究や治療研究が進められつつある。

1. 縦隔原発大細胞型B細胞リンパ腫

縦隔原発大細胞型B細胞リンパ腫〔primary mediastinal (thymic) large B-cell lymphoma；PMBL〕は胸腺に発症するDLBCL亜型である。ホジキンリンパ腫でしばしば認められる*REL*遺伝子や*JAK2*遺伝子の増幅が認められたり，高発現を示す遺伝子がホジキンリンパ腫と共通するものがあったりすることなどから，本疾患とホジキンリンパ腫との関連性が指摘されている[28]。

PMBLに対する標準療法は前方向臨床試験が少ないことなどから未確立といえる。最近米国NCIからDA-EPOCH-R（dose-adjustedエトポシド，ドキソルビシン，シクロホスファミド，ビンクリスチン，プレドニゾロン，およびリツキシマブ）療法の第Ⅱ相試験の結果が報告された[29]。51例が登録されたが，5年EFSが93％，OSが97％と，きわめて優れた治療成績だった（図6）。

2. 血管内大細胞型B細胞リンパ腫

血管内大細胞型B細胞リンパ腫（intravascular large B-cell lymphoma；IVLBCL）はWHO分類2008年版から独立した疾患単位となった，腫瘍細胞が全身の細小血管内で増殖する稀なNHLの1病型である。従来IVLBCLの治療成績は，診断の困難さと病勢進行の速さにより著しく不良であった。わが国での後方視的解析では，一般的なDLBCLと同様に，リツキシマブ併用化学療法により治療成績が向上していることが示唆された[30]。一方，中枢神経進展・再発が2年でおよそ25％に生じることが明らかとなっている[31]。

これらの結果から，リツキシマブ併用化学療法によってIVLBCLの予後が改善したもののその成績はいまだ不良であり，改善が望まれていること，特に中枢神経進展・再発を低減することが必要であることが明らかとなった。この結果をふまえ，現在未治療IVLBCLに対するR-CHOP＋R-HD-MTX療法の臨床第Ⅱ

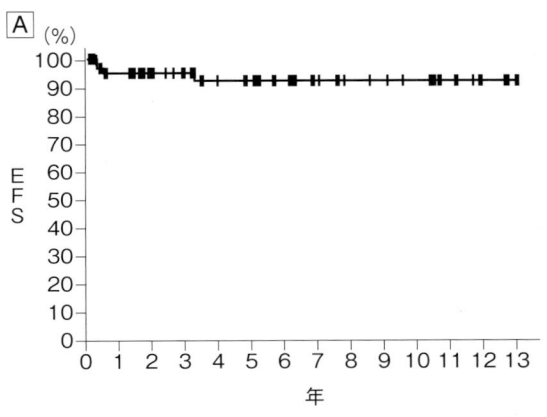
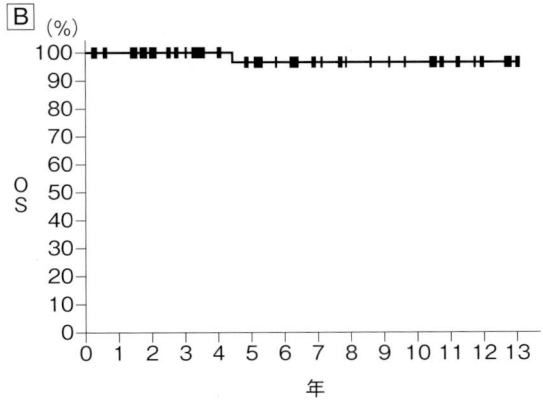

図6 ▶ PMBLに対するDA-EPOCH-R療法の第Ⅱ相試験
A：EFS，B：OS。5年EFSが93%，OSが97%ときわめて優れた治療成績だった

(文献29より引用改変)

相試験が実施中である（UMIN000005707）。なおIVLBCLの詳細については8章B11を参照されたい。

3. CD5陽性DLBCL

　CD5陽性DLBCLの予後はリツキシマブ導入によって改善し，R-CHOPが標準治療として確立した。しかしリツキシマブ併用化学療法（R-chemo）で治療された場合も，CD5陽性DLBCLの予後はCD5陰性DLBCLよりも不良である。CD5陽性DLBCLに対するリツキシマブ併用化学療法の意義に関する検討が多数例の後方視的研究として行われ，CR割合やOSでR-chemoがchemoにまさることが明らかとなった。

　しかし中枢神経再発はCD5陰性DLBCLと比べて高率であり，chemo群とR-chemo群で中枢神経再発割合に差を認めなかった[5]。現在CD5陽性DLBCLの治療成績の改善をめざし，DA-EPOCH-R/HD-MTX療法の第Ⅱ相試験（PEARL5試験）が実施されている（UMIN000008507）。

　これらに示されるように，今後DLBCLの多様な病態に合わせた治療開発が活発化すると考えられる。

8 DLBCLに対する新規治療薬

1. obinutuzumab（GA-101）

　obinutuzumabは糖鎖改変技術を用いたタイプⅡのヒト化抗CD20モノクローナル抗体で，リツキシマブと比較してADCC活性が高い。本薬剤はまずB細胞性リンパ腫に対して開発が進められた。未治療CLLを対象として，chlorambucilとchlorambucilとobinutuzumab併用，およびchlorambucilとリツキシマブを比較する臨床試験が行われた[32]。抗CD20モノクローナル抗体とchlorambucil併用療法は，chlorambucil単剤よりPFSを延長した。obinutuzumab-chlorambucilはリツキシマブ-chlorambucilと比較してPFSが延長し（hazard ratio；0.39, 95% CI；0.31 to 0.49, $p < 0.001$），CR割合が高かった（20.7% vs 7.0%）（NCT01010061）。

　obinutuzumabの再発・治療抵抗性DLBCLおよびMCLを対象とした臨床第Ⅰ相試験では，DLBCLの奏効率（objective response rate；ORR）は29%だった。現在未治療DLBCLを対象として，obinutuzumab併用CHOP療法とR-CHOP療法を比較する国際共同臨床第Ⅲ相試験が実施中である（NCT01287741）。

2. 抗体薬物複合体

抗体薬物複合体（antibody-drug conjugate；ADC）は抗体と細胞に対する毒素から構成された人工的な複合蛋白質である。ADCは細胞内に取り込まれ，薬剤を放出して細胞に傷害を与える。DLBCLを対象に検討が行われているADCとしては，抗CD22モノクローナル抗体にcalicheamicinを抱合したinotuzumab ozogamicin（CMC-544），抗CD30モノクローナル抗体にMMAEを抱合したブレンツキシマブ ベドチン，抗CD79bモノクローナル抗体にMMAEを抱合した薬剤などがあるが，本項では紙数の関係で詳細は割愛する。

3. BTK阻害薬

悪性リンパ腫に対する低分子薬剤の開発も活発化している。これらのうちDLBCLに対して開発が進められている薬剤のうち，ibrutinibとレナリドミドについて述べる。

B細胞の細胞表面にはB細胞受容体（B-cell receptor；BCR）が存在する。BCRシグナルによってNF-κB経路が活性化されるが，近年BCRやNF-κB経路に関与する様々な分子に対する分子標的薬の開発が進められている。たとえばPI3K（phosphoinositide 3-kinase）δに対するidelalisib，BTKに対するibrutinib，SYKに対するfostamatinibなどである。

ibrutinibはBTKを非可逆的に阻害するチロシンキナーゼ阻害薬で内服薬である。再発・治療抵抗性のB-NHLおよびCLLを対象に行われた臨床第Ⅰ相試験では，DLBCL 7例を含む56例が登録された。ORRはCR 16％を含めて60％だった。DLBCLについてはORRが29％だった。

現在ibrutinib併用R-CHOP療法の有用性を検証する第Ⅲ相比較試験（NCT01855750）が，未治療のnon-GCG DLBCLを対象として実施されている。

4. レナリドミド

レナリドミドはIMiD（immunomodulatory drug）に属する小分子薬剤であり，わが国では多発性骨髄腫と一部の骨髄異形成症候群に承認されている。

悪性リンパ腫に対する開発も進められている。DLBCLについては再発・治療抵抗性アグレッシブNHLを対象に，レナリドミド単剤の第Ⅱ相試験が行われた[33]。登録49例中26名がDLBCLでORR 19％だった。再発・治療抵抗性aggressive NHL 267名を対象に行われた同様な第Ⅱ相試験でも，DLBCL 108例でのORRは28％と有効性が示された[34]。DLBCLのsubtype別の治療効果について後方視的に検討した研究において，GCB DLBCLとnon-GCB DLBCLのORRはそれぞれ9％と53％，CRはそれぞれ4％と24％であり，non-GCB DLBCLにおいて有意に高いORRが示された[33]。

レナリドミドはDLBCLに対する標準治療であるR-CHOPに安全に併用できることが第Ⅰ相試験によって示された[35]。引き続いて未治療の進行期DLBCLおよび濾胞性リンパ腫（follicular lymphoma；FL）G3bを対象としてR2-CHOP療法の第Ⅱ相試験が行われた[36]。49例が登録され，CR 86％を含むORRは92％だった。DLBCL subtypeについて検討可能だったGCB DLBCL 16例とnon-GCB DLBCL 16例のCR割合はそれぞれ81％と88％，ORRはともに88％だった。2年PFSはGCB DLBCLで71％，non-GCB DLBCLで81％だった。この結果は，GCB DLBCLよりR-CHOPでの予後が不良なnon-GCB DLBCLの予後が，R2-CHOPにより改善する可能性を示唆するものである。同様な第Ⅱ相試験の結果はメイヨークリニックからも報告された[37]。

これらの成績をふまえ，現在R2-CHOP療法の有用性を検証する臨床第Ⅲ相比較試験が，GEPで同定されるABC DLBCLを対象として実施中である（NCT02285062）。

9 今後の課題

このようにDLBCLの病態解明が進み，治療成績も

リツキシマブ導入などによって大きく向上した。一方，約30〜40％の患者では依然として致命的な疾患にとどまっている。一方，特に予後不良な病態と治療上の課題が明らかにされつつある。病態研究の成果をふまえた新規分子標的薬剤の開発も活発化しており，今後これらの研究によってDLBCLの治療成績が改善することが期待される。

● 文献

1) Swerdlow SH, et al, ed：WHO Classification of Tumours of Haematopoietic and Lymphoid Tissues. IARC Press, 2008.
2) Alizadeh AA, et al：Nature. 2000；403(6769)：503-11.
3) Lenz G, et al：N Engl J Med. 2008；359(22)：2313-23.
4) Hans CP, et al：Blood. 2004；103(1)：275-82.
5) Miyazaki K, et al：Ann Oncol. 2011；22(7)：1601-7.
6) Morin RD, et al：Nature. 2011；476(7360)：298-303.
7) Pasqualucci L, et al：Nat Genet. 2011；43(9)：830-7.
8) Ngo VN, et al：Nature. 2011；470(7332)：115-9.
9) Young RM, et al：Nat Rev Drug Discov. 2013；12(3)：229-43.
10) Pasqualucci L, et al：Nature. 2011；471(7337)：189-95.
11) Aukema SM, et al：Blood. 2011；117(8)：2319-31.
12) Green MR, et al：Blood. 2013；121(9)：1604-11.
13) Hu S, et al：Blood. 2013；121(20)：4021-31；quiz 4250.
14) Cheson BD, et al：J Clin Oncol. 2007；25(5)：579-86.
15) The International Non-Hodgkin's Lymphoma Prognostic Factors Project：N Engl J Med. 1993；329(14)：987-94.
16) Miller TP, et al：N Engl J Med. 1998；339(1)：21-6.
17) Coiffier B, et al：N Engl J Med. 2002；346(4)：235-42.
18) Feugier P, et al：J Clin Oncol. 2005；23(18)：4117-26.
19) Habermann TM, et al：J Clin Oncol. 2006；24(19)：3121-7.
20) Pfreundschuh M, et al：Lancet Oncol. 2006；7(5)：379-91.
21) Pfreundschuh M, et al：Lancet Oncol. 2008；9(2)：105-16.
22) Ohmachi K, et al：Ann Oncol. 2011；22(6)：1382-91.
23) Cunningham D, et al：Lancet. 2013；381(9880)：1817-26.
24) Delarue R, et al：Lancet Oncology. 2013；14(6)：525-33.
25) Shipp MA, et al：J Clin Oncol. 1999；17(1)：423-9.
26) Stiff PJ, et al：N Engl J Med. 2013；369(18)：1681-90.
27) Persky DO, et al：J Clin Oncol. 2008；26(14)：2258-63.
28) Rosenwald A, et al：J Exp Med. 2003；198(6)：851-62.
29) Dunleavy K, et al：N Engl J Med. 2013；368(15)：1408-16.
30) Shimada K, et al：J Clin Oncol. 2008；26(19)：3189-95.
31) Shimada K, et al：Cancer Sci. 2010；101(6)：1480-6.
32) Goede V, et al：N Engl J Med. 2014；370(12)：1101-10.
33) Hernandez-Ilizaliturri FJ, et al：Cancer. 2011；117(22)：5058-66.
34) Witzig TE, et al：Ann Oncol. 2011；22(7)：1622-7.
35) Nowakowski GS, et al：Leukemia. 2011；25(12)：1877-81.
36) Vitolo U, et al：Lancet Oncol. 2014；15(7)：730-7.
37) Nowakowski GS, et al：J Clin Oncol. 2015；33(3)：251-7.

MEMO 「large B cell lymphomas の variants, subgroups と subtypes／subentities」

　悪性リンパ腫における最大病型であるDLBCLをはじめ，大細胞型B細胞リンパ腫には様々な亜型が存在し，それぞれの臨床病態や予後，治療戦略にも異同がある．本項で紹介されたPMBLやIVLBCLや他項でも詳述されるPEL（primary effusion lymphoma）などは，中でも特徴的な病態を有することからWHO分類でも独立疾患単位として扱われるほか，新WHO分類ではWHO分類2008年版を踏襲しつつ，名称変更を含め，さらなる改訂が予定されている（表）．これらの分類においては臨床病態のほか，発生母地や遺伝子発現パターン（ABC，GCB，PMBL），病因（EBV，HHV-8），分子生物学的異常（BCL6，MYC，ALK，BCL2など）など多面的な疾患背景が包括されている．また，こうした観点からは本項でも紹介されたDHLは将来的にはDLBCLから独立した疾患単位として取り扱われるようになるものと予想されるが，従前の研究ではDHL，ならびにDPLの定義が一様でなく，その整合性ある分類が課題である．

表 ▶ large B cell lymphomas の variants, subgroups と subtypes／subentities

DLBCL and its subtypes
- DLBCL, not otherwise specified（NOS）（GCB，ABC. Other）
- primary DLBCL of the CNS
- primary cutaneous DLBCL, leg type
- T-cell／histiocyte rich large B-cell lymphoma
- EBV＋DLBCL（EBV＋DLBCL of the elderlyから改変）

other lymphomas of large B cells
- DLBCL associated with chronic inflammation
- primary mediastinal（thymic）large B-cell lymphoma
- intravascular large B-cell lymphoma
- ALK positive large B-cell lymphoma
- plasmablastic lymphoma
- primary effusion lymphoma
- multicentric Castleman disease（MCD）（large B-cell lymphoma arising in HHV8-associated MCDから改変）
- Brukitt lymphoma
- B-cell lymphoma, unclassifiable, with features intermediate between diffuse large B-cell lymphoma and Burkitt lymphoma（modified definition）
- B-cell lymphoma, unclassifiable, with features intermediate between diffuse large B-cell lymphoma and classical Hodgkin lymphoma

〔黒田純也〕

| MEMO | 「DHL と DPL」 |

　本項でも紹介されたように，従前，DLBCLとして包括的に診断されてきた症例の一部には*MYC-IGH*転座と同時に他の*BCL2-IGH*転座をはじめとした他の*IGH*転座を有するDHL症例が5～10%存在する（**図1**）。これらの症例では高率な骨髄浸潤，中枢神経浸潤，B症状など症状が高度であり，治療反応性は不良で予後はきわめて不良であることが知られている[1]。一方，こうした転座を有さないながらMYCやBCL2の同時過剰発現を呈するDPLでも予後は芳しくないが，DHLほどではないとは考えられていない（**図2, 3**）[2]。従前のDHLに対する多くの治療研究は後方視的研究ではあるものの，R-CHOP療法に比べ，用量調節R-EPOCH療法やR-CODOX-M/IVAC療法など，より強力な多剤併用免疫化学療法の有効性が高いことが報告されており，新分類の策定のもと，的確な診断と治療方針の策定がますます重要性を増すものと考えられる。

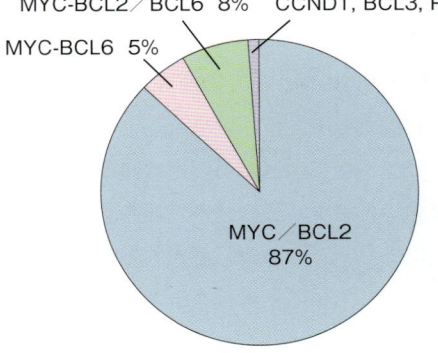

図1 ▶ DHLの染色体異常

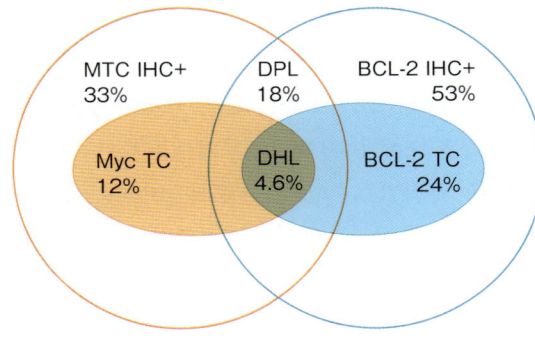

図2 ▶ DHL, DPLにおけるMyc, BCL-2の異常パターン

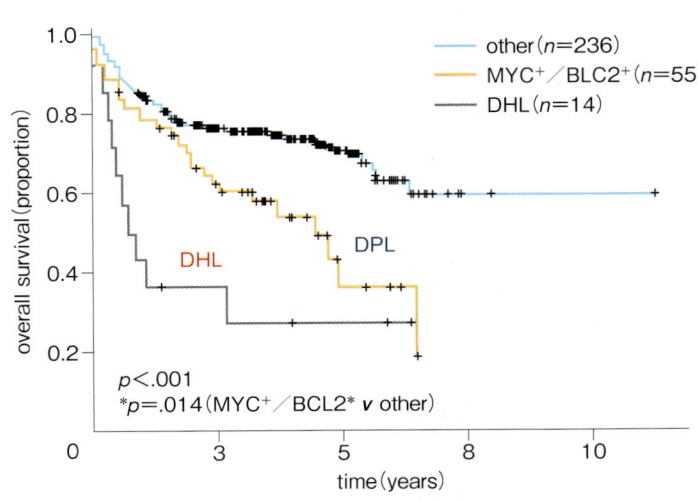

図3 ▶ DHLとDPLの予後

1) Cheah CY, et al: Br J Haematol. 2015; 168(6): 784-95.
2) Johnson NA, et al: J Clin Oncol. 2012; 30(28): 3452-9.

黒田純也

第8章 B細胞性腫瘍

B10 原発性体腔液リンパ腫

小林 裕

1 はじめに

ヒト免疫不全ウイルス(human immunodeficiency virus；HIV)陽性患者において，稀な部位を原発とする節外性リンパ腫が注目されていたが，その1例として腫瘤形成を伴わない体腔原発リンパ腫(body cavity-based lymphoma；BCBL)が1989年に報告された[1]。リンパ腫患者で漿膜浸潤による体腔液貯留は稀なことではないが，BCBLは稀である。

1995年にはGreenらがHIV陽性のリンパ腫関連体腔液貯留患者18例中13例，HIV陰性患者では11例中1例のみが原発性リンパ腫性体腔液(primary lymphomatous effusion；PLE)であったと報告し[2]，同年Cesarmanらは，Kaposi肉腫の発生に関与することが1994年に報告されたKaposi肉腫ヘルペスウイルス(Kaposi's sarcoma herpes virus；KSH)/ヒトヘルペスウイルス(human herpes virus 8；HHV8)とPLEとの関係を報告し，非常に注目された[3]。

1996年にはNadorらがHHV8感染を伴い，腫瘤形成を認めないこれら体腔液原発の特異な増殖形式を有するリンパ腫を1疾患単位，原発性体腔液リンパ腫(primary effusion lymphoma；PEL)として報告した[4]。当初PELはHIV陽性かつHHV8陽性の男性にみられ，T, B細胞マーカーを有さないが，免疫グロブリン再構成を認めB細胞性と報告された。それ以後，数例の女性例やHIV, HHV8陰性例，B細胞マーカーを有する例などが報告され，PELという単語で表現されるこの疾患のスペクトラムは拡大された。しかしながらPELは，WHO分類2001年版でHHV8陽性例のみに使用することが支持され，2008年のWHO分類の改訂では，PELはHHV8によって引き起こされる，特異な1疾患単位として厳格に定義された。この際，HHV8によって引き起こされる腔外PEL(免疫芽細胞性/形質芽細胞性DLBCL)に言及されており，また他にもHHV8関連腫瘍として，large B-cell lymphoma arising in HHV8-associated MCD (multicentric Castleman disease), germinotropic lymphoproliferative disorderなどの報告があり注目されている。つまりPELは免疫不全関連リンパ増殖疾患のひとつとしての認識に始まり，HHV8関連リンパ腫として位置づけられたと理解できる。

一方，リンパ性白血病が一般には腫瘤形成性を有さないのと違い，リンパ腫はリンパ節あるいはリンパ装置の原発であり，その腫瘍起源細胞の性質から本来腫瘤形成性を有していると考えられることから，BCBLは体腔原発で腫瘤形成性を有さず，特異な増殖形態を有することで特徴づけられる。この観点から，HHV8非関連のBCBL症例も最近は多く報告され，PEL-likeリンパ腫として別の疾患単位としての提案が試みられている。PEL-likeリンパ腫のWHO分類での位置づけは今後の課題であろう。

2 臨床像(表1)

PELはHIV関連リンパ腫の4％といわれ，PELの40.9％にHHV8感染関連のKaposi肉腫，17.6％に多発性Castleman病の既往を認める。

PELはHIV陽性の中年男性に多く，HIV陰性例では臓器移植後や高齢者など免疫不全の，やはり男性にみられる。HHV8の感染率は国，地域差があるが，

表1 ▶ PELとPEL-likeリンパ腫の比較

	PEL	PEL-likeリンパ腫
年齢中央値	44〜57歳	63〜70歳
男性比率	85.6〜94.9%	54.3〜62.2%
胸水貯留	75.5%	54.3〜66.7%
腹水貯留	37.9%	37.8〜49.9%
心嚢液貯留	23.6%	22.9〜26.7%
2つ以上の体腔液貯留	31.7〜32.9%	31.4〜34.5%
B細胞マーカー	39.8%	80.0〜86.7%
CD20陽性	15.1〜32.9%	65.5〜72.7%
免疫グロブリン遺伝子再構成	82.5%	83.6〜96.0%
c-MYC陽性	3.4%	17.4〜38.1%
HIV陽性	77.5〜92.0%	4.9〜11.1%
EBV陽性	60.0〜65.6%	28.9〜33.3%
HCV陽性	25.8%	25.0〜33.3%
治療　対症療法のみの奏効率	23.8%	60.0〜70.0%
化学療法の奏効率	46.6〜60.2%	68.1〜82.1%
生存中央値	4〜9カ月	6〜8カ月
1年生存率	17.3%	35.5〜42.1%

それぞれの地域で，男性が女性の約2倍の感染数である。しかし，HHV8感染例の中で，HIV陽性例では約10倍，陰性例でも約2.5倍の比率でPELは男性に多い。つまりHHV8感染自体が男性にやや多いが，HHV8感染後にPELは女性より男性に明らかに多く発症すると考えられる。

一方，HHV8非関連のPEL-likeリンパ腫は，ほとんどがHIV陰性であり，高齢者に多く，男性にやや多い程度である。この中でHIV陽性例ではほとんどがc-MYC陽性であり，バーキットリンパ腫の報告が多い。

原発体腔液は胸水，腹水，心嚢液以外にも，くも膜下液や陰嚢水，VPシャントなどの人工物に付随してできた嚢胞液など，めずらしい報告も存する。PELではPEL-likeリンパ腫に比し，若干胸水病変を有する症例が多いようであるが，原発体腔液部位に大きな差はなく，複数の体腔液病変を有する症例も30％強にみられ，両者に差はない。臨床的に進展すれば，腫瘤形成を有する場合があるため，軽度のリンパ節腫脹や腫瘤形成があっても，明らかに付随病変と考えられる場合にはPELとして報告されている症例もある。

PELとPEL-likeリンパ腫の臨床経過における体腔液以外の病変の出現頻度には差がなく，PELもPEL-likeリンパ腫も増殖形態に変化はない可能性が考えられる。経過中，体腔液以外の病変は消化管，中枢神経病変を主に，リンパ節外病変が80％以上と圧倒的に高い。また，寛解後の再発時においても，体腔液，リンパ節外の病変が多い。

3 リンパ腫細胞特性（表1）

PELもPEL-likeリンパ腫もanaplastic（未分化大細胞様）からimmunoblastic（免疫芽球様），plasmablastic（形質芽細胞様）形態を示すものが多い。時にはplasmacytoid（形質細胞様）への分化傾向を示すものもあり，症例間でバラエティーに富んでおり，形態学

的に両者に差異はないと考えられている（図1）。

　筆者らの報告では，PELにおいてはCD19，CD20，CD22，CD23，CD79a，CD10，CD138，sIg，cIgのいずれかが陽性の症例をB細胞マーカー表現症例とすると，約40％の頻度と考えられるが，この中にはCD138のみ陽性の例が相当数あり，これを除外すれば，当初報告されたようにPEL症例の約20％がB細胞マーカー陽性と考えられる[5]。なおCD20陽性症例は約15.1～32.9％であった。多くはT，B細胞マーカーを有しておらず，indeterminate phenotypeと表現されている。

　一方PEL-likeリンパ腫では，80.0～82.4％がB細胞マーカーを表現しており，CD20陽性は65.5～72.7％であり，この点はPELとの特質すべき相違点のひとつである。

　両者とも検索された症例のほとんどはCD38陽性である。また，例外的にT細胞マーカーを有する症例の報告もある。

　これらのマーカーからPELはactivated B細胞由来，post-germinal center tumor at a pre-terminal stage prior to plasma cell differentiation，PEL-likeリンパ腫はgerminal center Bあるいはmixed germinal center B/activated B由来と考えられている。

　PELもPEL-likeリンパ腫も一部例外を除いてほとんどの症例で免疫グロブリン遺伝子再構成が認められ，B細胞性と考えられている。特にindeterminate phenotypeのPELにおいては，免疫グロブリン遺伝子とT細胞受容体遺伝子の再構成を確認することが重要である。

4 ウイルス学的所見（表1）

　HHV8の癌原性に関しては研究が進んでおり，多くのウイルス蛋白が同定され，特にP53やRB蛋白と結合して感染細胞のアポトーシスを阻害するLANA (latency-associated nuclear antigen)-1などのlatent蛋白（潜伏感染蛋白）が，主に発癌に関与していると考えられている。

　HHV8は140kbpもある大きなウイルスで，特にサイトカインや細胞周期制御と関連のある遺伝子と相同性が高く，発癌，潜伏感染維持，molecular piracy（分子海賊行為）などの特徴を有する癌ウイルスと考えられている。

　C型肝炎ウイルス（hepatic C virus；HCV）感染例では大量腹水発症例が多いとの報告もあるが，筆者

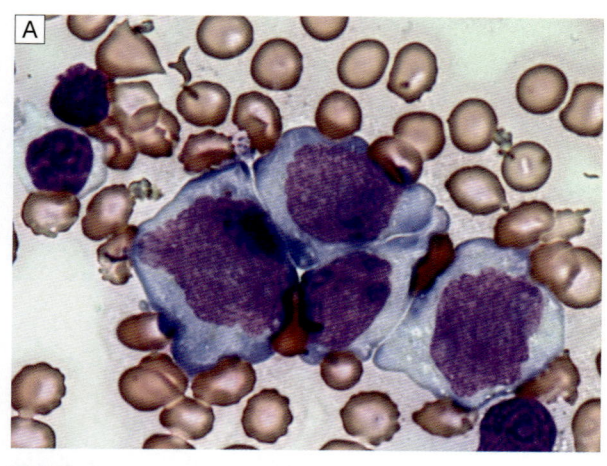
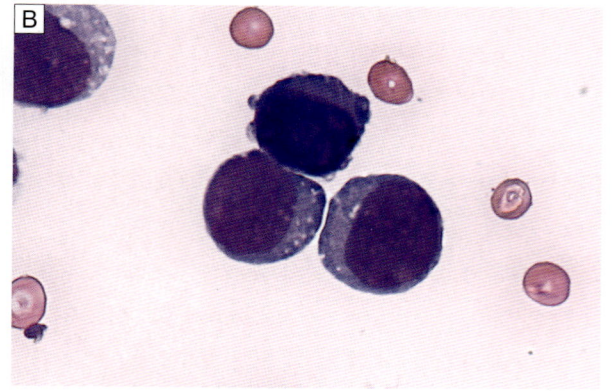

図1 ▶ PEL-likeリンパ腫細胞
A：75歳，男，心嚢液，未分化大細胞様，CD20陽性
B：85歳，男，胸水，免疫芽球様，indeterminate phenotype

らの検討ではHCVとの関連は定かでなかった[5]。

PELにはエプスタイン・バーウイルス（Epstein Barr virus；EBV）感染例が多いが，これはPELに限らず，HIV陽性リンパ腫にみられる特徴と考えられる。

5 治療（表1）

PELもPEL-likeリンパ腫も稀であり，標準治療は確立されていない。PELではHIV陽性であることが多いため，抗レトロウイルス剤併用に，現時点ではCHOP（シクロホスファミド，ドキソルビシン，ビンクリスチン，プレドニゾロン併用）系統の化学療法が施行されていることが多いが，9カ月以内の生存期間で予後は不良である。より強力に大量メトトレキサート療法の併用や，EPOCH（エトポシド，プレドニゾロン，ビンクリスチン，シクロホスファミド，ドキソルビシン併用持続点滴）療法，CDE（シクロホスファミド，ドキソルビシン，エトポシド併用）療法の効果が議論されている。抗ウイルス薬であるcidofovirの有効例の報告はいくつかあり，有望かもしれない。

PEL-likeリンパ腫，特にCD20陽性例では，リツキシマブを加えることで予後の改善が期待されている。また，化学療法を施行せずに，ドレナージのみで経過良好例の報告もある。高齢者が多いため化学療法の適応にならないことも多いが，PELに比べれば若干予後は良好なようである。

● 文 献

1) Knowles DM, et al：Blood. 1989；73(3)：792-99.
2) Green I, et al：Mod Pathol. 1995；8(1)：39-45.
3) Cesarman E, et al：N Engl J Med. 1995；332(18)：1186-91.
4) Nador RG, et al：Blood. 1996；88(2)：645-56.
5) Kobayashi Y, et al：Acta Haematol. 2007；117(3)：132-44.
6) Courville EL, et al：Am J Clin Pathol. 2014；142(6)：816-29.
7) Castillo JJ, et al：Leuk Lymphoma. 2012；53(12)：2378-82.
8) Wu W, et al：Am J Clin Pathol. 2013；140(2)：258-73.
9) Alexanian S, et al：Am J Surg Pathol. 2013；37(2)：241-9.
10) Carbone A, et al：Cancer. 2008；114(4)：225-7.
11) 片野晴隆：ウイルス．2003；53(1)：95-102.
12) Okada S, et al：Intracable Rare Dis Res. 2014；3(3)：65-74.

第8章 B細胞性腫瘍

B-11 血管内大細胞型B細胞リンパ腫

島田和之

1 はじめに

血管内大細胞型B細胞リンパ腫（intravascular large B-cell lymphoma；IVLBCL）は全身の諸臓器の細小血管内に腫瘍細胞が増殖する特異なB細胞リンパ腫の一型である。現行のWHO分類2008年版からは独立した疾患概念として位置づけられている[1]。悪性リンパ腫の一般的な特徴であるリンパ節腫脹を欠き、疾患に対する理解が進んできた現在においてもしばしば診断が困難である場合が多い。適切な治療がなされた場合の治療成績は必ずしも不良ではないため、正確な診断がきわめて大切な病態である。

2 IVLBCLの臨床病態

IVLBCLでは発熱や血球減少を含む多彩な臨床病態を呈するが、それらの症状すべては疾患特異的なものではないため、診断に苦慮することが多い。わが国での頻度は悪性リンパ腫の1％程度であり、稀な疾患である。わが国における発症年齢中央値は60歳代後半で、他の悪性リンパ腫全般と同様であり、患者の多くは65歳以上の高齢者である[2]。

また、わが国の症例の半数以上は骨髄にて血球貪食像を伴い、発熱や血球減少を高率に認める。意識障害や麻痺症状を含む神経症状をおよそ25％の症例に認め、腫瘍細胞の浸潤によると考えられる呼吸困難をおよそ20％の症例に認める。意識障害や発熱から活動度（performance status；PS）が低下している患者も多く、25％程度は診断時にPSが4と低下している。

今日までの報告より欧州とわが国においては、病型に地域差があることが知られている[3]。欧州からの報告では、しばしば皮疹をきたす症例が認められ（表1）、神経症状をきたす症例もわが国より多い。経過もわが国で診断されるIVLBCLよりも緩徐であるとされている。これらの病型の違いが人種差によるものか、そもそも診ている疾患が異なっているのかについ

表1 ▶ IVLBCLの診断時に認められる臨床症状

徴候	わが国からの報告（％）（$n=109$）	ヨーロッパからの報告（％）（$n=38$）
発熱	73	45
倦怠感	26	16
消化器症状	19	5
神経症状	25	13
呼吸困難	19	3
浮腫	11	5
泌尿器症状	2	8
皮疹	8	39

（文献3より引用改変）

ては明らかとはなっていない。

わが国で報告されているIVLBCL症例の臨床検査値異常を**表2**に示す[2]。上述の通り，血球貪食症候群を伴う症例が多いため，貧血（ヘモグロビン11g/dL未満もしくは赤血球350万/μL未満）を68%，血小板減少（血小板100,000/μL未満）を58%に認め，白血球減少（白血球4,000/μL未満）を27%に認める。LDH上昇（LDH＞正常上限値）をほぼ全例（98%）に認め，わが国のIVLBCLでLDH上昇をきたさない症例はほとんどないと言ってよい。またCRP高値（CRP＞5.0mg/dL），可溶性IL-2R高値（sIL-2R＞5,000U/L）も各々59%，66%に認め，特に血球貪食症候群を伴う症例では，可溶性IL-2Rが高値となる。

他に目立った異常としては，低アルブミン血症（アルブミン3.0g/dL未満）をおよそ6割に認めるが，ビリルビン上昇（総ビリルビン＞1.5mg/dL），クレアチニン上昇（血清クレアチニン＞1.5mg/dL）については各々20%，13%と頻度としてはそれほど多いものではない。これらにより診断時のおよそ25%の症例は播種性血管内凝固症候群（disseminated intravascular coagulation；DIC）の基準を満たす。

画像検査所見では，リンパ節腫脹は一般的に認めず，肝脾腫や腎臓，副腎などの臓器腫大を認めることが多い。特に副腎にびまん性腫大を認める場合は，本疾患を念頭に置く必要がある。頭部の画像所見では，散在性に小梗塞巣を認めることがある。その他肺には腫瘍細胞の浸潤に伴うスリガラス影を認めることがある。

3 IVLBCLの診断

IVLBCLと診断するためには，腫瘍細胞を病理所見にて確認することが必須となる[4]。典型的には，生検組織の細小血管内もしくは類洞内にCD20もしくはCD79a陽性の大型の腫瘍細胞を認める。数多くの腫瘍細胞が生検組織に認められた場合においては，その診断は必ずしも困難なものではない。しかし，実臨床においては，得られた生検組織に多くの腫瘍細胞が含まれる場合ばかりでないことに留意する必要がある。

表3にわが国での診断部位を示す[5,6]。アプローチが容易であることから骨髄で診断されるケースが圧倒的に多いが，実際には骨髄中に多量の腫瘍細胞が存在する場合はむしろめずらしく，スメア標本では腫瘍細胞の有無の判断に苦慮するケースも多い。そのような場合においては，細胞表面抗原検査（フローサイトメトリー）でも腫瘍の存在を診断するのはしばしば困難で，最終的にはクロット標本や生検標本における免疫染色が必要になる場合も多い（**図1**）。したがって生検を行ったとしても診断が得られるまでに相応の時間を要する場合が多く，急速に増悪するような症例においては，診断のための各種生検を同時並行で進めていく

表2 ▶ IVLBCLの臨床検査値異常

	検査値異常	割合（%）
貧血	＜11g/dL or ＜350×10^4/μL	68
血小板減少	＜100,000/μL	58
白血球減少	＜4,000/μL	27
LDH上昇	＞ULN	98
低アルブミン血症	＜3.0g/dL	61
ビリルビン上昇	＞1.5mg/dL	20
CRP高値	＞5.0mg/dL	59
可溶性IL-2レセプター高値	＞5,000U/L	66

（文献2より引用改変）

表3 ▶ IVLBCLにおける主な診断臓器

部位	患者数（$n=108$）
骨髄	88*
肝臓	17
皮膚	16
肺	11
脾臓	8
腎臓	5

＊：36例は末梢血にも腫瘍細胞を認める
（文献5より引用改変）

そのような中で最近，骨髄穿刺/生検と並んで着目されている方法がランダム皮膚生検である（図2）。前述の通り，わが国のIVLBCLは診断時に血球貪食像を伴う症例が多く，Muraseらはその病型に着目しAIVL（asian-variant of IVLBCL）とすることを提唱してきたが[7]，そのような病型ではほとんど皮疹が認められない。そのため，従来わが国のIVLBCLでは，皮膚生検により腫瘍細胞が検出される症例が多くなかったが，Asadaらは一見健常に見える皮膚に対して皮下の脂肪組織まで含む生検を行い，主として脂肪組織の血管内に腫瘍細胞が高率に見出され，診断に寄与することを報告した[8]。

全身の血管内に腫瘍細胞が存在するという本病型の特徴に着目したこの手法は，Matsueらの施設で経験された12例のIVLBCL症例において，皮疹の有無に関係なく前腕・腹部・大腿部の皮下脂肪組織までを含む皮膚生検を行った結果，大腿は12例中7例，前腕は

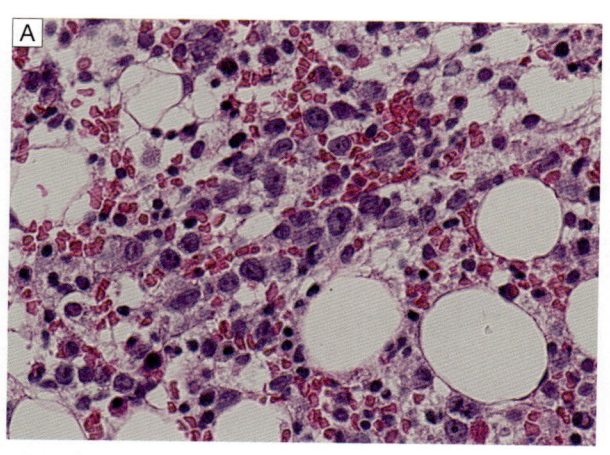
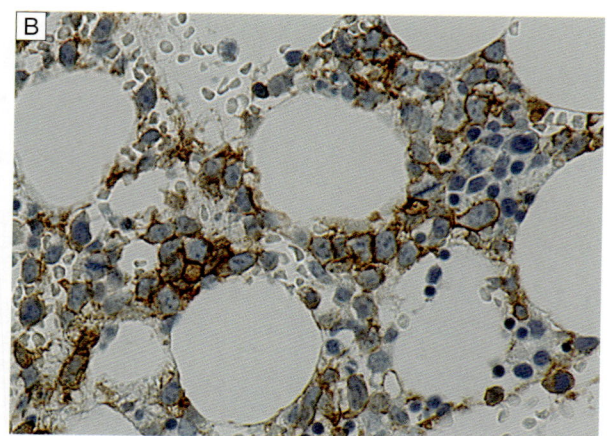

図1 ▶ IVLBCLの骨髄組織像
A：HE染色，B：L26染色
大型の腫瘍細胞が類洞パターンを呈して存在する

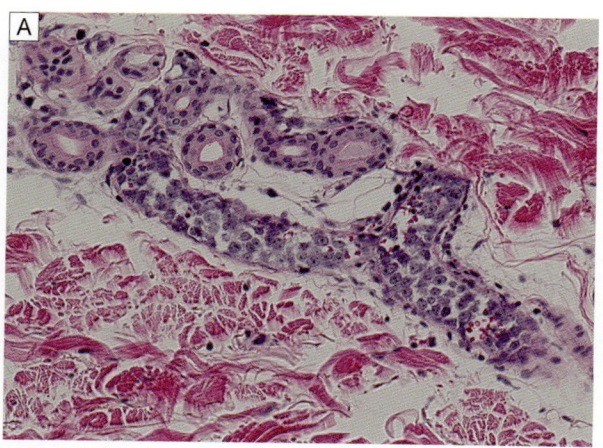
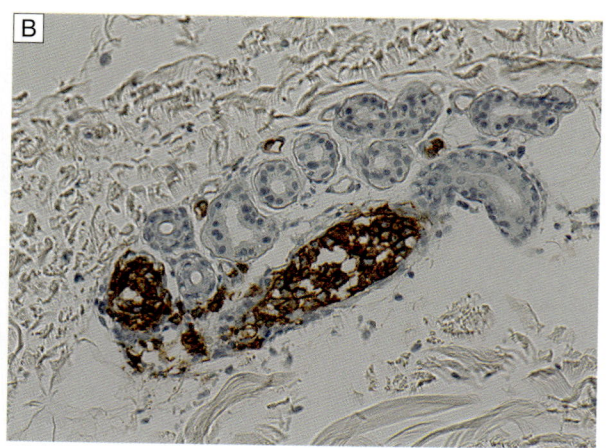

図2 ▶ ランダム皮膚生検によるIVLBCLの組織像
A：HE染色，B：L26染色
大型の腫瘍細胞を血管内に認める

8例，腹部は9例で腫瘍細胞を認め，全体では42カ所の皮膚生検部位のうち30カ所で腫瘍細胞を認めたというものであった[9]。

実際，ランダム皮膚生検の有用性が報告されるようになって以来，当院においてもIVLBCLが疑われる症例に対してはランダム皮膚生検を行っているが，簡便な診断方法のひとつとして有用であると感じられる。しかし，注意点としては，皮下の脂肪組織までしっかり採取しないと腫瘍細胞が検出されにくいこと，仮に腫瘍細胞が認められたとしても骨髄と同様に標本上の腫瘍細胞が少量にとどまることがあることに注意する必要がある。したがって，ランダム皮膚生検については，Matsueらの報告にあるように，骨髄穿刺/生検と併せて行うことによって，正診率を高めることが必要であると思われる[9]。

その他の診断方法として最近報告されているものには，経気管支肺生検（transbronchial lung biopsy；TBLB）がある[10]。およそ20％の症例に呼吸困難を認めるように，IVLBCLの性質を考慮すると肺組織内の血管内にも腫瘍細胞が存在すると考えられる。実際，前述の通りCTにおいてスリガラス陰影を認めたり，FDG-PET/CTにおいてFDGの集積を認めたりする症例はしばしば経験される。そのような肺病変に対して，TBLBを行うことによって腫瘍細胞を検出することが可能である。出血傾向をきたしている場合においては，その適否について慎重に考える必要があるが，内視鏡的にアプローチが可能であり，今後さらなる知見の集積によって有用性の評価が定まることが期待される。

また，実際に診断された症例は多数ではないが，肝臓や腎臓も画像上腫大が認められる際には，生検を行うことにより診断に至る可能性がある臓器である[11]。骨髄穿刺/生検や皮膚生検よりアプローチが簡便とは言えないが，骨髄穿刺/生検や皮膚生検によって腫瘍細胞が検出されない場合においては，生検を行うことを積極的に検討する必要がある。

4 IVLBCLの分子病態

IVLBCLにおいて腫瘍細胞が血管内にとどまるという特異な病型をきたす機序についてはいまだ明らかではないが，免疫組織化学染色による検討により多くの症例がnon-GCB typeに分類されることが明らかとされている。村瀬らの96例のIVLBCL症例の検討では，CD5，CD10，BCL-6，MUM1およびBCL-2の免疫染色による陽性率は各々38％，13％，26％，95％および91％で，EBER-ISHについては基本的に陰性であった[6]。以前にはCD29やCD11aなどの細胞接着因子が病態に関与しているとする報告もなされているが[12,13]，定見とは至っていない。

病態を明らかとするためには，十分な腫瘍細胞を得ることが必要となるが，IVLBCLに関してはその病態の特性から腫瘍細胞を得ることがしばしば困難であった。これらの弱点を克服するために，筆者らはモデルマウスを用いた研究に取り組んでいる。免疫不全マウスに患者由来腫瘍細胞を異種移植したモデルにおいても血管内に腫瘍細胞が存在する形質が再現されており，疾患の本態を明らかにすべく検討を進めている。

5 IVLBCLの治療戦略

従来診断が困難であったため，IVLBCLの治療成績はきわめて不良であったが，抗CD20抗体医薬であるリツキシマブの使用によりその治療成績は向上している。リツキシマブ登場以前の治療成績は，イタリアからの報告で化学療法施行22例において（19例はアンスラサイクリン併用化学療法を施行された症例）3年全生存率が33％で[14]，わが国の後方視的解析では，リツキシマブ非併用化学療法群（$n=57$）で3年無増悪生存率27％，3年全生存率41％であった。上述の後方視的解析ではリツキシマブ併用化学療法群（$n=49$）の治療成績は，3年無増悪生存率54％，全生存率60％と他のB細胞リンパ腫病型と同様に，リツキシマブ併用化学療法によりその治療成績が大きく改善して

いる[2]）。

　この治療成績は悪性リンパ腫診療で日常的に用いられる国際予後指標（IPI）において高リスクであると判断されたびまん性大細胞型B細胞リンパ腫（diffuse large B-cell lymphoma；DLBCL）の治療成績とほぼ同等であり，IVLBCLが生物学的にはDLBCLの亜型と考えられること，IVLBCL症例の多くがIPI高リスク群に分類されることを考慮すると，治療成績の実際をよく反映しているものと考えられる。

　続けて行われた前述の後方視的研究のサブ解析によると，IVLBCL症例では3年中枢神経再発リスクがおよそ25％と高率であった[15]）。そのため，さらなる治療成績の向上のためには何らかの中枢神経再発リスクを減らす治療が必要であることが示唆された。IVLBCLの中枢神経病変に対しては他の悪性リンパ腫同様，高用量メトトレキサート療法などの併用を考慮すべきであろう。

1. 初診時中枢神経病変が認められない症例に対する治療

　IVLBCLは生物学的にはDLBCLと共通の性質を持つため，現在の治療体系における標準治療レジメンはR-CHOP療法である。大部分の症例で診断時における臨床病期がstage 4となる本病型においてはR-CHOP療法6～8コースが標準治療となる。R-CHOP療法を6コースもしくは8コース行うかについては，現在のところ明確な基準はないが，多くの施設においてR-CHOP療法8コースを基本とした治療選択がなされているものと思われる。

　前述の後方視的解析によると，診断時に中枢神経病変を認めないと判断され，リツキシマブ併用化学療法を受けた39例における診断後3年の中枢神経増悪・再発割合は22％と高率であった[15]）。このことを考慮すると，R-CHOP療法に何らかの中枢神経再発予防治療を施行することが妥当であると考えられるが，どのような中枢神経再発予防治療が有効かつ十分であるかについては定見がなく，後述の臨床第Ⅱ相試験につながっている。当院においても，IVLBCLが中枢神経再発高リスクであるとの考え方に基づき治療方針を決定しており，IVLBCL症例に対しては，R-CHOP療法に高用量メトトレキサート療法を追加していることが多い。

2. 初診時中枢神経病変が認められる症例に対する治療

　前述の通り，およそ25％の症例においては診断時に意識障害や麻痺症状などの中枢神経症状を呈するが，明確な画像所見を伴うような明らかな中枢神経病変が認められる症例に対して，どのような治療方法を選択すべきかは明らかではない。NCCN（national comprehensive cancer network）のガイドラインでは，DLBCLで脳実質病変を合併している症例に対しては，R-CHOP療法に高用量メトトレキサート療法を組み合わせる治療法が推奨されており，治療選択の参考になると考えられる。

　また，前述の後方視的解析では，初診時中枢神経病変を有すると考えられる27例のうち，10例については中枢神経に対する何らかの治療が初回治療としてなされており，診断後1年における中枢神経病変の増悪もしくは再発割合は25％であった。

　中枢神経病変が悪化した7例のうち5例は治療開始後3カ月以内の早期に中枢神経病変が増悪しており，治療強度の高い中枢神経にも全身にも治療効果が期待されるレジメンを選択する方法は妥当であると思われる[15]）。実際，治療強度の高いR-hyper-CVAD/R-MTX-Ara-Cの治療法を選択し良好な治療成績を得た症例報告がなされているが[16]），当該報告の患者は47歳と若年であり，実際には高齢の患者が多いため，どこまで治療強度の高い治療が可能であるかは議論のあるところである。

　当院においても70歳以上の高齢者において初診時に中枢神経病変を有する患者に対しては，R-CHOP療法を中心としながら高用量メトトレキサート療法を組み合わせることを考えるが，治療に難渋することもしばしば経験されている。R-CHOP療法に何らかの

中枢神経に対する治療を組み合わせた治療戦略でも一定の治療成績は得られるものと考えるが，至適治療法についてはさらなる知見の集積が必要である。

3. IVLBCLに対する臨床第Ⅱ相試験

前述の後方視的解析の結果をもとに，R-CHOP療法に中枢神経再発予防治療である高用量メトトレキサート療法と抗癌剤（メトトレキサート，シタラビン，プレドニゾロン）髄腔内投与を組み合わせた治療法を考案し，初診時明らかな中枢神経病変を認めない症例を対象に臨床第Ⅱ相試験を行っている（CSHOT1004試験，UMIN000005707）（2016年3月現在患者登録中）。稀少疾患である上に，診断時に全身状態が必ずしも良好とは言えない患者が多い本病型に対する世界初の臨床試験であり，試験結果のみならず，その成否に興味が持たれている。

6 おわりに

1959年に初めてPflegerとTappeinerによって報告された本病型は当初は血管内皮由来の腫瘍と考えられてきた[17]。1980年代にモノクローナル抗体の作成技術の進歩によりB細胞リンパ腫であることが証明され[18]，以後着実に病態の理解が進んできている。本病型に対する研究にはわが国の研究者が大きな役割を果たしてきており，今後も病態・治療について継続して情報発信がなされていくことが期待される。

● 文 献

1) Nakamura S, et al：WHO Classification of Tumours of Haematopoietic and Lymphoid Tissues. 4th ed. Swerdlow SH, et al, ed, IARC Press, 2008, p252-3.
2) Shimada K, et al：J Clin Oncol. 2008；26(19)：3189-95.
3) Ferreri AJ, et al：Br J Haematol. 2004；127(2)：173-83.
4) Ponzoni M, et al：J Clin Oncol. 2007；25(21)：3168-73.
5) Shimada K, et al：Rinsho Ketsueki. 2010；51(7)：447-53.
6) Murase T, et al：Blood. 2007；109(2)：478-85.
7) Murase T, et al：Br J Haematol. 2000；111(3)：826-34.
8) Asada N, et al：Mayo Clin Proc. 2007；82(12)：1525-7.
9) Matsue K, et al：Ann Hematol. 2011；90(4)：417-21.
10) Kaku N, et al：Intern Med. 2010；49(24)：2697-701.
11) Niitsu N, et al：Leuk Res. 2009；33(5)：728-30.
12) Kusaba T, et al：Clin Nephrol. 2006；65(3)：222-6.
13) Ponzoni M, et al：Hum Pathol. 2000；31(2)：220-6.
14) Ferreri AJ, et al：Ann Oncol. 2004；15(8)：1215-21.
15) Shimada K, et al：Cancer Sci. 2010；101(6)：1480-6.
16) Nakazato T, et al：Rinsho Ketsueki. 2010；51(2)：148-52.
17) Pfleger L, et al：Hautarzt. 1959；10：359-63.
18) Mori S, et al：Virchows Arch A Pathol Anat Histopathol. 1985；407(2)：167-75.

B12 バーキットリンパ腫／白血病

B細胞性腫瘍

富田直人

1 はじめに

バーキットリンパ腫（Burkitt lymphoma；BL）／白血病はきわめて増殖の速い腫瘍であり、しばしば節外病変や急性リンパ性白血病の病型をとる。病理組織は中型の均一な細胞集団で形成され、ほとんどの症例で*MYC*の転座を認める。しかし*MYC*転座はBLに特異的ではなく、診断には形態、遺伝子解析、免疫表現型などの総合的な評価が必要である。進行が急速である一方で、適切な治療を行えば高率に治癒が期待できる病型でもある。

2 BL発見の歴史

20世紀半ばに中央アフリカのウガンダの首都であるカンパラに勤務していた英国人外科医のBurkittは、顔が大きく歪んだ子どもたちの診療にあたった[1]。片側あるいは両側の顔面や上下顎に生じた腫瘤は、時に眼球突出を伴っていた。子どもたちの中には顔面骨の病変以外に巨大な腹部腫瘤を有する者もあったが、リンパ節腫脹はほとんどみられなかった。

この悪性疾患は1958年にsarcomaとして報告されたが[2]、後年lymphomaとして認識され[3,4]、発見者の名をとってBurkitt lymphomaと命名された。BLは中央アフリカの子どもたちにとって最も頻度の高い腫瘍であった。

BLは熱帯アフリカを通じて認められたが、高地や気候が比較的涼しい地域ではみられなかった。雨量の多い地域でその発症は顕著であった。これらの地域性、気候性の特徴より、BLと熱帯熱マラリアとの関連が示唆された。

1961年にBurkittは英国の実験病理学者であるEpsteinと出会い、BLの検体を彼にわけ与えた。Epsteinらはこの検体の培養を試み、電子顕微鏡を用いて培養細胞中にヘルペスウイルス様粒子を発見した。後にEpstein Barr virusと呼ばれることになるウイルスである。これはヒトにおける腫瘍の原因ウイルスについての初めての記載であった[5]。

1972年にManolovはBLに第14番染色体の転座が認められることを見出し、BLにおける*MYC*再構成・活性化の解明へとつながった[6]。

EBウイルスがBLの原因であるかどうかの直接的証明は長年なされていなかったが、1994年にShimizuらはBL細胞株であるAkata細胞からEBウイルス陰性株を樹立し、ウイルスを再感染させることで腫瘍原性を回復できることを報告した[7]。

3 疫学

BLには疫学的に3つの病型があり、それぞれに異なった疫学的特徴を有する（**表1**）[8]。

1. 流行地型BL（endemic BL）

赤道アフリカに発生し、この地域の小児における最も頻度の高い腫瘍である。発症のピークは4〜7歳で、男女比は2：1である[2,9]。パプアニューギニアでも流行を認める。流行地域においては発生しやすい地域と気候的要素（雨量や標高など）に関連が認められ、これは地域におけるマラリアの分布と一致する[2,9,10]。

流行地型BLはEBウイルスに対する抗体価高値か

表1 ▶ BLの疫学

	流行地型BL	非流行地型BL	免疫不全関連型BL
好発地域	赤道アフリカ パプアニューギニア	世界各地	世界各地
年齢	小児	小児，成人	成人
好発臓器	下顎，顔面骨，腹部	腹部	リンパ節
EBウイルス感染	95%	30%	25〜40%
*MYC*切断点	5'側	exson1あるいはイントロン	exson1あるいはイントロン
IgH切断点	VDJ領域	switch領域	switch領域

つマラリアに対する抗体価高値の症例に高率に発症することより，EBウイルスとマラリア感染がBL発症に関与していると考えられる。

2. 非流行地型BL (sporadic BL)

世界各地で認められ，主に小児や若年成人に発生する[2, 9, 11]。その発生頻度は低く，西ヨーロッパや米国では全悪性リンパ腫のわずか1〜2%である。小児においては全悪性リンパ腫の30〜50%を占める。成人発症例の年齢中央値は30歳である[12]。男女比は2〜3：1であり，小児ではより男子に多く発生する[13]。南アメリカや北アフリカなどでは流行地型BLと非流行地型BLが混在する。

3. 免疫不全関連型BL

免疫不全関連型BL (immunodeficiency-associated BL) は主としてHIVウイルス感染者に認められる。しばしばAIDSの初発症状としての初発症状となる[14]。HIVウイルス感染に合併するBLの特徴として，CD4が比較的高値の症例に発症する例が多いことが知られている。

4 発症機序

BLの発症機序を考える上で重要な要因はEBウイルスとマラリア感染である。

1. EBウイルスの役割とcofactor

流行地型BLにおいてはEBウイルスゲノムはすべての症例の大多数の腫瘍細胞に認められる。疫学的にはマラリアと強い関連がある。最近の報告では，複数菌の感染が病因であるとする新しい概念がある[15]。特に，*Plasmodium falciparum*（熱帯熱マラリア原虫）感染が宿主の免疫やウイルスの存続に影響を与えると考えられている。すなわち，EBウイルス特異的T細胞の反応を低下させたり，潜伏感染を起こしたメモリーB細胞のToll-like receptor 9を介した再活性化などを生じる。このことはEBウイルス陽性の腫瘍細胞の起源が潜伏感染状態のメモリーB細胞であるとする他の報告と一致する[16, 17]。しかし，疫学的調査の結果ではマラリアとEBウイルスだけでは危険地域における流行地型BLの発生を十分に説明できないとされている[18, 19]。

その他のcofactorとして，アルボウイルスやアフリカミドリサンゴ（*Euphorbia tirucalli*）が考えられている[20]。アフリカミドリサンゴはBL多発地帯に群生し，一部では薬草としても用いられている。その主成分であるホルボールエステルは強力な発癌プロモーターであり，B細胞において染色体転座を促進すると言われている[21]。

非流行地型BLにおいては約30%の症例においてEBウイルスが検出される。社会経済的貧困状態やEBウイルスへの初期感染状態がEBウイルス陽性の非流行地型BLの発症と関係がある。

免疫不全関連型BLにおいては，EBウイルスは25〜40％程度の症例に検出される．BLは他の免疫抑制状態に比べてHIV感染者に多く発症するが，HIV感染の初期のCD4陽性T細胞数がまだ低下していない時期に発症することが知られている[14, 22]．

2. *MYC*転座

BLの典型例では，80％の症例で*MYC*と*IgH*の相互転座を生じ，20％の症例で*MYC*と*IgK*または*IgL*の相互転座を生じる．*BCL2*や*BCL6*転座は生じない．*MYC-Ig*転座は通常のG-banding検査では検出できない場合があり，FISH法がしばしば有用である[23]．

流行地型BLにおいては，*MYC*の切断点は最初のcoding exonの100kb以上上流にあり，*IgH*の切断点はVDJ領域に存在する．一方，非流行地型BLや免疫不全関連型BLでは，*MYC*の切断点はexon1あるいはイントロンにあり，*IgH*の切断点はswitch領域内に存在する．

このことはBLのサブタイプ内で病因が異なり，B細胞の腫瘍化が異なる分化段階で生じていることを示唆している[8, 24]．しかし，非流行地型BLにおいても主に白血病の病型をとる症例の3分の1においては*IgH*の切断点がVDJ領域に存在するという報告もあり，この問題に統一された見解は得られていない．

3. 多段階発癌のモデル

BLは以前より多段階発癌のモデルとして論じられてきた．BL発症のメカニズムはいまだに解明されていないが，少なくとも流行地型BLにおいては第1段階としてのEBウイルス感染，第2段階としてのマラリア罹患，第3段階としての染色体転座により*MYC*が活性化するという説が有力である．

5 病態

BLは通常，発熱・体重減少などのB症状を伴い，急速進行性である．患者はしばしば巨大腫瘍を伴い，腫瘍の倍加時間が短いために全身腫瘍組織量が多い．小児の典型例では，わずか数週間で進行する症状を訴えることが多い．

疫学的な病型によってその臨床像や浸潤部位は異なる（表1）．流行地型BLでは顎骨腫瘍や顔面骨腫瘍，腹部腫瘍が多い．約3分の1の症例では中枢神経浸潤を認める[25]．非流行地型BLでは腹部腫瘍での発症例が多く，20％の症例で骨髄浸潤を認めるが，これは流行地型BLよりも多い[25]．免疫不全関連型BLではリンパ節病変での発症例が多い．BLは節外病変での発症例が多いため，病期分類にはMurphy分類[26]が用いられるが，成人例では他の悪性リンパ腫と同様にAnn Arbor分類が用いられることが多い．

6 病理・染色体・遺伝子異常

1. 病理像

BLの腫瘍細胞サイズは中型であり，びまん性の単調な増殖パターンを示す．

核は円形で細かく分散して集塊となったクロマチンを有する．好塩基性の核小体を複数認める．細胞質は強く塩基性に染まり，脂肪空胞を含むことが多い（図1A，B）．細胞形態の詳細はスタンプ標本でよく観察される．腫瘍細胞はきわめて高い増殖活性を有し，アポトーシスも盛んである．アポトーシスに陥った腫瘍細胞を貪食する多数の反応性マクロファージによるstarry sky像を認める[8]．

BLの腫瘍細胞は軽鎖制限を有する細胞膜IgMを中等度〜高度に発現し，B細胞関連抗原としてのCD19，CD20，CD22が陽性であり，CD10，Bcl6，CD38，CD77，CD43も陽性である[9, 12, 25]．腫瘍細胞は通常BCL-2陰性か弱陽性であり，TdTは一律に陰性である[8]．Ki-67はほぼ100％の腫瘍細胞に陽性である（図1C）[12]．

2. 染色体検査

大多数の症例で8q24領域に存在する*MYC*が

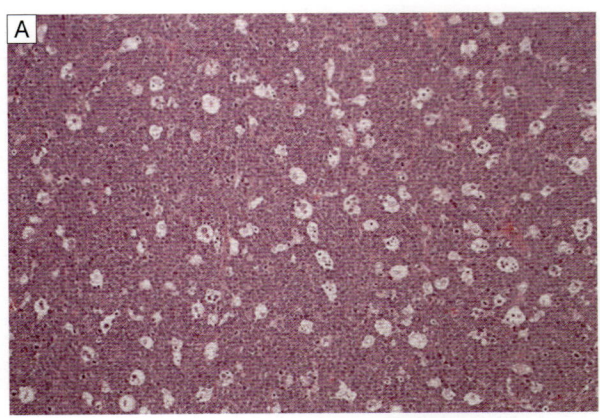
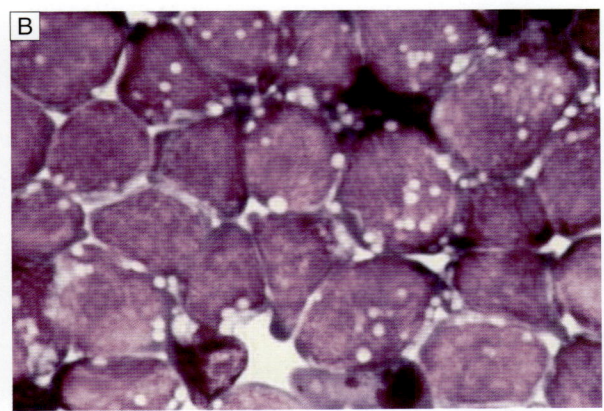
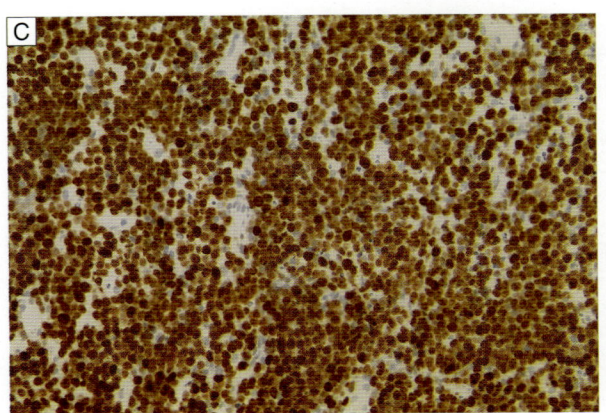

図1 ▶ BLの病理組織像
A：starry sky 像。弱拡大
B：多数の空胞を有するリンパ腫細胞。強拡大
C：ほとんどの細胞はKi-67陽性
（がん研究会がん研究所分子標的病理プロジェクト・竹内賢吾先生のご厚意により提供）

14q32領域に存在する*IgH*と相互転座を生じており，一部の症例では*MYC*が2p12領域に存在する*IgK*あるいは22q11領域に存在する*IgL*との相互転座を生じている（**表2**）。稀にFISH法で*MYC*転座が証明できないBLが存在するが，その場合には他の臨床病理学的特徴がBLに典型的なものである必要がある。

　流行地型BLの大多数では*Ig*遺伝子の切断点は付加的なsomatic hypermutationに由来するが，非流行地型BLでは*Ig*遺伝子の切断点はswitch領域に存在する（**表1**）[8]。*MYC*の切断点はEBウイルス陽性例（主に流行地型BL）では5'側であり，EBウイルス陰性例（主に非流行地型BL）ではexon1あるいはその周囲であり，この違いが臨床像の違いに結びついている可能性がある。

3．鑑別診断

　悪性リンパ腫の約40％を占める最大頻度組織型であるびまん性大細胞型B細胞リンパ腫（diffuse large B-cell lymphoma；DLBCL）においても約10％の症例で*MYC*転座が陽性であり，鑑別には注意が必要である。また，BLと比べて核の大きさや形が不均一である，Ki-67陽性率が95％未満である，*BCL2*転座を持つ，あるいは*BCL-2*染色が陽性であるなど，BLの典型例に合致しない所見を持つ症例はDLBCLとBLの中間型リンパ腫（B-cell lymphoma, unclassified, with features intermediate between DLBCL and BL；IL）[8]である可能性がある（**表3**）。

表2 ▶ BLの染色体異常

染色体異常	頻度（%）	関連遺伝子
t(8;14)(q24;q32)	70	IgH, MYC
t(2;8)(p12;q24)	8	IgK, MYC
t(8;22)(q24;q11)	22	IgL, MYC

表3 ▶ BL，IL，DLBCLの病理学的特徴

		BL	IL	DLBCL
組織像	細胞サイズ	中型	中型〜大型	大型
	Ki-67（MIB-1 labeling index）	＞95%	＜95%	＜90%
免疫染色	CD10	+	+/−	+
	BCL2	−	+	+/−
	BCL6	+	+/−	+
遺伝子異常	MYC再構成	あり	通常あり	稀
	IG-MYC	あり	時にあり	稀
	Non IG-MYC	なし	時にあり	稀
	BCL-2再構成あり　MYC再構成なし	なし	稀	時にあり
	BCL-6再構成あり　MYC再構成なし	なし	稀	時にあり
	BCL-2再構成あり　MYC再構成あり（double hit）	なし	時にあり	稀
	MYC異常のみの単純核型	あり	稀	稀
	MYCを含む複雑核型	稀	通常あり	稀

7 治療

BLは急速に進行する腫瘍であり，診断時の腫瘍量はほかの組織型の悪性リンパ腫と比較して多いことが通常である。ほかの組織型に対してよく行われるCHOP療法での長期生存率は10%以下と不良である。そのため，多剤併用の強力化学療法が行われる。多種類の非交差耐性の薬剤を短期間に集中的に投与することで良好な治療成績が報告されている。

以下に代表的なレジメンを記載するが，これらの強力化学療法間の比較を行った報告は存在しない。BLは腫瘍崩壊症候群のハイリスク病型であり，予防としての大量補液とラスブリカーゼ投与が推奨される[27]。

1. CODOX-M／IVAC療法

いずれも大量化学療法であるCODOX-M（シクロホスファミド，ビンクリスチン，ドキソルビシン，メトトレキサート大量投与，IT-Ara-C, IT-MTX）とIVAC（イホスファミド，エトポシド，Ara-C大量投与，IT-MTX）を交互に実施する。はじめに小児［2年無イベント生存率（event free survival；EFS）85%］と若年成人（2年EFS 100%）で同等の治療成績が報告され[28]，後に65歳以上の高齢者も含めた治療成績が報告されている[29]。本治療法に対するリツキシマブの上乗せ効果は後方視的解析では明らかではなかった[30]。また，わが国からもCODOX-M／IVAC療法の変法（主にメトトレキサートを保険制度に合わせて減量）が報告されている[31]。

2. hyper-CVAD／MA療法

hyper-CVAD（シクロホスファミド分割投与，ビンクリスチン，ドキソルビシン，デキサメタゾン）と

MA（MTX大量投与，Ara-C大量投与）を交互に各4コース施行する。hyper-CVAD療法はシクロホスファミドを12時間ごとに投与すること，およびドキソルビシンを72時間持続点滴することに特色がある。リツキシマブを併用した場合，3年生存率は89％であり，これはリツキシマブを併用しなかったhistorical controlの3年生存率53％と比較して有意に優れていた（$p=0.025$）[32]。

表4に筆者施設で施行しているR-hyper-CVAD／R-MA療法のレジメンを示す。

3．dose-adjusted EPOCH療法

dose-adjusted EPOCH療法（用量調整エトポシド，プレドニゾロン，ビンクリスチン，シクロホスファミド，ドキソルビシン）は治療抵抗性DLBCLの治療法を対象に開発されたレジメンであり，薬剤を持続点滴で投与し，血液毒性を評価した上で次コースの薬剤投与量を変化させるレジメンである[33]。BLに対しては本法にリツキシマブを加えた治療によって2年生存率100％が報告されている。

ただし，中枢神経浸潤や骨髄浸潤を伴わない症例を対象とした成績であることに注意が必要である。CODOX-M／IVAC療法やhyper-CVAD／MA療法と比較して毒性が低いため，高齢者や免疫不全関連型BLに対する適用が考えられる。

4．その他

化学療法に到達した症例における地固め療法としての放射線照射や造血幹細胞移植の意義は不明であり，推奨されない[34]。初回治療に抵抗性の症例や再発症例に対しては，救援化学療法に感受性があれば自家造血幹細胞移植併用大量化学療法の効果が期待できる[34]。BLは増殖の速い腫瘍であるためGVL（移植片対白血病）効果が期待しにくく，同種移植の適応となる症例

表4 ▶ R-hyperCVAD／R-MA療法のレジメン

	薬剤	投与量	投与方法	投与スケジュール
コース1	R（リツキシマブ）	375mg／m²	静脈内	1日目
	CPA（シクロホスファミド）	300mg／m² （各3時間かけて12時間ごとに合計6回）	静脈内	2～4日目
	ADR（ドキソルビシン）	16.6mg／m²／日（72時間かけて持続点滴）	静脈内	5～7日目
	VCR（ビンクリスチン）	1.4mg／m²／（max 2.0mg／body）	静脈内	5日目，12日目
	DEX（デキサメタゾン）	40mg／日	経口または静脈内	2～6日目，12～16日目
コース2	R（リツキシマブ）	375mg／m²	静脈内	1日目
	MTX（メトトレキサート）	200mg／m²（2時間かけて）	静脈内	2日目
	MTX（メトトレキサート）	800mg／m²（22時間かけて）	静脈内	2日目
	Ara-C（シタラビン）	3,000mg／m² （2時間かけて12時間ごとに合計4回）	静脈内	3～4日目

- コース1，2を21日ごとに交替で行う
- 1サイクル（コース1＋2）終了後に完全奏効（complete response；CR）となった場合，合計3サイクル行う
  2 or 3サイクル終了後にCRとなった場合，合計4サイクル行う
  3サイクル終了後に部分奏効（partial response；PR）以下であれば他の治療へ
  60歳以上，またはクレアチニン1.5mg／dL以上の場合は，シタラビンの投与量を3分の2に減量する
- コース2のMTX投与後のCF（ロイコボリンカルシウム）rescueは，以下に従う
  MTX投与終了24時間後，ロイコボリンカルシウム50mg／body
  その後はロイコボリンカルシウム15mg／bodyを6時間ごとに8回
  経口，筋注，点滴のいずれも可
  （MTX投与終了後24時間，48時間のMTX血中濃度により適宜追加）

は少ないものと考えられる。

8 予後因子

BLの臨床的な予後不良因子としては，年齢40歳以上，LDH上昇，中枢神経浸潤，骨髄浸潤，巨大腫瘤（10cm以上）が挙げられる[35]。生物学的な予後不良因子としては，＋7q，del(13)の染色体異常が知られている[35]。また，免疫不全関連型BLでは他の病型のBLに比べて明らかに予後不良である[36]。

9 今後の展望

増殖の速い腫瘍であるBLに対して様々な強力化学療法が試みられてきた中で，比較的条件の良いBLに対して治療強度が低く毒性も低いdose-adjusted EPOCH-R療法で良好な成績が得られた報告は大変興味深い[33]。今後は予後不良因子を有するBLに対しても強力化学療法での初期導入治療とdose-adjusted EPOCH-R療法のような治療強度の弱い治療の組み合わせで良好な治療成績が得られるかどうかに筆者は注目している。

● 文献

1) Ferry JA : Oncologist. 2006 ; 11(4) : 375-83.
2) Burkitt D : Br J Surg. 1958 ; 46(197) : 218-23.
3) Burkitt DP : Cancer. 1983 ; 51(10) : 1777-86.
4) Burkitt D, et al : Burkitt's lymphoma. E and S Livingstone, 1970, p1-251.
5) Epstein MA, et al : Lancet. 1964 ; 1(7335) : 702-3.
6) Manolov G, et al : Nature. 1972 ; 237(5349) : 33-4.
7) Shimizu N, et al : J Virol. 1994 ; 68(9) : 6069-73.
8) Swerdlow SH, et al : WHO Classification of Tumors of Haematopoietic and Lymphoid Tissues. 4th ed. IARC Press, 2008.
9) Wright DH : Pathol Annu. 1971 ; 6 : 337-63.
10) Facer CA, et al : Adv Cancer Res. 1989 ; 53 : 33-72.
11) Magrath IT, et al : IARC Sci Publ. 1985 ; 60 : 119-27.
12) Harris NL, et al : Blood. 1994 ; 84(5) : 1361-92.
13) Boerma EG, et al : Eur J Cancer. 2004 ; 40(18) : 2781-7.
14) Raphael M, et al : Arch Pathol Lab Med. 1991 ; 115(1) : 15-20.
15) Rochford R, et al : Nat Rev Microbiol. 2005 ; 3(2) : 182-7.
16) Bellan C, et al : Blood. 2005 ; 106(3) : 1031-6.
17) Thorley-Lawson DA, et al : N Engl J Med. 2004 ; 350(13) : 1328-37.
18) Rainey JJ, et al : Int J Cancer. 2007 ; 120(1) : 121-7.
19) van den Bosch CA : Lancet Oncol. 2004 ; 5(12) : 738-46.
20) Osato T, et al : Lancet. 1987 ; 1(8544) : 1257-8.
21) 木村 宏, 他 : EBウイルス. 診断と治療社, 2008, p120-5.
22) Hamilton-Dutoit SJ, et al : Blood. 1993 ; 82(2) : 619-24.
23) Burmeister T, et al : Leukemia. 2005 ; 19(8) : 1391-8.
24) Shiramizu B, et al : Blood. 1991 ; 77(7) : 1516-26.
25) Gascoyne RD, et al : If all treatments fail. Non-Hodgkin Lymphomas, 2nd ed. Armitage JO, et al, ed. Lippincott Williams & Wilkins, 2009.
26) Murphy SB : Semin Oncol. 1980 ; 7(3) : 332-9.
27) Coiffier B, et al : J Clin Oncol. 2008 ; 26(16) : 2767-78.
28) Magrath I, et al : J Clin Oncol. 1996 ; 14(3) : 925-34.
29) Mead GM, et al : Blood. 2008 ; 112(6) : 2248-60.
30) Barnes JA, et al : Ann Oncol. 2011 ; 22(8) : 1859-64.
31) Maruyama D, et al : Int J Hematol. 2010 ; 92(5) : 732-43.
32) Thomas DA, et al : Cancer. 2006 ; 106(7) : 1569-80.
33) Dunleavy K, et al : N Engl J Med. 2013 ; 369(20) : 1915-25.
34) 日本血液学会, 編 : 造血器腫瘍診療ガイドライン2013年版. 金原出版, 2013, p211-20.
35) Poirel HA, et al : Leukemia. 2009 ; 23(2) : 323-31.
36) Galicier L, et al : Blood. 2007 ; 110(8) : 2846-54.

第8章 B細胞性腫瘍

13 多発性骨髄腫／形質細胞白血病

飯田真介

1 はじめに

多発性骨髄腫（multiple myeloma；MM）は，WHO分類2008年版では，骨髄を主たる病変としM蛋白を産生する多発性の形質細胞腫瘍と定義されている[1]。MMは，19世紀半ばに進行性の多発性骨折をきたす疾患として英国のSollyやMacintyreらにより記載され，1847年にBence Jonesによる特異的尿所見の記載を経て，1889年にKahlerらにより疾患概念がまとめられた[2]。

2010年のわが国でのMMの罹患者数は6,356人（男3,224人，女3,132人），年齢調整罹患率は10万人当たり男性2.9人，女性2.1人/年と推定されている。また2013年，わが国では4,121人がMMで死亡している。2003年の統計によれば，わが国では診断時の患者年齢中央値は74歳であった。大量化学療法の適応となる65歳未満の発症者は全体の22％，80歳以上の高齢発症者は31％を占めていた[3]。

骨髄腫の罹患率には人種差があり，人口10万人当たりアフリカ系米国人11.7人/年，欧米白人5.2人/年，アジア人3.3人/年であった。

骨髄腫の発症原因は不明であるが，原爆を含む放射線被曝，ベンゼンなどの有機溶媒，除草剤や殺虫剤，リン酸化パラターク-7蛋白やSUMO化熱ショック蛋白90βアイソフォーム-αによる慢性抗原刺激，そして自己免疫疾患や免疫不全症との関連が報告されている。

2 病態

骨髄腫細胞の起源は，胚中心で免疫グロブリン再構成を行った後の長期生存型の形質芽細胞（long-lived plasmablast）と考えられている。MMは，その前癌病変である意義不明の単クローン性ガンマグロブリン血症（monoclonal gammopathy of undetermined significance；MGUS）から，長期間の多段階発癌過程を経て発症すると考えられている。

主要症候としては，①骨髄中での腫瘍増殖による貧血などの血球減少に基づく症状，②破骨細胞の活性化と骨芽細胞の分化抑制に基づく骨痛，病的骨折，高カルシウム血症による嘔気や意識障害，③M蛋白による腎障害（骨髄腫腎；myeloma kidney），過粘稠度症候群，アミロイドーシスによる手根管症候群や巨舌などがみられる（図1）。正常免疫グロブリン値の低下による易感染性も伴う。稀に高アンモニア血症や高アミラーゼ血症を伴うこともある。

骨病変の発症には，破骨細胞分化・活性化促進因子として骨髄腫細胞が分泌するMIP-1α/βやストローマ細胞が発現するRANKL（receptor activator of nuclear factor κ B ligand），そして骨芽細胞分化の抑制因子としてWnt/β-カテニン経路の可溶性抑制因子であるDKK-1やsFRP-2などの関与が指摘されている。

3 診断

1. 多発性骨髄腫（症候性）

形質細胞腫瘍の診断には，国際骨髄腫作業部会（In-

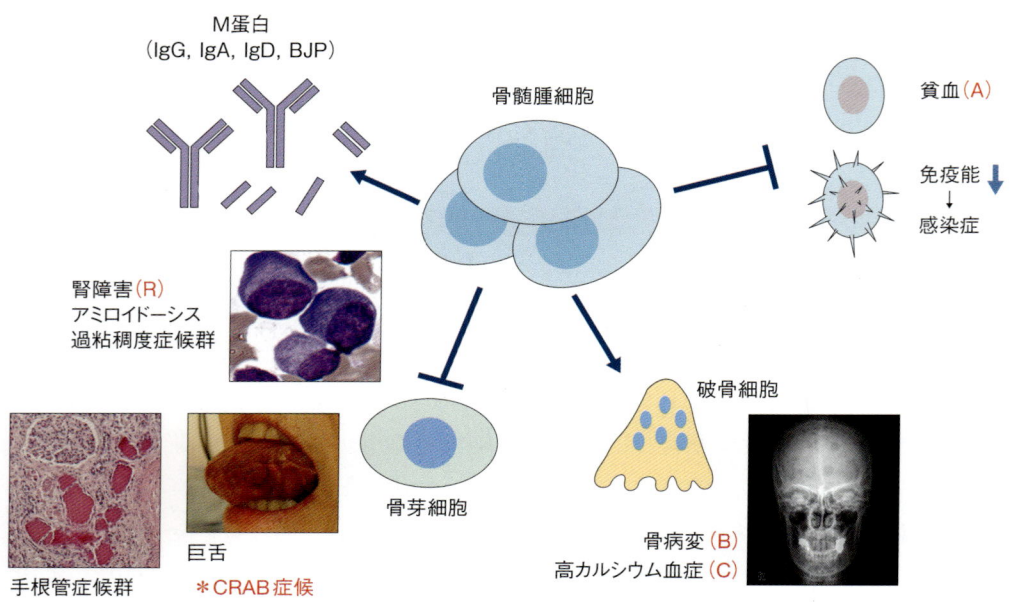

図1 ▶ 多発性骨髄腫に認められる症候

ternational Myeloma Working Group；IMWG）が提唱している形質細胞腫瘍の病型分類が広く用いられている（**表1**）[4]。その特徴は「治療対象となる骨髄腫」を明確に示した点にある。すなわち，骨髄腫関連臓器障害（myeloma-defining events；MDE）をCRAB〔hypercalcemia（高カルシウム血症），renal insufficiency（腎不全），anemia（貧血），bone lesions（骨病変）〕と定義し，臓器障害のある骨髄腫を多発性骨髄腫（symptomatic multiple myeloma）と診断し，治療を要する骨髄腫とした。加えて骨髄腫関連バイオマーカー（myeloma-defining biomarker）として，①骨髄中形質細胞≧60％，②血清遊離軽鎖比≧100，③MRIにて2カ所以上の巣状骨病変を認める場合も早晩臓器障害が発現する骨髄腫として2014年の改訂で多発性骨髄腫に加えられた[5]。

①くすぶり型（無症候性）骨髄腫

臓器障害のない骨髄腫は，くすぶり型骨髄腫〔asymptomatic（smouldering）multiple myeloma〕と定義された。くすぶり型骨髄腫は，M蛋白量（血清M蛋白≧3g/dL，または尿Bence Jones蛋白（BJP）≧0.5g/24時間）と骨髄形質細胞割合（10％以上，60％未満）でMGUSとは区別される。くすぶり型骨髄腫は，診断後の5年間で年間10％，診断後5～10年で年間3％，診断後10年目以降は年間1％の頻度で多発性骨髄腫に進行する。同様にMGUS患者は，年1～2％の割合でMMや原発性アミロイドーシスへ移行することが明らかにされており，外来での定期的な経過観察が必要である。

②非分泌型骨髄腫

非分泌型骨髄腫（non-secretory myeloma）は，骨髄で異型形質細胞を10％以上認め，なおかつ臓器障害があるにもかかわらず，免疫固定法（immunofixation electrophoresis；IFE）で血中・尿中のM蛋白を検出できない骨髄腫である。IFEよりさらに高感度の血清遊離軽鎖（serum free light chain）を測定すると，約3分の2の患者ではκ/λ鎖比の異常が検出できる。

③形質細胞白血病

形質細胞白血病（plasma cell leukemia；PCL）は，末梢血中に異型形質細胞2,000/μL以上，または

表1 ▶ IMWGによる形質細胞腫瘍の病型分類

病型	M蛋白量	骨髄の形質細胞	骨髄腫関連臓器障害*	腫瘤形成	末梢血の形質細胞
MGUS	<3g/dL	<10%	−	−	−
軽鎖MGUS	BJP<0.5g/24時間	<10%	−	−	−
くすぶり型(無症候性)骨髄腫	血清M蛋白≧3g/dL or 尿BJP≧0.5g/24時間	≧10% and <60%	−	−	−
多発性骨髄腫	+	+	+	+/−	−
非分泌型骨髄腫	−	≧10%	+	+/−	−
孤立性形質細胞腫	+/−	−/+(<10%)		骨1カ所	
形質細胞白血病	+/−	+	+/−	+/−	+

*：骨髄腫関連臓器障害(MDE)
1) 高カルシウム血症：血清カルシウムが正常上限値より1mg/dLを超えて上昇,または>11mg/dL
2) 腎不全：CrCl<40mL/分(measured or estimated GFR),またはCr>2mg/dL
3) 貧血：ヘモグロビン値が正常下限より2g/dLを超えて低下,または<10g/dL
4) 骨病変：骨X線,CTまたはPET-CTにて1カ所以上の溶骨病変あり
5) 次の骨髄腫関連バイオマーカーの1つ以上を有する
    ① 骨髄中形質細胞≧60%
    ② involved/uninvolved 血清遊離軽鎖比≧100
    ③ MRIで2カ所以上の巣状病変あり

(文献4,5より作成)

白血球分画の20%以上を認める骨髄腫と定義された(IMWG診断規準では,両者を満たす必要がある)。初診時から末梢血中に異型形質細胞を認める原発性PCL(primary PCL)と,骨髄腫の経過中に発症する二次性PCL(secondary PCL)とがある。

2. 検査所見

臨床現場で,血清と尿の蛋白電気泳動にてM蛋白の存在を疑った場合は,免疫電気泳動法または免疫固定法によって免疫グロブリンのクラスを決定する(図2)。そして骨髄穿刺または生検にて骨髄腫細胞の比率を評価する。

フローサイトメトリー法による表面抗原は,正常形質細胞ではCD19$^+$,CD56$^-$,CD38$^+$,CD138$^+$であるのに対し,骨髄腫細胞の多くがCD19^{dim},CD56$^{+/-}$,CD38$^+$,CD138$^{+/-}$である。CD20抗原は約20%で陽性であるが,その多くはt(11;14)またはt(14;16)陽性例である。t(14;16)陽性例ではCD56が陰性であることが多い。接着分子としてはCD56(NCAM)のほかに,$β_1$-インテグリン[VLA-1,−4(CD49d),−5(CD49e)],$β_2$-インテグリン(LFA-1)やICAM-1(CD54),ICAM-2(CD102),ICAM-3(CD50)の発現がみられ,プロテオグリカンとしてはCD138以外にCD44の発現がみられる。その他,CD13,CD33などの骨髄系抗原の発現が約4分の1でみられる。また,MPC-1,CD49e,CD45の発現によって未熟〜成熟型骨髄腫細胞を区別できることが報告されており,病態の進展に伴ってMPC-1$^-$,CD49e$^-$の未熟型細胞の分画が増加することが示されている[6]。

通常のGバンド法による染色体検査では,初発例で分裂像が得られることは稀であるが,その時点で染色体異常,特に13番染色体長腕欠失を認める例は予後不良である。また,二重色間期核FISH(fluorescence in situ hybridization)法による染色体検査では,14q32上の免疫グロブリン重鎖(IgH)遺伝子との相互転座が約半数例に認められ,相手遺伝子としては11q13(CCND1),4p16.3(FGFR3/MMSET),

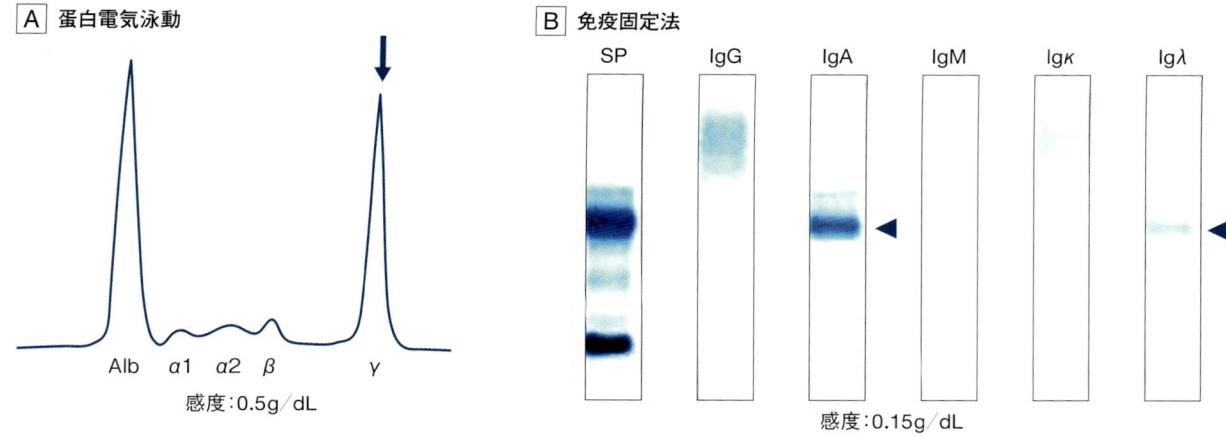

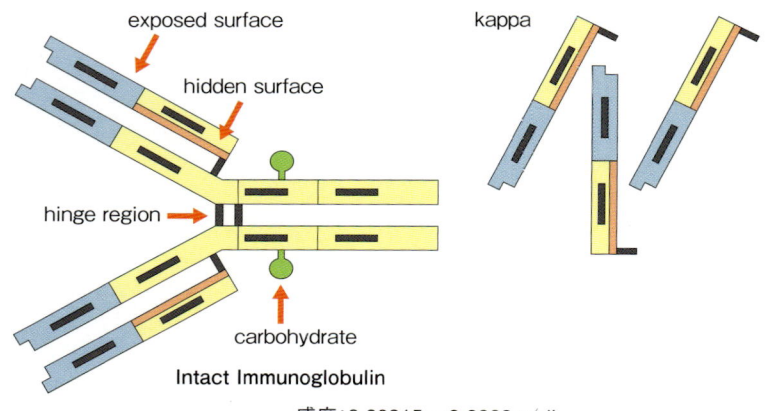

図2 ▶ M蛋白の同定

16q23（*c-MAF*），20q11（*MAFB*）などがある。t（4；14），t（14；16）やt（14；20）陽性例や染色体17p欠失例は，アルキル化薬や副腎皮質ステロイド薬に耐性化しやすく，一般に予後不良であり高リスク病型である[7]。

　全身骨のX線撮影は必須で，単純X線像で異常を認めない場合でも，疼痛があれば積極的にCTやMRIによる溶骨病変の評価を行う。髄外病変のスクリーニングには全身CTやPET検査が有用であり，椎体病変の鑑別にはMRIが威力を発揮する。なお，潜在的な腎障害を有する骨髄腫患者では，造影剤の使用は避けるべきである。また，アミロイドーシスの合併が疑われる場合には，骨髄生検，皮下脂肪組織生検，口唇生検などを施行し，コンゴーレッド染色とκ，λ鎖に対する免疫染色にて診断する。特に心アミロイドーシスや腸管アミロイドーシスの合併は重篤であり，治療開始前に把握すべきであるが，重要臓器の生検は危険性が高いためなるべく避けるべきである。多発性骨髄腫と診断したら病期を決定する。現在は，Durie & Salmonの分類よりも簡便で予後の推定に有用な国際病期分類（International Staging System；ISS）が用いられている（**表2**）[8]。

4 治療

　全身化学療法は，IMWGの診断規準による多発性

骨髄腫患者に対して適応となる。多発性骨髄腫患者の初期治療は、患者年齢と重要臓器機能により異なった治療指針が推奨されている(図3)。なお、骨や髄外の孤立性形質細胞腫には、病変部位に対して40〜55Gyの局所放射線照射を行い経過観察し、多発性骨髄腫に移行した場合に化学療法を考慮する。近年、自己造血幹細胞移植を併用したメルファラン大量療法や新規薬剤の導入によって、免疫固定法でもM蛋白が検出感度未満となる完全奏効(complete response; CR)が得られるようになり、CR到達が無増悪生存期間(progression-free survival)や生存期間(patients alive)延長効果の代替マーカーとなること

表2 ▶ 国際病期分類(International Staging System)

病期	規準	生存期間中央値(新規薬剤登場前)
I期	血清β_2-ミクログロブリン<3.5mg/L かつ血清Alb≧3.5g/dL	62カ月
II期	病期I、IIIのいずれにも属さないもの	44カ月
III期	血清β_2-ミクログロブリン≧5.5mg/L	29カ月

(文献8より引用改変)

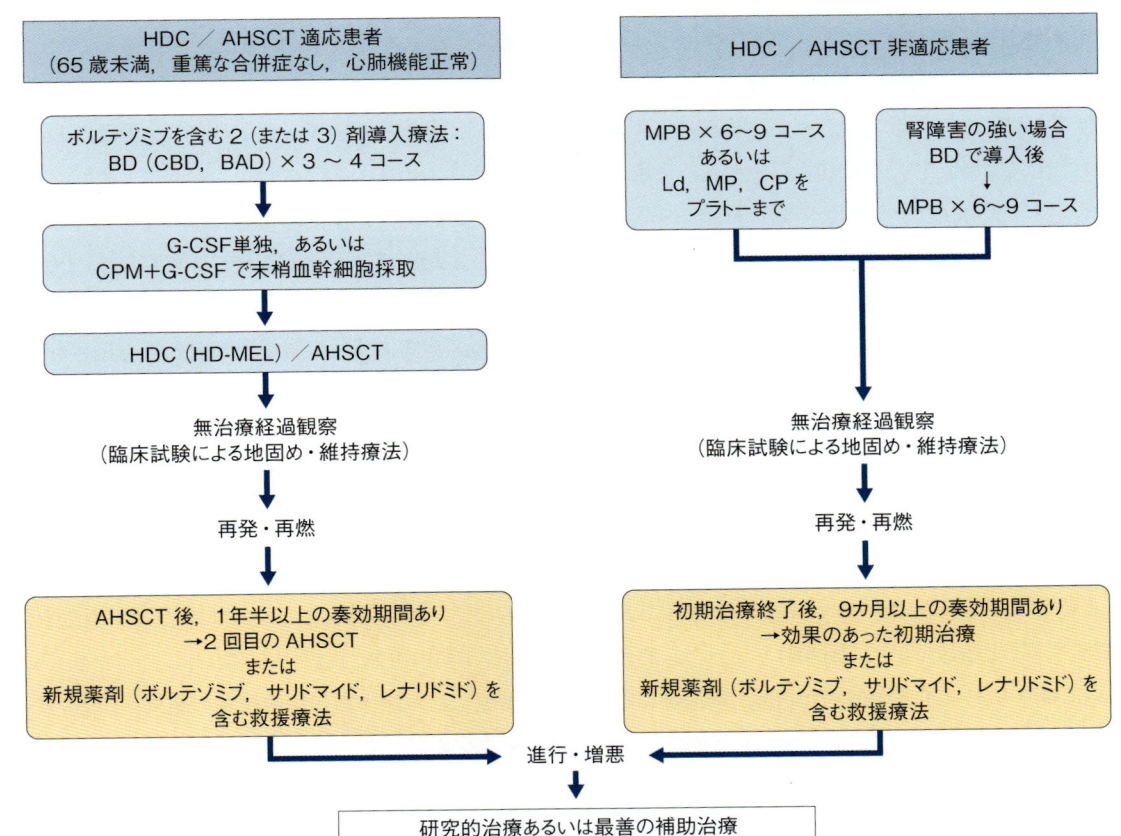

図3 ▶ わが国における多発性骨髄腫に対する治療方針
G-CSF;顆粒球コロニー刺激因子(granulocyte-colony stimulating factor)、HDC;大量化学療法、AHSCT;自己末梢血幹細胞移植、BD;ボルテゾミブ+デキサメタゾン、BAD;ボルテゾミブ+ドキソルビシン+デキサメタゾン、CBD;シクロホスファミド+ボルテゾミブ+デキサメタゾン、MPB;メルファラン+プレドニゾロン+ボルテゾミブ、MP;メルファラン+プレドニゾロン、CP;シクロホスファミド+プレドニゾロン、CPM;シクロホスファミド、HD-MEL;高用量メルファラン、Ld:レナリドミド+少量デキサメタゾン

が示されてきた。また効果判定規準としては，IMWGによる統一効果判定規準(uniform response criteria)が広く用いられている[9]。

1. 初期治療

①65歳未満で自己造血幹細胞移植の適応となる患者

65歳未満の初期治療には，自家末梢血幹細胞移植を伴う大量化学療法(HDC/AHSCT)が推奨される。その際の寛解導入療法には，幹細胞採取に影響が少なく迅速な効果と無増悪生存期間の延長を期待できるBD(ボルテゾミブ＋低用量デキサメタゾン)療法，あるいはBD療法にドキソルビシンまたはシクロホスファミドを加えた3剤併用療法が用いられる(図4A)[10, 11]。肺間質影の存在などの理由でボルテゾミブ投与の困難な患者に対してはVAD(ビンクリスチン＋ドキソルビシン＋デキサメタゾン)療法を選択してもよい。

末梢血造血幹細胞の採取にはG-CSF単独療法，またはシクロホスファミド大量療法とG-CSFの併用が用いられ，2×10^6/kg以上のCD34陽性細胞を採取し凍結保存する。移植前処置としては，メルファラン大量療法($200mg/m^2$)が標準的に用いられるが，腎障害を有する患者には$140mg/m^2$への減量が行われる。

②65歳以上，または年齢に関係なく自己造血幹細胞移植非適応の患者

65歳以上，もしくは合併症などによる移植非適応患者の標準化学療法は，40年間標準治療であったMP(メルファラン＋プレドニゾロン)療法に新規薬剤であるボルテゾミブあるいはサリドマイドを併用したMPB療法やMPT療法である(図4B)[10, 12, 13]。わが国においてはサリドマイドの使用が再発・難治例に限定されていることと，CRの高さからMPB療法が広く用いられている。腎障害や高カルシウム血症を有する場合には，BD療法による導入療法が好まれるが，デキサメタゾンによる感染症誘発のリスクも高いため，症候安定後はMPB療法に切り替える。MPB療法は9サイクルの実施をめざすが，至適治療期間に関するエビデンスは存在しない。

最近になりLd(レナリドミド＋低用量デキサメタゾン)療法とMPT療法を比較する無作為化比較試験が実施され，MPT療法とLd療法の無増悪生存期間(PFS)が同等であったことが示された[14]。この結果を受けて，Ld療法も移植非適応の未治療骨髄腫患者の選択肢のひとつとなった。

③強化・維持療法

自家造血幹細胞移植後，あるいは初回導入療法後に，ボルテゾミブ，サリドマイド，レナリドミドを用いた強化療法や維持療法を追加することにより，PFSが延長することが示されている。しかし，全生存期間の延長効果は十分には示されておらず，再発・再燃時の耐性化や長期の毒性，費用の問題を考慮すると，まだ日常臨床で推奨できる強化・維持療法は確立していない[10]。

2. 初期治療抵抗例，および再発・再燃例の治療法

初期治療終了後9カ月以上経過してからの再発・再燃であれば，初期治療を再度試みることにより奏効することがある。AHSCT後に1年半以上の比較的長期間の無増悪期間が得られた若年患者においては，2回目のメルファラン大量療法の有効性も示されている。

一方，初期治療終了後9カ月以内の再発・再燃や染色体高リスク病型を有する患者に対しては，初回治療とは異なる新規薬剤を含む救援療法が推奨される。外来で使用しやすいのはBD療法，Td療法，Ld療法などの2剤併用療法であるが，至適な投与順序に関するエビデンスは存在しない。ボルテゾミブ療法やLd療法は，早期の再発・再燃例を対象としたデキサメタゾン大量療法との無作為化比較試験の結果，PFSのみならず全生存期間においても優越性が示されている[15, 16]。

また，再発・再燃骨髄腫に対するサリドマイド単剤での奏効率は25～30％であるが，デキサメタゾンとの併用では相乗効果を示し，約50％の奏効率が示されている[17]。新規薬剤を含む3剤併用療法も選択できるが，効果のみならず毒性も増加するため，高齢患者への使用には十分な注意を要する。

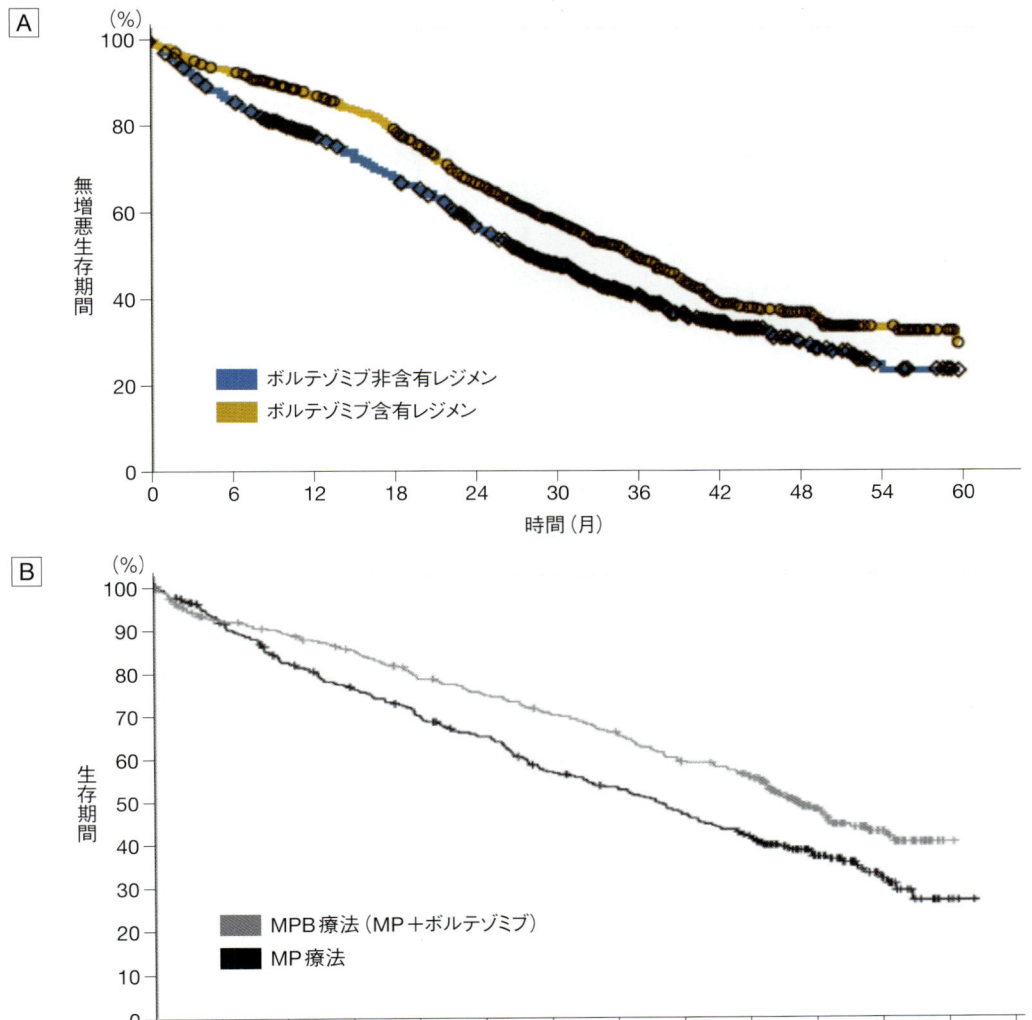

図4 ▶ ボルテゾミブを含む新規治療レジメンの臨床効果
A：移植前の寛解導入療法としてボルテゾミブ含有レジメンとボルテゾミブ非含有レジメンを用いた場合の無増悪生存期間の比較
　（HOVON-65/GMMG-HD4，IFM2005-01，PETHEMA GEM05MENOS65，GIMEMA MM-BO2005試験の併合解析）
B：未治療移植非適応の骨髄腫患者に対して，MPB療法は，MP療法に比して生存期間を延長する（*Phase 3 VISTA trial*）
（文献11，13より作成）

　ボルテゾミブに代表されるプロテアソーム阻害薬，そしてサリドマイドやレナリドミドなどの免疫調節薬（immunomodulatory drugs；IMiDs）は，それぞれ小胞体ストレス応答やcereblon蛋白に対する作用を介して骨髄腫細胞のアポトーシス誘導効果を示す。加えて骨髄腫細胞と骨髄ストローマ細胞との接着阻害作用や，血管新生を阻害することによる骨髄微小環境に対する治療効果も有している。さらにIMiDsは，制御性T細胞の機能抑制や，IL-2やIFN-γなどの産生を介した細胞傷害性T細胞やNK細胞の活性化作用を有している。第2世代のプロテアソーム阻害薬であるcarfilzomib，ixazomibや新たなIMiDsであるポマリドミドも上市され，既存薬剤に耐性となった患者に対しても一定の効果が示されている[18]。

ただし，それぞれの新規薬剤には特有の毒性があり，注意深い観察と対応が必要である。サリドマイドの有害事象としては，眠気，皮疹，倦怠感，末梢神経障害，便秘のほかに，重篤な深部静脈血栓症や肺血栓塞栓症，徐脈，稀に白血球減少などがある。もちろん催奇形性があるため，サリドマイド製剤安全管理手順（Thalidomide Education and Risk Management System；TERMS®）への登録下で避妊を確実に実施できる患者にしか投与は許されない。レナリドミドは，傾眠，便秘や末梢神経障害などの有害事象の頻度は低いが，好中球減少や血栓症の合併に注意が必要であり，腎障害を有する患者に対しては適切な減量が必要となる。レナリドミドも催奇形性があり，レブラミド®の適正管理手順（Rev Mate）への登録が必須である。ボルテゾミブに関しては，末梢神経障害の合併が多く適切な減量・休薬を行う必要があること，帯状疱疹の合併が多いため予防が必要であること，さらに間質性肺炎などの重篤な急性肺障害の合併がみられることが報告されており，初回治療時には入院管理下でのマネジメントが必要である。

3. 骨病変に対する支持療法

骨病変に対する支持療法として，米国臨床腫瘍学会（American Society of Clinical Oncology；ASCO）のガイドラインでは，ビスホスホネート製剤（パミドロン酸90mg点滴あるいはゾレドロン酸4mg点滴を3～4週ごと）の使用を推奨しており，わが国においては後者が保険承認されている[19]。英国における無作為化比較試験では，ゾレドロン酸の使用で骨関連事象の発生頻度が低下するのみでなく，骨髄腫患者のPFSや全生存期間が延長したとの報告もある[20]。

ただし，腎毒性に加えて長期投与例における顎骨壊死（osteonecrosis of the jaw；ONJ）などの重篤な副作用に注意が必要である。ONJの発症の予防のためには，ゾレドロン酸投与開始前に歯科医師による口腔内のチェックを受けて必要な歯科処置を行うこと，ゾレドロン酸の投与開始後は口腔内ケアを十分に行うこと，抜歯などの侵襲的処置は最小限にとどめること，などの患者指導を行う。病態が安定していれば，投与開始後2年の時点で投与継続が必要か否かを検討する。

腎障害のためにゾレドロン酸を使用しにくい場合には，RANKLに対する抗体療法であるデノスマブも選択できるが，ONJに加えて重篤な低カルシウム血症に対する注意が必要となる。

椎体圧迫骨折や腫瘤形成に伴う脊髄圧迫症状などのオンコロジー・エマージェンシー（oncology emergency）に対しては，MRIなどによる病態把握とデキサメタゾン大量投与，そして局所放射線照射や外科手術などの可及的速やかな対応が必要である。溶骨病変に伴う骨痛に対しては，ビスホスホネート製剤の使用に加えて，オキシコドンやフェンタニルなどのオピオイド系鎮痛薬を使用する。

アセトアミノフェン以外の非オピオイド系鎮痛薬の使用は腎障害のある患者では使用を避けるべきである。さらに整形外科医の判断のもとに，コルセットや杖など適切な装具を使用し，可能な患者では早期から筋力低下を予防するためのリハビリテーションを行う。

4. 同種造血幹細胞移植の位置づけ

治癒をめざすことのできる唯一の治療選択として，同種造血幹細胞移植は魅力的である。しかし，MMに関しては移植関連死亡（transplantation related mortality；TRM）率が2～3割と高いこと，そして長期の生存解析でプラトーに至る治癒の可能性のある患者も2～3割にとどまることから移植片対骨髄腫効果（graft versus myeloma effect；GVM効果）は限定的である。骨髄非破壊的な前処置を採用することによりTRMは減少しつつあるものの，再発率の減少には至っていない[21]。

一般臨床での同種造血幹細胞移植は，40歳未満でHLA一致ドナーを有する場合に限って考慮可能としている。しかも，進行期での移植成績はきわめて不良であり，前治療により奏効し安定している患者に限定

すべきである。upfrontでのタンデム自家・同種ミニ移植については，一部の無作為化比較第Ⅲ相試験でタンデム自家移植に比してPFSや全生存期間で優れた成績が示されてはいるが，いまだ検証段階にある研究的治療と認識すべきである。

5 予後

骨髄腫患者の予後は，AHSCTと新規薬剤の導入により確実に改善し，生存期間中央値は5～6年に達している。長期間にわたる疾患との共存が可能となり，生活の質（quality of life；QOL）の向上や毒性，特に二次癌を起こしにくい治療選択も重要な課題になってきた。しかし，染色体高リスク病型や髄外腫瘍形成例などいまだ予後の改善が不十分な病型も多く，抗体療法を含む免疫療法や分子病態に基づく新たな治療薬開発が必要である。

● 文献

1) McKenna RW, et al：WHO Classification of Tumours of Haematopoietic and Lymphoid Tissues, 4th ed. Swerdlow SH et al, ed. IARC Press, 2008, p200-13.
2) Kyle RA：Br J Haematol. 2000；111(4)：1035-44.
3) がん情報サービス：がん登録・統計 [http://ganjoho.jp/reg_stat/index.html]
4) International Myeloma Working Group：Br J Haematol. 2003；121(5)：749-57.
5) Rajkumar SV, et al：Lancet Oncol. 2014；15(12)：e538-48.
6) Harada H, et al：Blood. 1993；81(10)：2658-63.
7) Inagaki A, et al：Leuk Res. 2013；37(12)：1648-55.
8) Greipp P et al：J Clin Oncol. 2005；23(15)：3412-20.
9) Durie BG et al：Leukemia. 2006；20(9)：1467-73.
10) 日本血液学会，編：造血器腫瘍診療ガイドライン2013年版，金原出版，2013，p267-310.
11) Sonneveld P, et al：J Clin Oncol. 2013；31(26)：3279-87.
12) Fayers PM, et al：Blood. 2011；118(5)：1239-47.
13) San Miguel JF, et al：J Clin Oncol. 2013；31(4)：448-55.
14) Benboubker L, et al：N Engl J Med. 2014；371(10)：906-17.
15) Richardson PG, et al：N Engl J Med. 2005；352(24)：2487-98.
16) Dimopoulos MA, et al：Leukemia. 2009；23(11)：2147-52.
17) Palumbo A, et al：Blood. 2008；111(8)：3968-77.
18) Ocio EM, et al：Leukemia. 2014；28(3)：525-42.
19) Kyle RA, et al：J Clin Oncol. 2007；25(17)：2464-72.
20) Morgan GJ, et al：Lancet 2010；376(9757)：1989-99.
21) Gahrton G, et al：Expert Rev Hematol. 2014；7(1)：79-90.

B14 原発性マクログロブリン血症

B細胞性腫瘍

渡部玲子

1 はじめに

1940年代，スウェーデンのWaldenström博士は，口腔内と鼻腔からの出血をきたし，リンパ節腫脹，貧血，血小板減少と血沈亢進を示す，マクログロブリン血症の2患者を初めて報告した。これらの患者血清には分子量の大きな蛋白（マクログロブリン＝IgM）が認められることが示された。このような由来から，本疾患（原発性マクログロブリン血症）はWM（Waldenström's macroglobulinemia）と呼ばれるようになった。WHO分類2008年版の中で，WMは単クローン性のIgM増加を示すリンパ形質細胞性リンパ腫（lymphoplasmacytic lymphoma；LPL）と分類されている。

肝腫大，脾腫，リンパ節腫脹なども生じるが，貧血，血小板減少などの血球減少，著しい高蛋白血症など血液検査により発見されることも少なくない。

一方，WMは骨髄主体の疾患であり，多発性骨髄腫（multiple myeloma；MM）の類縁疾患として取り扱う，という意見もあり，治療に関してもMMの治療薬の効果が報告されている。さらに新たなB細胞性リンパ腫に対する分子標的治療薬の有用性が次々に検討されている。

2 病態

骨髄には小～中型のリンパ形質性リンパ球が腫瘍性に増殖し，これらの腫瘍細胞からはIgMが大量に産生される。症状としては，全身倦怠感，悪性リンパ腫のB症状である発熱，盗汗，体重減少などのほかに，肝脾腫，リンパ節腫脹などが一部の症例に生じる。リンパ形質細胞の骨髄浸潤の進行による貧血，血小板減少，あるいは異常グロブリンによる溶血性貧血などとともに，五量体と高分子であるIgMの増加により，過粘稠度症候群，クリオグロブリン血症などにより，レイノー症状，皮膚症状，神経症状など，様々な臨床症状を呈する（**表1**）[1, 2]。

疫学的に，欧米では年間100万人中3.8人に発症し，白人に多く，男性は女性の2倍の発症リスクを有し，高齢になるほど発症率が高いことが知られている。国内では，2000年に悪性リンパ腫全体の0.69％にLPLが占めることが報告されているが[3]，実際の発症率は定かではない。現在全国的に行われている疾患登録の結果により明らかになると考えられる。

近年，ヒト全ゲノムの網羅的解析の結果，WM症例の66～100％において，第3番染色体長腕に*MYD88*遺伝子変異が存在することが明らかとなった[4]。この遺伝子変異はIRAK（interleukin-1 receptor-associated kinase）1などのシグナル伝達経路を介して，NF-κB活性化のトリガーとなり，WMの腫瘍細胞増殖に関与することが想定されている（**図1**）[4]。

今後は，*MYD88*遺伝子変異をPCR法で検出することにより，他の疾患との鑑別が容易となる可能性が期待される。また，治療においてもWMにおける新たな分子標的治療としてBTK（Bruton's tyrosin kinase）阻害薬であるイブルチニブの臨床応用が始まっている[1]。

表1 ▶ Waldenström's macroglobulinemiaの単クローン性IgM増加による症状

増加した単クローン性IgMの特性		臨床症状
五量体構造	過粘稠度症候群	頭痛，目のかすみ，鼻出血，網膜出血，下肢痙攣，精神症状，頭蓋内出血
沈着（寒冷性）	クリオグロブリン血症（I型）	レイノー現象，肢端チアノーゼ，潰瘍，紫斑，寒冷じんましん
MAG，GM1，末梢神経鞘のジスルファチド部位に対する，自己抗体能	末梢神経障害	感覚および運動神経障害，神経痛，失調性歩行，両側の下肢筋力低下
IgGへの自己抗体能	クリオグロブリン血症（II型）	紫斑，関節痛，腎不全，感覚神経障害
赤血球抗原への自己抗体能	寒冷凝集	溶血性貧血，レイノー現象，肢端チアノーゼ，網状皮斑
不定形に凝集し組織へ沈着	臓器障害	皮膚：水疱形成，紅斑，Schnitzler症候群 消化管：下痢，吸収不良 腎臓：蛋白尿，腎不全
アミロイド線維の組織への沈着（主に軽鎖部分）	臓器障害	全身倦怠感，体重減少，浮腫，肝脾腫，巨舌，浸潤臓器不全：心臓，腎臓，肝臓，末梢感覚および自律神経障害

MAG；ミエリン関連糖蛋白，GM1；ガングリオシドM1

（文献1より引用）

3 診断

血液検査で高蛋白血症，低アルブミン血症が認められ，IgMの増加，IgG，IgAの減少が認められ，フリーライトチェーンとしてκ，λ鎖のいずれかの増加が認められる。リンパ形質細胞の骨髄浸潤の進行，あるいは異常グロブリンによる溶血性貧血などによる貧血が認められること，また血小板減少など，血球数減少が診断時に著しい場合がある。血清免疫電気泳動ではIgMの重鎖と，軽鎖κまたはλのM蛋白が認められる（図2）。

尿検査で，単クローン性のBence Jones蛋白やグロブリンの軽鎖が40～80％の症例で検出される。

WMの確定診断には組織診断が必須である。骨髄穿刺，生検，リンパ節生検などで，小型のリンパ形質細胞の増殖を証明する必要がある。これらの腫瘍細胞の表面抗原はCD19，CD20，CD22＋，FMC7，CD38，CD79a＋，CD5，CD10，CD23，CD103は陰性である。WM患者の骨髄穿刺検査所見を図3に示した。

画像検査としては，CT検査で，臓器腫大，リンパ節腫大などを検討する。MMとは異なり，WMでは通常骨病変は伴わない。

一方MM全体の0.5％未満という稀な頻度で，IgM型MMという病態が存在する。この骨髄腫細胞は，表面マーカーのCD20，CD56，CD117が陰性で，染色体異常としてt(11;14)が認められることが知られる。IgM型MMはWMとは異なり急激に進行し，他のM蛋白を有する骨髄腫同様に，骨病変，腎不全などを合併し予後は不良である。

WMのほかの鑑別診断としては慢性リンパ性白血病，marginal zone lymphomaなどの低悪性度B細胞性腫瘍が挙げられる。過粘稠度症候群により，末梢血の赤血球の連銭形成，また眼底に特徴的な静脈怒張を示すことが知られている。

4 治療

欧米の研究者らによるIWWM（International Workshops on Waldenström's Macroglobulinemia）が過去に8回開催された。IWWMは，WMの診断，予後因子，治療効果判定の基準を明らかにするとともに，様々な臨床試験を網羅的に検証し，最新の知見をふまえた治療を推奨している。

WM患者における予後因子に関しては表2に示した[5]。多数例の後方視的検討の結果，年齢，ヘモグロ

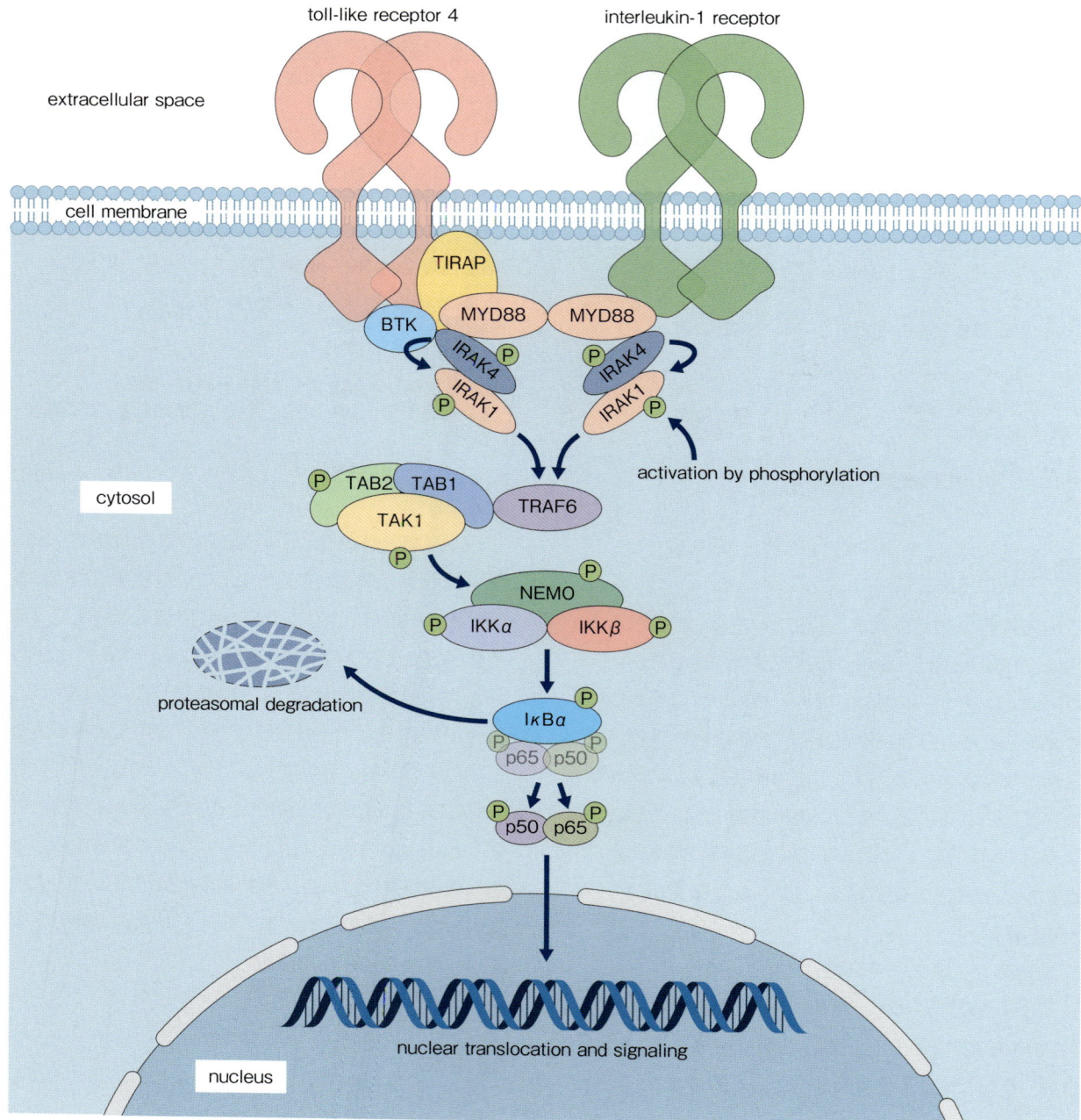

図1 ▶ MYD88を介したNF-κBシグナル伝達経路
WM腫瘍細胞細胞膜のtoll-like receptor 4とBTKまたはinterleukin-1 receptorとtoll-interleukin 1 receptor domain containing adaptor protein（TIRAP）がMYD88を活性化する。活性化MYD88は下流のIRAK4の自己リン酸化，IRAK1，Iκ-B kinase（IKK）複合体リン酸化などを次々に起こし，最終的にNF-κBのp65，p50を放出し，これが核内に移行しNF-κB依存性の腫瘍細胞不死化シグナルに関連する

（文献4より引用）

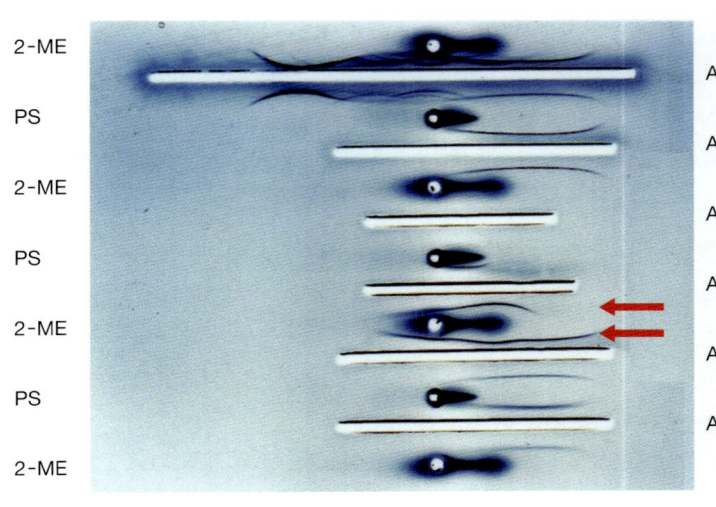

図2 ▶ 血清免疫電気泳動

WM患者の場合，免疫電気泳動において，高分子のためそのままではうまく泳動がなされない。そのため，2-メルカプトエタノール処理で，ジスルフィド結合を切断し，分子を細かくすることで，免疫電気泳動での異常なバンドが鮮明となる。本患者ではIgMκ型のM蛋白が存在する

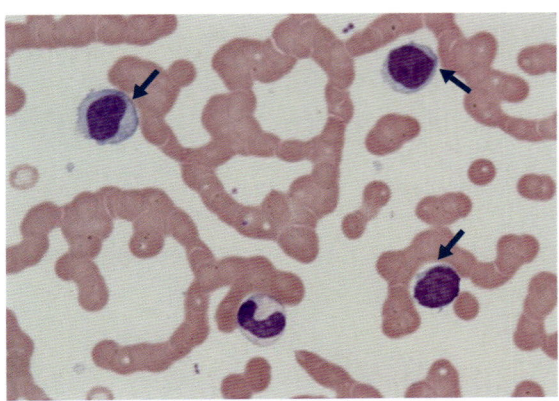

図3 ▶ 骨髄穿刺所見

患者の骨髄標本では，小型のリンパ形質細胞が認められ，背景の赤血球には連銭形成が認められる。表面マーカーはCD19, CD20, IgM, λ鎖が陽性を示している

	gate(1)%	20	40	60	80	(%) 100
NC(G)	0.1					
NC(R)	0.2					
T系 CD2	44.1					
CD3	32.2					
CD4	14.6					
CD5	28.7					
CD7	34.5					
CD8	19.2					
B系 CD10	1.2					
CD19	59.0					
CD20	63.4					
CD23	5.5					
κ-ch.	60.9					
λ-ch.	0.9					
IgA	1.3					
IgD	12.6					
IgG	0.5					
IgM	52.3					
CD34	0.1					
CD56	12.6					

表2 ▶ 国際予後スコアリングシステム

予後に関連する因子	
① 年齢	>65歳
② ヘモグロビン	≦11.5g/dL
③ 血小板数	≦10万/μL
④ 血清β₂ミクログロブリン	>3mg/L
⑤ 単クローン性IgM	>7g/dL

リスク因子による生存期間		
カテゴリー	スコア	生存中央期間
低リスク	0または1	142.5カ月
中等度リスク	2または年齢>65歳	98.5カ月
高リスク	>2	43.5カ月

（文献5より引用改変）

B 細胞性腫瘍

14 原発性マクログロブリン血症

ビン，血小板減数，血清β_2ミクログロブリン，IgMという5つの因子に関するリスクをスコア化することで，患者の予後が異なることが明らかになった。リスクファクターを3つ以上有する場合，患者の生存中央期間は43.5カ月と短く予後不良である。

WMはCD20陽性の腫瘍であることから，治療の中心としてはリツキシマブを用いたプロトコールが検討された。しかし単剤投与では治療後にフレア（IgMが一時的に増加する）現象が生じ，血漿交換を緊急に必要とするような状況をきたしうる。また，わが国にはB型肝炎のキャリアおよび既感染者が1％以上（日本赤十字血液センター）存在する患者背景があり，リツキシマブによる劇症肝炎を生じるリスクがあることに留意する必要がある。

IWWMからの旧治療指針は2009年に発表され，MMの治療薬であるサリドマイドとリツキシマブ併用療法などが推奨された。また大量のM蛋白を有する場合はR-CHOP療法（リツキシマブ，シクロホスファミド，ドキソルビシン，ビンクリスチン，プレドニゾロン），DRC療法（デキサメタゾン，リツキシマブ，シクロホスファミド）などのリツキシマブ，ステロイド，抗癌剤併用による治療が推奨されていた。フルダラビンなどのヌクレオシド誘導体は長期的に二次性の発癌のリスクなどがあるものの，リツキシマブとの併用による有用性が示されていた。

しかし，近年，難治性低悪性度B細胞性リンパ腫に対して保険適用の認められたベンダムスチン，MMに対して用いられるボルテゾミブなどが，WMに対して大変有効であることが臨床研究の結果明らかになった。そのため，2014年の新しいIWWMの治療指針では，ベンダムスチン＋リツキシマブ，ボルテゾミブ＋リツキシマブなどが中心的な治療として推奨されている（表3）。

無症候性のWMに関しては経過観察のみとする。初回治療を考慮する場合の臨床症状，検査値を表4に示した。初回治療は，患者の臨床症状に合わせた形の薬剤選択が推奨されている。

過粘稠度症候群による出血症状などが著しい場合は，緊急に血漿交換を行うことが推奨されていたが，近年，ボルテゾミブ単独による初期治療を行い，その後ボルテゾミブとリツキシマブを併用するプロトコールを用いることで，リツキシマブによる一過性の骨病変増悪（フレア現象）を回避できることが明らかにされた[7]。

WMは高齢者での発症が多いが，稀に65歳以下の患者も存在し，その場合はMMと同様に，自家末梢血

表3 ▶ IWWMが推奨する治療の変遷

患者の状態	新（2014年）	旧（2009年）
血球減少	DRC[*1] ベンダムスチン＋リツキシマブ ボルテゾミブ＋リツキシマブ	DRC[*1] サリドマイド＋リツキシマブ
大量のM蛋白（移植適応あり）	ベンダムスチン＋リツキシマブ ボルテゾミブ＋リツキシマブ	R-CHOP[*2] DRC[*1]
大量のM蛋白（移植適応なし）	ベンダムスチン＋リツキシマブ ボルテゾミブ＋リツキシマブ	ヌクレオシド誘導体＋リツキシマブ ヌクレオシド誘導体＋リツキシマブ＋シクロホスファミド
合併症があり血球減少が存在	リツキシマブ	リツキシマブ
高齢者で緩徐な進行	フルダラビン内服	クラドリビン

＊1：デキサメタゾン＋リツキシマブ＋シクロホスファミド
＊2：リツキシマブ＋シクロホスファミド＋ドキソルビシン＋ビンクリスチン＋プレドニゾロン

（文献6より引用改変）

幹細胞移植の有用性が知られている[8]。そのため移植適応のある患者に関しては，初回治療としてアルキル化薬，ヌクレオシド阻害薬など造血幹細胞を障害する薬剤を，長期にわたって用いるべきではない。高齢者で積極的な治療に耐えられないと考えられる場合，欧米では古くからchlorambucil内服が標準的に用いられていたが，近年フルダラビン内服とのランダム化比較試験においてフルダラビンの優位性が示された[9]。

表4 ▶ 初回治療の適応

臨床症状	検査値
・繰り返す発熱，盗汗，体重減少，全身倦怠感 ・過粘稠度症候群 ・症候性，または巨大な（≧径5cm）リンパ節腫脹 ・症候性肝腫大または脾腫大 ・症候性臓器腫大，または臓器，組織への腫瘍細胞浸潤 ・WMによる末梢神経障害	・症候性クリオグロブリン血症 ・寒冷凝集素による貧血 ・免疫性溶血性貧血，免疫性血小板減少症 ・WM関連腎症 ・WM関連アミロイドーシス ・Hb＜10.0g/dL ・血小板数＜10万/μL

（文献6より引用改変）

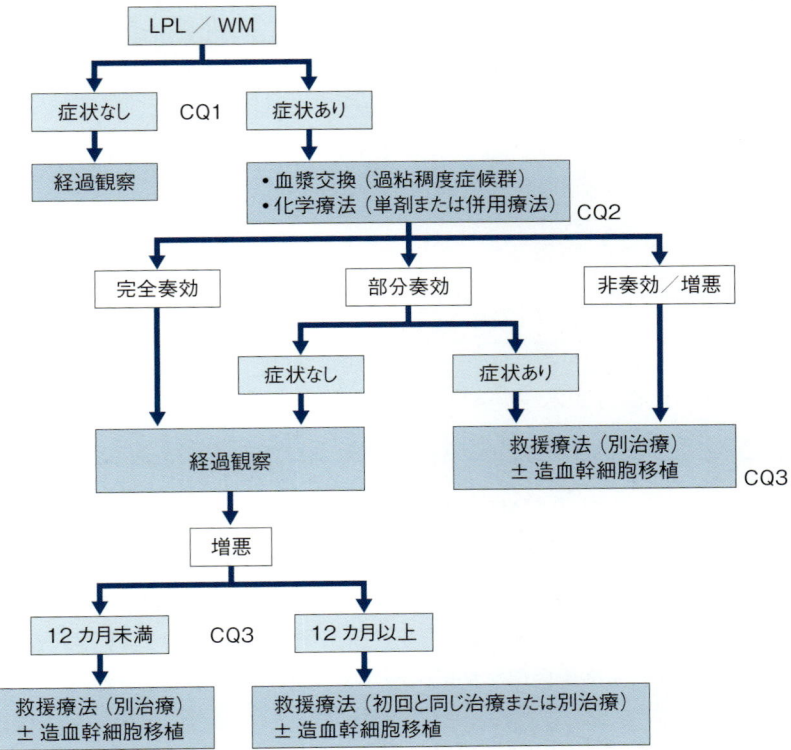

図4 ▶ 日本血液学会造血器腫瘍ガイドライン2013年版
通常の化学療法では治癒は望めない[10-12]。症状のない場合には，未治療で経過観察を行い，症状がある場合には，治療開始を考慮する（CQ1）[10-12]。初回，および，再燃・再発時の化学療法としては，①アルキル化剤を中心とした化学療法，②プリンアナログを中心とした化学療法，③抗体療法（リツキシマブ），④多剤併用化学療法（リツキシマブ併用も含む），⑤ボルテゾミブ（国内未承認），⑥サリドマイド，レナリドミド（国内未承認）が挙げられる（CQ2，CQ3）[10-12]。大量化学療法／造血幹細胞移植は，若年のハイリスク患者や再発・再燃時の治療選択のひとつとなりうるが，適応，実施時期，方法については未確立である（CQ3）[10-12]
〔日本血液学会，編：造血器腫瘍診療ガイドライン．2013年版．金原出版，2013．（http://www.jshem.or.jp/gui-hemali/table.html）〕

そのため，高齢者で内服治療が望ましいと考えられる症例にはフルダラビン内服が推奨されている。

わが国では日本血液学会から2013年に治療のガイドラインが示された（図4）。

2016年版NCCN（National Comprehensive Cancer Network）のガイドラインではすでに，MYD88遺伝子変異を有する症例にはイブルチニブが治療の選択肢として推奨されている。

5 おわりに

WMは稀な疾患であるが，高齢化の時代を迎え，わが国においても患者が増加する可能性が想定される。しかし，ボルテゾミブとリツキシマブ併用療法などは，現在で保険適用上認められていないなど問題点が残っている。今後，わが国でもイブルチニブなど新規薬剤が導入され，至適な治療指針が示されることが望まれる。

● 文献

1) Treon SP：Blood. 2015；126(6)：721-32.
2) Gertz MA：Am J Hematol. 2015；90(4)：346-54.
3) Lymphoma Study Group of Japanese Pathologists：Pathol Int. 2000；50(9)：696-702.
4) Treon SP, et al：N Engl J Med. 2012；36(9)：826-33.
5) Morel P, et al：Blood. 2009；113(18)：4163-70.
6) Dimopoulos MA, et al：Blood. 2014；124(9)：1404-11.
7) Ghobriel IM, et al：J Clin Oncol. 2010；28(8)：1422-8.
8) Kyriakou C, et al：J Clin Oncol. 2010；28(13)：2227-32.
9) Leblond V, et al：J Clin Oncol. 2013；31(3)：301-7.
10) Vijay A, et al：Waldenstrom macroglobulinemia. Blood. 2007；109(12)：5096-103.
11) Dimopoulos MA, et al：Update on treatment recommendations from the Fouth International Workshop on Waldenstrom's Macroglobulinemia. J clin Oncol. 2009；27(1)：120-6.
12) Treon SP：How I treat Waldenstrom macroglobulinemia. Blood. 2009；114(12)：2375-85.

MEMO　「WMにおける反復性遺伝子変異」

本項にあるようにWMでは約90％にMYD88L265P変異が同定される一方，鑑別を要する慢性リンパ性白血病，marginal zone lymphoma，IgM型MGUSでの同遺伝子変異の頻度は各々3％，6.5％（～20％），50％程度とされる。さらに近年，次世代シーケンサーを用いた全ゲノム解析により，WMにおいてMYD88遺伝子変異と重複してCXCR4遺伝子変異が27％に，ARID1A遺伝子変異が17％に存在することが明らかになった。また，6番染色体欠失に関連する各種の遺伝子コピー数減少などをはじめ，WMにおける種々の反復性遺伝子変異の存在が明らかになっている[1]。MYD88遺伝子変異をはじめ，今後，これらの遺伝子検索がWMの確定診断の要件となることが予想されるほか，IgM型MGUSの病状進展を占う上で，診療上の重要性が増すものと想定される。

1) Hunter ZR, et al：Blood. 2014；123(11)：1637-46.

黒田純也

B15 原発性ALアミロイドーシス

第8章 B細胞性腫瘍

石田禎夫

1 はじめに

アミロイドーシスとは，線維状の異常蛋白質であるアミロイドが様々な臓器に沈着し，機能障害を起こす疾患の総称である。複数の臓器にアミロイドが沈着する全身性アミロイドーシスと，ある臓器に限局してアミロイドが沈着する限局性アミロイドーシスに分類される。全身性アミロイドーシスのアミロイドの前駆蛋白は様々であり，免疫グロブリン軽鎖（ALアミロイドーシス），血清アミロイドA（AAアミロイドーシス）やトランスサイレチン（家族性アミロイドポリニューロパチーや老人性全身性アミロイドーシス）などが代表的である。

原発性ALアミロイドーシスは，モノクローナルな免疫グロブリン軽鎖が，特定の臓器または組織の細胞外に，アミロイド線維として沈着し，沈着した臓器の機能障害を引き起こす疾患である。ALアミロイドーシスは多発性骨髄腫（multiple myeloma；MM）などに合併するものと，明らかな基礎疾患が見つからない原発性とに分類される。

高頻度に障害される臓器は，腎，心，肝と末梢神経である[1]。アミロイドは様々な臓器に沈着するため，臨床像は多彩となる。予後はアミロイドの沈着量や臓器障害の程度による。また，免疫グロブリン以外にアミロイドーシスを発症する前駆蛋白は25種類を超えるため，鑑別診断が重要となる。

2 診断

症状が多彩であるが，症状や検査所見からアミロイドーシスを疑うことが重要である。第10回国際アミロイド・アミロイドーシス会議コンセンサス・オピニオンによる診断基準[2]が広く用いられている（**表1**）。**表1**の主要症状からアミロイドーシスを疑い，ALアミロイドーシスを疑った場合は，スクリーニング検査として血清および尿中のM蛋白の同定（免疫固定法または免疫電気泳動）とフリーライトチェーン（FLC）の測定を行う。ただしALアミロイドーシスの中には，これらの検査が正常であるにもかかわらず，組織にALアミロイドが沈着している症例が1～2％存在すると報告されている[3]。

確定診断には組織学的診断が必須である。組織診断は必ずしも障害をきたした臓器からの生検でなくとも，比較的侵襲の少ない検査でアミロイドが証明されれば確定診断可能である。腹壁脂肪吸引生検，骨髄生検，胃・十二指腸生検，直腸生検などを行い，Congo red染色によりアミロイドの沈着を証明する必要がある。肝生検は止血が困難な場合があるので避けるべきで，必要な場合は，経頸静脈的に行うことが推奨される。診断が確定していれば組織学的にアミロイドが確認されていない場合でも，**表1**の診断基準臓器を満たしていれば病変の存在が疑われる。

全身性アミロイドーシスと診断されればアミロイドのタイプを決定する。アミロイドが抗AL抗体に染色されればALアミロイドーシスの確定診断となる。しかし免疫染色は特異度が75～80％と低い[4]。免疫組織化学的なアミロイドのタイピングは非常に難しく，標準化されていないため，専門的でない施設での診断は注意を要する。なぜなら，ALアミロイドーシスの免疫染色の場合，正常な免疫グロブリンのバックグラ

表1 ▶ 原発性ALアミロイドーシスの診断基準

確定診断には組織学的診断が必須である。胃・十二指腸・直腸，腹壁脂肪吸引生検や小唾液腺，歯肉生検で診断が確定していれば，下記の臓器で組織学的に確認されていない場合でも病変の存在が疑われる	
1）腎臓	尿蛋白＞0.5g／日（アルブミンが主体であること）
2）心臓	心エコー所見で左室壁・中隔壁肥厚＞12mmで他の心疾患のないこと
3）肝臓	肝不全の症状がなくtotal liver span＞15cmあるいはALP値が正常の1.5倍以上
4）神経	対称性下肢知覚（グローブ・ストッキング型）・運動末梢神経障害あるいは直接的臓器浸潤と無関係な胃内容排出障害，排尿障害
5）消化管	下痢，イレウス。病変部位の生検による直接的証明
6）肺	病変部位の生検による直接的証明あるいはCTによる間質性パターン
7）軟部組織	巨舌，関節症，血管アミロイドによる跛行，皮膚，筋肉，shoulder pad sign，リンパ節腫大，手根管症候群

1. 確定診断には，組織学的診断が必須である。胃・十二指腸・直腸・腹壁脂肪吸引などで診断する
2. 心臓は，心エコーで左室壁・中隔壁肥厚が12mm以上であり，他の心疾患のないこと
3. 肝臓は，肝不全の症状がなく，total liver spanが15cm以上あること，またはALPが正常の1.5倍以上あること
4. 神経障害は，対称性にグローブ・ストッキング型の知覚障害が有名である
5. 消化管は下痢またはイレウスなどの症状が起きる
6. 他に，肺，舌，関節，などにも沈着する

（文献2より引用改変）

ウンドがあることと，κやλに対する抗体を認識するエピトープが，アミロイド線維を形成するときや固定するときに，消失する可能性があるからである。AAアミロイドやATTRアミロイドを除外することで診断確率が上昇する。mass spectrometry（質量分析）を用いればアミロイド線維のアミノ酸配列を確認することが可能である。さらに，レーザーマイクロダイセクション法を用いた質量分析を行えば，ほとんどの症例で診断可能である。

3 臨床病態

1．腎アミロイドーシス

診断時に50％の患者で腎にアミロイドが沈着している。主に糸球体に沈着しているためネフローゼ症候群として診断されることが多い。骨髄腫の患者の尿中にベンスジョーンズ蛋白（Bence Jones protein；BJP）ではなくてアルブミンが多く排泄されている場合は，ALアミロイドーシスを疑う。腎機能障害の合併はよくあるが，多量のアルブミン尿を合併しない進行性の腎機能障害は稀である[5]。起立性低血圧は自律神経障害または心アミロイドの症状でもあるが，ネフローゼ症候群の利尿薬の治療に関連する場合もある。

2．心アミロイド

患者の約25％が症状を伴う心アミロイドーシスを合併し，予後不良となる。典型例では心電図でQRS波が低電位となる。この異常はうっ血性心不全の症状の起きる前に認めることもある。心筋壁の肥厚による拘束性の障害が主であり，胸部X線写真で心陰影が正常であることも多い。右心室系の心不全が主体であり，不整脈，低拍出量（起立性低血圧）などの症状も合併する。重症例では心房に血栓ができることもある。

3．末梢神経障害，自律神経障害

末梢神経障害は様々な症状を起こし，症状が出現してから診断されるまで長期の時間がかかる場合も多い。多くの症状は左右対称の感覚神経の障害で，知覚異常，しびれ，痛み，筋力低下であり，運動神経障害は稀である。自律神経障害は，起立性低血圧，インポテンツ，体重減少，消化管の運動障害を引き起こす。勃起障害，排尿困難，排便習慣，食事開始早期の腹部膨満感，無発汗，味覚性発汗，起立性低血圧に関して質問する必要がある。起立性低血圧に関しては，5分

以上臥位とし，3〜5分起立させ，血圧が20mmHg以上低下した場合に診断できる。

4. 消化管と肝のアミロイド沈着

アミロイド沈着は巣状またはびまん性であるため，症状も沈着した部位や範囲によって異なる。巨舌は約10%に発症する。実質的に疾病特異的であり，気道閉塞や食事摂取を困難にし，睡眠時無呼吸の原因になる。早期飽満感，下痢，慢性的な嘔気，吸収不良，体重減少，消化管穿孔，明確な肛門出血などの症状を認める。この中で特徴的な症状は，早期飽満感，食後の突発的な下痢であり，原因は自律神経障害に起因する消化管の運動障害である。診断時に肝腫大は約25%に認める。

5. 止血異常

出血はアミロイドによく認める症状であり，紫斑や皮下出血，粘膜下出血を認める。経過中に3分の1の患者に認め，凝固障害も2分の1に認める。眼窩周囲に紫斑が認められる場合「アライグマの眼サイン」と呼ばれる。出血傾向にはいくつかの原因があるが，血管内皮にアミロイドが沈着するために血管の脆弱性があること，沈着したアミロイドとビタミンK依存性の凝固因子が結合してしまい活性が低下することでワルファリン様の作用による出血傾向を認めることがある。特徴的なのは紫斑であるが，生命に関わる出血も報告され，肝生検や腎生検後に合併することもある。

4 治療戦略

治療に反応しない場合の予後は1〜2年であり，症状のある心不全が存在すると予後は6カ月と報告されている[6]。しかしALアミロイドーシスは多様な患者が存在し，治療効果も患者ごとに異なっている。診断時の疾患の重症度が様々であり，化学療法に対する忍容性も大きく異なっているからである。アミロイドーシスの治療の要点は可能であればM蛋白量をできるだけ早く消失させることである。治療効果判定基準（表2）[7]のCR（complete response，完全奏効）を達成することが目標であるが，少なくともVGPRの達成が望まれる。M蛋白を消失させることができれば，アミロイドのさらなる沈着を抑制することができる。また，個々の患者の臓器障害の程度を考慮し，治療の毒性も考慮して治療法を選択する必要がある。さらに，臓器障害特異的な支持療法を行い，QOLを改善し，治療関連死を減少させる必要がある。

化学療法

① メルファラン＋プレドニゾロン（MP）療法，メルファラン＋デキサメタゾン（MD）療法

Kyleらは220例のALアミロイドーシス患者をコルヒチン，MP療法，MP療法＋コルヒチンの3群にランダム化する比較試験を行った。生存期間中央値はそれぞれ，8.5カ月，18カ月，17カ月であった[8]。メルファラン0.22mg/kg/日とデキサメタゾン40mg/日を4日間，28日ごとに投与した臨床試験では，血液学的効果が67%，臓器機能改善が48%であった[9]。

MD療法と自家末梢血幹細胞移植（autologous stem cell transplantation；ASCT）を前方視的に解析した臨床試験の結果，メルファランを10mg/m^{2}投与するMD療法はASCTに比較して血液学的効果は同等で，3年の全生存期間（overall survival；OS）は80% vs 58%（$p=0.13$）と有意差を認めなかった。しかしOS中央値は56.9カ月 vs 22.2カ月（$p=0.04$）とMD療法群で有意に延長していた[10]。また短期の治療毒性に関してもASCTよりは頻度は低く，心アミロイドーシスの患者の死亡率も低値であった。

この試験では移植の適応基準が甘く移植症例に重症例が含まれ，移植群における治療関連死（treatment-related mortality；TRM）が24%であり，移植群に登録された50例中移植前に死亡した10例を含め，13例は移植を行っていないなどの試験上の問題点も指摘されている。しかし6カ月のランドマーク解析でも，OSに関してASCT群の優位性は証明されなかった。この結果から，MD療法は移植非適応ALアミロ

表2 ▶ ALアミロイドーシスの新規治療効果判定基準

血液学的治療効果（治療効果判定には治療前検査でdFLC＞50mg/Lであることが必要）	
complete response（CR）：完全奏効	血清および尿の免疫固定法が陰性　かつ血清FLC比が正常
very good partial response（VGPR）：最良部分奏効	dFLC＜40mg/L〔dFLC：involved FLCとuninvolved FLCの差（κとλの差）〕
partial response（PR）：部分奏効	dFLC 減少率≧50％
no response（NR）：奏効なし	dFLC 減少率＜50％
progression：増悪	CRからの増悪は免疫固定法でM蛋白の再検出または血清FLC比の異常の再出現（involved FLCは正常値の2倍以上） PRからの増悪は血清M蛋白の最低値から50％以上増加し，0.5g/dL以上へ増加。または尿中M蛋白の50％以上の増加により200mg/日以上へ増加。または血清FLCの50％以上の増加により100mg/L以上に増加
臓器治療効果	
心臓	NT-proBNPの30％以上および300ng/L以上の減少（基準値は650ng/L以上）またはNYHA分類で2段階の改善（基準値class 3または4）
腎臓	24時間尿中蛋白量の50％以上の減少（治療前の尿蛋白＞0.5g/日），かつ血清Cr，CrCLの増悪が基準値の25％以内
肝	血清ALPの50％以上の改善あるいはliver spanの2cm以上の減少
末梢神経	神経伝達速度の改善

1. 最近のALアミロイドーシスの血液学的効果判定基準
2. CRは血清および尿中免疫固定法で陰性，かつ血清FLCが正常
3. VGPRはdFLC：κとλの差が40mg/L未満
4. 治療目標はCRであるが，無理な場合はVGPRをめざす
5. ALアミロイドーシスの治療効果判定基準（最新版）国際骨髄作業部会（International Myeloma Working Group；IMWG）ではないことに注意。IMWGより新しい

（文献7より引用改変）

イドーシス患者に対する標準療法とされた。このようにMD療法は有効な治療法であるが，stage IIIの心アミロイドーシスに対する効果は不十分であり，OS中央値は10.5～17.5カ月であった[11,12]。

②ボルテゾミブ（bortezomib；Bor）

Bor単剤投与の第I／II相臨床試験では，再発症例に対し1.6mg/m^{2}をday 1，8，15，22に5週間ごとに投与する方法と，1.3mg/m^{2}をday 1，4，8，11に3週間ごとに投与する方法が検討された。それぞれの血液学的奏効率は68.8％，66.7％であり，完全奏効（complete response；CR）はそれぞれ37.5％，24.2％であった[13]。94例（未治療18例，既治療76例）の患者にBor単剤またはBor＋デキサメタゾン（BD）療法が行われ，後方視的に解析した報告では，奏効率は71％，初発例のCR率は47％であった。単剤とデキサメタゾンとの併用群では治療効果の差は認めなかった[14]。

ボルテゾミブ＋シクロホスファミド＋デキサメタゾン（CyBorD）療法では，血液学的効果が81～94％，CRが42～71％と報告されている[15,16]。Palladiniらは心機能，腎機能，FLC値をマッチングさせたMD療法群87例とBor＋MD（BMD）療法群87例を比較検討した。奏効率は51％ vs 69％（p＝0.013），CRは19％ vs 42％（p＝0.002）とBMD群で良好であった。

平均観察期間26カ月での死亡患者はMD療法群で55％，BMD群で39％であり，OS中央値はMD群で30カ月，BMD群では未到達であるが有意差はついていない（p＝0.418）[17]。このようにボルテゾミブベースの治療の奏効率は優れているが，標準療法であるMD療法に比較し，OSが改善するというエビデンスはまだ確立されていない。この疑問に答えるために，移植非適応の患者に対してMD療法とBMD療法の無

作為化第Ⅲ相の試験が行われている。

　ボルテゾミブベースの治療により短期間の治療効果は改善されているが，長期間の臓器改善効果と長期生存効果を得ることができるか，また移植適応患者ではASCTよりも有効であるかの検討が必要である。

　一方，ボルテゾミブによる末梢神経障害，自律神経障害，下痢は注意深く対応する必要がある。

③レナリドミド

　レナリドミド＋デキサメタゾン（Ld）療法は，血液学的効果：40〜50％，CR：20％と報告された[18, 19]。レナリドミドを25mg投与した場合は，皮疹，腎機能障害，骨髄抑制などの多くの有害事象を認めたため，投与量の減量が必要になることが多い[20]。レナリドミド＋シクロホスファミド＋デキサメタゾンの併用療法は，血液学的奏効は55〜60％，臓器障害の改善を22〜31％に認める[21, 22]。神経障害を持つ患者にレナリドミドベースの治療は有効なレジメンと考えられる。

④サリドマイド

　サリドマイドを単剤投与した第Ⅰ/Ⅱ相臨床試験の報告では，16例に投与され，CRは認めず25％にM蛋白の低下を認めた。しかし投与量依存的な徐脈，末梢浮腫，皮疹などが問題となった[23]。サリドマイド＋デキサメタゾン（TD）療法を再発難治の患者31例に投与した報告では，血液学的奏効48％，CR19％，臓器学的改善26％であったが，有害事象が65％，症候性徐脈を26％に認めた[24]。シクロホスファミド＋TD（CTD）療法は，血液学的効果：74％，CR：21％，臓器障害の改善が26％，OS中央値が41カ月と報告された[25]。grade 3以上の有害事象により投与量減量や中止になった患者が32％（24人）存在した。70歳以上，NYHA（New York Heart Association）分類でclassⅡ以上では減量CTDが行われ，有害事象が減少し治療効果は同等であった。しかし，サリドマイドはgrade 3以上の末梢感覚神経障害，痛みを伴う神経障害，重篤な自律神経障害を有する患者には投与を控えることが望まれる。

⑤**移植非適応患者に対する治療のアルゴリズム**

　既に記載した治療法から治療を選択することになるが，わが国における保険適用を考慮するとMD療法が標準療法と考えられる（**図1A**）[26]。欧米では新規薬剤

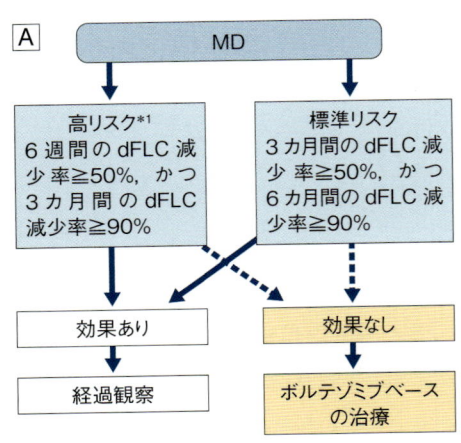
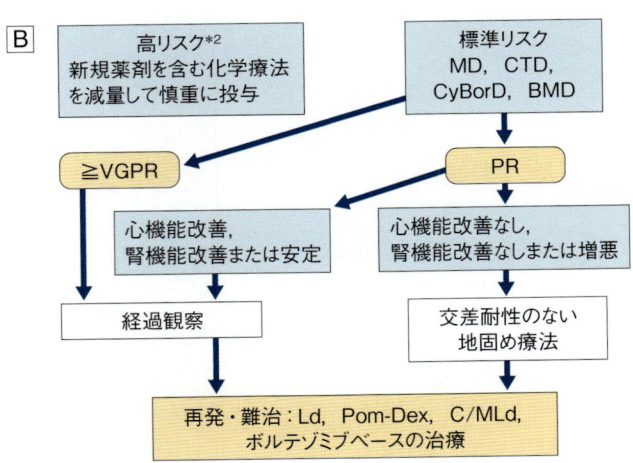

図1 ▶ ASCTの適応のない患者に対する治療のアルゴリズム
MD：メルファラン＋デキサメタゾン，CTD：シクロホスファミド＋サリドマイド＋デキサメタゾン，CyBorD：シクロホスファミド＋ボルテゾミブ＋デキサメタゾン，BMD：ボルテゾミブ＋MD，Ld：レナリドミド＋デキサメタゾン，Pom＋Dex：ポマリドマイド＋デキサメタゾン，C/MLd：シクロホスファミド/メルファラン＋Ld
＊1：Mayo stage Ⅲ（血清トロポニンT＞0.035μg/LかつNT-proBNP＞332ng/L），＊2：Mayo stage Ⅲ，NT-proBNP＞8,500，収縮期血圧＜100mmHg
（文献26，27より引用改変）

を初発患者に使用するガイドラインも存在する。（**図1B**)[27]。

⑥ASCT

メルファラン200mg/m^{2}を用いたASCTは1990年代に最初に報告された。ASCTは標準化学療法に比較し、より深い治療効果が早期に得られる。しかしTRMの頻度が高く、初期には20〜30%と報告された[28]。幹細胞採取時に消化管出血、水分貯留、不整脈が起きることが報告され、この有害事象はシクロホスファミドを使用し幹細胞採取したときに特に頻度が高い[28, 29]。これらの報告により、移植に関連する有害事象を検討して適応患者を選択し（**表3**)[30-32]、メルファランの投与量を調節する（**表4**）ことによってTRMを減少させることが可能となった。しかしメルファランの減量はCR率の低下につながることも事実である。多くのTRMは心アミロイドーシスが原因であり、バイオマーカーの異常（TnT＞0.06mcg/L, TnI＞0.1mcg/L, BNP＞300ng/L）のある患者には移植を行わないことが広く推奨されている[33]。大規模第三次移植センターでのASCTの治療成績は、血液学的奏効が76%に得られ、CRが39%であった[34, 35]。臓器障害改善率は47〜63%であり、TRMは10〜12%であった。Jimenez-Zepedaらは彼らの施設で連続的にASCTを行ったALアミロイドーシスの症例78

表3 ▶ 移植適応基準（メイヨークリニック、ボストン大学、英国）

	年齢	PS (ECOG)	CrCL	心機能	NYHA	著しい臓器障害	SpO$_2$	収縮期血圧（その他）
メイヨークリニック	70歳以下	2以下	≧30mL/分	cTnT＜0.06ng/mL	I, II	2臓器以内	—	—
ボストン大学	—	2以下	—	EF≧40%	—	—	95%以上	90mmHg以上（仰臥位）
英国	65歳以下	1以下	≧50mL/分	左室壁厚15mm以内	I, II	2臓器以内（自律神経障害がない、消化管出血がない）	—	（T.Bil：正常値の1.5倍以下、ALP：正常値の2倍以下）

cTnT：cardiac troponin T
EF：ejection fraction

（文献30〜32より引用改変）

表4 ▶ ASCTのメルファラン投与量 ーリスクによる層別化

低リスク（全年齢に適用、以下のすべてを満たす）
・2臓器以下の障害
・心アミロイドーシスが存在しない
・CrCL≧51mL/分
✓ メルファラン投与量は、60歳以下は200mg/m^2、61〜70歳140mg/m^2、71歳以上は100mg/m^2
中間リスク（71歳未満で以下のどちらかを満たす）
・2臓器以下の障害（心障害またはCrCL＜51mL/分を合併）
・心症状はないか、代償期
✓ メルファラン投与量は60歳以下は140mg/m^2、61〜70歳は100mg/m^2
高リスク：標準療法・化学療法
・3臓器の障害、進行した心障害あり
✓ 移植は行わず化学療法を行う

（文献28より引用改変）

例を解析した。TRMは11.5％であったが，BNP≦300pg/mLかつTnI≦0.07ng/mLの症例のTRMは3.8％であった[36]。Girniusらも移植適応基準を使用し，メルファラン減量基準を用いてASCTを行ったところ，TRMは4％であった[37]。

当科が10例にBNPを含む減量基準を用いASCTを行った10例のTRMは0％であった[38]。予後に関しては長期間経過観察の結果，CRを達成した患者のOS中央値は13.2年，CR未満は3.2年と報告された[35]。

ALアミロイドーシスでは形質細胞クローン数は多くないため，ASCT前に導入療法を行うかどうかはエビデンスが存在しなかったが，56例の患者をBD治療後のASCT群とBD治療なしのASCT群にランダム化した結果，12カ月後のCRは67.9％ vs 35.7％（$p<0.05$），治療後24カ月のOSは95.0％ vs 69.4％（$p=0.03$）であった[39]。

⑦ 今後の分子標的治療

一般的に，MMに対して有効な治療はALアミロイドーシスに対しても有効である。米国では既にMMに使用されているポマリドマイド，carfilzomibや，臨床治験が行われている経口のプロテアーゼ阻害薬であるixazomibなどもALアミロイドーシスに対する治療が検討されている。

5 予後因子

ALアミロイドーシスでは，心病変の程度により予後が大きく異なる。メイヨークリニックのDispenzieriらは2004年，cTnT≧0.035ng/mLかつNT-proBNP（N-terminal pro-brain natriuretic peptide）≧332pg/mLの群が予後不良であることを報告した[40]。

その後dFLC（κとλのFLCの差）を加えたRevised Mayo stagingがKumarらによって提唱された[41]。予後不良因子としてNT-proBNP≧1,800pg/mL，cTnT≧0.025ng/mL，dFLC≧180mg/Lをそれぞれ1点とし，生存期間中央値は0点（stage I）：94.1カ月，1点（stage II）：40.3カ月，2点（stage III）：14カ月，3点（stage IV）：5.8カ月であった（**図2**）。

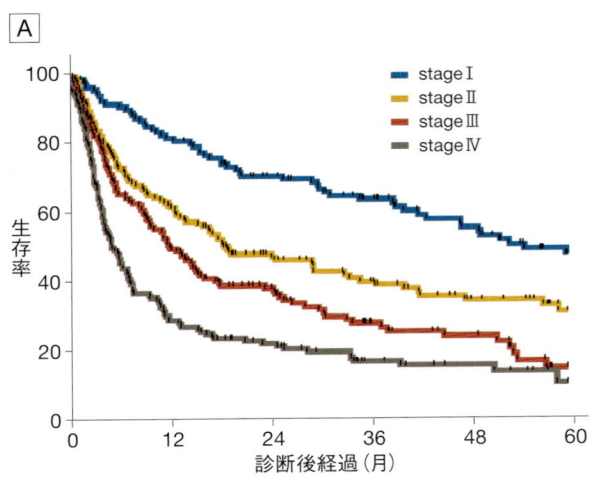
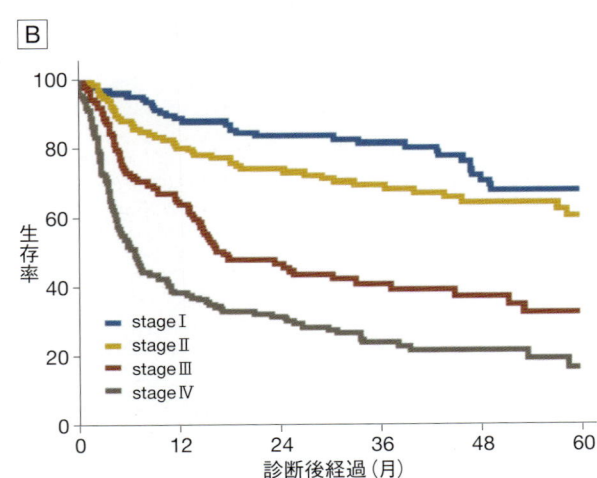

図2 ▶ 新規病期分類（Revised Mayo staging）による予後
A：危険因子としてdFLC≧180mg/L，cTnT≧0.025ng/mL，NT-proBNP≧1,800pg/mLを用い，それぞれ1点としてスコアリングし，0点（stage I），1点（stage II），2点（stage III），3点（stage IV）とした。生存期間中央値は，それぞれ94.1カ月，40.3カ月，14カ月，5.8カ月となった。stageごとの頻度は，それぞれ25％，27％，25％，23％であった
B：BNP≧400ng/mLをNT-proBNPの代わりに用いてもほぼ同様の結果が得られた。stage I, II, III, IVの生存期間中央値は，それぞれ68.8カ月，59カ月，16.7カ月，6.7カ月となった。stageごとの頻度は，それぞれ24％，25％，23％，28％であった

（文献41より引用改変）

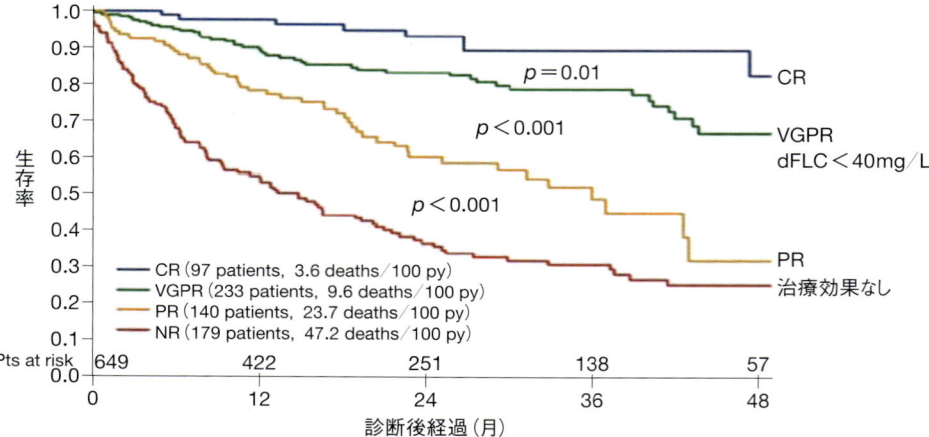

図3 ▶ 治療効果と予後
治療開始後3カ月間生存した新規原発性ALアミロイドーシス患者の，治療開始後6カ月目の治療効果と予後を後方視的に検討した。対象患者はdFLC＞50mg/L以上の649例。治療法はMD：43.6％，ASCT：11.4％，IMiDs（immunomodulatory drugs，免疫調節薬）22％，BD：3％であった
（文献7より引用改変）

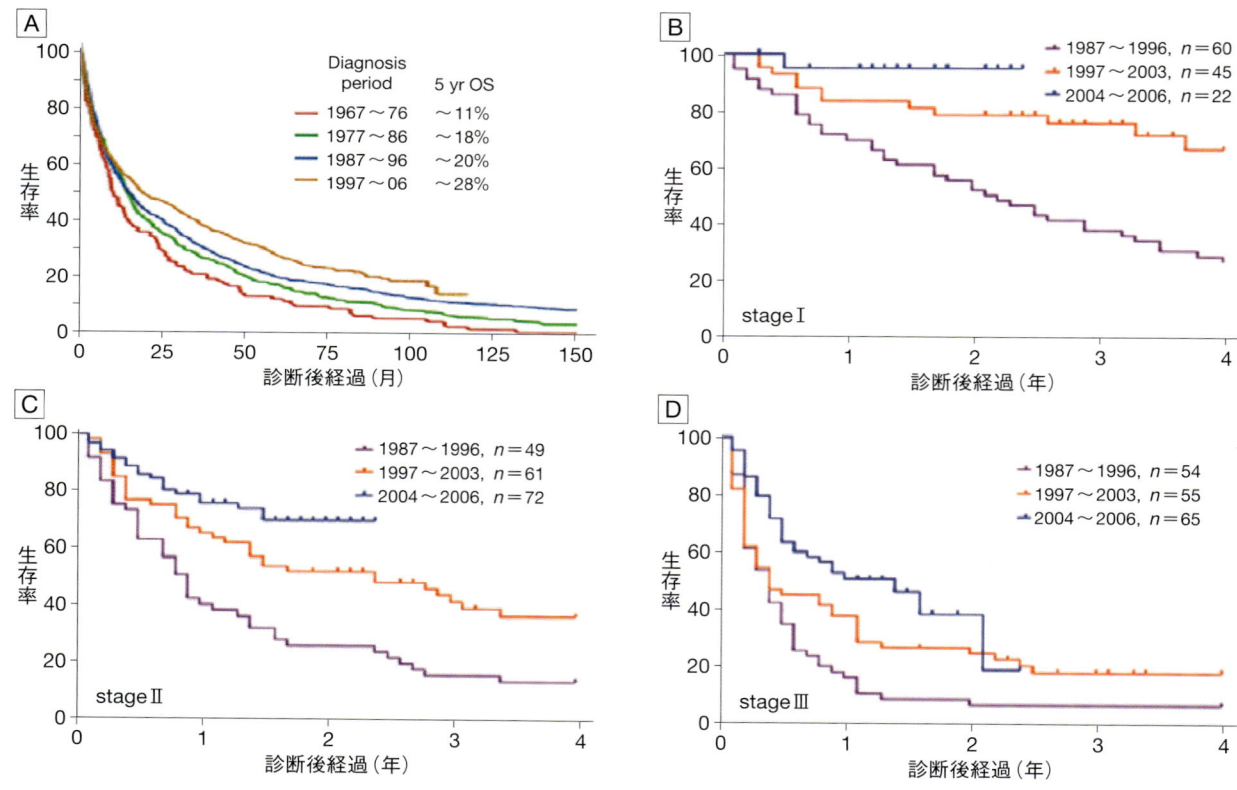

図4 ▶ 心アミロイドーシスの重症度と年代ごとの予後改善
A：メイヨークリニック2,117例の原発性ALアミロイドーシスの患者の年代別の予後
B：危険因子としてcTnT≧0.035ng/mL，NT-proBNP≧332pg/mLを用い，それぞれ1点としてスコアリングし，0点（stage I），1点（stage II），2点（stage III）とした。stage Iの予後は著明に改善している
C：stage IIの患者の予後も著明に改善している
D：stage IIIの患者の予後は現在も不良である
（文献42より引用改変）

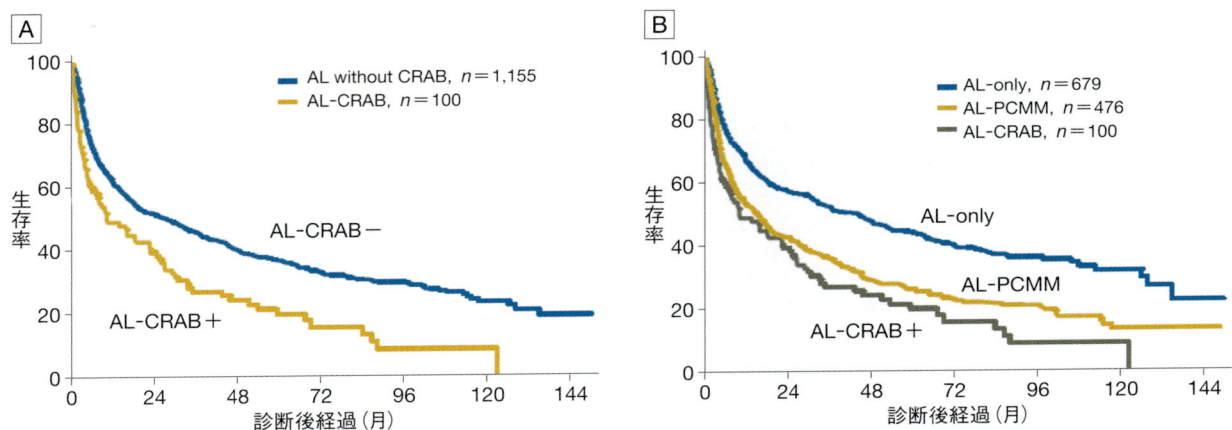

図5 ▶ 骨髄中の形質細胞数と予後
A：ALアミロイドーシスの患者でCRAB症状のある症例は陰性例に比較し予後不良であった。生存期間中央値は10.6カ月 vs 29カ月（$p<0.001$）であった
B：AL-only（CRAB症状がなく骨髄の形質細胞≦10％），AL-PCMM（CRAB症状はないが骨髄の形質細胞＞10％），AL-CRAB（CRAB症状あり）の生存期間中央値は，それぞれ10.6カ月，16.2カ月，46カ月であった

（文献43より引用改変）

　治療効果は，2010年に行われた第12回国際アミロイド・アミロイドーシス会議で新しい治療効果判定基準の策定が議論され，2011年に改訂された[7]。CRまたはdFLCが40mg/L未満となるVGPRを達成することで，生存期間の延長が得られる（図3）。

　さらに治療後の予後は年代とともに改善していることが報告されたが，心アミロイドーシスが進行した症例では現在でも予後不良である（図4）[42]。症候性MMの診断基準である高カルシウム血症，腎機能障害，貧血，溶骨性骨病変（C：高カルシウム血症，R：腎不全，A：貧血，B：溶骨性骨病変；CRAB）を持つALアミロイドーシスの患者の予後は不良であるが，CRABを合併していなくても，骨髄の形質細胞数が10％を超える場合は同様に予後不良であると報告された（図5）[43]。

6 おわりに

　近年の治療の進歩に伴い，心機能が保たれているALアミロイドーシスの予後は著しく改善してきている。またFLCの検査も保険適用となり，早期診断と治療効果の判定に役立っている。しかし，アミロイドーシスの臨床所見は多彩であるため，早期に発見されずに進行してから診断される症例も少なくない。今後，早期発見の重要性と早期に診断すれば長期間コントロールできる疾患であることを周知していくことが重要と考える。

● 文献

1) Kyle RA, et al：Semin Hematol. 1995；32(1)：45-59.
2) Gertz MA, et al：Am J Hematol. 2005；79(4)：319-28.
3) Katzmann JA, et al：Clin Chem. 2005；51(5)：878-81.
4) Schönland SO, et al：Blood. 2012；119(2)：488-93.
5) Pinney JH, et al：J Clin Oncol. 2011；29(6)：674-81.
6) Falk RH, et al：N Engl J Med. 1997；337(13)：898-909.
7) Comenzo RL, et al：Leukemia. 2012；26(11)：2317-25.
8) Kyle RA, et al：N Engl J Med. 1997；336(17)：1202-7.
9) Palladini G, et al：Blood. 2004；103(8)：2936-8.
10) Jaccard A, et al：N Engl J Med. 2007；357(11)：1083-93.
11) Lebovic D, et al：Br J Haematol. 2008；143(3)：369-73.
12) Dietrich S, et al：Blood. 2010；116(4)：522-8.
13) Reece DE, et al：Blood. 2011；118(4)：865-73.
14) Kastritis E, et al：J Clin Oncol. 2010；28(6)：1031-7.
15) Mikhael JR, et al：Blood. 2012；119(19)：4391-4.
16) Venner CP, et al：Blood. 2012；119(19)：4387-90.
17) Palladini G, et al：Leukemia. 2014；28(12)：2311-6.
18) Sanchorawala V, et al：Blood. 2007；109(2)：492-6.
19) Dispenzieri A, et al：Blood. 2007；109(2)：465-70.

20) Moreau P, et al：Blood. 2010；116(23)：4777-82.
21) Kastritis E, et al：Blood. 2012；119(23)：5384-90.
22) Kumar SK, et al：Blood. 2012；119(21)：4860-7.
23) Seldin DC, et al：Clin Lymphoma. 2003；3(4)：241-6.
24) Palladini G, et al：Blood. 2005；105(7)：2949-51.
25) Wechalekar AD, et al：Blood. 2007；109(2)：457-64.
26) Gertz MA. Am J Hematol. 2014；89(12)：1132-40.
27) Mahmood S, et al：Haematologica. 2014；99(2)：209-21.
28) Comenzo RL, et al：Blood. 2002；99(12)：4276-82.
29) Saba N, et al：Bone Marrow Transplant. 1999；24(8)：853-5.
30) Gertz MA. Leukemia. 2012；26(2)：191-8.
31) Skinner M, et al：Ann Intern Med. 2004；140(2)：85-93.
32) Wechalekar AD, et al：Br J Haematol. 2008；140(4)：365-77.
33) Gertz M, et al：Leuk Lymphoma. 2008；49(1)：36-41.
34) Gertz MA, et al：Leuk Lymphoma. 2010；51(12)：2181-7.
35) Cibeira MT, et al：Blood. 2011；118(16)：4346-52.
36) Jimenez-Zepeda VH, et al：Br J Haematol. 2014；164(5)：722-8.
37) Girnius S, et al：Bone Marrow Transplant. 2014；49(3)：434-9.
38) Hayashi T, et al：Int J Hematol. 2014；100(6)：554-8.
39) Huang X, et al：BMC Med. 2014；12：2.
40) Dispenzieri A, et al：J Clin Oncol. 2004；22(18)：3751-7.
41) Kumar S, et al：J Clin Oncol. 2012；30(9)：989-95.
42) Dispenzieri A, et al：Blood Rev. 2012；26(4)：137-54.
43) Kourelis TV, et al：J Clin Oncol. 2013；31(34)：4319-24.

第8章 B細胞性腫瘍

B-16 POEMS症候群

中世古知昭

1 はじめに

POEMS症候群（Crow-Fukase症候群，高月病）はplasma cell dyscrasiaを基盤として，多発神経炎による末梢神経障害，臓器腫大（肝脾腫），浮腫・胸腹水，皮膚症状（剛毛，色素沈着，血管腫），骨硬化性病変，M蛋白血症などを呈する全身性疾患であり（図1）[1,2]，稀ではあるが，わが国で比較的頻度の高い疾患である。成人に多く，形質細胞腫瘍の1～2％と推定される。1995年の高月らの報告によれば，文献例を含めた158例の検討にて，男女比は1.5：1，発症年齢中央値は男女とも48歳で，多発性骨髄腫（multiple myeloma；MM）と比較すると若年である[3]。多彩な症状の中で，特に末梢神経障害が患者のADLを著し

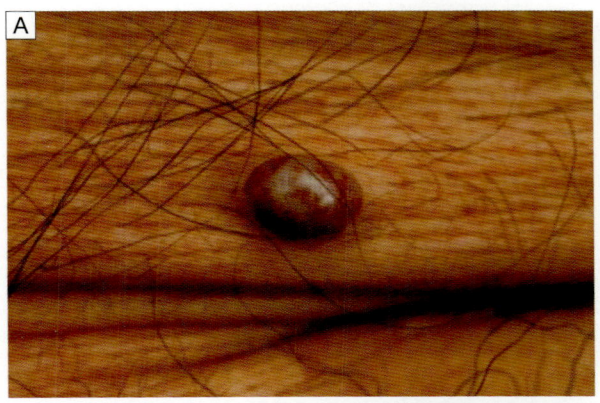
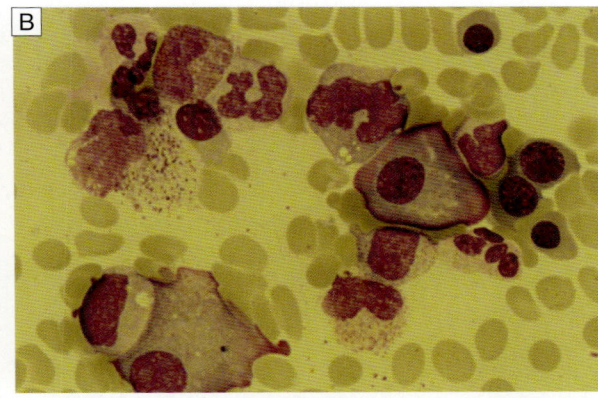
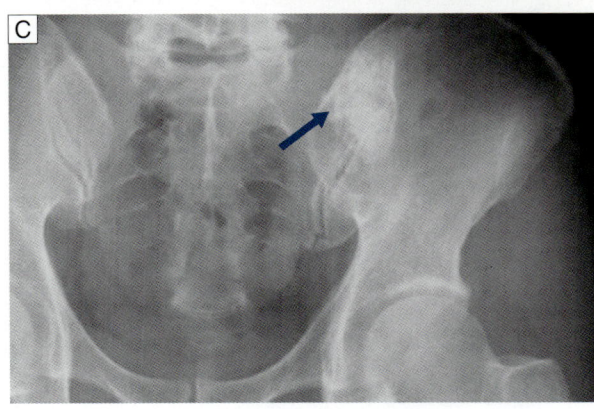
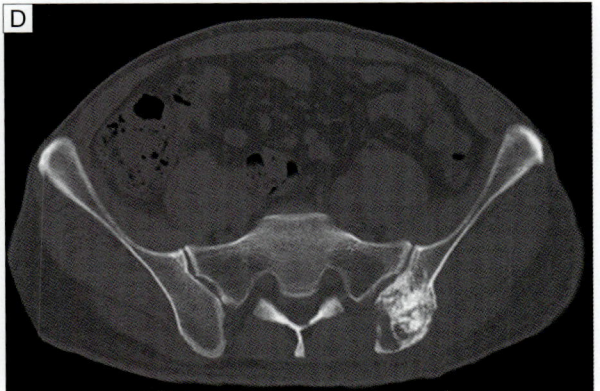

図1 ▶ POEMS症候群の臨床像
A：皮膚色素沈着，剛毛，多毛，血管腫
B：骨髄形質細胞。細胞質は広く，骨髄腫細胞と比較して異型性は乏しい
C，D：骨硬化性病変：左後腸骨棘

く障害し，末期には四肢麻痺，多臓器不全に至る予後不良な疾患である[4]。

POEMS症候群はきわめて多彩な身体徴候や検査所見を呈し，しばしば他の疾患との鑑別に難渋し，診断が遅れる症例も多い。近年MMに準じた自家造血幹細胞移植療法や新規薬剤の有効性が報告されており，治療戦略が確立されつつある。

2 POEMS症候群の病態

POEMS症候群の病態は十分に解明されていない。MMと比較してPOEMS症候群に特徴的な所見は，①M蛋白量や骨髄中の形質細胞の増加は軽度，②末梢神経障害，内分泌障害，体液貯留など多彩な全身症状，③血液中血管内皮増殖因子（vascular endothelial growth factor；VEGF）が異常高値，④骨硬化性病変を有する，⑤M蛋白の軽鎖はほぼ全例でλ鎖である[5]などである。

1．血液中VEGF上昇

1996年に本症候群患者血液中でVEGFが異常高値であることが報告されて以来，VEGFが多彩な症状を惹起していることが推定されている[6]。モノクローナル形質細胞が産生に関与していると考えられるが，今までのところ，直接的に形質細胞がVEGFを産生しているという根拠は示されておらず，本症候群におけるVEGF産生機序はいまだ明らかではない。

一方で，VEGFは患者血小板に高濃度に蓄積されて生理的な刺激により局所で放出されることが判明している[7]。したがって血清採血では採血後に採血管内における凝固時の血小板活性化によりVEGFが放出されるため，血漿検体よりも血清検体にてより高値となる。治療が奏効すると血小板からのVEGF放出も低下し，血清VEGF値も低下する。よって，血清VEGF値が血漿VEGF値よりも病勢をより正確に反映する。

また，Kanaiらはサイトカインを網羅的に解析し，POEMS症候群ではVEGF以外でも多くのサイトカインが上昇し，特にIL-12は病勢とも相関し，新たなバイオマーカーとなりうると報告している[8]。

2．骨髄所見と染色体分析

骨髄中形質細胞は多くの場合5％以下である。骨髄では周囲のポリクローナルな形質細胞を背景にモノクローナルな形質細胞の集簇が認められる[9]。巨核球の過形成もしばしば認められる。染色体分析において核型異常をきたすことはないが，メイヨークリニックによる37例のPOEMS症候群患者のFISH検査の報告によると，第13番染色体モノソミーは38％の症例に認められ，3例にt(11;14)(q13;q32)を認めた。17p13の異常は認めなかった[10]。

また，中国のKangらは，CD138抗原を利用して骨髄から形質細胞を濃縮して各種のFISH法を行い，染色体異常について解析した[11]。65％の症例に，MMに頻度の高い異常を認め，14q32に関わる転座は45％の症例に認めた。さらに25％の症例に13q14の欠失を認め，20％の症例に1q21の増幅を認めた。これらの異常と臨床経過には明らかな関連性は認めなかった。

3．特定のλ鎖germline由来のM蛋白血症

POEMS症候群におけるM蛋白量は微量であり，骨髄腫と異なり正常免疫グロブリンの抑制もきたさない。M蛋白はIgG型かIgA型がほとんどであるが，軽鎖ではほぼ全例でλ型であるという非常にユニークな特徴を有する。このλ型再構成軽鎖はすべてVλ₁サブクラスに属し，しかも人種を超えてわずか2種類の特定のgermline遺伝子のみと最も相同性が高いことが判明している（**表1**）[5, 12, 13]。

この特定の構造を有する再構成λ鎖がPOEMS症候群の病態に何らかの役割を果たしている可能性は高いと思われるが，しかしVEGFを産生する機序とどのように関係するかは未解明である。

表1 ▶ POEMS症候群におけるM蛋白λ鎖germlineの偏り

報告	症例数	λ鎖サブクラス	germline	
			IGLV 1〜40	IGLV 1〜44
Soubrier, et al	2	Vλ₁ (2/2)	2 (100%)	―
Abe, et al	11	Vλ₁ (11/11)	2 (18%)	9 (82%)
Li, et al	30	Vλ₁ (30/30)	11 (36.7%)	19 (63.3%)
total	43	Vλ₁ (100%)	15 (35%)	28 (65%)

(文献5, 12, 13より作成)

4. 多発末梢神経炎

POEMS症候群は左右対称性の多発末梢神経障害をきたし、慢性炎症性脱髄性多発神経炎（chronic inflammatory demyelinating polyneuropathy；CIDP）との鑑別が重要である。POEMS症候群の自覚症状としては、進行性の四肢のしびれ、疼痛、脱力であり、杖歩行から車椅子を要するようになる。CIDPと比較すると、POEMS症候群では、下肢痛、筋萎縮、遠位優位の脱力の頻度が高い。診察所見としては、深部腱反射低下、鶏歩、Romberg徴候などがみられる。

POEMS症候群もCIDPも脱髄を示唆する所見を呈するが、電気生理学的には鑑別が可能であり、神経電動速度検査では、CIDPと比較するとPOEMS症候群では神経遠位端よりも神経幹での脱髄所見が優位である[14]。末梢神経障害の機序としては、高VEGF血症により微小血管の透過性が亢進し、血液神経関門の破綻による神経内圧の亢進によりミエリン障害が生じて脱髄性障害に至ると推測されている[15]。

3 POEMS症候群の診断基準

2003年にDispenzieriらはPOEMS症候群患者の記録を解析し、診断基準を提唱した[16]。そこでは、major criteriaとしてpolyneuropathyとmonoclonal plasma cell proliferative disorderの両者を有することに加え、minor criteriaのうち最低1つを満たすこととした。2007年に改訂された診断基準では、VEGF高値もmajor criteriaに組み込まれた[17]。さらに2012年の改訂では、多発末梢神経障害とM蛋白血症（ほとんどの症例がλ軽鎖）の2つが必須とされた（**表2**）[18, 19]。

また、治療効果判定基準としては、血中M蛋白による血液学的奏効に加え、VEGFの低下や臨床症状の改善などを加味した治療効果判定基準をメイヨークリニックが提唱している[20]。

4 治療

POEMS症候群に対する治療としては、1990年代までは副腎皮質ステロイドや、形質細胞腫に対する放射線療法、MP（メルファラン＋プレドニゾロン）療法などの化学療法が試みられてきた[1, 21]。これらの治療では効果が不十分であり、症状の部分的な改善が得られたとしても、数年以内に再燃が起こり、根治は困難であった。近年MMに準じて形質細胞をターゲットとする自家造血幹細胞移植やサリドマイドなどの新規薬剤の有効性が報告され、治療成績が著しく改善されてきている[22]。

5 POEMS症候群に対する化学療法

POEMS症候群に対する有効な化学療法の報告は少ないが、2011年中国のLiらは、MD（メルファラン＋デキサメタゾン）療法が初発未治療のPOEMS症候群患者に有効であると報告した[23]。投与量は、メル

表2 ▶ 改訂されたPOEMS症候群の診断基準

mandatory major criteria
1. polyneuropathy (typically demyelinating)
2. monoclonal plasma cell-proliferative disorder (almost always λ)
other major criteria (one required)
3. Castleman disease
4. sclerotic bone lesions
5. vascular endothelial growth factor elevation
minor criteria (one required)
6. organomegaly (splenomegaly, hepatomegaly, or lymphadenopathy)
7. extravascular volume overload (edema, pleural effusion, or ascites)
8. endocrinopathy (adrenal, thyroid, pituitary, gonadal, parathyroid, pancreatic)
9. skin changes (hyperpigmentation, hypertrichosis, glomeruloid hemangiomata, plethora, acrocyanosis, flushing, white nails)
10. papilledema
11. thrombocytosis/polycythemia
other symptoms and signs
clubbing, weight loss, hyperhidrosis, pulmonary hypertension/restrictive lung disease, thrombotic diatheses, diarrhea, low vitamin B12 values

注) polyneuropathyとmonoclonal plasma cell proliferative disorderは必須で，それ以外に，少なくとも3項目中1つのmajor criteriaと，6〜11の6項目中1つのminor criteriaを満たすことが診断に必要である （文献18より引用）

ファラン10mg/m^2，デキサメタゾン40mg/日×4日間，28日ごとである。31例に対して12コースの治療を行い，25人（80.6％）に血液学的奏効を認め，うちM蛋白の消失した完全寛解は12例（38.7％）に認められた。全例で神経学的改善を認め，血清VEGF値の低下を認めている。MD療法は，自家移植非適応症例に対しては有効な治療であると言える。

6 POEMS症候群に対する自家造血幹細胞移植併用大量化学療法

1998年にPOEMS症候群に対する1例目の自家造血幹細胞移植（以下，自家移植）が報告され[24]，その後2001年頃より自家移植によって末梢神経障害の改善が認められ，生命予後も改善するという報告が相次ぐようになった。2004年のメイヨークリニックの16例の報告では，移植時年齢は中央値51歳（20〜62歳）で，男女比は14：2で男性が多くを占めた。前処置はメルファラン200mg/m^2 12例，140mg/m^2 3例，BEAM（BNCU，エトポシド，シタラビン，メルファラン）療法1例であった[25]。移植関連毒性は比較的強く，16例中6例が移植後集中治療室での治療を要し，うち5例が人工呼吸器管理となり1例が死亡している。

治療効果としては，評価可能14例全例において神経学的改善が認められ，移植前に車椅子を必要とした9例全例が車椅子から離脱し，自力歩行が可能となった。さらに症例を追加した38例の報告では，観察期間中央値19カ月で5年生存率は約95％であった[17]。

2012年にメイヨークリニックより自家移植の長期成績が報告された[20]。1999〜2011年に自家移植を受けた59人の患者を対象とし，年齢中央値は51歳（20〜70歳），男性が64％を占めた。25人（42％）は無治療で自家移植を受け，残りの34人は移植前に化学療法または放射線療法を受けていた。診断から移植までの期間中央値は4.9カ月（2.4〜260.9カ月）であり，performans status（PS）3の症例を20％に認めた。前処置は59人中58人が大量メルファランであり，41人は200mg/m^{2}であるが，17人は140mg/m^{2}に減量された。生着症候群は22人（37％）に認められた。

これまでの観察において，14人の患者に増悪がみられ，観察期間中央値45カ月において，1年と5年の無増悪生存率（PFS）は98％と75％であり，5年の全生存率（OS）は94％であった（図2）。2例が自家移植後3年，7年後に治療関連骨髄異形成症候群を発症している。

千葉大学血液内科では，2003年よりPOEMS症候群に対する自家移植の臨床研究を行っており，2015年3月まで32例に自家移植を行った[26]。うち，2013年3月までの24例の移植時年齢中央値は52歳（32～64歳），男性16例，女性8例，診断から移植までの期間中央値は9カ月（3～105カ月）であり，移植時PS3～4の症例が11例（46％）を占めた。

当初は移植前に新規薬剤による治療を行っていなかったが，サリドマイドが有効であることが判明してからは移植前の寛解導入療法としてTD（サリドマイド＋デキサメタゾン）療法を行うこととし，これまで16例が移植前サリドマイド治療を受け，多くの症例で移植前にVEGFを低下させ，体液貯留などの病態を改善させてから移植を行っている。移植前処置は，21例がメルファラン200mg/m^{2}であり，PS 4の3例は140mg/m^{2}に減量した。生着症候群は6例（25％）に認めたが，少～中等量のステロイドで短期間に改善した。移植後集中治療を要した症例は1例で，移植関連死亡はなかった。

16例（70％）に血液学的奏効が認められ，VEGF奏効は，16例（67％）に認めた。1例が早期に増悪したが，23例で臨床的奏効を認め，3年OSは96％，3年PFSは81％であった[27]。神経学的改善は顕著であり，ONLS（overall neuropathy limitations scale）は時間経過とともに改善を示し，移植前多くの症例が移動に車椅子を必要としたが，移植後補助器具なしで自力歩行可能となり，社会復帰を果たしている。

以上のことから，臨床的改善はほぼ全例に認められるが，血液学的奏効，放射線学的奏効，VEGF奏効において完全奏効が得られていない場合は移植後に再燃する可能性が高いことが示された。

一方，自家移植後再燃例においても新規薬剤を用いることによってレスキューされることも明らかとなった。今後症例を重ねるとともに，さらに長期的な観察が必要である。

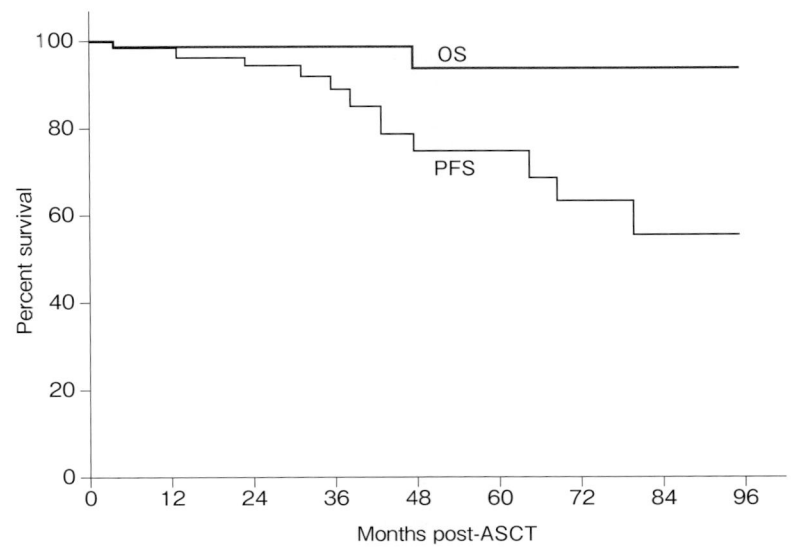

図2 ▶ POEMS症候群に対する自家移植後の長期予後
（文献20より引用）

7 新規薬剤による治療

　MMに準じた新規薬剤による治療の有効性の報告が相次いでいる。自家移植適応症例においては，MMと同様に新規薬剤を用いて寛解導入療法を行い，十分に症状の改善やVEGFの低下が得られてから自家移植を行うことで移植に伴う危険性を減少させ，安全に移植を行うことができる。

1．サリドマイド

　サリドマイドはVEGF産生抑制作用を有し，POEMS症候群に対する治療薬としては有望な薬剤である。我々は移植非適応のPOEMS症候群患者に対し臨床試験としてTD療法を行い，血清VEGF値の低下，末梢神経障害の改善など，良好な成績を得ている[28]。サリドマイドによる末梢神経障害が懸念されるが，ほとんどの症例で発現がなく，POEMS症候群による神経障害の改善のほうが優位であり，問題とはならない。さらに移植前治療としてTD療法の臨床試験を行っているが，治療開始後1～6カ月の間に血清VEGFは著明に低下し，胸腹水・心嚢水，浮腫の改善がみられ，安全に幹細胞採取と移植が可能となっている。

2．レナリドミド

　サリドマイドの誘導体であるレナリドミドもPOEMS症候群に有効であったという報告が増加している[29-31]。レナリドミドはサリドマイドよりも末梢神経障害の程度が低いと考えられるので今後有望な薬剤である。

3．ボルテゾミブ

　ボルテゾミブは末梢神経障害の有害事象の頻度が高いため，POEMS症候群における神経障害を増悪させることが懸念されるが，ボルテゾミブの有効性も多く報告されている[32]。ボルテゾミブを投与する場合は，MMと同様にボルテゾミブの投与量や投与スケジュールを調整することにより末梢神経障害の頻度を低下させることが重要である。また，ボルテゾミブ，デキサメタゾンにシクロホスファミドを加えたCBD療法などの3剤併用療法や[33]，さらに今後はボルテゾミブ皮下注投与による有効性も検討していく必要があろう。

4．抗VEGF抗体（ベバシズマブ）

　POEMS症候群では血清VEGFが異常高値となるが，そのVEGFそのものをターゲットとする抗VEGF抗体（ベバシズマブ）も有効性が報告されている[34]。我々は大量胸腹水や臓器障害によって全身状態が不良で自家移植不能例に対し抗VEGF抗体を用い，VEGF値の急速な低下とともに全身状態の改善が得られ，その後自家移植が可能となった症例を経験している[35]。多臓器不全を有するような重症例では自家移植前の治療として有効な可能性がある。しかし，血清VEGFは短期間に正常化するが，進行例ではVEGFが低下しても臨床症状の改善が認められない症例もあるので注意が必要である。

8 おわりに

　POEMS症候群の病態の解明は十分に進んでいないが，自家移植や新規薬剤などのMMに準じた治療の導入により生命予後が改善し，多発神経炎を主体とする臨床症状の改善によりADLの改善が得られるようになってきた。しかし長期観察症例が増えるにつれ，移植後再発例がみられることも明らかになりつつあり，長期的予後はまだ不明である。VEGF産生機序の解明をはじめとする病態解明は形質細胞腫瘍全体の病態解明につながるものであり，骨髄中異常形質細胞が少ないという困難さはあるが，治療成績向上のためにも病態解明は不可欠である。

● 文献

1) Nakanishi T, et al：Neurology. 1984；34(6)：712-20.
2) Bardwick PA, et al：Medicine(Baltimore). 1980；59(4)：311-22.
3) 高月 清：日本内科学会雑誌. 1995；84(7)：1117-21.

4) 中世古知昭：臨床血液. 2011;52(10):1496-506.
5) Abe D, et al：Blood. 2008;112(3):836-9.
6) Watanabe O, et al：Lancet. 1996;347(9002):702.
7) Hashiguchi T, et al：Muscle Nerve. 2000;23(7):1051-6.
8) Kanai K, et al：Neurology. 2012;79(6):575-82.
9) Dao LN, et al：Blood. 2011;117(24):6438-44.
10) Bryce AH, et al：Am J Hematol. 2008;83(11):840-1.
11) Kang WY, et al：Eur J Haematol. 2013;91(6):490-6.
12) Soubrier M, et al：Haematologica. 2004;89(1):e4-5.
13) Li J, et al：Ann Hematol. 2012;91(8):1251-5.
14) Nasu S, et al：J Neurol Neurosurg Psychiatry. 2012;83(5):476-9.
15) Watanabe O, et al：Muscle Nerve. 1998;21(11):1390-7.
16) Dispenzieri A, et al：Blood. 2003;101(7):2496-506.
17) Dispenzieri A：Blood Rev. 2007;21(6):285-99.
18) Dispenzieri A：Am J Hematol. 2012;87(8):804-14.
19) Dispenzieri A：Am J Hematol. 2014;89(2):214-23.
20) D'Souza A, et al：Blood. 2012;120(1):56-62.
21) Kuwabara S, et al：J Neurol Neurosurg Psychiatry. 1997;63(3):385-7.
22) Kuwabara S, et al：Cochrane Database Syst Rev. 2012;6:CD006828.
23) Li J, et al：Blood. 2011;117(24):6445-9.
24) Wong VA, et al：Am J Ophthalmol. 1998;126(3):452-4.
25) Dispenzieri A, et al：Blood. 2004;104(10):3400-7.
26) Nakaseko C：Clin Lymphoma Myeloma Leuk. 2014;14(1):21-3.
27) Nakaseko C, et al：Clin Lymphoma Myeloma Leuk. 2013;13(Supplement 1):S46-7.
28) Kuwabara S, et al：J Neurol Neurosurg Psychiatry. 2008;79(11):1255-7.
29) Dispenzieri A, et al：Blood. 2007;110(3):1075-6.
30) Zagouri F, et al：Leuk Lymphoma. 2014;55(9):2018-23.
31) Royer B, et al：Am J Hematol. 2013;88(3):207-12.
32) Kaygusuz I, et al：Eur J Haematol. 2010;84(2):175-7.
33) Warsame R, et al：Eur J Haematol. 2012;88(6):549-50.
34) Badros A, et al：Blood. 2005;106(3):1135.
35) Ohwada C, et al：Bone Marrow Transplant. 2009;43(9):739-40.

第8章 T／NK細胞腫瘍

C1 T細胞型リンパ芽球性白血病／リンパ腫

今村俊彦

T細胞型リンパ芽球性白血病

1 はじめに

T細胞型リンパ芽球性白血病（T-cell acute lymphoblastic leukemia；T-ALL）は，T前駆細胞が腫瘍化した造血器腫瘍であり，小児急性リンパ性白血病（acute lymphoblastic leukemia；ALL）の約10〜15％，成人ALLの約25％を占める[1]。一般的にT-ALLはB前駆細胞型ALLに比して，再発率が高く，予後不良とされてきたが，近年の治療法の進歩により，小児例では約75％，成人例でも約50％に治癒が期待できるまでに治療成績が向上した[1,2]。

しかしながら，B前駆細胞型ALLにおいて，近年のゲノム解析研究が，特異的治療標的を明らかにしてきたことと比較すると，予後因子や治療標的として利用可能なゲノム異常の同定は不十分であり，今後のさらなる研究の発展が期待される。

2 T-ALLの臨床像

1. 臨床的特徴

T-ALLは形態的にはFAB分類L1またはL2であり（図1），診断には表面マーカー解析（フローサイトメトリー）による細胞表面または細胞質内CD3陽性の証明が必須である（図2）。臨床的には，男性（児）に多く，診断時白血球数は高値を呈する例が多い。また，胸腺腫大による縦隔腫瘤をしばしば伴い（図3），中枢神経浸潤を伴うことが多いのも特徴である[1,3]。

2. early T cell precursor ALL (ETP-ALL)

T-ALLの分化段階と予後との関連については，これまで多くの報告があるが，必ずしも一定の見解は得られていない。しかしながら，2009年にCoustan-Smithらは，ETP（early T cell precursor）と同様の遺伝子発現パターンを持つ，T-ALLの亜群（ETP-ALL）を同定し，その予後が不良なことを明らかにした[4]。ETP-ALLはフローサイトメトリーにて，CD1a⁻，CD5^{weak}，CD8⁻で骨髄球抗原（CD33やCD13など）または幹細胞抗原（CD34など）陽性であるとされる。Inukaiらは，わが国のETP-ALLについてその臨床像を解析し，やはり初期治療反応性が不良であると報告している[5]。今後はETP-ALLにおける遺伝子解析研究の進歩が期待される[6,7]。

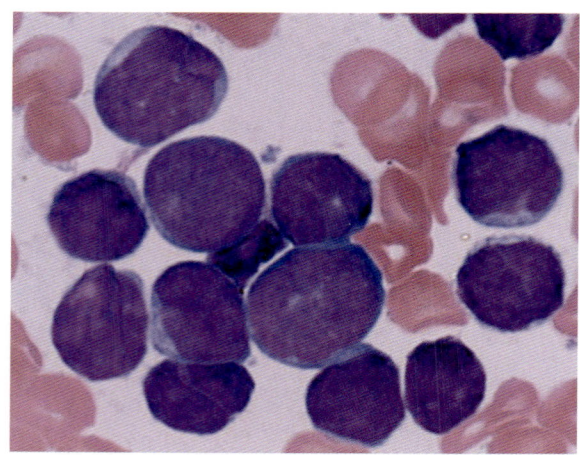

図1 ▶ T-ALLの骨髄所見

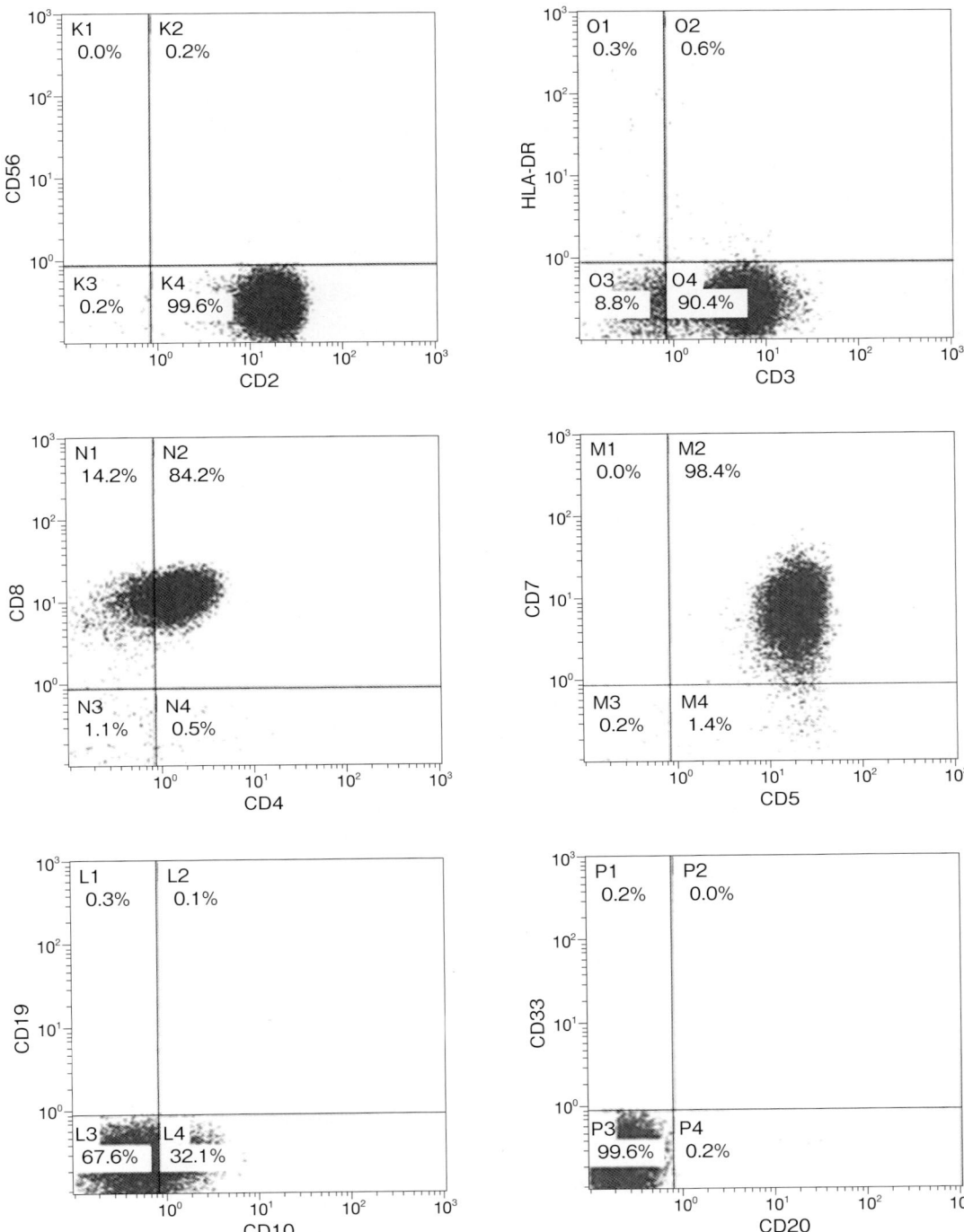

図2 ▶ T-ALLの細胞表面マーカー解析
前縦隔腫瘤を伴うT-ALL症例。胸水中の細胞の細胞表面マーカー解析の結果を示す。細胞表面CD3, CD4, CD5, CD7, CD8が陽性であり，典型的なT-ALLと診断できる

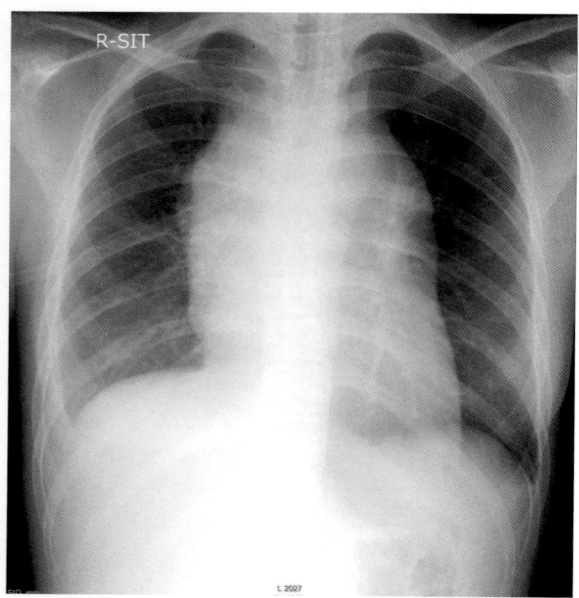

図3 ▶ T-ALL症例の縦隔腫瘤と右胸水貯留を示す胸部X線像

3 T-ALLの治療

1. 微小残存病変による層別化治療

　AIEOP-BFM-ALL2000臨床試験では464名のT-ALL患者の治療をIg/TCRの定量PCRで評価した微小残存病変（minimal residual disease；MRD）をもとに，治療開始後33日目および78日目のMRDがともに陰性の群（標準危険群），78日目のMRDが陰性の群（中間危険群），78日目のMRDが陽性の群（高危険群）に層別化したところ，7年の無病生存率はそれぞれ，91.1％，80.6％，49.8％であり，特に治療開始78日目のMRDレベルが重要であることが示された[8]。

　治療開始78日目までには，T-ALLの治療に用いられる薬剤であるプレドニゾロン，ダウノルビシン，ビンクリスチン，L-アスパラギナーゼ，シタラビン，シクロホスファミドがすべて投与されており，MRDはこれらの薬剤に対する白血病細胞の *in vivo* での感受性の客観的な評価の指標と考えられる。

　今後は，高危険群の遺伝子解析研究から新たな治療標的が見出されることが期待される。わが国の小児T-ALLにおいても，日本小児白血病リンパ腫研究グループ（Japan Pediatric Leukemia/Lymphoma Study Group；JPLSG）の臨床試験（T-11）が行われ，MRDに基づく層別化治療を導入しており，治療成績の向上が期待される。

2. 中枢神経照射

　T-ALLでは中枢神経浸潤および中枢神経再発の頻度が高く，これまで髄注に加え，頭蓋照射を併用した治療が一般的であった。しかしながら，頭蓋照射は特に小児では内分泌障害，認知能の低下，二次性脳腫瘍の発生など，多くの晩期併発症の誘因となる。そのため，照射対象の絞り込みが模索されている。St.Jude小児病院では第15次研究において，中枢神経浸潤陽性例を含むT-ALL 76名の中枢神経照射を全廃した。6名（7.9％）に中枢神経再発がみられたが，いずれも第二寛解を得て生存しており，小児T-ALLにおける頭蓋照射の撤廃が，生存率を落とさず可能であることを示しており興味深い[9]。

3. 新薬の導入

　ネララビンは9-β-D-アラビノフラノシルグアニン（Ara-G）のプロドラッグであり，T-ALL細胞に対して非常に強い細胞毒性を示す。米国のChildren's Oncology GroupはAALL00P2研究においてBFM-86を基本骨格とした化学療法にネララビンを加え，その有効性と安全性を明らかにした[10]。また，MD Anderson Cancer Centerのグループも成人T-ALLにおいて，ネララビンとhyper CVADの併用における有効性と安全性を証明している[11]。ネララビンには重篤な神経毒性も報告されているが，今後より有効な併用レジメンが模索されていくものと思われる。

4 T-ALLの生物学的特質

1. T-ALLにみられる染色体・遺伝子異常

　T-ALLでみられる染色体異常の多くは、*TCR*遺伝子再構成の異常に伴い生じることが知られている[1,2]。ほかにもTCR再構成とは関連なく生じる染色体および遺伝子異常も多く同定されているが、いずれも、T細胞の分化や増殖に深く関わる遺伝子群である。Van Vlierbergheらは、これらの遺伝子異常を特定の遺伝子発現プロファイルと関連する遺伝子異常（タイプA異常）とすべてのT-ALLに共通してみられる遺伝子異常（タイプB異常）に分類しているが[2]、これらの遺伝子異常のT-ALLにおける意義が理解しやすいと思われるので、本項ではこの分類に沿ってT-ALLのゲノム異常について概説する。

2. 特定のサブグループに関連する遺伝子異常（タイプA異常、表1）

①TAL／LMOサブグループ

　発現アレイ解析の結果、*TAL1*、*TAL2*、*LMO1*、*LMO2*遺伝子異常を伴うT-ALLは、共通した遺伝子発現プロファイルを有することが明らかとなった。TAL1/2はbHLH（basic helix loop helix）転写因子であり、LMO蛋白と結合し、E2Aの細胞増殖阻害機能を抑制する。これら4つの遺伝子は、しばしば*TCR*関連の染色体転座（14q11、7q35転座）や1p32欠失の標的となり、転座の結果、その発現が増加し、E2Aの機能を阻害し、細胞増殖を誘導し、白血病発症に関わると考えられる[2]。特に*TAL1*再構成陽性のT-ALLは小児例の15〜20%にみられ、予後は良好とされている[1,2]。

②TLX1（HOX11）サブグループ

　*TLX1*は通常は脾臓の発生に関わるホメオボックス遺伝子のひとつであり、*TCR*関連の染色体転座（14q11、7q35転座）の標的となる。小児T-ALLの5%程度にみられ、一般にCD1陽性のearly cortical thymocyte stageでの分化停止が惹起されるが、ステロイド受容体の発現が高く、一般に予後良好とされる。

③TLX3（HOX11L2）サブグループ

　多くはt（5；14）（q35；q32）により、*TLX3*の発現が亢進する。ほかに、t（5；14）（q32；q11）やt（5；7）（q35；q21）に伴う例も報告され、小児例の約20%を

表1 ▶ T-ALLにみられる特定のサブグループに関連する遺伝子異常（タイプA異常）

サブグループ	再構成	遺伝子	予後
TAL／LMO	t（1；14）（p32；q11）／t（1；7）（p32；q34）	TAL1	良好
	1p32欠失	STIL／TAL1	良好
	t（7；9）（q34；q32）	TAL2	不明
	t（11；14）（p15；q11）／t（7；11）（q34；p15）	LMO1	不明
	t（11；14）（p13；q11）／t（7；11）（q34；p13）	LMO2	不明
	11p13欠失	LMO2	不明
TLX1	t（10；14）（q24；q11）／t（7；10）（q34；q24）	TLX1（HOX11）	良好
TLX3	t（5；14）（q35；q32）	TLX3（HOX11L2）	不明
HOXA	inv（7）（p15q34）／t（7；7）（p15；q34）	HOXA	不明
	t（10；11）（p13；q14）	CALM-AF10（PICALM-MLLT10）	不良
	t（11；19）（q23；p13）	MLL-ENL（MLL-MLLT1）	良好
	9q34 del（9）（q34.11q34.13）	SET-NUP214	不明
MYB	t（6；7）（q23；q34）	MYB	不明

（文献1、2より作成）

占める。予後不明とする報告があるが，そうでない報告もあり一定しない。

④HOXAサブグループ

遺伝子発現プロファイルで*HOXA*群遺伝子の高発現を特徴とするサブグループで，11q23再構成，t(10;11)(p13;q14)，inv(7)(p15q35)，del(9)(q34.11q34.13)の4種類の染色体異常が関連する。

11q23再構成はT-ALLでは比較的稀（1％未満）であり，*MLL-ENL*（*MLL-MLLT1*）陽性例が多い。ENLはヒストンメチル化酵素であるhDOT1Lを介して，*HOXA*群遺伝子の発現を誘導し白血病発症に関わるとされている。

t(10;11)(p13;q14)では*CALM-AF10*（*PICALM-MLLT10*）陽性であり，小児T-ALLの約10％を占め，予後は不良である[1,2]。AF10によるhDOT1Lを介した*HOXA*群遺伝子発現の誘導が，白血病発症機序の一端であると考えられている。

inv(7)(p15q35)は小児T-ALLの約3％を占め，7p15上の*HOXA*群遺伝子が*TCRβ*のエンハンサーにより，発現が誘導される。

del(9)(q34.11q34.13)陽性症例からはSET-NUP214が同定された[12]。本融合遺伝子は，*HOXA*群遺伝子のプロモーター領域に結合し，hDOT1Lをリクルートし*HOXA*群遺伝子の発現を誘導する。

HOXAサブグループでは，いずれもhDOT1Lを介した*HOXA*群遺伝子の発現誘導が白血病発症機序に重要であり，*MLL*再構成陽性白血病で研究が進むhDOT1L阻害薬[13]が有効である可能性がある。

⑤MYBサブグループ

t(6;7)(q23;q34)より，6q23の*MYB*が*TCRB*の近傍に転座し，過剰発現がみられることが2007年に初めて報告された。症例の多くは2歳以下の乳児例であった[14]。また，*MYB*の重複がT-ALLの約10％にみられることも明らかとなった。

3. すべてのT-ALLのサブグループに共通してみられる遺伝子異常（タイプB異常，表2）

①細胞周期制御因子の異常

T-ALLの約70％の症例において，*CDKN2A*または*CDKN2B*の欠失（9p21 deletion）またはプロモーターのメチル化による発現低下がみられるが，予後因子としての意義は乏しい[1,2]。また，t(7;12)

表2 ▶ すべてのT-ALLのサブグループに共通してみられる遺伝子異常（タイプB異常）

	再構成	遺伝子
細胞周期制御因子	9p21 欠失／メチル化	CDKN2A／2B
	t(7;12)(q34;p13)／t(12;14)(p13;q11)	CCND2
NOTCH1 経路	t(7;9)(q34;q34)	NOTCH1
	活性化変異	NOTCH1
	機能喪失型変異	FBXW7
RAS 経路	活性化変異	NRAS／KRAS
	10q23.31 欠失	PTEN
チロシンキナーゼ	9q34 増幅	NUP214-ABL1
	t(9;14)(q34;q32)	EML1-ABL1
	t(9;12)(q34;p13)	ETV6-ABL1
	t(9;22)(q34;q11)	BCR-ABL1
	t(9;12)(p24;p13)	ETV6-JAK2
	活性化変異	JAK1, JAK3, FLT3

（文献1，2より作成）

(q34；p13)から，*TCRB-CCND2*が単離された。*CCND2*（サイクリンD2）の高発現により細胞周期の異常が惹起されていると考えられる[15]。

②NOTCH1経路の異常

NOTCH1は膜貫通型受容体で，幹細胞の自己複製とリンパ球系幹細胞のT細胞への分化に関わる転写因子であるが，T-ALLの約50～60％の症例で*NOTCH1*の活性化変異があることが明らかになった[1,2]。この変異はHD（heterodimerization）ドメインとPESTドメインの変異による。HDドメインの変異によりNOTCH1のγ-secretaseによる切断効率が上昇し活性化されると考えられる。また，PESTドメイン変異では，活性化NOTCH1の半減期が延長することでNOTCH1の活性化につながると考えられる。

予後との関係については，一般に良好とする報告が多い。NOTCH1はγ-secretaseにより分解されることで活性化するため，γ-secretase阻害薬（gamma-secretase inhibitor；GSI）のT-ALLにおける有効性が期待されたが，*in vivo*での有効性に乏しく，重篤な消化管障害の合併がみられ，十分な成果が得られていない[16]。

また，E3ユビキチンリガーゼの一種である*FBXW7*の不活化変異がT-ALLの8～30％にみられ，NOTCH1の半減期の延長に関係していると考えられる。*FBXW7*変異陽性例はNOTCH1のHD変異も有することが多い[17]。

③RAS経路の異常

RASの活性化変異はT-ALLの約10％にみられる。また，PI3-AKT経路を負に制御する*PTEN*の両アレル欠失が，T-ALLの約10％に見出された。こうしたRAS経路の異常を有するT-ALLは予後不良であることが明らかにされており[18]，特に*PTEN*欠失陽性T-ALLにmTOR阻害薬が有効であるか研究の進展が待たれる。

④チロシンキナーゼの異常

T-ALLの約8％に*ABL1*の再構成がみられ，*NUP214-ABL1*融合遺伝子の頻度が最も高い。興味深いことに，*NUP214-ABL1*は一部のクローンにのみ陽性であり，TLX1またはTLX3サブグループのT-ALLにみられる。ほかのABL1再構成として*EML1-ABL1*，*ETV6-ABL1*が報告されている。プレクリニカルモデルで，イマチニブの有効性も示され，治療標的となりえると思われる[1,2,19]。

また，t(9；12)(p24；p13)からは，*ETV6-JAK2*が単離されているが，*JAK1*や*JAK3*の活性化変異もT-ALLで報告されている[1,2]。我々も，ETP-ALLで*JAK3*の活性化変異を報告した[7]。

T細胞型リンパ芽球性リンパ腫

1 T-LBLの臨床像

T細胞型リンパ芽球性リンパ腫（T-lymphoblastic lymphoma；T-LBL）は小児非ホジキンリンパ腫（non-Hodgkin lymphoma；NHL）では2番目に多く，成人ではNHLの1～2％とされる。T-ALL同様胸腺腫大による縦隔腫瘤を伴うことが多く，しばしば上大静脈症候群を合併する。診断は病理診断および，生検リンパ節のフローサイトメトリー解析にてCD3およびTdT陽性，CD56陰性を確認してなされる。病変の広がりによりstageⅠ～Ⅳに病期分類されるが（**表3**）[20]，T-LBLの約90％はstageⅢ，Ⅳの進行例である。治療はT-ALLと同様の戦略がとられることが多く，小児例の無病生存率は75～80％程度，成人は45～50％程度と，T-ALLに類似した治療成績である[21]。

2 T-LBLの生物学的特性

T-LBLのbiology研究はまだ不十分であるが，ヨーロッパのBFM（Berlin-Frankfurt-Münster）グループは約120名の小児T-LBLの染色体および遺伝子解析を行った[21]。その結果，約60％に*NOTCH1*の活性化変異を，18％に*FBXW7*の機能喪失変異を

表3 ▶ 非ホジキンリンパ腫の病期分類

stage	
stageⅠ	1) 単一の節外性病変または単一のリンパ節領域内に限局した病変
stageⅡ	1) 単一の節外性病変で領域リンパ節の浸潤を伴うもの 2) 横隔膜の同一側にある2カ所以上のリンパ節領域または，節外性の病変 3) 肉眼的に全摘された消化管原発病変（通常回盲部）
stageⅢ	1) 横隔膜の両側にある2カ所の単一節外性病変 2) 横隔膜の両側にある2カ所以上のリンパ節領域の病変 3) 胸郭内（縦隔，胸膜，胸腺）の病変 4) 腹部原発の広範囲に及ぶ病変で，全摘不能であったもの 5) 傍脊髄または硬膜外の病変（他の病変部位の有無は問わない）
stageⅣ	発症時に中枢神経または骨髄（25％未満）に浸潤があるもの

（文献20より作成）

認め，いずれも予後良好因子であることを報告した。一方，彼らは6q領域のLOH6q（loss of heterozygosity）を12％に見出し，LOH6qがきわめて強力な予後不良因子であることを明らかにした。また，LOH6qは*NOTCH1*および*FBXW7*変異と相互排他的であった。今後，T-LBLのbiology研究のさらなる発展が期待される。

3 おわりに

T-ALL/T-LBLのbiology研究がさらに進歩し，層別化治療のためのバイオマーカーの探索のみならず，druggableな治療標的が多数見出されることを期待したい。

● 文 献

1) Van Vlierberghe P, et al：J Clin Invest. 2012；122(10)：3398-406.
2) Van Vlierberghe P, et al：Br J Haematol. 2008；143(2)：153-68.
3) Pui CH, et al：Lancet. 2008；371(9617)：1030-43.
4) Coustan-Smith E, et al：Lancet Oncol. 2009；10(2)：147-56.
5) Inukai T, et al：Br J Haematol. 2012；156(3)：358-65.
6) Zhang J, et al：Nature. 2012；481(7380)：157-63.
7) Kawashima-Goto S, et al：Int J Hematol. 2015；101(4)：411-6.
8) Schrappe M, et al：Blood. 2011；118(8)：2077-84.
9) Pui CH, et al：N Engl J Med. 2009；360(26)：2730-41.
10) Dunsmore KP, et al：J Clin Oncol. 2012；30(22)：2753-9.
11) Jain P, et al：Leukemia. 2014；28(4)：973-5.
12) Van Vlierberghe P, et al：Blood. 2008；111(9)：4668-80.
13) Daigle SR, et al：Cancer Cell. 2011；20(1)：53-65.
14) Clappier E, et al：Blood. 2007；110(4)：1251-61.
15) Clappier E, et al：Leukemia. 2006；20(1)：82-6.
16) van Es JH, et al：Nature. 2005；435(7044)：959-63.
17) Thompson BJ, et al：J Exp Med. 2007；204(8)：1825-35.
18) Trinquand A, et al：J Clin Oncol. 2013；31(34)：4333-42.
19) Quintás-Cardama A, et al：Leukemia. 2008；22(6)：1117-24.
20) Murphy SB：Semin Oncol. 1980；7(3)：332-9.
21) Bonn BR, et al：Blood. 2013；121(16)：3153-60.

第8章 T／NK細胞腫瘍

2 T細胞前リンパ球性白血病

古林 勉

1 定義

T細胞前リンパ球性白血病（T-cell prolymphocytic leukemia；T-PLL）は，小〜中型の成熟リンパ球の形質を持つT細胞性前リンパ球のクローン性増殖を特徴とし，末梢血，骨髄，リンパ節，肝臓・脾臓や皮膚などに浸潤し，アグレッシブな経過をとる白血病と定義される[1]。わが国では悪性リンパ腫の0.06％と非常に稀な疾患である。かつてはT細胞形質を持つ小型成熟リンパ球の腫瘍性増殖をT細胞性慢性リンパ性白血病（T-cell chronic lymphocytic leukemia；T-CLL）と呼んでいたが，WHO分類2008年版ではT-PLL small cell variantと同義とされる。

2 臨床所見

T-PLLは高齢者に多く（発症年齢中央値65歳），男性に多い。身体所見では，脾腫が多くの症例に共通してみられる症状で，肝腫大，リンパ節腫脹を約半数の症例に認める。皮膚浸潤は結節および丘疹状皮疹としておよそ20％に認められ，稀に紅皮症を呈することもある。また眼窩周囲や結膜の浮腫はT-PLLに比較的特徴的な所見である。そのほかにも胸腹水貯留や中枢神経症状を呈することがある。

検査所見での特徴は，末梢血リンパ球数の著明な増加で，通常100,000/μL以上であり，しばしば200,000/μLを超える。そのほとんどが前リンパ球の形態を示す。貧血と血小板減少は約半数の症例にみられる。乳酸脱水素酵素（LDH）は上昇していることが多いが，高カルシウム血症は通常認めない。

わが国におけるT-PLL症例をまとめた報告[2]では，男性の比率が欧米よりも高く，白血球数（リンパ球数）の増加は比較的軽度で，血小板減少や脾腫の頻度が低く，緩慢な経過を示すsmall cell variantの症例が多いとされる。その一方で中枢神経浸潤を高頻度に認めるなど，欧米におけるT-PLL症例とは異なる性質を持つ可能性が示されている。

3 末梢血・病理所見

T-PLLの診断には末梢血の塗抹標本の観察が最も重要である。腫瘍細胞は，N/C比の高い小〜中型の細胞で，顆粒の乏しい好塩基性の細胞質と明瞭な核小体を伴う円形から楕円形の核を有する（**図1A，B**）。核の辺縁が不整で脳回状核を有するものや，細胞質の突出やブレブがみられるものもある。小型の細胞で光学顕微鏡では核小体が目立たないsmall cell variant症例が約25％にみられる（**図2**）。

骨髄生検では，びまん性あるいは間質性の細胞浸潤がみられ，通常線維化を伴う。脾臓へは赤脾髄優位に腫瘍細胞の浸潤を認め，白脾髄は萎縮する。リンパ節には腫瘍細胞のびまん性浸潤がみられ，特に傍皮質領域への浸潤が著明である。

皮膚生検では，真皮の血管周囲への腫瘍細胞の浸潤が特徴的である。免疫染色でTCL-1陽性を確認することは診断に有用である。

骨髄生検やリンパ節生検は，末梢血像と比較して得られる情報が乏しく，診断に必須ではない。

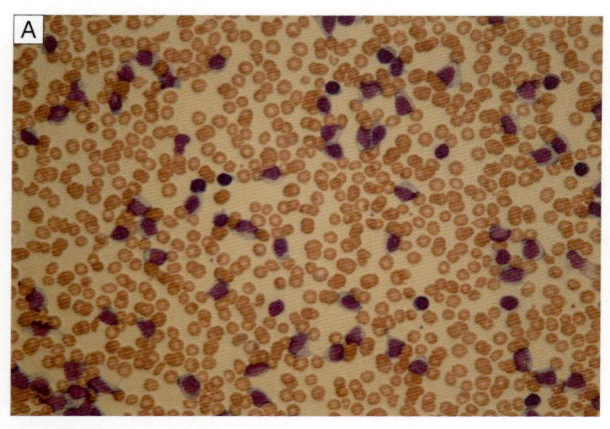
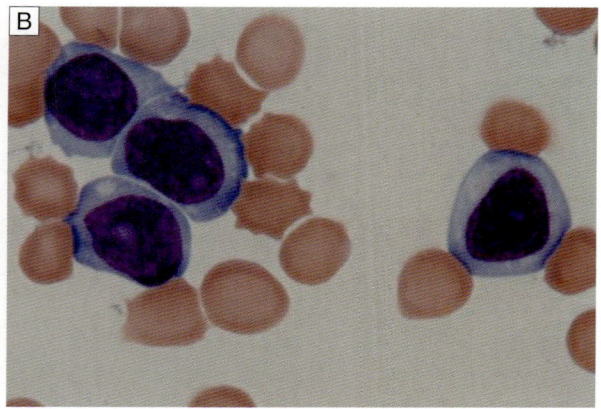

図1 ▶ T-PLLの末梢血所見
A：小～中型のリンパ球の増殖を認める（対物×40）
B：小型リンパ球よりやや大型で明瞭な核小体を認める。好塩基性細胞質で顆粒は認めない（対物×100）

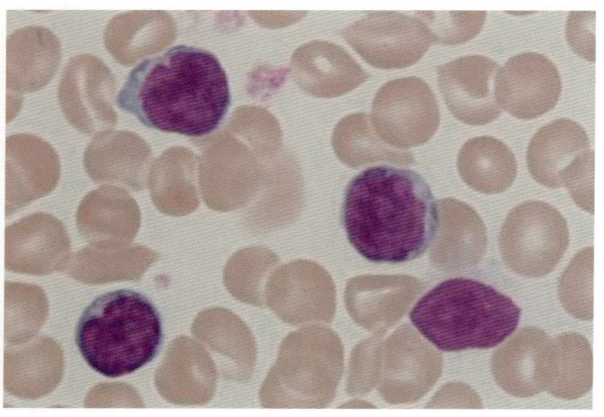

図2 ▶ T-PLL small cell variant の末梢血所見
小リンパ球と同じ大きさで、核小体は比較的目立たない（対物×100）

4 細胞表面形質

　成熟T細胞の特徴としてTdT、CD1a陰性、CD2、CD5、CD7が陽性となる。60％の症例でCD4陽性、CD8陰性を示すが、25％の症例でCD4/CD8両者陽性、稀にCD4陰性、CD8陽性の症例もみられる。T細胞特異的マーカーであるCD3、TCR-βは3分の2以上の症例で細胞表面に発現しており、細胞表面に発現していない場合でも細胞質内には発現している。他のT細胞腫瘍と比較してCD7が強陽性を示す（図3）。CD52も通常強く発現しており、治療の標的にもなっている。CD25、CD38、HLA-DRの発現は症例により一定しない。わが国におけるT-PLL症例ではHLA-DRの発現が比較的高頻度にみられるとの報告がある[2]。細胞傷害性T細胞マーカー（TIA-1など）やB細胞マーカーは陰性である。

　こうした細胞表面形質の特徴により、他の成熟型T細胞性腫瘍との鑑別が可能である（表1）。

5 染色体・遺伝子解析

　T-PLLでは14番染色体の異常を高頻度に認め、80％の症例にinv 14（q11；q32）を、10％にt（14；14）（q11；q32）を認める。14q11上にT細胞受容体（TCR）α/δサブユニット遺伝子、14q32上にはTCL1遺伝子があり、逆位や転座によりTCL1が活性化されることがT-PLLの病因として重要である。頻度は低いがt（X；14）（q28；q11）も共通してみら

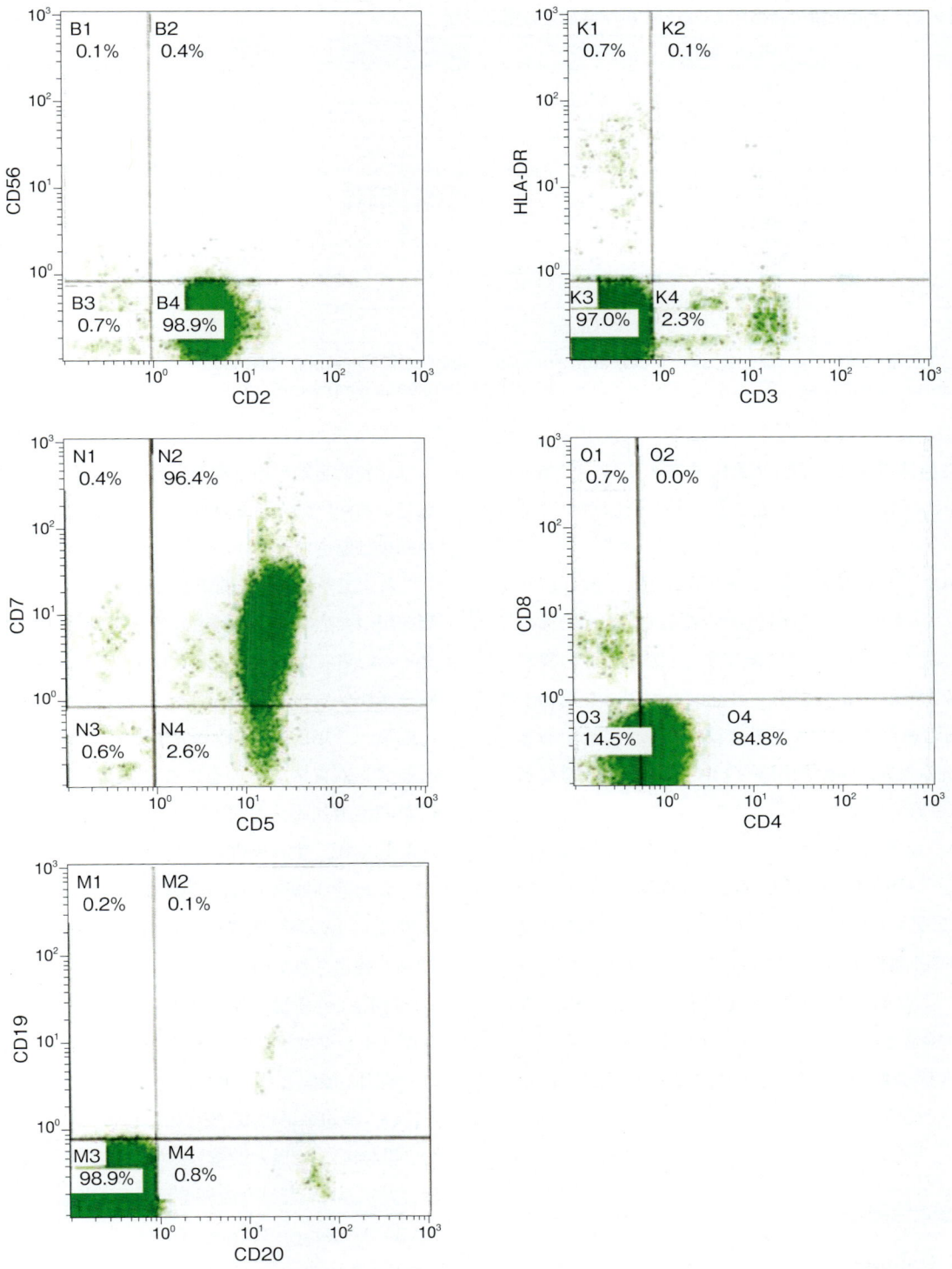

図3 ▶ T-PLL のフローサイトメトリー 所見
この症例ではCD2, CD4, CD5, CD7 は陽性, 細胞表面CD3, CD8, HLA-DR は陰性を示す

表1 ▶ 細胞表面形質の特徴による成熟T細胞腫瘍との鑑別診断

	T-PLL	T-LGL	SS	ATLL
CD2	+	+	+	+
CD3	+	+	+	+
CD5	+	−	+	+
CD7	++	−	+/−	−
CD4	+（60％）	−	+	+
CD8	−（稀に+）	+	−	−（稀に+）
CD4$^+$CD8$^+$	+（25％）	−	−	−
他		CD16$^+$CD57$^{+/-}$		CD25$^+$

T-LGL；T細胞大顆粒リンパ球性白血病（T-cell large granular lymphocytic leukemia），SS；セザリー症候群（Sézary syndrome），ATLL；成人T細胞白血病（adult T-cell leukemia lymphoma）

れる染色体異常で，TCL1遺伝子ファミリーであるXq28上のMTCP1とTCRA遺伝子の転座が生じている。

ほかにもidic（8q11），t（8；8）（p11-12；q12），トリソミー8qなど8番染色体の異常を70～80％の症例に認める。12p13に存在するCDKN1Bの異常や，ATM（ataxia telangiectasia mutated）遺伝子の体細胞遺伝子突然変異およびATM遺伝子がある11q23の欠失，6番染色体や17番染色体の異常なども報告されている[3]。

近年，全ゲノム解析，全エクソン解析を用いた研究により，T-PLL症例ではEZH2，FBXW10，CHEK2などエピゲノム修飾やプロテアソーム分解，DNA修復に関与する遺伝子の変異に加えて，IL2RG，JAK1/3もしくはSTAT5Bの遺伝子変異を高頻度に認めることが報告された[4]。これによりIL2RG-JAK1/3-STAT5B経路が新規の治療標的として注目されている。

6 予後と治療法

T-PLLの治療は，従来アルキル化薬やCHOP療法などの併用化学療法が行われてきたが，効果が得られることは稀で，生存期間中央値が7カ月ときわめて予後不良であった。プリンアナログであるペントスタチンは比較的有効であり奏効率を改善することが報告されているが，効果持続期間は6カ月程度であり長期的な効果は期待できない[5]。

これまで予後因子に関する情報は少なく，TCL-1の高発現が発症時の白血球数の多さや腫瘍のダブリングタイムに関与し，予後不良であるとの報告もあるが[6]，確立されたものはない。

近年，CD52に対するヒト化モノクローナル抗体であるアレムツズマブの有効性が報告されている[7-9]。ほかの治療に不応性の症例に対して50～76％に奏効が得られ，生存期間中央値は7.5～10カ月であった。また前治療歴のない症例には90％以上の奏効率と80％以上の完全寛解（CR）が得られ，4年生存率が37％と報告されている。

HopfingerらはFMC（フルダラビン＋ミトキサントロン＋シクロホスファミド）療法を4コース施行後に，地固め療法としてアレムツズマブを投与する治療を行い，奏効率がFMC療法後の68％からアレムツズマブ投与後に92％と改善し，生存期間中央値は17カ月と従来よりも良好な成績を報告した[10]。

MD Anderson Cancer Centerからはアレムツズマブにペントスタチンを併用した治療成績の報告もあり[11]，アレムツズマブ単剤で十分な効果が得られなかった場合の治療選択肢となりうる。

アレムツズマブにより良好な奏効率が報告されてい

るが，依然として生存期間は満足できるものではなく，CRを獲得した症例でも15～16カ月である．再発症例に対するネララビンとフルダラビンの併用療法の有効性や[12]，アレムツズマブ無効症例に対するベンダムスチンの有効性なども報告されているが[13]，いずれも少数例の報告であり今後の検討が待たれる．

　Krishnanらはアレムツズマブ投与後に造血幹細胞移植（自家移植15例，同種移植13例）を施行し，アレムツズマブ単剤よりも長期生存が得られることを報告した[14]．現時点において同種造血幹細胞移植は治癒をもたらしうる唯一の方法と考えられるが，最善の治療方法かどうかに関しては個々の症例により慎重に考える必要がある．

● 文 献

1) Catovsky D, et al：WHO Classification of Tumours of Haematopoietic and Lymphoid Tissues. 4th ed. Swerdlow SH, et al, ed. IARC Press, 2008, p270-1.
2) Kameoka J, et al：Int J Hematol. 2012；95(6)：660-7.
3) Soulier J, et al：Genes Chromosomes Cancer. 2001；31(3)：248-54.
4) Kiel MJ, et al：Blood. 2014；124(9)：1460-72.
5) Mercieca J, et al：J Clin Oncol. 1994；12(12)：2588-93.
6) Herling M, et al：Blood. 2008；111(1)：328-37.
7) Dearden CE, et al：Blood. 2001；98(6)：1721-6.
8) Dearden CE, et al：Blood. 2011；118(22)：5799-802.
9) Keating MJ, et al：J Clin Oncol. 2002；20(1)：205-13.
10) Hopfinger G, et al：Cancer. 2013；119(12)：2258-67.
11) Ravandi F, et al：J Clin Oncol. 2009；27(32)：5425-30.
12) Gandhi V, et al：J Clin Oncol. 2008；26(7)：1098-105.
13) Herbaux C, et al：Br J Haematol. 2015；168(6)：916-9.
14) Krishnan B, et al：Br J Haematol. 2010；149(6)：907-10.

T/NK細胞腫瘍

C3 T細胞大型顆粒リンパ球性白血病

河田英里

1 定義

T細胞大型顆粒リンパ球性白血病（T-cell large granular lymphocytic leukemia；T-LGL leukemia）はWHO分類2008年版では，明らかな原因がなく6カ月以上持続する末梢血中の大型顆粒リンパ球（LGL）の増加症とされ，様々な病態が含まれる。診断にリンパ球数の規定はないが，通常$2～20×10^3/\mu L$以上に増加する[1]。

2 病因，病態

T-LGL leukemiaの病因はいまだ明らかではない。T-LGL leukemia細胞が，terminal effector memory T-cellの表面形質や機能を保持することから，免疫刺激の持続が誘因であると言われる[2]。これは，本疾患がしばしば自己免疫異常と関連することからも示唆される。

一方で，アポトーシス異常が病態に重要であると考えられている。LGL leukemia細胞はFasL（Fas ligand）を高発現しているが，Fas-FasLを介するアポトーシスに抵抗性を示す[3]。また，LGL leukemia患者血清中には，正常のFasL結合を阻害する可溶性Fas（sFAS）を認める[4]。そのほか，JAK2/STAT3/MIC-3[5]，PI3K-Akt[6]，スフィンゴ脂質シグナル経路[7]などといった，様々なシグナル経路の恒常的活性化が関与するとされる[8]。最近では，LGLの40％の症例でSTAT3遺伝子の体細胞変異が報告されている[9]。

また，Bcl-2 familyの発現を変化させることでT，NKT細胞の活性，増殖に関与するIL-15と，血小板由来増殖因子（PDG-F）は，LGL leukemia細胞の生存を促進するシグナル系においての主要制御因子であると報告されている[10-12]。

3 疫学

正確な発症頻度は不明であるが，欧米では慢性リンパ増殖性疾患の約2～5％を，アジアでは約5～6％を占める。性差はなく，明らかな好発年齢はないが，年齢中央値は60歳。25歳未満では稀で，多くは45～75歳の成人に発症する[1,13]。

4 臨床像

典型的には慢性の経過をたどり，生存期間中央値は10年を超える[14]。診断時に約3分の1の症例は無症状である一方で，約3分の2の症例では経過中に有症状となる[15]。

末梢血中の顆粒リンパ球数は$2～20×10^3/\mu L$の症例が多い。高度の好中球減少や貧血をしばしば認め，貧血は赤芽球癆，再生不良性貧血のこともある。血小板減少を認めることは少なく，20％程度とされる。中等度の脾腫がみられることが多い。様々な自己免疫性疾患の合併がみられ，中でも関節リウマチが最多である。そのほか，各種自己抗体，免疫複合体，高ガンマグロブリン血症をしばしば認める。

病状や死因は，汎血球減少や併存疾患による。稀に激しい経過をたどるものがあり，緩徐進行性のものからの進化からよりは，de novoで発症するようである。それらは通常，若年で，B症状，肝脾腫，ならびに血球減少

とLGL細胞の増加，リンパ節腫大を伴う[1, 11, 16-18]。

5 診断

LGL leukemiaの診断は，末梢血中のクローナルなLGL増加を確認することによる。臨床経過，細胞形態，免疫表現型に加えて，TCR（T-cell receptor）再構成が診断基準に重要である。原因不明の血球減少や自己免疫性疾患などでは，末梢血中のLGLの検査が勧められる。LGL数が少数である際には，骨髄穿刺や骨髄生検を行うことが望ましい[11]。

1. 形態像

LGLは大型（15〜18μm）リンパ球で，偏在した円形ないしは類円形の核を持つ。アズール顆粒を含む豊富な細胞質を持ち（図1），これらの顆粒はperforinやgranzyme Bといった細胞傷害性蛋白を含む。電子顕微鏡では，しばしばparallel tubular arrayと呼ばれる微小管の束からなる構造物がみられる。末梢血中のLGL数は，健常人では$0.25 \times 10^3/\mu L$程度であるが，T-LGL leukemiaでは通常$2 \sim 20 \times 10^3/\mu L$以上に増加する。末梢血中のLGL数が少数である場合には，骨髄検査が有用となる[11]。

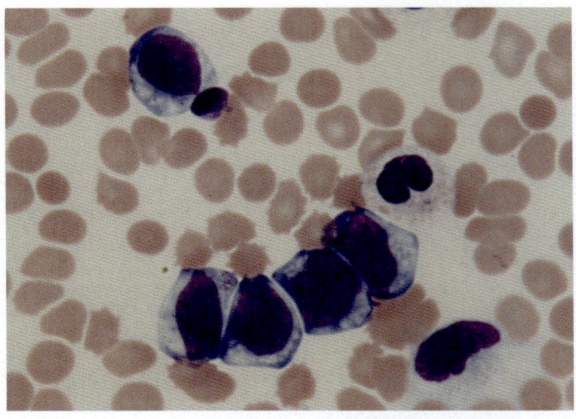

図1 ▶ T細胞大型顆粒リンパ球性白血病の末梢血像
（京都府立医科大学 感染制御・検査医学教室・稲葉 亨先生のご厚意により提供）

血球減少を認めるが，半数は軽度の過形成骨髄を示す。顆粒球系細胞は幼若球が増加し，軽〜中等度の細網線維がみられる。骨髄浸潤の程度は様々だが，LGLは細胞成分の50％未満にとどまることが多い。間質型／類洞型浸潤のパターンをとり，形態的同定は困難である。脾臓では，T-LGLが赤脾髄と類洞に浸潤，拡大し，しばしば過形成となった白脾髄が認められる。

2. 細胞免疫染色

顆粒は酸ホスファターゼ，βグルクロニダーゼ陽性である。しかし酵素化学染色は，診断のルーチンでは行われない[1]。

3. 免疫表現型

T-LGL leukemia細胞の起源はterminal effector memory T-cell（$CD45RA^+CD62L^-$）とされる[19]。ほとんどの症例では，T-LGL leukemia細胞は，$CD3^+$，$TCR-\alpha\beta^+$，$CD4^-$，$CD5^{dim}$，$CD8^+$，$CD16^+$，$CD27^-$，$CD28^-$，$CD45R0^-$，$CD57^+$の形質を示す。稀に$CD4^+TCR-\alpha\beta^+$や$TCR-\gamma\delta^+$の症例があり，$TCR-\gamma\delta^+$例の約60％は$CD8^+$である。残りが$CD4^-CD8^-$例である。$TCR-\gamma\delta^+$例は10％未満である。CD5とCD7の低発現や欠失はよくみられ，一方で80％以上の症例では，$CD57^+$，$CD16^+$である。

また，CD94/NKG2とKIR（killer cell immunoglobulin receptor）の発現が50％以上の症例で認められる。T-LGLは細胞傷害性蛋白であるTIA1，granzyme B，granzyme Mが陽性であるため，これらの抗原やCD8に対する抗体などを用いた免疫染色は，骨髄でのLGL leukemiaの浸潤を診断するのに有用である[1]。

4. 遺伝学的解析

T-LGL leukemiaの診断にはクローナリティーの証明が必須であり，*TCR*遺伝子再構成の検索を行う。主にTCR-γ-PCR法が用いられる。最近ではフロー

サイトメトリーを用いたTCR Vβ（T-cell receptor β chain variable region）発現の解析が，*TCR*遺伝子再構成の結果とよく相関するとされ，簡便かつ定量的方法である[20]。

なお本疾患に特徴的な染色体異常は認めないが，数的，構造的な染色体異常の報告例が少数みられる。

6 予後

典型的には，リンパ球増殖は緩徐であり進行性ではない。ただし，一部に急激な経過をたどるものもあるとされる。

好中球減少を主とした血球減少により病状が左右されることが多い。観察期間中央値23カ月で，151例中26例の死亡を認めたという報告がある一方で[21]，68例の報告で生存期間中央値が約13年と良好なものもある[14]。フランスからの報告では，229例中15例に死亡例を認め，主に好中球減少に伴う敗血症が死因であったとされている[22]。

7 治療

現時点では標準的治療は確立しておらず，多数例での前向き試験も報告されていない。

進行が緩徐な症候性患者では，経過観察がなされる。Lamyらは，高度の好中球減少[好中球絶対数(ANC)＜500/μL]がある場合，中等度の好中球減少(ANC＞500/μL)でも繰り返し感染症を発症する場合，症状や頻回輸血を要する貧血がある場合，治療を要する自己免疫疾患がある場合などが，治療適応であるとしている[13]。

治療は，免疫抑制療法が主たるもので，一次効果判定は，治療開始4カ月後の血球数によってなされる。血液学的完全奏効(CR)は血球数の正常化(ヘモグロビン＞12g/dL，血小板数＜150×10³/μL，ANC＞1.5×10³/μL，リンパ球数＜4×10³/μL)と末梢血中LGL数の正常化で，LGL数はフローサイトメトリーで判定する。

分子遺伝学的寛解はPCR法でのクローンの消失とされる。

血液学的部分奏効(PR)はCRを満たさない血球数の改善であり，治療不成功は治療開始後4カ月以内にこれらの奏効基準に満たないもの，増悪は血球減少の増悪や臓器肥大をさす。

1. 免疫抑制療法

メトトレキサート(MTX)が第一選択薬のひとつであり，少量(10mg/m²/週)内服にプレドニゾロン(PSL)が併用されうる。フランスのコホート研究では，MTX治療例62例での全奏効率は55％であったとされる一方で，1年以上治療された18例中12例(67％)に再発を認めている。

最近報告されたECOGの大規模前向き試験では，MTXの初回治療としての奏効率は39％であった。奏効例では投与を継続する。

シクロホスファミドも同様に良好な治療効果を示し，全奏効率66％とMTXと同等の効果を認めた。PR以上の効果があれば継続するが，二次性骨髄異形成症候群(myelodysplastic syndrome；MDS)/急性骨髄性白血病(acute myeloid leukemia；AML)を考慮し，計9～12カ月の投与にとどめられる。

シクロスポリンAは全奏効率60％程度を示し，治療効果はHLA-DR4と関連するとされる。ただし，投与を中止すると再発するため，継続投与を要する[7, 13, 23-25]。

2. その他の治療薬と今後の治療展開

プリンアナログは少数例での経験にとどまるものの，全奏効率は良好(38例中30例)である[13]。一方で，いわゆる多剤併用化学療法や造血幹細胞移植は有用とはされない。

新薬については現在，いくつかの少数例での臨床試験の報告にとどまる。Ras経路を阻害するファルネシルトランスフェラーゼ阻害薬tipifarnibの第Ⅱ相試験では，血液学的効果が認められず終了している[26]。ま

たT-LGL leukemia細胞ではCD52が発現しているため，ヒト化抗CD52抗体アレムツズマブが8例中4例に奏効したとの報告があり[27]，第Ⅱ相試験で検証されている[28]。

抗CD2モノクローナル抗体のsiplizumabや，IL-2とIL-15受容体の共通サブユニットであるCD122に直接作用するヒト化MiK-β-1モノクローナル抗体の第Ⅰ相試験が行われている[29]。

LGL leukemiaの病態に関与する他のシグナル経路をターゲットとした新規薬剤も，今後の治療法として期待される。

また，すべてのLGL leukemia患者でSTAT3は活性化されているが，STAT3変異による活性化は3分の1の症例にとどまるとされる。よって，他の遺伝子変異がSTAT3活性化に寄与している可能性が考えられており，現在ゲノム研究が行われている[30]。

近年，aggressive T-LGL例では，STAT5Bに特異的な変異（N642H）を認めたとの報告がある。このような症例は従来の治療に抵抗性を示し，新たな治療法が必要とされる[11]。

今後は，LGL leukemiaの網羅的な変異解析を行い，それに応じた個別の治療戦略を立てることが治療成績の向上につながる可能性がある。

● 文 献

1) Chan WC, et al：WHO Classification of Tumours of Haematopoietic and Lymphoid Tissues. 4th ed. Swerdlow SH, et al, ed. IARC Press, 2008, p272-3.
2) Bigouret V, et al：Blood. 2003；101(8)：3198-204.
3) Lamy T, et al：Blood. 1998；92(12)：4771-7.
4) Liu JH, et al：Blood. 2002；100(4)：1449-53.
5) Epling-Burnette PK, et al：J Clin Invest. 2001；107(3)：351-62.
6) Schade AE, et al：Blood. 2006；107(12)：4834-40.
7) Shah MV, et al：Blood. 2008；112(3)：770-81.
8) Zhang R, et al：Proc Natl Acad Sci USA. 2008；105(42)：16308-13.
9) Koskela HL, et al：N Engl J Med. 2012；366(20)：1905-13.
10) Hodge DL, et al：Cancer Res. 2009；69(9)：3986-94.
11) Steinway SN, et al：Blood Rev. 2014；28(3)：87-94.
12) Chen J, et al：Blood. 2012；119(1)：137-43.
13) Lamy T, et al：Blood. 2011；117(10)：2764-74.
14) Dhodapkar MV, et al：Blood. 1994；84(5)：1620-7.
15) Zhang D, et al：Hematology Am Soc Hematol Educ Program. 2012；2012：652-9.
16) Gentile TC, et al：Blood. 1994；84(7)：2315-21.
17) Alekshun TJ, et al：Am J Hematol. 2007；82(6)：481-5.
18) Tordjman R, et al：Leukemia. 1996；10(9)：1514-9.
19) Yang J, et al：Blood. 2008；111(3)：1610-6.
20) Feng B, et al：J Clin Pathol. 2010；63(2)：141-6.
21) Pandolfi F, et al：Cancer. 1990；65(2)：341-8.
22) Bareau B, et al：Haematologica. 2010；95(9)：1534-41.
23) Loughran TP Jr, et al：Blood. 2010；116(21)：2595.
24) Battiwalla M, et al：Br J Haematol. 2003；123(3)：449-53.
25) Fortune AF, et al：Leuk Lymphoma. 2010；51(5)：839-45.
26) ClinicalTrials. gov. as NCT00360776. Last verified May 2013.
27) Mohan SR, et al：Haematologica. 2009；94(10)：1407-14.
28) ClinicalTrials. gov. as NCT00071825. Last verified July 2014.
29) Waldmann TA, et al：Blood. 2013；121(3)：476-84.
30) Teramo A, et al：Blood. 2013；121(19)：3843-54.

第8章 T／NK細胞腫瘍

C4 節外性NK／T細胞リンパ腫，鼻型およびアグレッシブNK細胞白血病

山口素子

1 はじめに

WHO分類2008年版にはaggressiveな臨床経過を呈するNK細胞腫瘍として，①節外性NK／T細胞リンパ腫，鼻型[1]（extranodal NK/T-cell lymphoma, nasal type；ENKL），②アグレッシブNK細胞白血病[2]の2つが含められている。

本項では上記の2病型について解説する。いずれも1990年以降に疾患概念が確立され，NK／T細胞リンパ腫に関しては2000年頃からの臨床試験による治療開発が進み，予後が改善されつつある。

2 節外性NK／T細胞リンパ腫，鼻型[1]

1. 疾患概念，疫学

血管傷害と破壊，著明な壊死，細胞傷害性蛋白の発現，エプスタイン・バーウイルス（Epstein Barr virus；EBV）関連を特徴とする節外主体のリンパ腫である。腫瘍細胞の免疫表現型は症例ごとにNK細胞型またはT細胞型のいずれかであり，WHO分類ではNK／T細胞リンパ腫との名称が採用されている。

WHO分類2001年版ではENKLを鼻領域（nasal region）の病変を特徴とする鼻NK／T細胞リンパ腫（nasal NK/T-cell lymphoma）と，それ以外の鼻型NK／T細胞リンパ腫（nasal-type NK/T-cell lymphoma）とにわけていた[3]。両者間には診断時病態，予後などにおいて差異が指摘されている[4]。しかしENKLでは厳密な浸潤範囲の同定が難しいことから，研究グループによってnasalとnon-nasal（鼻腔・鼻咽頭以外に発生），上気道消化管〔upper aerodigestive tract；UAT：鼻腔，副鼻腔，咽頭，口腔（ただし本来UATには喉頭，食道が含まれる）〕と非上気道消化管（non-UAT；NUAT），nasal（鼻腔およびその周辺組織）とextranasalなど，異なった亜分類が提案されている[5]。

東アジア，中南米に多く，欧州・北米では稀である。全悪性リンパ腫に占める頻度は東アジアでは3〜10％程度であり，わが国は東アジアの中では最も低く約3％である[6]。欧米諸国では1％未満である。

2. 診断時臨床病態

診断時の年齢中央値は40歳代後半〜50歳代であり，代表的なaggressiveリンパ腫であるびまん性大細胞型B細胞リンパ腫（diffuse large B-cell lymphoma；DLBCL）より約10歳以上若年発症である。患者の約65％が男性，約70％が進行期であり，B症状・高LDH血症を各々約40％の患者で認める。

ENKL患者の80％以上で鼻腔，鼻咽頭（上咽頭，鼻咽腔も同義），ないしその周辺組織に主病変を有し，初発症状として鼻閉，鼻汁，鼻出血，鼻の腫脹や壊死（特に鼻根〜鼻背），隣接臓器への進展に伴う症状（特に開眼困難などの眼症状）を認める。

しばしば不明熱あるいは血球貪食症候群を契機として診断され，ENKLはこれらの基礎疾患として鑑別上重要である。ちなみにENKLの病変検索ではFDG-PET（／CT）が有用であり，特に鼻腔（周辺）発生ENKLにおいて病変検出率がきわめて高い[7]。

放射線治療の計画の際には，鼻腔・副鼻腔MRIを必要とする場合が多い。

鼻以外のENKLの主病変部位としては皮膚が2番目

に多く，消化管あるいは肝脾（hepatosplenic）が続く。そのほか精巣，中枢神経系，肺，唾液腺，副腎，喉頭などの節外発症例が知られている。いずれもきわめて稀で，約80％は進行期である。皮膚/軟部組織のENKL 48例に関する東アジア多施設共同後方視的研究によると，診断時年齢中央値は57歳，男性52％，Ⅲ/Ⅳ期50％，B症状31％，ECOGのPS（performance status）>1が10％，高LDH血症56％であり，男性比率が低く進行期と高LDH血症の比率が高いほかは，おおむね鼻腔・鼻咽頭ENKLと同様であった[8]。

消化管ENKLでは大腸に発生するものが最も多く，そのほか回盲部，空腸例が報告されている。消化管穿孔が頻発し，時に致命的となる。注意すべきは，2010年に報告された胃などの消化管に発生する良性のNK細胞増殖症である。わが国からはTakeuchiらが胃病変例［LyGa（lymphomatoid gastropathy）][9]を報告，米国NCIのMansoorらは腸管を主体とし，一部で胃病変を伴う例（NK-cell enteropathy）[10]を報告している。

LyGa/NK-cell enteropathy（indolent NK-cell lymphoproliferative disorder of gastrointestinal tract）は非腫瘍性疾患であり，ENKLとの鑑別が臨床的にきわめて重要である。ENKLに特徴的な血管中心性/破壊性増殖が認められないこと，ENKLで高率に陽性であるEBER（EBV-encoded RNA）が陰性であることが鑑別のポイントである。

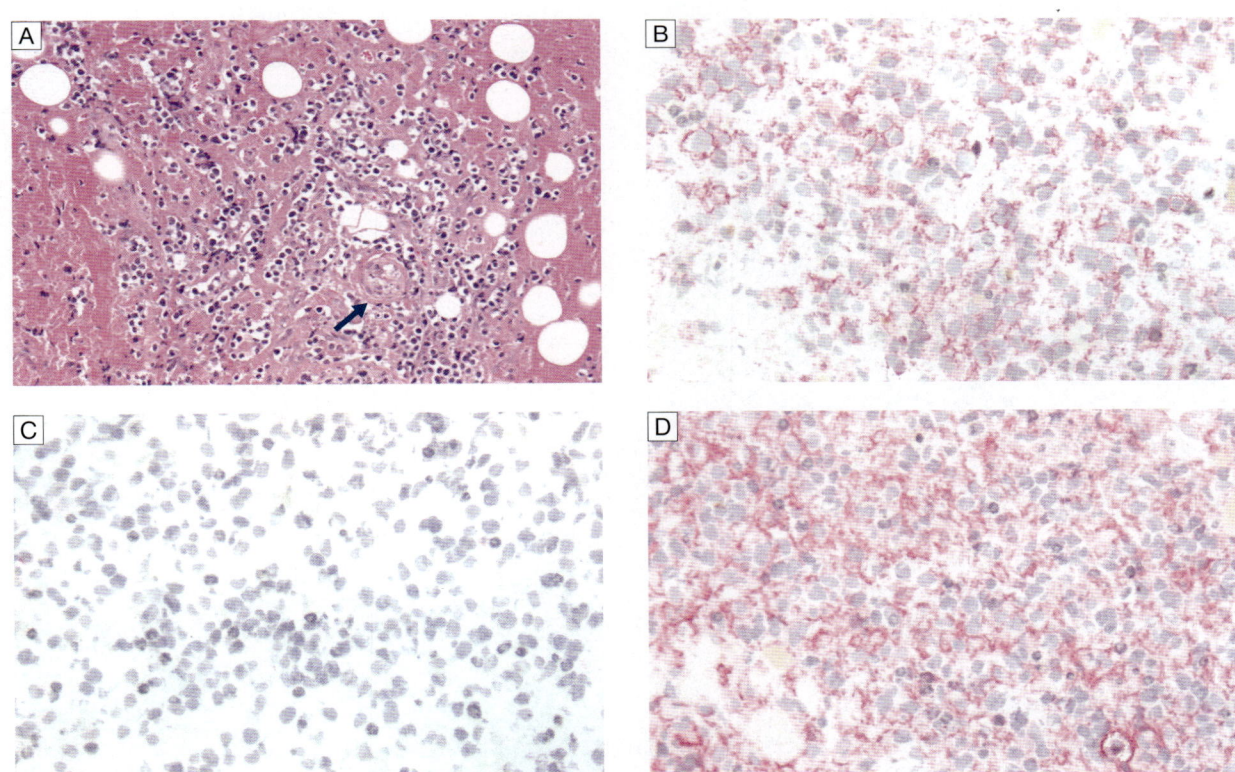

図1 ▶ ENKL
A：弱拡大像（HE染色）。腫瘍細胞は血管中心性に増殖し，壊死を伴う。矢印は閉塞した血管を示す
B：CD56免疫組織染色像
C：CD3εγ/εδ（Leu 4）免疫組織染色像
D：細胞質CD3ε免疫組織染色像。腫瘍細胞はCD56陽性，CD3εγ/εδ陰性，細胞質CD3ε陽性である

3. 病理組織学的所見

血管中心性，血管破壊性の増殖様式を呈し，巣状の壊死を認める（図1）。腫瘍細胞は多形性に富み，不規則な切れ込みのある核を有し，核が細長く伸びていることがある。壊死組織が多いため病変周辺の正常組織を含めて生検を行うことが勧められる。

4. 細胞学的所見

ギムザ染色捺印標本で腫瘍細胞の細胞質にアズール顆粒が認められ，電子顕微鏡でelectron dense bodyが観察される。典型的な表面マーカーはCD2⁺表面CD3⁻（Leu4など）細胞質CD3ε⁺CD5⁻CD56⁺である（図1）。NK細胞型におけるこのような抗CD3抗体に対する反応性の乖離は特徴的であり[11, 12]，この現象を利用して浮遊細胞でのフローサイトメトリーでCD3陰性かつCD56陽性，さらにパラフィン切片で細胞質CD3ε陽性を確認すれば，NK細胞リンパ腫と迅速に診断することができる。CD56以外のNK細胞マーカー（CD16およびCD57）の陽性率は低い。CD5はNK細胞型で陰性，T細胞型で陽性のことが多い[13]。ほぼ全例でEBERが腫瘍細胞に検出され（図2），確定診断に有用である。

診断のポイントを表1に示した。CD56陰性例ではEBER（*in situ* hybridizationによる）に加え，perforin・granzyme B・TIA-1などの細胞傷害性蛋白の発現による診断の確認が必要である[1]。

EBERが検索できない場合は汎B細胞マーカー（CD20など）やLCA（CD45）など，リンパ腫診断上の代表的マーカーを一通り検索しないと，時に形質細胞腫や神経系腫瘍などと診断を見誤る場合があり，注意を要する。

本疾患では腫瘍細胞に多剤耐性（multi-drug resistance；MDR）に関与する遺伝子*ABCB1*（*MDR1*）の産物であるP糖蛋白の発現が知られている[14, 15]。

5. 遺伝子・染色体異常

免疫グロブリン遺伝子は胚細胞型で，NK細胞型の症例ではT細胞受容体（T-cell receptor；TCR）遺伝子も胚細胞型である。

サザンブロット法によるEBVのterminal repeat sequenceの検索は，腫瘍性か否かの判断が難しい際に用いられる。最も多い染色体異常はdel（6）（q21q25）またはi（6）（p10）である[1]。

CGH（comparative genomic hybridization）解析では半数近くの症例で6q21-6q25にコピー数減少が認められる。この領域には*PRDM1*，*FOXO3*，*HACE1*などの癌抑制遺伝子と目される複数の遺伝

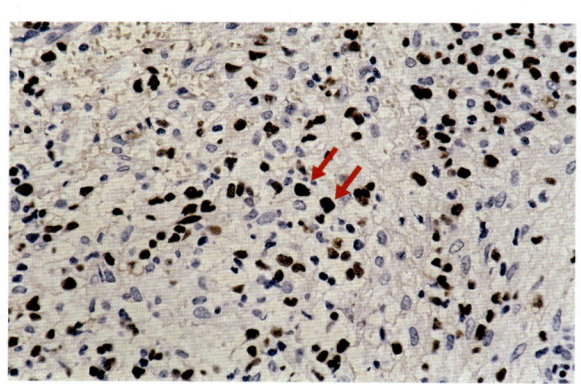

図2 ▶ ENKL, EBER（*in situ* hybridization）
腫瘍細胞の核にEBVに対する陽性シグナル（矢印）が観察される
（名古屋大学大学院・中村栄男先生のご厚意により提供）

表1 ▶ NK/ENKLの診断の要点

①病理組織所見：腫瘍細胞は中～大型で多形性に富み，びまん性に浸潤高率に凝固壊死を伴い，典型例では血管中心性増殖，血管破壊性増殖を認める
②腫瘍組織の捺印標本または血液塗抹標本（ギムザ染色）：細胞質にアズール顆粒を認める
③マーカー：CD2⁺ 表面CD3⁻ 細胞質CD3ε⁺ CD5⁻ CD20⁻ CD56⁺ CD45⁺，細胞傷害性蛋白（perforin, granzyme B, TIA-1）⁺
④EBER（*in situ* hybridization）：腫瘍細胞の核に陽性所見を認める
⑤TCR遺伝子解析（サザンブロット）：胚細胞型（NK細胞型の場合）

日常診療では迅速な治療開始のため，上記のうちパラフィン材料で検索可能である下線部の項目による診断確定が勧められている

子が坐位しており，特に前2者が重要と考えられている[16, 17]．TおよびNK腫瘍を対象とした遺伝子発現プロファイリングにおいて，ENKLはγδT細胞リンパ腫と類似した遺伝子プロファイルを呈する[18]．

6．治療と予後

ENKLでは鼻限局例が多いこと，腫瘍細胞がMDRに関与するP糖蛋白を発現していることから，MDR関連薬（ビンクリスチン，ドキソルビシンなど）を主体とするCHOP（類似）療法の治療効果は不良である．以上より，ENKLの治療はほかのリンパ腫とは大きく異なっている．

「造血器腫瘍診療ガイドライン」では，わが国あるいは東アジア共同で行われた臨床試験の結果に基づいた治療選択が推奨されている（図3）[19]．病変が鼻腔あるいはその周辺臓器から頸部リンパ節の範囲内にある場合（ⅠE，ⅡE期），わが国で開発された同時化学放射線療法であるRT-2/3DeVIC療法（図4, 5）[20, 21]が

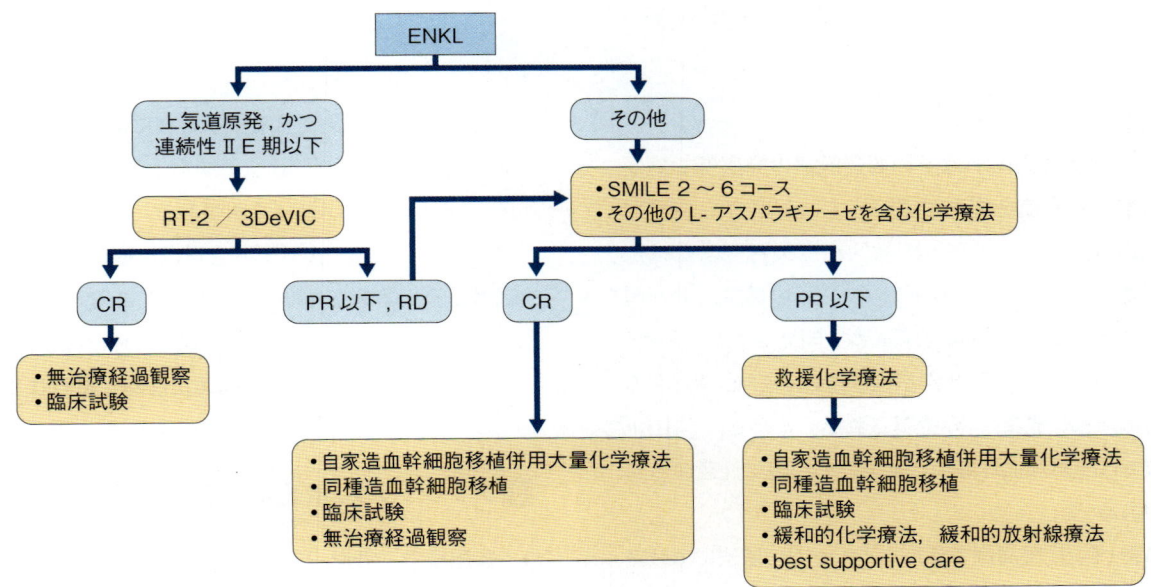

図3 ▶ 造血器腫瘍診療ガイドラインにおけるENKL治療のアルゴリズム
RD：relapsed disease

（文献19より引用）

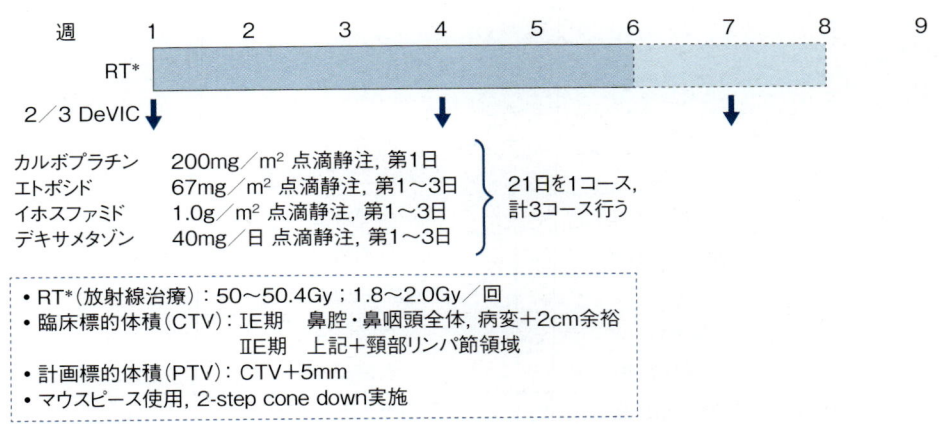

図4 ▶ RT-2/3DeVIC療法の概要

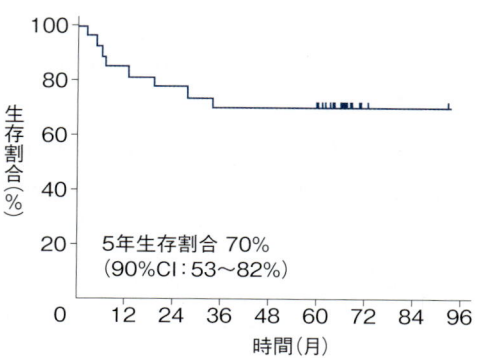

図5 ▶ RT-2/3DeVIC療法の治療成績（n=27）
（文献21より引用改変）

最も推奨される治療法である。

　一方，鼻腔あるいはその周辺臓器の発生例で病変が頸部リンパ節を超えて広がっている場合，皮膚など鼻以外のENKL，ENKL初回治療後再発または部分奏効（partial response；PR）以下の場合，わが国を含む東アジア多国間臨床試験で開発された，L-アスパラギナーゼを主とする化学療法のひとつであるSMILE療法（**表2**）[22]が推奨される。ただし，SMILE療法では重篤な血球減少と感染症の出現に注意する必要がある。

　鼻腔（周辺）限局例でRT-2/3DeVIC療法により完全奏効（complete response；CR）を得た場合，地固め療法としての自家移植併用大量化学療法の意義は未確定であり推奨されていない。また，進行期例あるいは再発・初回治療抵抗例でSMILE療法により寛解を得られた場合，エビデンスレベルは低いものの，移植可能例では何らかの移植を行うことが推奨されている[19]。

　ENKLの予後は，従来のCHOP（類似）療法を主体とした治療法から，同時併用化学放射線療法およびL-アスパラギナーゼとMDR非関連薬を主体とする化学療法の導入により改善がみられている。従来型の治療による予後予測モデルとして，韓国での多施設共同研究[23]の成果から提唱されたNK/T-cell lymphoma prognostic index（NK-PIもしくはKorean index）がある。Ann Arbor病期分類のB症状，臨床病期（ⅢまたはⅣ），高LDH血症，所属リンパ節病変のうち，該当する因子の数により全生存割合（overall survival；OS）を予測するものであるが，新世代治療下での有用性は不明である。

　一方で，末梢血EBV DNA量は治療前値による予後予測，治療後の病勢モニタリングにおける有用性が，前方登録研究および臨床試験の付随研究の結果から示されており[24, 25]，今後重要になると思われる。

3 アグレッシブNK細胞白血病[2]

1．疾患概念，疫学

　1980年代に顆粒大リンパ球白血病の一亜型として見出された。欧米よりもアジアに多いが，それでも稀な疾患で，わが国での全リンパ系腫瘍で占める頻度は

表2 ▶ SMILE療法

治療薬	1日投与量	投与法	投与日（日）
メトトレキサート	$2g/m^2$	点滴静注	1
ホリナート	15mg×4	点滴静注または内服	2, 3, 4
イホスファミド	$1,500mg/m^2$	点滴静注	2, 3, 4
メスナ	$300mg/m^2×3$	点滴静注	2, 3, 4
デキサメタゾン	40mg/日	点滴静注または内服	2, 3, 4
エトポシド	$100mg/m^2$	点滴静注	2, 3, 4
L-アスパラギナーゼ	$6,000U/m^2$	点滴静注	8, 10, 12, 14, 16, 18, 20
G-CSF	適応承認量	皮下注または点滴静注	6 - WBC＞$5,000/\mu L$

28日を1コースとして計2コース行う

（文献22より作成）

表3 ▶ 日韓共同調査研究の解析対象34例におけるアグレッシブNK細胞白血病の診断時臨床病態と検査所見

年齢中央値（範囲）	40（16～76）	白血球数中央値（範囲）（×10⁹/L）	3.2（0.38～26.95）
男性：女性	26：8	血小板数＜150×10⁹（/L）	31（91％）
発熱	34（100％）	LDH＞正常	32（94％）
肝腫大	24（71％）	EBV陽性	28（85％）
脾腫大	24（71％）	染色体分析（Gバンド法）	
リンパ節腫脹	9（26％）	異常核型	17（57％）
皮膚病変	3（9％）	正常核型	13（43％）
胸水/腹水	6（18％）		
PS 2以上	14（41％）		

（文献26より作成）

0.09％と報告されている[6]。

2．診断時臨床病態

　白血病の臨床像を示し，貧血および血小板減少を認める。2012年に報告された日韓共同後方視的研究の解析対象34例での診断時臨床病態を**表3**に示した。年齢分布は2峰性で20～30歳と40～50歳に各々ピークがみられ，50歳より高齢の患者は全例男性であった[26]。

　時に骨髄および末梢血中の腫瘍細胞数が少なく，肝脾腫やリンパ節腫脹が目立ち，リンパ腫ともみなされるような症例が存在する。日韓共同研究では，末梢血・骨髄中の異常細胞が20％未満と20％以上の2群にわけて病態などの解析がなされた。その結果，両者間では20％以上の群で血球貪食所見を高率に認めたほか，臨床病態，EBV陽性率，CD16陽性率，予後において有意差は認められず[26]，基本的に一連の疾患とみなされている。

3．細胞学的所見

　腫瘍細胞の形態は正常LGL（large granular lymphocyte）と同様のものから，胞体の好塩基性が強く核小体が明瞭なものまで，症例により所見に幅がみられる。典型例の表面マーカーは表面$CD3^-$細胞質$CD3\varepsilon^+CD2^+CD16^+CD56^+$であり，TCR遺伝子の再構成を認めない[2]。腫瘍細胞はP糖蛋白を発現し[15]，85％の患者でEBV陽性である[26]。ENKLとの共通点が多い一方で，ENKLと比較してCD16陽性率が高く，細胞質$CD3\varepsilon$の陽性率が低いこと[27]，アレイCGH解析でENKLとは異なる所見を認めること[28]など，両者が異なる疾患であることを示唆する所見もある。クローン性の証明には染色体分析，あるいはサザンブロット法によるEBVのterminal repeat sequenceの検索が検討される。

4．治療成績と予後

　aggressiveリンパ腫，あるいは急性白血病に対する治療が行われているが反応性に乏しく，生存期間中央値は60日未満である[27]。日韓共同研究ではL-アスパラギナーゼを含む化学療法を行った群の予後が良好であった[26]。同種移植により長期寛解を得ている症例があり，移植可能例では積極的に検討される。

◉ 文献

1) Chan JKC, et al：WHO Classification of Tumours of Haematopoietic and Lymphoid Tissues. Swerdlow SH, et al, ed. IARC Press, 2008, p285-8.
2) Chan JKC, et al：WHO Classification of Tumours of Haematopoietic and Lymphoid Tissues. Swerdlow SH, et al, ed. IARC Press, 2008, p276-7.
3) Chan JKC, et al：World Health Organization Classification of tumours. Pathology and genetics of tumours of haematopoietic and lymphoid tissues. Jaffe ES, et al, ed. IARC Press, 2001, p204-7.
4) Au WY, et al：Blood. 2009；113(17)：3931-7.
5) 山口素子：血液フロンティア. 2013；23(11)：1571-7.

6) Lymphoma Study Group of Japanese Pathologists：Pathol Int. 2000；50(9)：696-702.
7) Cheson BD, et al：J Clin Oncol. 2014；32(27)：3059-68.
8) Ahn HK, et al：Ann Oncol. 2012；23(10)：2703-7.
9) Takeuchi K, et al：Blood. 2010；116(25)：5631-7.
10) Mansoor A, et al：Blood. 2011；117(5)：1447-52.
11) Yamaguchi M, et al：Int J Hematol. 1993；59(1)：25-30.
12) Suzumiya J, et al：Blood. 1994；83(8)：2255-60.
13) Pongpruttipan T, et al：Am J Surg Pathol. 2012；36(4)：481-99.
14) Yamaguchi M, et al：Cancer. 1995；76(11)：2351-6.
15) Egashira M, et al：Blood. 1999；93(2)：599-606.
16) Iqbal J, et al：Leukemia. 2009；23(6)：1139-51.
17) Karube K, et al：Blood. 2011；118(12)：3195-204.
18) Iqbal J, et al：Leukemia. 2011；25(2)：348-58.
19) 日本血液学会，編：造血器腫瘍診療ガイドライン 2013年版. 金原出版, 2013.[http://www.jshem.or.jp/gui-hemali/table.html]
20) Yamaguchi M, et al：J Clin Oncol. 2009；27(33)：5594-600.
21) Yamaguchi M, et al：J Clin Oncol. 2012；30(32)：4044-6.
22) Yamaguchi M, et al：J Clin Oncol. 2011；29(33)：4410-6.
23) Lee J, et al：J Clin Oncol. 2006；24(4)：612-8.
24) Suzuki R, et al：Blood. 2011；118(23)：6018-22.
25) Ito Y, et al：Clin Cancer Res. 2012；18(15)：4183-90.
26) Ishida F, et al：Cancer Sci. 2012；103(6)：1079-83.
27) Suzuki R, et al：Leukemia. 2004；18(4)：763-70.
28) Nakashima Y, et al：Genes Chromosomes Cancer. 2005；44(3)：247-55.

MEMO 「節性EBV陽性細胞障害性T細胞リンパ腫〔nodal EBV＋CTL（cytotoxic T-cell lymphoma）〕」

　従来，PTCL-NOSと診断された症例の中に，腫瘍細胞におけるTIA1, Granzyme B, Perforinなどの細胞障害性分子が陽性でEBV感染を認める一群が存在することが知られるようになった。これらは他のPTCL-NOSと病態を異にする節性EBV＋CTLとして一括可能であり，診断上，他のPTCL-NOS，ENKLらとの鑑別診断が求められることとなる（表）。従来型のCHOP療法などで治療された節性EBV＋CTLの予後は，ENKLの場合と同様にきわめて不良であるが，RT-2/3 DeVIC療法やSMILE療法など新世代療法によってENKLの治療予後が劇的に改善したのに対し，これらの治療戦略の節性EBV＋CTLに対する有効性は現時点では明らかになっていない。

表 ▶ENKLと節性EBV＋CTLの比較

	ENKL	節性EBV＋CTL
年齢	40歳代後半～50歳代前半が多い	高齢者（中央値61歳）
疾患背景	粘膜免疫異常	免疫不全（HIV，臓器移植後など）
病変部位	鼻腔，上咽頭，皮膚，消化管，肝脾など節外	節病変が主
免疫学的表現型	CD56陽性	CD8陽性，CD56陰性（稀に陽性）
TCR遺伝子再構成	陰性	陽性
EBV感染	陽性	陽性
腫瘍細胞形態	多形性（pleomorphic～elongated）	胚中心芽球様（centroblastoid）

黒田純也

5 成人T細胞白血病

T/NK細胞腫瘍

菱澤方勝

1 はじめに

成人T細胞白血病（adult T-cell leukemia；ATL）は，ヒトT細胞白血病ウイルス1型（human T-cell leukemia virus type 1；HTLV-1）が，主に母乳によって母から子どもに感染し，およそ60年の長い潜伏期間を経て発症する。WHO分類2008年版では，高度に多形性を持つリンパ球からなり，HTLV-1によって引き起こされる末梢性T細胞腫瘍と定義されている[1]。

HTLV-1ウイルスの感染がATLの発症と深く関わっているが，感染単独では腫瘍化せず，その発症機構の詳細については未解明である。ATLは，末梢血やリンパ節のほかに様々な臓器に浸潤し，高カルシウム血症や免疫不全による日和見感染症の合併が多いなどといった特徴的な臨床像を呈する。

くすぶり型や慢性型は治療されずに経過観察されることが多いが，急性型やリンパ腫型は通常の抗癌剤治療での平均生存期間はきわめて短い。様々な臨床試験が試みられてきたが，通常の抗癌剤治療のみでの長期寛解は稀であり，同種造血幹細胞移植（allogeneic hematopoietic stem cell transplantation；allo-SCT）や新規治療薬に予後の改善が期待されている。

2 HTLV-1とATLの疫学

1977年にUchiyamaらによって，ATLが新しい疾患概念として提唱され，その後HinumaらによってレトロウイルスであるHTLV-1が発見された[2-4]。さらに，すべてのATL患者で腫瘍細胞にHTLV-1のモノクローナルな組み込みが確認されることから，HTLV-1の感染がATLの原因であることが明らかとなった[5]。

わが国におけるHTLV-1感染者は，九州，沖縄，四国南部地方を中心とした西南日本に多く分布し，紀伊半島，三陸海岸，北海道などに散在している。世界では，アフリカ中央西部，カリブ海沿岸，メラネシア，南米沿海部のほか，アンデス高地先住民，イラン内陸部，南インドの少数民族にHTLV-1の感染者がみられる[6]。しかし，日本近隣の中国や韓国での感染者はきわめて稀であり，東北アジアでは日本列島にのみHTLV-1感染の集団が認められる。

HTLV-1は，①母子感染，②性交感染，そして③輸血など血液を介する感染といった，大きく3つの経路によって感染が成立する。この中で，母子間の母乳を介した感染が主要な感染経路であり，ATL患者の多くで，HTLV-1は母乳により感染している。性交感染は精液を介した男性から女性への伝播が多い。

わが国では1980年代に献血時の抗HTLV-1抗体のスクリーニングが開始され，輸血による感染はほぼ阻止された。2006〜2007年における初回献血者を対象とした調査では，抗HTLV-1抗体陽性率から推定した全国HTLV-1キャリアの数は108万人であった[7]。1988年に行われた調査では，キャリア数は120万人であり[8]，依然として国内では多くのHTLV-1感染者が存在している。また，九州・沖縄地方のキャリアの割合が減少している一方，関東地方と近畿地方の大都市圏での増加が示され，全国に拡散する傾向があることが指摘された。

ATLは，HTLV-1の感染が成立した後におよそ60

年間の長い潜伏期間を経て発症する。また，年間でHTLV-1キャリアのおよそ1,000人に1人がATLを発症し，生涯発症率は男性約6％，女性約2％である[9]。わが国でのおよそ1,200名のHTLV-1無症候性キャリアの前向きの観察研究では，HTLV-1キャリアにおけるATL発症の危険因子は，高齢者，末梢血中のHTLV-1高ウイルス量，ATLの家族歴，他の疾患の治療中に初めて抗HTLV-1抗体陽性が判明した症例であった[10]。

HTLV-1は，ATLのほかにHAM (HTLV-1 associated myelopathy)/TSP (tropical spastic paraparesis)[11]やHTLV-1 associated uveitis[12]など炎症性疾患も引き起こす。

3 HTLV-1のウイルス学的特徴

HTLV-1はレトロウイルス科のデルタレトロウイルス属に分類され，全長は約9kbである[13]。他のレトロウイルスと同様に，両端にプロモーター部分であるLTR (long terminal repeat)を持ち，内部蛋白をコードする*gag*，逆転写酵素をコードする*pol*，外被蛋白をコードする*env*といった構造遺伝子を有している（図1）。HTLV-1に特徴的な配列として，*env*と3'-LTRの間にpXと名づけられた特異な領域が存在し，様々な調節遺伝子がコードされている。pX領域にコードされる遺伝子の中で，Taxは感染細胞の細胞増殖やアポトーシスの抑制など多彩な機能を持ち，腫瘍化の重要な担い手と考えられている。しかし，Taxは免疫原性が強く宿主の免疫応答の標的となり，ATLを発症する時点では発現はしばしば抑制されている。

一方，*HBZ*はHTLV-1プロウイルスのマイナス鎖にコードされているが，キャリアの時期のみならずATLの発症に至った後でも発現し，細胞増殖に関わり腫瘍化との関連も推測されている[14]。

HTLV-1の感染は，生体内では主にCD4陽性T細胞に感染しているが，T細胞以外にもB細胞，単球，線維芽細胞，樹状細胞などにも感染する。HTLV-1の感染は，遊離ウイルス粒子では感染効率が悪く，感染細胞と非感染細胞とが接触してウイルス学的シナプスを形成することにより成立する[15]。しかし，plasmacytoidおよびDCs (myeloid dendritic cells)には遊離したHTLV-1が効率よく感染し，さらにHTLV-1に感染したDCsの産生するウイルス粒子が，CD4陽性T細胞に伝播することも報告されている[16]。

4 ATLの発症機構

ATLは，HTLV-1感染者の一部のみで発症し，さ

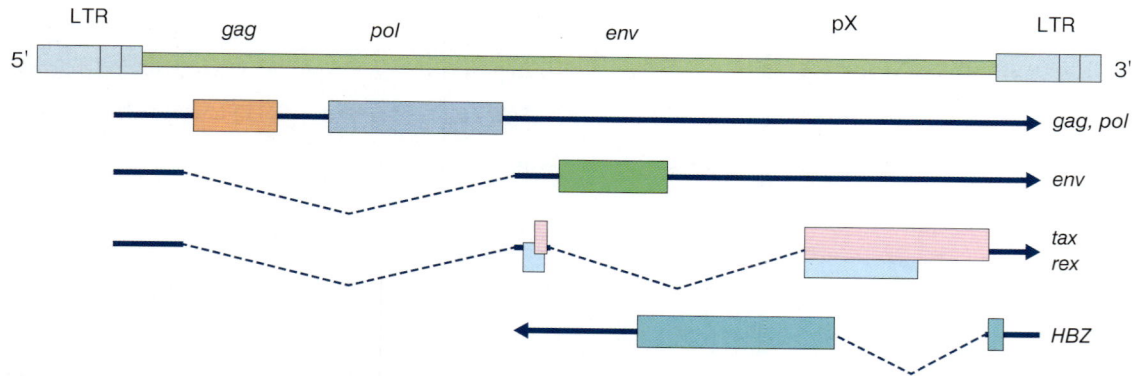

図1 ▶ HTLV-1プロウイルスの遺伝子構造
HTLV-1プロウイルスは，両端にLTR，内部に*gag*, *pol*, *env*とpX領域を有する。pX領域には，様々な調節遺伝子がコードされている
（文献13より引用改変）

らに発症に至るまでには長い年月を要することから，発癌過程は多段階と推測される[13]。HTLV-1の感染はATL全例に共通して認められる発症のための必須の過程であり，実際にウイルス遺伝子である*tax*や*HBZ*のトランスジェニックマウスでは，T細胞リンパ腫の発症が報告されている[17, 18]。しかし，これらのマウスモデルでも，リンパ腫の発症は一部でかつ長い潜伏期間も要するため，TaxやHBZのみでATLの発症は説明できず，宿主遺伝子に蓄積されるDNA変異やエピジェネティックな変化が，ATL発症には重要な役割を示しているものと考えられる。

瀬戸らは，CGH (array-based comparative genomic hybridization) を用いて，ATL患者に生じたDNAの増幅や欠失をゲノムワイドに解析している[19-21]。同じ急性型ATL患者の末梢血とリンパ節のCGHでのゲノムプロファイルは異なっており，リンパ節内には複数のサブクローンが存在し，末梢血の腫瘍細胞ではそこから選択されたクローンが観察された[19]。この結果は，ATLのクローン進化が主にリンパ節で生じていることを示唆している。

また，リンパ腫型ATLは，急性型ATLよりもHTLV-1陰性の末梢性T細胞リンパ腫に類似したゲノムプロファイルを示し，慢性型ATLと急性型ATLの解析では，後者に高頻度にみられる遺伝子の欠失が確認された[20, 21]。

ATLの発症過程で蓄積された遺伝子変異は症例ごとに様々で，ATLに共通した遺伝子変異や経路はこれまで示されていないが，表現型やサブタイプに影響を及ぼす遺伝子変異やゲノムプロファイルは存在するかもしれない。Yamagishiらは，ATLで高頻度にみられるNF-κBの恒常的な活性化が，マイクロRNAのmiR-31の欠失により生じ，これはポリコム蛋白によるepigeneticな機序であることを示した[22]。Kataokaらは，次世代シーケンスを用いた全ゲノム，エキソーム，トランスクリプトーム，メチル化などの解析を行い，多彩な遺伝子変化を報告している[23]。

ATLの細胞起源は，制御性T細胞が有力な候補とされる。しかし，一方では制御性T細胞のマスター遺伝子である*foxp3*は，ATLにおいてはHBZなどのウイルス蛋白に誘導され，真の制御性T細胞ではないという報告もある[24]。我々は，ATLの一部では*foxp3*遺伝子のメチル化のパターンが制御性T細胞と同様に低メチル化していることを見出したが，由来細胞についてはなお未解明である[24, 25]。

ATLの癌幹細胞はこれまで証明されていないが，我々はメモリーT細胞の中でTscm (T memory stem cell) と呼ばれるCD45RA陽性の分画を頂点としたATL細胞の階層性を示し，その中にATL幹細胞の存在が推測された[26]。

5 ATLの診断と臨床像

ATLは，様々な臓器に浸潤し多彩な臨床症状を呈する。末梢血の異常リンパ球の増加，全身のリンパ節腫脹，肝脾腫のほか，皮膚への浸潤がしばしば認められる。この他にATL細胞は，消化管，肺，骨，中枢神経などにも浸潤する[27]。また，著しい免疫不全によって，細菌，真菌，ウイルス，原虫などによる日和見感染症の合併が多い。高カルシウム血症が高頻度に認められることもATLの特徴である。

ATL細胞は，花弁状の核を持ったflower cellと呼ばれる特徴的な形態を示す（図2）。急性型や慢性型のATLではflower cellが末梢血中に出現し，形態学的診断の重要な指標になる。リンパ腫型では，末梢血中にATL細胞はほとんど出現しない。リンパ節などの病理組織像は多彩であり，多形小細胞型，多形中細胞および大細胞型，未分化大細胞型やReed-Sternberg巨細胞様の細胞が存在し，ホジキンリンパ腫に類似した組織像をとることもある。

ATL細胞の表面抗原は，多くがCD4陽性の末梢性T細胞の性質を持つ（図3）。CD2，CD5，CD25を発現するが，しばしばCD3の発現は低下し，CD7の発現を欠く。多くのATLが$CD4^+CD8^-$であるが，$CD4^-CD8^+$，$CD4^+CD8^+$，$CD4^-CD8^-$もみられ

る。IL-2受容体α鎖であるCD25は，ATLのほぼ全例で強発現し，診断上で有用である[28]。その遊離体である可溶性IL-2受容体（sIL-2R）はATL細胞に由来し，著明な高値を示すことが多く，腫瘍量を反映し，診断や治療効果の指標となる。

また近年，CADM1/TSLC1（cell adhesion molecule 1/tumor suppressor in lung cancer 1）の発現が，ATLの診断やHTLV-1感染からATLの発症に至る疾患の進行の有用な指標となることが報告されている[29]。ATL細胞はCD4$^+$CD25$^+$でありFOXP3の発現が半数以上の症例で認められ，制御性T細胞との類似性を持つ[30, 31]。CCR4（CC chemokine receptor 4）は多くのATLで発現するが[32]，これも制御性T細胞で発現がみられる表面抗原である。またCCR4は，抗CCR4抗体であるモガムリズマブによる治療の標的となるため[33]，この治療を考慮する際にはATL細胞でのCCR4の発現を解析しておくことが望ましい。

レトロウイルスであるHTLV-1は，RNAを鋳型にして逆転写酵素によって2本鎖DNAを合成し，インテグラーゼによって宿主ゲノムに組み込まれる。ゲノムにおけるHTLV-1プロウイルスの組み込み部位はランダムであり，個々のクローンに特有である。この性質を利用してHTLV-1感染細胞のクローナリティーは解析される。サザンブロット法によって，ATL細胞のDNA中にHTLV-1プロウイルスがモノクローナルに組み込まれていることが証明される（図4）。

抗HTLV-1抗体陽性のT細胞リンパ腫の中には，HTLV-1プロウイルスのクローナルな組み込みの認められない，ATL以外の末梢性T細胞リンパ腫が存在するため，ATLの確定診断にはHTLV-1プロウイ

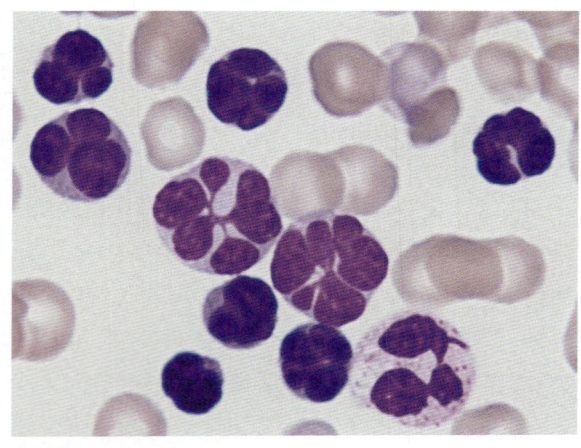

図2 ▶ ATLのflower cell
ATL患者の末梢血ではflower cellと呼ばれる花弁状の核を持つリンパ球が認められる

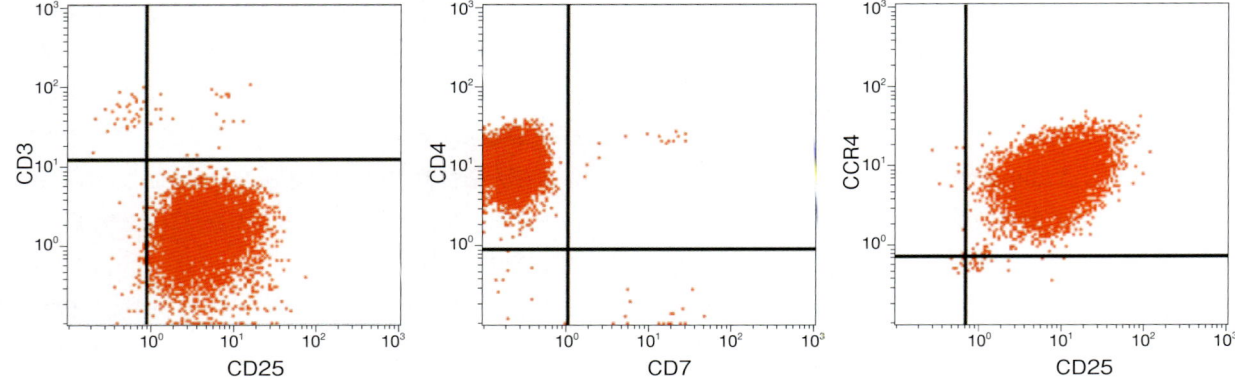

図3 ▶ ATLの表面抗原
典型的なATL細胞はCD4，CD25が発現し，CD7は陰性である。CD3の発現は低下していることが多い。ATLのおおよそ9割でCCR4が発現する
（京都大学医学部附属病院 検査部・大森勝之先生のご厚意により提供）

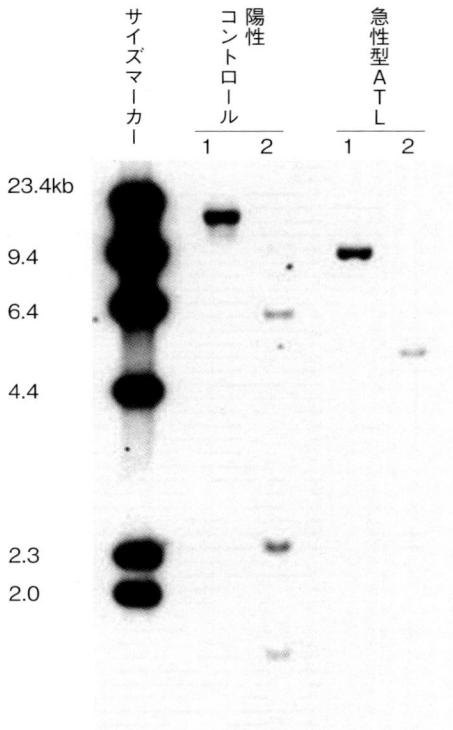

図4 ▶ サザンブロット法によるHTLV-1のクローナリティー解析
ATL患者のDNAにはHTLV-Iプロウイルスのモノクローナルな組み込みが認められる
1：EcoRI消化，2：PstI消化

ルスによるクローナリティーの確認が必要である。しかし，現在のところ，HTLV-1プロウイルスのサザンブロットは医療保険で認められておらず，実際の臨床の場では抗HTLV-1抗体陽性と細胞の形態，表面抗原および臨床所見から診断されている。

　HTLV-1プロウイルスのクローナルなDNAへの組み込みは，サザンブロット法のほかには，inverse PCR法でも証明されるが，解析は研究室レベルでのみ可能である。real-time PCRによるHTLV-1プロウイルス量の定量ではクローナリティーは判明しないが，細胞へのHTLV-1感染の有無は明らかになる。

6 ATLの病型分類と予後因子

　ATLは，無治療で数年以上生存可能な症例から，急激な経過で数カ月以内に死に至る症例まで多様性に富んだ疾患である。末梢血のリンパ球数，異常リンパ球の割合，血清LDH値，血清カルシウム値，腫瘍病変部位などによって，急性型，リンパ腫型，慢性型，くすぶり型の4つの臨床病型に分類される（**表1**）。くすぶり型や慢性型は，無治療で観察されることが多いが，平均生存期間はおよそ4年であり，10年生存率はおよそ25％である[34]。慢性型では，血清中のLDH，アルブミン，BUNのいずれかが異常値の場合には予後不良とされ，治療の対象となる。一方で，急性型やリンパ腫型の予後はきわめて悪く，生存期間の中央値は1年未満である。

　急性型とリンパ腫型の予後予測モデルとして，ATL-PI〔PI（prognostic index）for acute-and lymphoma-type〕が提唱されており，臨床病期Ⅲ，Ⅳ期，PS（performance status）3～4，年齢＞70歳，血清アルブミン値＜3.5g/dL，およびsIL-2R＞20,000U/mLが予後不良因子である[35]。

　臨床病期のスコアを2，他の4因子のスコアを1としてスコアリングしたsimplified ATL-PIでは，0，1，2をlow risk group，3，4をintermediate risk group，5，6をhigh risk groupの3群に層別化され，生存期間中央値は，それぞれ16.2カ月，7.3カ月，3.7カ月である。JCOG（Japan Clinical Oncology Group）-LSG（Lymphoma Study Group）でも，過去に臨床試験に登録された症例を対象として解析がなされ，PS2～4および補正カルシウム値≧5.5mEq/Lが予後不良因子であった。

7 ATLの治療

　くすぶり型や慢性型は，緩やかな経過をとり，これまでのわが国における後方視的解析では，抗癌剤投与による生存期間の延長は示されていないため，一般的

表1 ▶ ATLの病型分類

	くすぶり型	慢性型	リンパ腫型	急性型
抗HTLV-I抗体	+	+	+	+
リンパ球数（×10^9/L）	<4	≧4*1	<4	※
異常リンパ球	≧5%	+*2	≦1%	+*2
flower cell	しばしば	しばしば	−	+
LDH	≦1.5N	≦2N	※	※
補正Ca値（mEq/L）	<5.5	<5.5	※	※
組織で認識されたリンパ節腫脹	−	※	+	※
腫瘍病変				
皮膚	※※	※	※	※
肺	※※	※	※	※
リンパ節	−	※	+	※
肝臓	−	※	※	※
脾臓	−	※	※	※
中枢神経	−	−	※	※
骨	−	−	※	※
腹水	−	−	※	※
胸水	−	−	※	※
消化管	−	−	※	※

N：正常値上限
※：他の病型で規定される条件以外の制約はないことを示す
※※：他の条件を満たせば必須ではない。しかし，異常リンパ球が末梢血で5%以下の場合，組織で確認される腫瘍病変が必要
＊1：Tリンパ球増加（3.5×10^9/L）を伴う
＊2：異常リンパ球が末梢血で5%以下の場合，組織で確認される腫瘍病変が存在すること

には強力な化学療法は行わずに無治療で経過観察される。皮膚が病変の主座である場合には，副腎皮質ステロイド薬の外用，PUVA療法（psoralen plus ultraviolet A light therapy），ナローバンドUVB，電子線やX線による放射線療法など，皮膚指向性治療が選択される。

急性型とリンパ腫型および予後不良因子（血清中のLDH，アルブミン，BUNの値いずれかが異常値）を持つ慢性型のATLは，多剤併用化学療法が推奨される。JCOG-LSGではATLに対して様々な多剤併用化学療法の臨床試験が行われてきたが，その中でも8種類の抗癌剤を用いたVCAP（ビンクリスチン，シクロホスファミド，ドキソルビシン，プレドニゾロン）療法にメトトレキサート，プレドニン，シタラビンの予防的髄注を併用したmLSG15（modified LSG15）療法が最も推奨される治療である。biweekly CHOPとの第Ⅲ相無作為比較試験では，mLSG15療法は3年全生存率はbiweekly CHOPが13%であるのに対して，mLSG15療法は24%と有意に生存率を向上した[36]。ただし，mLSG15療法は，血液毒性や感染症の頻度が高く，臨床試験は70歳以下を対象としたため，高齢者への適用は慎重を要する。

モガムリズマブは，糖鎖のフコースを除き抗体依存性細胞傷害活性を高めたCCR4に対するヒト化モノクローナル抗体である。再発のATLに対する救援療法として実施された第Ⅱ相臨床試験では，26例中13例（50%）が奏効し，無病生存期間および全生存期間中央値はそれぞれ5カ月および14カ月であった[33]。

Infusion reactionや皮膚毒性，感染症など，モガムリズマブ特有の有害事象への注意は必要であるが，現在CCR4陽性の再発・難治性のATLに対しては，モガムリズマブが多くの場合使用されている。初発のATLに対しては，mLSG-15とモガムリズマブの併用とmLSG-15単独との第Ⅱ相比較試験が行われ，完全寛解率はそれぞれ52％，33％で，モガムリズマブを併用した群が優位に高い完全寛解率であった[37]。

今後は，ATLに対する初回治療として，モガムリズマブを併用したmLSG-15が広く用いられることになると予想されるが，併用投与による全生存期間の延長は示されておらず，さらなる評価と検討が必要である。

ATLに対してのallo-SCTは，2001年に宇都宮らによる10例での後方視的解析によって，ATLの予後が改善される可能性が報告されて以来，わが国の多くの移植施設で実施されている。1996～2005年までにわが国で実施されたATLに対するallo-SCTの全症例を対象とした大規模な後方視的解析では，血縁者間，非血縁者間骨髄，臍帯血移植全317症例の解析での3年予測生存率は，33％であった[38]。多変量解析では，年齢55歳以上，男性，完全寛解以外の移植前病期，臍帯血移植が生存に負の影響を与える予後因子であった。

移植後の再発の際，免疫抑制薬の減量や中止で再寛解に至ることがしばしば観察されており，allo-SCTによってATL患者に長期寛解をもたらす要因として，ドナーの免疫担当細胞による抗腫瘍効果graft-versus-ATL効果の関与が推測されている。

移植片対宿主病（graft-versus-host disease；GVHD）が移植成績に及ぼす影響の検討においても，grade Ⅰ～Ⅱの軽い急性GVHDのあった症例では，GVHDのみられなかった症例と比較し生存率が改善されることが示されており，graft-versus-ATL効果の存在が裏づけられている[39]。

ATLに対するallo-SCTは，初回治療が奏効し，適切な幹細胞ドナーが得られ，移植が不可能な年齢や臓器障害を持たない患者では，化学療法では得がたい長期生存が期待できる有効な治療法として積極的に行われている。しかし，前処置，対象年齢の上限，高い移植関連死亡率の改善，HTLV-1キャリアドナーからの移植を含めたドナーの選択など課題も多く残されており，さらにはATL患者に移植が化学療法を上回る恩恵をもたらすのかついても，現在のところエビデンスは乏しい。

また，移植前のモガムリズマブの投与は，ATL細胞ばかりでなく正常の制御性T細胞が抑制されることによって，GVHDや拒絶の危険を高めることが危惧されているため，移植予定の患者での使用は慎重を要する。

欧米では，ATLに対してIFN-α（interferon-α）とジドブジン（アシドチミジン）の併用が行われており，Bazarbachiらによるメタ解析では，急性型，慢性型，くすぶり型での良好な成績が報告された[40]。NCCNガイドラインでもIFN-α/AZTは推奨されているが，わが国ではATLに対して未承認であるばかりでなくエビデンスも乏しいため，現時点では一般診療としては推奨されない。

8 おわりに

ATLの発見から30年が経過し，これまで感染から発症に至るまでの知見が集積されてきたが，とりわけ近年は遺伝子解析の技術の向上により，急速に病態の解明が進みつつある。一方，治療においても，allo-SCTやモガムリズマブなど新規治療薬により，これまで非常に不良であったATL患者の予後を改善する可能性も期待されている。今後のさらなるATL治療の発展に期待をしたい。

● 文献

1) Swerdlow SH, et al, ed：WHO Classification of Tumours of Haematopoietic and Lymphoid Tissues. 4th ed. IARC Press, 2008.
2) Uchiyama T, et al：Blood. 1977；50(3)：481-92.
3) Hinuma Y, et al：Proc Natl Acad Sci USA. 1981；78(10)：6476-80.

4) Poiesz BJ, et al：Proc Natl Acad Sci USA. 1980；77(12)：7415-9.
5) Yoshida M, et al：Proc Natl Acad Sci USA. 1984；81(8)：2534-7.
6) Proietti FA, et al：Oncogene. 2005；24(39)：6058-68.
7) 山口一成：平成21年度厚生労働省科学研究費補助金新型インフルエンザ等新興・再興感染症事業 総括研究報告書. 厚生労働省, 2009.
8) Tajima K：Int J Cancer. 1990；45(2)：237-43.
9) Arisawa K, et al：Int J Cancer. 2000；85(3)：319-24.
10) Iwanaga M, et al：Blood. 2010；116(8)：1211-9.
11) Osame M, et al：Lancet. 1986；1(8488)：1031-2.
12) Mochizuki M, et al：Jpn J Cancer Res. 1992；83(3)：236-9.
13) Matsuoka M, et al：Nat Rev Cancer. 2007；7(4)：270-80.
14) Zhao T, et al：Front Microbiol. 2012；3：247.
15) Igakura T, et al：Science. 2003；299(5613)：1713-6.
16) Jones KS, et al：Nat Med. 2008；14(4)：429-36.
17) Satou Y, et al：PLoS Pathol. 2011；7(2)：e1001274.
18) Ohsugi T, et al：Nat Med. 2007；13(5)：527-8.
19) Umino A, et al：Blood. 2011；117(20)：5473-8.
20) Oshiro A, et al：Blood. 2006；107(11)：4500-7.
21) Yoshida N, et al：Cancer Res. 2014；74(21)：6129-38.
22) Yamagishi M, et al：Cancer Cell. 2012；21(1)：121-35.
23) Kataoka K, et al：Nat Genet. 2015；47(11)：1304-15.
24) Miyazato P, et al：Int Immunol. 2014；26(8)：419-25.
25) Shimazu Y, et al：Cancer Immunol Res. 2016；4(2)：136-45.
26) Nagai Y, et al：Blood. 2015；125(23)：3527-35.
27) Shimoyama M：Br J Haematol. 1991；79(3)：428-37.
28) Uchiyama T, et al：J Clin Invest. 1985；76(2)：446-53.
29) Nakahata S, et al：Leukemia. 2012；26(6)：1238-46.
30) Karube K, et al：Br J Haematol. 2004；126(1)：81-4.
31) Matsubara Y, et al：Leukemia. 2005；19(3)：482-3.
32) Yoshie O, et al：Blood. 2002；99(5)：1505-11.
33) Ishida T, et al：J Clin Oncol. 2012；30(8)：837-42.

MEMO　「HTLV-1 感染分布の最新状況」

　本項でも触れられたように，HTLV-1感染の地域分布は，従前の理解から大きく変化しつつある。ここではわが国で近年（2012年3月以後）実施された全国規模の妊婦におけるHTLV-1感染スクリーニング調査結果を紹介する（図1，2）[1, 2)]。ATLL診療に従事する者にとっては疾患理解と同様に重要な知見と言える。かつてに比して，地域ごとの陽性率の均霑化，特に大都市圏での陽性者実数の増加は明らかである。

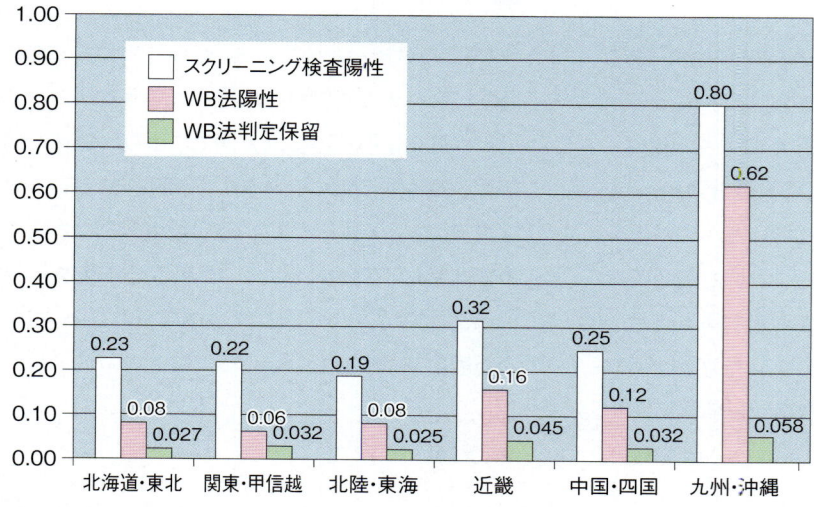

図1 ▶ 妊婦におけるHTLV-1抗体スクリーニング検査とWestern blot（WB）法による確認検査

34) Takasaki Y, et al: Blood. 2010; 115(22): 4337-43.
35) Katsuya H, et al: J Clin Oncol. 2012; 30(14): 1635-40.
36) Tsukasaki K, et al: J Clin Oncol. 2007; 25(34): 5458-64.
37) Ishida T, et al: Br J Haematol. 2015; 169(5): 672-82.
38) Hishizawa M, et al: Blood. 2010; 116(8): 1369-76.
39) Kanda J, et al: Blood. 2012; 119(9): 2141-8.
40) Bazarbachi A, et al: J Clin Oncol. 2010; 28(27): 4177-83.

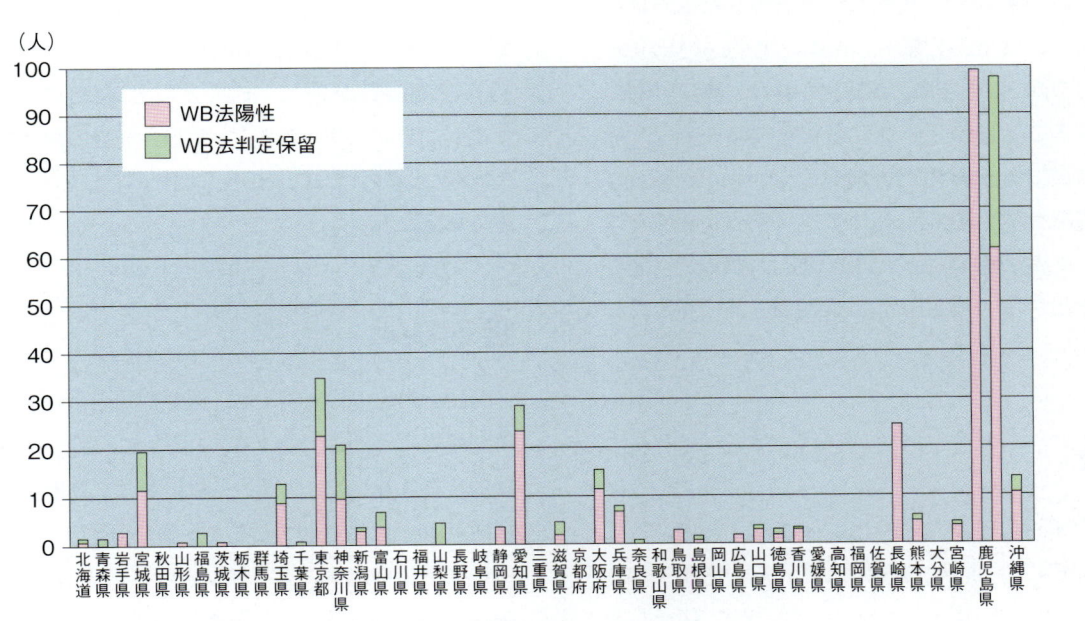

図2 ▶ 都道府県別─WB法によるHTLV-1陽性妊婦数（2年間）

1) 板橋家頭夫. 平成24年度厚生労働科学研究補助金（成育疾患克服等次世代育成基盤研究事業：H23-次世代-指定-008）平成24年度総括研究報告書「HTLV-1母子感染予防に関する研究：HTLV-1抗体陽性妊婦からの出生児のコホート研究」
[http://htlv-1mc.org/wp-content/uploads/2013/04/HTLV-1soukatsuhoukoku2012.pdf]
2) 板橋家頭夫. 平成25年度厚生労働科学研究補助金（成育疾患克服等次世代育成基盤研究事業：H23-次世代-指定-008）平成25年度総括研究報告書「HTLV-1母子感染予防に関する研究：HTLV-1抗体陽性妊婦からの出生児のコホート研究」
[http://htlv-1mc.org/wp-content/uploads/2013/02/HTLVkennkyumanyuaru_kaitei.pdf]

〈黒田純也〉

T／NK細胞腫瘍

6 菌状息肉症・Sézary症候群

岩月啓氏，濱田利久

1 はじめに

皮膚T細胞リンパ腫（cutaneous T-cell lymphoma；CTCL）は，狭義には菌状息肉症（mycosis fungoides）とSézary症候群（Sézary syndrome）を意味するが，広義には皮膚で増殖・進行するT細胞性リンパ腫を包含した概念として用いられる。白血病や皮膚外リンパ腫から二次性に皮膚浸潤したものは通常含めない。原発性皮膚リンパ腫についてはWHO-EORTC分類2005年版[1]が発表された。真に「原発」を定義することは難しいが，菌状息肉症・Sézary症候群の特徴である表皮向性浸潤（epidermotropism）は，腫瘍細胞が皮膚へホーミングする特性を表すだけでなく，皮膚が腫瘍細胞の増殖と進行に病因的に関与しているとされ，「皮膚原発」を再定義する所見と思われる。

2 定義

菌状息肉症は，皮膚原発のindolentなT細胞リンパ腫で，紅斑期，局面期，腫瘍期と進行し，病理学的に特徴的所見を示す（図1）。Sézary症候群は，臨床および細胞学的に菌状息肉症と同一スペクトラムの疾患と考えられるが，紅皮症や白血化を伴うのが特徴である。

3 疫学

わが国における疫学調査の結果では，皮膚リンパ腫のうち約85％がT／NK細胞型であり，B細胞型が残り約15％で，わずかながら芽球性形質細胞性樹状細胞腫瘍が含まれる。CTCLの約50％が菌状息肉症であり，Sézary症候群は約2％である。早期病変を含めると，毎年150〜200例程度の菌状息肉症／Sézary症候群の新規登録がある[2]。

4 遺伝的背景

Ashkenazi系ユダヤ人でHLA-DR5（新しい分類では，DRB1*11）に集積性があり，特にDRB1*1104と関連性が高く，また，DQB1*03にも集積性が高いことが示唆された[3]。家族性発症の菌状息肉症（ユダヤ人家系）では，HLA DQB1*03が有意に高頻度であった[4]。

5 臨床経過

菌状息肉症の初発病変は，湿疹と間違われるような斑状病変（patch）で始まり，しだいに浸潤を伴う局面状病変（plaque）に進行し，数年から十数年かけて腫瘍期（tumor）に進展することが多い（図1）。その経過中に宿主免疫応答により様々な臨床像を示す（図2）。菌状息肉症の経過中に多形皮膚萎縮（poikiloderma）を残して進展が止まる症例があり，局面状類乾癬との異同が論じられている。稀に紅皮症化する症例があり，紅皮症型菌状息肉症と呼ばれる。病期が進行すると反応性リンパ節腫大をきたし，やがて，明らかなリンパ節病変（15mm以上を有意の腫大と判定）や，肺，脾，肝浸潤をきたす（図3）。

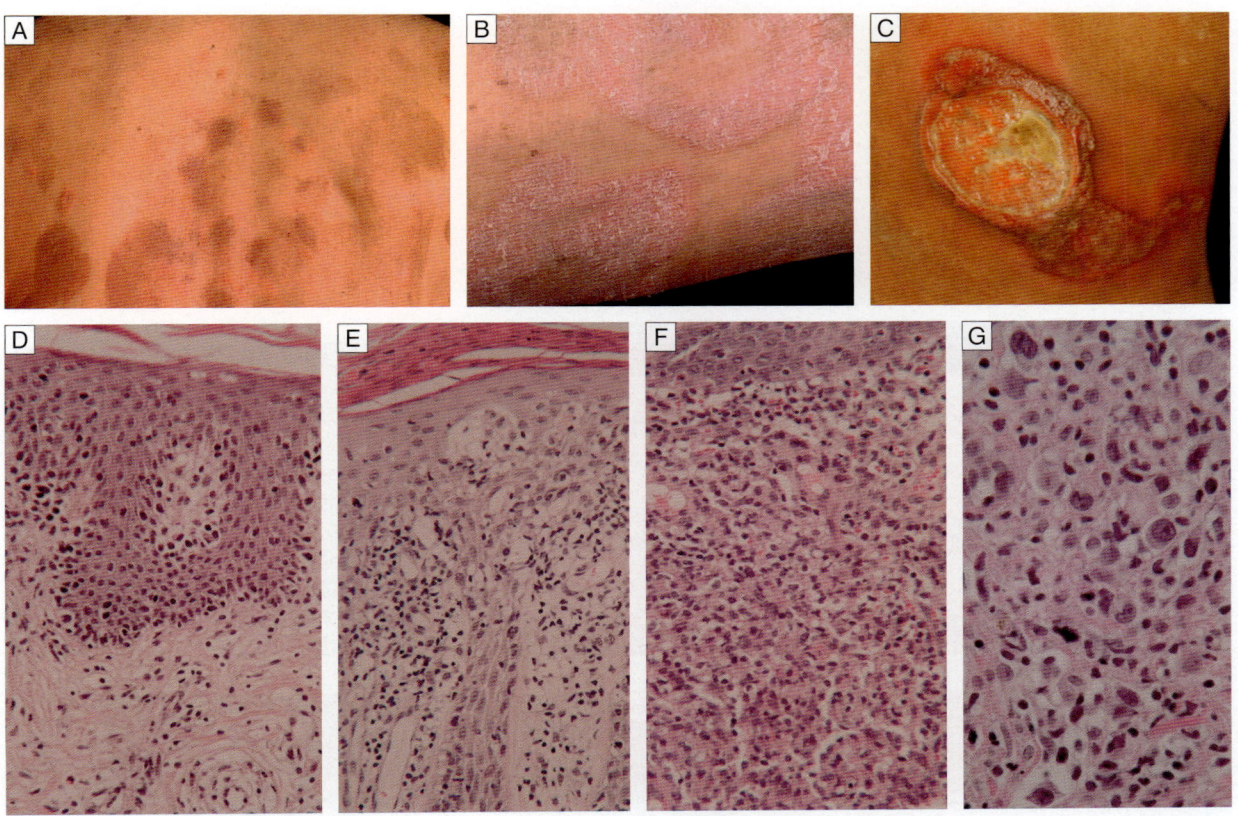

図1 ▶ 菌状息肉症の臨床経過
数年〜十数年かけて，A：紅斑期（patch），B：浸潤期（plaque），C：腫瘍期（tumor）と進行するが，紅斑期・浸潤期で進行が停止あるいは治癒することも多い．その場合には局面状類乾癬との異同が論じられている．組織学的には，D：紅斑期にはわずかな表皮向性Tリンパ球浸潤，E：浸潤期では表皮肥厚と表皮向性浸潤細胞（Pautrier微小膿瘍）の増加がみられ，F：腫瘍期では稠密な異型細胞浸潤がみられる．しばしば，G：large cell transformationを起こす

6 血液・病理・遺伝子検査の進め方

1. 皮膚・リンパ節生検による病理組織検査

異型リンパ球の表皮向性浸潤と表皮内Pautrier微小膿瘍を特徴とする．腫瘍性増殖の判断には，免疫染色とともにT細胞受容体遺伝子再構成の解析が必要である．リンパ節病変は，早期では皮膚病性リンパ節炎（N_1〜N_2．**表1**）の像を示し，T領域に多数のS100$^+$樹状細胞浸潤とメラニン貪食細胞がみられ，M2マクロファージも多数浸潤する[5]．進行期ではリンパ節基本構造が破壊され，大部分が腫瘍細胞に置換される（N_3）．紅皮症とともに末梢血に異型細胞のクローン性増殖（白血化）が診断基準[6]を満たす場合には，Sézary症候群と診断される（**図4**）．

2. 腫瘍細胞の表面形質と染色体異常

腫瘍細胞は，切れ込みの強い核を有するT細胞（CD2$^+$，CD3$^+$，CD4$^+$，CD5$^+$，CD8$^-$，TCRαβ$^+$）でCD7減弱がある．通常，細胞傷害性分子は陰性だが，稀にCD8$^+$の例がある．腫瘍細胞はCLA（cutaneous lymphocyte antigen）とCCR4を発現し，IL-4，IL-5，IL-10 mRNAの強発現と，GATA-3とJunBの過剰発現がみられ，Th2型形質を示す[7-9]．進行期病変やリンパ腫様丘疹症に類似の病変，あるいはlarge cell transformationでは，しばしばCD30$^+$大型異型細胞の出現がある．病初期に

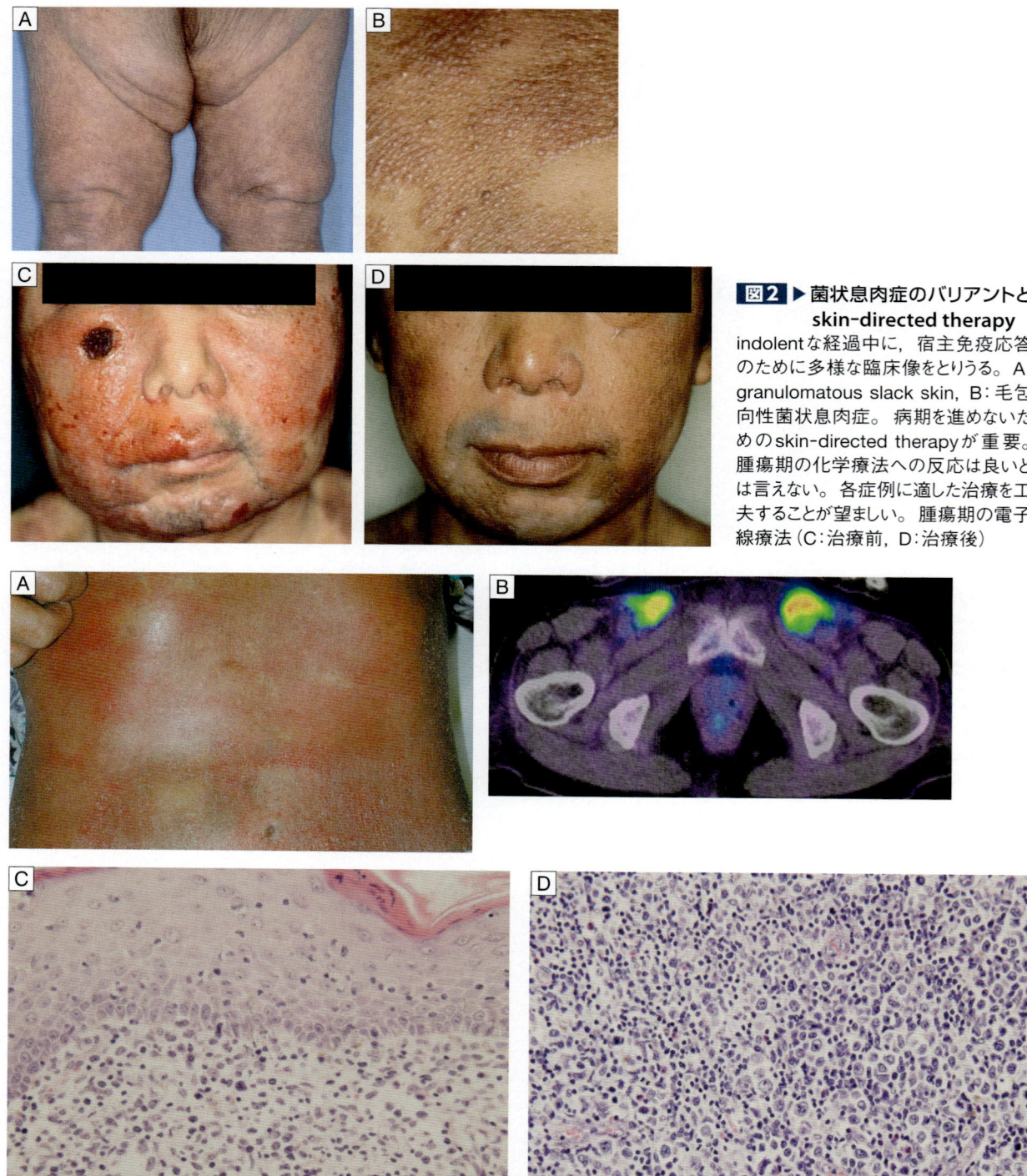

図2 ▶ 菌状息肉症のバリアントとskin-directed therapy
indolentな経過中に，宿主免疫応答のために多様な臨床像をとりうる。A: granulomatous slack skin，B: 毛包向性菌状息肉症。病期を進めないためのskin-directed therapyが重要。腫瘍期の化学療法への反応は良いとは言えない。各症例に適した治療を工夫することが望ましい。腫瘍期の電子線療法（C：治療前，D：治療後）

図3 ▶ 紅皮症型菌状息肉症とPET/CT所見
菌状息肉症では，反応性の皮膚病性リンパ節炎とリンパ節浸潤を鑑別することが病期診断に重要。画像，超音波診断に加えて，PET/CTは有用な情報が得られる。A：紅皮症型菌状息肉症のPET/CT所見（B：鼠径部，SUV：右4.9，左6.5）。皮膚病変にも腫瘍細胞浸潤がみられるが，C：PET/CTでは陽性所見はなかった。D：PET/CT陽性の左鼠径部リンパ節はlarge cell transformationを起こしたリンパ腫細胞浸潤みられる

表1 ▶ 菌状息肉症・Sézary症候群のTNMB分類と病期

T_1：体表面積の＜10％
　　T_{1a}（patchだけ），T_{1b}（plaque＋patch）
T_2：体表面積の≧10％
　　T_{2a}（patchだけ），T_{2b}（plaque＋patch）
T_3：腫瘍形成。1病変またはそれ以上
T_4：紅皮症。体表面積の80％以上の融合する紅斑

N_0：臨床的に異常リンパ節なし。生検不要
N_1：臨床的に異常リンパ節あり
　　組織学的にDutch Gr 1, or NCI LN_{0-2}に相当＊
　　N_{1a}：クローン性増殖なし　N_{1b}：クローン性増殖あり
N_2：臨床的に異常リンパ節あり
　　組織学的にDutch Gr 2, or NCI LN_3に相当＊
　　N_{2a}：クローン性増殖なし　N_{2b}：クローン性増殖あり
N_3：臨床的に異常リンパ節あり
　　組織学的にDutch Gr 3〜4, or NCI LN_4に相当＊
N_x：臨床的に異常リンパ節あるが，組織的な確認がないか，完全なN分類ができない

M_0：内臓病変なし　M_1：内臓病変あり

B_0：異型リンパ球が末梢血リンパ球の5％以下
　　B_{0a}：クローン性増殖陰性　B_{0b}：クローン性増殖陽性
B_1：異型リンパ球が末梢血リンパ球の5％を超えるが，B_2基準を満たさない
　　B_{1a}：クローン性増殖陰性　B_{1b}：クローン性増殖陽性
B_2：Sézary細胞（クローン性増殖あり）が末梢血中に1,000個／μL以上。Sézary細胞が以下の項目の1項目を満たす：CD4／CD8≧10，$CD4^+$，$CD7^-$細胞≧40％，または$CD4^+$，$CD26^-$細胞≧30％

病期	T	N	M	B
IA	1	0	0	0, 1
IB	2	0	0	0, 1
IIA	1〜2	1, 2, X	0	0, 1
IIB	3	0〜2, X	0	0, 1
IIIA	4	0〜2, X	0	0
IIIB	4	0〜2, X	0	1
IVA1	1〜4	0〜2, X	0	2
IVA2	1〜4	3	0	0〜2
IVB	1〜4	0〜3, X	1	0〜2

X：臨床的に異常なリンパ節腫大が，組織学的に確認されていないか，完全なN分類ができない
＊：リンパ節のNCI分類（旧分類基準）
NCI LN_0：リンパ節に異型リンパ球なし
NCI LN_1：所々，孤立性異型リンパ球（集塊を作らない）
NCI LN_2：多数の異型リンパ球または3〜6細胞の小集塊
NCI LN_3：異型のリンパ球の大きな集塊あるが，リンパ節の基本構造は保たれる
NCI LN_4：リンパ節構造が異型リンパ球または腫瘍細胞によって部分的あるいは完全に置換される

（文献6より引用）

は，IFN-γを産生する$CD8^+$/$TIA-1^+$T細胞浸潤などの宿主免疫応答がみられるが，病期が進行すると，IL-12などのTh1型サイトカイン産生減少やplasmacytoid dendritic cellの数的減少を伴い，Th2シフトが明らかになる。

Sézary細胞（図4）は，$CD4^+$，$CD7^-$または$CD4^+$，$CD26^-$の形質をとることが多く，CCR7とL-selectinを発現するcentral memory T細胞（T_{CM}）であり，進行例では成人T細胞白血病細胞が発現するTSLC-1/CADM-1を持つ。一方，菌状息肉症の腫瘍細胞はskin-resident, effector memory T細胞（T_{EM}）と考えられている[10]。CGH（comparative genomic hybridization）解析結果から，Sézary細胞と菌状息肉症細胞は異なるサブタイプであることが示された[11]。

腫瘍細胞のCDKN2A-CDKN2Bがコードされている染色体9q21や，10qと17qの欠失が知られている[12]。細胞増殖に関連した転写因子であるJUNBの増幅や，進行期の菌状息肉症ではSTAT3転写因子の活性化が認められる。細胞周期を制御するp14, p15, p16の発現低下が知られている。また，アポトーシスを誘導する*Fas*遺伝子変異やそのプロモーター部のメチレーションが報告されている[12]。

CTCLでは，5種のmicroRNA（miR-203, miR-205, miR-326, miR-663, とmiR-711）の検出が，炎症性疾患との鑑別に有用とされている[13]。programmed-death-1（PD-1）はSézary細胞には発現するが，菌状息肉症細胞での発現は認められないと

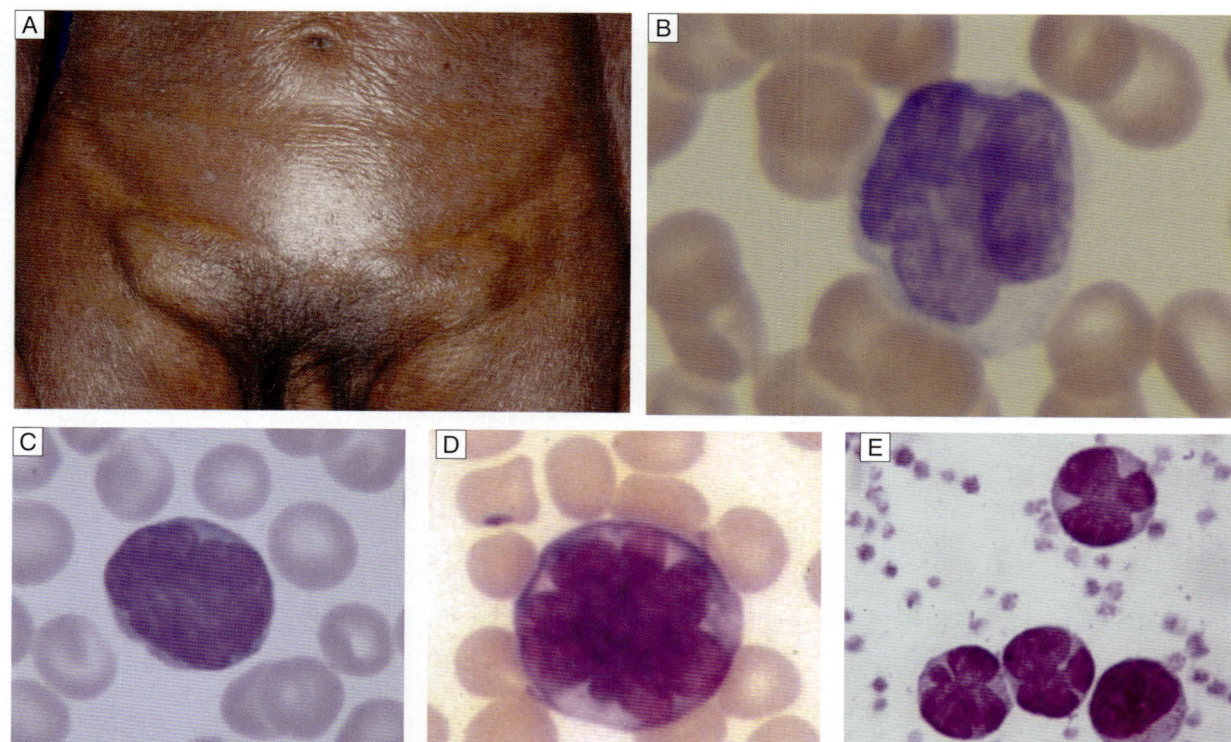

図4 ▶ Sézary症候群と末梢血異型リンパ球
Sézary症候群は，紅皮症とリンパ節腫大を特徴とし（A），脳回状のくびれを有する異型リンパ球（Sézary細胞）の白血化の所見（B，C）が必須である．白血化がないときには紅皮症型菌状息肉症と診断される．Sézary細胞に類似の細胞は，紅皮症型光線性類細網症（D）や肺癌に伴う紅皮症（E）など様々な病態で出現する

の報告がある[14]．

3．血液・生化学・ウイルス学的検査

血算，血液像に加えて，血清LDと可溶性IL-2受容体を測定する．臓器障害の評価や治療選択のために，一般血液・尿検査を実施する．骨髄検査は早期症例では必須ではないが，必要に応じて実施する．成人T細胞白血病/リンパ腫（adult T-cell leukemia/lymphoma；ATLL）を除外するために抗HTLV-1抗体検査を行う．

4．画像検査による病期診断

CT，FDG-PET/CT検査を行い，病変の広がりを評価することが必要である．超音波エコー検査は表在リンパ節評価に威力を発揮する．診断時に明らかにリンパ節や皮膚外病変があれば，定義上「原発性皮膚」の範疇から外れる．

7 病期診断と鑑別診断

TNMB分類（**表1**）に基づいて診断と病期を決定する．生命予後から，早期病変（stage ⅠA～ⅡA）と進行病変（stage ⅡB～ⅣB）にわけられる．早期病変の診断基準が示されている[15]．WHO分類に正式に掲載されたのは以下のバリアントである．

① pagetoid reticulosis（Woringer-Kolopp disease）：顕著な表皮内浸潤が認められ，予後良好な臨床病型と考えられている．
② granulomatous slack skin：弛緩した皮膚を特徴とし，肉芽腫様組織反応をきたす（**図2**）．

③毛包性ムチン沈着症（毛包向性菌状息肉症）：毛包上皮への腫瘍細胞浸潤と変性によるムチン沈着を特徴とする。通常の菌状息肉症と異なり，早期に白血化や臓器浸潤をきたす例がある[16]。

鑑別疾患は，ATLL，未分化大細胞リンパ腫などのほかのCTCLや，紅皮症を呈する光線性類細網症，悪性腫瘍に伴う紅皮症のほか（図4C〜E），薬剤性偽T細胞リンパ腫などである。

8 病因と分子病態

ウイルスなどの感染因子，薬剤，職業的曝露物質，遺伝子変異などが研究されてきたが，いまだに明確な答えは得られていない。かつてHTLV-1の関与が注目を集めたが否定的である。腫瘍細胞が表皮向性浸潤を示す機序として，リンパ球が発現するケモカイン受容体が注目されている[7,8]。腫瘍細胞はCCR4とCLAを発現し，表皮細胞および表皮Langerhans細胞はCCR4のリガンドであるCCL17/TARCとCCL22/MDCを発現している[17]。また，血管内皮細胞はCLAのリガンドであるE-selectinを発現していることから，腫瘍細胞が皮膚に帰巣する説が提唱されている[7]。さらに表皮内においては，腫瘍細胞が発現するCCR4とαEβ7は，それぞれLangerhans細胞が発現するCCL22/MDCおよびE-cadherinと結合し，Pautrier微小膿瘍を形成すると考えられている。Langerhans細胞には，CD80/B7-1，CD86/B7-2などのT細胞に対するco-stimulatory moleculeが確認されており，そのリガンドであるT細胞のCD28とCD152（CTLA-4）が，それぞれT細胞活性化を促進あるいは，逆に抑制することが知られている[18,19]。

9 治療と予後因子

TNMB基準による病期診断は予後と相関するので（表2），治療は病期によって選択される[20]。large cell transformationは予後を決定する因子ではなく，進行と関連する。菌状息肉症・Sézary症候群の重症度あるいは効果判定評価として，mSWAT（Modified Severity-Weighted Assessment Tool）が用いられている。

早期病変（stage ⅠA〜ⅡA）は，ステロイド外用や光線療法などのskin-directed therapyで進行を阻止する治療が選択される。治療抵抗性の場合には，ベキサロテン内服，インターフェロンγやボリノスタットあるいは経口エトポシドなどを併用する（図5）[21]。

表2 ▶ ICSL/EORTCの臨床病期と生存率および疾患進行率

臨床病期	中間生存年数	全生存率（%）			疾患特異的生存率（%）			疾患進行危険率（%）		
		5年	10年	20年	5年	10年	20年	5年	10年	20年
ⅠA	35.5	94	88	73	98	95	90	8	12	18
ⅠB	21.5	84	70	52	89	77	67	21	38	47
ⅡA	15.8	78	52	47	89	67	60	17	33	41
ⅡB	4.7	47	34	21	56	42	29	48	58	71
ⅢA	4.7	47	37	25	54	45	31	53	62	74
ⅢB	3.4	40	25	NR	48	45	NR	82	73	NR
ⅣA1	3.8	37	18	15	41	20	17	62	83	86
ⅣA2	2.1	18	15	3	23	20	6	77	80	94
ⅣB	1.4	18	NR	NR	18	NR	NR	82	NR	NR

ISCL：International Society for Cutaneous Lymphoma

（文献20より引用改変）

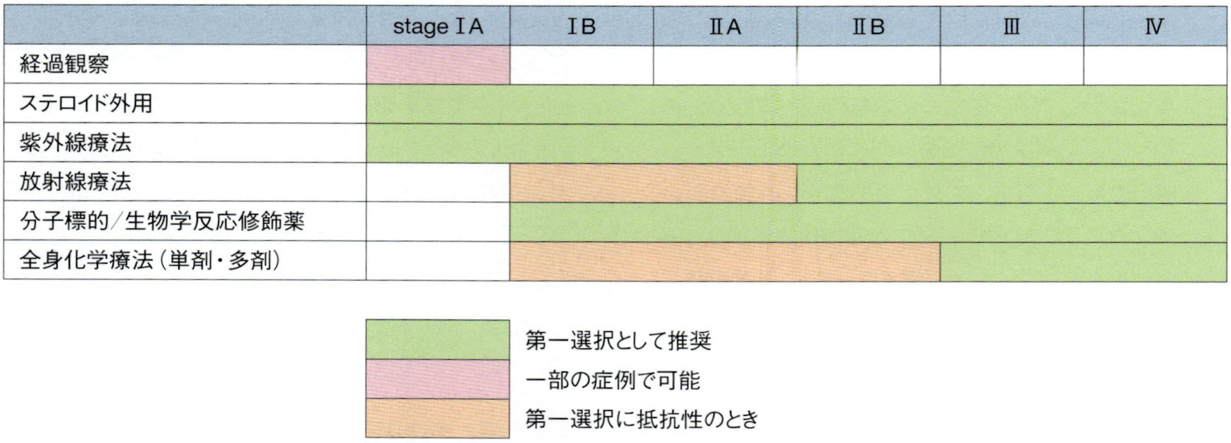

	stage IA	IB	IIA	IIB	III	IV
経過観察	一部の症例で可能					
ステロイド外用	第一選択	第一選択	第一選択	第一選択	第一選択	第一選択
紫外線療法	第一選択	第一選択	第一選択	第一選択	第一選択	第一選択
放射線療法		抵抗性時	抵抗性時	第一選択	第一選択	第一選択
分子標的/生物学反応修飾薬		第一選択	第一選択	第一選択	第一選択	第一選択
全身化学療法（単剤・多剤）		抵抗性時	抵抗性時	抵抗性時	第一選択	第一選択

凡例：
- 緑：第一選択として推奨
- 桃：一部の症例で可能
- 橙：第一選択に抵抗性のとき

図5 ▶ 菌状息肉症・Sézary症候群の病期別治療選択　　　　（文献21より引用改変）

早期病変に強力な化学療法を実施するのは有効ではない[22]。

stage ⅡBでは，少数の腫瘍は局所放射線治療が良い適応になる。多発する治療抵抗性病変に対しては全身皮膚電子線照射が最も期待できる治療であるが，実施できない施設が増えつつある。最近では，低線量放射線療法（総線量8Gy程度）の有用性が報告されている[23]。さらに進行した場合には，多剤併用化学療法（CHOPが標準的治療）で，その他の選択としてゲムシタビン，モガムリズマブ，ブレンツキシマブベドチンがあり，葉酸代謝阻害薬，抗IL-2・ジフテリア毒素が開発中である。青壮年では同種骨髄移植が有効な例がある。

文献

1) Willemze R, et al : Blood. 2005 ; 105(10) : 3768-85.
2) Hamada T, et al : J Dermatol. 2014 ; 41(1) : 3-10.
3) Hodak E, et al : J Am Acad Dermatol. 2005 ; 52(3 Pt 1) : 393-402.
4) Hodak E, et al : Br J Dermatol. 2001 ; 145(6) : 974-80.
5) Tada K, et al : Eur J Dermatol. 2014 ; 24(6) : 670-5.
6) Olsen EA, et al : J Clin Oncol. 2011 ; 29 : 2598-607.
7) Wilcox RA : Am J Hematol. 2014 ; 89(8) : 837-51.
8) Kim EJ, et al : J Clin Invest. 2005 ; 115(4) : 798-812.
9) Vowels BR, et al : J Invest Dermatol. 1994 ; 103(5) : 669-73.
10) Campbell JJ, et al : Blood. 2010 ; 116(5) : 767-71.
11) van Doorn R, et al : Blood. 2009 ; 113(6) : 127-36.
12) Jawed SI, et al : J Am Acad Dermatol. 2014 ; 70 : 205. e1-e16.
13) Ralfkiaer U, et al : Blood. 2011 ; 118 : 5891-900.
14) Centinozman F, et al : Arch Dermatol. 2012 ; 148 : 1379-85.
15) Pimpinelli N, et al : J Am Acad Dermatol. 2005 ; 53(6) : 1053-63.
16) Mizuno-Ikeda K, et al : Eur J Dermatol. 2014 ; 24(1) : 135-6.
17) Kakinuma T, et al : J Am Acad Dermatol. 2003 ; 48(1) : 23-30.
18) Tivol EA, et al : Immunity. 1995 ; 3(5) : 541-7.
19) Berger CL, et al : Blood. 2005 ; 105(4) : 1640-7.
20) Agar NS, et al : J Clin Oncol. 2010 ; 28(31) : 4730-9.
21) Sugaya M, et al : J Dermatol. 2013 ; 41(1) : 2-14.
22) Kaye FJ, et al : N Engl J Med. 1989 ; 321(26) : 1784-90.
23) DeSimone JA, et al : J Am Acad Dermatol. 2013 ; 69(1) : 61-5.

| MEMO | 「菌状息肉症(MF)／Sézary症候群(SS)に対するBrentuximab Vedotin(BV)療法」 |

　本項ではMF/SSに対するBV療法の可能性が紹介されたが，2016年4月時点ではわが国ではMF/SSに対するBV療法は未承認であることに留意が必要である．しかしながら，その効果については興味深いデータが報告されている．MF/SS 32症例を対象としたBV単独療法の効果を検討した第Ⅱ相試験では30症例が解析可能であり，腫瘍細胞のCD30発現率は症例ごとに様々であり0～100％(中央値13％)であった．ORRは70％と良好であり，奏効例，非奏効例におけるCD30発現率中央値は各々15％，3％であった．また，CD30発現率5％以上，5％未満でのORRは各々83％，17％であり有意に前者で良好であったが，一方でこれら二群において無増悪生存期間や奏効期間に有意差は認められていない[1]．他の研究ではORRにおいてCD30発現率との相関を認めないとするものもあり，必ずしもCD30発現率のみで治療効果が規定されるわけではないようである[2]．BVの作用メカニズム，病態，MF/SSにおける疾患制御のねらい・意味を考察するうえでも興味深い知見と言える．

1) Kim YH, et al：J Clin Oncol. 2015；33(32)：3750-8.
2) Duvic M, et al：J Clin Oncol. 2015；33(32)：3759-65.

黒田純也

第8章 T／NK細胞腫瘍

C7 未分化大細胞型リンパ腫

隈 康彦

1 疾患概念・病因

未分化大細胞型リンパ腫（anaplastic large cell lymphoma；ALCL）は細胞質に富み，多形性でしばしば馬蹄形核を有するCD30陽性大型細胞からなるT細胞リンパ腫である。もともとはSteinらにより，CD30（Ki-1）陽性で特徴的な組織像を示し，抗原発現様式が類似するリンパ腫の一群として提唱されたため[1]，T細胞性もB細胞性も含まれていたが，WHO分類2001年版では，B細胞性のものはびまん性大細胞型B細胞リンパ腫（diffuse large B-cell lymphoma；DLBCL）の一亜型に分類された。現在では，ALK陽性ALCL，ALK陰性ALCLと，皮膚原発で皮膚に限局する皮膚原発ALCLに分類される。

ALK陽性ALCLでは*ALK*遺伝子の転座，ALK蛋白の発現がみられる。t（2；5）（p23；q35）転座が最も高頻度で，5q35にコードされる*NPM*と2p23の*ALK*が*NPM/ALK*融合遺伝子を形成する。その他にも*ALK*の転座相手として数多くの遺伝子が同定されており，*ALK*の転座相手により染色パターンが異なる（**表1**）[2]。

ALKはインスリン受容体ファミリーに属する受容体型チロシンキナーゼであり，生理的には神経組織で高発現しているが，ALK locusの遺伝子異常により，通常発現のみられないリンパ球にALKが恒常的に活性化され，腫瘍化をきたすと考えられている。

ALK陽性ALCLとALK陰性ALCLは，分子病態・臨床像・予後が異なるため，WHO分類2008年版では別記された。ALK陰性ALCLは，CD30陽性末梢性T細胞リンパ腫（peripheral T-cell lymphoma；PTCL）に属するが，ALK蛋白の発現がない以外にはALK陽性例と区別しえない暫定項目とされた。

表1 ▶ ALKの転座相手遺伝子とALK染色パターン

染色体転座	相手遺伝子	キメラ蛋白分子量	ALK染色パターン	頻度
t（2；5）（p23；q35）	*NPM*	80	核＋細胞質	84%
t（1；2）（q25；p23）	*TPM3*	104	細胞質：びまん性＋細胞膜近傍	13%
inv（2）（p23q35）	*ATIC*	96	細胞質：びまん性	1%
t（2；3）（p23；q12）	*TFG X long* *TFG long* *TFG short*	113 97 85	細胞質：びまん性	<1%
t（2；17）（p23；q23）	*CLTC*	250	細胞質：顆粒状	<1%
t（X；2）（q11-12；p23）	*MSN*	125	細胞膜	<1%
t（2；19）（p23；p13.1）	*TPM4*	95	細胞質：びまん性	<1%
t（2；22）（p23；q11.2）	*MYH9*	220	細胞質：びまん性	<1%
t（2；17）（p23；q25）	*ALO17*	?	細胞質：びまん性	<1%
others	?	?	核 or 細胞質	<1%

（文献2より引用改変）

ALK陰性ALCLと末梢性T細胞リンパ腫，非特異群（peripheral T-cell lymphoma, not otherwise specified；PTCL-NOS）の鑑別は明確でなく，その診断には慎重を要するが，ALK陰性ALCLはPTCL-NOSとは遺伝子コピー数の変化，特定の遺伝子発現量の差異，遺伝子発現プロファイルなどの違いが指摘されるようになっている[2, 3]。

2 形態（病理組織像）

腫瘍細胞はリンパ節実質内にびまん性に分布し，しばしば特徴的な類洞浸潤像が観察される。腫瘍細胞は結合性に増殖することが多く，未分化癌や悪性黒色腫の転移との鑑別が必要となる。腫瘍細胞形態は多様性に富み，"目印細胞（hallmark cell）"と呼ばれる馬蹄形，腎臓様あるいはドーナツ様などと形容される特異な核形態を示す（図1）。

典型的な組織像を示すものが60％で，リンパ組織球型（10％），小細胞型（5～10％），ホジキン類似型（3％），これらの混在する複合型（15％）や，稀に紡錘形細胞を主体とした肉腫様のものがあり，多様性を示す。形態学的にホジキン類似型ALCLに相当する多くは，腫瘍細胞の多い古典的ホジキンリンパ腫（classical Hodgkin lymphoma；CHL）と診断されているが，免疫組織化学および遺伝子検索により鑑別しうる。

3 表現型

腫瘍細胞は免疫組織化学でCD30/Ber-H2（Ki-1）陽性（図2），上皮性腫瘍マーカーである上皮膜抗原（epithelial membrane antigen；EMA）陽性で，診断の補助となる。ALK陽性ALCLで最も頻度の高いt（2；5）転座では，核と細胞質でALK陽性となる（図3）。

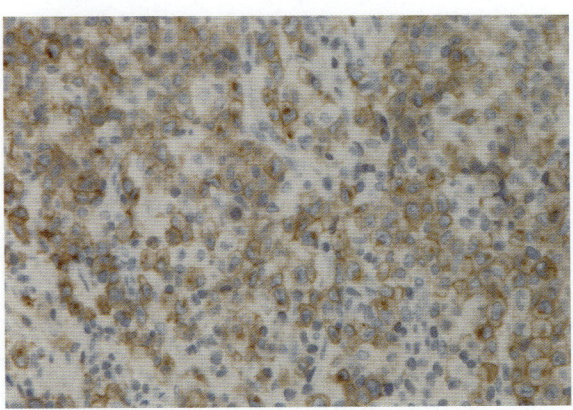

図2 ▶ ALCL CD30
腫瘍細胞では細胞膜や細胞質内Golgi野に相当する領域でCD30陽性となる
（図1に同じく浦田洋二先生のご厚意により提供）

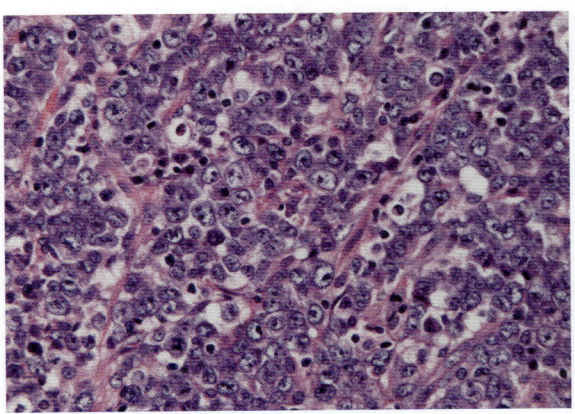

図1 ▶ ALCLの形態
リンパ腫細胞の形態は多様性に富み，馬蹄形，腎臓様と形容される特異な核形態を示す（目印細胞）
（京都第一赤十字病院 病理診断科部・浦田洋二先生のご厚意により提供）

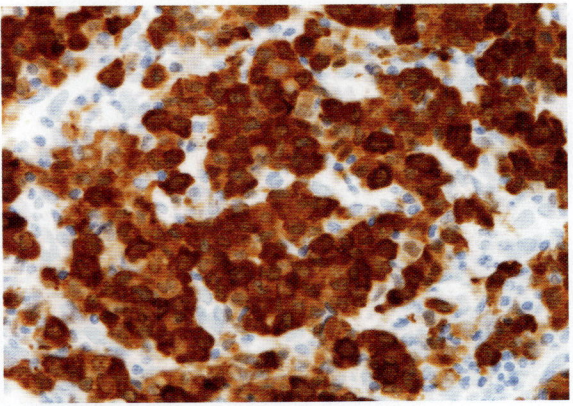

図3 ▶ ALCL ALK
腫瘍細胞の核と細胞質でALK陽性である
（図1，2に同じく浦田洋二先生のご厚意により提供）

ALK染色で陽性であればALK陽性ALCL，陰性であればALK陰性ALCLと診断される．T細胞抗原は基本的には陽性であるが，CD3を含め一部では陰性で，null細胞型とされる．BCL-2，CD15，EBVは検出されない．細胞傷害性分子（TIA1，granzyme B，perforin）は多くの症例で陽性である．T細胞抗原や細胞傷害性分子が陰性の場合，腫瘍細胞の多いCHLとの鑑別が必要になるが，その際はPAX5の評価が有効で，CHLではほとんどがPAX5弱陽性，ALCLではPAX5陰性である．

4 臨床像

1. ALK陽性ALCL

成人非ホジキンリンパ腫（non-Hodgkin lymphoma；NHL）の約1.5～3％，小児NHLの10～20％を占める[1]．T/NK細胞リンパ腫の6.6％[4]，男女比は1.5：1とされる．リンパ節，節外いずれからも発生する．節外病変は皮膚，骨，軟部組織，肺，肝臓などが一般的である．消化管，中枢神経系病変は稀とされる．70％が進行期で，B症状が75％にみられる[2]．

2. ALK陰性ALCL

T/NK細胞リンパ腫のうち5.5％である[4]．40～65歳の成人に多く，年齢分布は30歳以下の若年者に多いALK陽性ALCLとは明らかに異なる．男女比は1.5：1で，リンパ節，節外いずれからも発生するが，ALK陽性ALCLと比べると節外病変の頻度は低い．節外病変は，骨，軟部組織，皮膚などから発生する．進行期が多く，B症状を伴うことが多い[2]．

3. 皮膚原発ALCL

CD30陽性大型細胞のシート状増殖を示す皮膚病変である．ALK陽性ALCL（CD30陽性）由来の皮膚病変などとの鑑別が重要である．多くは成人，高齢者に発症し，中央値は60歳である．男女比は2～3：1である．一般的に皮膚に限局し，時に経過中に自然寛解するが，再発も多い．皮膚外浸潤は10％未満の症例で，三に所属リンパ節で認められる．皮膚病変は孤発性あるいは限局することが多く，多発例は20％程度である．長期予後は一般に良好である[2]．ALK遺伝子の転座はみられない．

5 染色体・遺伝子異常

T細胞抗原発現の有無にかかわらず，T細胞受容体の遺伝子再構成が原則的にみられる．t（2；5）（p23；q35）はALCLに特異的な染色体転座である．このほかに染色体2p23 locusに関与する染色体異常が高頻度にみられる（表1）．ALK遺伝子に転座がある場合，免疫染色でALKが陽性になるが，染色パターンが異なる．

6 治療

1. ALK陽性ALCL

NCCNガイドライン2015（表2）では，ALK陽性ALCLの標準治療はCHOP-21またはCHOEP-21とされている[5]．限局期ではこれに領域照射（IFRT）追加が推奨される．わが国のガイドライン（2013）でも，CHOP療法あるいはその類似療法による良好な成績が報告されている[6]．

2. ALK陰性ALCL

確立された標準治療はない．NCCNガイドライン2015では，臨床試験への参加が推奨されている．初回治療としてCHOEP，CHOP-14，CHOP-21，用量調整EPOCH（VP-16，PSL，VCR，CPA，DXR），Hyper CVADと大量MTX/AraC交替療法などが記載されている．

二次治療は移植予定の有無で推奨レジメンがやや異なるが，DHAP療法，ESHAP療法，ICE療法，GDP療法などが記載されている．また二次療法の新規治療として，HDAC阻害薬（romidepsin），抗CD30抗

表2 ▶ NCCNガイドライン2015 推奨レジメン

一次治療	二次治療（移植予定あり）	二次治療（移植予定なし）
ALK陽性ALCL ・CHOP-21 ・CHOEP-21	・臨床試験（好ましい） ・ベンダムスチン ・ベリノスタット	・臨床試験（好ましい） ・アレムツズマブ ・ベンダムスチン
ALK陰性ALCL ・臨床試験（好ましい） ・CHOEP ・CHOP-14 ・CHOP-21 ・用量調整EPOCH ・HyperCVADと大量MTX／AraC交替療法	・ブレンツキシマブベドチン 　（cALCL除くsALCLに対して） ・DHAP療法 ・ESHAP療法 ・用量調整EPOCH療法 ・GDP療法 ・GemOx（GEM＋L-OHP） ・ICE療法 ・pralatrexate ・romidepsin	・ベリノスタット ・ボルテゾミブ ・ブレンツキシマブベドチン 　（cALCL除くsALCLに対して） ・用量調整EPOCH ・ゲムシタビン ・pralatrexate ・放射線治療 ・romidepsin

わが国では適応外もあるため，使用には注意が必要
cALCL（primary cutaneous ALCL），sALCL（systemic ALCL）

（文献5より引用）

体薬（ブレンツキシマブベドチン），GemOx（ゲムシタビン＋オキサリプラチン），葉酸拮抗薬（pralatrexate），プロテアソーム阻害薬（ボルテゾミブ）などの記載があるが，わが国では未承認薬が多く，注意が必要である。

わが国のガイドライン（2013）では，PTCL-NOS，血管免疫芽球性T細胞リンパ腫（angioimmunoblastic T-cell lymphoma；AITL），ALK陰性ALCLに対する初回治療は，CHOPなどの多剤併用化学療法が推奨されているが，標準治療レジメンは確立しておらず，臨床試験への参加が推奨されている[6]。

一方で，わが国で実施された未治療PTCL（PTCL-NOS，AITL，ALCL）に対するdose adjusted EPOCH療法の臨床第Ⅱ相試験（West-JHOG PTCL-0707）が終了し，結果が待たれる。

3．造血幹細胞移植

再発・治療抵抗性PTCLに対して，自家移植を併用した大量化学療法は，一定の効果を示すとされるが，その適応症例を今後明らかにする必要がある。ALK陽性ALCLは予後良好なため，初回寛解での造血幹細胞移植は行わないとされている。

同種移植の意義はまだ確立していない。骨髄非破壊的前処置により，高年齢への適応が拡大したが，その適応を明確にする必要がある。

わが国のガイドラインでは，初発進行期PTCL-NOS，AITL，ALK陰性ALCLの初回完全奏効（CR）例における自家造血幹細胞移植併用大量化学療法は，一般診療としては勧められず，臨床試験としての実施が推奨されている[6]。

4．新規薬剤

romidepsinは新規ヒストン脱アセチル化（HDAC）阻害薬であり，再発・治療抵抗性PTCLを対象とした臨床第Ⅱ相試験（45例）で，奏効率38％（CR18％）であり，再発・治療抵抗例に対して有効性が示された[7]。

アレムツズマブは抗CD52ヒト化モノクローナル抗体薬である。CD52は正常末梢血リンパ球やT細胞性腫瘍，B細胞性腫瘍に広く発現する抗原であり，再発・治療抵抗性PTCLに単剤で36％の奏効率が報告された[8]。また初回治療としてCHOP療法との併用試験においても，24例中17例（71％）にCRが得られ，高い抗腫瘍効果が確認された[9]。

わが国で開発されたヒト化抗CCR4抗体（モガムリズマブ）は，その高い忍容性ならびに有効性で，2012年にわが国で成人T細胞白血病／リンパ腫（adult T-cell leukemia/lymphoma；ATLL）に対して承認された。モガムリズマブの再発PTCLおよび皮膚T細胞リンパ腫（cutaneous T-cell lymphoma；CTCL）に対する臨床第Ⅱ相試験で，37例中13例（35％）に奏効が得られ，再発PTCLに対して有望な薬剤と考えられた[10]。

ブレンツキシマブベドチンは抗CD30抗体に抗チューブリン作用を持つMMAE（monomethyl auristatin E）が抱合された薬剤で，多施設共同臨床第Ⅱ相試験で，再発・治療抵抗性ALCL 58例（ALK陽性16例，ALK陰性42例）のうち，50例（86％）に奏効が得られた[11]。わが国で実施された再発・治療抵抗性ホジキンリンパ腫，ALCLに対する臨床第Ⅰ/Ⅱ相試験の第Ⅱ相では，5例のALK陰性ALCLが含まれていたが，全例に奏効（うち4例にCR）が得られた[12]。

また初回ブレンツキシマブベドチンで寛解が得られ，後に再増悪した症例に対する再投与の報告では，ALCL 8例（ALK陽性3例，ALK陰性5例）が含まれており，初回治療終了から再治療までの平均期間は4.7カ月（2～15カ月）で，1.8mg/kg，3週間に1回の投与法で，7例（88）％に奏効が得られ，その奏効期間中央値は12.3カ月であった[13]。

再治療による有害事象プロファイルは初回治療とほぼ同様であったが，末梢神経障害は例外で，再治療では蓄積毒性のためgrade 3以上が高頻度に出現した。

denileukin diftitoxはIL-2（interleukin-2）にジフテリア毒素を結合した薬剤で，IL-2受容体を発現した細胞に結合し，蛋白合成を阻害することによってアポトーシスを誘導する。再発・難治性T細胞リンパ腫に対する臨床第Ⅱ相試験では奏効率48.1％，CD25（IL-2Rα）陽性例では61.5％，陰性例でも45.5％の奏効率が得られた[14]。初発PTCLを対象としたCHOP療法との併用臨床第Ⅱ相試験には49例が登録され，PTCLでCR 55％と良好な治療成績が報告された[15]。

葉酸拮抗薬のpralatrexateは，メトトレキサート（MTX）よりも効率的に細胞に取り込まれ，高い抗腫瘍活性を示す。PROPEL studyは再発・難治性PTCLを対象とした臨床第Ⅱ相試験で，評価可能109例中CR 11例（10％）を含む32例（29％）で奏効が得られた[16]。現在は再発・治療抵抗性PTCLに対する適応を獲得している。

クリゾチニブは*EML4/ALK*融合遺伝子を有する非小細胞肺癌に有用性が示されている薬剤であるが，ALK陽性ALCLに対する分子標的治療として，小児の再発ALCLを含む臨床試験が実施されている。融合蛋白形成によるALKの恒常的活性化は，STAT3経路ならびに，その下流に存在する複数の細胞生存に関わる標的遺伝子を活性化させる。クリゾチニブはSTAT3のリン酸化を抑えることで，腫瘍細胞をアポトーシスに誘導することが可能となる[17]。

7 予後因子

ALK発現およびIPI（年齢，PS，LDH，病期，節外病変数）以外にも，複数の予後予測因子が報告されている。ALCLでは，CD56発現はALKの発現にかかわらず予後不良である[18]。ほかにはMUC-1発現[19]，アポトーシスを抑制するIAP（inhibitor of apoptosis）ファミリーのsurvivinの発現が予後不良因子とされている[20]。

ALK陰性ALCLでは，granzyme Bによるアポトーシスを抑制する因子として同定されたセリン・プロテアーゼ阻害物質のひとつであるPI9（protease inhibitor 9）高発現は予後不良[21]，活性型caspase 3低発現もcaspaseを介したアポトーシス誘導が妨げられ，化学療法抵抗性となり，予後不良と考えられている[21]。

● 文献
1) Stein H, et al：Blood. 1985；66(4)：848-58.
2) Swerdlow SH, et al, ed：WHO Classification of Tumours of Haematopoietic and Lymphoid Tissues. 4th ed. IARC Press, 2008.
3) Boi M, et al：Br J Haematol. 2015；168(6)：771-83.
4) Vose J, et al：J Clin Oncol. 2008；26(25)：4124-30.

5) National Comprehensive Cancer Network. NCCN Clinical Practice Guidelines in Oncology, Non-Hodgkin's Lymphomas. Version 1. 2015.
6) 日本血液学会, 編：造血器腫瘍診療ガイドライン2013年版. 金原出版, 2013, p223-7.
7) Piekarz RL, et al：Blood. 2011；117(22)：5827-34.
8) Enblad G, et al：Blood. 2004；103(8)：2920-4.
9) Gallamini A, et al：Blood. 2007；110(7)：2316-23.
10) Ogura M, et al：J Clin Oncol. 2014；32(11)：1157-63.
11) Pro B, et al：J Clin Oncol. 2012；30(18)：2190-6.
12) Ogura M, et al：Cancer Sci. 2014；105(7)：840-6.
13) Bartlett NL, et al：J Hematol Oncol. 2014；7：24.
14) Dang NH, et al：Br J Haematol. 2007；136(3)：439-47.
15) Foss FM, et al：Leuk Lymphoma. 2013；54(7)：1373-9.
16) O'Connor OA, et al：J Clin Oncol. 2011；29(9)：1182-9.
17) Hamedani FS, et al：Leuk Res. 2014；38(4)：503-8.
18) Suzuki R, et al：Blood. 2000；96(9)：2993-3000.
19) Rassidakis GZ, et al：Clin Cancer Res. 2003；9(6)：2213-20.
20) Schlette EJ, et al：J Clin Oncol. 2004；22(9)：1682-8.
21) ten Berge RL, et al：J Pathol. 2003；200(1)：4-15.

MEMO 「ALK陰性ALCLの独立性と多様性」

　本項にもあるように，従前ALK陰性ALCLはCD30陽性PTCL-NOSに属する暫定病型とされてきたが，PTCL-NOSとは遺伝子発現プロファイルが明確に異なることから[1]，今後，独立疾患単位として扱われることとなる。しかしながら，ALK陰性ALCLの約30％に染色体転座t(6；7)(p25.3；q32.3)に伴う*DUSP22*遺伝子再構成を有する症例が存在し，これらの長期生存予後はALK陽性ALCLに匹敵して良好であること，逆に*TP63*遺伝子再構成を有する約10％の症例の予後がALK陰性ALCLの中でもきわめて不良であることが明らかになった[2]。今後，これらの分子生物学的・細胞遺伝学的知見をもとにしたさらなる疾患分類の細分化が進められる可能性がある。他方，近年，乳房に留置されたシリコンインプラント関連の乳房原発ALK陰性ALCLが注目されている。本病態の多くはインプラント周囲の線維性被膜に被包された滲出液様構造として発症し外科的摘出が有効である一方，一部の腫瘍形成性病態では化学療法の追加が望ましい[3]。このように病態，治療戦略において一般的なALK陰性ALCLとは相違があることから，今後，ALK陰性ALCLにおける暫定亜病型として取り扱われることとなる。

1) Iqbal J, et al：Blood. 2014；123(19)：2915-23.
2) Parrilla Castellar ER, et al：Blood. 2014；124(9)：1473-80.
3) Miranda RN, et al：J Clin Oncol. 2014；32(2)：114-20.

黒田純也

第8章 T/NK細胞腫瘍

C8 血管免疫芽球性T細胞リンパ腫

山田 茜，石澤賢一

1 はじめに

1. 定義・疾患概念

血管免疫芽球性T細胞リンパ腫（angioimmunoblastic T-cell lymphoma；AITL）は，WHO分類2008年版では「高内皮細静脈（high-endothelial venule；HEV）と濾胞樹状細胞（follicular dendritic cell；FDC）の増生を伴う多彩な細胞浸潤を呈し，系統的にリンパ節を侵す特徴を持つ末梢性T細胞リンパ腫（peripheral T-cell lymphoma；PTCL）」と定義される[1]。

2. 歴史的背景

1970年代前半に全身リンパ節腫脹，肝脾腫，発熱，体重減少，皮疹，貧血など多彩な症状を呈する予後不良な疾患が存在することが報告され，血管免疫芽球性リンパ節症（angioimmunoblastic lymphadenopathy with dysproteinemia；AILD），免疫芽球性リンパ節症（immunoblastic lymphadenopathy；IBL），lymphogranulomatosis Xなど様々な名称で呼ばれていた。反応性，腫瘍性の判別は困難とされていたが，経験上，これらの大部分が悪性リンパ腫に移行することが知られていた。1979年にShimoyamaらがAILD，IBLと診断された症例のリンパ球表面形質の検討を行い，増生する免疫芽球様細胞はT細胞由来であることを明らかにし，多くが致死的経過をとることから，これらをPTCLの1病型としてIBL-like T-cell lymphomaとする疾患概念を提唱した[2]。その後，細胞遺伝学的にクローナルな染色体異常が検出されたこと，また，サザンブロット法によりT細胞受容体遺伝子の再構成が検出された[3]ことから，T細胞リンパ腫であることが確認された。

2 臨床像

1. 疫学

全リンパ腫の2〜3％を占める。2008年のInternational T-cell Lymphoma Projectの報告では，T/NK細胞リンパ腫（T/NK-cell lymphoma）のうち18.5％を占めていた[4]。発症年齢は60〜70歳代の高齢者に多い。性差についてはほとんどないとする報告と，男性にやや多いとする報告がある。

2. 臨床症状[5]

ほとんどの患者で全身性リンパ節腫脹を認めるが，リンパ節の大きさは1〜3cm程度のことが多い。臨床症状は多彩であり，腫瘍細胞の直接的な浸潤，あるいは腫瘍細胞が産生するサイトカインに起因すると考えられる。発熱，体重減少などのB症状を高率に合併し，肝脾腫，皮疹，胸腹水，多発性関節炎などを伴うこともある。薬剤アレルギーを合併する場合もある。細胞性免疫低下による真菌症，サイトメガロウイルス感染症，ニューモシスチス肺炎などの日和見感染症の合併も多い。検査所見では貧血（特に自己免疫性溶血性貧血），多クローン性高ガンマグロブリン血症，好酸球増加，自己抗体陽性，寒冷凝集素症などが認められる（**表1**）。

表1 ▶ AITLの臨床症状と検査所見

臨床症状	進行病期（Ⅲ/Ⅳ期）	68〜94%
	B症状	52〜86%
	PS＞1	40〜57%
	IPI：4〜5	38%
臓器浸潤	全身リンパ節腫脹	84〜100%
	骨髄浸潤	12〜70%
	脾腫大	51〜73%
	肝腫大	25〜83%
	皮疹	38〜58%
	胸腹水	25〜53%
	多発性関節炎	16〜18%
検査所見	高ガンマグロブリン血症	50〜83%
	LDH上昇	46〜86%
	貧血	40〜88%
	好酸球増加	32〜50%

PS；performance status　　　　　（文献5より作成）

3 診断

1. 病理組織学的所見

　HEVの樹枝状増生とFDCの増生が診断基準に含まれるが，病理像は時間的経過とともに変化するため，生検時期によっては典型的な像をとらない場合がある。初期は，わずかなマントル層を伴う反応性リンパ濾胞が残存し，胚中心はむしろ過形成となる。傍皮質領域には小リンパ球，大型リンパ芽球様細胞，形質細胞，組織球，類上皮細胞，好酸球など多彩な細胞がHEVの樹枝状増生の中に浸潤するが，FDCの増生はほとんどみられない。この時期は反応性病変との鑑別が困難である。時間経過とともに，傍皮質領域の拡大，FDCの不整形増生，反応性濾胞の萎縮が進行していく。

　典型例ではリンパ節の基本構造が破壊され，反応性濾胞は消失，または高度に萎縮し，「burn-out germinal center」として観察される。HEV周囲にはTリンパ球およびT免疫芽球が増殖し，これらはしばしば特徴的な淡明細胞（clear cell）の形態を呈し，集塊を形成する。鑑別疾患として，反応性リンパ節炎，ホジキンリンパ腫，PTCL，キャッスルマン病などが挙げられる。また，成人T細胞白血病/リンパ腫（adult T-cell leukemia/lymphoma；ATLL）のリンパ節病変は様々な悪性リンパ腫の組織像に類似する場合があるため，診断時にはHTLV-1が陰性であることを確かめるべきである。

2. 免疫組織学的所見

　CD2，CD3，CD5，CD7などのT細胞マーカーに陽性だが，これらの発現異常（減弱，増強，欠落）を伴うことがある。AITLの正常対応細胞はCD4陽性の濾胞ヘルパーT細胞（follicular helper T-cell；TFH）と考えられており[6]，TFHのマーカーであるCD10，PD-1，CXCL13が診断に有用である。腫瘍細胞はCD8陰性だが，背景に反応性CD8陽性細胞が浸潤する場合もある。腫瘍内のFDC増生はCD21，CD23，CD35，CNA42などのFDCマーカーで確認できる（図1）。

　背景に高率にEBV（Epstein Barr virus）感染大型細胞が検出されるが，このEBV感染細胞は腫瘍性T細胞ではなくB細胞であることがわかっている[7]。AITLにはびまん性大細胞型B細胞リンパ腫（diffuse large B-cell lymphoma；DLBCL）が続発する例がしばしば報告されており，これらのEBV感染細胞との関連が考えられている（図2, 3）。

3. 細胞遺伝学的/分子生物学的所見

　染色体の核型異常としては＋3，＋5，＋Xなど数的異常の頻度が高いが，これらは他のPTCLにも観察される。AITLの70%以上に*TCR*遺伝子の再構成を認めるが，AITLの典型例であっても*TCR*再構成を認めないことがあり，必ずしも診断に有用でない。また，免疫グロブリン遺伝子再構成も認める場合があり，EBV感染との関連が示唆されている。

　これまでAITLにおいて，疾患特異的な遺伝子異常は同定されていなかったが，2014年にAITLの71%，

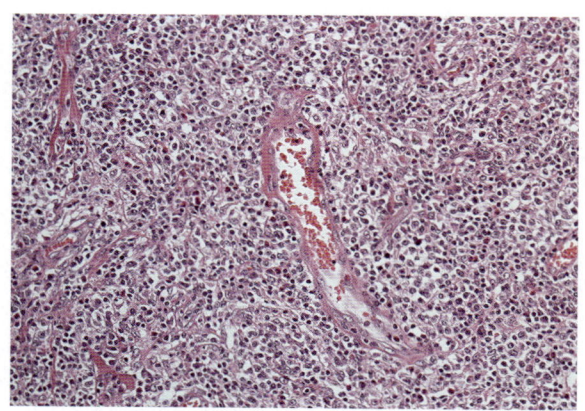

図1 ▶ 血管周囲に浸潤する淡明細胞
（山形大学 医学部病理診断学講座・山川光徳先生・大江倫太郎先生のご厚意により提供）

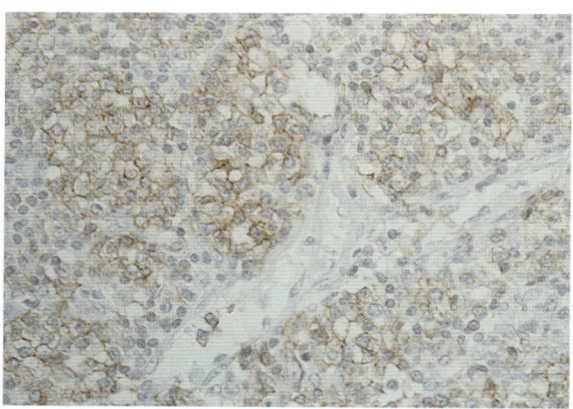

図2 ▶ PD-1陽性像
（図1に同じく山川光徳先生・大江倫太郎先生のご厚意により提供）

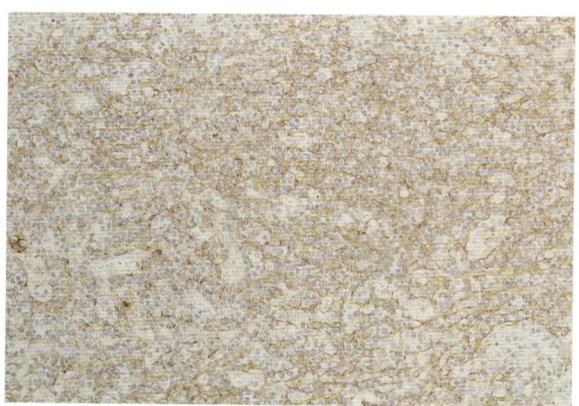

図3 ▶ CD35陽性のFDC増生像
（図1, 2に同じく山川光徳先生・大江倫太郎先生のご厚意により提供）

PTCL, 非特定型（not otherwise specified；NOS）の17％において, *RHOA*遺伝子変異が認められることが報告された[8]。さらに検討したところ, *RHOA*遺伝子変異を持つ症例の68％で*TET2*遺伝子変異が重複して認められ, この変異は腫瘍細胞のみならず造血幹細胞レベルで既に生じていることが明らかになった。これらの結果から, AITLの背景には*TET2*遺伝子変異を持つ前癌状態の骨髄組織が存在し, そこから分化したTFHが*RHOA*遺伝子変異を獲得することによりAITLを発症するという, いわゆる多段階発癌の機序が推定された。

4 治療・予後因子

未治療AITLに対して行った前方視的臨床研究はいまだ存在せず, 標準療法は確立されていない。当初, 反応性病変と考えられていたこと, WHO分類2008年版以前は病理組織学的にlow gradeと位置づけられていたこと, 高齢者に多いなどの理由から, 初期治療はステロイドにとどまることも多かった。一部の症例はステロイドに反応するが, 寛解期間は短く, 多剤併用化学療法のほうが効果的である。一般的には初回治療としてCHOP療法が選択されることが多い。また, AITLにおけるIPI（International Prognostic Index）やPIT（Prognostic Index for PTCL-U）の予後予測モデルとしての有用性については様々な議論があり, 一定のコンセンサスは得られていない。PITでは, 年齢＞60歳, PS＞1, 血清LDH値＞施設基準値上限, 骨髄浸潤ありの4つが予後不良因子として規定されている。

1. 化学療法

2008年, GELA（Groupe d'Etude des Lymphomes de l'Adulte）によるCHOP類似療法が施行されたAITL 156例の後方視的検討（LNH87-LNH93試験）では, 寛解（complete remission；CR）

率46%，観察期間中央値68カ月の時点で5年全生存率（overall survival；OS）33%，7年OS 29%，5年無イベント生存率（event-free survival；EFS）29%，7年EFS 23%であった．また，IPI，PITを用いたリスク群別の予後解析では各リスクグループ間に有意差は認められず，男性，貧血，縦隔リンパ節腫大の3つが全生存に関わる予後不良因子として示された（**図4**）[9]．

2010年，DSHNHL（Deutsche Studiengruppe für Hochmaligne Non-Hodgkin-Lymphome）のPTCLに対するCHOP療法，およびCHOEP療法（CHOP＋エトポシド）の後方視的解析では，AITLの3年EFSは50%，3年OSは68%であった．また，IPIは予後の指標として有用であったと結論づけられている[10]．

2012年，日本の多施設共同研究グループによるAITL 194例の後方視的解析では，CHOP療法群の5年OSは43%，5年無増悪生存率（progression-free survival；PFS）37%，THP-COP療法群の5年OS 43%，5年PFS 35%であった．また，IPI，PITも予後指標として有用ではあったが，新たな予後不良因子としてIgA値，白血球増加，血小板減少が挙げられ，6因子からなる予後予測モデル（AITL prognostic index；ATPI）が提唱された．これは①年齢＞60歳，②IgA値＞400mg/dL，③白血球増加＞1万/μL，④貧血（男性＜13g/dL，女性＜11g/dL），⑤血小板減少＜15万/μL，⑥節外浸潤あり，の6項目の該当数で4つのリスクグループに分類するもので，OS予測の

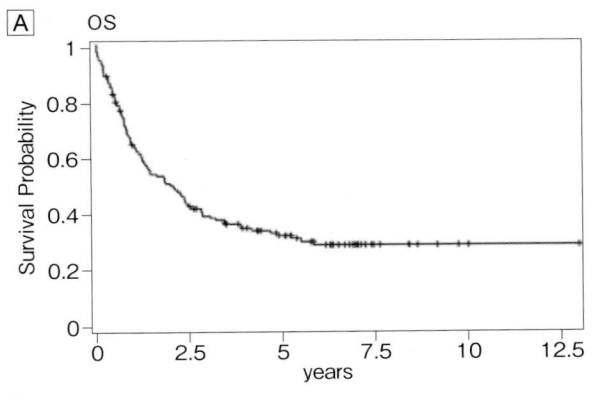

図4 ▶ GELAの解析によるOSとEFS

（文献9より引用）

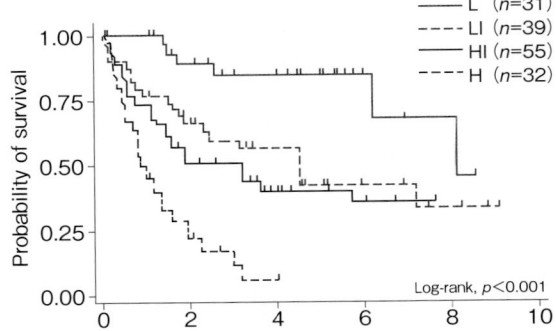
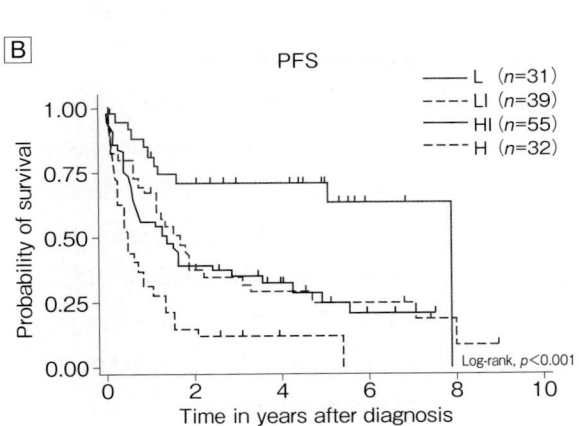

図5 ▶ ATPIリスクグループ別のOS・PFS
low：0-1, low-intermediate：2, high-intermediate：3, high：4〜6

（文献11より引用）

表2 ▶ 予後不良因子

著者（発表年・国）	予後因子
Mourd N.（2008・フランス）	IPI，PITのリスク群別の予後に有意差なし OSの予後因子：性別・貧血・縦隔リンパ節腫大
Schmitz N.（2010・ドイツ）	IPIが予後指標に有用
Tokunaga T.（2012・日本）	IPI，PITが予後指標に有用 OSの予後因子：年齢，貧血，白血球増加，血小板減少，IgA値，節外浸潤 PFSの予後因子：IgA値，貧血，縦隔リンパ節腫大

（文献9～11より作成）

指標になることが示された。また，IgA，貧血，縦隔リンパ節腫大はPFSの予後因子であった（図5，表2）[11]。

2. 大量化学療法併用自家造血幹細胞移植

多剤併用化学療法を行っても，治療成績は不良であるため，自家造血幹細胞移植（autologous stem cell transplantation；auto-HSCT）が試みられている。EBMT（European Group for Blood and Marrow Transplantation）によるAITL 146例に対するauto-HSCTの後方視的解析結果では，4年OS 59%であり，4年累積再発率51%であった。CR期にauto-HSCTが行われた場合の4年PFSは56%で，化学療法抵抗例では23%であった。4年OSもCR例では78%，化学療法抵抗例では25%であった[12]。auto-HSCTは救援療法として有用な可能性はあるが，初回治療としての有用性は十分に検証されていない。

3. 大量化学療法併用同種造血幹細胞移植

EBMTにより再発および治療抵抗例AITLに対する同種造血幹細胞移植（allogeneic hematopoietic stem cell transplantation；allo-HSCT）が行われた45例（11例はauto-HSCT再発例，25例がフル移植，20例がミニ移植）の後方視的解析結果では，3年PFS 53%，3年OS 64%であった。化学療法感受性の3年PFSは66%だったが，化学療法抵抗例では33%であった。慢性移植片対宿主病（graft versus host disease；GVHD）を認めた症例では再発が認められず，移植片対リンパ腫効果が示唆される結果であった。1年無再発死亡率は25%と高率であり，移植時のPS不良が予後不良因子であった[13]。有害事象を考慮して臨床試験として実施すべきである。

4. 新規薬剤

治療成績改善のためには，既存の薬剤の組み合わせだけでは限界があり，多数の新規薬剤が試みられている。ほとんどは臨床試験の最中であり，今後の動向に注目したい。

- アレムツズマブ（抗CD52抗体）：未治療PTCL 24例（AITL 6例を含む）に対してアレムツズマブ併用CHOP療法を施行した結果，24例中17例（71%，AITLは6例全例）でCRが得られた。2年OS，2年PFS 48%と良好な成績が得られている[14]。
- denileukin difitox（ONTAK®）：ジフテリア毒素の酵素活性部位がIL-2に結合している融合蛋白質製剤で，IL-2Rを発現している細胞に結合する。AITL 10例を含むPTCL 37例に対する検討では，CR 76%，2年PFS 41%であった[15]。
- ボルテゾミブ：進行期T/NK-cell lymphoma 46例に対して1st lineとしてボルテゾミブとCHOPの併用療法を行った第Ⅱ相臨床試験では，AITL 8例中6例がCR，1例がPRと良好な治療成績が得られた[16]。
- レナリドミド：54例の再発・難治性PTCL 54例（26例のAITLを含む）に対してレナリドミド単剤での治療を行った第Ⅱ相臨床試験（EXPECT試験）では，奏効率22%（CR 11%を含む）であり，

AITLに関しては奏効率31％（CR 15％）であった。しかしPFS中央値が2.5カ月，効果持続期間中央値が3.6カ月と短く，単剤での治療効果は不十分と考えられ，他の化学療法との併用が必要と考えられた[17]。

- ブレンツキシマブベドチン（抗CD30抗体）：再発・難治性PTCL 34例（AITL 13例を含む）に対してブレンツキシマブベドチンを使用した第Ⅱ相臨床試験では全体ではCR 8例，PR 6例であったが，AITLは13例中CR 5例，PR 2例と約半数に奏効を認めた[18]。

文献

1) Dogan A, et al：WHO Classification of Tumours of Haematopoietic and Lymphoid Tissues. 4th ed. Swerdlow SH, et al. ed. IARC Press, 2008, p309-11.
2) Shimoyama M, et al：Jpn J Clin Oncol. 1979；9(Suppl)：347-56.
3) The Non-Hodgkin's Lymphoma Classification Project：Blood. 1997；89(11)：3909-18.
4) Vose J, et al：J Clin Oncol. 2008；26(25)：4124-30.
5) de Leval L, et al：Br J Haematol. 2009；148(5)：673-89.
6) de Leval L, et al：Blood. 2007；109(11)：4952-63.
7) Weiss LM, et al：Blood. 1992；79(7)：1789-95.
8) Sakata-Yanagimoto M, et al：Nat Genet. 2014；46(2)：171-5.
9) Mourad N, et al：Blood. 2008；111(9)：4463-70.
10) Schmitz N, et al：Blood. 2010；116(18)：3418-25.
11) Tokunaga T, et al：Blood. 2012；119(12)：2837-43.
12) Kyriakou C, et al：J Clin Oncol. 2008；26(2)：218-24.
13) Kyriakou C, et al：J Clin Oncol. 2009；27(24)：3951-8.
14) Gallamini A, et al：Blood. 2007；110(7)：2316-23.
15) Foss FM：Semin Hematol. 2010；47 Suppl 1：S8-10.
16) Kim SJ, et al：Eur J Cancer. 2012；48(17)：3223-31.
17) Morschhauser F, et al：Eur J Cancer. 2013；49(13)：2869-76.
18) Horwitz SM, et al：Blood. 2014；123(20)：3095-100.

MEMO　「CD4陽性濾胞ヘルパーT細胞（TFH）性リンパ腫とTET2遺伝子変異，RHOA遺伝子変異」

本項にもあるようにAITLではTET2，IDH2，DNMT3などエピジェネティック制御遺伝子や，TET2遺伝子変異と同時にRHOA遺伝子変異（RHOAG17V）を高頻度に認め，それぞれの疾患形成における意義が提唱されるようになった[1]。一方，これまでPTCL-NOSと診断されてきた一部の症例にも発生母地がTFHと想定される症例が存在し，これらもAITLにおける反復性遺伝子異常TET2遺伝子異常を約60％，また，RHOA遺伝子異常をしばしば認めることが明らかになってきた（詳細は**3章A5**参照）。今後，これらのTFH由来T zoneリンパ腫・リンパ増殖性疾患は，follicular T-cell lymphoma，other lymphoma of TFH cell origin，primary cutaneous small/medium CD4-positive T-cell proliferationsなど，新たな疾患単位，あるいはsub entityとして独立する可能性が想定される。

1) Sakata-Yanagimoto M, et al：Nat Genet. 2014；46(2)：171-5.

黒田純也

第8章 T／NK細胞腫瘍

C9 末梢性T細胞リンパ腫，非特定型

宮崎香奈

1 はじめに

末梢性T細胞リンパ腫，非特定型（peripheral T-cell lymphoma, not otherwise specified；PTCL-NOS）は欧米では非ホジキンリンパ腫（non-Hodgkin lymphoma；NHL）の15％を占め[1]，PTCLの25.9％を占める最大病型である[2]。わが国でもNHLの10％を占め，欧米とほぼ同様である[3]。

臨床病理学的に不均一な疾患の集合体であり，WHO分類2008年版ではALK陰性未分化大細胞リンパ腫（anaplastic large cell lymphoma；ALCL），血管免疫芽球性T細胞リンパ腫（angioimmunoblastic T-cell lymphoma；AITL）など，ほかのすべてのPTCLおよびNK細胞リンパ腫の疾患単位にいずれも当てはまらないPTCLと定義されている[1, 4]。

B細胞リンパ腫よりも一般的に予後不良であり，標準治療は確立していない。本項ではPTCL-NOSの病態，診断，治療について，最近の知見を交え概説する。

2 診断

病理組織像において様々な形態を示し，特徴的な所見はない。中〜大細胞型の核を持つものが最も多く，小型の腫瘍細胞がびまん性に増殖するものもみられる。淡明な胞体を有するclear cellを認め，樹枝状血管の増生がみられるAITLに近いものから（図1），Reed Sternberg細胞様の巨細胞，炎症細胞浸潤を背景としたもの，細胞傷害性因子を発現するものまで多彩である（図2）。

亜型（variant）としてT-zone lymphoma, lymphoepithelioid cell lymphoma（Lennert's lymphoma）, follicular variantを含む。細胞表面抗原検査においてもほかのPTCLと鑑別可能となりえる特徴的な所見はない。腫瘍細胞はCD3陽性で，大多数

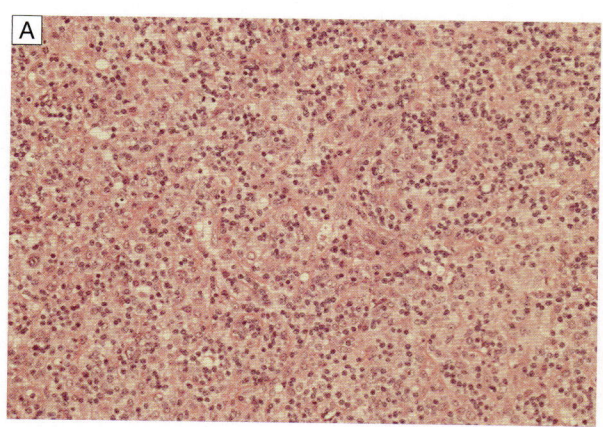
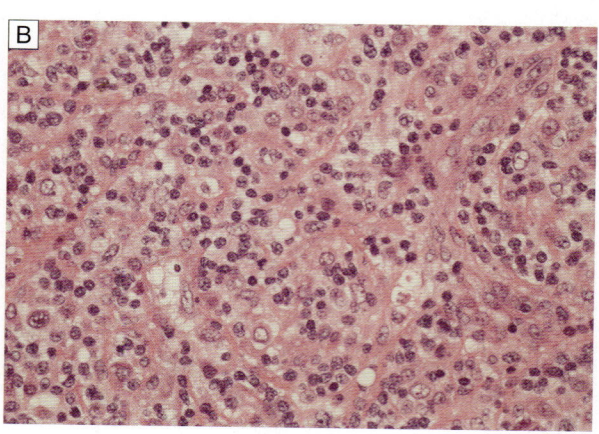

図1 ▶ PTCL-NOSの病理組織像（HE染色）
中型〜大型腫瘍細胞の混在を示す。樹枝状分岐を示す血管の増生を認めるが，濾胞樹状細胞の増生は認めない
A：弱拡大像　B：強拡大像

（長野県立須坂病院・浅野直子先生のご厚意により提供）

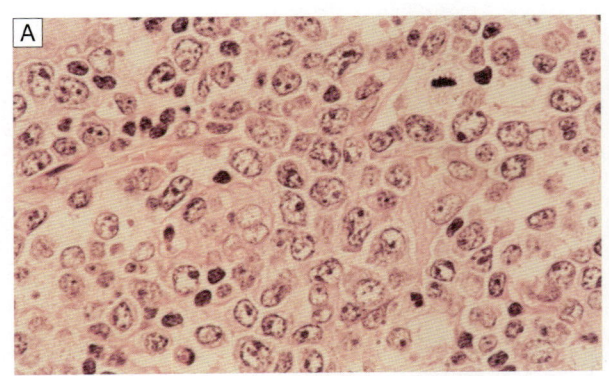
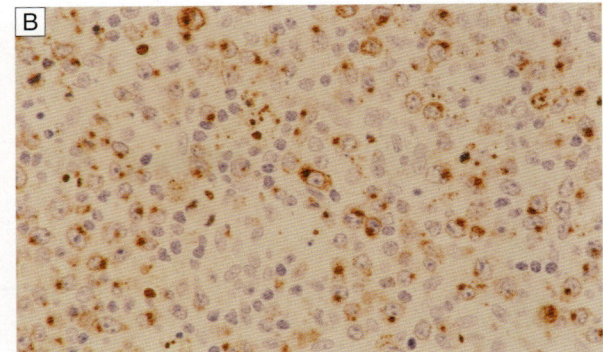
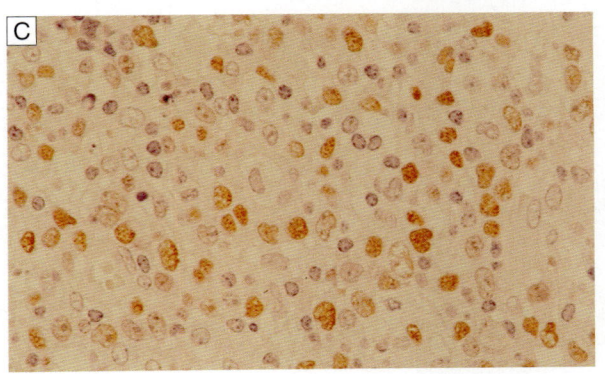

図2 ▶ PTCL-NOSの病理組織像（HE染色）
多形性に富む大型腫瘍細胞からなる
A：強拡大像
B：granzyme B免疫組織染色像
C：腫瘍細胞核にEBER *in situ* hybridization 陽性像をみる
（図1に同じく浅野直子先生のご厚意により提供）

がCD4陽性CD8陰性である。しかし頻度は低いが，CD4とCD8の両者が陽性もしくは陰性例，CD8陽性/CD56陽性例もみられる。またgranzyme Bといった細胞傷害性因子陽性例の報告があり，予後不良とされている[5]。CD5やCD2は稀に陰性になるが，CD7は欠失していることが多い[6]。約60%の症例でCD52陽性であるが[7]，AITLも同様に陽性であり，約30%の症例でCD30陽性と報告されている。しかしその染色態度はfocalであり，ALCLとは異なる。

3 臨床病態

診断時年齢中央値は55〜60歳であり，男性に多い。一般的に節性病変を有することが多く，骨髄・肝・脾に加え皮膚・消化管など節外病変を有する場合もある。B症状に加え，瘙痒症，好酸球増多，稀に血球貪食症候群といった腫瘍随伴症状を伴う[4]。診断時に既に進行期であることが多く，50〜70%の患者がaggressiveリンパ腫の予後不良群である国際予後指標（International Prognostic Index；IPI）のhighもしくはhigh-intermediate risk groupに分類される[2, 8]。

4 予後因子

PTCLの予後はB細胞リンパ腫と比べて不良であり，その中でもPTCL-NOSは予後不良な疾患である。欧米では5年生存割合（OS）が32%であり（図3）[2]，わが国では日本臨床腫瘍研究グループ（Japan Clinical Oncology Group；JCOG）の解析において5年OSは38%である（図4）[9]。

また，予後予測モデルとして，年齢61歳以上，高LDH血症，PS（performance status）2以上，骨髄浸潤の4つの予後因子からなるPIT（prognostic index for T-cell lymphoma）が提唱された（表1）[8]。これは予後不良因子の数によりgroupを4つにわけ，優れた予後予測モデルであることが示された（図5）。

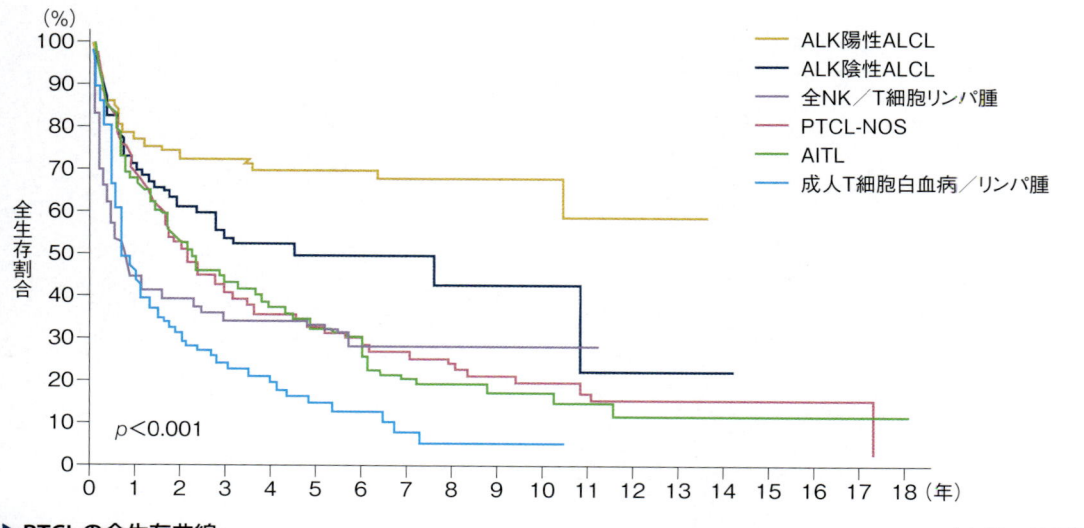

図3 ▶ PTCLの全生存曲線　　（文献2より引用改変）

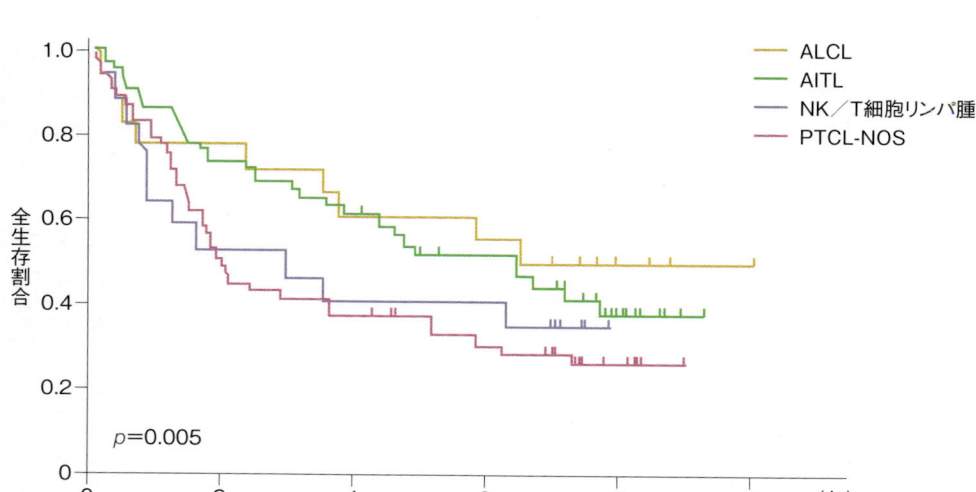

図4 ▶ aggressiveリンパ腫を対象にJCOGで行われた臨床試験における各種PTCLの全生存曲線　　（文献9より引用改変）

しかし，病理中央診断が行われていなかったことから国際PTCLプロジェクトで再検討した結果，PITに加えて節性病変に限りIPIも優れた予後予測モデルとなりうることが報告された[2]。

その後免疫組織学的所見を加えて予後モデルが相次いで発表された。イタリアからKi-67発現率が高い症例は予後不良であることが示され，年齢＞60歳，高LDH血症，節外病変数2以上，PS 2以上，Ki-67発現率≧80％を予後因子とするBologna scoreが提唱されている[6]。

わが国ではAsanoらが100例の節性PTCL-NOSの検討から細胞傷害性因子発現が予後不良であり，年齢，PS，IPIとは独立した予後因子であることを示した[5]。またOhshimaらはPTCL-NOSがCCR3，CXCR3，CCR4の3つのケモカインを発現する群でわけられることを報告し，そのうちCCR4陽性が最

表1 ▶ PTCL-NOSの予後予測モデル；PIT

予後因子	年齢：61歳以上
	LDH：施設基準値上限を超える
	PS：2〜4
	病期：Ⅲ，Ⅳ
	骨髄浸潤：あり
リスクグループ	group 1：予後不良因子の数が0
	group 2：予後不良因子の数が1
	group 3：予後不良因子の数が2
	group 4：予後不良因子の数が3，4

（文献8より引用）

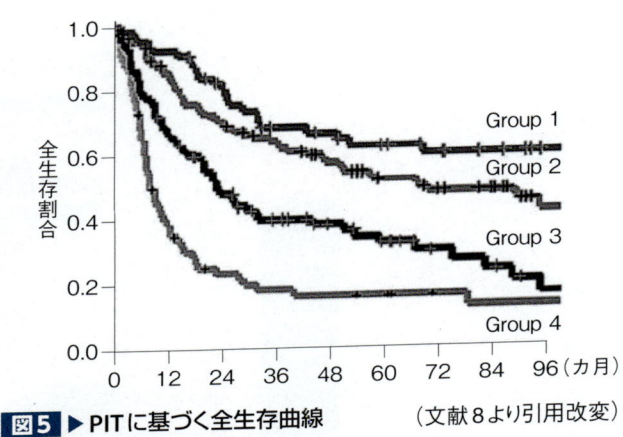

図5 ▶ PITに基づく全生存曲線　　（文献8より引用改変）

も予後不良であることを示した[10]。

5 分子病態

PTCL-NOSに特徴的な染色体異常はない。7qや8qの異常が散見されるほか，複雑核型は予後不良である。t(5;9)(q33;q22)の転座がPTCL-NOSの17％に認められるという報告があり[11]，現在ではfollicular variantの染色体異常として記載されている[4]。

遺伝子発現解析は，当初は各々のグループから少数例の解析ではあるが，PTCL-NOSがNF-κB pathwayに関連しているという報告が相次いだ。その後Piccalugaらは40例のPTCL（PTCL/U 28例，AITL 6例，ALCL 6例）をUnsupervised法にてALCLは単独のクラスターに分別されるが，AITLがPTCL/Uの中で分散していたと報告した（図6）[12]。これは遺伝子発現様式において，PTCL-NOSとAITLを分別できないことを意味している。

同様に国際PTCLプロジェクトにおいて372例のPTCL（PTCL-NOS 121例を含む）という多数例の解析においてもPTCL-NOSの37％がほかの病型へ分別され，*GATA3*と*TBX21*のどちらかが発現する2群に分けられることを示した（図7）[13]。全ゲノムシーケンス解析において，PTCL-NOSはRHOA遺伝子の変異が8〜18％認められることが報告された[14-16]。

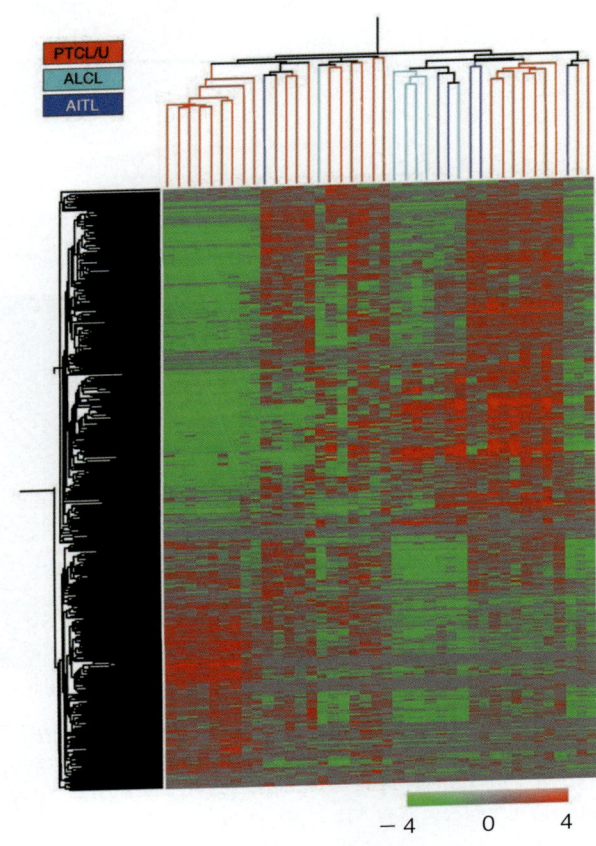

図6 ▶ Unsupervised法による遺伝子クラスタリング
ALCLは単独のクラスターに分別された一方で，AITLがPTCL/Uの中で分散している
（文献12より引用）

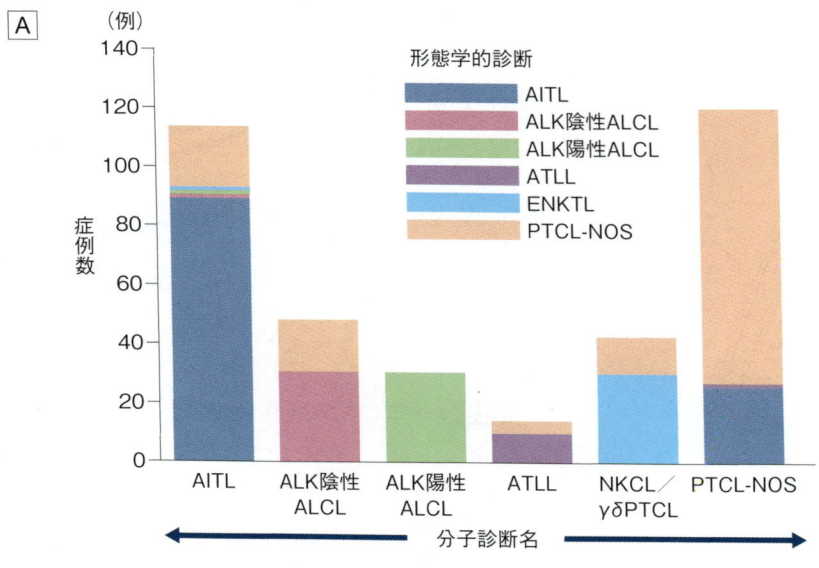
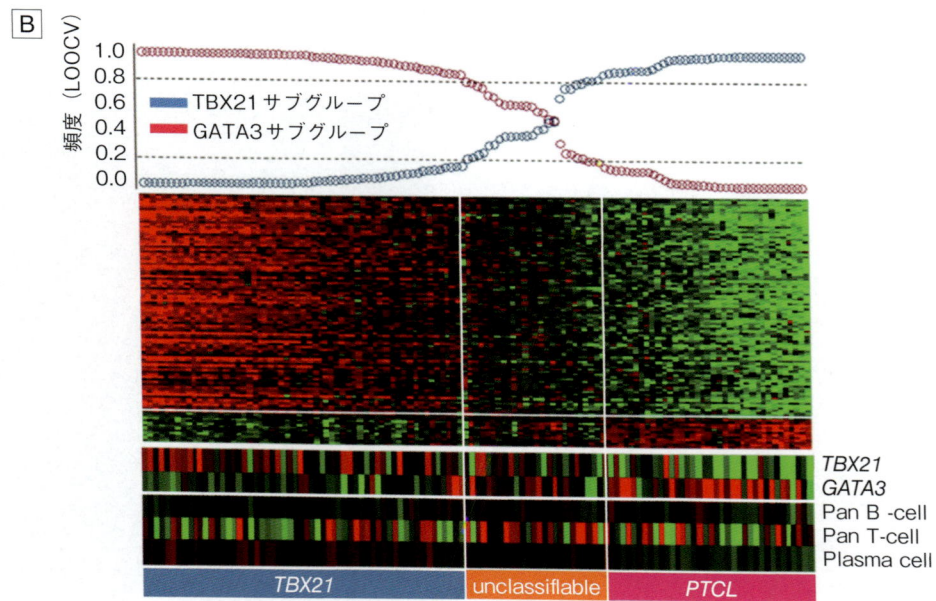

図7 ▶ 国際PTCLプロジェクトによる372例のPTCLの遺伝子解析結果
A：各種PTCLの形態学的診断と遺伝子発現解析による分子診断の比較
B：PTCL-NOSは*TBX21*サブグループと*GATA3*サブグループに分別される
ATLL：成人T細胞白血病／リンパ腫（adult T-cell leukemia／lymphoma）

（文献13より引用改変）

この遺伝子変異はPTCL-NOSをAITLの特徴を持つものと持たないもの，不明なものの3群にわけると，AITLとAITLの特徴を持つPTCL-NOSのみに高い割合でみられ，PTCL-NOSとAITLがオーバーラップしていることを示している。

6 治療戦略のアルゴリズム（図8）

1. 化学療法

リツキシマブ導入以前にはPTCLはびまん性大細胞型B細胞性リンパ腫（diffuse large B-cell lym-

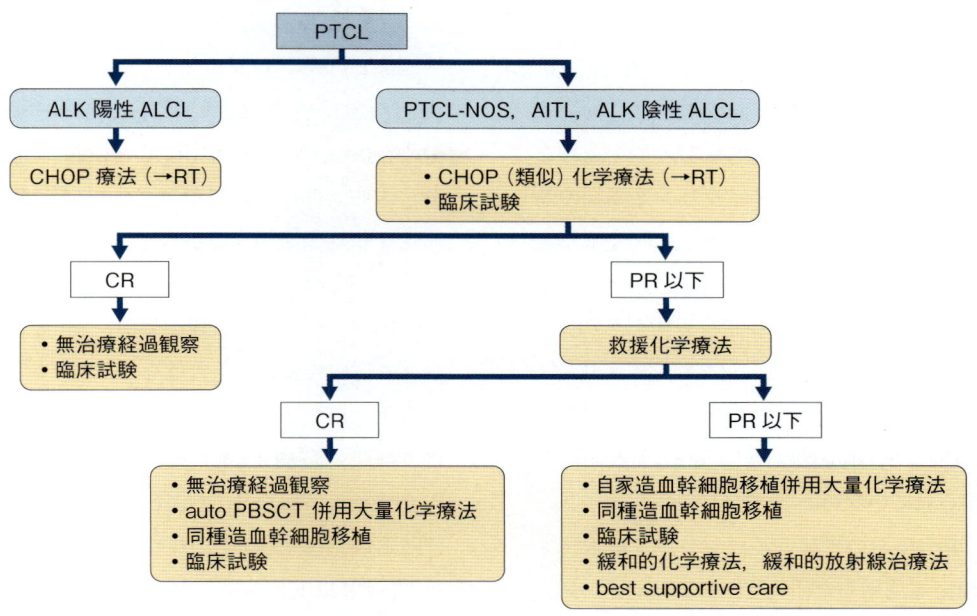

図8 ▶ 日本血液学会編造血器腫瘍診療ガイドライン
2013年版における末梢性T細胞リンパ腫の治療アルゴリズム
PR；部分奏効（partial response），CR；完全奏効（complete response）
（日本血液学会，編：造血器腫瘍診断ガイドライン2013年版．金原出版，2013より引用）

phoma；DLBCL）とともにaggressiveリンパ腫として治療開発がなされ，日常診療においてCHOP療法およびその類似療法が行われてきた[17]。進行期に対してはCHOP療法6〜8コース，PTCL-NOSの約20〜30％を占める限局期PTCL-NOSでは化学療法に加えて放射線治療（RT）も治療の選択肢として考慮されてきた。しかしながら標準治療は確立したものはなく，CHOP療法を超える治療開発が望まれるが，日本血液学会編の「造血器腫瘍診療ガイドライン」においても臨床試験参加が推奨されている。PTCL-NOSは予後不良であり，912人のmeta-analysisにおいてCHOP療法およびその類似療法が行われたPTCL-NOSの5年OSは37％と，B細胞リンパ腫のそれを大きく下回る[18]。

ドイツを中心とするDSHNHL（German High Grade Non-Hodgkin's Lymphoma Study group）からaggressiveリンパ腫を対象として行われた7つの試験のうち70例のPTCL-NOSを含めた343例のPTCLの併合解析結果が報告された[19]。60歳以下でLDH値が正常値を対象としたNHL-B1 trialを中心に行った解析において，CHOP-14療法もしくはCHOP-21療法にエトポシドを加えた治療（CHOEP療法）群とCHOP療法群を比較した結果，CHOEP療法群の3年無イベント生存率（EFS）が各々75.4％，51％とCHOEP療法群の予後が有意に良好であった（$p=0.01$）。しかしそのうち60％がALCLであったこと，エトポシドの効果はALK陽性ALCLに寄与していたことから，PTCL-NOS単独での治療効果は不明ではある。しかしながら若年者に対するCHOEP療法の有効性を示唆している[19]。化学療法単独での前向き臨床試験結果は少なく，57例のPTCL-NOSを含むPTCL 100例に対して，VIP（エトポシド，イホスファミド，シスプラチン）/ABVD（ドキソルビシン，ブレオマイシン，ビンブラスチン，ダカルバジン）交代療法6コースとCHOP 21療法8コースとのランダム化比較試験の結果では，4年EFS

と4年OSの両者とも差は認めなかった[20]。

そもそも国際PTCLプロジェクトの報告ではDLBCLのkey drugであるアントラサイクリン系薬剤使用の有無の比較において，OSに有意差を認めない(図9)[2]。そのためアントラサイクリン系薬剤の効果が期待できないこととPTCLがP糖蛋白陽性率が高率であることに注目し，米国のSWOG (Southwest Oncology Group)からゲムシタビンを加えたPEGS(シスプラチン，エトポシド，ゲムシタビン，メチルプレドニゾロン)療法が開発された[21]。しかし奏効割合が39%，2年無増悪生存割合(PFS)が14%と期待される結果は得られていない。

同様に in vitro においてピラルビシンがT細胞リンパ腫のcell lineを使用した研究で，ドキソルビシンよりも優れた抗腫瘍効果が得られ，心毒性も少ないという点に注目し，ピラルビシンを加えたTHP-COP 14療法の第Ⅱ相試験結果が報告された[22]。PTCL-NOSの5例を含む17例のPTCLが登録され，3年PFS，OSが各々57%，75%と良好な結果が得られ，有望な治療選択肢のひとつと考えられる。

2. 自家造血幹細胞移植併用大量化学療法

国際PTCLプロジェクトにおいてPTCLに対して，初回治療に引き続き自家造血幹細胞移植(autologous stem cell transplant；ASCT)併用大量化学療法の有効性について報告された(図10)。そのためASCT併用大量化学療法を試験治療とした多くの臨床試験が実施されているが，第Ⅱ相試験が中心であり，化学療法，もしくは大量化学療法施行の差違をみたランダム化比較試験の報告はなくエビデンスに乏しい。

近年ノルウェーのグループよりPS 0〜3でALK陽性ALCL，皮膚T細胞リンパ腫(cutaneous T-cell lymphoma；CTCL)および白血化したものを除いたPTCLを対象としてCHOEP-14療法6コースを施行し，PR以上の効果が得られた群にASCTを施行する第Ⅱ相試験の結果が報告された[23]。62例のPTCL-NOSを含む166例が登録され，観察期間中央値が45カ月でPTCL-NOSの5年OS，5年PFSは各々47%，38%と良好な結果が得られた。大量化学療法の適応となる若年者でかつ化学療法の感受性がある群には治療選択肢のひとつとして有用性が期待できるが，現在のところ臨床試験として実施する必要がある。同種移植に関しては治癒をめざす治療オプション

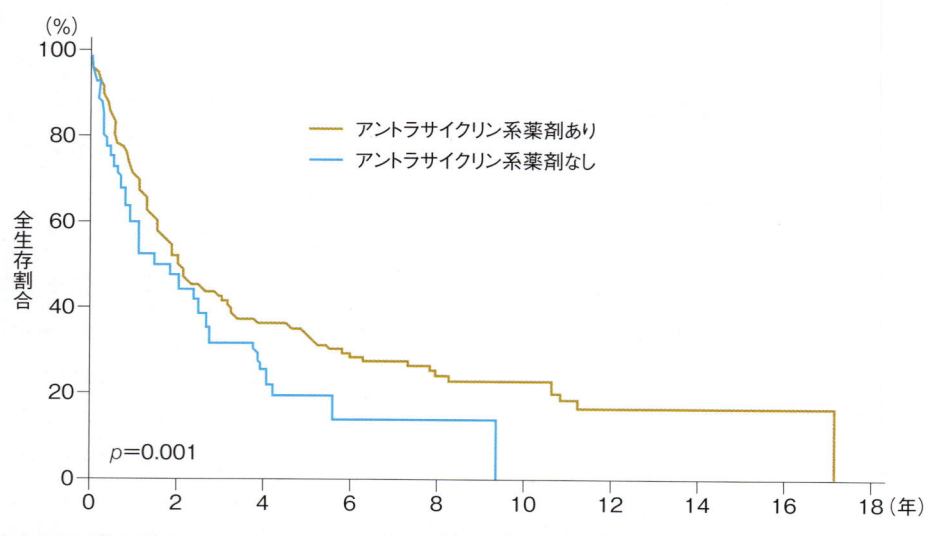

図9 ▶ PTCL-NOSに対するアントラサイクリン使用の有無による全生存曲線 （文献2より引用改変）

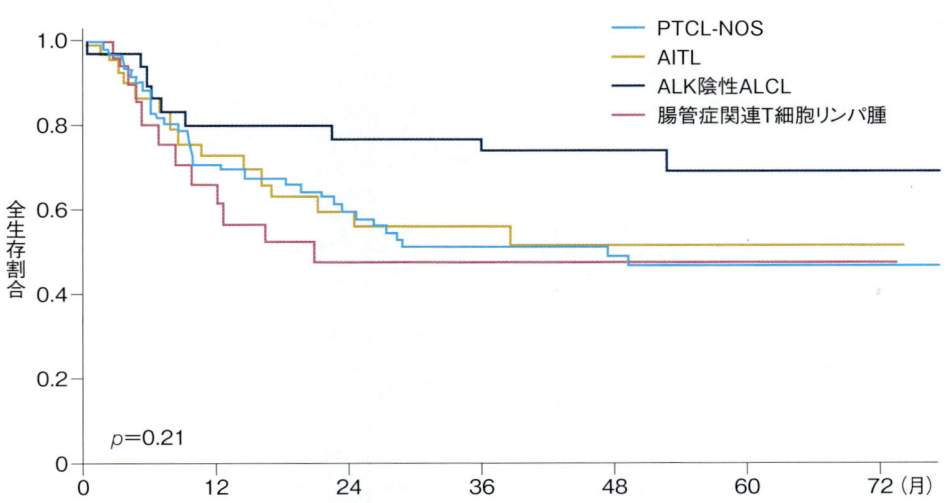

図10 ▶ 各種末梢性T細胞リンパ腫に対する初回治療に引き続きASCT併用大量化学療法施行例の全生存曲線
（文献23より引用改変）

として考えられているが，高率に治療関連死亡を認める。再発・難治例を対象に適用を選択する必要がある。

7 新規治療の可能性

分子生物学的研究が飛躍的に進歩し，腫瘍細胞特有の分子機構やシグナル伝達経路を標的とする分子標的薬が開発され，PTCLを対象とした新規薬剤も欧米を中心にその治療効果に対する報告が蓄積されている。わが国では一般臨床でまだ使用できないものも多い。

1．アレムツズマブ

IgG1型ヒト化抗CD52モノクローナル抗体であり，CD52抗原に特異的に結合し，補体依存性細胞傷害（complement dependent cytotoxicity；CDC）活性，抗体依存性細胞傷害（antibody-dependent cell-mediated cytotoxicity；ADCC）活性やアポトーシス誘導作用などによって抗腫瘍効果をきたす。CHOP療法との併用療法が報告され，ORRが75％，CR割合が71％と良好な試験結果が得られたが[24]，サイトメガロウイルス再活性化を含めた重篤な感染症の併発が報告されている。

2．モガムリズマブ

CCR4（C-C motif chemokine receptor 4）に対するヒト化モノクローナル抗体であり，わが国で開発された。Fc部分に結合する糖鎖の低フコース処理により高いADCC活性を有する。CCR4は正常組織においてはTh2型CD4陽性ヘルパーT細胞に選択的に発現していることが知られており，ATLLを含むT細胞リンパ腫で効率に陽性であり，予後不良であることが示された。PTCL-NOSに関しても38％が陽性であることが示されており，再発CCR4陽性PTCLとCTCLを対象としたモガムリズマブ単剤の第Ⅱ相試験が行われた[25]。PTCLのORRは29例中10例で，うちCRは5例，PFS中央値は3.0カ月であった。そのうちPTCL-NOS 16例の奏効割合は16例中3例で，うちCRは1例だった。有害事象もATLと同様に対処可能であり，この試験結果を受けて再発・難治PTCL／CTCLに対して保険適用となっている。

3．その他の新規薬剤

葉酸拮抗薬のプララトレキサートは再発難治PTCL 115例に対しORR 29％，CR割合11％かつ奏効期間12カ月と有望な結果が得られた。ほかにも抗CD30

抗体であるブレンツキシマブベドチンやヒストン脱アセチル化酵素（HDAC）阻害薬のromidepsinなどが期待される。

● 文 献

1) Vose J, et al：J Clin Oncol. 2008；26(25)：4124-30.
2) Jaffe ES, et al：WHO Classification of Tumours of Hematopoietic and Lymphoid Tissues. 4th ed. IARC Press, 2008, p158-66.
3) Lymphoma Study Group of Japanese Pathologists：Pathol Int. 2000；50(9)：696-702.
4) Pileri：WHO Classification of Tumours of Hematopoietic and Lymphoid Tissues. 4th ed. IARC Press, 2008, p306-8.
5) Asano N, et al：Am J Surg Pathol. 2005；29(10)：1284-93.
6) Went P, et al：J Clin Oncol. 2006；24(16)：2472-9.
7) Piccaluga PP, et al：Haematologica. 2007；92(4)：566-7.
8) Gallamini A, et al：Blood. 2004；103(7)：2474-9.
9) Watanabe T, et al：Leuk Lymphoma. 2010；51(5)：813-21.
10) Ohshima K, et al：Int J Oncol. 2004；25(3)：605-13.
11) Streubel B, et al：Leukemia. 2006；20(2)：313-8.
12) Piccaluga PP, et al：J Clin Invest. 2007；117(3)：823-34.
13) Iqbal J, et al：Blood. 2014；123(19)：2915-23.
14) Palomero T, et al：Nat Genet. 2014；46(2)：166-70.
15) Sakata-Yanagimoto M, et al：Nat Genet. 2014；46(2)：171-5.
16) Yoo HY, et al：Nat Genet. 2014；46(4)：371-5.
17) Fisher RI, et al：N Engl J Med. 1993；328(14)：1002-6.
18) Abouyabis AN, et al：Leuk Lymphoma. 2008；49(11)：2099-107.
19) Schmitz N, et al：Blood. 2010；116(18)：3418-25.
20) Simon A, et al：Br J Haematol. 2010；151(2)：159-66.
21) Mahadevan D, et al：Cancer. 2013；119(2)：371-9.
22) Tomita N, et al：Hematol Oncol. 2015；33(1)：9-14.
23) d'Amore F, et al：J Clin Oncol. 2012；30(25)：3093-9.
24) Enblad G, et al：Blood. 2004；103(8)：2920-4.
25) Ogura M, et al：J Clin Oncol. 2014；32(11)：1157-63.

第8章 ホジキンリンパ腫

D1 ホジキンリンパ腫の病理

下山芳江，中村栄男

1 はじめに

ホジキンリンパ腫（Hodgkin lymphoma；HL）は悪性リンパ腫のひとつで，WHO分類において初めてリンパ腫との名称が冠された。Thomas Hodgkinによる最初の報告（1832年）以来，既に170年を経る。その臨床病理学的特徴については，既に多くの成書に詳述されているが，その明確な診断基準は"反応性背景の中のReed-Sternberg細胞（Reed-Sternberg giant cell；R-S細胞）"の認識ということに尽きる。しかしながらR-S細胞が見出されるという組織学的共通項を除けば，病態と組織像にかなりの幅を有する腫瘍群でもある。その本態については近年の分子生物学的解析手法の進歩によりB細胞由来とする意見が大勢を占めつつある。一方，樹状細胞／単球由来にR-S細胞の起源を求めるものなどもあり，なお議論がある。

2 HLの病理組織分類

HLの病理組織分類は，1990年代までLukes-Butler分類を簡略化したRye分類が平易で臨床的にも有用であるとして広く使用された。現在は，2008年に公刊されたWHO分類が用いられている（図1）[1]。WHO分類では，明確にB細胞腫瘍と規定される結節性リンパ球優位型HL（nodular lymphocyte predominant Hodgkin lymphoma；N-LPHL）とそれ以外の古典的HL（classical Hodgkin lymphoma；classical HL）にわけられる。classical HLは，さらに背景の反応性要素とR-S細胞の形態に着目して，4種の亜型，すなわち結節性硬化型（nodular sclerosis；NS），混合細胞型（mixed cellularity；MC），リンパ球豊富型（lymphocyte-rich；LR），およびリンパ球減少型（lymphocyte depletion；LD）に分類される。

3 組織診断

特有なR-S巨細胞の出現と，種々の程度の壊死，線維化，好酸球や好中球，形質細胞，リンパ球の浸潤が組み合わさった複雑な組織像を呈する。R-S細胞の出現と背景の浸潤リンパ球に異型性のないことが，診断の必須条件である。R-S細胞には，後述するN-LPHLにおけるポップコーン細胞（popcorn cell）あるいはLukesらの命名になるlymphocytic and/

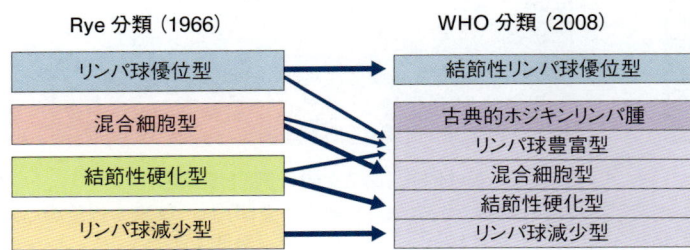

図1 ▶ HLのRye分類とWHO分類2008年版

or histiocytic細胞（L＆H細胞），さらにNSにおける凹窩細胞（lacunar cell）など，様々な亜型がある（**表1**）。また，単核のものはホジキン細胞（Hodgkin cell）とも呼ばれる。R-S細胞との名称のもとに，比較的広い細胞所見を有する巨細胞がまとめられている点に留意が必要である。

1. N-LPHL

HLの3〜8％を占め，年齢中間値は35歳と比較的若い。一般に症状に乏しく，臨床病期I期例が50％以上を占める。予後は良く10年生存率は80〜90％であるものの，時に10年以上経過後の晩期再発例が認められる。経過中に，約3％の症例でびまん性大細胞型B細胞リンパ腫への進展をみるとされる。

結節状増殖を示す反応性細胞の中にポップコーン細胞あるいはL＆H細胞として知られる散在性大型細胞により特徴づけられるB細胞腫瘍である（**図2，3**）。

表1 ▶ HLにおけるR-S細胞とその亜型

Reed-Sternberg cells and variants
- Diagnostic Reed-Sternberg cells
- mononuclear Hodgkin cell
- lacunar cell
- lymphocytic & histiocytic cell (L&H cell)
- mummified cell (apoptosis cells)
- pleomorphic Reed-Sternberg cell

胚中心B細胞由来とされる。リンパ球ないし組織球が主な構成成分であり，壊死はなく，線維化も認められない。増殖パターンは結節状であり，抗CD20抗体などB細胞マーカーによる免疫染色で明瞭となる。きわめて稀に純粋なびまん性パターンを示すとされる。診断的なR-S細胞は観察されず，ポップコーン細胞あるいはL＆H細胞が出現する。核は水泡状に腫大し，単核または多分葉状で，核小体も典型的なR-S細胞よりやや小さい。明瞭にCD20抗原を持ち（**図4**），その証明は診断に必須である。CD30やCD15などclassical HLを特徴づける抗原は通常陰性である。さらにOct2とBOB.1が陽性であり，それらが陰性の古典型との対比をなす（**表2**）。また，EBV（Epstein Barr virus）はまったく検出されない。

背景にはBリンパ球が多いものの，これら大型細胞はCD57/Leu7陽性のTリンパ球でリング状に囲まれている（**図3，5**）。結節の周囲に時に類上皮細胞反応をみることもあるが，形質細胞，好酸球，好中球はほとんどみられない。

2. classical HL

適当な反応性背景の中にR-S細胞と目される大型細胞を認める腫瘍である。HLの約95％を占める。

① NS

HLの40〜70％を占める。性差はなく，典型例は

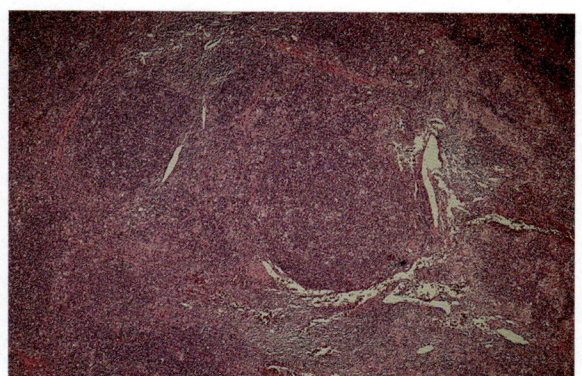

図2 ▶ N-LPHL（HE染色）
弱拡大で，結節性病変を示す

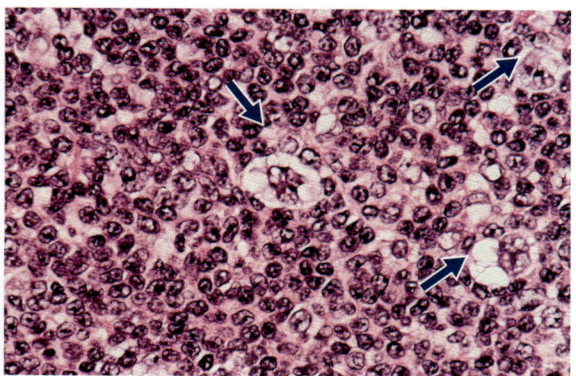

図3 ▶ N-LPHL（図2と同一例，HE染色）
L＆H細胞（ポップコーン細胞，矢印）は，核膜の軽度のくびれ，分葉状核を呈する。核小体は著明ではない

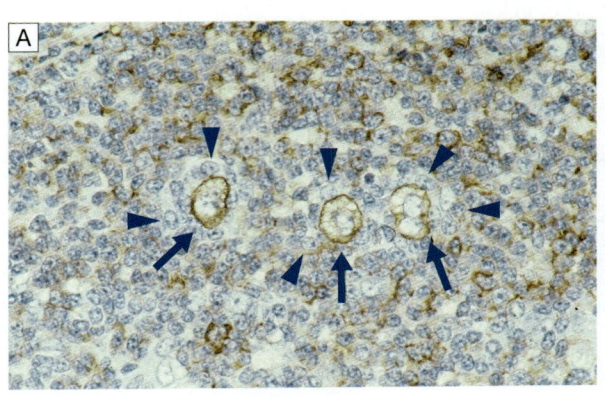

図4 ▶ N-LPHL（CD20免疫染色）
L&H細胞（ポップコーン細胞，矢印）はB細胞マーカーであるCD20陽性を示す。周囲に小型Tリンパ球が集まりロゼットパターン（矢頭）を形成する。また，背景にCD20陽性小型リンパ球が観察される

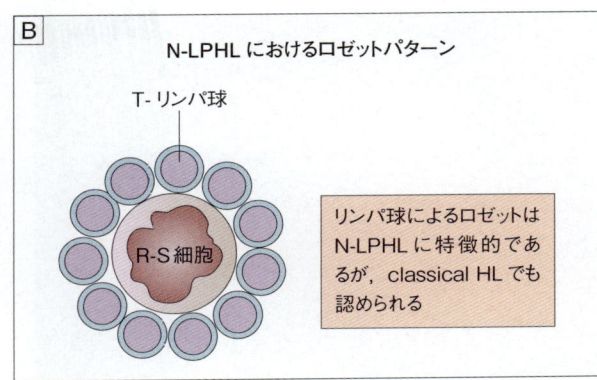

図5 ▶ N-LPHLにおけるL&H細胞（ポップコーン細胞）とその周りの小型Tリンパ球によるロゼットパターンのシェーマ

表2 ▶ classical HLとN-LPHLの比較

	classical HL	N-LPHL
大型細胞	核小体の目立つR-S細胞	核小体の小さいL&H細胞
背景の形質細胞および好酸球	通常あり	少ない
CD20	−or 時に＋	＋
Oct2/Bob.1	−or 1種類＋	＋
EMA	−	＋
CD30	＋	−
Bcl-6	−or 一部弱＋	＋
EBV（EBER）	＋ in 30〜60％	−

若年女性（年齢中間値28歳）で，60〜70％の症例で前縦隔病変をみる[2]。EBVは，20％未満の症例で検出される[3]。

少なくとも1つの結節を囲む結合組織の帯状増生と凹窩細胞の存在により特徴づけられる（図6〜9）。リンパ節の被膜の肥厚が，結合組織の帯状増生に先行して観察され，まず着目されるべきである。典型的なR-S細胞は少ないが，その代わりに，凹窩細胞と呼ばれるR-S細胞の特殊型が出現する（図10）。この細胞は，浮腫性の細胞質が，標本作製の過程で収縮し，細胞周辺に間隙を生じるため，組織標本上では，あたかも凹窩（lacuna）の中に存在するようにみえることから名づけられたものである。核は多分葉ないし複雑な切れ込みを有し，核小体は典型的なR-S細胞ほど著明ではない（図9, 10）。結節内に好酸球性あるいは好中球性の膿瘍や壊死を形成し（図8, 9），反応性病変との鑑別が問題となる。R-S細胞は時に集簇傾向を示し（図7），シート状増殖を示す。進展例では未分化大細胞型リンパ腫との鑑別が問題となるが，ALK陰性である。

② MC

HLの20〜50％を占める[2]。40歳以上の男性に多く（3〜4：1，年齢中間値37歳），EBVは70〜80％の症例で検出される[3]。

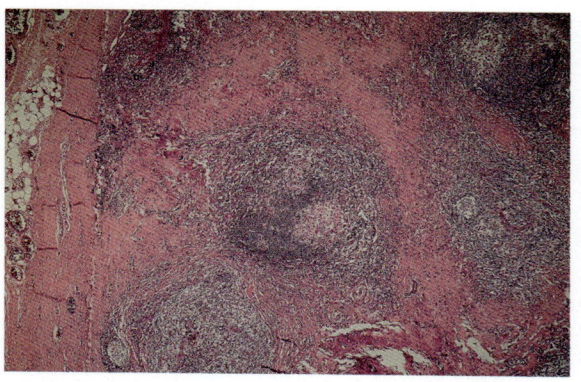

図6 ▶ classical HL, NS（HE染色）前縦隔病変
太い膠原線維束によって結節性に区分されている

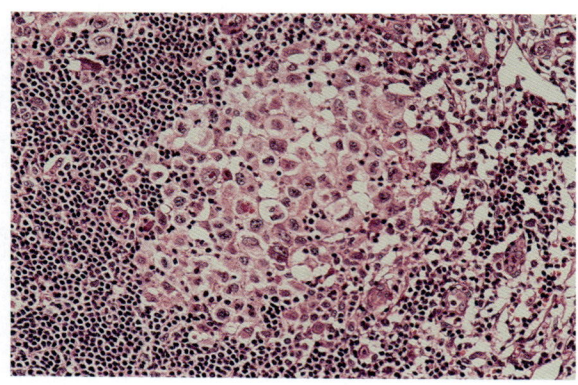

図7 ▶ classical HL, NS（図5と同一例, HE染色）
小型リンパ球を背景としてR-S細胞は, 時に集簇傾向を示し, シート状増殖として観察される

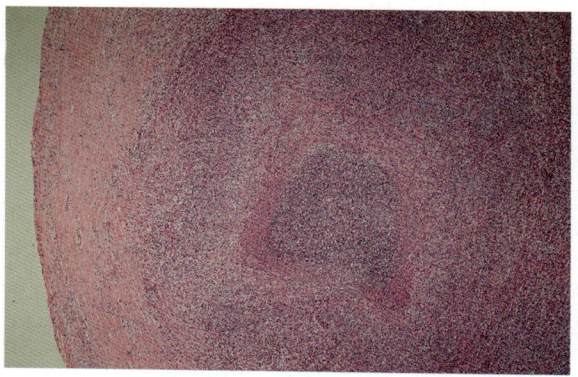

図8 ▶ classical HL, NS（HE染色）
リンパ節の被膜の肥厚が目立ち, さらに膿瘍様病変の形成が観察される

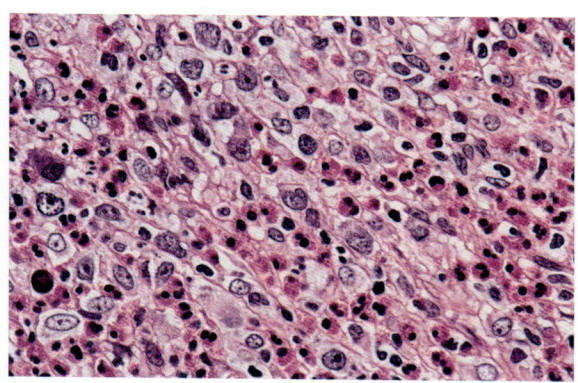

図9 ▶ classical HL, NS（図7と同一例, HE染色）
多数の好酸球を背景として大型細胞が観察される。NSでは, MCと異なり, 核小体の目立つ細胞は少ない

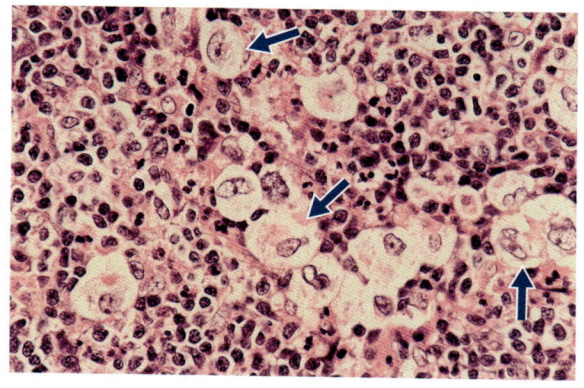

図10 ▶ classical HL, NS（HE染色）
凹窩細胞（矢印）が観察される。豊富で淡明な細胞質を有している。定型的なR-S細胞と異なり, 核小体は目立たない

　結節性硬化像のないびまん性の反応性背景の中に, 核小体の目立つ定型的なR-S細胞を示す（**図11, 12**）。典型的なホジキン病の組織像とされてきたものである。変性によりミイラ化細胞（mummified cell）と呼ばれる細胞が観察されることもある。従来, 他型の除外診断の上でのゴミ箱的診断とみなされたが, WHO分類で疾患としての独立性が明記された。病巣にはびまん性に, 組織球, 好中球, 好酸球, 形質細胞, リンパ球などの浸潤が, 種々の割合と組み合わせで認められ, 軽度の線維化をみることがある。R-S細胞は散在性であり, シート状の集簇はなく, また壊死巣は稀である。時に高度の類上皮細胞反応を伴い, サルコ

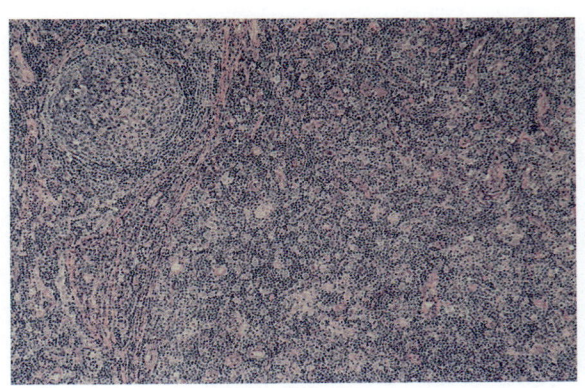

図11 ▶ classical HL, MC（HE染色）
反応性リンパ濾胞（左上）を残して，病変は濾胞間にびまん性に分布している

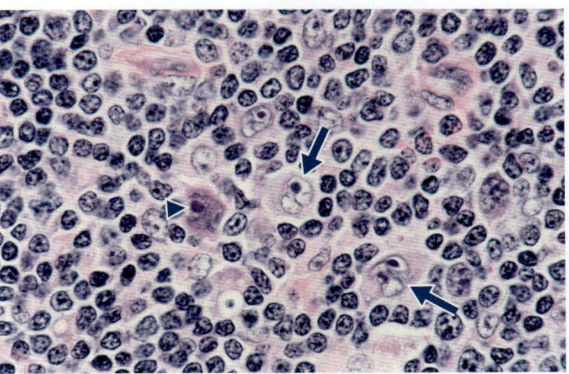

図12 ▶ classical HL, MC（図10と同一例，HE染色）
定型的な，核小体の目立つホジキン細胞，二核のR-S細胞（矢印）が観察される。濃縮した細胞質を有するミイラ化細胞（mummified cell, apoptosis cell）（矢頭）も認められる

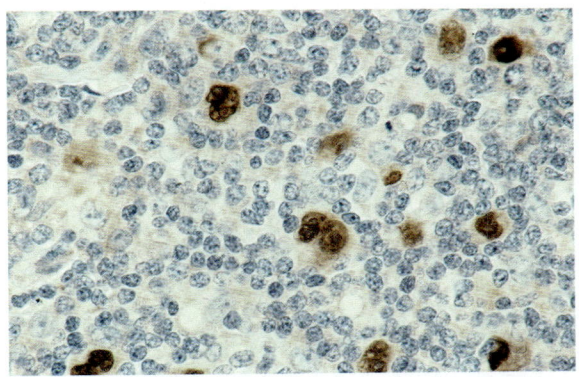

図13 ▶ classical HL, MC（EBER *in situ* hybridization）
R-S細胞はEBV陽性シグナルを示す

CD20などB細胞マーカーは陰性であり，しばしばEBVが検出されるなど（図15），他のclassical HLと同じ性状を示す。

④ LD

R-S細胞のびまん性増殖を示し，時に背景の非腫瘍性反応性要素の減少を伴う。診断基準が過去に変遷を繰り返し，信頼しうる臨床データに乏しい。びまん性の線維化の中にR-S細胞などが散在性に存在するものと，R-S細胞の肉腫様増殖をきたす網状（肉腫）型が含まれる。前者では，細胞成分，特にリンパ球の減少が著しい。治療後などにしばしば認められる型である。網状型（肉腫型）では，リンパ球が減少する以外に，R-S細胞や近縁の異型単核細胞の増殖が著しく，部分的にはこれらの細胞が，病巣の大半を占める。R-S細胞の多様性も目立ち，壊死巣，破壊性増殖像なども認められる。

⑤ 免疫表現型

classical HLにおけるR-S細胞の免疫形質は，パラフィン切片では，CD30（BerH2）が70〜90％の例で陽性（図16），CD15（LeuM1）が50〜70％で陽性（図17），CD45（LCA），EMAは陰性である[1]。通常，B，T関連抗原は陰性であるが，10〜20％の例で少数の細胞にCD20が陽性となる。B関連転写因子（B-cell specific activator protein；BSAP）が90％

イドーシスとの鑑別が問題となる。また，高率にEBV陽性であり（図13），R-S細胞にCD20の発現をみる場合，加齢性EBV関連B細胞増殖異常症との鑑別に留意すべきである[4,5]。

③ LR

MCやNSなど，classical HLの初期病変と考えられる。B細胞腫瘍と明記された結節性リンパ球優位型と区別するために設けられたものとも言える。HLの5％を占める。小型リンパ球からなる結節性あるいはびまん性増殖を示す反応性背景の中に散在性に少数のR-S細胞が観察される（図14）。背景に好酸球，好中球，線維化は観察されない。反応性胚中心を残す。

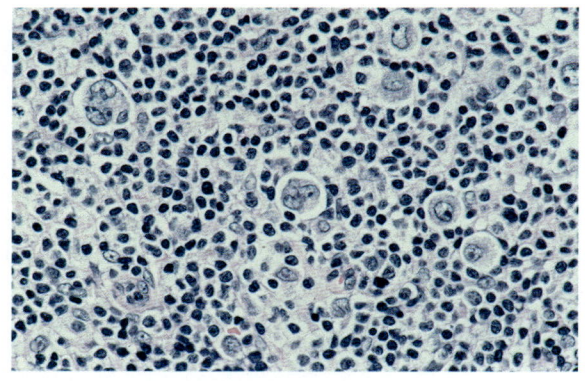

図14 ▶ classical HL, LR（HE染色）
大型細胞が観察される。N-LPHLと形態のみからの鑑別は困難と言える。背景の小型リンパ球はほとんどがT細胞性であり，結節性リンパ球優位型のそれとは異なる

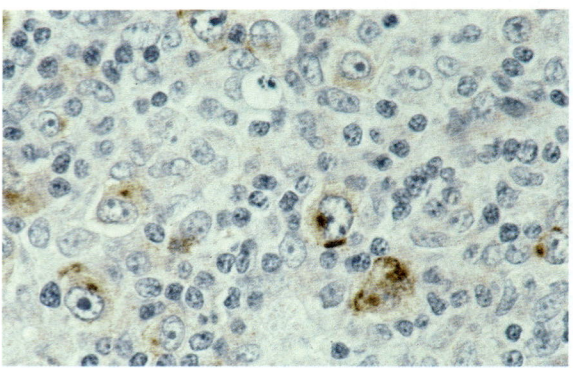

図15 ▶ classical HL, LR（図13と同一例，LMP1染色）
大型細胞は，EBV関連抗原であるLMP1陽性である。EBERでも陽性である。一方，結節性リンパ球優位型では，EBVは証明されない

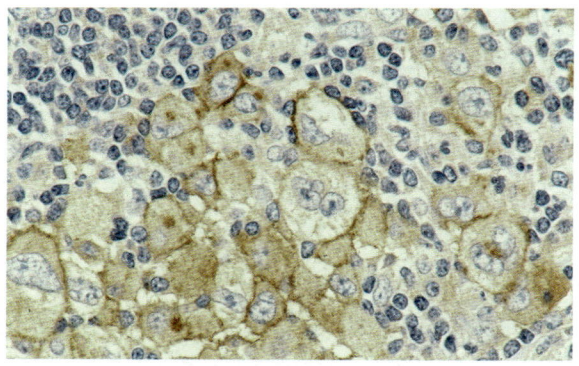

図16 ▶ classical HL, NS（CD30染色）
R-S細胞はCD30陽性である

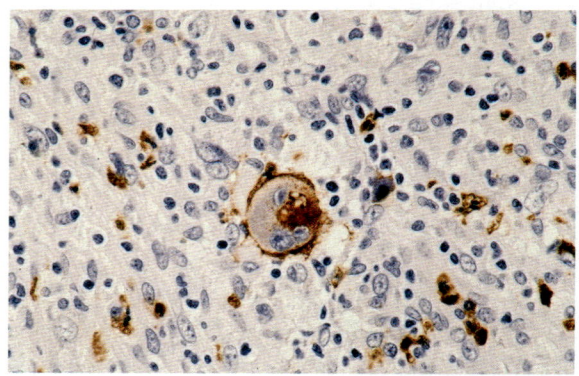

図17 ▶ classical HL, NS（CD15染色）
R-S細胞はCD15陽性である

の例で陽性である一方，免疫グロブリン転写に関わるOct2やBob.1は陰性である。

R-S細胞の起源については，近年では多くが成熟Bリンパ球（胚中心細胞）由来，稀に末梢T細胞あるいは樹状細胞とされる[6]。また，最近，R-S細胞で細胞傷害性分子（TIA-1, granzyme B, perforin）を発現する場合，有意に予後不良であることが報告され，注目される[7]。

4 R-S細胞の細胞起源と遺伝子型

遺伝子解析による結果では，T細胞受容体（T-cell receptor；TCR）遺伝子または免疫グロブリン遺伝子のいずれかがクローン性再構成を示したとする報告や，いずれの再構成も認めないとの報告もあり，本態は解明されていない。

しかし，single cell PCR法を用いて免疫グロブリン重鎖（IgH）遺伝子を解析すると，40～60％の例で再構成が認められる。特に結節性リンパ球優位型のL＆H細胞ではIgH遺伝子の機能的な再構成が認められ，明らかにBリンパ球由来であることが証明された。それ以外の古典的ホジキン病でも多数例にIgH遺伝子の再構成が認められるが，非機能的なものであり，クローナルなものとともにオリゴクローナルある

いはポリクローナルなものが報告されている。また稀にTCR遺伝子の再構成もあるとされる。

● 文 献
1) Stein H, et al：World Health Organization Classification of Tumours. Pathology and Genetics of Tumours of Haematopoietic and Lymphoid Tissues. Jaffe ES, et al, ed. IARC Press. 2001, p239-53.
2) Lymphoma Study Group of Japanese Pathologists：Pathol Int. 2000；50(9)：696-702.
3) Weiss LM, et al：N Engl J Med. 1989；320(8)：502-6.
4) Oyama T, et al：Am J Surg Pathol. 2003；27(1)：16-26.
5) Shimoyama Y, et al：J Clin Exp Hematop. 2006；46(1)：1-4.
6) Nakamura S, et al：Am J Surg Pathol. 1999；23(4)：363-76.
7) Asano N, et al：J Clin Oncol. 2006；24(28)：4626-33.

D2 ホジキンリンパ腫の診断と治療

第8章 ホジキンリンパ腫

大西 康

1 はじめに

1832年にThomas Hodgkinが7例の臨床経過と剖検所見を"On some Morbid Appearance of the Absorbent Glands and Spleen"として報告し[1]，後にホジキン病と名づけられた。1898年Carl Sternberg，1902年Dorothy Reedにより，Reed-Sterberg細胞の存在が記載され，1966年Lukes，Butler，Hicksらにより，LP（lymphocyte predominance），NS（nodular sclerosis），MC（mixed cellularity），LD（lymphocyte depletion）の4型が提唱された。2001年のWHO分類からはホジキンリンパ腫（Hodgkin lymphoma；HL）が正式な呼称となり，従来の4組織型をCHL（classical HL）とし，NLPHL（nodular lymphocyte predominant HL）の分類が追加された。

HLは欧米では悪性リンパ腫の20〜30％を占めるが，わが国では5〜10％と頻度が低く，欧米の約3分の1である[2]。男女比は1.3〜1.4：1と男性でやや多く，NSが多い20歳代とMCが多い50歳以降に2つのピークがある。15〜39歳までのHLの解析では同胞の少なさ，単家族での生活など社会環境との関連も報告されている[3]。一卵性双生児における発症リスクは99倍とされる[4]。また，HLの半分の例でReed-Sternberg細胞にEBV（Epstein Barr virus）ゲノムが検出され，MCで多いことが知られているがHL発症との関連は不明である[5]。HIV感染，同種造血幹細胞移植後，関節リウマチに対するメトトレキサート（MTX）使用中など，免疫抑制状態でのHL発症率増加も知られている。

2 診断

1. 病変部位

多くの症例でリンパ節腫大を呈し，約75％が頸部，鎖骨上リンパ節腫脹で見つかる。連続性に進展することが多く，リンパ節腫大は左頸部・鎖骨上（70％），右頸部・鎖骨上（62％），縦隔（60％），脾臓（36％），傍大動脈（34％），左腋窩（25％），右腋窩（25％）に認められる[6]。右鎖骨上と腹部リンパ節の合併は8％であるのに対して，左鎖骨上と腹部の合併は40％と高く，左鎖骨上と腹部をつなぐ胸管の存在による違いと考えられている。NSは約60％に縦隔病変を認めるが，縦隔単独のリンパ節腫大はきわめて稀（1％）である。また，縦隔リンパ節腫大がなく，肺門部リンパ節腫大を認めることは稀であり，さらに縦隔・肺門リンパ節腫大がない状態での肺浸潤も稀である。横隔膜下のみに病変を認める頻度も低い（約3％）。脾腫は約10％に認められるが浸潤がないケースもあり，非特異的である。肺，肝，骨，骨髄などの節外病変は5〜10％で認められるが，HLが中枢神経系，精巣に浸潤することはきわめて稀である。

2. 症状

38.3℃以上の不明熱，盗汗，6カ月間で10％以上の体重減少などのB症状を認めるのは約3分の1であり，CS（clinical stage）Ⅱ以上で多く，CS Ⅰでは少ない傾向にある。不明熱の熱型に特異的なパターンはなく，Pel-Ebstein型は稀である。不明熱の精査で診断されるよりもリンパ節腫大で発見される症例が多いが，LDは後腹膜リンパ節や骨髄に限局し不明熱で発

見される場合もある。

3. 検査

血算では顆粒球増加，リンパ球減少，好酸球増加，貧血（正球性が多い），ALP上昇，CRP上昇などがみられることがある。貧血は約40％に認められ，進行期に多い。赤沈亢進は予後不良因子のひとつである。

HLの骨髄浸潤に関してはPET-CTの検出感度，特異度が骨髄生検（bone marrow biopsy；BMB）よりも優れることが示されている[7,8]。454例の初発HLにおける骨髄浸潤の有無をPET-CTとBMBで比較したデンマークからの報告では，PET-CTでCS I・IIと診断された症例においてBMB陽性は0例，つまりPET-CTによるStaging後にBMBによって治療内容の変更を要した症例がないことが示された[7]。HLの骨髄浸潤に関するPET-CTの陰性的中率は99％であり，PET-CTで骨髄浸潤陰性と診断されたCS I・IIの症例ではBMBの必要性はきわめて低いと言える。この研究において骨髄浸潤陽性と診断された割合はPET-CTで18％，BMBで6％である。BMB陽性例の79％でB症状が陽性であった。

若年者においては，化学療法開始前に精子保存，未受精卵保存，受精卵保存についての情報提供に努める。ABVDにより，男性では約3分の1が一過性の無精子症をきたすが，女性において卵巣機能不全は少ないとされる。

喫煙者や呼吸器疾患合併例では呼吸機能検査，65歳以上や心血管疾患のリスク例においては心エコーによる評価が重要である。

3 病期分類と治療効果判定基準

1. 歴史的背景

HLの病期分類として1971年に提唱されたAnn Arbor分類は1989年にCotswold分類として修正された[9]。Cotswold分類はHLだけでなく，非ホジキンリンパ腫においても広く使用されてきた。一方，治療効果判定基準（response criteria）として最初に統一されたものは，1999年にNational Cancer Institute Working Groupから報告された非ホジキンリンパ腫に対する基準であり[10]，HLにおいてもこの基準が使用されてきた。その後，PET-CTおよび骨髄の免疫組織化学検査やフローサイトメトリーの有用性が明らかとなり，2007年にIWG（International Working Group）によって治療効果判定基準の改訂が行われた。この改訂でCRu（complete Responce/Unconfirmed）の基準が削除された[11]。また，IHP（International Harmonization Project）により治療終了時のPET-CTに関して，2cm以上の腫瘤に縦隔血液プールよりも高い集積が残存している場合に陽性とすることが示された[12]。その後，interim PETを含めた検討が進み，現在は縦隔と肝臓の集積を基準とする"Deauville 5-point system（5PS）"（表1）がPET-CTの判定基準として推奨されている[13]。5PSでは臨床試験の目的によりcut-offをscore 3より低く設定するか，高く設定するかが判断される。

2. Lugano分類（2014年）

2011年6月ルガノでの第11回International Conference on Malignant Lymphoma（ICML）において，HLおよび非ホジキンリンパ腫のstagingや治療効果判定基準に関するworkshopが設けられた。2013年第12回のルガノ会議で結論が報告され，

表1 ▶ Deauville 5-point system

Deauville	Uptake
1	集積なし
2	縦隔以下の集積
3	縦隔より高く，肝臓以下の集積
4	肝臓よりも中程度に高い集積
5	肝臓よりも顕著に高い集積または新病変
X	リンパ腫に関連しないと思われる新たな集積

（文献13より引用）

2014年Chesonらによって"Recommendation for Initial Evaluation, Staging, and Response Assessment of Hodgkin and Non-Hodgkin Lymphoma：The Lugano Classification"と題して発表された[14]。PET-CTが標準的なstagingに導入され，FDG-avid lymphoma〔HLとびまん性大細胞型B細胞リンパ腫（diffuse large B-cell lymphoma；DLBCL）が代表的疾患〕においてリンパ節，脾臓，肝臓の評価はPET-CTによることが示された（**表2**）。脾臓や肝臓は種々の影響で大きさが変化するためPET-CTによる評価が適し，diffuse uptake, solitary mass, miliary lesions, nodulesなど多彩な浸潤パターンがある。Non-avidな組織型（chronic lymphocytic leukemia/small lymphocytic lymphoma, lymphoplasmacytic lymphoma, mycosis fungoides, marginal zone B-cell lymphomaなど）ではCTによる評価が標準であり，脾腫に関しては＞13cmという基準が示された。造影CTはリンパ節の正確な測定，腸管とリンパ節の区別，血管圧排や血栓が疑われる場合，IFRTを計画する場合に適している。節性病変は長径が1.5cm以上，節外病変は1.0cm以上を測定可能病変として扱う。

HLに関するbulky disease（巨大腫瘤病変）はCTで10cm以上，または胸郭の3分の1以上と定義されるが，bulkyを意味する"X"の記載は不要として，代わりに最大径を記載することとした。extranodal status（E）の記載はlimited stage（CS Ⅰ，Ⅱ non-bulky）にのみ使用される。CS ⅠEは単一の節外病変のみでリンパ節病変がないことを意味し，CS ⅡEはⅠまたはⅡのリンパ節病変に加えて連続性に節外進展がある場合に使用する。A，Bという症状の有無に関する記載はHLでのみ使用されることになった。さらに，上述の通りFDG-avidであるHLとDLBCLにおいては，PET-CTによるstagingが施行されていれば，ルーチンのBMBは必要としないことが記載されている[14]。ほかの組織型ではデータが不足しているため，まだBMBが標準となる。

PET-CTによる治療効果判定は5PS（**表1**）を用いることが推奨され，score 1～3をCMR（complete metabolic response）とするが，臨床試験によってはscore 3の扱いが異なる場合もある。また，ワルダイエル輪領域などの生理的高集積部位においては初発時浸潤部位の集積が周囲の正常組織よりも高くなければCMRと判断される。残存病変の大きさによらずscore 4～5で治療前から集積低下を認める場合をpartial metabolic responseとする。

治療後CR達成例へのsurveillance scanに関しては，特にHLとDLBCLにおいては推奨されない。一方で病変が腹部や後腹膜に残存するindolent lymphoma（低悪性度リンパ腫）においてはjudicious（思慮深い）画像検査による経過観察が推奨されている。HLではリンパ節腫脹以外に，疲労感，瘙痒症，アルコールで誘導される痛みなどが再発の徴候となる場合があるので，その際は画像検査を検討する。

表2 ▶ revised staging system for primary nodal lymphoma

stage		involvement	extranodal（E）status
限局期	Ⅰ期	1つのリンパ節領域の病変	リンパ節病変を伴わない1つの節外病変
	Ⅱ期	横隔膜の片側にとどまる2つ以上のリンパ節領域の病変	横隔膜の片側にとどまるリンパ節病変がそれに連続した限局性節外病変を伴う場合
Ⅱ期 bulky		巨大病変を伴うⅡ期	not applicable
進行期	Ⅲ期	横隔膜の上下にわたる複数のリンパ節領域の病変：横隔膜より上の節性病変と脾病変	not applicable
	Ⅳ期	非連続性の節外性病変を伴う場合	not applicable

FDG-avidなリンパ腫はPET-CTで評価する。扁桃，ワルダイエル輪，脾は節性病変とする

（文献14より引用）

4 治療

HLの治療方針は大きく，①限局期予後良好群，②限局期予後不良群，③進行期にわけられる（**表3, 4**）。また，NLPHLは治療方針が他の組織型と異なる。さらにHLの治療においては，長期生存が得られる割合が多く，二次癌や心血管疾患などの晩期毒性をいかに低く抑えるかという点が重要になる。

1．限局期HL治療

①治療の変遷

放射線治療（radiation therapy；RT）が標準であった時代にはstaging laparotomyにより腹腔内病変の有無を確認し，より正確な病期診断を行うことが重要であった。マントル照射野＋逆Y字照射野から骨盤照射を除いたSTLI（subtotal lymphoid irradiation）が標準治療として用いられていた。しかし，STLIのような広範囲放射線治療（extended-field RT；EFRT）は晩期毒性として乳癌などの二次癌や心血管疾患が問題となる。このため，現在は化学療法とIFRT（involved-field RT）を併用するCMT（combined modality treatment）が標準治療となっている。stagingにはlaparotomyに代わりCTが，そして現在はPET-CTが用いられる。CTと比較してPET-CTにより10〜30％の症例でup-stageするとされる。STLIからIFRTとなり二次癌は減少したが，さらに照射野を病変部位に限局させるISRT（involved-site radiation）やPET-CTの情報からさらにマージンを短く（0.5〜1.0cm）設定するINRT（involved-node RT）が開発され，2014年にILROG（International Lymphoma Radiation Oncology Group）からガイドラインも出されている[15]。現在，INRTとIFRTを比較する臨床試験が行われている。また，過去の臨床試験ではCMTを用いず，ABVD 6コースのみによる治療でも優れた全生存率（OS）が得られており，限局期HLの治療選択肢のひとつと考えられている。

②限局期における予後因子

HLの代表的な研究グループのひとつであるGHSG（German Hodgkin Study Group）では①2カ所以下リンパ節領域，②節外病変なし，③巨大縦隔病変

表3 ▶ 限局期予後良好，限局期予後不良，進行期HLにおける治療選択

リスク別	推奨治療	その他の治療選択
限局期予後良好	ABVD 2サイクル＋IFRT 20Gy	女性でRTの乳癌リスクを懸念する場合 →ABVD 6サイクル （2サイクル後CR例は4サイクル）
限局期NLPHL	IFRT 30Gy単独	
限局期予後不良	ABVD 4サイクル＋IFRT 30Gy （bulkyへはIFRT 30〜36Gy）	女性でRTの乳癌リスクを懸念する場合 →ABVD 6サイクル （2サイクル後CR例は4サイクル） HD14試験からはeBEACOPP 2サイクル＋ABVD 2サイクル＋IFRT 30Gyを推奨
進行期	ABVD 8サイクル （4サイクル後にCR例は6サイクル） （化学療法後PET-CT陽性例にIFRT）	eBEACOPP 6サイクル

限局期HLにおいてinterim PET-CTに基づく治療のde-escalation（IFRTを除くなど）は推奨できない。進行期HLを含め，PET-CTによるresponse-adaptive therapyは臨床試験の評価待ちである（2015年現在）

限局期HLにおける予後良好の基準
GHSG：①2カ所以下リンパ節領域，②節外病変なし，③巨大縦隔病変（胸郭横径比3分の1以上）なし，④赤沈50mm/時未満（B症状なし），赤沈30mm/時未満（B症状あり）
EORTC：①50歳未満，②巨大縦隔病変（胸郭横径比0.35以上）なし，③赤沈50mm/時未満（B症状なし），赤沈30mm/時未満（B症状あり），④3カ所以下リンパ節領域

表4 ▶ HLに対する代表的なレジメン

ABVD	Dosage	Schedule	Frequency
ドキソルビシン	25mg/m²	Days 1, 15	1サイクル 28days
ブレオマイシン	10mg/m²（最大15mg）	Days 1, 15	
ビンブラスチン	6mg/m²（最大10mg）	Days 1, 15	
ダカルバジン	375mg/m²	Days 1, 15	

ブレオマイシンは発熱や悪寒などのアレルギー様症状に注意する。必要に応じてヒドロコルチゾンやアセトアミノフェンの予防投与を行う場合もある
ダカルバジンは遮光して投与することが一般的である

escalated BEACOPP	Dosage	Schedule	Frequency
ブレオマイシン	10mg/m²	Day 8	1サイクル 21days
エトポシド	200mg/m²	Days 1～3（3日間）	
ドキソルビシン	35mg/m²	Day 1	
シクロホスファミド	1,250mg/m²	Day 1	
ビンクリスチン	1.4mg/m²（最大2.0mg）	Day 8	
プロカルバジン	100mg/m² oral	Days 1～7（7日間）	
プレドニゾロン	40mg/m² oral	Days 1～14（14日間）	

Day 8からのG-CSF皮下投与が必要である

C-MOPP（COPP）	Dosage	Schedule	Frequency
シクロホスファミド	650mg/m²	Days 1, 8	1サイクル 28days
ビンクリスチン	1.4mg/m²（最大2.0mg）	Days 1, 8	
プロカルバジン	100mg/m², oral	Days 1～14（14日間）	
プレドニゾロン	40mg/m², oral	Days 1～14（14日間）	

（文献16より作成）

（胸郭横径比3分の1以上）なし，④赤沈50mm/時未満（B症状なし），赤沈30mm/時未満（B症状あり）を満たす症例を予後良好と定義している。また，EORTC（European Organisation for Research and Treatment of Cancer）では①50歳未満，②巨大縦隔病変（胸郭横径比0.35以上）なし，③赤沈50mm/時未満（B症状なし），赤沈30mm/時未満（B症状あり），④3カ所以下リンパ節領域，を満たす症例を予後良好群としており，研究グループ間で予後因子に違いがある。

2. 限局期HL予後良好群への治療

予後良好限局期HLに対する標準治療を考える上で重要な試験を2つ挙げる。

①HD10試験（GHSG）[17]

ABVD 2サイクル＋IFRT 20Gyが推奨治療

予後良好限局期HLの1,370例を対象として，"ABVD 2 or 4サイクル"＋"IFRT 20 or 30Gy"の4群を比較した試験。主要評価項目である5年FFTF（freedom from treatment failure）はABVD 4サイクル群で93％，2サイクル群91％と有意差はなく，IFRT 30Gyと20Gyの比較でもFFTFとOSで有意差がない結果であった。脱毛，血液毒性，感染症などの毒性がABVD 4サイクル群で多く，治療関連死亡はABVD 4サイクルで6例，2サイクルで1例であった。全体で55人（4.6％）に発生した二次癌の比率は群間で有意差はなかったがさらなる長期観察が必要である。GHSGは少ない毒性で8年OS 95％，無増悪生存率（PFS）86％を達成したABVD 2サイクル＋IFRT 20Gyを推奨治療とした。ただし，この減量治療群でも299例中14例の二次癌が発生している。GHSGはさらに毒性を軽減することを目的にHD16

試験（NCT00736320）を開始している。18〜75歳の予後良好限局期HLを対象にABVD 2サイクル後にPET-CTを施行し，コントロール群ではPET-CTの結果によらずIFRT 20Gyを，実験群ではPET-CT陽性例のみにIFRT 20Gyを行うという試験である。

②HD.6試験（NCIC／ECOG）（予後不良も含む）[18]
ABVD 6サイクル（ABVD 2サイクル後CR例は4サイクル）は標準治療として選択可

CS ⅠA，ⅡA non-bulky HL 405例を対象としてABVD 4〜6サイクル単独群（予後不良も同様に治療）とSNRT（subtotal nodal RT）群（予後不良群ではABVD 2サイクル追加）を比較。ABVD単独群（予後不良を含む）の12年OS 94％はSTRT群の87％よりも優れる結果であった。FFPD（freedom from disease progression）はそれぞれ87％，92％であった。SNRT群ではHL以外による死亡が20例と多く発生し，OSを低下させる原因となった。現在，SNRT（EFRT）は標準治療ではなく，本試験の2群間比較自体の意義は低くなったが，ABVD単独治療を受けた限局期HL 196例における12年間の長期観察は意義深い。ABVD単独群196例中10例に二次癌が発生し，二次癌による死亡は4例報告されている。

上記を予後良好59例のみで解析するとABVD単独群は12年OS 98％，12年EFS 89％でGHSG HD10の成績とほぼ同等であった。また，ABVD 2サイクルでCR・CRuに到達せず，計6サイクルを施行された61％の症例では12年FFPD 81％，12年OS 92％であったのに対して，ABVD 2サイクルでCR・CRuを得た39％の症例（ABVD計4サイクル施行例）においては12年FFPD 94％，12年OS 98％ときわめて良好な成績であった。

HD.6試験とGHSGのHD10試験を比較することはできないが，予後良好限局期HL（non-bulky）に対してはABVD 4〜6サイクル単独も選択可能な治療法のひとつであると考えられる[19]。特に30歳未満の女性ではIFRTによる乳癌のリスクを避けるためにABVD単独が望ましい可能性がある。

③限局期NLPHLに対する治療
Dana-FarberからのCS Ⅰ・Ⅱ NLPHL 113例の報告では化学療法単独は再発が多く，IFRTが推奨される結果であった[20]。またGHSGに登録されたCS ⅠAのNLPHL 131例の報告では，CMTの優位性はなく，こちらもIFRT 30Gy単独が推奨されるとしている[21]。

3. 限局期HL予後不良群への治療
予後不良の限局期HLに対する現在の標準治療はABVD 4サイクル＋IFRT 30Gyである。ただし，non-bulkyであり，IFRTの照射野から乳癌（若年女性）や肺癌（喫煙者など）のリスクを高める懸念がある場合は，ABVD単独による治療も選択可能な治療のひとつと考えられる。IFRTは30Gyが基本となるが，bulkyに対しては30〜36Gyが選択される。ABVD 4サイクル終了後のPET-CTで部分寛解（PR）の場合にはABVD 2サイクルを追加してからIFRTへ進むという方法もある。

①HD11試験（GHSG）[22]
ABVD 4サイクル＋IFRT 30Gyが推奨治療

1,395例の予後不良限局期HL（16〜75歳）を"ABVD 4サイクル or BEACOPP（baseline）4サイクル"＋"IFRT 20 or 30Gy"の4群で比較。IFRT 30Gyを施行する場合にABVDとBEACOPP（baseline）では5年FFTF（85.3％ vs 87％）と5年OS（94.3％ vs 94.6％）に有意差は認められなかったことから，予後不良群で化学療法の強度を上げるメリットは見出せなかった。一方，ABVDを選択する場合にはIFRT 20Gyでは30GyよりもFFTFが約5％低くなったことから，IFRT 30Gyが推奨された。

一方で，HD.6試験の予後不良群におけるABVD単独治療では12年OS 92％，12年FFPD 86％であった。2つの試験間では予後因子や背景が異なるために比較することは好ましくないが，ABVD単独でも成績に大きな差が出ない可能性もある。HD11試験でBEACOPP（baseline）療法が施行された場合はIFRT 20Gyでも30Gyと同等な成績が得られた点も

興味深い。

また、現時点で最終的な報告はなされていないがEORTC H9U試験でも予後不良限局期HLを対象にIFRT30Gyに先行させる化学療法をABVD 6サイクル、ABVD 4サイクル、BEACOPP 4サイクルで比較しているが、4年EFSやOSに有意差がみられていない。

② HD14試験（GHSG）[23]

GHSGはHD11試験の結果に基づき、1,528例の予後不良限局期HL（18～60歳）を対象にABVD 4サイクル＋IFRT30Gyを標準治療群として、eBEACOPP（escalated-dose BEACOPP）2サイクル＋ABVD 2コース＋IFRT 30Gy（2＋2群）と比較する試験を施行した。2＋2群における5年FFTFは94.8％と標準治療群の87.7％よりも優れていた。標準アームにおける増悪例に対しては救援化学療法が施行されることもあり、5年OSは2＋2群と標準治療群で96.8％ vs 97.2％と有意差はない。2＋2群では再発・再燃が少ないため、大量化学療法＋自家造血幹細胞移植を受ける症例が少ない傾向にある。さらに、予後不良因子の中でも、巨大縦隔腫瘤、赤沈亢進の2因子を有する場合に化学療法の強化が有効な傾向にあると述べられている。急性期の毒性は2＋2群で有意に多いが、二次癌（ともに約2％）や女性における妊孕性に有意差はみられていない（45歳以下女性における治療後の妊娠率はABVD群15％、2＋2群26％）。特にGnRHアナログの使用が妊孕性維持に有効であるとされている[24]。

GHSGはHD14試験の結果から2＋2を予後不良限局期HLに対する標準治療として位置づけ、18～60歳を対象にHD17試験（NCT01356680）を開始している。HD11試験においてはBEACOPP群でIFRT 20Gyと30Gyに有意差がなかったことから、eBEACOPP 2コース＋ABVD 2サイクルを行うことでIFRT 30Gyを減弱できる可能性がある。そこで、予後不良限局期HLを対象にeBEACOPP 2サイクル＋ABVD 2サイクルを行い、PET-CTにより残存病変を評価。コントロール群ではPET-CTの結果によらずIFRT 30Gyを、実験群ではPET-CT陽性例のみに"Involved-node" RT 30Gyを追加し、陰性例ではRTは施行しないというデザインである。

4. 限局期HL治療におけるinterim PET

GHSGのHD16試験、HD17試験以外にもinterim PETに基づいたresponse-adapted therapyの臨床試験が行われている。

① H10試験（EORTC／LYSA／FIL）[25]

限局期予後良好群を対象としたH10Fと予後不良群対象のH10Uがあり、ともにABVD 2コース後のinterim PET-CTの陰性（5PS score 1～2）、陽性（score 3～5）の判定結果により治療を変更しない標準治療群と、実験群（陰性例でRT追加せず治療減弱、陽性例ではeBEACOPP追加による治療強化）を比較する。H10Fでは標準治療＝ABVD 3サイクル＋INRT 30Gy、実験群PET-CT陰性＝ABVD 4サイクル単独、実験群PET-CT陽性＝ABVD 2サイクル＋eBEACOPP 2サイクル＋INRT 30Gy。H10Uでは標準治療＝ABVD 4サイクル＋30Gy INRT、PET-CT陰性群＝ABVD 6サイクル単独、PET-CT陽性群＝ABVD 2サイクル＋eBEACOPP 2サイクル＋INRT 30Gy。しかし、実験群のPET-CT陰性例（INRT無）で有意に再発イベントが増加した。H10Fでは標準治療群1例／188例、実験群9例／193例、H10Uでは標準治療群7例／251例、実験群16例／268例でイベント発生という結果であり、実験群PET-CT陰性アームの登録は中止され、可能な限りINRTの追加が行われることになった。予後良好限局期HLにおいてinterim PETが陰性でもRT追加が望ましいという結論だが、RTなしでも寛解を維持した症例が多かった点は注目に値する。

一方で、H10試験のPET-CT陽性実験群におけるeBEACOPPによる治療強化の有効性に関する結果については、2015年にて5年PFS 91％、5年OS 96％とABVD継続群の各77％、89％よりも優れる

結果が報告された（PFSは統計学的に有意）。全群にIFRTではなくINRTが採用された点も興味深い。

英国では限局期non-bulky HLを対象に予後因子に関係なく，ABVD 3コース後のPET-CT陽性例（score 3～5）はABVD4サイクル目とIFRT 30Gyを追加し，PET-CT陰性例（score 1, 2）ではIFRTの有無を比較するRAPID試験が行われている。中間解析では約75％がPET-CT陰性となり，IFRTの有無でOSに差はないが，3年PFSをintension to treatではなくプロトコール治療ベースで比較すると，IFRT有群は97.0％でIFRT無群は90.7％（$p=0.03$）と有意差が認められている。GHSGによるHD16およびHD17試験の結果が待たれるが，H10試験およびRAPID試験の中間解析の結果からは，限局期HLにおいてinterim PET-CTの結果に基づいて治療をde-escalationすることは推奨されない[26]。

5. 進行期HLの治療

① 標準治療：ABVD療法

NIHのDeVitaらによるMOPP療法（mechlorethamine, ビンクリスチン, プロカルバジン, prednisone）[27]は，米国臨床腫瘍学会による"The Top 5 Advances in Modern Oncology"の1番目に選ばれている。それまで癌は主に手術または放射線照射によって治療されていたが，彼らは化学療法により進行期HLで50％以上の症例で長期寛解を得ることに成功し，一部に治癒をもたらした。その後，MOPP療法と非交差耐性の薬剤を組み合わせたABVD療法が開発され[28]，CALGBによるABVD, MOPP/ABVD, MOPPの比較試験の結果からABVDが標準治療となった[29,30]。標準的にはABVD 4コース後に完全寛解（CR）なら6コースまで，6コース後PR・CR例では8コース施行する。ABVD療法においてdose-intensityの維持は重要であるが，試験や施設により好中球減少時の対応は一定していない。G-CSF使用と肺障害の関連には議論があるが，通常はG-CSFを併用せず対応する。ABVD療法における肺毒性は10％程度に認められるが[31]，それを予見する検査はない。COPD合併例，喫煙者，重篤な皮膚反応が出る例では肺障害に注意が必要とされる。経過中，肺野に異常影を認める場合にはブレオマイシンを減量するか，レジメンから除くことが必要である。

わが国で施行されたJCOG9305では進行期HLに対してダカルバジンを250mg/m^{2}に減量したABVd（6～8サイクル，bulkyにはIFRT追加）が検討され，5年PFSは78.4％と良好な成績であった[32]。この試験ではブレオマイシンの上限量は15mg/body，ビンブラスチンの上限量は10mg/bodyで，ABVdの7～8サイクル目を施行する場合はブレオマイシンを除いている（ブレオマイシン総投与量は180mg/bodyとなる）。近年は制吐薬の開発が進み，ダカルバジンを減量しないABVDが標準的に使用されることが多い。

② もう1つの標準治療：escalated-dose BEACOPP（eBEACOPP）療法

HD9（GHSG）ではABVDではなくCOPP/ABVDとの比較であるが，eBEACOPPが5年OS（91％ vs 83％），5年FFTF（87％ vs 69％）で優れ[33]，10年間の長期フォローでもeBEACOPPが優れていた[34]。さらに，9,993例の進行期HLを対象としたメタアナリシスにおいてもeBEACOPP 6サイクルはABVDと比較して，有意にOSで優れていた（5年OS 95％ vs 88％）[35]。ABVDとの直接比較ではないこと，二次癌や心血管疾患の合併をみるには観察期間が短いこと，試験によって進行期の定義にばらつきがあること，G-CSFなど十分な支持療法の有無でOSに差が生まれる可能性など，解析上の限界もあるが"eBEACOPP 6サイクル"が進行期HLの標準治療になりえることを示唆する報告である。一方，eBEACOPPでは不妊が問題となる[36]。また，骨髄抑制が強く，各サイクルでのG-CSF投与が必須であり，40歳以上やPS2以上では治療関連死亡率（TRM）が13～15％と高くなる傾向がある。eBEACOPPは60歳以上では施行すべきではない[34]。

③65歳以上における化学療法

65歳以上を対象としたBEACOPP-baselineとCOPP/ABVDとの比較でもOSとFFTFに差が出ず，BEACOPP群でTRMが21％まで増加した[37]。また，65歳以上でABVDのブレオマイシンによる肺障害は43％に上ると報告されている[38]。このため，ABVDを選択する場合にはブレオマイシンは2サイクルまでという意見もある。また，ブレオマイシンとダカルバジンを除き，ゲムシタビンを使用するPVAG療法の報告や[39]，CHOP療法でも3年PFS 72％という報告もある。最近では，ブレンツキシマブベドチンの利用も検討されている。

④予後因子と治療選択

進行期HL 5,141例の結果から7つの予後不良因子からなるIPS（International Prognostic Score，表5）が1998年に報告されている。5年FFP（freedom from progression）でscore 0が84％，score 5以上で42％であった[40]。その後，ABVD（もしくは同等のレジメン）を施行された症例に限定すると，score 5以上でも5年FFPが62％まで改善し，score 0の88％との差は26％程度に縮小する。さらに16〜65歳に限定すると5年FFPがscore 5以上で70％，score 0で88％とその差は18％まで小さくなる[41]。このため，IPSによる治療の層別化（ABVD or eBEACOPP）は難しい。そこで，現在はinterim PETによる治療の層別化が臨床試験で検討されている。

表5 ▶ 進行期HL：IPS

	IPSリスク因子
1	血清アルブミン ＜4g/dL
2	ヘモグロビン ＜10.5 g/dL
3	男性
4	45歳以上
5	Ann Arbor分類でIV期
6	WBC ≧ 15,000/μL
7	リンパ球数 ＜600/μL and/or ＜8% of WBC

⑤進行期HLにおけるinterim PET-CT

2007年Gallaminiらは，260例の進行期HLおよび予後不良限局期HLにおいて，ABVD 2サイクル後のPET-CT評価（PET-2）とIPSの比較を行い，PET-2が予後予測において優れることを示した（図1）。2年PFSはPET-2陽性で12.8％，陰性群で95％であった[42]。近年のDeauville 5PSを用いて陽性（score 4〜5），陰性（score 1〜3）を判定した場合でも，陰性群の3年PFS 83％に対して，陽性群は28％と顕著な差を示した。また，5PSを用いることで判定の一致率が高いことも示された[43]。現在，PET-2の5PS判定に基づいて治療強度を変更することの有効性を評価する臨床試験が進行中である。英国を中心としたRATHL（response-adapted treatment in HL）試験はそのひとつで，ABVD 2サイクル後のPET-CTでscore 4〜5の陽性例はeBEACOPP 3サイクル（またはBEACOPP-14 4サイクル），score 3以下の陰性例はABVDとAVDでランダム化を行う。eBEACOPP後にPET陰性であれば1サイクル追加で治療を終え，陽性であればIFRTを追加するか救援化学療法へ進むという試験デザインである。

⑥化学療法終了後のIFRT

これまでに進行期HLに対するMOPP/ABV療法終了後CR例へのIFRT追加は不要であることが示されている[44]。GHSGはHD15試験で2,182例の進行期HLを対象として，eBEACOPP 6サイクル，8サイクル，BEACOPP-14の3群を比較しeBEACOPP 6サイクル群が8サイクル群よりもTRMが低くOSで優れることを示した[45]。この試験では治療終了時に2.5cm以上でPET-CT陽性例にのみIFRT 30Gyを追加している。IFRT追加を行わないCR例とPET陰性PR例のPFSは同等であり，eBEACOPP終了時のPET-CTの陰性的中率は高いことが示された。ABVD療法で治療を開始した場合のPET-CTの有用性についてはRATHL試験の結果が待たれる。PET-CTの陰性的中率は優れるが，一方で低い陽性的中率が問題である。そこで，造影CTによる腫瘍

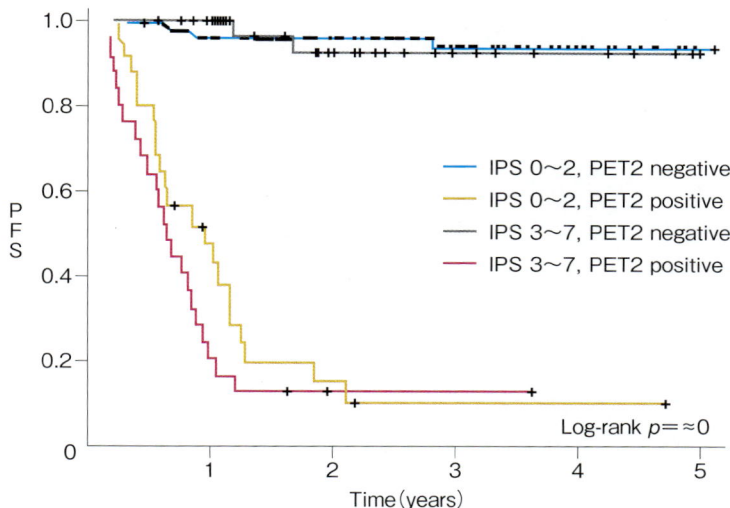

図1 ▶ IPSとInterim PETの比較
260例の進行期HLおよび予後不良限局期HLにおいて，ABVD 2サイクル後のPET-CTによる評価（PET-2）はIPSよりも予後予測において優れていた （文献42より引用）

径の縮小率とPETの結果を組み合わせる解析が行われた。HD15試験で化学療法後2.5cm以上の病変が残存した739例中，IFRTの追加を受けたPET陽性191例（評価不能2例）において，病変長径の縮小率＞40%（135例）の1年再発率は5.3%，縮小率40%以下（54例）は23.1%と有意差を認めている[46]。この場合の再発は照射野から起こることが多く，縮小率40%以下の症例においてはIFRTの線量や他の治療併用について検討が必要と思われる。

6. 寛解例におけるフォローアップ方法

患者の訴えが再発を見つける最も有効な方法と考えられている。HLやDLBCLは時間経過とともに再発率が下がることから，最初の2年間は3カ月，次の3年間は半年，その後は年1回，のようにフォローされることが多い。一方で濾胞性リンパ腫（follicular lymphoma；FL）やマントル細胞リンパ腫（mantle cell lymphoma；MCL）は時間経過とともに再発率が増加するため，3～6カ月間隔のフォローを継続することが一般的である。PET-CTは20%の偽陽性が報告されており，不要な被曝，不要な生検，出費，不安につながるためPET-CTによるサーベイランスは推奨されていない。

HL治療後のsurvivorshipに関する推奨では心血管疾患と二次癌などの晩期毒性を認識し，早期発見に努めることが重要であるとしている[47]。25歳で40Gy以上のRTを受けると乳癌の累積発症率は35歳で1.4%，45歳で11.1%，55歳で29%という報告がある[48]。NCCNは胸部，腋窩にRTを施行された女性では，治療から8～10年後もしくは40歳時点で乳癌スクリーニングを，さらに10～30歳時に胸部にRTを受けた女性ではMRIの追加を推奨している。頸部RT施行例はTSHテストを毎年，さらに10年後の頸動脈エコー検査を推奨している。

7. 再発への治療

多くの再発は治療後3年以内に起こり，約4割は1年以内に再発する。3年経過後の再発率は年数%まで低下する。再発部位が限局している場合は化学療法とIFRTの併用（CMT）が有効である。限局再発例以外ではICE，DHAP，GEM＋CDDP＋DEXなど非ホジキンリンパ腫に対するものと同じ救援化学療法が治療の中心となる。C-MOPP（COPP）療法が選択されることもある（**表4**）。GHSGとEBMTの共同研究ではDEXA-BEAM療法2サイクルでPR・CRを得られた症例を対象にDEXA-BEAM 2サイクル追加群と大量化学療法（BEAM）＋自家移植群を比較したところ，3年FFTFが自家移植群で優れていた[49]。現時点では，

若年の化学療法感受性再発例には自家移植が勧められている。ただし，初回治療から1年以上経過して再発した例において，救援化学療法後PET-CTで残存病変が限局しB症状がない場合にはIFRT追加が有効と考えられる。この場合に，IFRT追加と自家移植のどちらを優先すべきか，またIFRT追加後PET陰性例における自家移植の意義については今後検討の余地がある。HLに対する同種造血幹細胞移植は主に自家移植後再発例で検討されることが多い。自家移植後再発例を中心にフルダラビン＋メルファランを前処置とした同種造血幹細胞移植の前向き試験（HDR-ALLO）が行われ，4年OS 43％，PFS 24％，同種移植時に寛解の症例では4年PFS 50％と報告されている[50]。

8．新規薬剤

①微小管阻害薬結合抗CD30モノクローナル抗体であるブレンツキシマブベドチン（BV，アドセトリス® 1.8mg/kg，3週ごと）が2014年4月から使用可能となっている。自家移植後の再発102例に対して，34％のCRを得るなど高い有効性が示されている[51]。ABVDとの併用で非感染性肺障害が増加したことから，ブレオマイシンとは併用禁忌である[52]。また，末梢神経障害，感染症，進行性多巣性白質脳症（PML），腫瘍崩壊症候群，急性膵炎，劇症肝炎，肺障害などに注意が必要である。現在，初発進行期HLを対象としたABVDとAVD＋BVの比較試験（ECHELON-1，NCT01712490）が進行している。BVの詳細は**11章 M**を参照。

②抗programmed death-1（PD-1）抗体も再発例に有望な薬剤である。ASH2014でpembrolizumab（奏効率53％）とニボルマブ（奏効率87％）に関する第Ⅰ相試験の結果が発表された。現在，自家移植後再発例を対象としたニボルマブの第Ⅱ相試験（NCT02181738）が進行中である。

● 文献

1) Hodgkin：Med Chir Trans. 1832；17：68-114.
2) Lymphoma Study Group of Japanese Pathologists：Pathol Int. 2000；50(9)：696-702.
3) Gutensohn N, et al：N Engl J Med. 1981；304(3)：135-40.
4) Mack TM, et al：N Engl J Med. 1995；332(7)：413-8.
5) Gulley ML, et al：Blood. 1994；83(6)：1595-602.
6) Greer JP, et al：Wintrobe's Clinical Hematology. 13th ed. Lippincott Williams & Wilkins, 2013.
7) El-Galaly TC, et al：J Clin Oncol. 2012；30(36)：4508-14.
8) Adams HJ, et al：Ann Oncol. 2014；25(5)：921-7.
9) Lister TA, et al：J Clin Oncol. 1989；7(11)：1630-6.
10) Cheson BD, et al：J Clin Oncol. 1999；17(4)：1244.
11) Cheson BD, et al：J Clin Oncol. 2007；25(5)：579-86.
12) Juweid ME, et al：J Clin Oncol. 2007；25(5)：571-8.
13) Barrington SF, et al：J Clin Oncol. 2014；32(27)：3048-58.
14) Cheson BD, et al：J Clin Oncol. 2014；32(27)：3059-68.
15) Specht L, et al：Int J Radiat Oncol Biol Phys. 2014；89(4)：854-62.
16) Kaushansky K, et al：Williams Hematology. 8th ed. McGraw-Hill Professional, 2010.
17) Engert A, et al：N Engl J Med. 2010；363(7)：640-52.
18) Meyer RM, et al：N Engl J Med. 2012；366(5)：399-408.
19) Meyer RM, et al：Blood. 2012；120(23)：4488-95.
20) Chen RC, et al：J Clin Oncol. 2010；28(1)：136-41.
21) Nogová L, et al：Ann Oncol. 2005；16(10)：1683-7.
22) Eich HT, et al：J Clin Oncol. 2010；28(27)：4199-206.
23) von Tresckow B, et al：J Clin Oncol. 2012；30(9)：907-13.
24) Behringer K, et al：Ann Oncol. 2012；23(7)：1818-25.
25) Raemaekers JM, et al：J Clin Oncol. 2014；32(12)：1188-94.
26) Evens AM, et al：Blood. 2014；124(23)：3356-64.
27) Devita VT Jr, et al：Ann Intern Med. 1970；73(6)：881-95.
28) Bonadonna G, et al：Cancer. 1975；36(1)：252-9.
29) Canellos GP, et al：N Engl J Med. 1992；327(21)：1478-84.
30) Canellos GP, et al：N Engl J Med. 2002；346(18)：1417-8.
31) Hoskin PJ, et al：J Clin Oncol. 2009；27(32)：5390-6.
32) Ogura M, et al：Int J Hematol. 2010；92(5)：713-24.
33) Diehl V, et al：N Engl J Med. 2003；348(24)：2386-95.
34) Engert A, et al：J Clin Oncol. 2009；27(27)：4548-54.
35) Skoetz N, et al：Lancet Oncol. 2013；14(10)：943-52.
36) Behringer K, et al：Blood. 2013；31(2)：231-9.
37) Ballova V, et al：Ann Oncol. 2005；16(1)：124-31.
38) Evens AM, et al：Br J Haematol. 2013；161(1)：76-86.
39) Böll B, et al：Blood. 2011；118(24)：6292-8.
40) Hasenclever D, et al：N Engl J Med. 1998；339(21)：1506-14.
41) Moccia AA, et al：J Clin Oncol. 2012；30(27)：3383-8.
42) Gallamini A, et al：J Clin Oncol. 2007；25(24)：3746-52.
43) Gallamini A, et al：Haematologica. 2014；99(6)：1107-13.
44) Aleman BM, et al：N Engl J Med. 2003；348(24)：2396-406.
45) Engert A, et al：Lancet. 2012；379(9828)：1791-9.
46) Kobe C, et al：J Clin Oncol. 2014；32(17)：1776-81.
47) Ng AK：Blood. 2014；124(23)：3373-9.
48) Travis LB, et al：J Natl Cancer Inst. 2005；97(19)：1428-37.
49) Schmitz N, et al：Lancet. 2002；359(9323)：2065-71.
50) Sureda A, et al：Haematologica. 2012；97(2)：310-7.
51) Younes A, et al：J Clin Oncol. 2012；30(18)：2183-9.
52) Younes A, et al：Lancet Oncol. 2013；14(13)：1348-56.

第9章

小児白血病と乳児白血病

富澤大輔，足立壮一

1 はじめに

　日本の小児人口（16歳未満）は現在約1,800万人，小児がんの発生割合は100～120人/100万人（小児人口）と推定されている。2011（平成23）年度の日本小児血液学会疾患登録集計報告では，2008年1月1日から2010年12月31日までの3年間で20歳未満の全血液腫瘍登録例が3,273例で，急性リンパ性白血病（acute lymphoblastic leukemia；ALL）が1,514例で最も多く，ついで急性骨髄性白血病（acute myelogenous leukemia；AML）が559例である。小児白血病，乳児白血病というカテゴリーはWHO分類第4版にはない。ただ，発癌のfirst hitが少なからず胎生期に起きていること，成人とは異なった細胞遺伝学的，細胞生物学的な特徴を示すこと，ダウン症候群など先天的染色体異常を背景に発症してくるものが存在し，遺伝子異常の新知見が得られていること[1]，特に小児ALLは治療研究のパイオニアであり，若年成人も含めたALL臨床試験が，日本小児白血病リンパ腫研究グループ（JPLSG）と日本成人白血病治療共同研究グループ（JALSG）と合同で行われていることなどの点で特筆される。

2 ALL

1. 分類

　形態学的なFAB分類（L1～L3）よりも，表面抗原マーカーなどによる免疫学的分類が重視されてきた。ALL細胞のlineageと分化段階の診断は予後因子として重要である。大半はB-precursor ALLであり，B-ALLは1～2％，T-lineage ALLは10～15％，NK-lineageはきわめて稀である。表現型のみならず，ALLの細胞遺伝学的，分子遺伝学的分類（図1）も治療上重要である[2]。

2. 予後因子

　診断時の末梢血WBC数と年齢が重要であり，NCI（National Cancer Institute）分類ではWBC≧50,000/μLまたは年齢≧10歳を高リスク群と定義している[2]。細胞遺伝学的には，フィラデルフィア（Ph）染色体陽性，*MLL*遺伝子再構成，hypodiploidが予後不良因子である（表1）。近年，Ph⁺ALLと同様の遺伝子発現プロファイルを有するものの，Ph染色体陰性である亜群（Ph-like ALL）が注目されており，予後不良であることが報告されている。

　治療反応性では，治療早期（day 15など）での骨髄中の残存芽球％と予後が相関する。BFM（Berlin-Frankfurt-Münster）スタディグループの提唱する治療初期のプレドニゾロン（PSL）反応性（1週間投与後の末梢血芽球数≧1,000/μLは予後不良）は，簡便かつ有用な予後予測法である。

3. 治療

　標準危険度群の治療は，寛解導入療法PSL/ビンクリスチン/L-アスパラギナーゼ±アントラサイクリン，それとは交差耐性を示さない地固め療法シクロホスファミド/シタラビン（Ara-C）/6-メルカプトプリン（6MP），中枢神経系予防high-doseメトトレキサート（HD-MTX），再寛解導入療法，そして維持療法（6MP/MTXが中心）からなり，計2～3年間を要

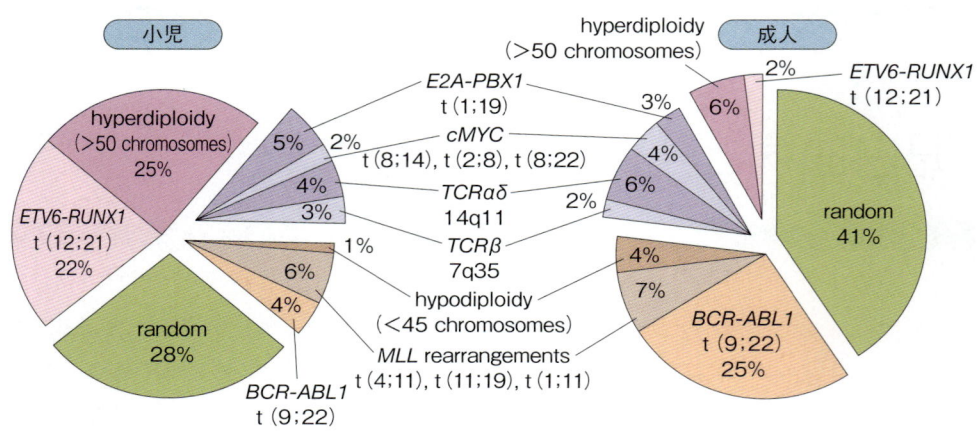

図1 ▶ 小児と成人のALLにおける遺伝子異常の頻度
小児は成人に比較し，hyperdiploid，TEL-AML1（ETV6-RUNX1）といった予後良好群が多く，t（9;22），11q23転座（MLL遺伝子再構成），hypodiploidといった予後不良群が少ない
（文献2を引用改変）

表1 ▶ 小児と成人における遺伝子異常と予後

subtype chromosome	fusion gene	prognosis	event-free survival children	event-free survival adults
B-precursor ALL	—	—	—	—
hyperdiploidy	（Chr≧51）	good	80～90%（5y）	30～50%（3y）
t（12;21）(p13;q22)	ETV6-RUNX1	good	85～90%（5y）	unknown
t（1;19）(q23;p13)	E2A-PBX1	middle	70～80%（5y）	20～40%（3y）
t（9;22）(q34;q11)	BCR-ABL1	poor	20～40%（5y）	<10%（3y）
t（4;11）(q21;q23)	MLL-AF4	poor	10～35%（5y）	10～20%（3y）
hypodiploidy	（Chr≦44）	poor	25～40%（5y）	10%（3y）
B-ALL	—	—	—	—
t（8;14）(q24;q32)	IGH-cMYC	—	75～85%（5y）	50～55%（4y）
T-lineage ALL	—	—	—	—
del（1p）	SIL-TAL1	—	65～75%（5y）	50%（3y）

ETV6-RUNX1 は TEL-AML1 とも言う
Chr：chromosome
（文献2を引用改変）

す。これらの十分な全身治療と反復する髄注療法により，特にB-precursor ALLにおいては頭蓋照射が省略可能となった。

高危険度群には強力な化学療法が試みられ，予後は改善しつつある。再発が予見される場合，治療関連毒性による一定のリスクはあるものの同種造血幹細胞移植（hematopoietic stem cell transplantation；HSCT）が施行される。わが国の移植成績は諸外国に比べ良好である。Ph⁺ALLにはチロシンキナーゼ阻害薬（TKI）の併用が予後を改善しつつある。Ph-like ALLについても，ABLやPDGFRBなどのチロシンキナーゼが関与する異常を有する群については，同様にTKIの有効性が期待されている[3]。現在，JPLSGでは，ALL-B12（B-precursor），ALL-T11（T-ALL），ALL-Ph13（Ph⁺ALL）の臨床試験を遂行中である。

4．微小残存病変

小児ALLの寛解導入率は95%を超え，無イベント生存率（event-free survival；EFS）は80%以上，全

生存率（overall survival；OS）は90％以上である。一方，骨髄中の芽球数が5％未満では形態学的に白血病細胞の残存を評価することは困難である。FISH（fluorescence in situ hybridization）法の検出感度は$10^{-2} \sim 10^{-3}$レベルであり，微小残存病変（minimal residual disease；MRD）の評価には不十分である。しかし表面マーカーの多重染色や，分子生物学的方法（抗原受容体再構成の半定量や，キメラ遺伝子の定量RT-PCR法）により，$10^{-4} \sim 10^{-5}$レベルのMRDを検出することが可能となった（**図2**）。血液学的寛解時またはそれ以降にMRDが検出されれば，高率（～80％）に再発する。

治癒率の向上とともに，晩期合併症の軽減も重要な課題である。MRD検出技術により，治療の過剰を回避しつつ，再発が予見される症例には化学療法の強化やHSCTの早期導入が試みられ，EFSは90％を超えようとしている[4]。Puiは本技術の実用化を評価し，治療最適化と治癒率100％が近づいたと述べている[5]。

3 AML

小児白血病の約20％を占めるAMLのリスク分類は，成人と同じ形態学に基づくFAB分類を基盤としていた。M3の急性前骨髄球性白血病（acute promyelocytic leukemia；APL）は治療法が異なるため重要であるが，予後因子としてはキメラ遺伝子，遺伝子変異を重視したWHO分類のほうが臨床的には使われるようになってきている。小児白血病・リンパ腫の治療ガイドライン2011年版の小児AMLのアルゴリズムを**図3**に示す。APL，ダウン症候群に合併したAML（ML-DS），de novo AML（APL，ML-DS以外）は別プロトコールで治療され，de novo AMLはリスク別に治療される。また，JPLSG AML委員会も参加した，国際的な小児AMLの診断，治療の推奨ガイドラインも公表[6]されている。

1．染色体異常と予後

小児AMLのFAB分類と染色体異常の頻度，ならびに最近の世界の主な治療成績を**表2**に示す[7-13]。de novo AMLに対しては，白血病細胞の染色体・遺伝子分析結果，および初期治療反応性に基づくリスク分類を用いた層別化治療を行う。すなわち，持続Ara-Cとアントラサイクリンの併用を基本とした寛解導入療法を行った後，Ara-C大量療法を含む複数回の多剤併用強化療法を行い，再発の可能性が高いと考えられる高リスク群（HR）に対してのみ第一寛解期（CR1）でHSCTを行うのが標準的である[14]。多くのプロトコールで計4～6コース施行され，維持療法は行わず，いずれもEFSで約50％，OSで約60％を得ている。

同種HSCTの適応を含めたAMLの寛解後治療は，AML細胞の持つ遺伝子染色体異常や寛解導入療法における治療反応性などに基づいたリスク層別化により

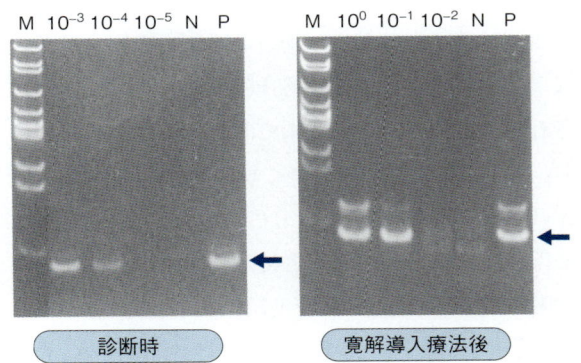

図2 ▶ 抗原受容体遺伝子再構成を用いた半定量PCR
抗原受容体遺伝子として*IgH*，*TCRγ*，*TCRδ*を用いている。本例はB-precursor ALLで，*TCRδ*再構成に単クローン性バンド（矢印）を認め，特異的プライマーを設定して骨髄中のMRDをモニターした。テンプレートとして10^0（＝100ng DNA）から10倍稀釈系列を作製した。診断時の骨髄で10^{-4}の検出感度を確認し，寛解導入療法後の骨髄で10^{-1}稀釈まで腫瘍特異的再構成が検出されたので，MRDは10^{-3}レベルで陽性であることがわかる
M：size marker
N：negative control
P：positive control
（大阪府立母子保健総合医療センター　血液・腫瘍科　澤田明久先生のご厚意により提供）

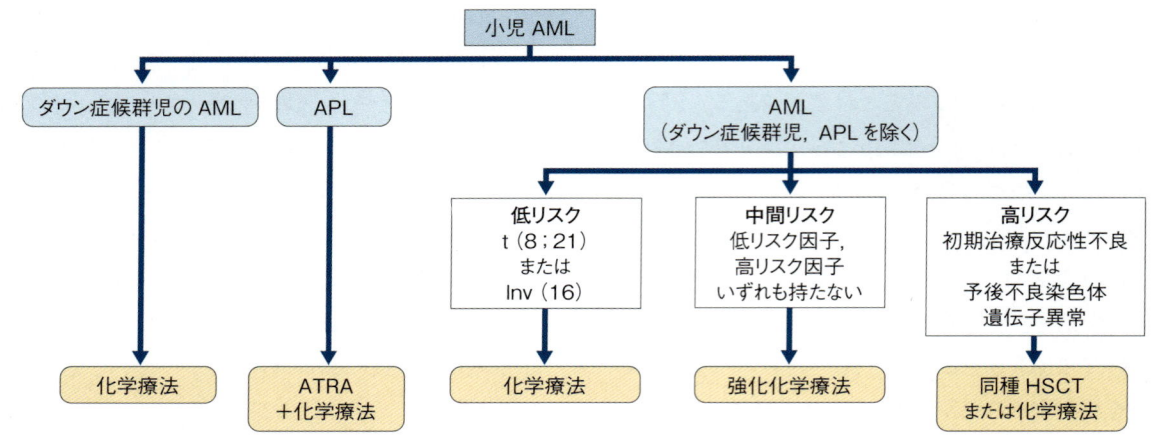

図3 ▶ 小児AMLのアルゴリズム
SCT；stem cell transplantation, ATRA：全トランス型レチノイン酸
〔小児白血病・リンパ腫の治療ガイドライン2011年版（日本小児血液学会編）より引用〕

表2 ▶ 最近の主な小児AML臨床試験の治療成績

試験名	期間	n	年齢	CR率	コース数	CR1での同種移植	EFS（年）	OS（年）
AML99	2000〜2002	240	0〜18	94%	6	19%	61%（5）	75%（5）
AML-05	2006〜2010	443	0〜18	86%	5	12%	54%（3）	73%（3）
SJCRH AML02	2002〜2008	230	0〜21	94%	5	27%	63%（3）	71%（3）
NOPHO-AML 2004	2004〜2009	151	0〜15	92%	6〜7±GO	14%	57%（3）	69%（3）
MRC AML12	1995〜2002	455	0〜16	92%	4〜5	7%	56%（5）	66%（5）
BFM98	1998〜2003	473	0〜18	88%	5, 維持療法	NA	49%（5）	62%（5）
CCG2961	1996〜2002	901	0〜21	88%	3	18%	42%（5）	52%（5）

CR1：第一寛解期, GO：ゲムツズマブオゾガマイシン

決定される[15]。すなわち，予後良好と考えられているt（8；21）（q22；q22）/*RUNX1-RUNX1T1*陽性，inv（16）（p13.1q22）あるいはt（16；16）（p13.1；q22）/*CBFB-MYH11*陽性，すなわちCBF-AMLの場合は化学療法のみの治療が行われ，モノソミー7や5q-などの予後不良な遺伝子染色体異常がある場合や，寛解導入療法に対する治療反応性が不良であった場合などの高リスク群に対しては第一寛解期における同種HSCTの適応となる。非CBF-AMLのうち，高リスク群に当てはまらない場合の同種HSCTの適応については議論がわかれているが，小児AMLでは最近の化学療法による治療成績の向上および晩期合併症などの影響を考慮して，わが国のAML-05試験を含めて移植適応外とするのが最近の傾向である。表3にAML-05臨床試験で用いられたリスク分類を示す。

APLはATRAを使用することで，より安全に治療することが可能となり，最近の治療成績は，寛解導入率は約90%，EFSは80%以上と良好な成績が報告されている[16]。近年，欧米では成人APL患者において，初発時の白血球数が多くない標準リスク群では，ATRAと三酸化ヒ素（ATO）の併用のみで，化学療法を行わない群が，ATRAと抗癌剤併用による従来の治療群に比べて治療成績が良好で合併症も少ないことが報告[17]され，欧米の治療研究では標準リスク群は

表3 ▶ AML-05臨床試験におけるリスク分類

低リスク群（LR）	t(8;21), inv(16), かつBMA-2の骨髄芽球＜5％, かつBMA-2において髄外浸潤なし
中間リスク群（IR）	LRまたはHRを除く
高リスク群（HR）	モノソミー7, 5q-, t(16;21)(p11;q22), Ph⁺, *FLT3*-ITD陽性, またはBMA-2の骨髄芽球≧5％, またはBMA-2において髄外浸潤残存

アントラサイクリン系抗癌剤なしの治療が主流となってきた。JPLSGでは，AML-12（de novo AML），AML-P13（APL）を遂行中である。

2. 遺伝子変異と予後

近年の分子遺伝学的解析技術の進歩に伴い，AMLにおいても様々な新規の異常が見つかっており，*CEBPA*変異や*NPM1*変異などは予後良好因子として報告されている[18, 19]。しかし，*KIT*変異などは予後不良因子であるとする報告がある一方で，予後と相関しないとする報告もあり[20, 21]，これらの新規遺伝子変異の予後因子としての意義は必ずしも確立しているわけではない。したがって，これらの新規遺伝子変異の有無に基づいた層別化治療の導入にあたっては，国内外のデータを十分に検討する必要がある。

4 乳児白血病

乳児期（生後12カ月未満）に発症する白血病，とりわけALLは，臨床的特徴として白血球増多や肝脾腫が目立ち，また強力な治療にもかかわらず予後が不良であることから，1歳以降のALLとは区別されている。乳児ALLのほとんどがB前駆細胞型である。乳児ALLの約80％に染色体11q23領域を含む染色体転座による*MLL*遺伝子再構成が認められ，うち半数はt(4;11)/*MLL*-AF4である。*MLL*遺伝子再構成のないALL（*MLL*陰性ALL）はCD10が陽性で，EFSが90％以上と予後良好である。一方，*MLL*陽性ALLはより未熟でCD10が陰性であり，わが国では第一寛解期に同種HSCTを行う治療戦略をとってきた[22]が，そのEFSは約40〜50％にとどまる。*MLL*陽性ALLでも診断時月齢の高い（生後6カ月以降など）群では比較的予後良好であり，化学療法とHSCTの治療成績に大きく差はない[23]ことや，晩期合併症を回避する目的から，HSCTは診断時月齢の低い群に限定される方向にある。JPLSGでは，MLL-10プロトコールを遂行中である。一方，乳児AMLはM4やM5，M7が多い。乳児AMLの約半数に*MLL*再構成があり，その他t(1;22)/*RBM15-MKL1*やt(7;12)/*HLXB9-ETV6*などの特徴的な遺伝子異常を有する。1歳以上の小児AMLと比較して特に予後不良ということはなく，小児AMLと同じプロトコールで治療される。

5 先天性異常に伴う急性白血病

ダウン症候群はトリソミー21に起因する染色体異常症であり，新生児は約10％の頻度でtransient abnormal myelopoiesis〔TAM，またはtransient myeloproliferative disorder（TMD）とも言う〕を発症する。一過性に増殖するその芽球（図4）は単クローン性であり，表面マーカーでも急性巨核芽球性白血病（acute megakaryoblastic leukemia；AMKL）との区別は困難である。TAM症例の約25〜30％は乳幼児期にAMKLを発症する。ダウン症候群でもAMLのほかの病型や，ALLも時に発症する。TAMは，おそらくトリソミー21が誘因となって，胎児期に転写因子*GATA-1*の遺伝子変異を造血細胞に生じて発症する。後にAMKL化したときには多くの例で＋21以外の染色体異常を伴っていることから，多段階発癌の1つのモデルとされている。ダウン症候群に合併したAML（ML-DS）は，治療関連毒性が高いため，de novo AMLで使用されるAra-C大量療法やアントラ

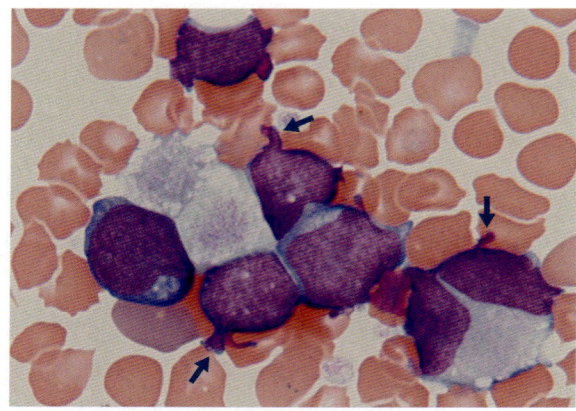

図4 ▶ 光顕像
TAMの末梢血（peripheral blood；PB）。芽球にはしばしばblebを認める（矢印）。巨大血小板も認める
（図2に同じく澤田明久先生のご厚意により提供）

サイクリン系薬剤を減量したプロトコールでわが国でも良好な成績を得ている[24]。一方，ML-DSの再発難治症例はHSCTでも救済できず，新規治療法の開発が必要である[25]。JPLSGでは，AML-D05，AML-D11を遂行し，予後不良例の抽出をMRD（WT1，FACS，GATA1変異）により，解析中である。

重症先天性好中球減少症（Kostmann症候群）や先天性骨髄不全症の中にもMDS/AMLへの進展傾向の強いものがある。染色体不安定性と多発奇形を特徴とするFanconi貧血は後者の代表である。

● 文献

1) Yoshida K, et al：Nat Genet. 2013；45(11)：1293-9.
2) Pui CH, et al：N Engl J Med. 1998；339(9)：605-15.
3) Roberts KG, et al：N Engl J Med. 2014；371(11)：1005-15.
4) Pui CH, et al：N Engl J Med. 2006；354(2)：166-78.
5) Pui CH, et al：Leukemia. 2000；14(5)：783-5.
6) Creutzig U, et al：Blood. 2012；120(16)：3187-205.
7) Tsukimoto I, et al：J Clin Oncol. 2009；27(24)：4007-13.
8) Tomizawa D, et al：Leukemia. 2013；27(12)：2413-6.
9) Rubnitz JE, et al：Lancet Oncol. 2010；11(6)：543-52.
10) Abrahamsson J, et al：J Clin Oncol. 2011；29(3)：310-5.
11) Gibson BE, et al：Leukemia. 2005；19(12)：2130-8.
12) Creutzig U, et al：J Clin Oncol. 2006；24(27)：4499-506.
13) Lange BJ, et al：Blood. 2008；111(3)：1044-53.
14) 足立壮一，他：造血細胞移植学会ガイドライン第3巻．日本造血細胞移植学会ガイドライン委員会，編．医薬ジャーナル社，2014．p28-42．
15) Döhner H, et al：Blood. 2010；115(3)：453-74.
16) Imaizumi M, et al：Br J Haematol. 2011；152(1)：89-98.
17) Lo-Coco F, et al：N Engl J Med. 2013；369(3)：111-21.
18) Ho PA, et al：Blood. 2009；113(26)：6558-66.
19) Hollink IH, et al：Leukemia. 2009；23(2)：262-70.
20) Shimada A, et al：Blood. 2006；107(5)：1806-9.
21) Pollard JA, et al：Blood. 2010；115(12)：2372-9.
22) Tomizawa D, et al：Leukemia. 2007；21(11)：2258-63.
23) Mann G, et al：Blood. 2010；116(15)：2644-50.
24) Kudo K, et al：J Clin Oncol. 2007；25(34)：5442-7.
25) Taga T, et al：Blood. 2012；120(8)：1810-5.

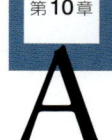

A 組織球性腫瘍の診断

山口真紀, 大島孝一

1 はじめに

真の組織球および樹状細胞腫瘍はきわめて稀でありT細胞性, B細胞性悪性リンパ腫, ホジキンリンパ腫を除外した後, 仔細なマーカーなどの検索により確定診断を行う必要があり, WHO分類2008年版[1]では, 厳密にリンパ腫を除外した組織球および樹状細胞腫瘍の項目が挙げられている。従来, 悪性組織球症（組織球性髄様細網症）は, 組織球の出現に伴う致死的経過をたどる疾患の総称として使われており, ①反応性の組織球の出現をみる血球貪食症候群などの組織球増殖疾患, ②腫瘍性の組織球増殖疾患が含まれていたが, 後者の多くは形態診断を主体にしていたため, 形態が組織球様ということで, リンパ腫が多く含まれていた。

2 組織球／単球／マクロファージ, 樹状細胞の免疫組織化学染色（免疫染色）の鑑別点

組織球の代表的なマーカーとしてCD68があるが, CD68はKP1, PGM1などのクローンがあり, 反応性がかなり異なる。KP1は, 顆粒球系も陽性となり, 組織球・単球・マクロファージ系を区別できない。一方, PGM1は顆粒球には陰性で, 比較的成熟した組織球・マクロファージに陽性である。成熟したマクロファージは, CD163も陽性となり, リソソーム酵素の活性を持つ。

真の組織球および樹状細胞腫瘍は, 貪食細胞もしくはaccessory細胞由来で, 従来, リンパ球に抗原提示および, その過程をつかさどる機能を持つ細胞より発生したものである。**表1**に, マクロファージおよび樹状細胞とされる細胞とリンパ球の免疫染色でのマーカーについてまとめた。

指状嵌入樹状細胞（interdigitating dendritic cell；IDC）, ランゲルハンス細胞（Langerhans cell；LC）は骨髄由来でT細胞に抗原提示を行い, 特にLCは電子顕微鏡でBirbeck顆粒を有し, CD1a, CD4陽性である点でIDCと異なっている。濾胞樹状細胞（follicular dendritic cell；FDC）はリンパ濾胞に存在しB細胞に抗原提示を行い, 多くは非血液細胞由来と考えられており, CD21, CD23, CD35に陽性で, CD45に陰性である。これら由来の腫瘍性のものとしては, 組織球性肉腫（histiocytic sarcoma）, LC組織球症（Langerhans cell histiocytosis）, LC肉腫（Langerhans cell sarcoma）, IDC肉腫／腫瘍（interdigitating dendritic cell sarcoma/tumor）, FDC肉腫／腫瘍（follicular dendritic cell sarcoma/tumor）, 樹状細胞肉腫, 非特定（dendritic cell sarcoma, not otherwise specified）などが知られている[1]。

3 組織球性肉腫

形態的, 免疫学的に成熟, 組織球に類似した腫瘍で, 1つ以上の組織球のマーカーを示し, accessory/dendritic細胞のマーカーを持たないものと定義され, 急性単球性白血病は除外される。組織球性肉腫は稀であり, 年齢, 性別も多岐にわたるが, 多くは成人である。3分の1の症例はリンパ節に発症し, 3分の1は皮膚に発症し, 残りのものが節外臓器, 特に消化管に発症する。骨病変のみのこともある。また, 悪性組織球症と呼ばれるように全身性に病変がみられること

表1 ▶ マクロファージおよび樹状細胞の免疫染色マーカー（WHO分類より改変）

マーカー	LC	IDC	FDC	PDC	MP	DIDC	B細胞	T細胞
MHC II	+c	++s	−	+	+	+/−	+	−
FCR	−	−	+	−	+	−	+/−	−
CD1a	++	−	−	−	−	−	−	(+)*
CD4	+	+	+	+	+	+	−	+/−
CD21	−	−	++	−	−	−	+	−
CD35	−	−	++	−	−	−	+	−
CD68	+/−	+/−	−	++	++	−	−	−
CD123	−	−	−	++	−	−	−	−
CD163	−	−	−	−	++	−	−	−
Factor XIIIa	−	−	+/−	−	−	++	−	−
Fascin	−	++	++	−	−/+	+	−	−
Langerin	++	−	−	−	−	−	−	−
Lysozyme	+/−	−	−	−	+	−	−	−
S100	++	++	+/−	−	+/−	+	−	−/+
TCL1	−	−	−	+	−	−	−	+

FCR；Fc IgG receptors (includes CD32, CD64, and CD16 on some cells)
PDC；plasmacytoid dendritic cell
MP；マクロファージ, DIDC；dermal/interstitial dendritic cell, c；cytoplasmic, s；surface
＊：CD1a is expressed on cortical thymocytes, but is absent on mature T-cells

がある。

　形態的には接着性を持たない腫瘍細胞がびまん性に増生し，時に，類洞病変（sinusoidal pattern）を示す。個々の腫瘍細胞は大型で円形〜類円形の核を持つ。また細胞質は豊富で好酸性を示し，泡沫様のこともある。腫瘍細胞が貪食像を示すことがある。免疫染色では1つ以上の組織球マーカー，たとえばCD68（KP1，PGM1），CD163，lysozymeが陽性で，以下のマーカーが陰性である。①Langerhans cell（CD1a，langerin），②follicular dendritic cell（CD21，CD35），③myeloid cell（CD33，CD13，myeloperoxidase）[1-3]（図1）。

　病変は限局性であるより全身性のことが多く，発熱，体重減少を伴う。皮膚症状を伴うこともあるが特異的なものはない。また肝脾腫や骨融解像を伴いやすい。特定の治療法は確立しておらず，進行性で予後不良のものが多い。症例の約70%は進行期（III，IV期）で，60〜80%の症例は不慮の転帰を示す。局在性で小さな病変を示すものは予後良好である[1,2]。

4 LC由来腫瘍 (tumors derived from Langerhans cells)

　LC由来腫瘍には，細胞異型，臨床状態によりLC組織球症とLC肉腫があるが，両者を完全に分離することは困難である[1]。

1．LC組織球症

　LCに由来する腫瘍性のクローナルな増殖で，免疫染色では，CD1a，S100に陽性で，電子顕微鏡でBirbeck顆粒がみられる。かつてhistiocytosis Xと呼ばれ，臨床的にLetterer-Siwe病，Hand-Schüller-Christian病および骨の好酸球性肉芽腫に分類された[1]。

　多くは子どもに発生し，500万人に5人に発症し，

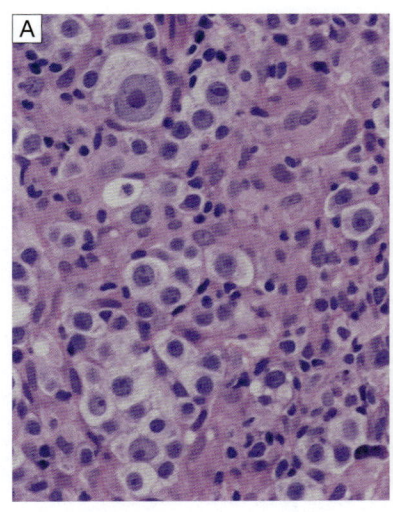 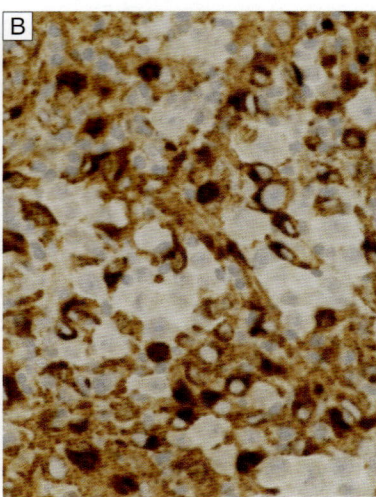 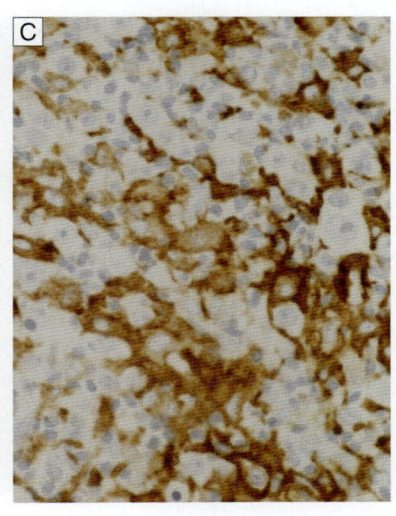

図1 ▶ 組織球性肉腫
A：組織球性肉腫。腫瘍細胞は大型で円形～類円型の核、明瞭な核小体を持ち、細胞質は豊富で好酸性を示し、一部では泡沫様のことがある。背景に多数の好中球を伴う炎症細胞浸潤がみられる
B：免疫染色で、CD68（KP1）が胞体に陽性である
C：CD163が、細胞膜および細胞質に染色される

男女比は3.7：1で男性に多く、白人に多い。臨床的には、1カ所の病変のこともあるが、多発のこともあり、また全身性のこともある。孤発性のものは、骨病変の場合が多く、頭蓋、脊椎、大腿、骨盤、肋骨などがある。また、リンパ節、皮膚、肺のことがあるが少数例である。多発性のときは、皮膚、骨、肝臓、脾臓、骨髄に病変があることが多い。

LCは、10～15μmで、核は彎入や切れ込みを示し、ラグビーボール様、あるいは木の葉が折れたような独特の形態を呈している。クロマチンは繊細で核小体は不明瞭で核膜は薄い。わずかに好酸性の豊かな細胞質を有している。核異型は軽度で核分裂は多様である。

病変部には、好中球、好酸球、組織球、リンパ球の多くの反応細胞がみられる。リンパ節病変は、類洞浸潤で、その後、皮質に浸潤がみられる。電子顕微鏡では、細胞質内に、テニスラケット様のBirbeck顆粒がみられる（図2）。

免疫染色では、CD1a, S100, langerin, vimentin, HLA-DR陽性で、CD45, CD68, lysozymeは弱陽性、T細胞、B細胞のマーカーは陰性で、CD30, myeloperoxidase, CD34, EMAにも陰性で、FDCのマーカーであるCD21, CD35, CD15も陰性である[1, 2, 4]（図2）。

セリン／スレオニンキナーゼであるBRAFやARAFの遺伝子変異が報告されており、これらの阻害薬による治療がされつつある[5]。

2. LC肉腫

LC由来の腫瘍で細胞異型が強く、明らかな悪性像をとるものとされている。非常に稀で症例報告にとどまり、年齢も多岐にわたるが、多くは成人である。組織学的には、異型性の強い大型細胞よりなり、多形を示し、核小体は明瞭で、LCにみられる核の彎入がみられることがある。核分裂像も目立つ。LC組織球症に比較して好酸球は稀である。電子顕微鏡では、ほとんどの症例でBirbeck顆粒がみられる。免疫染色では、CD1a, S100, langerinが陽性である（図3）。

皮膚、軟部組織が最も多く、一般的に多臓器に浸潤し、リンパ節、肝臓、脾臓、肺、骨を侵す。多くは節外性で、病期III、IVが多く、節病変は少数で、肝脾腫

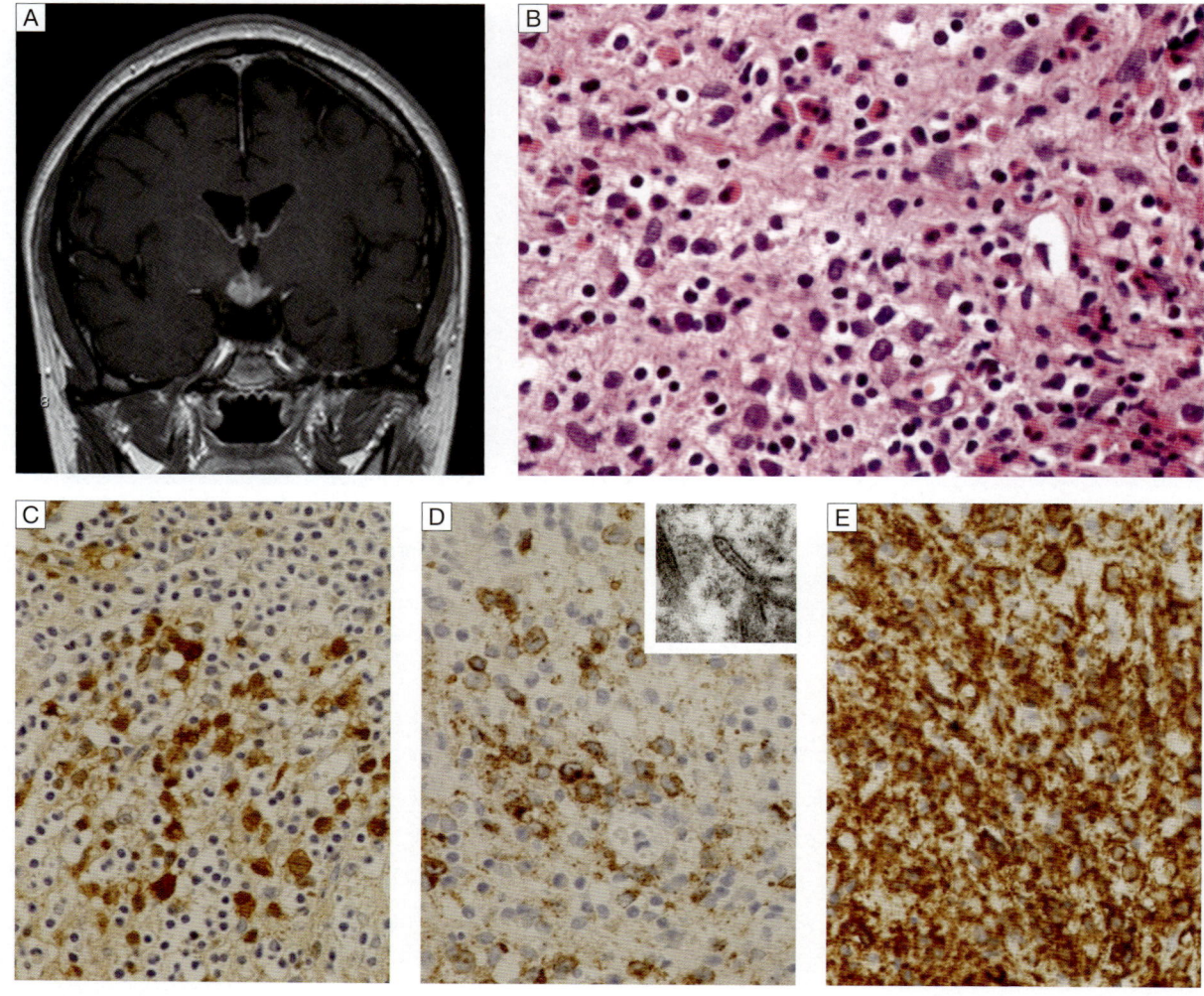

図2 ▶ LC組織球症
27歳，女性，月経不整，中枢性尿崩症が考えられ，CT画像（A）で，下垂体に占拠性病変がみられた症例。多数の好酸球の浸潤がみられる（B）。免疫染色でS100が核および細胞質に陽性である（C）。免疫染色でlangerinが細胞質に陽性で（D），電子顕微鏡的には，細胞質内に，テニスラケット様のBirbeck顆粒がみられる（langerinはBirbeck顆粒を認識していると考えられている。右上）。免疫染色でCD1aが細胞質に陽性である（E）

や汎血球減少を示す症例もある。特定の治療法は確立しておらず，非常に予後不良である[1, 6, 7]。

5 IDC肉腫

　IDC肉腫はリンパ節の傍皮質領域に存在する指状嵌入細胞（interdigitating cell）から発生したと考えられる腫瘍で，紡錘形，卵円形の腫瘍細胞からなる。細胞悪性度，臨床的な症状も多岐にわたる。非常に稀で症例報告にとどまる。リンパ節の場合，傍皮質領域に病変があり，車軸様やシート状の増殖パターンをとる。

　腫瘍細胞は，好酸性の豊富な細胞質を持ち，核は紡錘形か卵円形で，クロマチンは顆粒状で，核分裂像は比較的少なく，多核の細胞を伴うこともある。免疫染色では，S100，vimentin，fascin陽性で，CD45，CD68，lysozyme弱陽性，CD1a，langerinは陰性

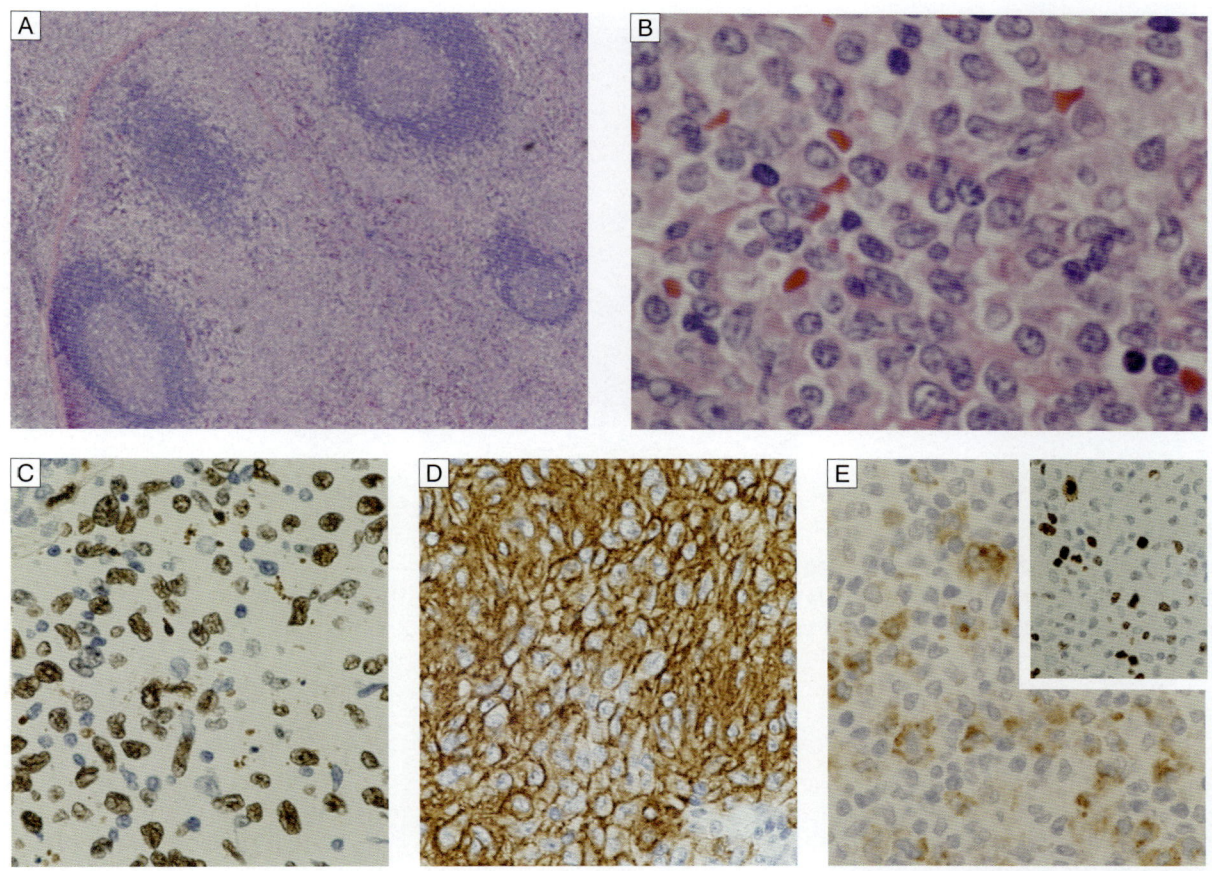

図3 ▶ LC肉腫
A：リンパ節病変で，濾胞間に病変の主体があり，明るい細胞の増生がみられる
B：異型を示す大型細胞よりなり，多形を示し，核小体は明瞭で，一部では，核の彎入がみられる
C：免疫染色でS100が核および細胞質に陽性である
　　CD1a（D），langerin（E）にも細胞質が陽性である。また，LC組織球症に比較して，細胞増殖因子のMIB1が多数陽性になる（右上）

である（図4）。単一のリンパ節病変が最も多いが，肝臓，脾臓，皮膚，軟部組織など節外病変の報告もある。単一のリンパ節病変の場合，無症状のことが多く，全身病変のときは倦怠感，発熱などを伴う。単一のリンパ節病変の場合，単純切除の適応となり，予後は良いが，全身性の場合，予後不良である[1, 8]。

6 FDC肉腫

　FDC肉腫はリンパ節の濾胞胚中心領域に存在するFDCから発生したと考えられる腫瘍で，紡錘形，卵円形の腫瘍細胞からなる。稀な疾患で，年齢も多岐にわたるが成人例が多い。

　組織学的には，紡錘形～卵円形細胞の増殖がみられ，渦巻き様や車軸様の構造をとる。免疫染色では，1つ以上のFDCのマーカー（CD21，CD23，CD35，KiM4p，CNA.42）に陽性である。clusterinは常に陽性である（図5）。

　頸部などのリンパ節病変が多いが節外病変もみられる。腫瘍は通常，ゆっくりとした発育を示し，痛みもないことが多い。全身症状は少ない。腫瘤の大きさは1～20cmと報告に幅がある。腫瘍は限局性で浸潤傾

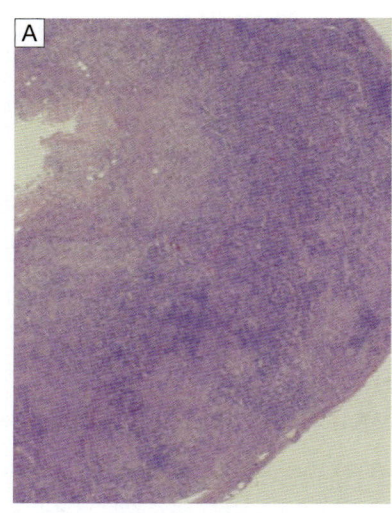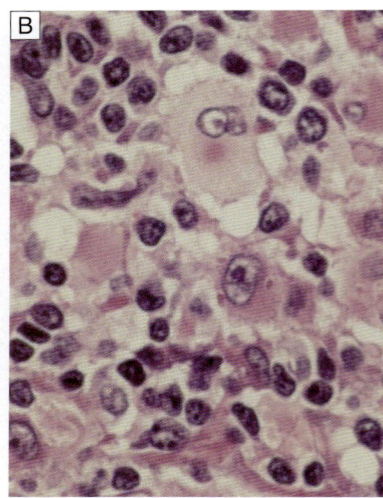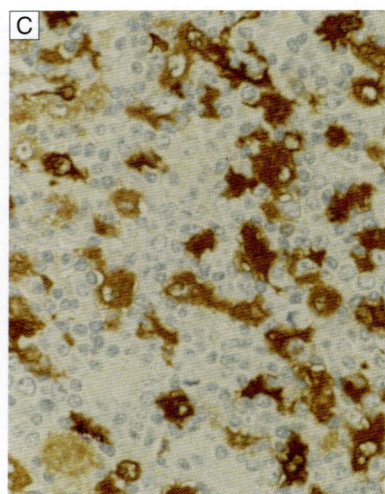

図4 ▶ IDC肉腫
A：傍皮質領域に病変があり，シート状の増殖パターンがみられる
B：腫瘍細胞は，好酸性の豊富な細胞質を持ち，核は卵円形で，核小体は明瞭である。リンパ球の浸潤を伴う
C：免疫染色で，S100が胞体，および一部核にも，陽性である

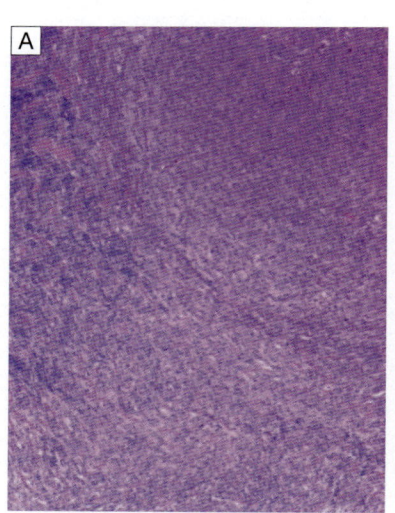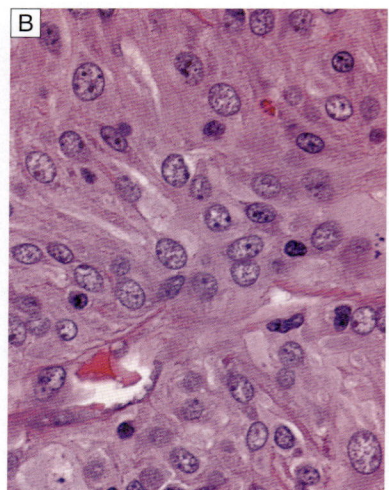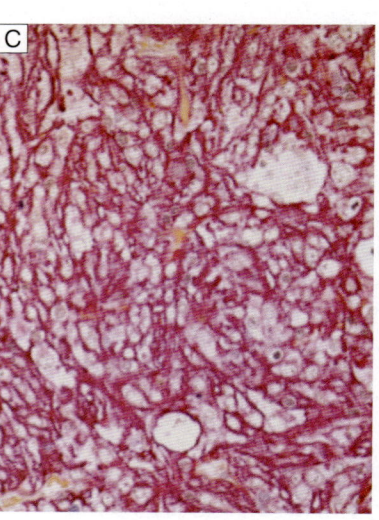

図5 ▶ FDC肉腫
A：リンパ節内に渦巻き様や車軸様の増殖構造がみられる
B：腫瘍細胞は，紡錘形から卵円形で，好酸性の細胞質を持ち，細胞境界が不明瞭である
C：免疫染色で，CD21陽性である

向は乏しい。一般的に経過はゆるやかで，局所切除が行われるが，半数で局所再発をみる。4分の1で転移が認められ，長期的には1，2割の症例が，現疾患が死因となる[1, 9]。

7 その他の稀な樹状細胞腫瘍

その他の稀な樹状細胞腫瘍（other rare dendritic cell tumors）として，骨髄球由来の樹状細胞腫瘍（intermediate dendritic cell tumor）や間質細胞由来の樹状細胞腫瘍（fibroblastic reticular cell tumor）

などがある。しかし，これまでのカテゴリーに当てはまらないこともあり，その場合は樹状細胞肉腫，非特定に分類される[1, 10]。

● 文献
1) Swerdlow SH, et al：WHO Classification of Tumours of Haematopoietic and Lymphoid Tissues. IARC Press, 2008.
2) Pileri SA, et al：Histopathology. 2002；41(1)：1-29.
3) Vos JA, et al：Mod Pathol. 2005；18(5)：693-704.
4) Chikwava K, et al：Pediatr Dev Pathol. 2004；7(6)：607-14.
5) Nelson DS, et al：Blood. 2014；123(20)：3152-5.
6) Bohn OL, et al：Int J Hematol. 2007；85(2)：116-20.
7) Ferringer T, et al：Am J Dermatopathol. 2006；28(1)：36-9.
8) Gaertner EM, et al：Am J Clin Pathol. 2001；115(4)：589-97.
9) Chan JK, et al：Cancer. 1997；79(2)：294-313.
10) Andriko JW, et al：Am J Surg Pathol. 1998；22(9)：1048-58.

B 血球貪食症候群

安川正貴

1 はじめに

血球貪食症候群（hemophagocytic syndrome；HPS）とは，様々な基礎疾患に合併する症候群であり，リンパ網内系組織で組織球が活性化し，自己血球を貪食した組織像（図1）が認められる病態の総称である[1,2]。その原因は様々であり，小児科領域では血球貪食性リンパ組織球症（hemophagocytic lymphohistiocytosis；HLH）と呼ぶことが多い。

主な臨床症状は，発熱，汎血球減少症，肝機能障害，凝固異常，肝脾腫などであり，基礎疾患に起因する高炎症性サイトカイン血症が病態の中心と考えられている。急速に重篤化することが多く，迅速かつ適切な診断と治療が求められる疾患である。

HPSは基礎疾患によって，大きく遺伝性（家族性）と続発性に分類される。続発性の基礎疾患として，EBウイルス（Epstein Barr virus）などの感染症，悪性リンパ腫を中心とする悪性腫瘍，自己免疫疾患などがある。

単一遺伝子異常によって発症する遺伝性HLHは，HPSの病態を解明する上で重要な知見を与えている。

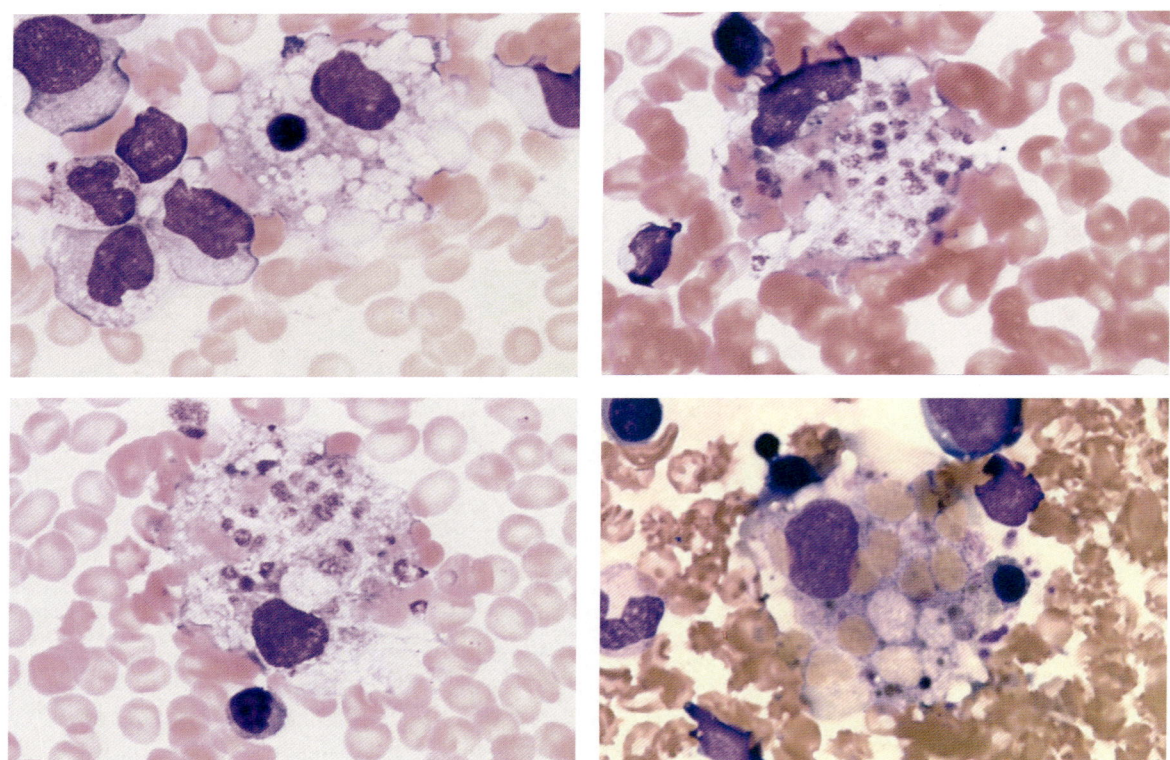

図1 ▶ 活性化組織球による血球貪食像

2 分類

HPSは基礎疾患によって，遺伝性（家族性）と続発性に分類される（表1）。遺伝性HLHには，家族性血球貪食性リンパ組織球症（familial hemophagocytic lymphohistiocytosis；FHL）1～5型，X連鎖リンパ増殖性症候群（X-linked lymphoproliferative syndrome；HLP），Chédiak-Higashi症候群，Griscelli症候群などが含まれる。このうち，FHL2型，3型，4型，5型はそれぞれ，パーフォリン（*PRF1*），Munc13-4（*UNC13D*），syntaxin 11（*STX11*），Munc18-2（*STXBP2*）の遺伝子異常であり，NK細胞や細胞傷害性T細胞（cytotoxic T lymphocyte；CTL）の細胞傷害活性が低下していることが特徴である。FHLは通常2歳以下で発症するが，ミスセンス異常での成人発症例が相次いで報告されており，原因不明の成人HPSではFHLの可能性も考慮すべきである[3]。

続発性HPSに関しては，日本における799例という大規模な解析結果が報告されている[4]。その結果，基礎疾患が年齢で大きく異なることが明らかとなった（図2, 3）。つまり，幼児から若年成人ではウイルス，特にEBウイルスなどのヘルペスウイルス感染によるものが多く，VAHS（virus-associated HPS）と呼ぶことがある。

一方，成人においては悪性リンパ腫に合併する割合が高く，LAHS（lymphoma-associated HPS）と呼ぶ。特に，60歳以上では基礎疾患の多くが悪性リンパ腫である。HPSはすべての悪性リンパ腫に合併しうるが，特に，T/NKリンパ腫および血管内リンパ腫症（intravascular lymphomatosis；IVL）を呈するB細胞リンパ腫では頻度が高い。

その他，HPSをきたす疾患として注意すべきものに自己免疫疾患があり，特に全身性エリテマトーデス（SLE）や成人スティル病で頻度が高い[5]。

抗てんかん薬などの薬剤起因性HPSは，HHV-6再活性化を伴う薬剤性過敏性症候群（drug-induced hypersensitivity syndrome；DIHS）の可能性が高く，この検索が必要である[6]。

また最近，西日本を中心に発症が相次いで確認されている重症熱性血小板減少症候群（severe fever with thrombocytopenia syndrome；SFTS）でもしばしば重症のHPSを合併するので，HPSの基礎疾患の鑑別診断に含めるべきである[7]。

3 病態

HPSの病態に関しては不明な点が多いが，遺伝性HLHであるFHLは続発性HPSの病態を明らかにする上でも重要な示唆を与える疾患と考えられるので，その病態について概説する。

HPSのモデル疾患とも言えるFHLでは，NK細胞

表1 ▶ HPSをきたす基礎疾患

1. 遺伝性（家族性）
familial hemophagocytic lymphohistiocytosis（FHL） 　　FHL1（9q21.3-22 linked? 原因遺伝子不明） 　　FHL2（perforin, *PRF1*） 　　FHL3（Munc13-4, *UNC13D*） 　　FHL4（syntaxin 11, *STX11*） 　　FHL5（Munc18-2, *STXBP2*） 　　Others 　　x-linked lymphoproliferative syndrome（SAP, *SH2D1A*） 　　Chédiak-Higashi syndrome（lysosomal trafficking regulator, *LYST*） 　　Griscelli syndrome（Rab27A, *RAB27A*）

2. 続発性（二次性）
感染症 　　ウイルス（特にEBウイルス） 　　細菌，真菌，原虫 悪性腫瘍 　　悪性リンパ腫，骨髄異形成症候群など 自己免疫疾患 　　SLE，成人スティル病など その他 　　薬剤，中毒 造血幹細胞移植後

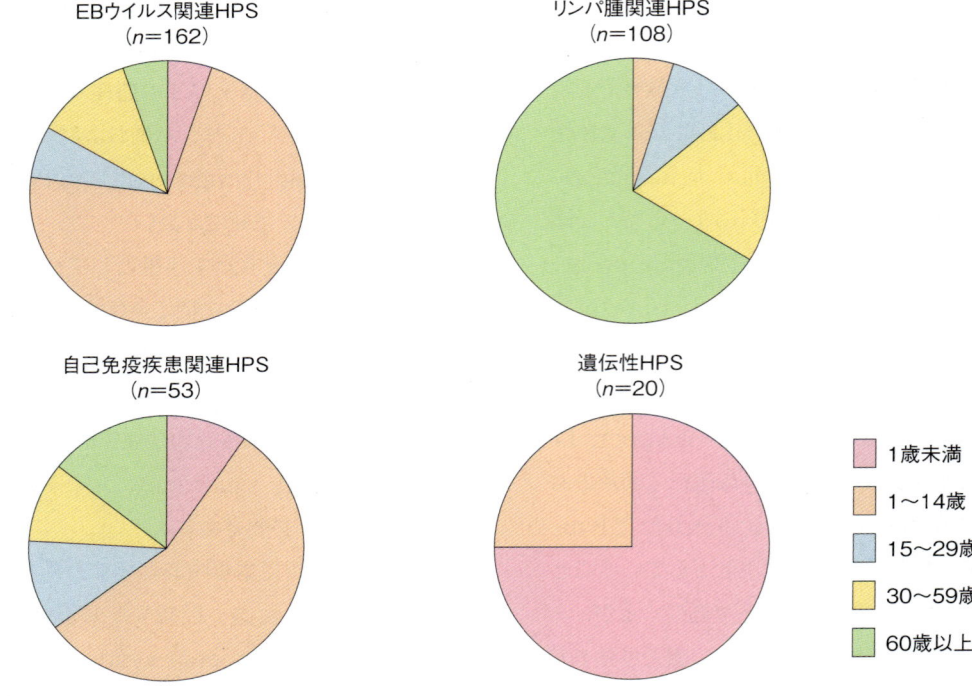

図2 ▶ HPSの原因別年齢分布

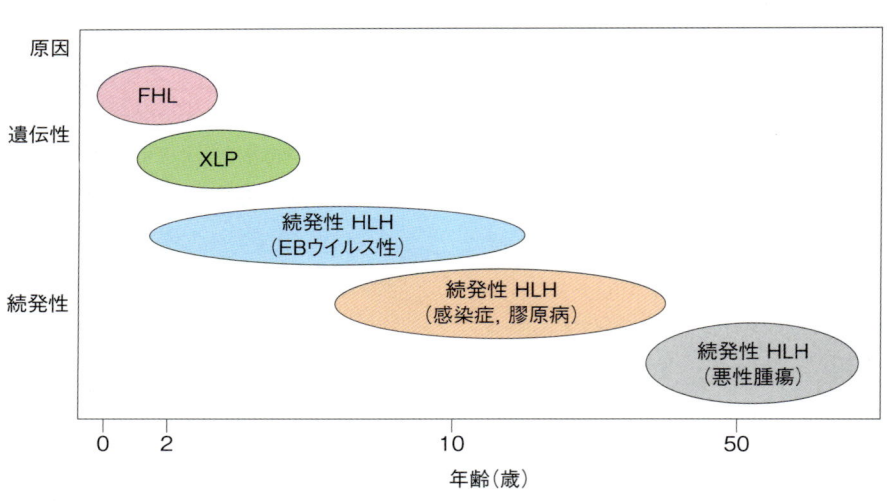

図3 ▶ HPSの原因と年齢からみた分類

やCTLの細胞傷害活性が著しく低下していることが特徴である．これらの細胞傷害活性の主要な経路はパーフォリン／グランザイムによって惹起されるいわゆる顆粒放出系である．パーフォリンやグランザイムはCTLやNK細胞の細胞質中に存在する分泌顆粒の中に蓄えられており，細胞刺激シグナルが入ると，標的細胞との接触部位（免疫学的シナプス）に向かって細胞内を移動する．その過程は複雑であり，様々な分子が関与している．この経路に重要な働きを有する分子をコードする遺伝子異常によって様々な遺伝性

HLHが発症することが知られている（図4）[8]。

FHLではCTLの細胞傷害活性が著しく低下しているにもかかわらずT細胞は活性化しており，その状態が長期間維持されている。なぜこのようなT細胞活性化状態が維持されるのか，その機構の詳細は不明であるが，いくつかの仮説を立てることができる。FHLではしばしばウイルス感染が発症の引き金となる。事実，パーフォリン欠損マウスに病原性ウイルスを感染させることによってHPS様症状が惹起されることが知られている[9]。通常ウイルス感染症は，細胞傷害性を有するNK細胞やCTLによってウイルス感染細胞が排除され，刺激抗原の消失とともにT細胞活性化も速やかに終息する。また，T細胞活性化は，活性化誘導性細胞死によってT細胞の死滅にも結びつき，体内で過剰な細胞性免疫反応が永続的に持続することを阻止するホメオスターシス機構が存在している。

他方，細胞傷害活性が低下しているCTLは，ウイルス感染細胞を効率よく傷害することができず，抗原提示細胞が長期にわたって体内に存在することが予想される。このため，T細胞への刺激が長期間持続し，T細胞の異常な長期的活性化へと発展するものと考えられる。このことは，HPSで認められる高炎症性サイトカイン血症ならびに組織球の活性化や臓器障害を説明するのに十分な仮説である。

他方，続発性HPSの病態は不明な点が多い。EBウイルスなどによるウイルス感染では，FHL同様ウイルス排除機構の破綻による持続的T細胞活性化が高炎症性サイトカイン血症の原因となっている可能性がある。一方，悪性リンパ腫関連HPSでは，腫瘍細胞から直接炎症性サイトカインが産生されている可能性が示唆されている。また，自己免疫関連HPSにおいても何らかのT細胞活性化のホメオスターシスの破綻が関係しているものと推察されるが，その詳細は不明である。

4 症状

基礎疾患によって症状は異なるが，HPSとしての共通の症状としては，発熱，しばしば高熱，汎血球減少症，肝機能障害，出血傾向，播種性血管内凝固症候群（disseminated intravascular coagulation；DIC），リンパ節腫脹，肝脾腫，皮疹などがある。こ

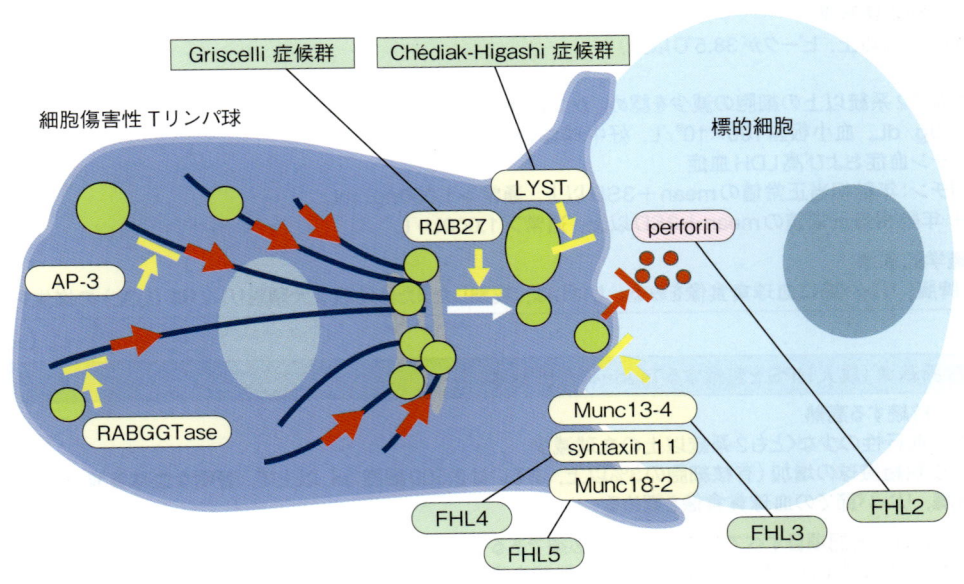

図4 ▶ 遺伝性HLHの原因遺伝子

第11章
A ATRA, Am80による急性前骨髄球性白血病の分化誘導療法

木崎昌弘

1 はじめに

急性前骨髄球性白血病（acute promyelocytic leukemia；APL）は，形態学的に豊富なアズール顆粒とアウエル小体が束状となったファゴット細胞とともに，細胞遺伝学的に特有な染色体異常t(15；17)(q22；q12)を有し，その結果，*PML-RARα*融合遺伝子が形成されるなどユニークな病型の急性骨髄性白血病（acute myelogenous leukemia；AML）である。臨床的にも，病初期には線溶亢進型の播種性血管内凝固亢進症（disseminated intravascular coagulation；DIC）をほぼ100％に合併するため，皮膚，粘膜出血などのほかに脳出血などの致命的な臓器出血を伴うなどの特徴を有している。

治療に関してもほかのAMLとは一線を画しており，APLに特徴的な*PML-RARα*融合遺伝子が発症や進展などの病態形成に深く関わることより，このキメラ遺伝子を標的としたオールトランス型レチノイン酸（all-trans retinoic acid；ATRA）が寛解導入の際の中心的な薬剤となっている。さらに，再発例に対しては亜ヒ酸（arsenic trioxide；ATO）の有効性が明らかになっている。

また，APL細胞はCD33抗原を強く発現するため，CD33に対するヒト化モノクローナル抗体にカリケアマイシンを結合したゲムツズマブオゾガマイシン（GO，マイロターグ®）の有効性も知られている[1, 2]。

ATRAとATOは*PML-RARα*融合遺伝子をターゲットにするものの，その作用機序は異なっており，初発例に対する両者の併用療法は，さらにAPLの治療成績を向上させることが知られている。また，Am80（タミバロテン）はわが国で開発された合成レチノイドであり，APL細胞の分化誘導活性はATRAの約10倍で，再発・難治APLに保険適用され，臨床に導入されている[3]。

2 ATRAの分子作用機構

ATRAはAPLに特異的な*PML-RARα*融合遺伝子に作用する。t(15；17)の結果生じる遺伝子異常の片方がレチノイン酸受容体α（*RARα*）遺伝子であったことが，APLに対するATRA作用機構解明の発端になった。野生型RARαはATRA非存在下では，co-repressorと呼ばれる転写抑制蛋白であるN-CoR，SMRTなどを介してヒストン脱アセチル化酵素（HDAC）と巨大な複合体を形成し，ターゲット遺伝子の転写を抑制する[4]。PML-RARαでは，PMLが二量体を形成することによりSMRTとの親和性が増強し，さらにPRC2（polycomb repressive complex 2）をリクルートすることによりRARα単独よりも強力な転写因子となり，その結果，顆粒球系細胞の分化を阻止し，増殖を促すことによりAPL発症に関与すると考えられる[5, 6]。

一方，高濃度（10^{-6}M以上）のATRA存在下では，抑制因子であるco-repressorはその結合から外れ，アセチル化酵素である核内受容体コアクチベーター（SRC-1）と結合して標的遺伝子の転写を活性化し，APL細胞の分化誘導をもたらす[7]。さらに，ATRAは19SプロテアソームをリクルートしPML-RARαを分解することが知られている。PML-RARα融合蛋白の分解に関与する標的遺伝子として，*C/EBPε*，

HLHが発症することが知られている(**図4**)[8]。

FHLではCTLの細胞傷害活性が著しく低下しているにもかかわらずT細胞は活性化しており，その状態が長期間維持されている。なぜこのようなT細胞活性化状態が維持されるのか，その機構の詳細は不明であるが，いくつかの仮説を立てることができる。FHLではしばしばウイルス感染が発症の引き金となる。事実，パーフォリン欠損マウスに病原性ウイルスを感染させることによってHPS様症状が惹起されることが知られている[9]。通常ウイルス感染症は，細胞傷害性を有するNK細胞やCTLによってウイルス感染細胞が排除され，刺激抗原の消失とともにT細胞活性化も速やかに終息する。また，T細胞活性化は，活性化誘導性細胞死によってT細胞の死滅にも結びつき，体内で過剰な細胞性免疫反応が永続的に持続することを阻止するホメオスターシス機構が存在している。

他方，細胞傷害活性が低下しているCTLは，ウイルス感染細胞を効率よく傷害することができず，抗原提示細胞が長期にわたって体内に存在することが予想される。このため，T細胞への刺激が長期間持続し，T細胞の異常な長期的活性化へと発展するものと考えられる。このことは，HPSで認められる高炎症性サイトカイン血症ならびに組織球の活性化や臓器障害を説明するのに十分な仮説である。

他方，続発性HPSの病態は不明な点が多い。EBウイルスなどによるウイルス感染では，FHL同様ウイルス排除機構の破綻による持続的T細胞活性化が高炎症性サイトカイン血症の原因となっている可能性がある。一方，悪性リンパ腫関連HPSでは，腫瘍細胞から直接炎症性サイトカインが産生されている可能性が示唆されている。また，自己免疫関連HPSにおいても何らかのT細胞活性化のホメオスターシスの破綻が関係しているものと推察されるが，その詳細は不明である。

4 症状

基礎疾患によって症状は異なるが，HPSとしての共通の症状としては，発熱，しばしば高熱，汎血球減少症，肝機能障害，出血傾向，播種性血管内凝固症候群(disseminated intravascular coagulation；DIC)，リンパ節腫脹，肝脾腫，皮疹などがある。こ

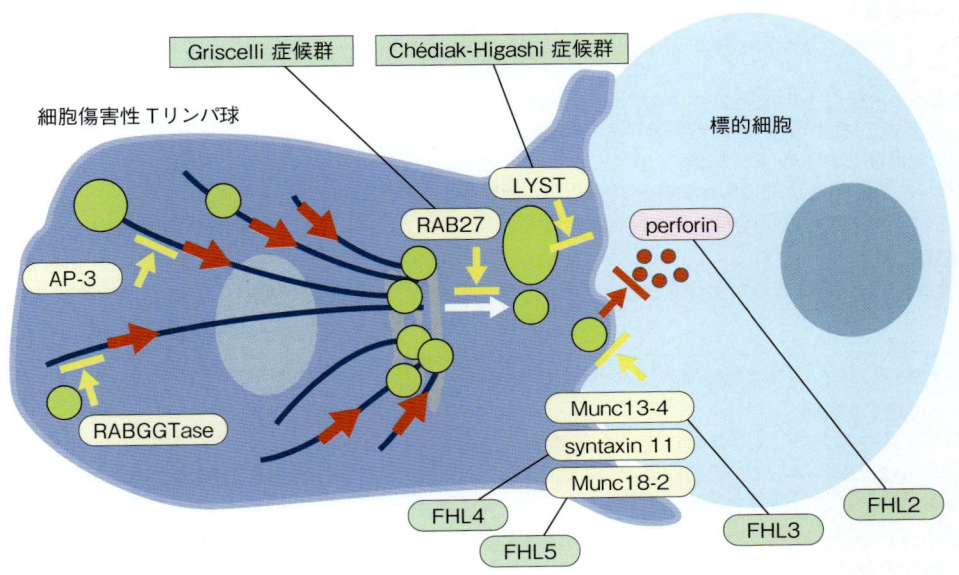

図4 ▶ 遺伝性HLHの原因遺伝子

れらの程度は様々であるが，しばしば急速に重篤化するので，迅速な診断と対応が求められる疾患である。

5 診断

これまでに提唱されているHPS診断基準[10]を**表2**に示す。国際組織球学会からの診断基準は主としてFHLを中心とする小児科領域のHLHを対象としたものであることに留意する必要がある。続発性も含めたHPSに関しては，Imashukuの診断基準[11]ならびにTsudaの診断基準[12]などが提唱されている。

上記した臨床症状に加え，高LDH血症，高フェリチン血症，血清可溶性IL-2受容体高値などが参考となる。また，小児HLHでは高トリグリセリド血症も認められる。骨髄穿刺では，赤血球や血小板などを貪食した活性化組織球（**図1**）が検出されるが，その程度は様々であり，血球貪食像が著明でない場合もある。血球貪食像は，骨髄以外にも，リンパ節や肝臓，脾臓

表2 ▶ HPSの診断基準

A. 遺伝性HLHの診断基準（国際組織球学会）

1. 臨床および検査値基準
   - 発熱持続（7日以上，ピークが38.5℃以上）
   - 脾腫（季肋下3cm以上）
   - 血球減少
     - 末梢血で2系統以上の細胞の減少を認め，かつ骨髄の低形成・異形成によらない
     - Hb≦9g/dL，血小板≦100×10^9/L，好中球≦1×10^9/L
   - 高トリグリセリド血症および/または低フィブリノーゲン血症
     - 空腹時トリグリセリド値：2.0mmol/L以上あるいは年齢相当正常値のmean＋3SD以上
     - フィブリノーゲン値：1.5g/L以下あるいは年齢相当正常値のmean－3SD以下
2. 病理組織学的基準
   - 骨髄，脾臓，リンパ節に血球貪食像をみる。悪性を示す所見はない

（文献10より引用）

B. HPSの診断基準（続発性HPSを包括するImashukuの診断基準）

1. 臨床および検査値基準
   - 発熱持続（7日以上，ピークが38.5℃以上）
   - 血球減少
     - 末梢血で2系統以上の細胞の減少を認め，かつ骨髄の低形成・異形成によらない
     - Hb≦9g/dL，血小板≦100×10^9/L，好中球≦1×10^9/L
   - 高フェリチン血症および高LDH血症
     - フェリチン：年齢相当正常値のmean＋3SD以上，通常＞1,000ng/mL
     - LDH：年齢相当正常値のmean＋3SD以上，通常＞1,000U/L
2. 病理組織学的基準
   - 骨髄，脾臓，リンパ節に血球貪食像をみる。しばしば，成熟したまたは幼若な大顆粒リンパ球（LGL）の増生を認める

（文献11より引用）

C. HPSの診断基準（成人HPSを包括するTsudaの診断基準）

1. 1週間以上持続する高熱
2. 原因不明で進行性の少なくとも2系統以上の血球減少
3. 骨髄中の成熟組織球の増加（有核細胞の3％以上，あるいは2,500細胞/μL以上で，著明な血球貪食像を伴う）あるいは肝臓，脾臓，リンパ節での血球貪食像を認める

- HPSの診断には，上記項目すべてを満たすことが必須である
- 家族歴，誘因となる感染症，悪性腫瘍，免疫抑制状態の詳細な探索を必要とする

（文献12より引用）

など全身の網内系で認められる。

FHLなどの遺伝性HPSでは，臨床症状に加えNK細胞やCTL活性の低下が参考になるが，最終診断は遺伝子異常を直接証明することによる。

続発性HPSの診断に関しては，基礎疾患を明らかにすることが最も重要な点である。IVLでは生検対象となる腫瘍形成が認められない場合が多く，しばしば診断が困難である。このような場合にはランダム皮膚生検が有用である。

SFTSはヒトからヒトへの感染が成立することからも，PCRによる迅速な診断が求められ，ウイルス汚染物の扱いには細心の注意が必要である。

6 治療

HPSの治療方針決定には，基礎疾患を正確に診断することが不可欠である。高サイトカイン血症是正目的で，副腎皮質ステロイド，シクロスポリン，エトポシドなどの免疫抑制療法を行うが，これらはあくまでも対症療法であり，基礎疾患に対する治療が中心となる。感染症，肝障害をはじめとする多臓器障害，DICなどを合併することが多く，これらに対する適切な治療も重要である。

家族性および重症HLHに対しては，日本小児白血病リンパ腫研究グループ(Japanese Pediatric Leukemia/Lymphoma Study Group；JPLSG)の臨床研究HLH-2004に従って治療する。すなわち8週間の初期化学療法後に継続療法を行い，できるだけ速やかに造血幹細胞移植を施行する。それ以外の二次性HLHは8週間の初期治療で治療を終了する。

● 文 献

1) Rosado FG, et al：Am J Clin Pathol. 2013；139(6)：713-27.
2) Ramos-Casals M, et al：Lancet. 2014；383(9927)：1503-16.
3) Nagafuji K, et al：Haematologica. 2007；92(7)：978-81.
4) Ishii E, et al：Int J Hematol. 2007；86(1)：58-65.
5) Kumakura S, et al：Arthritis Rheumatol. 2014；66(8)：2297-307.
6) Hashimoto K, et al：Curr Opin Allergy Clin Immunol. 2003；3(4)：255-60.
7) Yu XJ, et al：N Engl J Med. 2011；364(16)：1523-32.
8) Sieni E, et al：Front Immunol. 2014；5：167.
9) Badovinac VP, et al：Immunity. 2003；18(4)：463-74.
10) Henter JI, et al：Semin Oncol. 1991；18(1)：29-33.
11) Imashuku S：Int J Hematol. 1997；66(2)：135-51.
12) Tsuda H：Int J Hematol. 1997；65(3)：215-26.

A ATRA, Am80による急性前骨髄球性白血病の分化誘導療法

木崎昌弘

1 はじめに

急性前骨髄球性白血病（acute promyelocytic leukemia；APL）は，形態学的に豊富なアズール顆粒とアウエル小体が束状となったファゴット細胞とともに，細胞遺伝学的に特有な染色体異常t(15;17)(q22;q12)を有し，その結果，*PML-RARα*融合遺伝子が形成されるなどユニークな病型の急性骨髄性白血病（acute myelogenous leukemia；AML）である。臨床的にも，病初期には線溶亢進型の播種性血管内凝固亢進症（disseminated intravascular coagulation；DIC）をほぼ100％に合併するため，皮膚，粘膜出血などのほかに脳出血などの致命的な臓器出血を伴うなどの特徴を有している。

治療に関してもほかのAMLとは一線を画しており，APLに特徴的な*PML-RARα*融合遺伝子が発症や進展などの病態形成に深く関わることより，このキメラ遺伝子を標的としたオールトランス型レチノイン酸（all-trans retinoic acid；ATRA）が寛解導入の際の中心的な薬剤となっている。さらに，再発例に対しては亜ヒ酸（arsenic trioxide；ATO）の有効性が明らかになっている。

また，APL細胞はCD33抗原を強く発現するため，CD33に対するヒト化モノクローナル抗体にカリケアマイシンを結合したゲムツズマブオゾガマイシン（GO，マイロターグ®）の有効性も知られている[1, 2]。

ATRAとATOは*PML-RARα*融合遺伝子をターゲットにするものの，その作用機序は異なっており，初発例に対する両者の併用療法は，さらにAPLの治療成績を向上させることが知られている。また，Am80（タミバロテン）はわが国で開発された合成レチノイドであり，APL細胞の分化誘導活性はATRAの約10倍で，再発・難治APLに保険適用され，臨床に導入されている[3]。

2 ATRAの分子作用機構

ATRAはAPLに特異的な*PML-RARα*融合遺伝子に作用する。t(15;17)の結果生じる遺伝子異常の片方がレチノイン酸受容体α（*RARα*）遺伝子であったことが，APLに対するATRA作用機構解明の発端になった。野生型RARαはATRA非存在下では，co-repressorと呼ばれる転写抑制蛋白であるN-CoR，SMRTなどを介してヒストン脱アセチル化酵素（HDAC）と巨大な複合体を形成し，ターゲット遺伝子の転写を抑制する[4]。PML-RARαでは，PMLが二量体を形成することによりSMRTとの親和性が増強し，さらにPRC2（polycomb repressive complex 2）をリクルートすることによりRARα単独よりも強力な転写因子となり，その結果，顆粒球系細胞の分化を阻止し，増殖を促すことによりAPL発症に関与すると考えられる[5, 6]。

一方，高濃度（10^{-6}M以上）のATRA存在下では，抑制因子であるco-repressorはその結合から外れ，アセチル化酵素である核内受容体コアクチベーター（SRC-1）と結合して標的遺伝子の転写を活性化し，APL細胞の分化誘導をもたらす[7]。さらに，ATRAは19Sプロテアソームをリクルートし，PML-RARαを分解することが知られている。PML-RARα融合蛋白の分解に関与する標的遺伝子として，*C/EBPε*，

TRAIL（TNF-related apoptosis-inducing ligand），*UBEIL*（ubiquitin activating enzyme E1-like protein）などの候補遺伝子が明らかにされ，APL細胞の分化やアポトーシス誘導に直接関与すると考えられている[8]。

以上のように，APLにおけるPML-RARαはHDAC，PRCに加えてDNMT（DNA methyltransferase）などの多くのエピジェネティクスに関与する分子をリクルートし，下流の標的分子を抑制することが知られている（図1）[9]。したがって，APLの病態形成やATRAによるAPL細胞の顆粒球系細胞への分化誘導にはエピジェネティックな機構が関与することが最近注目されている。さらに，新たなepigenetic factorとしてマイクロRNA（miRNA）も注目されている[9]。たとえば，APL細胞の顆粒球系細胞への分化に関与するLet-7cはATRAによりPBX2を抑制する[10]。C/EBPαやNFI-Aにより制御されるmiRNA-223はATRAにより活性化されAPL細胞の分化に寄与することや，miRNA-125bがATRA耐性に関与することなどが報告されている[11-13]。したがって，これらのmiRNAsを標的にする薬剤は将来的にAPLの治療薬になる可能性がある。

ATRA投与下においては，ATRAはRARαにおけるレチノイン酸応答領域（RARE）に結合し，融合蛋白の立体構造を変化させることにより，N-CoR，SMRTなどのco-repressorを解離する。このco-repressorが外れることがATRAの反応性や感受性に重要な意義を有しているが，最近，ATRAの反応に際して

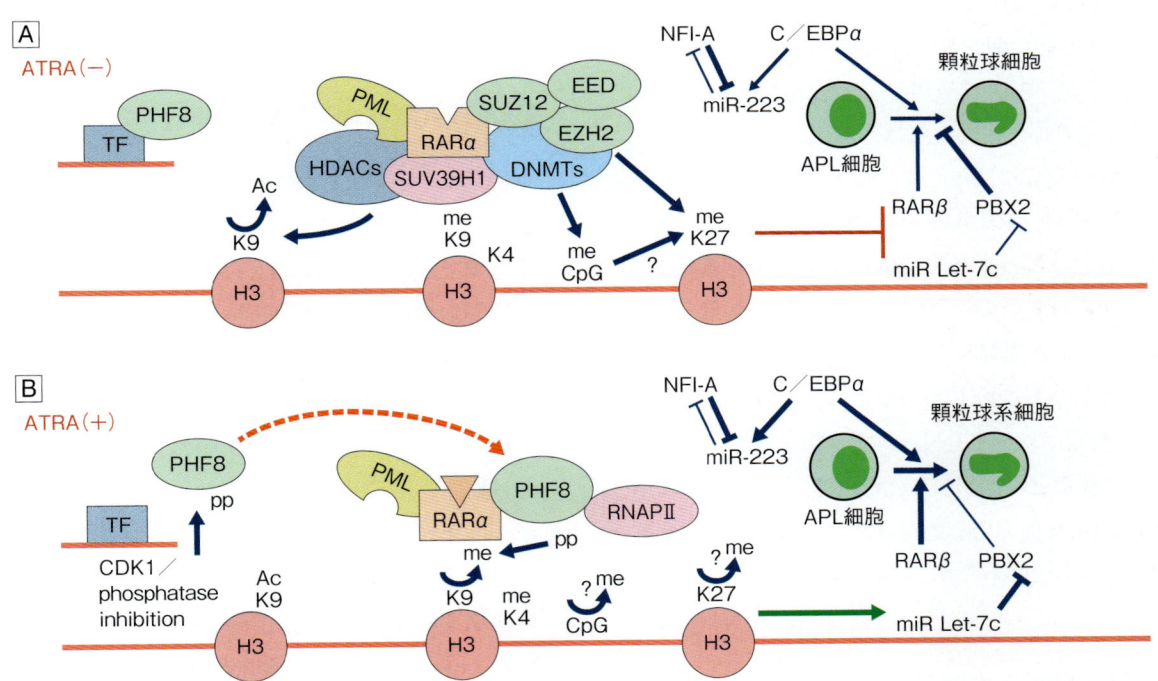

図1 ▶ APLの病態とATRAの作用機構
A：APL細胞においては，PML-RARα二量体が形成され，N-CoR，SMRTなどのco-repressorとともにDNMTs，PRC複合体，HDAC，リジンメチルトランスフェラーゼなどのエピジェネティクスに関連する分子がリクルートされることにより，細胞分化が障害されAPL発症に関与する。ATRAがない状態では，PHF8は脱リン酸化された状態でTF（組織因子）に結合している
B：ATRAはRARαに結合することで融合蛋白の立体構造を変化させることにより，N-CoR，SMRTなどのco-repressorを解離する。ATRA投与下ではPHF8はリン酸化され，TFから外れ，RARαにリクルートされ，ヒストンH3リジン4のトリメチル化（H3K4me3）などを制御し，APL細胞の分化を誘導する

（文献9より引用改変）

PHF（plant homeodomain finger family）のひとつであるPHF8が重要な働きを示すことが報告された[14]。PHF8はヒストンH3リジン4のトリメチル化（H3K4me3）に関与する。ATRA存在下にPHF8はCDK1によりリン酸化され，それまで結合していた組織因子TF（tissue factor）から遊離し，PML-RARα複合体にリクルートされ，H3K9me2の低下，H3K4のメチル化およびH3K9のアセチル化を促進するとともに，RNA polymeraseⅡ（RNAPⅡ）をリクルートすることにより細胞分化を誘導することが知られるようになった[14]。

ATRA投与時には，H3K27me3およびH3K9me3のレベルはそれほど変化しないが，ヒストンH3のアセチル化（H3ac）が増加し，ATRA反応性にはH3K27me3よりもヒストンアセチル化が重要であることが示唆されている。また，CpGアイランドのDNAメチル化に関してはH3K27me3とクロストークするが，ATRA投与でもあまり変化しない。

DNAメチル化に関しては，AMLをはじめとする多くの癌の発症に関与しているものの，APLにおいては，PML-RARαがDNMTを介して下流分子である細胞分化に関与するRARβのメチル化を惹起することが知られているとともに，DNMTの過剰発現はPML-RARαと協調してAPL発症に関与することも報告されている[15]。しかしながら，ATRA投与時にはAPL細胞においてDNAメチル化よりもヒストンアセチル化などの翻訳後変化が誘導され，DNAメチル化はAPL発症の中心的存在というよりも，発症後期のイベントと考えられている[16]。

3 ATRA耐性のメカニズム

t(11;17)を有するAPLは転座の結果 PLZF-RARα 融合遺伝子を形成し，このタイプのAPLはATRAに不応であることが知られている。PLZF-RARαはATRAが反応するPML-RARαに比し，co-repressor複合体であるSMRT/NCo-R/HDACがより強力に結合していることがATRAに反応しない要因とされている[6]。さらに，PLZF-RARαではH3K27me3がきわめて増加するとともにH3K9K14のアセチル化は低下しており，このようなヒストン修飾の違いがATRA反応性に関与する可能性が示されている[17]。

ATRA耐性APL細胞ではPHF8の発現が低下しており，逆に過剰発現させることでATRA感受性になることから，最近ではATRAの反応性にPHF8が重要な役割を果たすとされている[9]。PHF8は細胞周期の進行に関与する遺伝子のプロモーター領域に結合し，CDK1によるS33/S84残基のリン酸化により遊離する。ATRAはCDK1の核への移行を誘導し，PHF8のリン酸化を促進しRARα標的遺伝子に結合する。このように，PHF8の酵素活性とリン酸化がATRA反応性に重要であり，ATRA耐性にも関与すると考えられる[9]。

4 ATRA耐性APL細胞株UF-1

我々は，ATRAおよび抗がん剤治療に耐性となった患者より世界で初めてUF-1細胞を樹立した（図2）[18]。これまで，UF-1細胞はATRA耐性機構の解明や耐性克服のための治療薬開発に貢献してきた。UF-1細胞においては，PML-RARα融合遺伝子におけるRARα部分のRARE領域に点突然変異が認められ，ArgがTrpに変化するアミノ酸の異常を明らかにした（図3）[19]。この変異はRARαとレチノイン酸の結合にきわめて重要とされるレチノイン酸応答配列（RARE）の276番目のアミノ酸に相当する（図3）。この変異を有する変異PML-RARαをCOS-1細胞に導入すると，レチノイン酸との結合が著しく低下することが明らかになった（図4）[19]。

また，臨床検体を用いた検討でもATRA耐性APLにおいて同様の変異が見出されており，したがって，APLにおけるATRA耐性獲得機構のひとつとして，ATRAの長期投与による PML-RARα 融合遺伝子のRAREにおける変異獲得によりATRAが結合できな

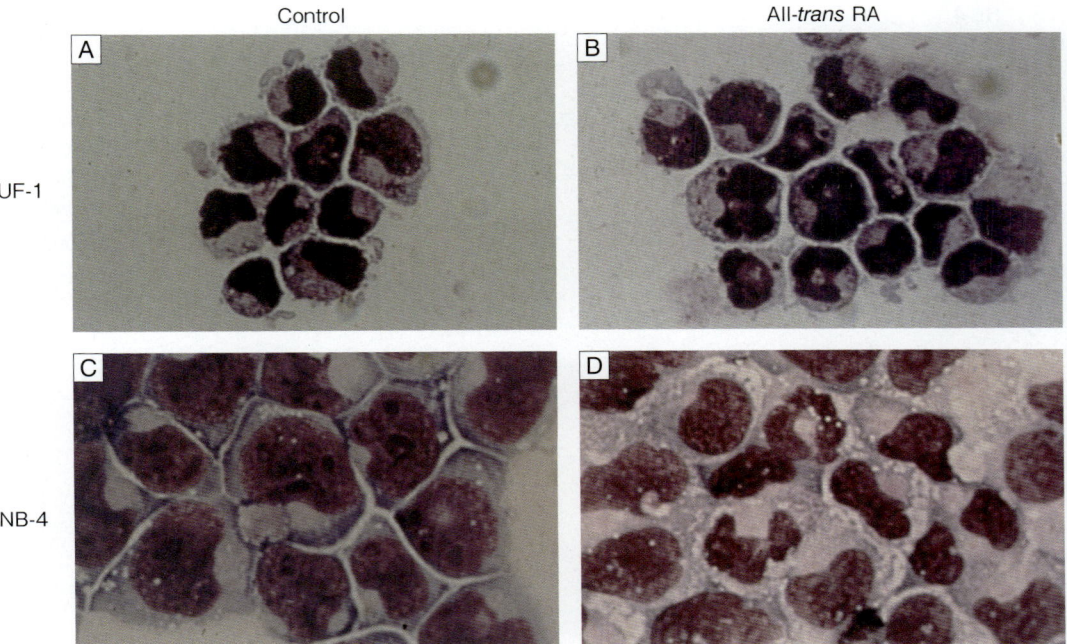

図2 ▶ ATRA耐性APL細胞株UF-1
レチノン酸感受性APL細胞株NB4（C）および我々が樹立したレチノイン酸耐性APL細胞株UF-1（A）。NB4細胞はATRA 10^{-6}M添加によって成熟顆粒球系細胞に分化するが（D），UF-1細胞は分化誘導されない（B）

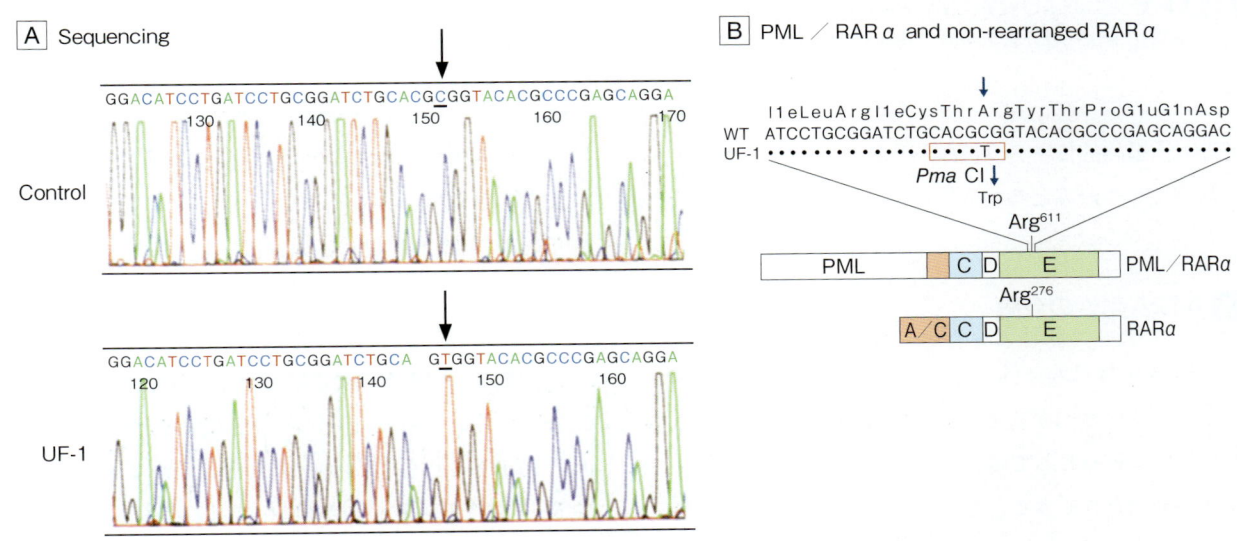

図3 ▶ UF-1細胞における _PML-RARα_ 融合遺伝子および野生型 _RARα_ 遺伝子の塩基配列
UF-1細胞においては融合遺伝子のレチノイン酸応答領域（Eドメイン）にCからTへの点突然変異を認め，この結果611番目のArgがTrpに変化していた。この変異は野生型RARαではレチノイン酸との結合がきわめて重要とされるEドメインの276番目のアミノ酸に相当する
（文献19より引用）

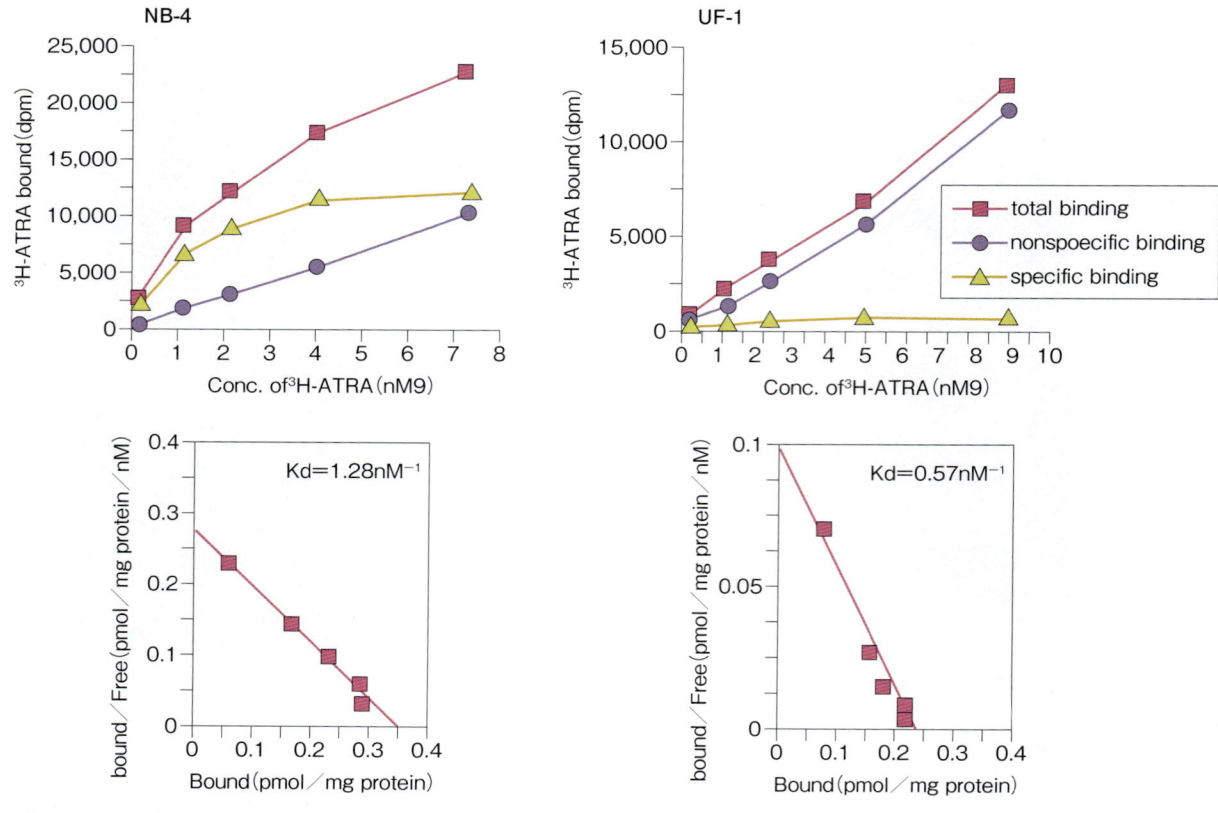

図4 ▶ 野生型および変異PML-RARαへのレチノイン酸結合能
UF-1細胞に認められた変異PML-RARαは野生型と異なり，レチノイン酸の結合能が著しく低下していた　　　　（文献19より引用）

くなり，最終的にキメラ蛋白が分解できないことが耐性獲得につながると考えられる。

5 ATRA耐性の克服

ATRA耐性は臨床的には大きな問題であり，これまでに多くの検討がなされてきた（図5）[9]。耐性克服を解除する試みとしては，これまで多くの合成レチノイドが開発されてきた。そのひとつはわが国で開発されたAm80である。Am80は化学的に安定しており，長期投与においても血中濃度が保たれ，ATRAに比較してAPL細胞の分化誘導活性が10倍程度高いとされている[20, 21]。Am80はレチノイン酸受容体RAR-α，-β，-γのうち，皮膚に存在するRAR-γには結合しないことが知られている。Am80はアムノレイ

ク®として2005年に再発・難治APLに承認され，臨床に導入されている。

その他，ヒストン脱アセチル化酵素阻害薬（HDACI）によりATRAの感受性が回復することから，バルプロン酸がATRA耐性APLに有効であるとの報告もある[22]。また，ATRAの反応性にPHF8がきわめて重要な役割を果たすことから，ATRA耐性APL細胞においてPHF8を活性化させるような方法が将来的にはATRA耐性を克服するのに有用であると考えられる。

実際の臨床においては，ATRA不応となったAPLに対してはATOが用いられている[23]。わが国においては，2004年12月に再発・難治APLに対するATOが保険承認された。ATOのみでの寛解維持は難しい場合が多いため，ATOで再寛解導入に成功しPML-RARα陰性が得られた場合は，引き続き自家造血幹細

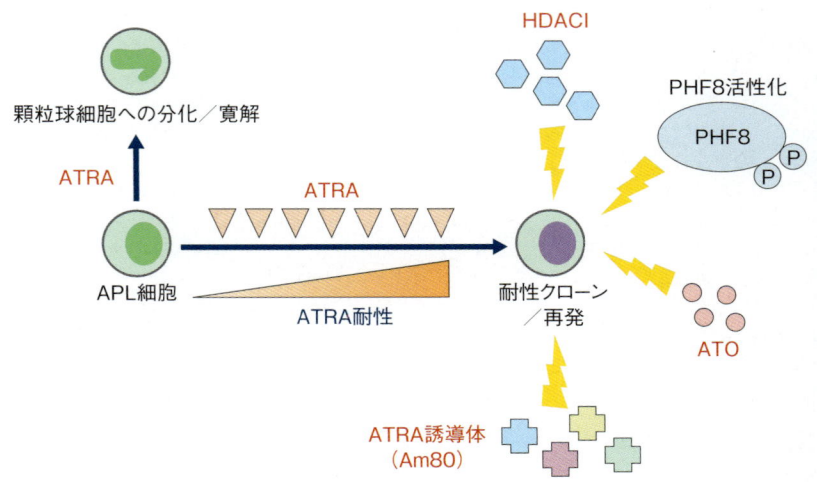

図5 ▶ ATRA耐性の克服
APL細胞はATRAにより成熟した顆粒球系細胞に分化誘導される。しかしながら，ATRAを継続使用することにより耐性クローンが惹起されることがある。ATRA耐性APLに対しては，合成レチノイドとしてのAm80，ATO，HDACIやPHF8のリン酸化などが有用である。臨床的にはAm80およびATOが既に保険承認され用いられている

（文献9より引用改変）

胞移植を行うことが有用である。ATOの標準的な投与法は0.15mg/kg/日を2時間で点滴静注し，再寛解が得られるまで最高60日連日投与する。

ATOによる有害事象としては，QT延長，房室ブロックなどの不整脈に注意を要する。QT延長により致死的なtorsade de points型心室性頻拍を併発することも知られているので，ATO投与中は必ず心電図をモニターする必要がある。そのほか，肝機能障害，悪心・嘔吐，下痢などの消化器症状，末梢神経障害などの有害事象とともに，ATRAと同様にAPL分化症候群に似た症候を示すこともあるので，特に白血球数が増加した際には注意が必要である[24]。

さらに，最近では低ないし中間リスクAPL初発例に対してもATRAとATO併用療法の有用性が知られるようになり，ATRAとATOの併用による化学療法の軽減は現実的な選択として多いに期待されている[25]。ATRAとATOを臨床的に併用する根拠としては，①ATRAとATOは明らかに交差抵抗性がないこと，②APLマウスモデルにおいて，ATRAとATOの併用により著明な効果が証明されていること，③PML-RARαを介する細胞分化および細胞死誘導に対する作用機構が両者で異なっていることが挙げられ，臨床的にATRAとATOを併用することで協調的な効果が期待される[26]。

6 おわりに

APLはほかのAMLとは一線を画し，病態解明とともにATRA，ATO，GOなどの新たな治療薬が導入され治療成績が大きく改善されてきた。その中で，低ないし中間リスクAPLに対しては，ATRAとATOによる併用療法が，従来のATRAと化学療法による標準治療に決して劣るものではなく，また有害事象も少ないということが，イタリアとドイツの共同研究から明らかになった意義は大きい。今後は，高リスクAPLに対しても同様な結果が得られるか注目される。

また，APLの病態やATRAの反応性に関する分子病態研究が進歩したことにより，エピジェネティックな制御が重要であることもしだいに明らかにされてきた。今後は，APLのさらなる治療成績の向上をめざし，エピジェネティック治療の可能性を追求することが重要と考えられる。

文献

1) Sanz MA, et al:Blood. 2009;113(9):1875-91.
2) Mi JQ, et al:Leukemia. 2012;26(8):1743-51.
3) Miwako I, et al:Drugs Today. 2007;43(8):563-8.
4) Mistry AR, et al:Blood Rev. 2003;17(2):71-97.
5) Zhang JW, et al:J Biosci. 2000;25(3):275-84.
6) Grignani F, et al:Nature. 1998;391(6669):815-8.
7) Nowak D, et al:Blood. 2009;113(16):3655-65.
8) Wang ZY, et al:Blood. 2008;111(5):2505-15.
9) Arteaga MF, et al:Br J Cancer. 2015;112(3):413-8.
10) Saumet A, et al:Blood. 2009;113(2):412-21.
11) Zhang H, et al:Mol Cancer. 2011;10:108.
12) Pelosi A, et al:Oncogene. 2012;32(31):3648-54.
13) Fazi F, et al:Cell. 2005;123(5):819-31.
14) Arteaga MF, et al:Cancer Cell. 2013;23(3):376-89.
15) Subramanyam D, et al:Cancer Res. 2010;70(21):8792-801.
16) Schoofs T, et al:Blood. 2013;121(1):178-87.
17) Spicuglia S, et al:PLoS One. 2011;6(9):e24176.
18) Kizaki M, et al:Blood. 1996;88(5):1824-33.
19) Takayama N, et al:Exp Hematol. 2001;29(7):864-72.
20) Ohnishi K:Int J Clin Oncol. 2007;12(5):313-7.
21) Tobita T, et al:Blood. 1997;90(3):967-73.
22) Leiva M, et al:Leukemia. 2012;26(7):1630-7.
23) Cull EH, et al:Curr Hematol Malig Rep. 2014;9(2):193-201.
24) Iland HJ, et al:Curr Treat Options Oncol. 2013;14(2):170-84.
25) Lo-Coco F, et al:N Engl J Med. 2013;369(2):111-21.
26) Hu J, et al:Proc Natl Acad Sci USA. 2009;106(9):3342-7.

MEMO　「進化するAPLの分化誘導療法」

　ATRAによる分化誘導療法により治療成績が劇的に向上したAPLであるが，その進化はいまだ継続している。本項でも紹介されたようにATRAとATOの併用による治療効果のさらなる改善が近年報告された[1]。詳細は原著，ならびに**11章B**を精読されたい。一方，わが国からは地固め療法後のATRA，あるいはAm80による維持療法の効果が報告されている。地固め療法後に分子生物学的寛解を獲得した症例に対するATRA，もしくはAm80の維持療法により4年時点での無再発生存率は各々，84%，91%であり，Am80群で良好な傾向にあった（ハザード比0.54，95%信頼区間0.26〜1.13）。中でも初診時に末梢血白血球数が10,000/μL以上であった高リスク群でのAm80による維持効果は顕著であり，ATRA群での無再発生存率は58%であったのに対し，Am80群では87%であった（ハザード比0.26，95%信頼区間0.07〜0.95）[2]。今後，これらの知見を応用しつつ，疾患克服に向け，治療戦略のさらなる工夫が織り込まれることと想定される。

1) Lo-Coco F, et al：N Engl J Med. 2013；369(2)：111-21.
2) Shinagawa K, et al：J Clin Oncol. 2014；32(33)：3729-35.

黒田純也

第11章
B 亜ヒ酸による急性前骨髄球性白血病の分子標的治療

大西一功

1 はじめに

*PML-RARα*キメラ遺伝子で特徴づけられる急性前骨髄球性白血病 (acute promyelocytic leukemia；APL) は，全トランス型レチノイン酸 (all-trans retinoic acid；ATRA) を用いた分化誘導療法により高率な長期生存率が得られるが，20～30%が再発する。

一方ヒ素 (砒素) は紀元前から薬としても使用されており，18世紀に1%亜ヒ酸を主成分としたFowler's solutionが作製され，種々の疾患治療薬として使用されてきた。

中国でも古くからヒ素化合物を含む漢方薬が用いられてきたが，1992年にハルピンから亜ヒ酸がAPLに対して著効を示すことが報告され，現在ではATRA耐性のAPL症例に対する第一選択薬となった。

2 亜ヒ酸の作用機序

亜ヒ酸 (As_2O_3) のAPLに対する作用機序は数多くの報告があり多岐にわたるが[1] (**表1**)，濃度により異なる作用が考えられている。高濃度 (1～2μM) の亜ヒ酸は直接的に，またはレドックス制御系またはcaspase 8によるBCL-2ファミリーの活性化などを介して間接的にミトコンドリアの膜透過性を阻害し，チトクロームCやアポトーシス誘導因子といったアポトーシス前駆物質を放出し，caspase 3を活性化しアポトーシスを誘導する。

PMLはアポトーシスや細胞増殖をnuclear bodyにおけるスモ (SUMO) 化*により調節すると考えられ

表1 ▶ 亜ヒ酸の作用機序

	作用機序
アポトーシスの誘導	・細胞内H_2O_2濃度上昇 ・*bax*発現亢進 ・NFκB活性の抑制 ・GTP誘導チュブリン重合の抑制 ・PMLの核内局在の変化
増殖抑制	・STAT3活性の抑制 ・細胞周期のG1停止 ・分化誘導
血管新生の阻害	・VEGFの阻害

(文献1より引用改変)

ているが，低濃度 (0.1～0.5μM) の亜ヒ酸はPMLのスモ化を促進させ，PMLのnuclear bodyへの局在を回復させる。

＊：SUMO (small ubiquitin-like modifier) は，ユビキチンファミリー蛋白質のひとつであり，ユビキチンと同様に化学的に蛋白質と結合することにより，その蛋白質の機能を調節する働きを持つ小さな蛋白質である。しかし，ユビキチンとは異なり，蛋白質の分解のシグナルとしては働かない。SUMO化はSUMOの結合による翻訳後修飾をさし，SUMO化により蛋白質の立体構造の変化がもたらされ，機能変換 (不活性化，活性化) が生ずる。

また亜ヒ酸はPMLのB1boxのリジン残基に作用してスモ化を促進し，PML-RARαを変性させ転写抑制を解除すると考えられている[2] (**図1**)。すなわち，亜ヒ酸は2相性の作用があり，PML-RARαを変性させるとともに正常PMLにも作用しPMLのnuclear body形成を促進する。そして下流のTP53経路を活性化し，APLのleukemia-initiating cellsのselfrenewalを抑制する（**図2**）[3]。その結果，未治療APLに対し亜ヒ酸単剤で70％以上の症例を治癒に導くことができるが，ATRA単独での治癒はそれに劣る。

ATRAではAPL細胞は好中球まで最終分化するが，亜ヒ酸では後骨髄球程度までの部分的な分化にとどまり，アポトーシスの誘導が主体である[4]。亜ヒ酸は肝で代謝（メチル化）され尿中に排泄される。亜ヒ酸0.15mg/kg静注後のCmaxは23ng/mLで，無機ヒ素は24時間で消失し，反復投与でも血中における蓄積性はないと考えられている[5]。

3 再発APLに対する亜ヒ酸の治療成績

APLに対する亜ヒ酸の使用は，中国のSunらにより1992年に最初に報告された[6]。彼らは癌霊1号（Ai-Lin1，713。0.1％亜ヒ酸を含む溶液）を5〜10mg 1日1回連続28日間静注または点滴静注し，7〜14日間の休薬後さらに2〜5コース繰り返した。32例のAPLにおいて完全寛解率65.6％（21/32）が得られ，このうち16例は10年以上の無病生存を示している。上海グループからは，初発症例では11例中8例（72.7％）に完全寛解（CR）が得られ，再発の47例では40例（85.1％）にCRが得られた（**表2**）。再発例33例の無病生存率は2年で41.6％であった[7]。

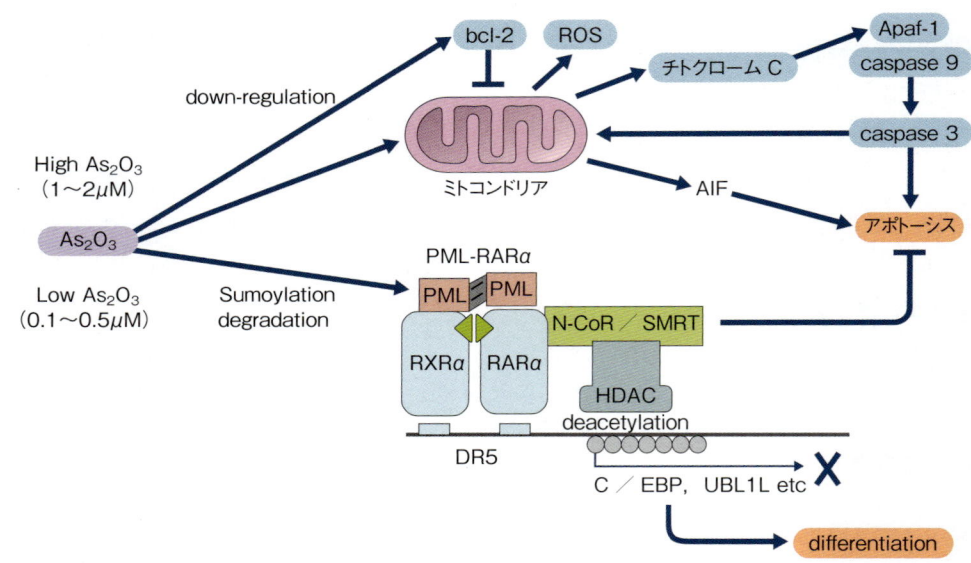

図1 ▶ APLに対する亜ヒ酸の作用機序

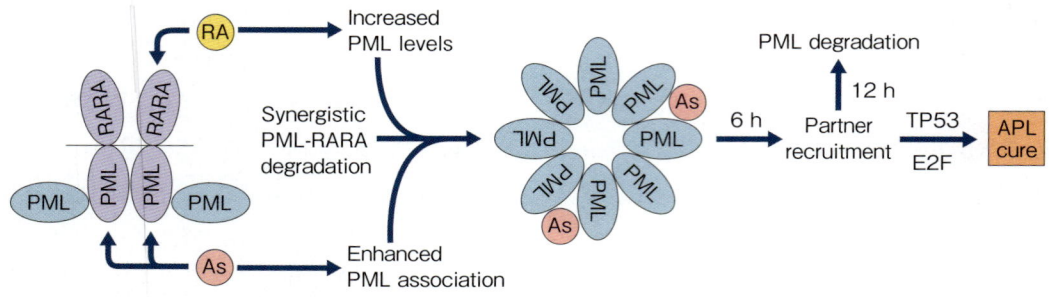

図2 ▶ 亜ヒ酸とATRA併用の作用モデル

（文献3より引用）

表2 ▶ 各国より報告されたAPLに対する亜ヒ酸単剤の治療成績

対象		中国（上海）		米国 再発	日本再発
		未治療	再発		
症例数		11	47	40	34
投与量		10mg/日	10mg/日	0.15mg/kg/日	0.15mg/kg/日
化学療法併用		化療（4例）	化療（11例） ATRA（5例）	なし	なし
完全寛解率		73%	85%	85%	91%
PML-RARα陰性化[*1]		71%（5/7）	35%（10/29）	86%（29/34）	72%（18/25）
生存率		—	50%（2年）	66%（1.5年）	42%（3年）
無病生存率		—	42%（2年）	56%（1.5年）	24%（3年）
有害事象	心電図異常 QT延長	—	—	40%（16/40）[*2]	88%（30/34）[*3]
	心電図異常 VPC/VT	—	—	—	71%/44%
	心電図異常 心機能異常	9%（1/11）	17%（8/47）	—	—
	白血球増多	—	—	50%	36%
	APL分化症候群	—	—	25%	24%
	肝障害	64%（7/11）	32%（15/47）	25%	32%

[*1]：RT-PCR法による，[*2]：QT＞500msec，[*3]：QTc＞440msec　　（文献7，9，11より作成）

　米国の第Ⅰ/Ⅱ相試験では寛解導入は亜ヒ酸（トリセノックス®）0.15mg/kgを静脈内投与し，骨髄でCRが確認されるまで，最長60日間行われた[8,9]。CR到達3～6週間後に同量の亜ヒ酸を投与し，累積投与日数が25日になるまで継続された。40例中34例（85%）がCRに入り，骨髄CRまでに要した期間の中央値は35日（20～85日）であり，臨床的CRまでに要した期間の中央値は59日（28～85日）であった。CRに達した患者のうち29例中25例（86%）に分子寛解が得られた。観察期間中央値17カ月時点での予測18カ月生存率は66%，無再発生存率は56%であった。

　わが国でも米国の第Ⅱ相試験に準じて臨床試験が行われた[10,11]。CRは34例中31例（91%）に認められ，25例中18例（72%）が分子寛解に至った（**表2**）。CR到達までの投与期間の中央値は46日（27～60日）であった。観察期間中央値30カ月において，36カ月の推定全生存率は42%，生存期間の中央値は24カ月であった。寛解後療法については，米国の報告では維持療法あるいは移植施行例で再発が少なく，わが国の追跡調査でも寛解後治療として造血幹細胞移植，化学療法，亜ヒ酸の再投与などが多く行われていた。

　亜ヒ酸に対するAPLの耐性機序としてはPMLのmutationが報告されている[12]。亜ヒ酸治療後の再発例による解析では，C212～S220領域がPML mutation hot-spot domainとされ，A216V/T変異が多く認められている。

4 未治療APLに対する亜ヒ酸治療

　中国からは，初発APLに対する亜ヒ酸単独[7]，亜ヒ酸＋ATRA併用の治療成績が報告されている。その後，上海グループにより亜ヒ酸，ATRA，亜ヒ酸＋ATRAの3群の比較試験が行われた[13]。CR率はともに90%以上と高率であるが，亜ヒ酸＋ATRA併用がCRまでの到達時間が最も短く，微小残存病変（minimal residual disease；MRD）のレベルも最も低いという結果であった。亜ヒ酸＋ATRA併用の4年の全生存率（OS），無増悪生存率（EFS）は98%と

94％であったが，これまでの標準療法のhistorical controlではそれぞれ83％，46％であり有意な差があった（図3A）。MDACC（MD Anderson Cancer Center）からはhigh risk APLに対し亜ヒ酸＋ATRAに加え，ゲムツズマブ・オゾガマイシンを組み合わせることにより，89％の完全寛解率が報告されている[14]。

その後イタリア・ドイツ共同で，低・中リスク（白血球数≦1万）のAPLに対しATRA＋亜ヒ酸とAIDAレジメンの比較による非劣勢試験が行われた（APL0406試験）[15]。ATRA＋亜ヒ酸は2年EFS 97％対86％，2年OSも99％対91％と有意に優り，非劣勢が確認されるとともに優越性が推定された（図3B）。

高リスクAPLに対しては，ATRA＋亜ヒ酸のみでは効果不十分でイダルビシンなどの化学療法薬の併用が必要と考えられている。

一方，再発APLに対しては，ATRAを含むレジメンによる一次治療後の再発では亜ヒ酸単剤，または亜ヒ酸とATRAの併用が勧められる。亜ヒ酸を含むレジメンからの早期再発ではATRA＋イダルビシン（＋亜ヒ酸）などが勧められる。

5 主な有害事象

古くより亜ヒ酸中毒によりtorsades de pointes型の心室性頻脈が知られており，注意が必要である。日本の研究では心電図異常が最も頻度の高い有害事象で，QT延長（QTc＞440msec）は34例中30例に認められ，心室性頻拍（VT）が15例（うちtorsades de pointes 1例），心室性期外収縮（VPC）は24例に認められた[16]。亜ヒ酸療法中にもレチノイン酸症候群と類似の症状が約25％生じており，APL分化症候群と名づけられた。ATRAの場合と同様の対処が必要である[17]。

6 おわりに

APLに対しATRAや亜ヒ酸といった特別な物質が有効であることは，APLという疾患がPML-RARαによって分化停止を生ずる特殊性に起因すると考えられるが，再発の白血病に対し亜ヒ酸単剤で80％以上の完全寛解率がもたらされることは驚異的とも言える。ATRAも亜ヒ酸も欧米では古くから知られていた薬剤であるが，APLに対する有効性が中国で発見されたということは，漢方の伝統とその奥深さを示し

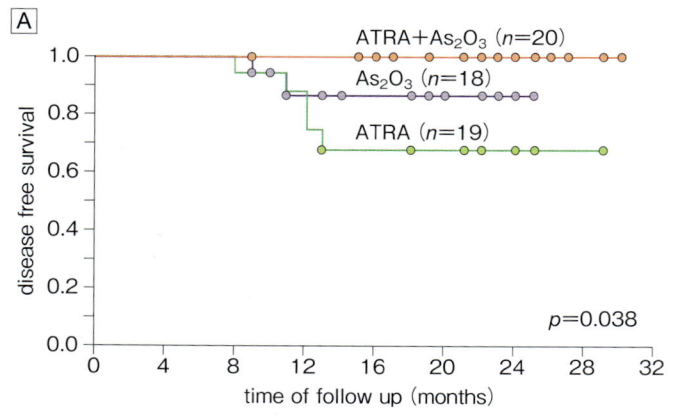
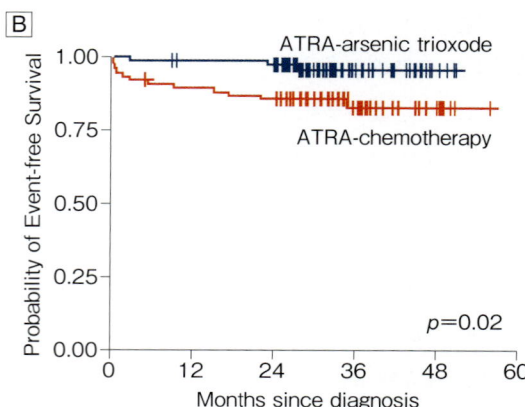

図3 ▶ 未治療APLに対する亜ヒ酸治療
A：未治療APLに対する亜ヒ酸単独とATRA併用の前方向試験成績
B：未治療APLに対するATRAと亜ヒ酸併用とAIDAレジメンの比較試験成績

（文献13より引用改変）
（文献15より引用）

ているのかもしれない。

　最近の研究結果から，亜ヒ酸はPML-RARαの変性とPMLのNB形成促進の2つの作用によりAPLの70％以上に治癒を導くことができ，未治療APLに対しATRAと亜ヒ酸の併用を軸とした治療が標準とされるようになった。

● 文献

1) Miller WH Jr, et al:Cancer Res. 2002;62(14):3893-903.
2) Zhu J, et al:Nat Rev Cancer. 2002;2(9):705-13.
3) Ablain J, et al:Nat Med. 2014;20(2):167-74.
4) Chen GQ, et al:Blood. 1996;88(3):1052-61.
5) Fujisawa S, et al:Cancer Chemother Pharmacol. 2007;59(4):485-93.
6) Sun H, et al:Chinese Combinat West Chinese Med. 1992;12:170.
7) Niu C, et al:Blood. 1999;94(10):3315-24.
8) Soignet SL, et al:N Engl J Med. 1998;339(19):1341-8.
9) Soignet SL, et al:J Clin Oncol. 2001;19(18):3852-60.
10) Ohnishi K, et al:Leukemia. 2002;16(4):617-22.
11) Shigeno K, et al:Int J Hematol. 2005;82(3):224-9.
12) Zhu HH, et al:N Engl J Med. 2014;370(19):1864-6.
13) Shen ZX, et al:Proc Natl Acad Sci USA. 2004;101(15):5328-35.
14) Estey E, et al:Blood. 2006;107(9):3469-73.
15) Lo-Coco F, et al:N Engl J Med. 2013; 369(2):111-21.
16) Ohnishi K, et al:Ann Intern Med. 2000;133(11):881-5.
17) Camacho LH, et al:J Clin Oncol. 2000;18(13):2620-5.

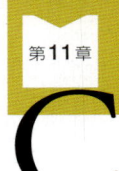

第11章

C チロシンキナーゼ阻害薬による慢性骨髄性白血病の治療

木村晋也

1 はじめに

慢性骨髄性白血病（chronic myeloid leukemia；CML）は，著明な白血球や血小板の増加をきたし，無治療の場合，数年の慢性期，その後数カ月の移行期，そして急性転化期を経て死亡する血液悪性疾患である。第9番と第22番染色体の相互転座によりフィラデルフィア（Ph）染色体が生じ，9番染色体上の*ABL*遺伝子が22番染色体の*BCR*遺伝子に融合し，*BCR-ABL*キメラ遺伝子が生まれる（図1A）。*BCR-ABL*キメラ遺伝子から産生されるBCR-ABLキメラ蛋白が，正常ABLより強力なキナーゼ活性を獲得しCMLを発症する[1]。

1990年以前のCMLの治療は，ブスルファンとハイドロキシウレアなどの抗癌剤で行われていたが，全生存期間の延長はほとんど認めなかった。その後インターフェロン・アルファ（IFN-α）が使用され，全生存期間も若干延長したが，効果は不十分であった[2]。また同種造血幹細胞移植は，CMLを治癒させることのできる唯一の治療法であるが，適応には制限がある[3]。

分子標的薬であるABLチロシンキナーゼ阻害薬（TKI）メシル酸イマチニブ（グリベック®）の出現によってCMLの治療は劇的な変化を遂げた。

2 進化を続けるABL TKIs

1. 第1世代ABL TKI，メシル酸イマチニブ
① イマチニブの作用機序と効果

イマチニブは，アデノシン三リン酸（ATP）結合部位に競合的に結合することにより，ABLチロシンキナーゼを阻害する薬剤（ABL TKI）として開発された（図1B）[4]。International Randomized Study of Interferon-α＋Ara-C vs STI571 in Chronic Myeloid Leukemia（IRIS）studyによって，イマチニブはIFN-αより圧倒的に有効であることが明らかとなった。

また同試験において，血液毒性，嘔気，嘔吐，下痢，体液貯留，筋肉痛，痙攣，皮疹などの有害事象を認めたが，重篤なものは稀であった[5]。これらの結果からイマチニブはCMLの第一選択薬となり，イマチニブによってCMLの5年生存率は約90%と劇的に改善された（図2）[6]。

さらにイマチニブで2年以上継続して分子遺伝学的完全反応（complete molecular response；CMR）が得られている患者の38％はイマチニブを中断しても再発をしないことが報告され[7]，内服薬であるイマチニブ単剤での治癒の可能性にも期待が持たれるようになった。

イマチニブは慢性期CMLに高い効果を示すが，病勢の悪化した移行期や急性転化期やPh染色体陽性急性リンパ性白血病〔Ph⁺ALL（acute lymphocytic leukemia）〕に対しての効果が乏しい[8, 9]。また慢性期CMLでも耐性や不耐容により，約3分の1の患者でイマチニブの長期間投与が継続できないことも報告されている[10]。

② イマチニブの耐性機序

ABL TKIsの効果（反応）判定方法には，血液学的反応，細胞遺伝学的反応，分子遺伝学的反応の3つがある。血液学的反応は白血球をはじめとする血球数の正常化，細胞遺伝学的反応はPh染色体の頻度，分

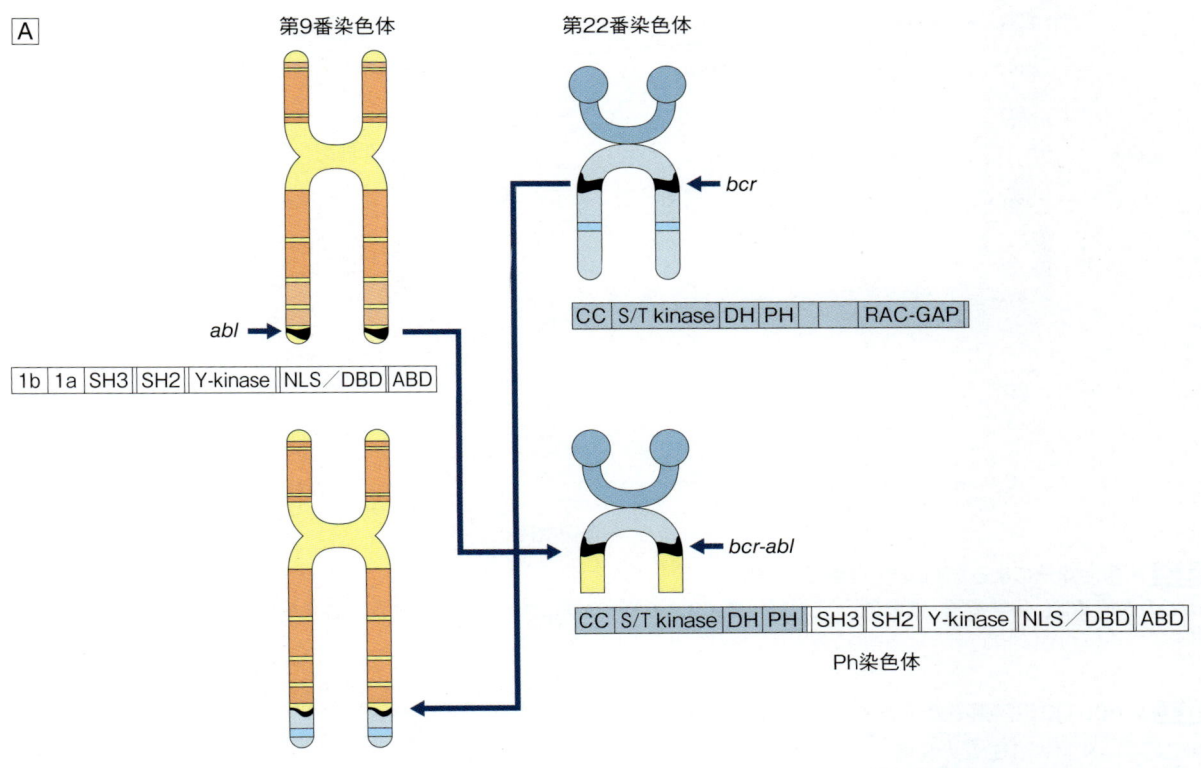

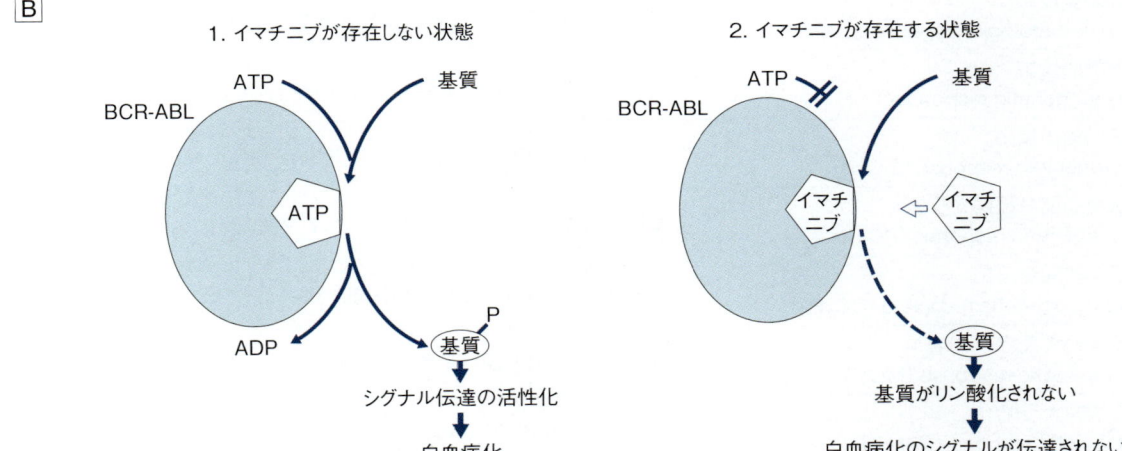

図1 ▶ Ph染色体とイマチニブの作用機序
A：第9番染色体と第22番染色体の相互転座により，*BCR-ABL*融合遺伝子が形成される
B：イマチニブは，ABLチロシンキナーゼのATP結合部位に，ATPと競合的に結合し，ABLのチロシンキナーゼ活性を阻害する

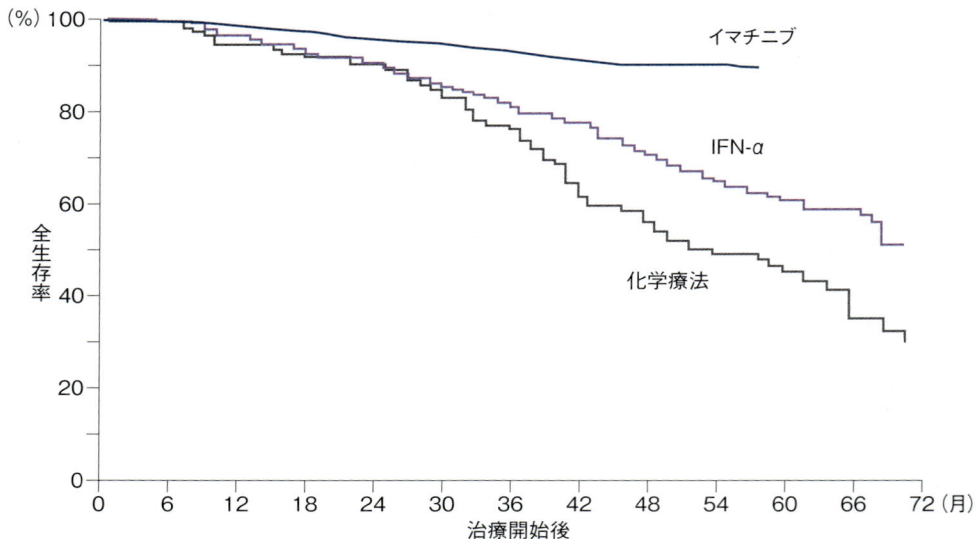

図2 ▶ 各治療法によるCMLの生存期間の違い
CMLの治療法は，化学療法（抗癌剤）→ インターフェロン-α →イマチニブと変遷をしてきた．各年代の各治療開始後の全生存率を示す
（文献6より引用改変）

表1 ▶ ABL TKI阻害薬の効果判定に使用される用語

効果の程度	定義
血液学的完全反応： complete hematologic response（CHR）	血算，白血球分画が正常．髄外病変を認めない
最小遺伝学的反応： minimal cytogenetic response	骨髄細胞中のPh陽性細胞の比率が66～95%*
細胞遺伝学的小反応： minor cytogenetic response（mCyR）	骨髄細胞中のPh陽性細胞の比率が36～65%*
細胞遺伝学的部分反応： partial cytogenetic response（PCyR）	骨髄細胞中のPh陽性細胞の比率が1～35%*
細胞遺伝学的完全反応： complete cytogenetic response（CCyR）	骨髄細胞中のPh陽性細胞の比率が0%*
細胞遺伝学的大反応： major cytogenetic response（MCyR）	骨髄細胞中のPh陽性細胞の比率が0～35%*
分子遺伝学的大反応： major molecular response（MMR）	BCR-ABL mRNAが3 log以上減少
分子遺伝学的完全反応： complete molecular response（CMR）	BCR-ABL mRNAが4または4.5 log以上減少 （5 log以上の減少と定義することもある）

＊：Ph陽性細胞は，最低20個の分裂期にある細胞を解析し算出する

子遺伝学的反応は末梢血もしくは骨髄中のBCR-ABL遺伝子コピー比率で判定する．CML治療効果判定に使用される用語を**表1**に記載する．現在European LeukemiaNetが提案する効果判定基準が一般的に使用されている（**表2**）[11]．

イマチニブの主な耐性原因を**図3**に示す．イマチニブに対するアドヒアランス[12]や小腸での吸収の個人差[13]が治療効果に影響を及ぼすことが報告されてい

表2 ▶ TKIによる治療効果判定基準

	optimal	warning	failure
治療開始時		ハイリスク*1 もしくは CCA/Ph$^+$, major route*2	
3カ月	BCR-ABL1*3 ≦10% もしくは Ph$^+$ ≦35%	BCR-ABL1 >10% もしくは Ph$^+$ 36〜95%	非血液学的寛解 もしくは Ph$^+$ >95%
6カ月	BCR-ABL1 ≦1% もしくは Ph$^+$ 0	BCR-ABL1 1〜10% もしくは Ph$^+$ 1〜35%	BCR-ABL1 >10% もしくは Ph$^+$ >35%
12カ月	BCR-ABL1 ≦0.1%	BCR-ABL1 >0.1〜1%	BCR-ABL1 >1% もしくは Ph$^+$ >0%
12カ月以降	BCR-ABL1 ≦0.1%	CCA/Ph$^-$ (−7 or 7q-)	血液学的寛解喪失 CCyR 喪失 MMR 喪失 BCR-ABL1 変異 CCA/Ph$^+$

CCyR;細胞遺伝学的完全寛解, MMR;分子遺伝学的効果(BCR-ABL1≦0.1%), CCA/Ph$^-$(もしくはCCA/Ph$^+$);Ph$^-$(もしくはPh$^+$)細胞におけるクローナルな染色体異常
*1：Sokalスコア, Euroスコア, もしくはEUTOSスコアで評価. 詳細は文献11を参照
*2：trisomy 8, trisomy Ph〔+der(22) t(9;22)(q34;q11)〕, isochromosome 17〔i(17)(q10)〕, トリソミー19, もしくはider(22)(q10) t(9;22)(q34;q11)
*3：BCR-ABL1=BCR-ABL1/ABL1(%)

(文献11より引用改変)

る. ついで, イマチニブのCML細胞内濃度は各種トランスポーターによって規定され, これらトランスポーターの問題で耐性が生じる症例も存在する[14, 15]. そしてイマチニブが細胞内に到達した場合でも, ABLキナーゼドメインの一塩基変異によってATPポケットに変形が生じた場合, 耐性を示す[16, 17].

その他の耐性原因として, *BCR-ABL*遺伝子の増幅やmRNAコピー数の増加[16], LYNの活性化[18]などが報告されている. 最近BIMをコードする遺伝子の, イントロン内での欠失多型がTKIsへの反応低下に関与していると報告された[19].

これら多くの耐性原因の中でも*abl*キナーゼドメインの変異が頻度も高く, 最も重要な問題と考えられている.

③ 点突然変異によるイマチニブ耐性

イマチニブ耐性症例において, ABLキナーゼドメインの315番目のアミノ酸がスレオニン(T)からイソロイシン(I)へ変異するT315Iが報告されて以来[16], 現在までに100種類以上のイマチニブ耐性変異が報告されている. ほかにY253H, E255K, T315I, M315Tなどの出現頻度が高く, また複数個の変異を同時に有することもある[20].

イマチニブ使用下の再発症例では50〜90%に変異ABLを認めること, 予後不良や病期進行と相関することが報告されている. イマチニブ耐性の原因となる変異ABLの部位は, イマチニブの直接結合部位(direct binding site), phosphate binding-loop, activation-loop, catalytic-loopの4つに大別することができる(図4)[21]. またATP結合部位以外にもBCR-ABLのSH3-SH2ドメインの変異(T212R)が耐性に関与するとも報告されている[22]. T315はイマチニブ結合に際し水素結合をきたす最も重要な部位であり, gatekeeperと呼ばれる. 同部のイソロイシンへの変異(T315I)はイマチニブとの水素結合を阻害する.

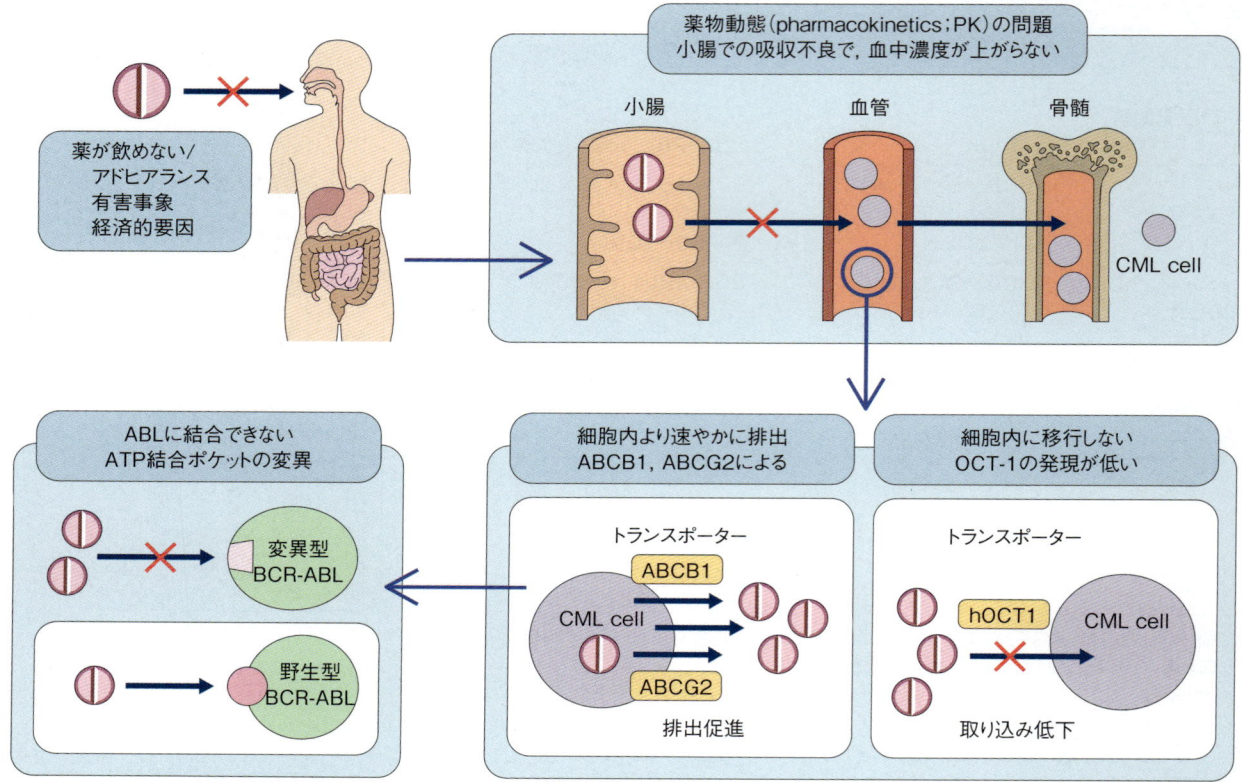

図3 ▶ イマチニブ耐性機序
イマチニブは経口で服用され，最終的にABLキナーゼドメインのATP結合ポケットに結合することで効果を発揮する。ATP結合ポケットに到達する過程で，種々の耐性原因が存在する

さらにT315Iは，近接するアミノ酸とイマチニブとの結合に重要ないくつかの残基の構造変化を誘発するため，ほかの変異に比して耐性が非常に強度になると考えられている[16, 23]。

2. 第2世代ABL TKIs

イマチニブ耐性機序克服を目的として，4種類の第2世代ABL TKIsが開発され，既にダサチニブ，ニロチニブ，ボスチニブの3剤は日本においても臨床使用が可能となっている（2015年1月時点）。

① ダサチニブ（スプリセル®）

ダサチニブのABLに対する親和性は，イマチニブの約325倍と強力である。ダサチニブのATP結合部位への結合様式はイマチニブとは異なり，薬剤の一部のみが挿入されるtype II阻害薬である（図5）[24]。一般的に，Type IのABL親和性はあまり高くならないが，特異性に優れる。一方，Type IIのABL親和性は高くなるが，特異性に欠けやすい。BCR-ABLのみならず8種類のSRC関連キナーゼ（Src family kinases：SFKs）を含む50種類以上のキナーゼを阻害し，その特異性は低い。また，ほとんどの変異BCR-ABLに有効であるが，T315I/A，F317L/V，V299L，Q252Hなどには効果が乏しい[25]。

イマチニブ耐性・不耐容を示した387例の慢性期CMLに対してダサチニブ 70mg，1日2回（BID）（140mg/日）の臨床第II相試験（P-II）が行われ，CCyRが49％で得られた。有害事象としては胸水を高率に認めた[26]。また別の試験においては100mg 1日1回（QD）で70mg BIDと同等の効果が得られた[27]。現在，成人の慢性期CMLに対するダサチニブの投与方

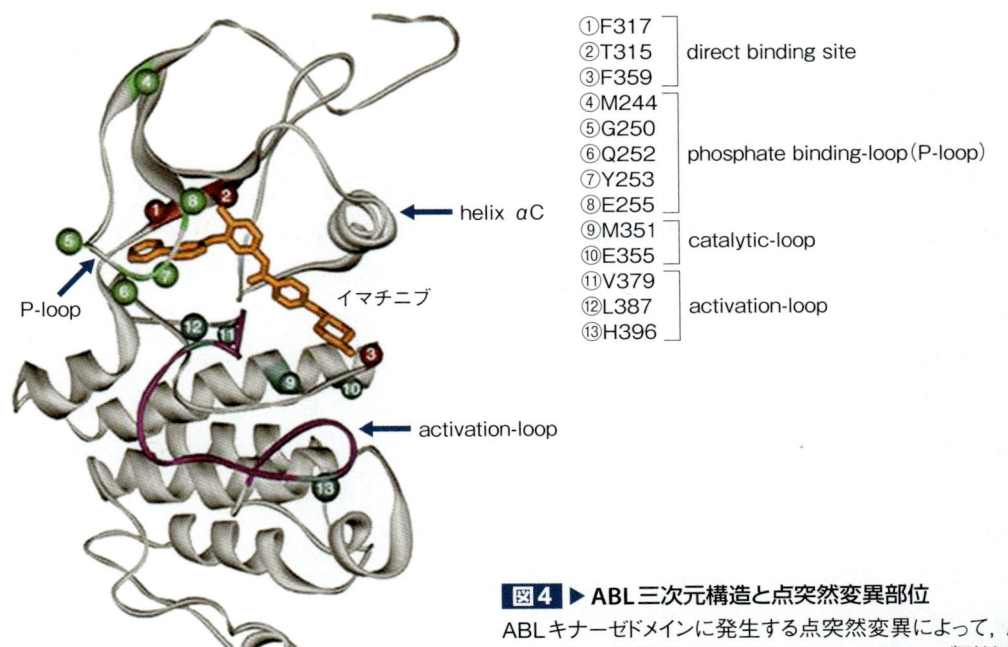

図4 ▶ ABL三次元構造と点突然変異部位
ABLキナーゼドメインに発生する点突然変異によって，ABLの立体構造が変化しイマチニブに耐性を示すようになる．イマチニブ耐性時に比較的よく出現する変異箇所を示す
（文献21より引用）

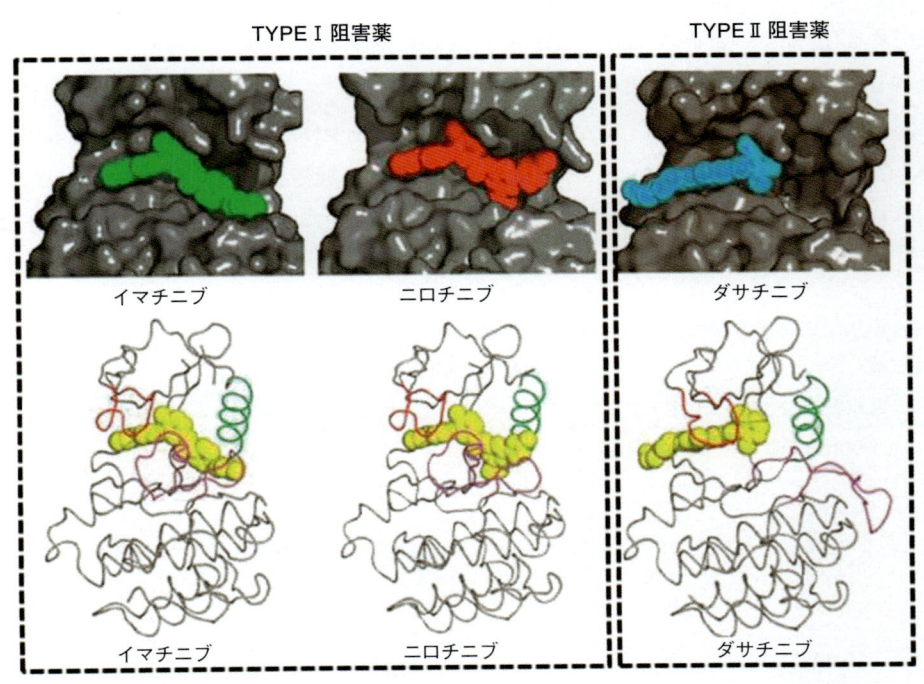

図5 ▶ ABLチロシンキナーゼとATP結合部位
ABLチロシンキナーゼのATP結合部位に結合したそれぞれのTKI阻害薬の立体構造の模式図
（文献24より引用改変）

法は，通常100mg QDとなっている。

慢性期CMLと診断後，最初からダサチニブを使用する臨床試験（DASISION）が行われた。初発慢性期CMLに対して，100mg QDダサチニブあるいは400mg QDイマチニブが投与され，12カ月時点で，CCyRはイマチニブ群72％，ダサチニブ群83％であった。またMMRは，イマチニブ群28％，ダサチニブ群46％であり，MMR到達までの期間もダサチニブ群が有意に短かった（**表3A**）。安全性において，イマチニブ群と比較して，ダサチニブ群で胸水と血小板減少はやや多く，浮腫，消化管症状，筋関連症状，皮疹は少なかった[28]。

ダサチニブ投与患者の一部に顆粒大リンパ球（large granular lymphocyte；LGL）の増加を認め，増加症例ではより良好な効果を得ることが報告され[29]，現在ダサチニブの免疫賦活作用が注目されている。

② ニロチニブ（タシグナ®）

イマチニブの構造改変により，ニロチニブは約30倍強力となった。ニロチニブはイマチニブと同じType I 阻害薬である（**図5**）。ニロチニブはT315Iを除く，多くの変異BCR-ABLに対して効果を示す。ニロチニブはABL，PDGFR，c-KIT，ARGの活性を抑制するが，SFKsは抑制せず特異性は高い[30]。イマチニブ耐性・不耐容を示した慢性期CMLに対するP-IIでは，CCyRが48％で得られた。グレード3以上の有害事象としては，血小板減少および好中球減少，ビリルビン上昇，リパーゼ上昇が出現した。またイマチニブとの交差有害事象はほとんど認められなかった[31]。

また初発慢性期CMLに対してENESTnd試験が行われ，300mg BIDニロチニブ，400mg BIDニロチニブあるいは400mg QDイマチニブが投与された。12カ月の時点で，MMRはイマチニブ400mg QD群22％，ニロチニブ300mg BID群44％，ニロチニブ400mg BID群43％であった（**表3B**）。安全性において両群間で差はなく，ニロチニブ群で皮疹，頭痛，肝・膵酵素値の軽度の上昇がやや多く，浮腫，筋痙攣，好中球減少は少なかった[32]。

③ ボスチニブ（ボシュリフ®）

Type II 阻害薬であるボスチニブのABLに対する阻害効果は，イマチニブの約50倍である。既存ABL TKIsの有害事象に関連すると考えられているc-KITやPDGFRへの阻害作用が弱い[33]。ほかのTKIに耐性/不耐容の症例に対するボスチニブの慢性期CMLに対する効果は，24週時点でのMCyR率は31％であった[34]。ほかの2剤以上のTKIに耐性/不耐容で治療を受けた慢性期CMLにおけるボスチニブの効果は，24週時点でのMCyR率は31％であった。そしてダサチニブ耐性変異（F317L）やニロチニブ耐性変

表3 ▶ 初発慢性期CMLに対するダサチニブ，ニロチニブの効果

A DASISION試験

	イマチニブ	ダサチニブ
	400mg QD	100mg QD
CCyR		
3カ月	31%	54%
6カ月	59%	73%
9カ月	67%	78%
12カ月	72%	83%
MMR		
3カ月	0.40%	8%
6カ月	8%	27%
9カ月	18%	39%
12カ月	28%	46%
AP/BC 移行	3.50%	1.90%

B ENESTnd試験

	イマチニブ	ニロチニブ	ニロチニブ
	400mg QD	300mg BID	400mg BID
CCyR			
6カ月	45%	67%	63%
12カ月	65%	80%	78%
MMR			
3カ月	1.00%	9%	5%
6カ月	12%	33%	30%
9カ月	18%	43%	38%
12カ月	22%	44%	43%
AP/BC 移行	4%	<1%	<1%

異（Y253H，F359C/I/V）などに対してもCHRやMCyRを認めた[35]。しかしボスチニブもT315Iには無効である[33]。主な有害事象は，皮疹，胃腸毒性，肝機能障害と重度の下痢である[34, 35]。

④bafetinib

TypeⅠ阻害薬であるbafetinibは，ABLに対する作用がイマチニブより約55倍強力なABL/LYN同時阻害薬として日本で開発された。bafetinibもほとんどの変異に有効であるが，T315Iには効果を示さない[36]。臨床第Ⅰ相試験では，重篤な有害事象は少なく，またダサチニブに耐性を示した症例にも有効例を認めている[37]。

3．第3世代ABL TKIs，ponatinib (iclusig®)

ponatinibはイマチニブと同じTypeⅠ阻害薬であるが，T315Iを含むすべての変異BCR-ABLに有効性を示す初めてのABL TKIである。ponatinibは，長く柔軟性のある炭素間三重結合を有することで，T315Iによる立体構造上の影響を回避可能とした[38]。267人の慢性期CML患者において，56％がMCyR，46％がCCyR，34％がMMRを獲得した。ponatinibは，使用前に存在する変異ABLの種類には関係なく，最短でも12カ月以上のMCyRの持続を91％の患者で認めた。慢性期CML患者での成績よりは劣るが，移行期/急性期やPh⁺ALLでも一定の効果を示した。

有害事象として，血小板減少，腹痛などが一般的に認められ，重篤なものは動脈塞栓や膵炎であった[39]。ponatinibは，現時点で唯一T315Iに有効なTKIであるが，複数の変異が同時に存在するコンパウンド変異には，無効となる可能性があることが報告されている[40]。

3 現時点（2016年6月）各ABL TKIの使いわけ方

CML患者に対するNCCN Guidelines Version 1.2015を図6に示す[41]。しかし，いまだ日本ではponatinibやomacetaxine mepesuccinate（simborio®）は承認されていない（2016年6月）。また各々のABL TKIには，特徴的な有害事象が存在し，そのため患者の既往歴なども考慮して最適な薬剤の選

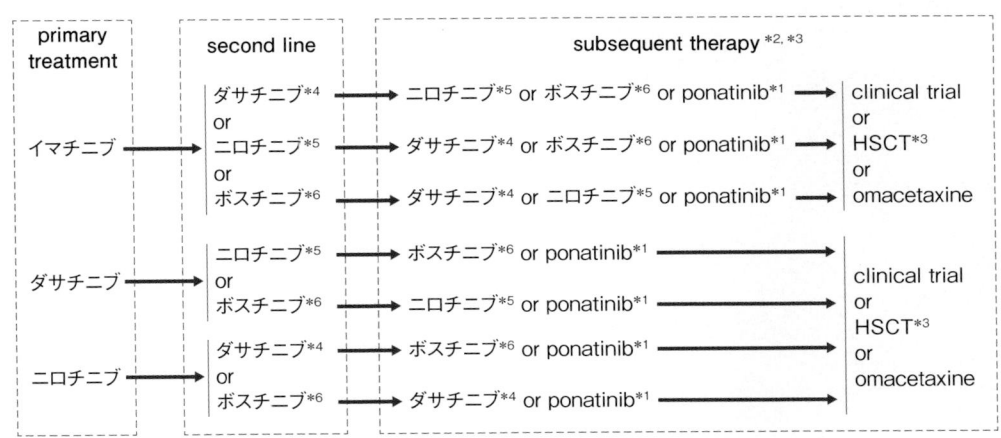

図6 ▶ CML患者に対するNCCN Guidelines Version 1.2015

＊1：ponatinibは，T315I変異があるか，第2世代以上のABL TKIsに耐性を示した際に使用する
＊2：T315Iを有する患者では，臨床試験への参加，ponatinib，omacetaxineあるいは造血幹細胞移植を考慮する
＊3：ABL TKIへの反応性によっては，造血幹細胞移植を考慮する
＊4：Y253H，E255K/VあるいはF359V/C/Iを有する患者
＊5：F317L/V/I/C，T315AあるいはV299Lを有する患者
＊6：E255K/V，F317L/V/I/C，F359V/C/I，T315AあるいはY253Hを有する患者

（文献41より引用改変）

択が重要である。

4 おわりに

　CMLの治療において，イマチニブをはじめとしたABL TKIsの登場は画期的な進歩をもたらした。一部の症例では，薬剤を中止しても長期にわたって，再発を認めず，治癒も期待できるようになってきた。しかし第2世代以降のABL TKIsをもってしても全症例を治癒に導くには至っておらず，新たな治療戦略の開発が求められている。

● 文献
1) Sawyers CL：N Engl J Med. 1990；340(17)：1330-40.
2) Chronic Myeloid Leukemia Trialists' Collaborative Group：J Natl Cancer Inst. 1997；89(21)：1616-20.
3) Silver RT, et al：Blood. 1999；94(5)：1517-36.
4) Buchdunger E, et al：Cancer Res. 1996；56(1)：100-4.
5) O'Brien SG, et al：N Engl J Med. 2003；348(11)：994-1004.
6) Druker BJ：Nat Med. 2009；15(10)：1149-52.
7) Mahon FX, et al：Lancet Oncol. 2010；11(11)：1029-35.
8) Druker BJ, et al：N Engl J Med. 2001；344(14)：1038-42.
9) Ottmann OG, et al：Blood. 2002；100(6)：1965-71.
10) Deininger M, et al：Blood. 2009；114：462(Abstract#1126).
11) Baccarani M, et al：Blood. 2013；122(6)：872-84.
12) Marin D, et al：J Clin Oncol. 2010；28(14)：2381-8.
13) Larson RA, et al：Blood. 2008；111(8)：4022-8.
14) Hegedus T, et al：Biochim Biophys Acta. 2002；1587(2-3)：318-25.
15) Hughes T：Hematology Am Soc Hematol Educ Program. 2006：211-8.
16) Gorre ME, et al：Science. 2001；293(5531)：876-80.
17) Deininger M, et al：Blood. 2005；105(7)：2640-53.
18) Donato NJ, et al：Blood. 2003；101(2)：690-8.
19) Ng KP, et al：Nat Med. 2012；18(4)：521-8.
20) Hochhaus A, et al：Leukemia. 2004；18(8)：1321-31.
21) Shah NP, et al：Cancer Cell. 2002；2(2)：117-25.
22) Sherbenou DW, et al：Blood. 2010；116(17)：3278-85.
23) Pricl S, et al：Mol Cancer Ther. 2005；4(8)：1167-74.
24) Weisberg E, et al：Nat Rev Cancer. 2007；7(5)：345-56.
25) Shah NP, et al：Science. 2004；305(5682)：399-401.
26) Hochhaus A, et al：Leukemia. 2008；22(6)：1200-6.
27) Shah NP, et al：J Clin Oncol. 2008；26(19)：3204-12.
28) Kantarjian H, et al：N Engl J Med. 2010；362(24)：2260-70.
29) Kim DH, et al：Haematologica. 2009；94(1)：135-9.
30) Weisberg E, et al：Cancer Cell. 2005；7(2)：129-41.
31) Kantarjian HM, et al：Blood. 2007；110(10)：3540-6.
32) Saglio G, et al：N Engl J Med. 2010；362(24)：2251-9.
33) Puttini M, et al：Cancer Res. 2006；66(23)：11314-22.
34) Cortes JE, et al：Blood. 2011；118(17)：4567-76.
35) Khoury HJ, et al：Blood. 2012；119(15)：3403-12.
36) Kimura S, et al：Blood. 2005；106(12)：3948-54.
37) Kantarjian H, et al：Cancer. 2010；116(11)：2665-72.
38) O'Hare T, et al：Cancer Cell. 2009；16(5)：401-12.
39) Cortes JE, et al：N Engl J Med. 2013；369(19)：1783-96.
40) Khorashad JS, et al：Blood. 2013；121(3)：489-98.
41) http://www.nccn.org/professionals/physician_gls/pdf/cml.pdf(2016年6月閲覧)

| MEMO | 「BCR-ABL[35INS]の臨床的意義は？」 |

　BCR-ABL融合遺伝子の変異のひとつとして，選択的スプライスの結果，ABLキナーゼドメイン領域をコードするexon8とexon9の間にintron由来の35塩基が挿入された変異BCR-ABL[35INS]の存在が知られている[1,2]。BCR-ABL[35INS]ではexon8とexon9の結合部位に本来は存在しない10アミノ酸残基と停止コドンの余剰な付加，ならびにフレームシフトが誘導される一方，その後の配列である653残基が欠失した変異BCR-ABL融合蛋白の形成が誘導される。重要なことに，この653残基にはキナーゼドメインを構成する22残基が含まれるため，BCR-ABL[35INS]ではキナーゼ活性が喪失しており，CML細胞における作用や機能の詳細はいまだ明確ではない。本異常はダイレクトシーケンス法による検討ではイマチニブ抵抗性症例の1〜2％にのみ認められる稀な異常と考えられてきたが，より高感度なPCRを用いた検討では，より高頻度にイマチニブ抵抗性症例におけるCML細胞のマイナークローンとして同定されうることが明らかになってきた。O'Hare Tらの基礎的検討からは，BCR-ABL[35INS]自体がTKI抵抗性獲得の直接的原因となりうる生物学的活性を有するわけではないものと想定されるが[1]，一方で，同異常の頻度が明らかにTKI抵抗性症例において増加することも事実であり[2]，その細胞生物学的・臨床的意義についての結論は未解決である。

1) O'Hare T, et al : Blood. 2011 ; 118(19) : 5250-4.
2) Lee TS, et al : Mol Cancer Ther. 2008 ; 7(12) : 3834-41.

黒田純也

D レナリドミドによる骨髄異形成症候群（5q-症候群）の治療

大屋敷一馬

1 骨髄異形成症候群（5q-症候群）の臨床的特徴

骨髄異形成症候群（myelodysplastic syndrome；MDS）は血球減少と異形成像を特徴とし，高齢者に好発する造血幹細胞の腫瘍性増殖で，約30%の患者が白血病に移行する。MDSの疾患単位が提唱される前の1974年にVan den Bergheらは5番染色体長腕の特定の部位での部分欠失［del(5)(q31q33)］と，その臨床的特徴を報告した[1]。すなわち大球性貧血を呈し，芽球（アウエル小体なし）は末梢血で1%未満，骨髄では5%未満で，一部の例では血小板増加がみられ，中年の女性に発症の偏りがみられる。骨髄では特徴的な単核あるいは低分葉の小型の巨核球が散見される（図1）。これらの臨床的特徴は今ではMDSのひとつのカテゴリーとして重視され，2008年のWHO分類でもMDS associated with isolated del(5q)として分類されている[2]。MDSの予後判定に用いられる最近の改訂国際予後スコアリング（Revised International Prognostic Scoring System；IPSS-R）では単独のdel(5)およびdel(5q)を含む2個の染色体異常はGood riskのカテゴリーに分類されている[3]。

一方，del(5q)は複雑型の染色体異常の一部としてみられることもあり，−7/7q−と同時に検出されるもので3個以上の染色体異常例ではきわめて予後不良であることも知られている。また，hot spotとされるdel(5)(q31q33)以外の5番染色体長腕の異常も散見されることから，その分子異常（後述）との関係や治療薬剤の効果などにつき研究が進められている。

わが国ではMDS associated with isolated del(5q)に該当するMDS例はきわめて少数で，del(5q)の多くの例は複雑型染色体異常のひとつとしてみられる。

2 レナリドミドとは

レナリドミド（lenalidomide）はサリドマイド（thalidomide）の誘導体として登場し（図2），immunomodulatory derivatives of thalidomide（IMIDs）に分類される。レナリドミドはサリドマイドより抗TNF-α作用が強く，血管新生抑制作用を持つなど，種々の点で特徴的な性質を持つ（表1）[4]。サリドマイドは四肢の発達と線維芽細胞増殖因子8（fibroblast growth factors 8；FGF8）の発現に重要なセレブロン（cereblon）に結合し，ユビキチンリガーゼの活性を抑制することで，四肢に奇形を発生させる。レナリドミドも同様にセレブロンを標的としていることが証明さ

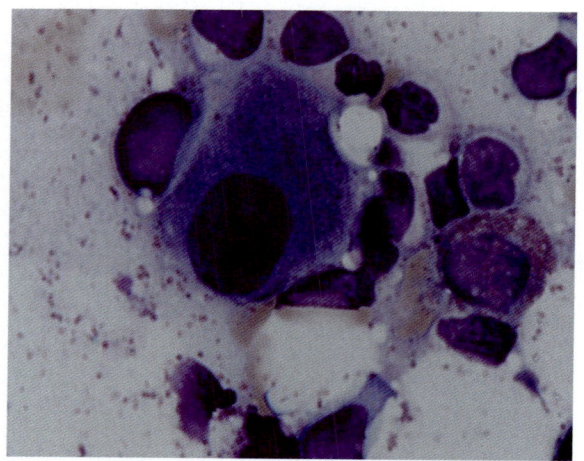

図1 ▶ MDS 5q-症候群にみられる単核の比較的小型の巨核球（×400）

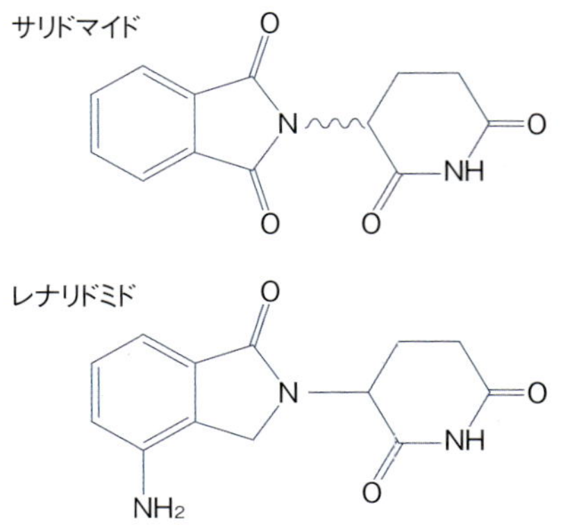

サリドマイド

レナリドミド

図2 ▶ レナリドミドとサリドマイドの構造式

表1 ▶ レナリドミドとサリドマイドの特徴的な相違点

	レナリドミド	サリドマイド
催奇形性（動物モデル）	−	＋
TNF-αやIL-6などのサイトカイン抑制	＋＋＋	＋
IL-10, IL-12, IFN-γの刺激	＋＋＋	＋
血管新生抑制作用	＋＋	＋
$CD4^+$, $CD8^+$細胞刺激作用	＋＋	＋
NK細胞の細胞傷害活性増強	＋	＋
SCIDマウスの腫瘍抑制	＋＋	＋
副作用		
便秘	−	＋＋
神経障害	−	＋＋
鎮静作用	−	＋＋＋
深部静脈血栓症	（＋）	＋

（文献4より作成）

れている。一方，免疫系にも作用し$CD4^+$，$CD8^+$細胞への刺激作用およびNK細胞の細胞傷害活性の増強も知られている（**表1**）[4]。

3 レナリドミドの治療効果の分子病態

del（5q）とレナリドミドとの関係解明は最近の数年間で大きな進展を遂げた。染色体欠失部位では5q31-q33における検討で少なくとも2カ所の重要な部位が明らかにされた（**図3**）。5q32にマッピングされたmiR-145はp53制御遺伝子で，ストレスや抗癌剤処理により誘導される。種々の癌（大腸癌，乳癌，前立腺癌，膵癌など）で発現低下がみられることより，癌抑制因子のひとつと考えられている。造血前駆細胞のmiR-145をノックダウンすることにより，MDS5q-症候群のマウスモデルが作成された（**図3**）。実際MDS5q-症候群の患者細胞でもmiR-145の発現低下を認め，さらに巨核球/赤芽球系細胞の制御転写因子であるFli-1の抑制を介するmiR-145の作用が確認されている[5]。

一方，40Sリボソームの構成成分であるリボソーム蛋白質S14（ribosomal protein S14；RPS14）を含む領域のヘテロ欠失マウスでは骨髄前駆細胞における分化系列の異常およびp53活性化と関連する赤血球前駆細胞のアポトーシス亢進が報告され，無効造血とdel（5q）との関係が明らかにされた（**図3**）。

MDS5q-症候群患者の骨髄$CD34^+$細胞における既報告遺伝子での検索では，miR-143およびmiR-145の発現増強がみられ，レナリドミドは選択的にmiR-143/miR-145欠如の前駆細胞を標的にしていた。以上よりMDS5q-症候群におけるレナリドミド治療におけるmiR-143/miR-145の重要な位置づけが臨床的にも証明された。

MDS5q-症候群の典型例では5q31-q33部位における染色体欠失を検出することは比較的容易であるが，複雑型染色体の一部としてdel（5q）が存在する例や，染色体分裂像が得られにくい例では，マクロファージコロニー刺激因子受容体（macrophage colony-stimulating factor receptor；CSF-1R，5q33.4-34）や初期増殖応答蛋白質（early growth response protein 1；EGR1，5q31）を用いたFISH法によりdel（5q）を検出し，レナリドミド投与症例を選び出すこともある。

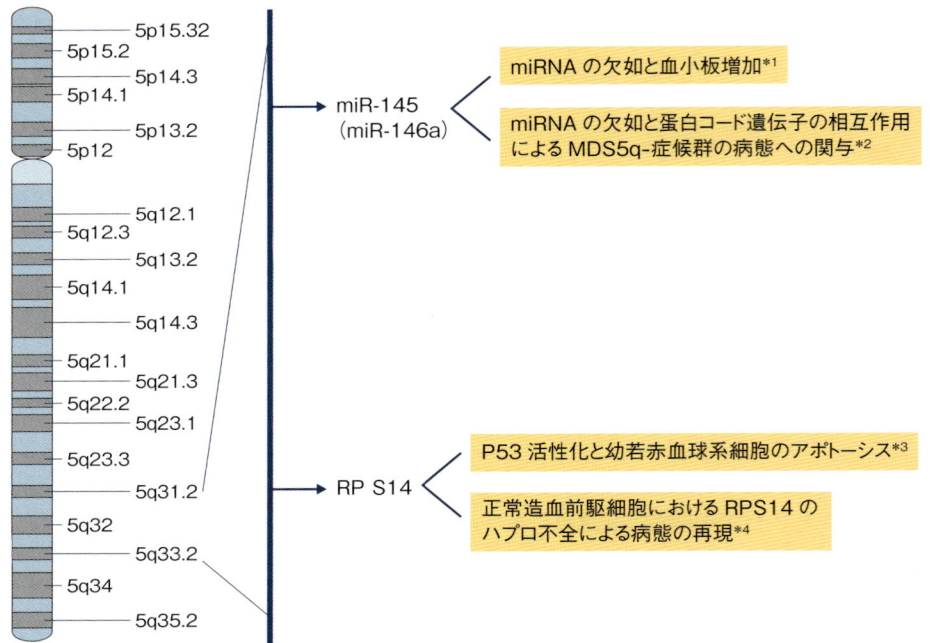

図3 ▶ del（5q）骨髄異形成症候群の欠失部位と遺伝子異常の最近の知見

*1：Starczynowski DT, et al：Nat Med. 2010；16（1）：49-58.
*2：Kumar MS, et al：Blood. 2011；118（17）：4666-73.
*3：Barlow JL, et al：Nat Med. 2010；16（1）：59-66.／Pellagatti A, et al：Blood. 2010；115（13）：2721-3.／Dutt S, et al：Blood. 2011；117（9）：2567-76.
*4：Ebert BL, et al：Nature. 2008；451（7176）：335-9.
5番染色体欠失による病態との関係では，miR-145／miR-146bの欠如およびRP S14を含む部位のハプロ不全およびp53の活性化によるアポトーシスの亢進が想定されている

〔第56回アメリカ血液学会（2014年），Friday symposium：2014年12月5日，Mario Cazzolaの発表より引用〕

4 MDS5q-症候群におけるレナリドミドの治療効果

Listらは2005年del（5q31）を認めるMDS5q-症候群148例に対してレナリドミド10mg／日21日間連続投与／28日の試験結果を報告した。148例中99名（67%）が投与後24週までに輸血非依存で，さらに62%の患者が1年以上にわたり輸血非依存状態が持続したとする驚異的な成績を発表した。Listらの報告では血小板減少および赤血球減少が高度な例ほどレナリドミド反応性は少ないと結論している[6]。その後も主に低リスクMDS5q-症候群患者を対象とするレナリドミド試験が行われ，赤血球回復および治療効果の有効性が確認されている（**表2**）[7]。

わが国の治験でも11例のMDS5q-症候群の患者にレナリドミドが投与され，赤血球輸血依存からの回復が100%（5/5例），Hb1g/dL以上の上昇が100%（6/6例）であり，del（5q）クローンの50%以上の減少は投与85日目で9/11例（82%）であった[8]。

5 有害事象

レナリドミドではサリドマイドと異なる有害事象がみられ（**表1**），特にMDS5q-症候群の患者では好中球減少と血小板減少に注意を要する。急性骨髄性白血病（acute myeloid leukemia；AML）への移行例の報告もあるが，原病の進行も考慮に入れ，適切な判定

表2 ▶ レナリドミドの治験一覧

	レナリドミド投与（経口）スケジュール	症例概要	結果	コメント
MDS5q-症候群-001 第I/II相試験	25mg/日より，10mg/日まで減量で21日投与を28日サイクルで投与	43例の輸血依存のMDS5q-症候群が対象。全症例はEpo不応あるいは血清Epo高値。88％の例はIPSSでlowあるいはint-1。60％の例はdel(5q)異常あり	Epo抵抗のdel(5q)およびnon del(5q)のMDS5q-症候群でのレナリドミドの貧血改善を示した。del(5q)例で83%，正常核型例で53%，他の染色体異常例の12%に貧血の改善あり	反応はIWGに準拠。好中球減少および血小板減少が副作用
MDS5q-症候群-002 第II相試験	10mgで21日投与を28日サイクルで投与，あるいは休薬なしの継続投与	平均年齢71歳の215例(IPSSでlowあるいはint-1)でdel(5q)を認めるもの，およびnon del(5q)例が対象	26例は輸血非依存となり，平均Hb上昇は3.2g/dL。さらに17%は輸血量の軽減（最低24週間持続）	この治験例で赤血球反応のnon-del(5q)例よりEbertらはRPS14を同定した
MDS5q-症候群-003 第II相試験	10mgで21日投与を28日サイクルで投与。有害事象発現例では5mgに減量あるいは5mg隔日投与	148例の輸血依存，low riskでdel(5q)あり。111例は単独del(5q)，37例は付加的異常あり	64%は56日目で輸血非依存および1g/dL以上のHb上昇。44%でdel(5q)消失を含む細胞遺伝学的完全寛解	レナリドミド反応例は投与前に血小板減少がみられない例における50%以上の血小板減少
MDS5q-症候群-004 第III相試験	10mgで21日投与を28日サイクルで投与，5mg連日投与，および偽薬の3アーム	del(5q)例205例を3アームに1:1:1にランダム化	26週間の輸血非依存到達は10mg群で56.1%，5mg群で42.6%，偽薬群で5.9%。細胞遺伝学的完全寛解はそれぞれ，29.4%，15.6%，0%	約3年間の観察で52例(25.4%)がAMLへ移行
MDS5q-症候群-005 第III相試験	10mg連日投与〔1錠（10mg）実薬，2錠は偽薬〕と偽薬3錠の2アーム	del(5q)を認めないEpo抵抗性で輸血依存の375例(lowおよびint-1)のMDS5q-症候群	2009年11月開始，2018年12月終了予定	

（文献7より作成）

が必要である。

6 おわりに

　レナリドミドはMDS5q-症候群も含め，低リスクMDS治療には欠かすことのできない治療となり，他の治療薬との併用試験も進められつつある。今後のMDS治療の進歩に目が離せない薬剤のひとつである。

● 文 献

1) Van den Berghe H, et al：Nature. 1974；251(5474)：437-8.
2) Swerdlow SH, et al：WHO Classification of Tumours of Haematopoietic and Lymphoid Tissues, 4th ed. IARC Press, 2008.
3) Greenberg PL, et al：Blood. 2012；120(12)：2454-65.
4) Giagounidis AA, et al：Ther Clin Risk Manag. 2007；3(4)：553-62.
5) Venner CP, et al：Haematologica. 2013；98(3)：409-13.
6) List AF, et al：N Engl J Med. 2005；352(6)：549-57.
7) Fuchs O, et al：J Leuka(Los Angel). 2013；1：104.
8) Harada H, et al：Int J Hematol. 2009；90(3)：353-60.

アザシチジンによる骨髄異形成症候群の治療

鈴木隆浩

1 はじめに

骨髄異形成症候群（myelodysplastic syndrome；MDS）は，未分化造血細胞に発生した変異によるクローン性疾患と考えられており，異常クローンの腫瘍性増殖や無効造血によって難治性の血球減少が認められる．MDSは造血不全による諸症状が問題になる低リスク症例と，腫瘍性増殖と白血化リスクが問題となる高リスク症例に大別され，前者では主に分化・造血促進療法，後者では抗腫瘍療法が選択される．

高リスク症例に対する抗腫瘍薬では，これまで白血病と同様のシタラビン（AraC）やアントラサイクリン系薬剤が使用されてきたが，生命予後の改善には結びつかず，化学療法の効果は限定的であった．アザシチジン（AzaC）はメチル化阻害薬に分類される新たな作用機序の薬剤であるが，無作為割り付け比較試験で従来型治療よりも生存期間を有意に延長することが証明され[1]，現在では高リスク症例に対する化学療法薬の第一選択薬として使用されている．

そして，興味深いことにAzaCは低リスク症例に対してもある程度血液学的改善効果を示すことが示されている．

2 AzaCの薬理学的特性

AzaCはシチジンヌクレオシド誘導体である．1960年代より急性骨髄性白血病（acute myelogenous leukemia；AML）の治療薬として開発が進められていたが，同時期に開発されたAraC以上の臨床効果が得られなかったため，白血病治療の主役はAraCが担うこととなった．しかし，1980年代に入り，AzaCにメチル化阻害作用があることが確認され，MDS症例でゲノムメチル化異常，エピジェネシスの異常が存在することが明らかになった．AzaCはメチル化阻害薬としてMDSにおける有効性が検討され，後述する様々な臨床試験によりその効果が確認されたことによって，現在ではMDS治療薬として広く用いられている．

AzaCはメチル化阻害薬に分類される薬剤である．同一カテゴリーにはほかにデシタビン（DAC）があるが，デオキシリボース系のDACと異なりAzaCはリボース系であることから，AzaCはRNAにも取り込まれ，DNAのメチル化阻害のほかにRNA経路の阻害作用を持つことも知られている（**図1**）．したがって，AzaCはメチル化阻害だけではなく，RNA系を介した殺細胞効果など思いのほか広い薬理作用を介して，抗腫瘍効果を発揮しているものと考えられる．

3 MDSに対するAzaC治療

MDSは造血不全が主体となる低リスク症例と腫瘍増加・白血化リスクが問題となる高リスク症例にわけられる．症例のリスク層別化には国際予後判定システム（International Prognostic Scoring System；IPSS）（**表1**）[2] あるいは改訂国際予後判定システム（revised IPSS；IPSS-R）（**表2**）[3] が用いられ，IPSS Low〜Intermediate-1（Int-1），IPSS-R Very Low〜Intermediateが低リスク，IPSS Intermediate-2（Int-2）〜High，IPSS-R High〜Very Highが高リスクに分類される．この層別化は，一部に例外

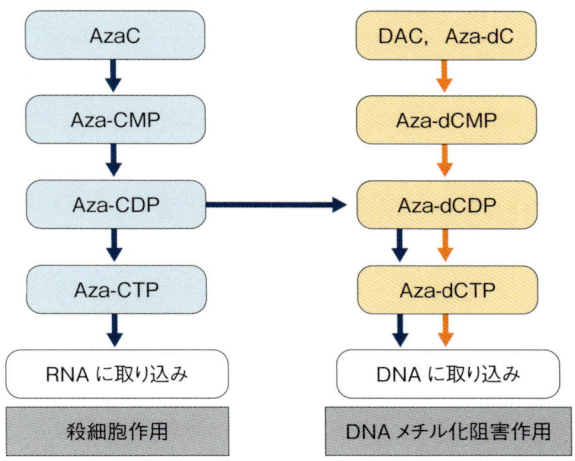

図1 ▶ AzaCおよびDACの生体内における代謝
AzaCはリボース系の代謝経路で代謝され最終的にRNAに取り込まれるが，一部は途中でリボヌクレオチドリダクターゼによって還元されてデオキシリボースに変化し，DNAに取り込まれる。このため，AzaCはRNA阻害による殺細胞作用と，DNAメチル化阻害による発現調節作用を持つ。一方DACはデオキシリボース系の薬剤であるため，すべてDNAに取り込まれ，RNA系には影響しない

表1 ▶ 国際予後スコアリング基準（IPSS）

	0	0.5	1.0	1.5	2.0
骨髄中芽球（％）	＜5	5～10		10～20	＞20
染色体異常	Good	Intermediate	Poor		
血球減少系統数	0 or 1	2 or 3			

染色体異常：Good：正常核型，−Y，del（5q），del（20q）のいずれか
　　　　　　Poor：複雑核型（3種以上の異常），7番染色体異常
　　　　　　Intermediate：それ以外の染色体異常
血球減少：ヘモグロビン＜10g/dL，好中球＜1,800/μL，血小板＜10万/μL

スコア	0	0.5～1.0	1.5～2.0	≧2.5
リスク	Low	Intermediate-1（Int-1）	Intermediate-2（Int-2）	High
生存期間中央値（年）	5.7	3.5	1.2	0.4

（文献2より作成）

はあるが「低リスク＝造血不全」「高リスク＝白血化リスク」の病態におよそ一致するため，広く用いられている。

AzaCは国内ではリスクにかかわらず使用可能であるが，ほかに使用できる薬剤や治療成績を考慮して，低リスクと高リスクでは異なった選択基準が推奨されている。

1. 高リスクMDS

高リスクMDSは多くの症例で芽球増加が顕在化しているか，予後不良染色体異常が認められ，腫瘍性病態が顕在化している。このため，これらの症例では抗腫瘍療法を行い，可能ならば根治が期待できる唯一の治療である造血幹細胞移植をできるだけ速やかに行うことが推奨されている。そして，幹細胞移植を行わない（行うことができない）症例では抗腫瘍薬が選択さ

表2 ▶ 改訂国際予後スコアリング基準（IPSS-R）

	0	0.5	1	1.5	2	3	4
染色体異常	Very Good		Good		Intermediate	Poor	Very Poor
骨髄芽球（%）	≦2		>2～<5		5～10	>10	
Hb（g/dL）	≧10		8～<10	<8			
Plt（万/μL）	≧10	5～<10	<5				
好中球（/μL）	≧800	<800					

スコア	≦1.5 (0～1.5)	>1.5～3 (2～3)	>3～4.5 (3.5～4.5)	>4.5～6 (5～6)	>6 (7～10)
リスク	Very Low	Low	Intermediate	High	Very High
生存期間中央値（年）	8.8	5.3	3.0	1.6	0.8
25%白血病移行期間（年）	到達せず	10.8	3.2	1.4	0.73

IPSS-Rにおける染色体異常

	染色体異常（左欄の数字は染色体異常の数）	
Very Good	1	－Y, del(11q)
Good	0	normal
	1	del(5q), del(12p), del(20q)
	2	double including del(5q)
Intermediate	1	del(7q), ＋8, ＋19, i(17q)
		any other single
	2	any other double
Poor	1	－7, inv(3)/t(3q)/del(3q)
	2	double including －7/del(7q)
	3	complex：3 abnormalities
Very Poor	≧4	complex：＞3 abnormalities

（文献3より作成）

れるが，その第一選択薬としてAzaCが使用される。

AzaCは従来型治療法（conventional care regimen；CCR）との無作為割り付け比較試験（AZA-001試験）で有意に生存期間を延長し，白血病への移行時期を遅延させたことが報告されている[1]。この研究では，358例のFAB RAEB-tを含む高リスクMDSを，まず主治医の判断で3つのCCR［①支持療法（222例），②少量AraC（94例），③標準化学療法（AraCとアントラサイクリン系薬剤による寛解導入療法）（42例）］のどれかに割り付け，その後各群内でAzaCとCCRのどちらかに無作為割り付けを行うという方法で予後の比較が行われた。

その結果，全群合わせた解析では（AzaC 179例 vs CCR 179例），AzaC群では有意に生存期間が延長しており（生存期間中央値：AzaC 24.5カ月 vs CCR 15.0カ月，2年生存率：AzaC 50.8% vs CCR 26.2%）（図2），白血病移行期間もAzaC 17.8カ月 vs CCR 11.5カ月とAzaC群で有意に白血化リスクが減少していた。また①～③の各群におけるサブ解析では，①ではAzaC群は有意に生存期間や血液学的奏効率に優れており，②においてもAzaCは有意な生存期間の延長と血液学的奏効を認めている。③につい

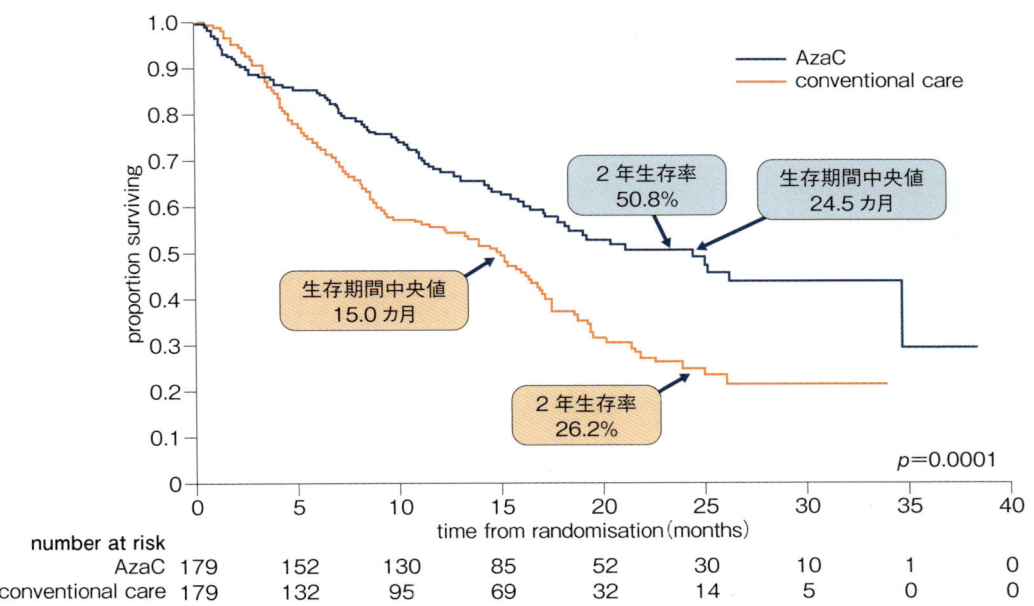

図2 ▶ AZA-001試験におけるAzaCの生存期間延長効果
AZA-001試験では，従来型治療法と比較してAzaCによる生存期間延長効果が認められた　　　　　　　（文献1より引用改変）

ては症例数が少なく生存期間，奏効率ともに有意差はみられなかったものの，AzaC群でより良好な結果となっている。

　これまでの化学療法では生存期間の延長まで証明されたものがなかったため，AZA-001試験の結果は注目を集め，以後AzaCは高リスクMDSの第一選択薬として推奨されている。また，最初に主治医の判断でCCRを選択し，その中で無作為にAzaC群への割り付けを行うという本試験のデザインは，必要症例数が多くなるという短所はあるものの，実際の臨床現場での治療判断により近く，従来の方法では組み入れ不適格とされていた患者に対しても，医学的・倫理的に適切な手法で治療を試みることができるため注目に値する[4]。

　AZA-001試験ではいくつかサブ解析の結果が報告されており，AzaCは75歳以上の高齢者でも支持療法と比較して感染症の増加をきたさず輸血量の減少と生存期間の延長をもたらすことが報告されており，高齢者に対する治療として優れていることが示唆されている[5]。さらに，FAB RAEB-tでもAzaC治療群では予後が延長しているため，何らかの理由で通常の寛解導入療法が施行できない骨髄芽球20〜30%のWHO AML症例でも，AzaCは有効な選択肢になりうる[6]。また，7番染色体異常や複雑核型など予後不良核型を持つ症例においてAzaCと低用量AraCを比較すると，AzaC群で予後が延長しており，予後不良群に属する高リスク症例でもAzaCは有力な治療選択肢のひとつになると考えられる[7]。

　AzaCは他の抗腫瘍薬と異なり，治療効果が認められるまでやや時間がかかるのが特徴であり，反応症例の約75%は第4サイクルまでに治療反応性を示すが，第6サイクル時には約90%まで反応症例数が増加するため[1, 8]，効果判定には少なくとも4〜6サイクルの施行が望ましいとされる。また，効果を認める症例の約半数は継続使用によってさらに血液学的改善が深まり[9]，AzaCは血液学的改善を認めるだけでも予後が期待できることから[10]，有効例では有害事象が許容範囲で，血液学的効果が持続する限り投与を継続するの

が望ましいとされている。

　一方臨床現場では，AzaC投与後6サイクル経過しても病勢に変化が認められないstable症例にしばしば遭遇するが，その場合の治療継続の是非については判断に悩むことが多い。しかし，上述の報告によるとstable diseaseであっても死亡率は有意に低下していることが示されているため[10]，この場合でも有害事象が認められず，病勢が安定している限りは治療を継続することが望ましいと考えられる。

　また，AzaCの基本的投与法は75mg/m^2，7日間連続投与であるが，人的資源の不足する施設では休日の外来投与が困難な場合も多く，5日間投与や平日連続7日投与（休日休薬）を選択せざるをえないことがある。日数短縮の影響については，5日間投与で最も有害事象が少なく最も高い奏効率を認めたというもの[11]，7日間投与でも有害事象は特に変わらず7日投与で最も高い奏効率が得られた[12]という相反する結果が報告されており，確定した見解は得られていない。また，これらの臨床研究ではいずれも低リスク症例が50〜60％程度含まれており，その結果が進展度の高い高リスク症例に当てはまるのか問題が残る。したがって，現時点では高リスク症例について投与量減量の優位性・同等性を示すエビデンスはないと考えて，7日間の投与を行うのが妥当ではないかと思われる。

　AzaC治療における効果予測因子は十分に解明されていないが，最近徐々に報告が増えている。Itzyksonらは*TET2*遺伝子変異を持つ症例は，持たない症例と比較してAzaCに対する反応性が良いことを報告している[13]。また，フランスGFMグループからは，AzaC治療反応性と予後を予測するスコアリングシステム（French Prognostic Score；FPS）が提唱されている[14]。彼らによると，ECOG PS（ECOG performance status）2以上，末梢血芽球の存在，赤血球輸血依存性［8週間に赤血球輸血8単位以上（日本の規格では約16単位に相当）］，IPSSの予後中間核型が当てはまる場合それぞれ1点，IPSSでの予後不良核型がある場合は2点とし，総スコア0点を低リスク，1〜3点を中間リスク，4〜5点を高リスクとすると，AzaC治療後の予後が予測できるとされる（**図3**）。これらの指標はまだ十分に検証されているわけではないが，AzaC抵抗性が事前に予想される症例では，ほかの治療法を考慮してよいかもしれない。

　AzaC治療に対して抵抗性を示す症例の予後はきわめて厳しい。PrébetらによるAzaC抵抗性高リスクMDS症例の解析では，生存期間中央値は5.6カ月であり，2年生存率は15％とされている[15]。何らかのサルベージ療法が必要になるが，残念ながら現時点で有効性が期待できるのは造血幹細胞移植のみであり，移植不可能症例ではわずかな血球改善の可能性に期待して，低用量AraCやCAG療法，症例によっては寛解導入療法などを試みるしかない状況である。欧米ではクロファラビンやHDAC阻害薬，rigosertibなどの新規薬剤を用いた臨床治験が行われているが，十分な有効性は証明されていない[16]。

2. 低リスクMDS

　第一選択薬となる高リスクMDSと異なり，低リスク症例ではAzaCの取り扱いは議論の対象となっている。AzaCは低リスクMDSに対しても血液改善効果を認めることが報告されており，イタリアから発表された74例のIPSS Low〜Int-1の低リスクMDSを対象とした後方視的研究によると，AzaC投与によって45.9％の症例に何らかの血液学的改善が認められ（完全寛解10.8％，部分寛解9.5％，血液学的改善20.3％，骨髄寛解5.4％），治療有効群では非有効群と比較して2.5年生存率が良好である（94％ vs 54％）[17]。また，最近発表された前方視的研究の結果でも，AzaC 75mg/m^2 5日間投与によって，IPSS Low〜Int-1の低リスクMDS患者32症例のうち，47％に血液学的反応が認められたことが報告されている（完全寛解19％，血液学的改善38％）[18]。

　しかし低リスク症例の場合，AzaCによって予後延長効果が得られるかどうかは未知であり，逆に骨髄抑制による有害事象の可能性も考えておく必要がある。

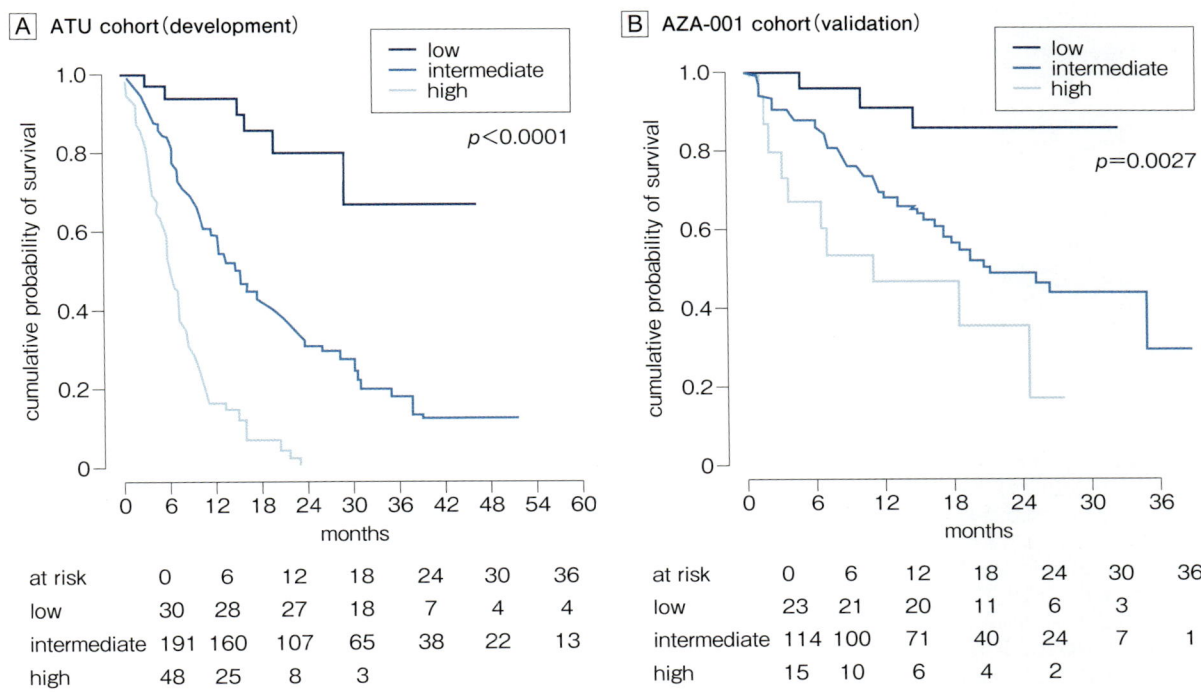

図3 ▶ FPSによるAzaCの有効性の予測
FPSではECOG PS, 末梢血芽球の有無, 赤血球輸血依存状態, 予後不良染色体異常の有無によって患者の状態をスコア化し, 合計点数によってAzaC治療後の予後を層別化している。高リスク症例ではAzaC抵抗性であることが多く, 予後は悪い

(文献14より引用改変)

特に免疫抑制薬が奏効する低リスクMDSでは, 殺細胞効果を持つAzaCは逆効果となるリスクも想定される。したがって現在AzaCは少なくとも予後延長目的では推奨されず, 血球改善を目的に使用する場合でも, 先にダルベポエチンアルファなどの赤血球造血刺激因子や免疫抑制薬の可能性を考慮し, それらが不適・無効と考えられる場合に使用を考えるべきではないかと思われる。また, 低リスク症例では投与期間を5日間まで短縮している報告も多いため, 投与量・投与期間の減量も検討すべきであろう。

有害事象を減らして十分な治療効果を上げるために, 低リスク症例におけるAzaCの効果予測因子の検討を行い, 治療の最適化をめざすことが必要である。

3. 造血幹細胞移植とAzaC

AzaCは移植不可能患者の化学療法として使用されることが多いが, 従来型抗腫瘍薬と比較して血球抑制が比較的軽度であることなどから, 最近では造血幹細胞移植までのbridging therapyとして使用されることも増えている。その場合問題となるのが, AzaC

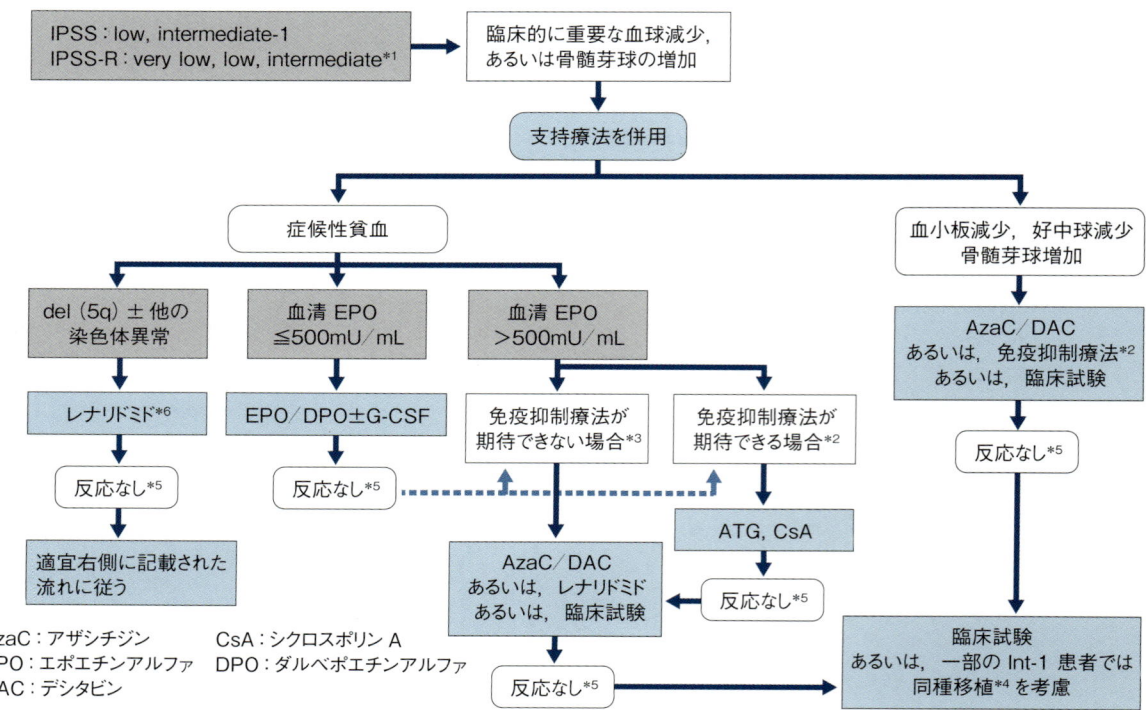

図4 ▶ NCCNガイドライン（ver. 1.2015）によるMDSの治療アルゴリズム

を使用したことによる移植成績への影響であるが，Damajらの報告によると，MDSで同種移植を施行した265例を後方視的に解析したところ，移植前治療として，①化学療法（寛解導入療法）単独，②AzaC単独，③AzaCと化学療法併用で治療した症例における3年生存率は，それぞれ48％，55％，32％，無イベント生存率は44％，42％，29％，無再発死亡率は20％，19％，35％であり，AzaC単独群と化学療法単独群に有意な差は認められなかったと結論づけている[19]。本研究は後方視的研究であるが，AzaC群と化学療法群でMDS病型やリスクスコアに有意差はない

ため，今のところAzaCを使用した場合でも移植成績に影響はないと考えてよさそうである。

ただ，この研究で対象となっているのは同種移植を行った症例であり，前治療による合併症などで移植不能となった症例は含まれていない。移植前の化学療法の是非については永らく議論が続いているが，この点においてAzaCとその他の化学療法の優劣については，依然明確な結論は出ていない。

一方，移植後にAzaCを用いた維持療法を行う試みも行われている。de Limaらは非寛解症例を67％含むAML/MDS 45例に対して，再発の抑制を目的に

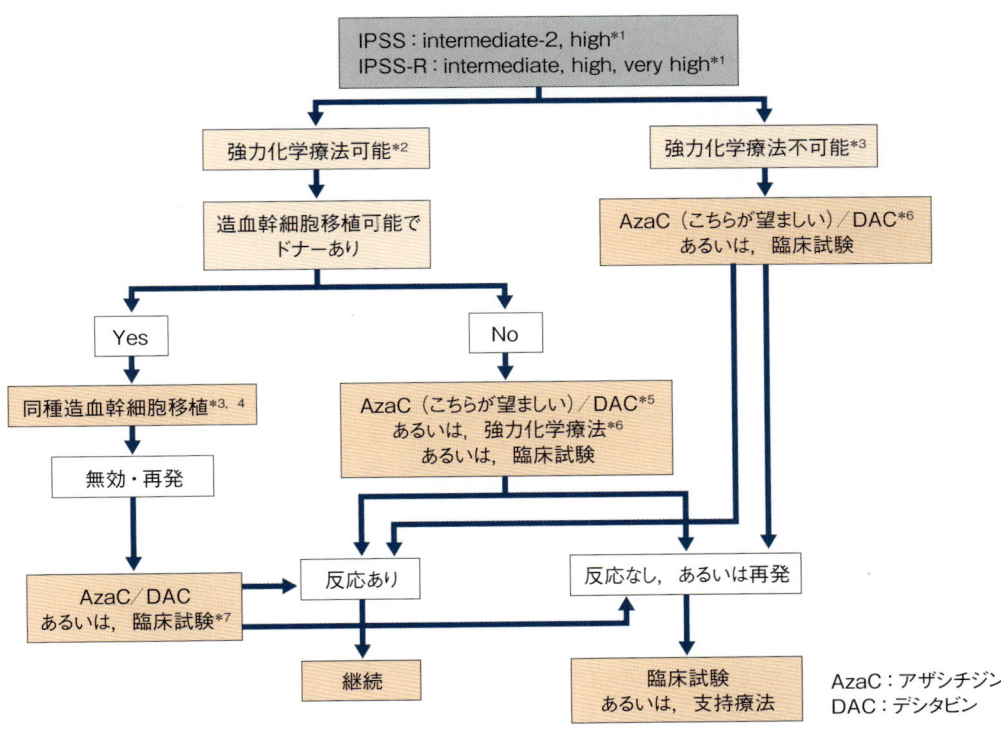

▲図4続き　　　　　　　　　　　　　　　　　　　　　　（文献22より引用改変）

同種造血幹細胞移植後にAzaCによる維持療法を行い、最も有効なAzaCの投与方法について検討を行った[20]。その結果、32mg/m² 5日間の投与を4サイクル以上行うのが有効と判断され、1年無イベント生存率58%、1年全生存率は77%であり、高リスクのAML/MDS症例に対して低用量AzaCによる維持療法が有効である可能性を報告している。

ほかにAzaCが制御性T細胞を誘導してGVHDを増加させずGVL効果を増強する可能性を指摘する報告もあり[21]、移植後のAzaC使用の有用性について今後検討が進むことが期待される。

4．今後の課題

高リスク症例に対するAzaCの位置づけはほぼ確定したと考えられるが、低リスクMDSでAzaCをどのように使用すべきかという点については依然議論が残っている。わが国では免疫抑制薬が奏効する再生不良性貧血との境界症例が多いと言われており、そのような症例に抗腫瘍薬であるAzaCを使用することは、むしろ病態を悪化させる可能性も考えられる。しかし、AzaCで血液学的改善が認められる症例があることは事実であり、AzaC適応について、判断基準の確立が急務である。標準的な対応がほぼ確立した高リス

クMDSと異なり，低リスクMDSでは依然すっきりとした治療アルゴリズムは確定していない。**図4**に米国NCCNによる治療ガイドラインを示すが[22]，日本人患者にとって適切な治療アルゴリズムの確立が必要である。

また，AzaC抵抗性の難治性高リスクMDSに対する治療法の確立も重要な課題である。AzaCが効かなくなった症例の予後はきわめて不良であるが，これらの症例に対して有効なサルベージ治療は確立していない。こうした難治性症例に対する治療法の開発も重要な課題である。

4 おわりに

AzaCの登場によってMDS，特に高リスクMDSの治療方針は大きく変化した。しかし，現在の治療アルゴリズムは完全とは言えず，依然改善の余地がある。今後はAzaC治療反応性予測因子の確立など，適切な治療法の確立に向けて努力が必要である。

● 文 献

1) Fenaux P, et al：Lancet Oncol. 2009；10(3)：223-32.
2) Greenberg P, et al：Blood. 1997；89(6)：2079-88.
3) Greenberg PL, et al：Blood. 2012；120(12)：2454-65.
4) Fenaux P, et al：Leuk Res. 2014；38(2)：258-62.
5) Seymour JF, et al：Crit Rev Oncol Hematol. 2010；76(3)：218-27.
6) Fenaux P, et al：J Clin Oncol. 2010；28(4)：562-9.
7) Fenaux P, et al：Br J Haematol. 2010；149(2)：244-9.
8) Silverman LR, et al：J Clin Oncol. 2002；20(10)：2429-40.
9) Silverman LR, et al：Cancer. 2011；117(12)：2697-702.
10) Gore SD, et al：Haematologica. 2013；98(7)：1067-72.
11) Lyons RM, et al：J Clin Oncol. 2009；27(11)：1850-6.
12) Garcia-Delgado R, et al：Leuk Res. 2014；38(7)：744-50.
13) Itzykson R, et al：Leukemia. 2011；25(7)：1147-52.
14) Itzykson R, et al：Blood. 2011；117(2)：403-11.
15) Prébet T, et al：J Clin Oncol. 2011；29(24)：3322-7.
16) Santini V, et al：Leuk Res. 2014；38(12)：1381-91.
17) Musto P, et al：Cancer. 2010；116(6)：1485-94.
18) Fili C, et al：Clin Cancer Res. 2013；19(12)：3297-308.
19) Damaj G, et al：J Clin Oncol. 2012；30(36)：4533-40.
20) de Lima M, et al：Cancer. 2010；116(23)：5420-31.
21) Goodyear OC, et al：Blood. 2012；119(14)：3361-9.
22) NCCN. Clinical Practice Gudelines in Oncology. Myelodysplastic syndromes Version 1. 2015. 2015；http://www.nccn.org/

| MEMO | 「新規 DNA メチル化阻害薬」 |

　新たなDNAメチル化阻害薬としてSGI-110の開発が進められている。SGI-110は，米国Astex Pharmaceuticals社（2013年9月に大塚製薬が買収）が開発した第2世代のDNAメチル化阻害薬で，デシタビンとデオキシグアノシンからなるジヌクレオチド製剤であるが，皮下注射による投与が可能で，デシタビン静注に比べ血中半減期は約4倍，作用時間は約2倍の8時間に改良されている。再発性・難治性，または，65歳以上で治療歴はないが強力な寛解導入化学療法が適用にならない（ECOG PS 2，心臓または肺に併存疾患，細胞遺伝学的所見が不良，二次性AMLなど），AML計90人を対象とした第Ⅱ相治験では，60mg/m^2，1日1回5日間皮下注射（43人），または，90mg/m^2，1日1回5日間皮下注射（47人）が投与され，60mg群の全寛解率（ORR）は25.6%，内訳はCRが14.0%，CRiが9.3%，CRpが2.3%であった。90mg群では各々，29.8%（17.3〜44.9），12.8%，14.9%，2.1%となり，両群の反応に有意差は認めなかった。特に治療歴がない高齢患者群ではORR 42.5%，CR 25.0%，Cri 17.5%と単剤治療としては良好な治療成績が示されている。LINE-1をサロゲートマーカーとした脱メチル化レベルの検討からは，60mg群より90mg群のほうが最大脱メチル化レベルは大きい傾向がみられたが有意差は認めなかった。しかし，治療歴なし高齢患者群と再発性・難治性群の脱メチル化レベルを比較すると，後者において有意に脱メチル化が高度であり，かつ，その程度が奏効と関連することも示されている（いずれも2015年米国血液学会等にての発表内容）。執筆時点でわが国でも第Ⅰ相治験が実施中であり，今後の展開が期待される。

黒田純也

F B細胞性腫瘍に対するリツキシマブならびに新規抗体治療法

冨田章裕

1 はじめに

CD20に対するモノクローナル抗体治療薬「リツキシマブ」が臨床現場に登場して10年以上が経過する。単剤もしくは従来の化学療法薬との併用により、種々のB細胞性腫瘍の治療成績が有意に向上した。一方でリツキシマブに対する耐性も経験されるようになり、そのメカニズムの解明はもとより、耐性化を克服可能な新たな抗CD20抗体や新規治療薬の開発が望まれている。

本項では、リツキシマブの作用および耐性化の機序、さらに新規抗体医薬の開発状況を紹介し、新規薬剤によるリツキシマブ耐性化克服の可能性についても概説する。

2 CD20

CD20は、正常B細胞の初期pre-B細胞から形質細胞に至る直前までの分化段階において発現が認められる汎B細胞表面抗原で、造血幹細胞では発現していない（図1）[1]。293アミノ酸からなる4回膜貫通蛋白で、2カ所の細胞外ドメインを持つ。B細胞の活性化や分化に関わり、細胞外からの刺激を受けて細胞膜上のリピッドラフトへの集簇や、B細胞受容体との協調などを経て、細胞内にシグナルを伝える分子と考えられている[2]。一般にCD20の発現は、抗L26抗体を用いた免疫染色（IHC）と、CD20の細胞外ドメインを認識する抗B1抗体を用いたフローサイトメトリー（FCM）によって確認される。

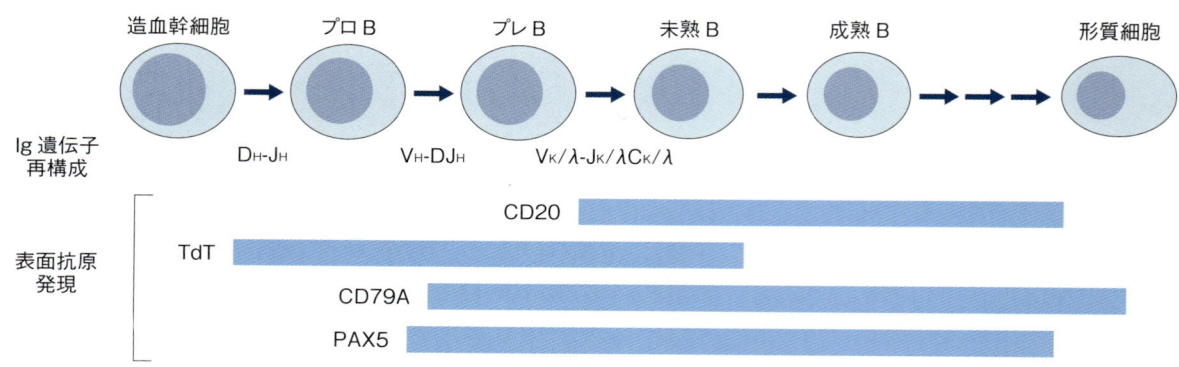

図1 ▶ B細胞の分化と表面抗原
B細胞の分化に伴って発現する表面抗原と免疫グロブリン（Ig）遺伝子再構成について示す。CD20は、免疫グロブリン軽鎖（κ, λ）遺伝子再構成が起こる段階から形質細胞に至るまでの分化段階で発現し、造血幹細胞や形質細胞では発現していない

（文献1より引用）

3 B細胞性腫瘍におけるCD20発現

CD20はB細胞性リンパ腫(B-cell lymphoma；BCL)の9割以上で発現が確認されるが，腫瘍細胞における発現量は病型ごと，症例ごとに異なる。BCL各病型におけるCD20発現量のFCMによる違いを図2Aに示す。B細胞性慢性リンパ性白血病(B-cell chronic lymphocytic leukemia；B-CLL)におけるCD20表面抗原発現は，びまん性大細胞型Bリンパ腫(diffuse large B-cell lymphoma；DLBCL)，濾胞性リンパ腫(follicular lymphoma；FL)，マントル細胞リンパ腫(mantle cell lymphoma；MCL)，辺縁帯リンパ腫(marginal zone lymphoma；MZL)などに比べて有意に低いことが示されている[3]。

また，同一病型においても症例ごとに発現量に差があることが示されている(図2B)[3,4]。CD20の発現は，IHCおよびFCMで概して一致するが，一部の症例においてはIHC陽性と判断されてもFCMで弱陽性，陰性と判断される症例もあり[4-6]，結果の解釈には注意を要する。

4 リツキシマブの作用機序

リツキシマブは，マウス-ヒトキメラ型モノクローナル抗体治療で，臨床現場に最も早く導入された第1世代の抗体医薬である[7]。抗CD20マウス可変領域(VH，VL)と，ヒトκ定常領域(CL)，ヒトIgG1定常領域(CH1-3)を持ち(図3A)，4回膜貫通蛋白であるCD20の細胞外大ループの立体構造を認識して結合する(図3B)[8]。

リツキシマブがCD20陽性細胞に結合すると(図3C左)，細胞膜上のリピッドラフトと呼ばれる部分に集簇し，FC領域に補体C1qが結合することをきっかけに補体結合反応の古典経路が活性化され，膜障害複合体(membrane attack complex；MAC)を形成し，最終的に細胞が破壊される[補体依存性細胞傷害活性(complement-dependent cytotoxicity；CDC)]。

また，FC領域にNK細胞やマクロファージなどのエフェクター細胞がFcγ受容体を介して結合し(図3C右)，細胞傷害物質を放出することで細胞を破

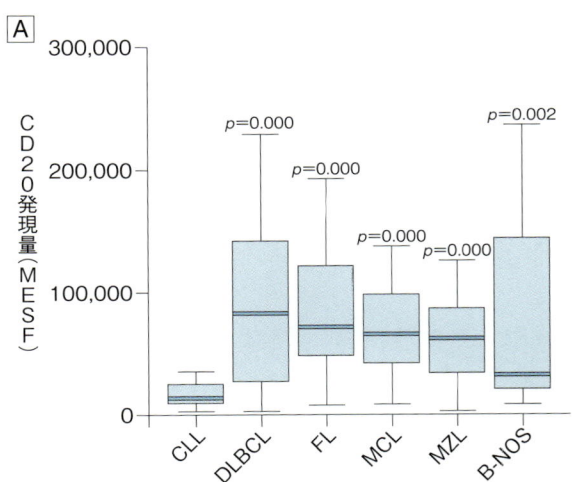
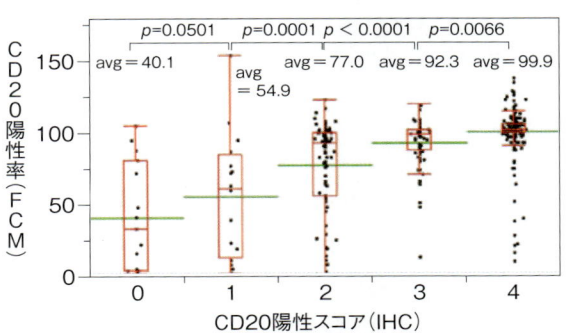

図2 ▶ B細胞性リンパ腫細胞におけるCD20発現の差異
A：BCL患者(リツキシマブ未使用；$n=218$)から採取された腫瘍細胞におけるCD20発現量の差異をFCMで解析した。CD20発現強度をMESF (molecules of equivalent soluble fluorochrome)で示す。CLL：慢性リンパ性白血病，B-NOS：分類不能B細胞リンパ腫 (文献3より引用改変)
B：DLBCLにおけるCD20 IHCとFCMによる発現量の比較。CD20 IHCによる発現強度をスコア化し，横軸に5段階で示す。FCMによるCD20蛍光強度を縦軸に示す。IHCで陽性(スコア4)でありながらFCM強度が低い症例も存在する (文献4より引用改変)

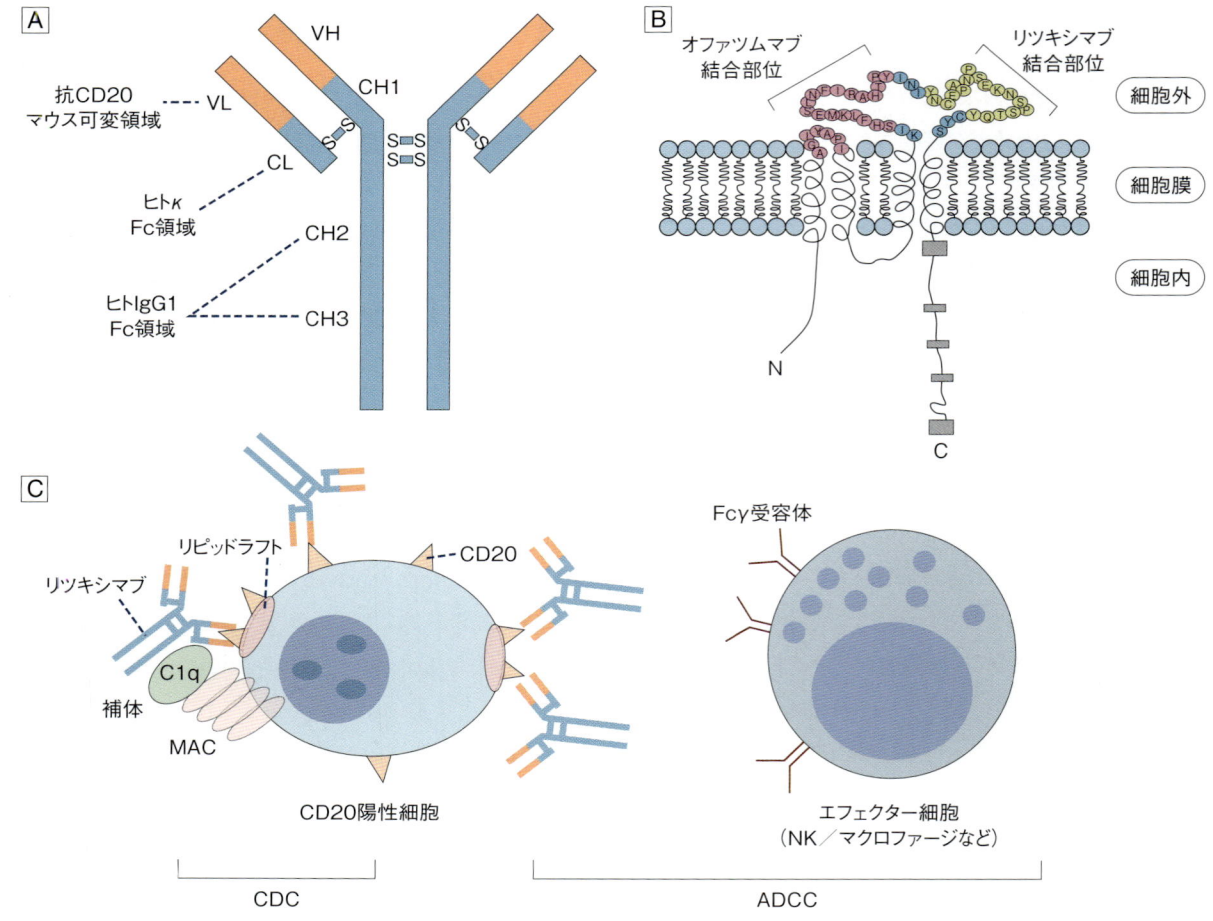

図3 ▶ リツキシマブの構造，認識部位と作用機序
A：リツキシマブはマウス配列由来可変領域（VH，VL）と，ヒト配列由来定常領域（Fc）を持つ（CH1-3，CL）
B：CD20は4回膜貫通蛋白で，リツキシマブは細胞外ドメイン大ループの立体構造を認識する．オファツムマブは大ループと小ループの立体構造を認識する
C：リツキシマブが結合したCD20は，細胞膜上のリピッドラフトに集簇する．リツキシマブは，主に補体結合によるCDCとエフェクター細胞によるADCCによって，標的細胞を破壊する

（文献8より引用改変）

壊する［抗体依存性細胞介在性細胞傷害活性（antibody-dependent cell-mediated cytotoxicity；ADCC）］．このほか，リツキシマブがCD20に結合することによって直接細胞死（アポトーシス）を誘導する効果についても報告されている[9]．

5 リツキシマブ耐性化のメカニズム

リツキシマブ併用CHOP療法を施行した初発DLBCL患者の約半数には治癒が望めるが，残りの症例は再発・再燃をきたす．このことは，再発・再燃症例においてリツキシマブ耐性クローンが存在することを意味している．これまでに推測されているリツキシマブ耐性化メカニズムを図4に示す[7, 10]．耐性化の機序として，①リツキシマブとCD20との結合が障害される場合，②リツキシマブがCD20に結合した後の反応性の異常，③エフェクター細胞の反応性の問題，などが推測されている．①の例として，初発時か

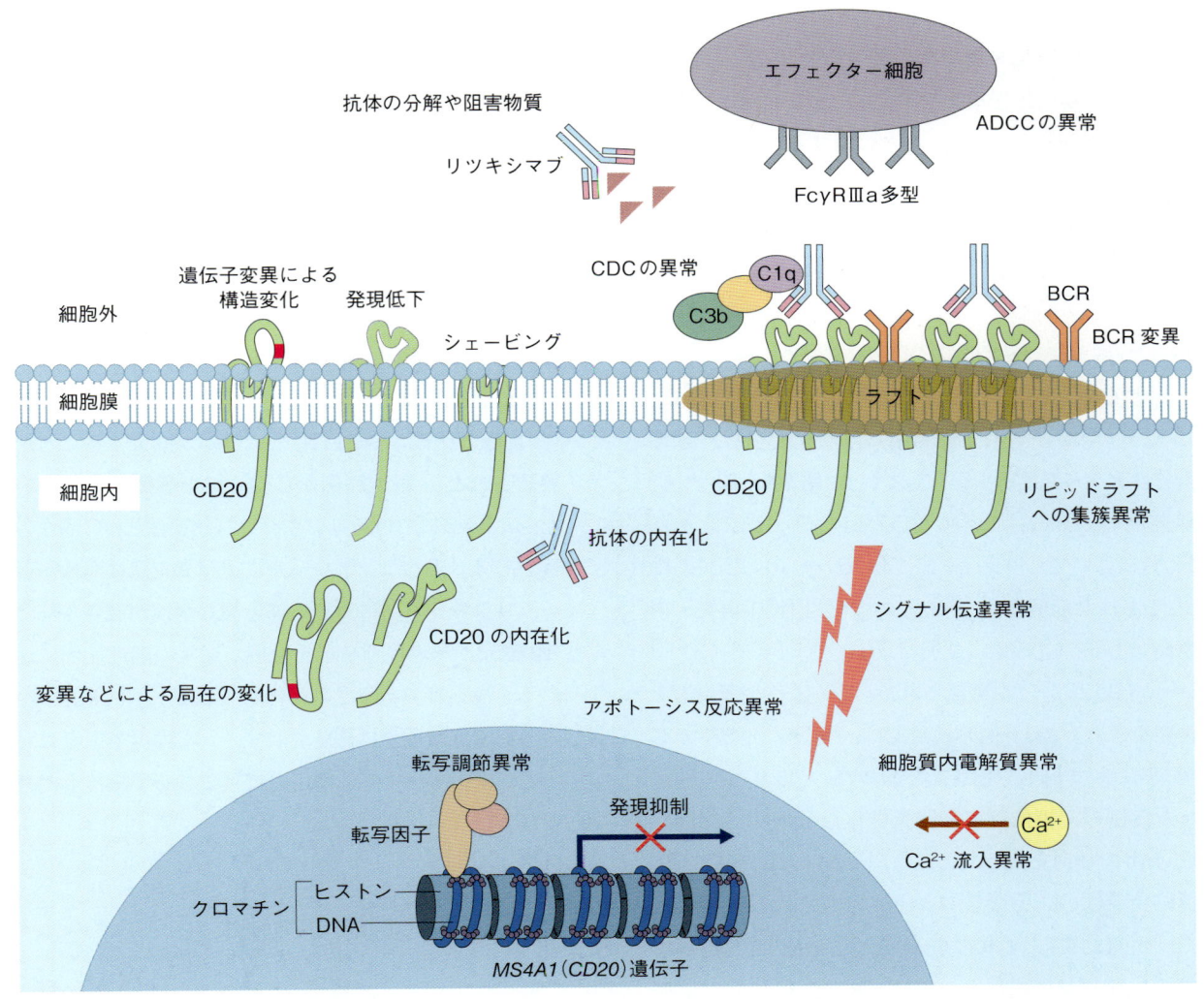

図4 ▶ リツキシマブ耐性化に関わると予想される分子メカニズムと遺伝子発現の調節機構
リツキシマブ治療抵抗性には，①リツキシマブとCD20との結合が障害される場合（CD20の発現低下や局在の変化，遺伝子異常など），②リツキシマブがCD20に結合した後の反応性の異常（シグナル伝達，アポトーシス異常，リピッドラフトへの集簇異常，補体結合反応の異常など），③エフェクター細胞の反応性の問題（NK細胞，単球，マクロファージなど），などが推測されている。遺伝子はヒストンに巻き付いてクロマチン構造をとり，ヒストンのアセチル化やDNAメチル化の程度によって発現が調節されるが，*MS4A1*（*CD20*）遺伝子発現の調節異常による*CD20* mRNA発現の低下も推測されている

らCD20発現が弱い症例の存在[4-6, 11]，リツキシマブを含む併用化学療法後にCD20蛋白の発現が低下・消失するという現象[7, 12, 13]や，*MS4A1*（*CD20*）遺伝子の変異などのためにCD20蛋白自体の構造や局在が変化してしまう可能性[14, 15]が，実際の臨床経験から報告されている。

また基礎研究の段階ではあるが，リツキシマブとCD20との抗原抗体複合体が，単球，マクロファージなどにより切り取られ（シェービング），CD20の発現が見かけ上低下してしまう現象[16]，CD20蛋白がリツキシマブを含む種々の薬剤処理後に細胞質内に局在が変化（内在化）したり[17, 18]，分解促進によって発現が低下する現象[19]も報告されている。

一方，②のリツキシマブがCD20に結合した後の

反応性に異常をきたす例として，補体調節因子であるCD55/59の発現亢進によるCDC活性阻害[20]や，B細胞内のシグナル伝達系やアポトーシスの機序に異常が生じることで，リツキシマブに対する反応性が低下する可能性も推測されている。また，③のエフェクター細胞における反応性の問題として，Fcγ受容体Ⅲaの遺伝子多型の関連についても推測されている[21]。

1. リツキシマブ使用後のCD20陰性化

著者らはリツキシマブを含む化学療法の後に，CD20発現がIHC，FCMともに陰性化を示し，治療抵抗性となった症例を経験している(図5A，B)[12,13]。初発時はIHCにおいてCD79a(＋)，L26(＋)，FCMにおいてCD19(＋)，CD20(＋)のDLBCLやFLであった症例が，リツキシマブ使用後の再発・再燃時にIHC CD79a(＋)，L26(−)，FCM CD19(＋)，CD20(−)が確認された。このような表現形で再発をきたした10例の検討では，再発・再燃時の病理診断はいずれもDLBCLであった。CD20が陰性化した症例の末梢血腫瘍細胞を株化し(RRBL1細胞)，in vitroで検討を行ったところ，FCMにおけるCD20蛋白発現はCD20陽性コントロールに比べ有意に低く，定量的RT-PCRによるCD20 mRNA発現解析では，発現量は陽性コントロールに比べて100倍程度低いことが確認された(図5C)。in vitroにおけるリツキシマブ誘導性のCDC，ADCC活性もほとんど確認されず，リツキシマブ耐性であることが確認された。このような表現型をきたした症例($n=10$)の臨床的特徴としては，ほぼ全例に骨髄などの節外臓器浸潤を認めること，半数以上で終末期に白血化を認めること，種々の治療に抵抗性であり，陰性転化後1年以内に全例死亡し予後不良であること，などが経験されている[12](一部未発表データ)。CD20 mRNA発現低下に関わる分子メカニズム，予後不良との関連性については，今後さらに検討が必要である。

2. CD20 IHC(＋)/FCM(−)を示す初発DLBCL

名古屋大学病院で初診時にIHCとFCMを施行したDLBCL 37例中8例(22％)で，CD20 IHC(＋)/FCM(−)の乖離を認めた(図6A，B)[5]。臨床検体を用いたCD20 mRNAの定量的PCR解析では，発現量が陽性コントロールに比べて10倍程度有意に低いことが確認され(図5C)，発現が低いことを背景として，異なる抗体によるCD20発現解析の結果において乖離をきたす原因となっている可能性が示唆された。

蛍光標識リツキシマブを用いたFCM解析では，抗B1抗体と比較してCD20の認識率が向上することが確認された。乖離症例から得られた腫瘍細胞を用いた，in vitroにおけるリツキシマブ誘導性CDC活性の検討では，陽性コントロールに比べて有意に活性が低く，リツキシマブに対する部分的な耐性が確認された(図6C)。本表現型を示す症例が通常の陽性症例に比べて予後不良であるとの報告もあるが[6]，Tokunagaの検討では有意差は確認されず[5]，本表現型患者においてもリツキシマブの使用が推奨されるであろうと考察している。

6 新しい世代の抗CD20抗体

現在までに多くの新世代の抗CD20抗体治療薬の開発が進められている。抗CD20抗体医薬の開発状況を図7，表1[7,22-25]に示す[7]。リツキシマブに代表されるキメラ型抗体は第1世代，抗体のすべての部分を完全にヒト化した抗体医薬を第2世代(オファツムマブ，など)，さらに人工的な改変を加えることで抗腫瘍効果を高めた抗体医薬を第3世代(obinutuzumab；GA-101など)としている。いくつかの新世代抗体においては既に臨床試験が進んでいる(表2)[7,26,27]。

オファツムマブは，2013年5月に再発難治CLLに対して日本で薬価収載されている(アーゼラ®)。またobinutuzumabは，2014年7月に初発CLLに対し欧州で承認を受けているが(Gazyva®)，2015年2月現在，日本では未承認である。オファツムマブは

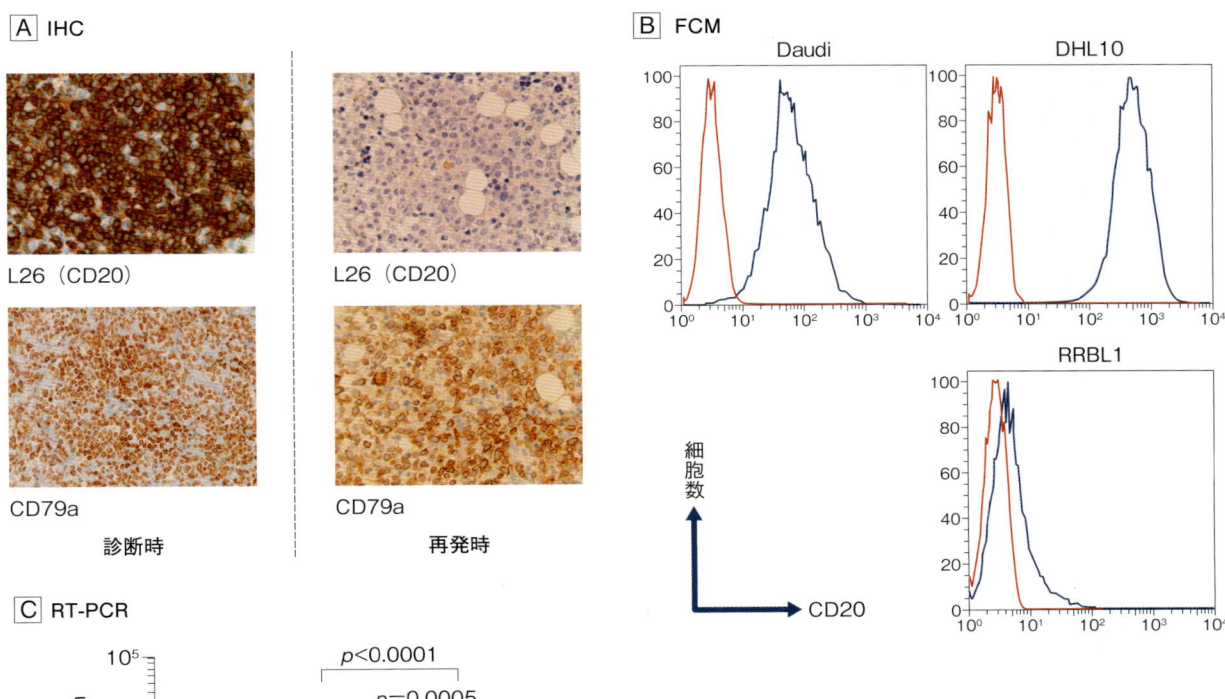

図5 ▶ リツキシマブを含む併用化学療法施行後に，CD20 IHC陰性となった症例
A：再発時の生検検体でCD20 IHC（L26）陰性化を認める
B：CD20が陰性化した症例から樹立されたBリンパ腫細胞株RRBL1を用いたFCM解析では，CD20陽性コントロール細胞株Daudi，DHL10に比べ，CD20発現の減弱が確認される
C：CD20 mRNA発現の定量的RT-PCR解析では，CD20陰性化症例におけるCD20 mRNA発現は陽性コントロールに比べ約100倍低い。初発CD20 IHC（＋）/FCM（−）症例においては，約10倍低い

（文献5，12，13より引用改変）

大ループと小ループの立体構造を認識し，obinutuzumabでは大ループのリツキシマブとは異なる部分を認識するとされており，リツキシマブに耐性を示す症例に対する治療効果も期待されている。

1. type I 抗体と type II 抗体

抗CD20抗体は，作用機序の違いからtype I，type IIに分類されている（図8[28]，表2）。type I には，リツキシマブ，オファツムマブ，ocrelizumabなどが含まれ，type II にはobinutuzumab，tositumomabなどが含まれる。type I では，抗体が結合したCD20が細胞膜上のリピッドラフトに集簇し，CDCおよびADCC活性により抗腫瘍効果が発揮される。一方type II では，抗体が結合したCD20はリピッドラフ

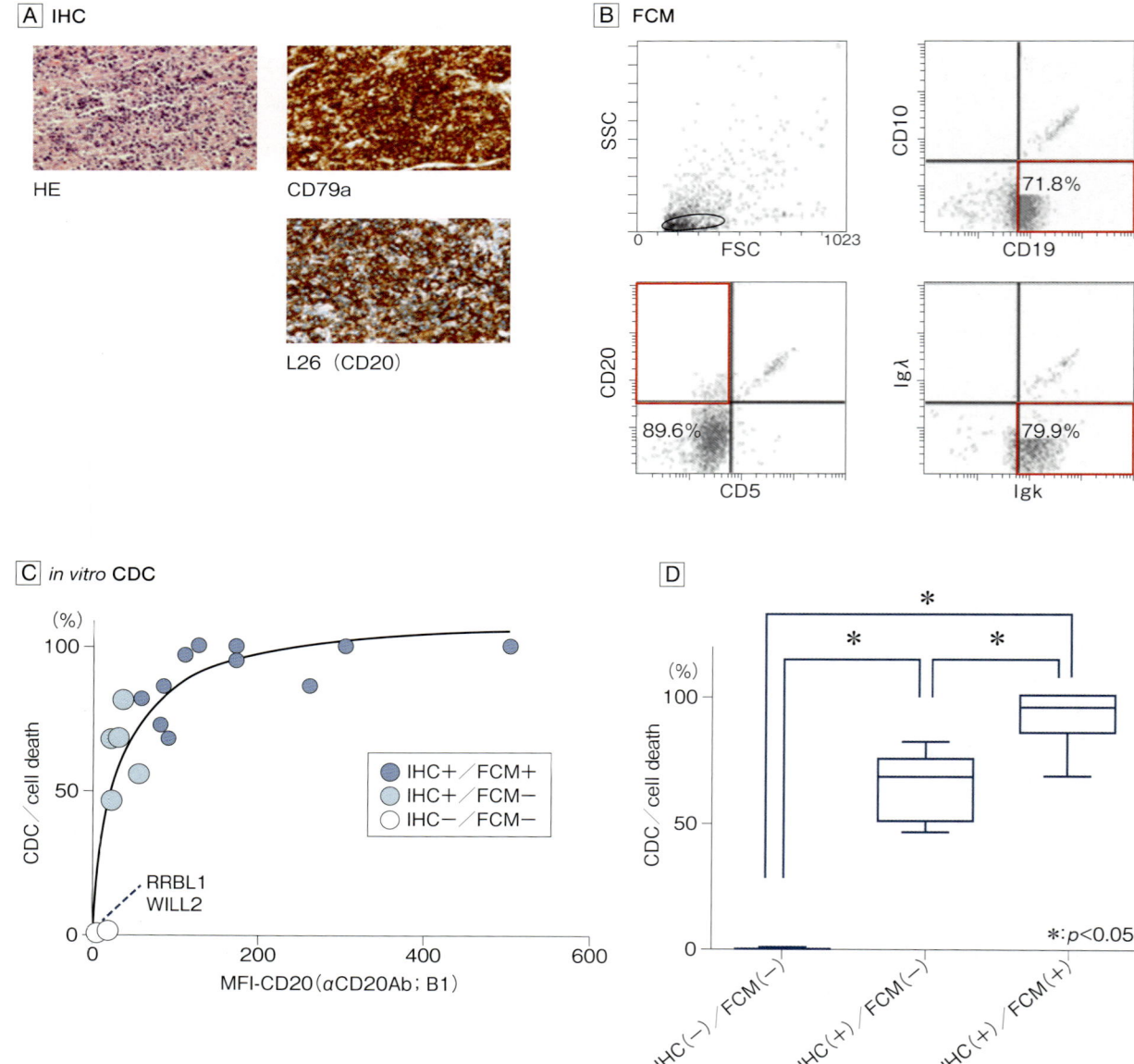

図6 ▶ CD20 IHC（＋）/FCM（－）を示す初発DLBCL
A：当表現型を示す初発DLBCL症例のIHC
B：FCM。本症例は，IHC CD79a（＋）/L26（＋），FCM CD19（＋）/CD20（－）/Igκ（＋）を示す
C：DLBCL症例から得られた初代培養腫瘍細胞および細胞株を用いた，in vitroにおけるリツキシマブ誘導性CDC活性の検討。CD20 IHC（＋）/FCM（－）症例（●）の腫瘍細胞は，抗CD20抗体を用いたFCMにおける平均蛍光強度（MFI）が，IHC（＋）/FCM（＋）症例（●）に比べて低く，CDCによる細胞傷害活性も低い。RRBL1，WILL2（○）は，リツキシマブ使用後にCD20 IHC（－）/FCM（－）に転化した症例から樹立された細胞株
D：Cの結果におけるCDC強度の，各群における比較検討

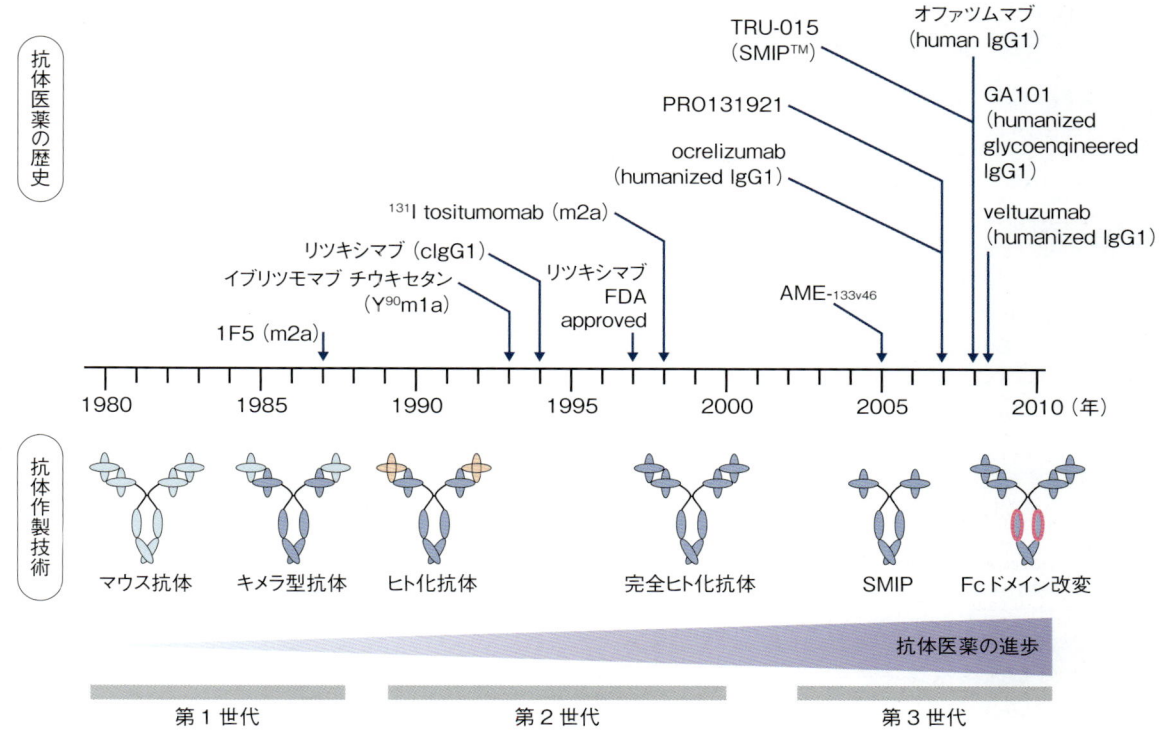

図7 ▶ 抗CD20モノクローナル抗体の開発
リツキシマブはヒト-マウスキメラ型抗体（第1世代）である．その後完全ヒト化抗体（第2世代），完全ヒト化抗体などにさらに改変を加えて治療効果を高めた抗体（第3世代）が次々開発されている　　　　　　　　　　　　　　　　　　（文献7より引用改変）

トに集簇せず，主にADCC活性とシグナル伝達による細胞死の誘導によって抗腫瘍効果を発揮する．

　新世代の抗体を用いてCD20発現の低い症例に対する抗腫瘍効果が，in vitroで検討されている（図9A，B）[29, 30]．B-CLL患者より採取された腫瘍細胞を用いたin vitroにおける殺細胞効果の検討では，obinutuzu-mabはCD20の発現が低い症例に対しても有意に高い殺細胞効果を示した[29]．また，CD20の発現量が異なるCEM-CD20に対するHuMab-7D8の殺細胞効果も検討されており，CD20の発現が低い細胞に対してもHuMab-7D8は有意に高い殺細胞効果を示した[30]．また，CLLやMCLの腫瘍細胞をin vitroでリツキシマブ処理すると，膜表面のCD20が内在化し，CD20の発現量が減少してしまう現象が観察されているが[17]，typeⅡ抗体であるtositumomabではCD20の有意な内在化は確認されなかったと報告さ

れている[17]．

　CD20発現が弱陽性で，臨床的にリツキシマブ耐性となったCLL/小リンパ球性リンパ腫（small lymphocytic lymphoma；SLL）症例に対するオファツムマブの筆者らの使用経験では，オファツムマブ投与によりCD20の発現が減弱したリツキシマブ耐性B細胞の除去と腫瘤縮小，脾腫改善などが確認され，リツキシマブ耐性症例に対するオファツムマブの部分的な有効性が確認された[31]．新世代抗体のリツキシマブ耐性化症例に対する有効性に関しては，さらなる症例の蓄積が必要である．

2．その他の抗CD20抗体関連医薬

　TRU-015は，マウス抗CD20抗体のFabとヒトIgG1のCH2-3を融合させた一本鎖蛋白で，機能ドメインを人工的に組み合わせた薬剤としてSMIP（small

表1 ▶ 抗CD20モノクローナル抗体治療薬

世代	モノクローナル抗体（商品名）	型/Igタイプ	対象疾患	特徴	臨床試験[*1]
1	リツキシマブ（Rituxan®, Mabthera®）	キメラ型 IgG1	NHL/RA[*3] ウェグナ肉芽腫症，顕微鏡的多発血管炎，難治性ネフローゼ症候群		承認済み（1997）
	Y^{90}-イブリツモマブ チウキセタン（Zevalin®）	マウス（Y^{90}）	低悪性度 NHL/MCL	低ADCC	承認済み（2002）
	I^{131}-tositumomab（Bexxar®）	マウス（I^{131}）	NHL	低CDC	承認済み[*2]（2003）
2	オファツムマブ（Arzerra®）	ヒト IgG1	CLL/NHL[*3]/RA[*3]	高ADCC, 高CDC	承認済み（2009）
	ocrelizumab	ヒト化 IgG1	NHL/RA/MS	高ADCC, 低CDC	PⅢ
	veltuzumab	ヒト化	NHL/CLL/ITP	CD20乖離時間延長，高CDC	PI/Ⅱ
3	obinutuzumab（GA101）（Gazyva®）	ヒト化 IgG1	CLL/NHL	高アポトーシス 高ADCC, 低CDC	承認済み[*2]（2013）
	AME-133v	ヒト化 IgG1	NHL	高ADCC	PI/Ⅱ
	PRO131921	ヒト化 IgG1	CLL/NHL	高ADCC, 高CDC FcλR, C1q結合増強	PI/Ⅱ
	TRU-015	SMIP マウスFab＋ヒト化IgG1 Fc	NHL/RA/SLE	高ADCC, 低CDC	PI/Ⅱ

[*1]：2013年12月現在　[*2]：国内未承認　[*3]：国内適応外
NHL；非ホジキンリンパ腫（non-Hodgkin lymphoma），RA；関節リウマチ（rheumatoid arthritis），ITP；特発性血小板減少性紫斑病（idiopathic thrombocytopenic purpura），SLE；全身性エリテマトーデス（systemic lupus erythematosus），MS；多発性硬化症（multiple sclerosis）
（文献7, 22〜25より作成）

modular immunopharmaceutical drug）と呼ばれる（**表1**）。また，抗体に存在する2つのFabの一方を抗CD20，もう一方を抗CD3とし，さらにはFc部分でエフェクター細胞を認識するような，二重特異性（bispecific），3つの機能（trifunction）を持つ人工抗体（Bi20）も考案されており，CD20陽性腫瘍細胞に，細胞傷害性T細胞とエフェクター細胞を引き寄せることで強力に細胞傷害活性を発揮することが期待されている[32]。今後は，生理的な完全ヒト型抗体の構造にとらわれず，種々の蛋白の必要な機能ドメインを組み合わせたり修飾を加えたりした，より合理的な薬剤の創出が進む可能性が高い。

7 CD20以外を標的とした抗体医薬

CD20以外を標的とした悪性リンパ腫に対する抗体医薬も数多く開発されている（**表3**）。CD19はB細胞に特異的に発現する1型膜貫通糖蛋白であるが，CD20にかわるB細胞性腫瘍の標的として注目されている。完全ヒト型抗CD19抗体ほか，フコース化，Fc部分の最適化，抗癌剤付加（antibody-drug conjugate；ADC）が試みられているほか，CD19とCD3を同時に認識するBispecific抗体（Bispecific T-cell engagers；BiTE）も考案されている。

また，抗CD19抗体の抗原認識部分とCD3細胞内ドメインとを，膜貫通ドメインを介して融合した膜蛋白を発現する遺伝子を細胞傷害性T細胞に導入し，

表2 ▶ typeⅠ抗体とtypeⅡ抗体（抗CD20抗体）の差異

		typeⅠ	typeⅡ
エピトープ		classⅠ	classⅡ
リピッドラフトへの集簇		あり	なし
CDC活性		高い	低い
ADCC活性		高い	高い
結合能		強い	typeⅠの約半分
ホモ凝集能		弱い	強い
プログラム細胞死（PCD）誘導能		弱い	強い
治療用モノクローナル抗体	第1世代	リツキシマブ	tositumomab（B1）
	第2世代	ocrelizumab（2H7）	
		オファツムマブ（2F2）	
		veltuzumab	
	第3世代	AME-133	obinutuzumab（GA101）
		PRO131921	

（文献7, 26, 27より作成）

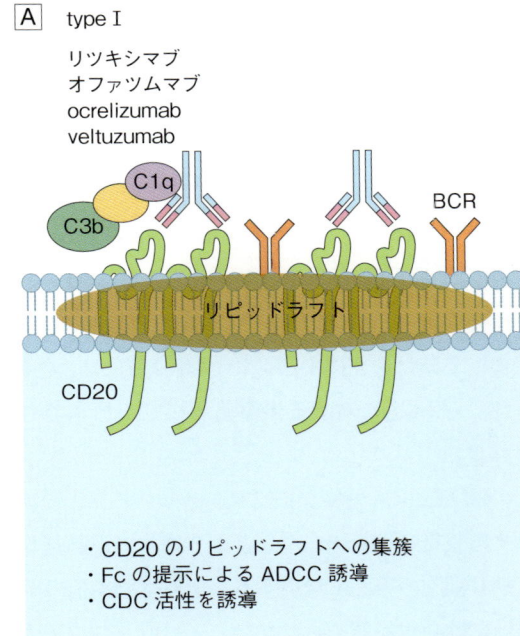
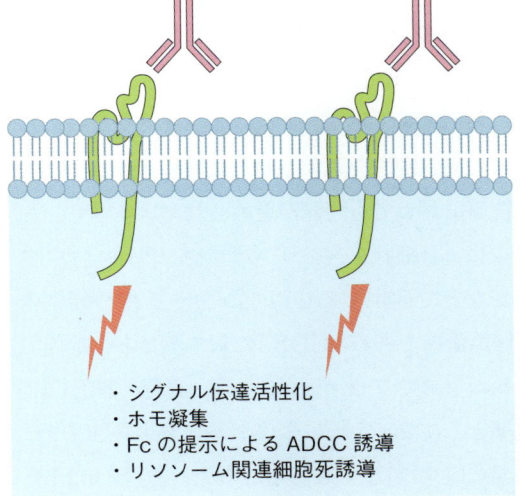

図8 ▶ CD20抗体の種類と作用機序

抗CD20抗体は，抗原に結合した後の作用機序の違いからtypeⅠ（A）とⅡ（B）に分類されている[28]．typeⅠはCD20に結合してからリピッドラフト上に集簇して機能を発揮する．Fc部分を効果的にNK細胞などのエフェクター細胞に提示しADCCを誘導したり，C1qなど補体結合を誘導しCDC活性を誘導する．また，BCRなどと連携し，細胞内にシグナルを伝達し，細胞死を誘導する．一方のtypeⅡにおいてはリピッドラフトへの集簇を誘導しない．主にシグナル伝達系活性化やADCC誘導により抗腫瘍活性を発揮する．表2も参照のこと

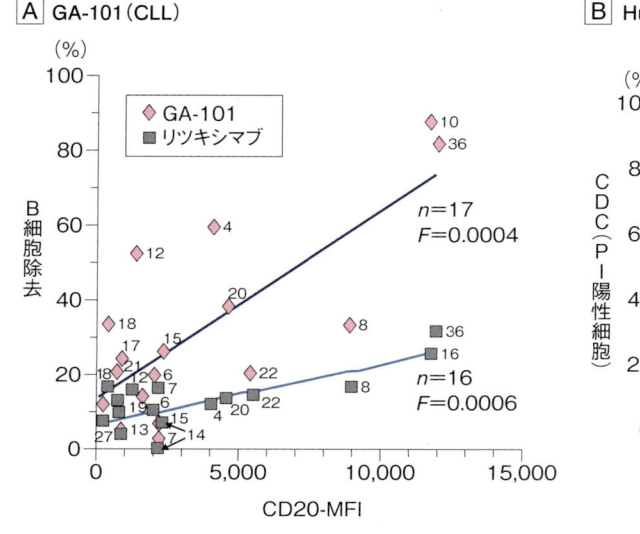
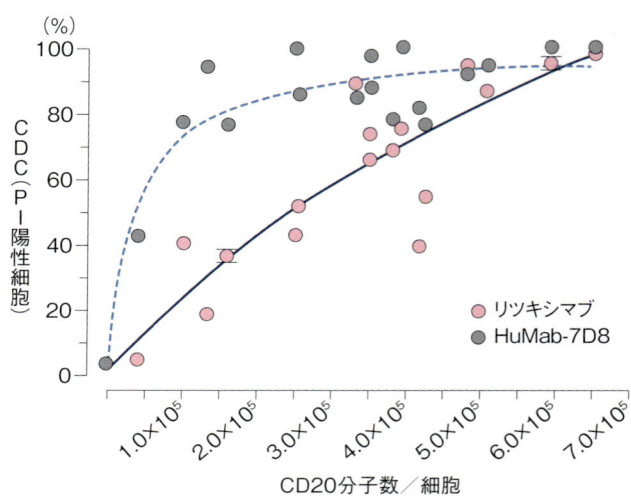

図9 ▶ CD20発現が弱いB細胞に対する新規抗CD20抗体の作用

A：B-CLL患者から採取された末梢血を用いて，リツキシマブおよびobinutuzumab（GA-101）によるB細胞除去効率（殺細胞効果）を確認した．GA-101（◆）によるB細胞除去効果は，リツキシマブ（●）による効果よりも有意に高く，CD20-MFIが低い症例に対しても同様の傾向が確認された（数字は患者番号） （文献29より引用）

B：CEM-CD20細胞を用いて，リツキシマブ（●）とHuMab-7D8（●）の殺細胞効果を，in vitro CDCアッセイで確認した．CD20の発現が低い細胞に対しても，HuMab-7D8はリツキシマブに比べてより高い殺細胞効果を発揮した （文献30より引用）

CD19陽性B細胞を直接認識して，HLA非依存的に細胞傷害活性を発揮するT細胞を人工的に作製する技術（chimeric antigen receptor；CAR）[33]も開発されている（CART-19）．CARは，モノクローナル抗体技術と細胞療法を融合させた技術であり，CD19以外の抗原に対しても開発が進められている[34]．

CD52は，B細胞を含むリンパ球や，単球，マクロファージなどで発現するGPIアンカーを持つ細胞表面糖鎖修飾蛋白である．CD52に対するヒト化抗体であるアレムツズマブ（campath）は，再発・難治CLLの治療薬として2001年に米国で承認され，2007年には初発CLLに対しても認可された．2014年11月には，日本でも再発・難治CLLに対する治療薬として認可された（マブキャンパス®）．

CD30は，TNF受容体スーパーファミリーに属する細胞膜蛋白であるが，ホジキンリンパ腫（Hodgkin lymphoma；HL）のRS細胞や未分化大細胞リンパ腫（anaplastic large cell lymphoma；ALCL），一部のDLBCLなどにおいても発現が認められる．ブレンツキシマブベドチンは，マウス-ヒトキメラ型抗CD30抗体に，抗癌剤であるMMAE（monomethyl auristatin E）が付加されており，CD30への結合後に細胞内へ取り込まれ，MMAEが放出されることによって薬効を発揮する．2014年4月には，再発・難治HL，ALCLに対する治療薬として，日本でも承認された．

CD22は，免疫グロブリンスーパーファミリーに属する膜貫通型糖蛋白で，前駆B細胞の細胞質および成熟B細胞の表面に発現する．形質細胞や他の系統の血球には発現が認められない．イノツズマブ・オゾガマイシン（CMC-544）は，ヒト化抗CD22抗体に抗癌剤カリケアマイシンを付加したADCである．これまでに再発・難治非ホジキンリンパ腫に対する第Ⅲ相試験まで施行されているが，現時点においてはその有効性が明らかではなく，製造販売承認には至っていない．

このほか，CD23，CD79などを標的とした抗体医

表3 ▶ 悪性リンパ腫に対する抗体医薬（主に抗CD20抗体以外）

	抗体	製品名	標的分子	薬剤付加（ADC）	対象疾患	その他
モノクローナル抗体医薬（一部薬剤付加）	MEDI-551		CD19	—	B-NHL	フコース化
	SAR3419		CD19	DM4	B-NHL	ヒト化
	MOR00208		CD19		B-NHL	ヒト化, Fc-最適化
	epratuzumab	lymphocide	CD22	—	NHL	ヒト化
	イノツズマブ, オゾガマイシン（CMC-544）		CD22	Calicheamicin	B-NHL	ヒト化
	DCDT2980S		CD22	Monomethyl auristatin E（MMAE）	B-NHL	
	iumiliximab		CD23	—	CLL	遺伝子改変マカクザル-ヒト IgA1
	ブレンツキシマブベドチン（SGN-35）	adcetris	CD30	MMAE	ALCL[*1], HL[*1] T/B-NHL	マウス-ヒト キメラ型 [*1]承認済み
	otlertuzumab（TRU-016）		CD37		NHL	ADAPTIR技術を用いた抗体様ヒト化蛋白
	アレムツズマブ	campath	CD52	—	B-CLL[*2], T-NHL	ヒト化 [*2]承認済み
	SGN-75		CD70	Monomethyl auristatin F（MMAF）	NHL	
	Anti-CD79b-MCC-DM1		CD79b	DM1	B-NHL	
	DCDS4501A		CD79b	MMAE	B-NHL	
	CT-011		PD-1	—	B-NHL	ヒト化
	モガムリズマブ（KW-0761）	Poteligeo	CCR4	—	ATL[*3], PTCL	ヒト化, 脱フコース, [*3]承認済み
	apolizumab（Hu1D10）		HLA-DR		B-NHL, B-CLL	ヒト化
二重特異性	blinatumomab（MT103, MEDI-538）		CD19/CD3	—		Bispecific T-cell Engagers（BiTE）短鎖二重特異性抗体
	lymphomun（Bi20; FBTA05）		CD20/CD3	—		二重特異性（Bispecific）3つの機能（trifunctional）
CAR	CART-19（CTL019など）		CD19			

B-NHL；成熟B細胞性非ホジキンリンパ腫（mature B-cell non-Hodgkin lymphoma），AIDS；後天性免疫不全症候群（acquired immune deficiency syndrome），CLL；慢性リンパ性白血病（chronic lymphocytic leukemia），ATL；成人T細胞白血病（adult T-cell leukemia），PTCL；末梢性T細胞リンパ腫（peripheral T-cell lymphoma）
（Alduaij W, et al：Blood. 2011；117（11）：2993-3001／Cang S, et al：J Hematol Oncol. 2012；5：64／Ujjani C, et al：Expert Rev Hematol, 2013；6（2）：191-202より引用改変）

薬が多数開発途上にある(**表3**)。抗体の抗原認識部位と他の蛋白機能ドメインを組み合わせた，まったく新しい発想での人工的な創薬も始まっており，今後の動向が期待される。

8 おわりに

抗体医薬は，ピンポイントで標的細胞を駆逐できる可能性がある一方で，標的蛋白の発現異常や腫瘍クローンの多様性のために，抗体医薬単剤で腫瘍を全滅させることは多くの場合困難である可能性がある。個々の患者の腫瘍の性状を見きわめ，適切な抗体医薬や他の分子標的薬の選択をすること，さらには従来法の抗癌剤を上手く併用していくことが，さらなる治療成績の向上に重要であると考えられる。

【謝辞】

WILL2細胞株を御供与頂きました和歌山県立医科大学・園木孝志先生に深謝致します。

文献

1) Swerdlow SH, et al : WHO Classification of Tumours of Haematopoietic and Lymphoid Tissues, 4th ed. IARC Press, 2008.
2) Walshe CA, et al : J Biol Chem. 2008 ; 283(25) : 16971-84.
3) Prevodnik VK, et al : Diagn Pathol. 2011 ; 6 : 33.
4) Miyoshi H, et al : Cancer Sci. 2012 ; 103(8) : 1567-73.
5) Tokunaga T, et al : Cancer Sci. 2014 ; 105(1) : 35-43.
6) Johnson NA, et al : Blood. 2009 ; 113(16) : 3773-80.
7) Lim SH, et al : Haematologica ; 95(1) : 135-43.
8) Cheson BD : J Clin Oncol. 2010 ; 28(21) : 3525-30.
9) Smith MR : Oncogene. 2003 ; 22(47) : 7359-68.
10) Rezvani AR, et al : Best Pract Res Clin Haematol. 2011 ; 24(2) : 203-16.
11) Suzuki Y, et al : Ann Hematol. 2012 ; 91(7) : 997-1005.
12) Hiraga J, et al : Blood. 2009 ; 113(20) : 4885-93.
13) Tomita A, et al : Int J Hematol. 2007 ; 86(1) : 49-57.
14) Terui Y, et al : Clin Cancer Res. 2009 ; 15(7) : 2523-30.
15) Mishima Y, et al : Blood Cancer J. 2011 ; 1(4) : e15.
16) Beum PV, et al : J Immunol. 2006 ; 176(4) : 2600-9.
17) Beers SA, et al : Blood. 2010 ; 115(25) : 5191-201.
18) Lapalombella R, et al : Blood. 2008 ; 112(13) : 5180-9.
19) Bil J, et al : Blood. 2010 ; 115(18) : 3745-55.
20) Takei K, et al : Leuk Res. 2006 ; 30(5) : 625-31.
21) Persky DO, et al : Haematologica. 2012 ; 97(6) : 937-42.
22) Hayden-Ledbetter MS, et al : Clin Cancer Res. 2009 ; 15(8) : 2739-46.
23) van Meerten T, et al : Best Pract Res Clin Haematol. 2011 ; 24(2) : 231-56.
24) Cang S, et al : J Hematol Oncol. 2012 ; 5 : 64.
25) ClinicalTrials. gov [http://www.clinicaltrials.gov]
26) Niederfellner GJ, et al : ASH meeting. 2009, Abst #3726.
27) van Meerten T, et al : Best Pract Res Clin Haematol. 2011 ; 24(2) : 231-56.
28) Cragg MS : Blood. 2011 ; 118(2) : 219-20.
29) Patz M, et al : Br J Haematol. 2011 ; 152(3) : 295-306.
30) van Meerten T, et al : Haematologica. 2010 ; 95(12) : 2063-71.
31) Shimada K, et al : Br J Haematol. 2014 ; 166(3) : 455-7.
32) Buhmann R, et al : J Transl Med. 2013 ; 11 : 160.
33) Kershaw MH, et al : Nat Rev Cancer. 2013 ; 13(8) : 525-41.
34) Watanabe K, et al : J Immunol. 2015 ; 194(3) : 911-20.

B細胞性腫瘍に対するレナリドミド治療

杉谷未央

1 はじめに

レナリドミド（lenalidomide；LEN）はサリドマイド（thalidomide；THAL）の誘導体で第2世代の免疫調整薬（immunomodulatory drug；IMiD）に属し、わが国においては、再発、または難治性の多発性骨髄腫、および5番染色体長腕部欠失を伴う骨髄異形成症候群に対する治療薬として承認されている。近年、B細胞性腫瘍に対するLEN治療の有効性が多数報告されており、本項ではLENのB細胞性腫瘍に対する作用、ならびに治療効果について概説する。

2 LENのB細胞性腫瘍に対する作用

LENはTHALを基本骨格に合成された薬剤で第2世代のIMiDに属し、その構造変化により、THALよりも強力な免疫調整作用や抗腫瘍効果を有するとされている[1,2]。LENのB細胞性腫瘍に対する作用は、抗腫瘍免疫活性化作用、腫瘍環境調節効果、ならびに直接的抗腫瘍効果の3つが挙げられる（図1）。

LENはNK細胞[3,4]やNKT細胞[5]の活性化・増殖を誘導したり[6]、T細胞受容体を介したインターロイキン-2（interleukin-2；IL-2）やインターフェロン-γ（interferon-gamma；IFN-γ）の産生を亢進させたりすることで[7,8]、抗腫瘍免疫活性化作用を発揮する[1]。

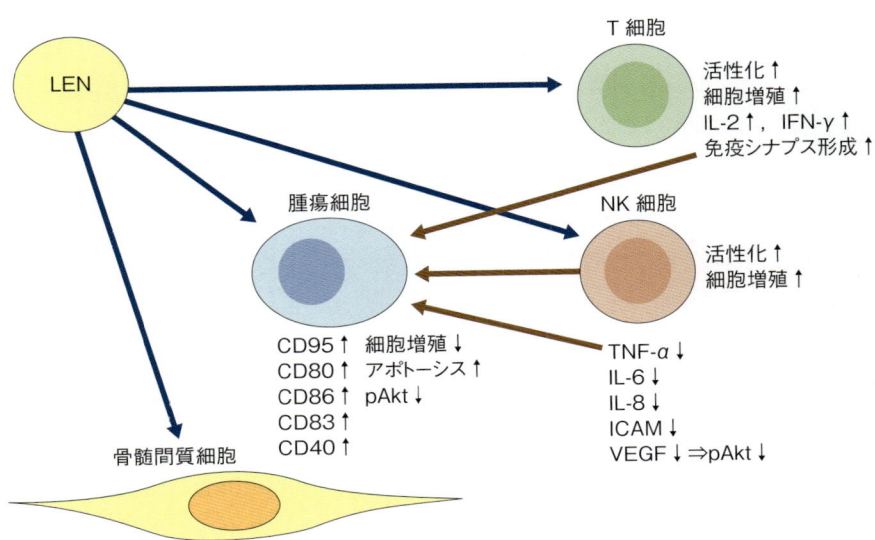

図1 ▶ LENのB細胞性腫瘍に対する作用
TNF-α：tumor necrosis factor alpha, ICAM：intercellular adhesion molecule, VEGF：vascular endothelial growth factor

またLENは免疫シナプス形成の亢進にも関与する[6, 9]。in vitroにおいて、LENはCD95（Fas）、CD80，CD86，CD83，CD40の発現増加を促し[10]，腫瘍フレア反応や免疫調節による抗腫瘍効果を引き起こす[1]。さらに、LENは腫瘍微小環境において、生存促進性サイトカインである腫瘍壊死因子（tumor necrosis factor-α；TNF-α），IL-6，IL-8，血管内皮増殖因子（vascular endothelial growth factor；VEGF）を減少させ[11-13]，VEGF誘導性phosphatidyl inositol-3'-kinase/Akt（PI3-AKT）シグナルを阻害し、Aktのリン酸化を阻害することで、抗増殖効果・抗血管新生効果を発揮すると考えられている[1]。

そのほか、制御性T細胞の機能阻害効果も報告されている[14-16]。直接的抗腫瘍効果としては，p21癌抑制蛋白の発現誘導などのほか、セレブロンを介したIkaros，Aiolosなどの抑制効果も重要とされている[17-20]。

LENはリツキシマブ（rituximab）との併用により相乗的な抗腫瘍効果をもたらすことが報告されている[21-25]。マントル細胞リンパ腫（mantle cell lymphoma；MCL）由来の細胞株において、リツキシマブ・LEN併用群はLEN単独よりも、より効果的に細胞増殖を阻害し、アポトーシスを誘導することが示されたほか、MCLモデルマウスにおいてもリツキシマブ・LEN併用群は生存期間の延長を認めている[24]。

LENはin vivo，in vitroともにNK細胞を介したリツキシマブの抗体依存性細胞介在性細胞傷害（antibody-dependent cell-mediated cytotoxicity；ADCC）活性を増強することが期待できる[22, 26]。リツキシマブを含む化学療法施行後1年以内の再発患者は予後不良であり、再治療による奏効率も低いが[27]，リツキシマブ・LEN併用により、LENはリツキシマブへの感受性を改善し、抗腫瘍効果を増強させうることが報告されている[23, 25]。

3 LENの治療成績

1．非ホジキンリンパ腫

① aggressive non-Hodgkin lymphoma

Wiernikらは再発・難治のアグレッシブ非ホジキンリンパ腫（aggressive non-Hodgkin lymphoma；NHL）49人を対象にLEN単剤療法の第Ⅱ相試験（NHL-002）を実施した。投与スケジュールはLEN 25mg/日21日連続投与，28日ごとで行い、奏効率35%（12% CR/CRu），奏効期間中央値6.2カ月、無増悪生存期間中央値4カ月であった。主な有害事象はgrade 3/4好中球減少（24.5%/8.2%），grade 3/4血小板減少（12.2%/8.2%），grade 3白血球減少（14.3%）であった[16]。

続いてWitzigらは再発・難治のaggressive NHL 217人を対象にLEN単剤療法の第Ⅱ相試験（NHL-003）を実施した。投与スケジュールはNHL-002と同様で、奏効率35%（13% CR, 22% PR），奏効期間中央値10.6カ月、無増悪生存期間中央値3.7カ月であった。主な有害事象はgrade 4好中球減少（17%），grade 4血小板減少（6%）であった[28]。

NHL-002試験およびNHL-003試験において、自家末梢血幹細胞移植（autologous stem cell transplantation；ASCT）治療歴の有無で後方視的な解析を行った〔ASCT（＋）群：87人，ASCT（－）群：179人〕。ASCT（＋）群は奏効率39%（CR 14%），奏効期間中央値7.9カ月、無増悪生存期間中央値3.7カ月であり、ASCT後の症例に対してもLEN単剤療法は効果的であることが示唆された[19]。

Czuczmanらは再発・難治のtransformed NHLに対してLEN単剤療法を実施した。奏効率46%，奏効期間中央値12.8カ月、無増悪生存期間中央値は5.4カ月であった。transformed FL（transformed follicular lymphoma）では奏効率57%，奏効期間中央値12.8カ月であったのに対し、transformed CLL（transformed chronic lymphocytic leukemia）/SLL（small lymphocytic lymphoma）ではLEN単

剤療法の効果は認めず，LENの治療反応性は組織型と関係がある可能性が示唆された[29]。

また，再発・難治のびまん性大細胞型B細胞リンパ腫(diffuse large B-cell lymphoma；DLBCL) 40人を対象にLENに対する治療反応性を解析したところ，DLBCLの表現型により治療効果が異なることが明らかとなった。non-GCB (non-germinal center B cell-like) typeは奏効率52.9％ (CR 23.5％)，無増悪生存期間中央値6.2カ月であったのに対し，GCB typeは奏効率8.7％ (CR 4.3％) ($p=0.006$)，無増悪生存期間中央値1.7カ月 ($p=0.004$) であった。ただし生存期間に差はなかった[30]。

リツキシマブとの併用療法の報告もあり，Wangらは再発・難治のDLBCL, FL grade 3, transformed NHL 45人を対象に第II相試験を実施した。投与スケジュールはLEN 20mg/日21日間連続投与，1サイクルのみリツキシマブ375mg/m^2 週1回投与，28日ごとに行い，奏効率33％，奏効期間中央値10.2カ月，無増悪生存期間中央値3.7カ月，生存期間中央値10.7カ月であった。主なgrade 3/4有害事象は好中球減少53％，リンパ球減少40％，血小板減少33％，白血球減少27％，貧血18％であった。PR以上の効果が得られた15人のうち，9人 (CR 6人/PR 3人) に対して造血幹細胞移植を施行したところ，奏効期間の延長が認められた[25]。

また，Zinzaniらは，高齢者の再発・難治DLBCL 23人を対象に第II相試験を実施した。寛解導入療法はLEN 20mg/日21日間連続投与，リツキシマブ375mg/m^2 (day 1, 21)，28日ごとに4サイクル行い，SD以上の効果が得られればLEN維持療法を8サイクル追加した。寛解導入療法終了時点で奏効率35％であり，10人がLEN維持療法を行い，そのうち8人がCRを獲得した。すべての治療が終わった時点でCR 35％，奏効期間中央値32カ月であった[31]。

R-CHOP療法 (リツキシマブ・シクロホスファミド・ドキソルビシン・ビンクリスチン・プレドニゾロン) との併用療法も試みられており，Nowakowskiらは初発aggressive B-cell lymphoma (DLBCLまたはFL grade 3) 24人を対象に第I相試験を実施した。投与スケジュールはLEN 10日間連続投与，R-CHOP療法を21日ごとに行った。LEN 15mg, 20mg, 25mg/日で行い，用量制限毒性は認めなかった。奏効率100％ (CR 77％)，主な有害事象はgrade 4好中球減少67％，血小板減少21％，発熱性好中球減少症4％であった[32]。

また，TillyらはB-cell lymphoma 27人を対象に第Ib試験を実施した。投与スケジュールはLEN 5mg, 10mg, 15mg, 20mg, 25mg/日14日間連続投与，R-CHOP療法を21日ごとに行った。奏効率96％ (74％ CR/CRu)，主な有害事象はgrade 3/4好中球減少19％/41％, grade 3/4血小板減少26％/4％であった[33]。

Vitoloらは，60〜80歳の高齢者の初発DLBCLまたはgrade 3b FL 49人を対象に第II相試験 (REAL 07) を実施した。投与スケジュールはLEN 15mg/日14日間連続投与，R-CHOP療法を21日ごとに行った。奏効率92％ (CR 86％, PR 6％)，主な有害事象はgrade 3/4好中球減少31％, grade 3/4白血球減少28％, grade 3/4血小板減少13％であった。grade 4の非血液毒性は認めなかった[34]。そのほか，LEN・R-ICE (リツキシマブ・イホスファミド・カルボプラチン・エトポシド) 療法[35]やLEN・リツキシマブ・ベンダムスチンとの併用療法[36]も試みられている。

② indolent NHL

Witzigらは再発・難治のindolent NHL 43人を対象に第II相試験 (NHL-001) を実施した。投与スケジュールは，LEN 25mg/日21日間連続投与，28日ごとに行った。全奏効率23％ (7％ CR/CRu)，無増悪生存期間中央値4.4カ月であった。主な有害事象はgrade 3/4好中球減少 (30％/16％)，血小板減少 (14％/5％) であった[37]。

一方，KiesewetterらはMALT lymphoma 18人を対象に第II相試験を実施した。投与スケジュールは，LEN 25mg/日21日間連続投与，28日ごと

に行った。奏効率61％（CR 6人，PR 5人），主な有害事象はgrade 3好中球減少17％であった[38]。またTuscanoらは再発・難治indolent NHL 27人を対象にLENとリツキシマブの併用療法の第Ⅱ相試験を実施した。投与スケジュールはLEN 25mg/日21日間連続投与（28日ごと），リツキシマブを週に1回投与，4週投与で行った。奏効率74％（CR 44％），無増悪生存期間中央値12.4カ月であった。リツキシマブ抵抗性の患者に対しても奏効率61.5％と良好な結果が得られた。grade 3/4有害事象はリンパ球減少45％，好中球減少55％，疲労23％，低ナトリウム血症9％であった。22人にFCGR3A遺伝子多型を認めたが，リツキシマブ低親和性FCGR3A遺伝子多型の患者に対しても奏効率・無増悪生存期間の改善を認め，LENはリツキシマブの効果を改善することが示唆された[39]。

③マントル細胞リンパ腫（mantle cell lymphoma；MCL）

前述のNHL-002試験[16]，およびNHL-003試験[28]では，MCLに対するLEN単剤療法が検討され，それぞれ全奏効率53％（CR 20％），42％（CR/CRu 21％），無増悪生存期間中央値5.6カ月，5.7カ月と報告されている。

一方，EveらはMCL 再発・難治のMCL 26人を対象に第Ⅱ相試験を実施した。本試験では，LEN 25mg/日21日間連続投与，28日ごとに6サイクル行い，SD以上の効果が得られた場合，その後，LEN少量維持療法（LEN 15mg/日21日間連続投与，28日ごと）を行ったが，奏効率31％，奏効期間中央値22.2カ月，無増悪生存期間中央値3.9カ月であった。また，LEN少量維持療法は，無増悪生存期間中央値を14.6カ月に延長した。主な有害事象はgrade 3/4好中球減少（50％/12％），grade 3/4血小板減少（15％/27％），grade 3貧血（15％），grade 3感染（35％）であった[6]。

Goyらは再発またはボルテゾミブ（bortezomib；Bor）不応のMCL 134人を対象に第Ⅱ相試験（MCL-001 trial：EMERGE）を実施した。投与スケジュールは，LEN 25mg/日21日間連続投与，28日ごとに行った。奏効率28％（CR/CRu 7.5％），奏効期間中央値16.6カ月，無増悪生存期間中央値4.0カ月，生存期間中央値19カ月であった。主なgrade 3/4有害事象は好中球減少（43％），血小板減少（28％），貧血（11％），肺炎（8％），疲労（7％）であった[40]。

Zajaらは再発・難治MCL 33人を対象にLENとデキサメタゾン併用療法の第Ⅱ相試験を実施した。投与スケジュールは，LEN 25mg/日21日間連続投与とデキサメタゾン40mg/日（day1，8，15，22投与）で28日ごとに行った。奏効率52％（CR 24％），無増悪生存期間中央値12カ月，生存期間中央値20カ月であった。主なgrade 3/4有害事象は好中球減少53％，白血球減少25％，血小板減少22％，感染12％，発熱性好中球減少症12％であった[41]。Wangらは再発・難治のMCLを対象にLENとリツキシマブ併用療法の第Ⅰ/Ⅱ相試験（$n=52/44$）を実施した。投与スケジュールはLEN 21日間連続投与，28日ごととリツキシマブ375mg/m^2，週に1回を計4回投与（1サイクルのみ）で行った。第Ⅰ相試験の結果，LENの最大耐用量（maximum tolerated dose；MTD）は20mg/日に設定され，続いて第Ⅱ相試験を実施した。奏効率57％（CR 36％，PR 20％），奏効期間中央値18.9カ月，無増悪生存期間中央値11.1カ月，生存期間中央値24.3カ月であった。Bor治療歴のある患者に対しても奏効が得られた（36％）。主な有害事象はgrade 3/4好中球減少66％，リンパ球減少36％，白血球減少30％，血小板減少23％であった[26]。

Ahmadiらはリツキシマブ抵抗性再発・難治indolent NHL・MCLを対象に，LEN・少量デキサメタゾン・リツキシマブ併用療法の第Ⅱ相試験を行い，奏効率58％，無増悪生存期間中央値23.7カ月と良好な成績を報告している[42]。

一方，再発・難治MCLに対するLEN・Bor併用療法の第Ⅱ相試験（CALGB50501試験）では，死亡率が高く（62％），至適レジメンの再検討が望まれる（**表1**）[43]。

表1 ▶ B細胞性リンパ腫に対するレナリドミド単剤・併用療法の臨床試験

疾患名	レジメン	相	症例数	奏効率(%)	無増悪生存期間中央値(カ月)	文献
再発・難治 aggressive NHL (NHL-002)	LEN	II	49	35	4	16)
再発・難治 aggressive NHL (NHL-003)	LEN	II	217	35	3.7	28)
再発・難治 aggressive NHL	LEN＋Rit	II	45	33	3.7	25)
再発・難治 DLBCL	LEN＋Rit	II	23	35	NA	31)
初発 aggressive NHL	LEN＋R-CHOP	I	24	100	NA	32)
B-cell lymphoma	LEN＋R-CHOP	Ib	27	96	NA	33)
初発 DLBCL/Grade 3b FL (REAL07)	LEN＋R-CHOP	II	49	92	NA	34)
再発・難治 indolent NHL (NHL-001)	LEN	II	43	23	4.4	37)
MALT lymphoma	LEN	II	18	61	NA	38)
再発・難治 indolent NHL	LEN＋Rit	II	27	74	12.4	39)
再発・難治 MCL	LEN	II	26	31	3.9	6)
再発・Bor不応のMCL	LEN	II	134	28	4	40)
再発・難治 MCL	LEN＋DEX	II	33	52	12	41)
再発・難治 MCL	LEN＋Rit	I/II	52/44	57	11.1	26)
Rit抵抗性再発・難治 indolent NHL・MCL	LEN＋Rit＋DEX	II	27	58	23.7	42)

NHL: non-Hodgkin lymphoma, DLBCL: diffuse large B-cell lymphoma, FL: follicular lymphoma, MALT lymphoma: mucosa-associated lymphoid tissue lymphoma, MCL: mantle cell lymphoma, LEN: レナリドミド, Rit: リツキシマブ, Bor: ボルテゾミブ, R-CHOP: リツキシマブ・シクロホスファミド・ドキソルビシン・ビンクリスチン・プレドニゾロン, DEX: デキサメタゾン, NA: not available

2. 慢性リンパ性白血病

再発・難治慢性リンパ性白血病(chronic lymphocytic leukemia；CLL)に対するLEN単剤療法の奏効率は11〜47%(CR 0〜9%)と報告されている[44-46]。主な有害事象はgrade 3/4好中球減少65〜70%，感染症5〜40%，腫瘍フレア反応9.6〜58%，腫瘍崩壊症候群3.8〜5%，深部静脈血栓症5%であった[47]。また，初発CLL[48]や再発・難治CLL[49]に対して，LEN・リツキシマブ併用療法で奏効率の向上が報告されている。

3. 原発性ALアミロイドーシス

原発性アミロイドーシスに対するLEN・デキサメタゾン療法は，血液学的奏効率41〜67%，奏効期間中央値19.2カ月，生存期間中央値31カ月と報告されている[50, 51]。主な有害事象は血球減少，皮疹，全身倦怠感，筋痙攣であった[52]。腎病変を認める患者の41%で50%以上の尿蛋白減少を認めたが，アミロイドーシスの患者ではLENはしばしば腎機能を悪化させることがあり[53]，注意が必要である。また，心アミロイドーシス[Mayo Clinic stage III (serum cardiac troponin T (cTnT) > 0.035 μg/L and N-terminal pro-brain natriuretic peptide (NT-proBNP) > 332ng/L][54]を有する高リスク患者では，LENへの治療反応性は乏しい可能性も指摘されている[52]。

初発の原発性ALアミロイドーシスに対するLEN・メルファラン(melphalan；Mel)・デキサメタゾン併用療法の第I/II相試験では，血液学的奏効率58%(CR 42%)，2年無再発生存率54%，2年全生存率81%と報告されている[55]。また，他の第II相試験では

骨髄抑制が問題となるが，奏効率50%（CR 7%）と報告されている[56]。心アミロイドーシスの患者に対しても1年生存率58%，臓器効果8%と報告されている[57]。

初発を含む原発性ALアミロイドーシスに対するLEN・シクロホスファミド・デキサメタゾン療法では，血液学的奏効率60%，生存期間中央値37.8カ月と報告されるほか[58]，再発症例に対しても奏効率62%と良好な成績が得られている[58-60]。

Mel・Bor・THAL治療後のLEN salvage治療では，血液学的奏効率41〜61%と報告されている[61, 62]。

4. 原発性マクログロブリン血症

原発性マクログロブリン血症に対するLEN・リツキシマブ併用療法の奏効率は50%であったが，LENによる貧血増悪が懸念され，注意が必要である[63]。

4 おわりに

B細胞性腫瘍に対するLENの作用機序を概説し，治療効果についての知見を紹介した。LEN導入により，B細胞性腫瘍のさらなる治療成績の向上が期待され，今後，LENと他剤との併用療法や副作用をより軽減したレジメンの開発が望まれる。

文献

1) Chanan-Khan AA, et al：J Clin Oncol. 2008；26(9)：1544-52.
2) Bartlett JB, et al：Nat Rev Cancer. 2004；4(4)：314-22.
3) Davies FE, et al：Blood. 2001；98(1)：210-6.
4) Zhu D, et al：Cancer Immunol Immunother. 2008；57(12)：1849-59.
5) Song W, et al：Clin Cancer Res. 2008；14(21)：6955-62.
6) Eve HE, et al：Br J Haematol. 2012；159(2)：154-63.
7) Corral LG, et al：J Immunol. 1999；163(1)：380-6.
8) Schafer PH, et al：J Pharmacol Exp Ther. 2003；305(3)：1222-32.
9) Ramsay AG, et al：Blood. 2009；114(21)：4713-20.
10) Chanan-Khan A, et al：Lancet Oncol. 2006；7(6)：480-8.
11) Marriott JB, et al：Curr Drug Targets Immune Endocr Metabol Disord. 2003；3(3)：181-6.
12) Anderson KC：Semin Hematol. 2005；42(4 Suppl 4)：S3-8.
13) Chanan-Khan A, et al：Blood. 2005；106：abstract 2975a.
14) Galustian C, et al：Proc Am Assoc Cancer Res. 2006；47：754a (abstract 4882).
15) Lentzsch S, et al：Leukemia. 2003；17(1)：41-4.
16) Wiernik PH, et al：J Clin Oncol. 2008；26(30)：4952-7.
17) Gandhi AK, et al：Leuk Res. 2006；30(7)：849-58.
18) Verhelle D, et al：Cancer Res. 2007；67(2)：746-55.
19) Vose JM, et al：Br J Haematol. 2013；162(5)：639-47.
20) Krönke J, et al：Science. 2014；343(6168)：301-5.
21) Hernandez-Ilizaliturri FJ, et al：Clin Cancer Res. 2005；11(16)：5984-92.
22) Wu L, et al：Clin Cancer Res. 2008；14(14)：4650-7.
23) Reddy N, et al：Br J Haematol. 2008；140(1)：36-45.
24) Zhang L, et al：Am J Hematol. 2009；84(9)：553-9.
25) Wang M, et al：Leukemia. 2013；27(9)：1902-9.
26) Wang M, et al：Lancet Oncol. 2012；13(7)：716-23.
27) Gisselbrecht C, et al：J Clin Oncol. 2010；28(27)：4184-90.
28) Witzig TE, et al：Ann Oncol. 2011；22(7)：1622-7.
29) Czuczman MS, et al：Br J Haematol. 2011；154(4)：477-81.
30) Hernandez-Ilizaliturri FJ, et al：Cancer. 2011；117(22)：5058-66.
31) Zinzani PL, et al：Hematol Oncol. 2013；31(4)：223-4.
32) Nowakowski GS, et al：Leukemia. 2011；25(12)：1877-81.
33) Tilly H, et al：Leukemia. 2013；27(1)：252-5.
34) Vitolo U, et al：Lancet Oncol. 2014；15(7)：730-7.
35) Feldman T, et al：Br J Haematol. 2014；166(1)：77-83.
36) Hitz F, et al：Ann Hematol. 2013；92(8)：1033-40.
37) Witzig TE, et al：J Clin Oncol. 2009；27(32)：5404-9.
38) Kiesewetter B, et al：Haematologica. 2013；98(3)：353-6.
39) Tuscano JM, et al：Br J Haematol. 2014；165(3)：375-81.
40) Goy A, et al：J Clin Oncol. 2013；31(29)：3688-95.
41) Zaja F, et al：Haematologica. 2012；97(3)：416-22.
42) Ahmadi T, et al：Cancer. 2014；120(2)：222-8.
43) Morrison VA, et al：Leuk Lymphoma. 2015；56(4)：958-64.
44) Chanan-Khan A, et al：J Clin Oncol. 2006；24(34)：5343-9.
45) Ferrajoli A, et al：Blood. 2008；111(11)：5291-7.
46) Wendtner CM, et al：Leuk Lymphoma. 2012；53(3)：417-23.
47) Cuthill K, et al：Br J Haematol. 2013；163(4)：423-35.
48) James DF, et al：J Clin Oncol. 2014；32(19)：2067-73.
49) Badoux XC, et al：J Clin Oncol. 2013；31(5)：584-91.
50) Dispenzieri A, et al：Blood. 2007；109(2)：465-70.
51) Sanchorawala V, et al：Blood. 2007；109(2)：492-6.
52) Gertz MA：Am J Hematol. 2014；89(12)：1132-40.
53) Specter R, et al：Nephrol Dial Transplant. 2011；26(3)：881-6.
54) Dispenzieri A, et al：J Clin Oncol. 2004；22(18)：3751-7.
55) Moreau P, et al：Blood. 2010；116(23)：4777-82.
56) Sanchorawala V, et al：Haematologica. 2013；98(5)：789-92.
57) Dinner S, et al：Haematologica. 2013；98(10)：1593-9.
58) Kumar SK, et al：Blood. 2012；119(21)：4860-7.
59) Palladini G, et al：Haematologica. 2013；98(3)：433-6.
60) Kastritis E, et al：Blood. 2012；119(23)：5384-90.
61) Palladini G, et al：Ann Hematol. 2012；91(1)：89-92.
62) Mahmood S, et al：Br J Haematol. 2014；166(6)：842-8.
63) Treon SP, et al：Clin Cancer Res. 2009；15(1)：355-60.

MEMO 「再発性FLに対するLEN含有化学療法のrandomized control trial（RCT）」

　本項ではB細胞性腫瘍に対するLEN，あるいはLEN含有化学療法のうち，主に第Ⅰ・第Ⅱ相臨床試験の結果が総括されているが，本書の出版準備中に再発性FLを対象とした第Ⅲ相RCTの結果が論文発表された[1]。再発性FLを対象にLEN＋Rit併用療法（LR），LEN単独療法（L）を比較することとなったCALGB50401（Alliance）試験（予定されたRit単独療法群は中止）では，LR群でORR 76%（CR 39%），TTP（中央期間）2年，L群でORR 53%（CR 20%），TTP（中央期間）1.1年であり，ともにLR群で有意に治療成績が良好であった（図）[1]。また，L群で有意に治療中止が高頻度であった。本試験ではRit含有前治療から増悪までに6カ月以上経過した症例を対象としており，再発FLに対する新たな治療オプションとしてのLR療法の確立が期待される。

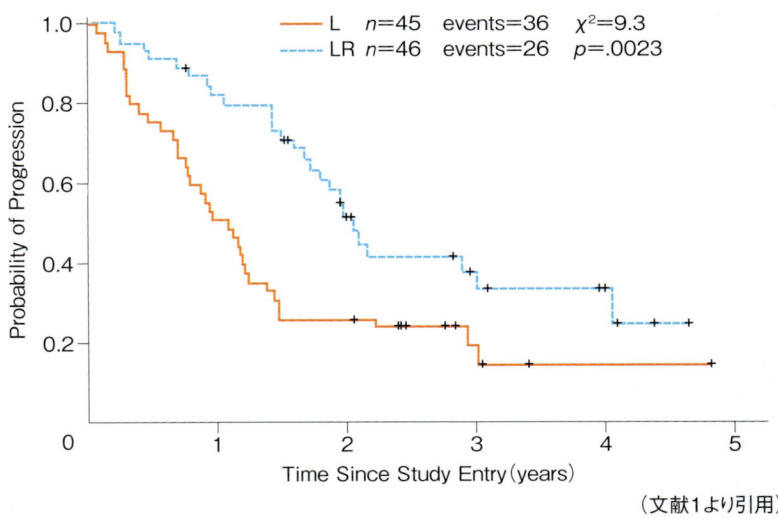

図 ▶ L, LRによるTTP

（文献1より引用）

1) Leonard JP, et al : J Clin Oncol. 2015 ; 33(31) : 3635-40.

黒田純也

第11章 B細胞系腫瘍に対する新規B細胞受容体シグナル分子標的薬

坂井 晃

1 はじめに

B細胞系腫瘍の特徴として、その細胞起源が正常B細胞分化のどの段階に属するかによって細胞表面抗原の発現に違いがある。この中でB細胞受容体（B cell receptor；BCR）の発現は、免疫グロブリンheavy（IgH）鎖やlight（IgL）鎖のアイソタイプの違いはあるにしても、ほとんどのB細胞系腫瘍において認められ、またこのBCR発現パターンによってクローナリティが証明される。

正常B細胞は、未熟B細胞が骨髄からリンパ節に入りリンパ濾胞内で抗原刺激を受けると、IgH鎖の可変領域の体細胞超変異（somatic hypermutation；SHM）や定常領域のクラススイッチを起こし、記憶B細胞や抗体産生細胞である形質細胞に分化する。この抗原抗体反応によるBCRからのシグナル伝達がB細胞の活性化や生存の基本であり、さらに最近の研究からB細胞系腫瘍においてもBCRからのシグナル伝達がその病態に深く関係することがわかってきた[1-3]。そうなるとそのシグナル伝達に関与する分子を標的とした治療方法の開発につながり、様々な分子標的薬が開発され基礎研究から臨床研究まで多くの報告がある[3]。

本項では、その中でも既に慢性リンパ性白血病（chronic lymphocytic lymphoma；CLL）やマントル細胞リンパ腫（mantle cell lymphoma；MCL）において、際立った臨床効果が報告されているブルトン型チロシンキナーゼ（Bruton tyrosine kinase；BTK）阻害薬であるibrutinib（PCI-32765）を中心に概説する。

2 正常B細胞におけるBCRシグナリング（図1）[3, 4]

BCRはITAMs（immunoreceptor tyrosine-based activation motifs）と呼ばれるCD79AとCD79Bのヘテロダイマーと結合しており、抗原刺激を受けるとLYNによってリン酸化される。さらにSYK（spleen tyrosine kinase）が結合しリン酸化されるとphosphoinositide 3-kinase（PI3Kδ）が活性化され、これによってphosphatidylinositol 4, 5-bisphosphate（PIP2）がphosphatidylinositol 3, 4, 5-triphosphate（PIP3）に変換される。このPIP3にBTKとAKTが結合する。またリン酸化されたSYKはBTKをリン酸化し活性化する。

さらに活性化されたBTKがPLCγ2（phospholipase C gamma 2）をリン酸化する。このPLCγ2がセカンドメッセンジャーとなりPKCβ（protein kinase Cβ）を活性化し、さらにPKCβがCARD11をリン酸化し、CARD11はBCL10とMALT1とのCBM complexを形成後、さらにこれらがIKK（IκB kinase）を活性化し、IKKがNF-κB（nuclear factor κB）を活性化することで細胞の生存や増殖に関連する遺伝子発現が誘導される。また一方でLYNの活性化の持続は、BCRの活性化シグナルを抑制する経路を誘導する[3]。

3 B細胞系腫瘍におけるBCRシグナリング

B細胞系腫瘍の病態にもBCRからの刺激は重要であり、それにはABC（activated B-cell-like）びまん性大細胞型B細胞リンパ腫（diffuse large B-cell

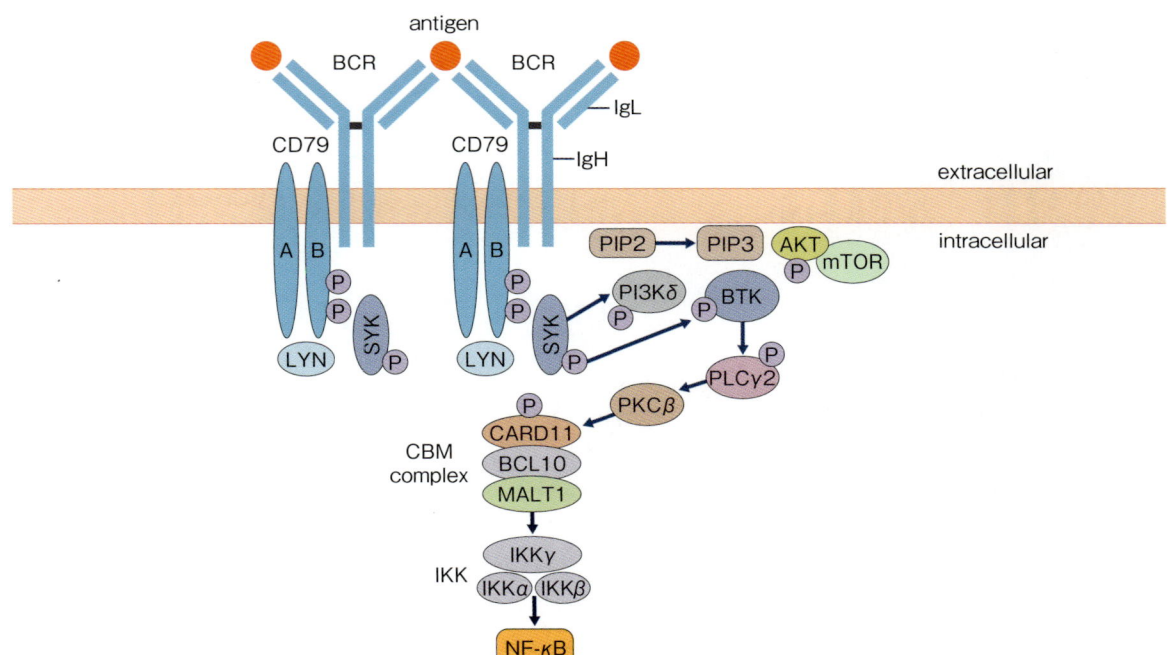

図1 ▶ 正常B細胞におけるBCRシグナリング　　　　　　　　　　　　　　　　　　　　　　　　　（文献3, 4から引用改変）

lymphoma；DLBCL）に代表されるchronic active BCR signalingとバーキットリンパ腫（Burkitt lymphoma；BL）で認められるtonic BCR signalingがある（図2）[3]。BCRシグナル伝達のアダプター分子であるCARD11は，NF-κBの活性化とABC DLBCLの生存に重要であり，ABC DLBCLの約10％にCARD11のmutationを認めるが[5]，その他の野生型CARD11が関与するメカニズムは不明であった。

2010年RNA干渉法を用いた遺伝子スクリーニングにより，BCRシグナル伝達の構成因子であるBTKが，野生型CARD11を持つABC DLBCLの生存に不可欠であることが明らかになった[1]。さらにIgM，Ig-κ，CD79A，CD79Bのノックダウンによって野生型CARD11を持つABC DLBCLは死滅したが，GCB（germinal center B-cell-like）DLBCLなどほかのリンパ腫は死滅しなかった[1]。

またABC DLBCLのBCRは，抗原刺激された正常B細胞と同様に，細胞膜に拡散性の低い顕著なクラスターを形成していた。CD79Aのmutationは稀であるが，ABC DLBCLではCD79Bのmutationを約20％に認め，BLやマルトリンパ腫（mucosa-associated lymphoid tissue lymphoma；MALT lymphoma）には認めなかった[1]。このCD79のmutationは，BCRのエンドサイトーシスやLYNを抑制することでBCRの細胞表面への発現を持続すると考えられている[3]。これらのことからchronic active BCR signalingがABC DLBCLの新規の発病メカニズムであると考えられるようになった。

またB細胞の多くは，抗原刺激によりリンパ濾胞内でIgMからIgGへクラススイッチするが，B細胞系腫瘍においてはIgM型のBCRであることが多い。その理由としてIgM型BCRのほうが，NF-κBなどの細胞の生存や増殖を活性化するシグナル伝達に関与し，IgG型BCRは形質細胞への分化を誘導するシグナル伝達に関与するため，腫瘍化したB細胞にはIgM型BCRが多いと考えられている[3]。

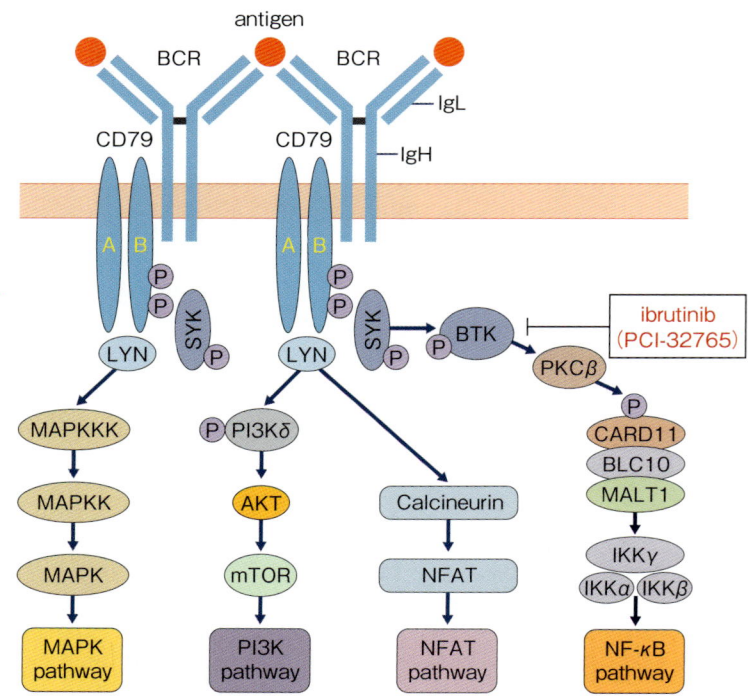
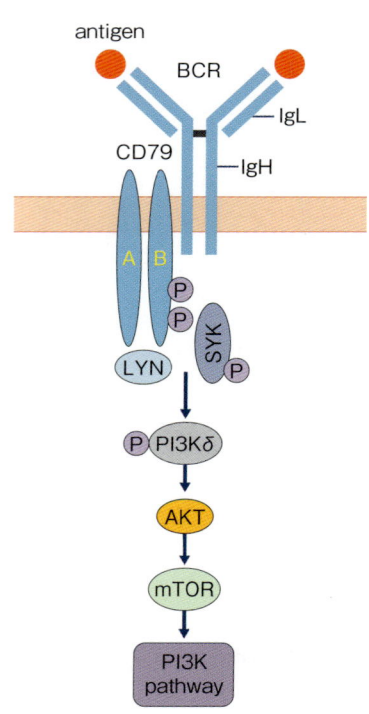

図2 ▶ B細胞系腫瘍におけるBCRシグナリング

IKK：inhibitor of NF-κB kinase, MALT1：mucosa-associated lymphoid tissue lymphoma translocation protein 1, MAPK：mitogen-activated protein kinase, MAPKK：MAPK kinase, MAPKKK：MAPK kinase kinase, mTOR：mammalian target of rapamycin, NFAT：nuclear factor of activated T cells

（文献3から引用改変）

4 BTK阻害薬

BTKは，TECファミリーに属する非受容体型のチロシンキナーゼであり，その遺伝子はX染色体の長腕（Xq21.33-q22）に位置する。X-連鎖無γグロブリン血症（X-linked agammaglobulinemia syndrome；XLA）はBTK遺伝子の異常が原因であるが，これはB細胞の初期の分化段階での遺伝子異常によるものであり，分化したB細胞においてBTKの発現を薬剤で阻害しても同様のことは起こっていない。また受容体からのシグナル伝達がBTKを経由するのは主にB細胞であるため[6]，BTK阻害薬が後で述べるようにB細胞系腫瘍に有効で副作用の少ない薬剤である理由のひとつである。

これまで何種類かのBTK阻害薬が開発され，SRC-familyキナーゼとBTKを阻害する慢性骨髄性白血病（chronic myelogenous leukemia；CML）の治療薬であるダサチニブもそのひとつであるが，DLBCLの治療薬として期待されたものの[1]その後の報告はなく，CLLにおいても際立った効果は認めていない[7]。

そこでさらに選択的で効能のあるBTK阻害薬であるibrutinib（PCI-32765）が開発された（**図2A**）。まずリンパ腫のマウスモデルを用いた実験で，ibrutinibはchronic active BCR signalingが関与するリンパ腫には効果を示したが，tonic BCR signalingのリンパ腫には効果を認めなかった[8]。続いてCLL患者の腫瘍細胞を用いた実験では，ibrutinibはストローマ細胞やサイトカインの有無に関係なくDNA合成や細胞の生存率を減少させ[9,10]，ケモカイン（CCL3とCCL4）の血中濃度を減少させた[10,11]。このことは

ibrutinibにCLL細胞のケモカインレセプターや接着因子を介したリンパ節への回帰を阻害する作用があることを示唆し[12]，実際にibrutinibをCLL患者に投与すると，末梢血に6カ月以上も持続するリンパ球増加を認めることがある[13]．しかしこの遷延する末梢血のリンパ球増加は，腫瘍細胞のクローナルな進化を示唆するものではなく予後と関係しない[13]．

5 ibrutinib単剤によるB細胞系腫瘍の治療

まずibrutinibの投与量の設定のため，再発・難治のCLLや濾胞性リンパ腫（follicular lymphoma；FL），MCLなどのB細胞系腫瘍患者に投与し，1日1回560mgの内服で有効血中濃度が24時間維持できることと治療効果が確認された[14]．その後CLLを中心に興味ある臨床研究の報告がある．

CLL細胞では，BTKの発現が正常B細胞に比較して亢進していることが報告されている[6]．またCLLでは，IgH鎖遺伝子再構成時にV領域の特定のファミリーが選択されていることが多く，BCRの多くはクラススイッチしていないIgM（IgMD）型である．さらに可変領域に付着している糖鎖が，可変領域にmutationのあるCLL（M-CLL）とmutationのないCLL（U-CLL）では異なり，後者ではBCRのエンドサイトーシスが起こりにくいと考えられている[2]．したがって自己抗原や細菌感染によるBCRへの刺激が持続するため，U-CLLのほうがM-CLLに比べ予後不良とされる所以である．

まず再発・難治のCLLまたは小リンパ球性白血病（small lymphocytic lymphoma；SLL）患者を対象に，ibrutinibの投与量を420mgと840mgの2群で治療を行った[15]．両群間でORR（overall response rate）に差はなく（71％），試験開始後26カ月でのPFS（progression-free survival）とOS（overall survival）が，それぞれ75％，83％であった．また副作用は主にgrade 1または2の下痢や全身倦怠感，上気道感染症で，血液学的副作用も軽度であった．特記すべきは，臨床的予後不良因子およびIgH鎖遺伝子可変領域のmutationや染色体17p13.1および11q22.3の欠失という遺伝子的予後不良因子の有無がOSに影響しなかったことである．

次に治療歴のない65歳以上のCLLまたはSLL患者を対象に，ibrutinibの投与量を420mgと840mgの2群で治療（第Ib/II相）を行った[16]．登録患者数が少ないことや観察期間が短いこと，high-risk患者が少ないことなどの問題点が指摘されているが，試験開始後22.1カ月での解析で，4％のCR（complete response）と68％のPR（partial response；PR with lymphocytosisを含む）を認めた．また副作用は，主にgrade 1または2の下痢であった．

ibrutinibによるCLLの治療では，投与後末梢血のリンパ球が増加することがあり治療効果判定を悩ます原因となる．一方で腫大したリンパ節は，ibrutinib投与後早期に縮小する[17]．このとき骨髄（bone marrow；BM）とリンパ節に存在するCLL細胞の両方において，ibrutinibはBCRシグナル伝達におけるBTKの下流にあるPLCγ（phospholipase Cγ）とERK（extracellular signal-regulated kinase）のリン酸化およびNF-κBのサブユニットであるp50の発現を抑制した[17]．

また形質細胞ではIg産生による小胞体ストレスにより，CHOPやXBP1などの発現が増強しUPR（unfolded protein response）が亢進するが，このUPRの亢進はCLLにおいて病勢と相関し細胞表面のIgMの刺激で増強する．しかしこのIgM刺激によるUPRの増強はibrutinib投与で減弱するため，UPRの発現がBTKを介すると考えられ，ibrutinibによる治療効果の指標となる[18]．

さらに再発・難治のCLLおよびSLL患者に対して，ibrutinibと抗CD20抗体のオファツムマブの比較試験（第III相）を行ったところ，ibrutinib投与群の6カ月でのPFSは88％でhazard ratioは0.22であった．また12カ月でのOSはibrutinib投与群で90％，オファツムマブ投与群で80％であり，ORRは前者で

42.6％，後者で4.1％であった[19]。

CLL以外でも再発・難治のMCL患者に1日1回560mg投与の第Ⅱ相試験が行われ，response rateは68％（CR 21％，PR 47％）であり，前治療のボルテゾミブ投与の有無は影響しなかった[20]。

6 ibrutinibと他剤との併用によるB細胞系腫瘍の治療

再発・難治のCLL患者を対象に，ibrutinibとリツキシマブの併用療法（第Ⅱ相）が行われた。ibrutinibは1日1回420mgの投与で1サイクル28日とし，リツキシマブ（375mg）は1サイクルのみ毎週投与し，その後は1サイクル1回の投与で6サイクル行った[21]。染色体17p欠失のある患者でPFSとOSともやや劣るが，副作用は軽度で有望な治療法と考えられる。

またDLBCLを含む治療歴のない非ホジキンリンパ腫患者を対象に，ibrutinib（280mg，420mg，560mg）と標準量のR-CHOP療法との併用療法を行い，ibrutinib 560mgの投与が可能であり，R-CHOP療法によるibrutinibの薬物動態への影響がないことが確認された[22]。これらの併用療法の効果については第Ⅲ相試験の結果が待たれるが，NK細胞におけるBTKと同じファミリーに属するIL-2で誘導されるチロシンキナーゼがibrutinibで阻害され，NK細胞のADCC活性が抑制されることが危惧されている[23]。

7 CLLにおけるibrutinibへの耐性機序

ibrutinibがBTKのCys-481に共有結合することで，BTKの酵素活性を非可逆的に阻害するが，この部位のmutationによりC481SとなったBTKにはibrutinibが結合できず阻害作用を失う[24]。またBCRシグナル伝達でBTKの下流にあるPLCγ2がgain-of-function mutationによりR665WまたはL845Fになると，自発的にBCRシグナルが誘導される[25]。しかしibrutinib投与後の末梢血中のリンパ球増加とは関係はないようである。

8 おわりに

ibrutinib以外にも，BCRシグナル伝達に関与する分子の阻害薬はいろいろ開発されており，その中でPKCβ（protein kinase Cβ）の阻害薬は，DLBCLやCLL患者を対象に臨床研究がされているが，その効果はibrutinibほどではないようである[26]。今後B細胞系腫瘍に対するibrutinibと他剤との併用療法による第Ⅲ相試験の結果が待たれる。

● 文献

1) Davis RE, et al：Nature. 2010；463(7277)：88-92.
2) Stevenson FK, et al：Blood. 2011；118(16)：4313-20.
3) Young RM, et al：Nat Rev Drug Discov. 2013；12(3)：229-43.
4) Wiestner A：J Clin Oncol. 2013；31(1)：128-30.
5) Lenz G, et al：Science. 2008；319(5870)：1676-9.
6) Buggy JJ, et al：Int Rev Immunol. 2012；31(2)：119-32.
7) Amrein PC, et al：Clin Cancer Res. 2011；17(9)：2977-86.
8) Young R, et al：AACR Meeting Abstracts, Abstr. 2009；1984.
9) Herman SE, et al：Blood. 2011；117(23)：6287-96.
10) Ponader S, et al：Blood. 2012；119(5)：1182-9.
11) Herishanu Y, et al：Blood. 2011；117(2)：563-74.
12) de Rooij MF, et al：Blood. 2012；119(11)：2590-4.
13) Woyach JA, et al：Blood. 2014；123(12)：1810-7.
14) Advani RH, et al：J Clin Oncol. 2013；31(1)：88-94.
15) Byrd JC, et al：N Engl J Med. 2013；369(1)：32-42.
16) O'Brien S, et al：Lancet Oncol. 2014；15(1)：48-58.
17) Herman SE, et al：Blood. 2014；123(21)：3286-95.
18) Krysov S, et al：Blood. 2014；124(20)：3101-9.
19) Byrd JC, et al：N Engl J Med. 2014；371(3)：213-23.
20) Wang ML, et al：N Engl J Med. 2013；369(6)：507-16.
21) Burger JA, et al：Lancet Oncol. 2014；15(10)：1090-9.
22) Younes A, et al：Lancet Oncol. 2014；15(9)：1019-26.
23) Kohrt HE, et al：Blood. 2014；123(12)：1957-60.
24) Furman RR, et al：N Engl J Med. 2014；370(24)：2352-4.
25) Woyach JA, et al：N Engl J Med. 2014；370(24)：2286-94.
26) Ysebaert L, et al：Expert Opin Investig Drugs. 2011；20(8)：1167-74.

第11章

I プロテアソーム阻害薬による多発性骨髄腫治療

李 政樹

1 はじめに

多発性骨髄腫（multiple myeloma；MM）の治療において，プロテアソーム阻害薬（proteasome inhibitor；PI）であるボルテゾミブ（bortezomib；BTZ）の導入により，今までにあまり達成されなかった完全寛解や良好な部分寛解へ到達する症例がみられるようになり[1]，わが国における骨髄腫治療は大きく変化している。現在，国内では初発および再発・難治症例および移植適応・非適応を含めたあらゆる段階における治療として，末梢神経障害の副作用を抱えながらも多くの症例に使用されている。

BTZが導入された当初は，高率に発症する末梢神経障害（PN）や胃腸障害による有害事象などにより投与を中断せざるをえない症例が多発していた。しかし，臨床現場での使用経験の蓄積とともに，より早期の投与量の減量および週1回投与への投与回数変更などの工夫により，本薬剤をより長期間継続して使用できるケースが増えはじめている[2]。

その一方で，本薬剤の長期的な投与が施行されるにつれて，本薬剤への耐性が顕在化しはじめてきている。実際，国内外の治験成績においても，再発・難治症例に対する単剤もしくはデキサメタゾン（dexamethazone；DEX）との併用療法における無増悪生存期間（progression free survival；PFS）はおおむね半年から10カ月ほどであり，このことは，多くの症例が1年以内に耐性を獲得し進行することを意味する[3]。

海外ではこのようなBTZ不応・耐性例に対して，新規薬剤およびBTZとの併用療法を中心に臨床試験が試みられているが，BTZ耐性メカニズムは現在までのところまだ明らかになっていないため，各種の新規薬剤の効果が検証されているのが現状である。そのため，PIの作用機序を明らかにし，薬剤耐性機序を解明しそれを克服する適切な分子標的薬を開発することが現在求められており，本項ではBTZの作用機序，感受性にかかる因子の研究報告を概説していき，BTZ耐性症例に有効性を示す新規PIの開発状況について概説していく。

2 腫瘍細胞におけるユビキチン・プロテアソーム系の重要性

ユビキチン・プロテアソーム系は，細胞内の様々な機能蛋白質の分解を司り，その発現量を調節することで，細胞増殖・細胞周期・DNA修復・アポトーシスシグナルの抑制といった，細胞内の重要な機能を調節し恒常性を維持している。有核細胞では，分解されるべき基質蛋白はユビキチン付加システムによりポリユビキチン鎖が基質に付加される。そして，ポリユビキチン鎖が標識になって基質はプロテアソームに誘導され分解を受ける。

腫瘍細胞は，正常細胞に比べてプロテアソームの機能が亢進されていることが報告されており[4]，過剰な細胞増殖および浸潤能を維持するためには，細胞内の蛋白合成・移動・機能が活発に行われる必要がある。それらにより発生する細胞内ストレスを緩和しアポトーシス誘導を阻止するためにも，上記の機能蛋白やミスフォールド蛋白質などの再生・分解を効率よく行う必要があり，細胞内蛋白分解システムであるプロテアソームへの依存度が高まっているためと考えられる。

とりわけ，腫瘍細胞の中でも，骨髄腫細胞や膵癌細

胞などの分泌蛋白の多い腫瘍細胞では，上記のユビキチン・プロテアソーム系の依存度が特に高いものと考えられる．骨髄腫細胞の場合，過剰な免疫グロブリン・多彩なサイトカイン分泌および様々な膜蛋白の発現のために，細胞内における蛋白産生・折りたたみ・糖鎖付加・移動の過程において異常蛋白が蓄積しやすい傾向にある．そのため，そのような異常蛋白を小胞体から細胞質へと逆戻りしてプロテアソームにて分解する経路が，正常細胞より活性化していることが報告されている[5]．そのため，プロテアソーム系の抑制は骨髄腫細胞における異常蛋白の蓄積を促し細胞内のホメオスターシスを崩すことで，アポトーシス誘導につながるものと考えられる．

3 骨髄腫におけるPIの主要な作用機序（図1）

1．プロテアソームの機能阻害

BTZは人工合成されたペプチド誘導体で，その内部に分解される基質に類似したペプチド様構造および蛋白分解機能を阻害する部位を有する．プロテアソームに対しては，蛋白分解酵素能を持つサブユニットの中でも，キモトリプシン様活性のあるb5サブユニットおよびカスパーゼ様活性のβ1ユニットに可逆的に結合し，キモトリプシン様活性を強力に阻害し，カスパーゼ様活性を穏やかに阻害する[6]．上記の作用機序により，プロテアソームで分解されるべき様々な機能蛋白（細胞周期の調節因子や転写因子など）や異常蛋白（主に疎水性蛋白）が細胞内で蓄積することで，細胞内における蛋白の発現異常による機能障害や，後述する小胞体ストレス（endoplasmic reticulum；ER）誘導，

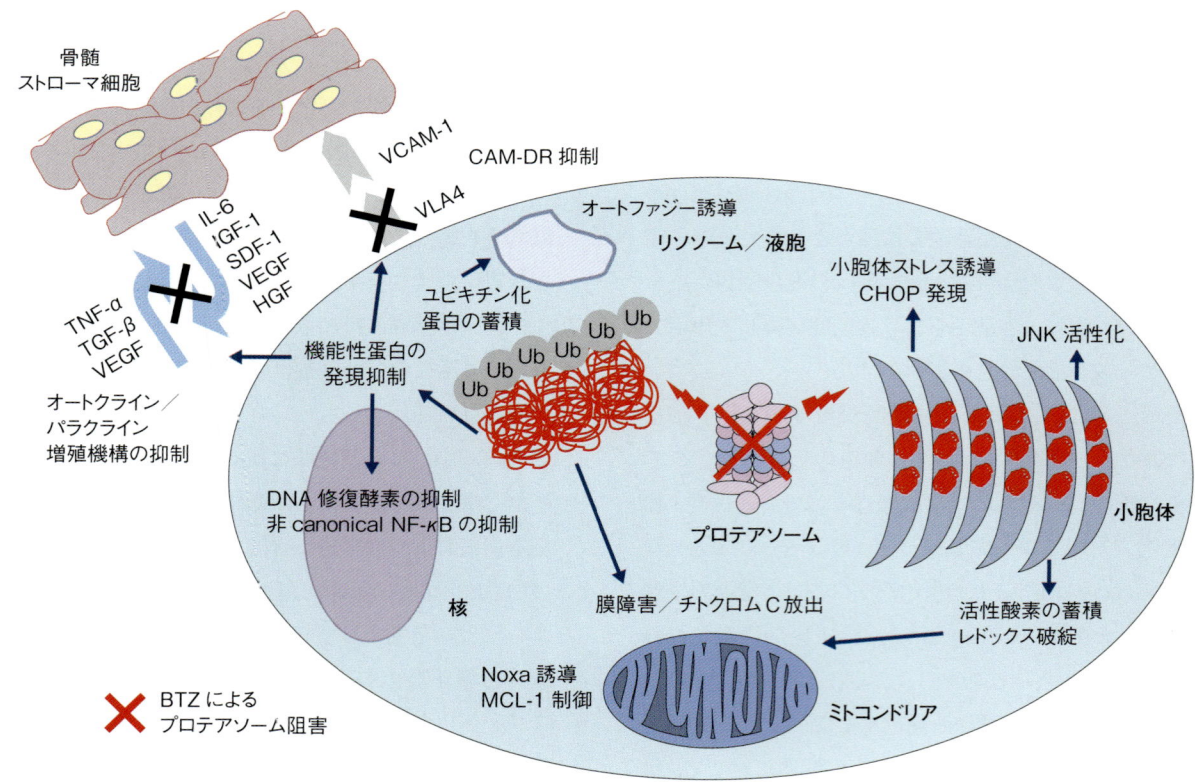

図1 ▶ 骨髄腫におけるPIの主要な作用機序
主要な作用機序として，小胞体ストレスの誘導・活性酸素の蓄積・骨髄腫周囲環境への作用などが挙げられる

活性酸素の増加などの各種ストレスが誘導され，腫瘍細胞がアポトーシスに至る[7,8]。

2. ERの誘導

異常な高次構造を有する折りたたみ不全蛋白が細胞内で蓄積し，細胞内ストレスによるアポトーシスが誘導されることも，プロテアソーム阻害による抗腫瘍効果の主要なメカニズムであると認識されている[9]。特に分泌系蛋白は，小胞体内部に移行して小胞体シャペロンによって適切に折りたたまれ，さらに糖鎖付加されて成熟蛋白となる。その過程で生じた異常構造をとる折りたたみ不全蛋白は，小胞体シャペロンにより再度適切な折りたたみが試みられるが，不可逆的な異常構造をとってしまったものは，小胞体から細胞質に逆に戻されてプロテアソームにて分解される。プロテアソームの阻害時にはこのような分解系が抑制されるため，小胞体内に異常蛋白が蓄積し致死的なERが誘導され，細胞はアポトーシスへ進行する。

骨髄腫細胞では前述の免疫グロブリンやサイトカインを分泌するために，小胞体が恒常的にストレス状態にあるため，プロテアソームの阻害による過剰なER状態に適応できないと考えられる[9]。小胞体内部での蛋白処理機構が破綻し，ER関連性アポトーシスが誘導される。その実行系として，アポトーシス促進因子である転写因子CHOPの発現上昇，カスパーゼ4，12の活性化，JNKのリン酸化による活性化などが挙げられる[10]。

3. 活性酸素の蓄積

蛋白質が高次構造をとる過程において，適切に折りたたまれる最中に活性酸素が発生することが知られている[11]。しかし，プロテアソームが阻害されることで小胞体内に折りたたみ不全の蛋白が増加すると，折りたたみ過程において生じる活性酸素が蓄積していき，過度の活性酸素は細胞に毒性を与える。活性酸素の蓄積による細胞傷害は，BTZの抗腫瘍効果の主要な作用機序のひとつとされている[12,13]。

4. NF-κB機能（非canonical経路）の阻害

プロテアソーム阻害による抗腫瘍作用のメカニズムの中でよく知られた機序に，NF-κBの抑制作用が挙げられる。NF-κBの古典的活性経路の中で，通常プロテアソームにより分解され低いレベルに保たれているIκBがPIにより分解を免れ，NF-κBの核移行を阻害しその活性を抑制するのが，BTZのNF-κBの抑制機序であると当初は考えられていた。

その後，骨髄腫細胞の検討ではBTZの作用により，IKKβが活性化し，IκBαがリン酸化されるものの，プロテアソーム非依存的な機序でIκBαが分解されることで，NF-κBのcanonical経路がむしろ活性化することが報告されている[14]。そのため，BTZのNF-κBの抑制は，非canonical経路を抑制することに依存していると考えられている。

NF-κBは腫瘍細胞において，血管新生・組織浸潤・増殖能・アポトーシスの抑制など，重要な機能に関与している。NF-κBを阻害することは，腫瘍細胞への直接的なダメージを与えることのみならず，NF-κB依存的な抗アポトーシス因子（Bcl-2ファミリー分子やIAPファミリー分子など）を抑制することで既存の抗癌剤の感受性を高める作用も報告されており，PIと抗癌剤の併用も相乗的な治療効果が報告されている。

5. 骨髄腫周囲環境への作用

骨髄腫細胞は，腫瘍細胞周囲の微小環境を構成するストローマ細胞，腫瘍血管細胞，破骨細胞との間で，細胞外基質や細胞間接着によるシグナル伝達，あるいは，接触により誘導されるサイトカインにより，増殖促進能および抗アポトーシスによる薬剤耐性能を獲得していると考えられている。BTZは，腫瘍細胞と相互作用し合う骨髄ストローマ細胞の接着を阻害することで，CAM-DR（cell adhesion mediated drug resistance）を抑制し[15]，さらに，ストローマ細胞からのIL-6，IGF-1などのサイトカイン産生を抑制し，また骨髄腫細胞からのTNF-αなどのサイトカイン産生も抑制することで，オートクライン／パラクラ

イン増殖機構を阻害することが報告されている。

4 PIの感受性因子

BTZの臨床効果を治療開始前に予測することができれば，末梢神経障害などの毒性回避にもつながり有用であるため，バイオマーカーの探索的検討が試みられ，いくつかの報告がなされている。たとえば，転写制御因子であるKLF9（Kruppel-like family factor 9）のベースラインレベルの発現が高い患者ではBTZ奏効例が多く，逆に発現低値を示す患者では非奏効例が有意に多いことが，APEX試験におけるマイクロアレイ解析から同定されている[16]。

これに対して，大量DEX投与群では，KLF9のベースラインでの発現レベルと治療効果には関連が認められなかった。KLF9は，BTZによるHDACの発現低下作用やHDAC阻害薬によって発現上昇すると考えられており，それ自身がNOXAのプロモーターに結合してNOXAの転写を誘導することも示されている。また，UPR経路でIRE1の下流に存在するXBP1の発現が高い骨髄腫細胞株では，BTZのIC50濃度が低いこと，同様に骨髄腫細胞においてXBP1の発現をβアクチンの発現値で補正した値が高い患者ほど，完全奏効や部分奏効を示す患者が多く，低いほど非奏効患者が多かったことを示す報告もある[17]。さらに，NAD$^+$代謝に関与するNampt（nicotinamide phosphoribosyltransferase）の発現高値を示す患者では，BTZの非奏効例が多く治療開始からの生存期間も短いことが，APEX試験における解析から示されている[18]。実際にNamptのshRNA発現やNampt阻害薬として細胞内のNAD$^+$を減少させる効果のあるFK866は，BTZの効果増強に働くことが*ex vivo*および*in vivo*の移植モデルで示されている。さらに骨髄腫細胞においてBTZ感受性を亢進させることを指標としたRNAiスクリーニングからCDK5（cyclin dependent kinase 5）が同定された[19]。CDK5はPSMB5の発現亢進に関与していることが示されており，CDK5高発現を示す骨髄腫細胞はBTZに対する感受性が低くなる。実際に，CDK5阻害薬であるroscovitineやSCH727965は，BTZの細胞死誘導効果を亢進させるchemo-sensitizerとして働くことが示された。

最近，BTZはmiR-27a-5p発現を低下させることが報告された[20]。このmiRNAはCDK5 mRNAの3'非翻訳領域と相同性を示し，CDK5の翻訳抑制に働くことが実験的に示されており，BTZ投与は結果的にCDK5蛋白量を増加させ，PSMB5の発現量増加を引き起こすことが示唆されている。

我々は，BTZ＋DEX（Bd）療法で治療された57名の再発・難治性骨髄腫患者から純化した形質細胞からmRNAを抽出して，ERストレスやUPR経路に関連するmRNA発現量と臨床効果の関連について検討した。その結果，PFSが6カ月未満の短期奏効例においては，ATF3およびATF4のベースライン発現量が有意に低いことが示された（図2）[21]。BTZの標的分子であるPSMB5やPSMB8などの発現量とは有意な相関は認めなかった。さらに，ATF3とATF4のmRNA発現量をβアクチン発現量で補正したカットオフ値を1.0と0.135に設定すると，両者が高値を示した患者とそうでなかった患者のPFSはそれぞれ8.5カ月と3.2カ月と有意な差を認めた（図3）。治療前の骨髄腫細胞でATF3/4が高値を示していることは，もともとERストレスに強くさらされた状態にあったことを示すと考えられ，BTZによるERストレス増強が効果的にアポトーシスを誘導できた可能性が示唆される。またshRNAによるATF3やATF4の発現抑制は，BTZ曝露時のNOXAの転写活性化を抑制することが報告されており[22]，我々のmiRNAによるATF3の抑制も骨髄腫細胞株のBTZによるNOXAやDR5の発現誘導を抑制していた。これらの結果は，逆にUPR経路の活性化によるATF3/ATF4複合体がNOXAの発現誘導に関与していることを示している。すなわち，骨髄腫細胞においてBTZの高感受性を予測する因子としてKLF9，XBP1，ATF3/4が，

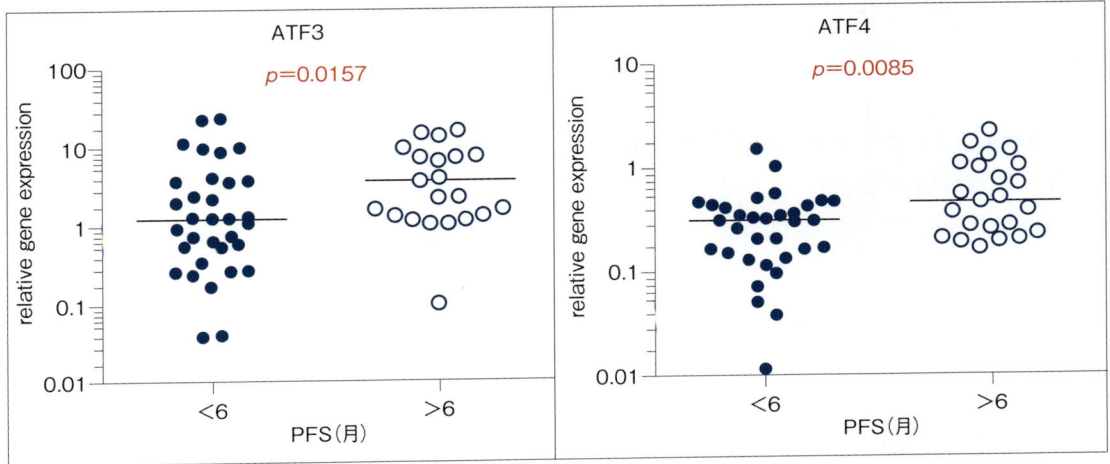

図2 ▶ 再発・難治性骨髄腫
57症例の検討では，Bd療法によるPFSの短い群（6カ月未満）では，有意にATF3もしくはATF4遺伝子の発現量が低い結果であった
（文献21より引用）

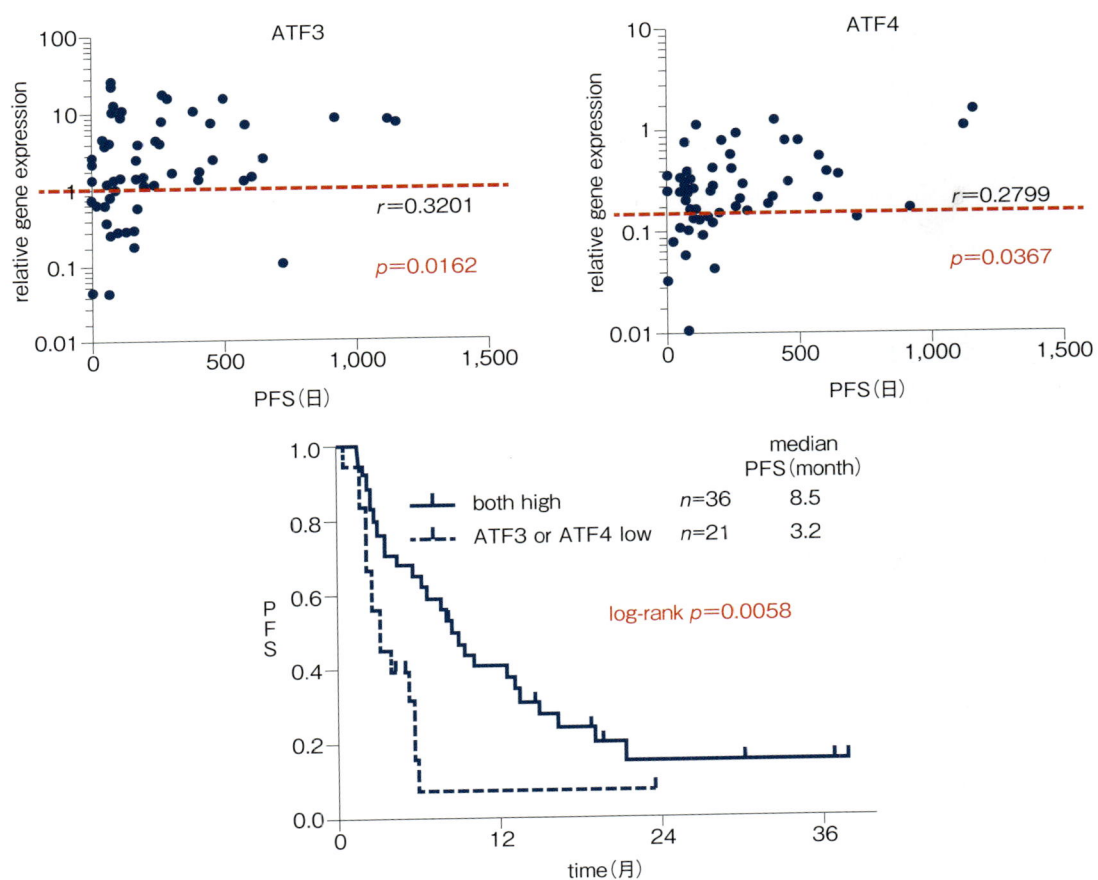

図3 ▶ 再発・難治性骨髄腫
ATF3，ATF4のいずれかの遺伝子発現量の低い群は，そうでない群と比べて，Bd療法によるPFSが有意に短い結果であった。
カットオフ値：ATF3 1.0，ATF4 0.135

低感受性を予測する因子としてNampt，CDK5などの発現量が，バイオマーカーの候補として考えられている．しかし，いずれも探索的研究の段階であり，バリデーションは実施されていない．そして臨床効果の有無を一遺伝子の発現量で規定することは不可能であり，骨髄腫細胞の多様性とともにBTZの作用機序の多様性を反映している結果と考えられる．

5 新規PI

1．ixazomib（MLN9708）

ixazomib（MLN9708）は，BTZと同じくボロン酸由来のPIで，活性体であるジペプチド酸MLN2238のクエン酸エステルである（図4）．BTZとの大きな違いは，経口薬であるという点である．ixazomibは，血漿中で速やかに加水分解され，活性体であるMLN2238となり，プロテアソームを恒常的かつ可逆的に阻害する（表1）[4]．BTZと比べてプロテアソームからの解離半減期が短いため，末梢血の血漿中に多く存在するプロテアソーム蛋白質に長時間捕捉されることなく，腫瘍組織へと移行しやすいのが特徴である．

臨床開発では，レナリドミド（lenaridomide；LEN）との併用療法中心に開発が進められており，海外での臨床試験では，ixazomibとRd療法（LEN＋DEX）を併用した未治療のMMを対象とした試験（第Ⅰ，Ⅱ相試験）が報告されている[23]．週1回のixazomibの3週投与とLEN（25mg；1～21日目）とDEX（40mg；週1回の3週投与）を併用した28日サイクルで施行され，第Ⅰ相では15名，第Ⅱ相では50名が登録された．第Ⅰ相における最大耐容量は2.97mg/m^2であり，第Ⅱ相での推奨投与量は2.23mg/m^2と決定された．第Ⅰ，Ⅱ相ともに投与サイクル数の中央値は5サイクルで，高頻度有害事象として，倦怠感（32％），嘔気（31％），嘔吐（25％）が観察された．grade 3以上の有害事象は26例（40％）にみられ，全身性紅斑，嘔気・嘔吐が主であり，PNは稀であっ

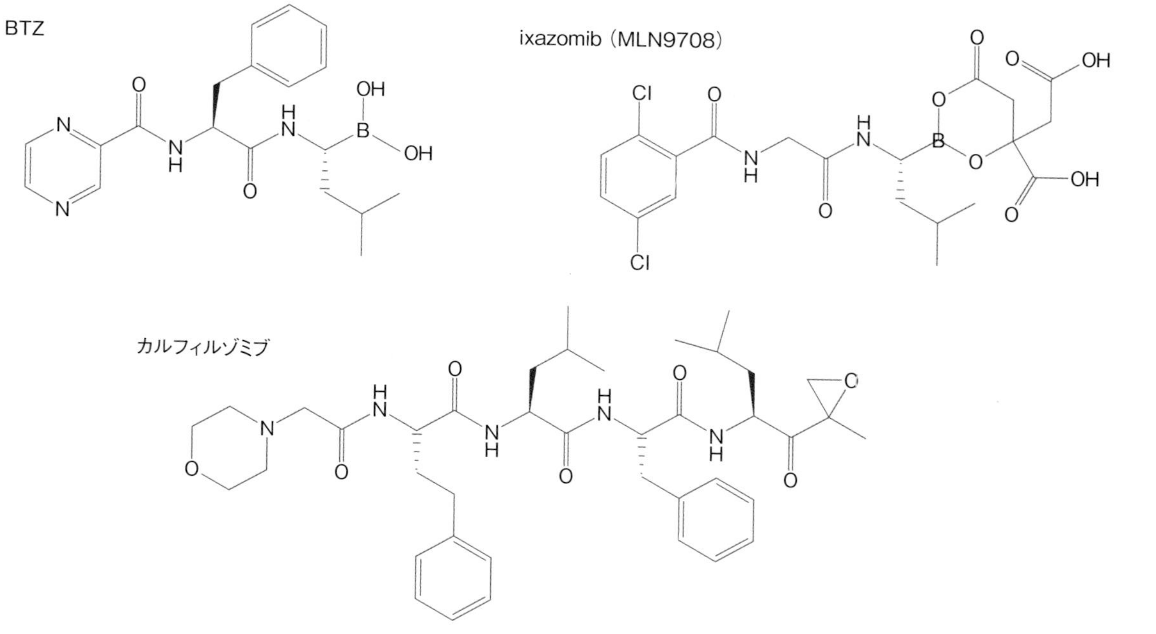

図4 ▶ BTZ，ixazomib（MLN9708），カルフィルゾミブの構造

BTZ，ixazomib（MLN9708）はボロン酸誘導体で，可逆的プロテアソーム阻害を示し，カルフィルゾミブはエポキシマイシン由来物で，不可逆的なプロテアソーム阻害を示す

た．これまでの解析では，全奏効割合は88％（第Ⅰ相100％，第Ⅱ相84％）で，この中には40％の最良部分奏効（very good partial response；VGPR）および18％のCRが含まれていた．これらの成績は，BTZとRd療法の併用試験と遜色ない結果である．現在，Rd療法に本剤の上乗せ効果を検証する国際第Ⅲ相試験が進行中であるが，登録された722例の中間解析において，ixazomibとRd療法を併用投与した群では，プラセボを併用投与した群に比しPFSが有意に延長したことが報告されている．

2．カルフィルゾミブ

カルフィルゾミブ（carfilzomib；CFZ）は，エポキシマイシン由来のエポキシケトンペプチド（図4）で，米国のProteolyx社が開発した薬剤である．本薬剤はBTZと同様に，プロテアソームのβ5サブユニット（キモトリプシン様活性）を特異的に阻害することが報告されており，その阻害活性は不可逆的でありかつ強力なものである（図5）[24, 25]．また，結合部のN末端はスレオニン残基で構成されているため，BTZに比べてβ5サブユニットへの結合特異性が高く，またプロテアソーム以外のその他のプロテアーゼであるカテプシンA，Gなどへの結合性が低いことから，BTZよりも低濃度でβ5サブユニットに作用することが報告されている[24]．また前臨床レベルでの報告では，CFZは同濃度のBTZに比べて各種造血器腫瘍細胞株に対して，

表1 ▶ PI

特徴	BTZ	CFZ	ixazomib（MLN9708）
由来物質	ボロン酸	エポキシケトンペプチド	ボロン酸
阻害されるサブユニット			
恒常的プロテアソーム	β5＞β1	β5	β5＞β1
免疫プロテアソーム	iβ5	iβ5	未報告
阻害濃度，IC50*（nM）			
キモトリプシン様活性	2.4〜7.9	6	3.4
トリプシン様活性	590〜4,200	3,600	3,500
カスパーゼ様活性	24〜74	2,400	31
阻害能	緩徐，可逆的	不可逆的	可逆的
血中半減期（分）	110	＜30	18
投与方法	経静脈または皮下注	経静脈	経口

＊：50％阻害濃度

（文献4より引用改変）

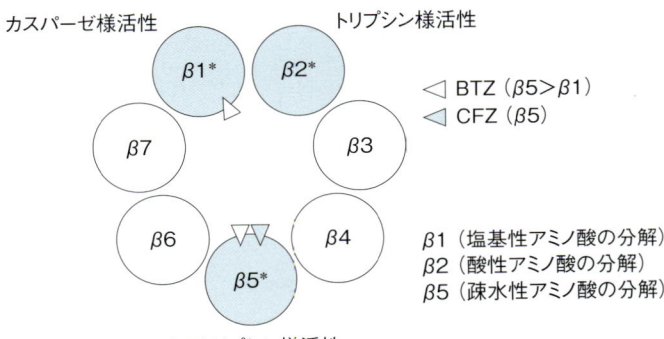

図5 ▶ 各PIの作用部位
BTZはβ5とβ1サブユニットに作用する（作用度 β5＞β1）．CFZはβ5サブユニットのみに強く作用する

より抗腫瘍効果を示すことが報告されている[26]。

3. CFZの主な臨床試験

CFZに関する臨床試験は海外を中心に，再発・難治から未治療の骨髄腫症例を中心に幅広く行われ，臨床開発が進行している（表2）。以下，主な臨床試験について取り上げる。

①第Ⅰ／Ⅱ相試験

・BTZ既治療の再発・難治症例（PX-171-003-A1試験）[27]

本試験は再発・難治の骨髄腫266症例を対象として，CFZ単剤の治療効果および有害事象が検討された。前治療として全症例でBTZ治療，70%の症例でサリドマイド（thalidomide；THAL）もしくはLEN治療が実施されており，登録症例の大多数は既にPNを発症していた[27]。CFZは1コース目が20mg/m²，2コース目から27mg/m²で12コースまで治療継続された。治療効果は全奏効率（PR以上の効果）24%，VGPR以上5%，CR 0.4%，PR 18%，およびMR 13%であった（表2）。PFSの中央値は3.7カ月であり，全生存期間の中央値は15.5カ月であった。有害事象に関しては，grade 3～4の血液毒性はほとんどみられず，好中球減少症は10%程度であった。非血液

表2 ▶ CFZの主な臨床試験

相	臨床試験名	症例数	投与量	スケジュール	全奏効率	奏効期間（DOR）
Ⅰ	PX-171-001	10	MTD：15mg/m²	D1～5（14日ごと）	10%	—
	PX-171-002	28	C1D1D2：20 D8以降，27mg/m²	D1D2, D8D9, D15D16（28日ごと）	19%	—
Ⅱ	PX-171-003-A0	46	20mg/m²	D1D2, D8D9, D15D16（28日ごと）	17%	7.2M
	PX-171-003-A1	266	C1：20 C2以降，27mg/m²	同上	24%	7.8M
	PX-171-004	59 コホート1（BTZ未治療）	20mg/m²	同上	42.4%	13.1M
		70 コホート2（BTZ未治療）	C1D1D2：20 D2以降，27mg/m²	同上	52%	到達せず
		35（BTZ既治療）	20mg/m²	同上	17%	10.6M
	PX-171-005	39（腎障害あり）	C1：15, C2：20 C3以降，27mg/m²	同上	25%	7.9M
	PX-171-006	52	C1D1D2：20 D8以降，27mg/m²	D1D2, D8D9, D15D16（28日ごと） LEN 25mg：D1～21（28日ごと） DEX 40mg：週1回（28日ごと）	76.8%	22.1M
	PX-171-007	28	C1D1D2：20 D8以降，36, 45, 56, 70mg/m²（各コホート）	D1D2, D8D9, D15D16（28日ごと）	MTD：56mg/m² 60%（56mg/m²群）	—

C：サイクル，D：日，M：月，MTD：最大耐用量，BTZ：ボルテゾミブ，LEN：レナリドミド，DEX：デキサメタゾン，CFZ：カルフィルゾミブ，BSC：best supportive care，MEL：メルファラン，PSL：プレドニゾロン，PFS：無増悪生存期間

学的毒性に関しては，PNが全gradeで12％（grade 3，40.8％）と低率であった。CFZ治療中止の原因は大部分が原病の増悪であり，新規のPNが原因とはならなかった。全症例の16％は全12サイクルを終了し，奏効期間（duration of response；DOR）は8.3カ月であった。臨床的有益性（MR以上）は34％であり，この試験の結果から，CFZ単剤治療はBTZやTHAL/LENといった新規薬剤を含んだ前治療歴の多いMM症例においても忍容性が高く，かつ有効であると結論された。

- BTZ未治療の再発・難治症例（PX-171-004試験：BTZ未治療症例群）[28]

一方，前治療にBTZを含まない再発・難治性のMM症例（既レジメン3以内）を主な対象としたPX-171-004試験は，BTZ未治療の計129例が登録され後述する2コホートにわけられ試験が実施された。登録症例の平均前治療数は2レジメンであり，全コースを20mg/m^{2}で施行するコホート1群（$n=59$）と，1サイクル目が20mg/m^{2}で，2サイクル目以降に27mg/m^{2}にdose upするコホート2（$n=70$）にわけられて，主要評価項目（primary endpoint）として全奏効

▼表2続き

相	臨床試験名	症例数	投与量	スケジュール	全奏効率	奏効期間（DOR）
III	ASPIRE	792（再発・難治）	CFZ＋Rd vs 対照群：Rd	CFZ 27mg/m^2：D1D2（20 at C1），D8D9，D15D16（28日ごと） LEN 25mg：D1〜21（28日ごと） DEX 40mg：週1回（28日ごと）	87.4％ vs 66.9％	28.6M（PFS 26.3M）vs 21.2M（PFS 17.6M）
III	FOCUS	315（再発・難治）3レジメン以上	CFZ vs 対照群：BSC	CFZ 27mg/m^2：D1D2（20 at C1），D8D9，D15D16（28日ごと） BSC：少量コルチコステロイド＋少量エンドキサン（併用なしでも可）	全生存期間の延長は認めず	
III	ENDEAVOR	888（再発・難治）	CFZ＋DEX vs 対照群：BTZ＋DEX	CFZ 56mg/m^2：D1D2（20 at C1），D8D9，D15D16（28日ごと） BTZ 1.3mg/m^2：D1D4 D8D11（21日ごと） 各群にDEX 20mg併用		PFS 18.7M vs PFS 9.4M
III	CLARION	882（予定）（未治療）登録中*	CFZ＋MEL＋PSL vs 対照群：BTZ＋MEL＋PSL	CFZ 36mg/m^2：D1D2（20 at C1），D8D9，D22D23，D29D30（42日ごと） BTZ 1.3mg/m^2：D1D4D8D11D22D25D29 D32（42日ごと） MEL 9mg/m^2：D1〜4 PSL 60mg/m^2：D1〜4（42日ごと）	進行中	進行中

*：2015年3月時点

率が検討された[28]。コホート1，2群ともに，THALもしくはLENによる既治療例は9割以上であり，自家移植例はコホート1群では79.7%，コホート2群では67.1%であった。有効性の評価において，全奏効率はコホート1群では42.4%（CR 3.4%，VGPR 13.6%，PR 25.4%），コホート2群では52.3%（CR 1.5%，VGPR 26.9%，PR 23.9%）であり，臨床的有効性はコホート1群では59.3%，コホート2群では64.1%であり，両群ともに高い奏効率を示したが，用量の高いコホート2群のほうがより高い有効性を示す結果であった（表2）。コホート1群において，DORの中央値は13.1カ月であった。それに対してコホート2群では，報告時点で中央値には未到達であった。本試験の結果をもって，米国では再発・難治性の骨髄腫治療に対してCFZはFDAにより承認された。

- 腎機能障害を有した再発・難治症例（PX-171-005試験）

腎障害のある再発・難治性患者を対象とした試験であり，39例が登録された[29]。1サイクル目が15mg/m^2で，2サイクル目は20mg/m^2，3サイクル目以降27mg/m^2にdose upする投与法で，最大12サイクルまで施行された。本試験の結果，CFZの忍容性は腎障害の程度によらないことが判明した。症例全体の全奏効率25%であり（表2），腎障害の程度にわけたサブグループ解析でも奏効率に差がなかったことから，CFZの忍容性および奏効性は，腎機能障害に影響を受けないと結論づけられた。

- 再発・難治症例に対するLEN併用療法（PX-171-006試験）

CFZと他剤との併用療法に関しては，CFZ＋LEN＋少量DEX（CRd療法）の第Ⅱ相試験（PX-171-006）が，BTZ未治療の再発・難治の52例を対象に治験が行われた[30]。第Ⅰ相試験で決められた用量である，CFZ 27mg/m^2（1サイクルday1，2のみ20mg/m^2），LEN 25mg，DEX 40mgの併用で施行された[31]。評価可能な50例の解析では，有効性は，CR 18%，VGPR 22%，PR 37%であり，PR以上の全奏効率76.8%。DORは22.1カ月と良好な結果であった（表2）。BTZ耐性例およびLEN耐性例におけるそれぞれの全奏効率は69.2%と69.6%，それぞれのDORは22.1カ月と10.8カ月であった。grade 3以上の主な有害事象は血液毒性であり，リンパ球減少（48.1%），好中球減少（32.7%），血小板減少（19.2%），貧血（19.2%）であった。本試験の結果から，CRd療法は，BTZもしくはLEN耐性を含めた再発難治例に対しても有効であり安全に投与できると判断され，後述の第Ⅲ相試験（ASPIRE試験）が同投与法にて施行された。

- CFZ高用量投与法の安全性試験（PX-171-007試験）

本試験は，高用量（36mg/m^2以上）のCFZの投与時間の適正化と最大耐用量を決定するために施行された[32]。前臨床試験の結果より，高用量のCFZ投与時間は30分に設定された。CFZの投与量は，1サイクルのday1，2が20mg/m^2，day 8以降から36，45，56，70mg/m^2の各コホートに分けられ，週2回投与で施行された。CFZの副作用軽減として高用量投与時には少量DEX（CFZ 45mg/m^2以下では4mg，56mg/m^2以上では8mg）が投与された。試験の結果，高用量CFZの最大耐用量は56mg/m^2と結論づけられた。同投与量における計20例を解析したところ，全奏効率は60%（sCR 1例，VGPR 4例，PR 7例）であった。同投与量で発生した有害事象のほとんどは，grade 1，2の範疇であり，grade 3以上の主な有害事象として血小板減少（38%），貧血（21%），高血圧（13%）が認められた。20例中5例（25%）において，CFZの減量を必要とし，1例（5%）においてgrade 1のPNが観察された。以上の結果より，CFZ高用量投与は30分の投与法にて，忍容性が保たれ低用量と遜色ない安全性を示し，前治療数が多い再発・難治症例に対して60%もの奏効率を示したことは高く評価された。上記の試験結果を基に，CFZの高用量週2回投与法を用いた後述の第Ⅲ相試験（ENDEAVOR試験）が進行している。

②国際第Ⅲ相試験

• ASPIRE試験[32]

　前治療数3レジメン以内の再発・難治患者を対象とし，標準治療であるRd療法を対照群，Rd療法にCFZを上乗せしたCRd療法を被験群として，792例がランダマイズされて行われ，primary endpointとしてPFSが設定された。CRd療法の投与スケジュールは，第Ⅱ相試験のPX-171-006と同様に行われた。最近発表された結果では，CRd療法群のPFSは26.3カ月で，対照群であるRd療法群の17.6カ月と比べて有意に延長していた（**表2**）。また，全生存期間はまだ解析中ではあり統計的な有意差はないものの，CRd療法群のほうがRd療法群よりも良い傾向にある。また，有害事象による治療の中止は，CRd群で15.2%，Rd群で17.4%と両群に差はなく，以上の結果からCRd療法はその優れた有効性が示されている。

• FOCUS試験

　ヨーロッパ諸国で行われた臨床試験である。前治療数3レジメン以上の再発・難治症例を対象とし，少量コルチコステロイドにエンドキサン療法を併用した（併用なしでも可）治療群を対照群［BSC群（best supportive care群）］に設定し，CFZ単独治療群を被験群として，315例がランダマイズされて施行された。CFZ単独治療は，9サイクルの投与（1サイクル day 1, 2のみ20mg/m^2, day 8以降27mg/m^2）で行われ，primary endpointとして全生存率が検討された。最近公表された結果では，BSC群のほとんどはエンドキサン併用レジメンで治療され，本試験に登録された患者の前治療数の中央値は5レジメンであった。CFZ単独治療群はBSC群と比べて全生存率を改善する効果はみられなかった（HR：0.975，95%CI：0.760～1.249）。また，CFZ治療群はBSC群と比べて腎機能障害の発生割合が多かったことも報告されている。既にFDAで承認されている米国以外での，CFZの承認拡大のエビデンスとなる臨床試験として位置づけられていたがゆえに，本試験の結果の影響が注目される。

• ENDEAVOR試験

　前治療数3レジメン以内で，PIの未治療もしくは感受性を有する再発・難治症例を対象とした試験である。標準的治療であるBTZ+DEX（Vd）療法を対照群，CFZ+DEX（Cd）療法を受ける群を被験者群としており，primary endpointとしてPFSが設定されている。予定症例数である888例がランダマイズされて，進行された。新旧のPIの直接比較の臨床試験であり，その結果が注目されたが，中間報告の結果では，Cd療法群のPFSは18.7カ月で，対照群であるVd療法群の9.4カ月と比べて有意に延長していることが報告されている（HR：0.53，95%CI：0.44～0.65）。

• CLARION試験

　移植非適応の未治療症例を対象とした臨床試験である。標準的治療であるBTZ+MEL+PSL（VMP）療法を対照群，CFZ+MEL+PSL（CMP）療法を受ける群を被験者群としており，primary endpointとしてPFSが設定されている。予定症例数である888例がランダマイズされて，現在進行中である。

6 おわりに

　PIの作用機序，感受性に関わる因子の研究報告，新規PIの開発状況について現在までに得られている報告をもとに概説した。MMは，治療を重ねるごとに薬剤耐性を獲得し難治性疾患へと変化する。BTZに続く次世代PIの開発は，治療選択肢を増やすことにつながるとともに，BTZ耐性化例にも効果が期待できる。今後，再発・難治および未治療骨髄腫に対してPIの至適な投与法が確立し，患者予後とQOLを改善することが期待される。

文献

1) Ogawa Y, et al：Cancer Sci. 2008；99(1)：140-4.
2) Tokuhira M, et al：Leuk Res. 2011；35(5)：591-7.
3) Jagannath S, et al：Br J Haematol. 2004；127(2)：165-72.
4) Adams J：Cancer Cell. 2004；5(5)：417-21.
5) Reimold AM, et al：Nature. 2001；412(6844)：300-7.
6) Crawford LJ, et al：Cancer Res. 2006；66(12)：6379-86.

7) Chauhan D, et al：Mol Cancer Ther. 2005；4(4)：686-92.
8) Ri M, et al：Cancer Sci. 2009；100(2)：341-8.
9) Obeng EA, et al：Blood. 2006；107(12)：4907-16.
10) Yoshida H：FEBS J. 2007；274(3)：630-58.
11) Shimizu Y, et al：Antioxid Redox Signal. 2009；11(9)：2317-31.
12) Fribley A, et al：Mol Cell Biol. 2004；24(22)：9695-704.
13) Pérez-Galán P, et al：Blood. 2006；107(1)：257-64.
14) Hideshima T, et al：Blood. 2009；114(5)：1046-52.
15) Noborio-Hatano K, et al：Oncogene. 2009；28(2)：231-42.
16) Mannava S, et al：Blood. 2012；119(6)：1450-8.
17) Ling SC, et al：Haematologica. 2012；97(1)：64-72.
18) Cagnetta A, et al：Blood. 2013；122(7)：1243-55.
19) Zhu YX, et al：Blood. 2011；117(14)：3847-57.
20) Ballabio E, et al：Blood Cancer J. 2012；2：e83.
21) Narita T, et al：Blood Cancer J. 2015；5：e373.
22) Wang Q, et al：Proc Natl Acad Sci USA. 2009；106(7)：2200-5.
23) kumar SK, et al：Blood. 2014；124(7)：1047-55.
24) Kuhn DJ, et al：Blood. 2007；110(9)：3281-90.
25) O'Connor OA, et al：Clin Cancer Res. 2009；15(22)：7085-91.
26) Demo SD, et al：Cancer Res. 2007；67(13)：6383-91.
27) Jagannath S, et al：Clin Lymphoma Myeloma Leuk. 2012；12(5)：310-8.
28) Vij R, et al：Blood. 2012；119(24)：5661-70.
29) Badros AZ, et al：Leukemia. 2013；27(8)：1707-14.
30) Wang M, et al：Blood. 2013；122(18)：3122-8.
31) Niesvizky R, et al：Clin Cancer Res. 2013；19(8)：2248-56.
32) Papadopoulos KP：ASH Annual Meeting Abstacts 2011.
33) Stewart AK, et al：N Engl J Med. 2015；372(2)：142-52.

第11章

J 免疫調節薬による多発性骨髄腫の治療

田村秀人

1 はじめに

多発性骨髄腫の治療成績はプロテアソーム阻害薬ボルテゾミブ（bortezomib；BTZ）およびサリドマイド（thalidomide；THAL）に代表される免疫調節薬（immunomodulatory drugs；IMiDs）の登場により画期的に改善した。IMiDsは免疫賦活化のほか，抗腫瘍効果，血管新生抑制，抗炎症などの多彩な薬理作用を持つ薬剤である。THALは，1957年に旧西ドイツのグリュネンタール社より鎮静催眠剤として販売された古い薬剤であり，妊娠初期の女性がTHALを内服することにより新生児にアザラシ肢症などの様々な発生障害が生じたことから，一度は市場から完全にその姿を消した。しかし，らい性結節性紅斑や多発性骨髄腫に著明な有効性を示したことから，再び市場に戻ってきた数奇な運命を持つ薬剤である。現在，その副作用を軽減し，抗腫瘍効果や免疫賦活作用を増強した次世代IMiDs，レナリドミド（lenalidomide；LEN）やポマリドミド（pomalidomide；POM）へと進化を続けている。本項では，IMiDsの構造と抗腫瘍効果と免疫調節作用について，さらには近年明らかになってきた催奇性・効果発現のメカニズム，そしてその臨床効果について概説する。

2 IMiDsの構造と作用強度

THALはフタルイミド，グルタルイミドの2つの部分からなる合成グルタミン酸誘導体であり，THAL誘導体はTHALのフタロイル環4位にアミノ基が結合した構造となっている（表1）。3剤の構造は類似しているが，それらの作用強度にはそれぞれ違いがあり，血管新生抑制作用はTHALが最も強いが，免疫賦活作用や抗腫瘍効果はLENやPOMといったTHAL誘導体のほうがきわめて顕著に強くなっている。また，制御性T細胞（Treg）の抑制，抗体依存性細胞傷害（ADCC）の増強作用はTHAL誘導体（LENとPOM）のみが有する（表1）。抗炎症の主要な作用であるTNF（tumor necrosis factor）-α産生抑制は，in vitroにおいてTHAL誘導体ではTHALの50,000倍以上の効果がある[1]。免疫賦活作用に関しては，LENはTHALの50～2,000倍のT細胞増殖能，300～1,200倍以上のIL（interleukin）-2とIFN-γ産生増強能を有する[2]。POMはそれ以上の免疫賦活作用を持つが，投与量がLENより少なく血中薬物濃度も低いため，実臨床での効果の優劣は不明である[3]。

3 IMiDsの抗腫瘍効果

骨髄腫に対するIMiDsの作用メカニズムは，直接的傷害のほか，腫瘍微小環境の破壊，腫瘍免疫の増強など多彩である（図1）。骨髄腫細胞はCXCR4と骨髄中SDF（stromal-derived factor）-1αを介して骨髄にホーミングし，CD138やVLA-4を介してコラーゲンやフィブロネクチンなどの細胞外マトリックスに接着する。腫瘍微小環境において骨髄腫細胞がVLA-4やLFA-1などを介して骨髄ストローマ細胞（BMSC）と接着すると，NF-κBの活性化が惹起され，VEGF（vascular endothelial growth factor）やTGF（transforming growth factor）-β，TNF-α，IGF（insulin like growth factor）-1，IL-6など

表1 ▶ THALとTHAL誘導体の構造と機能

名称	THAL	LEN	POM
構造	フタルイミド　グルタルイミド		
CD4$^+$およびCD8$^+$T細胞の活性化	＋	＋＋＋＋	＋＋＋＋＋
制御性T細胞の抑制	－	＋	＋
Th1サイトカインの産生調節	＋	＋＋＋＋	＋＋＋＋＋
NKおよびNKT細胞の活性化	＋	＋＋＋＋	＋＋＋＋＋
ADCCの増強	－	＋＋＋＋	＋＋＋＋
抗血管新生作用	＋＋＋＋	＋＋＋	＋＋＋
抗炎症作用	＋	＋＋＋＋	＋＋＋＋＋
直接的抗腫瘍効果（細胞周期の停止，癌抑制遺伝子の発現誘導，腫瘍細胞のアポトーシス，カスパーゼ活性化）	＋	＋＋＋	＋＋＋

のサイトカイン産生が誘導される。それらは骨髄腫細胞のPI3K/Akt，NFκB，Raf-MEK-ERK（MAPK）経路などを活性化し，腫瘍細胞の生存・増殖・抗アポトーシス・抗癌剤耐性を誘導する。また，骨髄腫細胞とBMSCとの接着により，VEGF産生が増強されて血管新生が亢進する。IMiDsは，①主にBMSCから産生される骨髄腫細胞の生存や増殖に重要なIL-6，VEGF，TGF-βなどのサイトカイン産生の抑制，②主にTNF-α産生抑制による接着分子の発現低下，③破骨細胞活性化因子IL-6，TNF-α，RANKLなどの産生抑制による破骨細胞の抑制，④血管新生の抑制，などにより腫瘍微小環境を破壊する（図1）。さらにIMiDsは，⑤サイクリン依存性キナーゼ阻害因子p21，p27，p15の誘導によるG$_0$/G$_1$期での細胞周期停止，Fasなどを介したアポトーシス誘導，抗アポトーシス蛋白（カスパーゼ阻害因子cIAP2やFLIPなど）の発現抑制などにより，骨髄腫細胞を直接的に傷害する[3-5]。

4 IMiDsの免疫作用

骨髄腫患者では，正常形質細胞の減少による液性免疫不全だけでなく，主に腫瘍が産生するTGF-βなどのサイトカインにより細胞性免疫不全も誘導されている。B細胞では分化・抗体産生能の低下，T細胞では特にCD4$^+$T細胞の減少，Th1/Th2 CD4$^+$T細胞比の異常，細胞傷害性T細胞（CTL）の障害，さらに，NK/NKT細胞においても機能障害が報告されている。Tregは，NK細胞やCD8$^+$T細胞の細胞傷害活性を抑制するが，固形癌と同様に骨髄腫でも増加しているとの報告もある[6, 7]。樹状細胞では，補助刺激分子の発現低下・消失や骨髄腫により誘導産生されるTGF-β，IL-10，IL-6，VEGFにより抗原提示能が低下し，T細胞活性化能が障害される。さらに骨髄腫では骨髄由来抑制細胞（myeloid-derived suppressor cell；MDSC）が増加しており，Tregと同様に腫瘍免疫の抑制を誘導し病勢進行に関与すると考えられている[8]。

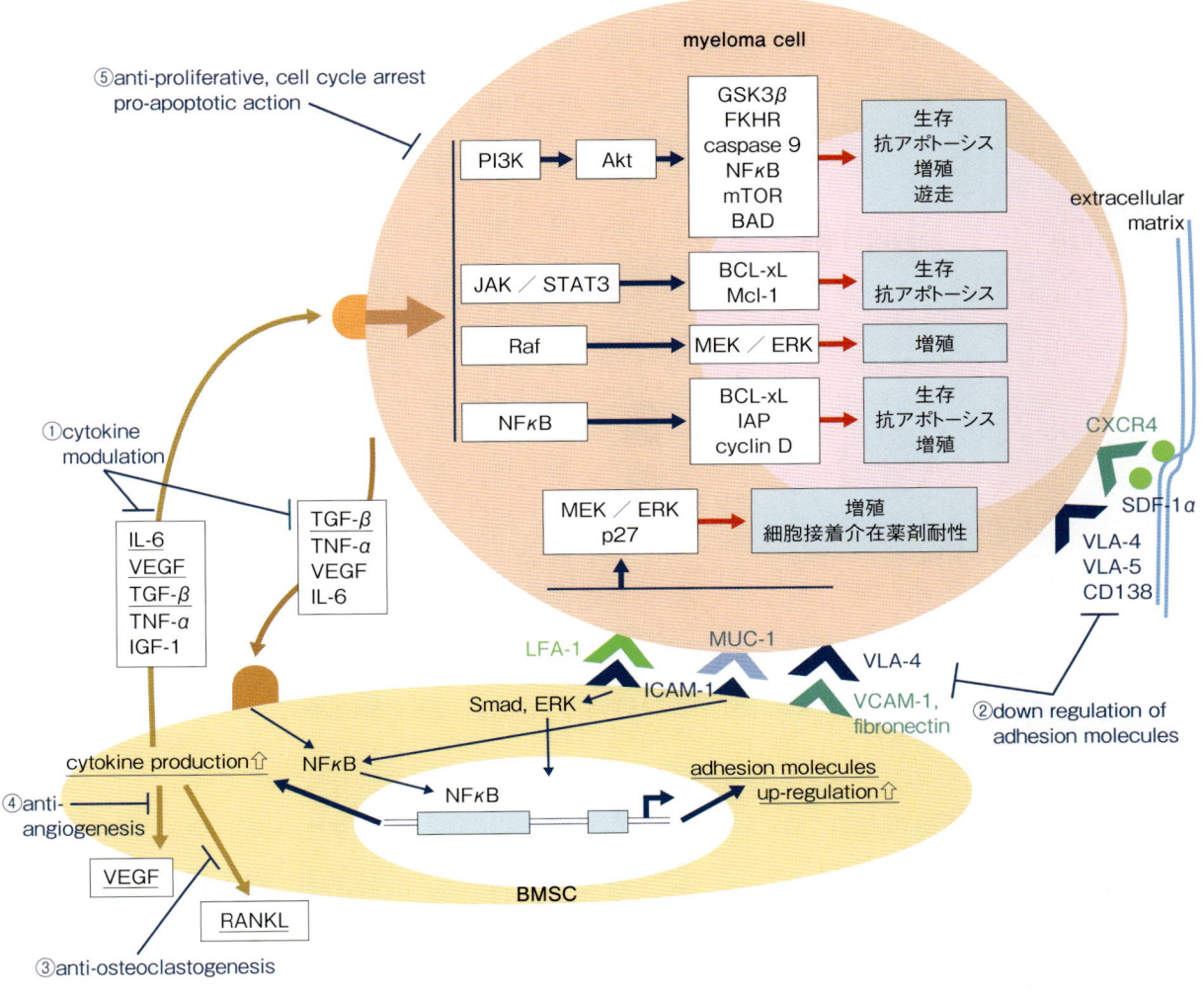

図1 ▶ IMiDsの抗腫瘍効果
IMiDsは，①主にBMSCからのサイトカイン産生を抑制，②主にTNF-α産生抑制による接着分子の発現低下，③破骨細胞活性化因子の産生抑制による破骨細胞抑制，④血管新生抑制，⑤直接的な抗腫瘍効果，などを有する

IMiDは，自然免疫と獲得免疫を増強する（**表1**，**図2**）。CD3抗体や樹状細胞で部分活性化させたT細胞にIMiDsを添加すると，T細胞は補助刺激され，IL-2やIFN-γなどTh1サイトカインの産生を増強し，逆にIL-4やIL-10などのTh2サイトカインの産生を抑制する。IMiDsによるT細胞補助刺激は，IL-2産生のkey driverであるAP（activated protein）-1の転写活性の増強によって引き起こされる[2]。LENはCD28のチロシンリン酸化を誘起し，PI3Kシグナル経路を活性化させる。それによりNFAT（nuclear factor of activated T-cells）2は核内移行して，AP-1と結合することでIL-2などの遺伝子を活性化させることが報告されている（**図2**）[9]。さらに，THAL誘導体ではTreg増殖を抑制し，Tregのマスター遺伝子であるFOXP3発現を低下させてその機能を阻害する。また，IMiDsはNK細胞のみならず，自然免疫に重要なγδT細胞やNKT細胞の機能も増強させる。IMiDsはIL-2存在下でNK細胞増殖を増強させ，骨髄腫細胞株に対する細胞傷害活性を高める。さらに，THAL誘導体ではNK細胞のFasL，granzyme B発現を増加さ

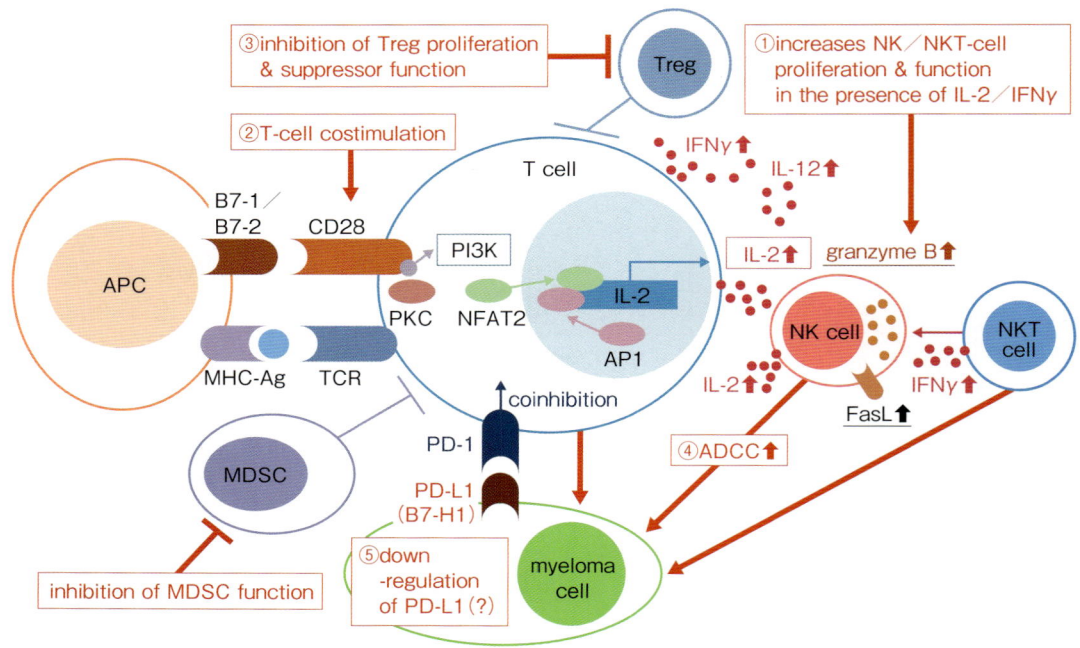

図2 ▶ IMiDsの免疫作用
IMiDは，①NK/NKT細胞の増殖と機能の増強，②T細胞の補助刺激，③Tregの増殖や機能の抑制，④ADCC活性の増強，⑤骨髄腫細胞上PD-L1の発現低下(?)，などの様々な免疫賦活作用を持つ
（文献3より引用改変）

せ，ADCC活性および元来の細胞傷害活性を増強させる[10]。実臨床においても骨髄腫に対するelotuzumab（抗SLAMF7抗体）や悪性リンパ腫に対するリツキシマブ（抗CD20抗体）など，抗体治療薬とIMiDsの併用が奏効率を向上させることが報告されている[11,12]。さらに，IMiDsは樹状細胞で誘導したNKT細胞の増殖やIFN-γ産生を増強させる。また，LENはMDSCを抑制して間接的に腫瘍免疫を増強させる。

多くの骨髄腫患者の腫瘍細胞上には抑制性共刺激分子PD-L1（B7-H1）が発現している。PD-L1⁺骨髄腫細胞は，免疫チェックポイント分子PD-1（PD-L1のレセプター）を介して腫瘍特異的CTLを抑制して腫瘍免疫より回避するだけでなく，増殖能や薬剤耐性を獲得しており，病勢の進行に関与すると推測される[13]。また，骨髄腫患者のNK細胞にはPD-1発現が誘導されており，PD-L1⁺骨髄腫細胞に対するNK細胞傷害活性は，PD-1からの抑制シグナルにより低下していることが報告されている[14]。LENは骨髄腫細胞上の

PD-L1発現を低下させ，PD-1からの抑制シグナルを減少させることにより，腫瘍特異的CTLやNK細胞の腫瘍細胞傷害活性を回復させる可能性がある。

5 IMiDsの標的分子cereblon

THALによる催奇性の詳細なメカニズムに関しては長い間不明であったが，Itoらは，THALと直接的に結合する蛋白CRBN（cereblon）と，CRBNと会合することによりTHALと間接的に結合するDDB1（damage-specific DNA binding protein 1）の同定に成功した[15]。さらに，CRBN野生型あるいはTHALに結合しないCRBN変異体を有するニワトリ胚をTHALで処理したところ，CRBN野生型では無肢症となったが，CRBN変異体では四肢構造が確認され，CRBNがTHAL催奇性の標的であることを証明した（図3）。CRBNは442個のアミノ酸からなり，植物からヒトまで進化的に保存された蛋白であり，基質

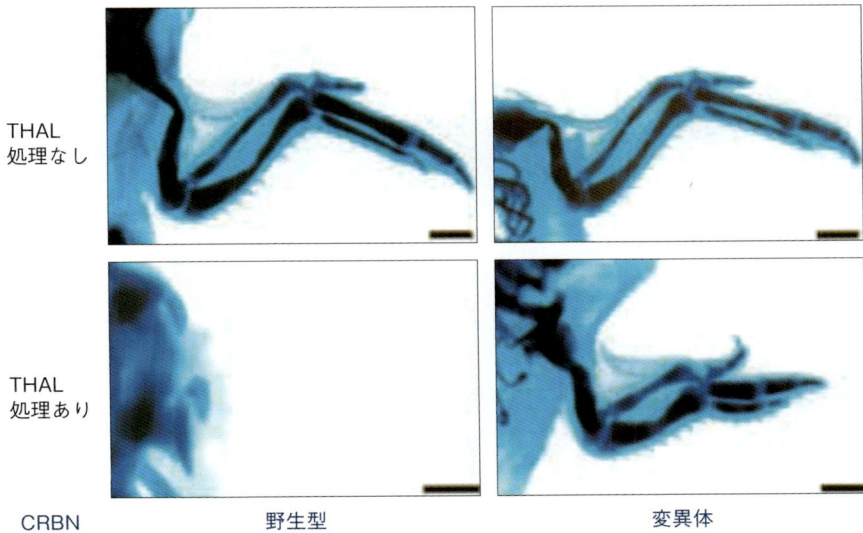

図3 ▶ CRBNを介したTHALの催奇性
CRBN野生型あるいはTHALに結合しないCRBN変異体を有するニワトリ胚をTHALで処理したところ、CRBN野生型のみで無肢症を発症した　　（文献15より引用改変）

受容体としてDDB1, Cul4〔(cullin) 4A, (cullin) 4B〕, Roc1 (regulator of cullins 1) とともにユビキチンリガーゼ複合体CRL4 (cullin-ring ligase 4) を形成する。CRBN-CRL4は基質となる蛋白をユビキチン化してプロテアソームにより分解し、細胞周期や免疫応答などにおいて役割を果たすと考えられている。

6 CRBNを介したIMiDsの効果発現メカニズム

THAL誘導体はTHALの約10倍の強さでCRBNへ結合し、骨髄腫細胞に対してc-mycやIRF-4の発現低下やp21の発現誘導などにより、CRBN依存性に抗癌作用を示し、さらには免疫調整作用にも働く[16]。実際、骨髄腫細胞のCRBN発現が低下するとTHAL誘導体の in vitro での抗腫瘍効果は低下し、実臨床では骨髄腫細胞のCRBN発現低下は、奏効率の減少やLEN耐性と相関することが示されている[17]。

近年、THAL誘導体がCRBN-CRL4ユビキチンリガーゼを選択的に標的として、転写因子Ikaros family zinc finger protein 1 (IKZF1, IKAROS), IKZF3 (AIOLOS) のユビキチン化、分解を促進することが明らかになった[18, 19]。IKZF1, IKZF3はIRF-4発現を増強し、IL-2発現を抑制するなど、骨髄腫細胞の増殖とリンパ球機能の制御に重要な働きを持つ転写因子である。LENによるIKZF1, IKZF3の低下により骨髄腫細胞の増殖は抑制され、さらにIL-2産生誘導、すなわち免疫賦活化を促す。その構造解析の結果 (図4), THAL誘導体におけるフタル環4位のアミノ基がCRBN結合体より露出し、基質IKZF1およびIKZF3に結合して分解することが明らかとなった[20]。一方、THALはアミノ基がないためIKZF1/3との相互作用が弱く、それらの分解促進作用も弱い。また、CRBNの本来の標的である内在性基質として、発生過程の様々な現象に関与する転写因子MEIS2が同定された。IMiDs存在下ではMEIS2のユビキチン化・分解が抑制され、MEIS2は安定する (図4)。

7 IMiDsの治療成績

NCCNガイドラインや日本血液学会による造血器腫瘍診療ガイドラインでは、初発症候性骨髄腫患者に対して、IMiDsとデキサメタゾン (dexamethasone; DEX, 高齢者は週1回の低用量) との併用療法

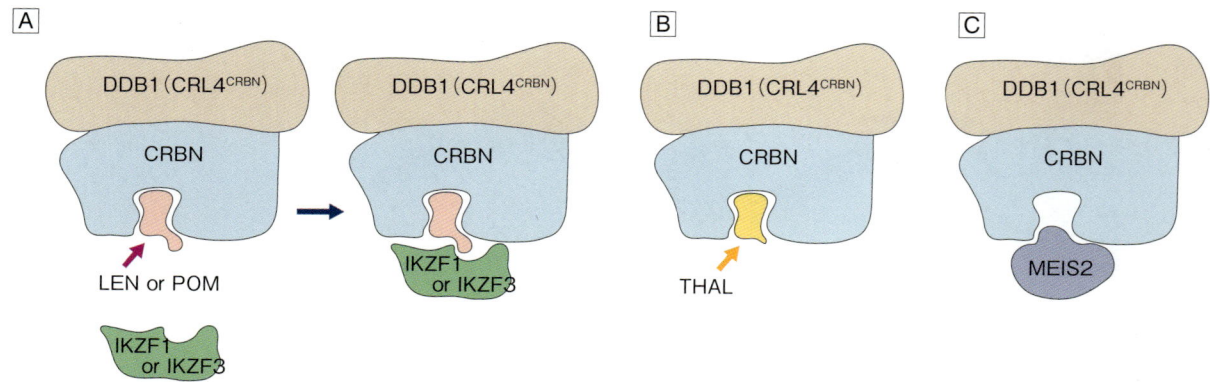

図4 ▶ CRL4ユビキチンリガーゼ複合体（CRL^CRBN）のCRBNを介したIMiDsとの結合
A：CRBNに結合したTHAL誘導体はフタル環4位のアミノ基が露出して，基質IKZF1およびIKZF3に結合して分解する
B：THALはアミノ基がないためIKZF1/3との結合が弱い
C：IMiDsがなければ，CRBNの内在性基質である転写因子MEIS2が結合する

（文献20より引用改変）

が推奨治療のひとつとなっている。高齢者などの移植非適応例にはメルファラン＋プレドニゾロン（MP）療法にLENやTHALを併用したMPLやMPT療法も推奨されている。また，わが国においても初発骨髄腫へのLENの適応が拡大された。移植非適応患者に対してLd療法18サイクル，Ld継続療法，MPT（メルファラン＋プレドニゾロン＋サリドマイド）療法（12サイクル18カ月）の3群を比較したFIRST（The Frontline Investigation of Revlimid and Dexamethasone versus Standard Thalidomide）試験において，非常に良い部分寛解（VGPR）以上の奏効率は，Ld療法2群では約43％と，MPT群28％より良好であり，またVISTA試験におけるVMP（メルファラン＋プレドニゾロン＋ボルテゾミブ）療法の結果とほぼ同等であった。Ld継続療法群では無増悪生存期間（PFS），全生存期間（OS）ともにMPT療法群と比べて優れていたが，Ld療法18サイクル群とMPT療法群とではPFS，OSともに有意差を認めなかった[21]。比較的若年者に対する大量化学療法，自家末梢血幹細胞移植後のLEN維持療法はPFSを有意に延長するが，二次発癌の発症率が高くなるので，患者の選択，患者への説明，注意深い経過観察が必要である。また，BTZをベースとした初期治療を行った症例の再発・再燃時にはIMiDsベースの治療を行う。LENとBTZ，DEXを併用したRVD療法は，新規薬剤の相乗作用によりBTZ，LEN，あるいはTHALの前治療歴がある難治性骨髄腫患者に対しても50％前後の全奏効率が得られ，高い有効性と良好な忍容性を示す[22]。

次世代IMiD，POMの有効性のエビデンスとなった第Ⅲ相試験では，前治療歴2レジメン以上実施した再発・難治性多発性骨髄腫患者455例を対象とし，POM 4mg/日（days 1～21）と低用量DEX（40mg/日，days 1，8，15，22）の28日サイクル内服投与（Pd）群と高用量DEX（40mg/日，days1～4，9～12，17～20；28日サイクル）群とを比較して行われた[23]。Pd群 vs 高用量DEX群の奏効率は31％ vs 10％，PFS中央値は4.0カ月 vs 1.9カ月であり，OSにおいても中央値はPd群で12.7カ月，大量DEX群で8.1カ月と，Pd群で有意に良好な成績が得られた。また，POMはTHALやLENに不応となった患者にも約40％，さらに高リスク症例にも奏効した。

IMiDsの中でもLENは主に尿中に排泄されるため，腎機能に応じて投与量の調整が必要である。毒

性プロフィールもIMiDsの種類によって異なっている。THALでは便秘症，末梢神経障害が多く，長期投与での忍容性は低く，高用量DEX併用では筋力低下，振戦を起こすことがある。THAL誘導体の有害事象としては血球減少が最も多く，深部静脈血栓症はTHALより少ないがDEX併用時には注意が必要である。POMでは，貧血（46％），好中球減少（45％），血小板減少（27％）のほか，全身倦怠感（28％），発熱（21％）が多く，末梢神経障害は12％，静脈血栓症/塞栓症は3.3％であり，THALやLENと比べて骨髄抑制は強いが，THALより神経障害のリスクは低く，LENより血栓塞栓症のリスクが低い。また，他のIMiDsと同様にきわめて稀であるが間質性肺障害が報告されている。再発・難治性骨髄腫に対するPOMの適正使用ガイドラインが作成されているが[24]，好中球減少に関しては減量や必要に応じてG-SCF使用，最初3コースでの抗菌薬投与による感染予防，リスクによってはアスピリン投与などによる血栓予防などを考慮することなどが示されている。

8 おわりに

IMiDsは経口薬ながら高い有効性と良好な忍容性を示す有用な薬剤であり，現在，新規IMiDsの開発が進められている。CC-122（Celgene社）はDLBCLに対するリツキシマブとの併用治療薬として，欧米で臨床試験中である。今後，難治性骨髄腫に対する次世代IMiDsやプロテアソーム阻害薬との併用療法の効果が期待される。また，IMiDsの新規治療法として，ADCC増強作用や免疫賦活化を利用した抗体治療薬との併用，骨髄腫以外のB細胞性腫瘍に対する治療なども十分な効果が予想される。難治性骨髄腫に対して，IMiDsと抗CD38抗体や抗PD-1抗体との併用療法による高い治療効果が報告されており，早急な臨床実用化が望まれる。

● 文献

1) Muller GW, et al : J Med Chem. 1996 ; 39(17) : 3238-40.
2) Corral LG, et al : J Immunol. 1999 ; 163(1) : 380-6.
3) Quach H, et al : Leukemia. 2010 ; 24(1) : 22-32.
4) Chu ZL, et al : Proc Natl Acad Sci USA. 1997 ; 94(19) : 10057-62.
5) Kreuz S, et al : Mol Cell Biol. 2001 ; 21(12) : 3964-73.
6) Beyer M, et al : Blood. 2006 ; 107(10) : 3940-9.
7) Feyler S, et al : Br J Haematol. 2009 ; 144(5) : 686-95.
8) Ramachandran IR, et al : J Immunol. 2013 ; 190(7) : 3815-23.
9) LeBlanc R, et al : Blood. 2004 ; 103(5) : 1787-90.
10) Wu L, et al : Clin Cancer Res. 2008 ; 14(14) : 4650-7.
11) Lonial S, et al : J Clin Oncol. 2012 ; 30(16) : 1953-9.
12) Chong EA, et al : Clin Cancer Res. 2015 ; 21(8) : 1835-42.
13) Tamura H, et al : Leukemia. 2013 ; 27(2) : 464-72.
14) Benson DM Jr, et al : Blood. 2010 ; 116(13) : 2286-94.
15) Ito T, et al : Science. 2010 ; 327(5971) : 1345-50.
16) Lopez-Girona A, et al : Leukemia. 2012 ; 26(11) : 2326-35.
17) Zhu YX, et al : Blood. 2011 ; 118(18) : 4771-9.
18) Krönke J, et al : Science. 2014 ; 343(6168) : 301-5.
19) Chamberlain PP, et al : Nat Struct Mol Biol. 2014 ; 21(9) : 803-9.
20) Fischer ES, et al : Nature. 2014 ; 512(7512) : 49-53.
21) Benboubker L, et al : N Engl J Med. 2014 ; 371(10) : 906-17.
22) Richardson PG, et al : Blood. 2014 ; 123(10) : 1461-9.
23) San Miguel J, et al : Lancet Oncol. 2013 ; 14(11) : 1055-66.
24) Dimopoulos MA, et al : Leukemia. 2014 ; 28(8) : 1573-85.

> **MEMO**　「磁性（FG）ビーズ（半田ビーズ）」
>
> 　IMiDs標的分子CRBNの同定において画期的な役割を果たしたのは，半田宏博士によって開発された新規アフィニティービーステクノロジーである磁性（FG）ビーズ，いわゆる"半田ビーズ"の応用である。フィラメントをアクリル（ポリGMA）で被覆したFGビーズは，ナノサイズであることから総表面性がきわめて大きく，かつ，ビーズ1個当たり10^7以上のエポキシ基を有することからケミカル，蛋白質，ペプチド，核酸など種々のリガンドを固定化可能である。また，有機溶媒に耐性であることから有機溶媒中で薬剤を固定化でき，水溶液中で結合蛋白質の同定が可能である。一方，表面が適度な疎水性であり疎水的・静電的作用による非特異的吸着が少ないことからバックグランドノイズがきわめて低い。こうした利点から，FGビーズを用いることで，単一工程で高回収率・高純度に生体蛋白ライブラリーから標的蛋白質を精製可能である。THALの標的蛋白質の同定においては，THALのフタルイミド基側にFGビーズと化学結合するためのカルボキシル基を有するTHAL誘導体を作製し，これに結合させたFGビーズへの結合分子を解析することでCRBNが同定された[1]。FGビーズの応用可能性はきわめて高く，本法によって未知のケミカル-生体分子，転写制御因子-核酸，非コードRNAと結合分子などの相互作用の解明が期待される。
>
> 1) Ito T, et al：Science. 2010；327(5971)：1345-50.
>
> 　　　　　　　　　　　　　　　　　　　　　　　　　　　　　　　　　　黒田純也

第11章 多発性骨髄腫に対する新規抗体療法

黒田純也

1 はじめに

多発性骨髄腫（multiple myeloma；MM）に対する革新的な新規治療戦略として，各種のモノクローナル抗体治療薬（monoclonal antibody；MoAb）の開発が精力的に進められている。本領域は近未来のMM診療と研究に大きな変革をもたらしうる新領域といえる。

2 MMに対するMoAb概論

有効な抗体療法の成立には，標的抗原がMMにおいて普遍的かつ特異的に発現していることが望まれる。加えて，標的抗原としての機能的な性格として，その制御や修飾により，①抗体依存性細胞介在性抗腫瘍効果（antibody-dependent cell-mediated cytotoxicity；ADCC）の誘導，②補体依存性細胞傷害活性（complement-dependent cytotoxicity；CDC）の誘導，③機能性標的抗原の制御を介した細胞シグナル阻害によるMM細胞の増殖・生存の制御や直接的アポトーシス誘導経路の活性化，④骨髄ストローマ細胞など腫瘍環境構成細胞とのクロストークの阻害，あるいは，⑤標的抗原の抗体結合による細胞内取り込みを利用した他の抗癌剤の効率的なデリバリー，などの効果を少なくとも1つ，時には複数併せ持って惹起しうることが求められる（図1）。

従前，これらを満たしうる標的抗原として，細胞膜蛋白であるCD38, CD40, CD56, CD74, CD138, CS1, HM1.24, β_2-ミクログロブリンなどや，形質細胞の増殖因子であるインスリン様成長因子1受容体（insulin like growth factor-1 receptor；IGF-1R），インターロイキン-6（interleukin-6；IL-6），B細胞活性化因子（B-cell activating factor；BAFF）などが候補とされてきた。また，MM細胞そのものではなく，NK細胞やT細胞のキラー細胞抑制受容体（killer inhibitory receptor；KIR），抗原提示細胞やT細胞における免疫反応を調節するCD200などを標的とすることで，細胞免疫学的効果の増強を狙うものなども開発途上にある（表1）[1,2]。これらの多くのMoAbにおいてADCC活性の誘導が得られることから，レナリドミド水和物（lenalidomide；LEN）など免疫調節薬との併用による効果増強が期待できる。

一方，MM細胞では細胞膜上での補体活性を抑制するCD55やCD59がしばしば高発現であるため，一般的にCDC効果による抗MM効果は期待しづらい[3]。

本項では，中でも期待の高い新規抗体薬について概説するとともに，新規標的抗原の同定をめざした我々の試みにも触れる。

3 抗MM MoAb各論

1. 抗CS1 MoAb：elotuzumab（ELO，HuLuc63）

CS1（CD2 subset-1, SLAMF7, CRACC, CD319）は，シグナル伝達リンパ球活性化分子ファミリー（signaling lymphocyte activation molecule；SLAMF）受容体ファミリーに属する細胞膜1回貫通型I型糖蛋白である。生理的状態でCS1は主にNK細胞，NKT細胞，一部のCD8陽性T細胞において発現し，NK細胞ではEAT-2を介した細胞機能活性化に寄与する一方，造血幹細胞や他の組織での発

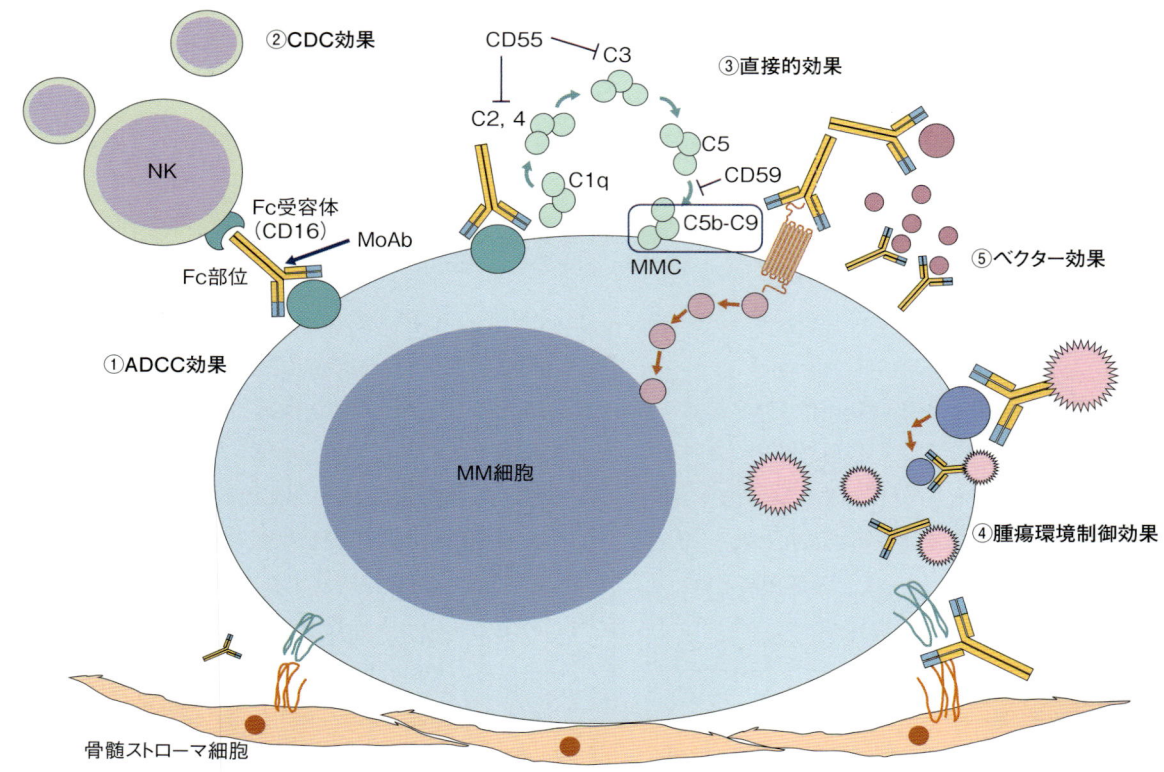

図1 ▶ MM細胞におけるMoAbの抗腫瘍効果発現メカニズム

①ADCC効果：抗原に結合したMoAbのFc部位にNK細胞などがFc受容体を介して結合し，perforin，グランザイムBなどcytotoxic moleculesを放出

②CDC効果：MoAbによって細胞膜脂質ラフトにC1qがリクルートされると，補体カスケードの活性化が誘導され最終的にmembrane attack complex（MAC）を形成し，細胞傷害を誘導。MM細胞ではCD55，CD59の発現のため，誘導されにくい

③直接的効果：MoAbによってIGF-1Rなどのサイトカイン受容体やBAFFなどのリガンドがブロックされることで下流の細胞シグナルを阻害。あるいはアポトーシスシグナル活性化

④腫瘍環境制御効果：MoAbによってMM細胞と骨髄ストローマ細胞や破骨細胞などの腫瘍環境構成細胞とのクロストークを制御

⑤ベクター効果：MoAbの結合した抗原はMM細胞内に取り込まれ，MoAbに結合した抗癌剤などの効率的な細胞内取り込みを促進

現は乏しい。重要なことは，CS1は前治療歴や染色体異常・遺伝子発現プロファイルによらずMM細胞においてほぼ普遍的に高レベルで発現しており，これを標的として開発されたヒト化MoAbがELOである[4]。

ELOはNK細胞のFc受容体を介したADCC効果を誘導するのみならず，CD69陽性活性化NK細胞の誘導，NK細胞におけるグランザイムB，インターフェロン-γの産生・分泌の促進，CS1を介したNK細胞とMM細胞の相互作用を促進する[5]。また，MM細胞と骨髄ストローマ細胞との接着阻害による接着依存性薬剤耐性の克服も期待できる[6]。

一方，ELOではMM細胞におけるCDC効果誘導や直接的アポトーシス誘導効果は期待できず，このため，臨床的にもELO単独での抗MM効果は限定的である。実際，再発/難治MM（relapsed/refractory MM；RRMM）症例を対象としたELO単独療法の第Ⅰ相試験（前治療レジメン数中央値：4.5レジメン）では，ELO単剤療法の効果は限定的であり，26.5％で安定（stable disease；SD）獲得を得たのみで，部分奏効（partial response；PR）以上の奏効は認めなかった。本試験で計画された全8コースを完遂できたのは17％のみで，投与回数中央値は4コースであっ

表1 ▶ MMに対して開発・研究中の新規抗体薬の標的抗原，タイプと特徴

抗体名	標的抗原	抗原のMM細胞での発現率(%)	抗体タイプ	特徴
elotuzumab	CS1	＞97	ヒト化	・NK細胞活性化によるADCC効果誘導 ・骨髄ストローマ細胞との接着阻害 ・c-MAFを介した骨髄ストローマ細胞との相互作用の阻害
daratumumab	CD38	＞90	ヒト	・NK細胞活性化によるADCC効果誘導 ・CDC効果 ・骨髄ストローマ細胞との接着阻害 ・CD38 ADPリボシルシクラーゼ活性阻害
SAR650984			ヒト化	
MOR03087			ヒト	
dacetuzumab	CD40	60〜70	ヒト化	・ADCC効果誘導 ・IL-6受容体発現低下とPI3K-AKT経路阻害によるアポトーシス誘導 ・CD40Lを介した骨髄ストローマ細胞との接着阻害
lucatumumab			ヒト化	
humanized HM1.24（AHM）	HM1.24（CD317）	＞85	ヒト化	・ADCC効果誘導
XmAb5592			ヒト化	
mapatumumab	TRAILR1（DR4）		ヒト	・caspase-8, -9, t-Bid活性化によるアポトーシス誘導
lorvotuzumab mertansine	CD56	70〜80	ヒト化	・リガンド結合による細胞内取り込み ・mertansineによるチュブリン阻害による紡錘体形成阻害
milatuzumab	CD74	70〜90	ヒト化	・リガンド結合による細胞内取り込み ・MIFシグナル阻害 ・IMMU-110ではDOXのベクターとして機能
IMMU-110：ドキソルビシン（DOX）結合型 milatuzumab			ヒト化	
siltuximab	IL-6	−	キメラ	・IL-6受容体中和抗体 ・キャッスルマン病治療薬
figitumumab	IGF-1R	−	ヒト	・IGF受容体介在性シグナルの阻害
PRO-001	FGFR3	−	ヒト化	・FGFR3介在性シグナルの阻害
tabalumab	BAFF	−	ヒト	・骨髄ストローマ細胞や破骨細胞由来のBAFF結合阻害によるNF-κBシグナル経路の阻害 ・BAFF受容体であるBAFF-R／BR3, TACI, BCMAのうち, BAFF-Rは成熟形質細胞に特異性が高く, BCMA発現は骨髄腫細胞に普遍的
IPH2101	KIR	（NK細胞）（T細胞）	ヒト	・NK細胞傷害活性増進
samalizumab	CD200	60〜80	ヒト化	・抗原提示細胞とT細胞を介した抗腫瘍免疫反応の回復

たが，中止理由の57.1％は病状悪化であり，有害事象ならびに用量規定毒性（dose limiting toxicity；DLT）による中止は5.7％のみであった．88.2％で何らかの有害事象を認め，52.9％がELO関連有害事象と判定されたが，高頻度であったのは悪寒，倦怠感，発熱，咳，頭痛，悪心，背部痛などで，多くはgrade 1〜2であった．一方，徐脈，胸部不快，過敏症，急性腎不全などの重篤な有害事象も少数例で認められている．また，29.4％で感染症の合併を認めたが，ELO投与量との相関は認めていない[7]．

これに対して，LENの臨床的効果においてELOによる増強の期待が高い．中央値3レジメンの前治療歴

を有するRRMMを対象としたELOとLENの併用療法の第Ⅰ相試験での全奏効率（objective response rate；ORR）は80％以上，うち完全奏効（complete response；CR）4％，最良部分奏効（very good partial response；VGPR）29％ときわめて良好な治療成績が示され，中でもLEN未治療例での効果はきわめて良好で，ORR：95％，CR：5％，VGPR：32％であった。一方，LEN治療歴を有する6症例でのORRは33％にとどまっている。ELOとLENの併用により有害事象が増悪することはなく，LENによる血球減少などへの注意が必要であることは，従来のLEN治療における域を出るものではない[8]。

他方，中央値2レジメンの治療歴を有するRRMMを対象としたELOとボルテゾミブ（bortezomib；BTZ）の併用療法の第Ⅰ相試験でのORRは48％であり，7％においてCRが獲得された。また，高リスク染色体異常を有する症例でもORRは70％と良好であった[9]。

今後明らかになる未治療MM（newly diagnosed MM；NDMM），RRMMに対するLEN/デキサメタゾン（dexamethasone；DEX）併用療法（Rd療法）へのELO追加の効果を検討する国際共同第Ⅲ相試験ELOQUENT-1，2の結果が注目される。なお，ELO単独治療による第Ⅰ相試験にて，31症例中12症例で抗ELO抗体の獲得が検出され，うち11例では抗ELO中和抗体の獲得を認めたが，治療反応性，有害事象の発生との間に相関は認められていない。ELO投与後に一過性のリンパ球減少を認める症例があったが，これはELO投与後に血清中のインターフェロン誘導蛋白質10（interferon-inducible protein 10；IP-10）が高値となり，活性化T細胞やNK細胞の末梢循環から標的臓器への遊走が促進された可能性が想定されている[7]。

2．抗CD38 MoAb：daratumumab（DARA, HuMax-CD38）など

CD38はⅡ型膜貫通性糖蛋白であり，細胞内Caイオン動態や細胞接着，シグナル伝達などに関与する。MM症例の90％以上において強発現を認める一方，正常造血細胞にも低～中等度発現しているものがある。これまでにCD38を標的としたMoAbとしてDARA，SAR650984，MOR03087が開発途上にあるが，本項では中でも精力的に開発が進められているDARAについて紹介する。注目すべきは，DARAは単独にて用量依存性の抗MM効果を臨床的に発揮しうることが示されている点である。中央値6.3レジメンと濃厚な前治療歴を有するRRMMを対象とし，0.005～24mg/kgを全9サイクルまで投与するDARA単剤療法の第Ⅰ相試験において，2mg/kg以下投与群でのORRは5％であったのに対し，4mg/kg以上投与群においてORRは42％であった。これはDARAが特有の構造と作用により，ADCC効果のみならずCDC効果を発揮しうること，抗原間のクロスリンク作用によりCD38を不活性化することで直接的抗MM細胞効果を併せ持つものによると想定されており，他の抗MM MoAbにはない大きな魅力と言える。なお，同試験においては44％で輸注反応を，10～20％で血液毒性を認めたが，DLTに至る有害事象は認められていない[10]。LENとの併用によるADCC効果の増強，BTZとの併用効果も期待でき[11, 12]，DARA 1回投与量16mg/kgとLEN，DEXの併用療法を検討する第Ⅲ相試験の結果が期待される。

3．その他のMoAbs：tabalumab，siltuximabなど

TNFファミリーに属するサイトカインであるBAFFは，骨髄ストローマ細胞や破骨細胞から分泌され，成熟B細胞や形質細胞の細胞膜上に比較的特異的に発現するCAML蛋白質（transmembrane activator and CAML interactor protein；TACI），B細胞成熟抗原（B-cell maturation antigen；BCMA），BAFF受容体（BAFF rececptor；BAFF-R）に結合することでNF-κB経路を活性化し，細胞増殖の亢進，アポトーシス抵抗性を促進する。MMでは血漿中BAFF濃度は高値であるほか，BAFFによるMM

細胞のオートクライン細胞増殖効果の存在も知られており，前臨床モデルでは抗BAFF中和抗体により抗MM効果，破骨細胞抑制効果が報告されている。tabalumabは細胞膜結合型，ならびに可溶性BAFFに対するMoAbであり，RRMMにおいてBTZ/DEXと併用する第I相試験が施行されている。同試験では全48症例中，75％においてBTZ治療歴を有していたが，ORR 45.8％，2例のCR，無増悪期間（time to progression；TTP）中央期間4.9カ月，奏効期間（duration of response；DOR）中央期間7.3カ月と良好な治療成績を認めた。Grade 3以上の有害事象として血小板減少，好中球減少，末梢神経障害，肺炎を10％以上に認めているが，tabalumabとの直接的な因果関係は不明である[13]。 抗IL-6 MoAbであるsiltuximabとDEXの併用によるBTZ治療歴を有するRRMMにおけるORRは17％，無増悪生存期間

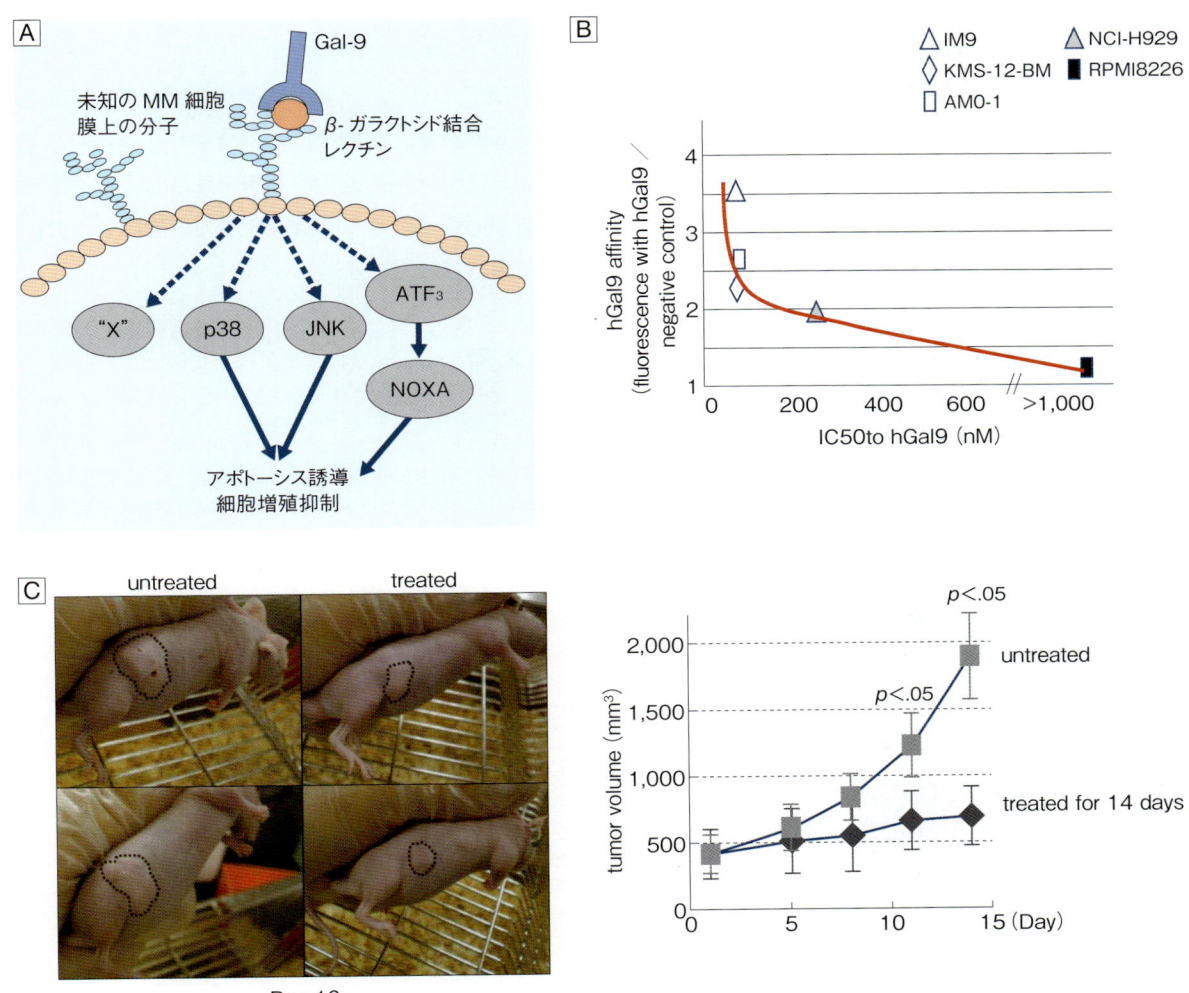

図2 ▶ Gal-9による抗MM効果
A：Gal-9の抗MM効果発現メカニズム
B：MM細胞株におけるヒト型Gal-9の in vitro 細胞増殖抑制効果（IC50濃度）とhGal-9の細胞膜結合能の相関関係
C：MM細胞株皮下移植モデルに対するGal-9の治療効果
　（左）無治療マウスとGal-9治療マウス　（右）無治療マウスとGal-9治療マウスにおける皮下腫瘍サイズの比較

（文献18より引用）

(progression free survival；PFS）中央期間は3.7カ月であったが[14]，siltuximabのBTZ/DEXへの併用は，BDに比して上乗せ効果が認められず，第Ⅲ相試験段階で開発は中断となった[15]。同様にNDMMにおいてsiltuximabのBTZ，メルファラン，プレドニゾロン併用療法に対する上乗せ効果も否定されている[16]。

CD40はTNFスーパーファミリーに属する膜貫通型蛋白であり，リガンドであるCD154の結合によってPI3K/AKT/NF-κBシグナルが活性化することでMM細胞の増殖を促す一方，骨髄ストローマ細胞からのIL-6やVEGF分泌を亢進する。MMでは約3分の2の症例でCD40が陽性であり，中でも進行症例において高発現である傾向がある。CD40に対するdacetuzumab単独のRRMMに対する第Ⅰ相試験では，ORRは20％であった[17]。CD74に対するmilatuzumab，CD56に対するlorvotumabにチューブリン阻害薬であるmertansineを結合したlorvotumab mertansine，CD138に対するBT062などが早期開発段階にあるほか，HM1.24（BST2/CD317），$β_2$-ミクログロブリンなども標的抗原としての可能性が期待されている（**表1**）[1,2]。

4. ガレクチン（galectine-9：Gal-9）の抗MM効果と新規治療標的抗原同定の可能性

近年，β-ガラクトシド結合性レクチンで，多彩なシグナル伝達を媒介するGalファミリー分子の細胞増殖，接着，遊走，アポトーシス制御など多彩な機能が注目されており，様々な悪性腫瘍でも病態形成や治療反応性に深く関与することが明らかになってきた。従前，我々は14種存在するGalファミリー分子のうち，分子量36kDの2つの糖鎖認識ドメイン（carbohydrate recognition domain；CRD）を有するtandem-repeat typeであるGal-9がMM細胞など造血器悪性腫瘍細胞においてJNK，p38MAPKといったストレスキナーゼの活性化と下流のH2AX活性化，ATF3の活性化に伴うNOXAの誘導を介するアポトーシスを効率的に誘導することを見出した[18,19]。加えて，Gal-9の殺細胞効果はIgH/FGFR3転座や17番染色体短腕欠失など予後不良染色体異常の存否の影響を被らない。重要なことに，その殺細胞効果は細胞膜上へのGal-9結合親和性と相関すること，その阻害により効果が消失することから，標的分子は細胞膜上に存在することが想定されるが，その真の標的はいまだ同定されていない（**図2**）。本来，Gal-9はTim-3やCD40など多様な分子に対する結合能を有するが，これまでの研究からは，これらの既知の分子がMMにおけるGal-9の治療標的である可能性は否定的であり，治療抵抗性MMクローンに対しても直接的抗MM細胞効果の誘導を期待しうる治療標的抗原の同定をめざし，MM細胞の細胞膜上におけるGal-9の真の標的分子探索を継続中である。

● 文献

1) Tai YT, et al：Bone Marrow Res. 2011；2011：924058.
2) Richardson PG, et al：Br J Haematol. 2011；154(6)：745-54.
3) Alcindor T, et al：Leuk Lymphoma. 2006；47(5)：919-21.
4) Hsi ED, et al：Clin Cancer Res. 2008；14(9)：2775-84.
5) Collins SM, et al：Cancer Immunol Immunother. 2013；62(12)：1841-9.
6) Tai YT, et al：Blood. 2008；112(4)：1329-37.
7) Zonder JA, et al：Blood. 2012；120(3)：552-9.
8) Lonial S, et al：J Clin Oncol. 2012；30(16)：1953-9.
9) Jakubowiak AJ, et al：J Clin Oncol. 2012；30(16)：1960-5.
10) Plesner T, et al：Blood(ASH Ann Meet Abstr). 2012；120：Abstract 73.
11) van der Veer MS, et al：Haematologica. 2011；96(2)：284-90.
12) van der Veer MS, et al：Blood Cancer J. 2011；1(10)：e41.
13) Raje N, et al：Blood(ASH Ann Meet Abstr). 2012；120：Abstract 447.
14) Voorhees PM, et al：Blood(ASH Ann Meet Abstr). 2011；118：Abstract 3971.
15) Rossi JF, et al：Blood(ASH Ann Meet Abstr). 2008；112：Abstract 867.
16) San-Miguel J, et al：Blood. 2014；123(26)：4136-42.
17) Hussein M, et al：Haematologica. 2010；95(5)：845-8.
18) Kobayashi T, et al：Leukemia. 2010；24(4)：843-50.
19) Kuroda J, et al：Mol Cancer Res. 2010；8(7)：994-1001.

| MEMO | 「RRMMに対するELO・Rd併用療法」 |

　2015年にRRMMに対するELO・Rd併用療法とRd療法を比較した第Ⅲ相ランドマイズド・コントロール試験であるELOQUENT-2の結果が公表された[1]。高リスク染色体異常であるdel(17p), t(4;14)を有する症例を各々32%, 9〜10%含み, 前治療レジメン数（中央値）は2という背景を有するRRMM（LEN抵抗性症例は除外）を対象にELO・Rd併用療法（$n=321$）とRd療法（$n=325$）を比較した本試験では, 各群のORR 79% vs 66%, 2年PFS 41% vs 27%と有意に前者で良好な治療成績が認められた。また, 治療開始後3〜4カ月頃より2群の生存曲線に乖離が認められはじめ, さらに前者では治療開始後30カ月頃よりプラトーフェーズを認めている（図）[1]。このことは従来のRd療法において奏効期間が比較的短期間の症例においてもELOによるPFS延長が期待できること, 症例によっては長期の病状安定を期待できる場合があることを示唆しており, MMに対するIMiD治療の併用薬としてのELOの重要性が示された結果と言える。今後, 新規IMiDであるpomalidomideとELOの併用効果の検討も注目される。

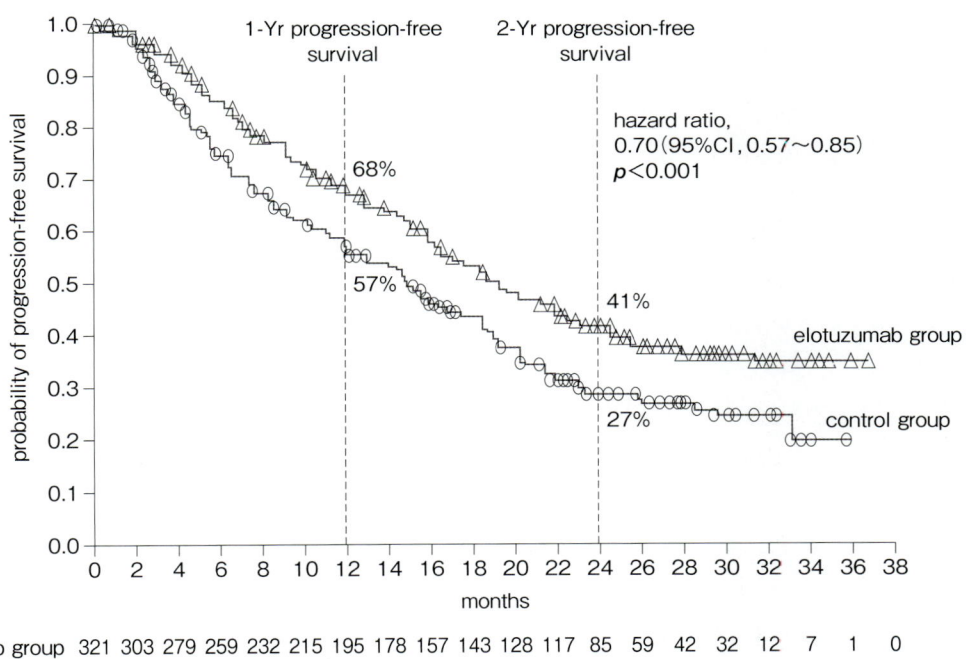

図 ▶ progression-free survival

（文献1より引用）

1) Lonial S, et al：N Engl J Med. 2015；373(7)：621-31.

黒田純也

抗CCR4抗体による成人T細胞白血病・リンパ腫の治療

楠本　茂，石田高司

1 はじめに

　成人T細胞白血病/リンパ腫(adult T-cell leukemia/lymphoma；ATL)は，九州・沖縄地方を中心とする西南日本に多発するT細胞腫瘍として，1977年に高月らによって提唱された疾患概念であり[1]，フラワー細胞と呼ばれる異常リンパ球の増多を主体とした白血球増多，リンパ節腫脹，皮膚病変，腫瘍細胞浸潤による多臓器障害，高LDH血症，高カルシウム血症および日和見感染合併など多彩な臨床経過を示す。臨床病型分類(下山ら)によりくすぶり型，慢性型，リンパ腫型，急性型の4つのタイプにわけられ，慢性型はさらに予後不良因子を有する慢性型と有さない慢性型に分類される[2]。急性型・リンパ腫型・予後不良因子を有する慢性型ATLを含む，aggressive ATLの標準治療は併用化学療法(VCAP-AMP-VECP：mLSG15療法あるいはCHOP療法など)であるが，その治療成績は十分とはいえない。また，治癒が期待できる同種造血幹細胞移植療法は，治療関連死亡のリスクが懸念されるため，実施可能な患者は限られているのが現状である。

　ATLの約9割において，CCR4(CC chemokine receptor 4)が高発現していることが報告され，CCR4に対するモノクローナル抗体(モガムリズマブ，商品名：ポテリジオ®)がわが国を中心に開発されてきた。

　本項においては，aggressive ATLに対するモガムリズマブのエビデンスを中心として概説する。

2 ATLにおけるCCR4の発現およびモガムリズマブの作用機序

　CCR4は，7回膜貫通型の構造を有する受容体であり，一般には血液中に遊離することがなく，そのN末端細胞外領域にモガムリズマブのエピトープが存在する(図1)[3,4]。正常組織中ではIL-4およびIL-5などのサイトカインを産生するヘルパー2型T細胞(Th2)や免疫系の抑制に機能する制御性T細胞(Treg)に選択的に発現することが知られており，ATLおよび末梢性T細胞リンパ腫(PTCL)においては，それぞれ約9割，約4割の症例で発現していることが報告されている[5,6]。

　モガムリズマブは，CCR4を標的とするヒト化モノクローナル抗体であり，補体依存性細胞傷害活性を有さず，抗体依存性細胞傷害(antibody-dependent cell-mediated cytotoxicity；ADCC)活性により抗腫瘍効果を発揮する[3,4,7-9]。ADCC活性とは，抗原に抗体が結合し，ついで抗体Fc部位にNK細胞やマクロファージといったFc受容体を有するエフェクター細胞が結合し，活性化されたエフェクター細胞によって抗体の標的細胞が殺傷される活性である。同抗体は，そのADCC活性を高めるために，抗体のFc部位糖鎖中のフコースを低下させることによりADCC活性を100倍以上に高める技術を用いたポテリジェント抗体である。

3 抗CCR4抗体モガムリズマブの臨床試験成績

1. モガムリズマブ単剤療法

　2007年から，ATLおよび皮膚T細胞リンパ腫

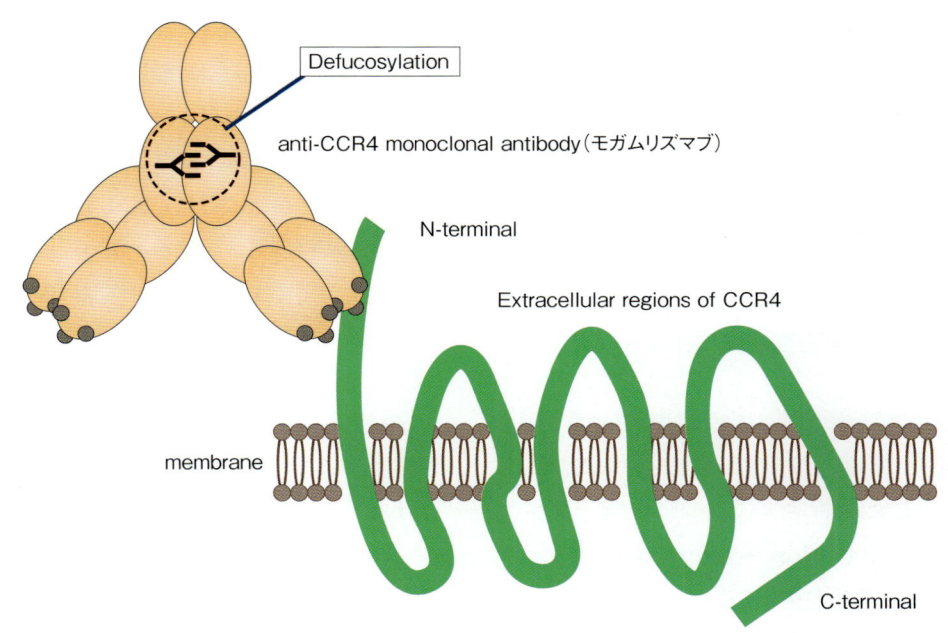

図1 ▶ CCR4およびモガムリズマブ　　　　　　　　　　　　　　　　　（文献3より引用改変）

（CTCL）を含む，再発・再燃のCCR4陽性PTCLを対象としたモガムリズマブの第Ⅰ相臨床試験（NCT00355472）が世界に先駆けてわが国で実施された。0.01mg/kgより開始，0.1，0.5，1.0mg/kgと増量するdose-finding studyであったが，いずれの投与量においても本剤の忍容性が確認されるとともに，第Ⅱ相臨床試験の推奨用量は1.0mg/kgに決定された[7]。

2009年より，再発・再燃のCCR4陽性ATL患者のみを対象とし，モガムリズマブ単剤の有効性を検証するための第Ⅱ相試験（NCT00920790）が開始された。モガムリズマブは，1.0mg/kgを週1回，計8回投与するスケジュールで行われ，主要評価項目の奏効割合は50％（95％CI，30〜70），副次評価項目のmedian［無増悪生存割合（PFS）］，生存割合（OS）はそれぞれ5.2カ月，13.7カ月であった[8]。これら第Ⅰ，Ⅱ相試験の結果をもとに，本剤の製造販売承認申請がなされ，再発または難治性のCCR4陽性のATLを適応症として，2012年3月に承認された。

また，2010年より，全身化学療法後に再発したCCR4陽性のPTCLおよびCTCL（ATLを除く）を対象としたモガムリズマブ単剤の第Ⅱ相臨床試験（NCT01192984）が開始され，奏効割合は35％（95％CI，20〜53）で，かつ忍容性ありと判断された[9]。本試験の結果，モガムリズマブは"再発または難治性のCCR4陽性PTCLおよびCTCL"を適応症とする追加承認を取得した（2014年3月）。

2．モガムリズマブと化学療法の併用

2010年より，未治療ATLに対する，モガムリズマブと化学療法（mLSG15療法）との併用療法の有効性，安全性を評価する第Ⅱ相試験（NCT01173887）が開始された。主要評価項目の完全奏効割合は，化学療法単独群で33％（95％CI，16〜55），化学療法にモガムリズマブを加えた群で52％（95％CI，33〜71）であり，モガムリズマブ併用群がまさっていることが報告された[10]。一方，本試験は生存関連項目を評価可能なデザインでなく，未治療ATL患者において，モガムリズマブ併用化学療法がOSおよびPFSの向上に寄与するか否かは，今後の重要な検討課題であ

る。また，貧血，血小板数減少，リンパ球数減少，好中球数減少，食欲不振を含むgrade 3以上の有害事象はモガムリズマブ併用群に多く認められた。モガムリズマブ併用群にのみ認められた有害事象として，皮膚障害，サイトメガロウイルス（CMV）感染，発熱，高血糖，間質性肺炎が報告された。

4 モガムリズマブ関連有害事象（副作用）のリスクとその対策

モガムリズマブ投与に関連する有害事象（副作用）は，従来の抗癌剤とは異なり，血液毒性は比較的軽度である。一方，非血液毒性においては，インフュージョンリアクションや腫瘍崩壊症候群（tumor lysis syndrome；TLS）など，その大半がマネージメント可能であるが，皮膚障害や感染症対策（特にウイルス感染症）については注意が必要である。

1. インフュージョンリアクション

インフュージョンリアクションは，モガムリズマブの初回投与あるいは腫瘍量が多い場合（特に末梢血中に腫瘍量が多い場合）に注意を要する。国内第Ⅰ相および第Ⅱ相試験の80例のデータ[7-9]によると，発熱，悪寒，頻脈，血圧上昇，悪心，低酸素血症，嘔吐などの症状が出現し，その大半はgrade 1/2であるが，4例（5.0％）にgrade 3以上のインフュージョンリアクションの発現が報告されている。初回発現は，本剤初回投与時の投与開始後8時間以内に多く現れ，特に投与開始後30分から2時間以内に集中して認められている。また，2回目以降の投与の際にも現れることがあり，特に腫瘍量が多い場合には注意を要する。

予防法としては，モガムリズマブ投与開始30分から1時間前に抗ヒスタミン薬および解熱鎮痛薬（アセトアミノフェンなど）を内服する。必要に応じて，本剤投与前に副腎皮質ステロイド薬（ソル・コーテフ®100mgあるいは，ソル・メドロール®125～250mgなど）を投与する。自施設においては，モガムリズマブ初回投与に限り，アセトアミノフェン予防投与に加えて，末梢血中腫瘍量に応じ，ソル・メドロール®125～250mgの予防投与を積極的に推奨している。

また，インフュージョンリアクションが発生した場合の対処法としては，直ちに投与の中断や投与速度の減速を行い，症状に応じて抗ヒスタミン薬や解熱鎮痛薬および副腎皮質ステロイド薬の投与を考慮する。時に，アナフィラキシーショック様の症状が出現することがあり，症状に応じて酸素投与や昇圧薬の投与を考慮する。投与を再開する場合には，症状の軽快または消失後とし，十分な観察のもと，投与速度の増加を考慮する。詳しくは，ポテリジオ®適正使用ガイドを参照する[11]。

2. TLS

モガムリズマブ投与により，腫瘍量の急激な減少に伴うTLSが現れることがある。予防法として，アロプリノールもしくはフェブキソスタットをはじめとする高尿酸血症治療薬の内服を行うことに加えて，尿量確保のための輸液を十分に行うことが重要である。また，場合により尿アルカリ化も併用する。

3. 皮膚障害

モガムリズマブの薬物有害事象として，最も特徴的であるのは皮膚障害である。治療期間中または治療終了後に皮膚障害が現れ，症状が持続することがある。ATLに対する第Ⅱ相試験では63％（17/27）に皮膚障害を認めた[8]。重篤な皮膚障害として，中毒性表皮壊死融解症（TEN）や皮膚粘膜眼症候群（スティーブンス・ジョンソン症候群）による死亡例も報告されている[12]。その発症機序は解明されていないが，Treg減少による異常免疫活性化の関与が強く疑われている。本剤投与中の皮膚障害が，ATLの皮膚病変との鑑別を要すると判断した場合には，可能な限り生検を行い，モガムリズマブを含む薬剤性皮膚障害かATLによる皮膚病変かの鑑別に努める。

皮膚障害が本剤の有害事象と判断された際には早期の段階から抗アレルギー薬や抗ヒスタミン薬の投与に

加えて，（必要に応じて）副腎皮質ステロイド薬の外用，内服および静注を積極的に行う．特に，粘膜障害を伴う場合や症状が急激に進行する場合においては，躊躇せずに十分量の副腎皮質ステロイド薬の投与を行う．

また，皮膚障害に対するステロイド投与は長期化することが稀ではないため，免疫不全，耐糖能異常などステロイド長期投与による有害事象に十分な注意を払うことが必要である．

詳細はポテリジオ®適正使用ガイド[11]およびポテリジオ®の皮膚障害対策[13]を参照する．

4．感染症

ATLは，著明な細胞性免疫不全をきたすことがしばしば認められるため，ST合剤によるPCP予防（バクタ®，1錠/日）は必須である．また，アシクロビルによる帯状疱疹予防（ゾビラックス®200mg，1錠/日）についても積極的に考慮する．また，CMV感染症の発症に留意し，モガムリズマブ治療中および治療後の低酸素血症や下痢および好中球回復時の発熱などの鑑別診断時において，積極的にCMV抗原血症やCMV DNAの測定を行う．

また，モガムリズマブ投与後にB型肝炎ウイルス（HBV）再活性化が報告されており，ベースラインHBs抗原陽性だけでなく，HBs抗原陰性例のうち，HBc抗体陽性and/or HBs抗体陽性（HBV既往感染例）においても対策を講じるべきである[14]．日本肝臓学会のB型肝炎治療ガイドラインに従い，HBV再活性化リスクに応じて，抗ウイルスの予防投与あるいは定期的なHBV DNAモニタリングを行う．なお，HBs抗原陽性例のうち，HBV DNA量が多い症例においては，Treg減少による免疫賦活作用によって肝炎が重篤化する可能性が懸念されるため[15]，本剤投与前にあらかじめ抗ウイルス薬投与を行い，HBV DNA量を十分に低下させておくことが望ましい．

5 モガムリズマブと造血幹細胞移植

現時点で，aggressive ATLに治癒をもたらしうる，最も実績のある治療選択肢は同種造血幹細胞移植療法である．モガムリズマブの登場により，以前は病勢コントロールが困難で移植施行困難であった症例においても，良好な全身状態で移植を受けることが可能になることが期待されている[16]．また，移植後再発ATLに対する，モガムリズマブの有効性を示唆する報告がある[17]．一方，同種造血幹細胞移植の設定においては，移植前モガムリズマブ投与により，移植片対宿主病（graft versus host disease；GVHD）の発症リスクおよび治療抵抗性GVHDが増加し，移植関連死亡割合が増加する可能性が報告されており[18, 19]，移植前投与の適応については十分留意しなければならない．

6 クリニカルクエスチョンおよび今後の展望

1．モガムリズマブ併用化学療法の開発

前述したように，モガムリズマブ併用の有用性を検証したランダム化比較試験により，主要評価項目である完全奏効割合の向上は得られているが，PFSおよびOSへの寄与は明らかでない[10]．後治療（モガムリズマブ投与後の移植例など）による影響などのバイアスを考慮する必要があるが，モガムリズマブ単剤での効果は限定的であり，モガムリズマブ併用化学療法の開発は急務の課題である．特に，同種造血幹細胞移植の適応がない高齢のATL患者において，どのようなレジメンとモガムリズマブを併用すべきであるのかについては重要なクリニカルクエスチョンである．2015年10月より，未治療CCR4陽性高齢者ATLを対象とした，モガムリズマブ併用CHOP-14の第Ⅱ相試験（UMIN000019357）が開始されており，mLSG15療法に比べ，比較的簡便なCHOP療法との併用のエビデンスの構築が期待されている．

2. モガムリズマブ投与後の免疫モニタリング

モガムリズマブによるTreg除去は，重篤な免疫関連の有害事象を惹起する可能性が考えられる。前述したように，モガムリズマブ投与後の皮膚障害は注意すべき有害事象であり，その一部は重症化している[13]。興味深いことに，モガムリズマブ単剤の臨床試験において，grade 2以上の皮膚障害を合併した症例においては，有意にモガムリズマブの奏効割合が高かったことが報告されている[8]。これらの事実はモガムリズマブのTreg除去作用が，免疫関連の有害事象のみならず，抗腫瘍免疫賦活化による抗腫瘍効果増強に関与していることを示唆しており[20]，モガムリズマブの投与による免疫変化をモニタリングし，より良い使用方法を確立することは重要な課題である。2012年8月より，モガムリズマブ投与後のATL患者において，免疫動態をモニタリングする多施設共同前方視的観察研究（UMIN000008696）が進行中であり，モガムリズマブの治療効果および有害事象発症に関する有望な予測因子（マーカー）に関するエビデンス創出が期待されている。

3. 同種造血幹細胞移植後再発に対するモガムリズマブ

同種造血幹細胞移植後においても，約3割のATLが再発し，再発後の標準治療は定まっていない。移植後再発に対する，モガムリズマブ投与は，抗腫瘍効果だけでなく，Treg除去作用による同種免疫賦活作用も期待できるが，そのエビデンスは限られている[17]。2012年11月より同種造血幹細胞移植後に再発・再燃したATL患者の治療法および予後に関する，多施設共同前方視的観察研究（UMIN000009251）が進行中である。

● 文 献

1) Uchiyama T, et al：Blood. 1977；50(3)：481-92.
2) Shimoyama M：Br J Haematol. 1991；79(3)：428-37.
3) Ishida T, et al：Int J Hematol. 2011；94(5)：443-52.
4) Ishii T, et al：Clin Cancer Res. 2010；16(5)：1520-31.
5) Ishida T, et al：Clin Cancer Res. 2003；9(10 Pt 1)：3625-34.
6) Ishida T, et al：Clin Cancer Res. 2004；10(16)：5494-500.
7) Yamamoto K, et al：J Clin Oncol. 2010；28(9)：1591-8.
8) Ishida T, et al：J Clin Oncol. 2012；30(8)：837-42.
9) Ogura M, et al：J Clin Oncol. 2014；32(11)：1157-63.
10) Ishida T, et al：Br J Haematol. 2015；169(5)：672-82.
11) ポテリジオ適正使用ガイド．協和発酵キリン株式会社，2014．（医師用ログインページ内）
12) Ishida T, et al：Cancer Sci. 2013；104(5)：647-50.
13) ポテリジオの皮膚障害対策：臨床医が推奨する対処法．協和発酵キリン株式会社，2014．（医師用ログインページ内）
14) Nakano N, et al：Hepatol Res. 2014；44(3)：354-7.
15) Ifuku H, et al：Hepatol Res. 2015；45(13)：1363-7.
16) Motohashi K, et al：Int J Hematol. 2013；98(2)：258-60.
17) Ito Y, et al：Bone Marrow Transplant. 2013；48(7)：998-9.
18) Haji S, et al：Bone Marrow Transplant. 2015 Nov 2, [Epub ahead of print]
19) Inoue Y, et al：Bone Marrow Transplant. 2015 Dec 21, [Epub ahead of print]
20) Yonekura K, et al：J Dermatol. 2014；41(3)：239-44.

第11章 CD30陽性リンパ腫に対するブレンツキシマブベドチン

鈴木達也

1 はじめに

ブレンツキシマブベドチン（brentuximab vedotin；BV）はCD30を標的とした抗体薬物複合体（antibody-drug conjugate；ADC）である。

BVはCD30に対するキメラ型モノクローナル抗体に，微小管阻害薬のMMAE（monomethyl auristatin E）を結合させたADCである。抗CD30モノクローナル抗体がCD30陽性腫瘍に特異的にMMAEを送達することで，腫瘍特異的な抗腫瘍効果をもたらす。

再発もしくは難治性のCD30陽性ホジキンリンパ腫（Hodgkin lymphoma；HL）および未分化大細胞リンパ腫（anaplastic large cell lymphoma；ALCL）に対する高い有効性がBV単剤に認められ，2014年1月に薬事承認された。現在，BVと化学療法との併用療法や，HLおよびALCL以外のCD30陽性リンパ腫や，未治療例や移植適用例などに対象を広げた臨床試験が国内外で実施されている。

2 CD30抗原

CD30は120kDaの膜貫通型受容体で，分子学的相同性から腫瘍壊死因子（tumor necrosis factor；TNF）受容体スーパーファミリーに分類される。

CD30の機能は十分には解明されていないものの，正常組織では活性化したT細胞，NK細胞，単球にCD30が発現していることから，T細胞受容体から刺激を受けた活性化T細胞の免疫機能発現，免疫細胞の生存・増殖・アポトーシスなどに関与しているものと考えられている[1]。

腫瘍組織では，HLやALCLのほか，皮膚T細胞リンパ腫，末梢性T細胞リンパ腫，びまん性大細胞型B細胞リンパ腫（diffuse large B-cell lymphoma；DLBCL）や濾胞性リンパ腫（follicular lymphoma；FL）などにCD30が発現することが知られている。リンパ腫以外では，精巣胎児性癌，甲状腺癌，未分化鼻咽頭癌，多発性骨髄腫，急性骨髄性白血病などでの発現が知られている[1]。

3 BVの作用機序

先行して開発された非抱合型抗CD30モノクローナル抗体単独では十分な臨床効果が得られなかったが，ADCであるBVでは高い有効性が確認された。

BVの作用機序は以下のように想定されている（図1）。BVが腫瘍細胞表面のCD30分子に結合すると，BV-CD30複合体として細胞内に取り込まれる。細胞内に取り込まれると，リソソーム内の蛋白分解酵素によりリンカーペプチドが分解され，BVからMMAEが放出される。BVから放出されたMMAEはチュブリンに結合し，微小管合成を阻害する。微小管合成阻害の結果，細胞周期がG_2/M期で停止し，腫瘍細胞がアポトーシスに至るというものである。

4 HLに対するBVのエビデンス

現在，ABVD（ドキソルビシン，ブレオマイシン，ビンブラスチン，ダカルバジン）療法などの初回治療と再発・難治例に対する救援化学療法と自家末梢血幹細胞移植によって，多くのHL患者が治癒を得られる

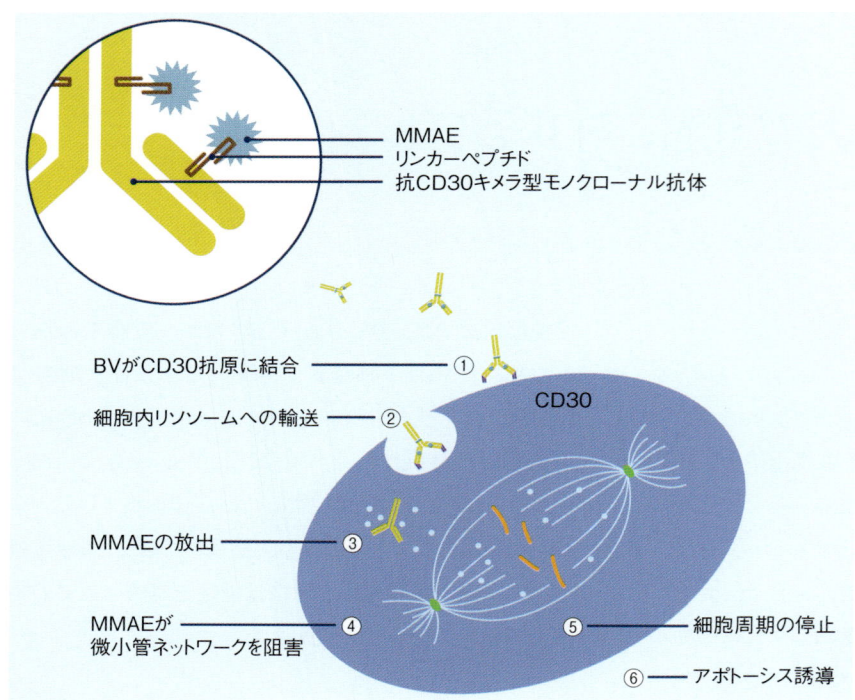

図1 ▶ BVの作用機序
〔NCI cancer bulletin（Dec 14 2010 page5）より改変〕

ようになった。初回標準治療による長期無再発生存割合は，限局期HLで80％以上，進行期HLで70～80％とされている[2-4]。また，初回治療後に増悪もしくは再発した患者も，自家移植によって約半数が長期に無再発生存する[5]ため，これらの一連の標準治療により約90％のHL患者に長期生存が期待される。

しかし，自家移植後に増悪もしくは再発した患者や，自家移植が不適格となる患者に対する治療選択肢は限られている。自家移植後に増悪もしくは再発した患者に対する同種造血幹細胞移植の成績は，EBMT（European Society of Blood and Marrow Transplantation）の報告によると，2年生存割合が55％，5年生存割合が32％とされている[6]。また，自家移植を実施しなかった（あるいはできなかった）患者の長期生存割合は10～30％と報告されている[5]。

BV単剤療法の第Ⅰ相試験は，HLを含む再発・難治性CD30陽性悪性リンパ腫〔HL 42例，ALCL 2例，血管免疫芽球性T細胞リンパ腫（angioimmuno-blastic T-cell lymphoma；AITL）1例〕を対象に実施された[7]。頻度の高い有害事象は疲労（36％），発熱（33％），下痢，悪心，好中球減少症，末梢性ニューロパシー（各22％）であり，最大耐量（maximal tolerated dose；MTD）は3週ごとの1.8mg/kgに決定され，次相での推奨用量・スケジュールは3週ごとの1.8mg/kgを最大16サイクルとなった。毒性の評価が主目的である第Ⅰ相試験であったが，評価可能患者での全奏効割合は40％，完全奏効（complete remission；CR）割合は26％と比較的高い有効性が認められた（**表1**）。

続いて，102名の再発・難治性HL患者を対象にBV単剤療法の第Ⅱ相試験が実施された。全患者が自家移植後に増悪もしくは再発した難治例であったが，腫瘍縮小効果は94％の患者で認められ，全奏効割合は75％，CR割合は34％，無増悪生存期間（progression free survival；PFS）の中央値は5.6カ月と報告されている（**表1**）[8]。その後の長期観察で，観察期間中央値53カ月の時点で，CR到達例の47％が無増悪であったことから，BVでCRが得られた患者では良

表1 ▶ BV単剤療法に関する主な臨床試験

対象	相	症例数	投与方法	全奏効割合(%)	CR	備考
CD30陽性再発・難治性悪性リンパ腫	I	45（42例で有効性を評価）	0.1〜3.6mg/kg 3週に1回	40	26	1.8mg/kgを推奨用量
CD30陽性再発・難治性HL，自家移植後	II	102	1.8mg/kg 3週に1回 16サイクル	75	34	
CD30陽性再発・難治性全身性ALCL	II	58	1.8mg/kg 3週に1回 16サイクル	86	57	

HL；ホジキンリンパ腫，ALCL；未分化大細胞型リンパ腫　　　　　　　　　　　　　　　　　　　　　　（文献7，8，15より作成）

好なPFSが期待されることが示唆されている[9]。

自家移植後の再発高リスクの再発・難治性HLに対して，自家移植後のBVによる地固め治療の有用性が示されている。図2で定義される自家移植後の再発高リスク患者を対象に，自家移植後1年間にわたるBV地固め療法によって得られるPFS中央値は42.9カ月であり，プラセボ群のPFS中央値24.1カ月と比較して有意に延長されたことが示された（$p=0.001$）[10]。

BVが同種移植への橋渡し的治療となることも期待されている。同種移植を必要とする難治例に対する救援化学療法には，高い奏効性とともに，毒性が軽度であることが求められる。その双方の特徴を有するBVでは，同種移植前の救援治療としての有効性[11]だけでなく，同種移植後の再発例に対する有効性[12]も報告されている。今後，わが国でも，同種移植を要する難治性HLにおける，BVの影響を検討することが必要であろう。

5 未分化大細胞型リンパ腫に対するBVのエビデンス

ALCLに対する標準治療は確立していないものの，CHOP（シクロホスファミド，アドリアマイシン，ビンクリスチン，プレドニゾロン）療法をはじめとしたアントラサイクリン含有レジメンが行われることが一般的である。これらのレジメンは，未分化リンパ腫キナーゼ（anaplastic lymphoma kinase；ALK）陽性ALCLに対する有効性は比較的良好であるものの，ALK陰性ALCLに対する有効性は十分ではない。

再発・難治例に対してはALCLを含めた成熟T細胞リンパ腫に対しては，救援化学療法が奏効すれば自家移植が適応となる。再発・難治性成熟T細胞リンパ腫に対する自家移植の長期無再発生存割合は30〜40%とされている[13,14]が，救援化学療法が奏効しない場合も多く，自家移植が適応とならない場合も少なくない。

再発・難治性ALCLを対象としたBVの第II相試験では，全奏効割合86%，CR割合57%という高い奏効性が報告されている（表1）。また，PFS中央値は12.6カ月で，再発・難治例に対する単剤療法としては良好な成績であった[15]。主な有害事象は末梢性感覚ニューロパチー，疲労，悪心，血小板減少症，好中球減少症などであったが，管理可能なレベルであった。

ALCLにおいてもBVでCRに到達した患者では，比較的長期間にわたって奏効が持続することが示唆されている。第II相試験の長期観察[16]では，CR患者は移植未施行であっても奏効持続期間（duration of response；DR）の中央値は12.6カ月であった。一方，CR到達後に同種移植を施行した患者のDRは13.2カ月，自家移植を施行した5名の患者では観察期間中にDRの中央値には到達しなかった。

6 HLに対する今後の開発展望

現在，BVのさらなる有用性を評価すべく，複数の臨床試験が進行中である。

自家移植が適応となる再発・難治性HLを対象に，救援化学療法とBVの併用療法の有用性を評価する臨床試験も行われている。欧州の研究グループを中心に，救援化学療法DHAP（デキサメタゾン，シタラビン，シスプラチン）療法とBV併用療法の安全性と有効性を評価する臨床第Ⅰ/Ⅱ相試験が実施中である（図3）。

未治療HLに対しては標準治療であるABVD療法とBVの併用療法が検討された。ABVD療法とBV併用療法では肺毒性の頻度が高かったが，ABVD療法からブレオマイシンを省略したAVD療法とBVの併用療法では，肺毒性の頻度が低下し，BVの併用ではAVD療法が安全な併用療法であると報告されている[17]。現在，未治療進行期HLを対象にAVD療法とBVの併用療法とABVD療法をランダム化比較する国際共同治験（ECHELON-1；NCT01712490）が進行中である（図4）。

7 CD30陽性のその他のリンパ腫に対する今後の開発展望

ALCL以外のCD30陽性の非HLに対するBVの有効性も検討されている。主に末梢性T細胞リンパ腫，非特定型や免疫芽球性T細胞リンパ腫（AITL）の再発・難治例を対象とした第Ⅱ相試験での全奏効割合は41％であった。組織型による検討ではAITLの奏効割合が54％と比較的高かった。また，免疫組織化学でのCD30陽性割合と奏効性には相関が認められず，中央診断で陰性と評価された症例でも奏効している症例があった[18]。

現在，ALCLを含む未治療CD30陽性成熟T細胞リンパ腫を対象として，CHOP療法からビンクリスチンを省略したCHP療法とBVの併用療法とCHOP

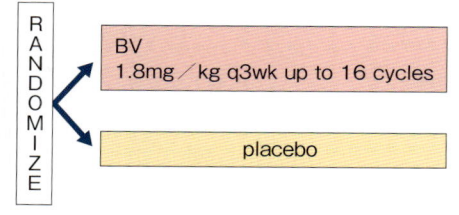

図2 ▶ 自家移植後再発リスクの高い患者に対するBV維持療法（AETHERA試験）
自家移植後再発リスクの高いHLにおける，BVの移植後維持療法の有用性を示したランダム化比較試験である

（文献10より引用改変）

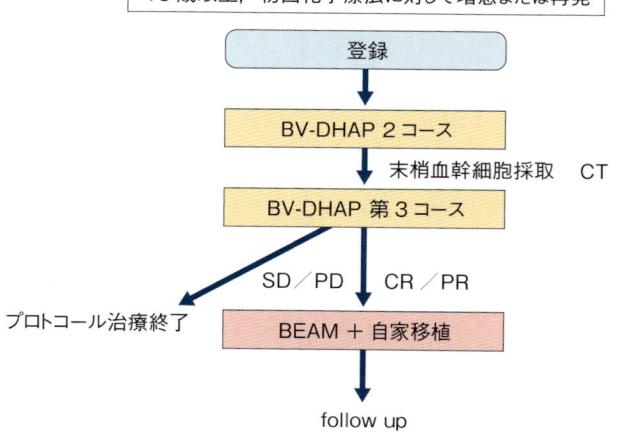

図3 ▶ 再発HL患者に対するBV併用救援化学療法の有用性を評価する臨床第Ⅰ/Ⅱ相試験
DHAP：デキサメタゾン，高用量シタラビン，
BEAM：カルムスチン，エトポシド，シタラビン，メルファラン
（NCT02280993）

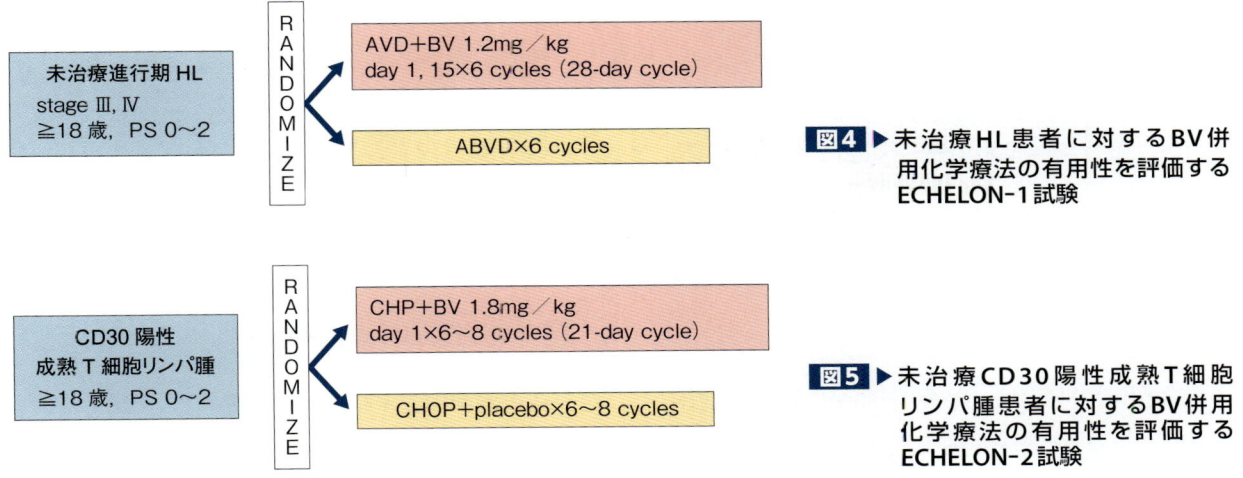

図4 ▶ 未治療HL患者に対するBV併用化学療法の有用性を評価するECHELON-1試験

図5 ▶ 未治療CD30陽性成熟T細胞リンパ腫患者に対するBV併用化学療法の有用性を評価するECHELON-2試験

療法とをランダム化比較する国際共同治験（ECHELON-2；NCT01777152）が進行中である（図5）。

8 おわりに

BVの登場により，CD30が悪性リンパ腫治療の新たな標的分子となった。今後，BVを組み入れた治療の開発が望まれるとともに，さらに治療効果予測に有用なバイオマーカーが同定されることが期待される。

● 文 献

1) Wahl AF, et al：Cancer Res. 2002；62(13)：3736-42.
2) Engert A, et al：N Engl J Med. 2010；363(7)：640-52.
3) Canellos GP, et al：N Engl J Med. 1992；327(21)：1478-84.
4) Gordon LI, et al：J Clin Oncol. 2013；31(6)：684-91.
5) Schmitz N, et al：Lancet. 2002；359(9323)：2065-71.
6) Martinez C, et al：ASCO Meeting Abstracts. 2010；28(15 suppl)：8060.
7) Younes A, et al：N Engl J Med. 2010；363(19)：1812-21.
8) Younes A, et al：J Clin Oncol. 2012；30(18)：2183-9.
9) Gopal AK, et al：Blood. 2015；125(8)：1236-43.
10) Moskowitz CH, et al：Lancet. 2015；385(9980)：1853-62.
11) Chen R, et al：Blood. 2012；119(26)：6379-81.
12) Gopal AK, et al：Blood. 2012；120(3)：560-8.
13) Kewalramani T, et al：Br J Haematol. 2006；134(2)：202-7.
14) Rodriguez J, et al：J Clin Oncol. 2001；19(17)：3766-70.
15) Pro B, et al：J Clin Oncol. 2012；30(18)：2190-6.
16) Pro B, et al：Blood. 2014；124(21)：3095.
17) Younes A, et al：Lancet Oncol. 2013；14(13)：1348-56.
18) Horwitz SM, et al：Blood. 2014；123(20)：3095-100.

第12章

A 自家移植―各疾患に対する適応と成績

内山人二

1 はじめに

　造血幹細胞移植とは，大量の抗癌剤や放射線照射により体内の腫瘍細胞や機能不全の骨髄を破壊した後，正常の造血幹細胞を輸注することにより血液学的再構築を図る治療法である．造血幹細胞の由来により自家造血幹細胞移植（autologous stem cell transplantation；autoSCT）と同種造血幹細胞移植（allogeneic hematopoietic stem cell transplantation；alloSCT）にわけられる．現在，autoSCTのほとんどは，全身麻酔が不要で造血回復が早い末梢血幹細胞を用いた移植（自家末梢血幹細胞移植）が行われており，従来の自家骨髄移植にほぼ取って代わっている．

2 末梢血造血幹細胞移植

　造血幹細胞の末梢血中への動員は，図1のように，通常は化学療法とG-CSFの併用療法（もしくはG-CSF単独投与）にて行われる．造血幹細胞採取は血液成分連続分離装置を用いたアフェレーシスにて行い，凍結保存後，移植時に解凍して使用する．autoSCT時は表1のような移植前処置により，正常な血液細胞をすべて破壊（骨髄破壊的前処置）する．これは体内の腫瘍細胞の根絶を図ることを意味し，自己の造血幹細胞にて破壊された造血組織を再構築することがautoSCTの基本的な原理である．autoSCTでは，alloSCTでみられる拒絶や移植片対宿主病（graft versus host disease；GVHD）などを懸念する必要はないが，同種免疫による抗腫瘍効果（graft versus tumor effect；GVT）も期待できない．

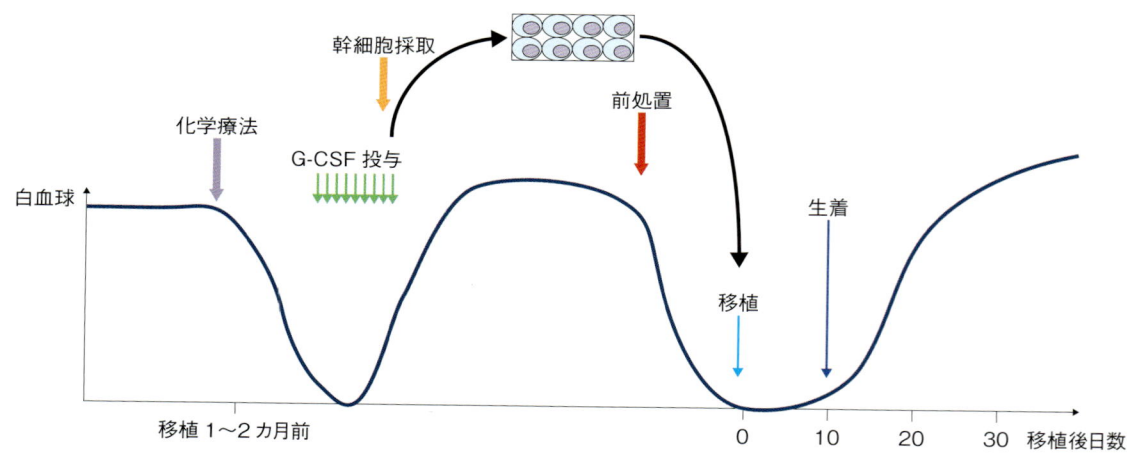

図1 ▶ 自家末梢血幹細胞移植の概略
化学療法とG-CSFの併用療法（もしくはG-CSF単独投与）にて自己の造血幹細胞を採取・保存しておき，大量化学療法（移植前処置）後に移植して，造血能を保証しながら残存腫瘍を根絶し，治癒をめざす

表1 ▶ 各疾患に対する移植前処置

疾患	レジメン	大量化学療法スケジュール								
		day -8	-7	-6	-5	-4	-3	-2	-1	0 移植
AML MDS ALL	BU (4mg/kg)		↓	↓	↓	↓				
	CY (60mg/kg)						↓	↓		
	CY (60mg/kg)		↓	↓						
	TBI (2Gy)				↓↓	↓↓	↓↓	↓↓		
	BU po (4mg/kg)				↓	↓	↓			
	L-PAM (70mg/m²)						↓			
NHL HL	MCNU (300mg/m²)			↓						
	ETP (200mg/m²)				↓	↓	↓	↓		
	AraC (2g/m²)						↓	↓		
	L-PAM (140mg/m²)								↓	
	L-PAM (130mg/m²)								↓	
	CY (60mg/kg)					↓	↓			
	ETP (500mg/m²)						↓	↓		
	DEX (40mg/body)					↓	↓	↓	↓	
MM	L-PAM (100mg/m²)						↓	↓		

薬剤や放射線の順序，投与量などは異なる場合がある
AML；急性骨髄性白血病，MDS；骨髄異形成症候群，ALL；急性リンパ性白血病，NHL；非ホジキンリンパ腫，HL；ホジキンリンパ腫，MM；多発性骨髄腫，BU；ブスルファン，CY；シクロホスファミド，TBI；全身放射線照射，MCNU；ラニムスチン，AraC；シタラビン，ETP；エトポシド，L-PAM；メルファラン，DEX；デキサメタゾン

3 適応

autoSCTは大量の抗癌剤や全身放射線照射（total body irradiation；TBI）を行うことにより，高い確率で根治が期待できる疾患が適応となる。具体的には，悪性リンパ腫や多発性骨髄腫（multiple myeloma；MM）など化学療法に感受性の高い疾患が主な対象となるが，適応となる疾患（もしくは病型）やその病期について明確なガイドラインが存在するわけではない。地域や施設により臨床の実情はきわめて多様ではあるが，ここでは一般的に受け入れられている適応とその主な成績について記述する。

なおautoSCTは侵襲の大きな治療法（移植関連死亡率は通常2〜5％程度）であるため，主に70歳以下で，performance statusが良好，合併症や併存疾患がないこともしくは許容でき，インフォームドコンセントが得られている患者がその対象となる。

4 急性白血病

1．急性骨髄性白血病

急性骨髄性白血病（acute myeloid leukemia；AML）寛解後療法としてのautoSCTと通常量化学療法の成績を比較する無作為化試験が1980年代から欧米で行われた。これらの結果をまとめたメタアナリシスにおいて，第一寛解期のAMLに対する通常の地固め療法との比較では，予後因子で層別化したすべてのリスク群についてautoSCT群が無病生存率ではまさるものの，移植関連死亡により全生存率では有意差がなくなることが明らかにされた[1,2]。予後良好群の寛解後療

法としては，autoSCTやalloSCTを行わずに強力な地固め療法であるシタラビン（AraC）大量療法を行うことが一般的である。予後中間群においてautoSCTとAraC大量療法との比較を行ったCALGBの試験においては，両群とも無病生存率は同程度であり，autoSCTの有用性は認められなかった[3,4]。予後不良群においては，化学療法のみで治癒の可能性が低いため，第一寛解期に地固め療法としてalloSCTを行うことが一般的で，autoSCTは通常推奨されない。

これらを背景として現時点でのAMLにおけるautoSCTの対象は，alloSCTが考慮される予後中間および不良群の第一寛解期，予後良好群の第二以降寛解期でHLA一致ドナーを得られない症例に代替療法として行われる場合に限定される。しかし現在，支持療法の進歩などによりautoSCTの治療成績は向上し，治療関連死亡率は低下しているので，AMLにおけるautoSCTの意義を臨床試験などにより，再度明らかにすべきであろう。

2. 急性前骨髄球性白血病

急性前骨髄球性白血病（acute promyelocytic leukemia；APL）において，第二完全寛解期のautoSCTの有用性を示す報告がいくつかなされている[5-7]。一例を示すと，わが国のJALSGが施行したAPL205R試験では，亜砒酸を中心とした薬剤で再寛解導入療法および地固め療法を行い，完全寛解（CR）の得られた症例（ほとんどの症例は亜砒酸による地固め療法後にMRD陰性となっている）にautoSCTを施行し，5年無イベント生存率は65％，全生存率は77％と良好な成績であったと報告している[7]。したがって現時点でのAPLのautoSCTは，RT-PCRで分子生物学的CRの得られた第二寛解期に行うことが妥当であると考えられる。

3. 急性リンパ性白血病

成人急性リンパ性白血病（acute lymphoblastic leukemia；ALL）（Ph陰性）のautoSCTと通常量化学療法の成績に有意差が証明されているとは言いがたいが，予後のきわめて不良な疾患であり，HLA一致ドナーの得られない寛解期症例に対しての代替療法としてのautoSCTは探求されてきた。LALA試験登録症例の解析では，1コースでCRに導入できた症例に限ると，autoSCT群の10年生存率，累積再発率は通常化学療法群より有意に優れていた[8]。しかしMRC UKALL XII／ECOG E2993試験では，成人ALLでHLA一致血縁ドナーがいない場合，autoSCTか化学療法を無作為に割り付けしているが，5年生存割合は化学療法群で良好であった[9]。したがって，今後は成人ALLにおいてautoSCTの有効な症例群を明確にしていくことが必要である。

一方，Ph陽性ALLに関しては，通常化学療法にチロシンキナーゼ阻害薬が併用されるようになった結果，分子生物学的CRが得られるようになり，autoSCTはalloSCTの代替療法になりうるという報告がなされている[10,11]。今後はautoSCTの意義を明確にするため，大規模な前向き試験が必要であろう。

5 骨髄異形成症候群

高リスク骨髄異形成症候群（myelodysplastic syndromes；MDS）またはMDS白血病化例に対してHLA一致同胞ドナーからのalloSCTとautoSCTとを比較した欧州の大規模前向き試験では，全生存割合，無イベント生存割合に有意差を認めなかった[12]。IPSS（International Prognostic Scoring System）でInt-2，Highに分類される症例は強力化学療法の対象であり，HLA一致同胞ドナーが得られず，寛解導入療法が奏効する場合，代替療法としてautoSCTは考慮されうる。

6 慢性骨髄性白血病

autoSCTはイマチニブなどのチロシンキナーゼ阻害薬が日常臨床で使用できない時代に，HLA一致ド

ナーが得られないときの治療選択肢のひとつとして探求されていた。autoSCTのメタアナリシスの結果によると，autoSCTはインターフェロン療法と比較して無イベント生存割合や全生存割合の有用性は示されていない[13]。したがって一般にautoSCTの対象となることは少ないが，慢性骨髄性白血病（chronic myeloid leukemia；CML）患者骨髄にもPh陰性の造血幹細胞が含まれることがわかっており，チロシンキナーゼ阻害薬によるpurging効果にてPh陰性の造血幹細胞を採取できる可能性があり[14]，autoSCTにより長期生存の報告もみられることから，今後適応が広がる可能性がある[15]。

7 悪性リンパ腫

1. ホジキンリンパ腫

初回化学療法でCRに至らない症例については，その予後は非常に不良である[16]。化学療法に感受性のある再発例では，autoSCTにより無イベント生存期間が有意に延長することが明らかになっている[17]。したがって，初回治療抵抗例および再発例（治療後1年以内の早期再発）ならびに初回再発時に通常化学療法を施行した後の再発例は，autoSCTを施行することが標準的である[18-21]。

2. びまん性大細胞型B細胞リンパ腫

Parmaグループが，救援化学療法（DHAP）で部分寛解（PR）以上の反応を示した再発aggressiveリンパ腫〔ほとんどがびまん性大細胞型B細胞性リンパ腫（diffuse large B-cell lymphoma；DLBCL）〕109例に対して自家骨髄移植を行った群は，5年無イベント生存率，全生存率ともDHAP反復群より有意に優れていることを報告した[22]。これをevidenceとして，救援化学療法に感受性を有する再発・難治性aggressiveリンパ腫には，autoSCTが標準治療とみなされている。

一方，初発進行期高リスクaggressive非ホジキンリンパ腫（non-Hodgkin lymphoma；NHL）に対するautoSCTの有用性について，一定の結論は定まっていない。リツキシマブ導入以前の臨床試験としてGOELAMSグループは，age-adjusted IPI（International Prognostic Index）で高中間リスクに分類された初発105例で，CHOP 8コース群とCEEP 2コース後にautoSCTを行う群での成績を比較している。無作為化の時点でCRまたはPRを得た症例の5年無病生存率がautoSCTにより有意に延長していたと報告している[23]。またリツキシマブ導入後では，SWOGが主導する米国Intergroup大規模無作為化比較試験であるSWOG S9704試験（R-CHOP療法もしくはCHOP療法 8コースと，R-CHOP療法もしくはCHOP療法 6コース後のautoSCT併用大量化学療法のランダム化比較試験）の結果として，2年無病生存率でautoSCT群が優れていたと報告している（全生存率についての有意差はついていない）[24]。サブグループ解析ではIPIの高リスク群においてautoSCTのほうが無病生存率，全生存率とも上回っており，autoSCTにより予後の改善が期待できる患者群が存在することが示唆されている。以上により，DLBCL高リスク群に対しては積極的にautoSCTの実施を考慮してよいと考えられるが，いまだ標準治療とは言えず，臨床試験としての実施が推奨される。

3. 濾胞性リンパ腫

初発進行期での無作為化比較試験がいくつか行われている。autoSCTにより無増悪生存期間の延長が得られるという報告はあるが，全生存期間が改善したという報告は見当たらない。たとえば，高リスク濾胞性リンパ腫（follicular lymphoma；FL）136例をR-CHOP群とautoSCTに無作為に割り付けたGITMO/IIL試験でのCR率は，R-CHOPに比較してautoSCTを行った群では85% vs 62%（$p < 0.001$）と有意に高値であったが，全生存率はどちらの群もほぼ80%で，有意差は認められていない[25]。メタアナリシスによっても，通常化学療法と比較して

autoSCTにより無増悪生存期間の有意な延長は認めるが，全生存率には有意差を認めなかった[26]。現在，リツキシマブが導入され，通常化学療法の成績が向上していること，autoSCTにより二次発癌のリスクが上昇することを加味して考えると，現時点で初発進行期でのautoSCTは推奨されない[25]。

再発期の無作為化比較試験としては欧州で施行されたCUP試験がある。CHOP 3コース施行後，①さらに3コース追加する群，②ex vivo purgingせずにCY-TBIでautoSCTを行う群，③ex vivo purgingを行いCY-TBIでautoSCTを行う群の3群に無作為に割り付けて治療成績を比較している。全生存率，無病生存率ともに，autoSCT群は有意に通常化学療法群よりも優れていたが，purgingの有無による差は認められなかった[27]。しかし最近，purged autoSCTにおいて，15年無病生存率が49%，全生存率が53%を示し治癒の可能性が示唆される報告もある[28]。またpurgingの方法として末梢血幹細胞の採取時にリツキシマブを投与するin vivo purgingが行われ[29]，最近のautoSCTに応用されている。

histologic transformationしたFLのautoSCTの成績については，後方視的解析が存在するが，化学療法に感受性がありperformance statusが良好な症例に限定すると，5年無増悪生存率は30〜50%，全生存率は40〜65%程度と報告されており[30, 31]，予後不良な疾患群であることを念頭に置くと，適応症例には積極的にautoSCTを考慮すべきである。

4. 末梢性T細胞リンパ腫

Nordic Lymphoma Groupは第Ⅱ相試験として初発未治療末梢性T細胞リンパ腫（peripheral T-cell lymphoma；PTCL）160例にCHOEP14を6コース施行し，PR以上が得られた115例に対してautoSCTを行い，5年全生存率が51%，5年無病生存率が44%であり，特にALK陰性未分化大細胞型リンパ腫（anaplastic large cell lymphoma；ALCL）で有意に予後が良好であったと報告している（5年全生存率70%，5年無病生存率61%）[32]。またCIBMTRのデータベース解析にて，第一寛解期のautoSCTの成績は3年全生存率と3年無病生存率が各々70%と58%であったと報告している[33]。

PTCLのautoSCTについては，小規模な前方視的解析が多く，患者背景がheterogenousであること，移植前処置などが臨床研究によって異なることなどの理由により，その有用性について一定の結論を出すことは難しい。一般的にautoSCTは，IPIが高リスクもしくは高中間リスクのPTCL-NOSやALK陰性ALCL，血管免疫芽球性T細胞リンパ腫などにCR 1の地固め療法として，もしくは化学療法に感受性のある再発時に施行される。

5. 節外性NK／T細胞リンパ腫，鼻型

節外性NK／T細胞リンパ腫，鼻型においては前方視的研究が見当たらない。後方視的研究として最も大規模な多国間（日本・韓国・台湾）でのmatched pair解析では，限局期高リスク症例で初回CR時のautoSCTの成績が良好であった[34]。しかしその後，多剤耐性克服を意図した治療戦略である放射線療法（RT）とDeVIC療法とを併用した同時化学放射線療法にて良好な治療成績が得られることが報告された（JCOG0211-DI試験）。したがって，現時点での初発限局期におけるautoSCTの役割については未確定で，RT-2/3DeVIC療法でCRとなれば，地固め療法としてのautoSCTは行わずに無治療経過観察することが推奨される。

初回進行期および初回再発・難治例では，L-アスパラギナーゼを含んだ救援化学療法（SMILE療法など）が行われることが多いが，CRが得られた場合にautoSCTで長期生存が得られたと報告されている[34]。したがって，救援化学療法でCRまたはPRが得られた場合に，患者の年齢や全身状態，ドナーの有無などを考慮してautoSCTかalloSCTかを選択し，実施することが推奨される。

6. マントル細胞リンパ腫

マントル細胞リンパ腫 (mantle cell lymphoma；MCL) はきわめて予後不良な疾患単位であり、通常の化学療法で治癒は期待できないため、多くの施設においてautoSCTは寛解導入療法に引き続き、地固め療法として施行されているのが現状である。65歳以下の進行期MCLに対してCHOP likeレジメン後のautoSCTの有用性をみたEuropean MCL networkの無作為割り付け前方視試験では、全生存率に有意差は認めなかったが、無病生存率はautoSCT施行群で有意に良好であったと報告している[35]。また後方視的解析ではあるが、autoSCT時CRであることや診断時のMIPI (Mantle Cell Lymphoma International Prognostic Index) が予後と関連し[36,37]、必ずしもR-HyperCVAD/AraC/MTXのような強力な寛解導入療法はautoSCTの移植成績を改善させないとの報告もある[37]。

再発・難治性MCLに対してもautoSCTは有用であったとする報告がある[38]。CIBMTR登録データの解析では、autoSCT時にCRであることが生存率と相関していたと報告している[39]。

7. 原発性マクログロブリン血症

原発性マクログロブリン血症におけるautoSCTの報告は限られているが、一般に化学療法感受性のある再発・難治例に施行されており、前治療数が多くてもautoSCTにより長期的な効果の得られる可能性があると考えられている[40]。EBMTの登録データの解析では、autoSCTを施行した158例の5年無病生存率は40％、5年全生存率は66％と報告されており、autoSCTを治療選択肢のひとつとして考慮してよいが、二次発癌の頻度が5年で8.4％であったため、慎重に適応を検討する必要がある[40]。

8 MMおよび類縁疾患

1. MM

autoSCTは、65歳未満の若年者で重要臓器障害のない初発症候性MM患者の寛解導入療法後の地固め療法もしくは再発・難治症例に行うことが、標準的治療として位置づけられている（ただし65歳という年齢はあくまで目安であり、実臨床においては生物学的年齢を考慮した上で決定する）。MMは、通常化学療法と同様にautoSCTによっても治癒に導くことはきわめて困難であるが、無作為化比較試験のシステマティックレビューおよびメタアナリシスの結果、autoSCTは通常化学療法に比し完全寛解率、無イベント生存率においてまさることが報告されている[41-46]。全生存率についてはautoSCTの有効性は示されなかったが、これは通常化学療法群では再発時にautoSCTが施行されていることによるものと考えられる[47]。

一方、autoSCTを早期に行うことは、再発時の移植よりも無治療かつ副作用のない無症状の期間 (time without symptoms, treatment, and treatment toxicity；TWiSTT) が延長するので、QOLの観点からは、早期のautoSCTが推奨される[48]。また2回連続でautoSCTを行うタンデム移植については、1回目の移植でM蛋白減少率が90％以内（奏効率がvery good PR以下）であった症例に限って有効性が証明されており、やや適応が限定される[49]。

近年、新規薬剤（サリドマイド、ボルテゾミブ、レナリドミド）が臨床現場で使用されるようになり、通常化学療法の治療成績が改善している。autoSCTの必要性や行う時期（早期か再発期）、さらにはタンデム移植の有用性について再検討が必要な時期になってきている。

2. 全身性ALアミロイドーシス

ALアミロイドーシスの治療としてautoSCTの有用性を示した後方視的解析が2つある。ひとつはボス

表2 ▶ autoSCTを考慮すべき疾患

	疾患
標準治療として確立している	感受性再発DLBCL，初回抵抗性・感受性再発HL，多発性骨髄腫
標準治療とは言えないが対象となりうる	AML，高リスクMDS，ALL，高リスク初発DLBCL，感受性再発FL，感受性再発PTCL，初発MCL，ALアミロイドーシス，POEMS症候群

DLBCL：びまん性大細胞型B細胞性リンパ腫，HL：ホジキンリンパ腫，AML：急性骨髄性白血病，MDS：骨髄異形成症候群，ALL：急性リンパ性白血病，FL：濾胞性リンパ腫，PTCL：末梢性T細胞性リンパ腫，MCL：マントル細胞リンパ腫

トン医科大学からのもので，421例に大量メルファラン（100〜200mg/m^2）でautoSCTを行い，移植後100日の治療関連死亡率は11％であったが，血液学的CRは34％に得られ，無イベント生存期間中央値が8.3年，全生存期間中央値が13.2年であったと報告している[50]。もう1つはメイヨークリニックからのもので，454例に大量メルファランでautoSCTを行い，移植後100日の治療関連死亡率は9％で，血液学的CRは40％，PR以上は80％に得られ，全生存期間は中央値で113カ月であったと報告している[51]。若年者で心機能に問題がなく（トロポニンT＜0.06ng/mL，NT-proBNP＜5,000ng/L，NYHA class 2以下など），腎機能も比較的良好（クレアチニンクリアランス，30mL/分以上），performance statusが2以下，などの移植適応基準を遵守し，リスクに応じた大量メルファランの減量によりautoSCTを実施することが予後改善につながると考えられている[52, 53]。

3. POEMS症候群

POEMS症候群は稀少疾患であるため，症例の蓄積は困難であるが，autoSCTにより臨床症状（特に末梢神経障害）が改善し，QOLの著しい向上が得られることが知られている[54]。最も大規模な後方視的研究としてメイヨークリニックからの報告がある。59症例にautoSCTを施行し，ほとんどの症例で臨床症状の改善が得られ，5年全生存率と無増悪生存率は各々94％と75％であった。若年者で神経障害など臨床症状の強い症例は，積極的にautoSCTを考慮してよいと考えられる[55]。

9 おわりに

以上，現時点で得られる成績をもとに各種造血器腫瘍に対するautoSCTの適応について述べた。明確にautoSCTが優れていると証明された疾患は意外に少ない（表2）。しかし，日常診療において，通常の治療では明らかに予後の不良な症例に直面することもしばしばである。安全性の向上や十分な情報提供を前提に，慎重かつ積極的な適応の検討が望まれる。

文献

1) Nathan PC, et al：J Natl Cancer Inst. 2004；96(1)：38-45.
2) Visani G, et al：Leuk Lymphoma. 2006；47(6)：1091-102.
3) Farag SS, et al：J Clin Oncol. 2005；23(3)：482-93.
4) Vellenga E, et al：Blood. 2011；118(23)：6037-42.
5) Meloni G, et al：Blood. 1997；90(3)：1321-5.
6) de Botton S, et al：J Clin Oncol. 2005；23(1)：120-6.
7) Yanada M, et al：Blood. 2013；121(16)：3095-102.
8) Dhédin N, et al：Leukemia. 2006；20(2)：336-44.
9) Goldstone AH, et al：Blood. 2008；111(4)：1827-33.
10) Giebel S, et al：Eur J Cancer. 2014；50(2)：411-7.
11) Wetzler M, et al：Haematologica. 2014；99(1)：111-5.
12) Oosterveld M, et al：Leukemia. 2003；17(5)：859-68.
13) CML Autograft Trials Collaboration：Cancer Treat Rev. 2007；33(1)：39-47.
14) Gordon MK, et al：Leuk Lymphoma. 2008；49(3)：531-7.
15) Hackanson B, et al：Ann Hematol. 2011；90(4)：395-9.
16) Longo DL, et al：J Clin Oncol. 1992；10(2)：210-8.
17) Schmitz N, et al：Lancet. 2002；359(9323)：2065-71.
18) Sureda A, et al：Ann Oncol. 2005；16(4)：625-33.
19) Josting A, et al：Ann Oncol. 2005；16(1)：116-23.
20) Majhail NS, et al：Biol Blood Marrow Transplant. 2006；12(10)：1065-72.
21) Smith SD, et al：Br J Haematol. 2011；153(3)：358-63.
22) Philip T, et al：N Engl J Med. 1995；333(23)：1540-5.
23) Milpied N, et al：N Engl J Med. 2004；350(13)：1287-95.
24) Stiff PJ, et al：N Engl J Med. 2013；369(18)：1681-90.
25) Ladetto M, et al：Blood. 2008；111(8)：4004-13.

26) Schaaf M, et al：Cochrane Database Syst Rev. 2012；1：CD007678.
27) Schouten HC, et al：J Clin Oncol. 2003；21(21)：3918-27.
28) Rohatiner AZ, et al：J Clin Oncol. 2007；25(18)：2554-9.
29) Arcaini L, et al：Bone Marrow Transplant. 2004；34(2)：175-9.
30) Villa D, et al：J Clin Oncol. 2013；31(9)：1164-71.
31) Williams CD, et al：J Clin Oncol. 2001；19(3)：727-35.
32) d'Amore F, et al：J Clin Oncol. 2012；30(25)：3093-9.
33) Smith SM, et al：J Clin Oncol. 2013；31(25)：3100-9.
34) Lee J, et al：Biol Blood Marrow Transplant. 2008；14(12)：1356-64.
35) Dreyling M, et al：Blood. 2005；105(7)：2677-84.
36) Vandenberghe E, et al：Br J Haematol. 2003；120(5)：793-800.
37) Budde LE, et al：J Clin Oncol. 2011；29(22)：3023-9.
38) Khouri IF, et al：J Clin Oncol. 1998；16(12)：3803-9.
39) Fenske TS, et al：J Clin Oncol. 2014；32(4)：273-81.
40) Kyriakou C, et al：J Clin Oncol. 2010；28(13)：2227-32.
41) Attal M, et al：N Engl J Med. 1996；335(2)：91-7.
42) Child JA, et al：N Engl J Med. 2003；348(19)：1875-83.
43) Bladé J, et al：Blood. 2005；106(12)：3755-9.
44) Palumbo A, et al：Blood. 2004；104(10)：3052-7.
45) Fermand JP, et al：J Clin Oncol. 2005；23(36)：9227-33.
46) Barlogie B, et al：J Clin Oncol. 2006；24(6)：929-36.
47) Koreth J, et al：Biol Blood Marrow Transplant. 2007；13(2)：183-96.
48) Fermand JP, et al：Blood. 1998；92(9)：3131-6.
49) Attal M, et al：N Engl J Med. 2003；349(26)：2495-502.
50) Cibeira MT, et al：Blood. 2011；118(18)：4346-52.
51) Dispenzieri A, et al：Bone Marrow Transplant. 2013；48(10)：1302-7.
52) Gertz MA：Leukemia. 2012；26(2)：191-8.
53) Gertz MA, et al：Blood Rev. 2004；18(1)：17-37.
54) Dispenzieri A：Am J Hematol. 2014；89(2)：214-23.
55) D'Souza A, et al：Blood. 2012；120(1)：56-62.

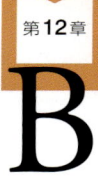

B 同種造血幹細胞移植—移植の実際と適応

神田善伸

1 はじめに

造血幹細胞移植は，造血幹細胞を移植することによって大量抗癌剤や全身放射線照射（total body irradiation；TBI）による強力な治療（移植前処置）を可能にする治療法である．同種移植は移植前処置の効果に加えてドナー免疫担当細胞による抗腫瘍効果（graft versus leukemia；GVL効果）が期待できるが，移植前処置による毒性のみならず，移植片対宿主病（graft versus host disease；GVHD），感染症などの様々な合併症を生じる．したがって，同種造血幹細胞移植の適応については慎重な検討が必要である．造血幹細胞移植の適応を検討する際には自家移植と化学療法のランダム化比較試験（randomized controlled trial；RCT）や，ヒト白血球型抗原（human leucocyte antigen；HLA）適合同胞ドナーがいる患者といない患者に割り付けるgenetic randomizationの臨床試験が役に立つが，これらの臨床試験の欠点を補う目的で臨床決断分析も行われている．絶対的な移植適応という状況は少なく，クオリティ・オブ・ライフ（quality of life；QOL）や患者および患者家族の人生観などの要素も含めた検討のために臨床決断分析の結果が参考になる．

2 造血幹細胞移植の目的と分類

造血器腫瘍のように抗癌剤の感受性が高い腫瘍は，抗癌剤の投与量を高めるほど強い抗腫瘍効果が得られやすい．しかし，放射線照射や抗癌剤は投与線量，投与量を増加させていくと，ある一定の投与量〔最大耐容量（maximum tolerated dose；MTD）〕を越えた時点で何らかの毒性〔用量制限毒性（dose limiting toxicity；DLT）〕のためにそれ以上の増量が不可能となる．多くの抗癌剤においてDLTは骨髄抑制である．

造血幹細胞移植とは，抗腫瘍効果を高めるためにMTDを上回る移植前処置を行って，患者骨髄とともに悪性腫瘍を壊滅に導き，その後にドナー由来（同種），あるいはあらかじめ凍結保存しておいた患者自身（自家）の造血幹細胞を輸注することによって造血能を補う治療法である．さらに同種移植の場合はドナー免疫担当細胞によるGVL効果が得られることがある．また，再生不良性貧血などの非腫瘍性疾患に対しては，正常造血の再構築を目的として同種造血幹細胞移植が行われる．

造血幹細胞とは白血球，赤血球，血小板のすべての造血細胞に分化する能力と，自己複製能力を有する細胞である．通常は骨髄内に存在するが，化学療法後の骨髄回復期や顆粒球コロニー刺激因子（granulocyte colony stimulating factor；G-CSF）投与後に末梢血中に動員されること，臍帯血中にも含まれていることが判明した．そのため，造血幹細胞移植は造血幹細胞の採取方法によって骨髄移植（bone marrow transplantation；BMT），末梢血幹細胞移植（peripheral blood stem cell transplantation；PBSCT），臍帯血移植（cord blood stem cell transplantation；CBT）に分類される．

造血幹細胞移植（特に同種移植）は，重篤な合併症や移植関連死亡のリスクや，長期的なQOLが低下するリスクと引き替えに，原疾患の根治の確率を高めようという治療法であり，その適応は慎重に検討しなけ

ればならない。しかし，前方視的な比較試験で移植適応が明確に示されているような状況は決して多くはない（各疾患の項を参照）。生存率のみならず，長期的なQOLなどの要素も含めて，患者や患者家族と十分な情報を共有しながら移植の是非を考えていくことが重要である。

3 自家移植と同種移植の選択

自家移植において期待できる抗腫瘍効果は，移植前処置による効果のみである。また，採取した移植片に腫瘍細胞が混入する可能性があり，この混入腫瘍細胞が移植後再発の原因となる可能性がある。

一方，同種移植においては移植片に腫瘍細胞が混入する可能性がないだけでなく，ドナーの免疫担当細胞によるGVL効果が期待できる。しかし，同種移植後はGVHDや感染症などによる移植関連死亡率が高くなる。

すなわち，自家移植と同種移植の選択は，疾患や病期などに応じて，抗腫瘍効果の増強と合併症や移植関連死亡率の増加とのバランスを考えて選択しなければならない。一般的には白血病，骨髄異形成症候群，再生不良性貧血では同種移植が，悪性リンパ腫，多発性骨髄腫では自家移植がより多く行われている（図1）。

4 同種造血幹細胞移植

1. 同種造血幹細胞移植の流れ

まずは病状や臓器機能などの全身的な評価を行って移植適応の有無を検討する。そして，同種移植の適応と判断された場合は，適切なドナーが存在するかどうかを調査する。

その際まず第一に，理想のドナーであるHLA適合血縁者の有無を調べる。患者本人および血縁ドナー候補者の同意を得てからHLA型の検査を行う。HLA適合血縁ドナーが得られない場合には必要に応じて骨髄バンク，臍帯血バンクの検索やHLA不適合血縁ドナーの検索を行う。これらのドナーからの移植は

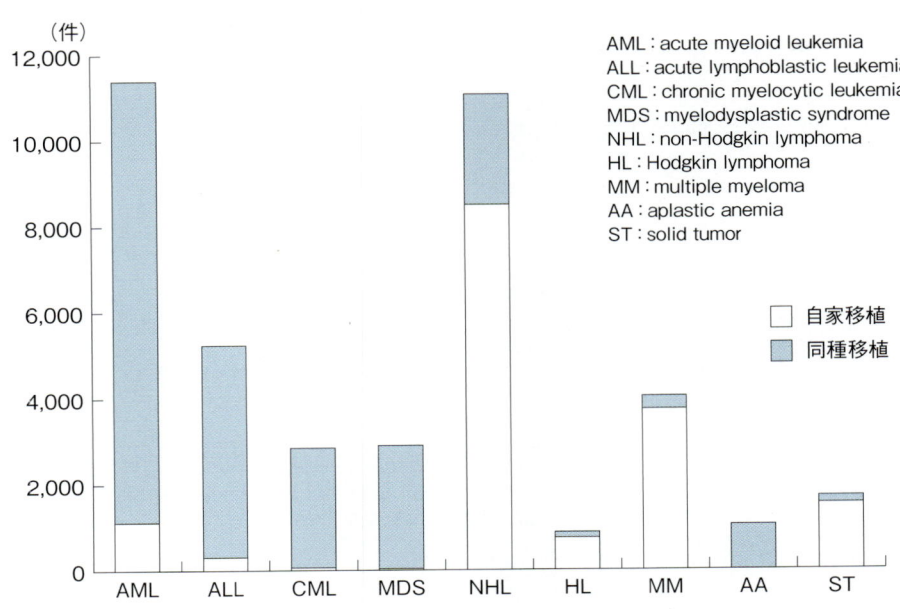

図1 ▶ 疾患別移植の種類（16歳以上）
日本造血細胞移植学会平成24年度全国調査報告書より。同種移植は血縁者間骨髄移植，血縁者間末梢血幹細胞移植，非血縁者間骨髄移植，非血縁者間臍帯血移植を含む

HLA適合血縁ドナーからの移植よりも合併症のリスクが高くなるので，移植適応について再検討すべきであるが，日本国内の非血縁者間移植では遺伝子レベルで適合度の高いドナーからの移植であれば血縁者間移植と同等の成績が得られている[1]。ドナーの健康診断を実施して，ドナーとしての適格性を判定する。状況によっては骨髄採取あるいは末梢血幹細胞採取のいずれか一方のみが不適格と判断される場合もありうる。移植前にもう一度患者の病状，臓器機能などの評価を行い，ドナーとの関係なども含めて総合的に判断し，移植前処置，GVHD予防法，感染症対策を決定する。

移植前処置を行い，移植前日から免疫抑制薬を開始し，移植日にドナー造血幹細胞を輸注する。ドナーからの幹細胞採取は患者の移植日に合わせて行うか，あるいは末梢血幹細胞採取の場合は前処置開始前に採取して凍結保存しておくこともある。移植日以後，少なくとも数年間にわたって移植後合併症の管理が必要である。移植後の時期によって生じやすい合併症を予測することができるため，適切な予防対策や早期発見対策を行う。

2．ドナー，幹細胞種の選択
①ドナーについて

理想のドナーであるHLA適合血縁者が得られる確率は，少子化の進む先進国では30％以下とされている。骨髄バンクを介した非血縁者間移植は登録から移植までの期間が長いということが問題となっている。HLA1抗原不適合血縁者間移植はHLA適合血縁者間移植よりも移植成績は若干劣るものの通常の移植方法で実施可能であり，ドナー候補になりうる[1]。遺伝子レベルで一座だけの不適合を伴う非血縁ドナーも許容範囲のGVHDで移植が可能である[2]。これらのドナーがいずれも見つからない場合には，非血縁者間臍帯血移植やHLA2抗原以上不適合血縁者間移植を検討することになるが，移植関連死亡率が高まるため，適応は慎重に考えなくてはならない。

②幹細胞種について

BMTとPBSCTの選択については，ドナーにはそれぞれ異なるリスクがある。患者にとってもPBSCTのほうが移植後の造血の回復は早いものの，慢性GVHDが増加するなど，それぞれ長所・短所がある（**表1**）。両者の長短を患者，ドナーに説明した上でいずれかを選択する必要がある。

ドナーの骨髄採取における重篤な合併症の多くは麻酔に伴うものである。一方，末梢血幹細胞採取ではG-CSF大量投与後の凝固亢進に伴う心筋梗塞，狭心症，一過性脳虚血発作などによる死亡事故が報告されている。

表1 ▶ BMTとPBSCTの比較

		BMT	PBSCT
ドナーの立場から			
	長所	確実に細胞数が得られる 経験が多く，安定している	全身麻酔を回避できる 自己血貯血が不要
	短所	全身麻酔による副作用の出現 穿刺部の疼痛，感染，出血 自己血貯血を要する	大量G-CSFの副作用（骨痛，凝固亢進，自己免疫疾患の増悪） 採取中の合併症（血圧低下，低カルシウム血症など） 採取による血小板減少
患者の立場から			
	長所	経験が多く，安定している	造血回復が早い GVL効果が増強される可能性がある
	短所		急性GVHDがわずかに増加する可能性がある 慢性GVHDが増加する

患者に対する影響については，メタアナリシスの結果，BMTよりもPBSCT後の回復が有意に早いが，gradeⅢ以上の急性GVHDや慢性GVHDが有意に増加すると結論された[3]。一方，移植後の再発はPBSCT群で有意に低く，最終的に進行期症例ではPBSCT群で無病生存率，生存率が有意に優れていることが示された。これらの結果から，同種BMTと同種PBSCTの選択については，慢性GVHDの頻度の上昇と再発の低下のバランスを考えて検討する必要がある。

3．移植前処置

移植前処置の目的は悪性腫瘍を根絶させることと，ドナー造血細胞が拒絶されないようにホストの免疫を抑制することであり，通常は大量抗癌剤やTBIを用いて行われる。最も標準的に用いられている前処置法は大量シクロホスファミド（CY）とTBIの組み合わせ（CY-TBI）と，TBIを用いないブスルファン（BU）とCYの組み合わせ（BU-CY）である。複数のRCTのメタアナリシスでは無病生存率，生存率はCY-TBIのほうがBU-CYと比較して同等，あるいはより優れているという結果であった[4]。しかし，BUの静注製剤の導入後の臨床研究の結果では両者はほぼ同等と考えられる[5]。ただし，急性リンパ性白血病に対してはCY-TBIが優先される。また，BU-CYを用いた移植後には卵巣機能の回復はほとんど認められないのに対して，CY-TBIを用いた場合，移植後中央値7年で15%程度の女性患者に卵巣機能の回復が認められている。CY-TBIは卵巣を遮蔽することによって卵巣を保護することが可能である。

高齢者や臓器障害を有する患者には移植前処置の強度を弱めたミニ移植が行われている。多くの場合，免疫抑制効果の強いフルダラビンにアルキル化薬を加えた前処置が行われる。また，再生不良性貧血などの非腫瘍性疾患に対する同種移植では，抗腫瘍効果を求める必要はなく，ドナー造血幹細胞を生着させるために患者の免疫力を抑制することが前処置の目的となるので，CYやフルダラビンなどの免疫抑制力の強い抗癌剤が用いられる。

4．GVHDの診断と予防と治療

同種移植における同種免疫反応は，宿主（患者）がドナー由来の移植片を拒絶する方向と，ドナー由来の移植片が宿主を攻撃する（GVHD）方向に働く可能性があるが，造血幹細胞移植では宿主の免疫力は移植前処置によって強力に抑制されているため，移植片拒絶の頻度は低い。ヒトの主要組織適合性抗原であるHLAが適合していないと，拒絶や重症GVHDの危険度が上昇する。

GVHDはドナー由来の免疫細胞（主にT細胞）が宿主を異物とみなして生じる免疫反応である。発症する時期によって移植後早期の急性GVHDと移植後100日以降の慢性GVHDに区別されてきたが，近年は症状の特徴に従って診断することが提唱されている[6]。急性GVHDの標的となる主な臓器は皮膚，腸管，肝臓である。一方，慢性GVHDは皮膚，肝臓，分泌腺組織を中心に様々な症状を長年にわたって呈する病態であり，移植後のQOLを低下させたり，致死的感染症を合併したりすることがある。GVHDの予防法としては，カルシニューリン阻害薬（シクロスポリンあるいはタクロリムス）にメトトレキサートを併用する方法が標準的に行われている。

①急性GVHD

急性GVHDの診断のためには皮膚，腸管，肝臓の少なくとも1つの臓器に症状が48時間以上持続して存在し，他の原因疾患が否定されることが必要である。可能な限り病理学的診断を試みるが，移植後早期は移植前処置の影響のため病理学的診断も困難となることが多い。急性GVHDの重症度は皮疹の広がり，下痢の量，ビリルビンの上昇によって定義されている[7]。グレードⅡ以上の急性GVHDを発症した場合にはステロイドの全身投与による治療を開始するが，皮膚に限局したグレードⅡの急性GVHDはステロイドの外用のみで経過を観察することもある。ステロイド抵抗性

の急性GVHDの予後はきわめて不良である。

②慢性GVHD

　他の検査や他の臓器の病変がなくとも慢性GVHDと診断できるような特徴的な徴候が存在する場合，あるいは急性GVHDでは認められないような症状だが慢性GVHDと鑑別するには，他の検査や他の臓器の病変が病理学的に裏づけできる必要徴候を呈した場合に慢性GVHDと診断する[6]。慢性GVHDの治療は，限局した軽い症状のみであればステロイド外用などの局所療法で対応可能であるが，多くの臓器に障害を生じている場合や，単一臓器でも重篤な障害を有する場合は，全身的な免疫抑制療法の適応となる。慢性GVHD患者の死因の多くは感染症であり，感染症予防対策が重要になる。

5. 感染症の予防と治療

　同種造血幹細胞移植後は，早期の好中球減少期間および粘膜障害の時期を乗り越えた後にも，急性GVHDの発症による細胞性免疫の回復遅延，ステロイドの投与による好中球，単球，マクロファージなどの貪食能低下，慢性GVHDの発症に伴う液性免疫の回復遅延などによる様々な感染症発症の危険因子が存在することを念頭に置いて対応する。

　移植後早期の好中球減少期間の感染症対策は一般化学療法と同様であり，抗菌薬と抗真菌薬の予防投与が幅広く行われている。さらに，単純ヘルペス感染症の予防のためにアシクロビルも投与する。好中球減少中の発熱（febrile neutropenia；FN）に対しては広域スペクトラムの静注抗菌薬を開始する。好中球の生着を確認したらST合剤によるPCPの予防を開始し，サイトメガロウイルス抗原血症を週に1回モニターしながら適宜ガンシクロビルを投与する。

　GVHDに対してステロイドを投与している状況ではウイルス感染症や真菌感染症（特にアスペルギルス症）の発症頻度が増加するため，抗糸状菌薬の予防投与を行うか，定期的なアスペルギルス抗原検査や胸部単純CT検査で早期発見に努める。また，慢性GVHD合併患者では液性免疫低下（IgG 400mg/dL以下など）に対して予防的抗菌薬（特に莢膜被包菌を標的とする）の投与や免疫グロブリン補充療法を検討する。

6. 晩期合併症

　移植後の長期的なQOLに影響を与える晩期合併症として，骨関節障害，角結膜炎，白内障，口内炎，肝障害，二次発癌，性腺障害，不妊，性的問題，内分泌障害などがあり，慢性GVHDの発症はQOLの低下と強く関連している。内分泌障害の中では甲状腺異常，特に甲状腺機能低下症が多い。二次発癌は口腔，肝臓，脳・中枢神経，甲状腺，骨，軟部組織，皮膚黒色腫などが一般人口よりも多く，移植直後の5年間は一般人口の1.3～1.6倍だが，10年を過ぎると4.6倍に上昇する[8]。そのため，乳癌，子宮頸癌，大腸・直腸癌，肺癌のスクリーニングに加えて口腔，甲状腺，皮膚も定期的な検査が推奨されている。不妊の問題に対しては，精子，受精卵，あるいは未受精卵の凍結保存，卵巣を遮蔽したTBIなどが試みられている。

7. 移植後の再発

　数多くの合併症を乗り越え，そして移植後3～5年経過して原疾患の再発がないことを確認して，初めて移植が成功したと言うことができる。しかし，再発は，特に非寛解期の白血病や悪性リンパ腫に対する移植後にみられることが多い。移植後の再発に対しては，GVL効果を期待して免疫抑制薬を急速に中止したり，ドナーリンパ球を輸注したりすることが試みられているが，その効果は限定的である。しかし再移植によって一部の患者に根治が得られている。

5 造血幹細胞移植の適応の考え方（急性白血病について）

1. 移植適応の判断のための臨床試験

　一度でも再発を生じた急性白血病は化学療法のみで根治する可能性はきわめて低いので，移植適応は比較的明快である。一方，第一寛解期（first complete remission；CR1）の急性白血病患者は化学療法のみで根治する可能性があるため，移植適応の判断はより困難である．そこで，CR1急性白血病の同種移植の適応について，HLA適合同胞ドナーがいる患者を同種移植群に割り付け，ドナーがいない患者を自家移植群や化学療法群に無作為に割り付けるというデザインの臨床試験が検証されてきた．このような臨床試験やそれらのメタアナリシスの結果，予後不良因子を有する若年者に対しては同種移植を行うことで通常の化学療法や自家移植よりも長期生存率が改善することがほぼ明らかになっている[9,10]．しかし，この臨床試験のデザインでは，同胞ドナーの数が世代によって異なるためにドナーあり群とドナーなし群の間に年齢分布に差が出る可能性がある．また，ドナーなし群では原疾患が再発した場合には化学療法のみで経過を観察するか，あるいは移植を行うとしてもHLA適合同胞ドナーがいないため，非血縁ドナーからの移植，HLA不適合ドナーからの移植，あるいは臍帯血移植を行うしかない．したがって，これらの臨床試験の結果は，「HLA適合同胞ドナーがいる場合に同種移植をするべきか，それとも待機的に移植を行うべきか」という診療現場の問いに正確に答えることはできない．一方，HLA適合同胞ドナーを有する症例を移植実施群と非実施群に無作為に割り付ける比較試験の実施は現実的ではない．また，これらの研究ではQOLの低下は考慮されていない．

2. 臨床決断分析

このような欠点を補う目的で臨床決断分析によるCR1の同種移植の妥当性を評価する試みが行われている[11]．臨床決断分析では，まず比較したい選択肢から次々と枝わかれしていく「決断樹」を描く（図2）．最初の決断節から治療の選択によって枝わかれし，偶発節からその後の結果がさらに枝わかれしていく．決断節では医療者あるいは患者が分岐を選択することができるが，偶発節においては医療者・患者の意志にかかわらず，一定の確率（移行確率）で分岐していく．そして，最終的な転帰に点数（期待効用）をつけて，それぞれの移行確率を掛け合わせて合計することによって，決断節においてどの決断が最も高い期待効用が期待できるかを比較する．

期待効用は，最も単純にするなら生存を100，死亡を0とすればよいが，臨床決断分析の利点は「QOLの低下した根治」に0と100の中間の値をつけることによってQOL，医療費などを考慮した臨床決断が可能になることである．枝わかれの確率は過去の臨床試験の結果から計算するが，それぞれの確率に幅を持たせて変動させながら再計算する（感度分析）ことによって，結果の信頼性を検証する．QOLに基づく期待効用も個人によって大きく異なるため，感度分析によって個々の人生観に対応した決断に役立つことが期待される．

より複雑な状況として，時間経過の中で状態が移行していく場合の決断分析ではマルコフモデルが用いられる．マルコフモデルとは，複数の状態の間を移行確率に従って移行していくというモデルであり，長期間の患者の状態をシミュレーションする場合などに用いられる[12]．

3. 造血幹細胞移植の適応に関する臨床決断分析の実際

CR1のALLに対するHLA適合同胞間造血幹細胞移植の適応について検討した臨床決断分析を紹介する[11]．解析に必要なデータとしては日本造血細胞移植学会，日本骨髄バンクに登録された移植実施例の患者のデータ，日本成人白血病治療共同研究グループの化学療法の臨床試験に登録された患者のデータを利用した．移植の実施あるいは化学療法の継続の決断節に始まる決断樹を作成し（図2），分岐の移行確率は既存のデータに基づいて設定した（表2）．期待効用は死亡を0，化学療法後の生存を100として，移植後患者については慢性GVHDがない生存は98，慢性GVHDを伴う生存は70とした．

すると，全患者を対象として，QOL補正を行う，行わないにかかわらずCR1でHLA適合同胞間移植

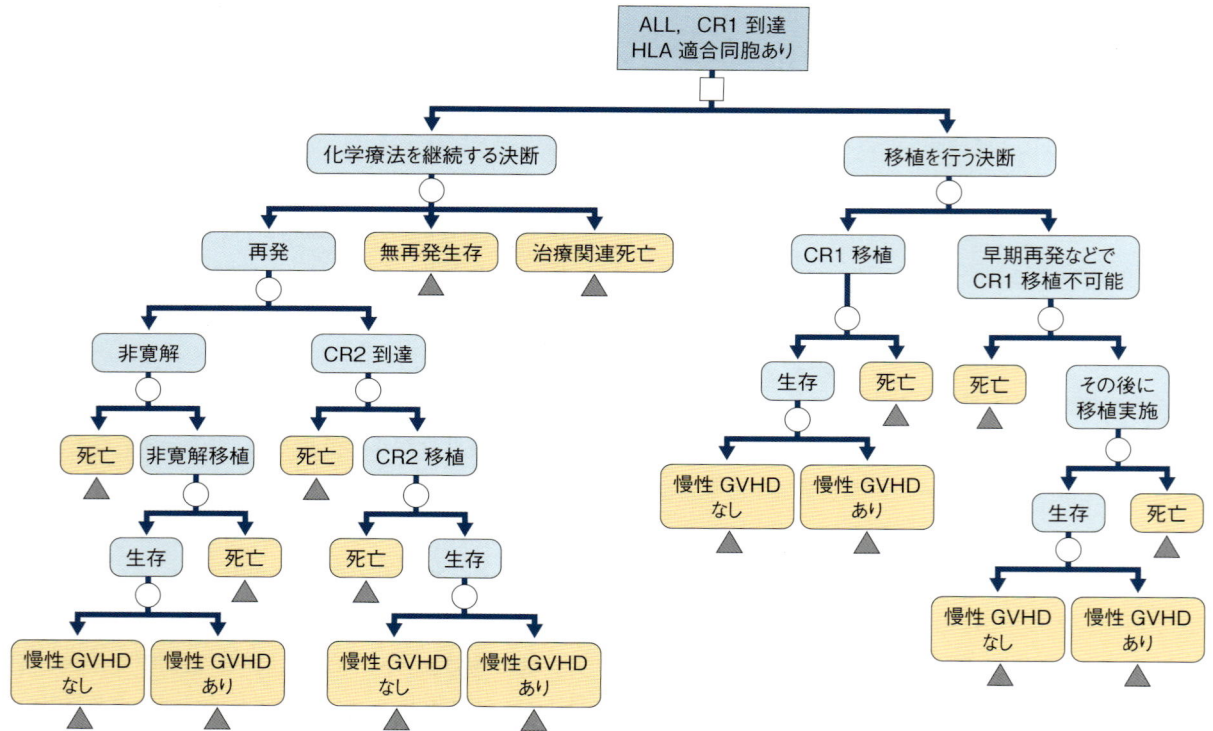

図2 ▶ HLA適合同胞ドナーを有するCR1のALLに対するCR1同種移植実施の是非を評価する臨床決断分析の決断樹
□は決断節，○は偶発節，▲は最終転帰を示す．最終的な転帰（▲）に点数（期待効用）をつけて，それぞれの枝わかれの確率を掛け合わせて合計することによって，決断節においてどの決断が最も高い期待効用が得られるかを比較するのである （文献11より作成）

表2 ▶ 既存データから算出した各分岐の移行確率

	baseline value (plausible range)
HSCT in CR1	0.70（0.65〜0.75）
Alive at 10 years following HSCT in CR1	0.57（0.51〜0.65）
HSCT after failure of HSCT in CR1	0.5 （0.3〜0.7）
Alive at 10 years following HSCT after failure of HSCT in CR1	0.25（0.12〜0.37）
Alive at 10 years without relapse following CTx	0.21（0.15〜0.28）
NRM at 10 years following CTx	0.07（0.04〜0.1）
Achievement of CR2 after relapse following CTx	0.4 （0.3〜0.5）
HSCT in CR2	0.6 （0.5〜0.7）
Alive at 10 years following HSCT in CR2	0.37（0.28〜0.5）
HSCT after failure of HSCT in CR2	0.5 （0.3〜0.7）
Alive at 10 years following HSCT after failure of HSCT in CR2	0.16（0.12〜0.19）
HSCT in non-CR after relapse following CTx	0.5 （0.3〜0.7）
Alive at 10 years following HSCT in non-CR after relapse	0.16（0.15〜0.28）
Rate of active GVHD at 10 years	0.18（0.1〜0.25）

括弧内の数字は感度分析において再計算を行った移行確率の幅を示す．再計算を行っても結論に変化がみられなければ，結論は頑健なものであると判断できる
（文献11より作成）

表3 ▶ 10年生存率を期待効用とした臨床決断分析の解析結果

	QOL補正なし期待効用		QOL補正あり期待効用	
	移植群	化学療法群	移植群	化学療法群
All patients	48.3%	32.6%	44.9%	31.7%
Standard risk	53.8%	39.8%	50.0%	38.9%
High risk	38.0%	25.2%	35.4%	24.3%
Age≦35	53.1%	32.9%	49.3%	31.9%
Age＞35	40.7%	33.4%	37.8%	32.8%

化学療法群の生存を100%，移植群は慢性GVHDなしでの生存を98%，慢性GVHDありでの生存を70%とするQOL補正を行った場合の結果を示す

（文献11より作成）

を行う決断をすることの優位性が示された（**表3**）。この結果はALLのリスク因子の有無，年齢（35歳以上，35歳未満）によって群別化したすべてのサブグループの結果についても同様であった。また，慢性GVHDありでの生存に対する期待効用を0〜98%の間で変化させても結論は変化しなかった。その後，CR1のALLに対するHLA適合非血縁者間移植の妥当性を評価する臨床決断分析も行われた[13]。HLA適合同胞間移植についての研究とほぼ同様の結果が得られた。ただし，化学療法後の生存率の改善によってこの結論は逆転する可能性が示された。

● 文 献

1) Kanda J, et al：Blood. 2012；119(10)：2409-16.
2) Kanda Y, et al：Br J Haematol. 2013；161(4)：566-77.
3) Stem Cell Trialists' Collaborative Group：J Clin Oncol. 2005；23(22)：5074-87.
4) Hartman AR, et al：Bone Marrow Transplant. 1998；22(5)：439-43.
5) Bredeson C, et al：Blood. 2013；122(24)：3871-8.
6) Filipovich AH, et al：Biol Blood Marrow Transplant. 2005；11(12)：945-56.
7) Przepiorka D, et al：Bone Marrow Transplant. 1995；15(6)：825-8.
8) Rizzo JD, et al：Blood. 2009；113(5)：1175-83.
9) Koreth J, et al：JAMA. 2009；301(22)：2349-61.
10) Gupta V, et al：Blood. 2013；121(2)：339-50.
11) Kako S, et al：Leukemia. 2011；25(2)：259-65.
12) Kurosawa S, et al：Blood. 2011；117(7)：2113-20.
13) Kako S, et al：Bone Marrow Transplant. 2013；48(8)：1077-83.

C 同種造血幹細胞移植におけるHLAの考え方

諫田淳也

1 はじめに

同種造血幹細胞移植（allogeneic hematopoietic stem cell transplantation；alloSCT）では患者・ドナー間のHLA不適合数が増加するにつれて、移植片対宿主病（graft-versus-host disease；GVHD）や生着不全など免疫関連合併症の頻度が増加するため、HLA適合同胞やHLA適合非血縁者がドナーの第一候補となる。それらが見出せない場合はHLA不適合血縁・非血縁ドナーを検討することになるが、GVHD予防法を強化することでその安全な実施が可能となりつつある。HLA不適合移植においては、HLA不適合の数・種類により成績に差があることが知られており、またHLA-C座やHLA-DPB1座など、昔はHLA不適合数にカウントされていなかったHLA座の不適合の重要性が明らかとなっている。

一定の強度によるGVHD予防法下でのHLA不適合の意義が詳細に検討される一方で、体外あるいは体内T細胞除去法を用いる方法や移植後にエンドキサン®を用いる方法など、GVHD予防をさらに強化することによりHLA不適合の壁を一気に超えてしまう方法も開発された。一方、臍帯血移植のようにHLA不適合の壁が最初から低い移植も広まっている。本項では、移植ソースごとに、ある一定の強度のGVHD予防法下でのHLA不適合の意義について解説する。強力なGVHD予防法を用いた移植におけるHLA不適合の意義に関しては、症例を増やして新たに検討する必要がある。

なお、患者あるいはドナーのHLA座がホモ接合体の場合、GVH方向とHVG方向でHLA不適合数が異なるということが起こりうる（図1）。GVH方向のHLA不適合は急性GVHDの発症リスクに関連し、HVG方向のHLA不適合は生着不全のリスクと関連するため、HLAの不適合方向はわけて考える必要がある。

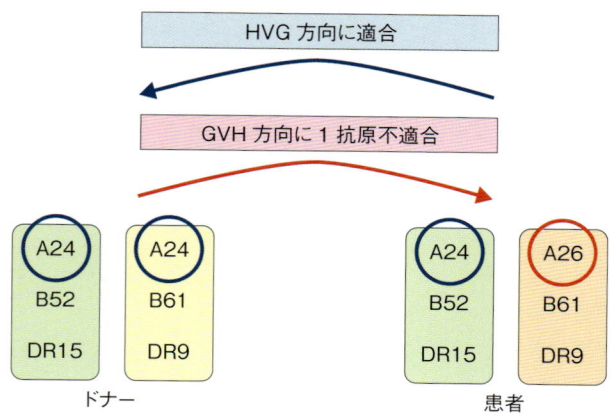

図1 ▶ GVH方向1抗原不適合 HVG方向適合の例
不適合座はHLA-A座であるが、ドナーのHLA-A座がホモ接合体であるため、GVH方向は1抗原不適合、HVG方向は適合となる

2 HLA1抗原不適合血縁者間移植

1. HLA適合非血縁者間移植との比較

1991年から2000年の間に行われた血縁者間骨髄・末梢血幹細胞移植の解析において，HLA1抗原不適合移植のGVHD発症リスクは，HLA適合血縁者間移植より高いものの許容範囲内であり，HLA-A，-B，-DRB1座6抗原適合非血縁者間骨髄移植の成績とほぼ同等であるため，HLA適合同胞がいない場合に非血縁ドナーと並ぶ代替移植ソースとして考えられてきた[1]。しかし非血縁者間骨髄移植においてはHLA-C座も含めた8座のアレルを適合させることによりGVHD発症リスクおよび非再発死亡率が低下するため，HLA適合同胞間移植とほぼ同等の生存率が得られることが明らかとなった[2]。

そこで2001年から2008年の比較的新しい移植を対象として，HLA-A，-B，-C，-DRB1座8アレル適合非血縁者間骨髄移植と，GVH方向HLA-A，-B，-DRB1座1抗原不適合血縁者間移植の比較が行われた[2]。HVG方向の不適合は，ドナー特異的HLA抗体の陰性を確認している限り生着に大きな影響を与えない可能性が高いため[3]，"GVH方向"1抗原不適合移植が選択された。この2群の比較において，HLA1抗原不適合移植は重症GVHD発症頻度，治療関連死亡率，全死亡率が有意に高いことが明らかとなった（**図2**）。その中でも病初期移植群でその傾向が明らかであった。HLA-B抗原不適合群は有意に非再発死亡率が高く全生存率が低い一方，HLA-AあるいはHLA-

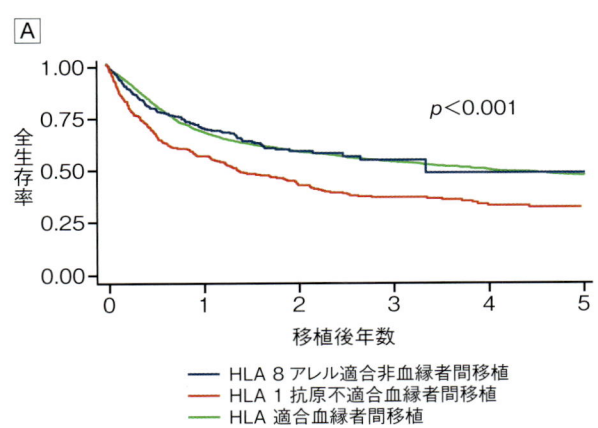

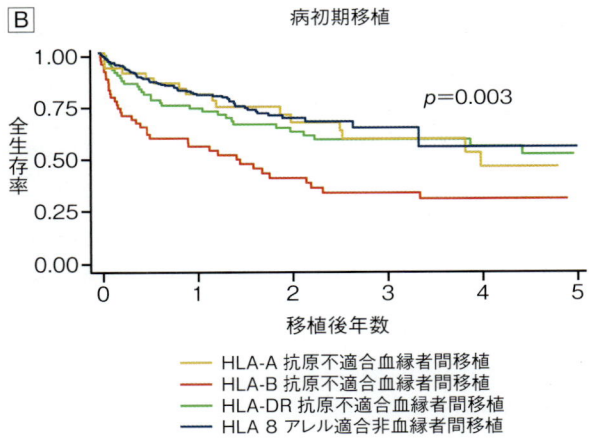

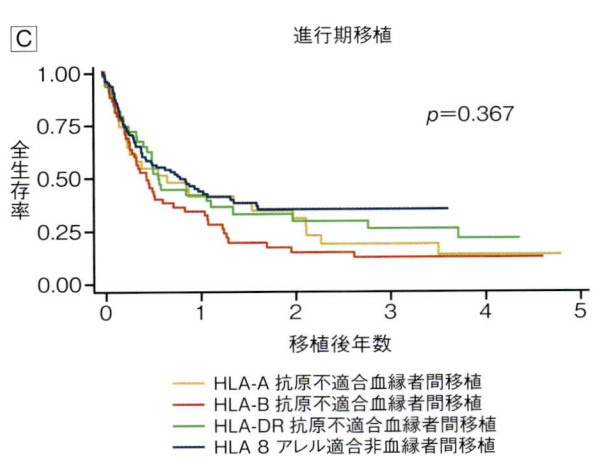

図2 ▶ HLA8アレル適合非血縁者間骨髄移植とHLA1抗原不適合血縁者間移植の全生存率

A：HLA1抗原不適合血縁者間移植はHLA適合非血縁者間移植と比較し有意に生存率は低い。HLA適合非血縁者間移植はHLA適合血縁者間移植と生存率はほぼ重なる

B：病初期移植においてHLA-B抗原不適合移植の生存率は低いが，HLA-A／-DR抗原不適合移植はHLA適合非血縁者間移植とほぼ同等である

C：進行期移植では有意差は認めない

（文献2より引用改変）

DR抗原不適合群はHLA適合非血縁者間移植群とほぼ同等の成績であった（図2）。

HLA1抗原不適合血縁者間移植の成績がアレル適合非血縁者間骨髄移植より劣ることが明らかとなった。しかし骨髄バンクに登録し，非血縁骨髄ドナーを用いた移植を受けるまで約5カ月かかるため，非血縁者間骨髄移植が行われたのは，再発なく良い状態を維持できた予後の良い集団であるというバイアスは避けられない。つまりこのバイアスにより，前述の比較は非血縁者間骨髄移植に有利に働いている可能性がある。このバイアスを少なくする1つの方法として臨床決断分析の手法を用いた研究が行われた。これは急性骨髄性白血病（acute myeloid leukemia；AML）および急性リンパ性白血病（acute lymphoblastic leukemia；ALL）の第一寛解期が得られ，かつGVH方向1抗原不適合血縁ドナーが存在する場合，そのドナーを選択して早期に移植を行うか，骨髄バンクに登録し非血縁者間骨髄移植を行うか，そのいずれの決断を行うかという検討である。この手法ではドナーコーディネート中に再発する可能性や，再発後の再寛解導入の成功率，またその後の移植の成功率など，様々な移行確率を考慮し，そのいろいろな移行確率の合計を比較する。また活動性GVHDによるQOLの低下も考慮することが可能となる。この臨床決断分析では，AML第一寛解期に関しては，ドナーコーディネートの期間が長期に及ぶと仮定しても，非血縁者間骨髄移植の決断が最終的な期待生存率が高かった（表1）[4]。

一方，ALL第一寛解期に関しては，ドナーコーディネートの期間が長期に及ぶ場合は，HLA1抗原不適合ドナーを選択したほうが良いことが明らかとなった。HLA-B抗原不適合ドナーを用いた場合，さらに期待生存率は低下する。患者年齢での層別化解析では，40歳未満の場合，HLA1抗原不適合血縁者間移植あるいは非血縁者間骨髄移植の決断による期待生存率はほぼ同等となった（表1）。すなわち若年者であれば，重症GVHDを発症したとしても乗り超えられる可能性があり，第一寛解期に1抗原不適合ドナーを積極的に選択しても良いということとなる。

2. 臍帯血移植との比較

非血縁骨髄・末梢血幹細胞ドナーを見出せない場合は，他の代替ドナーを選択する必要がある。臍帯血移植は生着不全や感染症など移植後早期の合併症の頻度が高いものの，慢性GVHDの発症頻度は低く，移植後後期の合併症の頻度が低いという点において魅力的なドナー候補である。臍帯血およびGVH方向HLA1抗原不適合血縁ドナーが選択可能である場合，いずれを選択すべきかは重要な問題である。そこでHLA2抗原以内不適合臍帯血移植とHLA1抗原不適合移植の成績の比較が行われた[5]。好中球生着はHLA1抗原不適合移植群で有意に早い一方，急性および慢性GVHDの発症頻度も有意に高く，全生存率には有意差は認められなかった。しかしHLA-B抗原不適合群は非再発死亡率が有意に高かった。

1抗原不適合移植群で成績が劣る原因の第一は重症GVHDの発症である。1抗原不適合移植群におけ

表1 ▶ 第一寛解期における移植ソース選択決断後の期待5年生存率（QOL補正なし）

	AML		ALL	
	非血縁骨髄	1抗原不適合血縁	非血縁骨髄	1抗原不適合血縁
全患者	60.2%	43.6%	55.7%	54.4%
40歳以下	61.8%	59.2%	57.6%	60.7%
HLA-A/-DR抗原不適合血縁	60.5%	43.8%	55.8%	61.1%
HLA-B抗原不適合血縁	59.7%	44.4%	55.1%	35.1%

（文献4より引用改変）

るGVHD発症頻度に影響を与える因子を解析したところ，抗胸腺細胞免疫グロブリン（antithymocyte globulin；ATG）の非使用と末梢血幹細胞の使用のみが有意な因子として抽出された。そのため1抗原不適合移植群をATG使用群，非使用群に分類して再解析したところ，ATG使用群は臍帯血移植群とgrade 2～4急性GVHD，grade 3～4急性GVHD，慢性GVHDおよび広範型慢性GVHDのいずれの発症頻度も同等であった（図3）。

一方，好中球生着に関しては，ATGの使用・非使用の影響はなく，臍帯血移植群よりも有意に生着率が高かった。その結果，全生存率は臍帯血移植群よりも高い傾向にあった（図4）。さらにHLA-B抗原不適合群に限定して解析したところ，ATG使用群は非使用群と比較して明らかに生存率が上昇していた。以上からATG使用によりGVHDの発症頻度は臍帯血移植とほぼ同等となる一方，生着に関して負の影響はなく，またHLA-B抗原不適合の負の影響が消失することが明らかとなり，ATG使用が1抗原不適合移植の成績を改善させる，すなわちHLA不適合の壁を乗り超え

る重要な薬剤であることが明らかとなった。残念なことにATGの種類・投与量・投与タイミングに関する情報は十分にはなく正確な評価は難しい。サイモグロブリン®の投与量に関しては2.5mg/kgが中央値であった。そこで現在，移植前4日目と3日目にサイモグロブリン®を1.25mg/kgずつ，合計2.5mg/kgを投与する前向き試験が，JSHCTが主導する臨床試験として進められている（UMIN 000011192）。

3. 血縁者間移植における抗原とアレル不適合の差

非血縁者間移植においてHLA不適合数はHLA-A，-B，-C，-DRB1座8アレルで評価される一方，血縁者間移植に関しては従来HLA-A，-B，-DRB1座6抗原で評価されている。しかし血縁者間移植におけるアレルおよびHLA-C座不適合の意義は十分には検討されていなかった。非血縁者間移植の解析においては後述するように抗原，アレルレベルの意義はほぼ同等という報告もある[6]ため，アレルレベルでの不適合もGVHDのリスク上昇に関係すると考えられる。そこで血縁者間移植においてGVH方向に抗原適合1

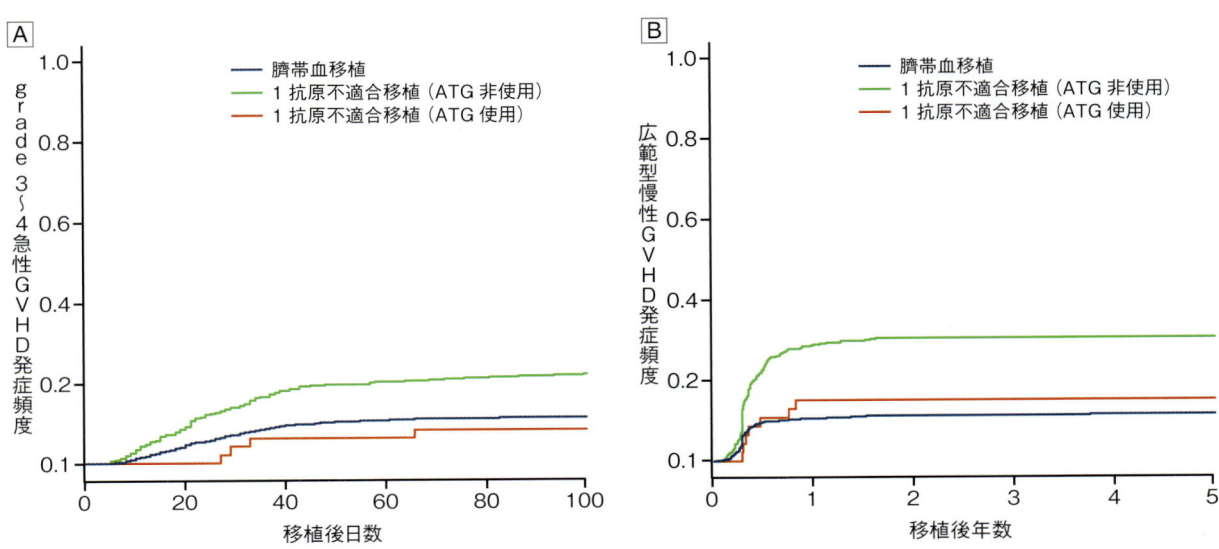

図3 ▶ 臍帯血移植とHLA1抗原不適合血縁者間移植の急性および慢性GVHD発症頻度
臍帯血移植とATGを使用したHLA1抗原不適合血縁者間移植におけるgrade 3～4急性GVHD（A）および広範型慢性GVHD（B）の発症頻度はほぼ同等である
（文献5より引用改変）

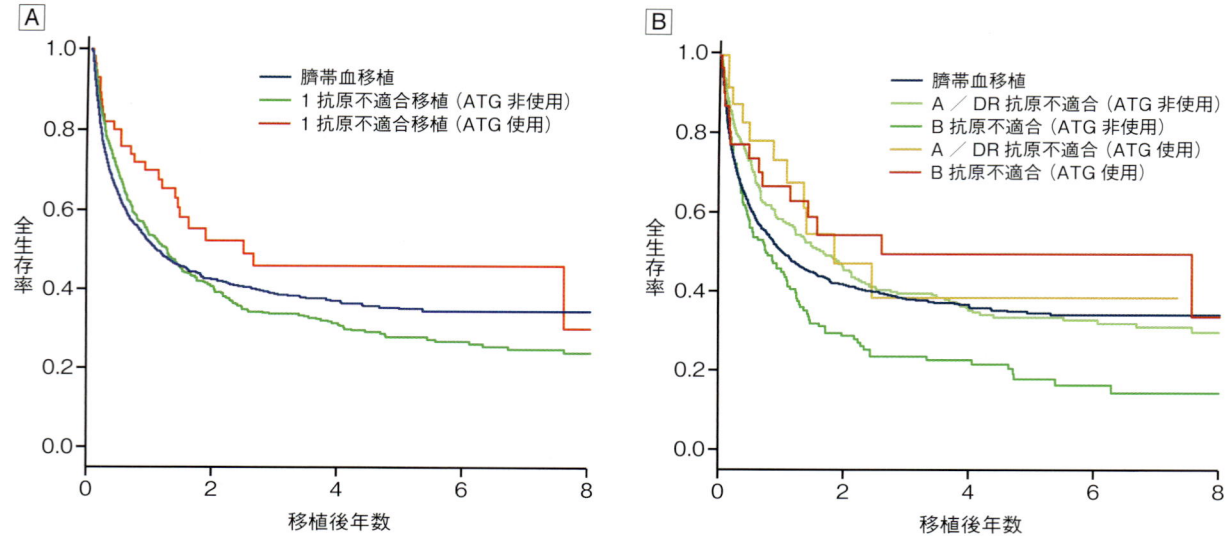

図4 ▶ 臍帯血移植とHLA1抗原不適合血縁者間移植の全生存率
A：ATGを使用したHLA1抗原不適合血縁者間移植は臍帯血移植より生存率が高い傾向にある（$p=0.084$）
B：特にHLA-B抗原不適合群に関してはATG非使用群と比較して使用群は生存率が高い

（文献5より引用改変）

アレル不適合群とアレル適合群の比較が行われた[7]。その解析においては，抗原適合1アレル不適合群のGVHD発症頻度は高く生存率は低下していた。さらに抗原適合1アレル不適合群と1抗原不適合群の比較が行われており，抗原不適合とアレル不適合の意義はほぼ同等であることが示されている[8]。したがって1アレル不適合血縁者間移植は，1抗原不適合血縁者間移植と同様にGVHD予防法を強化する必要があると考えられる。

3 HLA 2抗原以上不適合血縁者間移植

CD34陽性細胞を選択する方法，GVHD予防法にATGを用いる方法，ステロイドを併用する方法，アレムツズマブを用いる方法，移植後にエンドキサン®を用いる方法など様々な移植方法が用いられている[9-13]。これらの移植方法によりHLA不適合の壁を一気に超えることができるため，個々のHLA不適合の意義は観察されにくい可能性があるが，今後症例数が増えると，HLA不適合座や不適合数が予後に及ぼす影響が明らかとなる可能性はある。GVHD発症頻度は低くおさえられる一方，再発リスクは高くなるため，移植片対腫瘍効果に期待するためには，可能な限り早期に免疫抑制薬を減量することが必要である。

4 非血縁者間骨髄・末梢血幹細胞移植

非血縁者間骨髄移植症例の詳細な解析により，HLA-DRB1座1アレル不適合は急性GVHDおよび死亡リスクは許容範囲である一方，HLA-AあるいはHLA-B座の不適合は急性GVHDおよび死亡リスクが高いことが明らかとなっている[14,15]。一方，HLA-DRB1座1アレル不適合のドナーがいない場合は，HLA-DRB1座1抗原不適合のドナーまでが選択可能であるとされている。しかしGVHD予防法や支持療法は年代とともに改良されていることや，HLA-AあるいはHLA-B座不適合移植においては，そのリスクを認識することによりあらかじめ強力なGVHD予防法を用いる可能性も高く，HLA不適合の意義が年代で異なる可能性がある。

近年の移植症例も含め，HLA-A, -B, -DRB1座抗原適合症例かつHLA-A, -B, -C, -DRB1座1アレル不適合までの症例に限定した解析が行われた[16]。その結果1993～1999年までの症例では，HLA適合症例と比較しHLA-B座1アレル不適合は死亡リスクが2.5倍高く，HLA-DRB1座1アレル不適合群はHLA適合症例と死亡リスクは同等であり，従来の結果と矛盾しない結果であった。一方，2000～2009年の移植症例では，1アレル不適合による死亡リスクの上昇はHLA-A, -B, -C, -DRB1座の不適合にかかわらず，25～45％とほぼ同等であることが明らかとなった（表2）。

またアレル不適合の中でも，特定のアレル不適合の組み合わせがGVHD発症に大きな影響を及ぼすことが示されており，そのハイリスクミスマッチを持つドナーを避けることが勧められている。しかし，最近の移植症例を含む研究によると，急性GVHDおよび生存に対するハイリスクミスマッチの影響が認められるのは1993～2001年であり，2002～2011年の移植症例においてはその影響は認められなかった[17]。ただ，個々のハイリスクミスマッチの影響に関しては十分評価できているわけではないことに注意する必要がある。また2アレル不適合移植においては，不適合アレルの組み合わせにハイリスクミスマッチが1つでも含まれる群において急性GVHDおよび死亡リスクの上昇を認めた。

これらの結果をふまえると，非血縁骨髄ドナーの選択順位は次のように考えられる。HLA-A, -B, -C, -DRB1座1アレル不適合の意義はほぼ同等であるため，HLA-DRB1座1アレル不適合ドナーが存在しない場合は，HLA-A, -B, -C座1アレル不適合ドナーも積極的に検索すべきである。また1アレル不適合移植の際には，ハイリスクミスマッチを持つドナー選択の優先順位を下げるのは妥当としても，除外する必要はない。ただ2アレル不適合のドナーを選択する際には，ハイリスクミスマッチを持つドナーは除外したほうが良いと考えられる。

さて，GVH方向のみ1アレル不適合あるいはHVG方向のみ1アレル不適合といったドナー候補が存在した場合，双方向1アレル不適合ドナーより優先して選択すべきかどうかも臨床上，時に問題となる。GVH方向のみ1アレル不適合群におけるGVHDの

表2 ▶ 非血縁者間骨髄移植におけるHLAアレル不適合が急性GVHDおよび生存に及ぼす影響（年代別）

	1993～1999		2000～2009	
	ハザード比	p値	ハザード比	p値
grade 3～4急性GVHD				
適合	1.00		1.00	
A座不適合	1.46 (0.79～2.69)	0.220	1.72 (1.07～2.77)	0.025
B座不適合	1.74 (0.22～13.55)	0.600	1.26 (0.42～3.79)	0.680
C座不適合	2.02 (1.27～3.20)	0.003	1.51 (1.12～2.02)	0.007
DRB1座不適合	0.80 (0.37～1.74)	0.580	1.45 (1.01～2.09)	0.045
全致死率（死亡リスク）				
適合	1.00		1.00	
A座不適合	1.16 (0.84～1.59)	0.370	1.24 (0.95～1.62)	0.120
B座不適合	2.47 (1.16～5.24)	0.019	1.36 (0.78～2.35)	0.280
C座不適合	0.96 (0.73～1.26)	0.770	1.35 (1.15～1.59)	<0.001
DRB1座不適合	0.83 (0.58～1.19)	0.320	1.45 (1.20～1.75)	<0.001

（文献16より引用改変）

発症頻度は，双方向1アレル不適合群とほぼ同等であることに注意すべきではあるものの，生存率に関しては，GVH方向あるいはHVG方向のみ1アレル不適合移植はHLA適合移植と有意差はなく，非常に良いドナー候補となりうると考えられる[18]。

なおわが国では非血縁者間末梢血幹細胞移植は2011年に1例目が行われたところであり，まだ少数例しか行われていないため，非血縁者間骨髄移植で得られた知見が非血縁者間末梢血幹細胞移植に適応できるかどうかは現時点では不明である。

5 非血縁者間臍帯血移植

非血縁者間臍帯血移植においては，HLA-A，-B，-DR抗原のうち2抗原不適合まで許容される。臍帯血移植においては，小児と成人で患者体重当たりの有核細胞数が大きく異なり，生着不全やGVHD発症頻度に大きな影響を及ぼすと考えられるため，HLA不適合の影響は小児と成人にわけて考える必要がある。GVHDの発症頻度は，小児においてはHLA適合群と比較して1座不適合群，2座不適合群ではgrade 2～4およびgrade 3～4急性GVHDのリスクがそれぞれ約2倍に上昇するが，成人では1座不適合群，2座不適合群は適合群と比較してリスクの上昇は認めない（**表3**）[19]。

さらに生存に関しても，小児に関しては2座不適合群では有意に死亡リスクが上昇するが，成人に関してはHLAの不適合数と死亡リスクに相関は認められない。したがって成人に対する臍帯血移植においては必ずしもHLA不適合数を考慮する必要はなく，生着を担保するために有核細胞数を重視して選択すればよい。

ただドナー特異的HLA抗体は生着不全の強いリスク因子となるため，ドナー特異的HLA抗体の有無に関しては注意すべきである[20]。HLA-C座不適合の意義に関しては，HLA-C座の付加的不適合が生存率を低下させることが海外から報告されているが，日本か

表3 ▶ 非血縁者間臍帯血移植におけるHLA不適合数が急性GVHDおよび生存に及ぼす影響（年齢別）

	15歳以下		16歳以上	
	ハザード比	p値	ハザード比	p値
grade 2～4急性GVHD				
適合	1.00		1.00	
1座不適合	2.13（1.28～3.58）	0.004	1.03（0.64～1.65）	0.916
2座不適合	2.65（1.55～4.52）	<0.001	1.28（0.82～1.97）	0.276
3座不適合	2.39（1.18～4.84）	0.015	1.72（1.10～2.70）	0.017
grade 3～4急性GVHD				
適合	1.00		1.00	
1座不適合	1.75（0.73～4.24）	0.212	0.95（0.38～2.37）	0.919
2座不適合	2.25（0.94～5.41）	0.070	1.27（0.55～2.94）	0.573
3座不適合	2.60（0.82～8.26）	0.105	1.13（0.47～2.68）	0.788
全致死率（死亡リスク）				
適合	1.00		1.00	
1座不適合	1.07（0.68～1.69）	0.765	0.99（0.71～1.38）	0.944
2座不適合	1.61（1.02～2.56）	0.042	0.88（0.65～1.21）	0.436
3座不適合	1.25（0.65～2.42）	0.498	0.95（0.69～1.31）	0.751

（文献19より引用改変）

らの報告はまだない。またアレル不適合が予後に及ぼす影響に関しても非常に興味深いところである。

HLA不適合方向の意義に関しても複数の検討がなされている。New York Blood Centerからの報告では，GVH方向のみ不適合の臍帯血は双方向1座不適合臍帯血を用いた移植と比較し，生存に正の影響を及ぼすことが報告されており，GVH方向のみ不適合のドナーを選択することが勧められている[21]。日本のレジストリーデータの解析では，HLA不適合方向の違いは生存に影響を及ぼさないことが示されており，基本的には不適合方向を特別に意識して臍帯血を選択する必要はない[22]。

6 おわりに

各移植ソースにおけるHLA不適合の意義に関して解説したが，HLA不適合がGVHD発症に及ぼす影響は，移植ソースのみでなくGVHD予防法に大きく影響を受ける。特にHLA2抗原不適合移植を可能とした複数の移植方法ではHLA不適合の意義は消失する，あるいはまったく別の結果となる可能性もある。さらに年代とともにHLA不適合の意義は変化すると考えられるため，今後も一定の期間ごとにデータをアップデートすることが大切だと思われる。

● 文 献

1) Kanda Y, et al：Blood. 2003；102(4)：1541-7.
2) Kanda J, et al：Blood. 2012；119(10)：2409-16.
3) Yoshihara S, et al：Bone Marrow Transplant. 2012；47(12)：1499-506.
4) Kanda J, et al：Blood Cancer J. 2014；4：e263.
5) Kanda J, et al：Leukemia. 2013；27(2)：286-94.
6) Lee SJ, et al：Blood. 2007；110(13)：4576-83.
7) Fuji S, et al：Bone Marrow Transplant. 2014；49(9)：1187-92.
8) Fuji S, et al：Am J hematol. 2015；90(7)：618-23.
9) Kanda Y, et al：Transplantation. 2005；79(10)：1351-7.
10) Kanda Y, et al：Am J Hematol. 2013；88(4)：294-300.
11) Aversa F, et al：J Clin Oncol. 2005；23(15)：3447-54.
12) Lu DP, et al：Blood. 2006；107(8)：3065-73.
13) Ogawa H, et al：Exp Hematol. 2008；36(1)：1-8.
14) Morishima Y, et al：Blood. 2002；99(11)：4200-6.
15) Morishima Y, et al：Biol Blood Marrow Transplant. 2007；13(3)：315-28.
16) Kanda Y, et al：Br J Haematol. 2013；161(4)：566-77.
17) Kanda Y, et al：Biol Blood Marrow Transplant. 2014；20(4)：526-35.
18) Kanda J, et al：Biol Blood Marrow Transplant. 2015；21(2)：305-11.
19) Atsuta Y, et al：Haematologica. 2013；98(5)：814-22.
20) Takanashi M, et al：Blood. 2010；116(15)：2839-46.
21) Stevens CE, et al：Blood. 2011；118(14)：3969-78.
22) Kanda J, et al：Biol Blood Marrow Transplant. 2013；19(2)：247-54.

D 急性白血病に対する同種造血幹細胞移植

一戸辰夫，大島久美

1 はじめに

近年における様々な分子標的薬や抗体医薬品の開発にもかかわらず急性白血病に対する化学療法の成績は劇的な向上を認めるには至っていない。一方で，中高年期人口の増加に伴い，急性白血病の発症者数は経年的に増加しており，急性白血病を根治に導きうる治療法として，あらためて同種造血幹細胞移植（allogeneic hematopoietic cell transplantation；allo-HCT）の役割が見直されている。移植前処置と幹細胞ソースの多様化に伴い，現在ではほぼすべての症例に対して必要であれば移植を考慮することが可能となっており，最近のわが国では，急性骨髄性白血病（acute myeloid leukemia；AML）および急性リンパ性白血病（acute lymphoblastic leukemia；ALL）に対して，それぞれ年間1,100件および500件前後のallo-HCTが行われている。

本項では主に成人のAMLおよびALLに対するallo-HCTにおける未解決の課題とその解決に向けた展望をいくつかのクリニカルクエスチョンの形で概観する。なお，適切な幹細胞ソースの選択基準や小児の急性白血病に対するallo-HCTの意義については他項を参照されたい。

2 初回寛解期急性白血病に対する移植適応はどのように決定すべきか？

急性白血病に対する移植適応を検討する際には，白血病自体の生物学的特徴だけではなく，患者自身の身体的因子や社会的背景の十分な評価が重要であり，前者は主に再発死亡のリスク，後者は非再発死亡のリスクに強く関連している。特に，初回寛解期（CR1）での移植の実施にあたっては，現在の医学的水準ではその対象者から化学療法で治癒している症例を除外することが困難であるため，できる限り治療関連死亡のリスクを最小化する努力が必要であり，適切な移植適応の判断にはしばしば困難が伴う。

そのような観点から，最近ELN（European Leukemia Net）は，CR1のAMLに対する移植適応に関して，**表1**のような統合的評価システムを提唱している[1, 2]。この評価システムでは，まずAMLとしての生物学的なリスクを白血病細胞が有する染色体核型と遺伝子異常に基づきgood, intermediate, poor, very poorの4段階に分類し，それに並行してEBMT（European Group for Blood and Marrow Transplantation）スコアとHCT-CI（hematopoietic cell transplantation-specific comorbidity index）を用いて非再発死亡のリスクを同様に4段階に評価する。そして，それらを用いてallo-HCTを行った場合の生存率を推定し，化学療法または自家移植を行った場合よりも10％程度の上乗せが期待できる場合，CR1でのallo-HCTの積極的な適応と判断しようとするものである。近年AMLにおいては次世代シーケンサー（next generation sequencing；NGS）によるゲノム解析がほぼ終了し，遺伝子レベルでの病型分類が進んでいることをふまえ，このELNの評価システムでは，従来の染色体異常に基づくリスク分類を一部踏襲しながら，比較的良好な予後に関連する遺伝子として*NPM1*と*CEBPA*，予後不良に関連する遺伝子として*FLT3*，*EVI1*，*RUNX1*，*ASXL1*，*TP53*を組み込んだ新たな病型の層別化が採用されて

表1 ▶ ELNによるCR1のAMLに対する移植適応決定のための統合的リスク評価システム

リスクグループ	診断時およびCR到達時のリスク評価		地固め治療法別の再発リスク		非再発死亡の予測スコア		
	病型	2サイクル治療終了後のMRD	化学療法または自家移植（％）	同種移植（％）	EBMTスコア	HCT-CIスコア	NRM（％）
good	・t（8；21）/*AML1-ETO*でWBC≦20,000μL ・inv16/t（16；16）/*CBFB-MYH11* ・*CEBPA*の両アレル変異 ・*FLT3*-ITD変異陰性で*NPM1*変異陽性	＋または−	35〜40	15〜20	NA	NA	10〜15
intermediate	・正常核型（−X−Y含む）かつWBC≦100,000/μLかつCRe ・t（8；21）/*AML1-ETO*でWBC＞20,000/μLあるいは*KIT*変異陽性	−	50〜55	20〜25	≦2	≦2	＜20〜25
poor	・正常核型（−X−Y含む）かつWBC≦100,000/μLかつCRe	＋	70〜80	30〜40	≦3〜4	≦3〜4	＜30
	・t（8；21）/*AML1-ETO*でWBC＞20,000/μL（*KIT*変異陽性・陰性）	＋					
	・正常核型（−X−Y含む）かつWBC≦100,000/μLかつnot CRe	＋または−					
	・正常核型（−X−Y含む）かつWBC＞100,000/μL ・CBF・MK・3q26関連以外の異常核型でEvi-1発現亢進なし	＋または−					
very poor	・MK ・3q26関連異常 ・CBF以外の異常核型でEvi-1発現亢進あり ・CBF以外の異常核型で*p53*, *RUNX1*, *ASXL1*いずれかの変異あるいは*FLT3*-ITDの両アレル変異（*FLT3*-ITD/*FLT3*wt比＞0.6）あり	＋または−	＞90	40〜50	≦5	≦5	＜40

WBC；white blood cell count, CEBPA；gene ecoding CCAAT/enhancer binding protein alpha, FLT3；gene encoding fms-like tyrosine kinase receptor 3, ITD；internal tandem duplication, NPM1；gene encoding nucleophosmin, CRe；complete remission after one cycle of induction therapy, CBF；core binding factor, MK；monosomal karyotype, Evi-1；MDS1 and EVI1 complex locus protein, MRD；minimal residual disease, EBMT；European Group for Blood and Marrow Transplantation, NA；not advocated, HCT-CI；hematopoietic cell transplantation-specific comorbidity index, NRM；non-relapse mortality
注：正常核型にはX染色体あるいはY染色体の単独欠損例も含む

（文献2より引用改変）

いる。また，特筆すべきこととして，これまで通常CR1ではallo-HCTの適応とならない病型とされてきたt（8；21）転座関連AMLに関しても，初診時の白血球数（20,000/μL以上），*KIT*遺伝子変異の有無，化学療法2サイクル終了時の微小残存病変（minimal residual disease；MRD）の有無に基づき，再発リスクを3段階に評価している点が挙げられる。

ALLに関しては，十分にコンセンサスの得られている移植適応の評価システムは公表されていないが，**表2**に示すような予後不良因子が提唱されている[3,4]。B細胞前駆細胞型ALL（B-cell precursor ALL；BCP-ALL）における予後不良因子としての*IKZF1*遺伝子変

表2 ▶ ALLの予後不良因子

予後因子	予後良好群	予後不良群
年齢	35歳未満（特に25歳未満）	35歳以上（特に55歳以上）
白血球数		30,000/μL以上（BCP）
		100,000/μL以上（TCP）
免疫学的表面形質	CD10陽性（Ph陰性例）	CD10陰性のproBタイプ（BCP）
		CD20陽性（BCP）
	CD1a陽性（TCP）	CD1a陰性またはCD3陽性（TCP）
染色体異常		t（9;22）/BCR-ABL1
		t（4;11）/MLL-AF4
		モノソミー7
		低二倍体または近似三倍体
遺伝子異常	NOTCH1変異（TCP）	IKZF1欠損・変異（BCP）
		CRLF2過剰発現（BCP）
		CDKN2A/CDKN2B欠損（BCP）

BCP；B-cell precursor, TCP；T-cell precursor　　　　　　　　　　　　　　　　（文献3, 4より引用改変）

異やCRLF2遺伝子過剰発現，T細胞前駆細胞型ALL（T-cell precursor ALL；TCP-ALL）における予後良好因子としてのNOTCH1遺伝子変異などの意義は既に確立されつつあり，AMLと同様に今後はNGSなどによるゲノム解析の進歩を通じて，より詳細な予後予測システムの構築が可能となることが期待される。

なお，CR1での移植適応の決定には，これらの病型評価に加え，実際に行われた治療への反応性の指標として，寛解到達時のMRDの評価も重要であり，最近ではマルチカラーフローサイトメトリーやNGS・デジタルPCRなどを用いた高感度のMRD検出法が開発されている。図1に，対象患者の背景因子・疾患の再発リスク・治療反応性を統合して実際に移植適応を考慮する際のアルゴリズムの例を示す。移植後死亡リスクの評価尺度としては，EBMTスコア以外に，PAM（pretransplantation assessment of mortality）スコアもよく知られており，高齢者では認知機能や社会機能の評価も重要であるという観点から，最近では高齢者総合機能評価（comprehensive geriatric assessment；CGA）の有用性も報告されている[5]。

3 再発後まで同種移植の実施を待期する治療戦略の妥当性は？

CR1における移植適応の決定には未解決の問題が多く存在することから，allo-HCTはむしろ再発以後の治療戦略に位置づけるのが妥当ではなかろうか？実際，急性白血病に対するallo-HCTのレジストリーデータでは，移植時病期がCR1と第二寛解期（CR2）の間で，生存率に大きな差は認められない。しかし，AMLとALLのいずれにおいても，CR2に導入できる例は再発例の約半数であり，allo-HCTの実施に至ることが可能な症例はさらにその一部にすぎないことを十分に認識しておく必要がある。

これまで，欧米の大規模な研究グループによって，CR1に到達した後に再発したAMLの長期予後についての解析が行われており，再発前に移植を行っていない群に限っても5年生存率は10～20％程度ときわめて不良であることが報告されている[6]。1993～2013年までMD Anderson Cancer Centerで治療

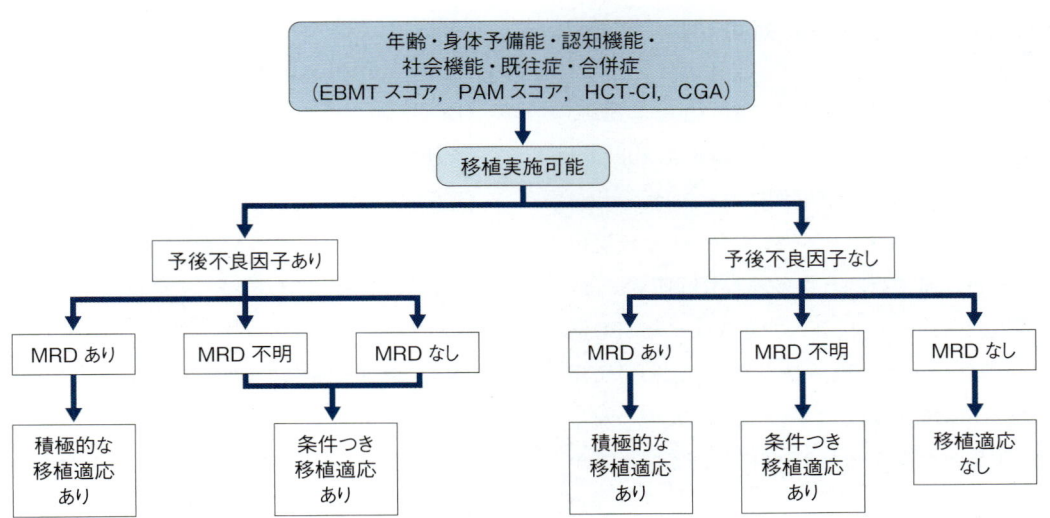

図1 ▶ CR1急性白血病に対する移植適応の判定アルゴリズムの例
患者の背景因子からEBMTスコア／PAMスコア／HCT-CI／CGAなどを用いて治療関連死亡のリスクを評価するとともに，白血病の生物学的特徴に基づく予後不良因子と寛解到達時におけるMRDの評価によって，移植が積極的に勧められる状態，HLA適合ドナーが存在するなど良い条件が整えば移植が勧められる状態，移植が勧められない状態を判定する
EBMT；European Group for Blood and Marrow Transplantation, PAM；pretransplantation assessment of mortality, HCT-CI；hematopoietic cell transplantation-specific comorbidity index, CGA；comprehensive geriatric assessment, MRD；minimal residual disease

を受けたAMLの初回再発例1,056例を対象とする検討では，以前と比較して，経年的に予後が改善している傾向が確認されたが，2008〜2013年の治療例においても依然として2年生存率は20％を下回っていた[7]。

わが国ではKurosawaらが，allo-HCTを行わずに化学療法のみで治療を終了したAML初回寛解期1,535例を対象とする後方視的調査を実施しており，そのうち1,015例（66％）が再発し，再発後にCR2に導入可能であった例は約50％にとどまっていたと報告している[8]。再発後の生存に正の影響を与える因子は，CR2を達成すること，初回寛解期間が1年以上であること，allo-HCTを実施すること，予後不良核型を有さないこと，1コースでCR1が導入されたことであり，非移植例を含めた再発例全例の3年生存率は約30％であった。

ALLについても同様の報告がなされており，フランスで行われたLALA-94トライアルでは，再発例のうちCR2に導入可能であった例は44％にとどまり，初回寛解期間が6カ月以内の例では14％，7〜18カ月の例では36％，18カ月以上の例では57％であった[9]。また同様に英国のMRCと米国ECOGの共同研究では，初回再発後のALLの長期生存率はわずか7％であったと報告されている[10]。

このように，化学療法でCR1を達成してもその後に再発をきたした急性白血病の予後は現在でも著しく不良であることから，積極的に治癒を目標とする場合，allo-HCTはやはりCR1における地固め治療として位置づけるべきであろう。ただし，最近MRCでは，1988年以降に実施された3つの臨床試験に参加した16〜49歳の比較的若年のAMLを対象に同様の研究を行い，移植の実施を時間依存性共変量とする解析を行った結果，染色体異常が中間リスク群の症例に対しては再発時まで移植を待期する戦略が成立しうる可能性を報告している[11]。

4 非寛解状態の急性白血病に対する移植成績を規定する因子は？

　寛解例に対する移植とは異なる位置づけとなるが，急性白血病の初回寛解導入不能（primary induction failure；PIF）例や再発後非寛解例に対しては，allo-HCTは長期生存をもたらしうるほぼ唯一の治療選択肢である。最近北米で行われた多施設共同研究では，初回寛解導入療法でCR1に導入できなかった150例のAMLの4年生存率は，救援療法としてallo-HCTを実施された64名においては48%であったのに対して，移植を実施されなかった86名においてはわずか4%であった[12]。

　しかし，非寛解状態の急性白血病に対する移植成績は一般に不良であることから，その全例をallo-HCTの適応とすることは適切でない。非寛解期のAMLおよびALLに対する移植適応を判断する指標を探索する試みとして，DuvalらはCIBMTR（Center for International Blood and Marrow Transplant Research）のレジストリーデータを用いて，1995〜2004年に骨髄破壊的前処置（myeloablative conditioning；MAC）にて実施された2,255例の非寛解期急性白血病に対するallo-HCTの成績を解析し，**表3**のような予後予測スコアを提案している[13]。AMLでは原疾患の病状，染色体異常のタイプ，ドナーとのHLA適合性，末梢血中の白血病性芽球，Karnofskyスコアの5つの因子によって，ALLでは原疾患の病状・ドナーのサイトメガロウイルス（cytomegalovirus；CMV）感染の既往・骨髄中の芽球比率・患者年齢の4つの因子によって移植後の生存率を予測することが可能とされており，実臨床においても利用しやすいスコアリング法と考えられる。

5 急性白血病に対する移植における最適な移植前処置は？

　急性白血病の各病型・各病期における最適な移植前処置についても，検討すべき課題が多く残されている。現在，MACを用いて移植を行う際には，大量シクロホスファミド（Cy）に全身放射線照射（total-body irradiation；TBI）あるいはブスルファン（Bu）を組み合わせたレジメンが，強度減弱型前処置（reduced-intensity conditioning；RIC）を用いて移植を実施する際には，フルダラビン（Flu）にBuあるいはメルファラン（Mel）を組み合わせたレジメンがしばしば用いられるが，それら個々の優劣についてはまだ明確なエビデンスが得られていない。

　特に最近の重要な知見としては，急性白血病に対するMAC移植の標準前処置レジメンと考えられてきたCy＋TBIの優位性が確実なものではないことを示唆する前向き臨床試験の結果が得られていることが挙げられる。ドイツのグループは18〜60歳のCR1 AMLを対象に，Flu 150mg/m²＋TBI 8GyとCy 120mg/kg＋TBI 12Gyの無作為化比較試験を行い，両群の間に非再発死亡率・再発率・無病生存率のいずれにおいても有意差がみられなかったことを報告している[14]。また，北米で行われた骨髄系腫瘍に対する静注用ブスルファン（IV-Bu）を用いたnon-TBIレジメン（IV-Bu＞9mg/kgとFlu≧80mg/m²またはCy≧60mg/kgを含むレジメン）とTBIレジメン（単回照射で5Gyあるいは分割照射で8Gy以上のTBIとCy≧60mg/kgあるいはエトポシド≧30mg/kgを含むレジメン）の前向き比較試験では，全症例あるいはAML群のいずれを対象としてもnon-TBIレジメンの移植後生存率が有意に優れているという結果が得られた[15]。この結果は，同時期に行われたBu＋CyとCy＋TBIを比較する大規模な後方視的研究によっても支持されており，2000〜2006年の間にCIBMTRに登録されたCR1のAMLに対しては再発率・生存率のいずれにおいてもBu＋Cy群が優れていた[16]。なお，これまでAMLに対してはMAC移植とRIC移植の後方視的比較研究が多数行われており，ほとんどの研究において両群の生存率は同等と報告されているが，その前向き比較試験によるエビデンスは稀少である[17]。

　ALLに対しても同様の後方視的研究が行われており，CIBMTRにおける検討では，Ph染色体陰性

表3 ▶ 再発・寛解導入不能の急性白血病に対するallo-HCTの予後予測スコア

疾患	リスク因子		スコア
AML	病状	PIFまたは初回寛解期間6カ月以上	0
		初回寛解期間6カ月未満	1
	染色体異常	良好群または中間群	0
		予後不良群	1
	HLA適合性	HLA一致同胞またはHLA適合非血縁者	0
		HLA不適合非血縁者	1
		HLA一致同胞以外の血縁者	2
	末梢血中の芽球	なし	0
		あり	1
	Karnofsky(Lansky)スコア	90〜100	0
		90未満	1
ALL	病状	PIFまたは未治療の再発	0
		治療抵抗性の再発	1
		2回目以降の再発	2
	ドナーCMV感染歴	陰性	0
		陽性	1
	骨髄中芽球比率	25%以上	0
		25%未満	1
	年齢	1〜9歳	0
		10〜39歳	1
		40歳以上	2

5項目合計スコア	予測3年全生存率(95%信頼区間)
0	42%(34〜50%)
1	28%(23〜33%)
2	15%(11〜19%)
3	6%(3〜9%)

4項目合計スコア	予測3年全生存率(95%信頼区間)
0または1	46%(32〜61%)
2	22%(15〜30%)
3	10%(6〜31%)

AML；急性骨髄性白血病, ALL；急性リンパ性白血病, PIF；初回寛解導入不能, CMV；サイトメガロウイルス

(文献13より引用改変)

例・陽性例のいずれに対するallo-HCTにおいても，MACとRICの有意差はみられなかった[18, 19]。わが国のNishiwakiら，Tanakaらも45歳以上のALLを対象にMAC移植とRIC移植の比較を行っているが，解析対象にPh染色体陽性例を含むか含まないかによらず，3年生存率・治療関連死亡率のいずれにも両群に有意差はみられなかったことを報告している[20, 21]。これらを統合する研究として，最近，AMLとALLに対するMAC移植とRIC移植の比較研究23件のメタ解析が行われており，少なくとも寛解期症例に対するallo-HCT後の全生存率の比較では，患者の年齢によらず，MACの優位性はみられなかったという結論が報告されている[17]。

このようにかつて，骨髄破壊的なTBIレジメンが主流であった急性白血病に対する移植前処置は，現在，新たな標準プロトコールの確立に向けてダイナミックな変化を遂げつつあり，non-TBIレジメンやRICレジメンが使用される機会が徐々に増加している。また，毒性を増加させずより抗腫瘍効果を高めることを目的として，クロファラビンなど新規の薬剤を用いた移植レジメンの開発にも期待が持たれている[22]。

6 新規治療薬の導入は急性白血病の移植適応に変化をもたらすか?

現在，海外では著しい速度で造血器腫瘍に対する新規治療薬剤の開発が進められており，AMLやALLに対する移植適応も，今後はこれらの導入による治療成績の進歩に伴って変化していくことが予測される。最も代表的な例がPh染色体陽性ALLであり，ABL阻害薬を併用した化学療法の導入によって，一部の治療反応性が良好な例に対しては，CR1でallo-HCTを実施しなくても長期寛解が得られる可能性が示唆されている[23]。

現在，ABL阻害薬以外にBCP-ALLの治療パラダイムを大きく変革する可能性がある治療手法として注目されているのが，CD19に対するキメラ抗原受容体(chimeric antigen receptor；CAR)導入T細胞と二重特異性T細胞エンゲージャー(bispecific T-cell engager；BiTE)である[24]。紙数の関係で詳細は述べないが，前者は標的抗原に特異的な単鎖抗体フラグメント(single chain variable fragment；scFv)をN末端側に，T細胞受容体のζ鎖をC末端側に有するキメラ型膜蛋白であり，scFvで抗原を認識すると，T細胞の細胞傷害活性が惹起される。また，BiTEは，標的抗原とCD3それぞれに対するscFvが組み合わされた構造を有しており，腫瘍細胞上の標的抗原に結合するとその近傍にエフェクターT細胞を引き寄せることによって，細胞傷害活性を発揮する。既に再発・治療抵抗性BCP-ALLに対して，CD19を標的とするCAR導入T細胞やBiTEの有効性が複数の臨床試験において確認されており，既に米国と欧州においては，CD19とCD3に対するBiTEであるblinatumomabの臨床使用が承認されている。

AMLに対しても，同様にCD33やCD123を標的とするCARやBiTEが開発されており，今後の臨床応用が期待されている[25]。また，FLT3活性化変異例に対しては，通常の化学療法とFLT3阻害薬であるmidostaurinとの併用療法の有効性が最近臨床第3相試験で確認されており，その結果の報告が待たれる。

これらの新規薬剤は，急性白血病症例の寛解率向上や寛解維持期間の延長を通じて，より多くの症例にallo-HCTの恩恵を受けられる機会を提供するのみならず，移植後における再発制御率の向上にも寄与していくことが期待される。

7 同種移植後生存者のQOLはどの程度向上しているのか?

急性白血病に対するallo-HCTの実施にあたって，もう1つ忘れてはならない重要事項は，移植後のQOL(quality of life)への配慮である。QOLの尺度には，身体的な指標や心理的社会的な指標など様々なものがあるが，長期寛解例のみに限って比較した場合，一般にallo-HCTを実施された群の身体的QOLは，化学療法のみで治療を終了した群に比較して低いとする報告が多い[26]。これは，化学療法単独による長期寛解例では，遅発性合併症の出現頻度も低く，治療終了からの時間経過とともに身体機能が改善していくことが推測されるのに対して，allo-HCT後には移植後何年を経過しても，慢性移植片対宿主病(graft-versus-host disease；GVHD)や免疫不全に関連する合併症の発症リスクが持続することや，妊孕性の喪失などの不可逆的な合併症を伴う場合も多いことから容易に理解可能である。

また多くのQOLの指標に関して，医療従事者の評価と患者の自己評価には相違が存在することも明らかにされており，最近，わが国で行われた"patient-reported"QOLの横断的調査では，allo-HCT群においてもGVHDが存在しない場合には，化学療法群と同等の身体的QOLを有しており，精神的QOLに関しては，むしろ化学療法群よりも優れていたことが報告されている[27]。

8 おわりに

ここまで述べてきたように，急性白血病に対するallo-HCTは，その適応の評価基準や移植方法の改良

という点で確実に進歩を遂げているが，現在も残されている最も大きな課題は移植後の再発と晩期合併症の克服である。そのためには，AMLとALLに対する治療薬や移植前処置の新規開発のみならず，移植後の免疫再構築に対するさらに深い理解が必要と思われる。現在はまだ萌芽的な段階にあるものの，免疫バイオインフォマティクスなどの新規技術を用いた臨床検体の解析を通じて，GVHDや白血病に対するGVL効果の適切なモニタリングを可能とする技術が開発されることが強く望まれる[28]。

文献

1) Cornelissen JJ, et al：Nat Rev Clin Oncol. 2012；9(10)：579-90.
2) Cornelissen JJ, et al：Blood. 2016；127(1)：62-70.
3) Bassan R, et al：J Clin Oncol. 2011；29(5)：532-43.
4) Inaba H, et al：Lancet. 2013；381(9881)：1943-55.
5) 一戸辰夫：臨床血液. 2014；55(10)：2125-35.
6) Forman SJ, et al：Blood. 2013；121(7)：1077-82.
7) Pemmaraju N, et al：Am J Hematol. 2015；90(1)：27-30.
8) Kurosawa S, et al：Haematologica. 2010；95(11)：1857-64.
9) Tavernier E, et al：Leukemia. 2007；21(9)：1907-14.
10) Fielding AK, et al：Blood. 2007；109(3)：944-50.
11) Burnett AK, et al：J Clin Oncol. 2013；31(10)：1293-301.
12) Othus M, et al：Biol Blood Marrow Transplant. 2015；21(3)：559-64.
13) Duval M, et al：J Clin Oncol. 2010；28(23)：3730-8.
14) Bornhäuser M, et al：Lancet Oncol. 2012；13(10)：1035-44.
15) Bredeson C, et al：Blood. 2013；122(24)：3871-8.
16) Copelan EA, et al：Blood. 2013；122(24)：3863-70.
17) Abdul Wahid SF, et al：Stem Cells Dev. 2014；23(21)：2535-52.
18) Marks DI, et al：Blood. 2010；116(3)：366-74.
19) Bachanova V, et al：Leukemia. 2014；28(3)：658-65.
20) Nishiwaki S, et al：Blood. 2011；117(13)：3698-9.
21) Tanaka J, et al：Bone Marrow Transplant. 2013；48(11)：1389-94.
22) Magenau J, et al：Blood. 2011；118(15)：4258-64.
23) Ravandi F, et al：Blood. 2013；122(7)：1214-21.
24) Buckley SA, et al：Hematology Am Soc Hematol Educ Program. 2015；2015(1)：584-5.
25) Batlevi CL, et al：Nat Rev Clin Oncol. 2016；13(1)：25-40.
26) Pidala J, et al：Blood. 2009；114(1)：7-19.
27) Kurosawa S, et al：Bone Marrow Transplant. 2015；50(9)：1241-9.
28) van Heijst JW, et al：Nat Med. 2013；19(3)：372-7.

E 悪性リンパ腫に対する同種造血幹細胞移植

前田嘉信

1 はじめに

　悪性リンパ腫は化学療法に感受性が高く治癒が期待できる癌種のひとつである。したがって，化学療法のみでは治癒に不十分と考えられる場合には，まず化学療法のdose intensityをあげる自家造血幹細胞移植〔自家移植（autologous stem cell transplantation；autoSCT）〕が検討される。同種移植（allogeneic hematopoietic stem cell transplantation；alloSCT）は，一般的にdose intensityをあげても治癒が望めない再発・難治例に対し，リンパ腫に対するGVLy（graft versus lymphoma）効果を期待し施行される。GVLy効果が発揮されるためには，ドナー細胞が再構築するまでの期間，病勢がコントロールされている必要があり，腫瘍の増殖スピードとともに移植前の病期が予後に影響する。また，B細胞系に比べT細胞系腫瘍にGVLy効果は強いが，腫瘍細胞の免疫原性を含めその詳細なメカニズムはわかっていない。

　悪性リンパ腫に対するalloSCTは，治療関連死亡リスクとGVLy効果によるベネフィットとの天秤で適応が決まるが，組織型によりその適応と戦略は異なるため，本項ではalloSCTが行われる主な組織型である濾胞性リンパ腫（follicular lymphoma；FL），マントル細胞リンパ腫（mantle cell lymphoma；MCL），びまん性大細胞型B細胞性リンパ腫（diffuse large B-cell lymphoma；DLBCL），末梢性T細胞性リンパ腫（peripheral T-cell lymphoma；PTCL），NK/T細胞性リンパ腫（NK/T-cell lymphoma；NKL），成人T細胞性リンパ腫（adult T-cell lymphoma；ATL）を個別に紹介する。また，戦略上に重要な関連を持つautoSCTについても，alloSCTへのintroductionとして触れたい。

2 alloSCTの適応と戦略

1．FL

　リツキシマブの登場によりB細胞性リンパ腫の予後は改善したが，リツキシマブ導入後に行われた無作為化比較試験の結果，第一寛解期の地固めとしてup-frontのautoSCTを施行しても，化学療法に比べ無増悪生存期間（progression-free survival；PFS）は改善するが全生存期間（overall survival；OS）は改善しなかった[1]。したがってautoSCTおよびalloSCTの初発FLに対する適応はない。再発例に対するautoSCTは，施行しない群に比べOSが良好である（3年OS 92％ vs 65％ $p=0.052$）[2]。一方，alloSCTはautoSCTに比べ移植後再発が少ないが治療関連死亡（TRM）が多いため，両移植間でOSに差はない[3-5]。

　骨髄非破壊的造血幹細胞移植（reduced-intensity conditioning stem cell transplantation；RIST）はTRMを減少させることによりリンパ腫の治療成績を向上させる可能性がある。HLA一致同胞の有無でRISTかautoSCTに割り付けられる試験デザインで比較した結果，FCR（フルダラビン，シクロホスファミド，リツキシマブ）で前治療を受けたRIST群は早期死亡なく，8人全員が生存した[6]。一方，autoSCT群は22人中3人にTRMを認め，OSは73％であった。症例集積が遅く中止となった試験だが，PFS 86％ vs 63％の差がそのままOSにつながっており，TRMが少なければ治療成績を向上させる可能性が示唆さ

れた。EBMT (European Group for Blood and Marrow Transplantation) のレジストリーデータの多変量解析でも，HLA適合非血縁者間移植後の非再発死亡 (NRM)，PFS，OSにおいて，RISTに比べ骨髄破壊的造血幹細胞移植 (myeloablative conditioning stem cell transplantation ; MAC) がリスク因子となっている[7]。autoSCT後の再発や化学療法抵抗性のFLに対し，RISTは様々な試験で試みられているが (表1)，低いTRMが良好なOSに直結していることがわかる。タイミングや至適移植前治療レジメンなど不明な点が多いが，B細胞性リンパ腫に対する新規治療法が次々と開発されている今日では，alloSCTの施行時期が遅れる傾向にある。

FLは経過中にaggressiveな病型に形質転換することがあるが，リツキサン®治療歴のない形質転換リンパ腫はリツキサン®併用化学治療に良好な効果を示し[8]，また，autoSCTは化学療法単独に比べOSを改善することが後方視研究で明らかにされている[9]一方，診断から18カ月以内に形質転換した症例や，リツキサン®治療後に形質転換した症例の予後は不良である[8]。リツキサン®治療歴のある形質転換リンパ腫に対するautoSCTは，リツキサン®治療歴のない群に比べ予後が不良である[10]。alloSCTの成績でも形質転換リンパ腫は形質転換していない群に比べ再発が多く予後不良である[11]。形質転換リンパ腫に対するalloSCTは，高いTRMのために化学療法にまさる成績は得られていない[9]。少なくともRISTはMACに比べTRMを減らすことによりOSで劣ることはないと考えられる[12]。現在，形質転換リンパ腫に対するRISTを含めたalloSCTの役割は不明であり，今後の課題である。

2. MCL

MCLはindolentではなく，むしろ10年生存者は10％程度の，予後が非常に不良の疾患群であることが判明[13-15]して以来，若年者に対しては治療強度をあげた治療法が行われている。MDACC (M. D. Anderson Cancer Center) からは，多剤併用化学療法のHyper-CAVD/MTX-Ara-C療法による化学療法に引き続き，up-frontにautoSCTまたはalloSCTを施行して5年OSが77％と優れた成績が報

表1 ▶ FLに対する主な骨髄非破壊的造血幹細胞移植

study	N	conditioning	PFS／OS	TRM
Khouri IF, et al：Blood. 2012；119 (26)：6373-8.	47	Flu／Cy／R	11y 72%／78%	1y 13%
Rezani AR, et al：J Clin Oncol. 2008；26 (2)：211-7.	62	TBI2Gy±Flu	3y 42%／43%	3y 42%
Robinson SP, et al：Blood. 2002；100 (13)：4310-6.	52	Flu based	2y 54%／65%	2y 30.9%
Hari P, et al：Biol Blood Marrow Transplant. 2008；14 (2)：236-45.	120 88	CyTBI BuCy Flu based	3y 67%／71% 3y 55%／62%	3y 25% 3y 28%
Avivi I, et al：B J Haematol. 2009；147 (5)：719-28.	44 87	MAC Flu based (57%)	3y 43%／47% 3y 49%／53%	3y 37% 3y 33%
Thomason KJ, et al：J Clin Oncol. 2010；28 (23)：3695-700.	82	Flu／Mel／Alem	4y 76%／76%	4y 15%
Bethge WA, et al：Blood. 2010；116 (10)：1795-802.	40 (17)	Flu／⁹⁰Y／TBI2Gy	2y 57%／67%	2y 45%
Pinana JL, et al：Haematologica. 2010；95 (7)：1176-82.	37	Flu／Mel	4y 54%／57%	35%
Shea T, et al：Biol Blood Marrow Transplant. 2011；17 (9)：1395-403.	44 (16)	Flu／Cy	3y 75%／81%	3y 9%
Cassaday et al：BBMT. 2015；121：281.	89 (24)	Flu／TBI2Gy	3y 46%／63%	22%

告された[16]。リツキサン®の登場によりリツキサン®併用強力化学療法に引き続きup-frontにautoSCTを施行する試みが多くなされ[17-25]，リツキサン®とautoSCTはそれぞれOSを改善できることが多変量解析でも証明された[26]。至適レジメンは確立されていないが，強力化学療法にAra-C大量療法（HD Ara-C）を含むことが多く，ヨーロッパMCLネットワークで行われた無作為化比較試験では，autoSCTまでの治療としてR-CHOP（リツキシマブ，シクロホスファミド，ドキソルビシン，ビンクリスチン，プレドニゾロン）単独よりHD Ara-Cが優れていると報告されている[27]。以上によりリツキサン®併用強力化学療法が奏効した初発MCLは，移植可能であればautoSCTの適応である。

up-frontのalloSCTの成績は，少ないながら報告されている。CIBMTR（Center for International Blood & Marrow Transplant Research）からの研究結果では，第一寛解期にRISTした群はautoSCTに比べ再発率が低いが（15% vs 32% $p=0.009$），NRMが高いために（25% vs 3% $p<0.001$），結果的に5年PFSとOSは同等であった（OS 61% vs 62%）[28]。ドイツではalloSCTを再発後のサルベージとして用いた群とup-frontに用いた群を比較した結果，両者にPFSとOSに差がなかった[29]。以上から第一寛解期にalloSCTを行うエビデンスは乏しい。

化学療法抵抗性のMCLは予後不良である。また，autoSCT後の再発もEBMTからの報告でOS中央値が19カ月[30]と予後不良でありalloSCTが検討される。多くの報告はautoSCT後再発症例を含んでおり，また発症年齢中央値が63歳と高いためRISTがよく施行される。MDACCからautoSCT後再発の5例を含む再発難治MCL 18例にRISTを施行し，3年無再発生存率（EFS）が82%と良好な成績が報告されている[31]。70例以上の後方視研究も4つ報告され，TRM 17～43%，OS 30～53%であり，生存曲線にプラトーが得られている[28, 32-34]。

移植時の化学療法感受性はalloSCT後の成績に影響し，特にTRMに関係する。CIBMTRのデータでは化学療法抵抗性MCLに対するalloSCTのNRMは，MAC後に47%，RISTでも43%にみられた[33]。また，autoSCTから再発までの期間が1年以内の症例は，alloSCT後も有意にOSが不良である[30]。以上からalloSCTは化学療法抵抗性例あるいはautoSCT後再発が適応と考えられる。

3. DLBCL

初発限局期DLBCL[35]および初発進行期DLBCLの低リスク群には移植の適応はない[36-38]。若年者の初発高リスク群に対するCHOPまたはR-CHOP療法後のup-front autoSCTの有用性は大規模無作為化比較試験で検証されている[39]。サブグループ解析では予後予測因子（IPI）highリスク群は2年PFSとOSで有意にup-front autoSCT群が良好であり，今後検証されるべき課題であるが，alloSCTの出番はない。

10～15%のDLBCLは，リツキサン®併用化学療法による初期治療に抵抗性を示すが，autoSCTしても，寛解に到達した後に再発した症例に比べ予後が不良である[40]。Voseらは，初期治療抵抗性中高悪性度リンパ腫184例に対しautoSCTを施行し，寛解率44%，5年生存率37%と報告している[41]。予後因子として化学療法抵抗性，カルノフスキー指数80未満，55歳以上，3レジメン以上の化学療法治療歴，IFRT治療なし（移植前後によらず）が同定されており，症例を選べばautoSCTのメリットがあると考えられる。

救済療法に感受性のある再発中高悪性度リンパ腫（主にDLBCL）は，autoSCTによって予後が改善されることがPARMA試験で明らかとなった[42]。リツキサン®導入後もこのエビデンスが踏襲されているが，直接に検証した試験はない。CORAL試験では，診断後1年以降の再発症例に関しては，リツキサン®治療歴の有無によらずautoSCTによって同程度に救済された[43]。したがって，今日でも救済療法に感受性のある晩期（診断後1年以降）再発のDLBCLは，autoSCTの施行が妥当と考えられる。一方，リツキ

サン®時代にあって初期化学療法抵抗性または診断後1年以内の早期再発例はautoSCTを施行しても予後が不良であり，alloSCTを検討するに値する。

alloSCTはGVLy効果を期待して再発・難治症例に試みられるが，高いTRMで低い再発率が相殺され，autoSCTに対してOSを優位に改善できていない[44]。CIBMTRの後方視的研究からup-front autoSCTとup-frontにHLA一致同胞間alloSCTを施行したDLBCLの成績が報告されている[45]。1995～2003年までに骨髄破壊的前治療でautoSCT 837例，alloSCT 79例が施行され，alloSCT群はautoSCT群に比べ，病期，骨髄浸潤例，前治療レジメン数，治療抵抗例が有意に多かった。alloSCT後はTRMが高く（42% vs 15%），再発率は低く（33% vs 40%），5年OSも低かった（22% vs 49%）。up-frontにalloSCTを選択した患者背景を考慮すると，alloSCTにより一定の患者が救済されうることが示唆された。EBMTRからはautoSCT後の再発に対して行われたalloSCT例の解析結果が報告されている[46]。3年NRM，再発，OSはそれぞれ28%，30%，53%で，NRMは45歳以上，1年以内の再発例で高かった。RISTはMACに比べNRMが低く再発率が高い傾向がみられたが有意な差はない。

autoSCT後の再発でも若年者で再発までの期間が長い症例はalloSCTの適応と考えられる。CIBMTRの別の後方視的研究では，再発・難治DLBCLに対するalloSCTの前治療強度を骨髄破壊的（MAC），強度減弱（RIC），骨髄非破壊的（NMAC）の3つにわけて比較検討している[47]。MACはRICやNMACに比べ，高いNRM（56% vs 47% vs 36% $p=0.07$），低い再発率（26% vs 38% vs 40% $p=0.031$）でありOSは3群で有意差がなかった。以上から，骨髄非破壊的前治療はTRMを下げ移植適応を拡大するが，再発が問題となるため，化学療法に感受性のある症例[48]が推奨される（表2）。

4. PTCL

PTCLは中高悪性度リンパ腫の10～15%を占め，末梢性T細胞リンパ腫，非特定型（peripheral T-cell lymphoma not otherwise specified；PTCL-NOS），未分化大細胞型リンパ腫（anaplastic large cell lymphoma；ALCL），血管免疫芽球性T細胞リンパ腫（angioimmunoblastic T-cell lymphoma；AITL）が主な亜型である。ALCLの中でも特にALK陽性のALCLは予後が良好で5年OSが80%であり[49]，移植の適応はない（以後のPTCLはALK陽性

表2 ▶ リンパ腫に対するautoSCTとalloSCTの適応

	autoSCT	alloSCT
FL	Relapsed disease Transformed FL	Primary induction failure Second or higher relapsed disease Failure of autoSCT Transformed FL
MCL	CR1/PR1	Primary induction failure Relapsed disease Failure of autoSCT
DLBCL	Sensitive relapsed/ primary induction failure (High risk CR1/PR1)	Primary induction failure (Early relapsed disease) Failure of autoSCT
PTCL	Sensitive relapsed/ primary induction failure (High risk CR1/PR1)	Primary induction failure Failure of autoSCT (High risk CR1/PR1)
NK/T, ATLL	CR1/PR1	CR1/PR1

PTCLを除くものとする)。最大病型のPTCL-NOSに対する予後予測因子(prognostic index for T-cell lymphoma；PIT)は4つの因子で4つのグループにわけられ，それぞれ5年OSがgroup 1：62％，group 2：53％，group 3：33％，group 4：18％と特にgroup 3/4は不良である[50)]。B細胞性リンパ腫に対してPTCLは寛解率，OSとも不良であるが[15, 51)]，B細胞性リンパ腫に対するリツキサン®などの画期的治療がPTCLにはないため，up-frontのautoSCTが試されてきた。

北欧で行われた最も症例数の多い前向き試験では，CHOP療法にエトポシド(ETP)を加えたCHOEP療法後にautoSCTを行い，5年OSとPFSがそれぞれ51％と44％であった[52)]。ドイツで行われた前向き試験でも同様の3年OSが48％が得られている一方，移植前のPITでわけた解析では，group 3/4の群はOSが30％を下回っており，同群の予後を改善したか疑問が残る[53)]。GELA (Groupe d'Etude des Lymphomes de l'Adulte)からのautoSCTと化学療法のマッチドペア分析でも両群間に差は認められていない[54)]。第一寛解期PTCLにおけるup-frontのautoSCTがPTCLの予後を改善できるエビデンスは乏しく，臨床試験として実施されることが望ましい。

寛解に到達しないPTCL症例に関しては，部分奏効(PR) 31例，安定(SD)/進行(PD) 4例に対しautoSCTを行い，23例が寛解に到達し5年OSは37％とスペインから報告された[55)]。また，再発症例に対しては，前述のPARMA試験にPTCLが含まれていることから，救済療法に感受性のあるPTCLは，autoSCTの適応とされる。MSKCC (Memorial Sloan Kettering Cancer Center)からの報告によると，救済療法に感受性のある再発・難治PTCL 24例は，autoSCTによりDLBCLと同等の3年OSが33％であり，同群がautoSCTの適応であると言える[56)]。

一方，同じMSKCCからは，PTCLにCHOP療法以上に治療強度を上げても予後の改善につながらないこと[57)]，また，up-frontのautoSCTの有効性に関するエビデンスが十分でないことからalloSCTによる治療が模索されている。Corradiniらは，PD症例17例に対しDHAPで腫瘍量を低下させた後，RISTを施行し，3年OSが81％という非常に良好な成績を報告した[58)]。その後もリンパ腫におけるPTCLが他の病型よりもalloSCT成績が良好であることが報告されている[59-62)]。

CIBMTRからPTCLに対するautoSCTとalloSCTの後方視的解析が報告されている。autoSCTはalloSCTに比べ第一寛解期，化学療法感受性，ALCL，2レジメン以下の治療歴の患者が多く，異なる患者背景であった[63)]。ALCLは，autoSCTがalloSCTに比べ有意にNRM，PFS，OSに関して良好であり，第一寛解期を除いた解析でもautoSCTはalloSCTに比べ再発率，PFSに差を認めず，TRM (5％ vs 32％ $p<0.001$)とOS (62％ vs 33％ $p=0.00088$)が良好であった。PTCL-NOSでは，NRMはalloSCTで高く，再発は少なかった。化学療法感受性が再発と生存に影響し，移植(autoSCT vs alloSCT)は多変量解析ではOSに関与しなかった。alloSCT群でMACとRISTで治療成績に差は認められず，他の報告でも移植時の病期がEFSに影響しMACとRISTで治療成績に差は認められない[64, 65)]。

イタリアからの報告でもRIST後に66％の患者がドナーリンパ球輸注療法(DLI)に奏効し，PTCLにおけるGVLy効果が示唆され，TRMの多さからMACを選択するエビデンスは乏しい[66)]。Kimらによるわが国の後方視研究でもalloSCTはautoSCTに比べ第二寛解期以降，2レジメン以上の治療歴，化学療法抵抗性，PS不良，進行期などの予後不良因子が多かったにもかかわらず，両移植成績は同等であった[65)]。alloSCTは第二寛解期以降と治療抵抗例，autoSCT治療歴の有と無，MACとRISTで同等の生存率であった(図1)。

以上から，ALCLはautoSCTがalloSCTに優先されるが，ほかのPTCL亜型ではautoSCTの役割が不明である。autoSCT後再発に加え，PIT group 3/

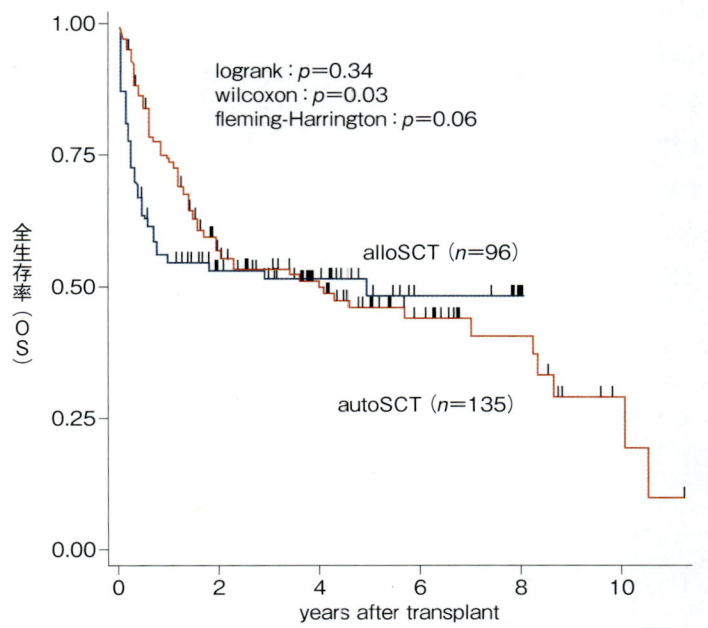

図1 ▶ PTCLに対するわが国の自家およびalloSCT成績
alloSCT群はautoSCT群に比べ，長い治療歴，治療抵抗性，進行病期，高LDH血症などの予後不良因子が多かったが，生存曲線はプラトーになり治癒が見込まれる　　　（文献71より引用）

4などの予後不良な群に対しては第一寛解期も含めてalloSCTがPTCLの予後を改善するかを今後，明らかにすべきである．

5．節外性NK／T細胞性リンパ腫（ENKL）

初発進行期および初回再発／治療抵抗性ENKLに対して，わが国を中心とした国際共同臨床第Ⅱ相試験にて多剤併用療法SMILE療法の有効性が報告された．SMILE療法2コースの有効性と安全性が検証され，2コース後に完全寛解45％を含む奏効率79％が得られた[67]．規定のSMILE療法2コースを完了した28人中19人が引き続き移植を施行されて，1年OSは55％でありhistorical controlと比べて予後が良好であった[68]．alloSCTを施行した少数（18例）の解析ながら，移植前のSMILE療法は他の治療法に比べ，その後のalloSCT成績に良好なOSとEFSをもたらすと報告されている[69]．alloSCTはほかの報告でも生存曲線にプラトーをもたらし，再発あるいは初発進行期ENKLに対して予後を改善できる可能性がある[70]．

6．ATL

詳細は**8章C5**を参照して頂き，本項では概略を述べるにとどめる．

ATLに対するautoSCTは再発がきわめて多いのに対し，他施設共同の後方視研究でalloSCTでは生存曲線にプラトーが得られることが報告され，日本の大規模な後方視研究の結果，3年OSが33％と明らかとなった[72]．移植片対宿主病（graft-versus-host disease；GVHD）合併症例において再発率が低いこと，移植後再発例において免疫抑制薬の減量・中止やDLIにより効果が認められることなどから，移植片対ATL効果が示唆される．さらにIshidaらは日本のデータベースをもとに移植前治療に焦点を当て586例を解析し，MACとRISTにOSの差を認めなかった．TRMを下げ移植片対ATL効果に期待するRISTの有用性が明らかにされた[73]．

③ おわりに

病型ごとに概説したが，各病型ともalloSCTはautoSCTと異なり生存曲線がプラトーに達し治癒が

期待できる一方，autoSCT に比べ再発が少ないが TRM が多く，OS では差がつきにくい。リンパ腫治療は，alloSCT までの治療経過が長く TRM が高くなる傾向があるため，移植前治療では RIST が MAC と比べ劣らない成績が出ている。今後は，autoSCT で治癒が望めない予後不良群を抽出し，患者および病期から TRM を抑えた alloSCT を治療戦略上の早期に位置づけられるかが課題である。

● 文献

1) Ladetto M, et al：Blood. 2008；111(8)：4004-13.
2) Le Gouill S, et al：Haematologica. 2011；96(8)：1128-35.
3) van Besien K, et al：Blood. 2003；102(10)：3521-9.
4) Ingram W, et al：Br J Haematol. 2008；141(2)：235-43.
5) Hosing C, et al：Ann Oncol. 2003；14(5)：737-44.
6) Tomblyn MR, et al：Biol Blood Marrow Transplant. 2011；17(7)：1051-7.
7) Avivi I, et al：Br J Haematol. 2009；147(5)：719-28.
8) Link BK, et al：J Clin Oncol. 2013；31(26)：3272-8.
9) Villa D, et al：J Clin Oncol. 2013；31(9)：1164-71.
10) Ban-Hoefen M, et al：Leuk Lymphoma. 2012；53(5)：830-5.
11) Rezvani AR, et al：J Clin Oncol. 2008；26(2)：211-7.
12) Wirk B, et al：Biol Blood Marrow Transplant. 2014；20(7)：951-9.
13) Fisher RI, et al：Blood. 1995；85(4)：1075-82.
14) Yatabe Y, et al：Blood. 2000；95(7)：2253-61.
15) The Non-Hodgkin's Lymphoma Classification Project：Blood. 1997；89(11)：3909-18.
16) Khouri IF, et al：J Clin Oncol. 1998；16(12)：3803-9.
17) Ganti AK, et al：Ann Oncol. 2005；16(4)：618-24.
18) Ritchie DS, et al：Ann Hematol. 2007；86(2)：101-5.
19) Gianni AM, et al：Blood. 2003；102(2)：749-55.
20) Geisler CH, et al：Blood. 2008；112(7)：2687-93.
21) Damon LE, et al：J Clin Oncol. 2009；27(36)：6101-8.
22) van't Veer MB, et al：Br J Haematol. 2009；144(4)：524-30.
23) Romaguera JE, et al：J Clin Oncol. 2005；23(28)：7013-23.
24) de Guibert S, et al：Haematologica. 2006；91(3)：425-6.
25) Delarue R, et al：Blood. 2013；121(1)：48-53.
26) Abrahamsson A, et al：Blood. 2014；124(8)：1288-95.
27) ASH annual meeting abstract. 2012；120：151.
28) Fenske TS, et al：J Clin Oncol. 2014；32(4)：273-81.
29) Kruger WH, et al：Ann Hematol. 2014；93(9)：1587-97.
30) Dietrich S, et al：Ann Oncol. 2014；25(5)：1053-8.
31) Khouri IF, et al：J Clin Oncol. 2003；21(23)：4407-12.
32) Le Gouill S, et al：Ann Oncol. 2012；23(10)：2695-703.
33) Hamadani M, et al：Biol Blood Marrow Transplant. 2013；19(4)：625-31.
34) Cook G, et al：Biol Blood Marrow Transplant. 2010；16(10)：1419-27.
35) Persky DO, et al：J Clin Oncol. 2008；26(14)：2258-63.
36) Sehn LH, et al：Blood. 2007；109(5)：1857-61.
37) Coiffier B, et al：N Engl J Med. 2002；346(4)：235-42.
38) Pfreundschuh M, et al：Lancet Oncol. 2006；7(5)：379-91.
39) Stiff PJ, et al：N Engl J Med. 2013；369(18)：1681-90.
40) Philip T, et al：N Engl J Med. 1987；316(24)：1493-8.
41) Vose JM, et al：J clin Oncol. 2001；19(2)：406-13.
42) Philip T, et al：N Engl J Med. 1995；333(23)：1540-5.
43) Gisselbrecht C, et al：J Clin Oncol. 2010；28(27)：4184-90.
44) Peniket AJ, et al：Bone Marrow Transplant. 2003；31(8)：667-78.
45) Lazarus HM, et al：Biol Blood Marrow Transplant. 2010；16(1)：35-45.
46) van Kampen RJ, et al：J Clin Oncol. 2011；29(10)：1342-8.
47) Bacher U, et al：Blood. 2012；120(20)：4256-62.
48) Thomson KJ, et al：J Clin Oncol. 2009；27(3)：426-32.
49) Stein H, et al：Blood. 2000；96(12)：3681-95.
50) Gallamini A, et al：Blood. 2004；103(7)：2474-9.
51) Gisselbrecht C, et al：Blood. 1998；92(1)：76-82.
52) d'Amore F, et al：J Clin Oncol. 2012；30(25)：3093-9.
53) Reimer P, et al：J Clin Oncol. 2009；27(1)：106-13.
54) Mounier N, et al：Ann Oncol. 2004；15(12)：1790-7.
55) Rodriguez J, et al：Haematologica. 2003；88(12)：1372-7.
56) Kewalramani T, et al：Br J Haematol. 2006；134(2)：202-7.
57) Escalon MP, et al：Cancer. 2005；103(10)：2091-8.
58) Corradini P, et al：J Clin Oncol. 2004；22(11)：2172-6.
59) Faulkner RD, et al：Blood. 2004；103(2)：428-34.
60) Izutsu K, et al：Blood. 2004；103(5)：1955-60.
61) Kim SW, et al：Blood. 2006；108(1)：382-9.
62) Corradini P, et al：Leukemia. 2007；21(11)：2316-23.
63) Smith SM, et al：J Clin Oncol. 2013；31(25)：3100-9.
64) Le Gouill S, et al：J Clin Oncol. 2008；26(14)：2264-71.
65) Kim SW, et al：Leukemia. 2013；27(6)：1394-7.
66) Dodero A, et al：Leukemia. 2012；26(3)：520-6.
67) Yamaguchi M, et al：J Clin Oncol. 2011；29(33)：4410-6.
68) Suzuki R, et al：Semin Hematol. 2014；51(1)：42-51.
69) Tse E, et al：Bone Marrow Transplant. 2014；49(7)：902-6.
70) Ennishi D, et al：Leuk Lymphoma. 2011；52(7)：1255-61.
71) Kim SW, et al：Leukemia. 2013；27(6)：1394-7.
72) Hishizawa M, et al：Blood. 2010；116(8)：1369-76.
73) Ishida T, et al：Blood. 2012；120(8)：1734-41.

第12章

F 臍帯血移植

内田直之

1 臍帯血移植の歴史

1988年に，5歳のファンコニ貧血の米国人少年に，HLAが一致した同胞からの臍帯血移植（cord blood transplantation；CBT）が世界で初めて実施された[1]。フランス人のGluckman医師によってパリで行われ，25年を経過した2013年時点で，30歳を超えた彼は元気に過ごしていることが報告されている[2]。その後米国で1991年に非血縁ドナーによる臍帯血バンクがNew York Blood Centerに設立され，1993年に初めての非血縁者間のCBTが行われた。日本では1994年に血縁者間で，1997年に非血縁者間でCBTが初めてなされ，以降年々増加し，2012年以降年間1,100件を超えるCBTが実施されている。2013年8月には累積10,000件を突破し，全世界のCBTの約3分の1を実施している（図1）。WBMTの集計によると，2006〜2008年の3年間で実施された非血縁者間移植約30,000件のうち，54％が末梢血（peripheral

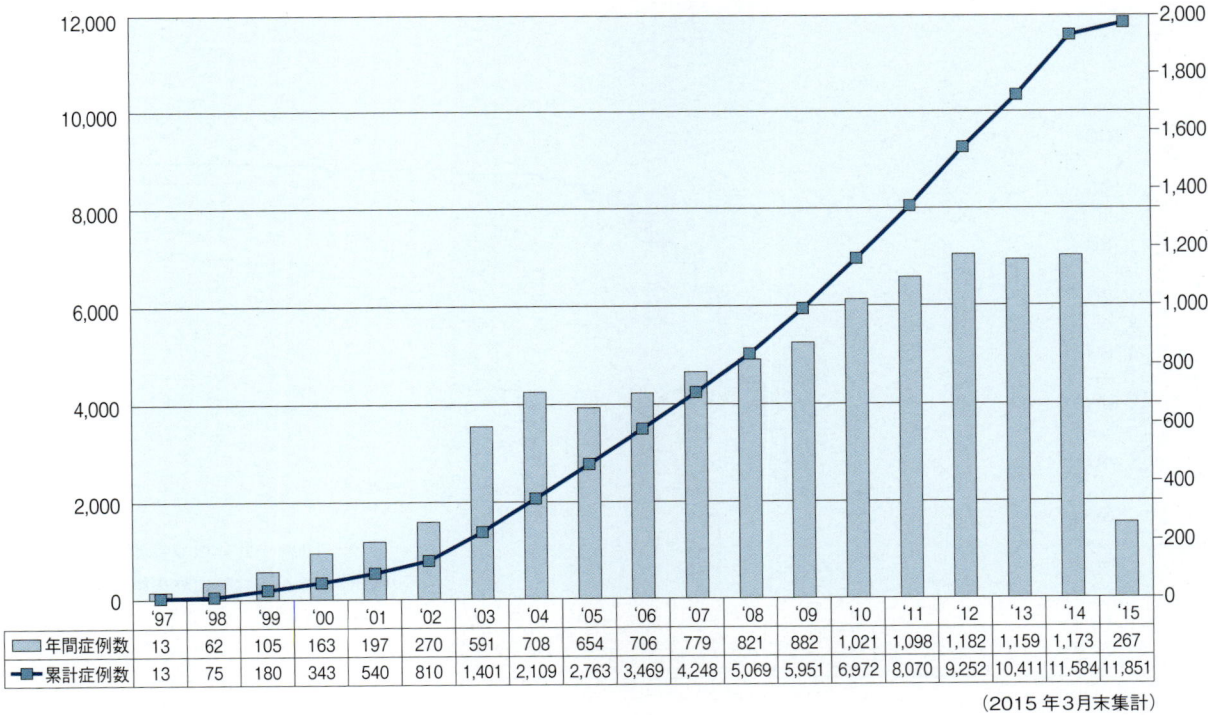

図1 ▶ 臍帯血移植（年間実施件数と累積実施件数）
CBT件数は年々増加し，近年は年間1,100〜1,200件実施されている
（造血幹細胞移植情報サービスより引用。http://www.bmdc.jrc.or.jp/medicalpersonnel/statistics.html）

blood；PB），27％が骨髄（bone marrow；BM）で，臍帯血（CB）は19％であったが[3]，同一期間に国内ではBM 3,001件（57％），PB 5件（0.1％），CB 2,262件（43％）と，日本においてCBTは実施件数だけでなく他の幹細胞源との比率においても他国よりもかなり多くなっている。これは，欧米でHLA半合致の血縁ドナーからの移植が増加しているのと対照的である[4]。海外では，患者が日本人よりも高体重で十分な細胞数を有するCBユニットが得にくいこと，CBTにかかる医療費が高額となることなどが原因と考えられる。

2 骨髄・末梢血移植と比べて明らかなCBTの特徴

1．生着不全，遅延

BMやPBの移植と比べて，CBT後は生着までの期間が遅延し，生着達成率も低いことが報告されている[5]（図2）。Otaらは，CBT後生着不全は「移植片拒絶型」と「移植片機能不全型」の2つのパターンに分類できることを報告した[6]。

①移植片拒絶型

ドナー細胞がホスト細胞によって排除され，生着不全に至る。関連する因子として，総有核細胞数・CD34陽性細胞数が少ないこと[7,8]，ドナー反応性の抗HLA抗体が存在すること[9,10]，HLA不一致が多いこと[11]，移植前治療の免疫抑制効果が弱いこと[12] などが言われている。最近HLA-C，-DP，-DQなど，CBのHLAタイピング時に通常測定されない抗原に対する抗体が生着に負に影響する可能性が示され[13]，これまで知られていなかった生着不全の機序が徐々に明らかになってきている。

②移植片機能不全型

ドナー細胞がホスト細胞よりも優位となるものの，過剰な同種免疫反応・サイトカインストームを起こした結果，血球貪食症候群（hemophagocytic syndrome；HPS）を発症し，造血不全に至る。Takagiら

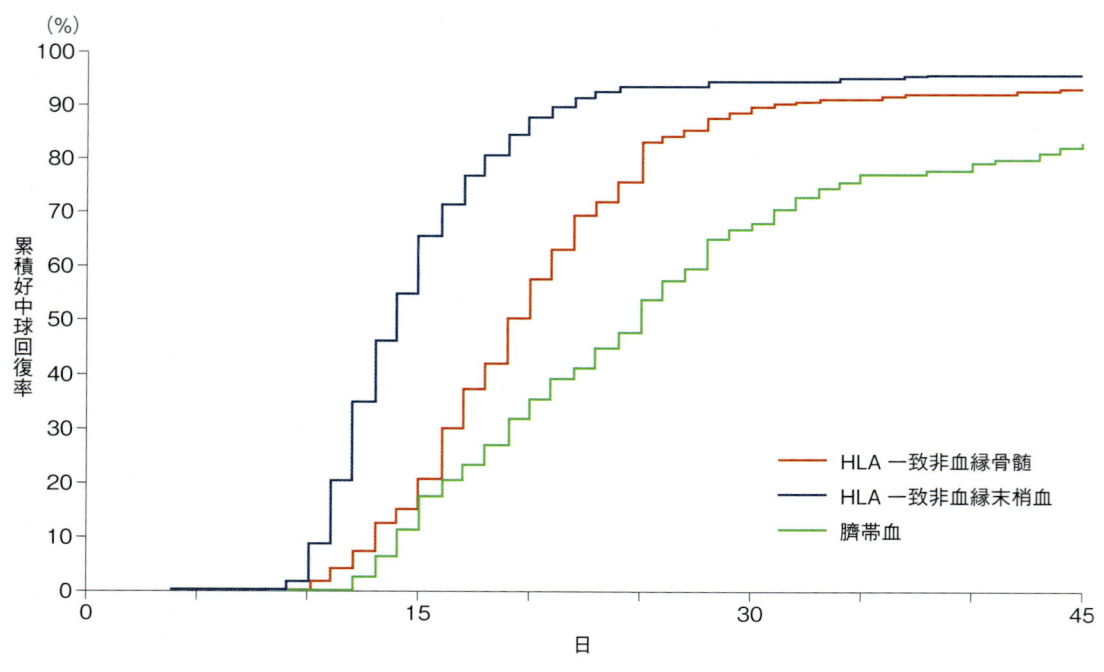

図2 ▶ 非血縁骨髄，非血縁末梢血および臍帯血移植後の好中球回復のカイネティクス
臍帯血移植後の好中球回復率は，骨髄・末梢血と比べて低く，回復までの期間も長い （文献5より引用改変）

によると，カルシニューリン阻害薬単独での移植片対宿主病（graft-versus-host disease；GVHD）予防が主に行われたCBT 119例中20例でHPSを発症した。キメリズムが調べられた18例中16例はドナー型が優位であったが，そのうち9例が生着不全となった[14]。

また，Matsunoらは，HVG方向よりもGVH方向のHLA不一致を有するほうが，生着不全率が高いことを示した[15]。この対象症例のほとんどは，カルシニューリン阻害薬単独による比較的弱いGVHD予防法が用いられており，不一致HLA抗原やその他の同種抗原に曝露されたCB中のT細胞が活性化され，炎症性サイトカインを産生する結果，マクロファージを活性化させHPSを引き起こしたと想定される[16, 17]（図3）。

そこで炎症性サイトカインの産生源である活性化T細胞を抑えるためにmycophenolate mofetile（MMF）を加えたところ，重症生着前免疫反応（pre-engraftment immune reactions；PIR）の発症が有意に減少し，生着達成率が劇的に改善することが示された[18]。HLA不一致の方向性が，生着に影響しないとの報告[19, 20]やHVG方向の不一致が影響するとの報告[21, 22]もあり，先述のMatsunoらの報告と矛盾するようだが，多くの患者でATGやMMF，PSLといった薬剤でGVHD予防が強化されていることで説明できる。

このように，明らかとなった生着不全の機序に適切に対応することで，近年生着率は改善傾向にあり，近い将来BMやPB移植後の生着率に並ぶ可能性が十分ある。

2. 生着前免疫反応（PIR）

CBT後9日目を中央値とする非常に早期に，発熱，皮疹，下痢，末梢性浮腫などを特徴とする高サイトカイン血症による全身性の症状が出現する。好中球回復より6日以上前に発症すると定義され，PIRやday 9

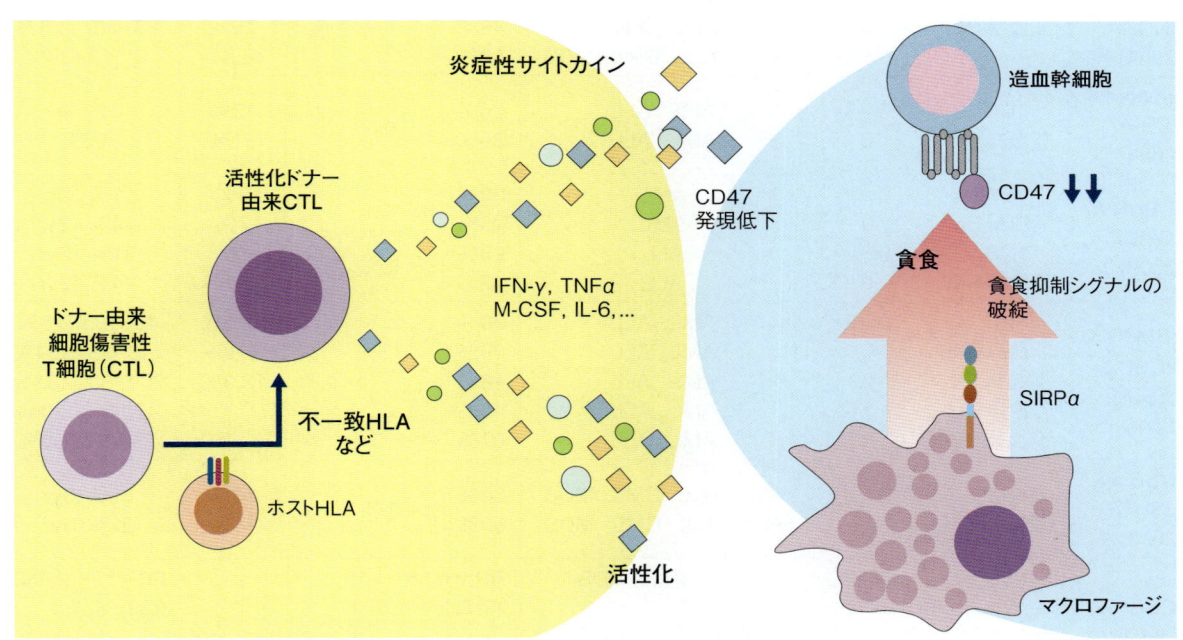

図3 ▶ 想定される血球貪食症候群の発症機序
HLAの不一致抗原などの同種抗原により活性化された細胞傷害性T細胞が炎症性サイトカインを放出し，マクロファージが活性化される。また，炎症性サイトカインにより造血幹細胞表面のCD47の発現が低下し，貪食されやすくなることも一因と考えられる

（文献16より引用改変）

feverと呼ばれる。CBTに特有な免疫反応としてわが国から最初に報告され[23]、現在では世界的に認知されるに至った[24-27]。高齢者では、PIRを合併すると治療関連死亡が増加して生存率が低下するため、適切にコントロールする必要がある[28]。タクロリムス(Tac)にMMFを加えたGVHD予防を用いると、Tac単独よりも重症PIR発症率が52±2%から16±1%に低下し、生着前死亡が減少する結果、生着達成率が69±1%から90±0%に改善することが示されている[18]。同様の結果がメトトレキサートを用いても認められることも報告されている[29]。また、60歳以上の高齢者では、移植後早期死亡が減少する結果、全生存率も改善する可能性が示されている[30]。一方、後述のように慢性GVHDの頻度が低いCBTでも、再発率はBMやPB移植後と変わらないことが示されており(**表1**)、GVL効果を発揮しうるものとして、PIRの意義が注目されているが、これまでのところ明確な証明はない。

3. 急性・慢性GVHD

臍帯血中のT細胞のほとんどはnaive形質を有し、免疫学的に未熟である[31]。血縁者間のHLA一致CBT

表1 ▶ 臍帯血と他の非血縁移植との急性GVHD発症率・再発率の比較

グループ (報告年)	幹細胞源	HLA不一致数	診断名	急性GVHD (grade Ⅱ-Ⅳ)	死因に占めるGVHDの割合	再発率
Eurocord-EBMT (2000)[32]	CB 血縁BM	0 0	非悪性疾患を含む多様な疾患	14% 24%] $p<0.05$	0% 11%	48% of death 49% of death
IBMTR & NCBP (2004)[33]	CB 非血縁BM 非血縁BM	1〜2 0 1	AML, ALL, CML, MDS AML, ALL, CML, MDS AML, ALL, CML, MDS	41%] NS 48%] $p<0.05$ 52%	8.5% 15% 13.8%	26/150 (17%) 83/367 (23%) 12/83 (14%)
Eurocord & EBMT (2004)[34]	CB 非血縁BM	0〜3 0	AML, ALL AML, ALL	26% 39%] $p<0.05$	12% 31%	23% 23%
JCBBN & JMDP (2009)[43]	CB 非血縁BM CB 非血縁BM	0〜2 0 0〜2 0	AML AML ALL ALL	32% 35%] NS 28% 42%] $p<0.05$	6% 7% 3% 5%	31% (2yr) 24% (2yr) 31% (2yr) 24% (2yr)
CIBMTR & NCBP & EBMT (2010)[5]	CB 非血縁BM 非血縁PB 非血縁BM 非血縁PB	0〜2 0 0 1 1	AML, ALL AML, ALL AML, ALL AML, ALL AML, ALL	30%] NS 39% 48%] $p<0.05$ 46% 52%	15.6% 8.3% 12.9%	43/165 (25%) 112/332 (34%) 209/632 (33%) 42/140 (30%) 77/256 (30%)
JCBBN & JSHCT (2013)[44]	CB 血縁PB/BM	0〜2 1	AML, ALL, CML, MDS AML, ALL, CML, MDS	35% 50%] $p<0.05$	10% 18%	35% (3yr) 32% (3yr)
JCBBN & JMDP (2012)[45]	CB 非血縁BM	0〜2 1 (class I) 1 (class Ⅱ) 2	AML, ALL, MDS AML, ALL, MDS AML, ALL, MDS AML, ALL, MDS	RR=0.55 (95%CI: 0.42〜0.72) $p<0.05$ RR=1.00		RR=1.28 (95%CI: 0.93〜1.76) RR=1.00

AML;急性骨髄性白血病(acute myeloid leukemia), ALL;急性リンパ性白血病(acute lymphoblastic leukemia), CML;慢性骨髄性白血病(chronic myeloid leukemia), MDS;骨髄異形成症候群(myelodysplastic syndrome)

では，急性・慢性GVHDの累積発症率がHLA一致同胞BM移植よりもともに有意に低かった[32]。しかしながら，非血縁者間のCBTでの急性GVHDの合併頻度は，非血縁BMドナーからの移植と比べて有意差がなく，死因に占める割合も同等で，決して侮れない重篤な合併症である[5, 33, 34]（**表1**）。一方，広範型慢性GVHDは，CBTで少ないことが報告されており，移植後後期のQOLが，BMやPB移植と比べて良好に保たれると期待されている[35]。

4. 感染症合併頻度

① 細菌感染

Yazakiらによると，日本さい帯血バンクネットワークのデータの集計結果から小児（0～15歳）で11％，成人（16歳以上）で21％の高い頻度で，移植後100日以内の細菌感染症が発症している。発症中央日は，小児で8日，成人で10日と移植後きわめて早期であり，臍帯血移植後の生存率に負の影響を及ぼしている[36]。

② 真菌感染症

CBT後でBM・PB移植後と比べて発症頻度が高いと報告されている[37]。一方で，CBT後は好中球減少期間が長いために，移植早期の発症は多いが，後期はむしろ重症GVHDの合併が少ないためにリスクは低くなり，累積発症率は変わらないとの報告もある[38]。

③ ウイルス感染症

CBTではHHV-6の再活性化率と脳炎発症率が高いことが報告されている[39, 40]。一方で，サイトメガロウイルス（CMV）の再活性化率や感染症発症率は，BM・PB移植と比べて有意差がないと報告されている[37]。当科で末梢血中のウイルス再活性化を前向きにmultiplex PCRで検討したところ，CMV，HHV-6の移植後100日までの累積再活性化率はそれぞれ44.9％，81.2％で，CBT以外（非血縁BM，血縁BM・PB，自家PB）と比べて（それぞれ67.7％，93.5％）高くないとの結果であった[41]。さらに308例のCBT患者の後方視的解析で，CBT後のPIRの重症度が高いほどHHV-6脳炎の合併率が増加した（重症PIR：31.6％，軽症PIR：15.0％，PIRなし：6.4％）[42]。ウイルスの再活性化だけでなく，免疫学的機序によって感染症としての症状が発現することを示唆する興味深い結果である。

5. 再発

CB中のほとんどのT細胞は免疫学的に未熟であり，再発が多いのではないかと考えられてきた。慢性GVHDも程度が軽く，移植後ドナーリンパ球輸注などの介入も不可であることも，BM・PBと比べて再発後の戦略が限定され不利と考えられていた。レジストリデータの多数例を用いて，CBTと非血縁BMやPB移植とを比較した成績が，ヨーロッパ，米国，およびわが国から報告された[5, 32-34, 43-45]（**表1**）。それによると，予想に反して再発率はCBTとそれ以外のドナーからの移植との間に有意な差は認められなかった。前向き比較試験の報告はないが，少なくともCBTがBM・PBを用いた移植よりも再発率が高いことを明確に示すデータは報告されていない。CB中のT細胞の大半は，移植時ナイーブT細胞形質を有するが，移植後わずか2週間でメモリーT細胞の表面形質に転換することや[46]，同種抗原への反応性を獲得することが観察されており[47]，CBの免疫細胞により，BMやPBの移植と同等のGVL効果が発揮されていると考えられる。

3 移植成績の向上

国内のレジストリデータを用いた非血縁BMドナーとの比較によると，2005年までに移植された患者を対象としたAtsutaらの報告では，AML患者ではCBT群で治療関連死亡が多く（HR＝1.5，p＝0.085），全生存率・無再発生存率が低い（それぞれp＝0.028，p＝0.012）との結果であった[43]。その後，2001～2010年に移植された患者を対象としたTerakuraらの解析結果が報告された。それによる

と，HLA一致非血縁BMドナーと比べて，HLA不一致非血縁BMドナーからのAMLの移植患者の生存率は有意に低下するのに対し，CBT患者では認められなかった（HLA 8/8一致非血縁BMドナーを対照群として，HR，p値は7/8一致非血縁BMでそれぞれ1.30，0.006．CBで1.09，0.35）[48]．50歳以上の高齢者を対象とした解析でも，全体ではHLA 8/8一致の非血縁BMより全生存率はCBTで劣っていたものの，十分なCD34陽性細胞数（$\geqq 0.84\times 10^5$/kg）を有するCBを移植されたAML・ALL患者に限定して解析すると，2年の全生存率がともに49％で有意差がなかった[49]．

4 CBTのこれから

　CBTの普及・拡大により，ほとんどすべての患者に同種移植のチャンスが広がった[50]．ほかのドナーソースと比べて高い生着不全率が問題であったが，その機序の解明により，克服されつつある．早期の細菌感染症の頻度が高いことなど，克服すべき点は残っているものの，国内のレジストリーデータからも全生存率ではHLA一致非血縁ドナーからの移植に匹敵する成績が得られつつあり，代替ドナーの中でもHLA不一致非血縁ドナーの成績は凌駕し，優先順位が高まりつつある．欧米ではHLA一致ドナーが得られない場合の代替ドナーとして，HLA半合致血縁ドナーのほうが普及してきており，両者を比較する第Ⅲ相試験が進行中である（BMT CTN1101，NCT01597778）．しかしながら結果のいかんにかかわらず，迅速な移植が可能であること，ドナーへの負担がないこと，慢性GVHDなど後期の合併症の重症度が低いことなど，CBが有する明確な利点から，今後も国内で重要な幹細胞源であり続けることは確実と考えられる．生着不全や感染症合併などによる早期の治療関連死亡が克服できれば，海外でも再び広がっていく可能性はあり，世界一のCBT実施国として日本の担う役割は大きいと考えられる．

● 文献

1) Gluckman E, et al : N Engl J Med. 1989 ; 321(17) : 1174-8.
2) Ballen KK, et al : Blood. 2013 ; 122(4) : 491-8.
3) Gratwohl A, et al : Haematologica. 2013 ; 98(8) : 1282-90.
4) Passweg JR, et al : Bone Marrow Transplant. 2015 ; 50(4) : 476-82.
5) Eapen M, et al : Lancet Oncol. 2010 ; 11(7) : 653-60.
6) Ota H, et al : Possible two different mechanisms of engraftment failure in cord blood transplantation : graft rejection and poor graft function [abstract]. Paper presented at the 53rd ASH Annual Meeting and Exposition, Orlando, FL, 2011 ; 12 : 10-3.
7) Rubinstein P, et al : N Engl J Med. 1998 ; 339(22) : 1565-77.
8) Wagner JE, et al : Blood. 2002 ; 100(5) : 1611-8.
9) Takanashi M, et al : Blood. 2010 ; 116(15) : 2839-46.
10) Ruggeri A, et al : Haematologica. 2013 ; 98(7) : 1154-60.
11) Barker JN, et al : Blood. 2010 ; 115(9) : 1843-9.
12) Horwitz ME, et al : Biol Blood Marrow Transplant. 2008 ; 14(5) : 591-4.
13) Yamamoto H, et al : Biol Blood Marrow Transplant. 2014 ; 20(10) : 1634-40.
14) Takagi S, et al : Br J Haematol. 2009 ; 147(4) : 543-53.
15) Matsuno N, et al : Blood. 2009 ; 114(8) : 1689-95.
16) Uchida N : Rinsho Ketsueki. 2013 ; 54(10) : 1966-73.
17) Kuriyama T, et al : Blood. 2012 ; 120(19) : 4058-67.
18) Uchida N, et al : Transplantation. 2011 ; 92(3) : 366-71.
19) Kanda J, et al : Biol Blood Marrow Transplant. 2013 ; 19(2) : 247-54.
20) Cunha R, et al : Bone Marrow Transplant. 2014 ; 49(1) : 24-9.
21) Kogler G, et al : Bone Marrow Transplant. 2005 ; 36(12) : 1033-41.
22) Stevens CE, et al : Blood. 2011 ; 118(14) : 3969-78.
23) Kishi Y, et al : Transplantation. 2005 ; 80(1) : 34-40.
24) Frangoul H, et al : Biol Blood Marrow Transplant. 2009 ; 15(11) : 1485-8.
25) Patel KJ, et al : Biol Blood Marrow Transplant. 2010 ; 16(3) : 435-40.
26) Wang X, et al : Eur J Haematol. 2012 ; 88(1) : 39-45.
27) Park M, et al : Biol Blood Marrow Transplant. 2013 ; 19(4) : 640-6.
28) Uchida N, et al : Biol Blood Marrow Transplant. 2008 ; 14(5) : 583-90.
29) Narimatsu H, et al : Bone Marrow Transplant. 2007 ; 39(1) : 31-9.
30) Uchida N, et al : Improved survival following reduced-intensity cord blood transplantation using GvHD prophylaxis of tacrolimus + mycophenolate mofetil compared to tacrolimus alone. Paper presented at the 37th EBMT Annual Meeting, Paris, 2011.
31) Theilgaard-Mönch K, et al : Bone Marrow Transplant. 2011 ; 28(11) : 1073-82.
32) Rocha V, et al : N Engl J Med. 2000 ; 342(25) : 1846-54.
33) Laughlin MJ, et al : N Engl J Med. 2004 ; 351(22) : 2265-75.
34) Rocha V, et al : N Engl J Med. 2004 ; 351(22) : 2276-85.

35) Kanda J, et al: Bone Marrow Transplant. 2014; 49(2): 228-35.
36) Yazaki M, et al: Biol Blood Marrow Transplant. 2009; 15(4): 439-46.
37) Parody R, et al: Bone Marrow Transplant. 2015; 50(2): 274-81.
38) Asano-Mori Y, et al: Unrelated cord blood does not increase an overall risk of invasive fungal infections compared to unrelated bone marrow: a single center retrospective analysis for 749 recipients. Neu Orleans, LA, 2013.
39) Sashihara J, et al: Blood. 2002; 100(6): 2005-11.
40) Ogata M, et al: Clin Infect Dis. 2013; 57(5): 671-81.
41) Ikebe T, et al: Prospective weekly multiple viral monitoring in blood using multiplex PCR assay early after hematopoietic stem cell transplantation. Paper presented at the The 34th Annual Meeting of the Japan Society for Hematopoietic Cell Transplantation. Osaka, Japan, 2012.
42) Asano-Mori Y, et al: Prophylactic foscarnet and suppression of pre-engraftment immune reaction are essential to overcome the development of HHV-6 encephalitis from the experience of 496 adult cord blood transplants in Toranomon Hospital. Paper presented at the 54th ASH annual meeting and exposition, Atlanta, GA, 2012.
43) Atsuta Y, et al: Blood. 2009; 113(8): 1631-8.
44) Kanda J, et al: Leukemia. 2013; 27(2): 286-94.
45) Atsuta Y, et al: Biol Blood Marrow Transplant. 2012; 18(5): 780-7.
46) Matsuno N, et al: Br J Haematol. 2013; 160(2): 255-8.
47) Gutman JA, et al: Blood. 2010; 115(4): 757-65.
48) Terakura S, et al: Biol Blood Marrow Transplant. 2016; 22(2): 330-8.
49) Tanaka M, et al: Biol Blood Marrow Transplant. 2015; 21(3): 517-25.
50) Barker JN, et al: Biol Blood Marrow Transplant. 2010; 16(11): 1541-8.

G HLA半合致移植

小川啓恭

1 はじめに

　同種造血幹細胞移植（allogeneic hematopoietic stem cell transplantation；alloSCT）は，ドナーとレシピエントの間で，HLAを合わせることによって成立した治療法である。そして，このHLA適合同胞間移植は，長い間，"otherwise fatal"な白血病などの難治性血液腫瘍を治す標準治療とされてきた。しかし，HLA適合同胞が得られる確率は25～30％と低く，さらに近年の少子化の影響もあって，この数字は下がり，15％前後と言われている。この状況を補うべく，骨髄バンクが設立されて久しいが，相変わらず，ドナー／レシピエントのコーディネート期間は5～6カ月と長く，この待機期間を待つことのできる，安定した病状の患者でないと対象となりにくい。第3の移植ソースである臍帯血移植に関しては，待機期間をほとんど必要としないというメリットがあるものの，生着率が80～90％と低いこと，移植後の血球回復が遅いことが問題である。

　HLA半合致ドナーは，第4の移植ソースである。HLAは，6番染色体の短腕に存在しているが，HLA半合致移植は，ドナー／レシピエント間で，HLAのハプロタイプを共有（他方のハプロタイプは異なる）するドナーからの移植をさす。HLA半合致ドナーは，同胞間で50％（HLA適合の場合も含めて75％で移植可），親／子は100％，祖父母，孫，おじ／おば，甥／姪で50％，いとこでも25％の確率で，見出される。したがって，この移植が安全に施行可能になれば，同種造血幹細胞移植において，ドナーの問題がほぼ解消されることになる。

2 1980年代のHLA半合致移植

　1980年代後半，海外の移植施設においてHLA適合同胞間移植の場合と同様の移植方法，すなわち骨髄破壊的前処置と移植片対宿主病（graft-versus-host disease；GVHD）予防［シクロスポリン（CSP）＋短期メトトレキサート（MTX）］を用いて，HLA半合致移植が多数実施された。その結果は，HLA血清1抗原不適合移植ではHLA適合移植とほぼ同等の長期生存を得られる[1, 2)]のに対し，血清2-3抗原不適合移植では予後は不良であった[1, 3-5)]。不成功に終わった主な原因は，高頻度（80～90％）に発症する重症GVHDにあった（図1）。

3 T細胞除去移植（CD34陽性細胞純化移植）

　HLA 2-3抗原不適合のHLA半合致移植については，上記の結果を受けて，その後，欧米ではGVHDの主要なエフェクターであるT細胞を移植片より除去するT細胞除去移植（あるいは，造血幹細胞のみを純化して移植するCD34陽性細胞純化移植）が精力的に研究された。

　イスラエルのReisnerは，イタリアのPerugia大学のMartelliらと共同で，T細胞除去によるHLA半合致移植の研究を行った。T細胞除去は，soybean agglutination（レクチンとの凝集の違いを利用）とE-ロゼット法を用いて行われた。移植時の輸注T細胞量が少なくなると，拒絶率が高くなる。この拒絶を防ぐためには，大量の造血幹細胞を必要とした。そのため，骨髄細胞に加えて，G-CSF（granulocyte-

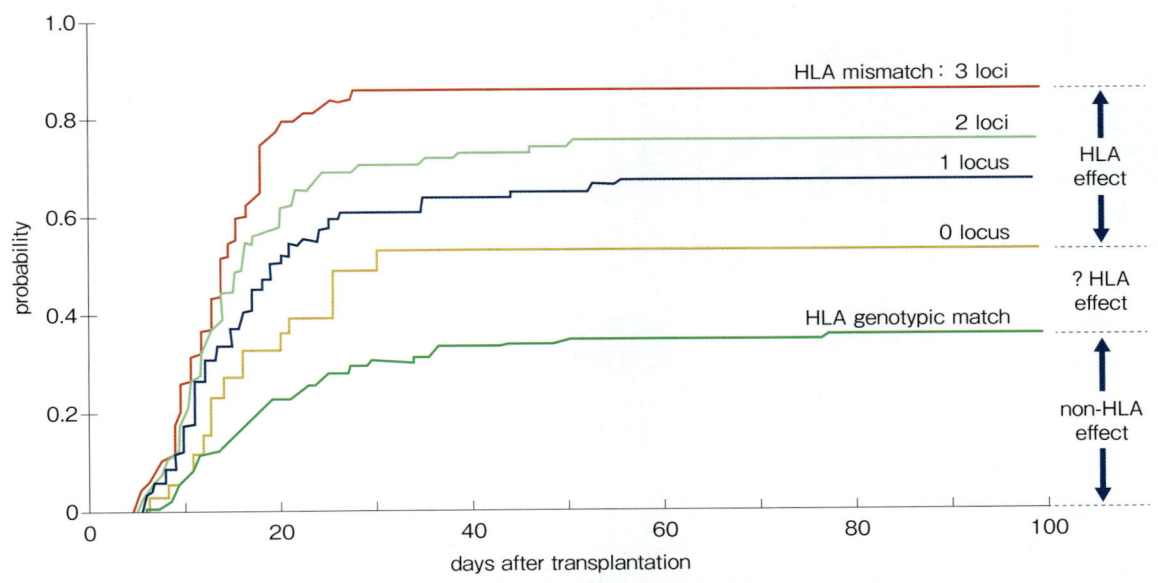

図1 ▶ CSPと短期MTXでGVHDが予防された骨髄破壊的移植における，HLA不適合抗原数とGVHDの頻度の関係

colony stimulating factor）で動員した末梢血幹細胞（PBSC）が同時に移植された。末期の化学療法抵抗性の白血病患者17人を対象として，移植が行われた結果，拒絶1人，移植関連死亡（TRM）9人，再発2人で，残りの6人は非再発生存（観察期間の中央値230日）という結果が得られた[6]。

その後，このグループは，幹細胞ソースにPBSCだけを用いるようになり，T細胞除去の方法も，大量の細胞の処理が可能なクリニマックスを用い，CD34細胞を濃縮する方法へと細胞処理法を変えていった。それにより，最終的に患者に輸注するCD3$^+$T細胞数を，$1.0×10^4$/kg患者体重まで下げることに成功したため，移植後のGVHD予防が不要になった。彼らの移植レジメンを図2Aに示す。その結果，ドナー生着率93.1％，急性GVHD発症率8％，慢性GVHD発症率7.1％と優れた成績を得るに至った。抗腫瘍効果に関しては，寛解症例に対しては，ほぼ満足のいく成績であったが，非寛解期症例に対しては長期生存が得られなかった（図2B）[7, 8]。

最近，彼らは，GVL効果を高めるためのドナーリンパ球輸注（DLI）と，それによるGVHDを回避するための大量の制御性T細胞（Treg）の追加投与を行っている[9]。問題は，手技の複雑さに加えて，多くの費用，時間，労力がかかるようになってきていることである。

4 高用量ATGを用いたin vivo T細胞除去によるHLA半合致移植

中国の北京大学のLuらは，抗ヒトTリンパ球抗体（ATG）を用いたT細胞非除去のHLA半合致移植を，2002年頃から開始した。彼らの前処置を図3に示しているが，拒絶を防ぐための強い前処置が特徴である。さらに，G-CSFで動員した骨髄と末梢血を使用しているが，彼らはG-CSFで動員した骨髄を併用することで，GVHDが軽くなると主張している。ATG（サイモグロブリン10mg/kg）に加えて，CSP＋ミコフェノール酸モフェチル（MMF）＋短期MTXをGVHD予防に用いている。彼らは，比較的早期の白血病患者を対象に移植を行い，生着率100％，急性GVHD 40％，2年でのTRM 22％，再発率18％であり，HLA適合同胞ドナーからの移植に比べて，いずれのパラメーターでも有意差がなかったと報告した[10]。

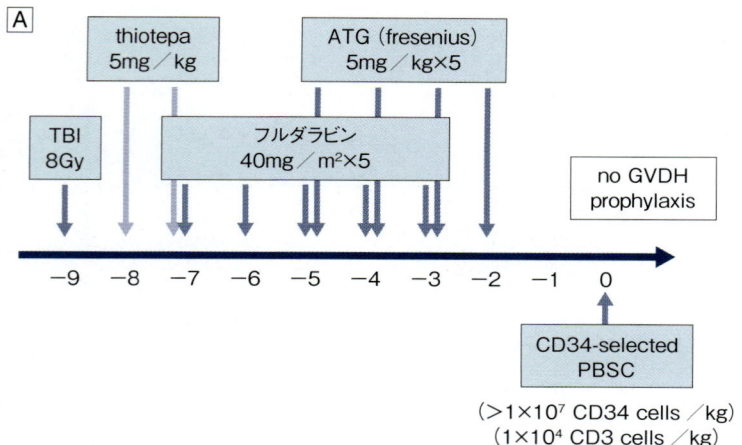

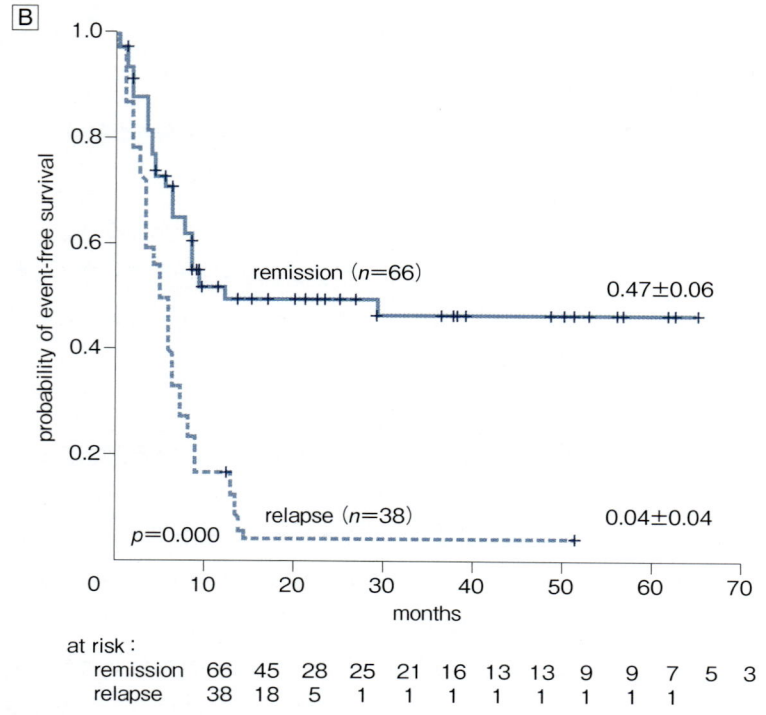

図2 ▶ Perugia大学のT細胞除去HLA半合致移植
A：移植レジメン
B：移植成績

　韓国でも，時期を同じくして，ATGを用い，前処置の強度を落とした前処置（RIC）によるHLA半合致移植が始まった。Leeらは，フルダラビン＋ブスルファン＋ATGの前処置と，CSP＋短期MTXのGVHD予防を用いて，T細胞を除くことなく，HLA半合致移植を行った。83人の急性白血病［骨髄異形成症候群（myelodysplastic syndromes；MDS）を含む］患者に行い，生着率92％，急性GVHD 20％，慢性GVHD 34％，TRM 18％と報告した。急性白血病に関して，観察期間の中央値26.6カ月で，CR例の生存率は45％であったが，non-CR例のそれは9％であった[11]。中国，韓国ともに非寛解期例に対する成績は不良である。

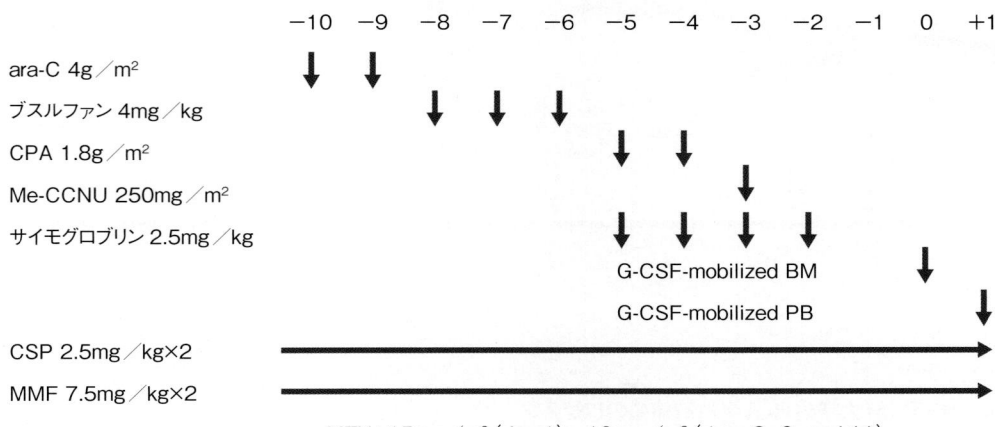

図3 ▶ 北京大学のHLA半合致移植のレジメン

5 post-transplantシクロホスファミド

　シクロホスファミド（CY）は、増殖しているリンパ球に対して、高い傷害活性を示す。Ildstadらは、マウスのMHC不適合RIST（RICによる移植）の系で、移植後に、high-dose CYを用いると、移植片が生着することを報告した[12, 13]。また、Owensらは、移植直後に、high-dose CYを用いることで、GVHDを抑制できることをマウスの移植の系で見出した[14]。そこで、Johns Hopkins大学のLuznikらは、移植直後にhigh-dose CYを投与することで、GVHおよびHVG反応、すなわちGVHDと拒絶の両方を抑制できると考え、このpost-transplant CY法をヒトに応用した。フルダラビン（30mg/m²×5）＋CY 14.5mg/kg×2＋TBI 2Gyの前処置の後、HLA半合致ドナーからの骨髄細胞を移植し、day 3に、CY 50mg/kgを投与した[15]。GVHD予防は、タクロリムス（FK506）＋MMFで行われた。10人中8人で、生着が得られた。その後、67人の患者で、day 4にもCY 50mg/kgを投与する2回投与（図4）群とday 3だけの1回投与群と比較した。その結果、2回投与群で、慢性GVHDの頻度が低下する傾向が認められた[16]。これらの結果を受けて、post-transplant CYによるHLA半合致移植を複数臍帯血移植と比較する試験が行われた結果、post-transplant CYと臍帯血の生着率は96%と94%、1年生存率は62%と54%、急性GVHDは32%と40%、1年でのTRMは7%と24%、1年での再発率は45%と31%であり、両者はほぼ同等と考えられた[17]。無作為化試験でなかったため、両者の直接比較はなされていなかったが、むしろ、post-transplant CYによるHLA半合致移植は、臍帯血移植に比べて、GVHDやTRMが少なく、再発率が高いということを示す結果であった。現在、わが国の複数のグループが、少しずつ異なるレジメンを用いて、精力的に臨床研究を進めており、HLA半合致移植の一大ブームとなっている。

6 兵庫医科大学のHLA半合致移植

　筆者らは、1998年、独自にT細胞非除去HLA半合致移植を始めた。特徴は、低用量ATGに加え、FK506とステロイドのGVHD予防を用いることである。自家造血幹細胞移植（autologous stem cell transplantation；autoSCT）を2回行っても再発してきた難治性悪性リンパ腫患者に対して、HLA半合致で2抗原不適合の姉から、骨髄移植を行った結果、急性GVHDを発症することなく、原病も寛解に至り、16年以上を経た現在も完全寛解を維持している症例が発端となっ

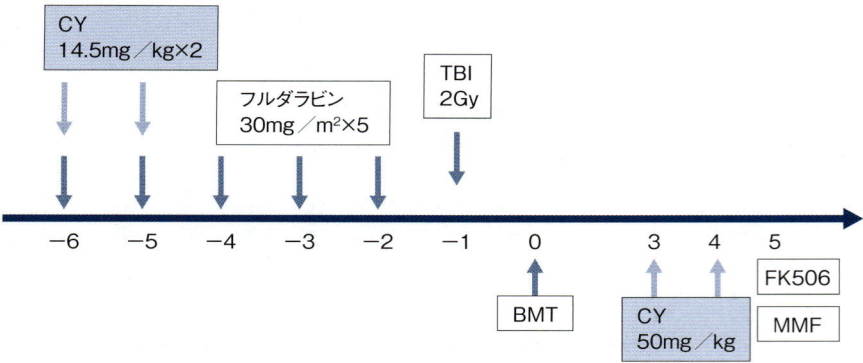

図4 ▶ Johns Hopkins 大学の HLA 半合致移植のレジメン

た。それ以来，現在までに，600例以上の症例の積み重ねがある。当初は，骨髄破壊的前処置で開始したが，最近は，RIST レジメンを多用している。2006年に最初のまとまった形での報告を行った。26例の難治性悪性血液疾患患者に対して，フルダラビン＋ブスルファン＋ATG の前処置と FK506＋メチルプレドニゾロン（mPSL）1mg/kg の GVHD 予防を用いて，HLA 半合致移植を行った（**図5A**）結果，生着率96.2％，急性 GVHD 発症率20％，3年での EFS 55.0％という良好な成績を得た（**図5B**)[18]。

GVHD の発症には，炎症性サイトカインの産生が関係するとされる。我々のレジメンでは，RIST を用いることで，臓器障害を抑制しつつ，炎症性サイトカインの産生も抑える。さらに GVH 予防に mPSL を加えることで，炎症性サイトカインをさらに抑える。この低サイトカイン濃度の環境下，ATG で移植後のドナーT細胞量をコントロールした形で，アロ免疫反応を起こさせる。このようにすることで，HLA 半合致移植後のアロ免疫反応も，操作可能な範囲に入ってくる。GVHD は，HLA 適合移植後であっても，燃え上がると止められない。特に，HLA 半合致移植後の GVHD は，初期消火が重要である。燃え上がった GVHD に対しては，間もなく間葉系幹細胞（mesenchymal stem cell）が使用可能になる。我々は，難治性でステロイド抵抗性の重症 GVHD に対して，再度，別の HLA 半合致ドナーから移植を行うことで，重症難治性 GVHD を治療するという新規治療法，graft-versus-GVHD 療法を発表している[19]。再移植ドナーの移植片が生着すると，高い確率で GVHD は制御される。HLA 半合致移植といえども，特に RIST で行った場合，増殖速度の速い腫瘍では再発率が高くなる。そのため，最近，移植までの腫瘍の制御を目的に，前処置の強度を上げた RIST レジメンを試みている。

7 HLA 半合致移植の適応と戦略の実際

HLA 半合致移植に対しては，わが国では，その高い抗腫瘍効果を求めて選択されることが多い。しかし，世界的には，前述のイタリアのT細胞除去による移植，中国の高用量 ATG を用いる移植，米国の post-transplant CY による移植で代表される HLA 半合致移植に関して，高い GVL 効果を示す成績は得られておらず，むしろ HLA 適合同胞間移植との同等性のみが強調され，HLA 適合ドナーが存在しない場合の代替ドナーとしてのメリットが主張されている。GVL効果が高いことを主張しているのは，低用量 ATG と FK506＋ステロイドを GVHD 予防に用いる，兵庫医科大学の HLA 半合致移植のみである。

基本的に，アロ免疫反応である GVH 反応と GVL 反応は重なり合っている。つまり，GVL を誘導すると

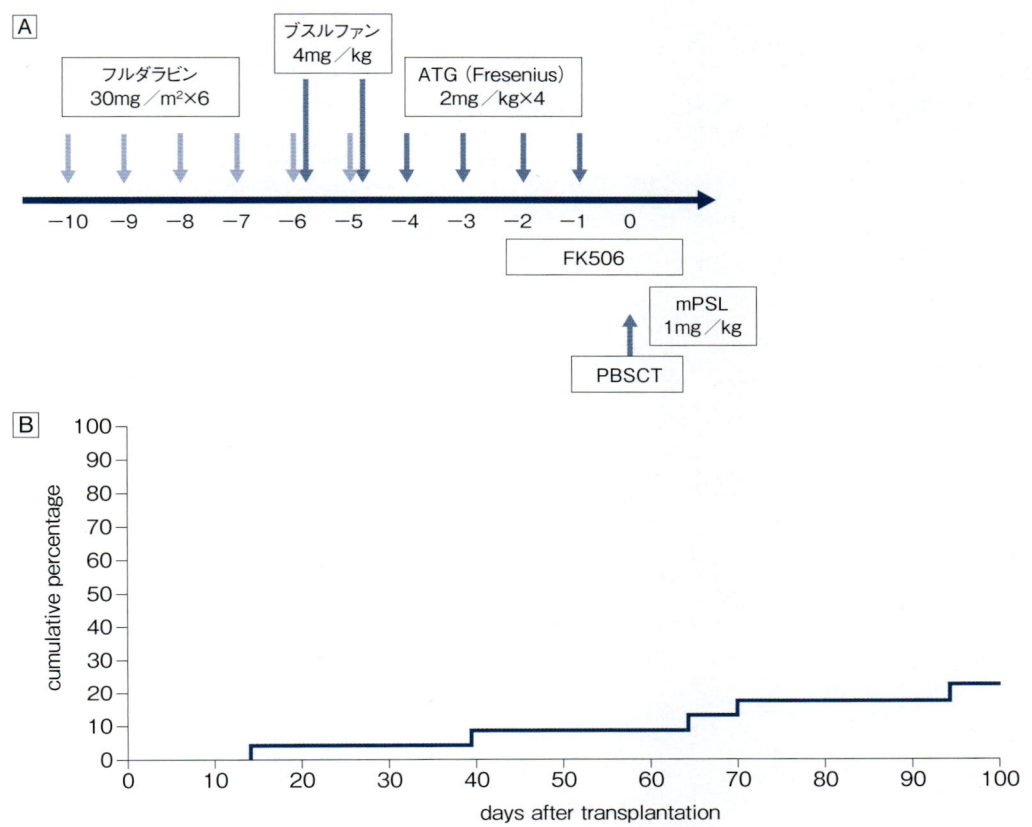

図5 ▶ 兵庫医科大学におけるHLA半合致移植
A：HLA半合致ミニ移植のレジメン
B：HLA半合致移植後の急性GVHD

GVHDが強くなるし，GVHDを抑制すると，GVL反応が弱くなり，再発しやすくなる．T細胞除去，高用量ATGやシクロホスファミドなどによるドナーT細胞の量的な調節を行っても，GVH反応とGVL反応の重なり合いは，決して解消されない．同種移植後，化学療法抵抗性の腫瘍に対して，高いGVL効果を期待するということは，GVH反応とGVL反応が解離するということにほかならない．我々は，この解離をもたらすひとつの解決策は，炎症性サイトカインの低濃度の環境下にGVH反応を起こすことと考えている．そのため，我々は，ステロイドをGVHD予防に加え，意図的に低用量のATGを使用することで，GVHDを伴うことなく，GVH反応が生じる条件に，移植レジメンを設定している．

8 おわりに

同種造血幹細胞移植において，HLAの壁はなくなったと言える．今後は，ドナー／レシピエント間のHLAの不適合を利用する時代に入ったと認識している．

文献

1) Anasetti C, et al：N Engl J Med. 1989；320(4)：197-204.
2) Kanda Y, et al：Blood. 2003；102(4)：1541-7.
3) Anasetti C, et al：Hum Immunol. 1990；29(2)：79-91.
4) Ash RC, et al：Bone Marrow Transplant. 1991；7(6)：443-52.
5) Szydlo R, et al：J Clin Oncol. 1997；15(5)：1767-77.
6) Aversa F, et al：Blood. 1994；84(11)：3948-55.
7) Aversa F, et al：N Engl J Med. 1998；339(17)：1186-93.
8) Aversa F, et al：J Clin Oncol. 2005；23(15)：3447-54.
9) Martelli MF, et al：Blood. 2014；124(4)：638-44.
10) Lu DP et al：Blood. 2006；107(8)：3065-73.

11) Lee KH, et al：Blood. 2011；118(9)：2609-17.
12) Colson YL, et al：J Immunol. 1996；157(7)：2820-9.
13) Colson YL, et al：J Immunol. 1995；155(9)：4179-88.
14) Owens AH Jr, et al：Transplantation. 1971；11(4)：378-82.
15) O'Donnell PV, et al：Biol Blood Marrow Transplant. 2002；8(7)：377-86.
16) Luznik L, et al：Biol Blood Marrow Transplant. 2008；14(6)：641-50.
17) Brunstein CG, et al：Blood. 2011；118(2)：282-8.
18) Ogawa H, et al：Biol Blood Marrow Transplant. 2006；12(10)：1073-84.
19) Ikegame K, et al：Exp Hematol. 2011；39(8)：880-90.

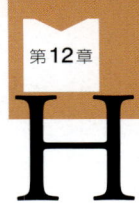

移植片対白血病と移植片対宿主病

豊嶋崇徳

1 はじめに

同種造血幹細胞移植は移植片対宿主病（graft-versus-host disease；GVHD）と移植片対白血病（graft-versus-leukemia；GVL）によって特徴づけられる治療法であり，本治療法の成績向上には両者の理解が必須である。近年，臍帯血や末梢血幹細胞など幹細胞源と移植前処置法の多様化が進み，移植適応が拡大し，高齢者への移植や複数回移植，HLA半合致移植など様々な移植が行われるようになった。これに伴い，同種免疫応答に基づくGVHDの臨床像に多様化がみられ，GVHDの制御，GVLの理解がより重要な課題としてクローズアップされてきている。

2 急性GVHDの病態─afferent phase

急性GVHDのイニシエーターはドナー由来のアロ応答性T細胞（CTL）であり，naive T細胞分画に存在すると考えられている。マウスではCTLの頻度は数％以下とされ，ヒトではT細胞除去の臨床研究の結果から，ホモからヘテロの移植でない限りT細胞として10^4/kg程度がGVHD発症の閾値ではないかと推測される。一方，ドナーT細胞は移植片拒絶抑制効果を有し，10^5/kg以下では拒絶のリスクが高くなり，感染症に対する十分なT細胞応答を期待するには10^6/kg以上が必要とされる。このように，T細胞除去によるGVHD予防には拒絶や免疫不全のリスクが伴う。

ドナーT細胞は，リンパ節・腸管などの二次リンパ組織などでレシピエント由来の抗原提示細胞（antigen-presenting cell；APC）によって提示されるアロ抗原を認識し活性化される（図1）。APCには血液細胞由来APCと非血液細胞由来APCとがあり，CTLの活性化に関与する[1, 2]。APCのうち主にホスト由来APCがGVHDの発症に関わるが，そのうち血液細胞由来APCは移植後早期にドナー由来APCに置換され，遅発性GVHDの発症やGVHDの持続に関わるものと考えられる。

移植前処置（特に高用量全身放射線照射）や感染症によって起こる炎症環境では，炎症性サイトカインや様々な免疫刺激物質が放出され，アロ免疫応答を増幅しGVHDが重症化する[3]。一方，移植前処置強度の低い骨髄非破壊的前処置法を用いた移植では，遅発性急性GVHD，早期発症慢性GVHD，重複型GVHDなど非典型的なGVHDの発症もみられる。

CTLに始まる免疫応答は，NK細胞やマクロファージ，好中球，好酸球など様々なエフェクター細胞を動員しGVHDが増幅する[4]。マクロファージには炎症性マクロファージと組織マクロファージがあり，その起源が異なることが最近報告されたが[5]，両者がどのようにGVHDに関わるのかは明らかではない。

3 急性GVHDの病態─efferent phase

活性化されたドナーT細胞は，エフェクターT細胞へと機能分化し，サイトカインを産生する（図2）。IFN-γは炎症性マクロファージのサイトカイン産生能を高め，高サイトカイン血症を増幅する（図1）。その結果，移植後早期には非特異的な全身症状である発熱，倦怠感や毛細管漏出症候群による浮腫，体重増加がみられる。白血球生着前に発症する超急性GVHD

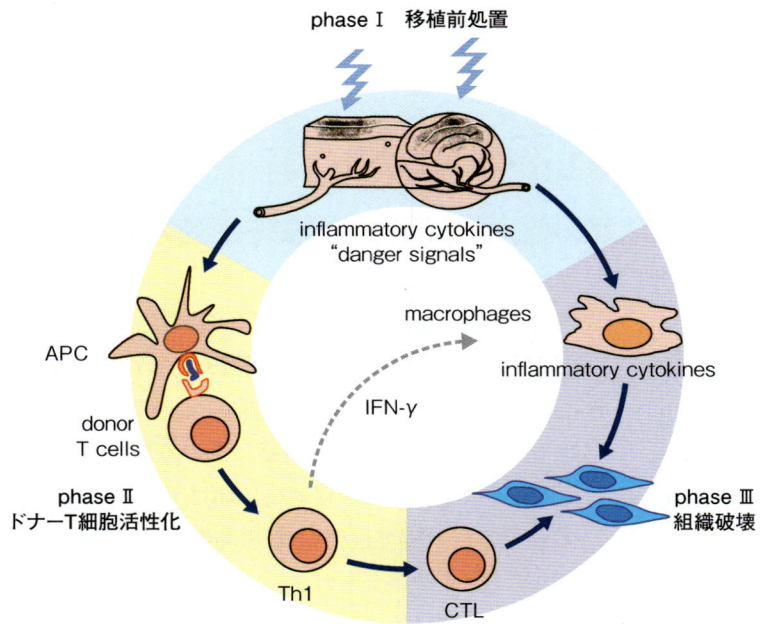

図1 ▶ 急性GVHDの病態

phase Iでは移植前処置などによってホストに発生した炎症環境によって，phase IIのホストAPCによるドナーT細胞活性化のプロセスが増強される。CTLはTh1細胞となりIFN-γなどを産生し，マクロファージなどのいわゆる"danger signals"に対する感受性を高め，高サイトカイン血症が惹起される。phase IIIではCTLや炎症性サイトカインによって組織が傷害されGVHDと診断される
APC：antigen presenting cell

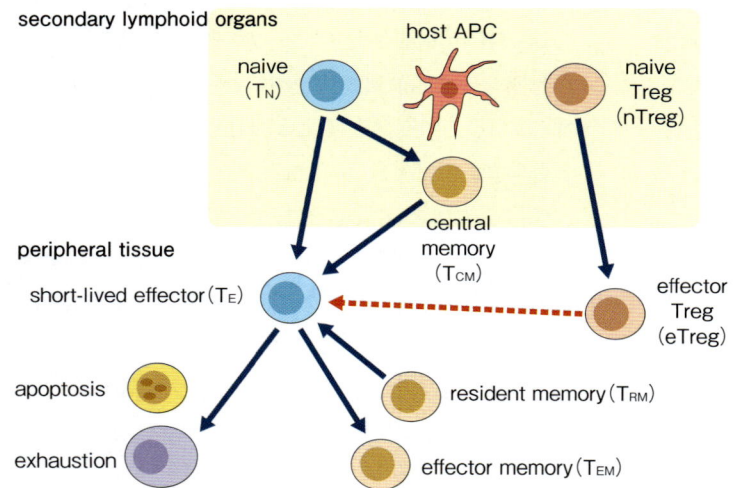

図2 ▶ GVHDにおけるエフェクターT細胞の機能分化

ホストのAPCによって活性化されたアロ応答性naive T細胞はエフェクター（T_E）となり組織へと移動し，GVHDを発症する。これらはやがて活性化に伴うアポトーシスや疲弊（exhaustion）を起こし，GVHDは終息に向かうが，一部はメモリーT細胞となり，GVHDやGVLの持続に関与する。メモリーT細胞のうちT_CMはリンパ組織に，T_EMとT_RMは末梢組織に存在する。一方，ホストAPCによって活性化を受けたドナー由来naive制御性T細胞（nTreg）はエフェクターTreg（eTreg）となり，アロ免疫応答を抑制する

ではこのような全身症状が強いことが特徴である。こうした全身症状はGVHDの診断基準に含まれないが，しばしばGVHDの発症に先行し，GVHD前駆症状（pre-GVHD syndrome）であるとも言える。筆者はこれらアロ免疫応答に起因する病態をPIS（post-transplant inflammatory syndrome）と総称している（図3）。その典型は移植後シクロホスファミド（CY）を用いたHLA半合致移植後の"haploimmunostorm syndrome"である。本法ではHLA半合致移植にもかかわらず移植直後にGVHD予防をしないため，早期から発熱や体重増加がみられる。移植後3，4日目に大量CYを投与すると，CTLが排除されるためか症状は改善し，その後のGVHDの発症が抑制される。このように移植後CY法は"先制攻撃的GVHD

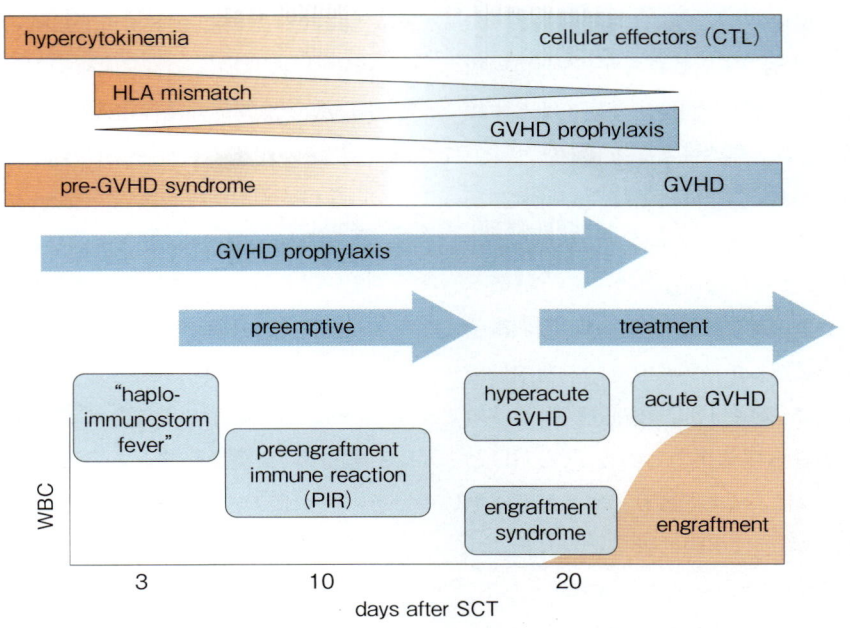

図3 ▶ PIS
移植後にはアロ免疫応答に起因する様々な全身性炎症反応が起こり，その発症時期，病像によって異なった名称で呼ばれる。HLA不適合度が高いほど，GVHD予防が不十分であるほどPISの発症が早期化する。早期発症例ほど高サイトカイン血症の関与が高く，しだいに細胞性エフェクターの関与が高くなり，典型的な急性GVHDが発症する。GVHDの診断基準を満たさないpre-GVHD syndromeでのステロイド投与はGVHDに対する先制攻撃的治療ととらえることができる

治療"ともとらえることができる。臍帯血移植後の生着前免疫反応[pre-engraftment immune reaction (day 9 fever)]も適切なGVHD予防を実施することで予防可能なことからGVHD前駆症状の範疇に入るものと考えられる。

　一方，皮膚，肝，消化管の典型的急性GVHDは臓器特異性がみられることから，組織に遊走したCTLによる直接的あるいはサイトカインを介する間接的かつ局所的な組織ダメージが主体と考えられる。GVHDのエフェクターの推移を移植後の時間軸で考えると，移植後早期ほどサイトカインが主体となり，しだいにCTLの比重が増してくるものと考えられる（図3）[1]。GVHD前駆症状である高サイトカイン血症の段階では比較的ステロイドに反応性が高いが，CTLが主体となった段階ではしばしばステロイド不応性を示すため，重症化する前に治療を開始することが肝要である。

　活性化されたT細胞はやがてアポトーシスや疲弊（exhaustion）に陥り，GVHDの終息へと向かっていく（図2）。一方，ホストAPCによって活性化を受けたドナー由来ナイーブ制御性T細胞（nTreg）はエフェクターTreg（eTreg）となり，アロ免疫応答を抑制する。

4 急性GVHDの病態—tissue damage

　GVHDの組織選択性は，CTLおよび各組織における接着因子やインテグリン，ケモカインとそのレセプターの発現パターンなどによって決定される。これらは移植前処置や感染，GVHDに伴う炎症環境によって影響を受ける。皮膚では真皮浅層の血管周囲から表皮・真皮境界部へとT細胞浸潤がみられ，密な浸潤部位が肉眼的に紅斑として認識される。肝GVHDでは胆管周囲にT細胞が浸潤し，胆管上皮が標的となるため胆道系優位の肝機能障害を呈す。腸では絨毛より

陰窩にアポトーシスが強い。陰窩には腸幹細胞とそのニッチ，Paneth細胞が存在し，これらがGVHDの標的となり，いったん重症腸GVHDが発症すると生理的な修復機転が傷害され，難治性となる（図4）[6,7]。

一方，Paneth細胞は，腸管内へと様々な抗菌ペプチドを放出し，腸内細菌叢をアクティブに制御している。GVHDの発症によりPaneth細胞由来の抗菌ペプチドα-defensin群の産生低下が起こり，腸内細菌叢の異常をまねき，破綻した粘膜より細菌が血中に流入し敗血症が発症する（図4）[7]。感染症はGVHDの増悪因子であるのみならず結果でもあり，GVHDと感染症のクロストークによって悪性サイクルが形成される[7]。本来Paneth細胞は小腸に分布し，大腸には存在しないが，GVHDではおそらく代償機転として，大腸に異所性Paneth細胞が出現する（図4）[8]。

血管内皮細胞もドナーT細胞の標的となるため，GVHDの発症は移植前処置や免疫抑制薬による移植関連微少血管症の重症化のリスクとなりうる[9]。

特定の組織の炎症を反映する生体分子は組織特異的なGVHDのバイオマーカーとなりうる。elafinはGVHD患者の皮膚角化細胞（keratinocyte）に発現が認められ，これを反映して皮膚GVHD発症時に血清elafin値が上昇する。keratinocyteにおけるelafinの発現は，炎症性サイトカインによって亢進することが知られ，血清elafin値はGVHDに伴う皮膚局所の炎症を反映しているものと考えられる。血中Reg3α（regenerating islet-derived 3α）は腸GVHDの有用なバイオマーカーとして報告されている。Reg3αは抗菌ペプチドの一種であり，GVHDによる炎症環境と腸内細菌叢の攪乱によって腸上皮細

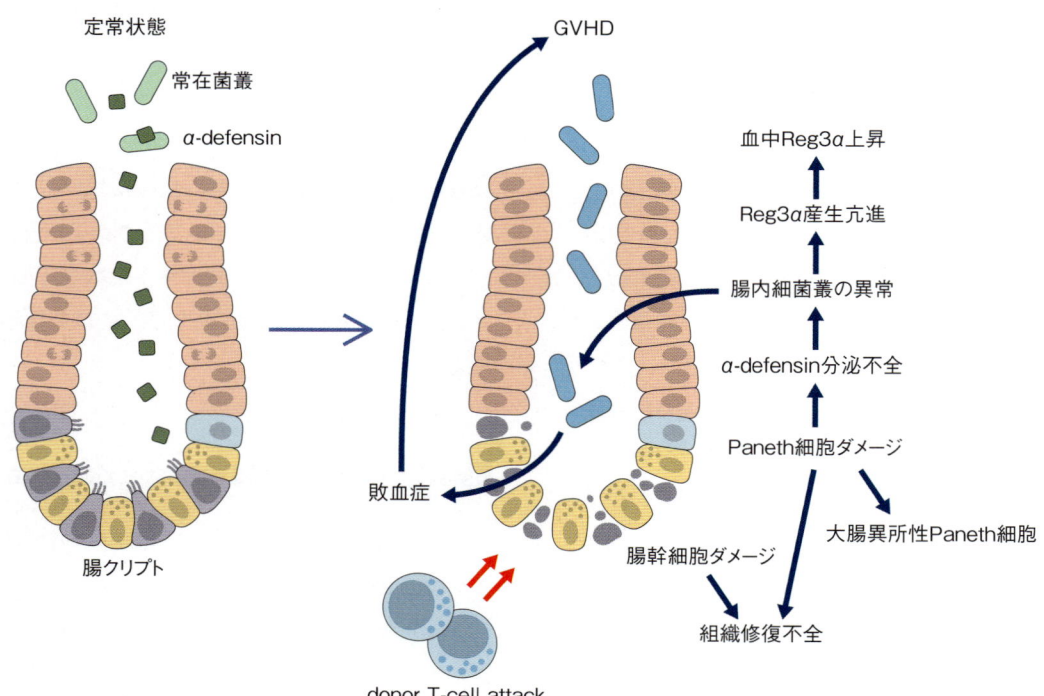

図4 ▶ GVHDと感染症のクロストーク
GVHDでは腸クリプトに存在する腸幹細胞およびそのニッチであるPaneth細胞が標的となる。これらのダメージにより生理的な組織修復機転が障害され，GVHDは難治性となる。Paneth細胞ダメージは抗菌ペプチドα-defensinの産生不全をまねき，腸内細菌叢の異常とともに破綻した粘膜より細菌が血中に流入し敗血症が発症する。感染症はGVHDの増悪因子であり，GVHDと感染症のクロストークによって悪性サイクルが形成される。このような病的状態のおそらく代償機転として，腸上皮細胞からのReg3αの産生が亢進し，腸GVHDのバイオマーカーとして利用される。また，大腸に異所性Paneth細胞が出現する

胞からのReg3αの産生が亢進するものと考えられる（図4）[10]。このような血液バイオマーカーは，診断補助，治療モニタリングなど臨床的有用性が高い。最近ではST2（suppression of tumorigenicity 2）が予後予測に有用と報告され，これを用いたGVHD層別化治療が期待されている[11]。しかしながら，このようなバイオマーカーはまだ一部のグループからの報告が主体であり，治療介入への応用のためには，ほかのグループによる検証と，GVHD以外の移植後合併症における多数例の解析による特異度の検証が必要であろう。

5 慢性GVHDの病態

慢性GVHDの発症が最も顕著に抑制されるのは移植片からのT細胞除去であることから，アロ応答性ドナーT細胞が慢性GVHDのイニシエーターであると考えられる。女性ドナーから男性患者への移植は慢性GVHDのリスクであるが，H-Y抗原に対するCTL反応や抗体の産生がみられることから，細胞性免疫と液性免疫の両者が病態形成に関与するものと考えられる。実際，慢性GVHD患者ではB細胞の活性化がみられ，リツキシマブが有効な症例がある。慢性GVHDではしばしば皮膚線維化を伴うが，これにはPDGF（platelet-derived growth factor）/PDGF-R（PDGF receptor）シグナルが関与するものと考えられ，イマチニブが有効なケースがある。このように慢性GVHDは単なる急性GVHDの終末像ではなく，より多彩な免疫細胞が動員されて起こる症候群と考えられ，慢性GVHDの治療が困難な理由のひとつと考えられる。

慢性GVHDでは自己抗体の出現，自己免疫疾患様の病態を呈することから，自己免疫寛容の破綻に起因する免疫異常がその病態に関与する可能性が示唆されている。慢性GVHDの発症率は移植後のTregの再構築が不良な例で高く，免疫再構築の異常と慢性GVHDの関連が示唆される[12]。すなわち，急性GVHD予防，治療のためのカルシニューリン阻害薬やステロイドなどの投与は一方でTregを含む正常な免疫再構築を抑制し，慢性GVHDの発症を促進する可能性がある。実際，CD34細胞移植にさらに抗胸腺細胞グロブリン（ATG）を投与するT細胞除去移植では，移植後GVHD予防を実施しないですみ，慢性GVHDの発症が少ない。最近では慢性GVHDの治療に，Tregを活性化，増殖させる目的で少量IL-2療法も試みられている[12]。

慢性GVHDでは造血・免疫系が標的となる上に長期ステロイド投与の影響も加わり，高度の免疫不全となる。感染の合併とGVHDの悪循環を遮断するためにもステロイド全身投与は必要最小限にとどめる必要がある。慢性GVHDでは不可逆性の病変と可逆性の病変が混在する。不可逆性の変化を伴う病変に対する治療目標は，病変の進行を遅らせること，生活の質の向上，感染の合併を防ぐことであり，深追いをしてむやみに免疫抑制を強化しないよう注意する必要がある。

体外循環式光化学療法（extracorporeal photopheresis；ECP）は体外に取り出した白血球に光感受性を高める8-メトキシソラレン処理を行い，長波長紫外線に曝露しアポトーシスを誘導し，体内へ戻す治療法である（図5）。その作用機序は不明な点が多いが，アポトーシス細胞によってTregが誘導される可能性が示唆されている。間葉系幹細胞（mesenchymal stem cell；MSC）は骨髄などに存在し，間葉系細胞への分化能を持った細胞で，免疫源性が低く，HLAの適合性は問われない点が大きな利点であり，第三者由来のMSCが使用できる。作用機序として，免疫修飾作用と液性因子などによる間接的な組織修復作用が考えられ，組織細胞への分化による直接的修復機転については否定的である。MSCはその由来細胞，培養方法によって性状が異なり，最適なMSC作製技術の確立が望まれる。

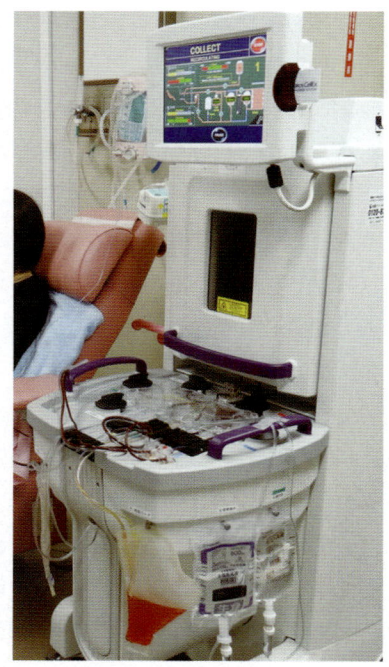

図5 ▶ 体外循環式光化学療法（ECP）
手前の装置で末梢血白血球を分離し，光感受性を高める8-メトキシソラレン処理を行い，長波長紫外線に曝露してアポトーシスを誘導し，体内へ戻す

6 GVL

　GVL効果の多くは，白血病特異的抗原より，ホストAPCが提示するアロ抗原を認識するドナーT細胞によってもたらされると考えられ，そのためGVLとGVHDの分離が困難と考えられている[13]。HLA-C不適合ではNK細胞もGVL効果を発揮しうる[14]。ドナーT細胞のうち，GVHDの発症にはナイーブ細胞分画が重要であるが，メモリー細胞分画はGVHDよりむしろGVLに関与する可能性も示されている。たとえばサイトメガロウイルス（cytomegalovirus；CMV）感染症による急性骨髄性白血病（acute myeloid leulemia；AML）の移植後再発の低下がわが国をはじめ複数のグループから報告されており，ウイルス抗原とアロ抗原の交叉性が関与している可能性がある。また，アロ応答性メモリーT細胞もGVLに関連する可能性が動物実験で示唆されている。臨床でもシアトルの最近の解析によると，GVHDの発症は移植後早期よりも晩期の再発抑制効果をもたらすと報告しており，アロ応答性メモリーT細胞によるGVL効果の存在を示唆している[15]。

　アロ応答性メモリーT細胞は浸潤組織で絶えずアロ抗原に曝露され続けるため，T細胞と組織におけるPD-1系シグナルが増強し，"T細胞疲弊"に陥り，機能不全となる（図2）[16]。このように標的細胞とT細胞の間には双方向性のクロストークが存在し，時間経過に伴いGVHDとともにGVLが減弱し，白血病再発につながると考えられる。したがってPD-1シグナルなどの免疫チェックポイント阻害薬はGVL効果の回復作用があり，今後の展開が期待される[16]。

　GVL効果は急性GVHD，慢性GVHDの発症と関連するが，GVHDの発症により移植関連死亡が増加するため，生存率に対する好影響がみられるのは治療介入が必要ない程度の軽症のGVHD発症例のみである。GVLを期待するあまり，GVHDの治療を意図的に不十分にすることは慎むべきであろう。

　一方，GVHD非発症例においても免疫抑制薬の中止による再発抑制効果が認められ，GVHD非発症であってもGVL効果が期待できる[15]。寛解期に限れば，移植後GVHD予防を行わないCD34陽性細胞純化移植では，通常の移植に比べGVHDの発症が相当抑制されるにもかかわらず，再発は意外に増加しない[17]。これらはGVHD非依存性のGVLが存在する可能性を示唆しており，このあたりにGVHDとGVLの分離をめざした研究のヒントがあるかもしれない。

　GVL効果は腫瘍細胞側の因子によっても規定される。血液腫瘍に比べ，固形癌に対する移植片対腫瘍（graft versus tumor；GVT）効果が弱いことは固形癌に対する同種ミニ移植の臨床研究から明らかになった。また，慢性白血病の急性転化では白血病細胞がGVL抵抗性を獲得するとされる。腫瘍細胞のHLAロスも特にHLA不適合移植後のGVL抵抗性の原因となる。このように，移植方法の多様化に伴い，GVHD，GVLに関わるコンポーネントはしだいに明らかになり，かつての標準的な骨髄移植の時代には想

定されていなかったことがわかってきた。移植方法の進化とGVHD，GVLの研究が両輪の輪としてこれからの移植医療の進歩に貢献していくだろう。

● 文 献

1) Teshima T, et al：Nat Med. 2002；8(6)：575-81.
2) Koyama M, et al：Nat Med. 2012；18(1)：135-42.
3) Jagasia M, et al：Blood. 2012；119(1)：296-307.
4) Nishiwaki S, et al：Blood. 2009；114(14)：3113-6.
5) Hashimoto D, et al：Immunity. 2013；38(4)：792-804.
6) Takashima S, et al：J Exp Med. 2011；208(2)：285-94.
7) Eriguchi Y, et al：Blood. 2012；120(1)：223-31.
8) Shimoji S, et al：Bone Marrow Transplant. 2013；48(9)：1249-52.
9) Luft T, et al：Blood. 2011；118(6)：1685-92.
10) Eriguchi Y, et al：Biol Blood Marrow Transplant. 2013；19(10)：1525-9.
11) Vander Lugt MT, et al：N Engl J Med. 2013；369(6)：529-39.
12) Matsuoka K, et al：Sci Transl Med. 2013；5(179)：179ra43.
13) Matte-Martone C, et al：J Immunol. 2011；187(4)：1653-63.
14) Kawase T, et al：Blood. 2009；113(12)：2851-8.
15) Inamoto Y, et al：Blood. 2011；118(2)：456-63.
16) Asakura S, et al：J Clin Invest. 2010；120(7)：2370-8.
17) Pasquini MC, et al：J Clin Oncol. 2012；30(26)：3194-201.

MEMO　「ヒトMSCによる重症GVHD治療」

　2015年に，本項でも紹介されたヒトMSCを利用したGVHD治療戦略として，再生医療等製品「テルセムHS注」(JR-031)が「造血幹細胞移植後の急性GVHD」を適応症として，厚生労働省より製造販売承認された。用法・用量としては体重1kg当たりヒトMSCとして1回$2×10^6$個を1週間に2回，投与間隔は3日以上とした上で投与するものとし，4週間投与する。症状に応じて，さらに1週間に1回，4週間投与することができることとなっている。わが国において実施された第Ⅱ・第Ⅲ相臨床試験では，ステロイド抵抗性急性GVHD症例25症例（Grade Ⅲ 22症例，Grade Ⅳ 3症例）がエントリーし，CR 24％，PR 36％，Mixed response (MR) 16％であった。最終的には52週経過時点で，48％がCRの状態を維持して生存中であり，また，PR以上を獲得できた場合には52週時点での生存率は約80％ときわめて良好であった。なお，JR-031による治療期間中に，GVHDの増悪がない限り，それ以前の免疫抑制治療の強化は行われていない。ステロイド抵抗性状態の重症GVHDに対するきわめて有望な治療戦略として，いよいよわが国初の細胞性医薬品が登場する。

1) Muroi K, et al：Int J Hematol. 2016；103(2)：243-50.

黒田純也

第12章

I 細胞免疫療法―樹状細胞療法とT細胞療法

門脇則光

1 はじめに

近年癌免疫療法が急速に進展し、主として免疫チェックポイント阻害薬とT細胞養子免疫療法（adoptive T-cell therapy）の目覚ましい効果により、cancer immunotherapyが2013年のScience誌のBreakthrough of the Yearに選ばれるに至った[1]。抗腫瘍エフェクター細胞であるリンパ球が末梢血、骨髄、リンパ組織といった造血器腫瘍の主座に生理的に行きやすいことから、とりわけ造血器腫瘍に対しては免疫療法が効きやすいと期待される。そして実際、造血器腫瘍に対して様々な免疫療法の開発が進んでいる。そうした中で本項では、免疫系で中心的な役割を果たす樹状細胞とT細胞を中心として、造血器腫瘍に対する細胞免疫療法の現状と今後の展望を述べる。

2 癌免疫療法の枠組み

免疫反応が起こるしくみとして、「病原微生物特有の分子パターン（pathogen-associated molecular patterns；PAMPs）を自然免疫系細胞のパターン認識レセプター（pattern recognition receptors；PRRs）が感知する」というinfectious nonself modelから発展して、「免疫とは生体にとって危険か危険でないかを見わけるしくみである」というdanger modelが提唱されてきた[2]。danger modelでは、生体に危険を知らせるシグナルとして、微生物由来のPAMPsだけでなく、組織傷害によって放出される様々な内因性分子も想定しており、後者の分子はdamage-associated molecular patterns（DAMPs）と総称されている[3]。そして、PAMPsやDAMPsは、膜・細胞質の様々なPRRsによって共通に認識される。これらのPRRsはマクロファージや強力な抗原提示細胞である樹状細胞（dendritic cells；DC）などの自然免疫系の細胞に主に発現する[4]。したがって、外因性のPAMPsや内因性のDAMPsを認識して活性化したDCがT細胞に抗原を提示して、獲得免疫反応を誘導する。つまり、PAMPsやDAMPsを利用すれば、自己に由来する癌細胞に対しても免疫反応を誘導することができる。

こうした免疫のしくみを利用して抗腫瘍免疫を誘導する方法として、①PAMPsまたはDAMPsをアジュバント（免疫賦活薬）として用い腫瘍抗原とともに投与する癌ワクチン、②in vitroで準備したDCに腫瘍抗原を加えて投与するDC療法、③腫瘍抗原に特異的なT細胞をin vitroで増やして投与するT細胞養子免疫療法の主に3つがある（図1）。このうち①では、PAMPs、DAMPsで活性化したin vivoのDCが腫瘍抗原を取り込んで免疫反応を誘導するので、本質的には②と同様に、DCによってin vivoの腫瘍反応性T細胞を刺激する能動的免疫療法である。これに対し、③はDCを介する過程をバイパスして、最終的な抗腫瘍エフェクターT細胞自体を投与する受動的免疫療法である。

一方で、こうした免疫反応を誘導する（つまりアクセルをふかす）方法だけでは免疫療法の効果が不十分であることが近年の研究により明らかになった。免疫系には生理的に免疫反応の行き過ぎを防ぐブレーキが備わっている。これらは免疫チェックポイントと総

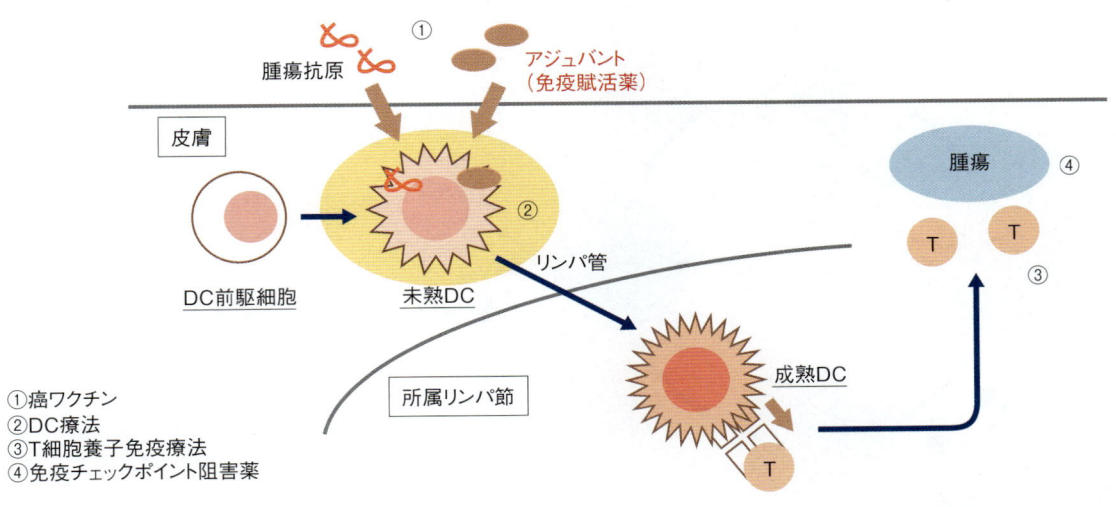

図1 ▶ 癌免疫療法の種類
癌免疫療法は，①アジュバント（免疫賦活薬）を腫瘍抗原とともに投与する癌ワクチン，② in vitro で準備した DC に腫瘍抗原を加えて投与する DC 療法，③腫瘍抗原に特異的な T 細胞を in vitro で増やして投与する T 細胞養子免疫療法，④腫瘍巣の様々な免疫抑制因子を阻害する免疫チェックポイント阻害薬の 4 つに大別される。このうち①では，アジュバントで活性化・成熟した in vivo の DC が腫瘍抗原を取り込んで免疫反応を誘導するので，本質的には②と同様に，DC によって in vivo の腫瘍反応性 T 細胞を刺激する能動的免疫療法である

称され，T 細胞に抑制シグナルを入れる様々なレセプターや，免疫抑制性の細胞である制御性 T 細胞，免疫抑制性マクロファージなどが含まれる[5]。そして，腫瘍巣ではこうした免疫抑制因子が盛んに働き，抗腫瘍免疫反応が起こりにくい環境がつくられている。有効な抗腫瘍免疫反応を誘導するには，これらの免疫抑制を解除する（つまりブレーキをはずす）ことがきわめて重要であることが明らかになった。そのための薬剤は④免疫チェックポイント阻害薬と総称されている（図1）。そして，癌種によってはこれ単独でも有効性が示されているが，今後は④を上記の①，②または③に組み合わせる（つまりブレーキをはずしてアクセルをふかす）方法が広まると考えられる。

以下，主として造血器腫瘍に対する②，③，④の具体例を挙げる。なお，リツキシマブなどの抗体療法も NK 細胞や補体の活性を利用した受動的免疫療法だが，本項では含めない。

3 急性骨髄性白血病に対する樹状細胞療法

DC は，強力な抗原提示細胞として抗原特異的 T 細胞反応を強く誘導するという際立った特徴を持つことから[6]，1990 年代後半から様々な悪性腫瘍に対して DC 療法が試みられた。既に DC に分化した状態で存在する細胞は，末梢血中に単核球の 0.1〜0.5％程度とわずかしかないため，主として単球由来の DC が治療用に用いられている（図2）。急性白血病の非寛解期には正常造血が抑制され，末梢血の単球数が減少していることが多いことから，DC 療法に必要な数の単球を採取するためには，化学療法によって寛解に導入し，正常造血を回復させる必要がある。Van Tendeloo らは 10 例の完全寛解（CR）または部分寛解（PR）の急性骨髄性白血病（acute myeloid leukemia；AML）患者に，WT1 mRNA を導入した単球由来 DC を投与し，PR だった 2 例を含む 4 例で分子遺伝学的完全寛解を得た[7]。この臨床効果は，WT1 特異的 CD8$^+$T 細胞の増加と相関していた。したがって，寛

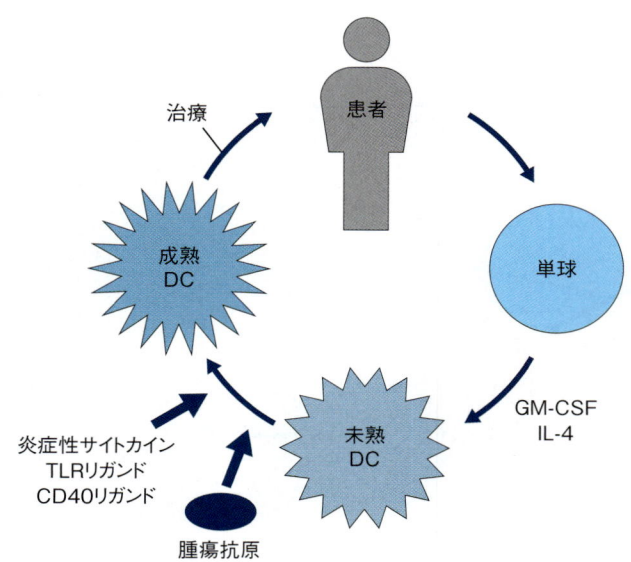

図2 ▶ DCを用いた癌免疫療法の流れ
単球からDCを誘導して免疫療法に用いることが多い。患者からアフェレーシスとフィコール分離で採取した末梢血単核球からフラスコに付着させるなどの方法で単球を得，顆粒球・GM-CSFとIL-4の存在下で数日間培養して未熟DCを誘導し，抗原を添加するとともに，腫瘍壊死因子（tumor necrosis factor；TNF）-α，IL-1などの炎症性サイトカイン，TLRリガンド，CD40リガンドの刺激を加えて成熟DCを誘導してから皮内注射などにて投与する

解後療法としてDC療法を行うことにより，寛解期間を延長できる可能性がある。

筆者らは，高齢者AMLに対する2つのDC療法の臨床試験を施行した。1つは，抗原として，死滅した自己白血病細胞を用いるもので，4例中2例で白血病に対する免疫反応が誘導され，うち1例では白血病抗原WT1，hTERTに対するCD8⁺T細胞が検出された[8]。もう1つは，抗原としてHLA-A*24：02への親和性を上げたWT1改変ペプチドを用いるもので，3例中2例でWT1特異的CD8⁺T細胞が増加した[9]。いずれの試験でも，免疫反応が誘導された症例で一時的な病勢の抑制がみられたが，一方でDC投与終了後再増悪したことから，免疫療法を継続することにより持続的な臨床効果が得られる可能性が示唆された。

4 悪性リンパ腫に対する樹状細胞療法

悪性リンパ腫，特に低悪性度リンパ腫は，増殖が緩徐なことや，リツキシマブに対する反応性が高いことから，免疫療法に対する感受性が高いと期待される。

Timmermanらは，腫瘍細胞が発現する免疫グロブリンのイディオタイプ蛋白を腫瘍特異抗原として添加した単球由来DCを，濾胞性リンパ腫（follicular lymphoma；FL）の患者35例に静脈内投与した[10]。DC投与が終了した33例中23例にイディオタイプ蛋白特異的免疫反応の誘導がみられ，評価可能病変のあった28例のうち，CR 5例を含む8例で腫瘍の縮小がみられた。

また，特定の標的抗原を用いず，自己の腫瘍細胞そのものを抗原としてDCに添加して免疫する方法も試みられている。Di Nicolaらは，再発した低悪性度リンパ腫患者18例に，加熱処理してDAMPsである熱ショック蛋白の発現を誘導し，さらに放射線・紫外線照射によりアポトーシスを誘導した自己リンパ腫細胞を抗原として添加した単球由来DCを皮下投与した[11]。臨床効果は，観察期間中央値50.5カ月でCRを継続している症例が3例，PRが3例，安定（SD）が8例，進行（PD）が4例と比較的良好であった。

さらに，ユニークな方法として，未治療または再発のⅢ/Ⅳ期FLに対し，1カ所の病変に放射線照射，少量リツキシマブ局注，DC局注，および近傍へのマクロファージコロニー刺激因子（granulocyte-macrophage colony-stimulating factor；GM-CSF）投与という4法併用を2週間ごとに3回行うと，

局所療法にもかかわらず14例中5例（36％）でPR以上の効果がみられ，しかも有効例では全身的な腫瘍反応性T細胞の増殖がみられた[12]。この方法は，放射線照射とリツキシマブで死滅した腫瘍細胞をDCに貪食させて様々な腫瘍抗原を提示させることを狙っている。また，放射線照射で腫瘍細胞からDAMPsを放出させ[13]，これでDCを活性化することも狙っている。免疫の理論を巧みに利用した in situ vaccination といえる方法であり，免疫療法の1つの方向性を示す。

5 造血器腫瘍に対するT細胞養子免疫療法

これまで述べたような能動的免疫療法では，患者体内で腫瘍反応性T細胞を量的・質的に十分に増幅させることが難しい可能性がある。これをバイパスする方法として，最終的な抗腫瘍エフェクター細胞であるCD8陽性の細胞傷害性T細胞（cytotoxic T lymphocyte；CTL）を in vitro で増やして輸注するT細胞療法が有望視されている[14]。腫瘍浸潤T細胞を増幅する初期の方法から発展させて，現在はT細胞受容体（T-cell receptor；TCR）またはキメラ抗原受容体（chimeric antigen receptor；CAR）の遺伝子を導入したT細胞を輸注する遺伝子改変T細胞療法が試みられている。

TCR遺伝子導入T細胞療法とは，特定の腫瘍組織適合遺伝子複合体（MHC）クラスI分子（欧米ではHLA-A*02：01，日本ではHLA-A*24：02が多い）と腫瘍抗原ペプチドの複合体を認識するTCRをT細胞に発現させる方法である。メラノーマ抗原MART-1特異的TCRを用い，20例中6例（30％）でPRが得られた[15]。造血器腫瘍では，急性白血病に対してHLA-A*24：02/WT1ペプチドに対するTCR T細胞療法の開発が進んでいる[16]。

CAR遺伝子導入T細胞療法とは，腫瘍細胞の表面抗原に対する抗体のFab部分を短鎖抗体の形で利用し，それとCD3ζ鎖のキメラ分子をT細胞に発現させる方法である。B細胞性腫瘍に対する抗CD19 CAR T細胞療法の臨床応用が進んでおり，特に急性リンパ性白血病（acute lymphoblastic leukemia；ALL）に対しては，化学療法や同種移植後の再発・難治例で30例中27例（90％）にCRが得られ，6カ月後の無イベント生存率が67％と驚異的な成績が報告されている[17]。一方で，特に腫瘍量が多い症例では，重篤な発熱，低血圧，呼吸不全などを伴うサイトカインストームが発症するため注意を要する。また正常なB細胞も傷害されるため，免疫グロブリンの補充が必要である。CD19 CAR T細胞療法は，慢性リンパ性白血病や低悪性度リンパ腫にもよく奏効する[18-20]。

TCRとCARを比較すると，CARにはTCRのようなHLA拘束性がないため，どのようなHLAの患者にも適用できるメリットがある。しかし，CARは腫瘍特異性が高い表面抗原か，あるいはB細胞のように傷害されても対処できる細胞に発現する表面抗原しか標的にできず，そのような分子は限られている。実際，正常細胞にも少量発現する表面分子を標的としたCAR T細胞療法で重篤な副作用が報告されている[21]。したがって，標的抗原の選択には注意を要する。

6 造血器腫瘍に対する免疫チェックポイント阻害療法

DC療法，T細胞療法とも，誘導または輸注されたT細胞が腫瘍巣に集積して，そこで抗腫瘍活性を発揮することを前提としている。しかし，前述のように腫瘍巣は免疫抑制環境にあることが多い[5]。そのような免疫抑制因子（免疫チェックポイント）を阻害することが癌免疫療法成功の鍵を握っている。免疫チェックポイント阻害薬として成功をおさめているのが，1つはT細胞に抑制シグナルを入れる受容体CTLA-4に対する阻害抗体であり[22]，もう1つが，やはりT細胞を抑制する受容体PD-1[23]とそのリガンドPD-L1[24]に対する阻害抗体である（図3）。これらの経路をブロックするとT細胞にブレーキがかからなくなり，結果として抗腫瘍免疫反応が高まる。CTLA-4，PD-1いずれも単独の阻害で有効だが，進行期メラ

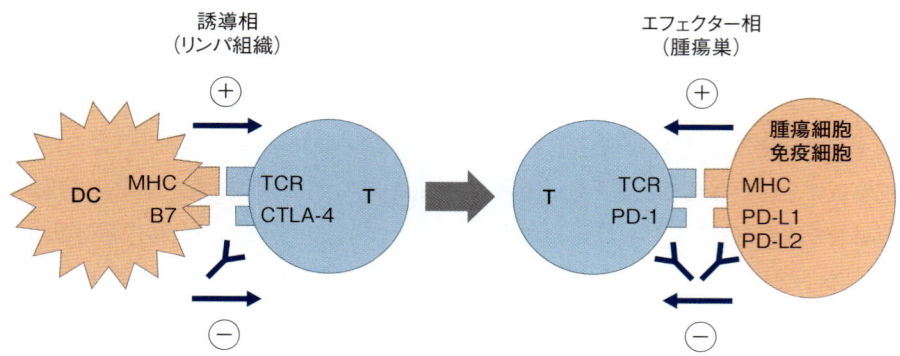

図3 ▶ 抗CTLA-4抗体, 抗PD-1/PD-L1抗体による免疫チェックポイント阻害療法

免疫反応の誘導相では，リンパ組織でDCがナイーブT細胞に抗原を提示しMHCからTCRに活性化シグナルを入れるとともに，代表的な共刺激分子であるB7 (CD80, CD86) がまずT細胞上のCD28に活性化シグナルを入れる。その後，T細胞が活性化するともう1つのB7レセプターであるCTLA-4が誘導され，ここから抑制シグナルが入ってT細胞反応が終息に向かう。このシグナルを抗CTLA-4抗体で阻害するとT細胞の活性化が持続し，結果として抗腫瘍免疫が高まる。また，制御性T細胞もCTLA-4を発現しており，その阻害も抗腫瘍免疫の増強に関与している[27]。次に，活性化したエフェクターT細胞はPD-1を発現し，腫瘍細胞や浸潤免疫細胞が発現するPD-L1 (DCはPD-L2も発現) からの抑制シグナルにより腫瘍巣で活性が抑えられる。このシグナルをPD-1またはPD-L1に対する抗体で阻害するとT細胞の活性化が持続し，抗腫瘍免疫が高まる。CTLA-4はT細胞の広汎な誘導相で働くため，その阻害により有害事象として重篤な炎症反応が起こりやすいが，PD-1が働く相は限られているため，有害事象は相対的に軽い

ノーマに対して両者の阻害を併用すると，65%もの患者でSD以上の臨床効果が得られた[25]。一方で，これらの分子の生理機能から推察できるように，副作用として過剰な免疫反応による炎症性の有害事象が特に抗CTLA-4抗体で高率に認められる。

造血器腫瘍に対しては，抗PD-1抗体により再発・難治性のホジキンリンパ腫 (Hodgkin lymphoma；HL) 23例中実に20例 (87%) でPR以上が得られ，しかも24週の時点での無増悪生存率が86%と持続的な効果が得られている[26]。この顕著な効果は，結節硬化型のHLでPD-L1，PD-L2遺伝子が増幅し，腫瘍細胞がこれらを高発現することによると考えられる[28]。再発FL[29]や自家末梢血幹細胞移植直後のびまん性大細胞型B細胞リンパ腫 (diffuse large B-cell lymphoma；DLBCL)[30] に対しても，抗PD-1抗体の有望な効果が報告されている。

7 癌免疫療法の展望

これまで述べたように，癌免疫療法の手法は，

①DCで in vivo の腫瘍反応性T細胞を活性化する能動的免疫療法
②腫瘍反応性T細胞を in vitro で培養して投与する受動的免疫療法
③腫瘍巣や担癌個体の免疫抑制環境を打破する免疫チェックポイント阻害療法

の3つに大別される。

①だけでは，単独で効果を発揮するのに十分なT細胞を担癌個体内で増殖させるのが困難な場合が少なくない。したがって，③との併用の方向へ進むであろう。また，手法として in vitro でのDC培養から，簡便な in vivo のDC活性化という方向へ進むであろう。

②は，少なくともALLに対しては単独で十分な効果が得られている[17]。悪性リンパ腫[19]や固形癌[31]に対してはそれより効果が落ちる傾向がある。これが腫瘍の免疫抑制環境によるものとすれば[20]，③の併用で有効性が上がると期待できる。

重要なのは，③の免疫チェックポイント阻害薬だけでなぜ効くのか，また効く例と効かない例でどこが違うのか，という点である。一般に癌では空間的・時間

的に多数の突然変異が入り続けている[32]。こうした絶え間ない変異により分子標的薬への抵抗性が生じるが、一方で腫瘍免疫の観点からは新たな腫瘍特異抗原を生み出し続けているといえる[33]。実際、突然変異の数が多いほど、また生成した変異ペプチドのMHCクラスIへの結合性が高いほど抗CTLA-4抗体が効きやすい[34]。また、既に抗腫瘍免疫反応が起こりCD8$^+$T細胞などの免疫細胞が腫瘍巣に浸潤し、これらが産生するサイトカインによって腫瘍細胞や局所の免疫細胞がPD-L1を発現している症例では、PD-1シグナルによって抗腫瘍T細胞の活性が抑えられている。このような場合には抗PD-1/PD-L1抗体が効きやすい[35-37]。

さらに、抗CTLA-4抗体、抗PD-1/PD-L1抗体以外の免疫チェックポイント阻害薬として、T細胞の抑制レセプターTim-3に対する阻害抗体[38]、制御性T細胞を除去する抗CCR4抗体[39]、多くの腫瘍細胞が発現するトリプトファン代謝酵素indoleamine 2,3-dioxygenase（IDO）の阻害薬[40]などが臨床試験に進んでいる。

8 おわりに

免疫チェックポイント阻害薬と遺伝子改変T細胞療法の成功により、免疫療法が癌治療の表舞台に一気に躍り出た。一方で、癌種間や、同じ癌種でも患者間で不均質性（heterogeneity）があることから、免疫療法の効果が期待できる患者を見きわめる必要がある。また、様々な免疫療法の中でも、どのような方法が安全性、有効性、汎用性、コストの面から優れているかを検証する必要がある。免疫療法同士、および免疫療法と他の治療法の併用も進むであろう。終わりのない癌治療の進歩の中で、免疫療法の役割が今後広がることが大いに期待できる。

● 文献

1) Couzin-Frankel J：Science. 2013；342(6165)：1432-3.
2) Matzinger P：Science. 2002；296(5566)：301-5.
3) Kono H, et al：Nat Rev Immunol. 2008；8(4)：279-89.
4) Takeuchi O, et al：Cell. 2010；140(6)：805-20.
5) Motz G T, et al：Immunity. 2013；39(1)：61-73.
6) Steinman RM：Annu Rev Immunol. 2012；30：1-22.
7) Van Tendeloo VF, et al：Proc Natl Acad Sci USA. 2010；107(31)：13824-9.
8) Kitawaki T, et al：Exp Hematol. 2011；39(4)：424-33.
9) Kitawaki T, et al：Br J Haematol. 2011；153(6)：796-9.
10) Timmerman JM, et al：Blood. 2002；99(5)：1517-26.
11) Di Nicola M, et al：Blood. 2009；113(1)：18-27.
12) Kolstad A, et al：Blood. 2015；125(1)：82-9.
13) Galluzzi L, et al：Oncoimmunology. 2013；2(10)：e26536.
14) Maus MV, et al：Annu Rev Immunol. 2014；32：189-225.
15) Johnson LA, et al：Blood. 2009；114(3)：535-46.
16) Ochi T, et al：Blood. 2011；118(6)：1495-503.
17) Maude SL, et al：N Engl J Med. 2014；371(16)：1507-17.
18) Kalos M, et al：Sci Transl Med. 2011；3(95)：95ra73.
19) Kochenderfer JN, et al：Blood. 2012；119(12)：2709-20.
20) Maus MV, et al：Blood. 2014；123(17)：2625-35.
21) Morgan RA, et al：Mol Ther. 2010；18(4)：843-51.
22) Hodi FS, et al：N Engl J Med. 2010；363(8)：711-23.
23) Topalian SL, et al：N Engl J Med. 2012；366(26)：2443-54.
24) Brahmer JR, et al：N Engl J Med. 2012；366(26)：2455-65.
25) Wolchok JD, et al：N Engl J Med. 2013；369(2)：122-33.
26) Ansell SM, et al：N Engl J Med. 2015；372(4)：311-9.
27) Peggs KS, et al：J Exp Med. 2009；206(8)：1717-25.
28) Green MR, et al：Blood. 2010；116(17)：3268-77.
29) Westin JR, et al：Lancet Oncol. 2014；15(1)：69-77.
30) Armand P, et al：J Clin Oncol. 2013；31(33)：4199-206.
31) Robbins PF, et al：J Clin Oncol. 2011；29(7)：917-24.
32) Govindan R：Science. 2014；346(6206)：169-70.
33) Yadav M, et al：Nature. 2014；515(7528)：572-6.
34) Snyder A, et al：N Engl J Med. 2014；371(23)：2189-99.
35) Powles T, et al：Nature. 2014；515(7528)：558-62.
36) Herbst RS, et al：Nature. 2014；515(7528)：563-7.
37) Tumeh PC, et al：Nature. 2014；515(7528)：568-71.
38) Anderson AC：Cancer Immunol Res. 2014；2(5)：393-8.
39) Sugiyama D, et al：Proc Natl Acad Sci USA . 2013；110(44)：17945-50.
40) Uyttenhove C, et al：Nat Med. 2003；9(10)：1269-74.

J 白血病に対するWT1ペプチドワクチン療法
—同種造血幹細胞移植後の投与を中心に

保仙直毅

1 WT1を標的とした免疫療法の開発

WT1遺伝子は小児の腎腫瘍であるウィルムス腫瘍の原因遺伝子として同定された転写因子である。当初は，癌抑制遺伝子として同定されたが，その後の精力的な研究により，白血病を含め多くの癌において高発現がみられ，むしろ癌遺伝子様の機能を果たしていることが明らかにされた。WT1は，ほぼすべての急性および慢性白血病に高発現している。白血病治療においては分子マーカーとしてきわめて有用で，WT1遺伝子産物を定量することにより，微小残存病変を推測するWT1アッセイは，わが国のみならず世界中の白血病治療においてなくてはならないものになっている。

WT1は高い白血病細胞特異性を有する分子であることより，白血病治療の標的となりうると考えられ精力的に研究が進められた。2000年に杉山らの大阪大学グループおよび愛媛大学の安川らを含めた世界中の4つのグループより，WT1蛋白由来のペプチドを癌ワクチンとして用いることが可能であるという報告がなされたことにより，"WT1ワクチン療法"の開発が世界的な競争となった[1,2]。

WT1ペプチドとはWT1蛋白のアミノ酸配列に由来し，HLA-A*24:02上に提示されることが示された9merのペプチド（CMTWNQMNL）である。我々はその2番目のMをYに改変したCYTWNQMNLがより強い細胞傷害性T細胞（cytotoxic T lymphocyte；CTL）誘導能を持つことを示し，この改変型ペプチドをワクチンとして用いている。また，HLA-A*24:01に関しても同様なペプチド配列を同定しておりワクチンが可能である。このWT1ペプチドをモンタナイドISA51アジュバント（免疫賦活薬）と混和することによりエマルジョン化し，患者の皮内に投与している。我々はまず，第Ⅰ相試験において，化学療法後の白血病患者に対し，WT1ワクチンの投与を行い，WT1ワクチンが安全で，WT1に特有のCTLを誘導することができることを示した[3]。また，骨髄異形成症候群（myelodysplastic syndrome；MDS）の患者においても有効と推測される症例を報告した[4]。さらに，WT1ペプチドワクチンの投与により長期に寛解を維持した症例を報告し，寛解維持療法としてもWT1ワクチン療法の可能性を示した[5]。また，WT1ペプチドを用いた免疫療法は我々のグループのみならず，世界中の様々な施設において，様々な形で臨床試験が行われている[6,7]。

2 同種造血幹細胞移植後の再発予防策としての免疫療法

化学療法薬または分子標的薬を含む抗白血病薬の進歩は，白血病患者の予後を大きく改善した。また，薬物療法のみで治癒しない白血病患者に対する同種造血幹細胞移植（allogeneic hematopoietic stem cell transplantation；alloSCT）においては，支持療法の進歩により移植関連の死亡率は減少し，予後は著明に改善した。しかし，特に非寛解状態の白血病患者に対するalloSCTにおいて，再発はまだ主要な問題のままである。したがって，移植後の残存白血病細胞の根絶のための革新的な治療法の開発が現在の白血病治療の進歩のための急務である。

alloSCTの抗腫瘍効果を担うものはアロ抗原，あるいは腫瘍抗原特異的細胞傷害性T細胞をエフェク

ターとする移植片対白血病（graft versus leukemia；GVL）効果である．このうち，アロ抗原に対する反応の増強は，血液系にしか発現のみられないマイナー組織適合性抗原の場合を除き当然移植片対宿主病（graft-versus-host disease；GVHD）の悪化をまねく．一方，腫瘍抗原の場合は正常臓器における発現がない，もしくは少ないので，腫瘍抗原に対する反応を増強することによりGVHDを悪化させることなく，GVL効果を増強することが可能である．そのための方法として，腫瘍抗原を標的とした癌ワクチン療法は有望な治療法のひとつである．

現在まで，血液悪性腫瘍に対する癌ワクチン療法は様々な形で試みられてきた．ひとつは，細胞溶解物をワクチンとして用いる方法である．たとえばGM-CSF発現K562細胞をそのままあるいは自己の白血病細胞と混合してワクチンとして用い，慢性骨髄性白血病（chronic myeloid leukemia；CML）患者に投与することにより，複数の白血病特異的抗原に対する免疫反応が惹起できることが報告されている[8]．樹状細胞ワクチンも，広く試みられており，患者の末梢血から誘導した樹状細胞，白血病細胞と樹状細胞の融合細胞あるいは，白血病細胞のライセートをパルスした樹状細胞をワクチンとして用いて免疫反応を誘導することにも成功している．さらに，最近では，WT1 mRNAをエレクトロポレーションした樹状細胞によるワクチンが化学療法抵抗性の白血病患者に分子寛解をもたらしたことが報告されている[9]．

これらの方法に比べ，より簡便で汎用性の高い方法は，白血病関連抗原由来のペプチドあるいはDNAをアジュバントとともに投与する方法である．BCR-ABL，WT1，PR3，PRAME20などが白血病に対する標的抗原として用いられている．

以下に述べる様々な理由で，同種移植後には免疫療法が効果を示すのに都合の良い条件がそろっており，通常の担癌患者以上に免疫療法の効果を期待できる状況にある（**図1**）．

① alloSCT後には，全身放射線照射（total body irradiation；TBI）などの前処置あるいは移植直後のGVL効果によって，薬物療法では得られないレベルのtumor reductionが達成され，ほとんどの場合腫瘍量は最小になっている．このことは免疫療法が効果を発揮する上では重要なことである．免疫療

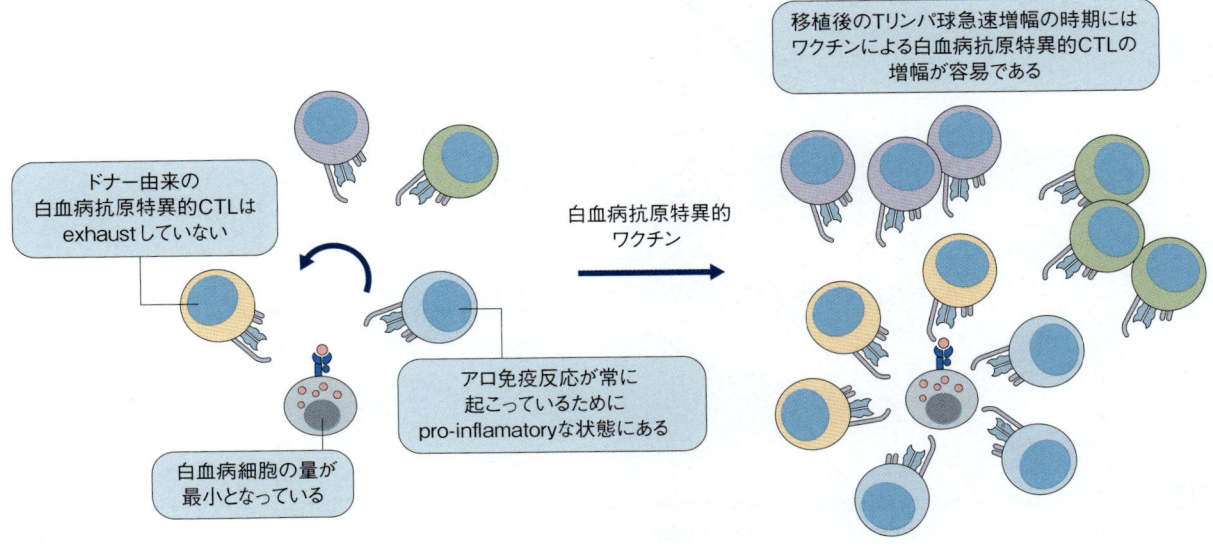

図1 ▶ alloSCT後にみられる免疫療法に有利な様々な要素

法によりCTLが誘導されても，それが効果を示すためには，ターゲットである腫瘍の量と誘導されたCTLとの量的関係，すなわちエフェクター：ターゲット比が重要であるためである。

②alloSCT後におけるドナー由来Tリンパ球の急速な増幅（homeostatic expansion）が起こる時期に免疫療法を行うことにより，腫瘍抗原特異的T細胞の急速な増幅が可能である。alloSCT後のTリンパ球の再構築の時期には，T細胞レパートリーはオリゴクローナルで，認識抗原はアロ抗原，ウイルス抗原，あるいは腫瘍がある場合には腫瘍抗原であろうと推測される。重症のGVHDが起こるということはすなわち，アロ抗原を認識するT細胞がdominantに増幅していることを意味している。そこで，この段階で，癌ワクチンを用いることによって，癌抗原を認識するT細胞をdominantに増幅することにより，より強いGVL効果を得ようと考えるのは明らかに理にかなっている。したがって，移植後2～3カ月以降からの数カ月が癌ワクチンを用いるのに適切なwindowのひとつであると考えられる（図2）。

③担癌患者においては癌抗原特異的CTLがexhaustしていることが知られており，癌の免疫療法を困難にしていることのひとつである。一方，alloSCTにおいて移入されるドナー由来CTLは，それまでに癌抗原には遭遇したことがないのでexhaustしておらず，白血病細胞を排除するために効率的に働くと考えられる。

④CD8 CTLによる細胞傷害性T細胞の細胞傷害反応が開始されるためには，自然免疫系の活性化を含

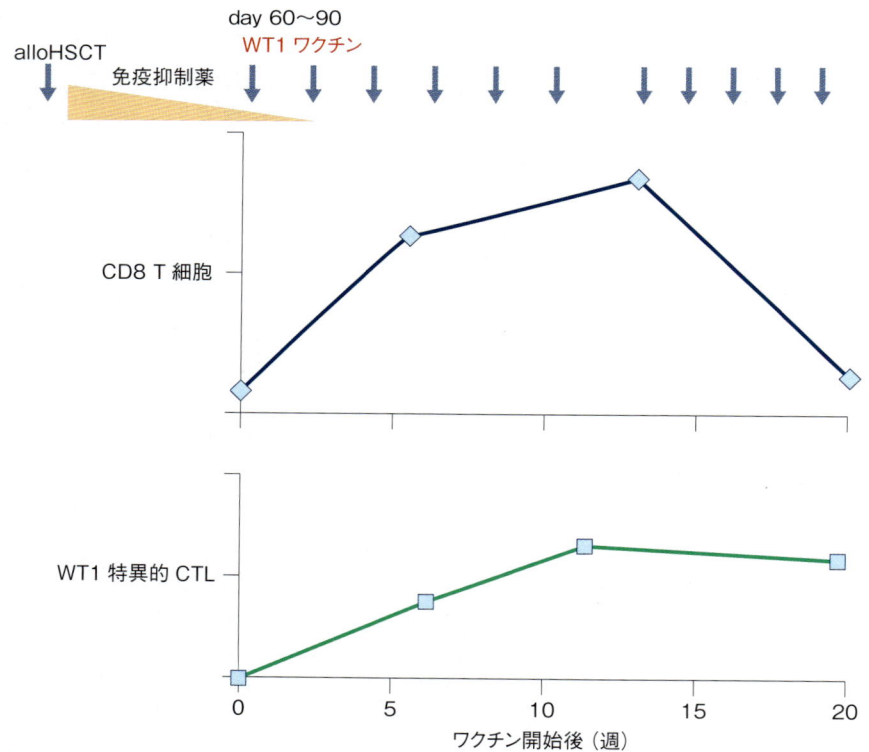

図2 ▶ **LAA-targeting vaccination and homeostatic T cell expansion after HSCT may work synergistically and induce extensive expansion of LAA-specific CTLs.**
alloSCT後におけるCD8 T細胞のドナー由来のリンパ球の急速な増幅の時期にWT1ワクチン療法を行うことにより，WT1特異的CD8 T細胞をdominantに増幅することが可能である

む炎症が必要である。alloSCT後には，前処置による組織傷害，アロ反応による免疫反応などにより，常にpro-inflammatoryな状態にあり，CTLの活性化が起こりやすい状況にある。

これらの有利な状況下で免疫療法を行うことは理想的である一方で，造血幹細胞移植後という合併症の多い状況下での臨床試験を行うことはなかなか難しいのも事実である。

3 造血幹細胞移植後白血病患者に対するWT1ワクチン臨床試験

WT1がalloSCT後のGVLの標的になっていることを示す報告は2006年に国立がん研究センターの平家らによってなされ[10]，その後米国からも同様な報告がなされた。しかしながら，実際に移植後の患者にWT1ワクチンを投与するということはそれからしばらくなされていなかった。それは，前述のように合併症の多い移植後患者を対象として臨床試験を行うのが困難であるためであった。しかし，大阪大学小児科の橋井らは，小児のalloSCT後患者に対するWT1ワクチン療法を世界で最初に試み，再発ハイリスク例における寛解維持のために有用である可能性を示した[11]。この試験では，再発のリスクが高い3人の小児白血病患者に対し，HLA-A*24：02拘束性のWT1ペプチド（アミノ酸235-243 CYTWNQMNL）をMontanide ISA51アジュバントとともに毎週注射した。WT1ワクチン接種は，移植後41～173日目の間に開始された。骨髄におけるWT1 mRNA発現量は3例すべてで低下した。そのうち2例では，33.5と40.3カ月の観察期間の間，完全寛解（CR）を維持した。再発した1例では，白血病細胞がHLA発現を欠失しており，CTLによる制御からの逸脱が起こっていると考えられた。

引き続いて，大阪大学血液内科の前田らは，alloSCTを受けた成人血液悪性疾患患者に対して，同様の第I相臨床試験を開始した[12]。対象は，再発ハイリスク（非寛解期移植あるいは移植後再発）で寛解状態の患者および，既に再発した患者であった。HLA-A*24：02拘束性のWT1ペプチド（アミノ酸235-243 CYTWNQMNL）をMontanide ISA51アジュバントとともに毎週（3カ月以降は隔週）投与した。9人の患者（AML 5名，ALL 2名，CMMoL 1名，MM 1名）が，登録された。1人の患者では，WT1ワクチン開始後65日目（移植後199日目）に，軽い低酸素（室内空気のPaO_2 65mmHg）と拘束性肺機能障害（$FEV_{1.0}$ 40%）がみられ，閉塞性細気管支炎（bronchiolitis；BO）と診断されたが，吸入ステロイド投与のみで回復した。

また，ほかの8人の患者においては皮膚反応以外の特記すべき有害事象を認めず，移植後患者においてもWT1ワクチンは安全に投与できることが示された。また，血液学的寛解でWT1ワクチンを開始した白血病患者5人のうち5人ともが1年以上寛解を維持していた（AMLの1例はワクチン開始後663日目に再発）。特に，WT1ワクチン開始時に末梢血および骨髄において移植後いったん消失したMLL/AF4が再度出現していたALLの症例（これが実際1例目であった）では，WT1ワクチン開始後にMLL/AF4は消失し，その後二度と出現することはなく，現時点で4年以上寛解を維持している。当然，MLL/AF4を検出した時点で免疫抑制薬の急速減量が行われているため，それにより誘導されたGVL効果が腫瘍の消失をもたらした可能性は十分にあり，WT1ワクチンの貢献に関しては単一の症例で議論することは困難である。しかしながら，非寛解期移植5例中4例が長期寛解を維持しているということは，非常に有望な結果であり，第II相試験においてその効果を確認していく必要があると考えられた。一方，既に血液学的再発をきたした患者に対しての効果は十分ではないことも示唆された。また，免疫学的解析では，$WT1_{235}$ペプチド特異的$CD8^+$ T細胞を，HLA-$WT1_{235}$テトラマーを用いて解析し，CRを維持した4人の患者のうちの3人WT特異的CTLがWT1ワクチン投与後に増加していることを明らかにした。上記の良好な結果を受け

て，alloSCT後白血病患者に対するWT1ワクチンの効果を検討するための第Ⅱ相臨床試験を開始し，現在も施行中である。第Ⅰ相試験における考察を受けて，①原則的に血液学的寛解の患者を対象とする，②極力移植後2～3カ月に開始するようにしている。

4 今後の課題

以上の結果は，WT1ワクチンがalloSCT後の再発を予防する手段となりうる可能性を示唆している。今後，そのエビデンスを示すために，前向きのランダム化比較試験が必要である。さらに，より有効な免疫療法の確立のために以下のような課題に取り組んでいる。

1. ドナーへのWT1ワクチン投与

血縁者間のalloSCTにおいては患者ではなくドナーにWT1ワクチンを投与してWT1特異的CTLを増幅した後にレシピエントへ移植することが可能である。免疫機能の低下した移植後患者ではなく，正常な免疫系を有するドナーにワクチンを投与するほうがCTLの誘導は良いのではないかと考えられる。このようなアプローチは既に，骨髄腫患者における患者特異的イディオタイプを標的としたワクチンを用いて行われ，抗原特異的CTLをレシピエントに移入することが可能であることが示されて，いくつかの報告では抗腫瘍効果も示されている。特に，移植後に分子再発がみられた場合などに行われるドナーリンパ球輸注(DLI)においては，少しでも強いGVLを誘発する必要があることは明らかであり，DLIに用いるリンパ球採取の前に，ドナーにWT1ワクチンを投与することはきわめて合理的なことだと考えられる。健常人であるドナーにWT1ワクチンを投与するということの問題点はあるが，今まで，固形腫瘍患者を中心に数百人の患者に投与が行われた結果からは安全性については大きな問題はないと思われる。ただし，皮膚に注射痕が残るので美容上の問題はある。いずれにせよ，今後，臨床試験を行い，その安全性，有用性を明らかにしていく予定としている。

2. CD4ヘルパーT細胞の活性化

腫瘍免疫反応におけるのCD4ヘルパーT細胞の重要性が近年再確認されている。

Rosenbergらのグループは転移性胆管癌患者からの腫瘍浸潤リンパ球(TIL)の中には変異erbb2を認識する$CD4^+$ T細胞を含むこと，そして，変異erbb2を認識する$CD4^+$ T細胞の移入により腫瘍が縮小することを示した。CD8 CTLとともにCD4 T細胞を活性化するための試みは様々なアプローチでなされている。そのひとつはCTLエピトープだけでなくCD4ヘルパーT細胞が認識しうるヘルパーエピトープを含む長い合成ペプチドを用いたワクチンである。我々のグループも，WT1特異的CD4ヘルパーT細胞が認識するペプチド配列を同定しており，それをCTLペプチドワクチンと併用する臨床試験を，脳腫瘍を対象として行っている。alloSCT後患者においても，CTLペプチドに関しては安全性が確認されたので，今後はヘルパーWT1ペプチドの併用によるより強いWT1特異的CTLの誘導をめざした臨床試験を行う予定である。

3. 免疫チェックポイント阻害薬との併用

近年，癌免疫療法が高い注目を集めるようになった最大の理由は，抗CTLA-4抗体および抗PD-1/PD-L1抗体の成功である。これらは免疫チェックポイント抗体と呼ばれ，抗腫瘍CTLのexhaustionを防ぐことにより腫瘍免疫反応を促進する。これらのチェックポイント抗体の成功は，CTLのexhaustionが可逆的であることを証明している。WT1ワクチンとチェックポイント抗体の相乗効果を試すことは，明らかに合理的である。一方，こちらの抗体の有用性が示されているのは，悪性黒色腫，腎癌，肺癌であり，いまだ白血病，特に造血幹細胞移植後の患者におけるこれらの抗体の効果は明らかでない。現在，それを検証するための治験，臨床試験が行われていると想像さ

れる。WT1ワクチンとチェックポイント抗体を併用することにより，ワクチンにより誘導されたCTLの疲弊が防がれるため，ワクチン単独でも，抗体単独でもみられないような強い特異的抗腫瘍免疫反応がみられるのではないかと期待している。

5 まとめ

白血病に対する造血幹細胞移植の進歩は著しく，成績も向上しているが，それでも再発してしまう症例は存在する。したがって，造血幹細胞移植後の再発防止法を開発することが急務である。alloSCT後は，免疫療法が効果を発揮するために有利な条件がそろっており，免疫療法を用いた再発防止が有望である。

我々は，ほぼすべての白血病に高発現しているWT1を標的としたペプチドワクチンを用いた移植後再発防止を試みており，既に第I相臨床試験を終えた。その結果，移植後の患者であっても安全性に大きな問題はなく，また，非寛解期移植にもかかわらず，多くの患者が寛解を維持し続けていることより，その効果も有望である。現在，効果を検討するための第II相臨床試験を施行中である。また，さらに強い抗腫瘍効果を得るための試みを臨床，および前臨床のレベルで行っている。

● 文 献

1) Oka Y, et al：J Immunol. 2000；164(4)：1873-80.
2) Ohminami H, et al：Blood. 2000；95(1)：286-93.
3) Oka Y, et al：Proc Natl Acad Sci USA. 2004；101(38)：13885-90.
4) Oka Y, et al：Int J Hematol. 2003；78(1)：56-61.
5) Tsuboi A, et al：Leukemia. 2012；26(6)：1410-3.
6) Rezvani K, et al：Blood. 2008；111(1)：236-42.
7) Keilholz U, et al：Blood. 2009；113(26)：6541-8.
8) Borrello IM, et al：Blood. 2009；114(9)：1736-45.
9) Van Tendeloo VF, et al：Proc Natl Acad Sci USA. 2010；107(31)：13824-9.
10) Morita Y, et al：Int J Cancer. 2006；119(6)：1360-7.
11) Hashii Y, et al：Leukemia. 2012；26(3)：530-2.
12) Maeda T, et al：Blood Cancer J. 2013；3：e130.

索引

数字

1アレル不適合 800
1抗原不適合 800
2-クロロデオキシアデノシン（2-CdA） 492
5q-症候群 193
7番染色体欠失 268
8；21染色体相互転座 203
11q23転座白血病 390
13番染色体長腕欠失 365
14番染色体異常 592
17番染色体短腕欠失 366
21番染色体 236

欧文

A

α型PDGF受容体 309
ABL TKI 694
ABVD（療法） 357, 653, 655, 775
activated B cell-like；ABC 324, 738
acute basophilic leukemia 406
acute erythroid leukemia 404
acute leukemias of ambiguous lineage；ALAL 407
acute lymphoblastic leukemia；ALL 9, 10, 61, 173, 182, 474, 804
—— with iAMP21 186
——診断フローチャート 473
acute megakaryoblastic leukemia；AMKL 234, 667
acute myeloid leukemia；AML 57, 86, 176, 188, 229, 241, 246, 268, 384, 804
—— with maturation 403
—— with minimal differentiation 401
—— with myelodysplasia-related changes；AML/MRC 393, 400
——, not otherwise specified；AML, NOS 400
acute myelomonocytic leukemia；AMMoL 403
acute panmyelosis with myelofibrosis；APMF 406
acute promyelocytic leukemia；APL 176, 283, 388, 665, 682, 689
acute undifferentiated leukemia；AUL 407
adaptive immune system 456
adoptive T-cell therapy 840

adult T-cell leukemia；ATL 607
——の表面抗原 610
adult T-cell leukemia/lymphoma；ATLL 10, 321, 345, 467, 620, 770
age-adjusted IPSS-R；IPSS-RA 424
aggressive ATL 770
aggressive non-Hodgkin lymphoma；NHL 732, 783
aggressiveリンパ腫 641
allele burden 301
allogeneic hematopoietic stem cell transplantation 434, 607, 634, 780, 796, 804, 812, 846
——の予後予測スコア 809
all-trans retinoic acid；ATRA 283, 389, 682, 689
Alox5 296
AML1 208
——遺伝子点突然変異 229
AML1-MTG8 205, 210
AML1/RUNX1 203, 214, 229
AML without maturation 402
amyloid precursor protein；APP 49
anaplastic large cell lymphoma；ALCL 322, 468, 624, 636, 775, 815
anaplastic lymphoma kinase；ALK 624, 626, 777
——陰性未分化大細胞リンパ腫 636
aneuploidy 365
angioimmunoblastic lymphadenopathy with dysproteinemia；AILD 630
angioimmunoblastic T-cell lymphoma；AITL 64, 322, 467, 630, 636, 815
—— prognostic index；ATPI 633
An International System for Human Cytogenetic Nomenclature；ISCN 169
Ann Arbor分類 653
antibody-dependent cell-mediated cytotoxicity；ADCC 459, 720, 732, 755, 763, 770
antibody-drug conjugate；ADC 530, 775
antigen-presenting cell；APC 833
anti-leukemic gene 263
Ara-C 548
——大量療法 814
array 76
—— based CGH 140
arsenic trioxide；ATO 389, 682
As_2O_3 689

ASPIRE試験 753
ASXL1 182, 213, 451
ASXL2 213
asymptomatic (smouldering) multiple myeloma 552
ataxia telangiectasia；AT 286
ATF3/4 746
ATL-PI（予後予測モデル） 611
ATRA耐性機構 684
atypical chronic myeloid leukemia；aCML 306
Auer小体 386
autoimmune disease；AID 353
—— -LPD 353, 357
autologous stem cell transplantation 569, 634, 642, 780, 812, 829
AZA（AzaC） 398, 429, 453, 708
AZA-001試験 710

B

bacterial artificial chromosome；BAC 136
——アレイCGH法 141
B-acute lymphoblastic leukemia；B-ALL 469
bafetinib 701
B-cell maturation antigen；BCMA 766
B-cell precursor ALL；BCP-ALL 805
B cell receptor；BCR 339, 738
——シグナリング 738
BCR/ABL1 182
—— -like ALL 185
BCR-ABL^{35INS} 703
BCR-ABLキメラ遺伝子 694
B-cell specific activator protein；BSAP 649
B-chronic lymphocytic leukemia；B-CLL 476, 482
BEAM療法 580
Bence Jones protein；BJP 568
bendamustine 498
Binet分類 483
Birbeck顆粒 669
bispecific T-cell engager；BiTE 810
blinatumomab 810
body cavity-based lymphoma；BCBL 534
bone marrow transplantation；BMT 788
bortezomib；BTZ 743, 755

B-prolymphocytic leukemia；B-PLL **476**
BRAF **488**
　　──V600E変異 **461, 488, 491**
BRAF阻害薬 **492**
BRCC3 **193**
BRD4阻害薬 **223**
breast cancer resistance protein；BCRP **436**
brentuximab vedotin；BV **775**
Bruton tyrosine kinase；BTK **738**
　　──阻害薬 **530**
BR療法 **498**
Burkitt lymphoma；BL **316, 320, 342, 466, 544, 739**
burn-out germinal center **631**
B型肝炎ウイルス **773**
B細胞
　　──欠損症 **341**
　　──受容体 **738**
　　──性ALL **174**
　　──成熟抗原 **766**
　　──性腫瘍 **719**
　　──性前リンパ球 **476**
　　──性慢性リンパ球性白血病 **476**
　　──前駆細胞型ALL **805**
　　──の成熟と最終分化 **340**
　　──分化 **338, 340, 456**
　　──リンパ腫 **162**
Bリンパ芽球性白血病/リンパ腫 **182**

C

C13orf25 **333**
CALR **301, 444**
CAML蛋白質 **766**
carbohydrate recognition domain；CRD **768**
carfilzomib；CFZ **749**
CBFβ **208**
CBF（PEBP2）転写因子複合体遺伝子 **207**
CBF白血病 **384**
CCAAT/enhancer binding protein α **261**
CCND1 **502**
CCND3 **144**
CCR4 **770**
CD4ヘルパーT細胞 **850**
CD5陽性DLBCL **529**
CD20 **718**
CD30 **624, 775**
CD44 **68**
CD45/SSCゲート法 **148**
CDE療法 **537**
CDK5 **746**
CEBPA **180, 202, 257, 261, 391**
C/EBPα **261**

C/EBPβ **263**
cell adhesion molecule 1/tumor suppressor in lung cancer 1；CADM1/TSLC1 **610**
centrocyte-like cell **518**
cereblon **758**
CGH法 **135, 140**
chimeric antigen receptor；CAR **843**
　　──遺伝子導入T細胞療法 **843**
Chipシーケンス解析 **96**
CHOEP-21療法 **626**
CHOP療法 **526, 537, 777**
　　──-21 **626**
chromosomal microarray test；CMA test **139**
chromothripsis **136**
chronic eosinophilic leukemia；CEL **308, 314**
chronic inflammatory demyelinating polyneuropathy；CIDP **579**
chronic lymphocytic leukemia；CLL **63, 342, 460, 735**
chronic myeloid leukemia；CML **3, 62, 84, 171, 292, 430, 443, 694**
chronic myelomonocytic leukemia；CMML **188, 413, 450**
chronic myeloproliferative neoplasms；cMPN **298, 305**
chronic neutrophilic leukemia；CNL **305, 439**
cIg FISH法 **369**
c-Jun N-terminal kinase；JNK **227**
C-KIT **246**
CLARION試験 **753**
classⅠ遺伝子変異 **59**
classⅡ遺伝子変異 **59**
classical Hodgkin lymphoma；CHL **625, 645**
clonality **153**
c-MPL **303**
CNLの診断基準 **440**
CNN-LOH **136**
CODOX-M **548**
combined modality treatment；CMT **655**
common deleted region **419**
common lymphoid progenitor；CLP **338**
competitive endogenous RNA **382**
complete cytogenetic response **84**
complete metabolic response；CMR **654**
complement-dependent cytotoxicity；CDC **719, 763**
composite karyotype **169**
comprehensive geriatric assessment；CGA **806**
copy-neutral LOH **189**

copy number alteration；CNA **361**
copy number analyser for gene chip；CNAG **77**
copy number neutral loss of heterozygosity **136**
copy number variation；CNV **135**
　　──検出法 **137**
cord blood stem cell transplantation；CBT **788, 819**
Cotswold分類 **653**
CMML-specific prognostic scoring system；CPSS **452**
CRLF2 **184**
Crow-Fukase症候群 **577**
CSF3R **305**
cutaneous T-cell lymphoma；CTCL **616, 642, 771**
CUX1 **271**
CXCL12-abundant reticular cells；CAR cell **68**
CyBorD療法 **570**
cytogenomic **139**
cytomegalovirus；CMV **808, 838**
cytoplasmic immunoglobulin staining FISH **369**
cytotoxic T lymphocyte；CTL **606, 833, 843, 846**
C型肝炎ウイルス **510**

D

DAC **708**
damage-associated molecular patterns；DAMPs **840**
damage-specific DNA binding protein 1；DDB1 **758**
dCF **492**
Deauville 5-point system；5PS **653**
definitive **338**
dendritic cells；DC **840**
dendritic cell sarcoma, not otherwise specified **669**
denileukin difitox **634**
dexamethazone；DEX **743, 766**
DHAP療法 **778**
diffuse large B-cell lymphoma；DLBCL **319, 324, 342, 466, 521, 523, 547, 600, 631, 738**
　　──, not otherwise specified；DLBCL, NOS **521**
DIPSS-plus **302**
discriminatory marker **145**
disease modified anti-rheumatic-drugs；DMARD **358**
disseminated intravascular coagulation；DIC **388, 682**

DNA methyltransferase；DNMT **37**
DNA
　——シーケンス解析 **95**
　——メチル化 **274, 275**
　——メチル化異常 **277**
　——メチル化酵素 **37**
　——修飾解析 **96**
　——二重鎖切断 **286**
*DNMT3A*遺伝子 **181**
dose-adjusted EPOCH療法 **549**
dose limiting toxicity；DLT **788**
double-hit lymphoma；DHL **319**
double minute chromosome；dmin **115**
double strand DNA break；DSB **286**
Down syndrome；DS **234**
　——-AMKL **234, 239**
DRC療法 **564**
driver mutation **411**
drug-induced hypersensitivity syndrome；DIHS **677**

E
early T cell precursor ALL；ETP-ALL **584**
eBEACOPP（escalated-dose BEACOPP）療法 **658**
electron dense body **602**
ENDEAVOR試験 **753**
epidermotropism **616**
epithelial membrane antigen；EMA **625**
Epstein Barr virus；EBV **353, 537, 544, 600, 631**
erythroleukemia **404**
erythropoietin；EPO **299**
ERストレス **746**
essential thrombocythemia；ET **5, 298, 443**
ETV6 **193**
European Society of Blood and Marrow Transplantation；EBMT **776**
　——スコア **804**
Evi-1 **224**
　——高発現骨髄系腫瘍 **225**
expression sequence tag；EST **142**
extracorporeal photopheresis；ECP **837**
extranodal marginal zone lymphoma of mucosa-associated lymphoid tissue；MALT **465, 510**
extranodal NK/T-cell lymphoma, nasal type；ENKL **600**
EZH2 **181, 271**
E-ロゼット法 **826**

F
FAB分類 **150, 198, 384, 391, 400, 412**
faggot細胞 **7, 388**
familial hemophagocytic lymphohistiocytosis；FHL **677**
familial platelet disorder with predisposition to acute myelogenous leukemia；FPD/AML **205, 231**
Fanconi貧血 **668**
Fas **352, 501, 596, 756**
FBXW7 **186**
FDG-PET **524**
febrile neutropenia；FN **792**
fibroblast growth factors 8；FGF8 **704**
FISH法 **111, 122, 139, 315**
flame cell **11**
flow cytometry；FCM **147**
flower cell **610**
fluorescence in situ hybridization **553**
FMC療法 **594**
FMS-like receptor tyrosine kinase 3；FLT3 **253**
　——阻害薬 **258**
FLT3 **179**
　——-ITD **253, 254**
FOCUS試験 **753**
follicular dendritic cell；FDC **630, 669**
　——増生像 **632**
　——肉腫/腫瘍 **669**
follicular lymphoma；FL **317, 342, 465, 495, 741, 813**
　——の形成過程 **327**
　—— *in situ*；FLIS **327**
　—— International Prognostic Index；FLIPI **496**
founder mutation **411**
FOXO family **295**
F-P融合遺伝子 **309**
frameshift変異 **191**
French Prognostic Score；FPS **712**

G
GATA1 **234**
G-bands by trypsin using giemsa **127**
G-band異常 **360**
gene expression profiling；GEP **521**
germinal center **458**
germinal center B cell-like；GCB **324**
　—— DLBCL **739**
germ line **135**
graft versus host disease；GVHD **613, 634, 780, 788, 810, 817, 826, 830, 833, 847**
　——前駆症状 **834**
graft versus leukemia（GVL）効果 **788, 833, 847**
graft versus lymphoma（GVLy）効果 **812**
graft versus myeloma（GVM）効果 **558**
graft versus tumor（GVT）効果 **780, 838**
granulocyte colony-stimulating factor；G-CSF **33, 256, 282, 556, 788, 826**
　—— receptor；G-CSF-R **299**
granulocyte-macrophage colony-stimulating factor；GM-CSF **842**
granulocyte-monocyte progenitors；GMPs **47**
granulomatous slack skin **618, 620**
Gバンド核型 **131**
G分染法 **127, 268**

H
hairy cell leukemia；HCL **328, 488, 520**
　——-CI（hematopoietic cell transplantation-specific comorbidity index） **804**
　——-Japanese variant **492**
hallmark cell **625**
haploinsufficiency **190, 197**
Hasford score **431**
HDAC阻害薬 **43, 279, 369, 627, 686**
hedgehog；Hh **68, 294**
hematopoietic progenitor cell；HPC **18**
hematopoietic stem cell；HSC **18, 176, 338**
　—— transplantation；HSCT **18, 257, 664**
　——の純化 **22**
hemogenic endothelium **32**
hemophagocytic lymphohistiocytosis；HLH **676**
hemophagocytic syndrome；HPS **676, 820**
heteromorphism **138**
HHV8関連腫瘍 **534**
high-endothelial venule；HEV **630**
histiocytic sarcoma **669**
histone acetyltransferase；HAT **276**
histone deacetylase；HDAC **276**
Hodgkin cell **646**
Hodgkin lymphoma；HL **322, 645, 775**
homogeneously staining region；HSR **115**
Howell-Jolly小体 **2**
HOXAサブグループ **588**
H. pylori **510**
human immunodeficiency virus；HIV **534**
human leucocyte antigen；HLA **788, 796**
　—— 1抗原不適合血縁者間移植 **797**
　——適合非血縁者間移植 **797**
　——半合致移植 **826**
　——不適合 **796**
human T-cell leukemia virus type 1；HTLV-1 **607**

hydroxyurea;HU **445**
hyper-CVAD療法 **548**
hyperdiploidy;HD **361**, **370**
hypereosinophilia;HE **308**
hypereosinophilic syndrome;HES **308**

I
ibrutinib **486**, **740**
IDH1 **181**
IDH2 **181**
*IDH*変異 **242**
idiopathic cytopenia of undetermined significance;ICUS **413**
IgA骨髄腫 **11**
IKZF1 **184**
IL3-IGH **183**
IL-6 **732**
IL-8 **732**
immunoblastic lymphadenopathy;IBL **630**
immunodeficiency-associated BL **545**
immunofixation electrophoresis;IFE **552**
immunoglobulin heavy chain;IgH **289**, **360**
　——転座 **361**
immunomodulatory drugs;IMiDs **557**, **731**, **755**
　——とデキサメタゾンとの併用療法 **759**
　——の抗腫瘍効果 **755**
immunoreceptor tyrosine-based activation motif;ITAM **325**
indeterminate phenotype **536**
individual genome profile **141**
indolent MCL **503**
indolent NHL **733**
innate immune system **456**
interdigitating dendritic cell;IDC **669**
　—— 肉腫/腫瘍 **669**
interferon regulatory factor-2;IRF2 **295**
interim PET **524**, **653**
internal tandem duplication;ITD **253**
International Harmonization Project;IHP **653**
International Prognostic Scoring System;IPSS **421**, **708**
　——-R **421**
International Scale;IS **84**, **432**
International Staging System **555**
intrachromosomal amplification of chromosome 21;iAMP21 **186**
intra-tumoral heterogeneity **134**
intravascular large B-cell lymphoma;IVLBCL **528**, **538**
involved-field RT;IFRT **626**, **655**
involved-node RT;INRT **655**

involved-site radiation;ISRT **655**
IT-Ara-C **548**
IT-MTX **548**
IVAC療法 **548**
ixazomib **748**

J
JAK1 **184**
JAK2 **184**, **443**
JAK2
　——V617F変異 **298**, **443**
juvenile myelomonocytic leukemia;JMML **269**
juxtamembrane domain;JMD **246**

K
KDEL配列 **302**
keratinocyte **836**
killer inhibitory receptors;KIRs **459**
kinase domain;KD **246**
kinase insert;KI **246**
KIT **180**, **387**
KMT2A **182**
Knudsonの2段階説 **197**
Kostmann症候群 **668**
Kruppel-like family factor 9;KLF9 **746**

L
lacunar cell **646**
Langerhans cell;LC **621**, **669**
　——組織球症 **669**
　——肉腫 **669**
large B-cell lymphoma with *IRF4* rearrangement **465**
latent蛋白 **536**
lenalidomide;LEN **731**, **748**, **755**
Leptin受容体 **34**
leukemia stem cell **65**
leukemoid reaction **3**
leukoerythroblastosis **447**
LGL leukemia細胞 **596**
linear polyubiquitin chain assembly complex;LUBAC **326**
Lugano分類 **513**, **653**
lymphoblastic leukemia/lymphoma **460**
lymphoblastic lymphoma;LBL **467**
lymphocyte depletion;LD **556**, **571**, **645**, **649**, **652**
lymphocyte predominance;LP **652**
lymphocyte-rich;LR **645**
lymphocytic and/or histiocytic細胞 **645**
lymphogranulomatosis X **630**
lymphoid-primed multipotent progenitor;LMPP **338**
lymphoma-associated HPS;LAHS **677**

lymphoplasmacytic lymphoma;LPL **560**
lymphoproliferative disorders;LPD **353**
L-アスパラギナーゼ **472**

M
M4Eo **384**, **387**
major *BCR-ABL*の国際標準 **88**
major-route **432**
mantle cell lymphoma;MCL **317**, **342**, **465**, **476**, **502**, **734**, **738**, **741**, **785**
mantle zone **458**
MARE配列 **364**
marginal zone **458**
　——B;MZB **47**
　——lymphoma;MZL **342**
mass spectrometry **568**
mast cell **12**
　——disease **443**
mastocytosis **12**
maximum tolerated dose;MTD **788**
MDS5q-症候群 **705**
MD療法 **569**
Medical Research Council;MRC **173**
megakaryoblast **5**
megaloblast **4**
membrane attack complex;MAC **719**
mesenchymal stem cell;MSC **830**, **837**
methotrexate;MTX **354**, **598**
　——-LPD **354**
micromegakaryocyte **6**
micronucleus test **2**
micro RNA;miRNA **340**, **376**
　——異常 **378**
　——制御機構 **381**
　——発現プロファイリング **382**
midostaurin **810**
minimal residual disease;MRD **103**, **115**, **155**, **665**, **805**, **807**
　——診断のマーカー **82**
MIPI biological;MIPIb **509**
miR-21 **334**
miR-34a **334**
miR-143 **334**
miR-145 **334**
mixed cellularity;MC **652**, **645**, **647**
mixed phenotype acute leukemia;MPAL **407**
MLL **216**, **390**
modified LSG15;mLSG15療法 **612**
Modified Severity-Weighted Assessment Tool;mSWAT **621**
molecular piracy **536**
molecules of equivalent soluble fluorochrome;MESF **719**
monoclonal antibody;MoAb **763**

monoclonal B cell lymphocytosis；MBL
　330，482
monoclonal gammopathy of
　undetermined significance；MGUS
　370，439，551
monomethyl auristatin E；MMAE 775
monosomal karyotype；MK 173
MOPP療法 659
MP療法 556，569
MPL 444
mRNA 331
MTG8 203
mucinous adenocarcinoma 2
mucous membrane associated lymphoid
　tissue；MALT 317
　──型辺縁帯B細胞リンパ腫 320
　──リンパ腫 342，465，510
multiparameter flow cytometry；MFC 103
multiple myeloma；MM 342，360，370，372，
　376，551，560，567，743，763，785
multipotent progenitor；MPP 338
mummified cell 648
MYBサブグループ 588
mycophenolate mofetile；MMF 821
mycosis fungoides 616
MYD88 560
myeloablative conditioning；MAC 808
myelodysplastic syndrome；MDS 5，6，16，
　188，230，229，268，421，704，708，782
myeloid-derived suppressor cell；MDSC
　756
myeloma-defining events；MDE 552
myeloma kidney 551
myeloma propagating cell；MPC 370
myeloperoxidase；MPO 386，409
　──陰性急性骨髄性白血病 472
myeloproliferative neoplasms；MPN 188，
　439，443
M蛋白血症 577

N

natural killer cell lymphoblastic
　leukemia/lymphoma 407
N-cadherin 32
NDRG2 349
next generation sequencer；NGS 107，
　361，804
NF-κB 326，345，347
　──経路 373
　──シグナル伝達経路 522
　──の抑制作用 745
nicotinamide phosphoribosyltransferase；
　Nampt 746
NK細胞性リンパ芽球性白血病/リンパ腫 407
NK細胞増殖症 601

nodal EBV 606
nodal marginal zone lymphoma；NMZL
　518
nodular lymphocyte predominant HL；
　NLPHL 645，652
nodular sclerosis；NS 646，652
non-DS-AMKL 239
nonerythroid cells；NEC 7
non-Hodgkin lymphoma；NHL 626，636
non-homologous end joining；NHEJ 287
non-hyperdiploid；n-HD 365
non-secretory myeloma 552
nonsense変異 191
non-TBIレジメン 808
Northern blot解析 142
NOTCH（Notch） 45，186，589
NPM 201
NPM1 180，391

O

obinutuzumab 529
oncology emergency 558
osteoblast 14
osteoclast 14
osteonecrosis of the jaw；ONJ 558

P

p30 261
p42 261
p53 379
pagetoid reticulosis 620
PAMPs 840
Paneth細胞 836
partial metabolic response 654
partial tandem duplication；PTD 278
PAS反応 9
patch 616
PAX5 184
PBSC 827
PCR法 81，104，115，125，131
PD-1陽性像 632
PDGFRA 309
PDGFRB 185，309
PDPK1 374
pediatric NMZL；PNMZL 518
PEL-likeリンパ腫 534
pembrolizumab 662
pericentromeric heterochromatin；PCH
　289
peripheral blood stem cell
　transplantation；PBSCT 788
peripheral T-cell lymphoma；PTCL 64，
　630，770，815
　──，not otherwise specified；PTCL-
　NOS 322，467，636，639，815

P-glycoprotein 436
Philadelphia染色体；Ph 115
　──-like ALL 185，475
　──染色体陰性クローン 297
phosphatase and tensin homolog
　deleted from chromosome ten；PTEN
　53
phosphoinositide 3-kinase；PI3K 53
　──/AKT経路 374
PI for acute-and lymphoma-type 611
PKCβ阻害薬 742
plaque 616
plasma cell leukemia；PCL 552
Plasmodium falciparum 545
platelet derived growth factor receptor；
　PDGFR 246
ploidyの分類 171
pluripotent stem cell 456
*PML-RARα*融合遺伝子 682
POEMS症候群 577，786
poikiloderma 616
polycomb group；PcG 38
polycomb repressive complex；PRC 38
polycythemia vera；PV 137，298，443
pomalidomide；POM 755
ponatinib 435，701
popcorn cell 645
posttransplant inflammatory syndrome；
　PIS 834
post-transplantシクロホスファミド 829
pralatrexate 627，628
precursor B-cell acute lymphoblastic
　leukemia；pre-B ALL 229
pre-engraftment immune reactions；PIR
　821，835
pre-GVHD syndrome 834
pretransplantation assessment of
　mortality；PAM 806
primary effusion lymphoma；PEL 534
primary induction failure；PIF 808
primary lymphomatous effusion；PLE
　534
primary mediastinal（thymic）large
　B-cell lymphoma；PMBL 320，528
primary myelofibrosis；PMF 298，443
progressively transformed germinal
　center 518
promyelocytic leukemia；PML 227，294
proteasome inhibitor；PI 743
pure erythroid leukemia 405
P糖蛋白 602

R

RACE法 142
RAEB in transformation；RAEB-T 425

Rai 分類 483
RARA 201
RAS／ERK／RSK2経路 374
RA with excess of blasts 425
R-CHOP療法 498, 526, 564
R-CVP療法 498
Rd療法 748
reactive oxygen species；ROS 53, 55
real-time PCR 82
reduced-intensity conditioning；RIC 808
　　── stem cell transplantation；RIST 812
Reed-Sternberg細胞 645, 652
refractory anemia；RA 425
refractory cytopenia；RC 425
　　── of childhood；RCC 420
regenerating islet-derived 3α；Reg3α 836
region-specific probes 111
repeat-sequence probes 111
restriction fragment length polymorphism；RFLP 76
reticulum cell 14
retinoic acid response element；RARE 279
retinoid X receptor；RXR 279
Revised European-American Classification of lymphoid neoplasms；REAL 456
RICレジメン 809
RISTレジメン 830
rituximab 732
RNA
　　──干渉 332
　　──シーケンス解析 96
　　──スプライシング因子 190
romidepsin 626, 627
RT-2／3DeVIC療法 603
RTKⅢ 253
RT-PCR法 131, 310
RUNX1 193, 199
Russel bodies 12
ruxolitinib 445
Rye分類 645

S

SAMD9 270
serum free light chain 552
severe congenital neutropenia；SCN 263
severe fever with thrombocytopenia syndrome；SFTS 677
Sézary症候群 616, 620
single chain variable fragment；scFv 810
single nucleotide polymorphism；SNP 76, 197, 326
　　──-array 78, 130, 188, 269

sinusoidal pattern 670
skin-directed therapy 621
SKY核型 131
SKY法 127
small lymphocytic lymphoma；SLL 741
small ubiquitin-like modifier；SUMO 689
SMILE療法 604, 817
SNO細胞 32
Sokal score 431
somatic hypermutation；SHM 324, 738
somatic mutation 135
Southern blot解析 144
SOX-11 503
spindle-shaped N-cadherin-positive osteoblast 32
splenic lymphoma with villous lymphocyte；SLVL 520
splenic marginal zone lymphoma；SMZL 328, 477, 520
SRSF2 451
starry sky像 546
STAT5 300
subtotal lymphoid irradiation；STLI 655
symptomatic multiple myeloma 552

T

t(8;21)転座関連AML 805
t(11;18) 512
TAL／LMOサブグループ 587
TaqManプローブ法 81, 82
T-cell acute lymphoblastic leukemia；T-ALL 467, 584
T-cell chronic lymphocytic leukemia；T-CLL 591
T-cell large granular lymphocytic leukemia；T-LGL leukemia 596
T-cell precursor ALL；TCP-ALL 806
T-cell prolymphocytic leukemia；T-PLL 591
T-cell receptor；TCR 843
　　──遺伝子導入T細胞療法 843
TCF3-PBX1 183
TD療法 571, 581
tear drop cell 3
tear drop erythrocyte 447
terminal deoxynucleotidyl transferase；TdT 72
TET 241
　　──ファミリー蛋白質 37
TET2 181
　　── ・*IDH1/2*変異 244
thalidomide；THAL 731, 750
　　──誘導体 756
therapy-related acute myeloid leukemia；t-AML 280

therapy-related myelodysplastic syndrome；t-MDS 280
therapy-related myeloid neoplasms；t-MN 280, 396
time without symptoms, treatment, and treatment toxicity；TWiSTT 785
tissue-FISH 122
TKI血中濃度 435
TLX1(HOX11)サブグループ 587
TLX3(HOX11L2)サブグループ 587
T-lymphoblastic lymphoma；T-LBL 589
TNFAIP(A20) 145
T／NK細胞リンパ腫 162
Toll-like receptors；TLRs 459
total body irradiation；TBI 781, 788, 808, 847
TP53 193, 199
T-PLL small cell variant 591
transformed NHL 732
transient abnormal myelopoiesis；TAM 234
transmembrane activator and CAML interactor protein；TACI 766
transmembrane domain；TMD 246
transplantation related mortality；TRM 558
TRAP染色 491
treatment-related mortality；TRM 569
Treg 755
trithorax group；TrxG 38
tumor lysis syndrome；TLS 772
tumor necrosis factor-α；TNF-α 732
tumor reduction 847
two-hit model 59
tyrosine kinase inhibitor；TKI 430
T細胞
　　──大型顆粒リンパ球性白血病 596
　　──型リンパ芽球性白血病 584
　　──型リンパ芽球性リンパ腫 589
　　──受容体 843
　　──除去移植 826
　　──性急性リンパ球性白血病 45, 174
　　──性慢性リンパ球性白血病 591
　　──前駆細胞型ALL 806
　　──前リンパ球性白血病 591
　　──非除去HLA半合致移植 827, 829
　　──養子免疫療法 840

U

UF-1細胞 684
uniparental disomy；UPD 137, 189
Unsupervised法 639

V

VAD療法 556

variable number of tandem repeat；
　　VNTR　76
vascular endothelial growth factor；
　　VEGF　578, 732
VCAP療法　612
V(D)J再構成　287
virus-associated HPS；VAHS　677

W
Waldenström's macroglobulinemia；WM　560
watchful wait　357, 498
WHO classification-based prognostic scoring system；WPSS　421
whole chromosome painting probes　111
WHO分類　182, 183, 317, 384, 393, 407, 412
Wntシグナル　294
Woringer-Kolopp disease　620
WT1　181, 846

X
X-連鎖無γグロブリン血症（XLA）　740

Y
yolk sac　338

Z
ZEB1/TCF8　348

和文

あ
アグレッシブNK細胞白血病　600
アグレッシブ非ホジキンリンパ腫　732
アザシチジン　188, 279, 398, 429, 453, 708
アジュバント　841
アスピリン　446
アズール顆粒　597, 602
アドリアマイシン　357, 777
アナグレリド　446
アニーリング　70
アフェレーシス　780
アポトーシス異常　596
アポトーシス誘導効果　557
アミロイドーシス　551, 567, 785
アミロイド沈着　569
アルキル化薬　280, 281, 396
　　――投与後の骨髄像　17
アレイ　76
　　――CGH法　140
アレムツズマブ　480, 486, 594, 627, 634, 643, 728
アレルの不均衡　189
アロ応答性T細胞　833
アロ抗原　846
アロ免疫反応　830
アントラサイクリン系薬剤　472
亜ヒ酸　389, 682, 689, 690
悪性リンパ腫　315, 332, 342, 460
　　――細胞　11

い
イブルチニブ　560
イホスファミド　548
イマチニブ　251, 312, 430, 473, 694
インターカレーター法　81, 82
インフュージョンリアクション　772
異型巨核球　226
異常蛋白　744
移行確率　793
移植関連死亡　558
移植関連微少血管症　836
移植前処置　788, 808
移植片対骨髄腫効果　558
移植片対宿主病　613, 780, 788, 817, 826, 833, 847
移植片対腫瘍効果　800, 838
移植片対白血病　833, 847
　　――効果　549, 847
遺伝子
　　――の守護者　379
　　――発現プロファイリング　521
遺伝性毛細血管拡張性運動失調症　286
一塩基多型　76, 197, 326
一過性異常骨髄増殖症　234

う
ウィルムス腫瘍　846

え
エクソソーム解析　382
エステラーゼ二重染色　8
エトポシド　537, 548, 580, 816
エピゲノム　271, 274
　　――修飾　241
　　――制御因子異常　277
エピジェネシス　190
エピジェネティクス
　　――関連因子　37
　　――制御因子遺伝子　200
エピジェネティック異常　277
エプスタイン・バーウイルス　537, 600
エリスロポエチン　298
エンハンサー結合蛋白　257
壊死　600
液性免疫　792, 837

お
オキサリプラチン　627
オートファジー　55
オファツムマブ　722
オールトランス型レチノイン酸　682
オンコロジー・エマージェンシー　558
折りたたみ不全蛋白　745
大型細胞　166

か
カルシニューリン阻害薬　821
カルフィルゾミブ　749
ガレクチン　768
火焔細胞　11
家族性急性骨髄性白血病　391
家族性血球貪食性リンパ組織球症　677
家族性血小板異常症　205
家族性血小板増多症　303
過粘度症候群　551
顆粒球コロニー刺激因子　256, 282, 788
　　――受容体　299
芽球性形質細胞性樹状細胞腫瘍　616
核型進展　134
片親性ダイソミー　137
活性化B細胞様びまん性大細胞型B細胞リンパ腫　324
活性酸素　745
　　――種　53, 55
間期核FISH法　111
間葉系幹細胞　830, 837
間葉系前駆細胞　33
幹細胞　790
　　――標的マーカー　19
環状鉄芽球　412, 417
肝脾腫　577, 667
眼窩周囲浮腫　591
癌関連遺伝子　160
癌免疫療法　841
癌抑制遺伝子　197, 200
癌ワクチン療法　847

き
キナーゼ　246
　　――融合遺伝子　185
キメラ抗原受容体　843
　　――導入T細胞　810
キメリズム　821
　　――の染色体表記　171
キラー活性化受容体　459
キラー抑制受容体　459
ギムザ染色　1
奇形赤血球　2
期待効用　793
機能蛋白　744
偽Pelger核異常　393
急性Bリンパ芽球性白血病　469
急性移植片対宿主病　791, 796, 822, 833

急性巨核芽球性白血病　*234, 405, 667*
急性好塩基球性白血病　*406*
急性骨髄性白血病　*57, 86, 171, 176, 188, 229, 241, 246, 268, 384, 781, 804*
急性骨髄単球性白血病　*403*
急性赤白血病　*404*
急性前骨髄球性白血病　*176, 283, 388, 665, 682, 689, 782*
急性単芽球性白血病　*403*
急性単球性白血病　*403*
急性汎骨髄症　*406*
急性リンパ性白血病　*61, 173, 182, 782, 804*
巨赤芽球性貧血　*4*
巨赤芽球様変化　*393*
巨舌　*551*
巨脾　*477*
強度減弱型前処置　*808*
局面状病変　*616*
均一染色部位　*115*
菌状息肉症　*322, 616*

く

くすぶり型骨髄腫　*552*
クラスター　*325*
クリゾチニブ　*628*
クリニカルシーケンス　*99*
クローナリティ　*153*
クロモスリプシス　*321*
クローン性遺伝子　*196*
グレープ細胞　*12*

け

ゲノムDNA　*274*
ゲノムコピー数多様性　*135*
ゲノムプロファイル　*141*
ゲムシタビン　*627*
形質細胞
　　——腫瘍　*551*
　　——性骨髄腫　*370*
　　——白血病　*552*
形質転換リンパ腫　*813*
血液学的寛解　*849*
血液学的再発　*849*
血液分化　*230*
血管傷害　*600*
血管新生抑制作用　*704*
血管性ニッチ　*33*
血管中心性／破壊性増殖　*601*
血管内大細胞型B細胞リンパ腫　*528, 538*
血管内皮細胞　*33*
血管内皮増殖因子　*578, 732*
血管免疫芽球性T細胞リンパ腫　*64, 322, 630, 636, 815*
血管免疫芽球性リンパ腫　*467*
血管免疫芽球性リンパ節症　*630*

血球貪食症候群　*14, 539, 600, 676, 820*
血球貪食性リンパ組織球症　*676*
血小板放出　*5*
血小板由来増殖因子　*596*
　　——受容体　*246*
血清2-3抗原不適合移植　*826*
血清elafin値　*836*
血清免疫電気泳動　*563*
血清遊離軽鎖　*552*
結節性硬化型ホジキンリンパ腫　*645*
結節性リンパ球優位型ホジキンリンパ腫　*645*
結膜浮腫　*591*
限界希釈法　*25*
原発性ALアミロイドーシス　*567, 735*
原発性骨髄線維症　*298, 443*
原発性体腔液リンパ腫　*534*
原発性マクログロブリン血症　*560, 736, 785*
原発性リンパ腫性体腔液　*534*

こ

コヒーシン　*15*
　　——関連遺伝子　*182*
　　——複合体　*192*
古典的非相同末端結合　*287*
古典的ホジキンリンパ腫　*625, 645*
個別化医療　*87*
抗CD38 MoAb　*766*
抗CS1 MoAb　*763*
抗HTLV-1抗体検査　*620*
抗TNF-α作用　*704*
抗programmed death-1(PD-1)抗体　*662*
抗アポトーシス作用　*300*
抗胸腺細胞グロブリン　*837*
抗原提示細胞　*833*
抗腫瘍効果　*732, 780, 788*
抗腫瘍免疫反応　*841*
抗体依存性細胞介在性抗腫瘍効果　*763*
抗体依存性細胞介在性細胞傷害　*720, 732*
抗体医薬　*729*
抗体薬物複合体　*530, 775*
高VEGF血症　*579*
高悪性度病変　*163*
高カルシウム血症　*575, 609*
高サイトカイン血症　*821, 833*
高精度コピー数解析システム　*77*
高内皮細静脈　*630*
高二倍体　*361, 370*
高リスク骨髄異形成症候群　*782*
好酸球増加症　*308, 314*
好中球減少中の発熱　*792*
構造遺伝子　*608*
拘束性肺機能障害　*849*
紅痛症　*445*
紅皮症　*616*
　　——型菌状息肉症　*616*

骨芽細胞　*14*
　　——性ニッチモデル　*32*
骨硬化性病変　*577*
骨髄異形成関連変化随伴AML　*393, 400*
骨髄異形成／骨髄増殖性腫瘍　*413*
骨髄異形成症候群　*5, 188, 229, 268, 421, 704, 708*
　　——の国際予後予測スコアリングシステム　*421*
骨髄移植　*788*
骨髄腔内直接移植法　*24*
骨髄系腫瘍発症機構　*227*
骨髄腫関連臓器障害　*552*
骨髄腫細胞　*11*
骨髄腫腎　*551*
骨髄ストローマ細胞　*745, 755*
骨髄増殖性腫瘍　*188, 439, 443*
骨髄破壊の前処置　*780, 808*
骨髄破壊的造血幹細胞移植　*813*
骨髄非破壊的造血幹細胞移植　*812*
骨髄由来抑制細胞　*756*
骨病変増悪　*564*
骨融解像　*670*
混合細胞型ホジキンリンパ腫　*645*
混合表現型急性白血病　*407*

さ

サイクルシーケンシング法　*90*
サイトカイン　*22, 756*
　　——ストーム　*820, 843*
サイトメガロウイルス　*772, 808, 838*
サイモグロブリン　*827*
サイレンシング　*275*
サザンブロット法　*70, 610*
サブクローン　*169*
サリドマイド　*571, 581, 582, 731, 750, 755*
サンガー法　*90*
細菌人工染色体　*136*
細胞遺伝学的寛解　*84*
細胞記憶遺伝子　*216*
細胞周期回転　*300*
細胞周期非特異的DNA傷害性抗癌剤　*281*
細胞傷害性T細胞　*843, 846*
細胞傷害性蛋白　*600*
細胞性免疫　*837*
細胞増殖活性能　*300*
細胞増殖シグナル　*213*
細胞表面糖鎖修飾蛋白　*728*
細網細胞　*14*
再生不良性貧血　*196, 596, 788*
臍帯血移植　*788, 798, 819*
最未分化型急性骨髄性白血病　*401*

し

シクロホスファミド　*472, 498, 537, 548, 564, 570, 598, 612, 777*

シスプラチン 778
シタラビン 580, 612, 778
ジデオキシ法 90
止血異常 569
脂肪空胞 546
自家移植 812
自家造血幹細胞移植 580, 634, 642, 780, 812, 829
自家末梢血幹細胞移植 556, 569
自己免疫異常 596
自己免疫性溶血性貧血 520
自動シーケンシング 90
自律神経障害 568
次世代シーケンサー 59, 80, 89, 95, 107, 139, 190, 361, 804
磁性ビーズ 762
識別マーカー 145
疾患修飾性抗リウマチ薬 358
質量分析 568
若年骨髄単球性白血病 269
腫瘍壊死因子 732, 775
腫瘍抗原特異的細胞傷害性T細胞 846
腫瘍浸潤リンパ球 850
腫瘍性異常クローン 169
腫瘍内多様性 134
腫瘍反応性T細胞 843
腫瘍崩壊症候群 469, 548, 772
樹状細胞 840
　　指状嵌入―― 669
受動的免疫療法 840
受容体スーパーファミリー 775
縦隔原発大細胞型B細胞リンパ腫 320, 528
重症生着前免疫反応 821
重症先天性好中球減少症 263, 668
重症熱性血小板減少症候群 677
絨毛様細胞質突起 520
初回寛解導入不能 808
初期治療抵抗性中高悪性度リンパ腫 814
消化管ENKL 601
消化管穿孔 601
小核試験 2
小児急性骨髄性白血病 666
小児前駆B細胞性急性リンパ性白血病 229
小児不応性血球減少症 420
小胞体シャペロン 745
小リンパ球性白血病 741
小リンパ球性リンパ腫 320
上皮膜抗原 625
静脈怒張 561
心アミロイド 568
心アミロイドーシス 735
心室性期外収縮 692
心室性頻拍 692
真性赤血球増加症 298
真性多血症 137, 443

腎アミロイドーシス 568
腎機能障害 575, 752

す
スティーブンス・ジョンソン症候群 772
ステロイド 472
スニチニブ 251
スモ化 689
髄外腫瘤 386
髄注療法 664

せ
セザリー症候群 322
制御性T細胞 609, 755, 827
制限酵素断片長多型 76
成熟B細胞腫瘍 163
成熟T/NK細胞腫瘍 164
成熟巨核球 5
成人T細胞白血病/リンパ腫 321, 345, 467, 620, 770
成人非ホジキンリンパ腫 626
成体型造血 338
生着前免疫反応 821, 835
生着不全 820
赤芽球癆 596
赤脾髄 477
節外性NK/T細胞リンパ腫 322
　　――, 鼻型 600, 784
節外病変 164
節性EBV陽性細胞障害性T細胞リンパ腫 606
節性病変 637
節性濾胞辺縁帯リンパ腫 518
接着依存性薬剤耐性 764
線維芽細胞増殖因子8 704
染色体1q21増多 366
染色体異形性 138
染色体異数性 365
染色体コピー数変化 361
染色体微小領域の欠損 78
染色体粉砕 136
染色体分染法 112, 268
染色体ペインティングプローブ 111
染色体予後リスク分類 388
先天性異常 667
潜伏感染蛋白 536
全身皮膚電子線照射 622
全身放射線照射 781, 788, 808, 847
全染色体ペイントプローブセット 130
全トランス型レチノイン酸 283, 389, 689
前白血病幹細胞 57
前立腺癌細胞 13

そ
組織FISH法 122

組織学的グレード 495
組織学的形質転換 497
組織学的診断 567
組織球性髄様細網症 669
組織球性肉腫 669
造血幹細胞 18, 21, 57, 176, 338
　　――移植 18, 595, 627, 780, 788
　　――ニッチ 35
　　――の分化 22
造血器腫瘍 149
　　――診療ガイドライン 434
　　――とNotchシグナル 51
造血性血管内皮細胞 32
造血前駆細胞 18, 21

た
ターゲットシーケンス解析 100
タミバロテン 682
ダウン症候群 234, 667
ダカルバジン 357, 659, 775
ダサチニブ 251, 435, 698
多形皮膚萎縮 616
多剤併用化学療法 612
多色FISH法 127
多色蛍光染色体解析法 315
多段階発癌 546
多段階発症機構 58
多能性前駆細胞 338
多発性骨髄腫 342, 360, 370, 376, 441, 551, 552, 560, 567, 743, 763
　　――の国際病期分類 555
多発末梢神経障害 579
多分化能幹細胞 456
体外循環式光化学療法 837
体腔原発リンパ腫 534
体細胞超変異 738
体細胞変異 135
胎児型造血 338
帯状疱疹予防 773
大量並列シーケンス技術 188
大球性貧血 704
第2世代シーケンサー 97
第3世代シーケンサー 97
高月病 577
脱顆粒好中球 412
脱髄性障害 579
単クローン性ガンマグロブリン血症 439, 551
単鎖抗体フラグメント 810
淡明細胞 632

ち
チロシンキナーゼ阻害薬 430, 473
治療関連急性骨髄性白血病 280
治療関連骨髄異形成症候群 280
治療関連骨髄性腫瘍 280, 396

治療関連死　569, 812
中間型リンパ腫　320
中枢神経浸潤　472
中毒性表皮壊死融解症　772
腸管症型T細胞リンパ腫　322

て
デオキシコホルマイシン　492
デキサメタゾン　548, 556, 564, 569, 570, 571, 581, 743, 766, 778
デシタビン　708
デジタルPCR法　105
低悪性度病変　163
低線量放射線療法　622
低分葉好中球　412
適応免疫　456
鉄欠乏性貧血　2
転座切断点　204
点突然変異検出法　92
電気泳動　70

と
トライソラックス群　38
トランスポーター　436
トリソミー21　667
トリプトファン代謝酵素　845
トロンボポエチン受容体　299
ドキソルビシン　537, 548, 556, 564, 612, 775
ドナー　790
　——T細胞　833
　——細胞　820
　——リンパ球輸注　816, 827, 850
ドミナント・ネガティブキメラ　198
ドライバー変異　98, 239
糖鎖認識ドメイン　768
同種移植　812
同種造血幹細胞移植　188, 257, 434, 607, 634, 664, 774, 780, 796, 804, 846
洞様毛細血管　32
特異的リンパ腫病型　328
特発性血小板減少性紫斑病　1
特発性好酸球増加症候群　308

に
ニッチ　32
　——因子　32, 35
　——細胞　32
　——の異常　66
　——分化細胞　35
ニボルマブ　662
ニロチニブ　434, 700
二次性白血病　390
二重色間期核FISH法　553
二重特異性T細胞エンゲージャー　810
二重微小染色体　115

日本小児白血病リンパ腫研究グループ　663
日本成人白血病治療共同研究グループ　663
日本臨床腫瘍研究グループ　637
乳癌細胞　13
乳児白血病　390, 667
妊孕性の喪失　810

ぬ
ヌクレオソーム　274

ね
ネララビン　586
熱ショック蛋白　842
熱帯熱マラリア原虫　545
粘膜障害　773
粘膜リンパ系組織　317

の
能動的免疫療法　840

は
ハイドロキシウレア　445
ハイリスクミスマッチ　801
ハプロ欠失効果　197
バイサルファイトシーケンス法　96
バーキットリンパ腫　316, 342, 466, 544, 739
パッセンジャー変異　98
播種性血管内凝固　388
　——亢進症　682
胚細胞系列　135
胚中心　458
　——B細胞様びまん性大細胞型B細胞リンパ腫　324
　——細胞類似細胞　518
　——進展性異形成　518
肺小細胞癌　13
白赤芽球症　447
白金製剤　281
白血球増多　667
白血病NOGマウスモデル　66
白血病芽球　226
白血病幹細胞　57, 65
白血病関連染色体転座　206
白血病細胞　226
　——の染色体所見記載法　169
白脾髄　477, 597
発生母地　460
斑状病変　616
半田ビーズ　762
半定量PCR　665
反応性背景の中のReed-Sternberg細胞　645
反復性遺伝子異常　384, 470
　——を有するAML　400
反復配列プローブ　111

ひ
ヒストンアセチル化　276, 279
　——異常　278
ヒストンアセチル基転移酵素　276
ヒストン脱アセチル化酵素　276
　——阻害薬　686
ヒストン蛋白　274
ヒストンメチル化　276
　——異常　278
ヒ素　689
ヒトCD34抗原　23
ヒトHSC階層制モデル　30
ヒトT細胞白血病ウイルス1型　607
ヒト遺伝子命名委員会　207
ヒト臍帯血由来18Lin−CD34+/−細胞　27
ヒト白血球型抗原　788
ヒト免疫不全ウイルス　534
ビンクリスチン　472, 498, 537, 548, 556, 564, 612, 777
ビンブラスチン　357, 775
びまん性大細胞型B細胞リンパ腫　318, 324, 342, 466, 521, 547, 600, 631, 738, 783
　——−非特定型　521
比較ゲノムハイブリダイゼーション法　135
非血縁者間臍帯血移植　802
非高二倍体　365
非赤芽球系細胞　7
非定型慢性骨髄性白血病　305
非同義置換　190
非分泌型骨髄腫　552
非ホジキンリンパ腫　315, 636
非ミエリン型シュワン細胞　34
脾腫　477
脾臓辺縁帯B細胞リンパ腫　491
脾臓辺縁帯リンパ腫　477, 520
脾濾胞辺縁帯リンパ腫　328
皮膚T細胞リンパ腫　616, 642, 770
皮膚角化細胞　836
皮膚原発未分化大細胞型リンパ腫　624, 626
皮膚指向性治療　612
皮膚線維化　837
皮膚粘膜眼症候群　772
皮膚病変　164
肥満細胞　12
　——増加症　12
日和見感染症　607
鼻腔・鼻咽頭ENKL　601
微小管阻害薬　775
微小巨核球　6, 226, 393, 412
微小血管病性溶血性貧血　2
微小残存病変　103, 115, 155, 665, 805
微小染色体　115
尾静脈注入法　24
表皮向性浸潤　616
表皮内Pautrier微小膿瘍　617

病型特異的染色体遺伝子診断 134
貧血 575

ふ

ファンコニ貧血 819
フォークヘッドO型転写因子 52
フラワー細胞 770
フレア現象 564
フローサイトメトリ 147
ブルトン型チロシンキナーゼ阻害薬 738
ブレオマイシン 357, 659, 775
ブレンツキシマブベドチン 627, 628, 635, 662, 775
プララトレキサート 643
プリンアナログ 479, 491
プレB細胞 457
プレドニゾロン 498, 537, 549, 556, 564, 569, 612, 777
プレドニン 612
プロB細胞 457
プロテアソーム阻害薬 743, 755
不応性血球減少症 425
不応性貧血 425
浮腫・胸腹水 577
部分重複 278
分化 149
分化型急性骨髄性白血病 403
分子海賊行為 536
分子クローニング 204
分離多核 393
分類不能の急性骨髄性白血病 400

へ

ヘアリーセル白血病 488, 520
ヘッジホッグシグナル 68
ヘテロクロマチン 289
ベバシズマブ 582
ベンスジョーンズ蛋白 568
ベンダムスチン 498
ペルオキシダーゼ反応 8
閉塞性細気管支炎 849
変異遺伝子量 301
辺縁帯 458
　──B細胞 47
　──リンパ腫 342

ほ

ホジキン細胞 646
ホジキンリンパ腫 162, 165, 322, 645, 775, 783
　── -mixed cellularity 355
ホスト細胞 820
ホットスポットシーケンス解析 101
ホーミング 616
ボスチニブ 435, 700
ボルテゾミブ 570, 582, 627, 634, 743, 755

ポップコーン細胞 645
ポマリドミド 755
ポリコーム群 38
補体依存性細胞傷害活性 719, 763
母子感染 607
本態性血小板血症 5, 298, 443
翻訳阻害 332

ま

マイクロRNA 340
マイクロアレイCGH 139
マイクロサテライト 76
マキサム—ギルバート法 89
マクログロブリン 560
マクロファージコロニー刺激因子 842
マルチカラーフローサイトメトリー 806
マルチパラメーターフローサイトメトリー法 103
マントル細胞リンパ腫 317, 342, 465, 476, 502, 734, 738, 785
マントル層 458
膜貫通ドメイン 246
膜近傍ドメイン 246
膜障害複合体 719
末梢血異型リンパ球 620
末梢血幹細胞 827
　──移植 788
末梢神経障害 568
末梢性T細胞腫瘍 607
末梢性T細胞リンパ腫 64, 321, 630, 770, 784
　──, 非特定型 322, 467, 636, 815
慢性Bリンパ球性白血病 482
慢性移植片対宿主病 634, 792, 810, 822, 837
慢性炎症性脱髄性多発神経炎 579
慢性好酸球性白血病 308, 443
慢性好中球性白血病 305, 439, 443
慢性骨髄性白血病 62, 84, 171, 292, 430, 443, 694, 782
　──急性転化 229
　──慢性期 3
慢性骨髄増殖性腫瘍 298
慢性骨髄単球性白血病 188, 413, 450
慢性リンパ性白血病 63, 342, 460, 735, 738

み

ミイラ化細胞 648
ミエリン障害 579
ミエロペルオキシダーゼ染色 469
未治療急性前骨髄球性白血病 691
未分化型急性骨髄性白血病 402
未分化急性白血病 407
未分化大細胞型リンパ腫 160, 322, 468, 624, 815
未分化リンパ腫キナーゼ 777

む

無治療かつ副作用のない無症状の期間 785

め

メチル化阻害薬 708
メトトレキサート 354, 548, 598, 612
メモリーB細胞 343
メラノーマ 166
メルファラン 556, 569, 580
目印細胞 625
免疫芽球性リンパ節症 630
免疫学的マーカーのスコアリングシステム 409
免疫グロブリン重鎖 360
免疫グロブリン補充療法 792
免疫固定法 552
免疫シナプス形成 732
免疫染色 162
免疫チェックポイント阻害
　──薬 838, 841, 843, 850
　──療法 843
免疫調節薬 557, 755
免疫沈降法 96
免疫バイオインフォマティクス 811
免疫反応 840
免疫賦活薬 841
免疫不全関連型バーキットリンパ腫 545
免疫抑制因子 843
免疫抑制療法 598

も

モガムリズマブ 613, 627, 643, 770
モノクローナルB細胞リンパ球増加症 482
モノクローナル抗体医薬 729, 763
モノソミー7責任遺伝子 269
毛包向性菌状息肉症 618, 621
毛包性ムチン沈着症 621
網羅的遺伝子（変異）解析 304, 391
網羅的ゲノム解析 178

や

野生型MLL 216
薬剤性過敏性症候群 677

ゆ

ユビキチン・プロテアソーム系 743
ユビキチンリガーゼ複合体 326, 759
油浸レンズ 1
融合型AML1遺伝子 210
有糸分裂のシーケンス 15
有毛細胞白血病 328

よ

予防的抗菌薬 792
溶血性貧血の骨髄 3
溶骨性骨病変 575

用量制限毒性 788

ら
ラスブリカーゼ 548
ラッセル小体 12
ランゲルハンス細胞 669
ランダム化比較試験 788
ランダム皮膚生検 540

り
リアルタイム定量PCR法 105
リツキサン 813
リツキシマブ 480, 498, 541, 564, 718, 732, 837
　蛍光標識―― 722
　――維持療法 498
　――耐性化メカニズム 720
　――単剤療法 499
リファレンスゲノム配列情報 269
リンパ芽球性白血病/リンパ腫 460
リンパ芽球リンパ腫 467
リンパ球系腫瘍の病型分類 461
リンパ球減少型ホジキンリンパ腫 645
リンパ球豊富型ホジキンリンパ腫 645
リンパ形質細胞性リンパ腫 560
リンパ節病変 164
リンパ増殖性疾患 353
領域照射 357, 626
臨床決断分析 793

る
ルキソリチニブ 445, 449
涙滴(状)赤血球 3, 447
類洞浸潤像 625
類洞病変 670

類白血病反応 3

れ
レーザーマイクロダイセクション法 568
レチノイドX受容体 279
レチノイン酸応答配列 279
レナリドミド 188, 193, 530, 556, 571, 582, 634, 704, 731, 748, 755
連銭形成 561

ろ
ロイシンジッパー 261
ロゼットパターン 647
濾胞樹状細胞 630, 669
濾胞性リンパ腫 317, 324, 342, 465, 495, 741, 783
　――国際予後指数 496

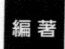**谷脇雅史** *Masafumi Taniwaki*
京都府立医科大学名誉教授，分子診断・治療センター特任教授

横田昇平 *Shohei Yokota*
京都府立医科大学血液内科学客員講師

黒田純也 *Junya Kuroda*
京都府立医科大学血液内科学教授

造血器腫瘍アトラス
形態、免疫、染色体から分子細胞治療へ

定価（本体18,500円＋税）
1988年　4月　1日　第1版
1991年　1月10日　第2版
2000年11月15日　第3版
2009年　4月20日　第4版
2016年　8月15日　第5版
2017年10月15日　第5版2刷

編著者　谷脇雅史，横田昇平，黒田純也
発行者　梅澤俊彦
発行所　日本医事新報社　www.jmedj.co.jp
　　　　〒101-8718　東京都千代田区神田駿河台2-9
　　　　電話（販売）03-3292-1555　（編集）03-3292-1557
　　　　振替口座　00100-3-25171
印　刷　ラン印刷社
デザイン　大矢高子

© Masashi Taniwaki 2016 Printed in Japan
ISBN978-4-7849-4082-0　C3047　¥18500E

・本書の複製権・翻訳権・上映権・譲渡権・公衆送信権（送信可能化権を含む）は
　(株)日本医事新報社が保有します。

JCOPY ＜(社)出版者著作権管理機構　委託出版物＞
本書の無断複写は著作権法上での例外を除き禁じられています。複写される場合は，
そのつど事前に，(社)出版者著作権管理機構（電話 03-3513-6969，FAX 03-3513-6979，
e-mail:info@jcopy.or.jp）の許諾を得てください。